U0392945

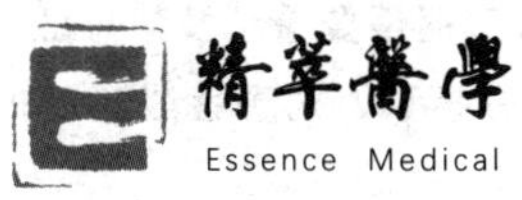

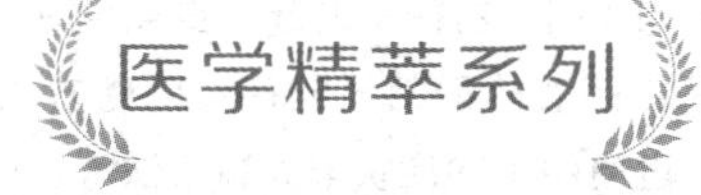

临床用药监护指南

Clinical Medication Care Guidelines

肖激文 主编

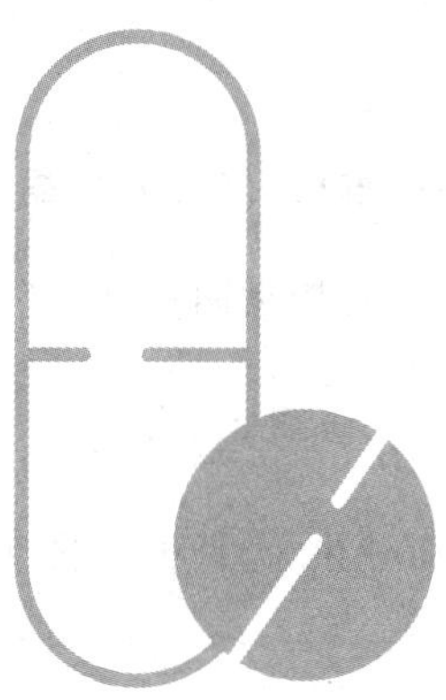

化学工业出版社

·北京·

内容简介

本书收载600余种药品，并对每一收载药品按【药理分类】【适应证】【用法用量】【用药监护】等项目进行了阐述，特别是对其中的【用药监护】进行了重点阐述，内容包括重要警示及禁忌证、特殊人群用药、药物相互作用及配伍禁忌、药液的配制与贮存、用药方法及注意事项、对患者或其监护人的用药指导、不良反应及其防治措施、过量中毒的症状与处置方法等。

本书对临床安全合理用药具有较好的指导性和实用性，是广大临床药师和临床医师的常用工具书和参考书，尤其适用于临床药师和临床医师阅读。

图书在版编目（CIP）数据

临床用药监护指南/肖激文主编．—北京：化学工业出版社，2020.4

ISBN 978-7-122-36127-1

Ⅰ.①临… Ⅱ.①肖… Ⅲ.①临床药学-指南 Ⅳ.①R97-62

中国版本图书馆CIP数据核字（2020）第021896号

责任编辑：杨燕玲　　装帧设计：史利平
责任校对：王鹏飞

出版发行：化学工业出版社（北京市东城区青年湖南街13号　邮政编码100011）
印　　装：中煤（北京）印务有限公司
787mm×1092mm　1/16　印张44½　字数1366千字　2024年9月北京第1版第1次印刷

购书咨询：010-64518888　　售后服务：010-64518899
网　　址：http://www.cip.com.cn
凡购买本书，如有缺损质量问题，本社销售中心负责调换。

定　　价：128.00元

编写人员名单

主　编

肖激文

编写人员

肖激文　张国庆　谢高夷　邓朝晖　王科兵
陆国忠　粟时颖　郑之铭　邢文锋　周国和
谭　建　肖菁子

主编简介

肖激文，湖南洪江人，主任药师，主编出版《合理用药指南》《实用护理药物学》（第一、二版）和《护士给药护理指南》等专著四部（合计 400 余万字），参编《军事药学》《社会药学》等专著六部，以第一作者在国内外医药学术期刊上发表论文、译文共 120 余篇，获科技成果奖 12 项、国家新型实用专利 3 项。

前言

《临床用药监护指南》经过数年编写，数易其稿，现在终于付梓。本书是一部重点阐述临床用药监护的专业性医药学专著，适用于中高级临床药师和临床医师阅读。

本书在参考了各收载药品说明书的基础上，主要参考了《中华人民共和国药典临床用药须知（化学和生物制剂卷，2015 年版）》（国家药典委员会编）、《中国国家处方集》（中国国家处方集编写组）、《MCDEX 中国医师药师临床用药指南》（卫生部合理用药专家委员会组织编写）、《实用抗感染治疗学》（汪复，张婴元主编）、《抗癌药物的临床应用》（周际昌主编）、《实用临床药疗监护学》（罗素琴，亓永禄编）、《医用药理学》（杨藻宸主编），以及本人主编的《合理用药指南》《实用护理药物学（第二版）》和《护士给药护理指南》等文献，并融汇了近年国内外医药工作者在临床用药监护和安全合理用药方面的成功经验和科研成果，同时结合本人五十多年的医院药学工作经验编写而成。

本书收载 600 余种药品，其中大多数为临床常见病、多发病的常用治疗药品，也收载了部分新近上市并经临床应用证明疗效可靠的新药，反映了临床用药的现状。

本书按药品的作用和临床应用分为 22 章，每章按具体情况分为若干节，并按药品的【药理分类】【适应证】【用法用量】【用药监护】等项目叙述，个别药品（如胰岛素）对其主要制剂进行了简介。本书对收载的每一种药品的【用药监护】进行了重点的阐述，内容包括重要警示及禁忌证、特殊人群用药、药物相互作用及配伍禁忌、药液的配制与贮存、用药方法及注意事项、对患者或其监护人的用药指导、不良反应及其防治措施、过量中毒的症状与处置方法等，并对一些常见的和重要的或特殊的不良反应的症状及其处置方法进行了简要介绍，试图寓医于药，医药融合，使之在安全合理用药的实践中更具指导性和实用性。

本书本着严谨、规范、准确的科学态度和编写原则，对收载的每一种药品有关【用药监护】的内容进行了认真的编写和反复的修正，并根据内容的主次进行了详细或简要的阐述，同时对药品和疾病的名称，不良反应的术语等内容进行了统一规范的订正，更加强化了本书的规范性和科学性。

本书收载的药品均采用国家药典委员会编订的《中国药品通用名称》收载的药品中英文名称，并在其后的括号内附有常用的中英文别名，供读者参考。本书的专业术语均采用 MCDEX 标准用语。

本书借鉴了《中华人民共和国药典临床用药须知》的编写方法，对内容相同的部分采用了“参阅”式方法编写，这可能给读者带来不便，但节省了大量的篇幅，增加了很大的信息容量。

本书药品名称右上角标注的[典]系指该药品在 2015 年版《中国药典》二部收载，[基]则系指该药品在 2009 年版《国家基本药物目录》收载。

本书中的质量和时间单位符号一般均采用国家法定计量单位符号：如 kg（千克）；g（克）；mg（毫克）；μg（微克）；ng（纳克）；d（日）；h（小时）；min（分钟）；s（秒）；L（升）；dl（分升）；ml（毫升）；U（单位）等。“年”“月”“周”为非法定计量单位，仍用汉字表示。“每日”仍用“每日”，而不用“每 d”；“第 2 日”仍用“第 2 日”，不用“第 2 d”。极少数特别的计量单位则在其后的括号内加以注明。

本书在节省篇幅及增加信息容量方面，还采取了以下措施：①按照某些医药文献惯例，将按每千克体重每日（或小时）*N* 次（或克，或毫克，或微克）以*N* 次（或 g，或 mg，或 μg）/（kg・d），或*N*mg/（kg・h）形式表示，其中*N* 表示实际数值，例如某药物用量为按每千克体重每日 10mg，表示为：10mg/（kg・d）；以此类推。同样，将按每平方米体表面积每日*N* 次（或 g，或 mg）以*N* 次/（m^2・d）形式表示，以此类推。②对某些药代动力学参数、实验室项目、医药学名词，以英文缩略语表示，并将其对照表附于本书最后，便于读者查阅。③对大多数药物只介绍了成人剂量，儿童用量可根据年龄、体重、体表面积及成人剂量换算，或按照药品说明书应用。

临床用药监护属于临床药物治疗学与临床药学的范畴，是一门药学与医学知识高度结合的新兴综合性学科，编者仅是这一新兴学科的探路者，希望本书能成为这一新兴学科的铺路石，把安全合理用药工作引向一个新的高度。我希望本书的出版能够助力于这一新兴学科的发展，也希望本书能够在促进临床合理用药、保障患者用药安全有效方面发挥重要作用，以造福于人类健康。

肖激文

2024 年元月　于湖南洪江古商城

目录

第十六节　抗真菌药

第十七节　抗病毒药

第二章　抗肿瘤药及其辅助用药　127

第一节　细胞毒性药物

一、作用于 DNA 化学结构的药物

二、影响核酸合成的药物

三、作用于核酸转录的药物

四、拓扑异构酶抑制药

五、干扰有丝分裂的药物

六、其他细胞毒类药物

第一章

抗感染药物

■ 第一节 青霉素类抗生素

青霉素[典][基] Benzyl Penicillin

（苄青霉素，青霉素 G；Penicillin G）

【药理分类】 抗生素-青霉素类。

【适应证】 ①用于敏感菌所致的各种感染，为溶血性链球菌感染、肺炎链球菌感染、不产青霉素酶葡萄球菌感染、炭疽、梭状芽孢杆菌感染（如破伤风、气性坏疽等）、梅毒、钩端螺旋体病、回归热、白喉、草绿色链球菌和肠球菌心内膜炎（与氨基糖苷类药物联用）等感染的首选药物；②可用于治疗流行性脑脊髓膜炎、樊尚咽峡炎、雅司病、鼠咬热、淋病、莱姆病、放线菌病、多杀巴斯德菌感染和李斯特菌感染等；③亦用于心内膜炎的预防。

【用法用量】 ①肌内注射。80～200 万 U/d，分 3～4 次给药。②静脉滴注。200 万～2000 万 U/d，分 2～4 次给药。

【用药监护】 ① 对本品及其他青霉素类药物过敏者禁用。

② 有哮喘、湿疹、花粉症（枯草热）、荨麻疹等过敏性疾病史者慎用。

③ 孕妇仅在确有必要时应用。

④ 哺乳期妇女应用本品期间需停止哺乳。

⑤ 对一种青霉素过敏者，可能对其他青霉素类药物过敏，也可能对青霉胺过敏或头孢菌素类药物过敏。

⑥ 本品较常见过敏反应，最严重者为过敏性休克，较多见者为药疹（包括接触性皮炎）、血液异常反应、血清病型反应，偶见血管神经性水肿（又称 Quincke 水肿或巨型荨麻疹）、药物热、间质性肾炎和哮喘发作等。为防止和减少过敏反应的发生，用药前必须详细询问患者有无青霉素类、头孢菌素类或其他 β 内酰胺类药物及其他药物过敏史或过敏性疾病史，以及本人或父母、兄弟姐妹中有无变态反应性疾病史等。注射前，必须做皮肤过敏试验（下简称"皮试"）。试验前，应备好抗过敏药及过敏性休克的急救药物和器材。

⑦ 皮试的注意事项：a. 皮试液浓度为 500U/ml，皮内注射 0.05～0.1ml，经 20min 后观察皮试结果，阳性反应者禁用。b. 新生儿皮肤细嫩红润，容易出现假阳性，故 6 个月以内婴儿应尽量避免做皮试；对确需做皮试者，必须用 0.9%氯化钠注射液在对侧做对照。c. 皮试阳性者必须使用本品时，应十分谨慎地为患者进行脱敏。d. 皮试阴性者也不排除出现包括过敏性休克在内的过敏反应之可能。e. 更换不同批号药物或同类其他药物，或停用 3d 以上再次使用时，需重新做皮试。f. 有本类药物过敏史者一般不宜进行皮试。g. 皮试液配制后在冰箱中保存不应超过 24h。

⑧ 本品所致过敏性休克（属Ⅰ型变态反应）发生迅速，且 90% 的病例在给药 5～30min 内发生。因此，在注射本品后应留置患者至少观察 30min，防止发生过敏性休克。过敏性休克的前驱症状为不适、胸闷、心悸、眩晕、耳鸣、便意、出汗、面色苍白、口内异常感或喉头堵塞感、喘鸣等。患者在皮试或给药过程中如突然出现上述症状，应立即停止注射，并按下法急救（留置观察期间如发生过敏性休克亦然）：a. 立即置患者于头低脚高仰卧位，马上皮下或肌内注射肾上腺素 0.5～1mg，紧急时以 0.9%氯化钠注射液稀释至 10ml 缓慢静脉推注；如疗效不好，可用 4～8mg 肾上腺素静脉滴注（溶于 5%葡萄糖注射液 500～

1000ml)。b. 静脉注射糖皮质激素，如氢化可的松 50～100mg 或 250～1000mg 甲泼尼龙，4～6h 后可重复 1 次。c. 必要时补充血容量，并采用人工呼吸、吸氧、抗组胺药等治疗措施。d. 全程监测生命体征，维持呼吸与循环功能，及时对症处置。e. 对心脏停搏者，可心内注射肾上腺素 0.25～0.5mg（以 0.9%氯化钠注射液稀释至 10ml），同时进行心脏按压、人工呼吸、纠正酸中毒，必要时使用电除颤仪或利多卡因等抢救。

⑨ 本品引起的药疹（可包括Ⅰ～Ⅳ型变态反应）常见荨麻疹、麻疹样皮疹、猩红热样皮疹、湿疹样皮疹，亦见红斑、固定性药疹、接触性皮炎、多形性红斑、大疱样或天疱疮样皮疹等，后三者较严重，预后也较差。药疹多于用药后数小时至 1～2d 内迅速出现，也有在治疗开始后 10d 左右出现；轻者一般持续 5～10d 后消退，或停药后 1～3d 后消退；较重者可给予抗组胺药、维生素 C 和钙剂治疗，严重者应及时使用糖皮质激素；对皮肤、黏膜受累广泛者，除给予皮肤黏膜护理或局部外用药物外，还须谨慎地选用抗生素预防和控制感染。

⑩ 本品引起的血液学异常多表现为嗜酸粒细胞（EOS）增多、溶血性贫血［特点为红细胞、血红蛋白（GB）明显减少而网织红细胞增多］，亦可见类白血病反应（白细胞总数可在 30.0×10^9/L 以上，最高超过 80.0×10^9/L）。偶见白细胞减少、血小板减少或增多，并有引起粒细胞缺乏或中性粒细胞减少、血小板减少性紫癜、急性再生障碍性贫血的报道。一般认为属于Ⅱ型变态反应，停药后大多可很快恢复。用药期间应定期监测血常规。

⑪ 本品引起的血清病型反应（属Ⅲ型变态反应），症状与血清病相似，表现为寒战、发热、肌痛和关节肿痛、皮肤瘙痒、荨麻疹、淋巴结肿大、腹痛、暂时性蛋白尿、EOS 增多等，严重者可出现肾小球肾炎。此反应一般在初次用药后 7～12d 发生，也有在 3 周后发生的。既往用过此类药物者可在 1～3d 内，甚至在数分钟内发生。症状多为轻度，无须特殊治疗，发现后及时停药，可逐渐恢复。如症状较重或出现并发症，应及时给予对症治疗。可能引起此反应的药物除青霉素类外，尚有磺胺类、头孢菌素类、巴比妥类、硫氧嘧啶类、非甾体抗炎药（NSAID）、血管紧张素转化酶抑制药（ACEI）、链霉素、对氨基水杨酸、异烟肼、苯妥英钠、柳氮磺吡啶、氟西汀、促皮质素（ACTH）、胰岛素、呋喃唑酮、肼屈嗪及各种酶制剂等，用药时亦应注意。

⑫ 本品引起的血管神经性水肿属Ⅲ型变态反应，多发生于组织疏松处，如口唇、眼睑、耳郭、肢端等部位，舌、口腔黏膜、咽喉亦可发生，常合并有荨麻疹，一般无全身症状。患者无疼痛感，亦不痒或较轻，或有麻木胀感。肿胀一般在停药 2～3d 后消退，且不留痕迹，继续用药可能复发。少数患者可因水肿发生在咽喉部而出现声音嘶哑、呼吸困难，重者可造成窒息。如不及时处置，可导致死亡。处置方法：及时停药，立即皮下注射肾上腺素 0.5～1mg，并给予抗组胺药、维生素 C、钙剂及糖皮质激素治疗，也可使用氨茶碱，必要时做气管切开，以保持呼吸道畅通。除本类药物外，生物制品（如吸附百白破疫苗、乙型脑炎疫苗等）、ACEI（如卡托普利、福辛普利等）、血管紧张素Ⅱ受体拮抗药（ARB，如氯沙坦、厄贝沙坦等）、氟喹诺酮类（如诺氟沙星、环丙沙星等）、四环素类（如四环素、米诺环素等）、头孢菌素类（如头孢硫脒、头孢呋辛等）、抗结核药（如利福定、乙胺丁醇等）、抗肿瘤药（如利妥昔单抗、伊马替尼等）、抗真菌药（如伊曲康唑、伏立康唑等）、抗病毒药（如奥司他韦、阿昔洛韦等）、平喘药（如沙丁胺醇、孟鲁司特等）和氨溴索、非麻醉性镇痛药（如曲马多、利扎曲普坦等）及某些中药注射液（如双黄连注射液、川芎嗪注射液、清开灵注射液、复方丹参注射液等），以及阿司匹林、金诺芬、亚胺培南-西司他丁钠、氯霉素及甲砜霉素、林可霉素及克林霉素、红霉素及阿奇霉素、链霉素、呋喃妥因、甲苯咪唑、吡喹酮、己酮可可碱、溴隐亭、利多卡因、普鲁卡因、普鲁卡因胺及维拉帕米等药物也可能引起血管神经性水肿，用药时亦应注意。

⑬ 本品引起的间质性肾炎，一般出现在用药后 3～5d，早期症状有烦渴、恶心、皮疹、发热、EOS 增多、多尿、夜尿、血尿、蛋白尿或管型尿、白细胞尿或无菌性脓尿、EOS 尿、肌无力、软弱、肾区叩击痛、关节痛或腰背痛等，重者可出现少尿或无尿、结晶尿、氮质血症，甚至发生急性肾衰竭。因此，用药期间应注意观察，并每周检查 1 次尿常规，必要时检查血尿素氮（BUN）、尿蛋白定量、尿 β_2 微球蛋白（β_2MG）、视黄醇蛋白（RBP）、溶菌酶及晨尿渗透压，防止发生间质性肾炎。如观察到上述早期症状或发现上述检

查值明显异常，应立即停药，及早明确诊断。轻症停药后一般可逐渐自行缓解，必要时给予对症治疗。重症可使用糖皮质激素，并注意纠正水电解质及酸碱平衡紊乱，严重者可做血液透析。除本类药物外，可能引起间质性肾炎的药物主要有：头孢菌素类、多黏菌素类、四环素类、磺胺类、NSAID、抗肿瘤药、利尿药、利福平、异烟肼、乙胺丁醇、西咪替丁、卡托普利、硫唑嘌呤、苯妥英钠等。

⑭ 本品引起的药物热，一般发生于用药后7～12d，短者仅1d，长者达数周，大多为弛张热或稽留热，停药后2～3d内多可退热。多数发热与皮疹同时存在，后者一般先于前者出现，EOS往往增多，此症诊断要点为：a. 用药后感染得到控制，但体温下降后再度上升。b. 原有感染所致发热未被控制，用药后体温反而较用药前高。c. 发热或热度的增高不能用原有感染解释，亦无继发感染证据。d. 患者虽有高热，但一般情况大多良好。e. 停药后热度迅速下降或消失。治疗中如出现上述现象，应立即停药，必要时可换用其他抗菌药物。可能引起此症的其他药物尚有：头孢菌素类、氧头孢烯类、碳青霉烯类、糖肽类、四环素类、氨基糖苷类、磺胺类、抗肿瘤抗生素、水杨酸类、巴比妥类、两性霉素B、氯霉素、甲丙氨酯、苯妥英钠、异烟肼、氢氯噻嗪、肼屈嗪、麻黄碱、对乙酰氨基酚、阿托品及睾酮等，用药期间应注意监测患者的体温。

⑮ 本品与重金属（尤其铜、锌和汞）有配伍禁忌，并可为氧化剂或还原剂或羟基化合物灭活。由锌化合物制造的橡皮管或瓶塞也可影响本品的活力。呈酸性的葡萄糖注射液或四环素注射液皆可破坏本品的活性。本品与甲氨蝶呤合用，可降低后者的肾清除率（CL_r），使后者的毒性增加。与华法林等口服抗凝药合用，可能增加凝血障碍和出血的危险，必须合用时应密切监测凝血参数，并可能需调整口服抗凝药的剂量。与丙磺舒、阿司匹林、吲哚美辛、保泰松及磺胺类药物合用，本品的血药浓度增高，毒性亦可能增加。氯霉素、红霉素、四环素类、磺胺类等抑菌药物可干扰本品的杀菌活性，不宜合用。本品静脉输液加入头孢噻吩、林可霉素、四环素、万古霉素、两性霉素B、去甲肾上腺素、间羟胺、苯妥英钠、盐酸羟嗪、丙氯拉嗪、异丙嗪、B族维生素、维生素C等注射剂后可出现混浊，故本品不宜与这些药物同瓶滴注。本品与氨基糖苷类药物不能混合于同一注射容器内给药，因可导致两者抗菌活性降低。

⑯ 本品溶解稀释为水溶液后，在室温下不稳定，容易分解，使效价减失，而且温度愈高分解愈快，浓度愈高稳定性愈差，故应现配即用，不能置于冰箱贮存。

⑰ 肌内注射时，本品50万U加灭菌注射用水1ml使溶，超过50万U需加灭菌注射用水2ml，不宜用0.9%氯化钠注射液作溶剂。注射时，进针宜深，推注宜慢，并注意更换注射部位，以免引起局部疼痛和硬结。此外，本品肌内注射时可能引起注射区外周神经炎，出现麻木、疼痛、感觉异常（如蚁走感）或感觉障碍，甚至肌肉萎缩。因此，治疗过程中应注意观察，如发现上述症状，可给服适量B族维生素、甲钴胺及血管扩张药烟酸、地巴唑，并辅以局部按摩。

⑱ 静脉滴注时，可将本品一次剂量溶解稀释于0.9%氯化钠注射液、5%或10%葡萄糖注射液100ml中，于0.5～1h内滴完。一则可在短时间内达到较高的血药浓度，二则可减少药物分解，并防止产生致敏物质。

⑲ 轻中度肾功能损害者使用常规剂量时不需要减量，严重肾功能损害者用药时，应根据内生肌酐清除率（CL_{Cr}）减少用药剂量或延长给药间隔。

⑳ 治疗梅毒、钩端螺旋体病或其他感染时，可出现症状加剧现象（称赫氏反应），一般发生在首次给药后6～8h，表现为全身不适、寒战、发热、喉痛、头痛、肌痛、关节痛、心跳加快等。梅毒患者亦可见治疗矛盾，出现病变暂时性加重现象。此症状一旦出现，应立即静脉注射地塞米松5～10mg，多可缓解和减轻；亦可在治疗前口服强的松预防，每次5mg，4次/d，连用4d。

㉑ 本品（尤其钠盐）剂量过大或静脉滴注过快时，可引起“青霉素脑病”。这是由于大量药物迅速进入脑组织，使血及脑脊液中药物的浓度升高，当脑脊液中的药物浓度＞8U/ml时，就会直接刺激脑神经，从而引起的一种严重的中枢神经系统毒性反应。此病的临床表现为头痛、头晕或眩晕、烦躁、激动、焦虑、心率加快、血压升高、腱反射亢进、知觉障碍、肌阵挛等神经精神症状，严重者可突然出现惊厥、抽搐、脱水、缺氧、呼吸急促及血生化改变（如低血糖、低钠血症、酸血症），甚至可引起大小便失禁、癫痫大发作、昏睡或

昏迷等，也可致短暂的精神失常。少数患者出现幻听、幻觉、谵妄、躁狂、扑翼样震颤。也有人表现为反应迟钝、行动迟缓、表情呆滞或意识混乱、行为改变。有的小儿还可能出现运动不协调或肢体瘫痪。囟门未闭的小儿则可出现囟门隆起。上述症状一般在用药后24～72h内出现，也有在用药后8h或9d发生者，高危人群为新生儿、小儿、老年人、有癫痫史者及慢性肾衰竭者，尤其脑膜有炎症者及尿毒症患者等更易发生，有些患者给予较小剂量即可发生。因此，用药时须注意：a. 严格控制用量，严禁大剂量滥用，不主张将日剂量一次给予。b. 对高危人群应避免使用大剂量，必须使用大剂量时应将日剂量分成3～4次给予。c. 滴注应缓慢，以不超过50万U/min为宜。d. 用药期间应加强临床观察，定期监测肾功能，并根据患者情况及时减少用药剂量或延长给药间隔。上述症状一旦出现，应立即停药。轻症一般无须特殊治疗，停药后可自行消退。症状严重者必须及时给予以下治疗：a. 立即吸氧，保持呼吸通畅。b. 肌内注射抗惊厥药苯巴比妥或地西泮。c. 静脉推注20%甘露醇注射液，并加用强利尿药呋塞米，防止发生脑疝。d. 短期使用强的松或地塞米松（一般不超过7d）。e. 给予对症和支持治疗。f. 重症应根据情况给予血液透析或血液滤过、血液透析联用血液灌流，极危重者可进行血浆置换。绝大多数患者经适当治疗后多在24～48h内消失，一般没有后遗症，但如果救治不及时，昏迷时间长，则可能留下智力障碍、失明、耳聋、瘫痪等严重后遗症，甚至可因出现呼吸衰竭或其他严重并发症而死亡。

㉒ 大剂量应用本品（4000万U/d或在尿毒症患者1000万U/d）可影响血小板聚集功能，干扰纤维蛋白原（FIB）转变为纤维蛋白，并增加抗凝血酶Ⅲ活性，引起凝血时间（CT）、血小板聚集时间、凝血酶原时间（PT）及部分凝血活酶时间（PTT）异常，出现出血倾向，有凝血功能缺陷或出血性疾病和严重肾功能损害者尤易出现。此外，长期应用本品可抑制肠道内产生维生素K和B族维生素的正常菌群，因而可减少维生素K和B族维生素的生成，可能引起维生素K缺乏症状（低凝血酶原血症、凝血障碍、出血倾向或出血等）和B族维生素缺乏症状（舌炎、口内炎、消化不良、食欲减退和神经炎等）。因此，必须大剂量或长期应用本品时，应定期监测CT、PT及PTT及血小板聚集时间，并注意观察随访患者有无出血倾向。患者如出现注射部位出血时间（BT）延长，或出现鼻出血、牙龈出血、瘀斑或紫癜、消化道出血（包括大便隐血）、月经异常增多，或出现舌炎、口内炎、消化不良、食欲减退和神经炎等现象，应及时补充适量维生素K和B族维生素，必要时改换其他抗菌药物；也可在长期或大剂量应用本品的同时，给服适量维生素K和B族维生素加以预防。

㉓ 本品治疗期间可出现耐青霉素金黄色葡萄球菌、革兰阴性杆菌、念珠菌或其他真菌等引起的二重感染。此症一般出现于用药后3周内，但抗生素相关性肠炎（AAC）也可发生在用药初期和用药超过2个月后，甚至发生在最后一次用药后2个月或更久，婴幼儿、老年人或体质虚弱者、有严重原发疾病（如恶性肿瘤、白血病、败血症、糖尿病、肝硬化、再生障碍性贫血、脑外伤等）者、做过腹部大手术者、自身免疫功能失调者、应用激素类抗代谢药物者或长期联合应用抗菌药物（尤其广谱抗生素）者尤易发生。

二重感染的主要临床表现有口腔及消化道感染、肺部感染、尿路感染、阴道感染和败血症等。因此，在治疗过程中及停药后，应注意观察随访二重感染的早期症状和体征。患者如出现下列情况，应及时停药或检诊，并给予对症治疗：a. 鹅口疮、口炎或舌炎，舌面光滑呈鲜牛肉状、舌苔厚而显棕色或黑色，并有舌刺痛、口干、咽痛、吞咽困难伴食欲减退症状及舌粘于腭上的感觉，或伴有口角炎（口咽部念珠菌感染）。b. 会阴部刺激感、肛门或阴道瘙痒、阴道分泌物增多（念珠菌所致肛门或阴道感染）。c. 腹泻频繁，呈黄绿色水样便或黏液样便，泡沫较多，偶见便血或便带血丝，多伴腹胀、呕吐或肛门瘙痒，或腹泻、便秘交替出现（念珠菌肠炎）。d. 持续性或严重的腹泻，或大量水泻，10次/d以上，呈黄绿色水样便或脓性黏液血便，或有斑状假膜排出，伴发热（38～40℃）、腹胀、腹痛、全腹肌抵抗，重症可迅速出现脱水、异常口渴和疲乏、电解质紊乱、循环衰竭、中毒性肠麻痹或中毒性巨结肠症症状，甚至可能出现腹水或弥散性腹膜炎、意识障碍或中毒性休克症状，并有引起死亡的报道（难辨梭菌性假膜性结肠炎或难辨梭菌性腹泻，CDAD）。e. 腹泻，大便量多，呈黄绿色糊状或蛋花汤样，或呈暗绿色水样，外观似海水，黏液多或带血，有腥臭味，每日数次至十数次，伴呕吐、高热、腹痛及里急后重不著（金黄色葡萄球菌肠炎）。f. 咳嗽、咳痰（白色黏液或浆液泡沫性，偶可带血）、胸痛、喘息伴哮鸣音、气急或呼吸困难，肺部可闻及啰音，胸部X线检查可见形态不一的阴影（肺部感染，成人主要由革兰阴性杆菌和真菌引起，婴儿和儿童则以金黄色葡萄球菌肺炎为多见）。g. 尿中含较多脓细胞、气味异常伴发热，可有尿频、尿急症状（尿路感染，主要由铜绿假单胞菌、奇异变形杆菌、大肠埃希菌引起）。h. 骤起畏寒或寒战，继之高热，并可出现心动过速、四肢厥冷、呼吸急促、血压下降、皮疹或荨麻疹、淤血或瘀斑、肝脾肿大和精神意识改变等症状，严重者可发生感染性休克、弥散性血管内凝血（DIC）及多器官功能衰竭等。

发现二重感染后，应立即停用所有抗菌药物，然后根据病症做以下处置：a. 口咽部念珠菌感染：以3%碳酸氢钠溶液或3%硼酸溶液漱口，每日数次；局部涂抹制霉菌素甘油，3次/d；口服氟康唑，第1日200mg，以后100mg/d，疗程至少2周。b. 阴道念珠菌感染：每晚睡前以1%碳酸氢钠溶液灌洗阴道后，将咪康唑栓或克霉唑栓1枚置入阴道深处，同时单剂口服氟康唑150mg。c. 念珠菌肠炎：给服制霉菌素100万U，2次/d，疗程10～14d；亦可口服或静脉滴注氟康唑200～400mg，1次/d，疗程10～14d。d. 假膜性结肠炎：单纯性腹泻，一般无须特殊治疗，只需停用本品即可，或应用调节肠道微生态药物（如双歧杆菌或乳酸杆菌制剂），以重建肠道正常菌群，即可控制症状。对病情较重或停用本品后48h病情未见好转者，需做乙状结肠镜检查，并应用甲硝唑、补充维生素和蛋白质，纠正水电解质紊乱及酸碱失衡，同时给予支持疗法。无效时可改用万古霉素，必要时也可用去甲万古霉素，但不能使用抑制肠蠕动的药物，否则可增加肠道中杆菌和毒素的停留与吸收而诱发中毒性巨结肠。e. 金黄色葡萄球菌肠炎：可选用苯唑西林、氯唑西林、利福平，必要时给服万古霉素。f. 肺部感染、尿路感染及败血症，可根据病原菌选择合适的抗菌药物。

㉔ 本品钠盐100万U（0.6g）的钠含量为1.7mmol（0.039g），大剂量应用后，尤其心功能不全或肾功能损害患者，可引起水钠潴留或高钠血症，也可能引起低钾血症或代谢性碱中毒。因此，上述患者大剂量应用本品时，不宜用0.9%氯化钠注射液稀释，滴注也应慢于其他患者。长疗程应用本品者必须摄低钠饮食，并定期检测血钠、血钾，必要时补钾，防止出现上述反应，或引起充血性心力衰竭（CHF）和肾功能紊乱。

㉕ 本品钾盐100万U（0.625g）的钾含量为1.5mmol（0.066g），如大剂量静脉给予，可发生高钾血症或钾中毒反应。因此，本品钾盐不可静脉推注，宜采用静脉滴注，且滴速宜慢，不能快速滴注，同时定期检测血钾，避免出现上述反应。

㉖ 已有免疫缺陷者应用本品引起致命性血栓性血小板减少性紫癜-溶血性尿毒症综合征（TTP-HUS，症状与处置参阅丝裂霉素【用药监护】⑬）的报道，故此类患者应用本品须极其慎重并严密监测。

㉗ 本品尚可致硫酸铜法尿糖试验呈假阳性，用葡萄糖酶法不受影响，应用时须注意。

苯唑西林[典][基]　Oxacillin

（苯唑青霉素，新青霉素Ⅱ；Prostaphlin）

【药理分类】 抗生素-青霉素类。

【适应证】 耐青霉素葡萄球菌所致的各种感染、化脓性链球菌属或肺炎链球菌与耐青霉素葡萄球菌所致的混合感染。

【用法用量】 ①口服。每次0.5g，3～4次/d。②肌内注射或静脉滴注。每次0.5～1g，每4～6小时1次。

【用药监护】 ① 下列情况慎用：有过敏性疾病、肝病者、新生儿（尤其早产儿）。

② 本品与多黏菌素B、磺胺嘧啶、苯巴比妥、戊巴比妥、水解蛋白和琥珀胆碱等药物有配伍禁忌，不可混合于同一注射容器内给予。其他药物相互作用同青霉素。

③ 使用口服制剂时，应嘱患者于餐前1h或餐后2h服用，以利吸收。

④ 肌内注射时，每500mg用灭菌注射用水2.8ml溶解；注射时进针宜深，推注宜慢，并注意更换注射部位，防止注射局部出现疼痛或硬结。静脉滴注时，用5%或10%葡萄糖注射液、0.9%氯化钠注射液配制成20～40mg/ml溶液，浓度不宜过高，滴速宜缓慢，浓度过高或速率过快可导致血栓性静脉炎。

⑤ 本品口服给药时，较常见恶心、呕吐、腹胀、腹泻、食欲减退或胃肠道不适等不良反应，一般不影响治疗，但应警惕AAC。静脉

给药时，偶可引起恶心、呕吐及丙氨酸氨基转移酶（ALT）和门冬氨酸氨基转移酶（AST）升高，停药后症状可消失，用药期间应注意监测肝功能。

⑥ 本品偶可引起急性出血性大肠炎，尤以口服为多见，一般发生在用药后 10d 左右。患者常突发剧烈的腹部绞痛，初为阵发性痛，后逐渐转为持续性痛，并阵发性加剧。腹痛发生后即出现腹泻，一日可达十数次，初为黄水样便，后转为血便，呈果酱样，甚至可呈鲜血状或带暗红色血块，粪便少，具恶臭，并伴恶心、呕吐和低或中度发热。患者精神倦怠，萎靡不振，白细胞计数（WBC）增高，大便隐血强阳性，腹部平片显示肠麻痹或肠扩张，亦可见大肠积气，内镜检查可见大肠黏膜弥散性水肿和出血。因此，用药期间（尤其口服给药时）应加强观察。患者如出现突发性腹痛、频繁腹泻、便血、呕吐等症状，应警惕此症，并及时停药检诊。可引起急性出血性大肠炎的药物尚有：氨苄西林、阿莫西林、氯唑西林、双氯西林、氟氯西林、替卡西林等半合成青霉素，其他如头孢菌素类、四环素类、大环内酯类等药物亦可引起。急性出血性大肠炎的处置方法：停药，补液，纠正水电解质紊乱及酸碱平衡失调，解痉止痛，并适当应用止血药、糖皮质激素、甲硝唑或诺氟沙星，严重者可应用氯霉素、庆大霉素或卡那霉素等。

⑦ 有报道，婴儿应用大剂量本品后出现血尿、蛋白尿和尿毒症。因此，婴儿使用时应严格控制剂量，避免引起肾功能损害。

⑧ 本品钠盐每 1g 的钠含量为 2.26mmol (52mg)。

其他参阅青霉素【用药监护】①～⑯、⑲～㉔。

氯唑西林[典] Cloxacillin

（米沙西林；Cloxapen）

【药理分类】 抗生素-青霉素类。

【适应证】 同苯唑西林，但一般不用于治疗脑膜炎。

【用法用量】 ①口服。每次 0.5g，4 次/d。②肌内注射。2g/d，分 4 次给药。③静脉注射或静脉滴注。4～6g/d，分 2～4 次给药。

【用药监护】 ① 本品能降低血清胆红素（BIL）与血清蛋白的结合力，新生儿（尤其早产儿）慎用。

② 本品与庆大霉素、卡那霉素、多黏菌素 B、氯丙嗪等药物有配伍禁忌。

③ 本品颗粒剂配制成口服溶液后，可在室温下存放 3d，冰箱中冷藏 14d 稳定。因此，配制后应在瓶签上注明配制时间，过期不宜再用，服用时应摇匀。

④ 肌内注射时，为减轻注射局部疼痛也可用 0.5%利多卡因注射液配制。

⑤ 本品偶可引起胆汁淤积性黄疸，老年人及用药 2 周以上者易于发生。因此，用药期间患者如出现肤色暗黄、尿色深、粪便呈浅灰色或陶土色，并伴有皮肤瘙痒、心动过速或肝大等症状；或者实验室检查发现 BIL 增高［以直接胆红素（DBIL，又称结合型胆红素）为主］，总胆固醇（TC）、碱性磷酸酶（ALP）、γ-谷氨酰转肽酶（GGT）明显升高，尿胆红素（UBIL）和脂蛋白-X 阳性，以及尿胆原（URO）、FU（粪胆原）减少或缺如等现象，应立即停药，并及时查清病因，明确诊断，对症治疗。能引起此症状的常用药物尚有：氯丙嗪、磺胺类、大环内酯类、呋喃类、青霉素类、头孢菌素类、美罗培南、苯二氮䓬类药（BZP）、口服避孕药、青霉胺、保泰松、睾酮及其他蛋白同化激素、异烟肼、对氨基水杨酸、华法林、丙米嗪、氯磺丙脲、他巴唑等，在应用时同样须引起注意。

⑥ 本品钠盐每 1g 的钠含量约为 2.17mmol (50mg)。其他参阅青霉素【用药监护】①～⑯、⑲～㉔及苯唑西林【用药监护】③～⑦。

氟氯西林[典] Flucloxacillin

（氟氯青霉素；Floxapen）

【药理分类】 抗生素-青霉素类。

【适应证】 敏感菌所致的各种感染，特别是耐药金黄色葡萄球菌所致的各种感染，但对耐甲氧西林金黄色葡萄球菌（MRSA）感染无效。

【用法用量】 口服、肌内注射：每次 250～500mg，4 次/d。静脉注射：每次 500mg，4 次/d。静脉滴注：每次 250mg～1g，4 次/d。

【用药监护】 ① 卟啉病患者慎用。

② 传染性单核细胞增多症和淋巴细胞性白血病患者必须避免应用。

③ 本品不可与血液、血浆、水解蛋白、氨基酸、脂肪乳及氨基糖苷类药物配伍。

④ 慢性、复发和严重感染或吸收不良时，宜选用非胃肠道给药。非胃肠道给药溶液最好在药液配制后数小时内使用，使用前应充分振摇，缓慢注射。

⑤ 肌内注射时，用适量灭菌注射用水溶解。静脉注射时，500mg 药物溶于灭菌注射用水、0.9%氯化钠注射液、5%或 10%葡萄糖注射液 10～20ml 中，于 3～4min 缓慢推注。静脉滴注时，一次剂量加入 0.9%氯化钠注射液或 5%葡萄糖注射液 100～250ml 中，缓慢滴注(30～60min)。药液配制后在 4h 内使用完。

⑥ 本品静脉给药时，个别患者在注射局部出现疼痛、发炎或红肿，严重者甚至出现静脉炎或血栓性静脉炎。因此，给药时须注意：a. 配制及给药时应严格遵循无菌操作，防止因操作不当而引起感染。b. 药液应按推荐方法稀释（浓度过高易引起注射局部疼痛及静脉炎症)，并使其温度接近体温。c. 穿刺时，一般应从前臂远心端开始选择弹性较好和较粗的血管，由远及近，使每根血管的使用率最大化。d. 注意多部位、交替使用给药静脉，不在同一血管上反复穿刺给药，保证使每一根血管都能得到休息和恢复。e. 针头进入血管后不要使其紧贴血管壁，因血管壁的末梢神经丰富，易产生刺激敏感性疼痛。f. 给药速率应缓慢，输注过程中可不时轻柔按摩注射肢体(注意不要使针头脱逸出血管外而引起药液外渗)，寒冷天注意保暖。g. 注射静脉出现疼痛或压痛时，可调整针头在血管内的位置；如仍未缓解，并出现灼热、发红，或沿静脉走向出现可触及的痛性条索状物或串珠样结节时，应立即停止使用此静脉，同时抬高和活动患肢，给予局部轻柔按摩或热敷，必要时局部涂擦磺酸酯黏多糖乳膏（喜疗妥)，之后再另建静脉给药通道。

⑦ 本品钠盐每 1g 的钠含量约为 2mmol (46mg)，用药期间注意检测血钠、血钾水平。

⑧ 其他参阅青霉素【用药监护】①～⑯、⑳～㉔，苯唑西林【用药监护】③、⑤～⑦，以及氯唑西林【用药监护】⑤。

阿莫西林[典][基] Amoxicllin

（羟氨苄青霉素，阿莫仙；Amoxil，Ampicin）

【药理分类】 抗生素-青霉素类。

【适应证】 ①敏感菌（不产β内酰胺酶株）所致的上下呼吸道感染、皮肤与软组织感染、泌尿及生殖道感染、急性单纯性淋病，以及伤寒、伤寒带菌者和钩端螺旋体病；②亦可与克拉霉素和兰索拉唑三联口服用药根除胃、十二指肠幽门螺杆菌（Hp)，降低消化性溃疡复发率。口服制剂仅用于轻中度感染，注射剂用于重症感染。

【用法用量】 ①口服。每次 0.5g，每 6～8 小时 1 次，剂量不超过 4g/d。②肌内注射或静脉滴注。每次 0.5～1g，每 6～8 小时 1 次。

【用药监护】 ① 传染性单核细胞增多症患者必须避免应用。

② 透析患者应用本品时，应在每次透析后再补充 1g。

③ 牛奶等食物不影响本品在胃肠道的吸收，与食物同服可减少胃肠道反应。因此，应用本品口服制剂时应嘱患者在餐时服用，也可与牛奶同服。服用混悬剂时，应注意摇匀。

④ 本品可能出现氨苄西林样皮疹（斑疹或斑丘疹)，传染性单核细胞增多症患者应用时易于发生（参阅氨苄西林【用药监护】⑥)。皮疹较轻时，一般不需要停药。如皮疹比较严重，则应停用本品，停药后至多 1 周即可完全消失。如皮疹严重，或者用药后数日出现荨麻疹，且伴有瘙痒、发热、呼吸困难时，应立即给予常规抗过敏治疗。

⑤ 极少数患者应用本品可引起急性泛发性发疹性脓疱病（AGEP)，此病的首发症状多为水肿性或瘙痒性红斑，有灼热感，继之出现弥散性水肿性猩红热样红斑，然后在之上迅速出现密集的直径约小于 5mm 的非毛囊性脓疱。皮疹一般在用药后 1～3d 出现，早者仅几小时，多始于面部或身体皱褶部位，数小时内即可扩散至全身，常伴有发热（38℃以上)，部分病例黏膜受累，也可出现面部水肿、紫斑、水疱和多形性红斑样皮损，有明显的自限性，停药后发热和皮疹可逐渐自行消退，继而广泛脱屑，病程大多不超过 15d。发生上述症状后，应立即停药。治疗：主要采用对症疗法，可使用抗组胺药，也可给予短疗程、中等剂量的糖皮质激素，局部可外用氢化可的松乳膏，必要时外用抗菌药物。除本品外，可能引起 AGEP 的药物以青霉素类、头孢菌素类为多，大环内酯类、四环素类、抗真菌药、解热镇痛药、氨苯砜及某些疫苗亦可见，用药时亦应注意。

⑥ 尿量减少的患者，特别是肠外给药治

疗时，罕见出现结晶尿，临床上称之为“阿莫西林结晶尿”。应用高剂量本品时，应嘱患者足量摄入液体并保证足够的尿量排出，以降低发生阿莫西林结晶尿的可能性。

⑦ 本品偶可引起 ALT 和 AST 升高、肝炎及胆汁淤积性黄疸，多见于大剂量和疗程较长时。因此，长期或大剂量使用本品者应定期检查肝功能。

⑧ 本品可致班氏尿糖试验或费林尿糖试验呈假阳性，用葡萄糖酶法不受影响，应用时须注意。

⑨ 本品钠盐每 1g 的钠含量约为 2.38mmol (54.7mg)。其他参阅青霉素【用药监护】①～⑯、⑲～㉔，苯唑西林【用药监护】⑤、⑥及氟氯西林【用药监护】⑥。

阿莫西林-克拉维酸钾【典】【基】
Amoxicllin and Clavulanate Potassium
（阿莫维酸钾；Amoksiklav）

【药理分类】 抗生素-青霉素类与 β 内酰胺酶抑制药复方制剂。

【适应证】 敏感菌（产和不产 β 内酰胺酶株）所致的上下呼吸道感染、皮肤与软组织感染、泌尿道感染、手术后感染、腹膜炎、中耳炎、骨髓炎、败血症等，并可预防大手术感染。

【用法用量】 ①口服。肺炎及其他中、重度感染，每次 625mg（含阿莫西林 500mg，克拉维酸钾 125mg，即 4∶1 片）；一般感染，每次 375mg（含阿莫西林 250mg，克拉维酸钾 125mg，即 2∶1 片）；均为每 8 小时 1 次，疗程 7～10d。40kg 以上儿童可按成人剂量给药。②静脉注射或静脉滴注。每次 1.2g（含阿莫西林钠 1g，克拉维酸钾 0.2g），每 8 小时 1 次，严重感染者每 6 小时 1 次。

【用药监护】 ① 下列情况禁用：青霉素皮试阳性反应者、对本品或其他青霉素类药物过敏者、曾经出现过阿莫西林-克拉维酸钾相关胆汁淤积或肝功能损伤的患者，以及传染性单核细胞增多症患者和孕妇。

② 下列情况慎用：对头孢菌素类药物过敏、估算 CL_{Cr} <30ml/min 时、肝功能不全者，以及有哮喘、湿疹、花粉症、荨麻疹等过敏性疾病史者。苯丙酸尿症患者慎用含有阿司帕坦的口服制剂。

③ 本品与氨苄西林有完全交叉耐药性，与其他青霉素类和头孢菌素类药物有交叉耐药性。

④ 本品为时间依赖性抗生素，应严格按推荐用法使用，多次用药的间隔时间不应少于 6h。

⑤ 本品注射剂应采取静脉注射或静脉滴注给药，不适用于肌内注射给药。

⑥ 血液透析可影响本品中阿莫西林的血药浓度，因此血液透析患者应用本品时，应根据病情轻重每 24 小时用 250～500mg，在血液透析过程中及结束时各加用 1 次。

⑦ 对怀疑为伴梅毒损害的淋病患者，在应用本品前必须进行暗视野检查，并在接受本品治疗后至少 4 个月内每月做 1 次血清试验，以免因本品治疗而掩盖或延缓可能处于潜伏期梅毒的症状。

⑧ 口服给药时，为保证治疗的有效性并避免产生耐药性，应嘱患者按医嘱用药，避免遗漏或提前停药。

⑨ 本品在含有葡萄糖、葡聚糖或酸性碳酸盐的溶液中会降低稳定性，故本品注射剂不能与含有上述物质的溶液混合。本品溶液在体外不可与血制品、含蛋白质的液体（如水解蛋白等）混合，也不可与静脉脂质乳化液混合。

⑩ 本品罕见斯约综合征（Stevens-Johnson 综合征，SJS；又称重症多形性红斑、恶性大疱性多形性红斑或皮肤黏膜眼综合征）和 Lyell 综合征（莱尔综合征；又称中毒性表皮坏死松解症或非金黄色葡萄球菌性烫伤样皮肤综合征），虽为罕见，但均属严重皮肤变态反应，如不及时处置，预后极差，甚或致死，故应引起足够的重视。

SJS 发病急骤而严重，症状主要为皮肤、黏膜和眼部损害。黏膜症状早期可见口腔炎、唇部疱疹，继而出现唇、舌、颊及鼻黏膜肿胀、起疱、糜烂、出血或溃疡；皮损以红斑为多见，也见丘疹、红斑及水疱，重者可出现糜烂、溃疡或坏死，常发生于颜面和腔道附近或四肢；双眼可出现结膜炎、角膜炎、巩膜炎及虹膜炎等。治疗中如出现以上症状或征象，即应停用本品，并立即给予抗组胺药、解毒药（如硫代硫酸钠注射液、葡萄糖注射液）、钙剂、维生素 C、广谱抗生素及足量糖皮质激素，同时注意口腔、眼、鼻、耳及外阴等黏膜部位的卫生及护理，尤其注意防止眼睑粘连及继发感染。局部治疗原则为缓和对症，保护创面。

Lyell综合征，早期皮损为弥散性暗红或紫红斑，或呈多形性红斑样皮损，常起于腋窝、腹股沟，并迅速波及全身，红斑上常有大小不等的松弛性水疱，彼此融合形成大面积表皮松解，表皮脱落后形成有渗液的糜烂面，似浅表烫伤。用药期间，患者一旦出现上述皮损现象，即应马上停药，及时处置。方法如下：a. 按照Ⅱ度大面积烧伤进行护理。b. 加强支持疗法，纠正水电解质紊乱。c. 应用较大剂量糖皮质激素，控制病情，缓解症状。d. 必要时给予抗生素预防和治疗继发感染。e. 给予局部治疗，原则为保护创面、消炎、杀菌、收敛。

此外，本品尚罕见剥脱性皮炎及多形性红斑（参阅氨苄西林-舒巴坦钠【用药监护】⑥），用药时应注意观察。

⑪ 本品注射剂（注射用阿莫西林钠-克拉维酸钾）每1.2g中约含有3.1mmol钠和1.0mmol钾，如患者需接受大剂量本品注射给药时，对于限钠饮食的患者，应将本品所含钠量计入摄钠总量。长期或大剂量应用时必须定期检测血钠、血钾水平，防止出现电解质紊乱。

⑫ 本品口服制剂有片剂、干混悬剂、混悬液、颗粒剂、咀嚼片、分散片等6种剂型，阿莫西林与克拉维酸钾之配比也有2∶1、4∶1、5∶1、7∶1、8∶1、14∶1、16∶1、7∶5、1∶2等多种，因此给药前应仔细阅读说明书。

⑬ 其他参阅青霉素【用药监护】③～⑯、⑲～㉔，氯唑西林【用药监护】⑤，阿莫西林【用药监护】②～⑧，苯唑西林【用药监护】⑤、⑥及氟氯西林【用药监护】⑥。

氨苄西林[典][基] Ampicillin

（氨苄青霉素；Pinocine）

【药理分类】 抗生素-青霉素类。

【适应证】 敏感菌所致的呼吸道感染、胃肠道感染、尿路感染、软组织感染、心内膜炎、脑膜炎、败血症等。

【用法用量】 ①口服。每次0.5g，3次/d。②肌内注射。2～4g/d，分4次给药。③静脉给药。4～8g/d，分2～4次给药。

【用药监护】 ① 本品与阿米卡星、卡那霉素、庆大霉素、链霉素、克林霉素、黏菌素、多黏菌素B、琥珀氯霉素、乳糖酸红霉素、肾上腺素、多巴胺、阿托品、肼屈嗪、水解蛋白、氯化钙、葡萄糖酸钙、多糖（如右旋糖酐40）、氢化可的松琥珀酸钠等药物及含氨基酸输液有配伍禁忌。

② 本品溶液浓度愈高，稳定性愈差。稳定性可因葡萄糖和乳酸的存在而降低，亦随温度升高而降低。在室温下，本品在5%葡萄糖注射液中的稳定性为3.7h，在10%葡萄糖注射液中为2h，在0.9%氯化钠注射液中为8h，故宜用后者溶解或稀释本品。

③ 食物可影响本品的吸收量。因此，使用口服制剂时，应嘱患者于餐前0.5～1h空腹时服用。

④ 肌内注射时，本品125mg、500mg和1g应分别用灭菌注射用水0.9～1.2ml、1.2～1.8ml和2.4～7.4ml溶解。

⑤ 静脉注射时，不宜过快，以不超过100mg/min为宜。静脉滴注溶液的浓度不宜超过30mg/ml，滴注也不宜太快，否则易引起抽搐等神经系统毒性反应。

⑥ 应用本品时，常出现皮疹，多发生于用药后5～14d，也可能发生在用药后第1日或停药后，呈荨麻疹、斑疹或斑丘疹。荨麻疹为青霉素类过敏反应的典型皮疹，斑疹或斑丘疹则对本品有一定的特异性。皮疹一般出现在受日光照射或受压部位，如颈、膝、肘、掌、足底等处，有时也可出现在身体大部分体表，有轻度瘙痒，一般不需要停药，皮疹严重者应停药。停药后至多1周即可完全消失，这种皮疹常称为氨苄西林皮疹，发生率注射给药高于口服，传染性单核细胞增多症、巨细胞病毒（CMV）感染、淋巴细胞白血病、淋巴瘤、沙门菌感染、尿毒症或高尿酸血症等患者易于发生，必须避免应用。别嘌醇可使本品的皮疹发生率增加，尤其多见于高尿酸血症患者。

⑦ 婴儿应用本品后可能出现颅内压增高，表现为前囟门隆起。治疗中，患儿如出现此症状，应及时停药，并立即快速静脉滴注适量20%甘露醇注射液，同时加用利尿药呋塞米，必要时给予糖皮质激素和对症治疗，也可采用低温疗法。

⑧ 本品钠盐每1g的钠含量约为2.7mmol（62mg），用药期间注意检测血钠、血钾水平，尤其对于需限钠者，防止出现高钠血症和低钾血症。

⑨ 其他参阅青霉素【用药监护】①～⑯、⑲～㉔、㉖及苯唑西林【用药监护】③、

⑤、⑥。

⑩ 目前，诸多厂家生产的氨苄西林胶囊每0.25g中含本品0.1945g、丙磺舒0.0555g。因此，使用本品胶囊时应仔细查看药品包装盒及说明书，如含有丙磺舒，则还应参阅丙磺舒【用药监护】。

氨苄西林-舒巴坦钠[典]
Ampicillin and Sulbactam Sodium

（舒氯西林，优力新；
Sultamicillin，Unasyn）

【药理分类】 抗生素-青霉素类与β内酰胺酶抑制药复方制剂。

【适应证】 敏感菌所致的上下呼吸道感染、菌血症、皮肤与软组织感染、骨和关节感染、肾盂肾炎、腹膜炎、胆囊炎、子宫内膜炎、淋球菌感染等，并作为预防用药以减少腹部和盆腔手术、终止妊娠或剖宫产手术后的感染发生率。

【用法用量】 肌内注射、静脉注射或静脉滴注。每次1.5～3g（氨苄西林钠与舒巴坦钠之比一般为2∶1），每6小时1次。肌内注射时，剂量不超过6g/d。静脉给药时，剂量不超过12g/d（舒巴坦剂量不超过4g/d）。

【用药监护】 ① 对青霉素类抗生素及舒巴坦过敏者禁用。

② 本品在弱酸性葡萄糖注射液或其他含糖注射液中稳定性差，分解较快，宜用中性液体作溶剂。常用溶剂有灭菌注射用水、0.9%氯化钠注射液、复方氯化钠注射液（林格注射液）及乳酸钠林格注射液等，肌内注射还可用0.5%利多卡因注射液溶解。药物溶解后应立即使用，溶液久置后致敏物质增多。

③ 肌内注射时，0.75g本品至少溶于1.6ml溶剂中。注射时，进针宜深，推注宜慢，并注意每次更换注射部位，以减轻注射部位疼痛及减少硬结发生。

④ 静脉注射时，0.75g本品至少用1.6ml溶剂溶解。静脉滴注时，则应将每次给药量溶于50～100ml溶剂中，于15～30min滴完。静脉给药时，应注意防止发生静脉炎或注射部位反应。

⑤ 本品偶可引起胆红素血症，用药期间应注意观察患者有无黄疸及肝胆损害现象，并定期监测BIL及相关项目。如出现胆红素血症，应及时停药，根据BIL、URO、FU等检测结果并结合患者的病史、体征及其他检查情况进行综合分析，以明确诊断，对症治疗。

⑥ 本品偶见引起多形性红斑（也称渗出性多形性红斑）和剥脱性皮炎，并罕见SJS及Lyell综合征（见阿莫西林-克拉维酸钾【用药监护】⑩），皆为严重皮肤反应，如不及时处置，预后不良，故应予重视。

多形性红斑的皮疹呈多形性，初时多为红斑，以后可出现斑疹、丘疹或水疱、紫癜等皮损。红斑大小约如蚕豆或指盖，颜色鲜红（中心暗红或紫红），典型皮疹形如虹膜，为特征性损害。此症好发于指缘、前臂、手足背及面部和颈部，呈对称性，自觉瘙痛。以上症状一旦出现，应及时停药。治疗方法：口服或静脉注射抗组胺药、钙剂及维生素C；以红斑丘疹为主者，可局部外用炉甘石洗剂、皮质激素软膏；有渗出或水疱糜烂者，可局部湿敷收敛抗菌药物（如3%硼酸溶液、0.02%呋喃西林溶液或黄柏地榆溶液）；并发感染者，可使用抗生素。多形性红斑症状持续出现时，有可能发展为SJS。

剥脱性皮炎（又称红皮病）初发时，大多表现为猩红热样或麻疹样红斑，或多数米粒大小样散漫性红色小丘疹，多见于胸腹及四肢屈侧，很快弥漫全身，出现潮红、肿胀、糜烂、渗液、结痂症状，重者体无完肤，甚至并发肝或肾功能损害，引起继发感染。此症后期全身出现广泛落屑，表皮呈鳞状或大片剥脱，犹如败叶。因此，在用药过程中应注意观察，加强随访。患者如突然发疹，或原有皮肤症状加剧，或局部、全身剧痒并痛，或皮损症状持续反应时，必须立即停药，并给服抗组胺药，同时静脉给予钙剂、维生素C、硫代硫酸钠及葡萄糖注射液，重症时应用糖皮质激素及抗生素，同时给予其他对症和局部治疗。

此外，本品尚罕见Lyell综合征，应用时需参阅阿莫西林-克拉维酸钾【用药监护】⑩。

⑦ 在延长治疗期间，应定期检查患者是否存在器官、系统的功能障碍，包括肾脏、肝脏和造血系统，这对于新生儿，特别是早产儿和其他婴儿尤其重要。

⑧ 其他参阅青霉素【用药监护】②～⑯、⑲～㉔，苯唑西林【用药监护】⑤、⑥，氟氯西林【用药监护】⑥及氨苄西林【用药监护】①、⑥。

美洛西林钠-舒巴坦钠 Mezlocillin Sodium and Sulbactam Sodium

（美洛巴坦，佳洛坦）

【药理分类】 抗生素-青霉素类与β内酰胺酶抑制药复方制剂。

【适应证】 产酶耐药菌所致的下列中、重度感染：呼吸道感染、泌尿及生殖道感染、腹腔感染、皮肤与软组织感染，以及脑膜炎、细菌性心内膜炎、败血症等。

【用法用量】 静脉滴注。每次2.5～3.75g（美洛西林钠2～3g、舒巴坦钠0.5～0.75g），每8小时或12小时1次，疗程7～14d。最大剂量不宜超过15g/d（美洛西林12g、舒巴坦钠3g）。

【用药监护】 ① 对青霉素类、头孢菌素类药物及舒巴坦过敏者禁用。

② 下列情况慎用：肝功能损害、哺乳期妇女及过敏体质者。

③ 孕妇应用本品时需权衡利弊。

④ 本品与酸、碱性较强（pH 4.0以下或pH 8.0以上）的药物配伍可降低本品的抗菌活性，两者应避免配伍使用。与维库溴铵等非去极化肌松药合用，可延长其神经阻滞作用。与伤寒活疫苗合用，可降低伤寒活疫苗的免疫效应。与头孢他啶合用，对铜绿假单胞菌和大肠埃希杆菌可产生协同或累加抗菌作用。与头孢噻肟合用，可使后者的总清除率（CL_t）降低。与庆大霉素、卡那霉素等氨基糖苷类药物合用，对铜绿假单胞菌、沙雷杆菌、克雷伯肺炎杆菌等有协同抗菌作用。与庆大霉素、卡那霉素、阿米卡星、奈替米星、诺氟沙星、柔红霉素、胺碘酮、非格司亭、哌替啶等药物有配伍禁忌。其他药物相互作用同青霉素。

⑤ 本品每次剂量用适量灭菌注射用水或0.9%氯化钠注射液溶解后，再加入0.9%氯化钠注射液、葡萄糖氯化钠注射液、5%或10%葡萄糖注射液100ml中，输注时间为30～50min。

⑥ 延长疗程时，应不定期检查血常规及肝功能。淋病患者初诊及治疗3个月后应进行梅毒检查。

⑦ 电解质紊乱患者应用本品时，应注意监测血钠、血钾水平。

⑧ 其他参阅青霉素【用药监护】⑤～⑯、⑲～㉔、㉗，氟氯西林【用药监护】⑥及苯唑西林【用药监护】⑤。

替卡西林-克拉维酸钾 Ticarcilin and Clavulanate Potassium

（替曼汀，替门汀；Ticarclav，Timenten）

【药理分类】 抗生素-青霉素类与β内酰胺酶抑制药复方制剂。

【适应证】 敏感菌所致的严重感染，如败血症、菌血症、腹膜炎、腹腔内脓肿、术后感染、骨和关节感染、皮肤与软组织感染、呼吸道感染、严重或复杂的泌尿道感染、耳鼻喉感染，以及继发于免疫系统抑制或受损的感染。

【用法用量】 静脉滴注。每次1.6～3.2g，每6～8小时1次；最大剂量，每次3.2g，每4小时1次。

【用药监护】 ① 对β内酰胺类药物及克拉维酸钾过敏者禁用。

② 下列情况慎用：对头孢菌素类药物过敏、严重的肝或肾功能损害及凝血功能异常者。

③ 本品与氨基糖苷类及氟喹诺酮类药物联合应用时，对铜绿假单胞菌有协同抗菌作用。本品与1/6M乳酸钠注射液、氟康唑注射液及氨基糖苷类药物等有配伍禁忌。本品不可与血液制品、蛋白质溶液（如水解蛋白或脂质乳剂）及碳酸氢钠注射液混合使用。

④ 静脉注射时，按每1克药物用灭菌注射用水或0.9%氯化钠注射液4ml溶解后缓慢推注。本品溶解时会产生热量，配制好的溶液通常为浅灰黄色，均为正常现象，勿疑虑。

⑤ 静脉滴注时，先将本品1.6g或3.2g用灭菌注射用水10ml溶解，再用灭菌注射用水稀释成相应的50或100ml，或用5%葡萄糖注射液稀释成相应的100或100～150ml，然后再移至输注容器中，配制好的溶液应立即使用，输注时间为30～40min。

⑥ 本品偶可引起剥脱性皮炎、Lyell综合征等严重皮肤反应，用药时须注意观察，如有出现，应及时处置（参阅氨苄西林-舒巴坦钠【用药监护】⑥和阿莫西林-克拉维酸钾【用药监护】⑩）。

⑦ 本品每1g的钠含量为103.6mg，应用时必须注意。监测血钠、血钾水平，尤其用于需限钠者时。

⑧ 其他参阅青霉素【用药监护】②～⑯、⑲～㉔，氟氯西林【用药监护】⑥，苯唑西林【用药监护】⑤、⑥及氯唑西林【用药监

护】⑤。

哌拉西林[典] Piperacillin

（哔哌西林，氧哌嗪青霉素；Paracillin，Piperacil）

【药理分类】 抗生素-青霉素类。

【适应证】 ①铜绿假单胞菌和各种敏感革兰阴性杆菌所致的严重感染，如败血症、上尿路及复杂性尿路感染、呼吸道感染、胆道感染、腹腔感染、盆腔感染及皮肤与软组织感染等；②与氨基糖苷类药物联合可用于有粒细胞减少症等免疫缺陷患者的感染。

【用法用量】 静脉滴注或静脉注射。①中度感染，8g/d，分2次静脉滴注。②重度感染，每次3～4g，每4～6小时1次，静脉滴注或静脉注射，最大剂量不超过24g/d。③单纯性淋病，单次肌内注射2g，并于注射前30min口服丙磺舒1g。

【用药监护】 ① 下列情况慎用：有药物过敏史或过敏体质、有出血性疾病史或胃肠道疾病［尤其溃疡性结肠炎、克罗恩病（CD）或AAC］史者。

② 本品与氨基糖苷类药物（如阿米卡星、庆大霉素或妥布霉素等）联用，对铜绿假单胞菌、沙雷菌属、克雷伯菌、吲哚阳性变形杆菌、普鲁威登菌、其他杆菌科细菌和葡萄球菌属的敏感菌株有协同作用，但两者不能混合在同一容器内使用，否则两者的抗菌活性均明显减弱。与头孢西丁合用，因后者可诱导细菌产生β内酰胺酶而对铜绿假单胞菌、沙雷菌属、变形杆菌属和肠杆菌属出现拮抗作用。与能产生低凝血酶原血症、血小板减少症、胃肠道溃疡或出血的药物，以及肝素、香豆素类等抗凝药合用时，可增加凝血机制障碍和出血的危险性。与NSAID，尤其阿司匹林、二氟尼柳及其他水杨酸类药，以及其他血小板聚集抑制药或磺吡酮合用，也将增加出血的危险性。与溶栓药合用时，可发生严重出血。

③ 本品与多黏菌素B、磺胺嘧啶、巴比妥类、去甲肾上腺素、间羟胺、B族维生素、维生素C、水解蛋白、琥珀胆碱、碳酸氢钠等药物有配伍禁忌，不能混合在同一容器内使用。

④ 肌内注射时，应以灭菌注射用水配制成1g/2.5ml溶液，每一部位一次注射量不可超过2g。注射时，进针宜深，推注宜慢，每次给药应注意更换部位，以减轻注射部位疼痛，防止出现红肿和硬结。肌内注射也可选用0.25%或0.5%利多卡因注射液作溶剂。

⑤ 静脉注射时，每1g药物至少溶于灭菌注射用水或0.9%氯化钠注射液5ml中，于3～5min缓慢推注；速度过快，可引起恶心、胸部不适、咳嗽、发热、口内异味、眼结膜充血等反应。静脉滴注时，将1g药物按上述方法溶解后，再以适宜溶液稀释至50～100ml，缓慢滴注，历时30min。静脉给药时，注意防止出现注射部位血管疼痛和血栓性静脉炎，方法参阅氟氯西林【用药监护】⑥。

⑥ 本品对凝血机制的影响较青霉素大，肾功能损害者在用药前及用药期间应注意做凝血试验，以免发生凝血功能障碍或出血现象。应用本品可能引起白细胞减少或中性粒细胞减少，用药期间应定期检查造血功能，尤其长时间（≥21d）用药时。对治疗中或治疗后发生假膜性结肠炎者，应进行粪便检查、难辨梭状芽孢杆菌培养及此菌的细胞毒素分析。对肝或肾功能损害者，在用药期间应监测血药浓度，以便随时调整剂量。

⑦ 本品钠盐每1g的钠含量为1.98mmol（45.5mg）。高剂量应用时，应注意监测血电解质水平，并注意监测钠负荷对心功能不全或肾功能损害者的影响。同时，由于大量输入钠离子，可引起低钾血症，尤其在接受细胞毒性药物或皮质激素、胰岛素治疗或联用袢利尿药、噻嗪类利尿药、渗透性脱水药或碳酸酐酶抑制药（CAI）的患者，以及肝病、营养不良、长期慢性腹泻或急性腹泻、严重呕吐、少食、禁食或畏食等患者易于发生。因此，上述患者高剂量应用本品时更应保持警惕性。

⑧ 其他参阅青霉素【用药监护】①～⑯、⑲～㉓，氯唑西林【用药监护】⑤，氨苄西林-舒巴坦钠【用药监护】⑥及阿莫西林-克拉维酸钾【用药监护】⑩。

哌拉西林-三唑巴坦[典] Piperacillin-Tazobactam

（哌拉西林-他唑巴坦；Piperacillin and Tazobactam，Tazocin）

【药理分类】 抗生素-青霉素类与β内

酰胺酶抑制药复方制剂。

【适应证】 对哌拉西林耐药，但对本品敏感的产β内酰胺酶细菌所致的各种中、重度感染。

【用法用量】 静脉滴注。每次4.5g（哌拉西林4g，三唑巴坦0.5g），每8小时1次，或每次3.375g（哌拉西林3g，三唑巴坦0.375g），每6小时1次，疗程7～10d。治疗医院获得性肺炎（HAP）时，每次3.375g，每4小时1次，疗程7～14d，同时合用氨基糖苷类药物。对于血液透析患者，一次最大剂量2.25g，每8小时1次，并在血液透析后追加0.75g。

【用药监护】 ① 对青霉素类或头孢菌素类药物、β内酰胺酶抑制药过敏者禁用。

② 本品与氨基糖苷类药物、两性霉素B、柔红霉素、达卡巴嗪、法莫替丁、伊达比星、多柔比星、丝裂霉素、米托蒽醌、多西环素、氟哌啶醇、氯丙嗪、万古霉素、咪康唑有配伍禁忌。本品不能与其他药物在同一注射容器内混合给药。与其他抗生素合用时，必须分开给药；也不能与血液制品混合滴注。其他药物相互作用参阅哌拉西林。

③ 静脉滴注时，先将本品用0.9%氯化钠注射液或灭菌注射用水20ml充分溶解后，立即加入5%葡萄糖注射液或0.9%氯化钠注射液250ml中，滴注不宜太快，滴注时间至少30min，以免引起注射局部水肿、疼痛、静脉炎或血栓性静脉炎（参阅氟氯西林【用药监护】⑥）。本品不能用乳酸钠林格注射液作为注射溶剂。

④ 肺囊性纤维化患者应用本品时皮疹和药物热发生率上升，用药期间应注意观察，一旦发现，及时处置。

⑤ 应用本品偶可引起急性胰腺炎，多见于与氨基糖苷类药物联合治疗时。因此，治疗中（尤其与后者联合治疗时）应注意观察，加强随访。患者如出现上腹部突发持续性剧痛，且疼痛向腰背部放射，进食加剧，弯腰、起坐或前倾时减轻，并伴有腹胀、恶心、呕吐、发热等现象，应警惕发生急性胰腺炎的可能。此时，应暂时停用本品，并及时做血清淀粉酶（SAMY）及B超检查。一旦确诊，应中止使用本品，并立即按急性胰腺炎治则救治。

⑥ 本品每1g的钠含量为54mg，用药期间应注意监测血钠、血钾水平，尤其对限钠患者。

⑦ 其他参阅青霉素【用药监护】③～⑯、⑲～㉔，哌拉西林【用药监护】①～③、⑦，氯唑西林【用药监护】⑤，氨苄西林-舒巴坦钠【用药监护】⑥及阿莫西林-克拉维酸钾【用药监护】⑩。

磺苄西林[典] Sulbenicillin

（磺西林，卡他西林；Kedacillin，Sulfocillin）

【药理分类】 抗生素-青霉素类。

【适应证】 ①对本品敏感的铜绿假单胞菌、变形杆菌属及其他敏感革兰阴性菌所致的肺炎、尿路感染、复杂性皮肤与软组织感染和败血症等；②与抗厌氧菌药联用治疗腹腔感染和盆腔感染。

【用法用量】 静脉滴注或静脉注射。中度感染8g/d，分4次给药；重症感染或铜绿假单胞菌感染，可增至20g/d，分4次给药。

【用药监护】 ① 本品与多黏菌素B、磺胺嘧啶、苯巴比妥、戊巴比妥、水解蛋白、琥珀胆碱等药物有配伍禁忌，不可混合于同一注射容器内给予。其他药物相互作用同青霉素。

② 由于浓度较高的本品溶液可形成多聚体（为致敏原），故注射液宜现配即用，不宜久贮。

③ 静脉注射时，每1g药物用灭菌注射用水或5%葡萄糖注射液20ml溶解，于3～5min缓慢推注。静脉滴注时，每5g药物用适量5%葡萄糖注射液或0.9%氯化钠注射液溶解，然后用同一溶剂稀释至100～500ml，于1～2h缓慢滴注。静脉给药时，注意防止出现注射部位血管疼痛和血栓性静脉炎。

④ 大剂量静脉给药时，可引起口周、面部或四肢皮肤发麻，严重时出现肌颤、抽搐等神经毒性反应，此反应多见于婴儿、老年人和肾功能损害者。因此，上述患者用药时，要尽量避免应用大剂量，必须大剂量应用时可预防性地给服适量B族维生素、甲钴胺及血管扩张药烟酸、地巴唑，同时加强观察随访。治疗中，一旦出现神经毒性征象，应立即减量；如出现肌颤、惊厥及抽搐症状，应立即停用本品，并对症治疗。

⑤ 本品钠盐每1g的钠含量为4.37mmol（100mg）。

⑥ 其他参阅青霉素【用药监护】①～⑮、⑲～㉔，氟氯西林【用药监护】⑥及苯唑西林【用药监护】⑤。

阿洛西林[典] Azlocillin

（咪氨苄西林；Azlin）

【药理分类】 抗生素-青霉素类。

【适应证】 敏感的革兰阳性菌和阴性菌所致的各种感染，以及铜绿假单胞菌感染。

【用法用量】 静脉滴注。6～10g/d，严重感染可增至10～16g/d，分2～4次给药。

【用药监护】 ① 本品1g应溶于灭菌注射用水或0.9%氯化钠注射液4ml，再加入葡萄糖氯化钠注射液、5%或10%葡萄糖注射液100ml中，在30～60min缓慢输注完毕。

② 本品与血小板聚集抑制药、磺吡酮、NSAID（如阿司匹林、二氟尼柳等）或其他水杨酸类药合用，可增加出血的危险性。与溶栓药合用，可引起严重出血。本品与全胃肠外营养剂有配伍禁忌。其他药物相互作用同青霉素。

③ 本品钠盐每1g的钠含量约为2.17mmol（49.8mg），大剂量注射本品可出现高钠血症，用药时应加注意。

④ 其他参阅青霉素【用药监护】①～⑯、⑲～㉔、㉗，苯唑西林【用药监护】⑤，氟氯西林【用药监护】⑥及阿莫西林【用药监护】⑦。

第二节 头孢菌素类抗生素

头孢唑林[典][基] Cefazolin

（先锋霉素Ⅴ；Cefamezin）

【药理分类】 抗生素-头孢菌素类（第一代）。

【适应证】 ①用于敏感菌所致的呼吸道感染、尿路感染、皮肤与软组织感染、骨和关节感染、败血症、感染性心内膜炎、肝胆系统感染及眼耳鼻咽喉科等感染；②亦作为手术前预防感染用药。

【用法用量】 肌内注射、静脉注射或静脉滴注。每次0.5～1g，每6～12小时1次；严重感染可增至6g/d，分2～4次静脉给予。

【用药监护】 ① 下列情况禁用：对本品及其他头孢菌素类药物过敏、有青霉素过敏性休克或即刻反应史者。

② 下列情况慎用：有青霉素过敏或过敏体质者、肝或肾功能损害者，以及有胃肠道疾病（尤其溃疡性结肠炎、CD或AAC）史者。

③ 早产儿及1个月以下的新生儿不推荐应用。

④ 孕妇仅在确有必要时应用。

⑤ 哺乳期妇女应用本品期间需停止哺乳。

⑥ 老年人应用本品时按肾功能适当减少用药剂量或延长给药间隔。肾功能损害者应用本品时应先接受首次负荷剂量，然后按肾功能损害程度减少用药剂量或延长给药间隔。

⑦ 对一种头孢菌素、头霉素或氧头孢烯类药物过敏者，对其他头孢菌素、头霉素或氧头孢烯类药物也可能过敏。对青霉素类、青霉素衍生物或青霉胺过敏者，也可能对头孢菌素、头霉素或氧头孢烯类药物过敏。因此，使用本类药物前必须详细询问患者有无过敏史，尤其应确认有无上述药物过敏史。有青霉素过敏史者需使用头孢菌素等药物注射剂时，须在使用前以所用药物（一般300μg/ml）进行皮试，皮试阳性者不能使用。

⑧ 本品可影响以下检验值测定，应用时须注意：a. 直接或间接Coombs试验（抗球蛋白试验）约1%患者可呈阳性。b. 硫酸铜法测定尿糖可呈假阳性，用葡萄糖酶法则不受影响。c. 用苦味酸法测定血清肌酐（SCr）或尿肌酐（UCr）可有假性增高。d. 用磺基水杨酸法测定尿蛋白可呈假阳性。

⑨ 药物相互作用：a. 本品与氨基糖苷类、强利尿药（如呋塞米、依他尼酸、布美他尼等），以及卡莫司汀、链佐星等抗肿瘤药或其他肾毒性药物（包括其他头孢菌素或头霉素类）合用可增加肾毒性，合用时需严密观察肾功能情况，以避免肾损害的发生。b. 与伤寒疫苗同用，可降低伤寒疫苗的免疫效应，其机制可能是本品对伤寒沙门菌有抗菌活性，两者使用至少应间隔24h以上。c. 与克拉维酸合用，可增强本品对某些因产生β内酰胺酶而对之耐药的革兰阴性杆菌的抗菌活性。d. 与华法林、肝素等抗凝药合用，抗凝作用增强，可增加出血的危险性（可能的机制是合用时可导致维生素K依赖性凝血因子的合成减少）；必

须合用时应严密监测 PT 或国际标准化比值（INR），并按需调整用药剂量。e. 氯霉素与β内酰胺类（包括本品）联合应用有拮抗作用。f. 与丙磺舒合用，可延迟本品在肾脏的排泄，使血药浓度升高，消除半衰期（$t_{1/2}$）延长。g. 与庆大霉素、阿米卡星等氨基糖苷类药物联合应用，在体外能增强抗菌作用。h. 本品与下列药物有配伍禁忌：氨基糖苷类（如阿米卡星、庆大霉素、卡那霉素、妥布霉素等）、四环素、葡萄糖酸红霉素和乳糖酸红霉素、多黏菌素类、林可霉素、磺胺异噁唑、氨茶碱、可溶性巴比妥类药、氯化钙、葡萄糖酸钙、葡萄糖酸钙、苯海拉明和其他抗组胺药、利多卡因、去甲肾上腺素、间羟胺、哌甲酯、琥珀胆碱等。偶亦可能与下列药物发生配伍禁忌：青霉素、甲氧西林、琥珀酸氢化可的松、苯妥英钠、丙氯拉嗪、B 族维生素和维生素 C、水解蛋白。因此，本品与以上药物及其他抗菌药物联用时不可混合于同一注射容器内给药，以免减失药效。i. 本品与万古霉素混合可发生沉淀。因此，在这两种药物联用时，如果需使用同一给药系统和静脉通路连续输注，可先输注其中一种，在换药时需先用适量 0.9%氯化钠注射液或 5%葡萄糖注射液充分冲洗该给药系统和静脉通路，以避免发生配伍禁忌。其他有配伍禁忌的药物必须联用时，也可采用此法联合用药。j. 本品在碳酸氢钠溶液中的稳定性较在其他溶液中为差，故不推荐用此注射液稀释本品。

⑩ 肌内注射时，本品 0.5g 或 1g 应分别用灭菌注射用水或 0.9%氯化钠注射液 2ml 和 2.5ml 溶解。注射时，进针宜深，推注宜慢，并注意每次更换注射部位，以减少注射区疼痛和硬结发生。

⑪ 静脉注射时，本品 0.5g 或 1g 用灭菌注射用水 10ml 溶解，药液浓度至少为 100mg/ml，每 1g 药物推注时间应在 5min 以上，并注意交替使用给药静脉，防止注射局部产生灼热感、血管疼痛，甚至发生血栓性静脉炎的可能。

⑫ 静脉滴注时，本品 0.5g 或 1g 溶于灭菌注射用水 10ml 中，再用 0.9%氯化钠注射液、5%或 10%葡萄糖注射液 100ml 稀释后缓慢滴注。

⑬ 配制后的药液应避光保存。室温保存不得超过 48h。常温不溶或药液遇冷析出结晶时，可微热至 37℃使其溶解。

⑭ 本品可引起胃肠道反应，主要表现为恶心、呕吐、食欲减退、胃部不适、腹痛、腹泻、腹胀、味觉异常等，一般症状较轻，大多可以耐受，或经对症处置后，不影响继续治疗。

⑮ 本品的过敏反应主要表现为药疹（红斑、荨麻疹或斑丘疹）、药物热及嗜酸粒细胞增多，个别患者可出现血管神经性水肿或支气管痉挛，偶见过敏性休克，这些超敏反应可以相当严重，甚至是致命的。因此，用药期间应加强观察，尤其对首次用药者和有药物过敏史者应更加注意，防止出现过敏反应。如出现药疹、药物热、血管神经性水肿或支气管痉挛现象，应立即停药处置。如发生过敏性休克，应立即按青霉素过敏性休克救治方法处置。

⑯ 本品与其他头孢菌素类药物（包括头霉素类和氧头孢烯类）一样，可从血浆白蛋白（ALB）中置换出 BIL，用于新生儿（尤其早产儿）时可能引起胆红素脑病（也称核黄疸），其主要的症状为：初时出现肌张力减退、吸吮力弱，肌张力下降、嗜睡、发热等症状（警告期），继而出现拒食、痉挛、抽搐、烦躁、肌张力增高等现象（痉挛期），然后所有的症状消退（恢复期），最后出现手足徐动症、眼球运动障碍、听力或视觉障碍、牙釉质发育不全及智力障碍（后遗症期）。用药期间应注意观察随访患者，如果出现警告期症状，应立即停药，及时采取降低 BIL 水平的紧急措施，如进行双面蓝光治疗，使用 ALB 和（或）大剂量人免疫球蛋白、静脉输注碳酸氢钠等，以减少间接胆红素（IBIL）入脑，同时给予对症治疗，必要时行换血疗法。除本类药物外，磺胺类、水杨酸盐类、维生素 K 类、苯唑西林和氯唑西林等药物亦可能在新生儿（尤其早产儿）中引起胆红素脑病，用药时亦应注意。

⑰ 应用本品时，偶见 Hb 或血细胞比容（HCT）降低、溶血性贫血、中性粒细胞减少或血小板减少。罕见 EOS 增多、全血细胞计数（CBC）减少和粒细胞缺乏症。个别患者可出现暂时性肝功能异常（AST、ALT、ALP、LDH 升高）。罕见 BIL 上升。少数患者可见 BUN、肌酸磷酸激酶（CPK）、SCr 升高，并有引起急性肾衰竭等严重肾功能损害的报道。因此，本品长期应用时必须定期监测血常规、尿常规及肝肾功能，并注意观察随访有无血液

毒性反应的表现或肝肾功能损害的症状和体征。发现异常时应根据情况及时减量或停药，必要时给予对症治疗。

⑱ 长疗程或大剂量应用本品时，可能抑制肠道内产生维生素 K 和 B 族维生素的正常菌群，导致维生素 K 和 B 族维生素的生成减少，引起维生素 K 缺乏症状（低凝血酶原血症、凝血障碍、出血倾向或出血等）和 B 族维生素缺乏症状（舌炎、口内炎、消化不良、食欲减退和神经炎等）。因此，长疗程或大剂量应用本品时必须定期监测血小板聚集时间及其他凝血参数，如 CT、BT、PT、PTT、凝血酶时间（TT）及活化的部分凝血酶原时间（APTT），并注意观察随访维生素 K 缺乏症和 B 族维生素缺乏症征象，一旦发现，及时补充。对于易发人群，如老年人、体弱者、维生素 K 缺乏者、肾功能损害者、营养不良或吸收不良（如肺囊性纤维化或小肠黏膜病变等）者、乙醇中毒患者和长期经口摄食不良或非经口维持营养者及全身状态不佳者，以及慢性肝病、胃肠道根治术后、严重胃肠功能紊乱和恶性肿瘤患者，可适当减少用药剂量或延长给药间隔。也可在长疗程或大剂量应用本品的同时，给予适量维生素 K 和 B 族维生素加以预防或控制。

有研究表明，本类药物中的某些药物（见【用药监护】⑳）含有 *N*-甲硫四氮唑（NMTT）侧链或含 NMTT 类似结构（甲基取代物），这种化学结构与合成凝血酶原前体中谷氨酸的结构相似，既可抑制其肠道内生成，又可干扰其肝内代谢，对凝血功能的影响明显大于不含有 NMTT 侧链或 NMTT 类似结构的药物，引起凝血功能障碍的可能性明显增大，发生维生素 K 缺乏症和 B 族维生素缺乏症的可能性也明显增大。在应用这些药物时更应引起注意。

⑲ 长期或大剂量应用本品，可导致耐药菌过度生长，引起菌群失调，发生念珠菌二重感染或出现 AAC（如难辨梭菌性假膜性结肠炎）。因此，用药期间应注意观察随访，如出现念珠菌二重感染或腹痛、频繁腹泻（或伴黏液血便）症状，应及时停药处置。方法参阅青霉素【用药监护】㉓。

⑳ 应用本品期间或停药后数日内饮酒或含乙醇饮料，或接受含乙醇药剂，可能引起双硫仑（disulfiram）样反应［也称戒酒硫样反应或安塔布司（antabuse）样反应］。此反应实质上是体内乙醛蓄积中毒反应，它的诱因是乙醇。当乙醇进入体内后，首先在肝脏内经乙醇脱氢酶的作用氧化为乙醛，乙醛在肝线粒体内经乙醛脱氢酶的作用氧化为乙酰辅酶 A 和乙酸，乙酸又进一步代谢生成 CO_2 和水而排出体外。由于本品能抑制肝细胞线粒体内的乙醛脱氢酶，使乙醇在体内氧化为乙醛后不能再继续氧化分解，导致体内乙醛积聚，从而引起一系列的中毒反应。此反应一般在应用某些药物期间饮酒或含乙醇饮料，或接受含乙醇药剂后 5～10min 出现，也有在 2min 和数小时后出现，甚至有在滴注药物的同时行乙醇擦拭物理降温时或停药 5d 后因饮酒而发生双硫仑样反应的临床表现为：轻者出现面部潮红及发热、结膜充血、头颈部血管剧烈搏动或搏动性头痛、心悸、胸闷、气急、恶心、呕吐、腹痛、腹泻、头晕、口干、口中有大蒜味、出汗、烦躁、步态不稳，一般持续 30～60min，严重者可出现血压下降、晕厥、心前区痛（心绞痛）、心电图（ECG）异常（窦性心动过速、ST-T 特异性改变等）、口唇紫绀、喉头水肿或咽喉刺痛、呼吸困难、震颤、惊厥或抽搐、视物不清、嗜睡或昏睡、恍惚、谵妄、幻觉、言语混乱、意识障碍、精神错乱、恐惧、濒死感、大小便失禁，甚至出现休克。反应的严重程度与用药量、饮酒量及个体敏感性呈正相关，儿童、老年人、心脑血管疾病患者及乙醇敏感者反应更为严重。剧烈反应者可致呼吸抑制、严重心律失常、心肌梗死、急性心力衰竭、急性肝损害，甚至猝死。

出现双硫仑样反应后，轻症一般不需要治疗，在停用致双硫仑样反应药物和含乙醇制品后，经卧床休息，一般可自行缓解，必要时可静脉滴注 5% 或 10% 葡萄糖注射液 250～500ml，或给予适当的对症治疗。对于反应严重者，应立即采取急救措施，如吸氧、保持呼吸道通畅、维持血压、抗休克、静脉输液（5% 或 10% 葡萄糖注射液 500～1000ml，加入维生素 C 2～4g、地塞米松 5～10mg 和适量维生素 B_1、B_6 和三磷酸腺苷）、维持水电解质平衡、监测生命体征，同时给予其他对症治疗，也可静脉给予纳洛酮 0.4mg。

一般地说，可引起双硫仑样反应的头孢菌素类药物（包括头霉素类及氧头孢烯类）主要为化学结构中含有 NMTT 侧链的药物（包括含 NMTT 甲基取代物的药物），如头孢哌酮及头孢哌酮-舒巴坦、头孢孟多、头孢匹胺、头孢甲肟、头孢替坦、头孢雷特、头孢尼西、头孢拉宗、头孢美唑、头孢唑肟、头孢西丁、头孢米诺、头孢替安、拉氧头孢、氟氧头孢等，其中以头孢哌酮报道最多，最敏感，反应程度也最重，头孢孟多次之，头孢尼西相对较少。但近年来，本品及头孢曲松、头孢呋辛、头孢氨苄、头孢克洛、头孢克肟、头孢他啶、头孢噻肟、头孢地嗪、头孢拉定、头孢地尼、头孢噻啶、头孢噻利、头孢吡肟、头孢匹罗等并不含有NMTT侧链的头孢菌素类药物，引起双硫仑样反应的报道也见增多，尤以本品和头孢曲松多见。因此，应用本类药物时须注意防止引起双硫仑样反应。

除本类药物外，以下药物亦可能引起双硫仑样反应：a. 硝基咪唑类：甲硝唑（包括含甲硝唑药剂，如牙周康、牙痛安等）、替硝唑、塞克硝唑等。b. 呋喃类：呋喃唑酮、呋喃妥因等。c. 磺酰脲类：醋酸己脲、妥拉磺脲、格列吡嗪、氯磺丙脲、甲苯磺丁脲、格列本脲、格列喹酮、格列美脲、格列齐特等。d. 其他类：巴氨西林、氯霉素、琥乙红霉素、莫西沙星、灰黄霉素、酮康唑、异烟肼、米帕林、三氟拉嗪、妥拉唑林、胰岛素、苯乙双胍、环丙孕酮、溴隐亭和华法林等。

因此，应用以上药物时，为了防止可能出现的双硫仑样反应，在用药期间及停药后至少5～7d内应避免饮酒和含乙醇饮料，避免接受含乙醇药剂［如氢化可的松或泼尼松龙（醇型）、尼莫地平、阿奇霉素、氯霉素、地西泮、硝酸甘油、穿琥宁、血塞通等注射液和藿香正气水、十滴水、正骨水、骨刺消痛液、复方甘草口服液、养阴清肺糖浆、感冒止咳糖浆等中药制剂，以及酊剂、醑剂等］，避免食用含有乙醇的糖果（如酒心巧克力）、保健品（如人参蜂王浆）和发酵调味汁等，甚至应避免用乙醇进行皮肤消毒或擦拭降温。同时，应将以上注意事项告知患者或其家人，以防不虞。

㉑ 肾功能损害者应用本品高剂量（12g/d）时，可引起一系列神经精神症状——脑病反应。由于头孢菌素类药物引起脑病反应的发生率较高，有的甚至在使用常规剂量时即可发生，故又将此类反应称为“头孢菌素脑病”。此反应的症状表现多样，轻重不一，无神经系统定位体征。一般表现有头痛、头晕或眩晕、嗜睡、腱反射亢进、感觉异常等。部分患者出现双上肢、头部不自主震颤，继之出现烦躁、兴奋、谵妄等症状。少数患者出现幻听、幻觉、迫害妄想或抑郁、偏执或认知障碍。有些患者出现神志恍惚或淡漠、语无伦次、精神错乱、意识障碍、躁狂等现象。也有患者出现共济失调、定向力障碍、肌张力增高或肌阵挛、扑翼样震颤。严重者可发生抽搐、惊厥、大小便失禁、癫痫样大发作、昏睡或昏迷等。反应可以一种症状为主，也可同时出现多种表现，一般发生在用药3～10d后，小儿、老年人、低体重或营养不良者、CHF患者、维持性血液或腹膜透析患者未减量使用时易于发生，尤其是未透析的尿毒症患者和尿毒症老年患者。因此，上述患者使用本品时须谨慎，用药前应根据患者的情况确定起始剂量及给药间隔时间，用药期间应注意监测肾功能，必要时进行血药浓度监测，并根据监测情况及时减少用药剂量或延长给药间隔。上述症状一旦出现，应立即停药，并及时给予对症治疗，重症患者应及时给予血液净化治疗，如血液透析、血液滤过或血液透析与血液灌流联用，甚至进行血浆置换，多于24～48h缓解，只要及早发现，及时停药，及时处置（方法参阅青霉素【用药监护】㉑），一般不留后遗症。如果发现延迟、昏迷过长或出现严重并发症，可引起死亡。

除本品外，可能引起“头孢菌素脑病”的药物（包括头霉素类及氧头孢烯类）尚有：头孢噻吩、头孢他啶、头孢拉定、头孢替唑、头孢替安、头孢地嗪、头孢呋辛、头孢丙烯、头孢噻肟、头孢匹胺、头孢匹罗、头孢尼西、头孢唑肟、头孢吡肟、头孢甲肟、头孢曲松、头孢哌酮、头孢哌酮-他唑巴坦、头孢哌酮-舒巴坦、头孢噻利、头孢西丁、头孢美唑、头孢米诺、拉氧头孢等，其中大多为主要经肾排泄的药物。

由于青霉素类、碳青霉烯类（如亚胺培南-西司他丁、帕尼培南-倍他米隆、美罗培南、厄他培南、比阿培南等）、氨基糖苷类（如奈替米星、阿卡米星等）、大环内酯类（如克拉霉素、阿奇霉素等）、多黏菌素类、酰胺醇类等药物，以及磺胺类（如磺胺异噁唑、磺胺甲噁唑-甲氧苄啶、磺胺嘧啶等）、氟喹诺酮类（如托氟沙星、氧氟沙星、左氧氟沙星、莫西沙星、曲伐沙星等）、抗结核药（如异烟肼、丙硫异烟胺）、抗真菌药（如两性霉素B、伏立康唑、氟胞嘧啶等）和抗病毒药（如阿昔洛韦、更昔洛韦、金刚烷胺等）也可引起不同程度的中枢神经系统损害，出现表现多样、轻重不一的各种神经精神症状，故又将此类反应统称为抗感染药物相关性脑病，也泛称为抗生素相关性脑病（AAE）。因此，在应用上述药物时，也必须引起高度注意。

㉒ 本品钠盐每1g的钠含量为2.1mmol（48.3mg），大剂量用药时应注意检测血钠、血钾水平。

头孢氨苄[典][基] Cefalexin

（头孢菌素Ⅳ，先锋霉素Ⅳ；Cephalexin，Ceporex）

【药理分类】 抗生素-头孢菌素类（第一代）。

【适应证】 敏感菌所致的下列轻中度感染：呼吸道感染、尿路感染、皮肤与软组织感染、术后胸腔感染、乳腺炎、淋巴管炎，以及眼、耳、鼻、喉、口腔科感染等。

【用法用量】 口服。每次250～500mg，每6小时1次，最大剂量4g/d。当剂量超过4g（无水头孢氨苄）/d时，应考虑改用注射用头孢菌素类药物。

【用药监护】 ① 下列情况慎用：有青霉素类及其他药物过敏史、有胃肠道疾病（尤其溃疡性结肠炎、CD或AAC）史者，以及孕妇和肾功能损害者。

② 本品可影响以下检验值测定，应用时须注意：a. 直接Coombs试验可呈阳性。b. 硫酸铜法测定尿糖可呈假阳性，用葡萄糖酶法则不受影响。c. 用苦味酸法测定SCr或UCr可有假性增高。

③ 本品与考来烯胺合用，本品的血药浓度降低。丙磺舒可使本品的肾排泄延迟，血药浓度升高；也有报道认为，丙磺舒可增加本品在胆汁中的排泄。其他参阅头孢唑林【用药监护】⑨的a～e。

④ 患者自用时，应告知：a. 食物可延缓本品的吸收，故一般应在空腹时服用，但缓释胶囊则应在早晚餐后服用。b. 用药期间及停药后至少5d内应戒酒，并不得饮用含乙醇的饮料，也不得接受含乙醇药剂，以免引起双硫仑样反应。c. 用药期间如出现下列情况，应自行停药，并立即就医：头晕、复视、耳鸣、抽搐等中枢神经系统反应；腹痛、腹胀、腹泻，尤其频繁水样泻；少尿、蛋白尿或血尿等肾功能损害现象。

⑤ 本品可引起药疹（皮疹、荨麻疹或红斑）、药物热等过敏反应，并偶可发生过敏性休克。因此，用药期间应注意观察，尤其有青霉素类或其他药物过敏史者应用时更须注意。如出现药疹或药物热症状，应立即停药。如发生过敏性休克，应立即按青霉素过敏性休克救治方法处置。

⑥ 其他参阅头孢唑林【用药监护】①、⑤～⑦、⑮～⑳。

头孢克洛[典] Cefaclor

（头孢克罗；Cefador）

【药理分类】 抗生素-头孢菌素类（第二代）。

【适应证】 敏感菌所致的中耳炎、鼻窦炎、上下呼吸道感染、尿路感染（包括肾盂肾炎和膀胱炎）、皮肤与软组织感染及淋球菌性尿道炎等。

【用法用量】 口服。每次0.25g，每8小时1次，疗程7～10d；较重感染或敏感性稍差的细菌引起的感染，剂量可加倍，但总量不宜超过4g/d，可连服28d；急性淋球菌性尿道炎，给予单剂3g（与丙磺舒合用）。

【用药监护】 ① 对本品及其他头孢菌素类药物过敏者禁用。

② 下列情况慎用：对青霉素类或其他药物过敏、严重肾功能损害、有胃肠道疾病（溃疡性结肠炎、CD及AAC）史者和哺乳期妇女。

③ 除非急需，孕妇不宜应用。

④ 本品可致硫酸铜法尿糖试验呈假阳性，用葡萄糖酶法不受影响，应用时须注意。

⑤ 在使用抗酸药氢氧化铝或氢氧化镁1h内服用本品，则本品的吸收程度会降低。H_2受体拮抗药不会改变本品的吸收程度和速率。与丙磺舒合用，可延迟本品在肾脏的排泄，使血药浓度升高。其他参阅头孢唑林【用药监护】⑨的a～e。

⑥ 使用本品不同制剂时的注意事项：a. 使用本品咀嚼片时，应嘱患者：将药片置口腔中充分咀嚼（一般可咀嚼5～6min）后再以水送服，亦可置口腔中吮吸溶化后再咽下。b. 使用本品控释片或缓释片（或缓释胶囊）时，应嘱患者：将药物整片整粒用温开水送服，不能研末或掰开（或拆开）后服用，也不

能以水溶化后服用，否则会破坏其控释或缓释特性，达不到预期的目的，甚至增加毒副作用；但对于药片上有分割线（half线）的缓释片，如果需要减半剂量，可沿分割线掰开半片以水送服，但不能嚼碎或压碎服用。此外，乙醇亦可破坏控释片或缓释片（或缓释胶囊）的释放特性，加快其释放，故服药期间应避免饮酒。c. 使用本品混悬液时，应嘱患者：药瓶开封后，应置于2～25℃处，放置时间不宜超过14d，每次服用前必须摇匀。

⑦ 患者自用时，应告知：a. 本品应于空腹时服用，以免食物延迟本品的吸收。b. 用药期间及停药后至少5d内应戒酒，并不得饮用含乙醇的饮料，也不得接受含乙醇药剂，以免引起双硫仑样反应。c. 用药期间如需服用抗酸药（氢氧化铝、氢氧化镁或碳酸氢钠等），两者的用药时间至少应间隔1h，否则本品的吸收降低。d. 治疗期间，如出现下列情况应自行停药，并及时就医：生殖器瘙痒、阴道炎、皮疹、红斑、频繁腹泻、血尿、蛋白尿、黏膜出血、头晕、幻觉、嗜睡或失眠、皮肤或巩膜黄染、肝区疼痛等。

⑧ 本品引起的血清病型反应较其他口服抗生素多见，儿童尤其常见，典型症状包括皮肤反应（皮疹、多形性红斑）和关节痛，与典型的血清病型反应不同之处是不一定出现发热，也很少与淋巴结肿大和蛋白尿有关，常发生于本品的第2个疗程期间或正进入第2个疗程时。因此，应用本品时，尤其进入第2个疗程和第2个疗程期间，要防止出现血清病型反应。如出现多形性红斑，应立即停药，并及时采取治疗措施，其早期症状和治疗方法参阅氨苄西林-舒巴坦钠【用药监护】⑥。此外，本品尚罕见SJS及Lyell综合征等严重皮肤反应，用药期间应注意观察，如有发现，立即停药处置（方法参阅阿莫西林-克拉维酸钾【用药监护】⑩）。

⑨ 本品用药过程中，罕见中枢神经系统反应，症状有神经过敏、失眠、精神错乱、眩晕、头痛、幻觉和嗜睡等。因此，用药期间应注意观察，防止出现上述不良反应；同时，应嘱患者在服用本品期间尽量避免驾驶及危险性较大的机器操作或高处作业。

⑩ 本品偶见生殖器瘙痒及阴道炎，用药期间应注意随访，一旦出现，立即停药。停药后大多可自行消失，必要时给予对症治疗。

⑪ 本品偶可引起间质性肺炎（ILD），用药中应引起注意。ILD的早期症状是进行性气急、频发干咳，可有发热或胸背痛、红细胞增多，严重者出现全身乏力、唇甲紫绀、呼吸困难，少数患者可出现杵状指（趾），下肺野可闻及湿啰音，胸部X线检查异常（早期双下肺野有模糊阴影，密度增高，如磨砂玻璃样，之后进展为网状或网状结节状阴影或条索状病灶）等，如不及时治疗，可发展为肺间质纤维化或蜂窝肺，甚至引起呼吸衰竭和心力衰竭。因此，用药期间应注意观察，定期做胸部X线检查，如出现上述症状，应立即停药，并给予糖皮质激素治疗。对不能接受或不能耐受激素者，可改用免疫抑制药，亦可使用雷公藤多苷。可能引起ILD的常用药物尚有：a. 抗菌药物：头孢替安、头孢替唑、头孢地尼、头孢克肟、头孢匹胺、头孢泊肟酯、头孢美唑、氟氧头孢、呋喃妥因、氟罗沙星、帕珠沙星、帕尼培南-倍他米隆、美罗培南、比阿培南。b. 抗肿瘤药：甲氨蝶呤、卡莫司汀、奈达铂、环磷酰胺、依托泊苷、美法仑、阿糖胞苷、西妥昔单抗、丝裂霉素、巯嘌呤、硫唑嘌呤等。c. 其他药物：胺碘酮、青霉胺、柳氮磺吡啶、西罗莫司等。

⑫ 应用本品偶见PIE综合征（亦称EOS增多性肺浸润综合征，肺EOS浸润症），主要症状为咳嗽、有少量黏液痰、胸闷、气短、低热、乏力、伴或不伴喘息等，有些患者亦可见皮疹、头痛、肌痛、胸痛、胸腔积液和呼吸困难。胸部X线检查可见肺内大小、位置不一的云絮状斑片影，病灶具游走性和一过性。外周血EOS多达10%以上（有的高达40%，甚至更高），痰中亦可见多量EOS，支气管肺泡灌洗液中EOS可高达80%，甚或90%。此征的早期症状和体征较轻，但如不及时发现和及时停药，症状可进行性加重，甚至出现呼吸衰竭而危及生命。因此，治疗中应加强观察，或反复发作者应给予糖皮质激素和对症治疗。除本品外，可能引起PIE综合征的药物主要有：头孢替唑、头孢替安、头孢地尼、头孢克肟、头孢匹胺、头孢泊肟酯、头孢美唑、氟氧头孢、帕尼培南-倍他米隆、比阿培南、米诺环素、呋喃妥因、呋喃唑酮、苯妥英钠、金诺芬、芬布芬、萘普生、文拉法辛、色苷酸钠、他克莫司、达托霉素等。此外，磺胺类、青霉素类、大环内酯类、氟喹诺酮类、抗结核药、丙卡巴肼、肼屈嗪、氢氯噻嗪、比卡鲁胺、曲唑酮、曲米帕明、美卡拉明、阿司匹林、保泰

松、美沙拉秦、丙米嗪、氯丙嗪、氯磺丙脲、乙胺嘧啶、甲氨蝶呤等药物亦有报道。

⑬ 其他参阅头孢唑林【用药监护】⑥、⑦、⑭～㉑。

头孢替安　Cefotiam

（泛司博林；Ceradolan）

【药理分类】 抗生素-头孢菌素类（第二代）。

【适应证】 敏感菌所致的肺炎、支气管炎、胆道感染、腹膜炎、尿路感染，以及手术或外伤所致的感染和败血症等。

【用法用量】 肌内注射、静脉注射或静脉滴注。1～2g/d，分 2～4 次给予；严重感染可用至 4g/d。

【用药监护】 ① 下列情况慎用：对青霉素类或其他药物过敏、肾功能损害者、有胃肠道疾病（尤其溃疡性结肠炎、CD 或 AAC）史者，以及本人或父母、兄弟姐妹中有易引起支气管哮喘、皮疹、荨麻疹等症状的过敏性体质者。

② 有青霉素过敏性休克或即刻反应史者，不宜再选用本品。

③ 孕妇和哺乳期妇女应用本品时需权衡利弊。

④ 本品与氨基糖苷类药物合用有协同抗菌作用，但合用也可增加肾毒性；必须合用时不可混合于同一注射容器内给药，否则可影响药物效价。其他参阅头孢唑林【用药监护】⑨的 a～e。

⑤ 本品含有缓冲剂碳酸钠，溶解时可产生 CO_2 气体。因此，溶解本品时须注意：a. 加液时，不可强力冲入，否则易造成瓶内药物一部分产生剧烈反应，一部分结团而不能迅速完全溶解；所以，注液时针头应沿药瓶内壁徐缓环绕注入。b. 加液后，只能轻轻旋动药液使完全溶解，不可剧烈振摇，以免造成冲塞；如产生 CO_2 气体，应注意及时排气。c. 药液应在临用时抽取，不要过早抽入注射器内，以免造成气体将注射器活塞顶出而使药液流失。由于本品含有碳酸钠，与含钙或镁的溶液（如复方氯化钠注射液、乳酸钠林格注射液或氯化镁注射液）有配伍禁忌，两者不能混合在同一注射容器中应用，必须合用时应分开给药。

⑥ 本品肌内注射时，每次用量可用适量 0.25%利多卡因注射液溶解，以减轻注射疼痛。注射时，进针宜深，推注宜慢，并注意每次更换注射部位，以减少注射局部出现硬结。

⑦ 静脉注射时，用灭菌注射用水、0.9%氯化钠注射液或 5%葡萄糖注射液溶解药物，每 0.5g 药物稀释成 20ml 溶液。静脉滴注时，每次用量溶于 5%葡萄糖注射液、0.9%氯化钠注射液或氨基酸输液 100ml 中，在 0.5～2h 输注完。静脉给药时，注意防止出现注射局部血管疼痛和血栓性静脉炎，具体方法参阅氟氯西林【用药监护】⑥。

⑧ 本品可致直接 Coombs 试验呈阳性及硫酸铜法尿糖试验呈假阳性，应用时须注意。此外，尚可引起 BIL 及 GGT 增高，并偶见急性肾衰竭等严重肾功能损害，治疗中应注意监测，一旦发现，及时处置。

⑨ 本品过量可出现血压下降、头痛、头晕、肌痉挛、惊厥、呼吸困难、癫痫发作等症状，严重者可发生急性肾衰竭。处置：立即停药，给予对症支持治疗，必要时可进行血液透析或腹膜透析。

⑩ 其他参阅头孢唑林【用药监护】③、⑦、⑭～㉑及头孢克洛【用药监护】⑪、⑫。

头孢呋辛[典][基]　Cefuroxime

（头孢呋肟，西力欣；Cefrox，Cefuroxine）

【药理分类】 抗生素-头孢菌素类（第二代）。

【适应证】 敏感菌所致的呼吸道感染、泌尿道感染、皮肤与软组织感染、败血症、脑膜炎、淋病、骨和关节感染，并用于术中和术后的预防感染。

【用法用量】 ①肌内注射、静脉注射或静脉滴注。每 8 小时 0.75～1.5g，严重感染或罕见敏感菌感染：每 6 小时 1.5g；脑膜炎，每 8 小时不超过 3.0g；单纯性淋病，单剂肌内注射 1.5g，同时口服丙磺舒 1g。②口服（头孢呋辛酯片、胶囊或混悬液）。轻中度下呼吸道感染或一般感染，每次 0.25g，2 次/d；严重呼吸道感染，每次 0.5g，2 次/d；单纯性下尿道感染，每次 0.125g，2 次/d；单纯性淋病，每次 1g，2 次/d。

【用药监护】 ① 下列情况禁用：对本及其他头孢菌素类药物过敏、有青霉素物过敏性休克或即刻反应史者，以及胃肠道吸收障碍者（口服制剂）和5岁以下小儿（胶囊和片剂）。

② 下列情况慎用：对青霉素类或其他药物过敏、肝或肾功能损害、有胃肠道疾病（尤其溃疡性结肠炎、CD或AAC）史者，以及妊娠早期（妊娠头3个月）妇女和哺乳期妇女（或停止哺乳）。

③ 3个月以内婴儿不推荐应用。

④ 本品可影响以下检验值测定，应用时须注意：a. Coombs试验可呈阳性。b. 硫酸铜法测定尿糖可呈假阳性，用葡萄糖酶法不受影响。c. 高铁氰化物血糖试验可呈假阳性，但葡萄糖酶法和抗坏血酸氧化酶法不受影响。d. 用苦味酸法测定SCr或UCr可有假性增高。

⑤ 本品口服制剂（头孢呋辛酯）与抗酸药合用，可减少本品吸收；必须合用时，两者至少间隔2h。牛奶可使本品口服制剂的AUC增高，且儿童较成人的增高幅度更显著。本品与氨基糖苷类药物合用有协同抗菌作用。

⑥ 应用口服制剂时，应告知患者：a. 本品应于餐后服用，以增加吸收，提高血药浓度，并可减少胃肠道反应。b. 片剂不可研末、嚼碎或掰开服用，胶囊则不可拆开以水溶化后服用，而应整片整粒以水吞服。c. 混悬液开启后，应置于2～25℃处，放置时间不宜超过14d，每次服用前必须摇匀。d. 与抗酸药同用，可减少本品的吸收，应避免同用。

⑦ 肌内注射时，本品每0.25g用灭菌注射用水1ml溶解，轻轻摇匀使成不透明的混悬液后，再做深部肌内注射，注射前必须回抽无血时才可推注。注射时，推注应缓慢，并注意更换注射部位，以减轻注射疼痛，防止注射局部出现硬结。用量为1.5g时，应分注于两侧臀部。

⑧ 静脉给药时，本品每0.25g至少用灭菌注射用水2ml溶解，摇匀后，于3～5min缓慢静脉推注，或将上述溶解液加入静脉输液管内随输液缓慢滴入。本品的溶解液可与以下输液配伍：0.9%氯化钠注射液、5%或10%葡萄糖注射液、1/6M乳酸钠注射液、乳酸钠林格注射液等。静脉给药时，给药应缓慢，并注意交替使用给药静脉，防止出现注射局部血管疼痛和血栓性静脉炎（参阅氟氯西林【用药监护】⑥）。

⑨ 有报道，少数患儿使用本品注射剂时出现轻中度听力受损。因此，儿童使用本品注射剂时应注意监测听力，尤其应注意监测高频听力，防止出现听力损伤。

⑩ 本品尚偶见血清病型反应和间质性肾炎（参阅青霉素【用药监护】⑪、⑬）、一过性BIL升高或胆汁淤积性黄疸（参阅氯唑西林【用药监护】⑤），以及剥脱性皮炎、多形性红斑、SJS、Lyell综合征等严重皮肤反应。

⑪ 本品过量可刺激大脑而发生惊厥，血液透析和腹膜透析可降低本品的血清浓度。

⑫ 本品钠盐每1g的钠含量为4.8mmol（111mg），用药期间应注意监测血钠、血钾水平。

⑬ 本品用药期间及停药后1周内，应避免饮酒和使用含乙醇药剂。其他参阅头孢唑林【用药监护】⑥、⑦、⑨、⑭～㉑。

头孢孟多[典]　Cefamandole

（头孢羟唑，先锋孟多；Cefadole，Mandol）

【药理分类】　抗生素-头孢菌素类（第二代）。

【适应证】　敏感菌所致的肺部感染及其他下呼吸道感染、尿路感染、胆道感染、腹腔感染、皮肤与软组织感染、骨和关节感染及败血症等。

【用法用量】　肌内注射或静脉滴注。每次0.5～1g，每4～8小时1次，最大剂量不超过12g/d。

【用药监护】　① 对本品及其他头孢菌素类药物过敏者禁用。

② 有青霉素过敏性休克或即刻反应史者不宜应用。

③ 下列情况慎用：对青霉素过敏或过敏体质、有胃肠道疾病（尤其溃疡性结肠炎、CD或AAC）史者。

④ 早产儿和新生儿不推荐应用。

⑤ 应用本品治疗溶血性链球菌感染时，疗程至少为10d，疗程过短易诱发急性风湿热。

⑥ 本品不可与西咪替丁、葡萄糖酸钙、甲硝唑等药物以任何方式混合给药。本品与可产生低凝血酶原血症、血小板减少症或胃肠道溃疡的药物合用，可干扰凝血功能，并增加出血的危险。丙磺舒可抑制本品的肾小管分泌，两者同时应用将增加后者的血药浓度。红霉素可使本品对脆弱拟杆菌的体外抗菌活性增加100倍以上。其他参阅头孢唑林【用药监护】

⑨的 a～g。

⑦ 肌内注射时，本品 1g 加入灭菌注射用水或 0.9%氯化钠注射液 3ml，并加入 0.5%～2%利多卡因注射液适量做深部肌内注射，同时注意更换部位，以避免产生注射区疼痛和硬结。

⑧ 静脉注射时，本品 1g 加入灭菌注射用水或 5%葡萄糖注射液或 0.9%氯化钠注射液至少 10ml，于 3～5min 内缓慢推注。静脉滴注时，本品 1g 应先加入灭菌注射用水 10ml 溶解，再用 0.9%氯化钠注射液、5%或 10%葡萄糖注射液、葡萄糖氯化钠注射液、0.45%氯化钠及 2.5%葡萄糖注射液（对半液）、1/6M 乳酸钠注射液至少 500ml 稀释，滴注时间为 1.5～2h。本品静脉给药时可致注射部位疼痛和血栓性静脉炎（较头孢噻吩重），故操作时应参阅氟氯西林【用药监护】⑥。

⑨ 少数患者用药后出现可逆性肾功能损害（SCr 和 BUN 升高）和血小板或中性粒细胞减少现象。因此，用药剂量较大或用药时间较长时，应注意监测血常规和肾功能，发现异常，及时停药。

⑩ 本品偶见胆汁淤积性黄疸，用药时应参阅氯唑西林【用药监护】⑤。少数患者用药后可出现 ALT、AST 及 ALP 暂时性升高，一般不影响继续用药，但要注意观察，防止出现肝损害。

⑪ 长期应用本品，可能会促使耐药菌株增加，故治疗期间如发生再度感染，应重新做药敏试验。

⑫ 本品每 1g 的钠含量为 3.3mmol（77mg），用药期间应注意检测血钠、血钾水平，尤其对需限钠者，防止发生电解质紊乱。

⑬ 本品用药期间及停药后至少 72h 内，应避免饮酒和使用含乙醇药剂。其他参阅头孢唑林【用药监护】③～⑦、⑮、⑯、⑱、⑳、㉑，头孢氨苄【用药监护】②及头孢替安【用药监护】⑤。

头孢泊肟酯[典] Cefpodoxime Proxetil

（头孢丙肟酯，头孢波肟；Cefpodoxime，Cepodem）

【药理分类】 抗生素-头孢菌素类（第三代）。

【适应证】 敏感菌所致的下列轻中度感染：呼吸道感染、泌尿生殖道感染、皮肤与软组织感染、胆道感染、五官科感染、乳腺炎等。

【用法用量】 口服。①上呼吸道感染及五官科感染，每次 100mg，2 次/d，疗程 5～10d。②下呼吸道感染［包括社区获得性肺炎（CAP）］，每次 200mg，2 次/d，疗程 10～14d。③单纯性泌尿道感染，每次 100mg，2 次/d，疗程 7d。④急性单纯性淋病，单剂 200mg。⑤皮肤与软组织感染，每次 400mg，2 次/d，疗程 14d。

【用药监护】 ① 下列情况禁用：对本品及其他头孢菌素类药物过敏者和有青霉素过敏性休克或即刻反应史者。

② 下列情况慎用：对青霉素有过敏史、严重肾功能损害、老年人、经口摄食不良或非经口维持营养者及全身状态不佳者，以及本人或父母、兄弟姐妹中有易引起支气管哮喘、皮疹、荨麻疹等症状的过敏性体质者。

③ 小于 5 个月的婴儿不推荐应用。

④ 孕妇仅在确实需要时才能应用。

⑤ 哺乳期妇女应用本品期间需停止哺乳。

⑥ 本品可致直接 Coombs 试验呈阳性及班氏尿糖试验、费林尿糖试验或 Clinitest 尿糖试验呈假阳性，应用时须注意。

⑦ 丙磺舒可抑制本品自肾小管分泌，使其血药峰浓度（C_{max}）升高 20%，AUC 增大 31%。本品与抗胆碱药合用，可降低本品 C_{max}，但吸收程度不受影响。与含铝、钙或镁的抗酸药（如氢氧化铝、碳酸镁、钙剂，包括碳酸氢钠等）、H_2 受体拮抗药（如雷尼替丁、西咪替丁等）、质子泵抑制药（PPI，如奥美拉唑、泮托拉唑等）合用，胃中 pH 升高，本品的吸收减少，血药浓度降低；必须服用此三类药物时，三者的用药时间应与本品间隔至少 2h，否则本品的疗效降低。其他参阅头孢唑林【用药监护】⑨的 a～e。

⑧ 患者自用时，应告知：a. 本品与食物同服后其血药浓度（C_{max} 和 AUC）增加，故本品宜餐后服用。b. 用药期间应避免服用钙剂，以免影响本品的吸收。c. 治疗中，如出现以下症状应自行停药，并及时就医：皮肤过敏现象或其他皮损症状、淋巴结肿大或关节痛；腹痛、频繁腹泻或便血；头痛、眩晕；咳嗽、发热、呼吸困难；鼻出血、牙龈出血、皮肤淤血或消化道出血；水肿、血尿、蛋白尿等。

⑨ 本品的过敏反应症状与头孢唑林基本相同，但可引起淋巴结肿大和关节痛，并偶可出现 SJS 和 Lyell 综合征（参阅阿莫西林-克拉维酸钾【用药监护】⑩），治疗中注意观察。

⑩ 其他参阅头孢唑林【用药监护】⑦、⑭～⑲及头孢克洛【用药监护】⑪、⑫。

头孢妥仑匹酯　Cefditoren Pivoxil

（头孢托仑酯，美爱克；Meiact，Spectracef）

【药理分类】 抗生素-头孢菌素类（第三代）。

【适应证】 敏感菌所致的下列轻中度感染：呼吸道感染、泌尿生殖道感染、皮肤与软组织感染、胆道感染、五官科感染、乳腺炎等。

【用法用量】 口服。①上呼吸道感染及其他感染，每次 200mg，2 次/d，疗程 10d。②下呼吸道感染（包括 CAP），每次 400mg，2 次/d，疗程 10～14d。

【用药监护】 ① 对本品及其他头孢菌素类药物过敏者禁用。

② 下列情况慎用：有青霉素过敏史者、高度过敏体质者、严重肾功能损害者，以及哺乳期妇女和有胃肠道疾病（尤其溃疡性结肠炎、CD 或 AAC）史者。

③ 12 岁以下儿童不推荐应用。

④ 妊娠或可能妊娠的妇女应用本品时需权衡利弊。

⑤ 患者自用时，应告知：a. 本品与食物同服可增加本品吸收，与高脂肪餐同时服用时增加更为显著（AUC 和 C_{max} 可分别增加 70% 和 50%）。因此，本品宜餐时或餐后服用，以利吸收。b. 本品不宜与抗酸药或任何会降低胃酸的药物同服，以免影响吸收。c. 本品不宜长期服用，连续服用不宜超过 14d。d. 治疗中，如出现皮肤过敏现象及腹痛、频繁腹泻或便血症状，应自行停药，及时就医。

⑥ 本品可能引起 EOS 增多症和白细胞减少症等血液系统反应，有时出现 AST、ALT、ALP 暂时性升高，偶见 BUN、SCr 升高，用药超过 10d 者应注意检查血常规和肝肾功能。

⑦ 本品有降低血清中肉毒碱的报道，应避免长疗程或大剂量应用。

⑧ 其他参阅头孢唑林【用药监护】⑦、⑭～⑲及头孢泊肟酯【用药监护】⑥、⑦。

头孢噻肟[典]　Cefotaxime

（先锋噻肟；Cefomic）

【药理分类】 抗生素-头孢菌素类（第三代）。

【适应证】 敏感菌所致的肺炎及其他下呼吸道感染、尿路感染、脑膜炎、腹腔感染、盆腔感染、皮肤与软组织感染、生殖道感染、骨和关节感染等。

【用法用量】 ①肌内注射。单纯性淋病，单次 0.5～1g；中至重度感染，每次 1～2g，每 8～12 小时 1 次。②静脉注射或静脉滴注。2～6g/d，分 2～3 次给药；严重感染，每次 2～3g，每 6～8 小时 1 次，最高剂量不超过 12g/d。严重肾功能损害者减量，SCr > 424μmol/L 时维持剂量为常用量减半，SCr > 751μmol/L 时，维持剂量为常用量的 1/4。

【用药监护】 ① 有胃肠道疾病（尤其结肠炎）史或肾功能损害者慎用。

② 孕妇限用于有确切适应证的患者。

③ 婴幼儿不宜做肌内注射。

④ 本品可致直接 Coombs 试验阳性及硫酸铜法尿糖试验假阳性。当尿中本品含量超过 10mg/ml 时，用磺基水杨酸法测定尿蛋白可呈假阳性。用药时须注意。

⑤ 本品与庆大霉素或妥布霉素合用对铜绿假单胞菌均有协同作用；与阿米卡星合用对大肠埃希菌、肺炎克雷伯菌和铜绿假单胞菌有协同作用，但对金黄色葡萄球菌则无此作用。与克林霉素合用对肠杆菌科细菌未发现协同或拮抗作用。与阿洛西林或美洛西林等合用，可使本品的 CL_t 降低，如两者合用需适当减低剂量。本品可用 0.9% 氯化钠注射液或葡萄糖注射液稀释，但不能与碳酸氢钠注射液混合。本品与氨基糖苷类药物联用时，不能混合在同一注射器内给药，必须联用时应分开给药，并注意监测肾功能。本品与氨茶碱注射液有配伍禁忌，不能混合在一起给药。其他参阅头孢唑林【用药监护】⑨的 a～f。

⑥ 本品注射溶液应现配即用，不能置于冰箱贮存。溶解后的药液变为黄色或棕色时不能再用。

⑦ 肌内注射时，本品 0.5g、1g 或 2g 应

分别加入 2ml、3ml 或 5ml 灭菌注射用水使溶。注射时，进针宜深，推注宜慢，剂量超过 2g 时应分 2 个部位注射，并注意每次更换注射部位，以减轻注射区疼痛和硬结。

⑧ 静脉注射时，应将上述不同剂量的本品加入至少 10～20ml 灭菌注射用水，溶解后于 5～10min 徐缓注入；推注过快（<60s），可能引起致命性的心律失常。静脉滴注时，应将配好的静脉注射溶液以适当输液稀释至 100～500ml 缓慢滴注。静脉给药时，应注意防止发生注射局部血管疼痛和血栓性静脉炎，方法参阅氟氯西林【用药监护】⑥。

⑨ 本品钠盐每 1 克的钠含量约为 2.2mmol(51mg)，大剂量用药时应注意监测血钠、血钾水平，尤其对需限钠者。

⑩ 其他参阅头孢唑林【用药监护】①、⑤～⑦、⑭～⑳。

头孢曲松[典][基] Ceftriaxone

（噻肟三嗪，头孢三嗪；Cefarone，Cefatriaxone）

【药理分类】 抗生素-头孢菌素类（第三代）。

【适应证】 敏感菌所致的脓毒血症、脑膜炎、播散性莱姆病、腹腔感染、骨和关节感染、皮肤与软组织感染、泌尿及生殖道感染(包括淋病)、呼吸道感染等，并用作术前预防感染。

【用法用量】 肌内注射或静脉给药。每次 0.5～2g，1～2 次/d。单剂肌内注射 250mg，治疗单纯性淋病及软下疳。

【用药监护】 ① 重要警示：本品不能加入乳酸钠林格注射液（又称复方乳酸钠注射液或哈特曼氏液）、复方氯化钠注射液（林格注射液或林格液）等含有钙的溶液中使用。本品与含钙剂或含钙产品合并用药有可能导致致命性结局的不良事件。

② 对本品及其他头孢菌素类药物过敏者禁用。

③ 有青霉素过敏性休克史者避免应用。

④ 下列情况慎用：对青霉素过敏或过敏体质者，以及有胃肠道疾病（尤其溃疡性结肠炎、CD 或 AAC）史者。

⑤ 孕妇和哺乳期妇女应用本品时需权衡利弊。

⑥ 本品用于新生儿（尤其早产儿）时易引起胆红素脑病，故有黄疸或有黄疸严重倾向的新生儿应慎用或避免应用，患有高胆红素血症的新生儿和早产儿则不得使用本品。

⑦ 婴幼儿不宜用作肌内注射。

⑧ 肾功能损害患者，如其肝功能无损伤则无须减少本品用量，对严重肾衰竭患者(CL_{Cr}<10ml/min)，本品用量不超过 2g/d。肝功能损害患者，如肾功能完好亦无须减少剂量。严重的肝或肾功能损害及肝硬化患者，应定期检查本品的血药浓度。正在接受透析治疗的患者，无须在透析后另加剂量。由于这类患者的药物清除率（CL）可能会降低，故应进行血药浓度监测。

⑨ 老年人除非在体质虚弱、营养不良或严重肾功能损害时，一般无须调整剂量。

⑩ 本品的疗程取决于病程。在发热消退或得到细菌被清除的证据以后，应继续使用至少 48～72h。

⑪ 本品可影响以下检验值测定，应用时须注意：a. 直接 Coombs 试验可呈假阳性。b. 硫酸铜法尿糖试验可呈假阳性，用葡萄糖酶法不受影响。c. 胆囊超声图可出现异常(由于本品钙盐沉积所致阴影)。

⑫ 本品静脉输液中加入氨基糖苷类药物、万古霉素、红霉素、四环素、两性霉素 B、血管活性药（如间羟胺、去甲肾上腺素等）、苯妥英钠、氯丙嗪、异丙嗪、B 族维生素、维生素 C 等药物时，可出现浑浊。由于本品与很多药物有配伍禁忌，故应单独给药。本品与氨基糖苷类药物合用，有协同抗菌作用，但肾毒性可能增加，与其他具有肾毒性药物合用也有增加肾毒性的可能。丙磺舒不影响本品的清除。其他参阅头孢唑林【用药监护】⑨的 b～e。

⑬ 本品注射溶液应现配即用。配制好的药液室温下可保持其理化稳定性达 6h 或在 5℃环境下保持 24h。

⑭ 肌内注射时，注射部位可引起疼痛和硬结。因此，本品 0.25g 或 0.5g、1g 应溶于 1%利多卡因注射液 2ml、3.5ml 中；注射时，宜选择较大肌群，进针宜深，推注宜慢，每次注射时应注意更换注射部位，注射 1g 以上剂量时宜分两处注射。

⑮ 静脉注射时，本品 0.25g 或 0.5g、1g 溶于灭菌注射用水 5ml、10ml 中，推注应缓慢，不能少于 2～4min。静脉滴注时，2g 溶于

以下任何一种无钙静脉注射液40ml中，如0.9%氯化钠注射液、0.45%氯化钠和2.5%葡萄糖注射液（对半液）、5%或10%葡萄糖注射液、5%葡萄糖和6%葡聚糖注射液、6%或10%羟乙基淀粉注射液及灭菌注射用水等。不能将本品混合或加入含有其他抗菌药物的溶液中，亦不能将其稀释于以上溶液之外的任何液体中，滴注的时间不得少于30min。静脉给药时，如剂量过大或速率过快，可出现血管灼热感、疼痛，严重者可致静脉炎或血栓性静脉炎，故操作时应加注意，参阅氟氯西林【用药监护】⑥。

⑯ 本品与钙结合，可致新生儿和早产儿肾、肺内沉积，引起严重的不良反应，并有死亡病例的报道，而且在一些病例中，本品和钙剂的给药途径和给药时间并不相同。因此，在新生儿和早产儿中，本品既不能与钙剂同时给药，也不能通过其他途径补钙。如必须补钙，应在停用本品后48h进行。

⑰ 本品可诱发假性胆结石或泌尿道结石（亦称为可逆性胆结石或泌尿道结石），主要症状为：上腹疼痛或伴恶心（假性胆结石），肾区疼痛或伴有肾积水、血尿、蛋白尿、结晶尿，但也有少数是无症状的（假性肾结石），以及腰腹疼痛、腹胀、血尿、尿痛、排尿不畅或少尿（假性尿路结石）；腹部B超检查可见胆囊或胆管内（或肾脏内、膀胱内、输尿管中）形成泥沙样沉积或结石。上述病症多发生在应用本品后2～7d，儿童、成人及老年人皆有发生，以儿童多见，尤其是患胆囊炎小儿；高浓度、大剂量、长时间应用者，肾盂肾炎及高胆红素血症患者发病率较高，假性胆结石较假性泌尿道结石的发病率较高；一般停药后1～2周可自行消退，无须手术治疗，但应嘱患者多饮水。对症状严重者，可给予抗酸、解痉、利尿等对症治疗。因此，应用本品期间须注意：a. 定期做腹部B超及尿常规检查，尤其出现疑似症状时要及时检查，以便及早发现，及时停药。b. 尽量避免高浓度、大剂量或长期应用，尤其是胆囊炎患者。c. 治疗胆道感染时，如出现腹痛、呕吐症状，应考虑假性胆结石的可能。d. 停用一切钙剂（包括口服钙剂）。除本品外，可引起假性胆结石或泌尿道结石的药物尚有：口服避孕药、雌激素、双嘧达莫及噻嗪类利尿药等，使用时亦应注意。

⑱ 本品罕见多形性红斑、SJS及Lyell综合征等严重皮肤反应，故用药期间应加强观察，出现征兆性皮损后应及时处置。症状和处置方法参阅氨苄西林-舒巴坦【用药监护】⑥和阿莫西林-克拉维酸钾【用药监护】⑥。

⑲ 本品钠盐每1g的钠含量为3.6mmol(83mg)，用药期间，应注意监测血钠、血钾水平，尤其对需限钠者。

⑳ 本品用药期间及停药后1周内，应避免饮酒和使用含乙醇药剂。其他参阅头孢唑林【用药监护】⑦、⑭～㉑。

头孢哌酮[典] Cefoperazone

（派同，先锋必；Cefobid，Cefobin）

【药理分类】 抗生素-头孢菌素类（第三代）。

【适应证】 敏感菌（尤其铜绿假单胞菌和大肠埃希菌等敏感肠杆菌科细菌）所致的各种感染，如肺炎及其他下呼吸道感染、尿路感染、胆道感染、皮肤与软组织感染、败血症、腹膜炎、盆腔感染等，后两者宜与抗厌氧菌药联用。

【用法用量】 肌内注射、静脉注射或静脉滴注。一般感染，每次1～2g，每12小时1次；严重感染，每次2～3g，每8小时1次。最大剂量一般不超过9g/d，但在免疫缺陷患者有严重感染时，剂量可加大至12g/d。

【用药监护】 ① 重要警示：已有本品有关的严重出血包括致死情况的报道。需监测出血、血小板减少和凝血障碍迹象。如果有不明原因的持续性出血，应立即停药。

少数患者使用本品治疗后出现了导致凝血障碍的维生素K缺乏（会引起出血倾向），其机制很可能与合成维生素的肠道菌群受到抑制有关，营养不良、吸收不良（如肺囊性纤维化、小肠黏膜病变患者等）、乙醇中毒患者和长期静脉输注高营养制剂患者存在上述危险。已有低凝血酶原血症（伴随出血或无出血）的报道。因此，治疗中应监测上述这些患者以及接受抗凝药治疗患者的PT，需要时应另外补充维生素K。

出血的独立风险因素可能包括有临床意义出血风险增加的损伤或病症，例如近期发生过脑梗死（缺血性或出血性）、近期有出血的活动性消化性溃疡、自发性或获得性止血平衡受损的患者、伴随凝血障碍和临床相关出血风险的肝病、系统性合并使用已知影响止血的药物治疗等。用药时应加注意。

② 下列情况慎用：对青霉素过敏或过敏体质、有胃肠道疾病（尤其溃疡性结肠炎、CD或AAC）史者。

③ 早产儿和新生儿应用本品时需权衡利弊。

④ 本品主要经胆汁排泄，因此肾功能损害者仍可用常用量（4g/d）。有肝功能损害或胆道梗阻者，也可用常用量，因此时肾脏排泄可增加（可达90%），以代偿胆道排泄的减少。同时有肝肾功能损害者，其排泄量明显减少，故用药剂量必须减少，每日不得超过2g，以免血药浓度过高而引起毒性反应。有下列情况时应进行血药浓度监测：a. 有肝功能损害和/或胆道梗阻而剂量超过4g/d者；b. 有肾功能损害接受较大剂量者；c. 肝功能损害、胆道梗阻严重或同时有肾功能损害而剂量超过2g/d者（如不能进行血药浓度监测时，剂量不应超过2g/d）。

⑤ 本品可致直接Coombs试验阳性及硫酸铜法尿糖试验假阳性，应用时须注意。

⑥ 本品与氨基糖苷类药物（如庆大霉素和妥布霉素等）联合应用时，对肠杆菌科细菌和铜绿假单胞菌的某些敏感菌株有协同作用；但本品与氨基糖苷类药物直接混合后，两者的抗菌活性将相互影响而减弱，因此这些药物联合应用时不能在同一容器内给予。本品与能产生低凝血酶原血症、血小板减少症或胃肠道出血的药物同时应用时，要考虑到这些药物对凝血功能的影响和出血危险性增加。抗凝药肝素、香豆素或茚满二酮衍生物及溶栓药与本品合用时，可干扰维生素K代谢，导致低凝血酶原血症。NSAID（尤其阿司匹林、二氟尼柳或其他水杨酸类药）或血小板聚集抑制药及磺吡酮等与本品合用时，可由于对血小板的累加抑制作用而增加出血的危险性。本品与下列有配伍禁忌：阿米卡星、庆大霉素、卡那霉素B、多西环素、甲氯芬酯、阿义马林、苯海拉明钙、门冬氨酸钾镁与本品混合后可立即产生沉淀；盐酸羟嗪、普鲁卡因胺、丙氯拉嗪、氨茶碱、细胞色素C、喷他佐辛、抑肽酶等与本品混合后，6h内外观发生变化；与胶体制剂配合可产生沉淀；与碱性制剂配伍，可发生水解而效价降低。其他参阅头孢唑林【用药监护】⑨的a～c及e。

⑦ 肌内注射时，本品1g加入灭菌注射用水2.8ml及2%利多卡因注射液1ml溶解，其浓度为250mg/ml。注射时，进针宜深，推注宜缓慢，并注意每次更换注射部位，以避免出现注射区疼痛和硬结。早产儿、新生儿、6岁以下小儿及对利多卡因或酰胺类局部麻醉药过敏者，不宜做肌内注射。

⑧ 静脉注射时，1g本品应加入葡萄糖氯化钠注射液40ml溶解，使最终浓度为25mg/ml，推注应徐缓（10min），不宜快速推注。静脉滴注时，本品1～2g溶于葡萄糖氯化钠注射液、5%葡萄糖注射液、0.9%氯化钠注射液、复方氯化钠注射液或1/6M乳酸钠注射液100～200ml中，最后药物浓度为5～25mg/ml，于30～60min静脉滴注。静脉给药时，如剂量过大或速率过快，可产生血管灼热或疼痛、静脉炎，严重者可致血栓性静脉炎。因此，给药时须注意预防，具体方法参阅氟氯西林【用药监护】⑥。

⑨ 本品尚可引起SJS，虽属罕见，应予重视，以防不测。此征的症状和治疗方法参阅阿莫西林-克拉维酸钾【用药监护】⑩。

⑩ 本品钠盐每1g的钠含量为1.5mmol（34mg），大剂量应用时注意监测血钠、血钾水平。

⑪ 本品过量中毒时主要采用对症治疗并给予大量饮水及补液等，无特效拮抗药。

⑫ 本品用药期间及停药后5d内，应避免饮酒和使用含乙醇药剂。其他参阅头孢唑林【用药监护】①～③、⑦、⑭～㉑。

头孢哌酮-舒巴坦【典】
Cefoperazone and Sulbactam

（舒巴同，舒派；Sulperazon）

【药理分类】 抗生素-头孢菌素与β内酰胺酶抑制药复方制剂。

【适应证】 对头孢哌酮耐药，但对本品敏感的细菌所致的下列感染：呼吸道感染、泌尿道感染、胆道及腹腔感染、盆腔感染、骨及关节感染、皮肤与软组织感染、淋病及其他生殖道感染、败血症及脑膜炎等。

【用法用量】 静脉注射或静脉滴注。每次1～2g（头孢哌酮-舒巴坦1∶1制剂）或1.5～3g（头孢哌酮-舒巴坦2∶1制剂），每12小时1次；严重感染或难治性感染剂量可增至8g/d（1∶1制剂）或12g/d（2∶1制剂），分次静脉滴注，必要时可另外单独增加头孢哌酮的用量，所用剂量应等分，每 12 小时 1 次；舒巴坦最大剂量 4g/d。

【用药监护】 ① 下列情况禁用：对青霉素类、舒巴坦、头孢哌酮及其他头孢菌素类药物过敏者。

② 孕妇、哺乳期妇女慎用。

③ 新生儿和早产儿应用本品时需权衡利弊。

④ 老年人慎用并需调整剂量。

⑤ 本品中的头孢哌酮主要经胆汁排泄。当患者有肝病和/或胆道梗阻时，头孢哌酮的 $t_{1/2}$ 通常延长，并且由尿中排出的药量会增加。即使患者有严重肝功能障碍时，头孢哌酮在胆汁中仍能达到治疗浓度，且其 $t_{1/2}$ 仅延长 2～4 倍。因此，应用本品时须注意：a. 遇到严重胆道梗阻、严重肝病或同时合并肾功能障碍时，可能需要调整用药剂量。b. 对同时合并有肝功能障碍和肾功能损害的患者，应监测头孢哌酮的血清浓度，并根据需要调整用药剂量。对这些患者如果不能密切监测头孢哌酮的血清浓度，则其剂量不应超过 2g/d。

⑥ 肾功能明显降低的患者（CL_{Cr}＜30ml/min），舒巴坦清除率减少，应按以下方案调整舒巴坦的用量：a. CL_{Cr} 为 15～30ml/min 者，最大剂量 1g/d，分等量，每 12h 1 次。b. CL_{Cr}＜15ml/min 者，最大剂量 0.5g/d，分等量，每 12h 1 次。c. 严重感染者，必要时可另外增加头孢哌酮静脉滴注。d. 在血液透析患者中，舒巴坦的药代动力学特性有明显改变。头孢哌酮在血液透析患者中的 $t_{1/2}$ 略有缩短。因此，血液透析患者应在透析结束后再给药。

⑦ 由于本品与氨基糖苷类药物之间有物理性配伍禁忌，因此这两种药液不能直接混合。如果确需联合应用，可采用序贯间歇静脉输注给药，但必须使用不同的静脉输液管，或在输注间歇期用一种适宜的稀释液充分冲洗先前使用过的静脉输液管。同时建议，在全天用药过程中，本品与氨基糖苷类药物两者给药的间隔时间应尽可能延长。

⑧ 静脉注射时，每瓶药物用适量 5%葡萄糖注射液、0.9%氯化钠注射液或灭菌注射用水溶解，然后再用同一溶液稀释至 20ml，注射时间至少超过 3min。静脉滴注时，每瓶药物用上述方法溶解，然后再用相同溶液稀释至 50～100ml，滴注时间至少为 30～60min。用乳酸钠林格注射液作溶剂时，应先用灭菌注射用水 2ml 或 4ml 溶解本品，然后再用乳酸钠林格注射液稀释至 50ml 或 100ml。静脉给药时，应注意防止注射部位血管疼痛和血栓性静脉炎（方法参阅氟氯西林【用药监护】⑥）。

⑨ 治疗时间较长时，应定期检查患者是否存在各系统器官的功能障碍，其中包括肝脏、肾脏和血液系统，这对新生儿、早产儿及其他婴儿尤为重要。

⑩ 本品中每 1g 头孢哌酮钠的钠含量为 1.5mmol（34mg），每 1g 舒巴坦钠的钠含量为 3.91mmol（89.93mg）。因此，用药期间应注意监测血钠、血钾水平，尤其对需限钠者。

⑪ 本品用药期间及停药后 5d 内，应避免饮酒和使用含乙醇药剂。其他参阅头孢哌酮【用药监护】①、⑤、⑥、⑨，头孢替安【用药监护】⑧及头孢唑林【用药监护】⑦、⑭～⑳。

头孢他啶[典][基] Ceftazidime

（头孢齐定，头孢塔齐定；Cefortam，Ceftidin）

【药理分类】 抗生素-头孢菌素类（第三代）。

【适应证】 主要用于敏感菌所致的严重单一感染及两种或两种以上的敏感菌所致的严重混合感染，如败血症、脑膜炎（仅在得到药敏试验结果后，才能应用单一的本品治疗）、下呼吸道感染、腹腔和胆道感染、泌尿生殖道感染、骨及关节感染、严重皮肤与软组织感染、严重耳鼻喉感染、与血液透析和腹膜透析及非卧床持续性腹膜透析（CAPD）有关的感染，尤其适用于由多种耐药革兰阴性杆菌引起的免疫缺陷者感染、医院内感染和革兰阴性杆菌或铜绿假单胞菌所致的中枢神经系统感染。

【用法用量】 ①静脉注射或静脉滴注。a. 败血症、下呼吸道感染、胆道感染等：4～6g/d，分 2～3 次给药，疗程 10～14d。b. 泌尿系统感染和重度皮肤软组织感染等：2～4g/d，分 2 次给药，疗程 7～14d。c. 某些危及生命的感染、严重铜绿假单胞菌感染和中枢神经系统感染：可酌情增至 0.15～0.2g/(kg·d)，分 3 次给药。②肌内注射：0.5g～1g，2～3 次/d，严重感染可增至 6g/d。

【用药监护】 ① 对本品及其他头孢菌素类或头霉素类药物过敏者禁用。

② 有青霉素过敏性休克或即刻反应史者不宜应用。

③ 下列情况慎用：对青霉素及其他β内酰胺类药物有过敏史或有胃肠道疾病（尤其溃疡性结肠炎、CD或AAC）史者、过敏体质患者、肝或肾功能损害者，以及妊娠早期和哺乳期妇女。

④ 妊娠3个月以上妇女应用本品时需权衡利弊。

⑤ 6岁以下小儿及对利多卡因或其他酰胺类局麻药过敏者不宜做肌内注射。

⑥ 65岁以上老年人的剂量可减至正常剂量的1/2～2/3，最大剂量不超过3g/d。

⑦ 肾功能损害者应用常用量时，可发生血药浓度增高，$t_{1/2}$延长，并可能引起头孢菌素脑病反应。因此，肾功能损害者在给予首次负荷剂量1g后，应根据CL_{Cr}决定合适的维持剂量：CL_{Cr}为31～50ml/min时，每12小时1g；16～30ml/min时，每24小时1g；6～15ml/min时，每24小时0.5g；＜6ml/min时，每48小时0.5g。对于患有严重感染的肾功能损害者，尤其中性粒细胞减少症患者，应在以上剂量的基础上增加50%或适当增加给药频率。治疗过程中一定要监测血药浓度，谷浓度（C_{min}）不应超过40mg/L，以免引起严重的中枢神经毒性反应。血液透析清除本品的量不多，透析后不需要增补剂量。

⑧ 本品可诱导肠杆菌属、假单胞菌属和沙雷菌属产生Ⅰ型β内酰胺酶，治疗过程中病原菌可产生耐药性，导致治疗失败。用药时须注意。

⑨ 本品与氨基糖苷类药物联用对部分铜绿假单胞菌和大肠埃希菌有累加作用，与妥布霉素和阿米卡星联用对多重耐药的铜绿假单胞菌则出现明显协同抗菌作用。其他参阅头孢唑林【用药监护】⑨的a～e、h～j。

⑩ 肌内注射时，本品0.5g或1g分别用0.5%或1%利多卡因注射液1.5ml或3ml配制，使完全溶解后，做深部肌内注射。注射时，推药宜缓慢，并注意每次更换注射部位，以减少注射区疼痛和硬结发生。

⑪ 静脉注射时，本品0.5～2g可加入灭菌注射用水5～10ml，使完全溶解后，于3～5min缓慢静脉推注。静脉滴注时，将上述溶解后的药液（含本品1～2g）用0.9%氯化钠注射液、5%葡萄糖注射液或1/6M乳酸钠注射液或右旋糖酐注射液100ml稀释，滴注时间20～30min。稀释后药液不宜久贮，在室温存放不宜超过24h。静脉给药常可引起静脉炎或血栓性静脉炎，预防和处置方法参阅氟氯西林【用药监护】⑥。

⑫ 应用本品时，常见EOS增多和血小板增多，偶见白细胞减少、中性粒细胞减少和血小板减少，非常罕见淋巴细胞增多、溶血性贫血和粒细胞缺乏。肝肾功能检查常见一项或多项肝酶（包括ALT、AST、LDH、GGT和ALP）短暂性升高，非常罕见黄疸，亦可见BUN、SCr轻度升高。因此，用药期间应定期检查血常规及肝肾功能，并注意观察血液毒性反应及肝肾功能损害的症状和体征。如有异常，及时处置。

⑬ 本品可致多形性红斑、SJS及Lyell综合征等严重皮肤反应（症状及处置方法参阅氨苄西林-舒巴坦钠【用药监护】⑥和阿莫西林-克拉维酸钾【用药监护】⑩），虽属非常罕见，亦应引起重视。

⑭ 相对其他头孢菌素类药物，本品的肾毒性较小，对凝血酶原的影响也较小，并极少发生其他凝血机制障碍，但对这几方面的监测仍不可掉以轻心。

⑮ 本品每1g的钠含量为2.3mmol（54mg），用药期间应注意检测血钠、血钾水平，尤其对需限钠者。

⑯ 本品用药期间及停药后1周内，应避免饮酒和使用含乙醇药剂。其他参阅头孢唑林【用药监护】⑦、⑭～⑯、⑱～㉑及头孢氨苄【用药监护】②。

头孢地嗪[典]　Cefodizime

（莫敌威，头孢双唑；Modivid，Timcef）

【药理分类】　抗生素-头孢菌素类（第三代）。

【适应证】　① 敏感菌所致的下呼吸道感染、上下泌尿道感染及淋病等；②本品有增强机体免疫功能作用，尤适应于肿瘤、血液病、肝病、大面积烧伤、各种手术后、老年人及婴幼儿、糖尿病患者或慢性尿毒症等免疫缺陷患者感染的治疗。

【用法用量】　静脉滴注、静脉注射或肌内注射。妇女无合并症的下泌尿道感染，单剂1～2g；其他上下泌尿道感染，1～2g/d，分1～2次给药；下呼吸道感染，每次1～2g，每12小时

1次；淋病，0.2～0.5g，多单次给药。

【用药监护】 ① 对本品及其他头孢菌素类药物过敏者禁用。

② 对青霉素或其他β内酰胺类药物过敏者慎用。

③ 孕妇和哺乳期妇女不宜应用。

④ 儿童不推荐应用。

⑤ 本品可加强具有潜在肾毒性药物的毒性作用，如与两性霉素B、环孢素、顺铂、万古霉素、氨基糖苷类、多黏菌素类等药物同时或先后使用时，可增强这些药物的肾毒性，应密切监测肾功能。与呋塞米、依他尼酸、布美他尼等强利尿药，以及卡莫司汀、链佐星等抗肿瘤药合用，有增加肾毒性的可能，合用时需严密观察肾功能情况，以避免肾损害的发生。与丙磺舒合用可延迟本品的排泄。其他参阅头孢唑林【用药监护】⑨的b～e、h～j。

⑥ 静脉注射时，本品0.5g溶于灭菌注射用水4ml，或2g溶于灭菌注射用水10ml，于3～5min缓慢注射。静脉滴注时，本品0.5g、1g或2g溶于灭菌注射用水、0.9%氯化钠注射液或复方氯化钠注射液40ml，于20～30min缓慢输注。肌内注射时，本品0.5g或1g溶于灭菌注射用水4ml，或2g溶于灭菌注射用水10ml，做臀肌深部缓慢推注，并注意更换注射部位，以减轻注射部位疼痛，避免发生硬结；为防止注射时疼痛，亦可将本品溶于适量1%利多卡因溶液中注射，此时须避免注入血管内。

⑦ 本品溶解后应尽快使用，室温下保存不得超过6h，2～8℃冰箱中保存不得超过24h。本品在葡萄糖注射液中不能长期保持稳定，溶解后应立即注射。本品不易溶于乳酸钠溶液中，并不能与其他抗生素混合在同一容器内使用。

⑧ 本品的胃肠道反应可见恶心、呕吐、食欲减退、腹痛和腹泻，一般较轻，不影响治疗。在治疗过程中及治疗后最初几周内，如出现严重的持续性腹泻、腹痛，应考虑假膜性结肠炎的可能（参阅青霉素【用药监护】㉓）。

⑨ 本品可能出现皮肤过敏反应（荨麻疹）、药物热和可能危及生命的严重急性过敏反应。因此，用药过程中应加强观察，尤其对首次用药者和有药物过敏史者更应注意，防止出现过敏反应。如出现皮肤过敏反应或药物热，应立即停药对症处置。如发生过敏性休克症状，应立即停止注射，及时救治，方法参阅青霉素【用药监护】⑧。

⑩ 本品可致血清肝酶（ALT、AST、ALP、GGT、LDH）及BIL升高，并可能发生血小板或粒细胞减少及EOS增多，极少见溶血性贫血，少数情况下可见SCr、BUN水平暂时性升高。因此，对于疗程超过10d的患者应监测血常规及肝肾功能。

⑪ 本品可致Coombs试验阳性，并有引起头痛、眩晕、精神障碍及腺垂体激素（APH）水平升高的报道，应用时须注意。

⑫ 其他参阅头孢唑林【用药监护】⑥、⑦、⑯、⑱～㉑。

头孢克肟[典] Cefixime

（头孢西米，西复欣；Cefnixime，Cefspan）

【药理分类】 抗生素-头孢菌素类（第三代）。

【适应证】 敏感菌所致的下呼吸道感染、泌尿道感染、急性胆道感染、猩红热、急性中耳炎及鼻窦炎等。

【用法用量】 口服。成人及体重30kg以上儿童，每次50～100mg，2次/d；重症感染，每次200mg，2次/d。30kg以下儿童，每次1.5～3mg/kg，2次/d；重症感染，每次6mg/kg，2次/d。单纯性淋病宜采用400mg单剂疗法。

【用药监护】 ① 对本品或其他头孢菌素类药物过敏者禁用。

② 有青霉素过敏性休克史者避免应用。

③ 下列情况慎用：有青霉素类药物过敏史、严重肾功能损害、肠炎、经口给药困难或非经口维持营养者及全身恶病质状态者，以及本人或父母、兄弟姐妹中有易引起支气管哮喘、皮疹、荨麻疹等症状的过敏性体质者。

④ 孕妇应用本品时需权衡利弊。

⑤ 哺乳期妇女应用本品期间需停止哺乳。

⑥ 6个月以下小儿不推荐应用。

⑦ 肾功能损害者应用本品时，首次给予常规剂量，之后按以下方案调整剂量。CL_{Cr}为20～60ml/min者或血液透析患者，按标准剂量的75%（标准给药间隔）给予；<20ml/min者或长期卧床腹膜透析患者，按标准剂量的一半（标准给药间隔）给予。

⑧ 为防止耐药菌株的出现，在使用前原则上应确认敏感性，将剂量控制在控制疾病所需最小剂量。

⑨ 中耳炎患者宜用本品混悬剂治疗。

⑩ 本品与卡马西平合用，可使后者血药浓度升高，必须合用时应监测其血药浓度。与阿司匹林合用，可能升高本品血药浓度。与氨基糖苷类药物合用，对某些敏感菌株有协同抗菌作用，但合用时可增加肾毒性。与丙磺舒合用，可延迟本品在肾脏的排泄，使血药浓度升高。其他参阅头孢唑林【用药监护】⑨的a～e。

⑪ 本品最常见的不良反应为胃肠道反应，有腹泻、大便次数增加、腹痛、恶心、消化不良、腹胀等，一般较轻，不影响治疗，但如出现严重急性持续性腹泻、腹痛，应考虑AAC的可能（参阅青霉素【用药监护】㉓）。

⑫ 本品较常见的不良反应为皮疹、瘙痒、荨麻疹或红斑等皮肤过敏反应，亦可见呼吸困难、全身潮红、血管神经性水肿及药物热等过敏样反应，偶见过敏性休克。因此，给药过程中应密切观察，尤其对首次用药者和有药物过敏史者更应注意，防止出现过敏反应。对出现皮肤过敏反应者，应及时停药，轻者可自愈，重者应给予抗组胺药治疗。出现过敏样反应时，除立即停药外，还应立即采用对症治疗。如出现过敏性休克征兆，则应立即给予肾上腺素，并置患者于头低仰卧位静息，必要时吸氧或给予异丙嗪及地塞米松治疗。

⑬ 本品有引起SJS和Lyell综合征等严重皮肤反应的报道。用药期间，应注意观察随访，患者如出现这些病症的早期皮肤或眼部损害症状，应立即停药治疗，治则参阅阿莫西林-克拉维酸钾【用药监护】⑩。

⑭ 本品常可引起ALT、AST、ALP、LDH一过性升高和EOS增多；少见BIL、BUN、SCr升高，以及血小板减少、粒细胞缺乏和溶血性贫血；偶见急性肾功能损害。因此，用药期间应注意监测血常规及肝肾功能。

⑮ 长期或大剂量用药时，应定期进行凝血常规监测及胸部X线照片检查，同时注意观察随访有无出血征象及肺部感染症状，防止出现出血倾向及ILD或PIE综合征（参阅头孢克洛【用药监护】⑪及⑫）。

⑯ 本品尚可致尿糖、尿酮、直接Coombs试验假阳性，并可引起头痛、眩晕症状，应用时须注意。

⑰ 其他参阅头孢唑林【用药监护】⑦、⑯～⑳。

头孢甲肟[典] Cefmenoxime

（倍司特克，头孢噻肟唑；Bestcall，Cefmetoximl）

【药理分类】 抗生素-头孢菌素类（第三代）。

【适应证】 敏感菌所致的呼吸道感染、泌尿生殖道及盆腔感染、腹膜炎及肝胆系统感染、皮肤与软组织感染、骨及关节感染、败血症、脑脊膜炎等。

【用法用量】 肌内注射、静脉注射或静脉滴注。1～2g/d，分2次给药；难治性或严重感染，可增至4g/d，分2～4次静脉滴注。儿童，40～80mg/(kg·d)，难治性或严重感染，可增至160mg/(kg·d)，脑脊膜炎可增至200mg/(kg·d)，分3～4次静脉滴注。

【用药监护】 ① 对本品及其他头孢菌素类药物有过敏史者禁用。

② 下列情况慎用：对青霉素过敏、严重肾功能损害、老年人、经口摄食不良或非经口维持营养者及全身状态不佳者，以及本人或父母、兄弟姐妹中有易引起支气管哮喘、皮疹、荨麻疹等症状的过敏性体质者。

③ 孕妇应用本品时需权衡利弊。

④ 哺乳期妇女应用本品期间需停止哺乳。

⑤ 早产儿及新生儿不推荐应用。

⑥ 本品与下列药物有配伍禁忌：阿米卡星、卡那霉素、四环素、葡萄糖酸红霉素、多黏菌素类、戊巴比妥、葡萄糖酸钙等。其他参阅头孢唑林【用药监护】⑨的a～e、g、i、j。

⑦ 本品肌内注射可致局部刺激症状，用0.5%甲哌卡因注射液（或其他局麻药）为溶剂，可减轻疼痛，但对局麻药过敏者不得选用。

⑧ 静脉滴注时，每次用量宜先用适量灭菌注射用水溶解，再用0.9%氯化钠注射液、5%或10%葡萄糖注射液100～200ml稀释。滴注应缓慢，每次给药时间至少30～60min，以免引起血管疼痛、肿胀或静脉炎。药液溶解后应尽快使用，室温下放置不得超过12h。

⑨ 应用本品时，偶见关节痛、淋巴结肿大及淋巴细胞暂时性增多，少数患者可出现GGT、BIL升高及黄疸症状，有时出现粒细胞减少（＜0.1%～5%）或无粒细胞症（＜0.1%）、EOS增多和血小板减少，并已有引起溶血性贫血的报道，治疗中应注意监测，患

者若出现黄疸、粒细胞或血小板明显减少，应立即中止治疗。

⑩ 本品用药期间及停药后至少 1 周内应避免饮酒和使用含乙醇药剂。其他参阅头孢唑林【用药监护】④～⑦、⑭～㉑，头孢泊肟酯【用药监护】⑥及头孢替安【用药监护】⑤和头孢克洛【用药监护】⑪、⑫。

头孢唑肟[典] Ceftizoxime

（安保速灵，施福泽；Cefizox，Ceftix）

【药理分类】 抗生素-头孢菌素类（第三代）。

【适应证】 敏感菌所致的下呼吸道感染、尿路感染、腹腔或盆腔感染、皮肤与软组织感染、骨及关节感染、败血症，以及肺炎链球菌或流感嗜血杆菌所致的脑膜炎和淋球菌所致的单纯性淋病。

【用法用量】 静脉滴注。每次 1～2g，每 8～12h 1 次；严重感染者可增至每次 3～4g，每 8 小时 1 次。非复杂性尿路感染，每次 0.5g，每 12 小时 1 次。

【用药监护】 ① 对本品及其他头孢菌素类药物过敏者禁用。有青霉素过敏性休克史者不宜选用。

② 下列情况慎用：有青霉素过敏史或其他药物过敏史、有胃肠道疾病（尤其溃疡性结肠炎、CD 或 AAC）史、高龄者、经口摄食不良或非经口维持营养者及全身恶病质状态者，以及本人或父母、兄弟姐妹中有易引起支气管哮喘、皮疹、荨麻疹等症状的过敏性体质者。

③ 孕妇仅在有明确指征时应用。

④ 6 个月以下小儿不推荐应用。

⑤ 本品与其他头孢菌素类或氨基糖苷类药物、呋塞米等强利尿药合用，可增加肾毒性。与丙磺舒合用可抑制本品在肾脏的排泄，使血药浓度升高。与氨糖苷类药物合用，对某些敏感菌株有协同抗菌作用，但合用时可增加肾毒性。与氨基糖苷类、异丙嗪、非格司亭等药物有配伍禁忌。其他参阅头孢唑林【用药监护】⑨的 a～e。

⑥ 本品可用灭菌注射用水、0.9%氯化钠注射液或 5%葡萄糖注射液溶解后缓慢静脉注射，亦可加在 10%葡萄糖注射液、电解质注射液或氨基酸注射液中静脉滴注 30min 至 2h。静脉给药时（尤其大剂量静脉注射时），注射部位可出现烧灼感、疼痛、硬化和感觉异常等，严重者可引起蜂窝织炎、静脉炎或血栓性静脉炎。因此，给药时应采取以下措施加以预防：a. 充分稀释药液，并使药液接近体温；b. 注意无菌操作，并防止药液渗漏出血管外；c. 给药宜缓慢；d. 每次给药换用 1 条静脉，不反复使用同一静脉。本品溶解后应尽快使用，在室温下放置不宜超过 7h。

⑦ 本品每 1g 的钠含量约为 2.44mmol (56.81mg)，大剂量用药时应注意监测血钠、血钾水平，尤其对限钠者。

⑧ 以往认为本品不会引起出血倾向和双硫仑样反应，但近年这些不良反应均已有陆续报道，用药期间应注意观察。

⑨ 其他参阅头孢唑林【用药监护】⑤～⑧、⑭～㉑。

头孢匹胺 Cefpiramide

（泰吡信，先福吡兰；Cefpiran，Sepatren）

【药理分类】 抗生素-头孢菌素类（第三代）。

【适应证】 ①敏感菌所致的败血症、烧伤及手术切口等继发性感染；②呼吸道感染、泌尿道感染、女性生殖道感染及盆腔炎、腹腔及胆道感染、骨和关节感染、口腔科感染、脑膜炎。

【用法用量】 静脉注射或静脉滴注。1～2g/d，分 2 次给药；难治性或严重感染时可增至 4g/d，分 2～3 次静脉滴注。儿童，30～80mg/(kg·d)，分 2～3 次静脉滴注；难治性或严重感染时可增至 150mg/(kg·d)，分 2～3 次静脉滴注。

【用药监护】 ①对本品及其他头孢菌素类药物过敏者禁用。有青霉素过敏性休克或即刻反应史者不宜应用。

② 下列情况慎用：对青霉素有过敏史者；严重肝肾功能障碍者（本品可持续保持血中浓度，须减少用药剂量或延长给药间隔）；经口摄食不良或非经口维持营养者及全身状态不佳者（可出现维生素 K 缺乏症状，应密切观察）；本人或父母、兄弟姐妹中有易引起支气管哮喘、皮疹、荨麻疹等症状的过敏性体质者。

③ 孕妇和哺乳期妇女应用本品时需权衡利弊。

④ 用于老年人时，应注意以下问题，控制用药剂量及给药间隔，密切观察患者状态，慎重给药：a. 老年人生理功能下降，易出现

不良反应。b. 老年人有时出现维生素 K 缺乏所致出血倾向。

⑤ 据报道，在幼小大鼠皮下注射实验中，发现本品有促睾丸萎缩、抑制精子形成的作用。因此，育龄期男性及男性青少年用药时应慎重，尤其是长疗程或大剂量给药时。

⑥ 应用本品时，为防止出现耐药菌，原则上应确认本品敏感性后再用药，疗程应控制在治疗疾病所需的最短时间。

⑦ 本品可影响以下检验值测定，应用时须注意：a. 除试纸反应外，用班氏试剂、费林试剂及尿糖试药丸（Clinitest）测定尿糖，有时出现假阳性。b. 直接 Coombs 试验有时出现阳性。

⑧ 本品与氨基糖苷类药物合用有协同抗菌作用，但合用可增加肾毒性。本品不能与其他药物混合在同一容器内静脉给药。其他参阅头孢唑林【用药监护】⑨的 a～e。

⑨ 本品只能用于静脉给药。静脉注射时，每次用量应溶于灭菌注射用水、0.9%氯化钠注射液、5%葡萄糖注射液 10～20ml 中，缓慢静脉注射（至少 4～6min）。静脉滴注时，每次用量应溶于 5%或 10%葡萄糖注射液、电解质或氨基酸注射液 100ml 中，于 30～60min 滴注完。静脉滴注时不得使用灭菌注射用水作溶剂，因为溶液不等渗。大剂量静脉给药时，有时引起血管痛和血栓性静脉炎，预防方法参阅氟氯西林【用药监护】⑥。本品溶解后应尽快使用，不宜久置。

⑩ 本品用药期间及停药后 1 周内应避免饮酒和使用含乙醇药剂。其他参阅头孢唑林【用药监护】③、⑦、⑭～⑳，阿莫西林-克拉维酸钾【用药监护】⑩，头孢替安【用药监护】⑤、⑨及头孢克洛【用药监护】⑪、⑫。

头孢唑南　Cefuzonam

（Cosmosin，CZON）

【药理分类】 抗生素-头孢菌素类（第三代）。

【适应证】 用于敏感菌引起的下列感染：败血症、呼吸道感染、肝胆感染、腹膜炎、脑膜炎、骨髓炎及关节炎等、子宫旁结缔组织炎、肛周脓肿及外伤、手术创口的继发感染。

【用法用量】 静脉注射或静脉滴注。1～2g/d，分 2 次，重症可增至 4g/d，分 2～4 次，缓慢静脉注射或每次加入 100ml 溶液中滴注 1h。

【用药监护】 ① 对本品或其他头孢菌素类药物过敏者禁用。

② 下列情况慎用：对头孢烯类或青霉素过敏者、严重的肝或肾功能损害者、高龄体弱者及全身状况差者、经口摄食不良或非经口维持营养者及全身状态不佳者、孕妇、早产儿和新生儿，以及本人或父母、兄弟姐妹中有易引起支气管哮喘、皮疹、荨麻疹等症状的过敏性体质者。

③ 本品可致直接 Coombs 试验阳性及硫酸铜法尿糖试验假阳性，应用时须注意。

④ 本品与氨基糖苷类药物有配伍禁忌，必须联用时不能混合在同一容器内使用。其他参阅头孢唑林【用药监护】⑨的 a～e。

⑤ 本品仅供静脉给药，且给药宜缓慢。

⑥ 本品溶解后应即时使用，不得已时应在 24h 内使用。室温下避光保存。

⑦ 其他参阅头孢唑林【用药监护】⑥、⑦、⑪、⑫、⑭～⑲。

头孢匹罗　Cefpirome

（头孢吡隆；Cedixen，Cefrom）

【药理分类】 抗生素-头孢菌素类（第四代）。

【适应证】 由未知病原菌和对本品敏感菌所致的中重度感染：如下呼吸道感染、合并上及下泌尿道感染、皮肤与软组织感染、骨和关节感染、腹腔感染及盆腔感染、中性粒细胞减少患者的感染、菌血症/败血症等。

【用法用量】 静脉注射或静脉滴注。每次 1～2g，每 12 小时 1 次。

【用药监护】

① 下列情况禁用：对本品及其他头孢菌素类药物过敏、儿童、孕妇和哺乳期妇女（必须应用时需停止哺乳）。

② 下列情况慎用：对青霉素过敏、严重肾功能损害、有慢性胃肠道疾病（尤其溃疡性结肠炎、CD 和 AAC）史、经口摄食不良或非经口维持营养者及全身状态不佳者，以及本人或父母、兄弟姐妹中有易引起支气管哮喘、皮疹、荨麻疹等症状的过敏性体质者。

③ 有青霉素类药物过敏性休克史者避免应用。

④ 12 岁以下儿童应用本品的最适剂量和安全性尚未确定，因此不推荐在该年龄组

使用。

⑤ 老年人除非有肾功能损害，否则不需要调整剂量。

⑥ 本品可影响以下检验值测定：a. 极少数接受本品治疗的患者 Coombs 试验可呈假阳性，应用时须注意。b. 用非酶法测定尿糖时可呈假阳性，因此需使用酶法确定有无糖尿。c. 用苦味酸盐法测定 SCr 时，本品可呈现强的 SCr 样反应，故建议使用酶法测定，以避免 SCr 水平假性升高。若无酶法测定，则应在下一次本品给药前立即抽取血样，因为如果采用推荐剂量及给药间隔，则此时的本品血清水平要低于其干扰界限。

⑦ 丙磺舒可延缓本品的肾排泄，使其血药浓度升高。本品与氨基糖苷类、硫喷妥钠、碳酸氢钠等药物有配伍禁忌。与苯海拉明、碘化钙和罂粟碱联合使用时，随着存放时间的推移，有时会有沉淀析出，故两者配伍后应迅速使用；与氨茶碱联合使用，随着存放时间的推移，药物效价往往会显著降低，故配合后要迅速使用。其他参阅头孢唑林【用药监护】⑨的 a～e。

⑧ 静脉注射时，应将本品 1g 或 2g 分别溶于 10ml 或 20ml 灭菌注射用水中，在 3～5min 内将药液直接缓慢注入静脉内或夹闭的输液管道的远端部分。静脉滴注时，应将本品 1g 或 2g 溶于灭菌注射用水、复方氯化钠注射液、0.9%氯化钠注射液、5%或 10%葡萄糖注射液、5%果糖注射液及标准电解质滴注液 50ml 中，于 20～30min 滴注完毕。本品在溶解时会产生气泡，操作时应引起注意。静脉给药时可致静脉壁炎性刺激及注射局部疼痛，并有引起血栓性静脉炎的报道，给药时应加注意（可参阅氟氯西林【用药监护】⑥）。

⑨ 本品尚偶可引起 GGT、亮氨酸氨基转肽酶（LAP）、BIL 升高及黄疸，并有发生中性粒细胞缺乏的可能（特别是治疗时间长时），治疗期间应注意监测，尤其对于疗程长于 10d 的患者，如出现黄疸或白细胞减少，应中止治疗。

⑩ 其他参阅头孢唑林【用药监护】⑥、⑦、⑭～㉑及头孢克洛【用药监护】⑪、⑫。

头孢吡肟[典] Cefepime

（马斯平，头孢泊姆；Maxipime）

【药理分类】 抗生素-头孢菌素类（第四代）。

【适应证】 敏感菌所致的中、重度感染：如下呼吸道感染、单纯性下尿路感染和复杂性尿路感染（包括肾盂肾炎）、非复杂性皮肤与软组织感染、复杂性腹腔感染、妇产科感染、败血症、儿童细菌性脑脊髓膜炎，以及中性粒细胞减少伴发热患者的经验治疗。

【用法用量】 静脉滴注，轻中度尿路感染也可深部肌内注射。①成人和 40kg 以上儿童：每次 0.5～2g，每 12 小时 1 次（严重感染并危及生命时及中性粒细胞减少伴发热的经验治疗，每 8 小时 1 次），疗程 7～10d。②儿童：2 月龄至 40kg 以下，30～50mg/kg，每 8 小时或 12 小时 1 次，最大剂量不可超过成人剂量，每 12 小时 1 次（细菌性脑脊髓膜炎及中性粒细胞减少伴发热的治疗，每 8 小时 1 次），疗程 7～14d。2 月龄以下，30mg/kg，每 8 小时或 12 小时 1 次。

【用药监护】 ① 下列情况禁用：对本品或 L-精氨酸、其他头孢菌素类、青霉素类或其他 β 内酰胺类药物有即刻过敏反应者。

② 下列情况慎用：过敏体质、有其他药物过敏史、有胃肠道疾病（尤其肠炎）者，以及 2 月龄以下儿童、孕妇和哺乳期妇女。

③ 血液透析患者应用本品时在透析结束后使用，每日给药时间应相同。持续性腹膜透析患者应每隔 48h 给予常规剂量。

④ 本品与甲硝唑、万古霉素或去甲万古霉素、氨茶碱、庆大霉素、妥布霉素及奈替米星有配伍禁忌；本品浓度超过 40mg/ml 时，与氨苄西林有配伍禁忌。与氨基糖苷类药物（如庆大霉素、阿米卡星等）联合应用，有协同抗菌作用，但两者合用时可加重肾毒性。其他参阅头孢唑林【用药监护】⑨的 a～e。

⑤ 肌内注射时，将 0.5g 或 1g 本品加入 1.5ml 或 3ml 灭菌注射用水溶解后，经臀肌群或外侧股四头肌做深部肌内徐缓注射，并注意经常更换注射部位，以减轻注射局部疼痛，防止发生硬结。

⑥ 静脉滴注时，将 1～2g 本品溶于 0.9%氯化钠注射液、5%或 10%葡萄糖注射液、1/6mol/L 乳酸钠注射液、葡萄糖氯化钠注射液、乳酸钠林格注射液和 5%葡萄糖注射液混合注射液 50～100ml 中，药物浓度不应超过 40mg/ml，于 30min 滴注完。静脉给药时，尤其大剂量给药时，应注意防止发生注射血管疼痛和血栓性静脉炎，方法参阅氟氯西林【用药

监护】⑥。

⑦ 本品的过敏反应常见皮疹、瘙痒和发热，偶见SJS、Lyell综合征及多形性红斑，罕见过敏性休克。因此，治疗过程中应注意观察，尤其对首次应用者和有药物过敏史者更应注意，防止出现过敏反应。患者如出现一般性过敏症状，及时停药可很快恢复，重者可给予抗过敏和对症治疗；如出现SJS、Lyell综合征及多形性红斑等严重皮损现象，应立即停药处置；如发生过敏性休克，应立即按青霉素过敏性休克救治方法处置。

⑧ 本品可能会引起凝血酶原活性下降，出现PT和PTT延长。因此，对于肝或肾功能损害者、营养不良或延长抗菌治疗者，以及其他存在引起凝血酶原活性下降危险因素者，应定期监测PT及PTT，必要时给予维生素K，防止出现低凝血酶原血症及出血倾向。

⑨ 本品引起的实验室检查异常多为一过性，停药即可恢复，包括血磷升高或减少、血钾升高、血钙降低、ALT或AST升高、HCT减少、EOS增多、ALP、SCr、BUN和总胆红素（TBIL）升高等。也有白细胞减少、粒细胞减少、血小板减少的报道。此外，还可引起肾功能紊乱、毒性肾病、再生障碍性贫血、溶血性贫血、出血倾向和肝功能紊乱（胆汁淤积）等不良反应。因此，用药期间应加强临床观察，定期监测血常规、肝肾功能及血电解质，发现异常及时处置。

⑩ 对于用药过量者，应使用对症和支持疗法，并采用血液透析促进药物的清除，但不宜采用腹膜透析。血液透析开始后，3h内可排出体内68%的药物。

⑪ 其他参阅头孢唑林【用药监护】⑥、⑦、⑱～⑳及头孢唑南【用药监护】③。

■ 第三节 头霉素类抗生素

头孢西丁[典] Cefoxitin

（美福仙，头霉噻吩；Cenomycin，Mefoxin）

【药理分类】 抗生素-头霉素类。

【适应证】 敏感菌所致的上下呼吸道感染、泌尿道感染（包括单纯性淋病）、腹腔感染、盆腔感染、妇科感染、骨和关节感染、皮肤与软组织感染、心内膜炎、败血症及伤寒，特别适用于需氧菌及厌氧菌混合感染，以及对于由产β内酰胺酶而对本品敏感的细菌引起的感染。

【用法用量】 肌内注射、静脉注射或静脉滴注。每次1～2g，每6～8小时1次，或根据致病菌的敏感程度及病情调整剂量。

【用药监护】 ① 对本品或其他头霉素类或头孢菌素类药物过敏者禁用。

② 下列情况慎用：有青霉素过敏史、肾功能损害及有胃肠道疾病（尤其结肠炎）史者。

③ 新生儿至3月龄患儿应用本品的安全性及有效性尚未确定，故不宜应用。对于3月龄及以上患儿，本品大剂量可导致EOS增多与AST升高。

④ 哺乳期妇女应用本品期间需停止哺乳。

⑤ 对6岁以下小儿及对利多卡因或酰胺类局部麻醉药过敏者，本品不宜采用肌内注射。

⑥ 本品可致直接Coombs试验呈阳性。高浓度本品可使SCr及UCr、尿17-羟皮质类固醇（17-OHCS）呈假性升高。使铜还原法尿糖试验呈假阳性。用药时须注意。

⑦ 本品与阿米卡星、氨曲南、红霉素、非格司亭、庆大霉素、氢化可的松、卡那霉素、甲硝唑、奈替米星、去甲肾上腺素等药物有配伍禁忌，必须联用时不能混合在同一容器内使用。其他参阅头孢唑林【用药监护】⑨的a～f。

⑧ 肌内注射时，每1g药物加入灭菌注射用水2ml制成500mg/ml溶液。为减轻疼痛，也可每1g本品用0.5%利多卡因注射液2ml配制。注射时，进针宜深，推注宜慢，每次注射时应注意更换注射部位，以避免注射局部出现疼痛和硬结。

⑨ 静脉注射时，每1g药物溶于灭菌注射用水或0.9%氯化钠注射液10ml中，于4～6min缓慢推注。静脉滴注时，本品1～2g溶于0.9%氯化钠注射液、5%或10%葡萄糖注射液、右旋糖酐注射液、复方氨基酸注射液或1/6M乳酸钠注射液50～100ml中，于30min内滴完。静脉给药时可能引起血栓性静脉炎，故给药时应加强预防，具体方法参阅氟氯西林【用药监护】⑥。

⑩ 本品尚偶可引起间质性肾炎、低血压、BIL一过性升高，用药时须注意观察。

⑪ 本品过量主要采用对症和支持治疗。

血液透析有助于清除血清中药物。

⑫ 本品用药期间及停药后 1 周内，应避免饮酒和使用含乙醇药剂。其他参阅头孢唑林【用药监护】⑥、⑦、⑭～㉑。

头孢美唑 Cefmetazole

（美唑舒，头孢氰唑；Cefmetazon）

【药理分类】 抗生素-头霉素类。

【适应证】 对本品敏感的金黄色葡萄球菌、大肠埃希菌、克雷伯肺炎杆菌、变形杆菌属、拟杆菌属、摩氏摩根菌、消化链球菌属、普罗威登斯菌属等所致的败血症、呼吸道感染、继发感染、尿路感染、腹膜炎、胆道感染、女性生殖道感染、颌炎及颌骨周围蜂窝织炎。

【用法用量】 静脉注射或静脉滴注。轻中度感染，1～2g/d，分 2 次给药。难治性或严重感染，可增至 4g～8/d。

【用药监护】 ① 下列情况禁用：对其他头霉素类或头孢菌素类和青霉素有过敏性休克史者。

② 下列情况慎用：对其他头霉素类或头孢菌素类和青霉素有过敏史、严重肾功能损害、老年人、经口摄食不良或非经口维持营养者及全身状态不佳者，以及本人或父母、兄弟姐妹中有易引起支气管哮喘、皮疹、荨麻疹等症状的过敏体质者。

③ 妊娠或可能妊娠的妇女应用本品时需权衡利弊。

④ 本品可致直接 Coombs 试验呈阳性、磺基水杨酸法尿蛋白检测呈假阳性、班氏或费林尿糖试验假阳性及苦味酸法 SCr 及 UCr 测定值呈假性升高。用药时须注意。

⑤ 本品与氨基糖苷类药物合用有协同抗菌作用，但合用也可增加肾毒性，且有配伍禁忌。其他参阅头孢唑林【用药监护】⑨的a～f。

⑥ 静脉注射时，每次用量应溶于灭菌注射用水、0.9%氯化钠注射液、5%葡萄糖注射液 10～20ml 中缓慢静脉注射，注射时间不宜少于 4～6min。静脉滴注时，每次用量应溶于 0.9%氯化钠注射液、5%或 10%葡萄糖注射液、右旋糖酐注射液、复方氨基酸注射液及 1/6M 乳酸钠注射液 60～100ml 中静脉滴注，于 30min 滴完。药液浓度过高或给药速率过快均可引起静脉疼痛或血栓性静脉炎。药液溶解后应尽快使用，不宜久贮。

⑦ 本品的过敏反应主要为皮疹、瘙痒、荨麻疹、红斑、发热，罕见过敏性休克，并有可能出现 SJS、Lyell 综合征。因此，使用时应采取如下措施：a. 必须准备好休克的急救措施。b. 从给药开始到结束，应使患者保持安静状态，并给予充分观察，尤其在给药刚开始时。患者出现一般性过敏症状时，可给予对症治疗，症状加重时应予停药；如出现休克征兆或 SJS 及 Lyell 综合征早期症状，应立即停药处置。

⑧ 本品每 1g 的钠含量约为 2.1mmol（49mg），大剂量应用本品时注意检测血钠、血钾水平，尤其对于需限钠者。

⑨ 本品用药期间及停药后 1 周内，应避免饮酒和使用含乙醇药剂。其他参阅头孢唑林【用药监护】⑥、⑦、⑯～㉑及头孢克洛【用药监护】⑪、⑫。

头孢拉宗 Cefbuperazone

（克波拉宗，头孢布宗；Cefobutazine，Tomiporan）

【药理分类】 抗生素-头霉素类。

【适应证】 敏感菌所致的肺炎或肺脓肿等下呼吸道感染、膀胱炎或肾盂肾炎等尿路感染、肝胆系统感染、腹膜炎、妇产科感染、败血症、心内膜炎、前庭大腺炎和耳鼻喉科感染等。

【用法用量】 静脉注射或静脉滴注。1～2g/d，重症 4g/d，分 2 次给药。

【用药监护】 ① 对本品及其他头霉素类或头孢菌素类药物过敏者禁用。

② 下列情况慎用：有青霉素或头孢菌素类药物过敏史者、高度过敏体质者、肝或肾功能损害者、高龄体弱者、经口摄食不良或非经口维持营养者及全身状态不佳者，以及早产儿和新生儿。

③ 有青霉素过敏性休克史者不宜应用。

④ 孕妇和哺乳期妇女应用本品时需权衡利弊。

⑤ 本品与其他头霉素类或头孢菌素类、氨基糖苷类药物，以及呋塞米、依他尼酸、布美他尼等强利尿药合用，可增加肾毒性，应避免同时应用。

⑥ 本品常见恶心、呕吐、食欲减退或腹泻等胃肠道反应，症状大多较轻，一般可以耐受，无须停药，症状较重者可给予对症治疗。

⑦ 本品引起的皮疹、红斑、荨麻疹、瘙痒、发热等过敏反应症状较多见，并偶见过敏性休克。用药时应注意观察，尤其对首次用药者和有药物过敏史者更应注意。如出现过敏性休克或严重皮肤过敏现象，应立即停药，紧急处置。

⑧ 本品偶可引起肝肾功能损害，表现为AST、ALT、ALP、LDH及BIL暂时性升高，以及血尿、蛋白尿、结晶尿、少尿或无尿、SCr和BUN升高。少数患者可引起血常规指标改变，出现EOS增多、粒细胞减少、白细胞减少、血小板减少、溶血性贫血。因此，长期用药时应定期监测血常规、尿常规和肝肾功能，并注意观察随访患者血液学异常及肝肾功能损害的症状及体征。如出现明显异常，应及时停药，必要时给予对症治疗。肝或肾功能损害者应用本品时需进行血药浓度监测。

⑨ 本品偶可出现喘鸣、头痛、眩晕及耳鸣等症状，用药中应加注意监察。静脉注射可发生血管灼热感、血管疼痛或血栓性静脉炎，预防措施参阅氟氯西林【用药监护】⑥。

⑩ 本品用药期间及停药后1周内，应避免饮酒和使用含乙醇药剂。其他参阅头孢地嗪【用药监护】⑧，头孢唑林【用药监护】⑥、⑦、⑯～⑳及头孢泊肟酯【用药监护】⑥。

头孢替坦 Cefotetan

（雅马替坦；Yamatetan）

【药理分类】 抗生素-头霉素类。

【适应证】 敏感菌所致的腹腔感染、盆腔感染、皮肤与软组织感染、尿路感染、下呼吸道感染、妇产科感染及中耳炎等。

【用法用量】 肌内注射、静脉注射或静脉滴注。每次1～2g，每12小时1次；重症感染时可增至6g/d。

【用药监护】 ① 下列情况禁用：对本品及其他头霉素类或头孢菌素类药物过敏者，以及乳儿和既往有头孢菌素类药物相关性溶血性贫血史者。

② 下列情况慎用：对青霉素过敏、有胃肠道疾病（尤其结肠炎）史及严重肾功能损害者。

③ 肌内注射用利多卡因注射液稀释时，不宜用于早产儿、新生儿、6岁以下小儿及对利多卡因或酰胺类局麻药过敏者。

④ 孕妇应用本品时需权衡利弊。

⑤ 哺乳期妇女应用本品期间需停止哺乳。

⑥ 本品可致Clinitest（R）法尿糖试验呈假阳性，用葡萄糖酶法不受影响，应用时须注意。

⑦ 本品与下列药物有配伍禁忌：氨基糖苷类、红霉素、四环素、两性霉素B、血管活性药（如间羟胺、去甲肾上腺素）、苯妥英钠、氯丙嗪、异丙嗪、B族维生素、维生素C等。其他参阅头孢唑林【用药监护】⑨的a～e。

⑧ 肌内注射时，本品1～2g应以灭菌注射用水、0.9%氯化钠注射液、0.5%或1.0%利多卡因注射液2～4ml溶解。注射时，应选择大肌群，进针宜深，推注宜缓慢，并注意更换注射部位，以减少注射部位出现硬结和疼痛。

⑨ 静脉注射时，本品1～2g应以灭菌注射用水10～20ml溶解后缓慢推注。1g本品约静脉滴注时，可将上述静脉注射溶液加入5%葡萄糖注射液100～200ml稀释后缓慢静脉滴注，滴注时间不少于30min。静脉给药时，如剂量过大或速率过快可产生灼热感或血管疼痛，严重者可发生血栓性静脉炎，故给药时须注意参阅氟氯西林【用药监护】⑥。

⑩ 本品的过敏反应以皮疹、红斑、荨麻疹、药物热、支气管痉挛、血清病型反应等为多见，迟发性过敏反应也有报道（表现为泛发性瘙痒性斑丘疹及面部血管神经性水肿），偶见过敏性休克（表现为胸闷、冷汗、面色苍白、呼吸困难、血压降低、心动过速，甚至心脏停搏）。因此，用药前最好能做皮试（皮试液浓度为300μg/ml），对青霉素类、头孢菌素类及其他头霉素类药物有过敏史者和高度过敏体质者应用时必须做皮试，阳性反应者禁用。

⑪ 本品罕见的不良反应尚有胆汁淤积、间质性肾炎、皮肤僵硬或感觉减退等，以及多形性红斑、SJS和Lyell综合征、粒细胞缺乏症、再生障碍性贫血等严重不良反应。因此，用药期间应注意观察随访，发现异常及时停药处置。

⑫ 本品用药期间及停药后1周内，应避免饮酒和使用含乙醇药剂。其他参阅头孢唑林【用药监护】⑥、⑦、⑭～⑳。

第四节 氧头孢烯类抗生素

拉氧头孢[典] Latamoxef

（噻吗灵，噻吗氧；Moxalactam，Shiomarin）

【药理分类】 抗生素-氧头孢烯类。

【适应证】 敏感菌所致的中、重度感染：如败血症及感染性心内膜炎及脑膜炎（本品为革兰阴性菌脑膜炎首选药）、呼吸道感染、腹腔内感染、泌尿系统及生殖系统感染、骨和关节感染、外伤及手术伤口等继发性感染等。

【用法用量】 静脉注射或静脉滴注。成人1～2g/d，分2次给药。难治性或重症感染，可增至4g/d，分2～4次给药。

【用药监护】 ① 下列情况禁用：对本品及其他氧头孢烯类、头霉素类或头孢菌素类药物过敏者。

② 对青霉素、头孢菌素类或头霉素类药物有过敏史者原则上禁用，必须使用时应十分谨慎并严密观察。

③ 下列情况慎用：严重肾功能损害者、胆道阻塞者、高龄体弱者、高度过敏性体质者，以及早产儿、新生儿、孕妇和哺乳期妇女。

④ 本品与氨基糖苷类药物合用时，有协同抗菌作用，但合用时可能增加肾毒性。本品与影响血小板聚集药（如阿司匹林、二氟尼柳等）合用，可增加出血倾向。本品与甘露醇、脂肪乳、奈替米星、阿米卡星、地贝卡星、卡那霉素、庆大霉素、氢化可的松、红霉素、钙剂等药物有配伍禁忌。其他参阅头孢唑林【用药监护】⑨的a～e。

⑤ 静脉注射时，本品0.5g或1g应加入灭菌注射用水或5%葡萄糖注射液或0.9%氯化钠注射液4ml以上，充分振摇溶解，缓慢推注。大剂量静脉注射或注射过快易引起静脉疼痛或静脉炎，注射时应加注意（方法参阅氟氯西林【用药监护】⑥）。静脉滴注时，应溶于5%或10%葡萄糖注射液、0.9%氯化钠注射液100ml中，滴注时间至少30min。本品不宜用大量输液稀释。药液宜现配即用，不宜久置。

⑥ 本品的过敏反应多见皮疹、荨麻疹、瘙痒、药物热，罕见过敏性休克。治疗中一旦出现的过敏反应，必须立即停用本品，一般过敏反应可做对症处置，过敏性休克的救治方法则应参阅青霉素【用药监护】⑧。

⑦ 本品每1g的钠含量约为3.5mmol（81.5mg），用药期间应注意检测血钠、血钾水平，尤其对于需限钠者，防止出现高钠血症和低钾血症。

⑧ 本品用药期间及停药后1周内，应避免饮酒和使用含乙醇药剂。其他参阅头孢唑林【用药监护】⑥、⑦、⑭、⑯～㉑。

氟氧头孢 Flomoxef

（氟吗宁，氧氟头孢；Flomoxefun，Flumarin）

【药理分类】【适应证】【用法用量】 同拉氧头孢。

【用药监护】 ① 下列情况慎用：严重肾功能损害（本品血中浓度维持时间延长，如用药须减少剂量或延长给药间隔）、经口摄食不良或非经口维持营养者及全身恶病质状态者、高龄者和哺乳期妇女，以及本人或父母、兄弟姐妹中有易引起支气管哮喘、皮疹、荨麻疹等症状的过敏性体质者。

② 孕妇、早产儿、新生儿应用本品的安全性尚未确定，一般不宜应用。

③ 应用本品时，为防止出现耐药菌，原则上应确认本品敏感性后再用药，疗程应控制在治疗疾病所需的最短时间。

④ 本品可用0.9%氯化钠注射液或5%葡萄糖注射液作溶剂。静脉注射时，本品0.5g或1g用10ml液体溶解，徐缓注入。静脉滴注时，则用100ml液体溶解，滴注时间为30～60min。静脉给药时注意防止注射局部疼痛、红肿和血栓性静脉炎，方法参阅氟氯西林【用药监护】⑥。配制后的药液应尽快使用，不得已时在室温下保存不宜超过6h，冷藏保存不宜超过24h。

⑤ 本品罕见SJS、Lyell综合征、ILD及PIE综合征等严重皮肤反应，故用药期间应注意观察。这些病症的早期症状一旦出现，应立即停药处置（症状和方法参阅阿莫西林-克拉维酸钾【用药监护】⑩及头孢克洛【用药监护】⑪、⑫）。

⑥ 本品的不良反应尚有：偶见头重、全身倦怠感、尿道不适感，一般不影响继续治

疗。罕见 SAMY 和尿淀粉酶（UAMY）上升，治疗中应注意监测，防止出现胰腺炎。其他参阅头孢唑林【用药监护】⑭～㉑。

⑦ 本品每 1g 的钠含量约为 2.9mmol（60mg），大剂量应用本品时注意检测血钠、血钾水平，尤其对于需限钠者。

⑧ 本品过量可能导致肾功能损害，可通过血液透析或腹膜透析清除。

⑨ 本品用药期间及停药后 1 周内，应避免饮酒和使用含乙醇药剂。其他参阅头孢唑林【用药监护】⑥、⑦、⑨（a～e），头孢拉宗【用药监护】⑤，拉氧头孢【用药监护】①、②、⑤及头孢唑南【用药监护】③。

■ 第五节 单环 β 内酰胺类及碳青霉烯类抗生素

氨曲南[典] Aztreonam

（单酰胺菌素，君刻单；Azactam，Primbactam）

【药理分类】 抗生素-单环 β 内酰胺类。

【适应证】 ①主要用于敏感需氧革兰阴性菌所致的各种感染，如尿路感染、下呼吸道感染、败血症、腹腔感染、妇科感染、皮肤与软组织感染、骨和关节感染、淋病及脑膜炎；②亦用于医院内感染中的上述类型感染（如免疫缺陷患者的医院内感染）。

【用法用量】 静脉滴注、静脉注射或肌内注射。尿路感染，每次 0.5g 或 1g，每 8 小时或 12 小时 1 次；中、重度感染，每次 1g 或 2g，每 8 小时或 12 小时 1 次；危及生命或铜绿假单细胞菌严重感染，每次 2g，每 6 小时或 8 小时 1 次。单剂量＞1g 时或患败血症、其他全身严重感染或危及生命的感染，应静脉给药，最大剂量 8g/d。

【用药监护】 ① 对本品或其他单酰胺菌素类药物有过敏史者禁用。

② 下列情况慎用：对青霉素类或头孢菌素类药物过敏者，以及过敏体质者和婴幼儿。

③ 孕妇及有妊娠可能性的妇女仅在必要时方可应用。

④ 哺乳期妇女应用本品期间需停止哺乳。

⑤ 本品与奈夫西林、头孢拉定、甲硝唑等注射液有配伍禁忌，应避免与其他药物混合在同一注射容器内给药。与头孢西丁合用，可产生拮抗作用。与呋塞米等强利尿药合用，可增加肾毒性。

⑥ 老年人和肾功能损害者应用本品时，应注意监测肾功能，并根据肾功能情况酌情减量。CL_{Cr} 为 30～10ml/min 者，首次用量 1g 或 2g，以后用量减半；对 CL_{Cr}＜10ml/min 者，如依靠血液透析的严重肾衰竭者，首次用量 0.5g、1g 或 2g，维持剂量为首次用量的 1/4，间隔时间为 6h、8h 或 12h；对严重或危及生命的感染者，每次血液透析后，应在原有的维持剂量上增加首次用量的 1/8。

⑦ 肌内注射时，每 1g 本品至少用灭菌注射用水或 0.9%氯化钠注射液 3ml 溶解。注射时，进针宜深，推注宜缓慢，并注意更换注射部位，防止产生局部不适或肿块等。本品一次用量超过 1g 时必须采用静脉给药。

⑧ 静脉注射时，每瓶药物用灭菌注射用水 6～10ml 溶解，于 3～5min 缓慢注入静脉。静脉滴注时，每 1g 本品先加入至少 3ml 灭菌注射用水溶解，再加入至少 100ml 适当输液（0.9%氯化钠注射液、5%或 10%葡萄糖注射液、葡萄糖氯化钠注射液、复方氯化钠注射液、1/6M 乳酸钠注射液或乳酸钠林格注射液）稀释，滴注药物浓度最高不可超过 2%，滴注时间 30～60min。静脉给药时，如浓度过大或速率太快可致注射部位疼痛或肿胀，严重者可致血栓性静脉炎，操作时应加注意，方法参阅氟氯西林【用药监护】⑥。

⑨本品溶解后应尽快使用，不宜久贮，室温下保存不宜超过 24h。

⑩ 应用本品可出现腹痛、腹泻、恶心、呕吐、味觉改变现象，一般症状较轻，大多可以耐受，或经对症处置后不影响治疗。如出现假膜性结肠炎（多由难辨梭菌引起）或胃肠出血，应立即停药处置。

⑪ 本品的过敏反应以皮疹（痒或不痒，带或不带红斑）、荨麻疹（多带有疱疹和血疹）、药物热为多见，偶可引起剥脱性皮炎和过敏性休克。因此，用药过程中应加强观察，尤其对首次应用者和有药物过敏史者更应注意，防止出现过敏反应。如出现药疹、药物热、急性喉头水肿现象，停药 1～2d 后大多可自行恢复，必要时给予对症治疗。出现剥脱性皮炎和过敏性休克症状时，应立即停药处置，处置方法分别参阅氨苄西林-舒巴坦钠【用药

监护】⑥及青霉素【用药监护】⑧。

⑫ 本品偶可引起白细胞降低、血小板减少和暂时性 EOS 增多，并有引起 PT 和（或）PTT 延长及急性再生障碍性贫血的报道。少数患者用药后可引起肝胆系统损害（AST、ALT、ALP、LDH、BIL 升高）。大剂量应用本品时可能引起肾功能损害（SCr 暂时性升高）。因此，用药期间（尤其在长疗程或大剂量应用时）应定期监测血常规、凝血及肝肾功能，并注意观察肝肾功能损害或血常规异常、凝血功能障碍的症状和体征。此外，应用本品尚可能引起中枢神经系统反应、肌痛、耳毒性、黏膜念珠菌感染、低血压及一过性 ECG 变化等，治疗中应注意监察，出现异常及时处置。

⑬ 本品可致 Coombs 试验呈阳性，应用时须注意。

亚胺培南-西司他丁钠 Imipenem-Cilastatin Sodium

（泰能，伊米配能-西司他丁钠；Primaxin，Tienam）

【药理分类】 抗生素-碳青霉烯类。

【适应证】 ①多种病原体所致和需氧/厌氧菌引起的混合感染及在病原菌未确定前的早期治疗；②敏感菌所引起的下列严重感染：腹腔感染、下呼吸道感染、妇科感染、败血症、泌尿生殖道感染、骨和关节感染、皮肤与软组织感染、心内膜炎等；③预防已经污染或具有潜在污染性外科手术患者的术后感染；④不适用于脑膜炎的治疗。

【用法用量】 静脉滴注。①轻度感染，每次 0.25g，每 6 小时 1 次。②中度感染，每次 0.5～1g，每 12 小时 1 次。③严重感染，每次 0.5g，每 6 小时 1 次。④不太敏感菌引起的严重和（或）危及生命的感染，每次 1g，每 6～8 小时 1 次（注：本品的推荐剂量是以亚胺培南的使用量表示，也表示同等剂量的西司他丁钠）。

【用药监护】 ① 对本品任一成分过敏者禁用。

② 下列情况慎用：对 β 内酰胺类药物过敏及有胃肠道疾病（尤其溃疡性结肠炎、CD 或 AAC）史患者。

③ 3 个月以内婴儿或肾功能损害（SCr＞2mg/dl）的儿科患者，尚无足够的临床资料作为推荐依据。

④ 孕妇应用本品时需权衡利弊。

⑤ 哺乳期妇女应用本品期间需停止哺乳。

⑥ 老年人应用本品时按肾功能适当减少用药剂量或延长给药间隔。肾功能损害者应用本品时先接受首次负荷剂量，然后按体重、肾功能及感染严重程度、细菌敏感性等情况减少用药剂量或延长给药间隔。a. 体重≥70kg 时：ⓐCL_{Cr} 为 41～70ml/min 者，每次 0.25g，每 6～8 小时 1 次，总量 1～1.5g/d；或每次 0.5g，每 6～8 小时 1 次，总量 2～3g/d；或每次 0.75g，每 8 小时 1 次，总量 4g/d。ⓑ21～40ml/min 者，每次 0.25g，每 6～12 小时 1 次，总量 2g/d、1.5g/d、1g/d；或每次 0.5g，每 6～8 小时 1 次，总量 3～4g/d。ⓒ6～20ml/min 者，每次 0.25g，每 12 小时 1 次，总量 1～2g/d。ⓓ≤5ml/min 者，除非在 48h 内进行血液透析，否则不能使用本品。ⓔ血液透析患者亦仅在使用本品益处大于诱发癫痫发作的危险性时才可考虑。b. 体重＜70kg 时：用药剂量须进一步按比例降低。对体重很轻和（或）中度至严重肾功能损害的患者来说，减低本品剂量尤为重要。当患者的 CL_{Cr} 为 6～20ml/min 时，每次 0.5g 剂量引起癫痫的危险性可能增加。

⑦ 本品与青霉素类和头孢菌素类及其他 β 内酰胺类药物可能有交叉过敏反应，使用本品前应详细询问患者有无 β 内酰胺类药物过敏史。在使用本品时，如出现过敏反应，必须立即停药处置。

⑧ 接受丙戊酸或双丙戊酸钠的患者合并应用碳青霉烯类药物（包括本品），可导致丙戊酸浓度降低，致使癫痫发作的危险性增加。增加丙戊酸或双丙戊酸钠的剂量并不足以克服该类相互作用。因此，一般不推荐两者同时给药。当癫痫发作经丙戊酸或双丙戊酸钠良好控制后，如需要进行感染治疗，应考虑应用非碳青霉烯类药物。如必须应用本品，则应考虑补充抗惊厥治疗，否则易致癫痫复发。

⑨ 本品与更昔洛韦合用，可能引起癫痫发作。与环孢素合用，可增加神经毒性作用。与茶碱合用，可增加茶碱的中枢神经毒性作用，出现恶心、呕吐、心悸、癫痫发作等毒性反应。与氨基糖苷类药物合用，对铜绿假单胞菌有协同抗菌作用。丙磺舒可增加本品 AUC，并使本品的 $t_{1/2}$ 延长。本品不能与其他抗生素混合或直接加入其他抗生素中使用。

⑩ 本品0.5g，可加入0.9%氯化钠注射液、5%或10%葡萄糖注射液、复方氯化钠注射液100ml溶解稀释成5mg/ml溶液，不宜用灭菌注射用水溶解，也不能与含乳酸钠的输液配伍。药液应现配即用，不宜久贮。

⑪ 静脉滴注时，不可太快，每次剂量≤0.5g时的滴注时间应不少于20～30min，剂量>0.5g时的滴注时间应不少于40～60min。如滴注过快，可出现头晕、出汗、全身乏力、恶心、呕吐等反应［粒细胞减少患者应用时更易引起恶心和（或）呕吐症状］，此时应减慢滴注速率，如症状未见好转并有加重时，应给予对症治疗，必要时暂停给药。对粒细胞减少患者，也可在给予本品的同时应用适量止吐药，以减轻或避免上述反应。滴注本品时，注射局部可出现红斑、硬结和局部疼痛，甚至出现血栓性静脉炎，故给药时应加注意（具体方法参阅氟氯西林【用药监护】⑥）。

⑫ 本品的过敏反应主要表现为皮疹、瘙痒、荨麻疹和药物热，偶见血管神经性水肿、多形性红斑及SJS，罕见Lyell综合征及表皮脱落性皮炎等严重皮肤反应。因此，用药过程中应加强观察，尤其对首次应用者和有药物过敏史者应更加注意，防止出现过敏反应。如出现皮疹、荨麻疹、药物热、血管神经性水肿现象，及时停药后大多可自行恢复，严重者应做对症处置。如出现多形性红斑、SJS、Lyell综合征及表皮脱落性皮炎等严重皮肤反应，则应立即停药，及时对症治疗。

⑬ 本品可引起AAE反应，主要发生于本品每日用量2g以上患者、既往有脑损伤者和有抽搐或癫痫病史者，尤其肾功能损害未减量应用者和轻体重者超推荐量应用时。因此，本品治疗时必须严格按推荐剂量应用，肾功能损害者、既往有脑损伤者和有抽搐或癫痫病史者应减量并给予严密观察。当出现病灶性震颤、肌阵挛或癫痫发作等症状时，应及时做神经病学检查评价，并可给予抗惊厥药苯妥英或地西泮治疗。如中枢神经系统症状持续存在，应减少本品的剂量或停用本品，必要时做对症治疗。对症状严重者，必须给予积极治疗，方法参阅头孢唑林【用药监护】㉑。对于已有癫痫发作的患者，在接受本品治疗的同时，必须继续进行抗惊厥治疗。

⑭ 应用本品时，偶见EOS增多症、白细胞减少、中性粒细胞减少，粒细胞缺乏症、血小板减少症、血小板增多症、HGB降低及PT延长等也有报道。部分患者可出现AST、ALT、BIL和（或）ALP升高，罕见肝衰竭、肝炎，极罕见急性重型肝炎。少数患者可引起BUN、SCr升高，并可能引起少尿/无尿、多尿及急性肾衰竭症状。因此，用药期间应定期检查血常规、尿常规及肝肾功能，并注意观察随访有无血液系统毒性反应及肝肾功能损害的症状和体征。如发现异常现象，应根据情况及时减量或停药，必要时立即采取治疗措施。本品尚可致Coombs试验呈阳性，应用时须注意。

⑮ 有报道，少数患者用药后可引起听力部分或全部丧失。因此，用药期间应注意监测听功能，尤其对儿童、老年人、肾功能损害者和大剂量应用者更须注意。治疗中，患者如出现耳鸣、耳内饱满感或听力减退现象，应及时停药。

⑯ 本品偶可引起牙齿和（或）舌色斑，无大碍，在停止治疗后可逐渐消退。此外，本品常可引起非血尿性红色尿，以儿童为多见，此为本品的代谢物着色所致，无害，但应事先告知患者，以免引起疑虑。

⑰ 本品500mg的钠含量为37.5mg（1.6mEq），大剂量应用时注意监测血钠、血钾水平，尤其对需限钠者。

⑱ 其他参阅头孢唑林【用药监护】⑱、⑲。

帕尼培南-倍他米隆
Panipenem-Betamipron

（克倍宁，帕尼培南-倍他扑隆；Carbenin）

【药理分类】 抗生素-碳青霉烯类复方制剂。

【适应证】 敏感革兰阴性菌、革兰阳性菌及多数厌氧菌所致的以下严重感染：①败血症、感染性心内膜炎，以及深部皮肤感染症和淋巴管（结）炎；②咽喉或扁桃体脓肿、支气管扩张症（感染时）、慢性呼吸道疾患继发感染、肺炎、肺化脓症、脓胸等呼吸道感染；③复杂性尿路感染、肾盂肾炎、肾周脓肿等泌尿道感染；④子宫附件炎、子宫内感染、子宫旁结缔组织炎、前列腺炎、前庭大腺炎、附睾炎；⑤肝脓疡及胆道感染；⑥腹膜炎、盆腔感染、道格拉斯脓肿；⑦肛周脓肿、外伤和烧伤及手术创伤等的表面性二次感染、骨关节感染；⑧眼窝感染、全眼球炎、中耳炎、副鼻窦炎、化脓性唾液腺炎；⑨颌炎、颚周蜂窝织炎；⑩细菌性脑膜炎。

【用法用量】 静脉滴注。1g/d，分2次给药；根据患者的年龄和病症可适当增减给药量，对重症或顽固性感染可增至100mg/(kg·d)，分3～4次给药，但给药量上限不得超过2g/d。剂量按帕尼培南计。

【用药监护】 ① 对本品有过敏性休克史者及正在使用丙戊酸钠者禁用。

② 下列情况慎用：a. 对青霉素类、头孢菌素类及其他碳青霉烯类药物有过敏史者。b. 本人或父母、兄弟姐妹中，具有易引起支气管哮喘、皮疹、荨麻疹等症状的过敏性体质者。c. 严重的肝或肾功能损害者。d. 经口摄食不良或非经口维持营养者及全身状态不佳者。

③ 早产儿、新生儿和孕妇不宜应用。

④ 哺乳期妇女尽量避免使用，必须应用时需停止哺乳。

⑤ 老年人应用本品时血药浓度有增高趋势，并可能发生因维生素K缺乏而致的出血倾向，必须用药时应监测本品的血药浓度，并注意观察有无出血倾向发生。

⑥ 由于没有确切的方法预知本品引起的过敏性休克、过敏样反应，故用药时应采取如下措施：a. 使用前详细询问药物过敏史，尤其必须确认对抗生素无过敏史。b. 首次给药前进行皮试对预防过敏性休克及过敏样反应是有益的。c. 必须准备好发生过敏性休克时的急救药物和器材。d. 每次给药时，从开始给药至结束后30min，患者应处于安静状态，并进行仔细观察，特别是开始给药后更应注意。e. 如发生过敏性休克，应就地急救，保持气道畅通，给予吸氧及肾上腺素、糖皮质激素等治疗措施。

⑦ 本品对检验值的影响：a. 可能使尿糖试验及直接Coombs试验呈假阳性，应用时须注意。b. 进行URO测定时，本品在采尿后久置可着色，从而影响URO测定，在采尿3h内进行测定可避免此影响。

⑧ 本品与丙戊酸钠合用，可使丙戊酸钠血药浓度下降，可能引起癫痫发作，两者禁止同时应用。

⑨ 静脉滴注时，本品0.5g用0.9%氯化钠注射液或5%葡萄糖注射液至少100ml溶解，滴注时间在30min以上。剂量为1g时至少用200ml液体溶解，滴注时间在1h以上。本品注射局部可出现疼痛、硬结、红肿或发炎，严重者可致血栓性静脉炎，给药时应加注意（具体方法参阅氟氯西林【用药监护】⑥）。本品溶解后应立即使用，室温下至多保存6h。

⑩ 用药前，应告知患者：应用本品后尿液可能呈茶色，此为正常现象，不必疑虑。

⑪ 本品的不良反应：a. 有0.1%～低于5%的患者出现ALT、AST、ALP、LAP、GGT、LDH、BUN和SCr上升，以及EOS增多、白细胞减少、血小板增多或减少、贫血、腹泻、胀气、发热和皮疹等。b. 有低于0.1%的患者出现呕吐、食欲减退、头痛、痉挛、浮肿、CL_{Cr}下降、急性肾衰竭、肝功能障碍、伴有便血的假膜性肠炎等严重肠炎、嗜碱粒细胞（BASO）增多、粒细胞减少、URO上升、黄疸、口腔炎及念珠菌病等。c. 有低于0.01%的患者出现休克、意识障碍、粒细胞缺乏症、全血细胞减少症、溶血性贫血、ILD（症状与处置见头孢克洛【用药监护】⑪）。d. 有发生率不详的患者出现SJS、Lyell综合征、维生素K缺乏症状（低凝血酶原血症、凝血障碍、出血倾向或出血等）、B族维生素缺乏症状（舌炎、口内炎、食欲减退、神经炎等）。用药期间应定期检查血常规、肝肾功能及尿常规，并加强临床观察，尤其对过敏体质者、老年人、肝或肾功能损害者及应用大剂量者更要引起注意。患者如出现异常现象，应根据情况及时减量或停药，必要时立即采取治疗或急救措施。处置方法：过敏性休克、维生素K及B族维生素缺乏症状、假膜性结肠炎及念珠菌病等，分别参阅青霉素【用药监护】⑧、㉒、㉓；SJS、Lyell综合征分别参阅阿莫西林-克拉维酸钾【用药监护】⑩。

⑫ 在使用其他的碳青霉烯类药物时，有引起PIE综合征和血栓性静脉炎的病例报道，在本品治疗中应注意监测。

⑬ 其他参阅亚胺培南-西司他丁钠【用药监护】⑬。

美罗培南[典] Meropenem

（倍能，美平；Mepem，Painon）

【药理分类】 抗生素-碳青霉烯类。

【适应证】 ①由单一或多种敏感细菌引起的成人及儿童的下列感染：腹腔感染、下呼吸道感染、妇科感染、尿路感染、骨和关节感染、皮肤与软组织感染、脑膜炎、败血症、眼及耳鼻喉感染；②单用或与其他抗微生物药物联合应用治疗多重感染；③对耐甲氧西林葡萄球菌（MRS）引起的感染无效。

【用法用量】 静脉给药。根据感染类型、严重程度及患者的具体情况而定。①肺炎、尿路感染、妇科感染及皮肤与软组织感染：每次0.5g，每8小时1次。②HAP、腹膜炎、中性粒细胞减少患者的合并感染及败血症：每次1g，每8小时1次。③脑膜炎：每次2g，每8小时1次。

【用药监护】 ① 下列情况禁用：对本品或其他碳青霉烯类药物有过敏史者及正在使用丙戊酸钠者。

② 下列情况慎用：对青霉素、头孢菌素类及其他β内酰胺类药物过敏、严重肝肾功能障碍、有癫痫史或中枢神经系统功能障碍、老年人、经口摄食不良或非经口维持营养者及全身状态不佳者，以及本人或父母、兄弟姐妹中有易引起支气管哮喘、皮疹、荨麻疹等症状的过敏性体质者。

③ 孕妇应用本品时需权衡利弊。

④ 哺乳期妇女应用本品期间需停止哺乳。

⑤ 3个月以下婴儿不推荐应用。

⑥ 本品治疗铜绿假单胞菌等假单胞菌感染时，应常规进行药物敏感试验。

⑦ 本品与其他碳青霉烯类和β内酰胺类药物有部分交叉过敏反应。因此，在使用本品前应详细询问患者有无上述抗生素类药物过敏史，防止出现过敏反应。

⑧ 老年人应用本品时按肾功能适当减少用药剂量或延长给药间隔。肾功能损害者应用本品时先接受首次负荷剂量，然后按肾功能损害程度减少用药剂量或延长给药间隔。本品可通过血液透析清除，血液透析患者在每次透析后应再补充1次常用量（0.5g）。

⑨ 本品可促进丙戊酸的代谢，使后者血药浓度降低，从而导致癫痫发作。与丙磺舒合用，可竞争性激活肾小管分泌，抑制肾脏排泄，导致本品 $t_{1/2}$ 延长，血药浓度升高，因此两者不宜合用。与伤寒活疫苗同用，可能会干扰伤寒活疫苗的免疫反应。本品不得与戊酸甘油酯等同时应用，并且不能与其他药物混合在同一容器内使用。本品与齐多夫定、昂丹司琼、多种维生素、多西环素、地西泮、葡萄糖酸钙和阿昔洛韦等药物有配伍禁忌。

⑩ 静脉给药时，本品0.25g～0.5g应以100ml液体溶解，滴注时间＞15～30min。可与本品配伍的液体有0.9%氯化钠注射液、5%或10%葡萄糖注射液、葡萄糖氯化钠注射液、5%葡萄糖加0.15%氯化钾注射液、5%葡萄糖加0.02%碳酸氢钠注射液。静脉注射时，应使用灭菌注射用水配制（每5ml含本品0.25g），浓度约为50mg/ml，推注时间≥5min。本品注射局部可出现疼痛、硬结、红肿或发炎，严重者可致血栓性静脉炎，给药时应加注意（具体方法参阅氟氯西林【用药监护】⑥）。

⑪ 本品输液应于临用前配制，用前应振摇均匀，并一次用完。如因特殊情况需放置，用0.9%氯化钠注射液溶解的输液在室温下应于6h内使用，5℃保存时应于24h内使用。本品溶液不可冷冻。

⑫ 使用本品时须注意：a. 使用前未能确定细菌敏感性时，应在给药开始后3d内确定其对本品是否敏感。如细菌对本品不敏感，应立即改用其他药物。b. 在不得已的情况下，未确定病原菌即开始使用本品时，如用药数日病情未见好转，应及时改用其他药物。c. 连续给药7d以上时，应明确长期给药的理由，不得随意连续给药。d. 在连续给药7d以上的治疗期间，应随时观察症状好转情况，以便及时减少用药剂量和尽量缩短治疗时间，把疗程控制在治疗疾病所需的最短时间内，以免出现耐药菌；同时，应加强临床监护，防止发生严重不良反应。

⑬ 本品治疗中，患者常见腹泻、软便、恶心及呕吐症状，也可见腹痛、食欲减退、口内炎，大多可以耐受，一般不影响治疗，症状严重者可给予对症治疗。偶可出现口腔黏膜炎、念珠菌感染或伴有血便的重症AAC，如假膜性结肠炎（0.1%）。对使用本品后引起腹泻或腹痛加剧者，应确诊其是否为难辨梭菌性假膜性结肠炎，同时也应认真考虑其他因素。对出现念珠菌感染或确诊为假膜性结肠炎者，可参阅青霉素【用药监护】㉓所述方法处置。

⑭ 本品的过敏反应主要表现为皮疹、荨麻疹、发热感、瘙痒、红斑、发热、发红等过敏症状（多在给药后第3～5日出现），严重者可致过敏性休克，并有引起Lyell综合征、SJS等严重皮肤反应的报道。因此，用药期间应加强观察，尤其对首次应用本品者和有药物过敏史者应特别注意。出现一般性过敏反应时，应根据症状情况及时采取减量、停药及抗过敏等治疗措施。出现过敏性休克或Lyell综合征及SJS时，应立即停

药处置（症状与处置：前者参阅青霉素【用药监护】⑧，后两者参阅阿莫西林-克拉维酸钾【用药监护】⑩）。

⑮ 本品可引起维生素 K 缺乏症状（低凝血酶原血症、凝血障碍、出血倾向或出血等）和 B 族维生素缺乏症状（舌炎、口内炎、食欲减退、神经炎等）。偶可引起 AAE 反应，主要发生于大剂量或长疗程时，既往有脑损伤者和有抽搐或癫痫病史者、肾功能损害未减量应用者和轻体重者超推荐量应用时更易发生。罕见 ILD。因此，在使用本品时应特别引起注意（具体参阅头孢唑林【用药监护】⑱、㉑及头孢克洛【用药监护】⑪）。

⑯ 本品尚可能引起以下不良反应：a. 血液系统：全血细胞减少、粒细胞减少或无粒细胞症、溶血性贫血、红细胞和白细胞减少、HGB 和 HCT 降低、血小板减少或增多、EOS 增多、淋巴细胞增多。b. 肝脏：AST、ALT、LDH、ALP、LAP、GGT、BIL 升高，以及黄疸、胆汁淤积性黄疸或肝功能障碍。c. 肾脏：BUN、SCr、URO、尿 $β_2$MG、胆碱酯酶（ChE）降低及排尿困难，严重者可出现急性肾衰竭等严重肾功能障碍。因此，用药期间（尤其连续给药 1 周以上时），应定期进行相关实验室检查，并注意观察随访有无血液系统毒性或肝肾功能损害的症状和体征。如发现异常现象，应根据情况及时减量或停药，必要时立即采取治疗措施。

⑰ 在使用其他的碳青霉烯类药物时，有可能出现 PIE 综合征和血栓性静脉炎，在本品治疗中应注意监测。

⑱ 本品过量的处置：及时给予对症支持疗法，必要时可通过血液透析清除本品及其代谢物，尤其对肾功能损害者。

比阿培南　Biapenem

（百阿培南，必安培南；Omegacin）

【药理分类】 抗生素-碳青霉烯类。

【适应证】 敏感菌所致的败血症、肺炎、肺脓肿、慢性呼吸道感染引起的二次感染、难治性膀胱炎、肾盂肾炎、腹膜炎及妇科附件炎等。

【用法用量】 静脉滴注。0.6g/d，分 2 次给药。可根据患者年龄、症状适当增减剂量，但最大剂量不能超过 1.2g/d。每 0.3g 用 0.9%氯化钠注射液、5%或 10%葡萄糖注射液 100ml 溶解，输注时间为 30～60min。

【用药监护】 ① 对本品过敏者和正在服用丙戊酸钠者禁用。

② 下列情况慎用：对青霉素、头孢菌素类及其他碳青霉烯类药物过敏、严重肾功能损害、有循环障碍者（存在引起循环血量增多，增加心脏负担，使症状加重的隐患）和有癫痫史或中枢神经系统疾病者（易引起痉挛，意识障碍等中枢神经障碍），以及本人或父母、兄弟姐妹中有易引起支气管哮喘、皮疹、荨麻疹等症状的过敏性体质者。

③ 儿童和孕妇应用本品的安全性尚未确定。

④ 哺乳期妇女不推荐应用，必须应用时须停止哺乳。

⑤ 老年人由于生理功能下降，易出现由维生素 K 缺乏引起的出血倾向等不良反应，故需在密切观察下慎重给药，并注意调整用药剂量及给药间隔。

⑥ 进食困难或正接受非口服营养剂及全身状况恶化者应用本品，可能会出现维生素 K 缺乏症状（低凝血酶原血症、凝血障碍、出血倾向或出血等），应注意观察。

⑦ 本品对以下检测结果有影响，在临床治疗评估时应予考虑：a. 除尿隐血反应外，采用班氏试剂、斐林试剂及试纸法检测尿糖可能出现假阳性结果。b. 直接 Coombs 试验可能呈阳性结果。

⑧ 用药前，应详细询问患者有无青霉素、头孢菌素类及碳青霉烯类药物过敏史及其他过敏性疾病史，有者用药须谨慎。

⑨ 本品与丙戊酸合用时，可导致丙戊酸血药浓度降低，有可能使癫痫复发，因此本品不宜与丙戊酸类制剂合用。

⑩ 本品偶见的严重不良反应有：过敏性休克（＜0.1%）、过敏症状、ILD（0.1%～5%）、二重感染（如念珠菌病和伴有腹泻及血便的假膜性结肠炎等严重肠炎，发生率不详）、肝功能障碍和黄疸（0.1%～5%）、急性肾衰竭等严重肾功能障碍（＜0.1%）、肌痉挛及意识障碍（发生率不详）等神经精神症状，以及粒细胞缺乏症、全血细胞减少症、白细胞减少、血小板减少等。因此，用药期间应定期检查血常规、C 反应蛋白（CRP）及降钙素原（PCT）、肝或肾功能及尿常规，并加强临床观察，尤其对过敏体质者、老年人、肝功能损害

或肾功能损害者、有癫痫史或其他中枢神经系统疾病者及大剂量应用者更要引起注意。患者如出现异常，应及时停药，必要时立即采取治疗或急救措施。过敏性休克、神经精神症状及二重感染等处置方法参阅青霉素【用药监护】之⑧、㉑和㉓；ILD则参阅头孢克洛【用药监护】⑪。

⑪ 本品尚可见下述不良反应：a. 皮疹、皮肤瘙痒、荨麻疹。b. EOS及BASO增多、嗜中性粒细胞增多、淋巴细胞增多、单核细胞增多、血小板增多、红细胞减少、HGB和HCT降低、PT延长。c. AST、ALT、LDH、ALP、LAP、GGT上升。d. BUN及SCr升高、尿β_2MG及氨基葡萄糖苷酶（NAG）上升、蛋白尿。e. SAMY升高、腹泻、腹痛、恶心、呕吐、食欲减退。f. 喘息发作、麻木、维生素K缺乏症状（低凝血酶血症、出血倾向等）和B族维生素缺乏症状（舌炎、口内炎、食欲减退、神经炎等）、高钙血症、发热、头痛、胸痛、浮肿等。用药期间，应注意临床观察，定期监测相关实验值，并根据患者的症状和体征及相关实验室检查结果采取相应的措施。

⑫ 由于同类药物偶可引起SJS、Lyell综合征、血栓性静脉炎、溶血性贫血、暴发性肝衰竭、PIE综合征等严重不良反应，因此使用本品时必须注意观察，如出现异常，应立即中止给药，并采取相应的处置措施。

厄他培南 Ertapenem

（怡万之；Invanz）

【药理分类】 抗生素-碳青霉烯类。

【适应证】 敏感菌所致以下中至重度感染：继发性腹腔感染、复杂性皮肤及附属器感染、CAP、复杂性尿路感染、急性盆腔感染、菌血症等。

【用法用量】 静脉滴注或肌内注射。13岁及以上患者，每次1g，1次/d。3个月至12岁患者，每次15mg/kg，2次/d，不超过1g/d。

【用药监护】 ① 对本品或其他碳青霉烯类药物过敏者禁用。

② 下列情况慎用：对青霉素、头孢菌素类及其他β内酰胺类药物过敏、过敏体质、肾功能损害、脑部病变或有癫痫史者、哺乳期妇女。

③ 孕妇应用本品时需权衡利弊。

④ 3个月以下小儿不宜应用。3个月～12岁患者应用本品时需密切监测不良反应。

⑤ 对严重肾功能损害（$CL_{Cr}\leqslant30$ml/min）及终末期肾功能损害（$CL_{Cr}<10$ml/min）患者，本品剂量需调整为500mg/d。对接受血液透析的患者，如在血液透析前6h内按推荐剂量500mg/d给予本品，则应在血液透析结束后补充输注本品150mg。如给予本品至少6h后才开始接受血液透析，则无须补充输注。

⑥ 开始本品治疗前，必须仔细询问患者对青霉素类、头孢菌素类、其他β内酰胺类药物及其他过敏原的过敏情况。如发生对本品的过敏反应，必须立即停药，严重者应予紧急救治。

⑦ 本品经肠外给药治疗的患者中有≥1.0%出现以下实验室检查结果异常（CLSA标准）：a. 常见ALT、AST、ALP及血小板计数（BPC）增高。b. 可见DBIL、血清间接胆红素（IBIL，又称非结合胆红素）、TBIL、BUN、SCr、PTT、血糖、EOS、单核细胞、尿中细菌、尿中上皮细胞和尿中红细胞升高；多形核中性粒细胞（PMN）、HCT、HGB、WBC及BPC下降。c. 儿科患者则常见中性粒细胞计数（NC）下降；可见ALT和AST升高、WBC降低、EOS增高。因此，用药期间应定期监测。

⑧ 静脉滴注时，必须在临用前才溶解并稀释本品。给药时不得将本品与其他药物混合或与其他药物一同输注，不得使用含有葡萄糖（α-D-葡萄糖）的稀释液。静脉输注液的配制：先将本品1g以灭菌注射用水或0.9%氯化钠注射液10ml溶解，然后再用0.9%氯化钠注射液50ml稀释，输注时间应在30min以上。药物溶解后应在6h内用完。本品静脉滴注常引起注射部位疼痛、水肿/肿胀，并常发生静脉炎或血栓性静脉炎，因此给药时须注意预防，方法参阅氟氯西林【用药监护】⑥。

⑨ 肌内注射时，在注射前用1%或2.0%利多卡因注射液（不含肾上腺素）3.2ml溶解本品，然后立即抽取相当于15mg/kg体重的容量（不超过1g/d），并选择大肌群做深部肌内注射，推注前应注意抽回血，避免误将药物注入血管。药物溶解后必须在1h内使用，此溶液不得用作静脉给药。由于所用稀释剂为利多卡因，因此对酰胺类局麻药过敏者、

伴有严重休克或心脏传导阻滞者禁止肌内注射本品。

⑩ 本品静脉滴注的疗程最长为14d，肌内注射的疗程最长为7d。延长使用时间可能导致非敏感细菌过度生长，易发生二重感染，如引发念珠菌病（包括口腔念珠菌病）、肺部或阴道真菌感染，尤其易引发难辨梭状芽孢杆菌相关性肠炎，其严重程度可从轻度至危及生命不等。因此，用药期间（尤其大剂量或长疗程用药时），有必要反复评估患者的状况。患者如出现腹痛、频繁腹泻则应考虑罹患此症的可能，必须及时停药诊治。如发生二重感染的其他症状，也应及时采取治疗措施。方法参阅青霉素【用药监护】㉓。

⑪ 本品可能引起头痛、头晕、嗜睡、失眠、癫痫发作、精神错乱等神经精神症状。这种现象在患有神经系统疾患（如脑部病变或有癫痫发作史）和（或）肾功能受到损害的患者中最常发生，尤其在应用大剂量时。儿童应用本品时可能出现精神状态改变（包括激动、攻击性、谵妄、定向力障碍、精神状态变化）和神经系统紊乱（如运动障碍、幻觉、肌阵挛、震颤）。因此，应用本品时须注意：a. 严格按推荐的给药方案用药，尤其对于已知具有惊厥诱发因素的患者。b. 上述高危患者应用本品时必须减量，并加强监测。c. 对于必须超推荐量应用的严重患者，治疗期间应严密观察，防止出现神经精神症状。d. 治疗中如出现神经精神症状，应及时减量，必要时做对症处置；如出现癫痫发作，则应停用本品，并给予苯妥英和地西泮治疗。

⑫ 有报道，在接受本品治疗的儿科患者中，可能出现伴EOS增多和系统症状的药疹（DRESS综合征）。此征又称为药物超敏综合征（DIHS）或药物引起的迟发性多器官超敏综合征（DIDMOHS），是一种伴有发热、淋巴结肿大、EOS增多和多内脏受累（主要累及肝脏和肾脏，也可引起肺炎、心肌炎或心包炎）的急性重症药疹（一般无黏膜损伤，这也是与SJS、Lyell综合征的鉴别要点之一），多在初次用药3～8周后发生，临床表现多样，易误诊，致死率可达10%。患有肾病、艾滋病（AIDS）、恶性肿瘤和系统性红斑狼疮（SLE）等疾病者发生DRESS综合征的机会增加。停用本品后仍可持续发展并转为迁延化。处置方法：a. 出现发热、皮疹（尤其斑丘疹或多形性红斑）及相关实验值异常后立即停药。b. 多饮水，并给予输液，以促进药物排出。c. 应用糖皮质激素。轻症通常采用甲泼尼龙1g/d静脉滴注；对伴有免疫功能低下或有严重感染者可先用半量冲击，即甲泼尼龙0.5g/d静脉滴注，连用3d，之后改为甲泼尼龙1g/d，连续3d静脉滴注。也有采用泼尼松龙40～60mg/d，连用数周至数月。停用糖皮质激素时，必须维持6～8周减量，防止产生“反跳”。d. 对伴有免疫低下或重症感染而不宜采用糖皮质激素冲击疗法的病例或单用糖皮质激素冲击疗法疗效欠佳的重症患者，宜应用或联用大剂量免疫球蛋白（20～40g/d）静脉滴注，连用3d。e. 密切监测肝肾及心肺功能，出现脏器损害时应及时治疗。f. 对症和支持治疗：如应用抗组胺药，保持水电解质平衡，摄取高营养饮食等。可能引起DRESS综合征的常见药物有抗癫痫药（苯妥英钠、苯巴比妥、卡马西平、拉莫三嗪、吡仑帕奈等）、抗感染药（米诺环素、替考拉宁、β内酰胺类、磺胺类及抗逆转录病毒药阿巴卡韦和奈韦拉平等）、美西律、别嘌醇、金制剂、阿米替林、氨苯砜、柳氮磺吡啶、卡比马唑及口服抗凝药氟茚二酮等。近年来，阿司匹林、雷尼酸锶、阿托伐他汀、万古霉素等也有引起DRESS综合征的报告。因此，在使用上述药物时也应引起高度注意。

⑬ 本品的其他不良反应尚有：常见腹泻、腹痛、恶心、呕吐。偶见便秘、反酸、口干、消化不良、食欲缺乏、味觉倒错、瘙痒，以及低血压、全身不适或呼吸困难等。罕见过敏样反应。其中，胃肠道反应一般症状较轻，大多经对症处置或减低剂量后不影响继续治疗。出现过敏反应或过敏样反应，必须给予抗过敏治疗，症状严重者应立即进行急救。

⑭ 其他参阅亚胺培南-西司他丁钠【用药监护】⑧。

法罗培南[典] Faropenem

（呋罗培南；Farom）

【药理分类】 抗生素-碳青霉烯类。

【适应证】 敏感菌所致的下列感染：①泌尿系统感染：肾盂肾炎、膀胱炎、前列腺炎、睾丸炎；②呼吸系统感染：咽喉炎、扁桃体炎、急慢性支气管炎、肺炎、肺脓肿；③子宫附件炎、子宫内感染、前庭大腺炎；④浅表性皮肤感染症、深层皮肤感染症、痤疮（伴有化脓性炎症）；⑤淋巴管炎、淋巴结炎、乳腺炎、肛周脓肿、外伤、烫伤和手术创伤等继发性感染；⑥泪囊炎、麦粒肿、睑板腺炎、角膜炎和角膜溃疡；⑦外耳炎、中耳炎、鼻窦炎；⑧牙周组织炎、牙周炎、颚炎。

【用法用量】 口服。①肺炎、肺脓肿、肾盂肾炎、复杂性膀胱炎、前列腺炎、睾丸炎、中耳炎、鼻窦炎等：通常每次200～300mg，3次/d。②其他适应证：通常每次150～200mg，3次/d。

【用药监护】 ① 对本品过敏者禁用。

② 下列情况慎用：a. 对青霉素类或头孢菌素类及其他碳青霉烯类药物过敏。b. 本人或父母、兄弟姐妹中有易引起支气管哮喘、皮疹、荨麻疹等症状的过敏性体质者。c. 经口摄食不良者或正接受非口服营养疗法者、全身状态不佳者（有时会出现维生素K缺乏症状）。

③ 孕妇应用本品的安全性尚未确定。因此，妊娠或可疑妊娠的妇女除非能够判断治疗益处超过潜在风险，否则不宜应用。

④ 因本品可泌入乳汁，哺乳期妇女应用本品期间需停止哺乳。

⑤ 儿童应用本品的安全性尚未确定。

⑥ 老年人易发生维生素K缺乏所致出血倾向，故需在充分观察其状态下慎重用药，必须应用本品时需从每次150mg剂量开始，并注意根据治疗反应及时调整用药剂量及给药间隔。由于老年人发生腹泻、稀便可能会导致全身状况恶化，故应仔细观察，一旦出现此类症状，应及时了解并弄清原因。如与本品相关，应立即停药，并及时处置。

⑦ 服用本品偶可发生过敏性休克及过敏样症状，因其无确切方法预知，故用药时应采取如下措施：a. 使用前详细询问药物过敏史，尤其必须详细询问有无青霉素类、头孢菌素类及碳青霉素类药物过敏史。b. 患者首次服药时必须处于医护人员的监护之下，出现过敏样症状时可给予抗组胺药治疗，必要时停药处置；出现休克前驱症状（如不适感、口内异常感、喘鸣、呼吸困难、晕眩、便意、耳鸣、发汗、全身潮红、血管浮肿、血压下降）时则应立即停药，并按过敏性休克治则急救。

⑧ 本品可促进丙戊酸代谢，两者合用可使后者血药浓度降低，从而导致癫痫复发。与呋塞米合用，本品的肾毒性增强。与亚胺培南-西司他丁钠合用，可导致本品的血药浓度提高。

⑨ 本品有时可能发生以肌痛（压痛或触痛）、肌无力、肌肿胀、CPK上升（有时可高达正常值的1000倍或更高）、血中和尿中肌红蛋白（Mb）阳性、尿呈茶色或可乐色等为特征的横纹肌溶解症（Rhabdomyolysis，RM），并可能伴之发生急性肾衰竭或皮肤压迫性坏死，严重患者可出现昏迷、DIC、肝损害、呼吸窘迫综合征（RDS）、循环衰竭等多脏器衰竭，甚至可危及生命。因此，用药期间应加强临床观察，定期检查CPK、血和尿中Mb、肾功能及尿常规。如发现异常现象，应立即终止用药，并及时处置。早期应嘱患者多饮水，同时大量输液，碱化尿液，纠正酸中毒，维持水电解质平衡，预防并控制感染，必要时使用甘露醇或强利尿药呋塞米。如出现急性肾衰竭症状（少尿或无尿、全身性水肿等），应及时进行血液透析。由患者自行服用时，应告知：用药期间如出现肌肉压痛或触痛、肌无力、肌肿胀、茶色或可乐色尿现象，应立即停药，及时就医。其他可能引起RM的药物有：a. 抗感染药：ⓐ抗病毒药：如阿昔洛韦、更昔洛韦、伐昔洛韦、利托那韦、沙奎那韦、茚地那韦、去羟肌苷、齐多夫定、替比夫定、拉米夫定、阿德福韦酯、替诺福韦酯、恩替卡韦、恩夫韦地、阿糖胞苷等。ⓑ氟喹诺酮类：如环丙沙星、帕珠沙星、左氧氟沙星、氟罗沙星、莫西沙星等。ⓒ大环内酯类：如红霉素、克拉霉素、阿奇霉素等。ⓓ抗真菌药：如两性霉素B、氟康唑、伊曲康唑、伏立康唑、酮康唑等。ⓔ抗原虫类：氯喹、羟氯喹、喷他脒等。ⓕ其他类：泰利霉素、复方磺胺甲噁唑、异烟肼、拉氧头孢及达托霉素等。b. 血脂调节药：ⓐ他汀类药［又称羟甲基戊二酰辅酶A（HMG-CoA）还原酶抑制药］：如辛伐他汀、洛伐他汀、普伐他汀、氟伐他汀、西立伐他汀、瑞舒伐他汀、阿托伐他汀等。ⓑ贝特类降脂药（又称苯氧芳酸类药物或贝丁酸类药物：如吉非罗齐、氯贝丁酯、环丙贝特、非诺贝特和苯扎贝特等。ⓒ烟酸类：如降脂剂量的烟酸（≥1g/d）、阿昔莫司。c. β_2受体激动药：如特布他林、沙丁胺醇、沙美特罗、福莫特罗等。d. 神经精神类药物：如抗抑郁药（如阿米替林、氟西汀、奈法唑酮、多塞平、阿莫沙平及苯乙肼等）、吩噻嗪类（如奋乃静、氟奋乃静、氯丙嗪、三氟拉嗪等）、BZP（如地西泮、硝

西泮、劳拉西泮、氟硝西泮、阿普唑仑、三唑仑等)、丙戊酸、水合氯醛、安非他明、哌替啶、阿片类药（美沙酮、阿片、吗啡、二醋吗啡等)、麻醉用药（如氟烷、异氟烷、恩氟烷、氯胺酮、琥珀胆碱、维库溴铵、泮库溴铵、丙泊酚等)、巴比妥类药、甲丙氨酯、氟哌啶醇、匹莫齐特、洛沙平、锂剂、苯丙胺、苯丙醇胺、苯环己哌啶（PCP)、左旋多巴、恩他卡朋等。e. 抗组胺类：如苯海拉明、多西拉敏、异丙嗪等。f. 抗肿瘤药：如环磷酰胺、长春新碱、舒尼替尼等。g. 引起低血钾的药物（低钾血症是RM的诱发因素)：如呋塞米、氢氯噻嗪、吲达帕胺、复方甘草酸苷、甘珀酸、甘草锌、七叶皂苷钠、轻泻药、盐皮质激素及糖皮质激素等。h. 其他类：如茶碱、对乙酰氨基酚、青霉胺、奎尼丁、胺碘酮、维拉帕米、拉贝洛尔、米贝地尔、氧烯地尔、地尔硫䓬、坎地沙坦、多奈哌齐、秋水仙碱、环孢素、他克莫司、硫唑嘌呤、达那唑、甲巯咪唑、催吐药、西咪替丁、法莫替丁、水杨酸类药、加压素、阿替普酶、链激酶、干扰素α2a、纳洛酮、氨基己酸、苯妥英钠、士的宁等。应用以上药物时亦须注意，尤其在上述药物之间合用时须十分谨慎，必须合用时应减少剂量，并加强临床观察，防止出现RM。

⑩ 本品不良反应发生率最高的是腹泻、腹痛和稀便。出现腹泻和稀便时应立即采取中止用药等适当处置措施，尤其对老年人，因腹泻和稀便可能导致全身状况恶化，故应事先告知患者：一旦出现腹泻和稀便症状，必须中止用药，并立即就医，以便及时采取适当处置措施。

⑪ 本品常见的不良反应尚有皮疹、恶心、EOS增多。偶见的其他严重不良反应有：急性肾衰竭等严重肾功能损害、伴有便血的假膜性肠炎等严重结肠炎、SJS、Lyell综合征、ILD、肝功能损害（ALT及AST升高）及黄疸（<0.1%)、粒细胞缺乏症等。因此，用药期间应密切观察患者，并定期检查血常规、肝肾功能及尿常规，尤其对老年人、肝或肾功能损害者及大剂量应用者更应注意。患者如出现异常，应及时停药，并立即采取治疗或急救措施。此外，在使用其他的碳青霉烯类药物时，有引起PIE综合征（ 参阅头孢克洛【用药监护】⑫ ）的病例报道，在本品治疗中应注意监测。本品尚未发现神经精神系统不良反应。

■ 第六节　氨基糖苷类抗生素

链霉素【典】【基】　Streptomycin
(Streptaquine)

【药理分类】 抗生素-氨基糖苷类。

【适应证】 ①与其他抗结核药联合用于各种结核病的初治，或其他敏感分枝杆菌感染；②单用于土拉菌病，或与其他抗菌药物联合用于鼠疫、布鲁氏菌病、鼠咬热、腹股沟肉芽肿及细菌性心内膜炎等。

【用法用量】 肌内注射。结核病，每12小时0.5g，或每次0.75g，1次/d。其他感染，每12小时0.5g，或每次1g，1次/d。

【用药监护】 ① 对本品及其他氨基糖苷类药物过敏者禁用。

② 下列情况慎用：失水、肾功能损害、第Ⅷ对脑神经损害、重症肌无力或帕金森病、小儿（尤其早产儿和新生儿)。

③ 本品可穿过胎盘进入胎儿组织，可能引起胎儿听力损害，但用药后也可能利大于弊。因此，孕妇应用本品时需权衡利弊。

④ 哺乳期妇女应用本品期间需停止哺乳。

⑤ 老年人即使肾功能测定值在正常范围内仍应采用较小治疗量。老年人应用氨基糖苷类药物后易产生各种毒性反应，须尽可能在疗程中监测血药浓度。

⑥ 大量的临床研究结果显示，氨基糖苷类药物的一日1次给药方案可安全地用于肾功能正常的成人和儿童患者，但不宜用于新生儿、孕妇、感染性心内膜炎、革兰阴性杆菌脑膜炎、骨髓炎、大面积烧伤、肺囊性纤维化及肾功能损害等患者。

⑦ 对一种氨基糖苷类药物过敏者，也可能对其他氨基糖苷类药物过敏。因此，应用本品前必须询问患者有无氨基糖苷类药物过敏史，防止发生交叉过敏反应。

⑧ 本品与其他氨基糖苷类药物同用，或先后连续局部或全身应用，可增加耳、肾毒性及神经肌肉阻滞作用的可能性。与神经肌肉阻滞药（全麻药、肌松药）或有此作用的药物（如BZP、奎尼丁等）合用，可加重神经肌肉阻滞作用，导致肌肉软弱、呼吸抑制或呼吸麻痹（呼吸停止)。与头孢噻吩或头孢唑林局部

或全身合用，可能增加肾毒性。与多黏菌素类药物合用，或先后连续局部或全身应用，可增加肾毒性和神经肌肉阻滞作用。与代血浆类药物（如右旋糖酐、海藻酸钠）、卷曲霉素、顺铂、依他尼酸或呋塞米、万古霉素或去甲万古霉素等合用，或先后连续局部或全身应用，可能增加耳、肾毒性，听力损害可能发生，且停药后仍可能发展至耳聋，听力损害可能恢复或呈永久性。与抗组胺药或止吐药合用，可能会掩盖本品的耳毒性。其他具有肾毒性药物（如磺胺类、NSAID 等）或耳毒性药物（如阿司匹林、红霉素等）均不宜与本品合用或先后应用，以免加重肾毒性或耳毒性。本品应避免与可引起其他神经毒性（尤其外周神经炎、视神经炎或中毒性脑病）的药物合用或先后应用，以免加重上述毒性反应的症状或增加其发生率。本品及其他氨基糖苷类药物与青霉素类或头孢菌素类药物混合可导致相互失活，联合应用时必须分瓶滴注；本品及其他氨基糖苷类药物亦不宜与其他药物同瓶滴注。

⑨ 有条件时，治疗中应监测血药浓度，并据此调整剂量，尤其对新生儿、老年人和肾功能损害者。不能测定血药浓度时，应按肾功能适当减少用药剂量或延长给药间隔。

⑩ 肌内注射时，用适量灭菌注射用水或0.9%氯化钠注射液溶解，浓度一般为200～250mg/ml，不宜超过500mg/ml。注射时，进针宜深，推注宜慢，并注意经常更换注射部位，以减轻注射区疼痛和防止产生硬结。

⑪ 本品偶可引起过敏性休克，发生率较青霉素低，但反应迅猛，死亡率较高。因此，对首次用药者，应在给药前准备好急救药品和器材，在给药时和给药后30min内加强监护，防止发生过敏反应。患者如突然出现胸闷、不适、心悸、喉头堵塞感、气促、呼吸困难、头晕、冷汗、脉细弱等休克前驱症状，应立即停药，迅速急救。急救方法与青霉素过敏性休克急救方法相仿，但如果出现肌肉麻痹或心血管抑制症状，应同时迅速静脉注射5%氯化钙注射液或10%葡萄糖酸钙注射液10～20ml。

此外，本品还可能引起瘙痒、皮疹、荨麻疹、药物热、关节痛、肌痛、黏膜水肿、药物性肺炎、急性喉水肿、血管神经性水肿及接触性皮炎，甚或过敏性出血性紫癜等过敏反应。因此，在治疗中应注意观察随访，上述症状一旦出现，应及时停药，立即对症处置。

⑫ 本品具有耳毒性（可损害第Ⅷ对脑神经）和肾毒性，并可能引起神经肌肉阻滞、外周神经炎及视神经炎等毒性反应。因此，在治疗过程中应注意观察随访这些毒性反应的早期症状（尤其对小儿、老年人及肾功能损害者），一旦出现，及时处置，防止发生严重毒性反应。同时，应嘱患者：a. 治疗期间多饮水，以减轻肾小管损害。b. 用药过程中和长期用药后6个月内，如有头痛、眩晕、眼球震颤、阅读困难、步履不稳或平衡失调（耳毒性：前庭），或者听力减退、耳鸣或耳内饱满感（耳毒性：影响听力），或者恶心、呕吐（耳毒性：前庭；肾毒性），应及时报告。c. 治疗中如出现血尿、蛋白尿或管型尿、尿量或排尿次数减少、食欲减退、全身乏力、极度口渴（肾毒性），或者口唇及面部或肢端麻木、肌肉刺痛、皮肤针刺感或面部烧灼感（外周神经炎），或者胸闷、呼吸困难、嗜睡、肌肉震颤、软弱无力、小便困难、血压下降（神经肌肉阻滞），或者视力突然下降、眼球疼痛、视野改变、视觉异常（视神经炎）等现象，也应及时报告，以便及时处置。

⑬ 少数患者用药后可出现AST、ALT、BIL及LDH升高，用药期间（尤其长期给药时）应注意监测肝功能。患者如出现肝损害现象，应停药处置。

⑭ 治疗过程中（尤其治疗结核时），当用药数日或数周后病情有所好转时，治疗不可中断，仍需继续完成规定的疗程。但在已出现或即将出现中毒症状时或细菌已产生耐药性时，应及时停用。

⑮ 长期应用本品可能干扰正常菌群，导致非敏感菌过度生长，引起葡萄球菌性肠炎，症状轻重不一，大多数表现为腹痛、每日数次水样腹泻、大便呈水样或蛋花样，偶有痢疾样症状，重者呕吐剧烈，并伴有脱水，甚至休克。患者如出现上述症状，即按以下方法处置：轻者停药，并改用有效抗菌药物即可，无须特殊治疗；重者除停药，改用苯唑西林、氯唑西林或利福平等有效药物外，还可适当补液，并可给服肠道微生态药物地衣芽孢杆菌活菌制剂或双歧杆菌活菌制剂，必要时也可服用甲硝唑。

⑯ 器质性心血管疾病患者（尤其心瓣膜病变者）应用本品时，偶可引起真菌性心内膜炎。这是由于大剂量或长期应用本品后引起菌群失调，致使真菌入侵心内膜而引发的又一种二重感染，主要表现为发热及全身动脉栓塞症

状；如不及时治疗，瓣膜受损严重，可致瓣膜关闭不全，导致急剧进展的心力衰竭。因此，具有器质性心血管疾病的患者应用本品时尤须加强临床观察。患者如出现不明原因的发热，并伴有脑或肾动脉栓塞症状，或同时患有口腔、呼吸道或消化道念珠菌感染时，应考虑真菌性心内膜感染。治疗措施为：a. 立即停用本品。b. 及时按要求采血送检培养。c. 静脉滴注两性霉素 B 和氟胞嘧啶。d. 必要时，在症状控制 7～10d 后做瓣膜置换手术。

⑰ 对接受本品治疗者，尤其对小儿、老年人、肾功能损害者或有肾脏损害史者、休克或心力衰竭者、腹水或严重失水者、先前已经用过其他具有耳或肾毒性药物者，以及用量较大或疗程较长者，应进行以下检测：a. 在用药前、用药过程中定期及长期用药后进行听电图测定（检测高频听力损害）和温度刺激试验（检测前庭毒性）。b. 在用药前、用药过程中定期进行尿常规检查和肾功能测定，以防止严重肾毒性反应。

⑱ 有报道，应用本品出现中毒性脑病症状，表现为恶心、呕吐、感觉异常、腱反射增强、惊厥、肌阵挛、抽搐或意识障碍等，小儿、老年人、肾功能损害者及伴有低镁、低钙和低钾血症等电解质紊乱者易于发生。因此，这些患者应用本品时需减少用药剂量或延长给药间隔，对伴有低镁、低钙和低钾血症等电解质紊乱者还需同时纠正电解质紊乱，防止出现上述反应。

庆大霉素[典][基] Gentamicin

（正泰霉素；Cidomycin）

【药理分类】 抗生素-氨基糖苷类。

【适应证】 ①敏感需氧革兰阴性杆菌及对甲氧西林敏感的葡萄球菌所致的各种严重感染（注射给药）、肠道感染或结肠术前准备（口服）；②敏感菌所致中枢神经系统感染，如脑膜炎或脑室炎时，可同时用本品鞘内或脑室内注射作为辅助治疗。

【用法用量】 ①口服。240～640mg/d，分 4 次服用。②肌内注射或静脉滴注。每次 80mg，每 8 小时 1 次；或每次 5mg/kg，每 24 小时 1 次；疗程 7～14d。③鞘内及脑室内给药。每次 4～8mg，每 2～3 日 1 次。

【用药监护】 ① 为避免或减少耳、肾毒性，并防止耐药菌过度生长，疗程一般不宜超过 14d。

② 本品不能静脉注射，因可产生神经肌肉阻滞和呼吸抑制作用。

③ 有条件时，治疗中应监测血药浓度，并据此调整剂量，尤其对新生儿、老年人和肾功能损害者。每 8h 1 次给药者，有效血药浓度应保持在 4～10μg/ml，避免 C_{max} 超过 12μg/ml，C_{min} 则应保持在 1～2μg/ml；每 24h 1 次给药者，C_{max} 应保持在 6～24μg/ml，C_{min} 应＜1μg/ml。接受本品鞘内注射者，应同时监测脑脊液内药物浓度。不能测定血药浓度时，应按肾功能适当减少用药剂量或延长给药间隔。

④ 本品静脉滴注时，应将每次剂量加入 0.9%氯化钠注射液或 5%葡萄糖注射液 50～200ml 中，一日 1 次滴注时加入的液体应不少于 300ml，使药物浓度不超过 1mg/ml；滴注必须缓慢，应在 30～60min 滴完，以免发生神经肌肉阻滞作用，导致呼吸抑制或呼吸麻痹。滴注中如发生呼吸抑制症状，应立即中止给药，并及时给予新斯的明或静脉注射钙剂，待患者完全恢复后再缓慢滴入。

⑤ 鞘内注射时，用 0.9%氯化钠注射液将药液稀释至 2mg/ml。操作时，先将每次剂量抽入 5ml 或 10ml 无菌针筒内。进行腰椎穿刺后，先留取脑脊液标本送检，再将装有本品的针筒连接腰椎穿刺针，使相当量的脑脊液流入针筒内，边抽边推，然后将针筒内的全部药液于 3～5min 缓缓注入，注入时应使腰椎穿刺针略为向上倾斜。

⑥ 本品全身给药合并鞘内注射时，可能引起腿部抽搐、皮疹、发热和全身痉挛等不良反应。控制鞘内给药的剂量，减慢注入速率，以及同时静脉给予地塞米松、抗组胺药及葡萄糖酸钙，可避免或减轻此反应。

⑦ 本品的过敏反应少见，偶可出现皮疹、荨麻疹、瘙痒、红斑、发热、EOS 增多等，一般不影响继续治疗，停药后可很快消失；极少引起过敏性休克。因此，用药过程中应加强观察，尤其对首次应用者和有药物过敏史者更应注意，防止出现过敏反应。如出现一般皮肤过敏症状，应及时对症处置，必要时停药。如发生过敏性休克，应立即就地急救。方法：应用肾上腺素、保持气道通畅、吸氧、给予抗组胺药及糖皮质激素等药物。

⑧ 应用本品时，应嘱患者：a. 治疗期间

多饮水，以减轻肾小管损害。b. 用药过程，如出现头痛、眩晕、眼球震颤、阅读困难、步履不稳或平衡失调（耳毒性：前庭），或者听力减退、耳鸣或耳内饱满感（耳毒性：影响听力），或者恶心、呕吐（耳毒性：前庭；肾毒性），或者口唇及面部或肢端麻木、肌肉刺痛、皮肤针刺感或面部烧灼感（外周神经炎），或者血尿、蛋白尿或管型尿、尿量或排尿次数减少、食欲减退、全身乏力、极度口渴（肾毒性），或者胸闷、呼吸困难、嗜睡、肌肉震颤、软弱无力、小便困难、血压下降（神经肌肉阻滞）等现象，应及时报告，以便及时处置。

⑨ 在用药过程中，应定期检查尿常规、BUN、SCr，并注意听力变化或听力损害先兆（耳鸣、耳内饱满感、高频听力损害），必要时做听力检查或听电图测定（检测高频听力损害）和温度刺激试验（检测前庭毒性）。此点对小儿、老年人、肾功能损害者或有肾脏损害史者、休克或心力衰竭者、腹水或严重失水者、先前已经用过其他具有耳或肾毒性药物者和用量较大者尤其重要。

⑩ 少数患者用药后，可出现贫血、网织红细胞增多或减少、白细胞或粒细胞减少、血小板减少或血小板减少性紫癜等现象，用药期间应监测血常规及造血功能，发现异常及时停药。

⑪ 其他参阅链霉素【用药监护】①～⑧、⑬、⑱。

妥布霉素[典] Tobramycin

（尼拉霉素，托普霉素；Nebramycin，Tobradistin）

【药理分类】 抗生素-氨基糖苷类。

【适应证】 ①用于各种需氧革兰阴性杆菌，特别是铜绿假单胞菌所致的严重感染；②与其他抗菌药物联合用于葡萄球菌感染，但对耐甲氧西林葡萄球菌（MRS）无效；③用于铜绿假单胞菌脑膜炎或脑室炎时可同时鞘内注射给药。

【用法用量】 ①肌内注射或静脉滴注。每次1～1.7mg/kg,，每8小时1次，疗程7～14d。②鞘内注射。每次5～10mg，每2～3日1次。

【用药监护】 ① 下列情况禁用：对本品及其他氨基糖苷类药物过敏者、本人或家族中有人因使用链霉素引起耳聋或其他耳聋者、肾衰竭者、孕妇。

② 哺乳期妇女慎用或用药期间需停止哺乳。

③ 小儿应用时，应密切监测听力和肾功能，以防耳毒性和肾毒性。老年人应采用较小剂量或延长给药间隔时间，并加强对耳、肾毒性的监测。

④ 用药过程中应监测血药浓度，一般于静脉滴注后30～60min测定C_{max}，于下次给药前测定C_{min}，当前者超过12μg/ml、后者超过2μg/ml时易出现毒性反应。CL_{Cr}＜70ml/min者，其维持剂量必须根据测得的CL_{Cr}进行调整。

⑤ 静脉滴注时，可将一次用量加入5%葡萄糖注射液或0.9%氯化钠注射液50～200ml稀释成浓度为1mg/ml（0.1%）溶液，在30～60min滴完。静脉滴注时，注意防止血栓性静脉炎，方法参阅氟氯西林【用药监护】⑥。

⑥ 其他参阅链霉素【用药监护】②、⑥～⑩、⑬及庆大霉素【用药监护】①、②、⑦～⑩。

阿米卡星[典][基] Amikacin

（安卡星，丁胺卡那霉素；Amikacin，Amikin）

【药理分类】 抗生素-氨基糖苷类。

【适应证】 铜绿假单胞菌等敏感革兰阴性杆菌（尤其对庆大霉素、卡那霉素和妥布霉素耐药株）与MRS所致的严重感染。

【用法用量】 肌内注射或静脉滴注。单纯尿路感染对常用抗菌药物耐药者，每12小时0.2g；其他全身感染，每12小时7.5mg/kg，或每24小时15mg/kg。

【用药监护】 ① 为避免或减少耳、肾毒性反应，并防止耐药菌过度生长，疗程不超过10d。

② 有条件时，疗程中应监测血药浓度，尤其新生儿、老年人和肾功能损害者。每12h给药7.5mg/kg者，C_{max}应保持在15～30μg/ml，C_{min}在5～10μg/ml；一日1次给药15mg/kg者，C_{max}应保持在56～64μg/ml，C_{min}应＜1μg/ml。不能测定血药浓度时，应按肾功能适当减少用药剂量或延长给药间隔。

③ 静脉滴注时，每500mg本品溶解稀释

于0.9%氯化钠注射液、5%葡萄糖注射液或其他灭菌稀释液100～200ml中，在30～60min缓慢输入。

④ 少数患者用药后可出现过敏反应，包括皮疹、荨麻疹、药物热、白细胞减少、EOS增多等，甚至出现晕厥、低血压或过敏性休克。因此，用药过程中应加强观察（尤其对首次应用者和有药物过敏史者），防止出现过敏反应；给药后应让患者平卧或取半坐位，防止出现晕厥或低血压反应，必要时进行血压监护。患者如出现过敏反应，须及时对症处置，必要时停药。如发生过敏性休克，应立即按青霉素过敏性休克救治方法处置。

⑤ 本品的不良反应与链霉素相似，耳毒性和肾毒性的发生率比链霉素高（耳毒性比庆大霉素、妥布霉素高，肾毒性比庆大霉素、妥布霉素低），前庭毒性和神经肌肉阻滞的发生率比链霉素低（比庆大霉素、妥布霉素高）。

⑥ 其他参阅链霉素【用药监护】①～⑧、⑬及庆大霉素【用药监护】②、⑧～⑩。

阿贝卡星　Arbekacin

（哈贝卡星；Habekacin）

【药理分类】 抗生素-氨基糖苷类。

【适应证】 MRSA感染、MRSA和革兰阴性杆菌混合感染。

【用法用量】 ①肌内注射。150～200mg/d，等分2次给予。②静脉滴注。每次100～200mg，溶于5%葡萄糖注射液100～250ml中给予，于60～120min滴注完毕。

【用药监护】 ①下列情况慎用：严重的肝或肾功能损害者、高龄者及严重虚弱者，以及早产儿、新生儿、孕妇和哺乳期妇女。

② 用药期间，应定期监测血药浓度，并根据个体症状或血药浓度调整剂量和安排疗程。一般，C_{max}不应超过12mg/L，C_{min}不应超过2mg/L。

③ 本品与肌松药合用，可能发生神经肌肉阻滞，甚至引起呼吸骤停。与呋塞米、依他尼酸等强利尿药合用，可增加耳、肾毒性。

④ 肌内注射时，溶于适量灭菌注射用水或0.9%氯化钠注射液后使用。注射时，进针宜深，推注宜慢，并注意经常更换注射部位，以减轻注射部位红肿、疼痛和防止产生硬结。

⑤ 静脉滴注时，溶于5%葡萄糖注射液100～250ml中给予，在60～120min滴完，滴注速率过快，可引起注射部位血管疼痛及神经肌肉阻滞作用。

⑥ 少数患者用药后可出现AST、ALT、BIL、BUN和SCr升高，亦偶可引起听力减退。因此，用药期间（尤其连续应用超过14d时）应注意监测肝肾功能和听力。患者如出现肝或肾功能损害和听力减退现象，应停药处置。

⑦ 本品偶可引起腹泻、恶心、呕吐和口炎，以及白细胞减少、EOS增多等。一般不影响继续治疗，停药后可很快消失，必要时给予对症治疗。长疗程应用本品时，应注意观察维生素K和B族维生素缺乏症状，必要时同时给予适量补充，防止出现维生素K和B族维生素缺乏症状。

⑧ 本品的不良反应与阿米卡星相似，但耳、肾毒性和神经肌肉阻滞作用均较低。其他参阅链霉素【用药监护】①、⑥、⑦及庆大霉素【用药监护】⑦。

异帕米星[典]　Isepamicin

（异帕霉素；Isepaline）

【药理分类】 抗生素-氨基糖苷类。

【适应证】 铜绿假单胞菌等革兰阴性杆菌（包括对其他氨基糖苷类药物耐药菌株）及葡萄球菌属（尤其MRSA）所致的各种严重感染。

【用法用量】 肌内注射或静脉滴注。400mg/d，分1～2次给药。

【用药监护】 ①下列情况禁用：对本品及其他氨基糖苷类药物或杆菌肽过敏、本人或家族中有人因使用其他氨基糖苷类药物引起耳聋者，以及肾衰竭者、孕妇、早产儿、新生儿和婴幼儿。

② 下列情况慎用：肾功能损害、肝功能异常、前庭功能或听力减退、失水、重症肌无力或帕金森病者，以及儿童、老年人和依靠静脉高营养维持生命的体质衰弱者。

③ 哺乳期妇女慎用或用药期间停止哺乳。

④ 老年人应采用较小剂量或延长给药间隔，并加强对耳、肾毒性的监测。再则，老年人应用本品有可能出现因维生素K缺乏而造成出血倾向。因此，用药期间应定期检查凝血功能，并注意观察患者有无出血倾向，必要时

在应用本品的同时补充适量维生素 K 加以预防。

⑤ 有条件时，疗程中应监测血药浓度（C_{max}>35mg/L，C_{min}>10mg/L 时易出现毒性反应），并据此减少用药剂量或延长给药间隔。不能测定血药浓度时，应按肾功能适当减少用药剂量或延长给药间隔，尤其对肾功能损害者、早产儿、新生儿、婴幼儿或老年人，以及休克、心力衰竭、腹水或严重失水等患者。

⑥ 静脉滴注时，可将本品用5%葡萄糖注射液、0.9%氯化钠注射液、复方氯化钠注射液、复方氨基酸注射液、5%木糖醇注射液或乳酸钠林格注射液 50～100ml 稀释。一日 2 次给药时，滴注时间宜控制为 30～60min；一日 1 次给药时，滴注时间不得少于 1h。

⑦ 其他参阅链霉素【用药监护】⑥～⑧、⑬及庆大霉素【用药监护】①、②、⑦～⑩。

奈替米星[典] Netilmicin

（奈替霉素；Netrilmycin）

【药理分类】 抗生素-氨基糖苷类。

【适应证】 ①敏感革兰阴性杆菌所致的严重感染；②葡萄球菌感染（与其他抗菌药物合用，但对 MRS 感染常无效）；③某些耐庆大霉素菌株所致的严重感染。

【用法用量】 肌内注射或静脉滴注。每 8 小时 1.3～2.2mg/kg，或每 12 小时 2～3.25mg/kg；治疗复杂性尿路感染，每 12 小时 1.5～2mg/kg；最大剂量不超过 7.5mg/kg；疗程均为 7～14d。

【用药监护】 ① 下列情况禁用：对本品及其他氨基糖苷类药物过敏或有严重毒性反应者，以及孕妇和新生儿。

② 下列情况慎用：失水、肾功能损害、第Ⅷ对脑神经损害、重症肌无力或帕金森病。

③ 哺乳期妇女应用本品期间需停止哺乳。

④ 老年人应按轻度肾功能损害者减量用药。

⑤ 有条件时，治疗中应进行血药浓度监测，尤其对老年人、肾功能损害者、严重烧伤者及确有指征应用的新生儿。C_{max} 应控制在 6～10mg/L，不能超过 16mg/L，且不易持续较长时间（如 2～3h 以上），C_{min} 应在 0.5～2mg/L 较好，避免超过 4mg/L。不同情况患者的有效血药浓度，可因致病菌的敏感性、感染的严重程度和患者机体免疫系统的功能而有所差异。不能测定血药浓度时，应按肾功能适当减少用药剂量或延长给药间隔。

⑥ 静脉滴注时，每次剂量应用 0.9%氯化钠注射液、复方氯化钠注射液、5%或 10%葡萄糖注射液 50～200ml 稀释（如为粉针剂，需先用灭菌注射用水或 0.9%氯化钠注射液 2ml 溶解，再移加至上述液中），于 1.5～2h 滴完，速率过快可发生神经肌肉阻滞作用。

⑦ 用药期间，应注意监测血常规、尿常规、BUN 及 SCr，并注意观察随访前庭功能及听力和视力变化，以便及时调整剂量，必要时停药。用药时间较长时，应定期监测肝功能及血电解质。如果检验值明显异常，应及时停药处置。

⑧ 本品的不良反应与链霉素相似，耳、肾毒性的发生率在同类药物中较低，神经肌肉阻滞发生率比链霉素、卡那霉素低，比阿米卡星、庆大霉素及妥布霉素高。

⑨ 其他参阅链霉素【用药监护】⑥～⑧、⑩、⑬及庆大霉素【用药监护】①、②、⑦～⑨。

依替米星[典] Etimicin

（爱大霉素，博可达；Aida，Etilmicin）

【药理分类】 抗生素-氨基糖苷类。

【适应证】 敏感菌所致的呼吸道感染、肾脏和泌尿及生殖道感染、皮肤与软组织感染、外伤或创伤和手术前后感染治疗用药。

【用法用量】 静脉滴注。每次 0.1～0.15g/d，每 12 小时 1 次，或每次 0.2～0.3g，1 次/d，疗程均为 5～10d，病情严重或败血症者可适当延长疗程。

【用药监护】 ① 儿童慎用。

② 孕妇应用本品时需权衡利弊。

③ 哺乳期妇女应用本品期间需停止哺乳。

④ 肾功能损害者不宜应用本品，必须应用时需调整剂量，并监测血药浓度、SCr 及 CL_{Cr}。不能监测血药浓度时，可采用以下两个方案中的一种进行剂量调整：a. 改变给药次数，两次给药的间隔时间（h）大致等于 SCr 值（mg/100ml）乘以 8。b. 改变用药剂量，在给予常规的首剂后，改为每 8 小时 1 次的给药方法是：把常规推荐剂量除以 SCr 值，或者按以下公式计算每 8 小时 1 次的维持剂量：维持剂量等于患者的 CL_{Cr}（ml/min）除以正常

的 CL_{Cr}（ml/min），再乘以常规的维持剂量。由于在感染过程中，肾功能随时可能发生变化，故本品的用量也应随时予以调整。

⑤ 本品与中枢神经麻醉药、肌松药（如琥珀胆碱、氯化筒箭毒碱、氯唑沙宗等）及其他具有肌松作用的药物（如 BZP、奎尼丁等）合用，或输入含枸橼酸钠的血液，可能发生神经肌肉阻滞现象。与其他具有耳、肾毒性的药物（如其他氨基糖苷类、多黏菌素类、呋塞米及依他尼酸等强利尿药）合用，可增加耳、肾毒性。

⑥ 静脉滴注时，应将每次剂量溶解（或稀释）于 0.9%氯化钠注射液或 5%葡萄糖注射液 100ml 中，滴注时间为 1h，速率过快可发生神经肌肉阻滞现象。静脉滴注时，注意防止血栓性静脉炎（参阅氟氯西林【用药监护】⑥）。

⑦ 用药过程中，尤其对用药时间较长者、剂量较大及老年人，应密切观察肝肾功能和第Ⅷ对脑神经功能的变化，以及神经肌肉阻滞现象，并尽可能进行血药浓度监测。患者如出现耳鸣、眩晕、电测听力下降，或 BUN、SCr、ALT、AST 及 ALP 等检验值明显升高，应及时停药。如出现神经肌肉阻滞现象，应停药，并静脉注射钙盐治疗。

⑧ 本品的不良反应及耳、肾毒性发生率和严重程度与奈替米星相似。其他参阅链霉素【用药监护】①、⑥、⑦、⑱及庆大霉素【用药监护】②、⑦～⑨。

第七节 四环素类与甘氨酰四环素类抗生素

四环素[典] Tetracycline

【药理分类】 抗生素-四环素类。

【适应证】 ①立克次体病（包括流行性斑疹伤寒、地方性斑疹伤寒、落基山热、恙虫病和 Q 热）、支原体属感染、衣原体属感染（包括鹦鹉热、性病、淋巴肉芽肿、非特异性尿道炎、输卵管炎、宫颈炎及沙眼）、回归热、霍乱、兔热病、软下疳、布鲁氏菌病、鼠疫，治疗后两种病时需与氨基糖苷类药物合用；②对青霉素类过敏的破伤风、气性坏疽、雅司、梅毒、淋病和钩端螺旋体病及放线菌属、单核细胞增多性李斯特菌感染；③中、重度痤疮的辅助治疗。

【用法用量】 静脉滴注。1～1.5g/d，分 2～3 次给药；8 岁以上儿童 10～20mg/(kg・d)，分 2 次给药，剂量不超过 1g/d。口服。每次 0.25～0.5g，每 6 小时 1 次；8 岁以上儿童 25～50mg/(kg・d)，分 4 次服用。疗程 7～14d，支原体肺炎、布鲁氏菌病则需 3 周。

【用药监护】 ① 对本品及其他四环素类药物过敏者禁用。

② 下列情况不宜应用：a. 本类药物可在任何骨组织中形成稳定的钙化合物，导致恒齿黄染、牙釉质发育不良和骨生长抑制，故 8 岁以下少儿不宜应用本品，并禁用土霉素、多西环素或米诺环素。b. 由于本类药物可致肝损害，因此原有肝病者不宜应用。c. 由于本类药物可加重氮质血症，已有肾功能损害者不宜应用本品，但可慎用多西环素或米诺环素，如确有指征使用本品时应慎重考虑，并根据肾功能损害程度调整剂量。

③ 四环素类药物可透过胎盘屏障进入胎儿体内，沉积在牙齿和骨的钙质区内，引起胎儿牙齿变色、牙釉质再生不良及抑制胎儿骨骼生长，并在动物中有致畸胎作用，妊娠期间患者对四环素的肝毒性反应尤为敏感，因此孕妇应避免使用此类药物（米诺环素则属禁用）。如必须使用本品静脉滴注时，剂量不应超过 1g/d，血药浓度则应保持在 15mg/L 以下。

④ 四环素类药物可自乳汁分泌，乳汁中浓度较高，对乳儿有潜在的发生严重不良反应的可能，因此哺乳期妇女应用时需停止哺乳。

⑤ 老年人常伴有肾功能损害，因此需调整剂量。应用本类药物，易引起肝毒性，故老年人需慎用。

⑥ 对一种四环素类药物过敏者，可对其他四环素类药物呈现过敏。为防止和减少过敏反应的发生，应用本品前必须详细询问患者有无本类药物过敏史。

⑦ 本类药物用于治疗性病时，如怀疑同时合并螺旋体感染，用药前应进行暗视野显微镜检查及血清检查，后者 1 个月 1 次，至少 4 次。

⑧ 本类药物与全麻药甲氧氟烷合用，可增强其肾毒性。与呋塞米等强利尿药合用，可加重肾功能损害。与其他肝毒性药物（如抗肿瘤化疗药物）合用，可加重肝损害。本类药物可降低口服含雌激素类避孕药的效果，并增加经期外出血的可能。本类药物抑制血浆凝血酶

原的活性，接受抗凝治疗者应用本品时需调整抗凝药的剂量。本类药物与抗酸药如碳酸氢钠合用时，由于胃内pH增高，可使本类药物吸收减少，活性减低，故服用本类药物后1～3h内不应服用抗酸药。考来烯胺或考来替泊等降脂药可影响本类药物的吸收，必须间隔数小时分开服用。含钙、镁、铁等金属离子的药物，可与本类药物形成不溶性络合物，使本类药物吸收减少。本类药物为抑菌剂，应避免与杀菌剂青霉素类药物合用。

⑨ 用药前，应告知患者：a. 本品在空腹时服用，即餐前1h或餐后2h服用，并避免同时摄入牛奶或乳制品、豆浆、油条及碱性食物（如苏打饼干、汽水、葡萄酒等），以免影响本品吸收。b. 服药时应取坐位或直立位，勿卧位服药，也不要服药后立即卧床，以免药物黏附在食管壁而引起食管炎，甚或引起食管溃疡。c. 服药应以足量（约240ml）水送服，既可避免发生食管溃疡，又可减少胃部刺激症状，尤其临睡前服用时更应注意。d. 服药期间，尽量避免皮肤直接暴露于强烈阳光或人工紫外线下，因有些患者使用本品期间经日晒或人工紫外线照射后可引起光敏反应，故烈日下外出应采取遮阳措施，并避免人工紫外线照射，一旦出现皮肤红斑、红肿、灼痛或发热、疱疹等光敏性皮炎症状，即应自行停药，及时就医。e. 用药后如出现以下现象应自行停药，并及时报告或及时就医：高热、哮喘或皮肤过敏反应（过敏）；吞咽困难、心口灼热及胸骨后疼痛（食管炎或食管溃疡）或比较严重的胃肠道反应；头痛、复视、视物模糊、视力下降（BIHS）；上腹部突发持续性剧痛，且疼痛向腰背部放射，进食加剧（胰腺炎）；咳嗽、胸痛及呼吸困难（PIE综合征）；恶心、呕吐、黄疸、呕血和便血（肝功能损害）；血尿、少尿或蛋白尿（肾功能损害）；肛门周围炎（念珠菌过量生长）或出血倾向。

⑩ 本品静脉滴注时，浓度不可过高，最高浓度为1mg/ml，并选用较粗静脉缓慢滴注，每次给药时均应更换穿刺静脉，以减轻注射局部疼痛、红肿等刺激症状，避免发生血栓性静脉炎。由于较长时间静脉给药有发生血栓性静脉炎的可能，故在病情许可时应尽早改为口服给药。肾盂肾炎伴肾功能损害的孕妇禁用本品静脉滴注。

⑪ 本类药物引起的过敏反应多为斑丘疹、多形性红斑、湿疹样红斑和药物热，少数患者可出现荨麻疹、血管神经性水肿、过敏性紫癜、心包炎或SLE皮疹加重，偶见过敏性休克和哮喘，也可致光敏性皮炎，并有引起表皮剥脱性皮炎的报道。因此，用药过程中应加强临床观察，尤其对首次用药者和过敏体质者更应注意。上述症状一旦出现，应立即停用，及时对症处置。

⑫ 本类药物可致肝毒性，通常为肝脂肪变性，亦见ALT、AST、ALP、BIL升高及胆固醇（CHO）降低。老年人、孕妇、原有肾功能损害者及大剂量用药者（尤其接受高剂量的四环素静脉滴注者）易发生肝毒性，但其他患者亦可发生。本类药物偶可引起胰腺炎（症状与体征参阅哌拉西林-三唑巴坦【用药监护】⑤），常与肝毒性同时发生，而且患者并不伴有原发肝病。因此，用药期间应定期做肝B超、血生化及非蛋白氮（NPN）检查，并注意随访肝毒性和胰腺炎的症状和体征，发现异常及时检诊处置。

⑬ 原有显著肾功能损害者应用本类药物可能发生氮质血症加重、高磷酸血症和酸中毒，治疗中应注意监测。

⑭ 本类药物偶可引起良性颅内压增高（假性脑瘤），通常临床表现有头痛和视物模糊，严重者可出现良性颅内压增高综合征（BIHS，亦称假性脑瘤综合征），其主要症状为头痛（以钝痛、胀痛和撕裂痛为多见，有时呈搏动性痛，常弥散于整个头部，晨起时明显，用力咳嗽、喷嚏、排便、弯腰、低头及平卧时加重，坐姿时减轻）、呕吐（多在头痛剧烈时发生，常呈间断性和喷射性，与进食无关）、视神经盘水肿、颈项抵抗，亦可出现头晕、耳鸣、烦躁、兴奋、搏动性颅内噪声、色觉异常、视力下降或一过性视物模糊，或有短暂性视力丧失，婴儿可出现前囟膨隆、颅缝分离；重者可出现生命体征明显改变（血压升高、脉搏徐缓、呼吸慢而深等）、意识障碍（淡漠或反应迟钝、嗜睡、昏睡或昏迷）、大小便失禁、展神经麻痹症状（复视、斜视或眼外展受限），儿童可引起癫痫发作；严重者可引起失明、脑疝或呼吸衰竭。因此，治疗期间应注意观察随访，发现征兆，及时诊断，及时停药，及早治疗。轻症及时停药多可自行缓解，必要时可给服乙酰唑胺及50%甘油盐水溶液。重症应快速滴注20%甘露醇注射液，静脉给予强利尿药呋塞米，同时进行对症治疗，并注意纠正水电解质紊乱，维持酸碱平衡，必要时静

脉给予 20%人血白蛋白、地塞米松或氢化可的松，大多预后良好。少数患者上述药物治疗无效时，可进行腰、腹腔分流术或颞下减压术治疗，此法操作简便，安全性高，并发症少。可能引起此症的药物尚有：维生素 A、维 A 酸及其衍生物、维生素 D（过量时）、达那唑、氯胺酮、酮康唑、阿苯达唑、地芬诺酯、曲克芦丁、苯妥英钠、呋喃妥因、苯丙醇胺、对乙酰氨基酚、左旋咪唑、庆大霉素、阿米卡星、红霉素、吉他霉素、利福平、两性霉素 B、头孢曲松、头孢唑林、左甲状腺素、吲哚美辛、阿司匹林、布洛芬、吡喹酮、硝普钠、硝苯地平、阿托品、去甲肾上腺素、糖皮质激素（撤药过快或骤然停用时）、乙肝疫苗、口服避孕药，以及硫二苯胺类、氟喹诺酮类、青霉素类和磺胺类等药物。因此，使用上述药物时也应注意发生此症的可能性。

⑮ 大剂量或长疗程应用本类药物时，可使人体内正常菌群减少，并可能导致 B 族维生素缺乏、真菌繁殖，出现口干、咽炎、口角炎、舌炎、舌苔色暗或变色等症状，甚至诱发耐药金黄色葡萄球菌、革兰阴性杆菌和真菌等引起的消化道、呼吸道和尿路感染，严重者可致败血症。因此，本类药物必须按照推荐的剂量和疗程用药，治疗中可给患者补充适量 B 族维生素，并注意观察药物不良反应和病情变化，防止发生 B 族维生素缺乏症和二重感染，尤其对糖尿病、白血病、淋巴瘤患者，以及长期卧床者和其他全身状况不良者应更加注意。疗程中如出现继发感染现象，应立即停药处置。

⑯ 长期应用本品，可出现溶血性贫血、血小板减少、中性粒细胞减少、EOS 减少、淋巴细胞异常。因此，治疗期间应定期检查血常规，发现异常及时处置。

⑰ 本品过量的处置：a. 洗胃、给予活性炭，有严重恶心、呕吐者给予止吐药。b. 给予利尿药，促进药物排泄。c. 采用支持疗法。d. 出现严重肝功能损害达 24～48h 或以上者，可考虑进行胆汁引流。

多西环素[典] Doxycycline

（强力霉素，脱氧土霉素；Monodoxin）

【药理分类】 抗生素-四环素类。

【适应证】 ①与四环素适应证相同。由于无明显肾毒性，可用于有四环素适应证但合并肾功能损害的感染患者；②亦用于前列腺炎、成人牙周炎，短期服用可作为旅行者腹泻的预防用药，并可作为中、重度痤疮的辅助治疗药。

【用法用量】 口服。①抗菌及抗寄生虫感染：第 1 日每次 100mg，每 12 小时 1 次，继以 100～200mg，1 次/d，或 50～100mg，每 12 小时 1 次。②淋病奈瑟球菌尿道炎和宫颈炎：每次 100mg，每 12 小时 1 次，共 7d。③由沙眼衣原体、解脲脲原体或其他非淋病奈瑟球菌引起的尿道炎，以及沙眼衣原体所致的单纯性尿道炎、宫颈炎或直肠感染：均为每次 100mg，2 次/d，疗程至少 7d。

【用药监护】 与四环素基本相同，不同之处有：①8 岁以下儿童禁用。②与巴比妥类药、苯妥英钠或卡马西平等 CY P450 诱导药合用时，本品的血药浓度降低，需调整本品的剂量。③肾功能损害者可应用，不必调整剂量，应用时亦不引起 BUN 升高。④可与食品、牛奶或含碳酸盐饮料同服。

米诺环素[典] Minocycline

（美满霉素；Minomycin）

【药理分类】 抗生素-四环素类。

【适应证】 ①敏感革兰阳性及阴性菌、梅毒螺旋体、衣原体、支原体及立克次体等敏感病原体引起的下列感染：败血症、菌血症、浅表性或深部化脓性感染、呼吸道感染、肠道及胆道感染、腹膜炎、泌尿生殖道感染、中耳炎、鼻旁鼻窦炎和颌下腺炎，以及立克次体病、淋病、梅毒、软下疳、淋巴肉芽肿、鼠疫、霍乱、布鲁氏菌病等；②亦可作为阿米巴病及严重痤疮的辅助治疗药。

【用法用量】 口服。首剂 0.2g，以后每 12 小时或 24 小时 0.1g。寻常痤疮每次 50mg，2 次/d，疗程 6 周。肾功能损害者，其 24h 内的总剂量不应超过 200mg。

【用药监护】 ① 重要警示：罕见发生与服用本品有关的过敏性/过敏样反应（包括休克和死亡）。与其他四环素类药物一样，孕妇服用本品会导致胎儿毒性，在牙齿发育期（从孕后期、婴儿期、8 岁前儿童期）服用四环素类药物可引起牙齿永久变色（黄色-灰色-棕色）。该不良反应在长期用药的患者中更常见，但是在短期内重复用药的患者中也有发生。同时，也报道有牙釉质发育不全。四环素类药物不应在牙齿发育期间使用，除非治疗利益大于风险。

② 下列情况禁用：对本品及其他四环素类药物过敏、8岁以下儿童、孕妇和准备妊娠的妇女。

③ 下列情况慎用：肝或肾功能损害、食管通过障碍、老年人、经口摄食不良或非经口维持营养者及全身恶病质状态者。

④ 本品具有前庭毒性，不作为脑膜炎奈瑟菌带菌者和脑膜炎奈瑟菌感染的治疗药物。

⑤ 急性淋病奈瑟球菌性尿道炎患者疑有初期或二期梅毒时，通常应进行暗视野检查，疑有其他类型梅毒时，每月应进行1次血清学检查，并至少进行4个月。

⑥ 用药前，应告知患者：a. 食品和牛奶不影响本品的疗效，与之同服可减轻胃肠道反应。b. 由于本品可能引起眩晕、共济失调等前庭功能紊乱，用药期间应避免驾驶及危险性较大的机器操作或高空作业，以免发生意外。c. 治疗中出现眩晕、耳鸣、步履不稳伴恶心、呕吐，或听力受损（前庭毒性或听力损害）时，应自行停药，及时就医；其他参阅四环素【用药监护】⑨的b～e。

⑦ 本品引起的过敏反应与四环素基本相同（参阅四环素【用药监护】⑪），但较之多见。此外，尚偶见多关节疼痛、混合型药疹、SJS及PIE综合征。治疗中应注意观察，一旦发现，及时处置。SJS及PIE综合征的处置方法参阅阿莫西林-克拉维酸钾【用药监护】⑩和头孢克洛【用药监护】⑫。

⑧ 本品引起菌群失调较为多见。轻者引起维生素K和（或）B族维生素缺乏（前者可出现低凝血酶原症、凝血障碍、出血倾向或出血等症状，后者可出现舌炎、口腔炎、食欲减退、神经炎等症状），也常可见到由于念珠菌和其他耐药菌所引起的二重感染，包括难辨梭菌性假膜性结肠炎，治疗中应注意观察。

⑨ 本品的消化道反应可见食欲减退、恶心、呕吐、腹痛、腹泻；罕见吞咽困难、小肠结肠炎、胰腺炎（SAMY升高）和肛周炎（念珠菌过度生长）等；偶可发生食管炎和食管溃疡（多发生于睡前服药者）。长期用药可引起肝损害，表现为恶心、呕吐、黄疸、脂肪肝、ALT及AST升高、呕血和便血等，严重者可致昏迷而死亡。有报道，本品尚罕见肝内胆汁淤积、高胆红素血症、肝炎或自体免疫性肝炎。因此，用药期间应注意观察，并定期监测，如有异常，及时处置。

⑩ 本品可加重肾功能损害者的严重程度，导致BUN和SCr升高，并罕见间质性肾炎和急性肾衰竭。因此，严重肾功能损害者的剂量应低于常用量，如需长期治疗，应监测血药浓度，并定期检查肾功能。此外，本品尚偶见溶血性贫血、血小板减少、中性粒细胞减少、EOS增多等，用药期间应定期监测。

⑪ 本品可见眩晕、耳鸣、共济失调伴恶心、呕吐等前庭功能紊乱（呈剂量依赖性，女性比男性多见，老年人比年轻人多见），常发生于最初几次剂量时，一般停药24～48h后可恢复。罕见听力减退或丧失。因此，用药期间应加强随访，尤其对儿童和老年人。如出现耳毒性征象，必须及时停药。

⑫ 长期服用可使甲状腺变为棕黑色，甲状腺功能异常少见，治疗中应注意观察。

⑬ 其他参阅四环素【用药监护】⑥、⑧、⑮～⑰及厄他培南【用药监护】⑫。

替加环素　Tigecycline

（泽坦，天解，泰阁）

【药理分类】 抗生素-甘氨酰四环素类。

【适应证】 用于18岁以上患者在下列情况下由特定细菌的敏感菌株所致感染的治疗：①复杂性皮肤软组织感染（cSSTI）：大肠埃希菌、粪肠球菌（仅限于万古霉素敏感菌株）、金黄色葡萄球菌（甲氧西林敏感及耐药菌株）、无乳链球菌、咽峡炎链球菌族（包括咽峡炎链球菌、中间型链球菌和*S. constellatus*）、化脓性链球菌和脆弱拟杆菌等所致者。②复杂性腹腔内感染（cIAI）：弗劳地柠檬酸杆菌、阴沟肠杆菌、大肠埃希菌、产酸克雷伯菌、肺炎克雷伯菌、粪肠球菌（仅限于万古霉素敏感菌株）、金黄色葡萄球菌（仅限于甲氧西林敏感菌株）、咽峡炎链球菌族（包括咽峡炎链球菌、中间型链球菌和*S. constellatus*）、脆弱拟杆菌、多形拟杆菌、单形拟杆菌、普通拟杆菌、产气荚膜梭菌和微小消化链球菌等所致者。③社区获得性细菌性肺炎（CABP）：肺炎链球菌（青霉素敏感株），流感嗜血杆菌（β内酰胺酶阴性株）和嗜肺性军团病杆菌等所致，包括并发菌血症。

【用法用量】 静脉滴注。首剂100mg，然后每12小时50mg，每次约30～60min。

【用药监护】 ① 重要警示：a. 本品在Ⅲ、Ⅳ期临床研究中观察到，使用本品治疗的患者比对照药组患者的全因死亡率增加，但增加的原因不明。在选择治疗药物时应考虑到这种全因死亡率的增加。b. 已有使用本品的过敏反应/类过敏反应的报道，并且可能威胁生命。对四环素过敏的患者使用时应慎用。c. 已有使用本品后出现肝功能障碍和肝衰竭的报道。这些不良事件可能在停药后发生。d. 呼吸机相关性肺炎（VAP）的患者使用本品后观察到较低治愈率和更高死亡率。e. 已有使用本品后出现急性胰腺炎，包括死亡的报道。f. 妊娠期妇女使用本品可导致胎儿受到伤害。g. 在牙齿发育阶段，本品的使用可能导致永久性牙齿变色。h. 使用本品可能引起CDAD。当出现腹泻时应进行评估。

② 对本品过敏者禁用。

③ 下列情况慎用：对四环素类药物过敏者、明显的肠穿孔继发的cIAI（可能出现肠穿孔，并发生脓毒血症/感染性休克）、重度肝功能损害者和哺乳期妇女。

④ 孕妇应用本品时可导致胎儿受到伤害（本品可能引起胎儿毒性，并可导致死胎的发生率增加），故孕妇应用本品时需权衡利弊。如果患者在应用本品期间妊娠，应告知患者其对胎儿的潜在危害。

⑤ 在牙齿发育期间（妊娠后半期、婴儿期以及8岁以下儿童期）使用本品可导致牙齿永久性变色（黄色-灰色-棕色）。因此，在牙齿发育期间，除非其他药物无效或禁忌使用，否则不应使用本品。

⑥ 18周岁以下患者应用本品的安全性及有效性尚未确定，不推荐应用。

⑦ 老年人在总体安全性及有效性上与年轻人相比无差异，但不能除外一些老年人更容易出现不良反应。

⑧ 不推荐使用本品的情况包括：a. 用于有铜绿假单胞菌感染风险的cIAI患者治疗，特别是那些复发性感染和感染源控制失败的患者。b. 经验性治疗选择用于有铜绿假单胞菌为主导的cSSTI感染，如慢性糖尿病足感染（DFI）。

⑨ 本品无须根据年龄、性别或种族调整剂量。老年人、肾功能损害或接受血液透析的患者亦无须调整本品的剂量。

⑩ 本品治疗cSSTI或cIAI的推荐疗程为5～14d，疗程应根据感染的严重程度及部位、患者的临床和细菌学进展情况而定。

⑪ 轻至中度肝功能损害者（Child Pugh A和B级）无须调整剂量。根据重度肝功能损害者（Child Pugh C级）的药代动力学特征，本品的剂量应调整为100mg，然后每12小时25mg维持。重度肝功能损害者应慎用本品并监测治疗反应。

⑫ 为了分离、鉴定病原菌并明确其对本品的敏感性，应留取合适标本进行细菌学检测。在尚未获知这些试验结果之前，可采用本品作为经验性单药治疗。

⑬ 为了减少耐药细菌的出现并维持本品及其他抗菌药物的有效性，本品应限用于治疗确诊或高度怀疑细菌所致的感染。一旦获知培养及药敏试验结果，应据之选择或调整抗菌药物治疗。缺乏此类资料时，可根据当地流行病学和敏感性模式选用经验性治疗药物。在未确诊或高度怀疑细菌感染情况下，处方本品不仅不会使患者获益，还会增加耐药菌出现的危险性。

⑭ 尚未发现本品与其他抗生素存在交叉耐药。体外研究亦未证实本品与其他常用抗菌药物存在拮抗作用。

⑮ 药物相互作用：a. 在健康受试者中，本品（首剂100mg，然后每12h 50mg）与地高辛（首剂0.5mg，继之0.25mg口服，每24h 1次）合用，地高辛的C_{max}轻度降低13%（不影响地高辛的稳态药效学效应），AUC或CL无影响。本品的药代动力学特性也不受地高辛的影响。因此，本品与地高辛合用时两者均无须调整剂量。b. 在健康受试者中，同时应用本品（首剂100mg，然后每12h 50mg）和华法林（25mg单剂）可导致R-华法林和S-华法林的CL分别减少40%和23%，C_{max}分别升高38%和43%，AUC分别增加68%和29%。本品未显著改变华法林对INR的影响。本品的药代动力学特性也不受华法林的影响。但是，本品与华法林同用时应监测PT或其他合适的抗凝指标。c. 人肝微粒体体外研究结果提示，本品不抑制下列6种CYP450亚型所介导的代谢过程：1A2、2C8、2C9、2C19、2D6和3A4，因此预期本品不会改变需经上述代谢酶代谢的药物的代谢过程。由于本品的代谢并不广泛，预期抑制或诱导上述CYP450亚型活性的药物不会影响本品的CL。d. 抗菌药物与口服避孕药同时应用可导致口服避孕药作用降低。

⑯ 用药前，应告知患者：a. 尽管疗程早期通常可感觉病情好转，仍应继续用药，遗漏

给药或未完成全部疗程可导致：ⓐ降低及时治疗的有效性；ⓑ增加细菌产生耐药的可能性，使得将来不能使用本品或其他抗菌药物治疗。b. 腹泻是由抗生素引起的常见问题，通常在停用抗生素后中止，有时在开始接受抗生素治疗后，甚至在最后一剂抗生素后的2个月或数月出现，可能会有出现水样便和血便（有或没有胃痉挛和发热）。如有发生，应尽快告知医师。c. 本品可引起头晕、嗜睡，可能影响从事驾驶及机器操作能力，用药期间应避免驾驶及危险性较大的机器操作。

⑰ 每瓶（50mg）本品应采用0.9%氯化钠注射液或5%葡萄糖注射液5.3ml溶解，配成浓度为10mg/ml溶液（5ml溶液相当于50mg药物），抽取5ml溶液加入含100ml液体的静脉输液袋中，最高药物浓度为1mg/ml。溶解后的溶液呈黄色或橙色，溶液发生颜色变化或存在颗粒物时应弃之不用。配制后的溶液在室温中可保存6h，在2～8℃冷藏可保存24h。

⑱ 本品应经专用输液管道或Y型管道静脉给药。如果同一输液管道继续用于输注其他药物，应在输注本品前后应用0.9%氯化钠注射液或5%葡萄糖注射液冲洗管道。本品的静脉输注溶液包括0.9%氯化钠注射液（USP）、5%葡萄糖注射液（USP）和乳酸钠林格注射液（USP）。本品与下列药物不应通过同一Y型管道同时给药：两性霉素B、两性霉素B脂质体复合物、地西泮、埃索美拉唑和奥美拉唑、氯丙嗪、甲泼尼龙和伏立康唑。当通过Y型管道给药时，本品与下列药物相容：阿米卡星、多巴酚丁胺、多巴胺、庆大霉素、氟哌啶醇、盐酸利多卡因、甲氧氯普胺、吗啡、去甲肾上腺素、哌拉西林-三唑巴坦（EDTA制剂）、氯化钾、异丙酚、雷尼替丁、茶碱和妥布霉素。

⑲ 在全部13个设有对照组的Ⅲ和Ⅳ期临床研究中发现，与对照药组相比，本品治疗组受试者全因死亡率升高。接受本品治疗的受试者死亡率为4.0%（150/3788），对照组的死亡率为3.0%（110/3646）。在cSSSI、cIAI和CABP中进行的所有研究的死亡率分析显示，本品治疗组和对照药组的校正后死亡率分别为2.5%（66/2640）和1.8%（48/2628）。一般而言，死亡是由于感染或基础疾病的恶化或合并症所致，但导致死亡率差异的原因不明。在选择治疗药物时应考虑到这种全因死亡率的升高。

⑳ 在接受本品治疗的患者中，可观察到黄疸、肝脏胆汁淤积，以及TBIL浓度和血清氨基转移酶升高的情况，并有发生严重肝功能障碍和肝衰竭的个案报道。因此，用药期间应定期监测肝功能，尤其对接受本品治疗的肝功能检查异常的患者，要防止肝功能继续恶化并评价本品治疗的风险和利益。这些不良事件可能在停药后发生，故建议在停药后至少3个月内应继续监测肝功能。

㉑ 本品用于治疗VAP时出现死亡率不平衡及低治愈率。一项HAP患者的研究未能证明本品的有效性。该研究中，患者被随机分配进入本品治疗组（首剂100mg，然后每12h 50mg）或对照药组。接受本品治疗的VAP患者亚组与对照药组相比，治愈率较低（临床可评价人群47.9%比70.1%）而死亡率较高[25/131（19.1%）比15/122（12.3%）]。特别是VAP及基线有菌血症的患者接受本品治疗后死亡率高于对照药组，分别为9/18（50.0%）及1/13（7.7%）。因此，本品一般不用于治疗VAP/HAP，除非药敏试验提示没有其他抗生素可选，方可与其他药物联合用作抢救治疗药。

㉒ 已有使用本品引起过敏反应/类过敏反应的报道，并且可能威胁生命。由于本品在结构上与四环素类药物相似，故可能存在相似的不良反应。此类不良反应包括光敏性、良性颅内压增高（假性脑瘤，参阅四环素【用药监护】⑭）、胰腺炎和抑制蛋白合成作用（后者导致BUN升高、氮质血症、酸中毒和高磷酸盐血症）、多形性红斑或表皮剥脱性皮炎等严重不良反应。用药期间应注意监测，如有发生，及时处置。

㉓ 已有与本品给药相关的急性胰腺炎（症状与处置参阅哌拉西林-三唑巴坦【用药监护】⑤），包括致死性病例的报道。对服用本品并出现提示急性胰腺炎的临床症状、指征或实验室检测指标异常的患者需考虑诊断为急性胰腺炎。在无已知胰腺炎危险因素的患者中已有相关病例报道。患者通常在停用本品后症状改善。对怀疑出现胰腺炎的患者应考虑停止本品治疗。

㉔ 与其他抗生素类药物相似，本品治疗会改变肠道正常菌群，导致艰难梭菌的过度繁殖而发生CDAD，严重程度从轻度腹泻到危及生命的结肠炎。对接受本品治疗后发生腹泻的患者，应考虑有CDAD的可能。当出现腹泻时应及时做相关检查，并进行评估。如怀疑或确诊为CDAD，应停用本品，并及时处置（方法参阅青霉素【用药监护】㉓）。本品除可引

起难辨梭菌的过度繁殖外，尚可引起其他不明病原微生物（包括真菌）的过度生长。治疗中，如发生其他二重感染，亦应及时停药处置。

㉕ 本品的其他不良反应尚有：最常见恶心、呕吐，通常发生于治疗的第1～2日，多为轻中度。可见注射部位炎症和疼痛、注射部位水肿、注射部位皮肤瘙痒和皮疹、注射部位静脉炎、血栓性静脉炎、寒战、食欲减退、排便异常、SCr水平升高、低钙血症、低血糖症、头晕、嗜睡、味觉倒错、APTT及PT延长、INR升高、EOS增多、血小板减少、白带过多、阴道炎、阴道念珠菌病。偶见脓毒血症/感染性休克。罕见严重皮肤反应（包括SJS）。用药期间，应注意观察患者，并定期监测相关实验室指标，发现异常及时处置。

㉖ 本品过量尚无特殊治疗措施。单剂量静脉给予健康志愿者本品300mg（60min以上）可导致恶心和呕吐的发生率增加。血液透析不能显著清除本品。

■ 第八节　酰胺醇类抗生素

氯霉素[典][基]　Chloramphenicol

(Chloromycetin)

【药理分类】 抗生素-酰胺醇类。

【适应证】 ①伤寒、副伤寒；②敏感菌所致的脑膜炎、脑脓肿（尤其耳源性）、败血症；③严重厌氧菌感染累及中枢神经系统者、腹腔感染及盆腔感染（与氨基糖苷类合用）；④无其他低毒性抗菌药物可替代治疗的敏感菌所致的肺部感染（常与氨基糖苷类合用）；⑤立克次体感染（Q热、落基山斑点热、地方性斑疹伤寒等）；⑥细菌性外眼感染（滴眼液）、内眼感染（眼内或结膜下注射）和急慢性中耳炎（滴耳液）。

【用法用量】 ①口服制剂。1.5～3g/d，分3～4次服。②注射液。a. 肌内注射或静脉滴注，每次1～1.5g，2次/d；b. 眼内注射，每次1～2mg/0.1ml；c. 结膜下注射，每次50～100mg/0.5ml，隔日1次。

【用药监护】 ① 下列情况禁用：对本品过敏者、孕妇及哺乳期妇女。

② 老年人慎用。

③ 肝或肾功能损害者应避免使用，必须使用时应减量，有条件时应进行血药浓度监测，使其 C_{max} 在25mg/L以下，C_{min} 在5mg/L以下。

④ 本品可能引起不可逆性骨髓抑制，故应避免重复疗程使用。

⑤ 出生在48h内的新生儿（尤其早产儿），给予高剂量后可引起灰婴综合征。此征的临床表现为腹胀、腹泻、呕吐、进行性苍白、紫绀、微循环障碍、体温不升或低、呼吸不规则等，一般在治疗持续3～4d后出现，及早停药，可完全恢复，但也有在数小时内迅速恶化而引起死亡者，故不可掉以轻心。类似表现亦可发生在成人或较大儿童应用更大剂量[100mg/(kg·d)]时。因此，新生儿不宜应用本品，有指征必须应用时，剂量不超过25mg/(kg·d)，分4次给予，有条件时应进行血药浓度监测，并根据结果调整给药方案，无检测条件时不宜应用。成人或较大儿童应用大剂量时应加强观察，发现征兆及时停药。

⑥ 本品与乙内酰脲类抗癫痫药合用，可致后者作用增强或毒性增加。与口服抗凝药（如双香豆素、华法林）合用，可增强其抗凝作用。与口服降糖药（如甲苯磺丁脲）合用，可替代降糖药的血清蛋白结合部位，从而增强其降糖作用；格列吡嗪和格列本脲因其非离子结合特点，所受影响较其他口服降糖药为小，但合用时仍须谨慎。与某些骨髓抑制药（如抗肿瘤药、秋水仙碱、羟布宗（已停用）、保泰松和青霉胺等）合用，或同时进行放疗时，骨髓抑制作用增强。与林可酰胺类或大环内酯类药物合用，可发生拮抗作用，故不宜联合应用。与维生素 B_6 合用，机体对后者的需要量增加，可发生贫血或外周神经炎，必须合用时应增加后者剂量。与β内酰胺类药物合用，可拮抗后者的抗菌作用。长期使用含雌激素的避孕药，如同时应用本品，可使避孕的可靠性降低，并增加经期外出血。本品可拮抗铁剂、叶酸和维生素 B_{12} 的造血作用，故不宜与这些药物合用。苯巴比妥、利福平等CYP450诱导药可增强本品的代谢，致使其血药浓度降低。本品不宜与四环素、卡那霉素、磺胺嘧啶钠、三磷酸腺苷、辅酶A等药物混合滴注，以免发生沉淀和降低疗效。本品忌与碱性药物配伍。

⑦ 本品可影响乙醇代谢，使血中乙醛浓度上升，出现双硫仑样反应（参阅头孢唑林【用药监护】⑳）。因此，使用本品口服制剂或

注射液时，应嘱患者：用药期间及停药后至少5d内应戒酒，并避免服用含有乙醇的饮料及药剂，以免引起双硫仑样反应。

⑧ 给予本品口服制剂时，应嘱患者：a. 宜空腹时服用，即于餐前1h或餐后2h服用，并饮用足量水，但不得以牛奶、果汁、汽水送服，以免影响疗效。b. 治疗中如出现皮肤淤血或瘀斑、鼻出血、牙龈出血或其他不正常出血现象时，应立即停止服药，并及时就医。

⑨ 本品注射液应在室温下贮存。如在冰箱内冷藏或室内温度较低时，可出现一层结晶，用时必须摇匀，待充分澄明后再用，不可使用浑浊液。操作时，应将安瓿置于手心搓转，使药液温度升高后再振摇，不可直接加热。静脉滴注时，每支注射液至少用100ml输液稀释。抽取药液时，应使用干燥注射器，并边稀释边振荡，以免析出结晶。

⑩ 本品静脉滴注应缓慢，不宜过快，并应告知患者：给药后15～20s时会感觉口中有苦味，并可延续2～3s，此乃正常现象，不必疑虑。

⑪ 长程治疗时，可能出现外周神经炎和视神经炎，并可能引起听力减退、失眠、幻觉、谵妄等神经精神症状，大多发生于用药后3～5d，及时停药大多可恢复正常。也有发生视神经萎缩而致盲者，治疗中应注意观察。

⑫ 应用本品时，可发生与剂量有关的可逆性骨髓抑制，常见于血药浓度＞25mg/L者，临床表现为贫血，并可伴白细胞和血小板减少。同时，也可发生与剂量无关的骨髓毒性反应，常表现为严重的、不可逆性再生障碍性贫血。发生再生障碍性贫血者可有数周至数月的潜伏期，不易早期发现，其临床表现有血小板减少引起的出血倾向，如瘀点、瘀斑和鼻出血等，以及由粒细胞减少所致感染征象，如发热、咽痛、黄疸、苍白等，严重者可致死。绝大多数再生障碍性贫血于口服给药后发生，且多发生于儿童长期反复应用本品时，偶有用量很小而发病者。某些先天性葡萄糖-6-磷酸脱氢酶（G6PD）不足者，应用本品后可出现溶血性贫血（表现为发热、褐色尿、巩膜及皮肤黄染、脾肿大等）。因此，用药期间应加强临床观察，定期检查血常规，长程治疗者还应监测凝血功能和网织红细胞计数（RC），必要时进行骨髓检查，尤其要注意防止发生再生障碍性贫血和溶血性贫血。

⑬ 本品的过敏反应较少见。偶可引起皮疹、日光性皮炎、血管神经性水肿、药物热。症状一般较轻，停药后大多可迅速好转，必要时给予抗过敏治疗。罕见剥脱性皮炎和接触性皮炎，一旦发生，立即停药处置。

⑭ 本品可致硫酸铜法尿糖试验呈假阳性，应用时须注意。此外，尚有本品致心肌损害的报道，用药中应注意监测ECG。

⑮ 其他参阅青霉素【用药监护】㉒、㉓。

甲砜霉素[典] Thiamphenicol

（甲砜氯霉素，沙纳霉素；Chlomic，Thiocyetin）

【药理分类】 抗生素-酰胺醇类。

【适应证】 主要用于敏感菌所致的呼吸道、尿路和肠道等感染。

【用法用量】 1.5～3g/d，分3～4次口服或分次肌内注射，静脉注射3次/d。

【用药监护】 ① 本品与氯霉素之间有交叉过敏性，并呈完全交叉耐药。

② 本品的免疫抑制作用较氯霉素约强6倍，可抑制免疫球蛋白合成和抗体的生成。

③ 本品的不良反应较氯霉素少，症状也较轻，尤其对骨髓的抑制反应较轻，且未见引起灰婴综合征的报道，仅有个例报道有出现短暂性皮肤和面色苍白，但早产儿和新生儿仍应尽量避免应用。

④ 其他参阅氯霉素【用药监护】。

第九节　大环内酯类及酮内酯类抗生素

红霉素[典][基] Erythromycin

（Etinycine）

【药理分类】 抗生素-大环内酯类。

【适应证】 ①作为青霉素过敏患者治疗敏感病原体所致下列感染的替代用药：急性扁桃体炎、急性咽炎、鼻窦炎、猩红热、蜂窝织炎、白喉及白喉带菌者、气性坏疽、炭疽、破伤风、梅毒、放线菌病、李斯特菌病等；②为军团菌病、肺炎支原体肺炎和空肠弯曲菌肠炎的首选用药；③亦用于治疗肺炎衣原体肺炎、其他衣原体属及支原体属所致泌尿生殖系统感染、沙眼衣原体结膜炎、淋球菌感染、厌氧菌所致口腔感染、百日咳。

【用法用量】 ①口服。0.75～2g/d，分3～4次服用；军团菌病，每次0.5～1g，4次/d；预防风湿热复发，每次0.25g，2次/d；预防感染性心内膜炎，术前1h服用1g，术后6h再服用0.5g；梅毒，每次0.5g，4次/d，早期梅毒疗程15d，晚期梅毒30d。②静脉滴注。每次0.5～1g，2～3次/d；军团菌病，3～4g/d，分4次给药，不超过4g/d。

【用药监护】 ① 对本品及其他大环内酯类药物过敏者禁用。

② 孕妇应用本品时需权衡利弊。

③ 哺乳期妇女应用本品期间需停止哺乳。

④ 对一种红霉素制剂过敏或不能耐受者，对其他红霉素制剂也可能过敏或不能耐受。

⑤ 有重症肌无力病史者使用本品，有病情加重的风险。

⑥ 因不同细菌对本品的敏感性存在一定差异，故用药前应做药敏测定。

⑦ 溶血性链球菌感染用本品治疗时，至少应持续10d，以免因疗程过短而诱发急性风湿热。

⑧ 肾功能损害者一般无须减少用量，但严重肾功能损害者本品的剂量应适当减少。

⑨ 肝功能损害者及孕妇不宜应用本品酯化物。服用本品酯化物（如依托红霉素和琥乙红霉素）后发生肝毒性反应者较服用其他红霉素制剂多见，服药数日或1～2周后患者可出现乏力、恶心、呕吐、畏食、腹胀、腹痛、皮疹、发热及肝功能异常，偶见黄疸和肝内胆汁淤积，停药后常可逐渐恢复，但也有引起死亡的报道。其他红霉素制剂也偶可引起肝功能损害，出现ALT、AST、ALP及BIL升高。因此，肝病患者应用本品时剂量应适当减少。用量较大及疗程较长者，在用药期间应定期检测肝功能，并注意观察随访肝毒性反应的症状及体征。患者如出现肝毒性反应，应及时停药处置。

⑩ 本品与抗组胺药特非那定或阿司咪唑及促胃肠动力药西沙比利、匹莫齐特等合用，可出现QT间期延长及严重心律失常，甚至引起心脏停搏，应禁止合用。与麦角胺、二氢麦角胺等麦角碱类药合用，个别患者可出现急性麦角中毒，表现为外周血管痉挛、皮肤感觉迟钝。与卡马西平、苯妥英钠和丙戊酸钠等抗癫痫药合用，可抑制后者的代谢，使后者的血药浓度升高而发生毒性反应。与阿芬太尼合用，可抑制后者的代谢，延长其作用时间。与环孢素、他克莫司合用，可使后者血药浓度增加，并出现腹痛、高血压、肝功能障碍及肾毒性等不良反应。与洛伐他汀合用，可抑制后者的代谢而使其血药浓度增加，可能引起RM。与地高辛合用，可使后者血药浓度升高而发生毒性反应，必须合用时需进行临床和ECG监测。与咪达唑仑或三唑仑合用，可降低两者的清除而增强其作用。与其他经CYP450酶系代谢的药物如溴隐亭、抗心律失常药丙吡胺合用，可抑制后者的代谢，使血药浓度增加而发生毒性反应。与氯霉素和林可酰胺类药（如林可霉素和克林霉素）有拮抗作用，不推荐同时应用。与其他肝毒性药物合用，可能增强肝毒性。二羟丙茶碱除外，与黄嘌呤类药合用，可使氨茶碱的肝清除减少，导致血清氨茶碱浓度升高和（或）毒性反应增加；这一现象在合用6d后较易发生，氨茶碱清除的减少幅度与本品C_{max}成正比；因此，在两者合用疗程中和疗程后，黄嘌呤类药的剂量应予调整。长期服用华法林者应用本品时，可导致PT延长，从而增加出血的危险性，老年人尤应注意；两者必须同时应用时，华法林的剂量宜适当调整，并严密监测PT。本品为抑菌剂，不宜与具有杀菌作用的药物合用。与碱化尿液药碳酸氢钠同用，本品在泌尿系统的抗菌活性随pH的升高而增强。大剂量本品与耳毒性药物合用，尤其肾功能损害者可能增加耳毒性。本品可阻扰性激素类的肠肝循环，与口服避孕药合用可使之降效。本品注射剂与氨茶碱、辅酶A、细胞色素C、万古霉素、头孢噻吩、青霉素、氨苄西林、磺胺嘧啶及碳酸氢钠等注射液配伍，可产生浑浊、沉淀或降效，故不宜混合在同一容器内滴注。

⑪ 应用本品肠溶片或肠溶胶囊时，应嘱患者：a. 在空腹（餐前1h或餐后3～4h）时以水送服，并不宜与氯化铵及酸性饮料同服，以免尿液酸化而使本品的活性减弱。b. 应整片整粒以水吞服，不可研末、嚼碎或掰开服用，也不可拆开胶囊以水溶化后服用，否则会被胃酸破坏而减失疗效。c. 本品为抑菌剂，一定要按医嘱的时间间隔服用，以保持体内药物浓度，利于作用发挥。d. 本品酯化物可与食物同服。

⑫ 本品注射剂为注射用乳糖酸红霉素。静脉滴注时，应于临用前加灭菌注射用水10ml至0.5g本品粉针瓶中，或加20ml至1g本品粉针瓶中，用力振摇至溶解。然后加入0.9%氯化钠注射液或其他含电解质输液中稀释，浓度应在1%～5%以内。本品静脉滴注常发生注射局部疼痛、红肿，并易引起静脉炎或血栓性静脉炎，防治方法参阅氟氯西林【用药监护】⑥。滴注时，宜缓慢，以免引起QT间期延长及心律失常。此外，本品在酸性强的溶液中活力很快消失，注射液的pH宜维持在5.5以上。因此，药物溶解后，如加入含葡萄糖的溶液（偏酸性）稀释，必须每100ml溶液中加入4%碳酸氢钠注射液1ml，使pH升高到6左右，再加入已溶解待稀释的本品注射液，则有助稳定。溶解稀释后的药液应在8h内用完。

⑬ 用药前，尤其患者自用时，应告知：a. 本品有一定的肝毒性和耳毒性，并偶可引起过敏反应，亦罕见肾功能损害。因此，治疗中如出现以下情况应及时报告或就医，以便及时处置：全身不适、食欲减退、恶心、呕吐、发热、腹痛或肝区痛、皮肤或巩膜黄染；听力减退、眩晕、耳鸣、耳内饱满感或觉喧噪声；发热、皮疹、瘙痒、红斑；尿急、尿频、血尿，以及极度口渴、排尿次数显著减少或尿量减少。b. 本品常可引起腹泻，停用后通常可恢复。有时在给予本品后，甚至在最后一次用药后2个月或更久后出现水样便或血性便（伴或不伴胃痉挛和发热）。如出现这种情况，应尽快就医。c. 本品与许多药物合用可致疗效降低或毒性增加，用药期间如需同时应用其他药物，须先咨询医师或药师。

⑭ 大剂量（≥4g/d）应用时，可能引起听力减退，尤其在肝肾疾病患者、老年和女性患者中多见，主要与血药浓度过高（>12mg/L）有关，多发生于用药后第2日至第3周，停药后大多可恢复。因此，应用本品大剂量时，尤其对上述患者，应加强监测，防止出现耳毒性。

⑮ 本品偶可引起心脏毒性，主要表现为多形性室性期前收缩（VPC）、心律失常、QT间期延长，并可能引起致命性心律失常，如室性心动过速（VT）、尖端扭转型室性心动过速（TDP）、心室颤动（Vf），甚至引起心脏停搏。毒性反应一般在给药后1～1.5h出现，短者给药后15min即可发生，长者可达6d。静脉给药与口服给药均可能发生，但发生率和严重程度前者明显高于后者；患有基础心血管疾病，如心力衰竭、心动过速或过缓，并伴有吸烟、肥胖、营养缺乏及活动过少等危险因素的患者，发生心脏毒性反应的风险增大；女性、老年人、心脏病及低钾或低镁血症患者，应用本品发生TDP的风险增加，已有发生猝死的报道。其他大环内酯类药物，如克拉霉素、阿奇霉素、罗红霉素、螺旋霉素，以及酮内酯类药物泰利霉素等亦可能引起诸如QT间期延长及TDP等心脏毒性反应。有研究证实，大环内酯类药物致心律失常能力依次为：红霉素>克拉霉素>阿奇霉素。因此，长疗程或大剂量应用本品及上述药物期间应进行ECG监测，对QT间期已经延长及其他高危患者，则更应引起注意。心脏病、QT间期延长、低钾血症或低镁血症患者，或正应用可延长QT间期药物［如某些抗精神病药、抗心律失常药、抗组胺药、钙通道阻断药、抗抑郁药、抗疟药、抗肿瘤药，以及某些抗感染药（如甲硝唑、司帕沙星、吉米沙星、莫西沙星及唑类抗真菌药等）］的患者应避免使用本品。

⑯ 本品长期用药可导致菌群失调，发生二重感染，出现口腔或阴道念珠菌感染，症状及处置方法参阅青霉素【用药监护】㉓。

⑰ 本品已有引起BIHS和的报告，治疗中应注意观察，症状及处置方法参阅四环素【用药监护】⑭。

⑱ 已有报道，本品可能引起RM，用药期间应注意监测，出现原因未明的肌痛（压痛或触痛）或肌无力时，应及时停药检诊处置，方法参阅法罗培南【用药监护】⑨。

⑲ 本品的其他不良反应尚有：多见胃肠道反应，如恶心、呕吐、中上腹痛、口舌疼痛、胃纳减退等，其发生率与剂量大小有关，对少数不能耐受者可给予对症治疗。过敏反应表现为药物热、皮疹、EOS增多等，发生率约0.5%～1%。对少数胃肠道反应不能耐受者，可给予对症治疗。出现过敏反应时需停药，并给予常规抗过敏治疗。本品可干扰Higerty法的荧光测定，使儿茶酚胺测定呈假性增高，应用时须注意。

⑳ 本品过量可能出现恶心、呕吐、腹痛、腹泻、腹部痛性痉挛、可逆性听力受损等症状。处置：a. 排空胃以清除未吸收的药物。b. 给予对症和支持治疗。血液透析和腹膜透析极少消除药物。

罗红霉素[典] Roxithromycin

（罗迈新；Romycin）

【药理分类】 抗生素-大环内酯类。

【适应证】 ①敏感菌株所致的上呼吸道感染、下呼吸道感染、耳鼻喉感染、生殖器感染（淋球菌感染除外）、皮肤与软组织感染；②肺炎支原体或衣原体所致的肺炎、沙眼衣原体感染及军团菌病。

【用法用量】 口服。每次 150mg，2 次/d；儿童 5～10mg/(kg·d)，分 2 次服用。

【用药监护】 ① 孕妇及肝功能损害者慎用。

② 严重肝硬化者应用本品时，$t_{1/2}$ 可延长至正常水平 2 倍以上，如确需应用，须调整为每次 150mg，1 次/d。严重肾功能损害者的给药时间可延长 1 倍（每次 150mg，1 次/d）。

③ 本品与红霉素存在交叉耐药性。

④ 餐后服药可减少吸收，与牛奶同服可增加吸收。

⑤ 本品与西沙比利、匹莫齐特合用，可能抑制这两种药物的代谢，导致血药浓度升高，引起 QT 间期延长、严重心律失常，甚至发生猝死，必须禁止合用。本品与麦角碱类衍生物合用，可致急性麦角中毒（如末梢血管痉挛、皮肤感觉迟钝等），应禁止合用。本品可使特非那定和阿司咪唑的血药浓度升高，合用可能引发 QT 间期延长及严重室性心律失常，故两者不宜合用。本品与酮康唑合用，可能发生严重肝毒性，虽然发病率低，但可致死，因此两者不宜合用。与华法林合用，可能抑制后者的代谢，使后者的血药浓度升高，从而增加出血的危险性。与地高辛合用，可清除肠道中能灭活地高辛的菌群，导致体内地高辛降解减少，使地高辛血药浓度升高而发生毒性反应，两者必须合用时应监测 ECG 和地高辛血药浓度。与 BZP（如阿普唑仑、地西泮、咪达唑仑、三唑仑等）合用，可抑制后者的代谢，并通过降低 CL，延长 $t_{1/2}$，导致血药浓度升高，使后者的药物作用增强，不良反应增加。与环孢素及丙吡胺合用，可导致后者的血药浓度升高。与 PPI（如兰索拉唑、奥美拉唑等）合用，不改变两者的生物利用度，但可使本品在胃中的局部浓度升高，这种效应可能有助于本品和 PPI 联用于根治 Hp。本品对氨茶碱的代谢影响较小。本品对卡马西平、雷尼替丁、抗酸药及口服避孕药基本无影响。

⑥ 用药前，尤其患者自用时，应告知：a. 本品应在餐前空腹（餐前 1h 或餐后 3～4h）时服用，以利吸收。b. 本品可影响驾驶及机器操作能力，应告知患者：服药期间须避免驾驶及机器操作。c. 本品与许多药物合用可致疗效降低或毒性增加，用药期间如需使用其他药物，应先咨询医师或药师。

⑦ 本品有诱发急性胰腺炎、急性肝细胞性肝炎的报道。因此，用药期间应注意观察随访，患者如出现腹上区突发持续性剧痛，并向腰背部放射，进食加剧，弯腰、起坐或身体前倾时减轻，同时伴有腹胀、恶心、呕吐、发热现象（急性胰腺炎）；或者出现乏力、食欲减退、腹上区不适、恶心、呕吐、尿色深、粪色白、皮肤瘙痒、肝大、胆压痛等症状（急性肝细胞性肝炎）时，应高度警惕急性胰腺炎或急性肝细胞性肝炎。此时应立即停药，及时进行相关的临床和实验室检查，尽快确诊，尽快处置，以免延误病情。

⑧ 本品的其他不良反应尚有：常见腹痛、腹泻、恶心、呕吐等胃肠道反应，发生率明显低于红霉素，且症状亦轻，一般不影响治疗，个别不能耐受者可改换其他药物。偶见头晕、头痛、肝功能异常（ALT 及 AST 升高）、外周血细胞下降及过敏反应（如皮疹、荨麻疹、皮肤瘙痒、药物热、血管源性水肿、支气管痉挛、过敏性休克）等。因此，治疗过程中应注意观察，长程治疗时应定期检查血常规及肝功能，发现过敏反应须即时停药，并给予常规抗过敏治疗。

⑨ 其他参阅红霉素【用药监护】①、③～⑥、⑮、⑰、⑲。

阿奇霉素[典][基] Azithromycin

（阿红霉素，阿齐红霉素；Arithromycin，Zithromax）

【药理分类】 抗生素-大环内酯类。

【适应证】 ①敏感细菌所致的急性咽炎、急性扁桃体炎、鼻窦炎、中耳炎、急性支气管炎、慢性支气管炎急性发作、皮肤与软组织感染；②肺炎链球菌、流感嗜血杆菌及肺炎支原体等病原体所致的 CAP；③沙眼衣原体及非多种耐药淋病奈瑟球菌所致的尿道炎、宫颈炎和盆腔炎，以及杜克嗜血杆菌所致的软下疳。

【用法用量】 ①口服。a. 沙眼衣原体或敏感淋病奈瑟球菌所致性传播疾病：单次1g。b. 其他感染：第1日，0.5g顿服，第2～5日，0.25g/d顿服；或0.5g/d顿服，连服3d。②静脉滴注。a. CAP，每次0.5g，1次/d，至少连用2d，之后换用口服制剂，0.5g/d，疗程7～10d。b. 盆腔炎，每次0.5g，1次/d，1～2d后改用口服制剂，0.25g/d，疗程7d。

【用药监护】 ① 下列情况禁用：已知对本品、红霉素或其他大环内酯类或酮内酯类药物（如泰利霉素、噻霉素）过敏者，以及以前使用本品后有胆汁淤积性黄疸/肝功能损害病史者。

② 下列情况慎用：肝功能损害、孕妇和哺乳期妇女。

③ 严重肝病患者不应使用本品。

④ 轻度肾功能损害者（CL_{Cr}＞40ml/min）使用本品无须剂量调整，但本品在较严重肾功能损害者中的使用尚无资料，给这些患者使用本品时应慎重。

⑤ 本品治疗＜6个月小儿中耳炎、CAP及＜2岁小儿咽炎或扁桃体炎的安全性及有效性尚未确定。

⑥ 治疗盆腔炎时，如怀疑合并厌氧菌感染，应合用抗厌氧菌药物。

⑦ 药物相互作用：a. 本品与阿司咪唑等H_1受体拮抗药合用时，可引起心律失常。b. 奈非那韦稳态时口服本品单剂，可使本品的血药浓度升高。虽然两者合用时无须调整本品剂量，但必须密切监测本品已知的不良反应，如肝酶异常和听力损害等。c. 本品可能增强口服抗凝药的作用，两者合用时应严密监测PT。d. 按治疗剂量使用时，本品对阿托伐他汀、卡马西平、西替利嗪、去羟肌苷、依法韦仑、氟康唑、茚地那韦、咪达唑仑、利福布汀、西地那非、茶碱（静脉和口服给药）、三唑仑、磺胺甲噁唑-甲氧苄啶、齐多夫定的药代动力学的影响不大。与依法韦仑或氟康唑合用时，本品的药代动力学影响不大。因此，本品与上述任何药物合用时，无须调整任一药物的剂量。e. 本品与以下药物合用时宜对患者进行严密观察：与地高辛、特非那定、环孢素、海索比妥或环己巴比妥、苯妥英合用，可能使后者的血药浓度升高；与麦角胺或双氢麦角胺合用，可能出现急性麦角毒性，表现为严重的末梢血管痉挛和感觉迟钝（触物感痛）；与三唑仑合用，可能使后者的药理作用增强；与利福布汀合用，可能增加后者的毒性。f. 含铝或镁的抗酸药可降低本品口服制剂的C_{max}，但不降低AUC值；必须合用时，本品口服制剂应在服用抗酸药前1h或后2h给予。g. 口服本品不影响静脉注射单剂量茶碱后血浆中茶碱水平或药代动力学，但其他多数大环内酯类药物能提高血浆茶碱浓度，因此本品与茶碱同时应用时须谨慎，并注意监测血浆茶碱水平。

⑧ 进食可影响本品的吸收，口服用药需在餐前1h或餐后2h服用。

⑨ 本品静脉滴注溶液的配制及注意事项：a. 阿奇霉素注射液：将本品加入0.9%氯化钠注射液或5%葡萄糖注射液250ml或500ml中，使本品最终浓度为1.0～2.0mg/ml，每次滴注时间不少于60min，滴注液浓度不得高于2.0mg/ml，浓度过高易发生注射部位疼痛及局部炎症反应（下同）。本品注射液含有乙醇，乙醇过敏者慎用。b. 阿奇霉素葡萄糖注射液：可直接用于静脉滴注，每瓶滴注时间不少于60min。本品为含糖液体，需限糖者避免应用。c. 注射用乳糖酸阿奇霉素：用适量灭菌注射用水充分溶解，配制成0.1g/ml，再加入0.9%氯化钠注射液或5%葡萄糖注射250ml或500ml中，使本品最终浓度为1.0～2.0mg/ml，然后静脉滴注。浓度为1.0mg/ml，滴注时间为3h；浓度为2.0mg/ml，滴注时间为1h。

⑩ 接受本品静脉/口服制剂治疗后最常见的是消化道反应，其中常见腹泻或稀便、恶心、腹痛、呕吐、畏食。少见消化不良、黏膜炎、口腔炎、味觉异常、胃炎、腹胀。极少见脱水、假膜性结肠炎、胰腺炎、口腔念珠菌病及幽门狭窄（主要症状是持续性呕吐，且多呈喷射性）。罕见舌变色。此外，本品尚可引起ALT、AST、ALP、SCr、LDH及BIL升高，并有引起肝炎、胆汁淤积性黄疸、肝坏死以及肝衰竭的报道，其中某些病例可能致死。因此，用药期间应注意观察随访，并定期做肝生化检查，患者如出现假膜性结肠炎、胰腺炎、口腔念珠菌病或肝炎症状和体征，应立即停药处置。

⑪ 本品的过敏反应常见皮疹、瘙痒等，可见支气管痉挛、发热、关节痛、血管神经性水肿、荨麻疹、光过敏及过敏性休克。罕见多形性红斑、SJS及Lyell综合征，并有致死的

报道（参阅阿莫西林-克拉维酸钾【用药监护】⑥）。因此，用药过程中应加强观察，尤其对首次应用本品者和有药物过敏史者更应注意，防止出现过敏反应。出现过敏症状时，应及时停药并给予常规抗过敏治疗。如发生过敏性休克，应立即按青霉素过敏性休克救治方法处置。值得注意的是，某些患者出现过敏症状时，起初给予对症治疗有效，如过早停止治疗，即使未再用本品，过敏症状仍可迅速复发。对这类患者必须延长治疗和观察的时间。

⑫ 有报道，应用大环内酯类药物包括本品，可引起心室复极化和QT间期延长，从而有发生心律失常和TDP的风险。临床监测也证实，本品可引起心律失常（包括VT）和低血压，并罕见QT间期延长和TDP。因此，应用本品时需进行血压及ECG监测，在高危人群中应用时必须考虑可能致命的QT间期延长的风险。可引发QT间期延长的高危人群包括：a. 已知有QT间期延长、TDP病史、先天性QT间期延长综合征、缓慢性心律失常或失代偿性心力衰竭的患者。b. 服用已知可延长QT间期药物的患者，如抗精神病药、抗抑郁药和氟喹诺酮类药治疗的患者。c. 处于致心律失常状态的患者，如未纠正的低钾血症或低镁血症、有临床意义的心动过缓，以及正在接受ⅠA型（奎尼丁、普鲁卡因胺等）和Ⅲ型（多非利特、胺碘酮、索他洛尔等）抗心律失常药物的患者。d. 老年人（可能对药物相关的QT间期影响更为敏感）。其他参阅红霉素【用药监护】⑮。

⑬ 本品偶见AAE反应，主要表现为头晕/眩晕、头痛、嗜睡，也见有感觉或行为异常、多动、惊厥、攻击性反应和焦虑、神经质、激越及晕厥等现象（参阅青霉素【用药监护】㉑）。可见乏力、疲倦和不适。偶见WBC、NC及BPC减少，以及间质性肾炎、急性肾衰竭、阴道炎及AAC（参阅青霉素【用药监护】㉓）。持续大剂量应用本品，可能引起听力损害，出现听力丧失、耳聋和（或）耳鸣。也有引起味觉/嗅觉异常和（或）丧失、重症肌无力症状加重或新发肌无力综合征的报道。上述不良反应大多数在停用本品后可自行恢复，必要时给予对症治疗。因此，用药期间应注意观察随访，对用药时间较长者应定期做相关实验室检查，发现异常及时处置。

⑭ 其他参阅红霉素【用药监护】⑬、⑭、⑱。

克拉霉素[典][基] Clarithromycin

（甲红霉素，克红霉素；Claricid，Claricin）

【药理分类】 抗生素-大环内酯类。

【适应证】 ①敏感病原体所致的下列感染：鼻咽感染、下呼吸道感染、皮肤与软组织感染、急性中耳炎、肺炎支原体肺炎、沙眼衣原体引起的尿道炎及宫颈炎等；②与其他药物联合用于鸟分枝杆菌感染、Hp感染的治疗。

【用法用量】 口服。每次0.25g，每12小时1次；重症感染者，每次0.5g，每12小时1次；根据感染的严重程度应连续服用6～14d。

【用药监护】 ① 下列情况禁用：对本品及其他大环内酯类药物过敏、严重肝功能损害及水电解质紊乱患者，以及孕妇、哺乳期妇女和某些心脏病（包括心律失常、心动过缓、QT间期延长、缺血性心脏病、CHF等）患者。

② 下列情况慎用：肝功能损害、中度至严重肾功能损害者。

③ 6个月以下小儿不推荐应用。

④ 本品与其他大环内酯类药物、林可霉素和克林霉素有发生交叉耐药的可能性。

⑤ 药物相互作用：a. 本品与特非那定、西沙比利、匹莫齐特合用，可致QT间期延长、严重心律失常（VT、Vf和TDP）和CHF。与阿司咪唑合用，后者的血药浓度升高，并可致QT间期延长。因此，本品禁止与上述4种药物合用。b. 本品与奎尼丁或丙吡胺合用，后两者的血药浓度升高，并有扭转峰值现象发生，合用时必须监测这些药物的血药浓度。c. 本品与其他大环内酯类药物相似，可使需要经过CYP450酶系代谢的药物（如麦角碱类、阿普唑仑、三唑仑、咪达唑仑、甲泼尼龙、环孢素、奥美拉唑、雷尼替丁、苯妥英钠、卡马西平、丙戊酸钠、西地那非、溴隐亭、阿芬地尼、海索比妥、洛伐他汀、辛伐他汀、西洛他唑、他克莫司、利发布丁及长春碱等）的血清浓度升高而发生毒性反应，必须合用时需监测这些药物的血药浓度，必要时调整剂量。d. 本品与口服抗凝药（如华法林）合用，可使后者的血药浓度升高，发生低凝血酶原血症和出血倾向的危险性增加。e. 本品与地高辛合用，可使地高辛血药浓度升高而发生毒性反应，应进行血药浓度监测。f. 本品与

大剂量氨茶碱合用或氨茶碱的基础血药浓度偏高时，需监测后者的血药浓度。g. 人类免疫缺陷病毒（HIV）感染的成年人同时口服本品片剂和齐多夫定时，本品会干扰后者的吸收，使其稳态血药浓度下降。h. 研究表明，本品缓释片（0.5g，每 12 小时 1 次）与利托那韦（0.2g，每 8 小时 1 次）合用，可导致本品代谢物明显抑制，从而使本品的 C_{max}、C_{min} 和 AUC 分别增加 31%、182% 和 77%，14-*R* 羟基克拉霉素的形成受到明显抑制。由于本品治疗窗较大，当患者肾功能正常时，无须减少剂量，但对肾功能损害者，则应按以下方法进行剂量调整：CL_{Cr} 为 30～60ml/min，本品剂量减少 50%，即本品缓释片的最大剂量为 0.5g/d。严重肾功能损害者（CL_{Cr} ＜ 30ml/min），不宜应用本品缓释片，因为缓释片无法减少剂量。这一人群可使用本品片剂。本品剂量＞1g/d 时，则不应与利托那韦合用。i. 本品与他汀类药（如洛伐他汀和辛伐他汀等）合用，极少有 RM 的报道。j. 本品与钙通道阻断药（如氨氯地平、非洛地平、硝苯地平、地尔硫䓬或维拉帕米等）合用，在老年人中可能引起急性肾损伤。

⑥ 患者自用时，应告知：a. 本品可在空腹时服用，也可与食物或牛奶同服，与食物同服不影响其吸收。b. 本品缓释片不能压碎或咀嚼服用，应整片以水吞服，否则影响疗效。c. 服用本品后可能影响从事驾驶及机器操作能力，用药期间应避免驾驶及危险性较大的机器操作。d. 治疗中如出现皮疹或其他皮损现象、口腔或咽喉白斑、频繁腹泻或剧烈腹痛、皮肤或巩膜黄染、肝区疼痛、听力减退或耳聋、神经精神症状，应暂停用药，并及时报告或就医。

⑦ 本品可能引起药疹、荨麻疹和皮肤瘙痒，偶见血管神经性水肿，罕见过敏性休克及 SJS 或 Lyell 综合征。因此，应用本品期间应加强观察随访，尤其对首次用药者和有过敏性休克史者更应引起注意。发生轻度皮肤过敏反应者，一般停药后即可逐渐恢复。发生过敏性休克者，按青霉素过敏性休克治则急救。出现 SJS 或 Lyell 综合征者，参阅阿莫西林-克拉维酸钾【用药监护】⑩处置。

⑧ 本品消化道反应主要为口腔异味、味觉改变、腹痛、腹泻、腹胀、便秘、恶心、呕吐、口炎、舌炎。偶见难辨梭菌引起的 AAC、肝毒性［可见 AST、AMT 及 ALP 短暂升高，也可引起严重但可逆转的黄疸或无黄疸的肝细胞性肝炎和（或）胆汁淤积性肝炎，极少见肝坏死］，并罕见胰腺炎。此外，本品尚可引起口腔念珠菌二重感染。因此，治疗中应注意检查口腔黏膜，并定期检测肝功能和 SAMY，同时注意随访胃肠道反应，以及肝毒性和胰腺炎的体征和症状，防止出现上述反应。

⑨ 本品可能引起短暂性头晕、头痛、眩晕、焦虑、失眠、耳鸣、幻觉、噩梦、意识模糊。极少数患者可出现定向力障碍、精神障碍和人格障碍。罕见惊厥。治疗中如有出现上述神经精神症状，轻症停药后一般可自行恢复，重症（如严重头痛或惊厥）则中止用药并给予对症治疗。

⑩ 本品偶可引起白细胞减少、PT 延长，极少数患者可引起血小板减少。对长疗程或大剂量用药者，应定期检查血常规和凝血功能，发现异常及时调整剂量。

⑪ 本品的其他不良反应尚有：极少数病例引起 SCr 浓度升高，但原因不明。较少患者出现 BUN 升高。有极少数发生低血糖症的病例报道，有些是同服降糖药或使用胰岛素造成。用药期间应注意监测。也有牙变色的报道，但牙变色可通过专业牙科逆转。

⑫ 其他参阅红霉素【用药监护】④、⑮、⑱。

泰利霉素　Telithromycin

（肯立克，特利霉素；Keket）

【药理分类】 抗生素-酮内酯类。

【适应证】 专用于治疗 CAP。

【用法用量】 口服。每次 800mg，1 次/d，疗程 7～10d。

【用药监护】 ① 下列情况禁用：对本品或大环内酯类药物过敏、重症肌无力（重症肌无力患者使用本品可能发生病情加重，甚至导致死亡的危险）、严重肝功能损害者。

② 肝功能损害者慎用。

③ 本品可能会引起眼聚焦困难、视物模糊、复视，司机及机器操作者慎用。

④ 孕妇应用本品的安全性尚未确定，应用时需权衡利弊。

⑤ 本品能否通过乳汁分泌尚未确定，哺乳期妇女应用时需权衡利弊。

⑥ 本品不宜用于慢性支气管炎急性发作、

急性细菌性鼻窦炎或扁桃体炎/咽喉炎。

⑦ 本品可能引起重症肌无力病情的加重。已有重症肌无力患者因服用本品而死亡的报道。因此，重症肌无力患者不宜应用本品。

⑧ 本品对QT间期无明显影响。

⑨ 本品可被PMN高度浓缩，较其他细胞浓度高约300倍，提示本品易被细胞内细菌吞噬。

⑩ CYP3A4抑制药如酮康唑、伊曲康唑可使本品的AUC分别增加2倍和1.5倍，其他大环内酯类药物、西沙必利、辛伐他汀、咪达唑仑等也有类似作用。本品不影响华法林的药代动力学参数，也不影响避孕药的效果。含铝或镁的抗酸药、西咪替丁、雷尼替丁等不影响本品的生物利用度。

⑪ 已有报道，使用本品出现急性肝衰竭，其中4人死亡，1/5的患者需要进行肝移植。另外还有23例患者出现急性肝损害。这些患者的肝损害均具有起病急、病情严重的特征。因此，用药期间必须注意：a. 经常监测患者的肝毒性症状和体征，一旦出现肝不良反应的体征或症状，应立即停药。b. 患者如出现虚弱、不适、畏食、恶心、巩膜或皮肤黄染、视物模糊、尿色暗淡，以及其他任何肝损害的症状，应立即停用本品，并及时做包括肝功能在内的相关检查。

⑫ 本品的其他不良反应尚有：a. 常见恶心、呕吐、腹痛、腹泻、头晕、头痛、尿痛、皮疹、瘙痒等。b. 少见咳嗽、疲乏、呼吸困难、哮喘、鼻炎等。c. 偶见口舌或面部肿胀、荨麻疹，以及不寻常出血、倦怠、心律失常等。上述症状一般较轻，大多不影响继续治疗，但如出现过敏反应或视觉障碍及其他较严重的反应，则应停药处置。

⑬ 其他参阅红霉素【用药监护】⑱。

第十节　糖肽类、多肽类及环脂肽类抗生素

万古霉素[典]　Vancomycin

（凡可霉素，稳可信；Vanccocin，Vancor）

【药理分类】 抗生素-糖肽类。

【适应证】 ①MRS引起的感染；②对青霉素过敏者及不能使用其他抗生素包括青霉素类、头孢菌素类，或使用后治疗无效的葡萄球菌、肠球菌和棒状杆菌、类白喉杆菌属等感染（如心内膜炎、骨髓炎、败血症或软组织感染）；③防治血液透析患者发生的葡萄球菌属所致的动、静脉血分流感染（静脉滴注）；④由难辨梭状杆菌性AAC（口服给药）。

【用法用量】 ①静脉滴注。2g/d，每6小时0.5g，或每12小时1g；治疗葡萄球菌性心内膜炎，疗程不少于4周。②口服。疗程7～10d，0.5～2g/d，分3～4次服用，日剂量不超过4g。

【用药监护】 ① 下列情况禁用：对本品及其他糖肽类药物过敏者、严重的肝或肾功能损害者，以及孕妇和哺乳期妇女。

② 下列情况慎用：肾功能损害、听力减退或有耳聋史者。

③ 用于老年人有引起耳毒性与肾毒性的高度危险（听力丧失），确有指征使用时必须根据肾功能调整剂量。

④ 本品对组织有强烈刺激，不宜肌内注射或静脉注射，只能静脉滴注或经中心静脉导管输入。

⑤ 本品口服制剂仅用于敏感菌所致的肠道感染，对全身性感染无效。

⑥ 在治疗过程中应监测血药浓度，尤其需延长疗程者或有肾功能损害、听力减退或有耳聋病史者。C_{max}不应超过20～40μg/ml，C_{min}不应超过10μg/ml。C_{max}＞60μg/ml为中毒浓度。

⑦ 本品与氨基糖苷类、两性霉素B、阿司匹林及其他水杨酸类、杆菌肽（注射）、呋塞米等强利尿药、卷曲霉素、卡莫司汀、顺铂、环孢素、链佐星、巴龙霉素及多黏菌素等药物合用或先后应用，可增加耳毒性及（或）肾毒性的潜在可能，并可能发生听力减退，即使停药后仍可能继续进展至耳聋，反应可呈可逆性，但往往成为永久性的。本品与其他耳毒性抗菌药物合用或先后应用须监测听力。与布克力嗪或赛克力嗪等抗组胺药、吩噻嗪类或噻吨类抗精神病药及曲美苄胺合用时，可能掩盖耳鸣、眩晕等耳毒性症状。与碱性溶液有配伍禁忌，遇重金属可发生沉淀。与考来烯胺同时口服，可减失本品药效。

⑧ 静脉滴注时，本品浓度为5mg/ml，给药速率不高于10mg/min；对限制液体者，本品浓度最高不超过10mg/ml。药液配制时，应将本品一次量先用灭菌注射用水10ml溶解，再用0.9%氯化钠注射液或5%葡萄糖注

射液100ml或150ml稀释，滴注不宜过快，滴注时间应在60min以上。如采用连续滴注给药，则可将日剂量药物加到24h内所用的输液中缓慢输入。每次给药时，应注意更换注射部位，并尽量避免药液外漏，防止发生注射部位疼痛、血栓性静脉炎，甚或组织坏死。如发生药液外漏，应立即停止注射，当确认针头不在静脉内时，可经该针头注射适量玻璃酸酶或肾上腺皮质激素，勿在肿胀处热敷，以免起疱或烫伤。

⑨ 本品偶可引起"红颈综合征"，多见于快速大剂量静脉滴注之后，表现为颈根、上身、背、臂等处皮肤发红或麻刺感，以及瘙痒、皮疹或面红、食欲不佳、恶心或呕吐、寒战或发热、心跳加速、晕厥等症状，亦有出现胸背部疼痛或肌肉抽搐者（释放组胺所致）。这些反应通常在20～30min内即可解除，但亦有持续数小时者。用药前给予适量抗组胺药，静脉滴注时减慢滴注速率，常可减轻或避免此反应。

⑩ 少数患者用药后可出现过敏反应，表现为药物热、寒战、恶心、瘙痒、皮疹等过敏症状。罕见DRESS综合征（症状与处置参阅厄他培南【用药监护】⑫）、剥脱性皮炎、SJS及Lyell综合征等严重皮肤反应，以及低血压和休克样症状。因此，用药期间应注意观察随访，尤其对儿童、老年人、衰弱者及有药物过敏史者更应注意，防止出现上述反应。给药后应让患者取半坐位或平卧位静息至少1h，并监测血压，经观察血压平稳并无其他异常反应后，方可下床活动。在治疗过程中，患者如出现药物热、寒战、恶心、皮疹等一般性过敏反应时，应暂停给药，必要时给予抗组胺药或其他对症治疗，待反应消退后，再在严密观察下继续用药。如反应再次出现，应中断本品治疗而另择他药。如出现上述严重皮肤反应或低血压和休克样症状，应立即停药处置。

⑪ 使用本品偶可引起肾毒性和耳毒性。肾毒性可引起SCr或BUN浓度增加，也可出现间质性肾炎或急性肾功能损害，轻者表现为蛋白尿和管型尿，重者可出现血尿、少尿、氮质血症，甚至肾衰竭，通常发生在合并使用氨基糖苷类药物的患者中，或原有肾功能损害而未减少剂量者、老年人、小儿，以及长疗程或大剂量应用者中，停药后大部分患者的氮质血症可恢复正常。耳毒性（多见听力丧失，罕见前庭毒性）大多发生在用药剂量较大者，或肾功能损害者，或先前已有听力损害者，或同时联用其他耳毒性药物者中。因此，对这些患者应注意观察其肾毒性及耳毒性症状，并连续进行肾功能测定和听功能试验，定期检查尿液中蛋白、管型、细胞数及相对密度，最好每4h测1次尿量，尤其对老年人、小儿和肾功能损害者。如4h尿量为120ml或更少时，或出现头晕、耳鸣、听力减退、听觉丧失等症状，均应立即停药处置。

⑫ 使用本品，特别是长期使用和在与其他抗生素联合使用时，可能会导致不敏感菌的过度生长。如果在治疗期间发生二重感染（如假膜性肠炎），应及时处置。

⑬ 少数患者应用本品后，可出现黄疸、肝功能异常（ALT、AST、ALP升高）及假膜性结肠炎。因此，用药期间应注意观察，并定期检查肝功能。

⑭ 本品治疗1周或数周，或总剂量>25g后，有发生可逆性中性粒细胞减少的报告，并罕见血小板减少症及可逆性粒细胞缺乏［粒细胞计数（GC）<0.5×10^9/L］。如患者需要进行长程治疗，或并用药物会产生中性粒细胞减少症时，应定期监测血常规。如发生GC或BPC减少，应立即停用本品，停药后多可迅速恢复正常。

去甲万古霉素[典] Norvancomycin

（万迅；Demethlvancomycin）

【药理分类】 同万古霉素。

【适应证】 与万古霉素相同，对MRSA和耐甲氧西林表皮葡萄球菌（MRSE）更为敏感。

【用法用量】 ①静脉滴注。0.8～1.6g/d，分2～3次给予。临用前加适量灭菌注射用水溶解，再用250ml以上（小儿适量减少）0.9%氯化钠注射液或5%葡萄糖注射液稀释，滴注时间宜在1h以上。②口服。每次0.2～0.4g，4次/d。

【用药监护】 孕妇避免应用。哺乳期妇女慎用。新生儿和婴儿不推荐应用。其他与万古霉素相同。

替考拉宁[典] Teicoplanin

（壁霉素，肽可霉素；Targocid，Techomycin）

【药理分类】 抗生素-糖肽类。

【适应证】 ①各种严重的革兰阳性菌感染，包括不能用青霉素类及头孢菌素类治疗，或用后治疗失败的严重葡萄球菌感染，或对其他抗生素耐药的葡萄球菌感染；②敏感金黄色葡萄球菌、凝固酶阴性葡萄球菌（包括对甲氧西林敏感及耐药菌）、链球菌、肠球菌和棒状杆菌、艰难梭菌、消化链球菌等所致的感染；③作为万古霉素和甲硝唑的替代药。

具体而言，①静脉给药：a. 可用于治疗各种严重的革兰阳性菌感染，包括不能用青霉素类和头孢菌素类及其他抗生素者。b. 可用于不能用青霉素类及头孢菌素类抗生素治疗或用后治疗失败的严重葡萄球菌感染，或对其他抗生素耐药的葡萄球菌感染。已证明本品对肺炎、复杂性皮肤和软组织感染、复杂性尿道感染、骨关节感染及败血症、感染性心内膜炎及 CAPD 相关性腹膜炎等感染有效。c. 在骨科手术具有革兰阳性菌感染的高危因素时，本品也可作预防用。②口服：用于难辨梭菌性 AAC。

【用法用量】 ①静脉注射或静脉滴注：a. 肺炎、复杂性皮肤和软组织感染、复杂性尿道感染：负荷剂量 400mg，12h 1 次，连用 3 次，第 3～5 日的目标 C_{min}＞15mg/L；维持剂量 400mg/d，维持期间的目标 C_{min}＞15mg/L。重度感染的负荷剂量 600～800mg，12h 1 次，第 3～5 日的目标 C_{min} 应达到 15～30mg/L。b. 骨关节感染及败血症：负荷剂量 800mg，12h 1 次，连用 3～5 次，第 3～5 日的目标 C_{min}＞20mg/L；维持剂量 800mg/d，维持期间的目标 C_{min}＞20mg/L。c. 感染性心内膜炎：负荷剂量 800mg，12h 1 次，连用 3～5 次，第 3～5 日的目标 C_{min}＞30～40mg/L；维持剂量 800mg/d，维持期间的目标 C_{min}＞30mg/L。②口服：用于难辨梭菌性 AAC，每次 100～200mg，2 次/d，疗程 7～14d。③肾功能损害者和老年人：前 3 日使用常规剂量，第 4 日开始再按肾功能适当减少用药剂量或延长给药间隔。本品不能被血液透析清除。

【用药监护】 ① 本品有过敏史者禁用。

② 本品与万古霉素可能有交叉过敏，故对万古霉素类药物过敏者慎用。但用万古霉素类药物曾发生“红颈综合征”者非本品禁忌证。

③ 孕妇及哺乳期妇女一般不用。

④ 本品注射液的配制：将灭菌注射用水 3ml 缓慢注入本品瓶内，轻轻转动小瓶，直至药物完全溶解，不可振摇，避免产生泡沫。如有泡沫形成，可静置 15min，待泡沫消失后再抽取药液。配制好的溶液可直接用于静脉注射，注射时间为 3～5min。以上溶液也可用以下注射液稀释，用于静脉滴注：0.9%氯化钠注射液、5%葡萄糖注射液、乳酸钠林格注射液、葡萄糖氯化钠注射液或腹膜透析液等。稀释后的溶液应立即使用，不能立即使用时可在 4℃条件下保存，但不得超过 24h。静脉滴注应缓慢，滴注时间不少于 30min，滴注时注意防止血栓性静脉炎（方法参阅氟氯西林【用药监护】⑥）。

⑤ 本品可引起 EOS 增多、白细胞减少、中性粒细胞减少、血小板减少或增多等血液学异常，并可出现嗜睡、头晕、头痛症状。心室内注射时有引起癫痫发作的报道。口服给药偶见胃肠道症状（恶心、呕吐、腹泻等）。因此，治疗中应注意观察，并定期检查血常规，防止出现上述反应。

⑥ 本品的耳毒性和肾毒性较万古霉素低。其他参阅万古霉素【用药监护】⑦、⑩～⑬。

多黏菌素 B　Polymyxin B

（阿罗多黏，阿如多黏；Aerosporin，Polyfax）

【药理分类】 抗生素-多肽类。

【适应证】 ①对其他药物均耐药的铜绿假单胞菌及其他假单胞菌所致的严重感染；②多重耐药的大肠埃希菌、肺炎克雷伯菌等革兰阴性菌所致的严重感染，无其他有效抗生素选用时。

【用法用量】 ①静脉滴注。成人及儿童，1.5～2.5mg/(kg·d)，分 2 次给药，每 12 小时 1 次，婴儿可用到 4mg/(kg·d)。②肌内注射。成人及儿童，2.5～3mg/(kg·d)，分次给药，每 4～6 小时 1 次。③鞘内注射（用于铜绿假单胞菌所致脑膜炎）。成人及 2 岁以上儿童，每次 5mg，1 次/d，3～4d 后改为隔日 1 次。

【用药监护】 ① 对本品过敏者禁用。

② 肾功能损害者不宜应用。

③ 孕妇避免应用。

④ 严格掌握使用指征，一般不作为首选用药。

⑤ 剂量不宜过大，疗程不宜超过 10～

14d，并定期监测尿常规及肾功能。

⑥ 本品不宜静脉注射，也不宜快速静脉滴注，以免引起呼吸抑制。

⑦ 本品超过推荐剂量应用，可能引起急性肾小管坏死、少尿和肾衰竭。

⑧ 本品与磺胺类药、利福平、半合成青霉素等合用，用于治疗严重耐药革兰阴性菌感染，效果优于单独应用。与地高辛合用，可增强地高辛的作用，合用时应监测其血药浓度。与氨基糖苷类、万古霉素及其他具肾毒性药物合用时，肾毒性增加。与麻醉药（如恩氟烷）及具有神经肌肉阻滞作用的药物（如氨基糖苷类）合用，可增强神经肌肉阻滞作用。本品不宜与肌松药（包括去极化及非去极化肌松药）、吩噻嗪类药（如丙氯拉嗪、异丙嗪）等合用，以防止发生神经肌肉阻滞作用。本品亦不可与奎宁、镁剂同时静脉应用。本品与氨苄西林、头孢唑林、头孢噻吩、头孢匹林、氯霉素、四环素、氢氯噻嗪、肝素等药物及含金属离子（如钙、钴、铁、锰等）的注射液有配伍禁忌。

⑨ 肌内注射时，可将灭菌注射用水或0.9％氯化钠注射液或1％利多卡因注射液2ml加入本品50mg的小瓶中，振摇溶解。注射时，进针宜深，推注宜慢，并注意更换注射部位，以减少局部疼痛和硬结的发生。

⑩ 静脉滴注时，将本品50mg用灭菌注射用水或0.9％氯化钠注射液溶解后，加入5％葡萄糖注射液300～500ml中，以1～1.5h的速率缓慢滴注。同时，注意防止血栓性静脉炎（参阅氟氯西林【用药监护】⑥）。

⑪ 用药前，应嘱患者注意：a. 治疗期间应多饮水，以减轻肾功能损害。b. 用药过程中和长期用药后6个月内，如有感觉头晕、耳鸣、耳内饱满感或听力减退等症状，或出现蛋白尿或血尿、排尿次数减少、极度口渴等现象，或视觉障碍，应及时报告或就医。

⑫ 本品偶可出现过敏反应，表现为面部潮红、皮疹、瘙痒、药物热和支气管哮喘，极少见引起过敏性休克。因此，用药过程中应加强观察，尤其对首次应用者和有药物过敏史者更应注意，防止出现过敏反应。如出现过敏现象，应及时对症处置，必要时停药。如发生过敏性休克，应立即按青霉素过敏性休克救治方法处置。

⑬ 本品长期或高剂量应用可能引起葡萄球菌、变形杆菌、真菌等二重感染，故治疗中应注意观察。患者一旦出现口腔、肠道或其他部位的二重感染征象，应立即停药，及时诊治。方法参阅青霉素【用药监护】㉓。

⑭ 用药期间，应注意监测血常规、尿常规、肝肾功能及血电解质，并加强临床观察。如出现肾毒性或神经毒性症状（如头晕、外周神经炎、意识混乱、昏迷、共济失调或神经肌肉阻滞作用），应及时停药处置。

⑮ 本品过量的处置：如发生呼吸暂停，用新斯的明无效，只能采用人工呼吸，并静脉注射钙剂。腹膜透析不能清除本品，血液透析可清除部分药物。

达托霉素 Daptomycin

（赫士睿，克必信；Cubicin，Hospira）

【药理分类】 抗生素-环脂肽类。

【适应证】 ①复杂性皮肤与软组织感染，如脓肿、手术切口感染和皮肤溃疡等；②对MRS和耐万古霉素肠球菌（VRE）的抗菌活性大于万古霉素或替考拉宁；③对耐利奈唑胺菌株所致的感染也有效。

【用法用量】 静脉滴注。每次4～6mg/kg，1次/d，连用7～14d。CL_{Cr}＜30ml/min者，每次4mg/kg，每2日1次。

【用药监护】 ① 对本品过敏者禁用。

② 下列情况慎用：肾功能损害、有肌肉骨骼病史、孕妇及哺乳期妇女。

③ 18岁以下患者不推荐应用。

④ 静脉滴注时，应以0.9％氯化钠注射液100ml溶解稀释本品，滴注时间应持续30min，并注意防止血栓性静脉炎（方法参阅氟氯西林【用药监护】⑥）。

⑤ 本品的不良反应较多，主要有胃肠道反应（如恶心、呕吐、腹泻、便秘、腹痛、腹胀、口腔炎和食欲减退等）、皮肤过敏反应（如皮疹、瘙痒和湿疹等）、注射部位反应（疼痛、血栓性静脉炎）、心血管系统反应（如低血压或高血压、水肿及室上性心律失常等）、中枢神经系统反应（如头晕、头痛、眩晕、失眠、焦虑、意识及感觉异常等）、血液系统反应（如贫血、白细胞增多、血小板减少或增多、EOS增多和INR升高等）、肌肉骨骼系统反应（如肢体痛、关节痛、肌痛、

肌无力、肌痉挛和骨髓炎等)、肝功能异常(如ALP、LDH升高和黄疸等),以及药物热、肾衰竭、低血钾、低血镁、血清碳酸盐增加、电解质紊乱、高血糖、PIE综合征(症状与处置参阅头孢克洛【用药监护】⑫)等,并有引起RM的报道。因此,用药前后及用药过程中应加强临床观察和体查,定期检查血压、血常规、肝肾功能、尿常规、血生化(包括血电解质、血糖及BIL等),以及CPK、INR和ECG,必要时做胸部X线检查,发现异常及时处置。

第十一节 林可酰胺类抗生素与磷霉素

林可霉素[典] Lincomycin

(洁霉素,林肯霉素;Cillimycin,Lincocin)

【药理分类】 抗生素-林可酰胺类。

【适应证】 ①敏感葡萄球菌属、链球菌属、肺炎链球菌及厌氧菌所致的以下感染:呼吸道感染、皮肤与软组织感染、女性生殖道感染和盆腔感染及腹腔感染等;②对青霉素类药物过敏或不宜用青霉素者本品可用作替代药物。

【用法用量】 ①口服。1.5～2g/d,分3～4次口服。②肌内注射。0.6～1.2g/d,分次注射。③静脉滴注。每次0.6g,每8小时或12小时1次。

【用药监护】 ① 对本品及克林霉素有过敏史者禁用。

② 下列情况慎用:肠道疾病(尤其溃疡性结肠炎、CD或AAC)或有既往史、肝功能损害、严重肾功能损害,既往有哮喘或其他过敏史者。

③ 小于1个月的婴儿不宜应用。

④ 孕妇应用本品时需权衡利弊。

⑤ 哺乳期妇女应慎用,必须应用时需停止哺乳。

⑥ 患有严重基础疾病的老年人易发生腹泻或AAC等不良反应,用药时需密切观察。

⑦ 严重肾功能损害和(或)严重肝功能损害,伴严重代谢异常者,采用高剂量时需进行血药浓度监测。

⑧ 为防止急性风湿热的发生,用本类药物治疗溶血性链球菌感染时的疗程,至少为10d。

⑨ 由于本品在疗程中甚至在疗程后数周有引起伴严重水样腹泻的假膜性肠炎可能,与抗蠕动止泻药或含白陶土止泻药合用,可使结肠内毒素延迟排出,从而导致腹泻延长和加剧,故本品不宜与这两类药物合用。本品与含白陶土止泻药合用时,前者的吸收将显著减少,故两者不宜同时服用,需间隔至少2h。与阿片类镇痛药合用,本品的呼吸抑制作用与阿片类镇痛药的中枢性呼吸抑制作用可发生累加,有导致呼吸抑制延长或引起呼吸麻痹(呼吸暂停)的可能,必须合用时应对患者进行严密监护。本品不宜与氯霉素或红霉素合用,因为这两种药在靶位上均可置换本品,或阻抑本品与细菌核糖体50S亚基的结合,体外试验也显示本品与红霉素具拮抗作用。本品可增强吸入性麻醉药的神经肌肉阻滞现象,导致骨骼肌软弱和呼吸抑制或麻痹(呼吸暂停),在手术中或术后合用时应加注意;如出现神经肌肉阻滞现象,以ChE抑制药或钙盐治疗可望有效。本品具神经肌肉阻滞作用,与抗肌无力药合用可致后者对骨骼肌的效应减弱,必须合用时应调整抗肌无力药的剂量。本品与卡那霉素在同瓶静脉滴注时有配伍禁忌。

⑩ 食物可影响本品口服制剂的吸收,故口服给药时应嘱患者在空腹时服用。

⑪ 本品不可直接静脉注射。静脉滴注时,每0.6g本品至少用100ml输液稀释,滴注时间不少于1h。滴注过快,可能发生低血压、ECG变化,甚至引起心搏、呼吸停止,尤其是心内膜炎和老年患者,应引起高度重视。此外,本品静脉滴注尚可引起血栓性静脉炎,给药时应加强预防,具体措施参阅氟氯西林【用药监护】⑥。

⑫ 本品的过敏反应主要表现为皮疹、瘙痒等,偶见荨麻疹、血管神经性水肿和血清病型反应等,亦有引起过敏性休克的报道,并罕见剥脱性皮炎、大疱性皮炎、多形性红斑和SJS等严重皮肤过敏反应。因此,用药期间应注意观察随访,尤其对首次用药者和有药物过敏史者应更加注意,防止出现过敏反应。患者如出现速发型皮肤过敏反应、血管神经性水肿或血清病型反应等,应立即停药,轻者无须治疗即可自行恢复,重者可给予抗组胺药、维生素C和钙剂治疗,必要时可给予糖皮质激素。如发生严重皮肤过敏反应或过敏性休克,应马

上中断治疗，前者及时给予对症支持治疗（参阅氨苄西林-舒巴坦钠【用药监护】⑥及阿莫西林-克拉维酸钾【用药监护】⑩），后者立即按青霉素过敏性休克救治方法处置。

⑬ 本品常见的胃肠道反应有恶心、呕吐、腹痛、腹泻等，严重者有腹绞痛、腹部压痛、严重腹泻（水样或脓血样），伴发热、异常口渴和疲乏（假膜性结肠炎）；腹泻、肠炎和假膜性结肠炎可发生在用药初期，也可发生在停药后数周，其处置方法：轻症患者停药后可能恢复，中等至重症患者需纠正水电解质紊乱。如经上述处理病情无明显好转者，则应口服甲硝唑 250～500mg，3 次/d。如有复发，再用甲硝唑口服仍可有效。如无效，可改用万古霉素（或者去甲万古霉素），成人 0.5～2.0g/d，分 3～4 次服用。

⑭ 本品偶可发生白细胞减少、中性粒细胞减低、中性粒细胞缺乏和血小板减少，罕见再生障碍性贫血和全血细胞减少。偶可引起肝功能异常（血清氨基转移酶升高）、黄疸，并可出现肾功能损害（如氮质血症、少尿、血尿、蛋白尿），罕见急性肾衰竭。因此，对长期应用者，应定期检查血常规、尿常规及肝肾功能，并注意观察随访有无血液毒性反应的表现或肝肾功能损害的症状和体征，发现异常时应根据情况及时减量或停药，必要时给予对症治疗。

⑮ 本品偶见耳鸣、眩晕和听力下降，极少数患者可出现胸闷、心悸、头晕、低血压，用药期间应注意监测。其他参阅青霉素【用药监护】㉓。

克林霉素[典][基] Clindamycin

（氯洁霉素，林大霉素；Cleocin，Lujiemycin）

【药理分类】 抗生素-林可酰胺类。

【适应证】 革兰阳性菌及厌氧菌所致的以下感染：败血症、呼吸道感染（包括脓胸、肺脓肿）、泌尿道感染、皮肤与软组织感染、女性生殖道感染和盆腔感染及腹腔感染、骨髓炎、耳鼻喉与口腔感染等。

【用法用量】 ①口服。每次 0.15～0.3g，重症感染可增至每次 0.45g，均为 4 次/d。②肌内注射或静脉滴注。0.6～1.2g/(kg·d)，分 2～4 次给药；严重感染 1.2～2.4g/(kg·d)，分 2～4 次静脉滴注。

【用药监护】 ① 本品口服后在胃肠道内迅速吸收，空腹口服的生物利用度为 90%，进食不影响其吸收。

② 本品肌内注射局部可能出现疼痛、硬结和无菌性脓肿。注射时应严格执行操作规程，进针宜深，推注宜慢，并注意经常更换注射部位，避免出现上述不良反应。肌内注射的容量 1 次不能超过 600mg（8ml：600mg），超过此容量应改为静脉滴注。

③ 静脉滴注时，将本品 0.3g 用 0.9% 氯化钠注射液或 5% 葡萄糖注射液 50～100ml 稀释成≤6mg/ml 浓度的药液，滴注不宜过快，通常每分钟不超过 20mg，1h 输入的药量不能超过 1200mg。

④ 本品在极少数患者中可引起过敏性紫癜、抽搐、寒战、高热及呼吸困难，用药期间应注意观察，一旦出现，立即停药处置。

⑤ 本品的其他不良反应及注意事项与林可霉素基本相同，用药时应参阅林可霉素【用药监护】①～⑨、⑫～⑮。

磷霉素[典][基] Fosfomycin

（复安欣；Phosphomycin）

【药理分类】 抗生素-其他类。

【适应证】 ①口服制剂用于：敏感菌所致的单纯性下尿路感染和肠道感染（包括细菌性痢疾）等。②注射剂用于：a. 敏感菌所致的呼吸道感染、尿路感染、皮肤与软组织感染等；b. 与其他抗生素联合用于由敏感菌所致的败血症、腹膜炎、盆腔炎、骨髓炎和脑膜炎等重症感染；c. 与万古霉素或去甲万古霉素联合用于 MRSA 等革兰阳性菌所致的重症感染。

【用法用量】 ①口服。2～4g/d（以磷霉素酸计，下同），分 3～4 次服用。②静脉滴注。4～12g/d，严重感染可加至 16g/d，分 2～3 次给药。

【用药监护】 ① 下列情况禁用：对本品过敏者、孕妇及 5 岁以下儿童。

② 肝、肾功能损害者慎用。

③ 5 岁以上儿童及老年人应慎用并减量。

④ 哺乳期妇女避免使用，必须用药时需停止哺乳。

⑤ 本品用于严重感染时，除需应用较大剂量外，尚需与其他抗生素如β内酰胺类或氨

基糖苷类联合应用，以发挥协同抗菌作用。用于 MRS 或 MRSA 所致重症感染时，常作为万古霉素或去甲万古霉素的联合用药。用于金黄色葡萄球菌感染时，也宜与其他抗生素联合应用。

⑥ 本品应用较大剂量时，应监测肝功能。

⑦ 本品在体外对腺苷二磷酸（ADP）介导的血小板凝集有抑制作用，剂量加大时更为显著，虽在临床应用中尚未见引起出血的报道，但应用时仍须注意观察。

⑧ 本品与β内酰胺类药物合用，对金黄色葡萄球菌（包括 MRSA）、铜绿假单胞菌具有协同作用，并可减少或延迟细菌耐药性的产生。与氨基糖苷类药物合用，呈协同抗菌作用，亦可减少或延迟细菌耐药性的产生。与甲氧氯普胺同用时，本品的血药浓度降低，其他胃肠动力药亦有可能发生类似情况，因此本品不宜与上述药物同用。本品注射液与含钙、镁等金属盐类药物有配伍禁忌。

⑨ 静脉滴注时，药液浓度过高或给药速率过快，可致静脉炎或血栓性静脉炎，给药速率过快还可引起心悸反应。因此，每 4g 本品用灭菌注射用水适量溶解，再加入 5%葡萄糖注射液、0.9%氯化钠注射液或含乳酸钠的输液 250～500ml 中缓慢滴注，每次滴注时间为 1～2h。

⑩ 本品口服给药常见轻度胃肠道反应，如恶心、纳差、中上腹不适、稀便或轻度腹泻，一般不影响继续用药。偶见假膜性肠炎（症状与处置参阅青霉素【用药监护】㉓）。

⑪ 本品偶可引起皮疹、皮肤瘙痒、呼吸困难、哮鸣、眩晕及 EOS 增多等过敏反应，停药后大多很快缓解，一般无须特殊处置。极个别患者可出现过敏性休克，首次用药时应注意观察（尤其对过敏体质者），患者如出现呼吸困难、胸闷、血压下降、发绀、荨麻疹等症状，应立即停药，并及时采取急救措施。

⑫ 本品尚可引起一过性红细胞及血小板降低、白细胞降低、血清氨基转移酶一过性升高等反应。因此，应用较大剂量时需监测肝功能，用药超过 10d 者需监测血常规。

⑬ 本品钠盐每 1g 的钠含量为 14.5mmol（333mg）。因此，对心功能不全、肾功能损害、高血压等需限钠者应用本品时，必须注意保持体内钠离子的平衡。

第十二节　氟喹诺酮类抗菌药

环丙沙星[典][基]　Ciprofloxacin

（环丙氟哌酸；Ciproxan）

【药理分类】 抗菌药-氟喹诺酮类。

【适应证】 敏感菌所致的泌尿生殖道感染、呼吸道感染、胃肠道感染、伤寒、皮肤与软组织感染、骨和关节感染、败血症等全身感染。

【用法用量】 ①口服。常用量，0.5～1.5g/d，分 2～3 次服。②静脉滴注：每次 0.2～0.4g，每 12 小时 1 次，严重感染或铜绿假单胞菌感染可加大剂量至 0.8g/d，分 2 次滴注。③疗程：肠道感染和急性单纯性下尿路感染 5～7d；复杂性尿路感染和肺炎和皮肤软组织感染 7～14d；骨和关节感染 4～6 周或更长；伤寒 10～14d。

【用药监护】 ① 重要警示：a. 口服和静脉滴注氟喹诺酮类药（包括本品，称本类药物）可能发生致残和潜在的不可性严重不良反应，包括肌腱炎和肌腱断裂、外周神经病变、中枢神经系统的影响（包括惊厥、震颤、错乱、幻觉、偏执狂、癫痫发作、抑郁和自杀倾向或行为）、重症肌无力加剧。b. 本类药物全身用药可能发生以下严重不良反应：QT 间期延长（包括 TDP）、过敏反应（包括过敏性休克）、CDAD、血糖紊乱、光敏性或光毒性，以及其他严重并且可能致命的反应［如 Lyell 综合征、SJS、过敏性肺炎、间质性肾炎、RM 和急性肾衰竭、急性肝坏死或肝衰竭、溶血性贫血及再生障碍性贫血和（或）其他血液学异常］等。c. 严格本类药物的适应证和适应人群，认真评估患者发生这些严重不良事件的危险因素等。d. 本类药物应严格按照推荐剂量使用，超剂量使用须十分慎重并严密监测。e. 本类药物只用于没有其他抗菌药物可选择的急性细菌性鼻窦炎、慢性支气管炎急性发作、单纯性尿路感染、急性非复杂性膀胱炎的患者。如果患者有其他可替代的抗菌药物治疗，则不应给上述感染患者处方全身（口服和静脉）应用的此类药物。f. 在开始本类药物治疗前，必须详细询问患者有否应用抗菌药物（尤其本类药物）出现任何严重不良反应的病史，有则应用时需十分谨慎。g. 在开始本类药物治疗后，如出现以上严重不良反应，必须立即停药处置。

② 下列情况禁用：对本品及本类其他药物过敏者、孕妇、哺乳期妇女及 18 岁以下患者。

③ 重症肌无力、糖尿病、QT 间期延长或有 QT 间期延长病史的患者避免应用。已知或怀疑有中枢神经系统基础疾病患者（包括严重脑动脉硬化、癫痫或有癫痫史者）或存在其他风险因素的患者（如有发作倾向或发作阈值降低者）避免使用，有明确指征需应用本类药物时，需权衡利弊后谨慎使用。

④ 严重肝功能损害（如肝硬化腹水）或肝肾功能均损害者需权衡利弊后应用，并调整剂量。

⑤ 肾功能损害者应用本品时，应按肾功能适当减少用药剂量或延长给药间隔。

⑥ 老年人常有肾功能减退，因本品部分经肾排出，需减量应用。

⑦ 本品与华法林合用，可增强后者的抗凝作用，合用时必须严密监测患者的 PT。与环孢素合用，可使后者的血药浓度增加，合用时应监测其血药浓度。尿碱化药可减少本品在尿中的溶解度，导致结晶尿和肾毒性发生。与咖啡因合用，可减少后者的清除，并可能产生中枢神经系统毒性。与茶碱类药合用，可使后者自肝 CL 明显减少，$t_{1/2}$ 延长，血浓度升高，出现恶心、呕吐、震颤、不安、激动、抽搐、心悸等茶碱中毒的有关症状，故合用时应监测其血药浓度，并调整剂量。丙磺舒可减少本品自肾小管分泌约 50%，合用时本品的血浓度增高而产生毒性。NSAID 与氟喹诺酮类合用，可能增加对中枢神经系统的刺激，并有发生惊厥的危险性。含铝、镁等金属离子的抗酸药和去羟肌苷，以及含铁、锌等金属离子的多种维生素和其他制剂可减少本品的口服吸收，应避免同时服用，但可在服本品前 2h 或服本品后 6h 口服。甲氧氯普胺可加速本品的吸收，但不影响生物利用度。

⑧ 本品口服制剂宜在空腹时服用，食物虽可延迟其吸收，但总吸收量（生物利用度）未见减少，故也可在餐后服用，以减轻胃肠道反应。服用时同时饮水 250ml，可减轻对肾小管的损害。

⑨ 大剂量服用本品或患者的尿 pH 在 7 以上时，易发生结晶尿。因此，服用本品时应同时饮水约 250ml，并避免同用尿碱化药，避免摄入碱性食品（乳制品、豆制品、汽水和苏打饼干等），保持足够的日进水量，尤其在睡前最好饮水一大杯，使 24h 尿量保持在 1200～1500ml 以上，以减轻对肾小管的损害。

⑩ 本品静脉滴注时，每 200mg 滴注时间不得少于 30min。滴速过快可致注射局部产生刺激反应，甚或引起静脉炎或血栓性静脉炎，防治方法参阅氟氯西林【用药监护】⑥。

⑪ 口服和静脉滴注本类药物之前，尤其由患者自行口服时，须告知患者：a. 本类药物可能引起头晕、嗜睡、幻觉、定向力障碍和短暂性视力损害等不良反应，用药期间应尽量避免驾驶及危险性较大的机器操作或高空作业，以免引起意外。b. 本类药物可能引起光敏反应/光毒性反应，治疗中至停药后 5d 内应避免过度强烈日光或人工紫外线照射，烈日下外出应采取遮阳防晒措施，避免发生此不良反应。c. 患者用药期间应避免剧烈运动或重力劳作，防止发生肌腱断裂；同时，避免与可能引起 QT 间期延长的药物（见本品【用药监护】⑬）合用，以免增加心脏不良事件的风险，必须合用时应咨询医师或药师。d. 在开始本类药物治疗后，如出现以下严重不良反应须自行停药，并及时报告经治医师或立即就医，以免延误病情：腹痛、腹胀、频繁腹泻或黏液血便（假膜性肠炎）；关节痛、僵硬、肿胀（关节病变）；足跟部或其他部位肌腱疼痛、充血、肿胀、炎症，或肌腱剧痛难忍、伸曲障碍（肌腱炎或肌腱断裂）；肌痛（压痛或触痛）、肌无力、茶色或可乐色尿（RM）；血尿、蛋白尿、结晶尿（肾毒性）；皮肤出现皮疹、瘙痒、红肿（过敏）；灼热感或“针刺样”感觉、手脚麻木（外周神经炎）；皮肤灼伤或红斑（光敏反应或光毒性反应）；头痛、头晕、焦躁、意识混乱、幻觉、惊厥、震颤、抽搐等神经精神症状。

⑫口服和静脉滴注本类药物可使所有年龄段患者发生肌腱炎和肌腱断裂的风险增加。肌腱炎是肌腱或肌腱周围组织的一种无菌性炎性反应，最常发生于足后跟（跟腱炎），也可发生在肩、手部、肱二头肌、腘绳肌、拇指、髌关节和其他肌腱点，并可双侧发生。此症初时可见肌腱充血或炎性水肿，进而红肿疼痛，伸曲障碍，活动时加剧，严重者可发生肌腱断

裂。肌腱炎和肌腱断裂可发生在开始使用本类药物后数小时或数日，或结束治疗后几个月。在60岁以上老年男性患者、服用皮质类固醇药物患者、肾脏或心脏及肺移植手术的患者中发生此症的风险进一步增加。除了年龄和使用皮质类固醇的因素外，另可独立增加肌腱断裂风险的因素包括剧烈运动和重体力劳作、肾衰竭及之前的肌腱疾病（如类风湿关节炎）。肌腱炎和肌腱断裂也发生在没有上述风险因素的使用本类药物的患者中。因此，对肌腱炎和肌腱断裂的高危患者，尤其有肌腱疾病史或发生过肌腱炎和肌腱断裂的患者应避免全身应用本类药物，必须应用时需严密观察。如果患者出现局部疼痛、炎症等肌腱炎或肌腱断裂的征象，应建议患者休息，并限制其活动，直至肌腱炎或肌腱断裂的诊断可排除。对确诊为肌腱炎的患者，应停用本类药物，对需要继续抗菌治疗者应换用非氟喹诺酮类抗菌药，同时应用阿司匹林或布洛芬减轻炎症，缓解疼痛，并可根据情况给予冷敷（急性期）或热敷（缓解期），必要时局部注射地塞米松或氢化可的松0.5～2ml（与等量1%或2%利多卡因混合注射，注意不要注入肌腱内，以免使肌腱张力减弱而在活动时发生断裂），也可做局部按摩、超短波或微波等理疗促进恢复。对跟腱炎、髌关节处肌腱炎和腘绳肌之肌腱炎急性期患者，应嘱其卧床静息，制动，直至症状消失，防止引起肌腱断裂。肌腱断裂者应静卧休息，绝对制动，垫高患肢，外敷消肿药或贴消炎镇痛膏，包扎。发生在足后跟的跟腱断裂可能需要手术修复。

⑬ 本类药物在某些患者中可使ECG的QT间期延长，少数患者可出现心动过速、室性心律失常，并罕见TDP。已知QT间期延长的患者、未纠正的低血钾患者、严重心动过缓和急性心肌缺血患者及正在使用抗心律失常药（如奎尼丁、丙吡胺、普鲁卡因胺、氟卡尼、普罗帕酮、索他洛尔、胺碘酮、伊布利特及多非利特等）的患者应避免使用本类药物。本类药物亦不宜与已知可能使QT间期延长的药物合用，这些药物包括大环内酯类（如红霉素、克拉霉素、阿奇霉素、罗红霉素等）、唑类抗真菌药（如氟康唑、酮康唑、伏立康唑、伊曲康唑等）、抗精神病药［如吩噻嗪类（氯丙嗪、奋乃静、氟奋乃静、三氟拉嗪、硫利达嗪、米索达嗪等）、氟哌啶醇、氟哌利多、匹莫齐特、利培酮、氯氮平及奥氮平、氨磺必利、齐拉西酮、阿立哌唑等］、抗抑郁药［如三环类抗抑郁药（TCA，如阿米替林、丙咪嗪、氯米帕明、氯丙咪嗪、地昔帕明、多塞平、度硫平）、氟西汀、西酞普兰、马普替林、洛夫帕明、曲唑酮等］、钙通道阻断药（如硝苯地平、尼卡地平、苄普地尔、利多氟嗪、普尼拉明等）、抗疟药（如奎宁、甲氟喹、氯喹、卤泛群等）、胃肠动力药及止吐药（如多潘立酮、西沙必利、昂丹司琼、格拉司琼等）、抗组胺药（如特非那定、阿司咪唑、氯马斯汀、氯雷他定等）、酮色林、洛哌丁胺、泰利霉素、甲硝唑等，以及某些抗肿瘤药（如阿霉素、阿柔比星、多柔比星、索拉非尼、舒尼替尼及三氧化二砷等）、普罗考布、膦甲酸、美沙酮及甘草制剂等。老年人更容易受药物相关的QT间期的影响。用药期间应定期监测ECG。

⑭ 口服和静脉滴注本类药物，已有出现其他严重并且可能致命的事件报道。这些事件可能是重度的，通常发生在多剂量给药后。临床表现可包括以下的1个或多个症状：脉管炎；肌痛；血清病；过敏性肺炎；间质性肾炎；急性肾功能损害或肾衰竭；肝炎、黄疸、急性肝坏死或肝衰竭；贫血，包括溶血性贫血和再生障碍性贫血；血小板减少症，包括TTP；白细胞减少症或粒细胞缺乏症；全血细胞减少症和（或）其他血液学异常。因此，用药期间应注意观察，并定期监测相关实验值，发现异常及时停药处置。

⑮ 口服和静脉滴注本类药物，已有报道会使中枢神经系统不良反应［如惊厥、颅内压增高（包括假性脑瘤）及中毒性精神病］增加的风险，并可能会导致中枢神经系统反应，轻者表现为头痛、头晕、烦躁、激动、嗜睡或失眠、焦虑、噩梦、短暂视觉障碍，大多停药后可缓解。严重者可出现偏执狂、错乱、意识模糊、幻觉或妄想、惊厥、震颤或抽搐、癫痫样发作、抑郁和自杀倾向或行为。这些反应可能发生在首次用药后，临床上也称之为脑病反应、抗菌药物相关性脑病或药源性脑病。轻症一般无须特殊治疗，停药后大多可逐渐缓解。症状严重者除停药外，尚需及时采取有效治疗措施（参阅青霉素【用药监护】㉑）。出现颅内压增高（含假性脑瘤）时可按四环素【用药监护】⑭方法处置。原有中枢神经系统基础疾病患者，包括严重脑动脉硬化、癫痫或有癫痫史患者是脑病反应的

易患人群。抽搐、癫痫样发作等严重中枢神经系统不良反应，易在肾功能损害者（包括老年人）未减量用药时发生。患者在使用本类药物时，如发生这些反应，须停止给药并采取适当的措施。本类药物引起脑病反应的概率为：氟罗沙星＞曲伐沙星＞格帕沙星＞诺氟沙星＞司帕沙星＞环丙沙星＞依诺沙星＞氧氟沙星＞培氟沙星≫左氧氟沙星。

⑯ 已有报道，患者在口服和静脉滴注本类药物后，产生罕见的感觉或感觉运动性轴索型神经病，可影响小和（或）大的轴索，导致皮肤感觉异常、感觉迟钝、触物痛感和衰弱。对于某些患者，症状可能在应用本类药物后很快发生，并且可能是不可逆的。如果患者出现外周神经病变症状，包括皮肤疼痛、烧灼感、麻刺感、麻木和（或）无力，或其他感觉（包括轻触觉、痛觉、温觉、位置觉和振动觉）异常及多发性神经炎，应立即停药。有外周神经病变病史的患者必须避免应用本类药物。应用本类药物时加用维生素 B_1 和维生素 B_{12} 可减轻外周神经病变的症状。

⑰ 本类药物引起的过敏反应比较常见的有皮疹、红斑、瘙痒、荨麻疹、皮肤潮红，少数患者可引起药物热、低血压、呼吸困难、血管神经性水肿等。使用本类药物，已报告发生严重的过敏反应（即过敏性休克），一些患者在第 1 次用药后即发生，有些反应可伴随有心血管系统衰竭、意识丧失、刺痛、咽或面部水肿、气道阻塞（包括支气管痉挛、气促及急性呼吸窘迫）、荨麻疹、瘙痒等。因此，应用本类药物时（尤其第 1 次用药时或有药物过敏史者应用时）需密切观察患者，一旦出现皮疹或其他任何过敏征象，即应立即停药。发生过敏性休克时，必须紧急给予肾上腺素、糖皮质激素，必要时输氧和给予气道管理，包括插管等措施。极少数患者应用本类药物后，可引起 Lyell 综合征（中毒性表皮坏死松解症）及 SJS 等严重皮肤反应，症状与处置参阅氨苄西林-舒巴坦【用药监护】⑥和阿莫西林-克拉维酸钾【用药监护】⑥。用药期间应注意观察，如有出现，应及时停药处置。

⑱ 在使用本类药物后暴露于阳光或紫外线照射下，会发生中度至严重的光敏反应或光毒性反应（前者是一种免疫应答反应，后者是一种非免疫性反应。本类药物引起的光敏反应以后者为多见），是本类药物引起的一种特殊的不良反应。光毒性反应可能表现过度的晒伤反应，如烧灼感、红斑、水泡、渗出、水肿等，常出现在暴露于光的部位（通常是颈部的“V”型区域、前臂伸肌表面、手的背部），早期症状为皮肤瘙痒、灼热感或刺痛感、红肿或皮疹，严重者可出现水疱，甚至广泛的严重疱疹，溃破后可形成糜烂或溃疡。光敏反应或光毒性反应一般在治疗开始数日内发生，大剂量用药和暴露于大剂量紫外线的患者，在首次用药后接触紫外线几分钟或几小时内即可发生，但也有患者在停药 3 周时发生，用药期间应避免过度暴露于强烈日光或紫外线下。发生光敏反应或光毒性反应时须立即停药，轻症无须治疗，停药后可很快恢复，但重症必须及时对症处置，必要时给予抗组胺药和糖皮质激素治疗。对已发生光敏反应或光毒性反应者，在症状未消失或症状消失后 5d 内不宜接受强烈日光或人工紫外线照射，避免再次发生这些不良反应。光毒性反应的易感人群有：皮肤娇嫩者、因痤疮正在使用抗生素治疗的青少年、老年人、女性，以及免疫缺陷疾病、红斑狼疮和免疫功能受损的患者。本类药物发生光毒性反应的概率为：洛美沙星、氟罗沙星＞司帕沙星＞依诺沙星＞培氟沙星＞环丙沙星、格帕沙星＞诺氟沙星、氧氟沙星、左氧氟沙星、曲伐沙星。发生光毒性反应的程度则为：克林沙星＞司帕沙星＞氟罗沙星＞洛美沙星＞曲伐沙星＞环丙沙星＞依诺沙星＞诺氟沙星＞氧氟沙星＞左氧氟沙星。可引起光敏反应的其他药物尚有：四环素类、磺胺类、NSAID、磺酰脲类、吩噻嗪类、噻嗪类及其复方制剂等，青霉素类、头孢菌素类、抗真菌药和抗结核病药也有报道。胺碘酮、奎宁、奎尼丁等可致光毒性反应，而苯佐卡因则可引起光敏反应。

⑲ 与几乎所有的抗菌药物一样，口服和静脉滴注本类药物可引起 CDAD，严重程度可自轻度腹泻至严重结肠炎，重者可能需要结肠切除术，甚至危及生命。在接受本类药物治疗后，出现严重腹泻时应考虑 CDAD 的可能性。因为 CDAD 可能发生在使用本类药物治疗后 2 个月，因此在处置时必须仔细询问病史。如果怀疑或证实 CDAD，可能需要停止目前使用的不针对难辨梭菌的抗菌药物，并适当补充液体、电解质和蛋白质，同时进行抗难辨梭菌治疗（如甲硝唑）及其他对症治疗，出现临床指征时应进行手术评价。

⑳ 曾有本类药物引起血糖紊乱（如症状性高血糖和低血糖）的报道，这种情况多发生

于同时口服降糖药（如优降糖或格列本脲）或使用胰岛素的糖尿病患者。因此对于此类患者，应密切监测其血糖变化情况。如患者在接受本类药物治疗时出现症状性高血糖或低血糖反应，须立即停药并采取适当的治疗措施。

㉑ 口服和静脉滴注本类药物偶可引起关节病变。关节病变常发生于30岁以下男性，表现为关节疼痛、僵硬和肿胀，多在用药开始后3～5d发生，停药后可缓解，对症状严重者可给予对症治疗。

㉒ 本类药物口服用药时常见胃肠道反应，症状表现为口干、腹部不适或疼痛、恶心、消化不良、食欲减退，少数可见呕吐、腹泻和味觉异常，大多程度较轻，只有少数需要停药。偶见口炎、口腔念珠菌病，处置方法参阅青霉素【用药监护】㉓。

诺氟沙星【典】【基】 Norfloxacin

（氟哌酸，诺氧沙星；Baccidal，Norocin）

【药理分类】 抗菌药-氟喹诺酮类。

【适应证】 敏感菌所致的呼吸道、泌尿道及胃肠道感染。

【用法用量】 ①口服。每次400mg，2次/d，大肠埃希菌、肺炎克雷伯菌及奇异变形菌所致的急性单纯性下尿路感染疗程3d，其他病菌所致的单纯性尿路感染7～10d，复杂性尿路感染10～21d，前列腺炎28d；单纯性淋球菌性尿道炎，单剂800～1200mg；肠道感染，每次300～400mg，2次/d，疗程5～7d。伤寒，每次800～1200mg，分2～3次服用。②静脉滴注。每次0.2～0.4g，2次/d，急性感染疗程7～14d，慢性感染14～21d。

【用药监护】 ① 静脉滴注时，本品0.2g稀释于5%葡萄糖注射液250ml中使用，1.5～2h滴完；0.4g则稀释于500ml中，3～4h滴完。

② 肾功能损害患者应根据肾功能调整剂量。

③ 其他参阅环丙沙星【用药监护】①～⑨、⑪～㉒。

氧氟沙星【典】【基】 Ofloxacin

（氧洛沙星；Oflocin）

【药理分类】 抗菌药-氟喹诺酮类。

【适应证】 同左氧氟沙星，并用于结核分枝杆菌引起的感染。

【用法用量】 口服或静脉滴注。①呼吸道感染，每次0.3g，2次/d，疗程7～14d。②急性单纯性下尿路感染，每次0.2g，2次/d，疗程5～7d。③衣原体宫颈炎或尿道炎，每次0.3g，2次/d，疗程7～14d。④前列腺炎，每次0.3g，2次/d，疗程6周。⑤单纯性淋病，单剂0.4g。⑥伤寒，每次0.3g，2次/d，疗程10～14d。⑦铜绿假单胞菌感染或较重感染，每次0.4g，2次/d。

【用药监护】 本品对茶碱类药和咖啡因的影响小，与抗凝药之间的相互作用亦不明显。其他参阅环丙沙星【用药监护】①～㉒。

左氧氟沙星【典】【基】 Levofloxacin

（左氧沙星，左氟嗪酸；Leflox，Levaquin）

【药理分类】 抗菌药-氟喹诺酮类。

【适应证】 敏感菌所致的各种中、重度感染，如呼吸道感染、泌尿及生殖道感染、皮肤与软组织感染、胆道感染、腹腔感染、肠道感染、创伤或烧伤创面及手术后伤口感染、骨和关节感染、五官科感染、乳腺炎、败血症、粒细胞减少及免疫功能低下患者的各种感染。

【用法用量】 ①口服。常用量，0.3～0.4g/d，分2～3次服，或0.3～0.5g，一次口服，一般疗程7～14d，细菌性前列腺炎疗程6周。②静脉滴注。0.3～0.6g/d，分2次滴注。

【用药监护】 ① 本品不宜与含多价阳离子的溶液自同一静脉通道给药。与抗糖尿病药（如口服降糖药或胰岛素）合用，可能引起血糖失调，出现高血糖或低血糖反应，合用时应监测血糖［包括空腹血糖（FPG）和餐后2h血糖（2hPPG）］。丙磺舒虽可使本品的AUC增高，$t_{1/2}$ 延长，CL_t 和 CL_r 降低，但影响较小，合用时无须调整剂量。

② 本品静脉滴注时，先用5%葡萄糖注射液或葡萄糖氯化钠注射液5～10ml溶解后，再加入同一输液100ml中。滴注时间为每100ml至少60min。本制剂不能与其他药物混合在同一容器中滴注，或在同一条静脉输液管内进行给药。

③ 本品偶可引起ILD及PIE综合征，使用时应加注意。如有发现，应立即停药处置

（分别参阅头孢克洛【用药监护】⑪、⑫）。

④ 其他参阅环丙沙星【用药监护】①～⑨、⑪～㉒。

帕珠沙星 Pazufloxacin

（帕苏沙星，派佐沙星；Pazuscross，Rizaliv）

【药理分类】 抗菌药-氟喹诺酮类。

【适应证】 敏感菌所致的慢性呼吸道疾病继发性感染（包括肺间质纤维化和陈旧性肺结核等）、肺炎及肺脓肿、泌尿及生殖道感染、腹腔炎及腹腔内脓肿、胆道感染及肝脓肿、皮肤与软组织感染、烧伤创面感染及外科伤口感染等。

【用法用量】 静脉滴注。每次300～500mg，2次/d。

【用药监护】 ① 下列情况慎用：严重肾功能损害、G6PD缺乏症、心脏或循环系统功能异常，以及本人或父母、兄弟姐妹中有易引起支气管哮喘、皮疹、荨麻疹等症状的过敏性体质者。

② 本品可能导致休克，在用药前应做皮试，用药后患者应卧床休息，密切观察。

③ 丙磺舒可使本品的 $t_{1/2}$ 延长、AUC增高，但 C_{max} 无明显变化。

④ 静脉滴注时，本品300～500mg用0.9%氯化钠注射液100ml溶解或稀释，滴注时间为30～60min。本品不宜与其他药物混合输注。

⑤ 本品偶可引起高血压、电解质紊乱和ILD（参阅头孢克洛【用药监护】⑪），用药过程中应注意监测，一旦发现，及时处置。

⑥ 其他参阅环丙沙星【用药监护】①～⑧、⑪～㉒。

吉米沙星 Gemifloxacin

（吉速星；Factive）

【药理分类】 抗菌药-氟喹诺酮类。

【适应证】 慢性支气管炎急性发作期、CAP。本品在本类药物中对肺炎链球菌抗菌活性最强。

【用法用量】 口服。每次320mg，1次/d，疗程5～7d。CL_{Cr}≤40ml/min者，每次160mg，1次/d。

【用药监护】 ① 下列情况慎用：心动过缓、急性心肌缺血、G6PD缺乏症、低钾血症及低镁血症。

② 地达诺新可减少本品的吸收，两者服用应间隔2～3h。本品与地高辛、奥美拉唑、茶碱、华法林无明显相互作用，合用时无须调整剂量。

③ 患者自用时，应告知：a. 本品不宜研碎或掰开服用，应整片以水吞服。b. 在服用本品前3h及服用后2h内，应避免服用含镁、铝、铁、锌等金属离子的药物及营养剂。

④ 本品偶可引起念珠菌病和其他真菌感染，出现生殖器念珠菌病和阴道炎。因此，治疗中应加强随访，一旦出现，及时处置（参阅青霉素【用药监护】㉓）。

⑤ 用药前后及用药期间，应检查或监测：CBC及分类计数（DC）、细菌培养及药敏试验、血药浓度监测（尤其严重感染者）和尿液分析。

⑥ 本品光敏反应较少见，但用药期间亦应避免人工紫外线及强烈日光下过度暴露。

⑦ 本品无已知的特异性的解毒药。在急性口服过量时，应当通过诱导呕吐或通过洗胃将其排空，并仔细观察病情，实时给予对症治疗，同时保持适当的水分。血液透析可从血浆中移去本品约20%～30%口服剂量。

⑧ 其他参阅环丙沙星【用药监护】①～⑤、⑪～㉒。

莫西沙星[基] Moxifloxacin

（莫昔沙星，威莫星；Avelox，Vigamox）

【药理分类】 抗菌药-氟喹诺酮类。

【适应证】 敏感菌所致的上呼吸道和下呼吸道感染、皮肤与软组织感染等。

【用法用量】 口服或静脉滴注。每次400mg，1次/d。

【用药监护】 ① 存在致心律失常因素时（如严重心动过缓或急性心肌缺血）及严重肝功能损伤者慎用。

② 治疗复杂盆腔感染（如伴有输卵管-卵巢或盆腔脓肿）时，应采用静脉给药，不推荐口服。

③ 轻度肝功能异常和任何程度的肾功能损害者均不必调整剂量。

④ 药物相互作用：a. 本品与阿替洛尔、雷尼替丁、钙剂、茶碱、口服避孕药、格列本脲、伊曲康唑、地高辛、吗啡、丙磺舒联用，

尚未观察到药物相互作用，因此对这些药物不需要调整剂量。b. 曾有报道，本品与口服抗凝药联用可致抗凝活性升高。尽管本品和华法林的相互作用在临床试验中未经证实，但两者联用仍应密切监测 INR，必要时应调整口服抗凝药的剂量。c. 同时口服活性炭及 0.4g 本品，在体内能阻止 80%药物吸收，从而减少药物的全身利用。药物过量时，在吸收早期应用活性炭能阻止药物的进一步全身暴露。静脉给药后，活性炭只能轻度减少药物的全身暴露(约 20%)。d. 高脂食物（包括乳制品）可延迟本品的吸收，但吸收程度不受影响。

⑤ 本品静脉滴注应缓慢，滴注时间每 400mg 不少于 90min，并不可与其他任何药物在同一静脉通道输注。在滴注本品之前或之后，需在同一静脉通道输注其他药物，均应先以稀释液如 0.9%氯化钠注射液或 5%葡萄糖注射液冲洗该静脉通道。

⑥ 本品光敏反应极少见，但用药期间亦应避免人工紫外线及强烈日光下过度暴露。

⑦ 其他参阅环丙沙星【用药监护】①～④、⑪～㉒。

第十三节 硝基咪唑类、硝基呋喃类及噁唑酮类抗菌药

甲硝唑[典][基] Metronidazole

（灭滴灵，灭滴宁；Metrozine，Trichazol）

【药理分类】 抗菌药-硝基咪唑类。

【适应证】 各种厌氧菌感染、肠道及肠外阿米巴病、阴道滴虫病、加德纳菌阴道炎、小袋虫病、皮肤利什曼病、麦地那龙线虫病、贾第虫病。

【用法用量】 ①厌氧菌感染。口服，0.6～1.2g/d，分 3 次服，疗程 7～10d。静脉滴注，首剂 15mg/kg，继以 7.5mg/kg 维持，每 6～8 小时 1 次。②滴虫病。口服，每次 0.2g，4 次/d，疗程 7d。③肠道阿米巴病。口服，每次 0.4～0.6g，3 次/d，疗程 7d。④肠外阿米巴病。每次 0.6～0.8g，3 次/d，疗程 20d。

【用药监护】 ① 下列情况禁用：对本品或其他硝基咪唑类药过敏者、有活动性中枢神经系统疾病者、血液病者及酗酒者。

② 本品可透过胎盘，迅速进入胎儿循环。动物实验发现，腹腔给药对胎儿有毒性，而口服则无毒性。因此，妊娠早期妇女禁用。妊娠 3 个月以上妇女应用本品时需权衡利弊。

③ 本品在乳汁中浓度与血中浓度相似。动物实验显示本品对幼鼠具致癌作用，故哺乳期妇女不宜使用。若必须用药，应暂停哺乳，并在疗程结束后 24～48h 方可重新授乳。

④ 儿童应慎用并减量使用。

⑤ 原有肝脏疾患者或严重肝功能损害者，应适当减少用量，长期用药时应监测血药浓度。老年人由于肝功能减退，应用本品时药代动力学有所改变，长期用药时应定期监测血药浓度。厌氧菌感染合并肾衰竭患者的给药间隔应由 8h 延长至 12h。

⑥ 本品可干扰血清氨基转移酶、LDH、TG 和己糖激酶的检测结果，使其值归零，使用时须注意。

⑦ 本品能抑制华法林和其他口服抗凝药的代谢，加强后者的作用，引起 PT 延长。与苯妥英钠、苯巴比妥等 CYP450 诱导药合用，可加强本品的代谢，使血药浓度下降，而苯妥英钠排泄减慢。与西咪替丁等 CYP450 抑制药合用，可延缓本品在肝内的代谢及其排泄，使本品的 $t_{1/2}$ 延长，合用时应根据血药浓度测定结果调整剂量。与土霉素合用，可干扰本品清除阴道滴虫的作用。本品可干扰双硫仑代谢，两者合用时，患者饮酒后可出现精神症状，故 2 周内应用双硫仑者不宜再用本品。

⑧ 用药前，应告知患者：a. 用药期间和停药后 3d 内应禁酒，并避免饮用含乙醇饮料或使用含乙醇药剂，以免引起双硫仑样反应（参阅头孢唑林【用药监护】⑳）。b. 用药期间尿液可能呈棕红色或暗黑色，此为正常现象，不必疑虑。c. 如出现尿急、尿频、尿痛、盆腔压迫感、排尿困难、尿失禁，或出现感觉缺失或异常（如肢端麻木、皮肤有蚁走虫爬感、发热和触电样感觉，或者刺痛、灼痛或触觉过敏等）、肌肉震颤、四肢发冷、皮肤干燥或脱屑（多发性神经炎）症状，应及时报告或就医。

⑨ 使用本品片剂时，应告知患者：a. 本品普通片于餐时或餐后服用可减轻胃肠道反应。b. 本品缓释片宜在餐前 1h 或餐后 2h 整片以水吞服，因空腹时服用能较好地保持缓释特性。c. 本品口颊片应于餐后置牙龈和龈颊

沟间含服，含化时间应长于1.5h，含化时勿饮水，勿嚼食，勿人为促溶，含化后30min内不要漱口。

⑩ 本品含漱用药时，应告知患者：a. 本品含漱液不宜口服。b. 本品可自黏膜吸收，长期大量含漱用药可能产生与全身用药相同的不良反应，故不宜长期大量使用。c. 使用普通含漱液时，每次10～20ml，先含约30s再反复漱口后吐弃，3～4次/d。d. 使用胶浆含漱液时，每次10滴，用50ml温开水稀释并摇匀，在口腔内含漱3～5min后吐弃，3次/d。e. 含漱用药偶见口干、口涩、上唇麻木、口唇发痒、味觉改变和口腔黏膜微刺痛、恶心、呕吐及胃部不适等，停药后可消失。

⑪ 用于阴道滴虫病时，应告知患者：a. 性伴侣也必须同时接受本品的治疗。b. 治疗期间应注意个人卫生，每日更换内衣，并注意洗浴用具的消毒等，以防重复感染。c. 用药期间，如出现阴道念珠菌感染症状，应及时报告或就医，以免延误病情。

⑫ 用于治疗脑阿米巴病时，应定期做粪便阿米巴检查，一般应连续观察3个月才能确定是否治愈。此外，还应对患者进行健康教育，宣传个人卫生与饮水卫生及灭蝇知识。

⑬ 本品注射剂不可直接静脉推注。静脉滴注时须注意：a. 本品粉针剂应先以灭菌注射用水或0.9%氯化钠注射液4.4ml做初步溶解。b. 用时再以5%葡萄糖注射液或0.9%氯化钠注射液稀释为8mg/ml溶液。c. 静脉滴注宜缓慢，每次滴注时间＞1h。d. 本品不可与其他药物配伍。e. 注意防止血栓性静脉炎，方法参阅氟氯西林【用药监护】⑥。

⑭ 少数患者可发生荨麻疹、潮红、瘙痒等过敏症状，停药后可自行恢复。已有报道，静脉滴注本品可引起过敏性休克。因此，用药期间（尤其首次用药者及有药物过敏史者应用时）应加强监护，如出现过敏性休克征象，应立即停药，并及时给予肾上腺素、异丙嗪及地塞米松，必要时给氧，保持呼吸通畅。

⑮ 口服或静脉滴注时，可能会出现头痛、眩晕、晕厥、共济失调、烦躁不安、易激惹、抑郁、精神错乱等神经精神症状，大剂量较大时可能引起惊厥或抽搐。大剂量时则可致癫痫发作和外周神经病变，后者主要表现为肢体麻木和感觉异常。部分患者长期用药时可产生持续外周神经病变。因此，应提醒患者注意，用药期间尽量避免驾驶及危险性较大的机器操作或高空作业，防止出现意外，尤其长期用药和用量较大者。患者如出现运动失调（包括小脑性或大脑性运动失调、感觉性运动失调、前庭性运动失调，如共济失调、平衡障碍、站立不稳、定向力障碍等）或其他中枢神经系统症状，应停止用药，必要时给予对症治疗。

⑯ 少数患者长期用药后，可发生暂时性和可逆性白细胞下降，并罕见血小板减少。长期用药时应注意监测，如有发生，应暂时停用本品，待白细胞恢复正常后再重新开始用药。在重新用药或重复1个疗程之前应先做WBC检查。

⑰ 本品的胃肠道反应最为常见，包括恶心、呕吐、食欲减退、口中有金属味、腹部绞痛，一般不影响治疗，如反应严重，应予以减量或停药。餐后服药或同时给服甲氧氯普胺可减轻本品的胃肠道反应。已有长期用药者在撤药时发生胰腺炎的报道，故长期用药者停药须逐渐减量。

⑱ 本品泌尿生殖道反应可有排尿困难、膀胱炎、多尿、盆腔压迫感、阴道或外阴干燥、性事困难、性欲减低，并有阴道念珠菌感染的报道。经阴道用药可能出现尿频、念珠菌宫颈炎、阴道炎、外阴或阴道瘙痒、不适、烧灼感、非念珠菌引起的刺激感及外阴肿胀等症状。用药期间应注意随访，发现异常及时处置，必要时停药。此外，动物实验中本品有致癌、致突变作用，但在人体中尚未证实，长期用药时应注意监测。

⑲ 口腔局部用药时，可能引起口干、口涩、上唇麻木、口唇发痒、味觉改变、口腔黏膜微刺痛、恶心、呕吐及胃部不适，停药后多可消失。

⑳ 已有免疫缺陷患者应用本品引起致命性TTP-HUS的个案报道，故此类患者应用本品须谨慎并密切监测。TTP-HUS的症状与处置方法参阅丝裂霉素【用药监护】⑬。

替硝唑[典][基]　Tinidazole

（砜硝唑，替尼达唑；Simplotan，Tinadazol）

【药理分类】　抗菌药-硝基咪唑类。

【适应证】　①各种厌氧菌感染，如败血症、骨髓炎、腹腔感染、盆腔感染、肺及支气管感染、肺炎、鼻窦炎、皮肤蜂窝织炎、牙周感染及术后伤口感染；②肠道及肠道外阿米巴病、阴道滴虫病、贾第虫病、加德纳菌阴道炎、梨形鞭毛虫病等的治疗；③结肠直肠手术、妇产科手术及口腔手术等的术前预防用药；④也作为甲硝唑的替代药用于 Hp 所致的胃窦炎及消化性溃疡的治疗。

【用法用量】 ①口服。a. 厌氧菌感染：每次 1g，1 次/d，首剂量加倍，一般疗程 5～6d，或根据病情决定。b. 预防手术后厌氧菌感染：手术前 12h 1 次顿服 2g。c. 原虫感染：阴道滴虫病、贾第虫病，单剂量 2g 顿服。肠阿米巴病：每次 0.5g，2 次/d，疗程 5～10d；或每次 2g，1 次/d，疗程 2～3d。肠外阿米巴病：每次 2g，1 次/d，疗程 3～5d。②静脉滴注。a. 厌氧菌引起的感染：每次 0.8g，1 次/d，缓慢静脉滴注，一般疗程 5～6d，或根据病情决定。b. 外科预防手术后感染：总量 1.6g，1 次或分 2 次静脉滴注，第 1 次于手术前 2～4h，第 2 次于手术期间或术后 12～24h 内滴注。

【用药监护】 ① 12 岁以下儿童禁用。

② 本品可自胃液持续清除，某些放置胃管做吸引减压者，可引起血药浓度下降。血液透析时，本品及代谢物迅速被清除，故应用本品不需要减量。

③ 念珠菌感染者应用本品时，其症状会加重，需同时进行抗真菌治疗。

④ 本品对阿米巴包囊作用不大，宜加用杀包囊药物。

⑤ 本品滴注应缓慢，浓度为 2mg/ml 时，每次滴注时间应不少于 1h，浓度＞2mg/ml 时，滴注速率宜再降低至原来的 1/2～1/3。药物不应与含铝的针头和套管接触，并避免与其他药物一起滴注，同时注意防止血栓性静脉炎（方法参阅氟氯西林【用药监护】⑥）。

⑥ 本品的主要不良反应与甲硝唑基本相似，但发生率较低，程度也轻微。

⑦ 哺乳期妇女若必须用药，应暂停哺乳，并在疗程结束 3d 后方可重新授乳。其他参阅甲硝唑【用药监护】①～⑫、⑭～⑱。

奥硝唑 Ornidazole

（奥尼硝唑，氯丙硝唑；Betiral，Danubial）

【药理分类】 抗菌药-硝基咪唑类。

【适应证】 ①用于治疗由脆弱拟杆菌、狄氏拟杆菌、卵圆拟杆菌、多形拟杆菌、普通拟杆菌、梭状芽孢杆菌、真杆菌、消化球菌和消化链球菌、Hp、黑色素拟杆菌、梭杆菌、CO_2 噬纤维菌、牙龈类杆菌等敏感厌氧菌所引起的多种感染性疾病，如腹部感染、盆腔及子宫感染、口腔感染、外科感染及气性坏疽、脑部感染、败血症及菌血症等。②用于手术前预防感染和手术后厌氧菌感染的治疗。③治疗消化系统严重阿米巴虫病，如阿米巴痢疾、阿米巴肝脓肿等。

【用法用量】 ①口服。餐后或与食物同服。a. 防治厌氧菌感染：每次 500mg，每 12 小时 1 次。b. 用于术后厌氧菌感染：每次 500mg，每 12 小时 1 次。c. 治疗毛滴虫和贾第虫病：每次 1～1.5g，1 次/d。d. 治疗阿米巴虫病：每次 500mg，每 12h 1 次。②静脉滴注。a. 预防术后厌氧菌感染：术前 1～2h 静脉滴注 1.0g，术后 12h 静脉滴注 500mg，术后 24h 静脉滴注 500mg。b. 治疗厌氧菌引起的感染及严重阿米巴病：起始剂量 0.5～1g，然后每 12 小时静脉滴注 0.5g，连用 3～6d。

【用药监护】 ① 下列情况禁用：对本品及硝基咪唑类药过敏者、脑和脊髓发生病变者、癫痫及各种器官硬化症者，以及造血功能低下和慢性乙醇中毒者。

② 下列情况慎用：3 岁以上儿童、妊娠早期和哺乳期妇女。

③ 老年人用药应酌情适当减量。

④ 3 岁以下儿童不推荐应用。

⑤ 肝功能损害者的每次剂量与正常用量相同，但给药间隔时间应延长 1 倍，以免药物蓄积。

⑥ 本品能抑制华法林等口服抗凝药的代谢，使其 $t_{1/2}$ 延长，增强其作用，两者合用时应监测 PT，并调整用药剂量。巴比妥类、雷尼替丁和西咪替丁等药物可使本品消除加快，使本品的疗效降低，并可影响凝血，应避免合用。与苯妥英钠、苯巴比妥等 CYP450 诱导药合用，可加强本品的代谢，使血药浓度下降，而苯妥英钠排泄减慢。本品可延缓肌松药维库溴铵的作用。本品溶液显酸性，与其他药物合用时必须注意本品低 pH 对其他药物的影响。本品与半合成抗生素及头孢菌素类药物联合使用时应分别单独给药，两者不能使用同一稀释液稀释，应分别溶解稀释，分别滴注。滴注时，如发现药液混浊或变色不可使用。本品对乙醛脱氢酶无抑制作用。

⑦ 本品静脉滴注时，应用 5% 或 10% 葡

萄糖注射液、0.9%氯化钠注射液将本品稀释成5mg/ml溶液，然后再静脉滴注，滴注时间为每100ml不少于30min。

⑧ 本品通常具有良好的耐受性，其主要不良反应与甲硝唑基本相似，但发生率较低，程度也较轻。其他参阅甲硝唑【用药监护】⑪、⑫、⑭～⑱。

呋喃妥因[典][基] Nitrofurantoin

（呋喃坦啶；Furadantin）

【药理分类】 抗菌药-硝基呋喃类。

【适应证】 敏感菌所致的急性单纯性下尿路感染；预防尿路感染。

【用法用量】 口服。每次50～100mg，4次/d；用作预防时，每晚50～100mg。

【用药监护】 ① 下列情况禁用：对本品及其他硝基呋喃类药过敏、肾功能损害，以及新生儿、孕妇和哺乳期妇女。

② 下列情况慎用：肺部疾病、G6PD缺乏症、外周神经病变、老年人。

③ 本品与可导致溶血的药物合用，有使溶血反应增加的趋势。与丙磺舒或磺吡酮合用，本品的血药浓度增高和（或）$t_{1/2}$ 延长，而尿药浓度减低，疗效减弱。与抗酸药合用，可减少本品的吸收。与萘啶酸合用，后者的抗菌作用降低。与碳酸氢钠等药物合用，本品的药效降低。

④ 患者自用时，应告知：a. 本品宜与食物同服，以增加生物利用度，减轻胃肠道反应。b. 本品与牙齿接触时可致其染色，故宜吞服，不宜嚼服；不能吞服药片者，可将本品溶于牛奶或果汁中，再用吸管吸取，服后充分漱口。c. 服药后应大量饮水，以预防结晶尿。d. 治疗中如出现手足麻木、肢体刺痛感和感觉异常等症状，应及时报告或就医，以免发生严重的、不可逆转性外周神经病变。

⑤ 本品偶可引起皮疹、药物热、瘙痒、荨麻疹、血管神经性水肿、粒细胞减少、肝炎等变态反应。因此，首次用药者及有药物过敏史者应用时必须注意观察，一旦发生上述反应，应立即停药，并及时对症处置。

⑥ 本品偶可引起头痛、头晕、嗜睡、肌痛、眼球震颤等神经系统不良反应，以及烦躁、幻觉等精神症状，多属可逆，严重者可发生外周神经炎，患有肾功能损害、贫血、糖尿病、水与电解质失衡、B族维生素缺乏、消耗性疾病者和长期或大剂量用药者尤易发生。因此，用药期间应注意观察随访，尤其对上述患者更应加强监护，发现异常立即停药。

⑦ 本品偶可引起PIE综合征（以老年人为多见），轻症停药后可迅速消失，重症使用糖皮质激素可减轻。长期服用（6个月以上）本品者，偶可引起ILD或肺纤维化（PF）。因此，将本品作为尿路感染预防药长期应用时需权衡利弊，必须长期应用时需加强观察随访，定期做血常规和胸部X线检查，以便及早发现，及时停药，尽快采取相应治疗措施。

利奈唑胺 Linezolid

（奈唑利得；Zyvox）

【药理分类】 抗菌药-噁唑酮类。

【适应证】 VRE引起的感染、敏感革兰阳性菌所致的CAP和HAP及伴发的菌血症、复杂性皮肤与软组织感染。

【用法用量】 口服或静脉滴注。每次600mg，每12小时1次，疗程10～14d。

【用药监护】 ① 对本品或其制剂中的成分过敏者禁用。

② 肾功能损害者及哺乳期妇女慎用。

③ 本品不推荐经验性用于儿童中枢神经系统感染。

④ 孕妇应用本品时需权衡利弊。

⑤ 本品仅在使用万古霉素或去甲万古霉素无效后应用。对其他药物尚敏感的肠球菌感染，应尽量避免首先使用本品。

⑥ 本品与拟交感活性药、血管收缩药、多巴胺活性药联合应用，可使部分患者血压升高，联合应用时需监测血压。与伪麻黄碱、苯丙醇胺合用，可致血压正常者血压升高，合用须谨慎。与5-羟色胺（5-HT）类药物［包括抗抑郁药，如选择性5-HT再摄取抑制药（selective serotonin reuptake inhibitors，SSRI；如氟西汀、帕罗西汀、舍曲林、氟伏沙明、西酞普兰等）］合用，可能引起5-HT综合征（参阅舒马普坦【用药监护】⑥）。本品注射液与两性霉素B、氯丙嗪、地西泮、喷他脒、红霉素、苯妥英钠等药物有配伍禁忌。

⑦ 用药前，应告知患者在用药期间注意：a. 避免食用富含酪胺的食物和饮料，如发酵或盐渍或熏制食品、发酵过或风干的肉类、泡

菜、蚕豆、酱油，生啤、红酒、奶油或陈年乳酪，以及巧克力、葡萄干、香蕉、无花果等。b. 避免服用SSRI或其他抗抑郁药（如西酞普兰、氟西汀、文拉法辛、舍曲林等），以及止咳药右美沙芬等，防止发生5-HT综合征。c. 服用本品干混悬剂（每5ml含有20mg苯丙氨酸）时，应避免服用其他含苯丙氨酸添加剂的食品或含苯丙酮的混悬液，以免引起苯酮尿（呈鼠臭味或霉臭味）。d. 出现以下症状时，应立即报告或及时就医，以免延误病情：倦怠、嗜睡、反复恶心或呕吐［乳酸性酸中毒（MALA）征象］；视物模糊或其他视觉变化（视神经病变）；全身无力、牙龈出血、皮肤淤血或瘀斑、贫血现象（骨髓抑制）；血压升高、外周神经病、假膜性结肠炎、口腔念珠菌病或阴道念珠菌病症状。

⑧ 本品静脉滴注时可与5%或10%葡萄糖注射液、乳酸钠林格注射液、0.9%氯化钠注射液配伍。滴注时，应采用单通路单独静脉给予，不能将本品输液袋串联在其他静脉给药通路中，亦不可在本品中加入其他药物混合输注本品。如果本品与其他药物需经同一静脉通路先后给药，应在输注本品的前后输注适量与本品注射液和其他药物可配伍的溶液。本品一次用量的滴注时间为30～120min。

⑨ 本品常见的不良反应有失眠、头晕、头痛、腹泻、恶心、呕吐、便秘、皮疹、瘙痒、发热等，一般不影响治疗，必要时可对症处置。用药时间较长（超过28d）时，可能引起外周神经病，如果出现，应进行用药与潜在风险评估，以判断是否继续用药。

⑩ 本品可能引起骨髓抑制（包括贫血、白细胞减少、各类血细胞减少和血小板减少），用药期间应每周做1次CBC及DC检查，尤其对用药超过2周，或以前有过骨髓抑制病史，或合并使用能诱发骨髓抑制的其他药物，或患慢性感染既往或目前合并使用其他抗菌药物治疗的患者，发现异常时应及时停药，停用后血常规指标可逐渐恢复至治疗前水平。

⑪ 本品可能发生MALA。患者在接受本品治疗时，如出现反复恶心或呕吐、不明原因的酸中毒或低碳酸血症，应立即进行临床检查。一旦确诊，应及时纠正。

⑫ 本品偶见视神经病变，出现色觉或视敏度改变、视物模糊或视野缺损等视力损害症状，也有病变进展到视力丧失的病例。因此，治疗中应注意观察随访，发现视力损害现象，应及时进行眼科检查。对于长期（≥3个月）使用本品者，应进行视觉功能监测，多数视神经病变可于停药后缓解。

⑬ 本品可能导致非敏感菌株的过度生长，引起难辨梭菌和（或）念珠菌、其他真菌二重感染，出现假膜性结肠炎、口腔念珠菌病或阴道念珠菌病及其他真菌感染，用药期间应注意观察随访，并及时处置（具体参阅青霉素【用药监护】㉓）。

第十四节　磺胺类药与甲氧苄啶

磺胺甲噁唑[典]　**Sulfamethoxazole**

（磺胺甲异噁唑，新诺明；SMZ，Sulfisomezole）

【药理分类】 抗菌药-磺胺类。

【适应证】 主要用于：①敏感细菌及其他敏感病原微生物所致的急性单纯性尿路感染、中耳炎（与甲氧苄胺合用）、星形奴卡菌病、弓形虫病（与乙胺嘧啶合用）等；②敏感脑膜炎奈瑟菌菌株所致流行性脑脊髓膜炎流行时的预防。

【用法用量】 口服。治疗一般感染，首剂2g，之后2g/d，分2次服用；治疗尿路感染时，疗程至少7～10d。

【用药监护】 ① 下列情况禁用：对磺胺类药过敏、巨幼红细胞性贫血、严重的肝或肾功能损害、<2个月的婴儿，以及孕妇和哺乳期妇女。

② 下列情况慎用：G6PD缺乏症、卟啉病、叶酸缺乏性血液系统疾病、失水、AIDS及休克患者。

③ 中耳炎的预防或长程治疗、咽炎和A组溶血性链球菌扁桃体炎不宜应用本品。

④ 老年人宜避免使用磺胺类药，确有指征时需权衡利弊决定。因为老年人应用磺胺类药发生严重不良反应的机会增加，如严重皮疹等皮肤过敏反应、肾功能损害、骨髓抑制、白细胞减少和血小板减少等血液系统异常，同时应用利尿药者更易发生。

⑤ 儿童处于生长发育期，肝肾功能还不完善，本品剂量应酌减。

⑥ 肾功能损害者不宜应用磺胺类药。

⑦ 肝功能损害者宜避免磺胺类药的全身应用。

⑧ 对一种磺胺类药过敏者，对其他磺胺类药也可能过敏。对呋塞米、砜类药、噻嗪类利尿药、磺酰脲类药、CAI过敏者，对磺胺类药亦可能过敏。因此，用药前应详细询问患者对这些药物有无过敏史，避免发生交叉过敏反应。

⑨ 严重感染者应用磺胺类药时需监测血药浓度。对于大多感染疾患，游离磺胺浓度达到50～150mg/L（严重感染120～150mg/L）可有效。总磺胺血浓度不应超过200mg/L，如超过此浓度，不良反应发生率增高。

⑩ 对氨基苯甲酸（PABA）可替代磺胺被细菌摄取，因而可拮抗磺胺的抑菌作用，两者不宜合用。乌洛托品在酸性尿中可分解产生甲醛，后者可与磺胺形成不溶性沉淀物，使发生结晶尿的可能性增加，因此两者不宜合用。磺胺类药与尿碱化药如碳酸氢钠合用，可增加磺胺类药在碱性尿中的溶解度，使排泄增多；反之，与酸性药物如维生素C合用，易导致结晶尿、血尿。与溶栓药合用，可能增大其潜在的毒性作用。与肝毒性药合用，肝毒性发生率可能增高；对此类患者尤其用药时间较长及以往有肝病史者，应定期监测肝功能。与含雌激素的口服避孕药长时间合用，可导致避孕失败，并可增加经期外出血的危险性。与骨髓抑制药合用，可能增强此类药物对造血系统的不良反应，如白细胞、血小板减少等；如确有指征需两药同用时，应严密观察可能发生的毒性反应。与磺吡酮合用，磺胺类药自肾小管的分泌减少，使其血药浓度升高且持久，并可发生毒性反应，因此在应用磺吡酮期间或在应用其治疗后可能需要调整磺胺类药的剂量；当磺吡酮疗程较长时，对磺胺类药的血药浓度宜进行监测，有助于剂量的调整，保证安全用药。与口服抗凝药、口服降糖药、甲氨蝶呤、苯妥英钠和硫喷妥钠合用，可取代这些药物的血浆蛋白结合部位，或抑制其代谢，以致药物作用时间延长或发生毒性反应；因此，当这些药物与磺胺类药同时应用，或在应用磺胺类药之后使用时需调整其剂量。与光敏感药［如抗真菌药（如灰黄霉素、伏立康唑等）、喹诺酮类（如左氧氟沙星、环丙沙星、氧氟沙星、诺氟沙星、吡哌酸等）、NSAID（如阿司匹林、布洛芬、酮洛芬等）、抗组胺药（如氯苯那敏、苯海拉明等）、利尿药（如氢氯噻嗪、呋塞米）、心血管药（如胺碘酮、奎尼丁、硝苯地平等）、口服降糖药（如格列本脲、格列吡嗪等），以及氯喹、氯丙嗪、氯氮䓬、四环素和长春新碱等］合用，可能发生光敏作用的相加。磺胺类药可取代保泰松的血浆蛋白结合部位，两者合用时可增强保泰松的作用。接受磺胺类药治疗者对维生素K的需要量增加。

⑪ 患者自用时，应告知：a. 按时、按量、按医嘱服药，不可任意加大剂量或延长疗程或增加用药次数。b. 应在空腹时（餐前1h或餐后2h）服药。c. 每次服用时，应以足量水分（约250ml）送服。d. 服药期间，每日应饮水2000～3000ml，以保持高尿流量，成人尿量至少应维持在1200～1500ml。e. 服药过程中，应避免过度日晒，烈日下外出宜采取防晒措施，并避免人工紫外线照射，以免引起光敏反应。f. 治疗中如出现下列症状应自行停药，并及时就医：皮疹、皮炎、红斑、发热、结膜炎、关节或肌肉酸痛、呼吸困难（过敏反应）；腹痛、腹胀、频繁腹泻（假膜性结肠炎）；黄疸、恶心、呕吐、软弱无力或肝区疼痛（肝毒性）；血尿、结晶尿、排尿次数明显减少或尿量明显减少（肾毒性）；甲状腺肿大或出现乏力、怕冷、腹胀、便秘、嗜睡、心率缓慢或不可凹性水肿（甲状腺减退症状）；头痛、精神错乱、欣快感、抑郁、幻觉、定向力障碍、抽搐、惊厥（脑病反应）；发热、咽喉痛、黏膜溃疡、面色苍白、全身极度疲乏或出血倾向（血液系统毒性）等。

⑫ 磺胺类药的不良反应：a. 常见恶心、呕吐、胃纳减退、腹泻、头痛、乏力等，一般症状轻微。偶有患者发生难辨梭菌性肠炎，此时需停药，并按青霉素【用药监护】㉓中所述方法处置。b. 过敏反应较为常见，可表现为药疹，严重者可发生渗出性多形性红斑、剥脱性皮炎和大疱表皮松解萎缩性皮炎等；也有表现为光敏反应、药物热、关节及肌肉疼痛、发热等血清病型反应。偶见过敏性休克。罕见DRESS综合征（参阅厄他培南【用药监护】⑫）。c. 偶见中性粒细胞减少或缺乏症、血小板减少症及再生障碍性贫血，患者可表现为咽痛、发热、苍白和出血倾向。用药期间必须注意检查血常规，对疗程长、服用剂量大、老年人、营养不良及服用抗癫痫药患者尤为重要。d. 偶见溶血性贫血及血红蛋白尿，G6PD患者用药后易于发生，在新生儿和小儿中较成人为

多见。因此，新生儿和 2 岁以下小儿禁用，G6PD 患者慎用。e. 由于本品与 BIL 竞争蛋白结合部位，可致 IBIL 增高。新生儿肝功能不完善，对 BIL 处理差，故较易发生高胆红素血症和新生儿黄疸或胆红素脑病（即核黄疸）。因此，新生儿和 2 个月以内婴儿患者，除治疗先天性弓形虫病时可与乙胺嘧啶联合应用外，全身应用磺胺药当属禁忌。f. 可发生黄疸、肝功能减退，严重者可发生急性重型肝炎。因此，用药期间应监测肝功能，并注意观察肝毒性的症状与体征，发现异常时应及时停药。g. 可发生结晶尿、血尿和管型尿，偶见间质性肾炎或肾小管坏死。这种肾脏损害在失水、休克和老年人中易发生。因此，服用磺胺类药期间应多饮水，保持高尿流量。长疗程、大剂量应用时，除多饮水外，应同时给服等量碳酸氢钠，以碱化尿液，防止发生结晶尿。治疗中应定期监测肾功能，每周至少检查 2～3 次尿常规，发生结晶尿或血尿时应及时调整碳酸氢钠剂量，并增加饮水量，必要时要静脉滴注大量 0.9% 氯化钠注射液或葡萄糖氯化钠注射液，直至结晶尿和血尿消失。如出现肾功能损害，应及时停药。h. 甲状腺肿大及功能减退偶有发生，应注意观察。i. 中枢神经系统毒性反应（脑病反应）偶可发生，表现为精神错乱、定向力障碍、幻觉、欣快感或抑郁感等，在肾功能损害者和新生儿、小儿及大剂量应用者中易发生。一旦出现，需立即停药，处置方法参阅青霉素【用药监护】㉑。磺胺类药所致的严重不良反应虽少见，但病情发展快，并可致命，如多形性红斑、剥脱性皮炎、大疱性表皮松解萎缩性皮炎、DRESS 综合征或过敏性休克、暴发性肝坏死、间质性肾炎或肾小管坏死、中性粒细胞减少或缺乏症、血小板减少症或再生障碍性贫血等。因此，用药期间应严密观察，当皮疹或其他病症的早期征兆出现时，应立即停药。艾滋病（AIDS）患者上述不良反应较非 AIDS 患者为多见，应更加注意。

⑬ 本品的血药浓度不应超过 200μg/ml，超过此浓度，不良反应发生率增高，毒性增强。过量短期服用本品会出现食欲减退、腹痛、恶心、呕吐、头晕、头痛、嗜睡、神志不清、精神低沉、发热、血尿、结晶尿、血液系统疾病、黄疸、骨髓抑制等。一般治疗为停药后进行洗胃、催吐或大量饮水；尿量低且肾功能正常时可给予输液治疗。在治疗过程中应监测血常规、电解质等。如出现较明显的血液系统不良反应或黄疸，应予以血液透析治疗。如出现骨髓抑制，应先停药，然后肌内注射亚叶酸钙 3～6mg，1 次/d，连用 3d 或至造血功能恢复正常为止。长期过量服用本品可引起骨髓抑制，造成血小板、白细胞的减少和巨幼红细胞性贫血。出现骨髓抑制症状时，应肌内注射亚叶酸钙 5～15mg/d，直至造血功能恢复正常为止。

复方磺胺甲噁唑 Compound Sulfamethoxazole

（复方新诺明，磺胺甲噁唑-甲氧苄啶；Septra，SMZ-TMP）

【药理分类】 抗菌药-磺胺类。

【适应证】 ①大肠埃希菌、克雷伯菌属、肠杆菌属、奇异变形杆菌、普通变形杆菌和摩根菌属敏感菌株所致尿路感染；②肺炎链球菌或流感嗜血杆菌所致成人慢性支气管炎急性发作和 2 岁以上小儿急性中耳炎；③由福氏或宋氏志贺菌敏感菌株所致肠道感染、志贺菌感染；④由产肠毒素大肠埃希杆菌和志贺菌属所致旅游者腹泻；⑤治疗卡氏肺孢子虫肺炎，本品系首选；⑥卡氏肺孢子虫肺炎的预防，可用于已有卡氏肺孢子虫病至少一次发作史的患者，或 HIV 成人感染者，其 CD4 细胞计数≤ $200/mm^3$ 或少于总淋巴细胞数的 20%。

【用法用量】 ①复方磺胺甲噁唑片，每片含磺胺甲噁唑（SMZ）0.4g 和甲氧苄啶（TMP）80mg。口服，治疗细菌性感染，每次 TMP 160mg 和 SMZ 800mg，每 12 小时 1 次。治疗卡氏肺孢子虫肺炎每次 TMP 3.75～5mg/kg，SMZ 18.75～25mg/kg，每 6 小时 1 次。②复方磺胺甲噁唑注射液，每 2 毫升含 SMZ 0.4g 和 TMP 80mg。肌内注射，每次 2ml，1～2 次/d。

【用药监护】 ① 本品偶可引起无菌性脑膜炎，并有头痛、颈项强直、恶心等表现，应注意观察。

② 其他参阅磺胺甲噁唑【用药监护】①～⑫及甲氧苄啶【用药监护】①～⑥。

磺胺嘧啶[典][基] Sulfadiazine

（磺胺达嗪；SD，Sulphadiaine）

【药理分类】 抗菌药-磺胺类。

【适应证】 同磺胺甲噁唑。常用于敏感脑膜炎奈瑟菌菌株所致流行性脑脊髓膜炎的治疗和预防，也可作为治疗由沙眼衣原体所致的宫颈炎、尿道炎和新生儿包涵体结膜炎的次选药物。

【用法用量】 ①口服。一般感染，每次1g，2次/d，首剂加倍；2个月以上小儿，每次25～30mg/kg，2次/d，首剂加倍（总量不超过2g）。用于预防流行性脑脊髓膜炎，每次1g，2次/d，疗程2d。②静脉给药。首剂50mg/kg，继以100mg/(kg·d)，分3～4次给药。

【用药监护】 ①静脉注射时，应将本品以灭菌注射用水或0.9%氯化钠注射液稀释成5%溶液，缓慢推注。静脉滴注时，应将本品以0.9%氯化钠注射液稀释至1%浓度，缓慢滴注。病情改善后应尽早改为口服给药。

②其他参阅磺胺甲噁唑【用药监护】①～⑫。

磺胺嘧啶银[典][基] Sulfadiazine Silver

（烧伤宁；Silvertone）

【药理分类】 抗菌药-磺胺类。

【适应证】 预防及治疗小面积轻度烧烫伤所继发创面感染。

【用法用量】 外涂。不超过30g/d，每1～2日换药1次。

【用药监护】 ①对本品过敏者及对其他磺胺类药有过敏史者禁用。

②长期大面积使用本品可致银中毒。

③本品与重金属可产生反应而变黑，变黑后不可再用，故使用时应注意避免，但外用于感染创面后，药物可变成深棕色，此为正常现象。局部同用蛋白溶酶时，该类酶可被本品灭活，不宜同时应用。

④每次用药前，应先清洗创面，敷用药物后，局部如因活动而致药物脱落应立即补敷，使药物保持覆盖。本品持续用药，直至愈合或准备植皮为止，不可随便停用。

⑤本品用于新鲜创面时，局部有轻微刺激性，并偶可发生短暂性疼痛，涂布操作时动作宜轻柔，尽量减少刺激。

⑥大面积使用时，应定期检查血常规、尿常规和肝肾功能，严密监察本品对肝肾功能和造血系统的影响。同时，应嘱患者多饮水，保持高尿量，防止发生尿结晶，必要时可服碳酸氢钠碱化尿液。

⑦本品可自局部部分吸收，发生的不良反应与磺胺类药全身应用时相同。因此，在应用时还需参阅磺胺甲噁唑【用药监护】①～⑧、⑪～⑫。

甲氧苄啶[典] Trimethoprim

（甲氧苄氨嘧啶；TMP）

【药理分类】 抗菌药-乙胺嘧啶类。

【适应证】 敏感菌所致的急性单纯性下尿路感染初发病例（一般与磺胺类药合用）。

【用法用量】 口服。每次0.1g，每12小时1次，或每次0.2g，1次/d，疗程10d。

【用药监护】 ①下列情况禁用：对本品过敏、严重肝肾疾病、白细胞减少、血小板减少性紫癜，以及新生儿、早产儿和2个月以下婴儿。

②下列情况慎用：G6PD缺乏症、肝或肾功能损害、卟啉病、叶酸缺乏的巨幼红细胞性贫血或其他血液系统疾病患者，以及孕妇和哺乳期妇女。

③本品不宜与抗肿瘤药、2，4-二氨基嘧啶类药物同时应用，也不宜在应用其他叶酸拮抗药治疗期间应用本品，否则易产生骨髓再生不良或巨幼红细胞性贫血的可能。本品与骨髓抑制药合用时，发生白细胞、血小板减少的机会增多。与氨苯砜合用，两者的血药浓度均升高，发生高铁血红蛋白血症的可能性增大。与环孢素合用，可增加肾毒性。与利福平合用，本品的CL明显增加，$t_{1/2}$缩短。与华法林合用，后者的抗凝作用增强。与普鲁卡因胺合用，后者及其代谢物NAPA的血药浓度增高。与苯妥英钠合用，后者的$t_{1/2}$增加50%，CL降低30%。

④患者自用时，应告知：a. 本品可空腹服用，如有胃肠道刺激症状，也可与食物同服。b. 治疗中出现以下症状时应自行停药，并及时就医：皮疹、皮炎、红斑（过敏）；喉痛、乏力、发热、黏膜溃疡、牙龈出血或鼻出血、皮肤淤血或瘀斑、面色苍白（骨髓抑制）；发热、头痛、恶心、颈项强直（无菌性脑膜炎）。

⑤本品可干扰叶酸代谢而引起叶酸缺乏，由此可产生白细胞减少、血小板减少或高铁血

红蛋白性贫血。白细胞或血小板一般为轻度减少，及时停药可望恢复，也可加用叶酸。因此，用药期间应定期检查血常规，并注意临床观察，如出现白细胞或血小板减少或高铁血红蛋白性贫血征象，应及时停药。高剂量或长疗程应用本品，可引起骨髓抑制，治疗中如有骨髓抑制征象发生，应立即停用本品，并肌内注射亚叶酸钙 3～6mg，1 次/d，共 3 次，或根据需要用药至造血功能恢复正常。对长疗程或高剂量应用者，可同时给予高剂量亚叶酸钙（5～15mg/d）并延长疗程。

⑥ 老年人、营养不良者、嗜酒者、衰弱患者及服用抗紫癜药或抗癫痫药者应用本品时，易出现叶酸缺乏症。因此，这些患者在服用本品时，应同时给服用适量叶酸加以预防。

⑦ 本品一般很少单独应用，多与磺胺类药合用或与磺胺甲噁唑或磺胺嘧啶组成复方制剂（如复方磺胺甲噁唑片或联磺甲氧苄啶片）应用。因此，在应用时还需参阅有关磺胺类药之【用药监护】。

第十五节　抗结核病药

异烟肼【典】【基】　**Isoniazid**

（雷米封；Rimifon）

【药理分类】 抗结核病药。

【适应证】 ①与其他抗结核药联合，用于各型结核病及部分非结核分枝杆菌病；②单用适用于各型结核病的预防。

【用法用量】 ①治疗。a. 口服，5mg/(kg · d)，最高 0.3g，顿服，或 15mg/(kg · d)，最高 0.9g，2～3 次/周。b. 静脉滴注，0.3～0.4g/d，或 5～10mg/(kg · d)；急性粟粒型肺结核或结核性脑膜炎，10～15mg/(kg · d)，最高 0.9g，或每次 0.6～0.8g，2～3 次/周。c. 胸膜腔、腹腔或椎管内注射；每次 50～200mg。②预防，0.3g/d，顿服。

【用药监护】 ① 对本品过敏者禁用。

② 精神病、癫痫、肝功能损害及严重肾功能损害者应慎用或剂量酌减。

③ 孕妇避免使用，如确有指征应用时需权衡利弊。

④ 哺乳期妇女应用本品时需权衡利弊，必须应用时需停止哺乳。

⑤ 50 岁以上者应用本品引起肝炎的发生率较高，治疗时更需密切监测肝功能的变化，必要时减少剂量或同时应用护肝药。

⑥ 本品与乙硫异烟胺、吡嗪酰胺、烟酸或其他化学结构有关的药物存在交叉过敏反应。因此，应用本品前必须详细询问患者对这些药物有无过敏史。

⑦ 肾功能损害但 SCr＜6mg/100ml 者，本品用量无须减少。如肾功能损害严重或慢乙酰化的患者则须减少剂量，以本品服用后 24h 的血药浓度不超过 1μg/ml 为宜。在无尿患者中，本品的剂量可减为常用量的 1/2。

⑧ 肼屈嗪类药物可使本品的血药浓度增高，疗效增强，但不良反应明显增多；此外，肼屈嗪与本品的化学结构相似，也可致体内维生素 B_6 减少而易诱发外周神经炎。含铝抗酸药可延缓并减少本品的口服吸收，使血药浓度减低，故应避免两者同时服用，或在口服抗酸药前至少 1h 服用本品。本品与苯妥英钠或氨茶碱合用，可抑制后者在肝脏中的代谢，使血药浓度增高；因此，本品与苯妥英钠或氨茶碱先后应用或合用时，应适当调整后者的剂量。与口服抗凝药（如香豆素或茚满双酮衍生物）合用，抗凝作用增强。与环丝氨酸合用，可增加中枢神经系统不良反应（如头晕或嗜睡等）。与利福平或其他肝毒性药合用，肝毒性可增加，尤其是已有肝功能损害者或快乙酰化者，因此在疗程的前 3 个月应密切随访有无肝毒性征象出现。与肾上腺皮质激素（尤其泼尼松龙）合用，可增加本品在肝内的代谢及排泄，导致后者血药浓度减低而影响疗效，在快乙酰化者更为显著，两者合用时应适当调整本品剂量。与阿芬太尼合用，后者的作用延长。与双硫仑合用，可增强其中枢神经系统作用，产生眩晕、动作不协调、易激惹、失眠等。与安氟醚合用，可增加具有肾毒性的无机氟代谢物的形成。与乙硫异烟胺或其他抗结核药合用，可加重后者的不良反应（包括外周神经炎、肝毒性及中枢神经毒性）。与麻黄碱、肾上腺素合用，不良反应增多，中枢神经兴奋症状加重，发生严重失眠及高血压危象。与对乙酰氨基酚合用，可增加肝毒性及肾毒性。与卡马西平合用，后者血药浓度增高，从而引起毒性反应。本品不宜与酮康唑或咪康唑合用，因可使后者血药浓度降低。本品不宜与其他神经毒药物合用，以免增加神经毒性。

⑨ 本品大剂量应用时，可使大量随尿排出，抑制脑内谷氨脱羧变成 γ-氨酪酸而导致惊厥，也可引起外周神经系统病变。因此，成人一日同时口服维生素 B_6 50～100mg 有助于防止或减轻外周神经炎及（或）维生素 B_6 缺乏症状（主要表现为精神萎靡、忧郁、无表情、嗜睡、神经质、易激惹、体重下降、肌肉萎缩；眼、鼻与口腔周围皮肤出现脂溢性皮炎，随后扩展到面部、前额、耳后、阴囊及会阴等部位，并在颈项、前臂和膝部出现色素沉着，还可出现唇裂、口腔炎、舌炎或舌乳头肥大；婴儿可发生烦躁、抽搐或惊厥、呕吐、腹痛，长期维生素 B_6 缺乏还可造成体重停止增长，甚或引起低色素性贫血，孕妇则会出现过度恶心、呕吐。患者如出现轻度手脚发麻、头晕，可服用维生素 B_1 或维生素 B_6，若为重度或出现呕血现象，则应立即停药。

⑩ 患者自用本品片剂时，应告知其注意：a. 本品一般应在空腹时服用，以利吸收，如出现恶心、呕吐、上腹不适等严重胃肠道反应，可改为餐时或餐后服用。b. 用药期间每日饮酒，易引起本品诱发的肝毒性反应，并加速本品的代谢，用药期间应避免饮酒或含乙醇饮料。c. 吸烟可加快本品转变为乙酰肼，使肝毒性增强，吸烟者用药期间应戒烟。d. 乳糖类食物可完全阻碍消化道对本品的吸收，两者摄入时间至少应间隔 2h。e. 酪胺类食物或含酪胺饮料（如奶酪、发酵过或风干的肉类、红酒、生啤、乳酸饮料、海鱼、泡菜、酱油等）与本品同时摄入，可能引起皮肤潮红、头痛、呼吸困难、恶心、呕吐和心动过速等类似组胺中毒样症状，应尽量避免。f. 用药期间饮茶或咖啡，可引起失眠和高血压，应加注意。g. 本品可能引起幻觉、兴奋、抽搐、步态不稳及视物模糊等症状，用药期间应避免驾驶及危险性较大的机器操作或高空作业。h. 按医嘱坚持用药，如症状好转，不可擅自减量或停药。i. 治疗中如出现以下症状应及时就医：食欲不佳、异常乏力或软弱、恶心或呕吐（肝毒性前驱症状）及深色尿、眼或皮肤黄染（肝毒性）；四肢感觉异常或麻木针刺感、手脚疼痛或皮肤烧灼感、乏力或关节软弱、步态不稳或肌肉痉挛（外周神经炎）；视物模糊或视力减退、眼痛（视神经炎及视神经萎缩）；头痛、失眠、倦怠、记忆力减退、精神兴奋、易怒、欣快感、幻觉、抽搐、排尿困难（中枢神经毒性）；血痰、咯血、鼻出血、眼底出血（血液毒性）；男子乳腺发育、泌乳、月经不调、阳痿（内分泌失调）；皮疹或其他药疹（过敏反应）等。

⑪ 用药前及疗程中应定期检测肝功能，包括 BIL AST、ALT，疗程中应密切注意肝功能的变化和有无肝炎的前驱症状，尤其对新生儿（肝脏乙酰化能力较差，$t_{1/2}$ 延长）和 50 岁以上的患者更应引起注意。一旦出现肝毒性的症状及体征，应立即停药。待肝炎的症状、体征完全消失后再重新从小剂量开始用药，之后逐步增加剂量。增量期间，如再现肝毒性表现，应停药并调整治疗方案。

⑫ 本品引起的外周神经炎多见于慢乙酰化者，并与剂量有明显关系，多表现为步态不稳、麻木针刺感、手脚疼痛或皮肤烧灼感。此种反应在铅中毒、动脉硬化、甲状腺功能亢进、糖尿病、乙醇中毒、营养不良及孕妇等患者中较易发生，故此类人群应用本品时更应加强观察，一旦发现，及时采取相关措施。

⑬ 本品可干扰糖代谢，引起血糖升高，也可使抗糖尿病药（如氯磺丙脲、胰岛素等）的疗效降低，并可能引起糖尿病恶化，甚至引起糖尿病性昏迷。因此，糖尿病患者应用本品时，应调整抗糖尿病药剂量，并注意监测血糖（包括 FPG 和 2hPPG），密切注意病情变化，以防不虞。

⑭ 本品尚可见粒细胞减少、EOS 增多、白细胞减少、血小板减少、贫血、高铁血红蛋白血症，以及血痰、咯血、鼻出血、眼底出血等症状。其他毒性反应如兴奋、欣快感、头痛、失眠、丧失自主力、中毒性脑病或中毒性精神病，以及代谢性酸中毒、内分泌功能障碍等亦偶见报道。用药期间，应注意观察，并定期做相关检查，发现异常及时处置。

⑮ 本品过量的处置：a. 保持呼吸道通畅。b. 应用短效巴比妥类药和维生素 B_6 静脉给药，用量为每 1mg 本品用维生素 B_6 1mg。如服用本品剂量不明，可一次给予 5g 维生素 B_6，每 30min 1 次，直至停止抽搐，神志清醒。c. 之后尽快洗胃，在服用本品后 2～3h 进行效果最佳。d. 立即测定血电解质、BUN、血糖等，并做血气分析。e. 立即静脉给予碳酸氢钠，纠正代谢性酸中毒，必要时重复给予。f. 应用渗透性利尿药，并在临床症状改善后继续应用，以促进本品的排泄，防止复发。g. 严重中毒者可进行血液透析或腹膜透析，同时合用利尿药。h. 采取有效措施，防止出现缺氧、低血压及吸入性肺炎。

乙胺丁醇[典][基] Ethambutol

（EMB, Etopiam）

【药理分类】 抗结核病药。

【适应证】 ①适用于与其他抗结核药联合治疗结核杆菌所致的肺结核；②亦用于结核性脑膜炎及非典型分枝杆菌感染的治疗。

【用法用量】 口服。①结核初治，15mg/kg，1次/d，顿服；或每次25～30mg/kg，最高2.5g，3次/周；或50mg/kg，最高2.5g，2次/周。②结核复治，25mg/kg，1次/d，连续60d，继以15mg/kg，1次/d。③非典型分枝杆菌感染，15～25mg/kg，1次/d。

【用药监护】 ① 下列情况禁用：对本品过敏、患有视神经炎、乙醇中毒及年龄＜13岁者。

② 下列情况慎用：肾功能损害、痛风、有视神经炎史、糖尿病已发生眼底病变者，以及孕妇和哺乳期妇女。

③ 肾功能损害者或老年人应用本品时需减量。

④ 本品偶见胃肠道不适、恶心、呕吐、腹泻等，与食物同服可减轻症状。

⑤ 本品常见视神经损害，主要引起球后视神经炎，也可见视神经中心纤维损害，其发生率与用量大小和疗程长短有关，表现为眼痛或畏光、视物模糊或视力减退、红绿色盲、视野缩小、出现暗点、视网膜充血或水肿，嗜酒者、营养不良者、糖尿病患者及老年人发生率较高，程度也较重。此症早期发现和及时停药可于数周或数月内自行消失，严重者也有进展至视力丧失的报道。因此，给药前应告知患者：治疗期间如出现视力或视野变化、视敏度或色觉改变（尤其红绿色分辨力减低）时，应及时报告或就医。用药前及用药期间，应注意做眼科检查（如检查视野、视力、视敏度及红绿色鉴别力等），尤其对嗜酒者、营养不良者、糖尿病患者及老年人，以及剂量＞15mg/(kg·d)者和长疗程（≥3个月）者，在用药前和治疗中应每日检查1次，防止出现视神经损害。

⑥ 少数患者可出现外周神经炎，表现为触觉减弱、肢端麻木或针刺感、皮肤烧灼痛或手足软弱无力，营养不良者、糖尿病患者、老年人及大剂量应用者容易发生。因此，治疗期间应注意观察随访患者，如有发生，应立即停药。轻症停药数日症状即可消失，重者给予维生素 B_6 及维生素 B_1 后可逐渐改善。

⑦ 本品少见畏寒、关节肿痛（趾、踝、膝关节）、病变关节表面皮肤发热发紧感（急性痛风、高尿酸血症），应定期测定血尿酸（BUA），如发生急性痛风或高尿酸血症，应及时停药处置。

⑧ 本品偶见粒细胞减少、肝功能损害、听神经损害及神经精神症状（精神障碍及癫痫发作），罕见皮疹、瘙痒、发热、关节痛等过敏反应，并有引起过敏性休克的个案报道。因此，治疗中应定期检查血常规、肝功能、听力，并注意观察患者，如发现神经精神症状及过敏反应，须及时停药处置。

利福平[典][基] Rifampicin

（甲哌力复霉素，力复平；Rifampin）

【药理分类】 抗结核病药-利福霉素类。

【适应证】 ①与其他抗结核药联合，用于各型结核病的初治与复治，包括结核性脑膜炎；②与其他药物联合，用于麻风及非结核分枝杆菌感染；③与万古霉素（静脉）联合，用于MRS所致的严重感染；④与红霉素联合，用于军团菌属严重感染；⑤无症状性脑膜炎奈瑟菌带菌者，以消除鼻咽部脑膜炎奈瑟菌，但不适于脑膜炎奈瑟菌感染。

【用法用量】 口服。抗结核，0.45～0.6g/d，最高不超过1.2g/d，空腹顿服；脑膜炎奈瑟菌带菌者，5mg/kg，每12小时1次。儿童：脑膜炎奈瑟菌带菌者，1个月以上者10mg/kg，每12小时1次，连服4次。

【用药监护】 ① 下列情况禁用：对本品或其他利福霉素类药物过敏、严重肝功能损害、胆道梗阻者和妊娠早期妇女。

② 下列情况慎用：乙醇中毒、肝功能损害、婴儿及5岁以下小儿，以及哺乳期妇女和妊娠中或晚期妇女。

③ 本品与乙硫异烟胺合用，可加重不良反应。与乙胺丁醇合用，有增加视力损害的可能。与左旋醋美沙朵合用，可致后者的心脏毒性增加。本品可提高卡马西平的血药浓度，使其毒性增加。本品可增加美沙酮、美西律在肝脏的代谢，可使前者出现撤药症状，使后者的血药浓度降低。本品可增加达卡巴嗪、环磷酰胺的代谢，促使烷化代谢物的形成，使白细胞减少的不良反应明显增加。本品可诱导舍曲林、三唑仑、西罗莫司、吗啡、利鲁唑、安普那韦、阿托喹酮的代谢，使之失效。对氨基水杨酸钠、巴比妥类、氯

氮䓬等药物，可降低本品的吸收和血药浓度，合用时至少应间隔 6h。本品可降低以下药物的疗效：肾上腺皮质激素、ACTH、口服抗凝药（如香豆素或茚满双酮衍生物）、口服降糖药、洋地黄制剂、咪唑类、黄嘌呤类、氨苯砜、苯妥英钠、左甲状腺素、环孢素、甲氧苄啶、地西泮、茶碱类、特比萘芬、钙通道阻断药、丙吡胺、奎尼丁、β受体阻断药（如普萘洛尔、美托洛尔等）及含抗组胺成分的药物（如感冒清、克感宁等）。本品可降低口服避孕药的作用，并导致月经不规则及经期出血。

④ 单用本品治疗结核病或其他细菌感染时，病原菌可能迅速产生耐药性，必须与其他药物合用。

⑤ 本品口服制剂应在空腹（餐前 1h 或餐后 2h）时服用，以利吸收；如出现胃肠道刺激症状，则可在晚睡前或进食时服用。患者对本品不能耐受时，可改用利福喷汀。

⑥ 用药前，应告知患者：a. 服用本品口服制剂时，不得同时饮用牛奶、豆浆、米酒或浓茶，以免降低本品的吸收，影响疗效。b. 服用本品期间经常饮酒可增加肝毒性的发生率，用药期间应戒酒。c. 本品可能引起眩晕及视觉障碍，用药期间尽量避免驾驶及危险性较大的机器操作或高空作业。d. 服药后，尿液、唾液、粪便、痰液及汗液等排泄物可能呈橘红色或红棕色，尤以尿液更为明显；使用滴眼液后，泪液、唾液及鼻腔分泌物亦可能显橘红色或红棕色；此反应大多发生在用药初期，属用药后的正常反应，一般无大碍，但如持续存在或日见加深，则应报告医师。e. 治疗中如出现以下症状应及时就医：食欲减退、异常乏力或软弱、恶心或呕吐（肝炎前驱症状）及眼或皮肤黄染（肝炎）；尿液混浊或血尿、尿量或排尿次数明显减少（间质性肾炎）；咽痛、异常青肿或出血（血液恶病质）；口炎或口舌疼痛（真菌生长）；皮疹、皮肤瘙痒或发红（过敏反应）等。

⑦ 肝毒性为本品主要不良反应，一般出现在用药后 2～7 周，表现为 AST、ALT、ALP、BIL、BUA 升高和肝大，甚至发生严重黄疸，大多为无症状的血清氨基转移酶一过性升高，在疗程中可自行恢复，老年人、酗酒者、营养不良者、胆道梗阻者、原有肝病或其他因素造成的肝功能异常者较易发生。因此，用药期间（尤其在治疗初期 2～3 个月内）应严密监测肝功能变化，并注意观察随访肝损害的症状和体征，如食欲减退、恶心、呕吐、软弱无力、肝大或肝区疼痛、黄疸或高胆红素血症（系肝细胞性和胆汁淤积性的混合型；轻症在用药中可自行消退，重症需停药观察。血中 BIL 升高也可能是本品与 BIL 竞争排泄的结果）。肝损害现象一旦出现，应立即调整给药方案，必要时停药。

⑧ 本品偶可致流感样综合征，大剂量间歇疗法或与异烟肼同服时，以及老年人、酗酒者、营养不良者易发生，表现为寒战、高热、头晕、头痛、嗜睡、呼吸困难、肌肉酸痛、关节疼痛等症状，抗感染治疗无效，停药后症状可迅速减轻至消失。此征一旦出现，应立即停药，并及时处置。对于此反应较重而又必须应用者，可合用地塞米松、阿司匹林或吲哚美辛，以减少或减轻反应症状。值得注意的是，流感样综合征在某些患者中可能是正常治疗反应的表现，提示用药后机体有较好或较正常的应答，如患者能逐渐耐受或反应较轻，可在密切观察下暂不予处置。NSAID 虽可较快改善症状，但也可能降低疗效，并非人人皆宜，应根据具体情况而定。

⑨ 在开始用药后的 3～7 周可能出现变态反应，如发热、多形性红斑、皮疹、淋巴结病、脉管炎等，此时应暂时停止用药，待症状消失后再从小剂量开始服药，逐渐增加剂量。

⑩ 本品可能引起 Hb 降低、白细胞减少、血小板减少、嗜酸粒细胞增多、急性溶血性贫血及 PT 缩短，并可致牙龈或口腔黏膜出血和感染、伤口愈合延迟等。因此，用药期间应定期监测血常规及 PT，并注意观察出血倾向，发现异常及时停药。同时，用药期间应避免做拔牙等口腔手术，并嘱患者注意口腔卫生，刷牙、剔牙均须谨慎，直至血常规指标恢复正常。

⑪ 长期应用本品可能引起低钙血症，儿童可发生佝偻病样改变，少数患者可出现骨软化症。因此，对长期用药者应注意监测血钙水平，必要时同时补充钙剂。

⑫ 有报道，本品偶可引起肾衰竭，并有免疫缺陷者用药后发生致命性 TTP-HUS（症状与处置参阅丝裂霉素【用药监护】⑬）的报道，用药时应特别注意。

⑬ 本品过量可引起精神迟钝、眼周或面部水肿、全身瘙痒、红人综合征（皮肤黏膜及巩膜呈红色或橙色），有原发性肝病者、嗜酒者或同服其他肝毒性药物者可能引起死亡。过量的处置：a. 洗胃后给予活性炭糊，有严重恶心呕吐者可给予止吐药。b. 给予利尿药，促进药物的排泄。c. 给予支持疗法。d. 出现严重肝功能损害达 24～48h 以上者，应考虑进行胆汁引流，必要时可进行血液透析。

利福布汀 Rifabutin

（安莎霉素；Ansamycin，Ansatipin）

【药理分类】 抗结核病药-利福霉素类。

【适应证】 慢性耐药性肺结核、非结核分枝杆菌感染（如肺炎、麻风）及AIDS患者鸟分枝杆菌感染综合征。

【用法用量】 口服。结核，0.15～0.3g/d，顿服。鸟分枝杆菌感染，0.3g/d，顿服；如有恶心、呕吐等胃肠道不适，可改为每次0.15g，2次/d。CL_{Cr}<30ml/min者剂量减半。

【用药监护】 ① 下列情况禁用：对本品或其他利福霉素类药物过敏者、用药后出现过血小板减少性紫癜者。

② 下列情况慎用：中性粒细胞减少、血小板减少、肌炎或葡萄膜炎患者。

③ 妊娠3个月以上妇女避免使用本品，妊娠中、晚期妇女应用本品时需权衡利弊。

④ 肝功能损害、胆道梗阻、慢性乙醇中毒患者应用本品时需适当减量。

⑤ 本品可干扰CYP3A酶系代谢，降低需经该酶代谢的所有药物的血药浓度，这些药物还包括：醋丁洛尔、倍他洛尔、卡替洛尔、美替洛尔、美西律、奎尼丁、巴比妥类、扑米酮、香草醛、地西泮、氯硝西泮、吗啡、氢吗啡酮、二氢羟吗啡酮、可待因、双氢可待因、芬太尼、阿芬太尼、美沙酮、糖皮质激素、氯霉素、环孢素、氨苯砜、洋地黄制剂、磺酰脲类口服降糖药、酮康唑、奈韦拉平、华法林、口服避孕药等。由于本品是通过肝药酶代谢，故任何抑制肝药酶的药物（如阿奇霉素、克拉霉素等）都将增加本品的血药浓度，而CYP450抑制药阿奇霉素、克拉霉素等的血药浓度则降低。本品与安普那韦、齐多夫定合用，本品的AUC增加，C_{max}也增加。与氟康唑合用，本品的血药浓度升高，而氟康唑的血药浓度和其他药代动力学参数不受本品的影响。与伊曲康唑合用，后者的血药浓度下降，两者不宜联用。与地拉韦定合用，后者的AUC下降80%，C_{max}下降75%，而本品的AUC则增加100%。与茚地那韦、尼非那韦、利托那韦、沙奎那韦合用，可使本品的血药浓度明显升高，而上述药物的浓度则呈中等程度下降；与这些药物合用时，本品的常规剂量应减少一半。与依非韦仑合用，本品的血药浓度降低。本品可使口服避孕药的AUC和C_{max}值降低。本品可降低阿托喹酮的血药浓度。

⑥ 用药前，应告知患者：服药期间尿液、粪便、唾液、痰液、汗液、泪液，甚至皮肤均可能呈现棕黄色或橙红色，一般无大碍，不必疑虑，停药后会逐渐消退，但可使佩戴角膜接触镜者的角膜接触镜持久染色。因此，佩戴角膜接触镜在用药期间应改戴框架式眼镜，以免影响视觉。

⑦ HIV阳性患者单用本品做预防性治疗时，偶可出现葡萄膜炎（一种虹膜-睫状体-脉络膜炎症，早期症状为疼痛、畏光、流泪、视力减退、眼前闪光和黑影晃动，继而可出现视物变形、小视症和/或大视症，严重者仅存手动或光感，甚至失明。眼部检查早期可见睫状体充血、角膜后有沉着物、房水及玻璃体混浊、虹膜纹理紊乱，严重者可出现瞳孔缩小或虹膜后粘连而变形、视网膜和脉络膜及其血管炎性病变，眼底可呈散在性或弥散性灰、白、黄色病灶，甚至引起视网膜坏死或脱离、并发性白内障、继发性青光眼、增殖性玻璃体视网膜病变、眼球萎缩等。此外，尚可能引起白塞氏病、葡萄膜大脑炎等全身性疾病），如剂量增大，发生率也增高。因此，在进行以上治疗时应注意观察，并定期做眼科检查。患者一旦出现上述症状或征兆，应立即停用本品，并给予糖皮质素类滴眼液治疗。轻症好转后可再次使用本品，如症状复现，必须停用。重症一般需停药并治疗数周后才能缓解。

⑧ 本品有引起肌炎（主要症状为肌痛或肌压痛，常伴有全身性的肌无力），部分患者有关节肿痛或雷诺现象，停药后可消失，故治疗中应注意观察。

⑨ 用药期间，应定期监测血常规和肝功能，并密切观察用药后的不良反应。上述检验值如有异常，或患者出现流感样综合征、肝炎、黄疸、关节炎、骨髓炎、呼吸困难，以及神经或血液系统不良反应，应及时停药，必要时做对症治疗。

⑩ 其他参阅利福平【用药监护】⑦～⑨。

利福喷汀 Rifapentine

（迪克菲；Rifapntin）

【药理分类】 抗结核病药-利福霉素类。

【适应证】 ①与其他抗结核药联合，用于各型结核病的初治与复治，但不宜用于结核性脑膜炎；②医务人员直接观察下的短程化疗；③非结核分枝杆菌感染；④与其他抗麻风药联合，用于麻风治疗。

【用法用量】 口服。抗结核，每次0.6g（体重<55kg者应酌减），1～2次/周，空腹时（餐前1h）服用。本品必须与其他抗结核药联合应用，初治疗程6～9个月。

【用药监护】 ① 下列情况禁用：对本品或其他利福霉素类药物过敏、严重肝功能损害、胆道梗阻者及孕妇。

② 下列情况慎用：乙醇中毒者或嗜酒者、肝功能损害者。

③ 哺乳期妇女应用本品需权衡利弊后决定，并需停止哺乳。

④ 5岁以下小儿不推荐应用。

⑤ 老年人应用本品时剂量应酌减。

⑥ 间歇服用利福平因产生循环抗体而发生变态反应（如血压下降或休克、急性溶血性贫血、血小板减少或急性间质性肾小管肾炎）者，不宜再用本品。

⑦ 丙磺舒可与本品竞争被肝细胞的摄入，使本品的血药浓度增高，并产生毒性反应；但该作用不稳定，故通常不宜加用丙磺舒以增高本品的血药浓度。本品与多西环素联用，对淋球菌有协同抗菌作用。其他药物相互作用与利福平基本相同。

⑧ 本品的不良反应比利福平轻微，胃肠道反应少见，少数病例可出现白细胞减少、血小板减少、AST及ALT升高，以及皮疹、头晕、失眠等反应。本品虽未发现流感样综合征、免疫性血小板降低及过敏性休克样反应，但应用中仍应注意观察，如出现这类不良反应须及时停药处置。

⑨ 用药期间应经常检查血常规和肝功能。肝功能减退患者，即使每周仅用药1～2次，也必须密切观察肝功能的变化，防止引起严重肝功能损害。对于已出现严重肝功能损害达24～48h以上者，可考虑进行胆汁引流，以切断本品的肝肠循环。在患者出现白细胞和血小板减少时，应避免做拔牙等口腔手术，并嘱患者注意口腔卫生，刷牙、剔牙均须谨慎，直至血常规指标恢复正常。

吡嗪酰胺[典][基] Pyrazinamide

（吡嗪甲酰胺，异烟酰胺；Aldinamide，Diazinamide）

【药理分类】 抗结核药。

【适应证】 与其他抗结核药（如链霉素、异烟肼、利福平及乙胺丁醇）联合用于治疗结核病，是结核性脑膜炎除异烟肼外的必选药物。本品仅对分枝杆菌有效。

【用法用量】 口服。与其他抗结核药联合。15～30mg/(kg·d)顿服；或50～70mg/(kg·d)，2～3次/周。亦可采用间歇给药法，2次/周，每次50mg/kg。

【用药监护】 ① 对本品过敏者及儿童（本品具较大毒性）禁用。

② 下列情况慎用：糖尿病、痛风或高尿酸血症、严重肝功能损害者。

③ 对乙硫异烟胺、异烟肼、烟酸或其他化学结构相似的药物过敏者可能对本品也呈过敏。因此，对上述药物过敏者均不宜应用本品。

④ 肝功能损害者除非必要，通常不宜应用本品。

⑤ 本品可与硝基氰化钠作用产生红棕色，影响尿酮测定结果；可使AST、ALT、BUA浓度测定值增高。

⑥ 本品必须与异烟肼、利福平等联合应用，单用本品易产生耐药性。

⑦ 本品的毒性作用与药物剂量相关。每日服用者，每次最大剂量2g；每周服3次者，每次最大剂量3g；每周服2次者，每次最大剂量4g。

⑧ 孕妇结核病患者可先用异烟肼、利福平和乙胺丁醇治疗9个月，如对上述药物中任一种耐药而对本品可能敏感者可考虑使用本品。使用本品时必须谨慎权衡药物对胎儿的潜在危险。

⑨ 本品与别嘌醇、秋水仙碱、丙磺舒、磺吡酮合用，可增加BUA浓度而降低上述药物对痛风的疗效，因此合用时应注意调整剂量，防止发生高尿酸血症和痛风。本品与乙硫异烟胺合用，可增强不良反应。本品可抑制磷苯妥英和苯妥英的代谢，使后者血药浓度保持在较高水平，使苯妥英类药物毒性增加，易出现共济失调、反射亢进、眼球震颤和肢体震颤等不良反应。本品可诱导环孢素的代谢，使后者的血药浓度降低，因此两者合用时需监测血药浓度，调整剂量。齐多夫定可降低本品的疗效。

⑩ 用药前，应告知患者：a. 服用本品疗程中BUA常增高，可引起急性痛风发作，多饮水（至少2000ml/d）可促进尿酸（UA）排

泄，以减少此副作用的发生。b. 个别患者可引起光敏反应，用药期间应防止过度日晒，并避免人工紫外线照射。

⑪ 本品可致肝损害，可引起AST和ALT升高、肝大、食欲缺乏、发热、异常乏力或软弱。长期大剂量应用，可发生中毒性肝炎，造成严重肝细胞坏死、血浆蛋白减少、黄疸、眼或皮肤黄染，老年人、嗜酒和营养不良者肝损害的发生率增高。因此，用药期间应注意观察肝损害的症状与体征，并定期检查肝功能。患者如出现血清氨基转移酶升高或食欲缺乏、发热、异常乏力或软弱等肝毒性前驱症状，应及时停药处置。

⑫ 本品的其他不良反应尚有：常可引起痛风样关节痛（由于高尿酸血症引起，多为轻度，有自限性）。可见食欲减退、恶心、发热、畏寒、乏力或软弱、眼或皮肤黄染（肝毒性）。偶见溃疡病发作、低色素性贫血与溶血反应，以及药物热、皮疹等。个别患者出现严重呕吐。用药期间，应定期监测BUA、血常规及肝肾功能，发现异常及时调整剂量，必要时停药处置。

帕司烟肼　Pasiniazid

（百生肼，力克肺疾；Dipasic，Tuberculostatic）

【药理分类】 抗结核药。

【适应证】 ①治疗各型肺结核、支气管内膜结核及肺外结核（与其他抗结核药联合应用）；②用作与结核病相关手术的保护药；③预防长期或大剂量皮质激素、免疫抑制治疗时的结核感染或复发。

【用法用量】 ①治疗，10～20mg/(kg·d)，至少连用3个月。②预防，10～15mg/(kg·d)，顿服。

【用药监护】 ① 下列情况禁用：精神病、癫痫、严重肝功能障碍、异烟肼所致肝炎，以及对异烟肼、乙硫异烟胺、吡嗪酰胺、烟酸或其他化学结构相关的药物过敏和对对氨基水杨酸及其他水杨酸类药过敏者。

② 下列情况慎用：肝或肾功能损害、有精神病或癫痫或脑外伤史者，以及孕妇和哺乳期妇女。

③ 个别患者用药后可能出现狼疮样综合征，应注意观察。其他参阅异烟肼【用药监护】⑧～⑭。

第十六节　抗真菌药

两性霉素B[典]　Amphotericin B

（二性霉素B；Amfostat）

【药理分类】 抗真菌药-多烯类。

【适应证】 敏感真菌所致的全身性深部真菌感染且病情呈进行性发展者。

【用法用量】 ①注射用两性霉素B（AMB）：a. 静脉滴注，首剂1～5mg或0.02～0.1mg/kg，之后视情况每日或隔日增加5mg，一般治疗量为0.6～0.7mg/kg，最高不超过1mg/(kg·d)，每日或间隔1～2日1次，累积总量1.5～3.0g，疗程1～3个月，也可长至6个月，视病情及病种而定；对敏感真菌感染者宜用较小剂量，即每次20～30mg，疗程同上。b. 鞘内注射，首次0.05～0.1mg，以后逐渐增至每次0.5mg，最大剂量每次不超过1mg，2～3次/周，总量15mg左右。②两性霉素B脂质复合体（ABLC）：静脉滴注，5mg/(kg·d)，1次/d。③两性霉素B脂质体（AMBL）：静脉滴注，开始剂量0.1mg/(kg·d)，第2日开始增加0.25～0.5mg/(kg·d)，逐日递增至维持剂量1～3mg/(kg·d)；中枢神经系统感染，最大剂量1mg/(kg·d)；疗程视病情及病种而定。④两性霉素B胆固醇复合体（ABCD）：静脉滴注，每次3～4mg，1次/d；如无改善或真菌感染恶化，剂量可增至6mg/(kg·d)。

【用药监护】 ① 本品毒性大，不良反应多见，仅用于诊断已明确的全身性深部真菌感染。由于本品是治疗某些致命性全身深部真菌感染的唯一有效药物，选用时需权衡利弊后决定。

② 对本品过敏及严重肝病患者禁用。

③ 肝病患者避免应用。

④ 老年人宜根据肾功能情况减量慎用。当治疗累积量＞4g时可引起不可逆性肾功能损害。

⑤ 孕妇如确有应用指征时方可慎用。

⑥ 哺乳期妇女避免使用或在用药时停止哺乳。

⑦ 严重肾功能损害者应用本品时先接受首次负荷剂量，然后按肾功能损害程度减少用药剂

量或延长给药间隔，并限用最小有效量。

⑧ 儿童静脉及鞘内给药剂量以体重计算均同成人，并限用最小有效量。

⑨ 本品含脂复合制剂既保留了AMB的高度抗菌活性，又降低了AMB的肾毒性，其他毒性反应也明显低于AMB，适用于不能耐受AMB引起的肾毒性或出现其他严重毒性反应者，其中ABCD尚适用于粒细胞缺乏患者发热疑为真菌感染的经验治疗。

⑩ 已知AMB与下列药物可发生药物相互作用：与氟胞嘧啶合用，可增强两者药效，但也可增强后者的毒性。与强心苷合用，可能引起低血钾，并增加后者的不良反应，必须合用时应监测血钾和心功能。与肾上腺皮质激素和ACTH合用，可能降低血钾水平，并导致心功能异常，必须同用时应监测血电解质和心功能。与神经肌肉阻滞药合用，可增强后者的神经肌肉阻滞作用，必须同用时应密切监测血钾水平。与氨基糖苷类、抗肿瘤药、卷曲霉素、多黏菌素类、万古霉素等具有肾毒性的药物合用，可增强肾毒性。同时应用尿液碱化药可增加AMB的排泄，并可防止或减少肾小管酸中毒的发生。本品与氯化钠、氯化钙、氯化钾、葡萄糖酸钙、依地酸钙钠、克林霉素、多黏菌素类、青霉素类、四环素类、氨基糖苷类、吩噻嗪类、维生素类、甲基多巴、雷尼替丁、西咪替丁、维拉帕米、苯海拉明、多巴胺、间羟胺、多巴酚丁胺、普鲁卡因胺、利多卡因、肝素等药物，以及含盐输液和静脉内营养液有配伍禁忌。以上药物亦可能与本品含脂复合制剂发生相互作用。

⑪ AMB对光敏感，贮存、配制及注射过程中应注意遮光，以免药物效价降低。静脉滴注或鞘内注射时，应先以灭菌注射用水10ml配制本品50mg，或5ml配制25mg，然后用5%葡萄糖注射液稀释。本品不可用0.9%氯化钠注射液稀释，否则可产生沉淀。静脉滴注的药物浓度不超过10mg/100ml，稀释用葡萄糖注射液的pH应在4.2以上，否则药液可出现沉淀。滴注时，应注意遮光，滴注应缓慢，每次滴注时间应在6h以上，速率过快时可引起Vf或心脏停搏。

鞘内给药时，可取本品5mg/ml药液1ml，加入5%葡萄糖注射液19ml，使药液最终浓度为250μg/ml，pH在4.2以上。此外，本品鞘内注射可引起严重头痛、发热、呕吐、颈项强直、下肢疼痛及尿潴留等，严重者可发生下肢截瘫等，这些反应与用药剂量和注射速率呈正相关。因此，使用时须注意以下几点，以减少和防止不良反应的发生：a. 严格控制用药剂量，尽量减缓注射速率。b. 同时给予小剂量地塞米松或琥珀酸氢化可的松。c. 注射时置患者于垂头仰卧体位（可减少鞘内给药的并发症），并取所需药液量以脑脊液5～30ml反复稀释，边稀释边缓慢注入。d. 密切观察患者的用药反应，发现异常及时处置。

⑫ AMBL静脉滴注时，应先用灭菌注射用水10ml稀释溶解，振摇均匀后加至5%葡萄糖量注射液500ml中静脉滴注。开始应使用小剂量，输液浓度以不大于0.15mg/ml为宜，滴速不得超过30滴/min。开始滴注时，应密切观察患者有无不适，如出现不适症状，应及时减慢滴注速率。滴注开始后，前2h应每小时监测体温、脉搏、呼吸、血压各1次。如无不良反应，第2日开始增量，并逐日递增至维持剂量。滴注时，应使用内置微孔滤膜的输液器。

⑬ ABLC静脉滴注时，药液终浓度一般为1mg/ml，小儿及心血管疾病患者可为2mg/ml，滴注速率为2.5mg/(kg·h)。如滴注时间＞2h，则应注意每2小时摇动1次输液袋，以使药液保持均匀状态。

⑭ ABCD静脉滴注时，应先以灭菌注射用水溶解，再以5%葡萄糖注射液稀释至0.6mg/ml（0.16～0.83mg/ml），以1mg/(kg·h)速率滴注。所有患者在初次应用ABCD时，均需先接受试验剂量，即给予本品小剂量5mg/10ml（1.6～8.3mg/10ml），滴注时间15～30min以上，并在滴注过程中及滴注结束后30min内严密观察患者反应。如患者可以耐受，即可开始治疗，剂量逐渐递增。滴注时，每日剂量应稀释于5%葡萄糖注射液500ml中，前4d的每次滴注时间均为6h，如患者可耐受并无与输注有关的不良反应，每次滴注时间可缩短至不少于2h；如患者出现急性反应（包括发热、发冷、低血压、恶心或心动过速等，通常在开始滴注后1～3h出现，其频率和程度在后续给药中降低）或不能耐受输容积，则滴注时间应延长至3～4h甚或5h。本品静脉滴注时，不要使用内置微孔滤膜的输液器，配制和输注过程中应注意遮光。

⑮ 本品刺激性很强，静脉滴注时应严防药液渗漏出血管外，以免引起局部刺激，甚或导致局部组织坏死，有时即便是药液没有外漏也易引起静脉炎或血栓性静脉炎。因此，滴注

时须注意：a. 应选用较细针头及较粗静脉穿刺，穿刺成功后将针柄固定妥当，防止滑脱。b. 每次给药均需更换穿刺血管，不要在同一条血管上反复穿刺。c. 在滴注之前及滴注结束后，输注适量5%葡萄糖注射液，或者在给药前或滴注本品时给予小剂量肾上腺皮质激素（短疗程）或小剂量肝素，必要时也可采用间隔1～2d给药1次的方法用药，以减少静脉炎或血栓性静脉炎的发生。d. 静脉滴注期间，应经常巡视，并注意检查注射部位，特别是老年人因血管硬化、弹性差，药液更易外渗或容易从穿刺处溢出，尤其应加注意；如发现漏液，应立即停止注射；如因漏液出现肿胀，可用空注射器将漏液抽出，然后注入适量玻璃酸酶或肾上腺皮质激素，注意不要在肿胀处热敷，以免起疱或烫伤。e. 应嘱患者：注意保护输液部位，防止针头脱出血管；如感局部疼痛，及时报告医护人员。f. 注射静脉出现疼痛或压痛时，可调整针头在血管内的位置；如仍未缓解，并出现灼热、发红，或沿静脉走向出现可触及的痛性条索状物或串珠样结节时，应立即停止使用此静脉，同时抬高和活动患肢，给予局部轻柔按摩或热敷，必要时局部涂擦多磺酸黏多糖乳膏（喜辽妥），之后再另建静脉给药通道。

⑯ 本品具有肾毒性（与剂量有关），几乎所有的患者在疗程中均可出现不同程度的肾功能损害，老年人和儿童和原有肾功能损害者为著。肾功能损害表现为尿中可出现红细胞、白细胞、蛋白和管型，BUN和SCr增高、CL_{Cr}降低，也可引起肾小管性酸中毒，并偶见无尿、排尿困难、尿失禁及氮质血症。因此，在治程开始剂量递增时应隔日测定1次尿常规、BUN及SCr，治程中至少每周测定2次，如BUN＞40mg/100ml或SCr＞3mg/100ml时，应停止用药，直至肾功能改善。同时，在治疗中须注意：a. 严格控制用药剂量，不要超过推荐剂量，最好用其最小有效量，疗程也不要太长，不要超过规定疗程，并避免与具有肾毒性的药物合用。b. 嘱患者多饮水，以减轻药物对肾小管的损害。c. 记录出入液量（至少每4小时记录1次尿量），如尿量＜30ml/h，应及时检查肾功能，防止出现肾衰竭。d. 给予尿碱化药物，增强本品排泄，防止或减少肾小管酸中毒的发生。e. 注意随访尿质变化，如出现沉淀、浑浊或呈现粉红色，应及时停药。

⑰ 本品可引起正常红细胞性贫血，并偶可出现白细胞或血小板减少。因此，治疗期间应每周检测1次血常规，并避免与骨髓抑制药和放疗同用，以免加重贫血，必须合用时应减少本品剂量。此外，本品尚可引起凝血障碍、凝血酶原或促凝血酶原减少，表现为皮肤淤血、瘀点或瘀斑、鼻出血、牙龈或口腔出血、胃肠道出血等，用药期间应定期监测凝血功能，发现异常及时停药。

⑱ 本品的肝毒性较少见，偶可引起肝细胞坏死、高胆红素血症、黄疸、肝大、静脉闭塞性肝病，急性肝衰竭亦有发生。治疗期间应注意监测肝功能，如发现肝功能损害（BIL、ALP、LDH及血清氨基转移酶升高等），应及时停药，待好转后再继续用药。

⑲ 本品在静脉滴注过程中或静脉滴注后常可发生寒战、高热、严重头痛、全身不适、食欲缺乏、恶心、呕吐、呼吸急促或呼吸困难，有时可出现血压下降、眩晕等反应。因此，在输注前应做好有关应对准备，并可预防性地给患者服用适量NSAID和抗组胺药，如吲哚美辛和异丙嗪等，同时给予琥珀酸氢化可的松25～50mg，或地塞米松2～5mg一同静脉滴注，以减少不良反应。但应用糖皮质激素时，应注意此类药物有引起感染扩散和加重低钾血症（本品可诱发低钾血症）的可能，故需严格控制剂量和疗程。除在为减轻本品不良反应而合用肾上腺皮质激素（可加重低钾血症）外，一般不推荐两者合用；必须合用时激素宜用最小剂量和最短疗程，并需监测血钾浓度和心功能。

⑳ 本品的各种制剂均偶可引起皮疹、斑丘疹、瘙痒、过敏性休克等变态反应，极少数患者尚可引起单纯性疱疹、剥脱性皮炎或多形性红斑，亦有引起支气管痉挛、喘息或哮喘者。因此，用药过程中应严密观察，尤其对首次用药者和有药物过敏史者应更加注意，防止出现过敏反应。一旦出现过敏反应，须及时处置，必要时停药。出现面色苍白、胸闷不适、脉搏微弱、血压下降、呼吸窘迫等症状时，应立即停药，紧急救治，并不可再使用本品。

㉑ 本品可诱发低钾血症，引起畏食、恶心、便秘、四肢无力、全身酸痛、腱反射迟钝或消失、吞咽困难、嗜睡、倦怠、烦躁、精神萎靡或抑郁、定向力障碍、意识不清、多尿（尤其夜尿增多）、持久性低比重尿、腹胀、尿潴留、心音低钝、血压下降、心悸、心律失常

及 ECG 异常（ST 段下降、QT 间期延长、RST 段下垂、T 波低平然后倒置、U 波出现或与 T 波融合）等，严重者可出现软瘫、呼吸困难、麻痹性肠梗阻、心室扑动（VF）或 Vf、房室传导阻滞、心力衰竭、昏迷及严重代谢性碱中毒，甚至引起心脏停搏。因此，用药期间应经常监测血钾（每周至少 2 次），并密切监测心功能，同时注意常规补钾和严密观察低钾血症的症状和体征，发现异常及时处置。由于低钾血症常伴有低钙血症和低镁血症，而且症状相互混淆，因此在补充钾的同时应补充适当的钙、镁。除本品外，可引起药源性低钾血症的常用药物主要有：青霉素钠、氨苄西林、羧苄西林、头孢噻肟、头孢唑林、头孢哌酮、林可酰胺类、庆大霉素、妥布霉素、阿米卡星、异烟肼、卷曲霉素、万古霉素、伊曲康唑、膦甲酸钠、磺胺类、环丙沙星、噻嗪类及袢利尿药、脱水药、糖皮质激素、甘珀酸、甘草酸单铵、果糖二磷酸钠、碳酸氢钠、胺碘酮、维拉帕米、喷他脒、水杨酸类、抗精神病药、儿茶酚胺类及支气管扩张药、伪麻黄碱及去甲伪麻黄碱、维生素 B_{12}、利托君及布酚宁，以及长期应用泻药和大量输注葡萄糖注射液或氨基酸注射液等。在应用以上药物时，亦应注意严密监测。

㉒ 本品可引起低镁血症，其临床症状主要表现为肌肉痉挛或震颤、手足搐搦、腱反射亢进、眩晕、血压升高、共济失调、定向力障碍、焦虑或抑郁、不安、易激动、幻觉、谵妄、畏食、恶心、吞咽困难、眼球震颤、房性或室性期前收缩（APC）、心律失常及 ECG 异常（ST 段下移、QT 及 PR 间期延长、QRS 增宽、T 波低平或倒置、偶见 U 波等），严重者可发生惊厥和昏迷，并常因心律失常而猝死。因此，治程中应每周至少检测 1 次血镁，并定期监测 ECG，防止出现低镁血症。上述症状一旦出现，应立即暂停给药，及时给予镁剂及对症治疗，待症状消退后再继续本品治疗。低镁血症常伴有低钙血症和低钾血症，有时很难分清哪些症状是缺镁引起的，故需仔细观察。除本品外，易引起药源性低镁血症的常用药物主要有：强心苷类、噻嗪类及袢利尿药、脱水药、氨基糖苷类、羧苄西林、乙胺丁醇、吡嗪酰胺、顺铂、卡铂、环孢素、膦甲酸钠、阿地白介素、钙剂及维生素 D、维生素 B_{12}、左甲状腺素及糖皮质激素、胰岛素、PPI 等，使用时亦应加注意。

㉓ 本品偶可引起致命性脑白质病，文献报告提示颅脑放疗及全身放疗为危险因素，因此本品应避免与颅脑放疗及全身放疗同时应用。

㉔ 正接受白细胞输注和输注后不久的患者应用本品时，可发生急性肺部反应，因此两者应尽量分开应用。

㉕ 对中断治疗 7d 以上者，如需继续用药，应重新从小剂量（0.25mg/kg）开始，然后逐渐增至治疗剂量。

㉖ 本品尚偶可引起以下不良反应：消化不良、食欲减退、腹痛、腹胀、腹泻；胸痛、背痛、关节痛、肌无力或 RM（症状和处置参阅法罗培南【用药监护】⑨）；直立性低血压、低血压或高血压、血管扩张（面部发红）、心动过速；面部水肿、全身性水肿、外周性水肿；血糖降低或升高、低蛋白血症、低钠血症、低磷血症；口干、舌炎、口炎、牙龈炎、口腔念珠菌病；肺炎、肺水肿、肺功能紊乱、呼吸暂停或呼吸困难、过度通气、低氧血症、呼吸衰竭；感觉异常、外周神经病变、锥体外系反应（EPS）、头晕、嗜睡或失眠、兴奋、焦虑、抑郁、幻觉、思维异常、意识模糊、语言障碍、惊厥等。极少数患者可见吞咽困难、大便失禁、呕血与黑粪症、脓毒血症、高尿酸血症、SAMY 升高、FIB 增加，以及弱视、眼部出血、耳鸣、听力减退或丧失等。因此，用药期间应加强临床观察，并定期检查血压、血生化、ECG、肺功能与视听功能等，发现异常及时停药处置。

氟康唑[典][基] Fluconazol

（大扶康，呋康唑；Diflucan，Syscan）

【药理分类】 抗真菌药-吡咯类。

【适应证】 ①主要用于念珠菌病、隐球菌病、球孢子菌病；②可用于骨髓移植患者接受化疗、放疗和免疫抑制治疗患者的预防治疗；③可替代伊曲康唑用于芽生菌病及组织胞浆菌病的治疗。

【用法用量】 口服或静脉滴注。①常规剂量：a. 播散性念珠菌病：首剂 0.4g，以后每次 0.2～0.4g，均为 1 次/d，疗程至少 4 周，症状缓解后至少应持续 2 周。b. 食管念珠菌病，首剂 0.2g，以后 100mg/d，疗程至少 3 周；必要时可加大至每次 0.4g，1 次/d。c. 口咽部念珠菌病：首剂 0.2g，以后每次 100mg，1 次/d，疗程至少 2 周。d. 念珠菌外阴阴道炎，150mg 单剂口服。e. 隐球菌脑膜炎，初治者，首剂每次 0.4g，静脉滴注，继以每次 0.2～0.4g，1 次/d，用至脑脊液培养转阴后至少 10～12 周。②肾功能损害者：如只需给药 1 次，不用调节剂量；需多次给药时，首日及第 2 日应给常规剂量，以后按 CL_{Cr} 调节剂量：CL_{Cr}＞50％者，按常规剂量 100％用药；11％～50％（未透析）者，按常规剂量 50％用药；定期透析者，在每次透析后应按常规剂量用药。

【用药监护】 ① 下列情况禁用：对本品或其他吡咯类药物有过敏史者和孕妇。

② 哺乳期妇女慎用或服药期间停止哺乳。

③ 本品对小儿的影响缺乏充足的研究资料，故小儿不宜应用。

④ 本品与其他吡咯类药物可发生交叉过敏反应。

⑤ 治疗中须定期检查肾功能，肾功能损害者及老年人必须根据 CL_{Cr} 调整剂量。血液透析患者在每次透析后可给予一日量，因为 3h 血液透析可使本品的血药浓度降低约 50％。

⑥ 治疗过程中可发生轻度一过性 AST 及 ALT 升高，停药后恢复正常。偶可出现肝毒性症状，与肝毒性药物合用、需服用本品 2 周以上或接受多倍于常规剂量时发生率增高，尤其易发生于有严重基础疾病（如 AIDS 和癌症）的患者，并有引起死亡的病例报道。因此，本品治疗前应先做肝功能检查，治疗期间每 2 周进行 1 次肝功能复查，尤其对有严重基础疾病的患者，如出现肝功能持续异常或肝毒性临床症状，应立即停用本品。

⑦ 本品目前在免疫缺陷者中的长期预防用药，已导致念珠菌属等对本品等吡咯类抗真菌药耐药性的增加，故需掌握指征，避免无指征预防用药。

⑧ 本品应用疗程需视感染部位及个体治疗反应而定。一般治疗应持续至真菌感染的临床表现及实验室检查指标显示真菌感染消失为止。隐球菌脑膜炎或反复发作口咽部念珠菌病的 AIDS 患者需用本品长期维持治疗，以防止复发。

⑨ 接受骨髓移植者，如果严重粒细胞减少已先期发生，则应预防性使用本品，直至 NC 上升至 1×10^9/L 以上后 7d。

⑩ 高剂量本品与环孢素合用，可使环孢素的血药浓度升高，致毒性反应发生的危险性增加，因此必须在监测环孢素血药浓度并调整剂量的情况下方可谨慎应用。本品与甲苯磺丁脲、氯磺丁脲和格列吡嗪等磺酰脲类药合用时，可使此类药物在肝脏的代谢减少，使血药浓度升高而可能导致低血糖，因此需监测血糖（包括 FPG 和 2hPPG），并减少磺酰脲类药的剂量。与华法林等香豆素类口服抗凝药合用，可增强后者的抗凝血作用而致 PT 延长，出现出血倾向，故应监测 PT 并谨慎使用。与苯妥英钠合用，可使苯妥英钠的血药浓度升高，故需监测其血药浓度，并据此调整其剂量。与异烟肼或利福平合用，可降低本品的血药浓度，可根据临床情况，必要时调整本品剂量。与氢氯噻嗪合用，可使本品的血药浓度升高 40％。与茶碱合用，茶碱血药浓度可升高约 13％，从而导致毒性反应，故需监测茶碱的血药浓度，必要时调整其剂量。与特非那定、西沙必利合用，可使后两者的血浓度升高，并可导致 QT 间期延长，出现严重室性心律失常，包括 TDP，故禁止合用。与阿司咪唑合用，后者的血浓度升高，需严密观察有无不良反应发生。与口服避孕药孕二烯酮合用，后者的 AUC 可增高。与他克莫司、齐多夫定、咪达唑仑、利福喷汀合用，可使这些药物的血浓度升高，从而可能导致毒性反应。

⑪ 静脉滴注宜缓慢，并不得与其他药物配伍，滴注最大速率为 200mg/h。输液过快，可出现头痛、全身关节酸痛、畏食、恶心、呕吐、乏力等一系列症状。如出现上述症状，应减慢滴速或给予地塞米松。如不能缓解或症状加重，应停药。

⑫ 本品过敏反应可表现为皮疹，偶可发生严重的剥脱性皮炎（常伴随肝功能损害）、渗出性多形性红斑，个别病例可发生过敏性休克。因此，用药期间（尤其首次用药时）应注意观察随访，防止发生过敏性休克和严重皮肤反应。一旦出现征兆，立即停药处置。

⑬ 本品的其他不良反应尚有：常见消化道反应，表现为恶心、呕吐、腹痛或腹泻等。可见头晕、头痛。偶见一过性中性粒细胞减少和血小板减少等血液学检查指标改变，尤其易发生于有严重基础疾病（如 AIDS 和癌症）的患者。对消化道反应和头晕、头痛，可给予适当的对症治疗。对血液学检查异常，应密切观察，必要时停用本品。

⑭ 本品过量时应给予对症治疗和支持疗法，必要时洗胃。由于本品大部分由尿排出，故可给予输液，并嘱患者多饮水，必要时可使用利尿药，以增加尿量，加速药物排泄。

⑮ 其他参阅法罗培南【用药监护】⑨。

伊曲康唑[典] Itraconazole

（西特那唑，伊他康唑；Hongoseril，Sporanox）

【药理分类】 抗真菌药-吡咯类。

【适应证】 ①本品的胶囊用于以下疾病：a. 妇科：外阴及阴道念珠菌病；b. 皮肤科/眼科：花斑癣、皮肤真菌病、真菌性角膜炎和口腔念珠菌病；c. 皮肤癣菌和（或）酵母菌引起的甲真菌病；d. 系统性真菌感染：系统性曲霉病及念珠菌病、隐球菌病（包括隐球菌性脑膜炎）、组织胞浆菌病、孢子丝菌病、巴西副球孢子菌病、芽生菌病和其他各种少见的系统性或热带真菌病。②本品注射液用于疑为真菌感染的中性粒细胞减少伴发热患者的经验性治疗。③本品口服液用于：a. 治疗HIV阳性或免疫系统损害患者的口腔和（或）食管念珠菌病；b. 对血液系统肿瘤、骨髓移植患者和预期发生中性粒细胞减少症（亦即<500个细胞/μl）的患者，可预防深部真菌感染的发生；c. 对于伴有发热的中性粒细胞减少症的患者，疑为系统性真菌病时，可作为本品注射液经验治疗的序贯疗法。

【用法用量】 ① 胶囊：餐后立即口服。a. 局部感染：ⓐ念珠菌性阴道炎：每次200mg，2次/d，疗程1d或每次200mg，1次/d，疗程3d。ⓑ花斑癣：每次200mg，1次/d，疗程7d。ⓒ皮肤真菌病：每次100mg，1次/d，疗程15～30d。ⓓ口腔念珠菌病：每次100～200mg，1次/d，疗程15d。ⓔ甲真菌性角膜炎：每次200mg，1次/d，疗程21d。ⓕ甲真菌病：冲击治疗，每次200mg，2次/d，连用1周为1个冲击疗程；对于指甲感染，推荐采用2个冲击疗程，每个疗程间隔3周；对于趾甲感染，推荐采用3个冲击疗程，每个疗程间隔3周。连续治疗，每次200mg，1次/d，连用3个月。b. 系统性真菌病：ⓐ曲霉病：200～400mg/d，顿服或分2次服。疗程2～5个月。ⓑ念珠菌病：每次100～200mg，1次/d，疗程3周～7个月。ⓒ非隐球菌性脑膜炎：每次200mg，1次/d，疗程2个月～1年。ⓓ隐球菌性脑膜炎：每次200mg，2次/d，疗程2个月～1年。

② 口服液。a. 口腔和（或）食管念珠菌病：200mg（20ml）/d，分1～2次服用，连服1～2周。b. 对氟康唑耐药的口腔和（或）食管念珠菌病：2次/d，每次100～200mg（10～20ml），连服2～4周。400mg/d剂量者，如症状无明显改善，疗程不应超过14d。

③ 注射液（用于危及生命的感染）。第1、第2日，每次200mg，2次/d，每次静脉滴注1h以上。从第3日起，1次/d，静脉滴注1h以上。

【用药监护】 ① 下列情况禁用：a. 已知对本品或其任一辅料过敏的患者。b. 孕妇（除非用于系统性真菌病治疗，但仍应权衡利弊）。c. 本品注射液禁用于不能注射0.9%氯化钠注射液的患者。d. 重度肾功能损害患者（CL_{Cr}<30ml/min）禁用本品注射液。

② 下列情况慎用：a. 对其他唑类药物过敏者。b. 肝功能损害者（除非治疗的必要性超过肝损伤的危险性时方才谨慎使用）。c. 有CHF危险因素者，如缺血性或瓣膜性心脏病、严重肺部疾病，如慢性阻塞性肺疾病（COPD），必须使用时应严密监测CHF的症状与体征。d. 肾衰竭和其他水肿性疾病。e. 严重肺部疾病，如COPD。f. 轻中度肾功能损害者慎用本品注射液（必须使用时应密切监测CL_{Cr}水平。如怀疑有肾毒性出现，应考虑转为使用本品胶囊治疗）。

③ 本品禁与下列药物合用：a. 可引起QT间期延长的CYP3A4代谢底物，如特非那定、阿司咪唑、咪唑斯汀、苄普地尔、西沙必利、多非利特、左醋美沙朵、奎尼丁、匹莫齐特、舍吲哚。上述药物与本品合用时，可能会使这些底物的血浆浓度升高，导致QT间期延长及TDP的罕见发生，甚至引起猝死。b. 经CYP3A4代谢的他汀类药，如洛伐他汀、辛伐他汀、阿伐他汀、西立伐他汀等。这些药物与本品合用时，可增加出现骨骼肌毒性包括RM的风险。c. 三唑仑和口服咪达唑仑。d. 麦角碱类药，如双氢麦角胺、麦角新碱、麦角胺、甲麦角新碱等，与本品合用时，可使其血药浓度升高而引起麦角中毒，可能引起血管痉挛而导致脑缺血和（或）肢端缺血。e. 尼索地平。

④ 哺乳期妇女不宜应用。

⑤ 育龄期妇女使用本品时应采取适当的

避孕措施，直至治疗结束后的下一个月经周期。

⑥ 本品不用于儿童，除非潜在利益优于可能出现的危害。

⑦ 本品用于老年人时需权衡利弊。

⑧ 本品口服液不推荐用于有继发性系统性念珠菌病风险患者初始治疗。

⑨ 对于免疫受损的隐球菌病患者及所有中枢神经系统隐球菌病患者，只有在一线药物不适用或无效时，方可使用本品治疗。

⑩ 对肾功能损害者，本品的排泄减慢，使用时应监测本品的血药浓度，以确定适宜的剂量。

⑪ 本品的胶囊及口服溶液不可互换使用，因为其吸收程度不同，胶囊的吸收差于口服液，只有后者被证实治疗食管念珠菌病有效。

⑫ 药物相互作用：a. 本品可使下列药物的血药浓度增高：抗心律失律失常药（如多非利特、奎尼丁、丙吡胺等）、地高辛、卡马西平、利福布汀、抗肿瘤药（如白消安、多西他赛、长春碱等）、匹莫齐特、BZP（如阿普唑仑、地西泮、咪达唑仑、三唑仑、溴替唑仑等）、钙通道阻断药（如二氢吡啶类、维拉帕米等）、西沙比利、他汀类药（如阿伐他汀、西立伐他汀、洛伐他汀、辛伐他汀等）、免疫抑制药（如环孢素、他克莫司、西罗莫司等）、口服降糖药、HIV蛋白酶抑制药（如茚地那韦、利托那韦、沙奎那韦等）、左醋美沙朵、麦角碱类药、卤泛群、芬太尼、阿芬太尼、丁螺环酮、瑞波西汀、甲泼尼龙、布地奈德、地塞米松、三甲曲沙、华法林、西洛他唑、依立曲坦、他可林、依巴斯汀等。b. 可降低本品血药浓度的药物：抗惊厥药（如卡马西平、苯巴比妥、苯妥英等）、抗分枝杆菌药（如异烟肼、利福布汀、利福平等）、奈韦拉平、抗酸药等。c. 可增加本品血药浓度的药物：大环内酯类（如克拉霉素、红霉素等）、HIV蛋白酶抑制药（如茚地那韦、利托那韦等）。d. 本品等吡咯类抗真菌药先于多烯类药物（如两性霉素B）应用时，可能降低或抑制后者的作用，但临床意义尚不清楚。e. 本品可抑制钙通道阻断药的代谢，两者合用时发生CHF的风险升高，须引起注意。同时，钙通道阻断药可产生负性肌力作用，这种作用可因本品的使用而加强。f. 胃酸降低时会影响本品吸收，因此服用本品胶囊的患者需接受抗酸药治疗时，抗酸药必须在服用本品胶囊至少2h后再服用。g. 其他：没有观察到本品与齐多夫定和氟伐他汀之间的相互作用。没有观察到本品与炔雌醇和炔诺酮的代谢之间的相互作用。体外研究表明，在血浆蛋白结合方面，本品和丙米嗪、普萘洛尔、地西泮、西咪替丁、吲哚美辛、甲苯磺丁脲和磺胺甲二唑之间无相互作用。

⑬ 应用本品口服液时，须告知患者：a. 本品口服液不应与食物同服。服药后至少1h内不要进食，以免影响吸收。b. 用于治疗口腔和（或）食管念珠菌病时，应将本品口服液在口腔内含漱约20s后再吞咽。c. 吞咽后不可立即用其他液体漱口，如需漱口，应在吞咽后30min进行。

⑭ 本品非常罕见严重肝毒性，包括可致命性肝衰竭病例。其中大多数以前曾患有肝病，或在使用本品治疗系统性疾病的同时还患有一些其他疾病和（或）合用了其他具有肝毒性的药物。也有少数患者没有明显的肝病危险因素，其中一些病例出现于开始治疗的1个月内，个别病例出现于开始治疗的1周内。因此，对接受本品治疗的患者应定期进行肝功能监测，并嘱其及时报告包括食欲减退、恶心、呕吐、疲倦、腹痛或尿色加深在内的有关肝炎的体征和症状。对于出现这些症状的患者，应立即停药并及时进行肝功能检查。对于肝酶明显升高、患有活动性肝病或受到过其他药物肝毒性损伤的患者，不宜继续或再次使用本品治疗，除非病情严重或危及生命，预期益处将大于风险时。

⑮ 接受本品治疗的患者曾报告有短暂性或永久性听力丧失。其中一些报告中包括有本品与奎尼丁合用的病例。听力丧失通常在治疗停止后消失，但也会在一些患者中持续。因此，对用药时间较长的患者应注意监测其听力，尤其在与奎尼丁等具有耳毒性的药物合用时，发现异常及时停药。

⑯ 本品的其他不良反应尚有：常见胃肠道不适，如畏食、恶心、腹痛和便秘。可见LDH上升、水肿、蛋白尿、高血糖。偶见头痛、月经紊乱、头晕和过敏反应（如瘙痒、红斑、风团和血管神经性水肿）。偶见RM。罕见SJS和Lyell综合征。已有潜在病理改变并同时接受多种药物治疗的大多数患者，长疗程治疗时可见低钾血症、水肿和脱发等症状。用药期间应注意观察随访，发现异常及时处置。

⑰ 治疗中，出现下列情况应停止用药：

a. 对持续用药超过 1 个月的患者，以及治疗过程中如出现畏食、恶心、呕吐、疲倦、腹痛或尿色加深的患者，在肝功能检查出现异常时。b. 出现CHF的症状与体征时。c. 发生神经系统症状时与用药有关的神经病变时（包括外周神经病变及听力损害）。d. 出现皮肤过敏反应或其他皮损现象时。e. 出现肌痛肌、无力或其他严重不良反应时。

⑱ 本品不能通过血液透析清除，也没有特效解救药。过量时主要采用对症支持疗法。

⑲ 其他参阅法罗培南【用药监护】⑨。

伏立康唑 Voriconazole

（迪尔达宁，活力康唑；Vfend）

【药理分类】 抗真菌药-吡咯类。

【适应证】 ①主要用于治疗成人和 2 岁及 2 岁以上儿童患者的下列进展性、可能威胁生命的真菌感染：侵袭性曲霉病、非中性粒细胞减少者的念珠菌血症、对氟康唑耐药的念珠菌引起的严重侵袭性感染（包括克柔念珠菌）、由足放线菌属和镰刀菌属引起的严重感染；②亦用于预防接受异基因造血干细胞移植（HSCT）的高危患者中的侵袭性真菌感染。

【用法用量】 （1）成人及青少年（12～14 岁且体重≥50kg；15～17 岁者）

① 静脉滴注和口服互换用法。无论静脉滴注还是口服给药，第 1 日均应给予首次负荷剂量，以使其血药浓度在第 1 日即接近于稳态浓度。由于口服制剂的生物利用度很高（96%），所以在有临床指征时口服和静脉滴注两种给药途径可以互换。a. 负荷剂量（第 1 个 24 小时）：口服，每 12 小时 1 次，体重≥40kg 者每次 400mg，＜40kg 者每次 200mg；静脉滴注，每 12 小时 1 次，每次 6mg/kg。b. 维持剂量（开始用药 24h 以后）：口服，每 12 小时 1 次，体重≥40kg 者每次 200～300mg，＜40kg 者每次 100～150mg；静脉滴注，每 12 小时 1 次，每次 4mg/kg。

② 序贯疗法。第 1 日静脉滴注负荷剂量（用法用量同互换用法），用药 24h 后改为口服维持剂量（用法用量同互换用法，此时无须给予负荷剂量）。

③ 治疗持续时间。视患者用药后的临床和微生物学反应而定。静脉用药的疗程不宜超过 6 个月。对于 6 个月以上的长期治疗，需仔细权衡获益与风险。

（2）2 岁～＜12 岁的儿童和轻体重的青少年（12～14 岁且体重＜50kg 者） a. 负荷剂量（第 1 个 24 小时）：静脉滴注，每次 9mg/kg，每 12 小时 1 次。b. 维持治疗（开始用药 24 小时以后）：静脉滴注，每次 8mg/kg，2 次/d。口服，维持治疗，每次 9mg/kg（最大单次剂量为 350mg），2 次/d。

（3）预防用药 从移植当天开始且预防用药天数最长可为 100d。只有当免疫抑制或移植物抗宿主病（GvHD）持续时，移植后的最长预防用药天数才可持续 180d。预防的给药方案及剂量与治疗相同，见上（1）、（2）。尚未在临床试验中对本品使用时间超过 180d（6 个月）的安全性及有效性进行充分的研究。对于 180d 以上的预防使用，需仔细评估获益与风险平衡。

【用药监护】 ① 已知对本品或其任一赋形剂有过敏史者及孕妇禁用。

② 下列情况慎用：已知对其他唑类药物过敏者、伴有心律失常危险因素（如患有心肌病、低钾血症，或接受过具有心脏毒性的细胞毒性药物或同时应用可能引起 TDP 的药物）的患者。本品注射剂专用溶剂含有乙醇，对乙醇过敏者慎用。

③ 本品片剂中含有乳糖成分，罕见的先天性的半乳糖不耐受症、Lapp 乳糖酶缺乏症或葡萄糖-半乳糖吸收障碍者不宜应用。

④ 本品用于孕妇时可导致胎儿损害。如果孕期使用本品，或在用药期间怀孕，应告知患者本品对胎儿的潜在危险。

⑤ 育龄期妇女应用本品期间需采取有效的避孕措施。

⑥ 哺乳期妇女应用本品期间需停止哺乳。

⑦ 2 岁以下儿童应用本品的安全性及有效性尚未确定。尚未在儿童中进行本品片剂和口服混悬剂的生物等效性研究。2 岁～＜12 岁的儿童患者不宜应用本品，须使用本品口服干混悬剂。吸收不良或体重特别低的 2 岁～＜12 岁的儿童患者口服生物利用度有限，宜采用静脉给药。

⑧ 老年人应用本品时不需要调整剂量。

⑨ 轻至中度肝硬化患者（Child-Pugh A 和 B）的负荷剂量不变，但维持剂量减半。目前尚无重度肝硬化者（Child-Pugh C）应用本品的研究。本品治疗肝功能异常［ALT、AST 和 ALP 异常或 TBIL＞正常值上限

(ULN) 5 倍以上] 的安全性数据非常有限。有报道本品与肝功能异常增高和肝损害的体征(如黄疸) 有关，因此严重肝功能损害者应用本品时需权衡利弊。肝功能损害者应用本品时必须密切监测药物毒性。

⑩ 肾功能损害者对本品口服给药的药代动力学没有影响。因此，轻至重度肾功能损害者应用本品均不需要调整剂量。中度至严重肾功能损害 (CL_{Cr} <50ml/min 或 SCr>2.5mg/dl) 者应用本品注射剂时，可发生赋形剂磺丁倍他环糊精钠 (SBECD) 蓄积。除非应用静脉制剂的利大于弊，否则应选用口服给药。肾功能障碍者静脉给药时，必须密切监测 SCr 水平，如有异常增高应考虑改为口服给药。本品可经血液透析清除，CL 为 121ml/min。4h 血液透析仅能清除少许药物，不需要调整剂量。

⑪ 具有急性胰腺炎高危因素 (如最近接受过化疗、造血干细胞移植) 的患者，尤其儿童 (已有儿童引起胰腺炎的报道)，在接受本品治疗期间应密切监测胰腺功能。临床可考虑监测 SAMY 或血清脂肪酶 (LPS)。

⑫ 配伍禁忌：a. 本品禁止与其他药物，包括肠道外营养剂 (如 Aminofusin 10% Plus) 在同一静脉输液通路中同时滴注。b. 本品禁止与血制品或短期输注的电解质浓缩液同时滴注，即使是各自使用不同的输液通路。c. 本品禁止用 4.2%碳酸氢钠溶液稀释。本品与其他浓度碳酸氢钠溶液的相容性尚不清楚。d. 本品与替加环素存在配伍禁忌。e. 使用本品时不需要停用全肠外营养，但需要分不同的静脉通路滴注。

⑬ 药物相互作用：本品通过 CYP450 同工酶代谢，并抑制 CYP450 同工酶的活性，包括 CYP2C19、CYP2C9 和 CYP3A4。这些同工酶的抑制药或诱导药可能分别增高或降低本品的血药浓度，因此本品可能会增高通过 CYP450 同工酶代谢的药物的血浓度。

除非特别注明，药物相互作用的研究在健康成年男性志愿者中进行。采用多剂量的给药方法，每次口服 200mg，2 次/d，直达到稳态浓度。

a. 禁止/不推荐与下列药物合用：ⓐ本品可使 CYP3A4 底物特非那定、阿司咪唑、西沙必利、匹莫齐特或奎尼丁的血药浓度增高，从而导致 QT 间期延长，并偶可发生 TDP，故禁止合用。ⓑ强效 CYP450 诱导药卡马西平和长效巴比妥类药 (如苯巴比妥、甲苯比妥) 可能会显著降低本品的血药浓度，故禁止合用。ⓒ本品与强效 CYP450 诱导药利福平 (600mg，1 次/d) 合用，本品 C_{max} 和 AUC_t (给药间期的曲线下面积) 分别降低 93%和 96%，故禁止合用。ⓓ本品与免疫抑制药西罗莫司 [CYP3A4 和 P-糖蛋白 (P-gp) 底物，单剂 2g] 合用，后者 C_{max} 和 $AUC_{0-\infty}$ (从零到无穷的曲线下面积) 分别增高 6.6 倍和 11 倍，故禁止合用。ⓔ本品与 CYP3A4 底物麦角碱类药 (如麦角胺和双氢麦角胺) 合用，后者血药浓度可能增高，从而发生麦角中毒，故禁止合用。ⓕ本品 (400mg，单剂) 与贯叶连翘 (圣约翰草) (CYP3A4 和 P-gp 诱导药；300mg，3 次/d) 合用，本品 $AUC_{0-\infty}$ 降低 59%，故禁止合用。ⓖ本品与高剂量 (400mg，2 次/d) 蛋白酶抑制药利托那韦 (强效 CYP450 诱导药；CYP3A4 抑制药和底物) 和低剂量 (100mg，2 次/d) 利托那韦合用，高剂量利托那韦使本品 C_{max} 与 AUC_t 分别降低 66%和 82%，而低剂量利托那韦则使本品 C_{max} 与 AUC_t 分别降低 24%和 39%；本品使低剂量利托那韦 C_{max} 与 AUC_t 分别降低 25%和 13%。因此，禁止本品与高剂量利托那韦 (400mg 或更高剂量，2 次/d) 同时使用；应避免本品与低剂量 (100mg，2 次/d) 利托那韦合用，除非对患者的益处/风险评估支持使用本品。ⓗ本品 (400mg，2 次/d) 与依非韦伦 (NNRTI；CYP450 诱导药，CYP3A4 抑制药和底物) 高剂量 (400mg，1 次/d) 和低剂量 (300mg，1 次/d) 合用，依非韦伦 C_{max} 和 AUC_t 分别增高 38%和 44%，本品 C_{max} 和 AUC_t 则分别降低 61%和 77%。与单用依非韦伦 (600mg，1 次/d) 相比，依非韦伦 C_{max} 无明显变化，AUC_t 则增高 17%；与单用本品 (200mg，2 次/d) 相比，本品 C_{max} 和 AUC_t 分别增高 23%和降低 7%。因此，禁止本品在标准剂量下与标准剂量 (400mg，1 次/d 或以上) 的依非韦伦同时应用。符合以下条件时，本品可与依非韦伦合用：本品维持剂量增加到 400mg，2 次/d，而依非韦伦剂量减少到 300mg，1 次/d。停用本品治疗时，依非韦伦应恢复到其初始剂量。ⓘ与依维莫司 (CYP3A4 和 P-gp 底物) 合用，可能会使后者的血药浓度显著增加，故不推荐合用。

b. 本品可使下列药物的血药浓度增高或作用增强，合用时需减少这些药物的剂量：ⓐ本品 (300mg，2 次/d) 与口服抗凝药华法林（CYP2C9 底物；单剂 30mg）合用，PT 最多约延长正常时间的 2 倍；其他香豆素类口服抗凝药，如苯丙羟基香豆素和醋硝香豆素（CYP2C9 和 CYP3A4 底物）与本品合用，可能会增加抗凝药的血药浓度，进而可能导致 PT 延长。当抗凝血药与本品联用时，应密切监测患者的 PT 或其他合适的抗凝试验，并据此调整抗凝药剂量。ⓑ在病情稳定的肾移植患者进行长期环孢素治疗中，本品可使 CYP3A4 底物环孢素 C_{max} 和 AUC_t 分别增高 13% 和 70%。当已经接受环孢素治疗的患者开始应用本品时，其环孢素剂量应减半，并严密监测血中环孢素浓度。血中环孢素浓度的增高可引起肾毒性。停用本品后仍需严密监测其血药浓度，如有需要可增大环孢素剂量。ⓒ本品与 CYP3A4 底物他克莫司（0.1mg/kg，1 次/d）合用，后者 C_{max} 和 AUC_t 分别增高 117% 和 221%。当已经接受后者治疗的患者开始使用本品时，后者剂量应减至原剂量的 1/3，并严密监测其血药浓度。他克莫司浓度增高可引起肾毒性。停用本品后仍需严密监测其血药浓度，如有需要可增大其剂量。ⓓ本品可能会使经 CYP3A4 代谢的 BZP（CYP3A4 底物）（如咪达唑仑、三唑仑和阿普唑仑）的血药浓度增高，进而导致该类药物镇静作用时间延长，合用时应考虑调整 BZP 剂量。ⓔ本品与 CYP3A4 底物他汀类药（如洛伐他汀）合用，可能会使通过 CYP3A4 代谢的他汀类药的血药浓度增高，从而可能导致 RM，合用时应考虑减少其剂量。ⓕ本品与 CYP3A4 底物长春花生物碱（如长春新碱和长春碱）合用，后者血药浓度可能增高，从而产生神经毒性，合用时应考虑减少后者剂量。ⓖ本品与 CYP2C9 底物磺酰脲类药（如甲苯磺丁脲、格列吡嗪、格列本脲）合用，可能增高后者血药浓度，从而引起低血糖症，合用时应密切监测血糖情况，并考虑减少后者剂量。ⓗ本品与奥美拉唑（CYP2C19 抑制药、CYP2C19 和 CYP3A4 底物；40mg，1 次/d）合用，奥美拉唑 C_{max} 和 AUC_t 分别增高 116% 和 280%，本品 C_{max} 和 AUC_t 则分别增高 15% 和 41%。因此，当对正在服用 40mg/d 或以上剂量奥美拉唑的患者开始同时使用本品时，应将奥美拉唑剂量减半。本品对于其他作为 CYP2C19 底物的 PPI 的代谢也有抑制作用。两者合用时不需要调整本品剂量。ⓘ本品与长效阿片类药（CYP3A4 底物）羟考酮（单剂 10mg）合用，羟考酮 C_{max} 和 $AUC_{0-\infty}$ 分别增高 1.7 倍和 3.6 倍；合用时应考虑减少羟考酮和其他通过 CYP3A4 代谢的长效阿片类药（如氢可酮）剂量，必要时应频繁地监测与阿片类药相关的一些不良反应。ⓙ本品与短效阿片类药（CYP3A4 底物）阿芬太尼（20μg/kg，1 次/d，同时使用纳洛酮）和芬太尼（5μg/kg，1 次/d）合用，阿芬太尼和芬太尼 $AUC_{0-\infty}$ 分别增高 6 倍和 1.34 倍，阿芬太尼 $t_{1/2}$ 延长 4 倍。因此，与本品合用时应考虑减少阿芬太尼、芬太尼和其他与其结构类似并经 CYP3A4 代谢的短效阿片类药（如舒芬太尼）剂量，同时密切频繁地监测呼吸抑制及其他与阿片类药相关的不良反应，并适当延长监测期。

c. 本品应尽量避免与下列药物合用，除非经权衡后利大于弊：ⓐ利福布汀（300mg，1 次/d）与本品（350mg，2 次/d）合用，本品 C_{max} 和 AUC_t 分别降低 69% 和 78%。与单用本品（200mg，2 次/d）相比，本品 C_{max} 和 AUC_t 分别降低 4% 和 32%。利福布汀（300mg，1 次/d）与本品（400mg，2 次/d）合用，利福布汀 C_{max} 和 AUC_t 分别增高 195% 和 331%。与单用本品（每次 200mg，2 次/d）相比，本品 C_{max} 和 AUC_t 分别增高 104% 和 87%。因此，应尽量避免同时使用本品与利福布汀，除非经权衡后利大于弊。同时使用时，本品的维持剂量可增加到 5mg/kg（静脉滴注给药，2 次/d）；或口服给药，从 200mg，2 次/d 增加到 350mg，2 次/d（体重＜40kg 的患者则从 100mg，2 次/d 增加到 200mg，2 次/d）。当利福布汀与本品联用时，应密切监测患者的 CBC 和与利福布汀有关的不良反应（如葡萄膜炎）。ⓑCYP2C9 底物和强效 CYP450 诱导药苯妥英（300mg，1 次/d）与本品合用，可使本品 C_{max} 和 AUC_t 分别降低 49% 和 69%。本品（400mg，2 次/d），可使苯妥英（300mg，1 次/d）C_{max} 和 AUC_t 分别增高 67% 和 81%；与本品（200mg，2 次/d）相比，本品 C_{max} 和 AUC_t 分别增高 34% 和 39%。因此，本品应尽量避免同时与苯妥英合用，除非经权衡后利大于弊，合用时应严密监测苯妥英的血药浓度。下列情况下苯妥英可与本品合用：静脉滴注时，本品维持剂量增加到 5mg/kg，2 次/d；或口服给药时，从 200mg，2 次/d 增加到 400mg，2 次/d（体重＜40kg 的患者则从 100mg，2 次/d 增加到 200mg，2 次/d。

d. 与下列药物合用时，应密切监测可能

发生的不良反应和毒性/或药物失效的情况，并可能需要调整剂量：ⓐ体外研究显示，本品可能对其他 HIV 蛋白酶抑制药（CYP3A4 底物和抑制药；如沙奎那韦、安普那韦和奈非那韦）的代谢有抑制作用，同时 HIV 蛋白酶抑制药也可能抑制本品的代谢。因此，同时应用时应密切监测任何可能发生的药物毒性和/或药物失效的情况，也可能需要对两者剂量进行调整。ⓑ体外研究显示，NNRTI（CYP3A4 底物和抑制药，或 CYP450 诱导药；如地拉韦定，奈韦拉平）可抑制本品的代谢，同时本品也可能抑制 NNRTI 的代谢。依非韦伦对本品在体内代谢情况的影响提示，NNRTI 有可能诱导本品代谢，合用时应密切监测任何可能发生的药物毒性/或药物失效的情况，同时也可能需要对两者剂量进行调整。ⓒ当接受 CYP3A4 底物美沙酮维持剂量（32～100mg，1 次/d）的患者合用本品（400mg，2 次/d，用药 1d；然后改为 200mg，2 次/d，服用 4d）时，*R*-美沙酮（活性构型）C_{max} 和 AUC_{t} 分别增加 31% 和 47%，而 *S*-对映异构体 C_{max} 和 AUC_{t} 分别增加 65% 和 103%，合用时应密切频繁地监测与美沙酮相关的不良反应和毒性，包括 QT 间期延长，必要时减少美沙酮剂量。ⓓ本品与 NSAID（CYP2C9 底物）布洛芬（单剂 400mg）或双氯芬酸（单剂 50mg）合用，*S*-布洛芬 C_{max} 和 $AUC_{0-\infty}$ 分别增高 20% 和 100%，双氯芬酸 C_{max} 和 $AUC_{0-\infty}$ 分别增高 114% 和 78%；合用时应密切监测与 NSAID 相关的不良反应和毒性，必要时可能需要减少 NSAID 剂量。ⓔ本品与口服避孕药（CYP3A4 底物；CYP2C19 抑制药）炔诺酮/炔雌醇（1mg/0.035mg，1 次/d）同时应用，可使炔雌醇 C_{max} 和 AUC_{t} 分别增高 36% 和 61%，使炔诺酮 C_{max} 和 AUC_{t} 分别增高 15% 和 53%，本品 C_{max} 和 AUC_{t} 分别增高 14% 和 46%。因此，两者同时应用时除监测那些与本品有关的不良反应外，同时应监测与口服避孕药有关的不良反应。ⓕ本品与氟康唑（CYP2C9、CYP2C19 和 CYP3A4 抑制药；200mg，1 次/d）合用，本品 C_{max} 和 AUC_{t} 分别增高 57% 和 79%，氟康唑 C_{max} 和 AUC_{t} 均未确定（ND）。尚未确定减少本品和氟康唑剂量或给药频率以消除该影响的方法。在使用氟康唑后接着使用本品时，应监测本品相关的不良反应。

e. 与下列药物合用时，不需要调整剂量：ⓐ本品与 HIV 蛋白酶抑制药茚地那韦（CYP3A4 抑制药和底物；800mg，3 次/d）合用，本品 C_{max}、C_{min} 和 AUC_{t} 以及茚地那韦 C_{max} 和 AUC_{t} 均未受到显著影响，合用时均不需要调整剂量。ⓑ与 CYP3A4 底物强的松（单剂 60mg）合用，后者 C_{max} 和 AUC_{t} 分别增高 11% 和 34%，合用时不需要调整剂量。ⓒ与 P-gp 底物地高辛（0.25mg，1 次/d）合用，地高辛 C_{max} 和 AUC_{t} 均未受到显著影响，合用时均不需要调整剂量。ⓓ与尿苷二磷酸葡萄糖醛酸基转移酶底物麦考酚酸（单剂 1g）合用，麦考酚酸 C_{max} 和 AUC_{t} 均未受到显著影响，合用时不需要调整剂量。ⓔ与雷尼替丁（增高胃酸 pH 值；150mg，2 次/d）合用，本品 C_{max} 和 AUC_{t} 均未受到显著影响，合用时不需要调整剂量。ⓕ与大环内酯类抗生素红霉素（CYP3A4 抑制药；1g，2 次/d）和阿奇霉素（500mg，1 次/d）合用，本品 C_{max} 和 AUC_{t} 均未受到显著影响，合用时不需要调整剂量。本品对红霉素或阿奇霉素有何影响目前尚不清楚。ⓖ与西咪替丁（非特异性的 CYP450 抑制药及增高胃酸 pH 值；400mg，2 次/d）合用，本品 C_{max} 和 AUC_{τ} 分别增高 18% 和 23%，合用时不需要调整本品剂量。

⑭ 使用本品干混悬剂时，应用 46ml 水溶解制成浓度为 40mg/ml 的混悬液，不能与其他任何药物或矫味剂混合。配制后，应标注配制日期，并置 30℃以下室温保存，勿冷藏或冻结，保存期为 14d。每次服用前应充分振摇，并不可再次用水或其他溶剂稀释。

⑮ 本品粉针剂不可用于静脉推注。静脉滴注时，应先将本品粉针剂溶解制成 10mg/ml 溶液，再稀释至 2～5mg/ml 浓度。溶液配制后不可久置，必须立即使用。如果不立即静脉滴注，除非是在无菌环境下稀释，否则需保存在 2～8℃的温度下（置于冰箱内），保存时间不超过 24h。每瓶药物仅供单次使用。静脉滴注应缓慢，最快不超过 3mg/(kg·d)，稀释后每瓶药液的滴注时间必须在 1～2h 以上。本品粉针剂可用以下注射液稀释：0.9% 氯化钠注射液、乳酸钠林格注射液、5% 葡萄糖和乳酸钠林格注射液、5% 葡萄糖和 0.45% 氯化钠注射液、5% 葡萄糖注射液、含有 20mEq 氯化钾的 5% 葡萄糖注射液、0.45% 氯化钠注射液、葡萄糖氯化钠注射液等。

⑯ 用药前，应告知患者：a. 本品口服制剂应在餐后 2h 或餐前至少 1h 服用。b. 本品可能引起视觉障碍，包括视觉改变、视物模

糊、色觉改变和（或）畏光，并偶可出现色盲、夜盲、复视、幻觉、头痛、头晕或眩晕等症状，用药期间避免驾驶及危险性较大的机器操作或高空作业。c. 本品可能引起光敏性皮肤反应，并可能引起光毒性反应，用药期间应采取严格的光保护措施（见【用药监护】⑲的b)。d. 治疗中出现原有症状加重或发生不良反应，须及时报告医师。

⑰ 在1873例（治疗1603例，预防270例）成人患者的临床研究中，本品最常见的不良反应是视觉损害、发热、皮疹、恶心、呕吐、腹泻、头痛、腹痛、外周性水肿、肝功能异常及呼吸窘迫（包括呼吸困难和劳力性呼吸困难)。其中，导致停药的最常见不良反应包括肝功能试验值增高、皮疹和视觉障碍。治疗中应加强观察随访，发现异常时应及时对症处置，必要时停止用药。

⑱ 在临床研究中，与本品有关的视觉损害很常见，症状包括视力模糊、畏光、绿视症、色视症、色盲、蓝视症、眼部疾病、目晕、夜盲、振动幻觉、闪光、幻觉、闪光暗点、视力下降、视觉亮度、视野缺损、玻璃体漂浮物和黄视症等。视觉损害呈一过性，一般为轻度，重复给药后可减轻，导致停药的情况罕见，大多数在60min内自行缓解，可完全恢复，未见长期视觉反应和后遗症。视觉损害可能与血药浓度较高和/或剂量较大有关。也有报道本品偶可引起调节异常、睑缘炎、结膜炎、角膜混浊、眼痛、眼出血、干眼角膜炎、角膜结膜炎、瞳孔散大、视神经萎缩、视神经炎、视神经盘水肿、视网膜出血、视网膜炎、巩膜炎、葡萄膜炎。上市后曾有长期视觉不良事件（包括视神经炎和视神经盘水肿）的报道。研究结果表明，本品治疗28d可减小视网膜电波波形的振幅、缩小视野和改变色觉。停药后14d视网膜电图（ERG）、视野和色觉即完全恢复正常。本品对视觉的影响在用药早期即可发生，并持续存在于整个用药期间。因此，在应用本品的早期至整个用药期间，应注意观察本品对视网膜的影响，并定期做ERG检测，发现上述表现后即暂停给药，待症状缓解后，再采用减少用药剂量或减慢滴注速度的方法继续本品治疗。疗程超过28d时本品对视觉功能的影响尚不清楚。因此对连续用药超过28d者应监测视觉功能，包括视敏度、视力范围及色觉等。

⑲ 临床研究结果显示，本品引起的皮肤反应很常见，但这些患者通常患有其他严重的基础疾病，并同时使用了多种其他药物。皮肤反应最常见为皮疹，大多数皮疹为轻到中度。常见皮炎、脱发、斑丘疹、红斑、瘙痒。少见SJS、光毒性、紫癜、荨麻疹、过敏性皮炎、丘疹样皮疹、湿疹。罕见Lyell综合征、血管神经性水肿、假性卟啉病（参阅塞来昔布【用药监护】⑪)、光化性角化病（上市后发现)、多形性红斑、银屑病和药疹。频率未知的有：皮肤型红斑狼疮、雀斑、雀斑样痣。上市后报道，常见光敏反应，在长期治疗的患者中较为多见，尤其在儿童中的发生频率更高。

尚有报道，极个别患者可能引起单纯疱疹、疖病、黑变病、瘙痒症、皮肤变色、皮肤干燥和接触性皮炎等。本品治疗期间必须注意：a. 一旦出现皮疹，必须进行严密观察，如皮损加重，则必须停药。b. 患者应避免强日光和人工紫外线直射，对长期治疗的儿童患者（尤其出现光老化损伤，如光化性角化病、雀斑、雀斑样痣者）则应采取严格的光保护措施，如使用防护服和有高防晒因子（SPF）的防晒霜等，并进行皮肤病学随访（即使在停止治疗后)。c. 对于180d以上的长期暴露（治疗或预防)，则需仔细评估效益与风险平衡，并考虑是否有必要限制本品的暴露量。

此外，在存在光毒性和其他危险因素（包括免疫抑制）的患者中，上市后已有本品长期治疗者发生皮肤鳞状细胞癌（SCC）和黑色素瘤的报道。因此，如果患者发生光毒性反应，尤其发生与SCC和黑色素瘤表现相一致的皮肤损害，应停用本品和使用替代抗真菌药。对出现光毒性相关病变而需要继续使用本品的患者，应系统性和定期进行皮肤病变评估。如果确诊癌前病变或SCC，应终止本品治疗。

⑳ 本品引起的肝功能异常也很常见，主要表现为AST、ALT、BIL升高，成人和儿童中血清氨基转移酶升高＞ULN 3倍的总发生率分别为18.0%和25.0%。肝功能异常可能与血药浓度较高和/或剂量较高有关，大多不需调整剂量即可恢复，或者在调整剂量后恢复，有的在停药后恢复。严重肝毒性反应常见黄疸、胆汁淤积性黄疸、肝炎（包括药物性肝损伤、中毒性肝炎、肝细胞损伤)，以及少见的肝大和致死性肝衰竭，主要发生在伴有严重基础疾病（主要为恶性血液病）的患者中。罕见肝性脑病（HE，症状及处置见拉米夫定

【用药监护】⑫)。一过性肝脏反应，包括肝炎和黄疸，可发生在无其他确定危险因素的患者中，肝功能异常通常在停药后即可恢复。因此，在本品治疗时必须仔细监测肝毒性。临床监测应包括在开始本品治疗时进行肝功能检查（包括 AST、ALT、BIL、ALP、LDH、GGT，尤其前 3 项），在第 1 个月内至少每周检查 1 次。如果肝功能未见改变，检查频率可改为每月 1 次。如在治疗中出现肝功能异常，则需严密监测，以防发生更严重的肝脏损害。如果肝功检查发现指标显著升高，除非评估患者的效益-风险后认为应继续用药，否则均应停用本品。

㉑ 本品与一些吡咯类药物一样，与 QTc 间期延长有关。已有报道极少数使用本品的患者发生了 TDP。这些患者通常伴有一些危险因素，如曾经接受过具有心脏毒性的化疗药物、心肌病、低钾血症或同时使用其他可能会诱发 TDP 的药物。因此，在伴有心律失常危险因素的患者中需慎用本品，例如先天性或获得性 QTc 间期延长、曾经接受过具有心脏毒性的化疗药物或患有低钾血症或低镁血症、心肌病（特别是目前存在心力衰竭者）、窦性心动过缓有症状的心律失常、同时使用已知能延长 QTc 间期的药物。

在使用本品治疗前应检测血电解质，并必须严格纠正钾、镁和钙的异常。在本品治疗期间则应严密监测血电解质和 ECG。如存在低钾血症、低镁血症和低钙血症等电解质紊乱应及时纠正，否则易致电解质紊乱加重而引起相关严重的不良反应。如出现 QTc 间期延长或其他心律失常，应考虑停用本品。

本品引起的心律失常尚常见室上性心律失常、心动过速、心动过缓，少见 Vf、VPC、VT 或室上性心动过速（SVT），罕见完全性房室传导阻滞、束支传导阻滞、结性心律失常。尚有报道本品偶可引起房性心律失常、心房颤动（Af）、二联率、心悸、室性心律失常，甚或心脏停搏和猝死。用药期间应注意观察，严密监测，及时处置。

㉒ 临床研究表明，本品可能有肾毒性。接受本品治疗者常见血尿、SCr 升高和急性肾衰竭，后者主要发生在重症患者。少见肾小管坏死、蛋白尿、肾炎、BUN 升高。有报道极少数用药者出现少尿、无尿、出血性膀胱炎、排尿困难、肾积水、肾痛、肾病、CCr 降低及尿毒症。接受本品治疗者有可能也同时合用具有肾毒性的药物或合并造成肾功能损害的其他疾病。用药期间需要监测肾功能（包括实验室检查，特别是 SCr 值），并注意观察随访患者肾功能损害的临床症状和体征，尤其长程给药或与具有肾毒性的药物合用或患者合并其他基础疾病时。患者如出现 SCr 异常或其他肾功能损害现象，应及时减量或暂停用药，好转后再恢复治疗。

㉓ 本品在静脉滴注过程中偶可发生与滴注相关的类过敏反应，其主要表现为脸红、发热、出汗、心动过速、胸闷、呼吸困难、晕厥、恶心、瘙痒以及皮疹，多为即刻反应。滴注过程中应注意临床观察，一旦出现上述反应考虑停药。

㉔ 在长期接受本品治疗的移植患者中，已有非感染性骨膜炎合并氟化物和 ALP 升高的报道。因此，治疗期间应注意监测，如果患者出现与氟中毒或骨膜炎表现一致的骨骼疼痛和影像学表现，应停用本品。

㉕ 本品的其他不良反应尚有：a. 常见鼻窦炎、粒细胞缺乏症（包括伴有或不伴有发热的中性粒细胞缺乏症）、全血细胞减少、血小板减少（包括免疫性血小板减少性紫癜）、白细胞减少、贫血、低血糖、抑郁、幻觉、焦虑、失眠、激越、意识模糊、惊厥、晕厥、震颤、肌张力增加（包括颈部僵硬和手足抽搐）、感觉异常、头晕、嗜睡、静脉炎、低血压、ARDS、肺水肿、唇炎、消化不良、便秘、牙龈炎、背痛、胸痛、面部水肿、乏力、寒战。b. 少见假膜性肠炎、骨髓衰竭、淋巴结病、EOS 增生、超敏、肾上腺功能不全、甲状腺功能减退症、脑水肿、脑病（包括代谢性或缺氧缺血性脑病）、锥体外系疾病（包括失静症和帕金森病）、外周神经病变、共济失调、感觉减退、味觉障碍、听觉减退、眩晕、耳鸣、血栓性静脉炎、淋巴管炎、腹膜炎、舌炎、舌肿大、十二指肠炎、胃肠炎、胆囊炎、胆石症、关节炎、注射部位反应、流感样疾病、CHO 升高。c. 罕见 DIC、甲状腺功能亢进症、格林－巴利综合征、眼球震颤。用药期间应注意观察，并定期做相关监测，出现异常及时处置。

㉖ 本品 200mg 的粉针剂含 217.6mg 钠。在需要限钠饮食的患者应予考虑。

㉗ 本品目前尚无已知的解毒药。用药过量时，采用血液透析有助于药物从体内清除。

卡泊芬净　Caspofungin

（科赛斯；Cancidas）

【药理分类】　抗真菌药-棘白菌素类。

【适应证】　①对其他药物治疗无效或不能耐受的侵袭性曲霉菌病；②念珠菌所致的食管炎、菌血症、腹腔内脓肿、腹膜炎及胸腹腔感染；③经验性治疗发热性中性粒细胞减少。

【用法用量】　静脉滴注。首日给予单次70mg的负荷剂量，之后给予单次50mg/d的维持剂量。疗程取决于患者的临床反应。用于经验治疗时，需持续至患者的中性粒细胞恢复正常。用于确诊真菌感染时，需要至少14d的疗程；在中性粒细胞恢复正常和临床症状消除后治疗仍需持续至少7d。

【用药监护】　① 下列情况禁用：对本品任何成分（主要成分卡泊芬净，辅料：蔗糖、甘露醇、冰醋酸及氢氧化钠）过敏者、孕妇和哺乳期妇女。

② 新生儿和3个月以下婴儿应用本品的有效性和安全性尚未确定。本品尚未在儿童中对由念珠菌引起的心内膜炎、骨髓炎和脑膜炎，以及侵袭性曲霉菌病的初始治疗进行研究。

③ 本品的剂量应根据患者的治疗反应、联用药物和肝功能状况调整：a. 如50mg/d的维持剂量耐受性好，但疗效欠佳时，可加至70mg/d。b. 当本品与CYP450诱导药依非韦伦、奈韦拉平、利福平、地塞米松、苯妥英或卡马西平合用时，应将维持剂量加至70mg/d。c. 对老年人（65岁或以上）无须调整剂量，并无须根据性别、种族或肾脏受损情况调整剂量。d. 对轻度肝功能损害（Child-Pugh评分5～6）的成人患者无须调整剂量，但对中等程度肝功能损害（Child-Pugh评分7～9）的成人患者，推荐在给予首次70mg负荷剂量之后，根据药代动力学数据将本品剂量调整为35mg/d。对严重肝功能损害（Child-Pugh评分>9）的成人患者和任何程度的肝功能损害儿童患者，目前尚无用药的临床经验，故不建议使用本品。

④ 研究表明，本品与环孢素合用，本品的AUC增加约35%，而环孢素的血药水平未见改变，受试者的AST和ALT出现≤正常值上限（ULN）3倍水平的一过性升高，故不建议两者合用。本品与他克莫司合用后，他克莫司的12h血药浓度下降26%，故两者合用时应监测他克莫司的血药浓度，并适当调整其剂量。与CYP450诱导药依非韦伦、奈韦拉平、利福平、苯妥英、地塞米松或卡马西平等合用，本品的血药浓度可能产生有临床意义的下降，应尽量避免其与本品合用。临床研究中显示，本品的药代动力学参数不受伊曲康唑、两性霉素B、麦考酚酸盐、奈非那韦或他克莫司的影响。体外试验显示，本品对于CYP450系统中任何一种酶都不抑制。在临床研究中，本品不会诱导改变其他药物经CYP3A4代谢。本品不是P-gp底物。本品不得使用任何含有右旋糖（α-D-葡聚糖）的稀释液，因为本品在含有右旋糖的稀释液中不稳定。除0.9%氯化钠注射液或乳酸钠林格注射液外，不得将本品与任何其他药物混合或同时输注。

⑤ 静脉滴注时，应在无菌条件下加入灭菌注射用水10.5ml，轻轻转动瓶体使溶，得澄明溶液。溶解后的药液浓度为7mg/ml（每瓶70mg装）或5mg/ml（每瓶50mg装）。溶解后的溶液在≤25℃条件下放置时间不超过1h。之后再将上述药液用0.9%氯化钠注射液或乳酸钠林格注射液250ml稀释，如剂量较小（如50mg或35mg）或需控制液体摄入时，稀释液可减少至100ml。如稀释后的溶液发生浑浊、沉淀或变色则不得使用。稀释后的输注液如贮存于25℃或以下温度的环境中，必须在24h内使用；如贮存于2～8℃的冰箱中，则必须在48h内使用。本品滴注时宜缓慢，滴注时间约为1h。滴注时应注意防止静脉炎和血栓性静脉炎（参阅氟氯西林【用药监护】⑥）。

⑥ 本品常见发热、头痛、寒战、腹痛、腹泻、恶心、肝酶（AST、ALT、ALP）水平升高、DBIL和TBIL增高、出汗、皮疹、瘙痒等不良反应，并可致以下实验室检查异常：血清总蛋白（STP）降低、低白蛋白血症、低钾血症、低镁血症、低钠血症、低钙血症、PT及PTT延长、白细胞减少、中性粒细胞减少、EOS增多、血小板减少、中性粒细胞减少、尿中红细胞及白细胞增多、尿蛋白增多、SCr升高等。在儿童患者中，尚有报道引起血糖增高、血磷降低或增加。偶见面部潮红或肿胀、血管神经性水肿、心动过速、支气管痉挛、低血压、贫血（Hb和HCT降低）。罕见呼吸困难、外周性水肿。在儿童患者中，注射局部可见疼痛、静脉炎或血栓性静脉炎。治疗中应注意观察，并定期做相关实验室检查，发

现异常及时处置。

⑦ 本品过量：临床研究中，已使用过的最大剂量为 210mg，这一剂量曾在 6 名成人健康受试者中单次给予过，耐受良好。另外，100mg/d 连续给予 21d 曾在 15 名成人健康受试者使用过，结果耐受良好。本品不能由透析清除。

米卡芬净　Micafungin

（米开民）

【药理分类】 抗真菌药-棘白菌素类。

【适应证】 曲霉菌和念珠菌引起的菌血症、呼吸道真菌病、胃肠道真菌病。

【用法用量】 静脉滴注。每次 50～150mg，1 次/d。严重或难治性感染，可增至 300mg/d。

【用药监护】 ① 对本品及其辅料乳糖、无水枸橼酸钠及氢氧化钠有过敏史者禁用。

② 有药物过敏史者和肝功能损害者慎用。

③ 儿童应用本品的安全性尚未确定，故不推荐应用。

④ 孕妇用药的安全性尚未确定，故孕妇和准备妊娠的妇女应用本品时需权衡利弊。

⑤ 哺乳期妇女避免使用本品。如确有必要应用，用药期间必须停止哺乳。

⑥ 老年人应用本品需慎重决定用量，同时在用药期间给予密切观察。

⑦ 本品与硝苯地平、瑞帕霉素合用，可使后两者的血药浓度升高，毒性反应加重或增加，合用时应减少后两者的剂量。本品与其他药物一起溶解时可能产生沉淀，而且本品在碱性溶液中不稳定，效价会降低。下列药物与本品混合后会立即产生沉淀：万古霉素、阿贝卡星、庆大霉素、妥布霉素、地贝卡星、米诺环素、环丙沙星、帕珠沙星、西咪替丁、多巴酚丁胺、多沙普仑、喷他佐辛、萘莫司他、加贝酯、维生素 B_1、维生素 B_6、羟钴胺、维生素 K_2、人免疫球蛋白、阿霉素。下列药物与本品混合后会立即降低本品的效价：氨苄西林、磺胺甲噁唑、甲氧苄啶、阿昔洛韦、更昔洛韦、乙酰唑胺。

⑧ 静脉滴注时，应将本品溶于 0.9%氯化钠注射液、5%或 10%葡萄糖注射液 100～250ml 中。剂量为 75mg 或以下时，滴注时间不少于 30min；剂量为 75mg 时，滴注时间不少于 1h。溶解本品时，勿用力振摇输液瓶（袋），因本品容易起泡沫，且不易消失。

⑨ 本品在光线下可缓慢分解，给药时注意避免强阳光直射。如果从配制到输液结束需时超过 6h，应将输液瓶（袋）遮光。

⑩ 本品偶可引起休克或过敏样反应。因此，首次给药时应严密观察患者，尤其对有药物过敏史者。如发现血压下降、口内不适、呼吸困难、弥散性潮红、血管神经性水肿或荨麻疹等反应，须立即停止治疗，必要时给予抗过敏或抗休克治疗。

⑪ 本品可能引起中性粒细胞减少、血小板减少或溶血性贫血、EOS 增多、CPK 和 Mb 上升，也可能出现肝肾功能异常（AST、ALT、ALP、LDH 及 GGT 上升，BUN、SCr 升高及 CL_{Cr} 下降）或黄疸，并有出现严重肾功能损害（如急性肾衰竭）的报道。其他尚可见恶心、呕吐、腹泻、高钾血症、低钾血症、高血压、心悸、静脉炎、关节炎、血管疼痛、寒战、头痛、发热等症状。因此，用药期间应定期监测血常规、肝肾功能及血电解质，并注意观察随访血液学异常的症状和肝或肾功能损害的表现，以便及时采取应对措施。

特比萘芬[典]　Terbinafine

（兰美抒，疗霉舒；Lamisil）

【药理分类】 抗真菌药-丙烯胺类。

【适应证】 ①毛癣菌（红色毛癣菌、须癣毛癣菌、疣状毛癣菌、断发癣菌和紫色毛癣菌等）、狗小孢子菌和絮状表皮癣菌等引起的皮肤、头发和甲的感染；②各种癣病（体癣、股癣、手足癣和头癣等）及由念珠菌引起的皮肤酵母菌感染；③皮肤真菌引起的甲癣。

【用法用量】 口服。每次 0.25g，1 次/d，疗程：手足癣，2～6 周；体癣、股癣，2～4 周；皮肤念珠菌病，2～4 周；头癣，4 周；甲癣，6 周～3 个月，某些患者（特别是大拇指或趾甲感染者）可能需 6 个月或更长的时间。

【用药监护】 ① 对本品及本品制剂中其他成分过敏者禁用。

② 口服本品对花斑癣无效。

③ 肾功能损害者（CL_{Cr}＜50ml/min，或 SCr＞300μmol/L）服用正常剂量的一半。尚未开展对伴有慢性或活动性肝病患者使用本品的研究，因此不做推荐。

④ 本品用于孕妇的经验极有限，除非可

能的益处超过任何可能的危险，原则上孕妇不应使用。

⑤ 本品可泌入乳汁，故接受本品口服治疗的母亲不应哺乳。

⑥ 本品的软膏、凝胶及搽剂用于皮肤涂敷后，可不必包扎。这些外用制剂不宜用于开放性伤口，不能用于眼内，并避免接触鼻、口腔黏膜。连续用药 1 个月后，如症状未见改善，应停止使用。

⑦ 体外研究表明，本品可抑制 CYP2D6 的活性，与 TCA、β受体阻断药、选择性 5-HT 再摄取抑制药（SSRI）及 B 型单胺氧化酶（MAO-B）抑制药等合用时，可引起药物相互作用，必须合用时应监测这些药物的血浓度，并根据情况调整其剂量。本品与口服避孕药合用，可引起月经失调。CYP450 诱导药（如利福平等）可加快本品的血浆清除，而 CYP450 抑制药（如西咪替丁等）则可抑制其清除，与这两类药物合用时应调整本品的剂量。

⑧ 本品口服后耐受性好，不良反应轻至中度，且常为一过性。最常见的有胃肠道症状（胀满感、食欲减退、恶心、轻度腹痛及腹泻）或轻型的皮肤反应（皮疹、荨麻疹等）。曾见个别严重的皮肤反应病例（如 SJS 合征、Lyell 综合征）的报道（症状与处置参阅阿莫西林-克拉维酸钾【用药监护】⑩）。患者如发生进行性皮疹，应停止用药。罕见味觉改变，包括味觉缺失，后者于停药后几周内可恢复。个别病例发生肝胆功能不全，一旦发生，应停止用药。极个别患者发生中性粒细胞减少，故应定期监测血常规。本品局部外用时，偶见用药部位出现发红、发痒或蜇刺感，但很少因此停药。值得注意的是，这些症状必须与那些极少发生但必须停药的过敏反应相区别。

氟胞嘧啶[典] Flucytosine

【药理分类】 抗真菌药-氟胞嘧啶类。

【适应证】 念珠菌属心内膜炎、隐球菌属脑膜炎、念珠菌属或隐球菌属真菌败血症、肺部感染和尿路感染等。

【用法用量】 ①口服。每次 1～1.5g，4 次/d。②静脉滴注。0.1～0.15g/(kg·d)，分 2～3 次给药。

【用药监护】 ① 对本品过敏及严重肾功能损害者禁用。

② 下列情况慎用：肝功能损害（需严密随访肝功能）、肾功能损害（尤其与两性霉素 B 或其他肾毒性药物同用时）、骨髓抑制、血液系统疾病或同时接受骨髓抑制药时。

③ 儿童不宜应用。

④ 孕妇应用本品时需权衡利弊。

⑤ 哺乳期妇女应用本品期间需停止哺乳。

⑥ 肾功能损害者慎用，尤其与两性霉素 B 或其他肾毒性药物同用时；必须应用时需减量，并根据血药浓度测定结果调整。

⑦ 阿糖胞苷可使本品的抗真菌作用失活，应避免合用。

⑧ 本品单用在短期内即可产生耐药性，故治疗播散性真菌病时常与两性霉素 B 联用，但联用时应严密观察肾毒性反应。

⑨ 为避免或减少恶心、呕吐反应，宜将一次剂量分成 2～3 份，每份间隔数分钟服用，持续约 15min。

⑩ 用药前，应告知患者：a. 本品偶可引起幻觉、定向力障碍和头痛、头晕等暂时性神经精神异常，用药期间应避免驾驶及危险性较大的机器操作或高空作业。b. 本品大多以原形从尿液排出，尿量少时将致药物蓄积，故用药期间应多饮水。

⑪ 用药期间，应进行下列检查：a. 定期检查血常规。b. 定期检查 AST、ALT、ALP 和 BIL 等。c. 定期检查尿常规、SCr 及 BUN。d. 肾功能损害者应监测血药浓度，C_{max} 以 40～60mg/L 为宜，不宜超过 80mg/L，血药浓度＞100mg/L 时易发生肝毒性和血液系统反应。e. 单用本品治疗者，应定期做药敏试验。

⑫ 本品偶可引起暂时性神经精神异常，用药期间应注意观察随访，发现异常时应暂停给药，并密切观察，待症状消失后再从小剂量开始用药，然后逐渐增加剂量。

第十七节 抗病毒药

奥司他韦 Oseltamivir

（奥他米韦，达菲；Tamiflu）

【药理分类】 抗流感病毒药。

【适应证】 ①成人以及 1 岁和 1 岁以上

儿童甲型和乙型流感的治疗；②成人以及13岁和13岁以上青少年甲型和乙型流感的预防。

【用法用量】 口服。治疗，每次75mg，2次/d，共5d；预防，每次75mg，1次/d，至少7d。

【用药监护】 ① 对本品过敏者禁用。

② 孕妇及哺乳期妇女应用本品时需权衡利弊。

③ CL_{Cr}＜10ml/min者、严重肾衰竭需定期做血液透析或持续腹膜透析者不推荐应用。CL_{Cr}为10～30ml/min者应调整用药剂量（治疗：每次75mg，1次/d，共5d；预防：每次75mg，隔日1次或30mg/d）。

④ 1岁以下儿童治疗流感、13岁以下儿童预防流感、在免疫抑制或健康状况差或不稳定必须入院的患者、有慢性心脏和（或）呼吸道疾病的患者治疗流感的有效性及安全性尚不确定。

⑤ 本品只有在可靠的流行病学资料显示社区出现了流感病毒感染后才考虑用于治疗和预防。本品对流感的预防作用仅在用药时才具有。

⑥ 用于治疗流感时，应在流感症状开始的第1日或第2日开始治疗（最好在36h内）。早期服用疗效更好。

⑦ 用于预防流感时，应在接触危险因素（与流感患者密切接触后或处于1个流感暴发的群体中）2d内开始用药。

⑧ 本品不能取代流感疫苗，并不影响每年接种流感疫苗。但本品可能抑制减毒活流感疫苗的复制，在服用减毒活流感疫苗2周内不应服用本品，在服用本品后48h内也不应使用减毒活流感疫苗。

⑨ 本品可引起恶心、呕吐、腹痛和腹泻等胃肠道反应，与食物同服可减少反应。

⑩ 本品的不良反应极为少见，主要有皮肤发红、皮疹、皮炎和大疱疹、肝炎和AST及ALT升高、胰腺炎、淋巴结肿大、血管神经性水肿、喉部水肿、支气管痉挛、面部水肿、EOS增多、白细胞下降和血尿，并罕见多形性红斑、Lyell综合征、SJS。患者在用药期间如出现上述反应，应停用本品，必要时给予对症治疗。

⑪ 有陆续报道，流感患者使用本品治疗时发生自我伤害和谵妄事件，主要为儿科患者，但本品与这些事件的相关性还不清楚。尽管如此，在儿童患者使用本品治疗期间，仍应对患者的自我伤害和谵妄事件等异常行为进行密切监测。

金刚乙胺 Rimantadine

（金迪纳，太之奥；Flumadine，Meradan）

【药理分类】 抗流感病毒药-金刚烷类药。

【适应证】 ①预防A型流感病毒株引起的感染；②可补充接种的预防作用。

【用法用量】 口服。成人及10岁以上儿童，0.2g/d，老年人剂量减半；1～10岁儿童，5mg/(kg·d)，不超过150mg/d；均可1次或分2次给药。预防性治疗的开始及持续时间依接触类型而定。与病毒性流感患者密切接触者如为同一家庭的成员时，应在24～48h内开始给药，并持续8～10d。无密切接触而进行季节性预防时，应在病原体鉴定为A型流感病毒后即开始给药。预防性治疗应持续4～6周。

【用药监护】 ① 下列情况禁用：对金刚烷类药过敏者及严重肝功能损害者。

② 下列情况慎用：癫痫或肾衰竭、老年人及哺乳期妇女。

③ 1岁以下婴儿不推荐应用。

④ 孕妇应用本品时需权衡利弊。

⑤ 金刚烷类药可改变患者的注意力及反应性，用药期间不宜驾驶及操作危险性较大的机器或高空作业。

⑥ 本品的不良反应主要表现在胃肠道反应（恶心、呕吐、口干、腹痛、食欲缺乏、腹泻、味觉消失或改变、嗅觉倒错等），其次为中枢神经系统反应（神经过敏、失眠、头痛、头晕、集中力差、运动失调、嗜睡、抑郁、老年人步态失调、欣快感、活动过度、震颤、意识模糊、惊厥等），亦可能引起皮疹、呼吸困难、耳鸣、乏力等症状。以上不良反应在继续用药后均可消失。极个别患者出现面色苍白、心悸、血压升高、脑血管功能紊乱、下肢水肿、心动过速、晕厥等，治疗中一旦出现，应立即停药，并给予对症治疗。

⑦ 本品过量可出现烦躁不安、幻觉、心律不齐症状，甚至可能引起死亡。处置：立即静脉注射毒扁豆碱注射液1～2mg（儿童0.5mg），同时给予支持治疗。

金刚烷胺[典][基] Amantadine

(金刚胺,金刚烷;
Adamantane,Mantadine)

【药理分类】 抗流感病毒药或抗帕金森病药-金刚烷类药。

【适应证】 ①防治A型流感病毒所引起的呼吸道感染;②治疗帕金森病、帕金森综合征、药物诱发的锥体外系疾病、一氧化碳中毒后帕金森综合征及老年人合并有脑动脉硬化的帕金森综合征。

【用法用量】 口服。①抗病毒:每次200mg,1次/d,或每次100mg,每12小时1次。②抗帕金森病:每次100mg,1～2次/d,最大剂量400mg/d。

【用药监护】 ① 下列情况禁用:对金刚烷类药物过敏者、新生儿和1岁以下婴儿。

② 下列情况应在严密监护下使用:有癫痫史、精神错乱、幻觉、CHF、肾功能损害、外周血管神经性水肿或直立性低血压患者。

③ 孕妇及老年人应慎用。

④ 肾功能障碍者应用本品易致蓄积中毒,必须使用时应注意监测其血药浓度,血药浓度不得超过1.5～2.0μg/ml。

⑤ 本品与中枢神经兴奋药合用,可引起不安、易激惹、失眠、抽搐等兴奋症状,或心律失常。与氢氯噻嗪或氨苯蝶啶等利尿药、奎尼丁、复方磺胺甲噁唑合用,可减少本品的经肾清除,导致血药浓度升高而引起不良反应。与硫利达嗪合用,可加重帕金森病患者的震颤症状。与佐替平或溴哌利多合用,可拮抗本品的药理作用,使本品的疗效降低。

⑥ 用药前,应告知和提醒患者:a. 本品应于早餐及午餐后服用,每日最后一次给药的时间至迟应在下午4:00以前,以免引起失眠。b. 用药期间不宜饮酒(包括含乙醇饮料),乙醇可加强本品的中枢神经系统不良反应,出现眩晕、头重脚轻、晕厥、直立性低血压或精神错乱等现象。c. 本品常可引起头晕、目眩、注意力不集中、视物模糊、定向力消失等不良反应,用药期间应避免驾驶及危险性较大的机器操作或高空作业。d. 长期应用本品常可引起晕厥和直立性低血压,用药期间(尤其在增加剂量时)应注意预防,比如每次服药后应至少卧床休息1h,避免强力劳作或过度活动;由蹲或卧位直立时,宜扶持,应缓慢;不宜热水浸浴,热水淋浴时间也不宜过长,尤其是老年人、体弱者及疲倦和饥饿状态时。e. 本品与许多药物合用可致毒性增加或疗效降低,治疗期间需同用其他药物时应先咨询医师或药师。f. 长期应用本品可能抑制唾液分泌,患者易发生龋齿、牙周病、口腔念珠菌病等,用药期间应常做咀嚼动作,并注意保持口腔卫生。g. 用于抗帕金森病时,骤然停用可致帕金森病症状突然加重,停药应在医师的指导下逐渐减少剂量。

⑦ 用于抗流感病毒时须注意:a. 预防性服药,应在与患者接触前开始;如在接触后服药,则至少应连用10d;在流感流行期间(大多为6～8周),应每日服用本品。b. 用于A型流感病毒感染症状治疗时,应于起病后24～48h内即服本品,持续至主要症状消失后24～48h。

⑧ 用于抗帕金森病(或综合征)时须注意:a. 治疗数月后疗效可逐渐减弱,此时可将用量增至300mg/d,或暂停数周后再用药,可使疗效恢复。b. 对合并有严重疾病或正在使用大剂量的其他抗帕金森病药者,开始治疗时可用本品50mg/d,2～3次/d;如有必要,经1至数周后,用量可增至每次100mg,2～3次/d。c. 如本品已与左旋多巴合用,则本品的剂量应维持在每次50mg,2～3次/d;必要时可增至每次100mg,2～3次/d。

⑨ 肾衰竭患者服用一次剂量后,有效血药浓度可维持7～10d,有条件时应对上述患者进行血药浓度监测。

⑩ 本品有抗胆碱作用,可引起心脏、呼吸系统、肾脏或中枢神经系统不良反应,发生心律不齐、心动过速、高血压等症状。因此,使用本品期间应避免使用抗胆碱药、抗组胺药、吩噻嗪类药或TCA,必须合用时应调整用药剂量,以免产生过度的抗胆碱作用而引起不良反应。与其他抗帕金森病药合用时也应调整用药剂量。

⑪ 有CHF或外周性水肿史的患者服用本品时,有发生CHF和尿潴留的可能,用药时须注意观察,必要时调整用药剂量。

⑫ 老年人及肾功能损害者服用本品时,偶见意识障碍、抽筋、精神失常,减低剂量可减少不良反应的发生。

⑬ 本品的其他不良反应尚有:常见神经质、畏食、恶心、呕吐、口干、便秘。少见白

细胞减少、中性粒细胞减少。偶见头痛、嗜睡、抑郁、焦虑、幻觉、共济失调、腹痛、腹泻、肝酶升高、鼻喉干燥、排尿困难（老年人多见）及视网膜炎，以及皮疹、皮肤网状青斑或紫红色网状斑点等。罕见震颤和惊厥。停药后不良反应大多立即消失。极少数人可出现自杀倾向，用药期间应加强监护。

阿昔洛韦[典][基] Aciclovir

（无环鸟苷，无环尿苷；Aclovir，ACV）

【药理分类】 抗疱疹病毒药-鸟嘌呤类。

【适应证】 ①单纯疱疹病毒（HSV）感染：如免疫缺陷者初发和复发性黏膜皮肤感染的治疗及反复发作病例的预防、单纯疱疹性脑炎的治疗；②带状疱疹治疗：免疫缺陷者严重带状疱疹或免疫功能正常者弥散型带状疱疹；③免疫缺陷者水痘；④急性视网膜坏死。

【用法用量】 ①口服。a. 生殖器疱疹初治和免疫缺陷者皮肤黏膜单纯疱疹，每次200mg，5次/d，疗程10d；或每次400mg，3次/d，疗程5d。b. 复发性感染，每次200mg，5次/d，疗程5d。c. 复发性感染的慢性抑制疗法：每次200mg，3～5次/d，疗程6～12个月。d. 带状疱疹：每次800mg，5次/d，疗程7～10d。e. 水痘：40kg以上儿童和成人，每次800mg，4次/d，疗程5d；儿童，每次20mg，4次/d，疗程5d。②静脉滴注。最大剂量30mg/(kg·d)。a. 重症生殖器疱疹初治，每次5mg/kg，3次/d，每8小时1次，共5d。b. 免疫缺陷者皮肤黏膜单纯疱疹、严重带状疱疹或急性视网膜坏死，每次5～10mg/kg，3次/d，每8小时1次，共7～10d。c. 单纯疱疹性脑炎，每次10mg/kg，3次/d，每8小时1次，共10d。

【用药监护】 ① 对本品及其他鸟嘌呤类抗病毒药（如更昔洛韦、伐昔洛韦、泛昔洛韦等）过敏者禁用。

② 下列情况慎用：严重肝功能损害、肾功能损害、精神异常或以往用细胞毒性药物出现精神反应者，以及儿童和哺乳期妇女。

③ 孕妇应用本品时需权衡利弊。

④ 急性或慢性肾功能损害者不宜用本品静脉滴注。

⑤ 2岁以下小儿不推荐应用。新生儿不宜以含苯甲醇的稀释液配制滴注液，否则易引起致命性的综合征，包括酸中毒、中枢抑制、呼吸困难、肾衰竭、低血压、癫痫和颅内出血等。

⑥ 脱水者应慎用并需减量。

⑦ 老年人应用本品时需调整剂量与给药间隔时间。

⑧ 对其他鸟嘌呤类抗病毒药过敏者也可能对本品过敏，故用药前须详细询问患者有无此类药物过敏史。

⑨ 本品（静脉给药）与肾毒性药物合用，可加重肾毒性，尤其肾功能损害者更易发生。与齐多夫定合用，可引起肾毒性。与丙磺舒合用，本品的排泄减慢，$t_{1/2}$ 延长，AUC增加，从而导致药物体内蓄积，引起毒性反应。本品呈碱性，与其他药物混合易致pH改变，应尽量避免配伍使用。

⑩ 口服给药时，为避免药物沉积于肾小管内而导致肾小管阻塞，故应嘱患者在用药期间多饮水，以加速药物排泄。

⑪ 本品注射剂刺激性较大，一般不做静脉注射，否则易引起注射局部炎症、疼痛、静脉炎或血栓性静脉炎。

⑫ 使用本品粉针剂时，应先将本品0.5g加入灭菌注射用水10ml，配成50mg/ml药液，充分摇匀至完全溶解，再用0.9%氯化钠注射液、葡萄糖氯化钠注射液、5%或10%葡萄糖注射液稀释至至少100ml，使最后药物浓度不超过7mg/ml。若浓度＞10mg/ml，易引起静脉炎或血栓性静脉炎。静脉滴注时，应匀速缓慢滴入，滴注时间应不少于1h。滴注过快，可导致药物沉积于肾小管内，引起肾功能损害（发生率10%）。滴注时应防止药液漏至血管外，以免引起注射局部疼痛和炎症。滴注后2h，尿药浓度达最高，此时应给患者补水，防止药物沉积于肾小管内。配制后的溶液必须在12h内用完，不宜冷藏。药物溶解后，在放置中如析出结晶，使用时可采用水浴加热，完全溶解后仍可使用。

⑬ 用本品治疗生殖器疱疹时，应告知患者：a. 控制症状后，遗留病毒可因激惹因素（如创伤、性事、发热、日晒、过量饮酒、摄入辛辣食物或使用免疫抑制药等）而再度活动，因此应尽量避免。b. 妇女阴部患有疱疹时，宫颈癌发生率很高，患者至少每年上医院做1次涂片检查，以便早期发现。

⑭ 本品可能引起肾毒性，尤其静脉给药时，患者可出现血尿、蛋白尿，大量饮水、减

少药量或停止给药可迅速恢复正常，但个别患者仍可出现肾小球肾炎或肾小管损害。大剂量静脉滴注可发生尿路结晶、肾小管阻塞，BUN及SCr水平迅速上升，偶可引起肾衰竭，甚至发生死亡。因此，用药期间应注意观察，并定期检查尿常规和肾功能，尤其对肾功能损害者和正在接受其他肾毒性药物者应更加注意，防止出现肾功能损害。一旦发生肾衰竭及无尿症，必须给患者做血液透析，直至功能恢复。

⑮ 少数患者外涂本品软膏剂后，用药局部可出现一过性皮肤轻度灼痛或刺痛，并可引起皮肤轻度发红、瘙痒、皮疹及干燥感现象，一般可以耐受，不影响继续治疗。有些患者应用本品眼膏剂后，可出现一过性轻度疼痛、灼热感、结膜充血，并可发生弥散性表层角膜炎或滤泡性结膜炎等，不必终止用药，一般可自行愈合，且愈后无明显后遗症，但个别人可发生角膜上皮损害而出现视觉异常，应予注意。

⑯ 有报道，免疫功能缺陷者应用本品后发生TTP-HUS致死亡者。因此，上述患者用药时须特别谨慎，必须应用时需严密监测（症状和处置参阅丝裂霉素【用药监护】⑬）。

⑰ 本品罕见神经精神症状，表现为头晕、头痛、眩晕、眼花、视物模糊、舌及手足麻木感、下肢抽搐、共济失调、过度兴奋、意识减退、注意力障碍、幻觉、倦怠、嗜睡、易激惹，甚至引起癫痫、谵妄或昏迷。严重肝功能损害者、肾功能损害者或正在接受其他有潜在肾毒性药物治疗者、精神异常者或以往用细胞毒性药物出现精神反应者、对本品不能耐受者或大剂量服用者，应用本品易引起上述症状。因此，用药前应嘱患者：在用药期间应尽量避免驾驶及危险性较大的机器操作或高空作业。治疗中则应注意观察随访，尤其对上述患者更应注意，一旦发现，应立即减量或停药。

⑱ 本品罕见DIC，偶见WBC和BPC下降、Hb减少，一般发生在治疗最初的1～2周。治疗期间应注意观察有无出血倾向，并定期监测血常规及凝血四项指标，尤其在治疗的2～4周。如有异常，应停止用药。

⑲ 本品的其他不良反应尚有：常见恶心、呕吐、腹泻、胃部不适、食欲减退、口渴、肝功能异常（如AST、ALT、ALP、LDH、TBIL升高等）、头痛、过敏反应（如发热、周围红肿、血管神经性水肿，以及皮肤瘙痒、风疹、荨麻疹和光敏性皮疹等）。少见低血压、多汗、心悸、胸闷、CHO及三酰甘油（TG）升高、呼吸困难等。罕见多形性红斑及Lyell综合征。长期口服本品可出现肌痛、关节疼痛、痤疮、失眠、月经紊乱。用药过程中，患者如出现上述情况应及时调整剂量，必要时停药对症治疗。

⑳ 一次血液透析可使本品的血药浓度减低60%，故一次血液透析6h后应重复补给一次剂量。

㉑ 其他参阅替比夫定【用药监护】⑭。

更昔洛韦【典】【基】 Ganciclovir

（丙氧鸟苷，甘昔洛韦；Cytovene，GCV）

【药理分类】 抗疱疹病毒药-鸟嘌呤类。

【适应证】 ①免疫缺陷患者（包括AIDS患者）并发CMV视网膜炎的诱导期和维持期治疗；②接受器官移植的患者预防CMV感染。

【用法用量】 ①口服。每次1g，3次/d。②静脉滴注。诱导期，每次5mg/kg，每12h 1次，疗程14～21d；维持期，每次5mg/kg，1次/d；预防用药，每次5mg/kg，每12h 1次，连续7～14d。

【用药监护】 ① 本品不可用于严重中性粒细胞减少（$<0.5\times10^9$/L）或严重血小板减少（$<25\times10^9$/L）的患者。

② 孕妇及12岁以下儿童应用本品时需权衡利弊。

③ 哺乳期妇女应用本品期间需停止哺乳。

④ 在动物实验中，本品引起生育力和生精能力下降，并有致畸、致癌、致突变作用和胚胎毒性，可能对人类造成生殖力损害。因此，育龄期妇女应用时必须注意采取有效避孕措施，育龄期男性应采用避孕工具至停药后至少3个月。

⑤ 本品与氨苯砜、喷他脒、氟胞嘧啶、长春新碱、长春碱、多柔比星、磺胺甲恶唑-甲氧苄啶（复方新诺明）或其他核苷拮抗药合用时毒性增加，合用时应权衡利弊。与亚胺培南-西司他丁钠合用，可出现无显著特点的癫痫发作，故除非潜在获益超过风险，这些药物不可同时应用。与丙磺舒合用，本品的CL_r减少约22%，AUC增加约53%，因而易出现毒

性反应。影响造血系统的药物（如齐多夫定）、骨髓抑制药及放疗等与本品合用，可增加对骨髓的抑制作用。与去羟肌苷合用，后者的血药浓度显著提高，但 CL_r 不变。

⑥ 用药前，应嘱患者：a. 口服制剂应与食物同服或于餐后即服，既可减轻胃肠道反应，又可增加药物吸收。b. 用药期间应注意口腔卫生，并避免拔牙手术。c. 治疗中应避免驾驶及危险性较大的机器操作或高空作业。d. 治疗中如出现以下症状应及时报告：尿频、尿少、血尿；感觉异常、抽搐、震颤；心悸、心动过速、胸闷、胸痛；关节痛、腿抽筋、肌痛、肌无力；耳鸣、眩晕、视觉异常、味觉倒错、嗅觉丧失、幻觉；黑便或便血，呼吸困难或支气管痉挛。

⑦ 静脉滴注时，将使用剂量用适量灭菌注射用水或 0.9% 氯化钠注射液，充分摇匀使之溶解，使浓度达到 50mg/ml，再用 0.9% 氯化钠注射液、复方氯化钠注射液、5% 葡萄糖注射液或乳酸钠林格注射液 100ml 稀释，使药液浓度不超过 10mg/ml，滴注时间在 1h 以上。滴注时，注意勿渗漏出血管外组织，以免引起局部疼痛和静脉炎。由于本品溶液呈碱性 (pH 11)，操作时应注意避免药液与皮肤或黏膜接触。如不慎触及，应立即用肥皂和清水冲洗，眼睛应用清水冲洗。

⑧ 无论口服或静脉滴注，均需给予患者充足水分，以减少对肾脏的影响。

⑨ 骨髓抑制为本品常见的不良反应，用药后约 40% 的患者 NC 减低至 1.0×10^9/L 以下，约 20% 的患者 BPC 减低至 50×10^9/L 以下，并可引起全血细胞减少、Hb 降低和贫血，而且容易引起出血和感染。因此，用药期间应经常检查血细胞数，初始治疗期每 2 日测定 1 次 CBC 及 DC，以后为每周测定 1 次。对有血细胞减少病史者（包括药物、化学品或射线所致者）或 GC 减少（如 NC$<1.0\times10^9$/L）患者，应每日测定 1 次 CBC 及 DC。如 NC 在 0.5×10^9/L 以下或 BPC$<25\times10^9$/L 时，应暂时停药，直至 NC 增至 0.75×10^9/L 以上方可重新给药。少数患者同时采用粒细胞-巨噬细胞集落因子（GM-CSF）治疗粒细胞减低有效。

⑩ 用药期间，应每 2 周测定 1 次 CL_{Cr} 或 SCr。老年人及肾功能损害者用药应根据 CL_{Cr} 酌情调整剂量，血液透析患者用量每 24h 不超过 1.25mg/kg，一次透析后血药浓度约降低 50%，故宜在透析后给药。器官移植患者用药期间可能出现肾功能损害，尤其与环孢素或两性霉素 B 等已知潜在肾毒性药物联合用药的患者。因此，本品与上述药物合用时应调整剂量，并进行血药浓度监测。

⑪ AIDS 合并 CMV 视网膜炎患者，在治疗期间应每 4～6 周进行 1 次眼科检查，防止出现视网膜剥离。

⑫ 本品尚偶见以下不良反应：皮疹、瘙痒、药物热、恶心、呕吐、腹痛、便秘、消化不良、食欲减退、肝功能异常、肝衰竭、消化性溃疡或出血、血糖降低、酸中毒、头痛、紧张、失眠或嗜睡、焦虑、抑郁、易怒、感觉迟钝、言语障碍、记忆丧失、精神异常、锥体外系反应（EPS）、动眼神经麻痹、面瘫，昏迷、脑病、胆汁淤积、BUN 及 SCr 升高、肾小管病变、溶血性尿毒症、肾衰竭、血清抗利尿激素（ADH）异常、外周组织缺血、PF、脉管炎、血管张力下降、TG 水平增高、血压升高或降低、VT、TDP、心脏传导异常、心脏停搏、颅内高压、脑卒中、剥脱性皮炎、SJS、EOS 增多症、溶血性贫血、骨髓病、脱发、水肿、眼干、白内障、玻璃体病变、睾丸发育不良，以及可能是致命性的胃肠穿孔、多器官衰竭，胰腺炎和脓毒血症。用药期间应注意观察，并定期做相关实验室监测，发现异常及时处置。

⑬ 其他参阅阿昔洛韦【用药监护】①、⑧，以及替比夫定【用药监护】⑭。

泛昔洛韦[典] Famciclovir

（法昔洛韦，泛维尔；Fameiclovir，FCV）

【药理分类】 抗疱疹病毒药-鸟嘌呤类。

【适应证】 急性带状疱疹、原发性生殖器疱疹。

【用法用量】 口服。带状疱疹，每次 0.25g，每 8 小时 1 次，带状疱疹疗程 7d，原发性生殖器疱疹疗程 5d。

【用药监护】 ① 孕妇应用本品时需权衡利弊。

② 哺乳期妇女应用本品期间需停止哺乳。

③ 18 岁以下儿童不推荐应用。

④ 65 岁以上老年人和肾功能损害者应用本品时应监测肾功能，并按肾功能情况适当减少用药剂量或延长给药间隔。能损害程度延长给药间隔时间。

⑤ 本品与丙磺舒或其他主要由肾小管主动分泌的药物合用，本品的血药浓度可能升高。

⑥ 本品常见头痛、恶心。此外，尚可见失眠或嗜睡、感觉异常等；腹泻、腹痛、消化不良、畏食、呕吐、便秘、腹胀；疲倦、全身疼痛、发热、寒战等；皮疹、皮肤瘙痒、鼻窦炎、咽炎等。治疗期间如出现上述情况应及时调整剂量，必要时停药处置。

⑦ 其他参阅阿昔洛韦【用药监护】①、⑧、⑩。

阿德福韦酯[典] Adefovir Dipivoxil

（阿德福韦，贺维力；Hepsera，Preveon）

【药理分类】 抗肝炎病毒药。

【适应证】 乙型肝炎病毒（HBV）活动复制证据，并伴有 ALT 或 AST 持续升高或肝脏组织学活动性病变的肝功能代偿的成年慢性乙型肝炎。

【用法用量】 口服。每次 10mg，1 次/d。

【用药监护】 ① 对本品过敏者及 1 周内服用过西多福韦者禁用。

② 孕妇慎用。

③ 18 岁以下儿童不宜应用。

④ 65 岁以上老年人不推荐应用。

⑤ 哺乳期妇女应用本品期间需停止哺乳。

⑥ 本品剂量超过 30mg/d 时，可引起肾毒性。本品与环孢素、他克莫司、氨基糖苷类、万古霉素、NSAID 等具有潜在肾毒性的药物合用时，可能引起肾功能损害。

⑦ 使用本品治疗前，应对患者进行 HIV 抗体检查。使用本品会对慢性乙肝患者携带的未知或未治疗的 HIV 产生作用，也许会出现 HIV 耐药。

⑧ 对于肾功能障碍或潜在肾功能障碍风险的患者，使用本品慢性治疗会导致肾毒性，表现为 SCr 升高和血磷降低（低磷血症）。这些患者应密切监测肾功能，并适当调整给药间隔时间。

⑨ 单用本品或与其他抗逆转录病毒药物合用，会导致 MALA 和严重的伴有脂肪变性的肝大，包括致命事件。因此，用药期间应注意监测，以防不虞。

⑩ 停止使用本品，尤其骤然停用本品会导致病情加剧或恶化，表现为肝炎症状加重，CPK 及 TBIL 升高、AST、ALT 升高至 ULN10 倍或 10 倍以上。如停药后改服其他抗 HBV 药，也会产生同样的严重后果。这种停药反应的发生率高达 25%。因此，停用本品时应采用剂量逐渐递减方法；而在改用其他抗 HBV 药时，则应采用低剂量逐渐递加的方法，以免发生病情急性加重。

⑪ 对于停用本品的患者，在停用本品后的 4～6 周内应继续监测肝功能。如有必要，应重新进行抗乙肝治疗。

⑫ 本品的其他不良反应尚有：常见虚弱、头痛、恶心、腹痛、腹胀、腹泻、口干和消化不良。偶见疲乏、头晕、失眠、中性粒细胞和白细胞减少，以及皮疹、脱发等。以上不良反应多为轻度，一般不影响继续用药。对极个别反应严重者，可做停药对症处置。

⑬ 因为对发育中的人类胚胎的危险性尚不明确，所以育龄期妇女应用本品时应采取有效的避孕措施。

恩替卡韦 Entecavir

【药理分类】 抗肝炎病毒药。

【适应证】 病毒复制活跃，ALT 持续升高或肝脏组织学显示有活动性病变的成人慢性乙型肝炎。

【用法用量】 口服。每次 0.5mg，1 次/d；拉米夫定治疗时发生病毒血症或出现拉米夫定耐药突变者，每次 1mg，1 次/d。

【用药监护】 ① 对本品过敏者禁用。

② 哺乳期妇女慎用。

③ 孕妇应用本品时需权衡利弊。

④ 16 岁以下儿童不推荐应用。

⑤ 本品主要经肾脏排泄，肾功能损害者用药时发生毒性反应的危险性更高。因此，老年人及肾功能损害者在用药前和用药期间应监测肾功能，CL_{Cr}＜50ml/min 者（包括血液透析或 CAPD 者）应根据 CL_{Cr} 调整用药剂量。

⑥ 用药前，应告知患者：a. 本品应在空腹时服用（餐前或餐后至少 2h），不要在餐时服用，也不要在餐后立即服用，餐时服用或餐后立即服用会影响本品的吸收。b. 治疗期间不要自行改变治疗方法或合用其他药物，改变治疗方法或合用其他药物应在医师的指导下进

行。c. 切勿在检查指标正常或症状缓解时擅自停药，治疗上的中途而废或盲目停药不仅会影响治疗效果，而且可能会引起肝脏病情加重，甚至危及生命。d. 本品不能降低经性接触或污染血源传播 HBV 的危险性，防护措施仍然必不可少。

⑦ 使用本品常见 ALT 升高和肝区不适，并常伴疲乏、恶心、呕吐现象。患者在发生 ALT 增高至 ULN 的 10 倍和基线值的 2 倍时，通常继续用药一段时间，ALT 可恢复正常；在此之前或同时伴随有病毒载量 2 个对数值的下降。此外，尚有慢性乙肝者停止治疗后，出现重度急性肝炎发作的报道。因此，用药期间应注意临床观察，并定期监测肝功能，必要时给予支持治疗。

⑧ 核苷酸类药物在单独或与其他抗反转录病毒药物联合应用时，已有 MALA 和重度脂肪性肝大，包括死亡病例的报道。在治疗过程中应定期做相关检查，以防不测。

⑨ 本品的其他不良反应尚有：常见头痛、眩晕、腹痛、腹泻、腹部不适、肌痛、失眠、皮疹。可见血尿、糖尿、高血糖、嗜睡、ALB 或血小板降低，以及血清脂肪酶（LPS）和 SAMY 升高等，用药期间应注意监测，必要时给予对症治疗。

替比夫定 Telbivudine

（素比伏）

【药理分类】 抗肝炎病毒药。

【适应证】 有 HBV 活动复制证据，并有 ALT 或 AST 持续升高或肝脏组织学显示有活动性病变的肝功能代偿的成人慢性乙型肝炎。

【用法用量】 口服。每次 600mg，1 次/d。餐前或餐后服用均可，不受进食影响。

【用药监护】 ① 对本品过敏者禁用。

② 儿童和 16 岁以下青少年不宜应用本品。

③ 由于对孕妇尚未进行足够的对照良好的研究，也没有本品对 HBV 母婴传播影响的数据。因此，孕妇只有在利益大于风险时方可使用本品，分娩时应采取恰当的干预措施，以防止新生儿 HBV 感染。

④ 哺乳期妇女应用本品期间需停止哺乳。

⑤ 育龄期妇女用药应采取有效的避孕措施。

⑥ 65 岁以上老年人因伴随疾病或使用其他药物导致肾功能下降的可能性较高，应用本品时须谨慎。必须使用本品时，应监测肾功能，并按肾功能进行剂量调整。

⑦ 本品在接受肝移植者中的有效性及安全性尚未确定，也尚未研究观察本品对合并其他感染［如 HIV、丙型肝炎病毒（HCV）或丁型肝炎病毒（HDV）感染］的乙型肝炎患者的疗效。

⑧ 本品具有潜在的肾毒性，治疗期间可能引起 SCr 升高，并可能出现血尿、蛋白尿、少尿等肾功能损害症状，有些患者甚至在停止治疗后数年而罹发肾毒症或尿毒症。因此，在患者用药前应常规检查肾功能，在用药期间及停药后 3 年内应定期检查肾功能，对肾功能障碍或潜在肾功能障碍风险的患者必须密切监测，并根据肾功能情况调整给药间隔时间。CL_{Cr}≥50ml/min 患者无须调整推荐剂量。血液透析患者用药时应在透析后服用。

⑨ 本品主要通过肾排泄消除，与其他影响肾功能的药物合用，可能会增加本品和（或）合用药物的血药浓度。拉米夫定、阿德福韦酯、环孢素和聚乙二醇干扰素 α2a 对本品药代动力学无影响。本品也不改变拉米夫定、阿德福韦酯或环孢素的药代动力学。但有研究提示，本品（600mg/d）与聚乙二醇干扰素 α2a（180μg，1 次/周，皮下注射）联合应用，会增加发生外周神经病变的风险。

⑩ 用药前，应告知患者：a. 本品可能引起肌病，治疗期间如出现无法解释的肌无力、触痛或疼痛时，应及时报告医师。b. 治疗过程中如出现头晕或疲乏时，用药期间应避免驾驶及危险性较大的机器操作或高空作业。其他同恩替卡韦【用药监护】⑥的 c、d。

⑪ 本品为胸腺嘧啶脱氧核苷类抗 HBV 药物。在核苷类似物单独应用或与其他抗病毒药物联合应用时，有 MALA 和重度肝大伴脂肪变性，包括致命性病例的报道。女性、肥胖和延长核苷类似物暴露可能是引发此症的危险因素，但也有无已知危险因素的患者的病例报道。因此，已知上述危险因素的患者应用本品时须谨慎。对于服用本品的患者，如出现任何临床或实验室结果提示 MALA 或有明显的肝毒性（包括肝大、脂肪变性，即使没有明显的血清氨基转移酶升高），必须停止本品治疗。

⑫ 用药期间，应定期监测乙型肝炎生化指标、病毒学指标和血清标志物，至少每 6 个

月检测1次，同时密切观察患者有无肝毒性反应的体征及症状。如出现肝功能严重损害或肝炎急性恶化现象，应立即停用本品并进行保肝治疗，以免发生急性重型肝炎或肝衰竭。尤其值得注意的是，当慢性乙型肝炎患者停止本品治疗后，已有发现有重度急性肝炎发作的报道。因此，对于停用本品治疗的患者的肝功能情况，应从临床和实验室检查等方面严密监察，并至少随访数月。患者如出现肝功能急性恶化，应重新恢复抗乙肝病毒的治疗。

⑬ 在接受本品治疗的患者中，常可发生CPK升高，其中8%～11%的患者CPK可能升高到ULN 7倍以上，其中大多数患者的CPK升高是一过性的，而且没有任何症状，不用停止治疗，但仍有0.3%～0.88%的患者发生肌病（CPK可升高至ULN 5～10倍，甚至更高），加之某些疾病（如心肌梗死后、病毒性心肌炎、严重心绞痛、脑卒中等心脏和脑血管疾病）也可能导致CPK的升高，因此对本品引起的CPK升高也应高度重视。治疗期间应定期监测CPK。如CPK升高不到ULN 5倍，可不停药，但需注意静养，并定期做CPK复查。如CPK水平上升到ULN 5倍以上，则应加强监测，并注意观察患者的肌肉症状。如CPK升高至ULN 5倍以上，并伴有肌病症状，或没有肌病症状但CPK持续升高至ULN 5倍以上，而且3个月不能恢复或有进行性升高者，应立即停用本品，并改用或暂时换用其他有效的抗病毒药物治疗。

⑭ 已有报道在本品开始治疗后几周到数月出现肌病的病例。使用这类药物的其他药物也有出现肌病的病例报道。使用本品治疗的患者中已有发生无并发症的肌痛（uncomplicated myalgia）的报道。在临床应用中有RM的个案报道。肌病定义为持续的原因未明的肌肉疼痛和（或）肌无力伴随CPK升高，任何出现弥散性肌痛、肌触痛或肌无力的患者均应考虑发生了肌病。在接受本品治疗前，应告知患者：治疗中出现原因未明的肌肉疼痛（酸痛、压痛或触痛）或肌无力时，应及时就诊。如果怀疑发生肌病则应中断本品治疗，及时进行肌电图（EMG）和肌肉病理学检查。如果确诊为肌病，则应停止本品治疗。对肌肉症状严重或停药后恢复较慢的患者可用泛癸利酮治疗。患有甲状腺功能减退或其他可能导致CPK升高疾病（如低钾性疾病、其他原因的肌病及有肌病家族史等）的慢性乙型肝炎患者，应避免选用本品。用药期间，应注意避免与一些可能与发生肌病有关的药物（包括但不限于皮质类固醇、氯喹、羟氯喹、胺碘酮、红霉素、阿司匹林、西咪替丁、环孢素、达那唑、依那普利、青霉素、利福平及贝特类降脂药，以及洛伐他汀、辛伐他汀和普伐他汀等HMG-CoA还原酶抑制药）同时应用，以免增加发生肌病的风险，必须联用时应严密观察患者出现任何原因未明的肌痛、肌触痛或肌无力的体征或症状。肌病表现一旦出现，即停药检查。

⑮ 本品单用，或与聚乙二醇干扰素α 2a及其他干扰素合用时，有发生外周神经病变的报道。而且，与单独服用本品相比，合用聚乙二醇干扰素α 2a发生外周神经病变的风险及严重程度增加。由于合用聚乙二醇干扰素或其他干扰素治疗慢性乙型肝炎的有效性及安全性尚未得到证明，因此本品不宜与这些药物联合用于抗HBV治疗。同时，对接受本品治疗的患者，应告知：如出现任何上/下肢麻木、刺痛和烧灼感、伴或不伴步行障碍现象，应及时报告医师。如怀疑发生外周神经病变，应暂停本品治疗，如确诊为外周神经病变，则应中止本品治疗。

⑯ 本品的其他不良反应尚有：常见疲倦、头晕、头痛、皮疹、恶心、腹痛、腹泻、腹胀和消化不良，以及LPS、SAMY和ALT升高等。偶见关节痛、全身不适、乏力、AST升高等。因此，用药期间应注意观察，必要时给予适当处置。

拉米夫定[典][基] Lamivudine

（贺普丁；Heptodin）

【药理分类】 抗肝炎病毒药和抗HIV药-核苷类逆转录酶抑制药（NRTI）。

【适应证】 ①HBV复制的慢性乙型肝炎；②与其他抗逆转录酶病毒药联合用于HIV感染患者。

【用法用量】 口服。①慢性乙型肝炎：每次0.1g，1次/d。② HIV感染：每次150mg，2次/d；体重＜50kg者每次2mg/kg，2次/d；餐后或空腹服。③AIDS患者合并慢性乙型肝炎：剂量需加大至每次150mg，2次/d，并需与其他抗HIV药物联用，否则易导致HIV对本品耐药。

【用药监护】 ① 下列情况禁用：妊娠早期（前3个月）妇女及3个月以内婴儿。

② 下列情况慎用：严重肾功能损害、乙型肝炎引起的晚期肝病、糖尿病，以及胰腺炎或有胰腺炎史和有发生胰腺炎的危险因素者。

③ 16岁以下患者不推荐应用。

④ 妊娠3个月以上患者应用本品时需权衡利弊。

⑤ 哺乳期妇女应用本品期间需停止哺乳。

⑥ 用于慢性乙型肝炎时，对中度至严重肾功能损害者，由于肾清除功能下降，在服用本品后AUC会有所升高。考虑到剂量调整的准确性，本品100mg片剂禁用于CL_{Cr}＜50ml/min的慢性乙型肝炎患者。CL_{Cr}＜30ml/min患者不建议应用本品。

⑦ 用于HIV感染时，对肾功能损害者应监测肾功能，并按肾功能损害程度减少用药剂量或延长给药间隔。

⑧ 本品与扎西他滨可相互影响两者在细胞内的磷酸化，故不宜合用。与齐多夫定合用，可增加后者的C_{max}，但不影响两者的消除和AUC。复方磺胺甲噁唑（复方新诺明）可增加本品的血药浓度，但肾功能正常者通常无须调整本品剂量。

⑨ 用药前，应提醒或告诫患者：a. 本品不是一种可以根治乙型肝炎的药物，用药期间不能自行停药，以免引起肝炎恶化。b. 治疗中定期做肝功能检查，至少每3个月检查1次ALT水平，每6个月检查1次HBV-DNA和HBeAg。c. HBsAg阳性但ALT水平正常的患者，即使HBeAg和（或）HBV-DNA阳性，也不宜开始本品治疗，应定期随访观察，根据病情变化而再考虑。d. 本品治疗期间不能防止患者将HBV通过性接触或血源性传播方式感染他人，故仍应采取适当防护措施。e. 尚不能证实孕妇应用本品可抑制HBV的母婴传播，治疗期间仍应对新生儿进行常规的乙型肝炎疫苗接种。

⑩ 本品偶可引起MALA和伴有脂肪变性的严重肝大，并有死亡病例报道。肥胖及长期用药的女性患者易于发生。因此，治疗期间应加强临床和实验室监测，如出现提示MALA或严重肝大伴脂肪变性的临床表现和实验室检查结果，应立即中止本品治疗。

⑪ 本品可引起SAMY升高，并偶可发生胰腺炎（在儿童患者中多见），用药过程中应密切观察，一旦出现胰腺炎的症状、体征和实验室检查异常，应立即停用本品。

⑫ 本品用于治疗乙型肝炎期间，应对患者的临床情况及病毒学指标进行定期检查。出现以下情况时应予停药，并给予保肝支持治疗：a. 治疗1年无效者。b. 用药期间发生严重不良反应（如MALA和伴有脂肪变性的严重肝大、胰腺炎或其他严重不适等）者。c. 用药期间意外怀孕而不愿终止妊娠者。d. 出现病毒变异和耐药性，并伴有临床症状恶化者（对于虽出现病毒变异，但伴有肝功能失代偿或肝硬化的患者则不宜轻易停用，否则可能引起病情进展，甚至导致死亡。对于此类患者，应加强对症保肝治疗和临床及实验室监测，然后根据具体病情谨慎地做出决定）。e. 依从性差，不能坚持服药者。f. 患者ALT＞ULN5倍，并出现下列情况之一者：ⓐTBIL＞85.5μmol/L（50mg/L）；ⓑALB＜35g/L。ⓒ凝血酶原活动度＜60%（或较正常对照延长4s）；ⓓ出现明显代偿的临床表现：明显畏食、乏力、恶心、呕吐、腹水、自发性腹膜炎、黄疸进行性加深、皮肤黏膜出血倾向、肝脏进行性缩小、上消化道出血及HE［早期症状为睡眠倒错（发病先兆之一）、性格改变（如抑郁或欣快）、行为异常（举止反常或行为怪异），继而出现智能障碍（记忆障碍、认知模糊、言语不清、书写困难、计数不能等，是鉴别本病的简单可靠方法）、不自主运动或扑翼样震颤（本病特征性体征）、呼气或皮肤异常气味（烂苹果味或鱼腥味，为本病特征性气味）、黄疸、视觉障碍（停药后可恢复），然后出现精神错乱、意识障碍、嗜睡、昏睡，并迅速进入昏迷。出现早期症状后应即停用药，治疗首选乳果糖、乳糖醇或门冬氨酸鸟氨酸，口服新霉素/甲硝唑及某些不产尿素酶的有益菌（如粪肠球菌SF68制剂、双歧杆菌三联活菌制剂等），并选用氟马西尼、谷氨酸钾/谷氨酸钠。危重者可行MARS人工肝、血液灌流、血液透析。必要时吸氧、输液、纠正电解质和酸碱平衡紊乱。慎用镇痛药、镇静催眠药（如吗啡、哌替啶、巴比妥类药及BZP），以免加重病情。除本品外，尚有氯化铵、氢氯噻嗪、螺内酯、普萘洛尔、对乙酰氨基酚、乙酰唑胺、地芬诺酯、抗肿瘤药（蒽环类、紫杉醇、氟他胺等）、硫唑嘌呤、西咪替丁、二甲双胍，以及镇痛药、镇静催眠药和麻醉药等都可能诱发HE，应用时均须注意］。ⓔ血清HBV-DNA水平高于治疗前水平。如

停止本品治疗，应对患者的临床情况和血清肝功能指标（ALT和BIL水平、HBV-DNA和HBeAg情况）进行定期监测至少4个月，之后根据临床需要继续观随访观察，以防肝炎复发。少数患者（主要为HBeAg阳性患者在血清转换前停用本品时，或因治疗效果不佳而停药者）停药后可能出现肝炎"复发"或发生HBV变异，从而导致肝炎病情加重（主要表现为HBV-DNA重新出现及ALT升高）。因此，如停用后出现肝炎恶化，应考虑重新使用本品治疗。

⑬ 本品的不良反应尚有：常见上呼吸道感染样症状、头痛、头晕、乏力、口干、肌痛、关节痛、感觉异常或外周神经病变、上腹不适、恶心、呕吐、腹痛和腹泻等，症状一般较轻，并可自行缓解。偶有瘙痒和皮疹，少数患者可出现高血糖、CPK和血小板降低、中性粒细胞减少、贫血、纯红细胞再生障碍、淋巴结病、脾大等，治疗中注意监测。

⑭ 其他参阅替比夫定【用药监护】⑭。

利巴韦林[典][基] Ribavirin

（病毒唑，三氮唑核苷；RBV，Tribavirin）

【药理分类】 广谱抗病毒药。

【适应证】 呼吸道合胞病毒（RSV）引起的病毒性肺炎与支气管炎、肝功能代偿期的慢性丙型肝炎。

【用法用量】 口服。体重＜65kg者，每次400mg，2次/d；体重65～85kg者，早400mg，晚600mg；体重＞85kg者，每次600mg，2次/d。

【用药监护】 ① 下列情况禁用：对本品过敏者、孕妇及有可能怀孕的妇女（本品在体内消除很慢，停药后4周尚不能完全自体内清除）、治疗前6个月内不稳定和未控制的心脏病、重度虚弱患者、重度肝功能异常或失代偿期肝硬化、自身免疫病（包括自身免疫性肝炎）、不能控制的严重精神失常及儿童期有严重精神病史者。

② 下列情况慎用：有严重贫血或肝功能异常者。

③ 老年人及CL_{Cr}＜50ml/min者不推荐应用。

④ 哺乳期妇女应用本品期间需停止哺乳。哺乳期妇女RSV感染具有自限性，故本品不用于此种病例。

⑤ 本品不宜用于未经实验室确诊为RSV感染的患者。

⑥ 本品与干扰素α2b联用比两者单用能更好地降低HCV-RNA的浓度；而两者联用的安全性与两者单用的安全性相近。与齐多夫定合用，可抑制后者转变成活性型的磷酸齐多夫定，从而降低后者药效。

⑦ 本品口服后可引起BIL增高，发生率可高达25%。常见可逆性贫血（一般在使用后10d内出现。但也可能出现在3～5d，停药后可自行恢复）和乏力。大剂量可引起Hb下降，也可见网状细胞增多。长期大剂量可致可逆性免疫抑制。偶见红细胞及白细胞下降、AST及ALT升高；瘙痒、丘疹、荨麻疹、支气管哮喘；食欲减退、胃痛、胃肠出血、恶心、呕吐、轻度腹泻、便秘及消化不良等；视物模糊或听力异常；头痛、眩晕、失眠、抑郁或兴奋、注意力障碍；肌痛、关节痛；低血压、高氨血症和胰腺炎。有呼吸道疾病（如COPD或哮喘等）患者应用本品可致呼吸困难、胸痛等。有报道，贫血患者应用本品可引起致命或非致命的心脏损害。因此，用药前及用药期间应注意做血常规（在用药前、治疗第2周、第4周均应检查Hb水平、WBC及BPC）、血生化、肝功能及其他相关检查，并注意观察上述不良反应，发现异常及时处置。

阿糖腺苷 Vidarabine

（阿糖腺嘌呤；Ara-A，Vitarabin）

【药理分类】 广谱抗病毒药。

【适应证】 ①HSV感染所致的口炎、皮炎、脑炎、角膜炎及CMV感染；②免疫缺陷者水痘感染。

【用法用量】 ①肌内注射及缓慢静脉注射。5～10mg/kg，1次/d，疗程5d。②静脉滴注。脑炎，15mg/kg，1次/d，疗程10d；免疫缺陷者水痘感染，10mg/kg，1次/d，疗程5～7d。③经眼给药。用于单纯疱疹性角膜炎的治疗时，用本品3%的眼膏，每次向结膜囊内涂1cm长眼膏，每3小时1次，5次/d，10～14d为1个疗程。

【用药监护】 ① 对本品过敏者禁用。

② 孕妇及哺乳期妇女慎用。

③ 用于脑炎时，应注意先明确诊断，并

在治疗开始前先进行脑脊液和脑电图（EEG）检查。

④ 本品与氨茶碱合用，可使后者的血药浓度升高。与喷司他丁合用，虽可提高本品的疗效，但也使两者不良反应的发生率增加。与别嘌醇或茶碱合用，可引起较严重的神经系统毒性反应。

⑤ 本品静脉滴注时应在临用时配制。配制时，可先用灭菌注射用水、5%或10%葡萄糖注射液5ml加入本品药瓶中，充分摇匀后，抽取混悬液加入已预热至35～40℃的输液中，轻加振摇，使药物溶解至澄清后方可滴注。本品溶解度小，最大溶解度为450mg/L，故需用较多液体溶解。滴注过程中，应每2h轻摇输液瓶一次。滴注速率不应超过30滴/min，滴注时间不少于12h。配制好的溶液不可冷藏，否则易析出结晶。静脉滴注时，由于输入大量液体，应注意水电解质平衡。静脉滴注部位可出现疼痛和血栓性静脉炎，大多在停药后消退。

⑥ 本品静脉给药剂量超过20mg/kg时，大多会出现消化道的不良反应，常见恶心、呕吐、腹痛、腹泻、便秘、食欲减退和体重减轻，多在用药后2d、3d出现，继续给药反应可在1～4d内减轻，一般不影响治疗。尚可出现暂时性血清氨基转移酶升高和TBIL升高。也有发生呕血的报道。用药期间，应注意监测肝功能，并防止出现呕血现象。

⑦ 本品偶见震颤、眩晕、幻觉、共济失调、癫痫发作、精神症状和意识模糊等，其发生与剂量有关，通常停药后可自行消退。也有出现头痛和脑病的报道，后者常难以与原发病相识别，多发生于肝或肾功能损害者。另有霍奇金淋巴瘤（HL，亦称霍奇金病）患者使用本品发生暂时性运动性失语症的报道。治疗过程中应注意观察，上述症状一旦出现，应及时停药。

⑧ 本品可出现Hb减少、HCT下降、白细胞减少、血小板减少、网织红细胞减少等，大多不必停药，且在疗程结束后3～5d恢复。静脉给药剂量超过20mg/(kg·d)时，可引起骨髓抑制，并偶见骨髓巨幼红细胞增多，停药后可自行恢复。因此，用药期间应注意监测血常规，必要时做骨髓象检查。

⑨ 本品偶可出现皮疹和瘙痒症状，多为轻度，一般在继续用药2～3d消失，必要时给予适量抗组胺药治疗。有报道本品可引起抗利尿激素分泌失调综合征（SIADH，症状和处置见奈达铂【用药监护】⑥）和低钾血症。其他不良反应尚有发热及全身乏力，停药后亦可消退。

⑩ 使用眼膏时，应告知患者：a. 涂药前先洗手。b. 涂药后常引起暂时性烧灼感、瘙痒等轻度刺激感，也可出现流泪、异物感、疼痛、结膜炎，一般可以耐受，不要中断治疗。c. 用药后可有短暂的视物模糊，在视力未恢复前不要活动。d. 应用本品可能出现畏光和光过敏反应，用药期间应避免强烈日光直晒或人工紫外线照射，烈日下外出宜戴墨镜。e. 应严格遵医嘱用药，不可超量涂药，用药次数也不可过多，否则可能导致角膜小点状损害。

膦甲酸钠 Foscarnet Sodium

（可耐，膦甲酸三钠；Foscavir，PFA）

【药理分类】 广谱抗病毒药。

【适应证】 ①AIDS患者CMV视网膜炎；②免疫功能损害患者耐阿昔洛韦HSV性皮肤黏膜感染或带状疱疹病毒（HZV）感染。

【用法用量】 静脉滴注。①AIDS患者CMV视网膜炎，诱导治疗：起始剂量60mg/kg，每8小时1次，连用2～3周。维持治疗：维持剂量为90～120mg/(kg·d)。维持治疗期间，如病情加重，可重复诱导治疗和维持治疗过程。②免疫功能损害患者耐阿昔洛韦HSV性皮肤黏膜感染，每次40mg/kg，每8小时或12小时1次，连用2～3周或直至治愈。

【用药监护】 ① 对本品过敏者禁用。

② 老年人慎用，并在用药前及用药期间注意监测肾功能状态。

③ CL_{Cr}＜24ml/min者不推荐应用。

④ 儿童及孕妇应用本品时需权衡利弊。

⑤ 哺乳期妇女应用本品期间需停止哺乳。

⑥ 本品与其他肾毒性药物如氨基糖苷类、两性霉素B或万古霉素等合用，可增加肾毒性。与喷他脒（静脉给药）合用，可能增加发生贫血的危险，还可引起低血钙、低血镁和肾毒性。与齐夫多定合用，可能加重贫血。

⑦ 本品不可静脉注射，尤其不能快速弹丸式静脉推注方式给药，亦不可快速静脉滴注，必须用输液泵恒速输注，因静脉注射或快速滴注可致血药浓度过高和急性低钙血症，或引起其他中毒症状。静脉滴注时滴速不得大于

1mg/(kg·min)，一次剂量为60mg/kg时，滴注时间不得少于1h；一次剂量为90～120mg/kg时，滴注时间不得少于2h。本品注射液（24mg/ml）未经稀释时，必须经中央静脉输注。如经外周静脉滴注，应选择较粗血管，并必须用0.9%氯化钠注射液或5%葡萄糖注射液稀释成12mg/ml溶液后使用，以免刺激外周静脉，引起静脉炎。本品不能与其他药物混合。

⑧ 本品常见肾功能损害，可引起肾源性尿崩症、SCr升高及CL_{Cr}降低、BUN升高、急性肾衰竭、尿毒症、多尿、结晶尿、代谢性酸中毒，以及泌尿道刺激症状或溃疡。停药1～10周SCr可恢复至治疗前水平或正常。为减轻本品的肾毒性，使用本品前及使用本品期间患者应水化。静脉输液量为2500ml/d，可适当使用噻嗪类利尿药，并嘱患者用药期间多饮水。用药期间必须密切监测肾功能，并按肾功能适当减少用药剂量或延长给药间隔。

⑨ 本品可引起贫血、骨髓抑制（较阿昔洛韦轻）、白细胞减少、粒细胞减少、血小板减少、Hb降低，以及AST和ALT异常、ALP及LDH升高。用药期间还可引起电解质紊乱，出现低钙血症、低镁血症、低钾血症、低钠血症、低磷血症或高磷血症，以及ECG异常、高血压或低血压、室性心律失常等，并有胰腺炎的个案报道。因此，用药期间应密切监测血常规、血电解质（尤其钙和镁）、SAMY、肝功能、血压及ECG，发现异常及时处置。

⑩ 本品还可出现以下不良反应：a. 神经系统症状：感觉异常、头痛、眩晕、非自主性肌肉收缩、震颤、共济失调、惊厥、抽搐、癫痫发作。b. 精神异常：畏食、焦虑、神经质、精神紊乱、抑郁、精神病、激动、幻觉、进攻性反应等。c. 全身反应：疲乏、不适、寒战、发热、脓毒症。d. 胃肠道症状：恶心、呕吐、腹泻、腹痛、消化不良、便秘。e. 其他反应：皮疹、肌无力、下肢浮肿、咳嗽、呼吸困难等。用药期间，应注意观察患者，发现异常及时处置。

⑪ 本品注射液应避免与皮肤、眼睛接触，若不慎接触，应立即用清水洗净。

⑫ 本品乳膏剂严格限用于免疫功能损害患者耐阿昔洛韦HSV性皮肤黏膜感染或HZV感染。在破损皮肤涂药时，应适当减少剂量。用药后如局部刺激症状严重，应立即停药。

西多福韦　Cidofovir

（西道法韦，西多伏韦；CDV，Vistide）

【药理分类】 广谱抗病毒药。

【适应证】 AIDS患者并发的CMV视网膜炎。

【用法用量】 静脉滴注。每次5mg/kg，1次/周，连用2周，之后每隔1周给予5mg/kg，直至视网膜炎好转或出现与治疗有关的毒性。

【用药监护】 ① 下列情况禁用：对本品过敏、对丙磺舒或磺胺类药过敏及严重肾功能损害者（SCr＞1.5mg/dl，CL_{Cr}＜55ml/min，或尿蛋白2^+以上或≥100mg/dl）。

② 下列情况慎用：肾功能损害、糖尿病或有虹膜炎或眼色素层炎病史者。

③ 本品与氨基糖苷类及其他肾毒性药物（如膦甲酸钠、喷他脒等）合用，可显著增加中毒性肾功能损害风险。本品单用时并不影响齐多夫定的药代动学参数，但是治疗中常与本品联用的丙磺舒可抑制齐多夫定的肾清除，故可增加齐多夫定的血药浓度和流感样症状（肌痛、不适、发热）、斑丘疹和血液学毒性；因此，本品与丙磺舒联用时接受齐多夫定治疗的患者应停用齐多夫定或剂量减半。

④ 本品具有肾毒性，用药后肾功能损害的发生率可达53%，主要引起近曲肾小管损伤（早期表现为SCr升高、蛋白尿、糖尿，以及BUA、血浆磷酸盐和碳酸氢盐下降）和代谢性酸中毒（近端肾小管酸中毒），很小剂量即可能发生急性肾衰竭。亦有本品引起范科尼综合征［Fanconi syndrome，其临床突出表现为氨基酸尿、肾性糖尿（在血糖正常的情况下，出现尿糖阳性）、磷酸盐尿（可导致低磷血症），亦可出现低尿酸血症、低分子蛋白尿、近端肾小管性酸中毒等表现，可合并急性或慢性肾衰竭。处置：停止用药，对症治疗。除本品外，顺铂、氨基糖苷类、异环磷酰胺、丙戊酸钠、阿德福韦酯、替诺福韦、雷尼替丁、马兜铃酸（关木通、广防己、青木香等）、舒拉明钠、赖氨酸、延胡索酸等药物亦可能引起，应用时须注意监测。］及尿崩症的报道。为减少中毒性肾功能损害的发生率，治疗中应采取以下措施：a. 在使用本品治疗前7d，应停用其他肾毒性药物。b. 在每次用药前3h口服丙磺舒2g，在本品滴注完毕后的2h、8h各口服

丙磺舒 1g。c. 在每次滴注本品前滴注 0.9%氯化钠注射液 1000ml，并在滴注结束后及时给予本品；如能耐受，可在给予本品的同时，或在本品滴注之后再滴注 0.9%氯化钠注射液 1000ml。

⑤ 治疗中应监测肾功能和尿蛋白，并根据检查结果调整用药剂量。SCr 超过正常范围 0.3～0.4mg/dl 时，每次剂量即应从 5mg/kg 减少至 3mg/kg，但 SCr＞1.5mg/dl，CL_{Cr}＜55ml/min，或尿蛋白≥100mg/dl 时，应停止用药。

⑥ 本品偶见虹膜炎及眼色素层炎，并可使糖尿病患者的视网膜炎加重，故有虹膜炎、眼色素层炎及糖尿病的患者应用本品时，应注意观察眼色素层炎和眼虹膜炎的症状和体征。患者如出现眼睛发红、疼痛、视物模糊或视力下降现象，应及时停药做眼科检查，以免病情加重，甚至引起视网膜脱离或失明。

⑦ 尚有本品引起中性粒细胞减少（与剂量无相关性）、外周神经病变、乏力、焦虑、神志错乱、惊厥、异常步态、嗜睡、头痛、恶心（7%）、呕吐（7%）和腹泻（26%）、伴或不伴耳鸣的听力丧失、过敏反应、皮肤糜烂或溃疡的报道。治疗中应加注意观察，如有出现，及时处置。

齐多夫定[典][基] Zidovudine

（艾健，叠氮胸苷；Azidothymidine，AZT）

【药理分类】 抗 HIV 药-核苷类逆转录酶抑制药 NRTI。

【适应证】 ①治疗 HIV 感染（与其他抗 HIV 药物联用）；②预防母婴 HIV 垂直传播。

【用法用量】 ①治疗成人 HIV 感染：500～600mg/d，分 2～3 次服用。②预防母婴 HIV 垂直传播：a. 孕妇（孕周＞14 周），每次 100mg，5 次/d，直至分娩开始；在分娩过程中静脉给予 2mg/kg，静脉滴注 1h 以上，之后继续滴注 1mg/kg，直至脐带结扎。b. 新生儿，每次 2mg/kg，每 6 小时 1 次；出生后 12h 开始给药，连续服用 6 周；不能口服者应静脉给予 1.5mg/kg，每 6 小时 1 次，每次给药时间＞30min。

【用药监护】 ①下列情况禁用：对本品或制剂中任何成分过敏者、中性粒细胞异常低下（＜0.75×10^9/L）或 Hb 异常低下（＜7.5g/dl）者。

② 下列情况慎用：骨髓抑制（粒细胞＜1.0×10^9/L 或 Hb＜9.5g/dl）、肝或肾功能障碍及维生素 B_{12} 缺乏、妊娠 14 周内者，以及儿童和老年人。

③ 哺乳期妇女应用本品期间需停止哺乳。

④ 影响 DNA 复制的一些核苷类似物（如利巴韦林）在体外试验中，可拮抗本品的抗病毒活性，应避免与之合用。本品与更昔洛韦合用，可加重对骨髓的抑制。与阿昔洛韦合用，可引起神经毒性（如深度昏睡、疲倦等）。与骨髓抑制药或细胞毒性药物合用，有增加血液毒性的危险。与 α-干扰素合用，可加重粒细胞减少及肝毒性。与拉米夫定合用，两者的 AUC 与 CL_t 都没有发生变化，但本品的 C_{max} 增加 39%±62%。与丙磺舒合用，使本品的 CL 减少 33%，$t_{1/2}$ 约延长 1.5 倍，不良反应增加（一些患者可出现感冒样症状包括肌痛、不适、发热或皮疹等）。与对乙酰氨基酚合用，可引起中性粒细胞减少。对乙酰氨基酚、阿司匹林、吲哚美辛、保泰松、酮替芬、萘普生、氨苯砜、氯贝丁酯、去甲羟安定、氯羟安定、西咪替丁、磺胺类药、可待因、吗啡等能竞争性地阻碍本品与葡糖醛酸结合或直接抑制肝脏微粒体代谢而影响本品的代谢，使本品的 $t_{1/2}$ 延长和 AUC 增加，从而毒性增强。与壬二酸合用，本品的 AUC 明显增加，两者合用时应密切监察可能出现的不良反应。与氟康唑合用，可影响本品的 CL 与代谢，本品的 AUC 明显增加，$t_{1/2}$ 明显延长。与美沙酮合用，本品的血药浓度升高，中毒的危险性增加。与甲氧苄啶合用，本品的血药浓度升高。与克拉霉素、利福平、利福布汀合用，本品的血药浓度降低。与吡嗪酰胺合用，后者的血药浓度减少，疗效降低。

⑤ 用药前，应提醒或告诫患者：a. 本品尚未被证明能预防 HIV 通过性接触或血液污染的传播。b. 本品不能治愈 HIV 感染，应用本品时仍存在着与免疫抑制相关疾患的危险，如条件致病菌所致感染及恶性肿瘤等。c. 在怀孕期间使用本品预防 HIV 的母婴传播，尽管进行了治疗，但在某些病例中仍有发生母婴传播的可能。d. 口服给药时，应尽量避免高脂饮食，以免降低本品的生物利用度。e. 用药期间，刷牙宜使用软毛牙刷，并尽量避免使用牙签，防止引起牙龈出血。f. 本品可与许

多常用药物产生相互作用，故接受本品治疗时不可擅自使用其他药物，尤其感冒或一般性疼痛时不要用 NSAID，以免增加本品的毒性反应，使用其他药物时应咨询医师或药师。g. 出现不良反应时要及时报告经治医师。

⑥ 本品可引起骨髓抑制，可导致贫血、中性粒细胞减少、白细胞减少、全血细胞减少、真性红细胞发育不全及再生障碍性贫血等，其中以贫血（发生率约 30%，通常于用药 4 周后出现，也有出现较早）、中性粒细胞减少（发生率 45%，通常于用药 6 周后出现，也可能出现较早）及白细胞减少（通常继发于中性粒细胞减少）为多见，多数患者可在进行剂量调整、停药和（或）输血治疗后得以缓解。当高剂量用药（1200～1500mg/d）或晚期 HIV 患者（尤其治疗前骨髓储量少的患者），特别是 $CD4^+$ 细胞计数＜100/mm^3 的患者易出现上述不良反应。用本品治疗前中性粒细胞数低下或与对乙酰氨基酚同用的患者，中性粒细胞减少症发生率增加。治疗前 Hb 低下和叶酸、维生素 B_{12} 缺乏者，易于发生贫血。因此，对于治疗前骨髓储备量少的患者，用药时应特别小心，起始剂量应降低。用药期间则应仔细监测血液学参数，特别要注意中性粒细胞、白细胞、Hb 和血小板等检验值的变化。对于高剂量用药、治疗前骨髓功能储备不好及进展期或晚期 HIV 患者，应于治疗开始后的 3 个月内，至少每 2 周检查 1 次；3 个月后，至少每月检查 1 次。对早期 HIV 感染及 HIV 感染无症状者（通常骨髓功能储备较好），可适当降低监测频率，例如可每 1～3 个月 1 次。Hb＜基线值 25%，NC＜基线值 50%时，应增加检查次数，以防出现严重贫血或粒细胞减少。出现严重贫血（多发生于治疗 4～6 周）或骨髓抑制（多发生于治疗 6～8 周）时，如 Hb＜7.5～9g/dl 或 NC＜（0.75～1.0）×10^9/L，则应减少每日剂量，直至出现骨髓恢复的证据；否则，应暂停用药 2～4 周，以促进骨髓恢复。对于出现重症贫血的患者，在进行剂量调整的同时，应予以输血治疗。

⑦ 本品的其他不良反应有：常见恶心、呕吐、畏食、腹痛、头痛、皮疹、低热、肌痛、异感症、失眠、不适、虚弱、消化不良，其中恶心最为常见。晚期 HIV 患者用本品治疗时常见严重头痛、肌痛、失眠。早期 HIV 患者使用本品治疗时则常见呕吐、畏食、不适或虚弱。可能出现的不良反应有：肌病和（或）RM（症状与处置参阅替比夫定【用药监护】⑭和法罗培南【用药监护】⑨）、淋巴结肿胀、各类血细胞减少伴随骨髓再生不良、血小板减少症、MALA、肝病（如伴有脂肪变性的严重肝大，肥胖妇女、伴有肝大、肝炎及其他肝病者发生率较高）、血清氨基转移酶和 BIL 升高、胰腺炎，以及指甲、皮肤和口腔黏膜色素沉着等。偶可发生的不良反应有：舌唇肿大、吞咽困难、呼吸困难、声音嘶哑；鼻出血、牙龈出血或便血；无力、发热、恶寒、感冒样症状、背痛、胸痛、关节痛；多尿、尿频、尿急、无尿或排尿障碍、肾功能损害；不安、嗜睡、眩晕、抑郁、神经过敏、识别障碍、共济失调、惊厥、癫痫和其他脑病症状；血管扩张、缺血性心功能不全；痤疮、瘙痒、荨麻疹；弱视、畏光、味觉异常和听力障碍等。治疗中应注意观察，并定期进行相关检查，如果上述症状严重，可减少或暂时停用本品。

奈韦拉平【典】【基】 Nevirapine

（奈维雷平，维乐命；Viramune，Virocil）

【药理分类】 抗 HIV 药-非核苷类逆转录酶抑制药（NNRTI）。

【适应证】 ①与其他抗 HIV-1 药物联合用于治疗 HIV-1 感染；②单独用于阻断 HIV-1 的母婴传播。

【用法用量】 口服。①治疗 HIV-1 感染：初始 14d（导入期），每次 200mg，1 次/d；之后每次 200mg，2 次/d，并同时应用两种以上其他抗 HIV-1 药物（按其推荐剂量），单用此药会很快产生同样的耐药病毒。②预防 HIV 母婴传播：对于将即将分娩的孕妇，给予单剂 200mg，新生儿则在出生后 72h 内，按 2mg/kg 单剂给药。

【用药监护】 ① 重要警示：本品可能引起肝毒性和严重皮疹，并有发生严重及危及生命的肝毒性及致命的急性肝炎的报道，亦有应用本品引起严重皮肤反应（包括 SJS、Lyell 综合征）和变态反应而致死的报道。因此，用药期间应注意监测，如出现以上毒性反应，必须立即停用本品。对由于严重皮疹、皮疹伴全身症状、过敏反应和本品引起的肝炎而中断本品治疗者不能重新服用。在服用本品期间，既往出现 AST 或 ALT 超过 ULN 5 倍，重新应用本品后迅速复发肝功能异常者应不再继续使用。

② 对本品过敏者禁用。

③ 下列情况慎用：中度或重度肝功能损害及严重肾功能损害者。

④ 孕妇仅在用药的利大于弊时，才考虑使用本品。

⑤ 哺乳期妇女应用本品期间需停止哺乳。

⑥ CD4 细胞计数≥400/μl 男性和 CD4 细胞计数≥250/μl 女性患者规定不用，以避免肝毒性的风险。

⑦ 对 55 岁以上的 HIV-1 患者，本品的药代动力学尚未评估。

⑧ 本品单用易产生耐药性，与地拉韦定有交叉耐药性。

⑨ 本品为 CYP450 代谢酶（CYP3A、CYP2B）的诱导药，可降低其他主要由 CYP3A 或 CYP2B 代谢药物（如伊曲康唑、酮康唑、美沙酮等）的血药浓度；两者合用时，后者的药物剂量需调整。本品与齐多夫定、去羟肌苷或扎西他滨、奈非那韦、利托那韦及利福布汀合用时，无须调整这些药物的剂量。体外研究表明，本品羟化代谢产物的形成不受氨苯砜、利福布汀、利福平和磺胺甲噁唑-甲氧苄啶的影响；酮康唑和红霉素可明显抑制本品羟化代谢产物的形成。本品对司坦夫定的 AUC 或 C_{max} 没有影响，也不影响拉米夫定的清除。本品与沙奎那韦合用，可使导致沙奎那韦 AUC 平均下降 24%，但本品的血浆浓度无明显变化。本品与茚地那韦合用，后者 AUC 平均下降 28%，而本品的血浆浓度无明显变化。本品对利福平的稳态药代动力学参数 C_{max} 和 AUC 无显著影响，但利福平可显著降低本品的 AUC、C_{max} 和 C_{min}。本品与克拉霉素合用，后者的 AUC、C_{max} 和 C_{min} 显著降低（分别降低 30%、21%和 46%），但其活性代谢产物 14-羟基克拉霉素的 AUC 和 C_{max} 则显著升高（分别升高 58%和 62%）；而本品的 C_{min} 显著升高（升高 28%），AUC 和 C_{max} 则非显著性升高（分别升高 26%和 24%）；这些结果提示，两药合用时均无须调整剂量。在本品治疗的前 14d 内同时服用泼尼松（40mg/d），可增高最初 6 周内皮疹的发生率。本品与口服避孕药同用，后者的血药浓度降低，很可能导致避孕失败，因此对正在服用本品的有可能妊娠的妇女，应建议使用其他有效方法避孕；患者口服避孕药用以调节激素水平时，如需合用本品，应对前者进行监测。

⑩ 用药前，应告知患者：a. 每日必须遵医嘱按时按量服药，不得擅自改变用药剂量；如漏服，应尽快服用下一次药物，但不要加倍服用；如停药超过 7d，应按照给药原则重新开始，即每次 200mg，1 次/d，连用 14d，之后每次 200mg，2 次/d。b. 本品常可引起轻度或中度的皮疹，少数患者甚至可引起严重皮疹或严重的 SJS、Lyell 综合征，治疗中如出现严重的皮疹或皮疹伴全身症状（如发热、水疱、口腔损害、结膜炎、水肿、肌痛、关节痛或全身不适），应自行停药，并及时报告医师。c. 本品具有肝毒性，可能引起肝炎或其他严重肝病，治疗中如出现畏食、恶心、黄疸、胆红素尿（外观呈深黄色，振荡后产生的泡沫亦呈黄色）、无胆汁粪（灰白便）、肝大或肝区压痛等肝炎的前驱症状或体征，应及时停药并报告医师。d. 用药期间，如出现嗜睡、眩晕症状，应避免驾驶及危险性较大的机器操作或高空作业。e. 本品不能治愈 HIV 感染，治疗期间仍有发生机会性感染和 HIV 相关疾病的可能，也不能减少 HIV-1 传染给其他人的危险性。f. 本品可降低口服避孕药的血药浓度，可能妊娠的妇女服用本品时应采用其他有效方法避孕。

⑪ 肝毒性是本品的主要和最严重的不良反应，临床上最常见的实验室化验异常是肝酶升高，包括 AST、ALT、GGT、ALP 和 TBIL 升高，其中无症状的 GGT 升高最为常见。偶可引起黄疸、肝炎或急性及胆汁淤积性肝炎，并曾有用药后引起严重及危及生命的肝毒性（包括重型肝炎、肝坏死、肝衰竭和致命性急性重型肝炎）的报道。严重肝毒性一般发生于本品治疗的前 12 周内，但也有可能在用药 8 周内即发生，或者在用药 12 周之后才出现。因此，这期间应注意严密监测患者的肝功能，并警惕肝炎的前驱症状或体征，如畏食、恶心、呕吐、黄疸、胆红素尿、无胆汁粪、肝大或肝压痛，监测的频率每月 1 次以上（如果治疗中 AST 或 ALT 超过 ULN 2 倍，监测的频率应增加），尤其在增加剂量之前和增加后 2 周。治疗最初的 12 周过后，仍然要继续进行监测，但监测间隔时间可适当延长。治疗中，如患者的 AST 或 ALT 超过 ULN 5 倍，应立即停用本品。对出现下列情况之一者应立即停药，并永久不可重新服用本品：a. 出现肝炎临床症状，包括畏食、恶心、呕吐、黄疸、肝

区痛及实验室结果不正常，如中或重度肝功能异常（除 GGT 外）。b. 既往出现 AST 或 ALT 超过 ULN 5 倍，停用本品至 AST 和 ALT 恢复至基线水平后，患者在重新使用本品（开始 200mg，应用 14d，然后谨慎地增至每次 200mg，2 次/d）后又很快出现中或重度肝功能异常者。

⑫ 本品另一最常见的毒性反应为皮疹，通常表现为轻或中度的斑丘疹或红斑样皮疹，有或没有瘙痒，分布在躯干、面部或四肢。曾报道有变态反应出现（过敏反应、喉头水肿和荨麻疹）。皮疹可单独出现，也可伴有全身症状（如发热、关节痛、肌痛和淋巴结病）为特征的变态反应，或者伴有肝炎、EOS 增多、粒细胞减少、肾功能障碍及其他内脏损害现象的严重皮疹（即 DRESS 综合征，参阅厄他培南【用药监护】⑫）。皮疹多数出现在服药最初 6～8 周内，少数患者可能在最初的 12 周发生，严重皮疹大多出现于服药的前 4 周内。因此，在本品治疗的前 12 周内应对患者进行严密的监测，尤其在最初的 8 周内。如患者出现轻中度皮疹（包括瘙痒），可在严密观察下继续用药。如在导入期出现皮疹或前驱症状，剂量不再增加，直至皮疹消失。导入期出现弥散性红斑或斑丘样皮疹时，应停用本品至皮疹消失，如停用本品超过 7d，重新用药时应以 200mg/d 导入。如在导入期出现荨麻疹，应停用本品，并不再重新用药。本品治疗期间，出现以下情况者应立即并且永久停药：a. 严重皮疹（广泛红斑样或斑丘样皮疹、皮疹或湿性脱屑、血管神经性水肿、类血清病型反应、SJS、Lyell 综合征）。b. 任何皮疹伴有相关全身症状，如发热＞39℃、水疱、口腔损害、结膜炎、肝酶升高、面部水肿、肌痛或关节痛、全身不适。c. 任何皮疹伴有相关全身症状和器官功能损害（肝炎、粒细胞缺乏症、EOS 增多、肾功能障碍等）。

临床研究中，在本品治疗的前 14d 内同时服用泼尼松（40mg/d）不能降低与本品相关的皮疹发生率，反而可能增高在服用本品 6 周内皮疹的发生率，并会扩大皮疹的影响范围和程度。因此，不推荐用泼尼松预防本品引起的皮疹。但是，本品治疗经历 14d 的导入期（见本品的【用法用量】）可降低皮疹的发生频率。

⑬ 本品的其他常见不良反应尚有：疲倦、发热、头痛、嗜睡、呕吐、腹泻和腹痛，一般不影响继续用药，必要时可对症治疗。本品与其他抗 HIV-1 药物合用时，偶可出现胰腺炎、贫血、血小板减少和外周神经病变，治疗期间应注意监测，一旦出现，及时处置。

⑭ 有报道，过量使用本品剂量 800～1800mg/d 长达 15d，患者出现水肿、结节性红斑、乏力、发热、头痛、失眠、恶心、浸润性肺炎、皮疹、眩晕、呕吐和体重下降，在停用本品后均好转，症状严重者可采用对症、支持疗法。本品尚无已知的解毒药，但可经腹膜透析清除。

依非韦仑[基] Efavirenz

（艾法韦仑，施多宁；Stocrin，Sustiva）

【药理分类】 抗 HIV 药-NNRTI。

【适应证】 与其他抗 HIV-1 药物和（或）核苷类反转录酶（RT）抑制药联合用于治疗 HIV-1 感染的成人、青少年及儿童。

【用法用量】 口服。每次 600mg，1 次/d。青少年和儿童（17 岁及以下并确信能吞咽片剂或胶囊的儿童），13～15kg 者，每次 200mg，1 次/d；15～20kg 者，每次 250mg，1 次/d；20～25kg 者，每次 300mg，1 次/d；25～32.5kg 者，每次 350mg，1 次/d；32.5～40kg 者，每次 400mg，1 次/d；40kg 或以上者，每次 600mg，1 次/d。

【用药监护】 ① 重要警示：极少数患者应用本品后可能出现严重抑郁、自杀倾向、非致命的自杀企图、攻击行为、偏执和躁狂等严重精神不良事件，既往有精神疾患的患者用药后产生精神症状的危险性增高。个别临床报道有可能与应用本品相关的自杀身亡、错觉和神经质行为。因此，用药期间应加强监护，定期随访，同时要求其监护者密切观察患者用药后有无任何精神性异常行为变化，并及时与经治医师保持沟通，以便及时处置。

② 对本品过敏者禁用。

③ 肝病患者慎用。

④ 3 岁以下或＜13kg 儿童不宜应用。

⑤ 65 岁及以上老年人不推荐应用。

⑥ 服用本品的妇女应避免怀孕（由于本品 $t_{1/2}$ 较长，停用后 12 周仍要采取有效避孕措施）。

⑦ 哺乳期妇女应用本品期间需停止哺乳。

⑧ 本品不得单独用于 HIV 治疗或者以单药加入无效的治疗方案，而应与一种或一种以上新的、患者从未使用过的抗反转录病毒药合用。选择与本品合用的新抗反转录病毒药时，

应考虑到病毒的可能交叉耐药性。单独使用本品治疗时，病毒可迅速出现耐药性。

⑨ 本品不得与特非那定、阿司咪唑、西沙必利、咪达唑仑、三唑仑、匹莫齐特、苄普地尔或麦角碱类衍生物合用，因为本品竞争CYP3A4可能抑制这些药物的代谢，并可能造成严重的和（或）危及生命的不良事件，如心律失常、持续的镇静作用或呼吸抑制。本品为CYP3A4诱导药，与CYP3A4酶底物的药物（如钙通道阻断药维拉帕米、非洛地平、硝苯地平、尼卡地平等）合用时，后者的血药浓度可能降低。与美沙酮合用，可减少后者的血药浓度，并可产生阿片样的戒断症状。本品与伏立康唑合用，本品的血药浓度显著升高，后者的血药浓度显著降低，不得合用。与卡马西平合用，两者的血药浓度均明显降低，不宜合用。与利托那韦合用，结果显示这种联合用药的耐受性不好，临床不良反应（如眩晕、恶心、感觉异常）和实验室化验值异常（肝酶升高）的发生率较高。

本品可使茚地那韦、沙奎那韦、阿普那韦、克拉霉素、他汀类药（如阿托伐他汀，普伐他汀或辛伐他汀等）、伊曲康唑、舍曲林、地尔硫䓬等药物的血药浓度降低。利福平和利福布汀可使本品的血药浓度降低。

⑩ 本品常见的不良反应为皮疹，且通常是轻至中度的斑丘疹性皮疹，多发生于开始治疗的前2周。大多数患者的皮疹随着继续治疗会在1个月内消失，适当的抗组胺药和（或）皮质激素类药可改善耐受性并加速皮疹消退。对于发展为伴有水疱、湿性脱屑、溃疡或累及黏膜或发热的严重皮疹或出现多形性红斑、SJS的患者，应及时停用本品。如果中断本品治疗，还应考虑停用其他抗逆转录病毒药，以避免耐药病毒的产生。对于因皮疹而中断治疗者，在皮疹完全消退后可重新开始服用本品。重新服用本品时，应使用适当的抗组胺药和（或）糖皮质激素类药物。由于儿童皮疹的发生率较高及程度较为严重，可考虑在儿童开始接受本品治疗前预防性应用适当的抗组胺药。

⑪ 本品常见的神经系统症状包括但不仅限于：头痛、头晕、失眠、困倦、注意力不集中及异梦等。较少见的有：眩晕、焦虑、抑郁、思维异常、兴奋、欣快、健忘、协调异常、共济失调、精神错乱、情绪不稳定、幻觉、自杀倾向、攻击行为，以及神经衰弱、小脑协调及平衡能力紊乱、妄想症、惊厥和昏迷等神经精神症状。这些症状通常开始于治疗的第1日或第2日，并多在治疗的前2～4周后自行缓解。临睡时服药可改善这些症状的耐受性。降低剂量或分次服用每日剂量并未能带来益处。因此，用药期间应加强观察，患者一旦出现上述症状，应视反应情况给予对症治疗，并做出是否继续用药的决定。

⑫ 本品具有肝毒性，可引起AST、ALT和GGT升高，并有引起肝炎、肝衰竭的报道。慢性乙型肝炎或丙型肝炎患者使用抗逆转录病毒药联合治疗时，严重的和可致命的肝脏不良事件发生的风险明显增加。对于已知或怀疑有乙型或丙型肝炎病史的患者及使用其他具有肝毒性药物的患者，应定期监测肝脏酶学指标。对于血清氨基转移酶持续升高超过ULN 5倍的患者，需要权衡本品连续治疗的益处与未知严重肝脏毒性的危险。但单独的GGT升高反映的是酶的诱导而非肝毒性，不影响继续用药。

⑬ 本品尚偶见瘙痒、呕吐、腹泻、腹痛、面色潮红、男子乳房发育、耳鸣、视物模糊、光敏性皮炎、胰腺炎、身体脂肪再分布或蓄积、免疫重建炎性综合征（IRIS），以及TC、高密度脂蛋白胆固醇（HDL-C）和TG升高等。用药期间应注意观察，并进行相关实验室监测。

茚地那韦[基] Indinvir

（艾好，佳息患；IDV，Crixivan）

【药理分类】 抗HIV药-HIV蛋白酶抑制药。

【适应证】 HIV-1感染。

【用法用量】 口服。每次800mg，每8小时1次；3岁及以上儿童，每8小时500mg/m^2。

【用药监护】 ① 对本品及其他HIV蛋白酶抑制药过敏者禁用。

② 孕妇应用本品时需权衡利弊。

③ 哺乳期妇女应用本品期间需停止哺乳。

④ 3岁以下小儿不推荐应用。

⑤ 本品不能与利福平、特非那定、阿司咪唑、西沙必利、咪达唑仑、阿普唑仑、三唑仑、匹莫齐特、麦角碱类衍生物合用。与阿托伐他汀、西立伐他汀、洛伐他汀、辛伐他汀合用，肌病和（或）RM的危险性增加。去羟肌

苷可减少本品的吸收，从而降低本品的生物利用度和疗效，必须合用时应在空腹时至少应间隔 1h 服用。苯巴比妥、苯妥英、卡马西平和地塞米松可降低本品的血药浓度，合用时须谨慎。本品与酮康唑、伊曲康唑、地拉韦定合用，本品的血药浓度升高，合用时本品剂量应减少至每 8 小时 600mg。与依非韦伦合用，本品的血药浓度降低，合用时本品剂量应增加至每 8 小时 1000mg。与利福布汀合用，后者的血药浓度升高，而本品的血药浓度降低，合用时利福布汀剂量应减少至标准剂量的一半，本品剂量则应增加至每 8 小时 1000mg。

⑥ 给药前，应嘱患者治疗期间注意：a. 本品必须间隔 8h 服用 1 次。b. 不可与食物同时服用，应在餐前 1h 或餐后 2h 以水送服，也可用其他饮料（如脱脂牛奶、果汁、咖啡或茶等）送服。c. 24h 内至少饮用 1.5L 液体，体重＜20kg 者至少饮用 75ml/(kg · d) 液体，体重在 20～40kg 者至少饮用 50ml/(kg · d) 液体。d. 如出现血尿、结晶尿或腰痛，以及皮疹、皮肤红斑或水疱等现象，应及时报告。

⑦ 治疗中，应注意观察随访用药后的不良反应，重点监察肾毒性［如肾结石（包括伴有或不伴有血尿的腰痛）、间质性肾炎、儿童不明原因的无症状脓尿］、肝毒性（血清氨基转移酶明显升高、高胆红素血症或无症状性高胆红素血症、严重肝炎）、血液系统反应（急性溶血性贫血、血常规指标明显降低）、过敏反应或严重皮肤反应（多形性红斑和 SJS），以及胰腺炎、原有的糖尿病加重或高糖血症、脂肪营养不良综合征及心血管病（心绞痛、心肌梗死）等。上述症状一旦出现，应视情况予以减量、暂停治疗或中断用药。

⑧ 用药期间，应每日监测血糖，每 2～4 周检查 1 次血清 p24 抗原、HIV-RNA、CD 细胞计数、肝肾功能、CBC 及 DC、常规血生化检查。

⑨ 已有报道，本品偶可引起肌病和（或）RM，用药期间应注意观察。症状与处置参阅替比夫定【用药监护】⑭及替法罗培南【用药监护】⑨。

第二章 抗肿瘤药及其辅助用药

第一节 细胞毒性药物

一、作用于 DNA 化学结构的药物

氮芥[典] Chlormethine

（恩比兴；Embichin）

【药理分类】 抗肿瘤药-烷化剂。

【适应证】 ①主要用于 HL、恶性淋巴瘤与肺癌；②腔内注射用于控制癌性胸腔积液；③外用可用于皮肤蕈样真菌病。

【用法用量】 ①静脉注射。每次 5～10mg（0.1～0.2mg/kg），1～2 次/周，1 个疗程总量 30～60mg，疗程间隔不少于 2～4 周。②腔内注射。每次 10～20mg（0.2～0.4mg/kg），加入 0.9%氯化钠注射液 20～40ml 中并混匀，在尽量抽去腔内积液后注入。注入后 5min 内应多次变换体位，以使药液在腔内分布均匀，每 5～7d1 次，4～5 次为 1 个疗程。③动脉注射。每次 5～10mg（0.1～0.2mg/kg），以 0.9%氯化钠注射液稀释。每日或隔日 1 次，总量可较静脉给药量稍高。④创面冲洗。每次 5～10mg，稀释后冲洗创面。⑤外用。皮肤蕈样真菌病（注射液）：每次 5ml，以 0.9%氯化钠注射液 50ml 稀释后，局部涂抹患处，1～2 次/d。

【用药监护】 ① 下列情况禁用：对本品过敏、骨髓抑制、感染、肿瘤细胞浸润骨髓、曾接受过化疗或放疗者，以及孕妇和哺乳期妇女。

② 本品限用于成人。

③ 极少用于腹腔内，因可能引起严重疼痛及肠梗阻。

④ 本品对生殖性腺有损害，可抑制卵巢和睾丸功能，造成月经不调或停经、精子减少或无精，也可能伴有性欲或性功能减退，甚至引起卵巢功能衰竭和睾丸萎缩。因此，青少年及育龄期患者用药时应特别慎重。

⑤ 本品为强烈的发疱性药物，稀释后极不稳定，极易分解失效，故稀释后应快速地在 10min 内注入体内。

⑥ 本品可由动脉静脉及腔内给药，因局部刺激作用明显，易引起组织坏死，故不能口服、肌内注射、皮下注射，也不做静脉滴注。

⑦ 本品外用时应避免用于面部（有色素沉着危险）、黏膜及口腔等管腔开口处，并不可接触眼睛、外生殖器等部位，以免造成组织损伤。

⑧ 静脉注射时，先将本品一次剂量用 0.9%氯化钠注射液 10ml 稀释，并立即使用。方法：a. 静脉冲入：将药液从正在输注 0.9%氯化钠注射液的近针端输液管中冲入。b. 静脉推注：先用已抽取 0.9%氯化钠注射液 5～10ml 的注射器做静脉穿刺，成功后将 0.9%氯化钠注射液注入血管，确认注射针头在血管内后，再将药液缓慢推入。忌用抽取药液的注射器直接做静脉穿刺，因针头附着有高浓度的药液，尤其在非一次成功穿刺时，易引起严重的外周静脉炎及局部皮肤及肌肉坏死。注射后，再经此静脉注入 0.9%氯化钠注射液 5～10ml，防止注射局部血管药物浓度过高而致静脉炎或血栓性静脉炎。同时注意：a. 每次给药都应更换静脉，在同一血管多次给药可引起血管疼痛、硬化，甚或引起血栓性静脉炎。b. 如因注射不慎溢出血管外，应立即用硫代硫酸钠注射液或 1%普鲁卡因注射液做局部注射，并在

局部用冰袋冰敷 6～12h，以减轻局部损伤，必要时延长冰敷时间，但要防止皮肤冻伤。如肿胀明显，可用 50%硫酸镁溶液局部湿敷 12～24h，之后视情况在局部做温湿敷，切忌渗漏后立即热敷。

⑨ 本品具有明显的骨髓抑制作用，可使白细胞及血小板显著减少，严重者可出现全血细胞减少。白细胞下降一般在注射后 2d 开始出现，给药后 7～14d 达最低值，停药后 2～4 周多可恢复。因此，治疗期间应每周检测 1～2 次血常规，必要时检查骨髓象，在停药后至少 4 周内应每周检测 1 次血常规，并根据检测结果采取以下应对措施：a. 当 WBC 降至 3.5×10^9/L 左右时，尚可继续治疗，但应减少药量，加强观察，做到每周至少检测 2 次血常规。b. 当 WBC 降至 $<3.0\times10^9$/L，应立即停用本品。c. 当 WBC 降至 $\leqslant2.0\times10^9$/L 时，患者应卧床制动，并给予维生素 B_4、小檗胺、肌苷、利血生、鲨肝醇、激素类药物（美雄酮、炔雌醇）及地榆生白细胞片等具有一定生白细胞作用的药物，必要时应用促白细胞生长药非格司亭（重组人粒细胞集落刺激因子，rhG-CSF）或沙格司亭（重组人粒细胞巨噬细胞集落刺激因子，rhGM-CSF）。对伴有Ⅲ、Ⅳ度血小板减少症（即 BPC $\leqslant5\times10^9$/L 时）的患者还可合并使用促血小板生长药重组人血小板生成素（rh-TPO）或重组人白细胞介素 11（rh-IL11），在 BPC 升至 100×10^9/L 或 BPC 绝对值升高 $\geqslant50\times10^9$/L 时，即应停用。同时，应加强监护，停止探视，避免损伤，防止感染，并注意观察患者有无发热、发冷、咽喉痛及心动过速等症状，如有出现，立即对症处置。d. 当 WBC 降至 1.0×10^9/L 时，应视为重症，必须加强支持疗法，并采取输血、无菌隔离护理等救治措施，使患者平稳度过危险期。e. 当 GC 降至 $<0.5\times10^9$/L 或伴有发热等感染症状时，应给予抗生素治疗。f. 当 BPC 降至 $\leqslant80\times10^9$/L 时，应减少用量，并密切监测血常规变化。g. 当 BPC 降至 $\leqslant60\times10^9$/L 时，应停药并嘱患者减少活动，尽量卧床静养，防止外伤。必要时，在停药后 6～24h 给予肌苷、氨肽素、核苷酸等有利于血小板恢复的药物，并适当给予肾上腺皮质激素。h. 当 BPC $\leqslant50\times10^9$/L 时，存在出血的危险性，可有皮肤、黏膜出血，此时应给予 rh-TPO 或 rh-IL11，伴有严重白细胞减少时可合并使用 rhG-CSF。出现贫血时可合并使用重组人促红细胞生成素（rh-EPO），同时补充铁剂或叶酸，必要时应用止血药。与此同时，治疗中还须注意：ⓐ避免使用 NSAID 或含有阿司匹林的药物；ⓑ避免皮肤或黏膜损伤，包括不用肛用体温计测量体温，禁用牙刷刷牙，可改用纱布或棉签蘸取清水清洗牙齿，外加稀释后的过氧化氢溶液（3%过氧化氢溶液 1 份加清水 3 份）或生理盐水漱口；ⓒ避免有创检查或治疗，如插管、导尿、肌内或皮下注射等，必须进行插管、导尿时应小心操作并防止损伤，注射药物后应局部按压 5～10min 以上；ⓓ维持收缩压在 140mmHg 以下，预防颅内出血。i. 当 BPC $\leqslant20\times10^9$/L 时，有自发性出血的高度危险性，应考虑输注血小板，并给予止血药和小剂量糖皮质激素。j. 当 BPC $\leqslant10\times10^9$/L 时，则有极高度的自发性出血危险性，可发生明显出血倾向，并极有可能发生消化道、泌尿道或子宫出血，此时应紧急输注血小板，给予止血药、大剂量糖皮质激素和静脉注射用人免疫球蛋白。俟血常规指标基本恢复正常后才能开始下一疗程。

⑩ 本品引起的恶心、呕吐反应常出现于注射后 3～6h，可持续 24h。反应明显时，可应用大剂量甲氧氯普胺（1～2mg/kg），并加用地塞米松、镇静药或抗组胺药，必要时可应用昂丹司琼、托烷司琼或格拉司琼。也可先于本品 0.5～1h 给予适量甲氧氯普胺或昂丹司琼，包括适量地塞米松、镇静药或抗组胺药，以预防或减轻反应。睡前给予本品，也可避免或减轻反应。此外，进软食或高蛋白或高能量食品、舒适时进餐或少量多次用餐等，均有助于减轻恶心、呕吐反应。如出现畏食，切不可忽视，尤其在白细胞下降时，应根据患者的口味调节食谱，增进食欲，加强营养，同时补充高能高营养输液或饮品，防止脱水，以保证足够的营养及出入量。对于持续性严重呕吐不能耐受或不能进食者，应调整本品用量，测定血浆氯化物、血钠、血钾和血钙水平，必要时暂停用药。

⑪ 本品可致脱发反应，引起程度不同的头发减少、稀疏，重者可致全秃，有时甚至可引起全身毛发（包括胡须、阴毛和腋毛）脱落。脱发程度与剂量大小、疗程长短呈正相关，同等剂量下不同的给药方法对脱发的影响为：动脉注射＞静脉注射＞静脉滴注＞口服给药。

化疗引起的脱发目前尚无有效的预防及治

疗措施，因此给药前应告知患者（尤其女性）：a. 接受本品治疗中可能出现暂时性脱发或全身性毛发脱落，治疗停止后4～8周即开始恢复，但再生头发的质地及色泽可能与原来的稍有不同，但肯定可以再生，不必顾虑或畏惧。b. 治疗期间，应尽量减少洗头梳头，避免烫发、染发，以免损伤头发，加重脱落程度。

⑫ 本品可使BUA及尿尿酸（UUA）水平增高，并可能引起高尿酸血症、尿酸性肾病。因此，用药期间应定期监测肝肾功能及BUA水平，特别在初始治疗开始后的1～7d内，尤其是非霍奇金性淋巴瘤（NHL）患者。有严重呕吐患者应注意检测血中钠、钾、钙、镁及氯化物水平，防止出现"三高一低"（高钾血症、高磷血症、高尿酸血症和低钙血症）现象和肾功能损害及代谢性酸中毒。同时，在治疗中注意随访：a. 有无夜间下肢关节或肘腕关节、脚拇趾或足踝部红肿热痛，以及恶心、呕吐和嗜睡症状（高尿酸血症）。b. 有无夜尿、蛋白尿、血尿、少尿或排尿困难，以及腰痛、尿频、尿急和尿痛等膀胱刺激症状（尿酸性肾病）。如果BUA明显升高，并出现上述症状，应及时调整剂量或暂时停用本品，同时大量补液、碱化尿液，必要时给予适量抑制UA生成和增加UA排泄的药物（如别嘌醇、丙磺舒），避免使用抑制UA排泄的药物（如呋塞米或噻嗪类利尿药），以防止发生高尿酸血症和尿酸性肾病。也可在给予本品的同时采取上述措施进行预防。由于别嘌醇可增加本品的骨髓毒性，故合用时必须密切观察其毒性反应。同时，应嘱患者多饮水，并记录出入量，保持尿量在2500ml/d以上，防止本品在肾小管中聚积而产生尿酸盐结石。在动员患者饮水时，应指导其用药后多饮，白天多饮，晚上不饮。由于多饮多尿，要防止患者出现软弱乏力、恶心、呕吐、头痛、嗜睡、震颤、精神错乱、皮肤弹性降低、肌肉痛性痉挛和可逆性共济失调等低钠血症反应。

⑬ 本品可损伤第Ⅷ对脑神经，少数患者可引起耳鸣、听力减退、头晕或眩晕、平衡失调或行走障碍。颈动脉注射或剂量按体重超过0.6mg/kg可引起中枢神经系统毒性，出现头痛、抽搐或惊厥、运动神经麻痹症状。因此，用药期间应注意观察随访，上述反应一旦出现，应及时减少用药剂量或延长给药间隔。对反应严重者，应予停药，必要时给予对症治疗。同时，应嘱患者：a. 给药后应卧床休息2～3h，以减轻和防止发生上述反应。b. 用药期间，应避免从事驾驶及危险性较大的机器操作或高空作业，以免发生意外。

⑭ 长期应用本品，继发性肿瘤（第二肿瘤）发生的危险性增加。HL患者应用含有本品的MOPP方案［本品6mg/m²，静脉注射，第1、第8日；长春新碱1.4mg/m²，静脉注射，第1、第8日；丙卡巴肼100mg/m²，口服，第1～14日；泼尼松40mg/m²，口服，第1～14日。14d为1个周期，休息14d；通常给6个周期以上，泼尼松只在第1、第4周期给予］，在2～3年后急性淋巴细胞性白血病（ALL）及NHL发病率明显增加。因此，对接受本品治疗者，尤其HL患者、联合应用其他抗肿瘤药或同时进行放疗的患者，在本品治疗结束后应对患者进行1次全面体查，并嘱患者或其家人在本品治疗结束后3年内至少每年定期入院做1次复查，防患于未然。

⑮ 本品高剂量可引起低钙血症和心脏损伤，用药期间应注意监测。

环磷酰胺【典】【基】 Cyclophosphamide

（安道生，环磷氮芥；Cytoxan，Endoxan）

【药理分类】 抗肿瘤药及免疫抑制药-烷化剂。

【适应证】 ①用于恶性淋巴瘤、多发性骨髓瘤、淋巴细胞白血病、乳腺癌、睾丸癌、卵巢癌、肺癌、头颈部鳞癌、鼻咽癌、神经母细胞瘤、横纹肌肉瘤及骨肉瘤；②亦可作为免疫抑制药用于进行性自身免疫性疾病，如活动性SLE、狼疮肾炎、神经精神性狼疮、系统性脉管炎。

【用法用量】 ①抗肿瘤。静脉滴注，每次500～1000mg/m²，1次/周，连用2次，休息1～2周重复。口服，2～3mg/(kg·d)。②用于免疫抑制。静脉注射，每次500～1000mg/m²，3～4周1次，或每次200mg，隔日1次，疗程约6个月，以后3个月1次。口服，100mg/d，顿服，维持剂量减半。

【用药监护】 ① 下列情况禁用：对本品过敏者、孕妇和哺乳期妇女。

② 下列情况慎用：有痛风史或泌尿道结石史、骨髓抑制、感染、肝或肾功能损害、肿瘤细胞浸润骨髓，以及接受过化疗或放疗者。

③ 当肝或肾功能损害、骨髓转移或既往

曾接受过多程化疗或放疗时，本品的剂量应减少至治疗量的1/3～1/2。

④ 本品可增加BUA水平，与抗痛风药如别嘌醇、秋水仙碱或丙磺舒等合用，应调整抗痛风药的剂量，使之能控制高尿血症与痛风的症状。别嘌醇、氢氯噻嗪可增加本品的骨髓毒性，必须合用时应密切观察其毒性作用。大剂量巴比妥类药、皮质激素类药可影响本品的代谢，同时应用可增加本品的急性毒性。本品可降低血中假性胆碱酯酶（plasma cholinesterase，PChE）水平，因此可加强去极化肌松药琥珀胆碱的神经阻滞作用，并使呼吸暂停延长。本品与磺酰脲类药合用，后者的降血糖作用加强。与氯霉素合用，本品的 $t_{1/2}$ 延长，代谢延迟。与蒽环类药（如多柔比星、吡柔比星、表柔比星、柔红霉素等）合用，可增加心脏毒性，其中多柔比星的总剂量应不超过 $400mg/m^2$，其他药物的总剂量也应做适量调整。

⑤ 本品片剂一般在空腹时服用。如发生胃部不适，可分次服用或在进餐时服用，也可在睡前一次给予。

⑥ 静脉给药时，应将本品用0.9%氯化钠注射液溶解稀释为20mg/ml溶液，缓慢推注。如穿破血管药液外渗，刺激性虽较氮芥轻，但也有疼痛，可做冰敷止痛。本品注射剂溶解稀释后不稳定，在室温超过32℃下或日光照射下迅速分解，配制后应于2～3h内使用，放置时应注意遮光，最好现配即用，不宜久贮。本品溶液不可与任何药物以任何方式混合注射。

⑦ 本品的代谢产物丙烯醛经肾脏排出，对肾脏和膀胱刺激较大，尤其在注射剂量较大时易致无菌性出血性膀胱炎（也称化学性膀胱炎）、膀胱纤维化，肾出血、肾盂积水及膀胱尿道反流。因此，在使用本品的同时应给予适量尿路保护药美司钠，并要求患者每2～3h排尿1次，以促使本品代谢产物及时排泄，避免滞留膀胱而引起膀胱潴留或肾盂积水，使膀胱保持膀胱排空状态，减少膀胱刺激。同时，注意观察和随访用药后的反应，并每日检查尿常规，定期监测肾功能，防止发生出血性膀胱炎和其他肾毒性反应。如发现腰及上腹部疼痛，并伴尿频、尿急和尿痛等膀胱刺激症状或血尿，应立即停止用药。停药后，血尿可持续数日甚至数月，严重者应输血、补液，控制感染。

⑧ 骨髓抑制为本品最常见的毒性，WBC减少往往在用药后1～2周最低，2～3周可恢复正常。血小板减少比其他烷化剂少见。其他参阅氮芥【用药监护】⑨。

⑨ 本品可增加BUA和UUA水平，引起高尿酸血症及尿酸性肾病，白血病或淋巴瘤患者治疗早期尤易发生。用药时应参阅氮芥【用药监护】⑫。

⑩ 本品可引起口腔炎及黏膜溃疡，用药期间须注意：a. 每日检查1次口腔，注意察看有无炎症或溃疡，或有无新的溃疡，必要时从炎症或溃疡面提取标本做细菌培养或药敏试验。b. 患者刷牙宜用软毛牙刷，每日至少刷牙2次。c. 患者每日至少漱口3～4次，特别是餐后，漱口水可用生理盐水或稀释过的过氧化氢溶液（1份3%过氧化氢溶液加3份清水）。d. 注意补充维生素C，鼓励患者多饮水。e. 患者食物宜软宜清淡，避免辛、辣、酸、冷、热、硬粗纤维食物，并戒烟酒，以免刺激口腔黏膜。f. 患者如有义齿，在不进餐时应取下，以减少口腔刺激。g. 如已出现口腔炎或口腔溃疡，除注意上述几点外，还应给予西瓜霜喷雾剂或西瓜霜含片，或西地碘含片，口腔溃疡者也可选用口腔溃疡散或地塞米松粘贴片。h. 如经培养证实为真菌感染，可给予制霉菌素混悬液40～60万U含于口中5～10min，然后徐徐咽下，4次/d，或者含服克霉唑含片至完全溶解后咽下，每次10mg，5次/d。

⑪ 本品具有肺毒性，偶可引起ILD或PF，长期或高剂量应用者、衰弱者、肺功能基础较差者或长期卧床者易于发生，发生时间没有规律，ILD多出现于在疗程中，PF则多在治疗结束后1～2年出现，也有在用药1～2个疗程之后即出现的，常难恢复。早期症状为干咳、乏力、胸闷、进行性气短、发热、活动时呼吸困难，双下肺吸气末可闻及湿啰音或捻发音，X线胸片表现为磨砂玻璃状。进展期出现紫绀和杵状指，X线胸片显示弥散性肺间质浸润或纤维化。因此，治疗前应进行肺部检查（包括肺部体查及胸部X线照片），治疗中应注意观察（尤其对上述患者），并定期复查，必要时做肺功能检查血气分析等。患者如出现上述症状，或X线胸片显现弥散性线条状或网状阴影，或肺功能检查值下降，或血气分析肺泡-动脉氧分压差［$P(A\text{-}a)DO_2$］、动脉氧分压（PaO_2）明显异常，应及时停药，并立即静脉滴注右旋糖酐，同时给予肾上腺皮质激

素和抗生素预防感染，以控制病情，防止恶化。治疗结束后，应告知患者：在治疗后2年内至少应每半年做1次肺部检查。

⑫ 本品高剂量和长疗程应用可致肝毒性，可引起肝细胞坏死、肝小叶中心充血，并伴血清氨基转移酶升高。用药期间，应定期监测肝功能（尤其高剂量或长疗程时），并注意观察肝损害的症状和体征。如有异常，及时调整剂量，必要时停止用药。

⑬ 本品可引起继发性肿瘤（第二肿瘤），一般常见膀胱癌，也可引起继发性白血病，多见于曾发生过出血性膀胱炎者或长期用药者。因此，在本品治疗结束后应对患者进行1次全面体查，并嘱患者或其家人在本品治疗结束后3年内每年定期入院做1次复查，以防止不虞。

⑭ 本品可产生中至重度免疫抑制，患者应用时易发生细菌、真菌或病毒感染，尤其是与糖皮质激素合用时。因此，治疗中应注意观察，防止发生继发感染。此外，尚可抑制淋巴细胞生成，并可干扰创面的正常愈合，用药时应加注意。

⑮ 本品高剂量应用时可引起心肌坏死，应避免超推荐量用药，必须使用高剂量时应加强观察，定期监测心功能。对用量＞50mg/kg者及原有心脏病或泌尿道梗阻者，在给予大量液体的同时，应防止产生水中毒而发生CHF。呋塞米可预防和治疗本品引起的水中毒。

⑯ 本品高剂量或长疗程应用时，偶可引起手足综合征［HFS；又称掌跖感觉丧失性红斑（PPES）］，症状和处置方法参阅氟尿嘧啶【用药监护】之⑯。

⑰ 本品可被血液透析所清除，故应在透析后给药。过量中毒时，可用透析法解救。

⑱ 其他参阅氮芥【用药监护】④、⑩、⑪及法罗培南【用药监护】⑨。

异环磷酰胺[典] Ifosfamide

（和乐生，异磷酰胺；Cyfox，Holoxan）

【药理分类】 抗肿瘤药-烷化剂。

【适应证】 肺癌、卵巢癌、睾丸癌、软组织肉瘤、乳腺癌、肾上腺癌、子宫内膜癌、恶性淋巴瘤，以及ALL和慢性淋巴细胞性白血病（CLL）。

【用法用量】 静脉滴注。1.2～2.5g/(m^2·d)，1次/d，疗程5d，每个疗程间隔3～4周。

【用药监护】 ① 下列情况禁用：对本品过敏、严重肾功能损害及或输尿管阻塞、膀胱炎、严重骨髓抑制［特别是以前曾接受过细胞毒性药物和（或）放疗的患者］及细菌感染者，以及孕妇和哺乳期妇女（或中止哺乳）。

② 下列情况慎用：低白蛋白血症、肝功能损害、骨髓抑制及育龄期妇女，以及单侧肾切除、肾功能损害及以前曾接受肾毒性药物（如顺铂）治疗的患者（出现骨髓毒性、肾毒性及大脑毒性的概率及严重程度均会增加）。

③ 使用本品期间接种活疫苗（包括减毒活疫苗），将增加活疫苗感染的风险。因此，接受免疫抑制化疗的患者不能接种活疫苗。处于缓解期的白血病患者，至少要在停止化疗3个月后，才可考虑接种活疫苗。

④ 曾用过顺铂者再使用本品时，可加重本品的骨髓抑制、神经毒性和肾毒性；同时接受其他具有肾毒性的药物如氨基糖苷类、阿昔洛韦或两性霉素B等时，毒性反应增加。本品与抗凝药（如华法林）合用，可能引起凝血机制紊乱而导致出血危险。与口服降糖药（如磺酰脲类）合用，可增强降血糖作用。与其他细胞毒性药物联合应用时，应酌情减量。与放疗同时应用，可使放疗引起的皮肤反应加重。与作用于中枢神经系统的药物（如止吐药、镇静药、麻醉药或抗组胺药）合用时须非常谨慎，尤其在本品引发的脑瘤患者中。别嘌醇及氢氯噻嗪可能加重本品的骨髓抑制。氯丙嗪、三碘甲状腺素及乙醛脱氢酶抑制药如双硫仑可增强本品的效能及毒性。之前或同时使用苯巴比妥、苯妥英、水合氯醛有诱导肝微粒体酶的风险。本品能加强琥珀胆碱的肌松效能。由于西柚中有某种物质可能影响本品的活化而减弱其治疗效果，因此患者应用本品期间必须避免食用西柚或饮用西柚汁。

⑤ 静脉滴注时，本品每200mg溶于灭菌注射用水50ml中，溶解后再注入复方氯化钠注射液、0.9%氯化钠注射液或5%葡萄糖注射液500～1000ml中，滴注时间3～4h。药液配制后应尽快使用，不可久置。使用中注意防止发生静脉炎，方法参阅氟氯西林【用药监护】⑥。

⑥ 骨髓抑制是本品的主要毒性，表现为轻至中度白细胞减少和血小板减少，最低值在用药后1～2周，多在2～3周后恢复。其他参

阅氮芥【用药监护】⑨。

⑦ 本品对膀胱的毒性作用比环磷酰胺强，可引起出血性膀胱炎，表现为排尿困难、尿频、尿痛和血尿，可在给药后几小时至几周内出现，通常在停药后几日内消失。少数患者可波及输尿管，引起急性输尿管坏死。在使用本品的同时及之后4h、8h、12h各静脉注射1次美司钠（剂量为本品的20%），并分次给药和适当水化，可防止和减轻此不良反应。其他参阅环磷酰胺【用药监护】⑦。

⑧ 本品的中枢神经系统毒性与剂量有相关性，多表现为焦虑不安、神情慌乱、幻觉和乏力等，少见晕厥或癫痫样发作，甚至昏迷。因此，用药前应嘱患者：a. 治疗期间应避免驾驶及危险性较大的机器操作或高空作业，以免发生意外。b. 用药期间应注意观察，如出现上述症状，应及时报告医师，以便及时处置。

⑨ 少数患者用药后可出现一过性无症状性肝肾功能异常，高剂量给药可引起肾毒性，产生代谢性酸中毒。长期用药可产生免疫抑制、垂体功能低下、不育症和继发性肿瘤。高剂量给药可导致肺毒性和心脏毒性，用药期间应注意监测。其他参阅氮芥【用药监护】④、⑩、⑪及环磷酰胺【用药监护】⑪～⑰。

苯丁酸氮芥[典] Chlorambucil

（留可然，氯氨布西；Chlorobulin，Leukeran）

【药理分类】 抗肿瘤药-烷化剂。

【适应证】 ①CLL、恶性淋巴瘤、多发性骨髓瘤、巨球蛋白血症和卵巢癌等；②亦可作为免疫抑制药用于切特综合征、红斑狼疮、韦氏肉芽肿病、类风湿关节炎并发脉管炎、皮质激素依赖性肾病综合征（SDNS）及硬皮病。

【用法用量】 口服。抗肿瘤，0.2mg/(kg·d)，每3～4周连服10～14d，1次或分次给药。用于免疫抑制，3～6mg/d，连服数周，待出现疗效后或发现有骨髓抑制时减量。

【用药监护】 ① 下列情况禁用：对本品及其任何一种辅料过敏、严重骨髓抑制者，以及孕妇（尤其妊娠早期）和哺乳期妇女。

② 下列情况慎用：骨髓抑制、有痛风史、感染或有泌尿系统结石者。

③ 男性青春期患者长期应用可产生精子缺乏或持久不育，并可致育龄期妇女卵巢功能紊乱。因此，男性青春期患者和育龄期妇女用药时应特别慎重。

④ 连续用药，在总量达300mg以上时易出现药物蓄积。间歇给药比每日小剂量长期服用对骨髓毒性较小，可使骨髓功能在两疗程之间恢复。

⑤ 本品与其他骨髓抑制药合用，可增强疗效，但合用时应减少剂量。苯丁唑酮可增强本品的毒性，合用时剂量应酌减。其他药物相互作用同异环磷酰胺【用药监护】③。

⑥ 用药前，应告知患者：a. 本品应按医嘱整片以水吞服，不可分割或研碎服用；b. 本品在治疗后3周左右才能显效，不应在4周内因病情未见明显改善而自行停止治疗。

⑦ 本品胃肠道反应虽然较轻，但较大剂量时也可出现恶心、呕吐，少数患者可引起轻度食欲减退、腹泻及口腔溃疡，不影响治疗。对个别恶心、呕吐较重者，可嘱其在晚睡前空腹给药，必要时可预先给服适量镇静药或甲氧氯普胺，以减轻反应。

⑧ 长期服用本品可产生免疫抑制与骨髓抑制。少见皮炎、皮疹、药物热、无菌性膀胱炎、肝毒性与黄疸、外周神经病变。长期或高剂量应用可致PF或ILD。在白血病患者中，长期服用本品易产生继发性肿瘤。罕见神经毒性，大多见于肾病综合征患者。极罕见SJS及Lyell综合征。用药期间，应注意观察患者，有关处置方法可参阅环磷酰胺【用药监护】⑦～⑨、⑪～⑮及氨苄西林-舒巴坦钠【用药监护】⑥和阿莫西林-克拉维酸钾【用药监护】⑩。

⑨ 本品过量可出现可逆性的血常规指标减小，以及焦虑不安、共济失调或反复癫痫大发作。治疗：密切监测血常规，并根据病情采用适当的对症支持疗法，必要时输血。

白消安[典] Busulfan

（马利兰，麦里浪；Mylecytan，Myleran）

【药理分类】 抗肿瘤药-烷化剂。

【适应证】 ①主要用于慢性粒细胞性白血病（CML）的慢性期、真性红细胞增多症（PV）等慢性骨髓增殖性疾病；②亦用于原发性血小板增多症。

【用法用量】 口服。①CML的慢性期，

4～6mg/(m^2·d)，分2～3次服用，直至WBC下降至<15×10^9/L停药。②PV，4～6mg/d，分次给药，以后根据血常规、病情及疗效调整剂量。

【用药监护】 ①下列情况禁用：对本品及其任何一种辅料有过敏史者、孕妇及哺乳期妇女。

②下列情况慎用：骨髓抑制、感染、有痛风或尿酸性肾结石史者，以及曾接受过细胞毒性药物或放疗者。

③下列情况不宜用：急性白血病（AL）、再生障碍性贫血或其他出血性疾病患者、近期内曾接受全疗程放疗或足量其他化疗药物者。

④本品与对乙酰氨基酚、伊曲康唑合用，可降低本品的清除，应在使用对乙酰氨基酚后72h再用本品，或用氟康唑（对本品的清除无影响）代替伊曲康唑。苯妥英钠可使本品的血药浓度降低。与环磷酰胺（CTX）合用，如使用间隔少于24h，CTX的CL会明显降低，因而可增加与治疗相关的不良反应发生率。本品可增加BUA和UUA水平，因此对原合并痛风或服用本品后BUA增高的患者，可给予适量的抗痛风药。昂丹司琼和格拉司琼可以与本品合用。其他药物相互作用同异环磷酰胺【用药监护】③。

⑤用药前，应告知患者：a. 每日应在同一时间服药，并不可随意停药或擅自改变用量，也不可自行服用其他药物，必须严格遵医嘱用药。b. 治疗期间要多饮水，以促进排泄，防止本品在肾小管中聚积而产生尿酸盐结石。c. 治疗期间及停止治疗后3个月内应避孕。d. 治疗中出现以下症状应及时报告医师，以免延误治疗：视力减退或视物模糊（本品可致白内障）；干咳、胸闷、胸痛、低热、进行性气短或呼吸困难（PF）；夜间突起关节或脚拇趾疼痛，或足踝部红肿热痛（高尿酸血症）；夜尿、蛋白尿、血尿、少尿或排尿困难，以及腰痛、尿频、尿急和尿痛等膀胱刺激症状（尿酸性肾病）；逐渐加重的软弱、倦怠、畏食、体重下降、恶心、头晕、皮肤棕褐色色素沉着（艾迪生综合征）；贫血（有苍白、乏力、头晕、心悸和气短等症状）、感染或出血倾向（再生障碍性贫血）及其他严重的不良反应。

⑥本品的主要毒性反应为骨髓抑制，可致粒细胞缺乏、血小板减少，长期或高剂量用药可致全血细胞抑制，并可引起药物性再生障碍性贫血。因此，在治疗前及疗程中应每周定期监测1～2次血常规与肝肾功能（BIL、ALT及BUN、CL_{Cr}）的动态变化，必要时检查骨髓象，以便及时调整用药剂量。本品治疗时，白细胞在用药之初不会下降，一般在用药10～15d后开始下降，在用药1个月左右才出现明显下降，在WBC下降至15×10^9/L以下时应停药。如果WBC复增至50×10^9/L，应立即恢复用药。如用药3周，WBC仍未见下降，可适当增加本品剂量。直至病情进入缓解期（患者食欲增加，自我感觉良好；WBC在2或3周内降至<10×10^9/L；脾脏回缩到小于肋缘下3cm，Hb>120g/L，BPC>100×10^9/L或<350×10^9/L）。对缓解期短于3个月的患者，可给予维持剂量，以维持WBC在10×10^9/L左右。治疗中，如发现粒细胞或血小板数有迅速大幅度下降的征象时，应立即停药或减少用药剂量，以防止骨髓产生不可逆性抑制。本品造成的骨髓抑制达最重状态的维持时间较长，通常需要2个月后才能恢复。治疗中，患者如出现CML急变，应停止用药。

⑦本品可致不可逆性PF（亦称白消安肺），常发生于长期用药（一般8～12个月）或用药量过大的患者，是一种少见的晚期毒性反应，平均发生时间为治疗后4年（4个月～10年）。因此，长期或高剂量用药时应密切观察患者，并定期做肺部体检（包括胸部X线检查），对治疗中出现肺部症状（如干咳、胸闷、胸痛、低热、进行性气短或呼吸困难等）的患者应警惕此症。同时，应嘱患者：停止治疗后至少4～5年内应每年定期做1次胸部X线检查，出现上述肺部症状时应及时检查，因有报道接受本品治疗者在停药10年后出现PF。

⑧CML患者接受本品治疗时，由于快速损伤大量粒细胞，可致高尿酸血症，症状包括关节痛、腰痛、腿及足肿胀等，严重者可产生尿酸盐性肾结石或急性肾衰竭。因此，应嘱患者治疗期间多饮水，并给予尿碱化药，以减轻症状，必要时可服别嘌醇，加以预防。

⑨本品尚可引起恶心、呕吐、舌炎、口炎或口腔溃疡，一般不重，大多不影响治疗，对个别反应严重者可给予对症治疗。长期或高剂量用药可出现性功能减退、男子乳腺发育、睾丸萎缩、精子缺乏、女性月经不调、闭经或绝经综合征，并可能引起脱发、胃肠道出血、重症肌无力和胆汁淤积性黄疸等。尚罕见白内障、多形性红斑、结节性多动脉炎等，并有个别报道使用高剂量后出现癫痫发作及心内膜纤

维化。长期用药后可引起肾上腺皮质功能低下（艾迪生综合征）。用药期间，应注意观察，定期监测，发现异常及时处置。

⑩ 有报道，4 名服用本品的患者在停止治疗后 5～8 年，在临床观察到 AL 的发生。因此，对接受本品治疗的患者，尤其全血细胞减少的患者、联合应用其他抗肿瘤药或同时进行放疗的患者，应嘱其在本品治疗结束后坚持每年至少做 1 次复查，防止发生继发性 AL。

⑪ 本品过量可致严重骨髓造血细胞减少或再生障碍和全血细胞减少，同时还可能影响中枢神经系统、肝、肺和胃肠道。由于个体差异，个别人使用本品推荐剂量也可能造成过量。因此，用药期间应进行密切的临床观察和血液学监测，出现过量指征时应立即停药或减量，并给予积极的对症支持治疗。本品尚无任何已知的解毒药。有报道，本品可以通过血液透析去除，一旦过量可考虑采用。也有认为，本品通过与谷胱甘肽结合而代谢，过量时也可考虑给予谷胱甘肽。

⑫ 其他参阅氮芥【用药监护】④、⑨～⑫。

塞替派[典] Thiotepa

（硫替派，息安的宝；Ledertepa，Tiofosamid）

【药理分类】 抗肿瘤药-烷化剂。

【适应证】 卵巢癌、乳腺癌、胃肠道肿瘤、癌性体腔积液（腔内注射）及膀胱癌（局部灌注）。

【用法用量】 ①静脉注射或肌内注射。每次 10mg（0.2mg/kg），用 0.9%氯化钠注射液溶解，1 次/d，连用 5d 后改为 3 次/周，1 个疗程总量 300mg，如血常规指标良好，1.5～2 个月后可重复疗程。②胸腹腔或心包腔注射。每次 10～30mg，1～2 次/周。③膀胱灌注。每次 50～100mg，1～2 次/周，10 次为 1 个疗程。④肿瘤内注射。开始 0.6～0.8mg/kg，以后 0.07～0.8mg/kg，1～4 周重复 1 次。

【用药监护】 ① 下列情况禁用：对本品过敏、严重骨髓抑制、严重的肝或肾功能损害者，以及孕妇和哺乳期妇女。

② 下列情况慎用或减量使用：骨髓抑制、肿瘤细胞浸润骨髓、肝或肾功能损害、感染、有痛风或泌尿系统结石史者，以及曾接受过细胞毒性药物或放疗者。

③ 妊娠早期妇女应避免使用本品，因其有致突变或致畸胎作用，可增加胎儿死亡及先天性畸形。

④ 尽量减少与其他烷化剂联合应用，或同时接受放疗。

⑤ 肝肾功能较差时，本品应使用较低的剂量。

⑥ 本品可增加 BUA 水平，为了控制高尿酸血症可同时给服别嘌醇。本品可降低血中 PChE 水平，与琥珀胆碱合用可加强后者的神经阻滞作用，并可使呼吸暂停延长；在接受本品治疗的患者，应用琥珀胆碱前必须测定血中 PChE 水平。本品与放疗同时应用时，应适当调整剂量。与尿激酶同时应用，可增加本品治疗膀胱癌的疗效，因后者为纤维蛋白溶酶原的活化剂，可增加本品在肿瘤组织中的浓度。其他药物相互作用参阅异环磷酰胺【用药监护】③。

⑦ 本品的胃肠道反应较少，一般发生于给药后 1～3h，8h 后呕吐可消失，恶心可持续 2h。睡前给药或注射前 1h 给予止吐药，可减轻反应。同时，应嘱患者：治疗期间应少吃多餐，多饮水，并进高蛋白、高热能软食。

⑧ 膀胱灌注前 8～12h，应控制患者饮水或尽量少饮水。灌注时，将本品 1 次剂量溶于 0.9%氯化钠溶液 50～100ml 中，将导管插入患者膀胱腔内，再自导管内注入。注入膀胱腔后，应告知患者 2h 内不要排尿，并指导患者每 15 分钟变换 1 次体位，以扩大药物的接触面积。如已知肿瘤部位，应使肿瘤部位处于下方，使药物充分接触瘤体，以有利于治疗。本品水溶液不稳定，应临用时配制。

⑨ 骨髓抑制是最常见的剂量限制性毒性，多在用药后 1～6 周发生，停药后大多可恢复。有些病例在疗程结束时开始下降，少数病例抑制时间较长。在用药期间，每周都要定期检查血常规及肝肾功能。停药后 3 周内应继续进行相应检查，以防止出现持续的严重骨髓抑制。

⑩ 对于白血病和淋巴瘤患者，为防止尿酸性肾病或高尿酸血症，可大量补液、碱化尿液，必要时也可给服别嘌醇。

⑪ 本品尚可见食欲减退、恶心及呕吐等胃肠反应。少见过敏反应，个别有发热及皮疹。偶见出血性膀胱炎、头痛、头晕、脱发、闭经及影响精子形成。此外，局部可见注射部位疼痛。

⑫ 其他参阅氮芥【用药监护】④、⑨～⑫。

六甲蜜胺[典] Altretamine

（六甲嘧啶，克瘤灵；Hexastat，Hexinawas）

【药理分类】 抗肿瘤药-烷化剂。

【适应证】 ①主要用于卵巢癌、小细胞肺癌（SCLC）、恶性淋巴瘤、子宫内膜癌的联合化疗，对卵巢癌及SCLC疗效尤佳；②亦用于慢性粒细胞白血病。

【用法用量】 口服。10～16mg/(kg·d)，分4次服，21d为1个疗程；或6～8mg/(kg·d)，90d为1个疗程。联合方案中，推荐总量为150～200mg/m^2，连用14d。

【用药监护】 ① 下列情况禁用：对本品过敏、已有严重骨髓抑制和神经毒性患者，以及孕妇和哺乳期妇女。

② 肝病患者慎用。

③ 本品与MAO抑制药、抗抑郁药合用，可导致严重的直立性低血压，应慎用。与维生素B_6同时应用，可能减轻外周神经毒性。与其他细胞毒性药物合用，可加重对骨髓的抑制，故合用时应减量。其他药物相互作用同异环磷酰胺【用药监护】③。

④ 用药前，应告知患者：a. 本品餐后1～1.5h或睡前服用，可减轻胃肠道反应。b. 与维生素B_6同时服用，可减轻外周神经毒性。c. 本品有刺激性，应避免与皮肤和黏膜直接接触，服用时应以水送服，吞咽时动作要快。d. 长期用药可出现嗜睡、头晕、感觉异常、站立不稳、步态蹒跚、静坐不能、定向功能障碍、震颤、惊厥、幻觉等神经毒性反应。因此，服药后3h内应尽量卧床休息，用药期间应避免驾驶及危险性较大的机器操作或高空作业，以免发生意外。e. 本品偶可引起脱发，治疗期间尽量减少洗头梳头，避免烫发、染发，以免损伤头发或加重脱落程度。

⑤ 本品的胃肠道反应为剂量限制性毒性，主要表现为畏食、腹泻、腹痛和严重的恶心与呕吐，餐后1～1.5h或睡前服用可使反应减轻。对反应严重者，可在服用本品前0.5～1h给服适量止吐药（如格拉司琼或托烷司琼），必要时加用适量镇静药预防，但不宜应用甲氧氯普胺，因用之可引起肌张力障碍。其他参阅氮芥【用药监护】⑩。

⑥ 本品可引起轻至中度的骨髓抑制，主要表现白细胞降低，亦有血小板减少，多发生于治疗1周后，3～4周达最低点，停药后1周内可恢复。其他参阅氮芥【用药监护】⑨。

⑦ 中枢或外周神经毒出现于长期服用后，主要表现为感觉异常、肌无力、共济失调、静止性震颤、反射亢进、焦虑不安、幻觉、抑郁、抽搐和EPS，偶有睡眠异常及帕金森综合征样表现，为剂量限制性毒性，具有可逆性，停药4～5个月可减轻或消失。因此，用药期间应密切观察，如出现明显的神经毒性症状，应及时调整剂量，必要时停药处置。

⑧ 本品偶可引起膀胱炎、皮疹、瘙痒、体重减轻等。用药期间注意观察，膀胱炎、皮疹或瘙痒症状严重时可给予对症治疗，必要时停药；对体重持续或明显减轻者，应做进一步检查。

美法仑 Melphalan

（左旋苯丙氨酸氮芥，米尔法兰；Malfalan，Phenylalaninlost）

【药理分类】 抗肿瘤药-烷化剂。

【适应证】 多发性骨髓瘤、晚期卵巢腺癌、晚期乳腺癌、PV等。

【用法用量】 ①口服。a. 多发性骨髓瘤，0.15mg/(kg·d)，分次服用，连用4d，6周后重复疗程。b. 晚期乳腺癌，0.15mg/(kg·d)或6mg/(m^2·d)，连用5d，6周后重复疗程。c. 卵巢腺癌，0.2mg/(kg·d)，连用5d，4～8周后重复疗程。d. PV，诱导缓解期，6～10mg/d，连用5～7d，之后改为2～4mg/d，直至症状控制。维持剂量2～6mg/d，1次/周。②静脉给药。多发性骨髓瘤（姑息疗法），每次16mg/m^2，每隔2周1次。③动脉灌注。每次20～40mg。

【用药监护】 ① 下列情况禁用：对本品过敏、近期患过水痘或带状疱疹者，以及孕妇和哺乳期妇女。

② 下列情况慎用：肾功能损害、有痛风史及泌尿道结石者。

③ 本品可引起BUA增加，别嘌醇可防止或缓解本品引起的高尿酸血症。本品与西咪替丁同服，本品的生物利用度减少，后者的同类药物雷尼替丁、法莫替丁、尼扎替丁等亦可能

具有此相同的作用。与卡莫司汀合用，可增强后者的肺毒性。与萘啶酸合用，可能出现出血性小肠结肠炎，应避免合用。其他药物相互作用参阅异环磷酰胺【用药监护】③。

④ 用药前，应告知患者：a. 食物可显著减少本品的生物利用度，故本品应空腹时（餐前1h或餐后2h）服用。b. 本品是一种活性细胞毒性药物，其片剂应整片以水送服，不可分割、研碎或咀嚼服用，以免毒害皮肤和黏膜。c. 服药期间应避免饮酒，避免服用阿司匹林或感冒药，并避免接种活疫苗，以免影响疗效或增加不良反应。d. 本品是一种强效骨髓抑制药，不可擅自增加剂量或改变治疗方案，一定要遵医嘱用药，避免出现过度骨髓抑制或不可逆性骨髓再生不良。e. 本品有遗传和生殖毒性，育龄期患者均应有效避孕至停药后4个月，出现性腺抑制症状（如闭经或睾丸萎缩）时应及时报告医师。f. 本品有免疫抑制作用，接受本品治疗易引起感染，应避免可能引起感染的机会，并注意预防流感。

⑤ 本品偶见瘙痒、荨麻疹、斑丘疹、水肿、皮疹和过敏性休克等过敏反应。用药期间，应注意观察，尤其首次注射给药时更应严密监护。患者如出现轻度皮肤过敏，可给予适量抗组胺药治疗；如反应加重，或出现中、重度症状，应立即停药，停药后大多可很快恢复。如发生过敏性休克征象，应立即停药抢救。凡因过敏反应而停药者，均不可再次使用。

⑥ 本品最常见的不良反应是骨髓抑制，为剂量限制性毒性。可见白细胞及血小板下降，也有少数病例出现溶血性贫血。白细胞及血小板一般在给药后2～3周降至最低值（也有病例在给药后5d即迅速下降至最低），停药4～8周后恢复正常，也有需更长时间恢复者（如老年人恢复较慢）。因此，整个治疗期间及停药后至少8周，应每周检查1次血常规（如Hb、BPC、WBC及DC），并根据骨髓抑制程度调整用药剂量或采用其他治疗方案，避免出现过度骨髓抑制及不可逆性骨髓再生不良的危险，或发生其他严重反应。当第1次出现非正常的白细胞或血小板大幅度减少时，应暂时停药观察，避免发生急性骨髓抑制。对近期接受过放疗和化疗的患者，应注意引起骨髓毒性增加的可能。在治疗停止后，仍会出现CBC持续下降，不可大意，应继续监测，直至恢复正常。其他参阅氮芥【用药监护】⑨。

⑦ 长期应用本品可发生严重的复发性脉管炎，继发性肿瘤［尤其白血病或骨髓增生异常综合征（MDS）］的危险性也明显增加。在本品治疗淀粉样变性、恶性黑色素瘤、冷凝集综合征、多发性骨髓瘤、巨球蛋白血症及卵巢癌时，也有发生AL的报道。因此，应用本品时必须注意以下几点：a. 要严格掌握长期给药的指征和疗程。b. 对接受本品的长期治疗者及使用本品治疗的上述疾病患者，应加强治疗中的临床观察和治疗后的随访。c. 应嘱患者或其家人，在治疗结束后2～3年内，至少每年做1次体检，并定期检查血常规，及时反馈病情或身体反应。d. 在治疗中或治疗后，患者小腿或足部如出现酸、麻、冷或热及沉重感，或出现肌肉胀痛或痉挛性疼痛，以及足趾针刺样或烧灼性疼痛时，应立即停药或诊治，防止出现严重复发性脉管炎。e. 患者出现头晕、乏力、心悸、气短、胸骨及胫骨压痛、肝脏及淋巴结肿大现象，或出现贫血、出血（皮肤淤血或瘀斑、鼻或牙龈出血多见）、继发感染倾向，以及血常规显示白血病或MDS征象时，应立即停药处置。

⑧ 多数患者在服用本品常规剂量后数小时出现恶心、呕吐及食欲减退，高剂量用药时恶心、呕吐症状较明显，严重者可持续2～4d。少数患者可出现胃炎及腹泻。本品偶可引起的其他不良反应尚有：口炎、黏膜炎、ILD和PF（有死亡病例）、肝功异常、肝炎和黄疸，以及BUA、UUA水平升高和BUN、SCr暂时性显著升高。因此，治疗期间应定期做相关检查，发现异常及时处置。处置方法参阅氮芥【用药监护】⑩、⑪及环磷酰胺【用药监护】⑨～⑫。

卡莫司汀【典】 Carmustine

（卡氮芥；Carmubris）

【药理分类】 抗肿瘤药-烷化剂。

【适应证】 ①脑瘤、脑转移瘤、脑膜白血病、恶性淋巴瘤、多发性骨髓瘤；②与其他抗肿瘤药合用于恶性黑色素瘤。

【用法用量】 静脉滴注。每次100mg/m²，1次/d，连用2～3d，或200mg/m²，用1次，6～8周重复。溶于5%葡萄糖注射液或0.9%氯化钠注射液150ml中快速滴入。

【用药监护】 ① 下列情况禁用：对本

品过敏、严重骨髓抑制、孕妇及哺乳期妇女。

② 下列情况慎用：骨髓抑制、感染、肝或肾功能损害者，以及老年人和接受过放疗或抗肿瘤药治疗者，

③ 用药期间，应注意预防感染，注意口腔卫生，合并感染时应先治疗感染。

④ 本品可致畸胎，并可抑制卵巢或睾丸功能，引起闭经或精子缺乏。因此，青少年及育龄期患者应用时需特别慎重；必须应用时，在治疗期间及治疗结束后 3 个月内必须避孕。

⑤ 本品与西咪替丁合用，可加重骨髓抑制。本品应避免与有严重降低白细胞和血小板作用或产生呕吐反应的抗肿瘤药合用。本品可抑制身体免疫机制，使疫苗接种不能激发身体抗体产生；因此，化疗结束后 3 个月内不宜接种活疫苗。

⑥ 本品静脉滴注时，注射部位可产生静脉炎或血栓性静脉炎，给药时须注意预防，方法参阅氟氯西林【用药监护】⑥。滴注时须防止药液渗漏。

⑦ 本品具有延迟性骨髓抑制作用，属剂量限制性毒性。一次静脉注射后，骨髓抑制常发生于用药后 4～6 周，WBC 最低值见于 5～6 周，在 6～7 周恢复，但多次用药，可延迟至 10～12 周恢复。一次静脉注射后，血小板下降最低值见于 4～5 周，在 6～7 周恢复，血小板下降常比 WBC 严重。重复应用可产生累积毒性。骨髓抑制的处置方法参阅氮芥【用药监护】⑨。

⑧ 本品的消化道反应常见恶心、呕吐，也可见食欲缺乏、腹泻、腹痛、便秘等。恶心、呕吐在用药后 2h 即可出现，常持续 4～6h。处置方法参阅氮芥【用药监护】⑩。

⑨ 本品可见轻度肝功能损害，出现 AST、ALT、ALP、BIL 升高，停药后常可恢复。大剂量用药时，有出现门静脉高压、腹水、肝坏死的个案报道。肾毒性可见氮质血症、肾功能损害、肾脏缩小，罕见出血性膀胱炎。用药期间，应注意观察随访，并定期检查肝肾功能，防止发生上述不良反应。

⑩ 本品长期治疗可导致 ILD 或 PF。有时甚至在 1～2 个疗程后即出现肺部并发症，部分患者不能恢复。肺毒性与剂量相关。迟发性肺毒性则可能在治疗后数年内发生，可导致死亡，特别是儿童患者。症状及处置方法参阅环磷酰胺【用药监护】⑪。

⑪ 本品罕见视网膜炎、巩膜红斑、视网膜动脉狭窄、视网膜出血、视网膜色素沉着等眼科疾病，并有引起视神经纤维层梗死而致盲的报道。因此，治疗期间应注意观察随访患者眼科方面的不良反应，患者如出现眼睛发炎、充血、视物模糊、疼痛或不适等现象，应及时停药，并及时做眼科检查，以免延误病情。

⑫ 本品大剂量可产生脑脊髓病，治疗期间应注意观察，一旦出现此病征象，应及时停药处置。

司莫司汀【典】 Semustine

（西氮芥；Meccnu）

【药理分类】 抗肿瘤药-烷化剂。

【适应证】 ①脑部原发性肿瘤（如成胶质细胞瘤）、继发肿瘤及 HL；②胃癌及直肠癌（与氟尿嘧啶合用）。

【用法用量】 口服。每次 80～100mg/m^2，每 6～8 周 1 次。

【用药监护】 ① 下列情况禁用：肝功能损害、严重骨髓抑制、孕妇及哺乳期妇女。

② 下列情况慎用：骨髓抑制、感染、肾功能损害、有 WBC 低下史、有溃疡病或食管静脉曲张者，以及接受过放疗或化疗者。

③ 本品与氯霉素、氨基比林、磺胺类药合用，可加重骨髓抑制作用。与肾上腺皮质激素合用，可加重免疫抑制作用。以本品组成联合化疗方案时，应避免合用其他对骨髓抑制作用较强的药物。本品可抑制身体免疫机制，使疫苗接种不能激发身体抗体产生，因此化疗结束后 3 个月内不宜接种活疫苗。

④ 本品有骨髓抑制作用，可见 BPC 减少、WBC 降低，由于本品对造血干细胞亦有抑制，可在服药后第 1 及第 4 周先后出现 2 次，第 6～8 周才恢复正常，但骨髓抑制有累积性。其他参阅氮芥【用药监护】⑨。

⑤ 本品可见恶心、呕吐，早者服药后 45min 出现，迟者在 6h 左右发生，服药前给予止吐药或于睡前服用可减轻。

⑥ 本品对肝肾均有影响，肝脏与肾脏均可因与较高浓度的药物接触而影响器官功能，故用药期间应定期检查肝肾功能。

⑦ 本品尚可引起全身性皮疹，治疗中一旦出现，应予停药并对症治疗。另可见口腔

炎、轻度脱发和瘙痒，不影响继续治疗。

⑧ 其他同卡莫司汀【用药监护】③、⑪。

福莫司汀 Fotemustine

（武活龙；Muphoran）

【药理分类】 抗肿瘤药-烷化剂。

【适应证】 原发性恶性脑肿瘤和播散性恶性黑色素瘤（包括脑内部位）。

【用法用量】 静脉滴注。①单用本品时：诱导治疗，1次/周，连续3次后停药4～5周；维持治疗，3周治疗1次；常用量，每次100mg/m²。②联合化疗。去掉诱导治疗中的第3次给药，剂量维持100mg/m²。

【用药监护】 ① 下列情况禁用：合并使用黄热病疫苗和采用苯妥英钠作为预防治疗者（预防某些抗肿瘤药诱发的惊厥），以及孕妇和哺乳期妇女。

② 下列情况不推荐应用：a. 过去4周内接受过化疗（或6周内用过亚硝基脲类药物治疗）的患者。b. 正在使用减毒活疫苗（联合应用将增加活疫苗感染的风险）。c. 儿童患者。

③ 从诱导治疗开始到维持治疗开始之间，推荐的间隔期为8周，每2次维持治疗周期之间，间隔期为3周。

④ 只有患者在BPC和/或GC分别≥100×10⁹/L和2.0×10⁹/L的情况才考虑使用本品。只有在BPC和/或GC分别达到100×10⁹/L和2.0×10⁹/L时，才考虑进行维持治疗。

⑤ 在诱导及其后治疗期间应进行肝功能检查。

⑥ 每次给药前，均需检测CBC，并根据血液学状态调整剂量。当BPC>100×10⁹/L，粒细胞N>2×10⁹/L时，用标准剂量。当BPC 100×10⁹/L≥N>80×10⁹/L，粒细胞2×10⁹/L≥N>1.5×10⁹/L时，用标准剂量的75％。当BPC 100×10⁹/L≥N>2×10⁹/L，粒细胞>1.5×10⁹/L≥N>1.0×10⁹/L时，用标准剂量的50%。当BPC≤80×10⁹/L，粒细胞N≤1.0×10⁹/L时，应推迟治疗。

⑦ 在动物血浆浓度相当于人静脉滴注治疗剂量的浓度时，大鼠可出现视网膜萎缩，猴子可出现视网膜脱落，这个变化对人的影响还不清楚。因此，在本品治疗期间应常规进行眼底检查。

⑧ 从诱导治疗开始到维持治疗开始之间，推荐的间隔期为8周，每2次维持治疗周期之间，间隔期为3周。只有在BPC和（或）GC分别达到100×10⁹/L和2.0×10⁹/L时，才考虑进行维持治疗。

⑨ 药物相互作用：a. 本品与大剂量达卡巴嗪在同日联合应用时，偶可发生致命性肺毒性（急性呼吸窘迫综合征，ARDS），应避免这种给药方法，但可根据下述方法联合应用（均为静脉滴注）。ⓐ诱导治疗：在第1日和第8日，给予本品100mg/(m²·d)；在第15、第16、第17和第18日，给予达卡巴嗪250mg/(m²·d)。间歇5周后开始维持治疗。ⓑ维持治疗：第1日，给予本品100mg/(m²·d)；第2、第3、第4、第5日，给予达卡巴嗪250mg/(m²·d)。b. 本品与苯妥英钠合用，可导致后者在消化道吸收的减少，从而诱发惊厥发作，但可短时间与抗惊厥的BZP合用。其他抗肿瘤药如阿霉素、柔红霉素、卡铂、顺铂、卡莫司汀、长春新碱、长春碱、博来霉素、甲氨蝶呤也具有如此相同的药物相互作用。c. 使用本品后接种活疫苗（如轮状病毒疫苗、黄热病疫苗），可引起致命性疫苗疾病的危险。d. 本品与环孢素等免疫抑制药合用，可能出现过度的免疫抑制，有导致淋巴组织增生的危险性。e. 肿瘤可增加患者发生血栓的危险，故肿瘤治疗中常服用口服抗凝药。由于肿瘤病例中血液凝固性存在很大的个体间差异，从而增加了口服抗凝药与抗肿瘤药之间相互作用的不测事件。因此，决定对患者进行抗凝治疗时，需增加INR检验的次数。

⑩ 静脉滴注溶液应在使用前配制。配制时，应先将所附安瓿内的4ml无菌乙醇溶液加入本品药瓶中使溶，然后根据患者情况计算用药剂量，再将计算剂量的药液用5%葡萄糖注射液250ml稀释后静脉滴注。输注时间应控制在1h以上。输注时应避光。其他参阅氟氯西林【用药监护】⑥。

⑪ 本品的不良反应：a. 主要是对血液学方面的影响，表现为BPC减少（40.3%）和WBC减少（46.3%），发生时间较晚，最低水平分别在首剂诱导治疗后的4～5周和5～6周出现。如在本品治疗前，进行过化疗及（或）本品与其他可以诱导造血毒性的药物联合应用时，会增加血液系统的不良反应。b. 常见中度恶心及呕吐（46.7%），多出现在注射本品后2h内。c. 可见ALT及AST、ALP和BIL

中度暂时性可逆性增高。d. 少见发热（3.3%）、注射部位静脉炎（2.9%）、腹泻（2.6%）、腹痛（1.3%）、BUN 暂时性增高（0.8%）、瘙痒（0.7%）、暂时性可逆性的神经功能障碍（意识障碍、感觉异常、失味症）（0.7%）等。用药期间应注意观察，发现异常及时处置。

雌莫司汀 Estramustine

（艾去适，雌二醇氮芥；Emecyt，Estracyt）

【药理分类】 抗肿瘤药-烷化剂。

【适应证】 晚期前列腺癌，尤其为激素难治性的和在初始治疗中已预示对单纯激素疗效差的患者。

【用法用量】 ①口服。剂量范围为 7～14mg/(kg·d)，分 2 或 3 次服用。起始剂量至少 10mg/(kg·d)。如在给药后 4～6 周观察无效，应停药。如病情好转，应按原剂量继续服用 3～4 个月。②静脉注射。每次 300mg，1 次/d，连用 3 周。之后改为口服给药，也可继续静脉注射，每次 300mg，2 次/周。

【用药监护】 ① 下列情况禁用：已知对雌二醇或氮芥类药物过敏、既往有严重的白细胞减少和（或）血小板减少史、严重肝病、严重心血管疾病（缺血性、血栓栓塞性疾病或体液潴留所致的并发症）及儿童。

② 下列情况慎用：a. 具有血栓性静脉炎、血栓形成或有血栓栓塞史的患者，尤其与雌激素治疗相关时。b. 有脑血管及冠状动脉疾病（CAD）的患者。c. 与高钙血症有关的骨代谢疾病患者。d. 肝或肾功能损害患者，以及糖尿病、高血压病和体液潴留患者。

③ 孕妇及哺乳期妇女不宜应用。

④ 用药期间，应定期监测血糖（本品可能降低糖耐量）、血压（本品可使血压上升）、CBC、肝肾功能及血电解质（尤其钙、磷，因本品可影响钙、磷代谢）。

⑤ 本品与牛奶、奶制品及含钙、镁、铝的药物（如抗酸药）同时服用，可致本品的血药浓度降低，应避免同时服用。与 ACEI 合用，可能增加血管神经性水肿的发生率。有报道，雌激素可能通过抑制代谢而增加 TCA 的疗效和毒性。本品注射液不能与含钙、镁或铝盐的药液配伍，否则本品会产生沉淀。其他药物相互作用参阅异环磷酰胺【用药监护】③。

⑥ 用药前，应告知患者：a. 本品口服制剂至少应在餐前 1h 或餐后 2h 以 1 杯水吞服。b. 服药期间，不得同时服用含钙、镁、铝的药物（如抗酸药）和食物（如牛奶、奶制品），以免降低本品的药效。c. 本品使用期间，不能接种任何活疫苗，以免引起严重感染。d. 本品常可引起男子乳腺发育和阳痿，如有发生，应及时报告。e. 本品罕见血管神经性水肿，治疗中如眼睑、耳垂、阴囊、舌和咽喉等部位突然出现无症状性肿胀（或伴有轻度烧灼和不适感），应暂停服用并及时报告医师，以防发生不良事件。f. 本品可能致畸致突变，育龄期患者用药时应采取有效避孕措施至停用本品后 3 个月。

⑦ 静脉注射时，将所附稀释液 8ml（不可用 0.9%氯化钠注射液）缓缓注入本品药瓶内，轻轻旋动使溶，不能振荡，以免产生泡沫。注射时，应选择较细针头和较粗静脉穿刺，推注应缓慢（3～5min），防止出现静脉炎。静脉滴注时，应将上述配制好的静脉注射溶液稀释于 5%葡萄糖注射液 250ml 中，于 2.5～3h 滴注完，并防止药液渗漏。

⑧ 本品常见不良反应为体液潴留/水肿。接受本品治疗的患者有报道出现已存在的或初发的外周性水肿和充血性心脏疾患加剧；体液潴留还可能影响一些其他症状，如癫痫、偏头痛或肾功能损害，因此必须仔细观察，防止本品引起体液潴留而使有癫痫或偏头痛病史者诱发癫痫、偏头痛，或使存在的或初发的疾病（包括肾功能损害）加重。

⑨ 胃肠道反应是本品的另一常见不良反应，表现为恶性、呕吐及腹泻，尤其在治疗的最初 2 周，预先服用适量甲氧氯普胺，可减轻或防止恶心和呕吐反应。

⑩ 本品罕见血管神经性水肿。在多数报道的事件中，包括 1 例致命性的血管神经性水肿，患者同时服用了 ACEI。因此，在本品治疗期间应注意观察，同时服用 ACEI 时应更加谨慎。患者如出现血管神经性水肿，应立即停药处置。处置方法参阅青霉素【用药监护】⑫。

⑪ 本品的其他不良反应包括：a. 心血管反应：可见高血压、血栓栓塞、缺血性心脏病（包括心肌梗死）和 CHF。b. 血液系统：罕见贫血、白细胞减少和血小板减少。c. 中枢神

经系统：罕见抑郁、头痛、意识混乱和嗜睡。d. 其他：可见过敏性皮疹和超敏反应，罕见肝功能异常（AST、ALT 及 BIL 一过性升高）和肌无力。用药期间应注意观察，并定期做相关检查。发现异常及时处置。

顺铂[典] Cisplatin

（氨氯铂，顺氯铂；Briplatin，Platistil）

【药理分类】 抗肿瘤药-铂类。

【适应证】 ①用于小细胞与非小细胞肺癌、睾丸癌、卵巢癌、宫颈癌、子宫内膜癌、前列腺癌、膀胱癌、黑色素瘤、肉瘤、头颈部肿瘤及各种鳞状上皮癌和恶性淋巴瘤的治疗；②与放疗联合应用时，有增敏作用。

【用法用量】 ①静脉注射或静脉滴注。剂量视化疗效果和个体反应而定。常采用以下剂量方案。a. 4 周 1 次，用量 50～120mg/m^2。b. 1 次/周，每次 50mg/m^2，共 2 次。c. 1 次/d，每次 15～20mg/m^2，连用 5d。疗程依临床疗效定，3～4 周重复疗程。联合用药时，用量需随疗程做适当调整。②动脉灌注。每次 40～50mg/m^2，4 周 1 次。③ 胸腹腔注射。每次 30～60mg，7～10d 1 次。

【用药监护】 ① 下列情况禁用：对本品和其他铂类化合物过敏、孕妇及哺乳期妇女、骨髓功能减退、严重肾功能损害、失水过多、水痘、带状疱疹、痛风或有痛风史、高尿酸血症、近期感染及因本品而引起的外周神经病等患者。

② 下列情况慎用：既往有肾病或肾结石史、造血系统功能不全、听神经功能障碍或有中耳炎史、用药前曾接受其他化疗或放疗及非本品引起的外周神经炎等患者。

③ 本品与秋水仙碱、丙磺舒或磺吡酮合用时，由于本品可能提高 BUA 的水平，必须调整其剂量，以控制高尿酸血症与痛风。与各种骨髓抑制药或放疗同用，可增加毒性作用，用量应减少。与免疫抑制药合用，可加重免疫抑制药的肾毒性。与抗惊厥药（如卡马西平、苯妥英等）合用，可降低后者的血药浓度。与多柔比星合用，可能引起白血病，合用时须十分谨慎，并密切监测血常规。青霉胺或其他螯合剂，可减弱本品的活性，不应与本品同时应用。与氨基糖苷类、两性霉素 B、万古霉素、头孢噻吩或袢利尿药等具有耳肾毒性的药物合用，可增强本品的耳毒性和肾毒性。与抗组胺药、吩噻嗪类药或噻吨类药合用，可能掩盖耳毒性的症状，如耳鸣、眩晕等。与异环磷酰胺合用，可加重蛋白尿，也可能会加重耳毒性。与保肝药硫辛酸合用，本品的疗效减低。甲氨蝶呤及博来霉素主要由肾脏排泄，本品所致的肾功能损害会延缓这两种药物的排泄，导致毒性增加。使用本品后再用紫杉醇，可使后者的 CL 降低 33%。本品与碳酸氢钠、甲氧氯普胺有配伍禁忌。其他药物相互作用参阅异环磷酰胺【用药监护】③。

④ 用药前，应告知患者或其家人注意：a. 在化疗期间与化疗后必须饮用足够的水分，至少 2000ml/d。b. 化疗后必须卧床休息，起床直立时宜扶持，应缓慢，防止发生晕厥和直立性低血压而跌伤。c. 本品可能引起视觉障碍、步态不稳、运动失调和眩晕症状，并可影响注意力集中，用药期间应避免驾驶及危险性较大的机器操作或高空作业。d. 本品可能出现精子、卵子形成障碍和男子乳腺发育等现象，育龄期患者在化疗期间及化疗后均须严格避孕，治疗后若想妊娠，须事先进行遗传学咨询。e. 出现以下症状时应及时报告医师：ⓐ异常疲倦、恶心、呕吐、皮肤瘙痒、腰痛、畏食、血尿、尿量减少、尿有异味、水肿（肾毒性）；ⓑ耳鸣、眩晕、耳内饱满感、听力减退或听觉异常（耳毒性）；ⓒ四肢麻木、肌痛、步态不稳、运动失调（外周神经损伤）；ⓓ低头时，一种触电样的麻木或刺痛感，自颈部沿脊柱放射性传导至大腿或足部（脊髓后柱病变）；ⓔ视力减退或甚至无光感、视野缩小、眼球疼痛或眼眶深部痛（球后视神经炎）；ⓕ腿肿胀和关节痛（高尿酸血症）；ⓖ胸闷或胸痛、心悸、心动过速或过缓、紫绀、呼吸困难（心脏毒性）。

⑤ 本品仅限由静脉、动脉或腔内给药，但通常采用静脉滴注方式给药。给药前 2～16h 和给药后至少 6h 之内，必须进行充分的水化治疗。静脉滴注时，需用 0.9%氯化钠注射液或 5%葡萄糖注射液溶解稀释后静脉滴注，滴注时注意避光。本品的水溶液不稳定，应于给药前临时配制，配制后的溶液应尽快使用，不可冷藏，否则可产生沉淀。本品动脉或静脉注射可引起局部肿胀、疼痛、红斑及皮肤溃疡、局部静脉炎，注射时应注意：a. 小心操作，加强巡查，防止药液外漏。如万一出现渗漏，应立即停止给药，先尽量抽吸外渗药液，

然后用10%硫代硫酸钠注射液4ml加灭菌注射用水5ml做局部注射，数小时可重复。b. 其他参阅氟氯西林【用药监护】⑥。此外，本品与铝制品接触可发生化学反应，产生黑色沉淀与气体，故应避免接触。

⑥ 本品具有肾毒性。一次注射本品 $50mg/m^2$，约有25%～30%患者出现氮质血症，较大剂量与连续用药，则可产生严重而持久的肾毒性，表现为BUN、SCr升高，CL_{Cr} 可由112ml/min降至63ml/min。肾毒性一般在给药后2周内发生，原有肾功能损害或曾接受过具肾毒性抗生素（如链霉素、卡那霉素、庆大霉素等）的患者，使用本品后肾脏受损程度加重。在一般剂量下，肾小管的损伤是可逆的，但多次高剂量或短期内重复用药，会出现不可逆性肾功能障碍，严重时可出现肾小管坏死，导致无尿和尿毒症，甚至引起死亡。因此，治疗前后，治疗期间和每个疗程之前，应检查肾功能和尿常规，从用药前4h至治疗结束后24h，应密切监测尿量和尿密度，至少每小时测量1次。如尿量＜100ml/h或尿密度超过1.03，应立即处置。如尿量＜75ml/h时，应立即采取紧急救治措施。

为防止肾毒性，在用药前后，可采用大量输液的水化疗法，以降低本品血药浓度，增加其 CL_r。同时，还可加用甘露醇和呋塞米，以加速肾脏的排泄功能，减少本品在肾小管中的积聚，从而减轻肾毒性。但是，在采用大量输液的过程中，要密切观察液体超负荷的症状，并及时处置。

⑦ 本品的消化道反应主要表现为恶心、呕吐、食欲减低和腹泻等，反应常在给药后1～6h内发生，最长不超过24～48h，持续4～6h或更长，停药2～3d后消失，但也有少患者可持续1周以上。处置方法参阅氮芥【用药监护】⑩。其他偶见肝功能障碍、ALT及AST增加，停药后可恢复。

⑧ 本品可引起WBC和（或）BPC减少，一般与用药剂量有关，疗程剂量在25mg/kg以下，发生率为10%～20%；剂量在3mg/kg以上，发生率为40%左右。骨髓抑制一般在3周左右达高峰，4～6周恢复。骨髓抑制的处置方法参阅氮芥【用药监护】⑨。

⑨ 本品有神经毒性和耳毒性。神经毒性多见于总量超过 $300mg/m^2$ 的患者，外周神经损伤多见，表现为运动失调、肌痛、上下肢感觉异常，有时出现肢端麻痹、躯干肌力下降等，一般难以恢复或恢复时间较长。少数患者可出现中枢神经系统毒性，可见大脑功能障碍或莱尔米特征（Lhermitte sign，为脊髓后柱病变，其表现为：被动屈颈时，可诱导出一种自颈部沿脊柱放射性传导至大腿或足部的刺痛感或闪电样感觉），亦可出现癫痫、球后视神经炎及视神经盘水肿等。耳毒性表现为耳鸣、耳聋、眩晕，严重者可有高频听力减低，多为可逆性，停药后可恢复，无须特殊处理。耳毒性多见于儿童和多次用药后，以前曾用过本品者也易发生。因此，治疗期间及治疗结束后应注意观察，并定期检测神经功能，包括测肌力、闭目直立、摆动体位的感觉、视力视野、辨色能力检测，以及视觉诱发电位（VEP）检查和听力测试等，发现异常及时处置。

⑩ 少数患者可出现心脏毒性，表现为ECG的ST-T改变、束支传导阻滞、Af、心动过缓或过速、心功能不全等，以及低镁或低钾血症引起的心肌损害。因此，患者用药前应做ECG检查，用药期间应定期检查ECG及其他有关的心功能指标，防止出现心脏毒性反应。

⑪ 本品少见过敏反应，表现为心率加快、面部水肿、喘鸣或呼吸困难、血压降低、变态性发热反应等，一般在给药后数分钟内发生，及时给予肾上腺素、抗组胺药或肾上腺皮质激素可缓解症状。对出现过敏反应者，禁止再用本品。

⑫ 在治疗中出现下列之一情况者，应停用本品：a. WBC＜3.5×10^9/L或BPC＜80×10^9/L。b. 用药后持续性严重呕吐。c. 早期肾毒性的表现，如SCr＞178μmol/L（2mg/dl）或BUN＞7.1mmol/L（20mg/dl），或尿镜检在高倍视野中有异常（白细胞≥10个、红细胞≥5个或管型≥5个）。d. 出现明显的耳毒性、神经毒性或心脏毒性症状。e. 出现高尿酸血症或严重的血电解质紊乱。

⑬ 恢复治疗或开始下一疗程时，检查指标必须达到下列要求：a. SCr＜133μmol/L（1.5mg/dl）。b. BUN＜8.9μmol/L(25mg/dl)。c. BPC≥100×10^9/L。d. WBC≥4×10^9/L。e. 听力测试结果正常。f. 血电解质与ECG基本正常。g. 神经功能检查（包括球后视功能检查）无异常。

⑭ 本品尚可引起以下不良反应：血电解质紊乱（如低镁血症、低钙血症、肌痉挛）、直立性低血压、血管性病变（如脑缺血、冠状动脉缺血、外周血管障碍类似Raynaud综合

征）、致命性 TTP-HUS（症状与处置参阅丝裂霉素【用药监护】⑬）、免疫抑制反应、牙龈有铂金属沉积、继发性非淋巴细胞性白血病等。也有可能出现轻度脱发、精子卵子形成障碍、男子乳腺发育等现象。用药期间应注意观察并定期监测，出现异常及时处置，必要时停药。

卡铂[典] Carboplatin

（铂尔定，碳铂；
Carboptation，Paraplatin）

【药理分类】 抗肿瘤药-铂类。

【适应证】 卵巢癌、小细胞肺癌、非小细胞肺癌、头颈部鳞癌、食管癌、睾丸癌、精原细胞瘤、膀胱癌、间皮瘤、小儿脑瘤等。

【用法用量】 静脉滴注。每次 200～400mg/m²，每 3～4 周 1 次，2～4 次为 1 个疗程。也可每次 50mg/m²，1 次/d，连用 5d，间隔 4 周重复。

【用药监护】 ① 下列情况禁用：有明显骨髓抑制和肝或肾功能损害、对顺铂或其他铂类化合物过敏、对右旋糖酐或甘露醇（本品中的辅料）过敏、出血性肿瘤患者，以及孕妇和哺乳期妇女。

② 下列情况慎用：水痘、带状疱疹、感染、肾功能损害者及老年人。

③ 本品与氨基糖苷类抗生素合用，可增加耳毒性及肾毒性。与苯妥英合用，后者的血药浓度降低。与其他骨髓抑制药或放疗合用，骨髓抑制作用增强，必须合用时应调整本品剂量。与其他抗肿瘤药联合应用时，本品的剂量应适当降低。用顺铂造成听力损伤的患者，再用本品治疗时，耳毒性将会持续或加重。用顺铂治疗过的患者，再用本品治疗时，神经毒性的发生率和强度均明显增加。本品应避免与铝化合物接触，也不宜与其他药物混合滴注。其他药物相互作用参阅异环磷酰胺【用药监护】③。

④ 静脉滴注时，应先用 5%葡萄糖注射液溶解本品，浓度为 10mg/ml，再加入 5%葡萄糖注射液 250～500ml 中滴注，滴注时间应在 1h 以上，注射时应避免药液渗漏于血管外。

⑤ 本品水溶液不稳定，一经溶解，应在 8h 内用完。配制、存放及静脉滴注时应避免强烈日光直接照射，滴注时最好使用避光输液器。

⑥ 用药前，应嘱患者：治疗中如出现耳鸣、听力下降、视觉障碍、指或趾麻木或麻刺感、皮肤淤血或瘀斑，或其他不正常的出血等现象，应及时报告或就医。

⑦ 本品的骨髓抑制作用比顺铂强，尤其对血小板的影响更为明显，为剂量限制性毒性。WBC 与 BPC 在用药 21d 后达最低点，通常在用药后 30d 左右恢复。粒细胞的最低点发生于用药后 21～28d，通常在 35d 左右恢复。WBC 与 BPC 减少与剂量相关，有蓄积作用。治疗前 Hb 正常的患者，用药后有 71%患者发生 Hb 降低（<11g/dl），贫血的发生率也与剂量相关。本品引起感染和出血并发症的发生率分别为 4%和 5%，<1%患者可因为此血液系统毒性而死亡。2 个疗程必须间隔 3～4 周；开始下 1 个疗程时，NC 至少 2.0×10^9/L 以上，BPC 至少 100×10^9/L 以上。骨髓抑制的处置方法参阅氮芥【用药监护】⑨。

⑧ 本品的消化道反应可见恶心、呕吐，一般于治疗后 6～12h 出现，常于 24h 内消失，反应较顺铂轻。选用连续 5d 持续滴注的给药方法可减轻恶心、呕吐症状，给予止吐药则可以有效地预防和治疗本品引起的恶心与呕吐。少见腹痛、腹泻、便秘、食欲减退、黏膜炎或口腔炎，可给予对症治疗，不影响继续化疗。偶见肝功能异常，出现 ALT、AST、ALP 及 BIL 升高，多在治疗期间自行恢复正常。

⑨ 本品的肾毒性明显低于顺铂，仅少数患者可出现 BUN、SCr、BUA 升高，部分患者 CL_{Cr} 下降至 60ml/min 以下，治疗前肾功能受损者，肾毒性的发生率和严重程度可能增加。一般情况下，本品的肾毒性无剂量限制性，治疗前和治疗期间无须采取水化或利尿措施。肾功能严重受损时，必须减少剂量或停止治疗。

⑩ 本品的过敏反应常见皮疹、瘙痒、荨麻疹及红斑，偶见低血压、喘鸣或支气管痉挛，一般在给药后几分钟内发生，使用肾上腺素、糖皮质激素和抗组胺药可获缓解。对出现过敏反应者，禁止再用本品。

⑪ 本品较少见的不良反应有高频听觉丧失、耳鸣、头晕、指或趾麻木或麻刺感、味觉减退、视物模糊、脱发及流感样综合征等，极少见溶血-尿毒症综合征（HUS），并可能引起血电解质（如镁、钾、钠、钙等）下降。动物实验表明本品有致癌作用。

⑫ 在本品治疗前应检查血常规及肝肾功能，治疗期间应随访检查（至少每周检查 1 次）：a. 听力；b. 神经功能；c. BUN、SCr、CL_{Cr}；d. HCT、Hb、BPC、WBC 及 DC；e. 血电解质（钙、镁、钾、钠）水平。

奥沙利铂 Oxaliplatin

（草酸铂，乐沙定；Eloxatin，OXA）

【药理分类】 抗肿瘤药-铂类。

【适应证】 ①转移性直肠癌的一线治疗；②原发肿瘤已完全切除后的Ⅲ期结肠癌术后的辅助治疗。本品可单用或与氟尿嘧啶和亚叶酸钙联合应用。

【用法用量】 静脉滴注。① 单用。a. 辅助治疗时，每次 $85mg/m^2$，2 周重复 1 次，共 12 个周期（6 个月）；或 $130mg/m^2$，3 周重复 1 次。b. 治疗转移性结直肠癌，每次 $85mg/m^2$，2 周重复 1 次；或 $130mg/m^2$，3 周重复 1 次；可按患者的耐受程度进行剂量调整，但每次剂量不超过 200mg。②与氟尿嘧啶联合应用。应根据骨髓抑制和腹泻的程度调整下次给药的剂量。

【用药监护】 ① 下列情况禁用：对本品或其他铂类药物过敏、第 1 个疗程开始前有骨髓抑制（NC＜2×10^9/L 和（或）BPC＜100×10^9/L）或有外周感觉神经病变伴功能障碍、严重肾功能损害（CL_{Cr}＜30ml/min），以及孕妇和哺乳期妇女。

② 外周感觉神经病变者慎用。

③ 对中度肾功能损害者应用尚缺乏安全性研究资料。因此，此类患者应用本品时需权衡利弊，必须应用时需密切监测肾功能，并按毒性大小调整剂量。

④ 本品与伊立替康合用，发生胆碱能综合征（主要表现为腹痛、低血压、血管舒张、出汗、寒战、视觉障碍、瞳孔缩小、流泪及流涎等）的危险增高，应注意观察，并应用阿托品预防。与具有潜在性神经毒性的药物联合应用时，需严密监测其神经学安全性。本品不能与活疫苗合用，因有导致活疫苗感染的可能，在化疗后 3 个月始能接种活疫苗。本品禁止与碱性溶液或碱性药物配伍滴注。本品最好不要和其他药物混合滴注，包括氟尿嘧啶和亚叶酸钙（CF）；与氟尿嘧啶或亚叶酸钙联合应用时，不能混合在同一输液瓶内滴注，最好间隔 1h 使用。本品不能用含有氯化物（包括各种浓度的氯化钠溶液）溶解或稀释本品。本品输注后应以 5%葡萄糖注射液冲洗输液管道。联合应用的亚叶酸钙应以 5%葡萄糖注射液稀释，亦不宜用含盐溶液或碱性溶液配制。本品溶液与铝接触后会发生降解，静脉滴注时不能接触含铝器具。

⑤ 本品静脉滴注时，每 50mg 本品加入灭菌注射用水或 5%葡萄糖注射液 10～20ml，配制成 2.5～5.0mg/ml 溶液。之后，再将此溶液加入 5%葡萄糖注射液 250～500ml 中，通过外周或中央静脉滴注 2～6h（如果在 2h 内滴注完给药时，患者出现急性喉痉挛，下次滴注时应将滴注时间延长至 6h）。稀释后的药液在室温下仅能保存 4～6h，应尽快滴注。滴注时，应避免药液渗漏于血管外，以免引起局部疼痛及炎症反应。如不慎漏于血管外，应立即停止给药，并抬高患肢及热敷。本品滴注结束之后，必须用适量 5%葡萄糖注射液冲洗输液通道。用药期间不需要水化。

⑥ 用药前，应告知患者：a. 本品滴注期间，不可摄入冷食或冷饮（使用本品时，咽喉受冷刺激可引起感觉障碍和喉痉挛）。天气寒冷时，应注意保暖，并尽量减少户外活动，避免受凉（如接触冷水或吸入冷空气）。b. 治疗停止后，外周感觉神经病变症状可能持续存在。辅助治疗停止后，局部或中度感觉异常或影响日常生活的感觉异常可能持续 3 年以上。c. 治疗期间，如出现以下情况应及时报告：无法解释的呼吸道症状，如无痰干咳、呼吸困难；严重呕吐或频繁腹泻；黏膜炎或口腔炎；皮疹或红斑、发热；视力下降或听力减退等。d. 治疗期间和治疗结束后 3 个月内不能接种活疫苗，以免导致活疫苗感染。

⑦ 本品的神经毒性为剂量限制性、蓄积性和可逆性的外周感觉神经病变，发生率高达 85%～95%。病变以末梢神经炎为特征，主要表现为肢端感觉障碍或（和）感觉异常、伴或不伴有痛性痉挛，通常在给药后几小时内出现，常因感冒和寒冷刺激而激发或加重，有时甚至可伴有口周、上呼吸道和上消化道的痉挛及感觉障碍、喉痉挛（表现为主观上感觉吞咽困难和呼吸困难）或颌痉挛，减量或停药后一般可自行恢复，不必进行药物治疗。感觉异常通常可在治疗间歇期减轻，但随着治疗周期的增加，症状也会逐渐加重。当累积剂量＞$800mg/m^2$（6 个周期）时，出现功能障碍的概

率增高，并有可能导致永久性的感觉异常和功能障碍。在治疗终止后数月之内，3/4 以上患者的神经毒性可减轻或自行消失而无后遗症。因此，接受本品治疗前、治疗期间及治疗结束后，应仔细监测本品的神经毒性，尤其与其他有神经毒性的药物合用时，每次给药前都要进行神经系统检查，之后定期复查。当出现可逆性的感觉异常时，无须调整下次用量。用药剂量的调整应以神经症状持续的时间和严重程度为依据，具体方法推荐如下：a. 如症状持续 7d 以上而且较严重，应将本品剂量从 $85mg/m^2$ 减至 $65mg/m^2$（晚期肿瘤化疗）或 $75mg/m^2$（辅助化疗）。b. 如无功能损害的感觉异常一直持续到下一周期，本品剂量从 $85mg/m^2$ 减至 $65mg/m^2$（晚期肿瘤化疗）或 $75mg/m^2$（辅助化疗）。c. 如感觉异常在 2 个疗程之间持续存在，疼痛性感觉异常和（或）功能障碍刚开始出现，本品剂量应减 25%。d. 如感觉异常在调整剂量之后依然持续存在或加重，或出现功能不全的感觉异常一直持续到下一周期，应停止治疗。e. 如在停止使用本品后，这些症状有所改善，可考虑继续本品治疗。此外，也有本品引起深反射消失和莱尔米特征（参阅顺铂【用药监护】⑨）的报道。用药期间避免冷食冷饮，防止受凉感冒，可减少症状的发生率和严重程度。在治疗中调整用药剂量或减慢滴注速率（延长滴注时间），可减少神经症状的发生率。治疗中给服适量维生素 B_1、维生素 B_6 和烟酰胺等，也可减轻神经毒性。

⑧ 单用本品可引起恶心、呕吐、腹泻、便秘，也可发生黏膜炎和口腔炎。反应一般较顺铂轻，但也有个别患者症状很严重。当与氟尿嘧啶联合应用时，这些副作用显著增加。给予止吐药可有效地预防和治疗本品引起的恶心与呕吐。

⑨ 本品引起的骨髓抑制多为轻中度，对红细胞、血小板和粒细胞均有影响，可导致贫血、血小板减低和白细胞减少。与氟尿嘧啶联合应用时，骨髓抑制有一定程度加重。骨髓抑制的处置方法参阅氮芥【用药监护】⑨。

⑩ 本品偶见皮疹或红斑、发热，罕见过敏性休克。因此，给药时（尤其对首次用药者及使用其他铂类化合物有过敏史者）应密切观察过敏症状。一旦发生任何过敏反应，均应立即停止给药，及时给予积极的对症治疗，并禁止在这些患者中再用本品。

⑪ 本品偶可引起 ILD，治疗中如出现无法解释的呼吸道症状，如无痰干咳、呼吸困难、肺泡啰音或有放射影像学依据的肺浸润，应停止使用本品直至肺部检查确定已排除发生 ILD 的可能。ILD 的症状与处置见头孢克洛【用药监护】⑩。本品亦偶见 PF，多由 ILD 进展而形成，表现为进行性呼吸困难、明显的低氧血症、肺部影像学呈弥散性肺间质纤维化，处置原则：停用本品，机械通气，激素冲击，控制感染及对症治疗。

⑫ 本品罕见致命性 TTP-HUS，治疗中患者如出现下列表现，应立即停药，并及时采取有效措施：a. 紫癜及其他出血倾向。b. BPC 减少伴 Hb 迅速下降，BIL 和 LDH 水平升高，外周血涂片见破碎的红细胞。c. 血尿、蛋白尿、尿中有白细胞和管型，SCr 和 BUN 升高。d. 神经精神异常。e. 发热。处置方法参阅丝裂霉素【用药监护】⑬。

⑬ 在每次治疗之前，应检查肝功能、血液学计数和分类，注意观察随访有无腹泻、黏膜炎或口腔炎，并注意监测肝门静脉高压症的症状。如出现血液学毒性（NC＜2×10^9/L 或 BPC＜50×10^9/L），下一周期的治疗应推迟，直至血液学指标恢复到正常水平。如出现 4 级腹泻，或中性粒细胞减少达到 3～4 级（NC＜1.0×10^9/L），血小板减少症达到 3～4 级（BPC＜50×10^9/L）时，应将本品剂量从 $85mg/m^2$ 降至 $65mg/m^2$（晚期肿瘤化疗）或 $75mg/m^2$（辅助化疗），并相应调整氟尿嘧啶的剂量。如不能确定肝功能检查结果的异常或肝门静脉高压症是由肝转移引起的，应考虑是由本品引起的极少见的肝血管异常的可能性。

奈达铂 Nedaplatin

（奥先达，捷佰舒；Aqupla）

【药理分类】 抗肿瘤药-铂类。

【适应证】 头颈部癌、小细胞肺癌、非小细胞肺癌、食管癌、宫颈癌等实体瘤。

【用法用量】 静脉滴注。每次 80～$100mg/m^2$（老年人起始剂量为 $80mg/m^2$），间隔 3～4 周 给药 1 次。

【用药监护】 ① 下列情况禁用：有明显骨髓抑制、严重的肝或肾功能损害、对其他铂类药物或右旋糖酐过敏者，以及孕妇、可能妊娠及有严重并发症者。

② 下列情况慎用：听力损害、骨髓功能

不全、肝或肾功能损害、老年人及合并感染或水痘患者，以及胃肠道疾病、神经系统疾病或有既往史，尤其外周神经病变或癫痫患者。

③ 青少年及育龄期患者应考虑本品对性腺的影响。

④ 本品与其他抗肿瘤药（如烷化剂、抗代谢药、抗肿瘤抗生素等）及放疗并用时，骨髓抑制作用可能增强。与氨基糖苷类抗生素及万古霉素合用时，对肾功能和听觉器官的损害可能增加。本品不宜用氨基酸输液、pH 5 以下的酸性输液（如电解质补液、5%葡萄糖注射液或复方氯化钠注射液等）溶解稀释。本品与含铝制品接触会发生降解，使用中应加注意。

⑤ 静脉滴注时，应将本品用 0.9%氯化钠注射液溶解稀释至 500ml，滴注时避免漏于血管外，滴注时间应在 1h 以上。滴注过程中，应注意防止发生静脉炎，方法参阅氟氯西林【用药监护】⑥。滴注后，应继续滴注输液 1000ml 以上。本品溶液最好现配即用，不宜久置。滴注时使用避光输液器。

⑥ 本品可能引起 SIADH，表现为低钠血症、低渗透压血症、尿钠增加、高渗尿、意识障碍等。治疗期间应注意观察，定期监测血和尿中电解质，如出现上述症状，应立即停药。一般轻度的 SIADH，停药并经严格限制水分摄入（800～1000ml/d），症状即可迅速消失。对出现严重低钠血症伴神志错乱、惊厥或昏迷者，应紧急静脉给予袢利尿药呋塞米（1mg/kg）或依他尼酸（0.5～1mg/kg），必要时 2～4h 后重复使用，但必须注意防止发生低血钾、低血镁等水电解质紊乱，也可酌情应用脱水药 20%甘露醇注射液 250ml，4～6h 1 次。根据尿钠排泄情况，可缓慢静脉滴注 3% 氯化钠注射液［滴速 1～2ml/(kg・h)，血钠上升速率控制在 1～2mmol/(L・h)，注意防止肺水肿和维持电解质平衡］。血钠上升至 125mmol/L 后，应减慢补钠速率，使 3%氯化钠注射液控制在 0.5～1.0ml/(kg・h) 范围。在第 1 个 24h 内，血钠升高幅度不应超过 12mmol/L，血钠上升过快易引发脑桥脱髓鞘病变（其临床表现为低钠血症纠正后，出现神经症状恶化、神志改变、嗜睡、迟钝、惊厥、肺换气不足、低血压，甚至出现假性延髓性麻痹、四肢瘫痪、吞咽困难等）。患者病情明显改善后，应停止补钠。对限制水分难以控制的患者，可口服地美环素（600～1200mg/d，分 3 次口服）。对不能减少饮水量的患者，则可选用精氨酸血管升压素受体拮抗药（VRAs），如托伐普坦、利希普坦或考尼伐坦。

⑦ 本品主要由肾脏排泄，有肾毒性，可引起肾功能异常，出现 BUN、SCr、BUA 及 β_2MG 升高、CL_{Cr} 下降，以及血尿、蛋白尿、少尿、尿痛、排尿困难及代偿性酸中毒等。因此，治疗中须注意：a. 肾功能损害及之前应用过其他铂类化合物者，应用本品时必须适当降低起始剂量。b. 密切观察肾毒性症状，定期做尿常规及血生化检查（包括肾功能检查），发现异常时应对患者情况做出全面评估，以决定是否继续用药。c. 必须使患者保持充分的尿量，以减少尿中药物对肾小管的毒性损伤，必要时使用甘露醇、呋塞米等利尿药。d. 由于应用甘露醇或呋塞米可能会加重肾功能障碍和听觉障碍，所以应适当输液补充水分，尤其对饮水困难或伴有恶心、呕心、食欲缺乏、腹泻等症状的患者更应引起注意。

⑧ 本品有较强的骨髓抑制作用，表现为红细胞减少、白细胞减少、中性粒细胞减少、血小板减少、Hb 减少、贫血和出血倾向。因此，治疗中须注意：a. 对骨髓功能低下及之前应用过其他铂类化合物者，应适当降低起始剂量。b. 密切观察骨髓抑制的症状、出血倾向及感染性疾病的发生或加重，并定期监测患者的血常规及凝血功能。c. 如发现异常，应视情况减少用药剂量或延长给药间隔或停止用药的处置。其他参阅氮芥【用药监护】⑨。

⑨ 国外报道，有因使用本品引起阿-斯综合征（Adams-Stokes Syndrome，ASS；亦称心源性晕厥或心源性脑缺血综合征）而死亡的病例。ASS 是指突然发作的由严重的、致命性的缓慢性和快速性心律失常所致急性脑缺血而引起的一组临床症状，其最突出的表现为突然发生晕厥及（或）抽搐，轻者仅表现为头晕、短暂意识丧失或短暂眼前黑矇，重者意识完全丧失，并常伴有面色苍白、紫绀、血压下降、大小便失禁、抽搐等症状，可出现鼾声呼吸或喘息性呼吸，有时可见陈-施呼吸，严重者可致猝死。因此，用药前应嘱患者：a. 给药前应避免疲倦、饥饿和剧烈运动。b. 给药后至少应卧床静息 2h。c. 起床前宜先活动下肢，然后缓慢起坐于床沿，无头晕感觉后方可下地行走。患者卧床期间应加强巡视，并密切监测血压及 ECG，防止发生此征。如果发生上述症状，应立即置患者于头低足高位，将头转向一侧（防止舌根部后倒堵塞气道），并在

其头面部做凉水擦拭或在前额敷以湿凉毛巾，以助清醒，必要时给予胸外心脏按压。对心动过缓型心律失常所致晕厥，可给予增快心率的药物，如阿托品、山莨菪碱、异丙肾上腺素等，也可根据情况植入临时或永久起搏器。对心动过速型心律失常所致晕厥，可根据病情选用抗心律失常药物利多卡因、普罗帕酮或胺碘酮等。出现 Vf 者应紧急除颤。

⑩ 本品可引起耳神经系统毒性反应，主要表现为听觉障碍、听力低下及耳鸣，亦见眩晕。因此，用药期间应注意观察患者的听觉及前庭症状，并定期检查患者的听功能及前庭功能，尤其对之前用过其他铂类化合物或其他耳毒性药物者，以及治疗前已有听力低下或肾功能低下的患者更应特别注意。发现异常时，及时调整剂量，必要时停药处置。

⑪ 本品可能引起肝功能异常，可见 ALT、AST ALP、LDH 及 BIL 升高，STP、ALB 降低。用药过程中，应定期做肝功能及相关检查，密切注意患者的全身情况，发现异常及时停药，并做适当处置。

⑫ 本品偶见皮肤发红、疱疹、湿疹，罕见过敏性休克症状（潮红、呼吸困难、畏寒、血压下降等）。因此，给药时（尤其对首次用药者及使用其他铂类化合物有过敏史者）应密切观察，一旦发生过敏反应，立即停止给药，及时给予积极的对症治疗，并禁止在这些患者中再用本品。

⑬ 长期给药时，毒副反应有增加的趋势，并有可能引起延迟性不良反应，需密切观察。

⑭ 本品尚可见恶心、呕吐、食欲减退、腹泻、腹痛、便秘、肠梗阻、口腔炎等消化道不良反应和钠、钾、氯等电解质异常及水肿，以及痉挛、头痛、手足发冷等末梢神经功障碍。偶见 ECG 异常（心动过速、ST 波低下）、心肌受损及脱发等。治疗中应注意观察，并定期做相关检查。

⑮ 其他参阅奥沙利铂【用药监护】⑪。

柔红霉素[典] Daunorubicin

（正定霉素，红比霉素；Cerubidin，Rubidomycin）

【药理分类】 抗肿瘤药-蒽环类药物。

【适应证】 急性粒细胞性白血病（AML）、急性早幼粒细胞性白血病（APL）、ALL，以及恶性淋巴瘤、神经母细胞瘤、横纹肌肉瘤、尤因瘤和肾母细胞瘤等。

【用法用量】 静脉注射。单一剂量 0.5～3mg/kg。0.5～1mg/kg 的剂量须间隔 1d 或以上，才可重复注射；而 2mg/kg 的剂量必须间隔 4d 或以上，才可重复注射；2.5～3mg/kg 的剂量必须间隔 7～14d，才可重复注射。每个患者应根据各自对药物的反应和耐受性，并根据各自的血常规和骨髓象情况调整剂量。成人或儿童的总剂量均不能超过 20mg/kg。肝功能损害，特别是伴临床黄疸者，本品用量应酌减。做过胸部放疗或用过大剂量环磷酰胺者，本品的每次剂量和总累积剂量均应相应减少。

【用药监护】 ① 下列情况禁用：对本品或其他蒽环类药物过敏者、严重感染者、有严重或有潜在心脏病者或有心脏病史者，以及孕妇和哺乳期妇女。

② 下列情况不宜应用：WBC＜3.5×10^9/L 或 BPC＜50×10^9/L、发热或伴有明显感染、恶病质、失水、出血、电解质或酸碱平衡失调、胃肠道梗阻者，以及明显黄疸、肝或肾功能损害和心肺功能不全者。

③ 60 岁以上的老年人及 2 岁以下幼儿慎用并酌减剂量。

④ 本品对动物有胚胎毒性、致畸、致突变和致癌作用。可引起人类精子染色体损伤，引起不可逆性男性和女性不育，严重程度为剂量依赖性。因此，青少年及育龄期患者应用本品时应十分慎重。对于有生育意愿的育龄期男性，在必须接受本品治疗前应进行有关保存精子的咨询；在整个治疗期间及停药后至少 6 个月内应采取有效的避孕措施。对于育龄期妇女，在接受本品治疗期间应采取有效的避孕措施，完成本品治疗后计划怀孕的妇女应进行遗传咨询。

⑤ 在 AL 诱导缓解期使用本品的患者必须住院治疗，而且整个治疗必须在持续的医疗监控下进行。

⑥ 应用本品期间不能进行放疗，特别是胸部放疗。至少停止放疗后 3～4 周才能应用本品。

⑦ 本品应避免与抑制心肌收缩功能的药物（如 β 受体阻断药、钙通道阻断药等）或具有心脏毒性的药物（如曲妥珠单抗、奎尼丁和普鲁卡因胺等抗心律失常药、紫杉醇类抗肿瘤药、高剂量环磷酰胺及丙米嗪等）合用，以避

免增加应用本品后可能发生的心肌损害，必须合用时应在治疗过程中应密切监测心功能。本品与具有相似药理作用的其他抗肿瘤药合用，会增加毒性，尤其会增加骨髓抑制。与影响肝肾功能的药物合用，将影响本品的毒性和(或)药效。与导致UA排泄延迟的药物（如呋塞米、氢氯噻嗪、吡嗪酰胺、乙胺丁醇、美托洛尔、硝苯地平、氨氯地平及氟喹诺酮类等）合用，可能引起高尿酸血症。与血小板聚集抑制药（如阿司匹林、氯吡格雷、普拉格雷、噻氯匹定等）合用，发生出血倾向的危险性增加。与泼尼松、阿糖胞苷或长春碱等合用，本品的疗效增加。本品与其他抗肿瘤药联合应用时，不宜在同一注射容器中混合给药。本品与肝素、地塞米松、氨曲南、别嘌醇、氟达拉滨、哌拉西林-三唑巴坦、氨茶碱等注射剂呈配伍禁忌。本品与酸性或碱性药物配伍易失效。

⑧ 本品只能静脉注射，不宜静脉滴注。静脉注射时，应在临用前将本品所需用量加入0.9%氯化钠注射液5～10ml，振摇溶解；再加0.9%氯化钠注射液适量，使成2～5mg/ml溶液。静脉注射时须注意：a. 由于经小静脉注射或在同一血管重复多次注射会造成静脉炎或静脉硬化，因此宜采用中心静脉给药较好。b. 给药前，应先静脉滴注适量0.9%氯化钠注射液，在确保输液管通畅及注射针头确实在静脉内之后，再经此通畅的输液管缓慢注入药液（速率太快易致心律失常），这样既可减少药物外渗而引起注射局部红肿、疼痛、坏死或蜂窝织炎的危险性，又便于在注射完毕后可用0.9%氯化钠注射液冲洗静脉。c. 注射部位如出现刺痛感或灼热感，应暂停注射，并另选其他静脉给药。d. 万一发生渗漏，应尽快用空针将渗漏入皮下组织的药液吸出，并立即局部注射50～100mg氢化可的松（或地塞米松5mg）或8.4%碳酸氢钠注射液5ml，然后局部冷敷，24h后给予温湿敷，以减轻局部反应。

⑨ 用药前，应告知患者：a. 本品对肾脏有损害，治疗期间多饮水可减轻肾功能损害。b. 本品可能引起迟发性心肌损害而致CHF，在治疗后期或停止治疗后几周内，甚或在末次剂量后6个月时发生，这期间如出现心区不适、心跳加快、呼吸急促、下肢浮肿等现象，应及时报告或急诊就医。c. 应用本品后1～2d内，尿液可呈橘红色，此乃药物及其代谢物所致，一般在2d后消失，无大碍，不必疑虑。

⑩ 本品对所有患者都有骨髓抑制作用，白细胞减少几乎不可避免，对某些患者甚至有严重的骨髓再生障碍。骨髓抑制的临床表现有发热、感染、脓毒血症/败血症、感染性休克、出血和组织缺氧，这些症状甚至可导致患者死亡。本品引起的白细胞减少大多数在首次用药后10～14d降至最低点，在末次给药后的第2～3周逐渐恢复。红细胞及血小板减少罕见，且大多不严重。因此，在开始治疗之前即应做好充分的支持疗法准备，如应用抗生素、输血、输血小板成分，最后也可输白细胞悬液。在治疗的第1周必须每日检测1次血常规（包括白细胞、粒细胞、血小板和红细胞），在以后治疗的每个周期及停药后至少3周内应每周检测1次，并注意监测骨髓象，防止出现严重骨髓抑制。出现骨髓抑制的处置方法，可参阅氮芥【用药监护】⑨。

⑪ 本品具有心脏毒性，这也是蒽环类药物都具有的严重不良反应。本类药物的心脏毒性主要表现为以下两种形式：剂量依赖性急性反应和迟发性进行性心脏病变。剂量依赖性急性反应，主要表现为室上性心律失常（窦性心动过速、VPC、房性传导阻滞）和（或）非特异性ECG异常（ST-T波改变、QRS波群低电压、T波改变），通常发生于用药的1周内，多呈一过性和可逆性，一般不影响治疗。也有发生心绞痛、心肌梗死、心内膜心肌纤维化、心包炎/心肌炎的报道。迟发性进行性心脏病变发生率较低，发生也较晚，但病情进展快，且较严重，一般在本品的高累积剂量后发生，有时也在治疗中发生，但大多在完全缓解期或停用本品治疗后数周或数月至数年后发生，个别病例甚至在十数年后发生。迟发性进行性心脏病变表现为严重的心力衰竭，患者可出现心跳加快、呼吸急促、肝大、心脏扩大、坠积性水肿、肺部水肿、静脉怒张、胸腔积液和奔马律等急性症状，有时可发生猝死（多发生于60岁以上老年人、原有心肌病变者及以往接受过胸部放疗者），而常规ECG无明显改变。心力衰竭的严重程度和发生频率取决于本类药物的累积剂量。如果本品的累积剂量在20mg/kg的限量以下，发生的危险性较小，大约2%。如果累积剂量增加，则发生率也相应增加。与成人相比，本品（包括其他蒽醌类药物）较低累积剂量也可能导致儿童出现心脏毒性。此外，下列情况也是增加本类药物发生心脏毒性的危险

因素：儿童和60岁以上老年人、活动性或隐匿性心血管疾病、之前用过其他蒽环类或蒽二酮类药物（如米托蒽醌及比生群）、同时应用其他抑制心肌收缩功能的药物或具有其他心脏毒性的药物、正在或既往接受过纵隔/心脏周围区域的放疗，或有与疾病相关的临床情况（如贫血、感染、心包或心肌浸润）等。在停止使用其他具有心脏毒性的药物，尤其具有长半衰期的药物［如曲妥珠单抗（$t_{1/2}$ 约 28.5d，并在血循环中可持续至 24 周）］之后接受本类药物，也可能增加发生心脏毒性的风险。因此，应用本类药物高累积剂量的患者和具有上述危险因素而必须应用本类药物的患者，必须仔细监控心功能，尤其对儿童患者必须进行长期的心功能随访，并定期进行心功能评估，以尽早发现心脏并发症的风险。为了尽可能地减少本类药物诱发的严重心脏毒性，在使用本类药物前，必须对患者进行包括 ECG、超声心动图（ECHO）和血清心肌酶学［AST、ALT、LDH、α-羟丁酸脱氢酶（α-HGBDH）、CPK 和肌酸激酶同工酶（CPK-MB）等］在内的心功能测定，有条件者应监测左室射血指数（LVEF）和射血前期（PEP）与 LVEF 之比值，可以运用多门核素血管造影术（MUGA 扫描）对心功能进行反复的量化评估（对 LVEF 的评估），对了解心肌功能最为有效，尤其具有高危风险因素的患者。在每一治疗周期的前后及整个治疗期间应定期做 ECG 检查，患者出现 T 波低平或倒置，或 ST 段下降，或心律失常发作，并不影响本类药物的治疗，也不是停药的指征。但如发生 QRS 波低电压（此乃蒽环类药物心脏毒性的较为特异的表现），则应充分权衡继续治疗的益处与发生心脏损害危险性之间的利弊大小，慎重决定停药与否。在本类药物治疗期间及停用本品后至少 6 个月内，应注意观察心肌损害的临床症状和体征，定期监测 LVEF 和 PEP/LVEF 比值，尤其在累积剂量很高时（此时，心力衰竭可随时无先兆性发生，常规 ECG 预先无任何改变，但 LVEF 和 PEP/LVEF 比值大多可见异常，前者明显低于治疗前的基线值，后者常高于 ULN），并经常进行 MUGA 扫描或 ECHO 检查，定期评估心功能。一旦出现心功能损害的表现，应立即停用本品，尽可能地减少发生严重心功能损害的风险。

本类药物引起的心脏毒性，与其在体内生成的氧自由基致使心肌线粒体膜发生脂质过氧化作用有关。因此，用药期间同时给予大剂量自由基清除药泛癸利酮（辅酶 Q10）或维生素 C、维生素 E，可预防或降低本类药物的心脏毒性。此外，同时应用心脏保护药右雷佐生也可有效地预防本类药物诱发的心脏毒性。患者发生 CHF 后，应立即给予强心苷、三磷酸腺苷、利尿药、限制钠摄入及卧床休息等措施治疗，必要时使用 ACEI（如卡托普利、依那普利等）或 ARB（如氯沙坦、缬沙坦等），严重者应立即给予多巴胺或多巴酚丁胺救治。

⑫ 本品主要经肝脏代谢，有一定的肝毒性。因此，在治疗前及治疗期间应定期检查 ALT、AST、ALP、BIL 和磺溴酞钠（BSP），以评估患者的肝功能，并根据肝功能情况调整用药剂量。本品偶见肝中心静脉及肝小叶静脉闭塞，表现为黄疸、腹水、肝大及 HE（症状和处置参阅拉米夫定【用药监护】⑫），治疗中应注意观察。

⑬ 白血病和恶性淋巴瘤患者应用本品时，特别是初次使用者，可因瘤细胞大量迅速溶解而引起血清尿素（Urea）和 BUA 升高，从而导致关节痛或肾功能损害，引起高尿酸血症或尿酸性肾病，肾功能损害此毒性增加。因此，在开始治疗前及治疗期间应注意监测肾功能，在治疗的第 1 周，至少应监测 3～4 次 Urea、BUA 及血电解质水平，并根据监测结果调整剂量。对重症患者，应给予充足的液体，并碱化尿液，同时加服别嘌醇（痛风患者应用本品时，别嘌醇用量要相应增加），以避免引起高尿酸血症或尿酸性肾病。其他参阅氮芥【用药监护】⑫。

⑭ 恶心和呕吐是本品较常见的胃肠道反应，严重者可造成脱水，用药前给予 5-羟色胺 3（5-HT_3）受体拮抗药（如昂丹司琼、格拉司琼、托烷司琼等）及甲氧氯普胺和地塞米松等药物，可预防和减少此反应的发生。其他处置方法参阅氮芥【用药监护】⑩。

⑮ 口腔炎也是本品较常见的不良反应，常在给药后 5～10d 出现，其特点是溃疡区域疼痛，尤其在舌两侧及舌下黏膜区域，大多数患者可在治疗的第 3 周恢复，严重者可进展为黏膜溃疡。处置方法参阅环磷酰胺【用药监护】⑩。此外，尚偶见食管炎、腹泻、腹痛或全胃肠炎等消化道症状，多为轻中度，一般不影响继续治疗，必要时给予对症治疗。

⑯ 本品可致全身毛发完全脱落，包括胡须和头发、腋毛和阴毛，但通常都是可逆的，

一般在治疗结束5～6周后再生。预防及治疗措施参阅氮芥【用药监护】⑪。本品罕见过敏性皮炎、瘙痒或药物热，用药期间注意观察，并及时处置。

⑰ 有报道，使用蒽环类药物（包括本品）可出现继发性白血病，可伴或不伴白血病前期症状。下列情况下出现继发性白血病较多见：与作用机制为破坏DNA结构的抗肿瘤药合用时、超常规剂量使用本类药物时、与放疗联合应用时、既往多次使用细胞毒性药物治疗或之前接受过放疗的患者。此类白血病的潜伏期一般为1～3年。因此，在本品治疗结束后应对患者进行1次全面体查，并嘱患者或其家人在本品治疗结束后3年内每年定期入院做1次复查，防止出现继发性白血病。

⑱ 接受本品治疗的患者可产生免疫妥协作用，未经控制的感染，特别是病毒感染（如带状疱疹）在用药后可能恶化至危及生命。因此，开始本品治疗前应对患者进行仔细检查，以免存在全身性感染。如存在感染，应先行抗感染治疗。此外，用药期间接种活疫苗或减毒活疫苗，可能会产生严重甚至致命的感染。接种死疫苗或灭活疫苗时，患者对这些疫苗的免疫应答也可能会降低。因此，用药期间及停用本品后3～6个月内应禁止病毒疫苗接种。

⑲ 本品过量主要的毒性反应是急性心脏损害（24h内或数月后）和严重的骨髓抑制（10～14d内）。已发现，过量使用6个月后有延迟性心力衰竭者。处置：严密观察并给予常规支持疗法。本品中毒尚无特定的解毒药。

⑳ 已有本品可引起致命性TTP-HUS的报道，虽为罕见，但应予高度重视。症状与处置参阅丝裂霉素【用药监护】⑬。

多柔比星[典]　doxorubicin

（阿霉素，法唯实；Adriacin，Adriamycin）

【药理分类】 抗肿瘤药-蒽环类药物。

【适应证】 AL（淋巴细胞性和粒细胞性）、恶性淋巴瘤、乳腺癌、肺癌（小细胞和非小细胞肺癌）、卵巢癌、骨及软组织肉瘤、肾母细胞瘤、神经母细胞瘤、膀胱癌、甲状腺癌、前列腺癌、头颈部鳞癌、睾丸癌、胃癌和肝癌等。

【用法用量】 静脉冲入（常用）。①单用，每次50～60mg/m²，3～4周1次，或20mg/(m²·d)，连用3d，停用2～3周后重复。②联合用药，每次40mg/m²，1次/3周，或每次25mg/m²，1次/周，连用2周，3周后重复。总剂量一般不超过400mg/m²。分次用药的心肌毒性、骨髓抑制、胃肠道反应（包括口腔溃疡）较1次/3周为轻。本品亦用于浆膜腔内给药和膀胱灌注，但不可用于鞘内注射。

【用药监护】 ① 下列情况禁用：对本品或其他蒽环类药物过敏、曾用其他抗肿瘤药或放疗已引起骨髓抑制或严重的口腔溃疡、WBC＜3.5×10⁹/L或BPC＜50×10⁹/L、明显感染或发热、恶病质、失水、电解质或酸碱平衡失调、胃肠道梗阻、明显黄疸或肝功能损害、心肺功能失代偿、严重心脏病（包括严重心律失常或心功能不全）或既往有心肌梗死史、在进行纵隔或胸腔放疗期间（以往接受过纵隔放疗者，本品每次用量和总剂量应酌减）、水痘或带状疱疹，以及孕妇和哺乳期妇女。膀胱灌注禁用：侵袭性肿瘤已穿透膀胱壁、泌尿道感染、膀胱炎症、导管插入困难（如由于巨大的膀胱内肿瘤）的患者。

② 下列情况慎用：老年人、2岁以下幼儿及有心脏病史者。

③ 过去曾用过足量蒽环类药物治疗者不能再用。

④ 本品与柔红霉素呈交叉耐药性；与甲氨蝶呤、氟尿嘧啶、阿糖胞苷、氮芥、丝裂霉素、博来霉素、环磷酰胺及亚硝脲类等则不呈交叉耐药性。与环磷酰胺、氟尿嘧啶、甲氨蝶呤、顺铂以及亚硝脲类药合用，有不同程度的协同作用，合用时应减少本品剂量。与复方枸橼酸钠注射液及普卡霉素合用，可能产生致命性心脏毒性。与普萘洛尔合用，可加强抑制线粒体呼吸酶活性，增加心脏毒性。与任何可能导致肝脏损害的药物合用，均可致肝毒性增加。与阿糖胞苷合用，可导致坏死性结肠炎。与链佐星合用，本品的 $t_{1/2}$ 延长，因此本品的剂量应酌减。各种骨髓抑制细胞毒性药物，特别是亚硝脲类、大剂量环磷酰胺或甲氨蝶呤、丝裂霉素或放疗，如与本品同用，后者的一次量和总剂量应酌减。本品可降低肝素的抗凝作用。本品与肝素、头孢菌素类抗生素等混合应用易产生沉淀，亦不宜与其他药物在同一注射容器中混合给药。

⑤ 配制本品药液时，每小瓶内容物用灭菌注射用水或0.9%氯化钠注射液5ml溶解。加入溶解液后，可轻摇小瓶约半分钟使溶，但不要倒转小

瓶。给药方法参阅柔红霉素【用药监护】⑧。

⑥ 骨髓抑制为本品的主要副作用。白细胞约于用药后10～14d下降至最低点，大多在3周内逐渐恢复至正常水平，贫血和血小板减少一般不严重。其他参阅氮芥【用药监护】⑨。

⑦ 本品的心脏毒性可引起一过性ECG改变，表现为室上性心律失常、VPC及ST-T段改变，多呈一过性和可逆性，一般不影响治疗。少数患者可出现迟发性进行性心肌病变，表现为急性CHF，大多出现在累积剂量>400mg/m^2的患者，偶可突然发生而常规ECG无异常迹象。本品引起的心脏病变通常在停药后1～6个月出现，有时可在停药半年后发生。心脏毒性与累积剂量密切相关。累积剂量达450～550mg/m^2者，发生率约1%～4%；累积剂量>550mg/m^2者，发生率可达30%。其他参阅柔红霉素【用药监护】⑪。

⑧ 少数患者用药后可引起发热、口腔黏膜红斑、出血性红斑、蛋白尿、甲床部位出现色素沉着、指甲松离、在原放疗野可出现皮肤发红或色素沉着。个别患者出现荨麻疹、过敏反应、结膜炎、流泪。用药期间，应注意观察。

⑨ 其他参阅柔红霉素【用药监护】④、⑨、⑫～⑲及氟尿嘧啶【用药监护】⑯。

表柔比星[典] Epirubicin

（表阿霉素，法玛新；Pharmorubicin，Pidorubicin）

【药理分类】 抗肿瘤药-蒽环类药物。

【适应证】 ①恶性淋巴瘤、乳腺癌、肺癌、软组织肉瘤、食管癌、胃癌、肝癌、胰腺癌、黑色素瘤、结肠直肠癌、卵巢癌、多发性骨髓瘤、白血病；②膀胱内给药有助于浅表性膀胱癌、原位癌的治疗和预防其经尿道切除术后的复发。

【用法用量】 ①静脉注射。a. 常规剂量：单独用药时，每次60～120mg/m^2，一次给予或连续2～3d分次给予，间隔21d重复使用。b. 优化剂量（用于肺癌和乳腺癌）：单独用药时，最大剂量可达135mg/m^2，一次给予或连续3d分次给予，每3～4周1次；联合化疗时，最大剂量可达120mg/m^2，每3～4周1次。②膀胱灌注。a. 浅表性膀胱癌，每次50mg，溶于0.9%氯化钠注射液或5%葡萄糖注射液25～50ml中，1次/周，共8次。b. 有局部毒性（化学性膀胱炎）者，每次30～50mg，1次/周，共4次，然后1次/月，共11次，也可根据病情调整给药次数。

【用药监护】 ① 下列情况禁用：对本品或其他蒽环类药物过敏、既往用过足量其他蒽环类药物、严重器质性心脏病或心功能异常、因化疗或放疗而造成明显骨髓抑制者，以及孕妇和哺乳期妇女。血尿患者禁止膀胱灌注。

② 下列情况不宜应用：发热或严重感染、恶病质、患有带状疱疹等病毒性疾病、肝肾功能失代偿者，以及胃肠道梗阻和水电解质或酸碱平衡紊乱者。

③ 老年人伴心功能减退时宜慎用或减量（总累积剂量应减至400～450mg/m^2）。

④ 中度肾功能受损者无须减少剂量，重度肾功能损害者宜酌减剂量。

⑤ 本品与柔红霉素和多柔霉素可能呈交叉耐药性。

⑥ 本品主要经肝脏代谢，并经胆汁排泄，故肝功能不全者应减量，以免蓄积中毒。中度肝功能受损者（BIL 1.4～3mg/100ml或BSP滞留量9%～15%），药量应减少50%。重度肝功能受损者（BIL>3mg/100ml或BSP滞留量>15%），药量应减少75%。

⑦ 本品与环磷酰胺、氟尿嘧啶、甲氨蝶呤及顺铂等合用，可产生协同作用，但合用时应减少本品剂量。与严重抑制骨髓的亚硝脲类、丝裂霉素等合用，本品用量应减低，与大剂量环磷酰胺（>1g）或胸部放疗同用，可能引起严重的骨髓抑制，同用时本品更应减量。任何可能导致心脏或肝脏功能损害的药物（含这类抗癌化疗药物）如与本品合用，可增加用本品后可能发生的心肌或肝功能损害，故应避免合用。用药期间，同用大剂量维生素C、维生素E、泛癸利酮（维生素Q_{10}）有可能减轻本品的心脏毒性，并有保护肝脏的作用。本品不宜与地塞米松或氢化可的松琥珀酸钠同时滴注。氨茶碱与本品接触可使溶液变成蓝紫色而失效。本品与肝素或头孢菌素类抗生素混合注射可致沉淀。与其他抗肿瘤药同用时，应避免相互接触或置于同一注射容器内给药。

⑧ 本品静脉注射时，应将所需剂量用0.9%氯化钠注射液配制成2mg/ml溶液，给药方法参阅柔红霉素【用药监护】⑧。本品也可采用持续静脉滴注方法给药，滴注时应注意避光。

⑨ 本品膀胱灌注时，用导尿管导尿后，经导管将药液注入膀胱，之后再以0.9%氯化钠注

射液或5%葡萄糖注射液10ml灌注冲管，以避免拔导管时残留药液流至尿道或阴囊皮肤，造成皮肤黏膜化学性损伤。灌注后，应使药液在膀胱内保持1h左右。在灌注期间，患者应以仰俯卧位及左右侧卧位不时变换体位，以保证膀胱黏膜能最大面积地接触药物。为了避免药物被尿液不适当的稀释，应告知患者灌注前12h不要饮用任何液体，并指导患者在治疗结束时排空尿液。治疗结束后休息1个月复查膀胱镜。

⑩ 本品为多柔比星的同分异构体，不良反应相似，但程度较低，尤其心脏毒性。研究表明，本品和多柔比星引起相同程度心功能减退的累积剂量之比为2∶1。用药后虽常见心律异常、心动过速等，但多为一过性而很快恢复，迟发性进行性心肌病变（如CHF）大多在末次用药后半年或累积剂量逾700～800mg时发生。当本品累积剂量超过900mg/m²时，进展性CHF的发生率明显增高，并有引起原发性心肌病的风险，超过该累积剂量使用时需非常小心。因此，在本品治疗期间仍应严密监控心功能，以减少发生CHF的危险。骨髓抑制毒性也比多柔比星低，发生率约50%～70%，白细胞于用药后10～14d降至最低点，大多在3～4周逐渐恢复，贫血和明显血小板减少罕见。其他不良反应有：可见脱发（60%～90%的病例可发生，一般可逆）、黏膜炎（用药的第5～10日出现，通常发生在舌侧及舌下黏膜）、胃肠功能紊乱（如恶心、呕吐、腹泻）；偶见发热、寒战、荨麻疹、色素沉着及关节疼痛。膀胱灌注可出现尿频、排尿痛等膀胱刺激症状，偶有血尿，极少有膀胱萎缩。用药期间应注意观察，并及时做出相应处置。

⑪ 本品可能引起绝经前妇女闭经或绝经期提前，用药前应告知患者。

⑫ 其他参阅柔红霉素【用药监护】④、⑨～⑲及氟尿嘧啶【用药监护】⑯。

吡柔比星　Pirarubicin

（吡喃阿霉素；Perarubicin）

【药理分类】 抗肿瘤药-蒽环类药物。

【适应证】 ①主要用于治疗恶性淋巴瘤和AL；②亦用于治疗乳腺癌、头颈部癌、胃癌、泌尿系统恶性肿瘤、卵巢癌、子宫内膜癌、子宫颈癌等。

【用法用量】 ①静脉注射。每次25～40mg/m²，3～4周1次。②动脉给药。如头颈部癌，7～20mg/m²，1次/d，共用5～7d，亦可每次14～25mg/m²，1次/周。③膀胱内给药。每次15～30mg/m²，3次/周为1个疗程，可用2～3个疗程。

【用药监护】 ① 下列情况禁用：对本品及其他蒽环类药物过敏、严重的器质性心脏病或心功能异常者，以及孕妇、哺乳期妇女和育龄期妇女。

② 下列情况慎用：合并感染或水痘的患者、有纵隔或心包放疗史者，以及6个月内接受过其他蒽环类药物者。

③ 儿童及生长期患者用药时，应注意对性腺的影响。

④ 高龄患者用药应酌情减量。

⑤ 由于本品可产生骨髓抑制和心脏毒性，因此在用药前和用药期间，应定期监测血常规、心功能（包括ECG）、肝肾功能及继发感染等情况。

⑥ 本品与依托泊苷合用，可增强治疗白血病的疗效。因本品的化学结构与多柔比星相近，为多柔比星异构体，故其他药物相互作用参阅多柔比星。

⑦ 本品难溶于0.9%氯化钠注射液，故本品不宜用0.9%氯化钠注射液作溶剂，只能用5%葡萄糖注射液或灭菌注射用水溶解。静脉、动脉和膀胱内注射时，可用上述溶剂10ml溶解。膀胱内给药时，则应将本品稀释为500～1000μg/ml浓度，注入膀胱腔内保留1～2h。本品溶解后的药液应即时用完，室温下放置不得超过6h。其他分别参阅柔红霉素【用药监护】⑧和表柔比星【用药监护】⑨。

⑧ 骨髓抑制为本品的剂量限制性毒性，主要为粒细胞减少，平均最低值在14d，第21日恢复，少见贫血及血小板减少。因此，在治疗的第1周必须每日检查1次血常规，在以后治疗的每个周期及停药后至少3周内，应每周检查1次，同时密切监察继发感染，防止出现严重的骨髓抑制和继发感染。当WBC＜3×10⁹/L或BPC＜75×10⁹/L时，应暂停下1个疗程。其他参阅柔红霉素【用药监护】⑩。

⑨ 心脏毒性低于多柔比星，急性心脏毒性主要为可逆性ECG变化，如心律失常或非特异性ST-T异常，慢性心脏毒性呈剂量累积性。本品急性和慢性心脏毒性的发生率约为多柔比星的1/7和1/4。对于以往未使用过蒽环类药物者，如果本品的使用总量超过950mg/

m^2，有可能发生CHF，故使用时应特别注意。以往使用过蒽环类药物或其他可能产生心脏毒性药物者、心脏或纵隔部位接受过放疗且本品使用剂量超过700mg/m^2者，应密切监测心功能，并慎重地使用本品。其他参阅柔红霉素【用药监护】⑪。

⑩ 本品膀胱内注入可出现尿频、尿急、血尿、排尿痛等膀胱刺激症状，甚至膀胱萎缩。有时出现肝肾功能异常，如ALT、AST和BUN升高。可见恶心、呕吐、腹痛、口腔炎、脱发、发热、头痛、头晕、麻木、皮疹、皮肤色素沉着等。罕见引起继发性白血病。用药期间应注意观察并定期监测，发现异常及时处置。

⑪ 其他参阅柔红霉素【用药监护】④、⑭～⑲。

博来霉素　Bleomycin

（博莱霉素，争光霉素；Blenoxane，Verrublen）

【药理分类】 抗肿瘤药-博来霉素类。

【适应证】 皮肤恶性肿瘤、头颈部肿瘤（颌癌、舌癌、唇癌、咽部癌、口腔癌）、肺癌（尤其原发和转移性鳞癌）、食管癌、恶性淋巴瘤（网状细胞肉瘤、淋巴肉瘤、HL）、宫颈癌、神经胶质瘤及甲状腺癌。

【用法用量】 ①肌内注射或皮下注射。每次15～30mg（效价）。②静脉注射。每次15～30mg（效价），如出现严重发热反应，每次剂量应减少至5mg以下，并可增加给药次数，如2次/d。③动脉注射。每次5～15mg（效价），溶于适量0.9%氯化钠注射液或5%葡萄糖注射液中，直接弹丸式动脉内注射或连续灌注。④注射频率。通常2次/周，根据病情可增至1次/d或减少为1次/周。

【用药监护】 ① 下列情况禁用：对本品及其他博来霉素类药物（如培洛霉素、平阳霉素等）过敏、严重肺部疾病、严重弥散性PF、严重肾功能损害、严重心脏病、水痘、胸部及其周围接受放疗者，以及孕妇（尤其妊娠早期）和哺乳期妇女。

② 下列情况慎用：70岁以上老年人、肺功能不全和肝肾功能损害者。这些患者减少用量并加大给药间隔，总剂量即使在150mg（效价）以下，发生ILD和PF的频率仍然较高，必须使用时应特别注意。

③ 发热或WBC＜2.5×10^9/L时不宜应用。

④ 儿童、青少年及育龄期患者应考虑本品对性腺和生殖功能的影响。

⑤ 本品所致不良反应的个体差异显著，有些患者即使投用较少剂量，也可能出现不良反应，所以应从小剂量开始使用。

⑥ 本品总用量应在300mg（效价）以下。联用同类药物时，原则是本品与该药剂量总和为总用药量。

⑦ 本品与地高辛合用，后者的治疗作用降低，并可继发心脏代偿失调，必须合用时应密切监测。与顺铂合用，本品的CL降低。与苯妥英合用，后者在肠内的吸收减少而致作用降低，必须合用时应监测后者的血药水平，必要时增加后者的剂量。与其他抗肿瘤药或放疗联合应用时，发生ILD和PF的可能性增加；与头颈部放疗联合治疗时，可加重口内炎、口角炎、喉头黏膜炎及诱发黏膜炎症。其他药物相互作用同异环磷酰胺【用药监护】③。

⑧ 静脉注射时，应将本品溶于0.9%氯化钠注射液或5%葡萄糖注射液5～20ml中，缓慢注入，注射时间不得少于10min。长期静脉用药，可出现注射部位的周围静脉壁肥厚或变硬，引起管腔狭窄或疼痛，因此长期静脉给药时应注意交替使用血管，必要时改为肌内注射。

⑨ 肌内或皮下注射时，本品溶于0.9%氯化钠注射液5ml后使用，如在病变周边皮下注射，浓度以不高于1mg（效价）/ml为宜。肌内注射时，应注意避开神经，而且进针宜深，推注宜慢，并经常改变注射部位，防止出现局部硬结。

⑩ 肺毒性是本品的最严重的毒性，发生率可达10%～23%，表现为活动性呼吸困难、干咳、发热、胸痛、肺部湿啰音或捻发音、胸部X线检查异常（早期双下肺野有模糊阴影，密度增高，如磨砂玻璃样，之后进展为网状或网状结节状阴影或条索状病灶）等ILD症状，如不及时治疗，可发展为威胁生命的FP（发生率10.2%），甚至引起呼吸和心力衰竭而死亡。也有报道，本品引起的肺毒性可发展为肺空洞、肺不张及肺叶萎陷，甚至引起明显的肺实变。用药400mg的患者，肺功能失常发生率约为10%，1%～2%患者死于PF。用药500mg以上的患者，死亡率可达3%～5%。

因此，用药期间应密切观察肺部症状，尤其注意监测肺活量、P(A-a)DO_2、动脉血氧分压（PaO_2）、一氧化碳扩散度（DLCO）等指标，并定期做肺部听诊、叩诊及胸部X线检查。在评估检查结果时，一定要注意把本品引起的ILD、PF、肺功能损害与一般的肺部感染相鉴别。治疗中，发现以下情况时，应立即停药，并给予糖皮质激素、抗生素、右旋糖酐及对症治疗：a. P(A-a)DO_2、PaO_2 出现下降时。b. P(A-a)DO_2、PaO_2 比用药前低 10 Torr（托）以上，或 DLCO 比用药前低 15%，结合临床表现，怀疑由本品引起时。c. 用药前如肺功能检查数值较低，用药后检查值有下降趋势时。d. 用药过程中，出现发热、咳嗽、活动性呼吸困难等症状时。e. 肺部听诊闻及湿啰音或捻发音（为 ILD、PF 最初出现的体征），或X线检查发现肺部浸润时。老年人和心肺功能不全者使用本品时，应减少用药剂量或延长给药间隔，并加强临床观察和上述指标的监测。本品治疗结束后2个月内应定期复查。

⑪ 本品在给药后最初3～5h常发生寒战、发热现象，一般38℃左右，个别患者可出现高热反应，大多在停药几小时后自行下降至正常。出现发热症状时，可给予物理降温和适量对乙酰氨基酚或布洛芬。对于出现严重高热反应者，应给予解热药（复方氨基比林或吲哚美辛）、抗组胺药（氯苯那敏）及糖皮质激素（地塞米松或泼尼松）等药物联合治疗，并在以后的治疗中减少用药剂量或缩短给药间隔时间。为防止高热反应，初次用药应先从小剂量（如2～5mg）开始，在确认没有急性反应后再逐渐增至常规剂量，也可在用药前1h给予适量氯苯那敏、吲哚美辛或地塞米松预防。

⑫ 本品有显著的皮肤毒性，多见于治疗第2～3周或用药量达200～250mg后，可引起指趾及关节处皮肤增厚、色素沉着（多发生于皮肤的潮湿、摩擦、受压、皱褶、瘢痕及肌注部位）、指甲颜色改变或变形，以及皮炎、发红、糜烂、溃疡或起疱等现象，经一般常规处置或停止用药后可逐渐消失。这些变化多从指趾触痛和肿胀开始，进而发展到整个肘、指关节和其他受压部位出现皮肤损害，甚至坏死，并可能在这些部位留下残存的色素沉着，当使用其他抗肿瘤药治疗时可复发。用药前，应嘱患者治疗期间避免日晒及人工紫外线照射，以免加重皮肤毒性。

⑬ 恶性淋巴瘤患者应用本品时，易出现皮疹、荨麻疹、发热伴红皮疹等过敏症状；偶见过敏性休克，出现血压降低、发冷、喘鸣、意识模糊等症状，并有引起死亡的报道。此类患者初次用药时，必须在给药之前做好抗过敏、抗休克治疗的充分准备，并在最初第1、第2次给药时从5mg或更少剂量开始用药，在确认没有急性反应后再逐渐增加至常规剂量。给药过程中及给药后30min内，应密切观察患者。一旦出现上述症状，应立即停止给药，并根据情况给予抗过敏或抗休克治疗。

⑭ 本品可影响肝肾功能，用药后可出现肝功能异常或肝细胞脂肪浸润伴肝大和泌尿道症状（残尿感、尿频、尿痛）。因此，用药期间应定期检测肝肾功能，并注意观察随访肝肾功能损害的症状和体征。如有异常，应调整剂量或推迟下一疗程时间。本品尚可引起脱发、低血压、白细胞减少、头痛、头沉重感、嗜睡、全身不适、肿瘤部位疼痛或出血、四肢末端变硬，以及口内炎或口腔黏膜溃破、恶心、呕吐、畏食、腹泻，甚至恶性腹泻等消化道反应。另可见ECG改变、心包炎症状，停药后可自行消失，无长期的心脏后遗症。长期应用本品，不良反应有增加及延迟性发生的倾向。用药期间应注意观察，并定期做相关检查，发现异常及时处置。

⑮ 本品已有引起致命性 TTP-HUS 的报告，虽极为罕见，但应高度重视。症状及处置方法参阅丝裂霉素【用药监护】⑬。

平阳霉素[典] Pingyangmycin

（博来霉素 A_5，平阳星；Bleomycin A_5，Pingyangmycin）

【药理分类】 抗肿瘤药-博来霉素类。

【适应证】 唇癌、舌癌、牙龈癌、鼻咽癌、皮肤癌、乳腺癌、宫颈癌、食管癌、阴茎癌、外阴癌、恶性淋巴瘤、坏死性肉芽肿、肝癌及翼状胬肉。

【用法用量】 ①静脉注射。用0.9%氯化钠注射液或5%葡萄糖注射液5～20ml溶解本品，以4～15mg（效价）/ml的浓度注射。②肌内注射。用0.9%氯化钠注射液5ml以下溶解本品4～15mg（效价）/ml的浓度注射。③动脉注射。用3～25ml添加有抗凝药（如肝素）的0.9%氯化钠注射液溶解本品4～8mg（效价），做1次动脉内注射或持续动脉内注射。④瘤体内注射。淋巴管瘤，每次4～8mg，加灭菌注射用水2～4ml溶解，有囊者尽可能抽尽囊内液体后再注药，间歇期至少1个月，5次为1个疗程。⑤治疗鼻息肉。取本品8mg（效价），用0.9%氯化钠注射液4ml溶解，用细长针头行息肉内注射，每次息肉注射2～4ml，即一次注射1～2个息肉，观察15～30min有无过敏反应，1次/周，5次为1个疗程，一般1～2个疗程。

【用药监护】 ① 对本品及其他博来霉素类药物（如博来霉素、培洛霉素等）过敏者禁用。

② 下列情况慎用：a. 有肺、肝或肾功能障碍的患者。b. 孕妇（尤其妊娠早期）和哺乳期妇女。

③ 肿瘤（尤其恶性淋巴肿瘤）患者在初次和第2次给予本品时，应从2～4mg开始给药，以观察和增强患者的反应能力。如患者无急性反应，可逐渐增至常规剂量。肿瘤消失后，应适当追加给药，如每周1次4～8mg，可静脉注射10次左右。

④ 本品的成人剂量：每次8mg（效价），2～3次/周，根据患者情况可增加或减少，1次/d至1次/周。显示疗效的剂量一般为80～160mg（效价），1个疗程的总剂量为240mg（效价）。皮肤毒性反应多在累积剂量达150～200mg之后出现。

⑤ 为预防由于个人体质差异给药后出现发热、过敏现象，给药前须注意：a. 首次使用本品的患者，应先从小剂量开始（如1～4mg，而且最好是肌内注射）开始，观察60min无过敏反应后，再按正常剂量给药。b. 给予本品前1h，应先肌内注射地塞米松5mg，或口服50mg吲哚美辛和5mg地塞米松，可有效控制本品的发热反应。c. 患者如出现皮疹等过敏症状时应停止给药，停药后症状可自然消失。d. 患者如出现咳嗽、咳痰、呼吸困难等肺炎样症状，同时胸部X线片出现异常，应停止给药，并给予糖皮质激素和适当的抗生素。e. 如出现休克样症状（血压低下、发冷、发热、喘鸣、意识模糊等），应立即停药，并对症处置。

⑥ 本品尚未发现对造血系统与免疫功能有明显损害，肺毒性的发生率也低于博来霉素，其他不良反应与博来霉素基本相同。应用时参阅博来霉素【用药监护】⑩～⑭。

丝裂霉素[典] Mitomycin

（突变霉素，自力霉素；Ametycine，Zilimycin）

【药理分类】 抗肿瘤药-抗生素类。

【适应证】 胃癌、结肠及直肠癌、肺癌、胰腺癌、乳腺癌、卵巢癌、宫颈癌、宫体癌、头颈部肿瘤、膀胱肿瘤等。

【用法用量】 ①静脉注射。a. 间歇给药：4～6mg/d（效价），1～2次/周。b. 连日给药：2mg/d（效价），连日注射。c. 大剂量间歇给药：10～30mg/d，间隔1～3周以上重复。d. 与其他抗肿瘤药合用：2～4mg/d（效价），1～2次/周。②动脉注射、髓腔内及腹腔内注射。2～10mg/d（效价），随年龄及症状适当增减。③膀胱灌注。治疗时，每次10～40mg/d（效价），1次/d；预防复发时，每次4～10mg/d（效价），或隔日1次。

【用药监护】 ① 下列情况禁用：对本品过敏、水痘或带状疱疹、孕妇及哺乳期妇女。

② 下列情况慎用：肝或肾功能损害、骨髓抑制、合并感染症及老年人。

③ 小儿用药应慎重，应特别注意不良反应的出现。

④ 长期应用抑制卵巢及睾丸功能，造成闭经和精子缺乏。因此儿童、青少年及育龄期患者用药应考虑对性腺的影响。

⑤ 本品有延迟及累积性骨髓抑制作用。较大剂量应用时，2个疗程之间至少应间隔6周。长期用药会加重不良反应呈迁延性推移，应特别慎重。

⑥ 本品与他莫昔芬合用，有增加导致溶血性尿毒症的风险。与长春碱类（长春新碱、长春碱、长春地辛、长春瑞滨等）合用，有时可致突发性肺毒性而出现气短及支气管痉挛现象，作用机制不明，合用时应密切监测。与多柔比星合用，可增加心脏毒性。与维生素C、维生素B_1、维生素B_6等同时静脉给药，可使本品疗效显著下降。用药期间禁用活病毒疫苗接种，并避免口服脊髓灰质炎减毒疫苗。

⑦ 静脉注射时须注意：a. 配制方法：使用低pH溶解液有时会降低效价，故溶解后应尽快使用。另外，尽量避免同低pH的注射剂配伍，因本品水溶液状态易受pH影响，在

pH8.0时稳定，但在pH7.0以下时，随pH下降其稳定性也降低。b. 按本品2mg加入灭菌注射用水或0.9%氯化钠注射液5ml溶解。c. 静脉注射有时会引起血管痛、静脉炎或血栓性静脉炎，应小心给药，避免刺破血管，并经常改换给药静脉，尽量减慢注射速率，尤其要防止药液渗漏出血管外，否则会引起局部红肿疼痛，易形成硬结、坏死或溃疡。如万一发生渗漏，按氮芥【用药监护】⑧方法处置。

⑧ 动脉内给药时，给药动脉的支配区域有时会出现疼痛、发红、红斑、水疱、糜烂、溃疡等皮肤损害，并可能导致皮肤及肌肉坏死。此类症状一旦出现，即应停药，并及时处置。肝动脉内给药时，可因药液流入靶位以外的动脉而引起胃及十二指肠溃疡、出血、穿孔等，故应以造影等方法充分确认导管先端位置及药物分布范围，随时注意导管状态和注入速率等，防止导管移动、脱逸等。如出现此类症状，应及时停药处置。膀胱注射时参阅塞替派【用药监护】⑧。

⑨ 骨髓抑制是本品最严重的不良反应，表现为CBC减少、WBC减少、NC减少、BPC减少、出血和贫血等，WBC减少常发生于用药后28～42d出现，一般在停药后42～56d恢复。BPC降至最低点的平均时间为用药后4周，持续2～3周后逐渐恢复。在应用本品后数月仍应随访血常规及肾功能，特别是接受总量>60mg的患者，易发生溶血性贫血。其他参阅氮芥【用药监护】⑨。

⑩ 本品与其他抗肿瘤药合用，有时会发生AL（有时伴有白血病前相）、MDS。后者的特点是髓系细胞分化及发育异常，表现为无效造血、难治性血细胞减少、造血功能衰竭、高风险向AML转化，临床主要特征是贫血、出血倾向及不明因原的发热，部分患者可见巩膜黄染或肝脾肿大。MDS的治疗原则为抗骨髓衰竭、治疗并发症、防止AML转化。本品与其他抗肿瘤药合用时，应定期监测血常规和骨髓象，并密切观察患者的血液学毒性的症状和体征，防止出现急性白血病和MDS。

⑪ 本品对肾脏有毒害作用，用药后可见血尿、膀胱炎或膀胱萎缩，并偶见急性肾衰竭及肾小管坏死。因此，用药期间应定期检查肾功能，每日记录患者的出入液量，并注意随访小便情况。患者如出现BUN、SCr及CL_{Cr}等异常，或出现出入液量比率改变、排尿困难、少尿或无尿、血尿、蛋白尿、尿频、尿急、尿痛等现象，应立即停药。用药前，应嘱患者多饮水，至少2000～2500ml/d，以减轻对肾小管的损害。

⑫ 本品可见ILD、PF（伴有发热、咳嗽、呼吸困难、胸部X线片异常、EOS增多等），处置方法参阅博来霉素【用药监护】⑩。

⑬ 本品尚可见致命性TTP-HUS，有报道发生率近10%。TTP主要发生于成人，神经系统症状较突出；HUS则在儿童中多见，肾功能损害更明显。尽管如此，两者在临床上仍很难截然区分，故统称为TTP-HUS。此征是一种急性暴发性的致命性疾病，属血栓性微血管病（TMA）的一种，典型病理改变为微动脉和毛细血管透明血栓形成，常见多脏器表现不一的局部缺血性损伤，其主要特征有：a. BPC减少：ⓐBPC大多<50×10^9/L，半数<20×10^9/L；ⓑ有不同程度紫癜及其他出血表现（以消化道出血为主，另可见鼻出血、牙龈出血、月经过多，也偶见硬脑膜下或视网膜出血）；ⓒ外周血涂片见巨大血小板；ⓓ骨髓中巨核细胞数增多，且有成熟障碍。b. 溶血性贫血（中、重度）：ⓐ外周血涂片见破碎红细胞（几乎见于每一个患者）及盔形、三角形等畸形红细胞，并伴溶血证据（Hb降低、幼红细胞增多、RC和LDH水平增高）；ⓑ直接Coombs试验阴性；ⓒ可见黄疸与深色尿，偶见血红蛋白尿；ⓓ骨髓代偿性增生，以红系为主，粒/红比值下降；ⓔBIL升高，以IBIL为主。c. 神经精神异常：头痛、激惹、焦虑、紧张、谵妄、轻瘫、感觉与运动障碍、视觉障碍、语音障碍、定向力障碍、抽搐或惊厥、精神错乱、意识改变和昏迷等，具一过性、反复性、多发性和多变性。d. 发热（多为低、中度）。e. 肾功能损害：可见血尿、蛋白尿、尿中有白细胞和管型，以及SCr、BUN增高，甚至发生急性肾衰竭。发病初始常见腹痛、恶心、呕吐、腹泻、乏力、虚弱症状，少数有肌痛和关节痛。可见心肌受损所致的心律改变，偶见胰腺或肝功能损害。儿童常有呕吐、腹痛和腹泻（常为血性）等前驱症状。用药期间，应加强临床监测，上述症状一旦出现，应立即停药处置。方法：除一般对症支持治疗外，血浆置换为首选（置换量为全部血容量的1～1.5倍，1次/d，直至BPC达150×10^9/L以上，且无神经症状。对疗效欠佳或复发者可加大血浆置换频率，2次/d)，尤其对儿童患者，能迅速缓解症状。如无条件进行血浆置换，则应尽快输注新鲜冰冻血浆或做血液透析。成人可同时应用糖皮质激素或抗血小板药（如大剂量阿司匹林

或双嘧达莫等），儿童则需给予对症支持治疗（有时也可做血液透析）。对难治和复发患者，可使用细胞毒性药物（如利妥昔单抗或小剂量环磷酰胺或长春新碱等），必要时可用免疫抑制药环孢素或硫唑嘌呤。在复发后缓解期行脾切除也常有效。本品引起的TTP-HUS具迟发性，多发生于肿瘤的缓解期，通常在首次用药后1年或末次用药后4～8周发病，并与药物累积剂量有关，累积剂量<30mg/m² 时很少发病，>40mg/m² 后发病的危险性随累积剂量的增加而增加。除本品外，可能引起TTP-HUS的药物尚有：奎宁、免疫抑制药（如环孢素、他克莫司、莫罗单抗-CD3）、抗肿瘤药（如顺铂、奥沙利铂、博来霉素、氟尿嘧啶、阿糖胞苷、柔红霉素、吉西他滨、喷司他丁、羟基脲、吡葡亚硝脲等）、抗血小板药（如噻氯匹定、氯吡格雷、去纤苷、双嘧达莫等）、抗感染药（如甲硝唑、磺胺异噁唑、阿昔洛韦、伐昔洛韦、阿苯达唑、青霉素、氨苄西林、土霉素、利福平等）、NSAID（如双氯芬酸、酮咯酸、吡罗昔康、尼美舒利等）、H_2 受体拮抗药（如西咪替丁、雷尼替丁等）、干扰素（如干扰素α、干扰素α2b、干扰素β）、疫苗（如乙型肝炎疫苗、流感疫苗、麻风腮三联疫苗、百白破疫苗等）、激素类药物（如甲泼尼龙、达那唑、雌二醇、结合型雌激素、炔雌醇、左炔诺孕酮及炔诺酮类等），以及美沙吡林、西立伐他汀、青霉胺和复方氨林巴比妥注射液（安痛定）等，应用时亦需注意监测。

⑭ 部分患者有食欲减退、恶心、呕吐、腹泻、口内炎，但一般较轻。恶心、呕吐发生于给药后1～2h，呕吐多在3～4h内停止，而恶心可持续2～3d。给药前1h给予甲氧氯普胺可减轻或防止恶心、呕吐症状。

⑮ 本品的其他不良反应尚有：脱发、水肿、高血压、皮疹、红斑、皮肤瘙痒或蚁走感、肌痛、头痛、嗜睡、乏力及静脉闭塞性疾病（如肝中心静脉及肝小叶静脉闭塞）等，用药期间应注意观察。

米托蒽醌[典] Mitoxantrone

（米西宁，诺安托；
Mitozantrone，Novantron）

【药理分类】 抗肿瘤药-蒽环类。

【适应证】 恶性淋巴瘤、乳腺癌、AL、肺癌、黑色素瘤、软组织肉瘤、多发性骨髓瘤、肝癌、大肠癌、肾癌、前列腺癌、子宫内膜癌、睾丸肿瘤、卵巢癌和头颈部癌。

【用法用量】 静脉滴注。①单用，每次12～14mg/m²，3～4周1次；或每次4～8mg/m²，1次/d，连用3～5d，间隔2～3周。②联合用药，每次5～10mg/m²。

【用药监护】 ① 下列情况禁用：对本品过敏、骨髓抑制或肝功能损害者，以及孕妇和哺乳期妇女。

② 下列情况慎用：a. 恶病质。b. 伴有心、肺功能不全者。c. 原有肝、肾疾病的老年人。

③ 本品不宜做鞘内注射，因可引起截瘫。

④ 本品与多柔比星合用，可增加心脏毒性。与其他抗肿瘤药联用时，可能会加重对骨髓的抑制，本品用量应减少。与丝裂霉素、长春新碱、氟尿嘧啶、环磷酰胺、他莫昔芬等合用，可提高疗效，减少不良反应，合用时应注意调整剂量。本品不能与其他药物混合在同一容器内滴注。其他药物相互作用同异环磷酰胺【用药监护】③。

⑤ 静脉滴注时，本品每次剂量应溶于0.9%氯化钠注射液或5%葡萄糖注射液50ml中滴注，时间不少于30min。用药时，应注意避免药液外溢，如发现外溢应立即停止。溢液较多时，应立即经该针头将溢液尽量抽出，然后在溢液局部注射适量玻璃酸酶或糖皮质激素，必要时给予局部冷湿敷，但不能做热敷，以免起疱或烫伤。局部处置后，再从另一静脉重新给药。

⑥ 用药前，应告知患者：a. 用药期间大量饮水，可预防本品引起的高尿酸血症及尿酸盐沉淀。b. 本品用药后由尿排出，可使尿液呈蓝色，少数患者的巩膜也可泛蓝，无大碍，停药后可消失，不必紧张或疑虑，亦不必治疗。c. 本品有心脏毒性，用药期间如出现心悸、胸闷或心律异常，应及时报告医师。

⑦ 本品可致中度骨髓抑制，为剂量限制性毒性，主要表现为白细胞减少，血小板减少见且较轻。白细胞和血小板下降最低点一般发生于用药后8～15d，停药后22d左右可恢复。多个疗程可导致轻度贫血。其他参阅氮芥【用药监护】⑨。

⑧ 本品有心脏毒性，少数患者可能有心悸、VPC及ECG异常等，其发生与总累积剂量有关，总累积剂量超过140～160mg/m² 时，心肌损害加重。既往用过蒽环类药物、正在接受胸部放疗或有心脏病者应减少用药剂量（总

累积剂量不宜超过 100～120mg/m²）。使用多柔比星总累积剂量超过 450mg/m² 者，不宜再用本品。总累积剂量超过 350mg/m² 者，必须在心功能正常的情况下和严密观察下使用本品。其他参阅柔红霉素【用药监护】⑪。

⑨ 本品尚可见恶心、呕吐、食欲减退、腹泻等胃肠道反应，并偶见乏力、脱发、皮疹、口腔炎、尿道感染等，用药期间应注意观察。

二、影响核酸合成的药物

甲氨蝶呤[典][基] Methotrexate

（氨甲蝶呤，氨甲叶酸；Trexan，MTX）

【药理分类】 抗肿瘤药及免疫抑制药-抗代谢药［二氢叶酸还原酶（DHFR）抑制药］。

【适应证】 ①用作抗肿瘤药时。a. 单独治疗。用于乳腺癌、妊娠性绒毛膜癌、恶性葡萄胎或葡萄胎。b. 联合治疗用于 AL（特别是 ALL 或 AML）、Burkitts 淋巴瘤、晚期淋巴肉瘤（Ⅲ和Ⅳ期，据 Peter 分期法）和晚期蕈样真菌病（蕈样肉芽肿）、多发性骨髓瘤、卵巢癌、宫颈癌、睾丸癌、头颈部癌、支气管肺癌、软组织肉瘤。c. 大剂量治疗。单独应用或与其他化疗药物联合用于下列肿瘤：成骨肉瘤、AL（主要用于难治性或复发性 AL，亦可用于 AL 的缓解期后）、支气管肺癌或头颈部上皮癌。d. 鞘内注射：用于脑膜白血病及恶性淋巴瘤的神经侵犯。②用作免疫抑制药时。治疗类风湿关节炎及强直性脊柱炎的外周关节炎、银屑病［对常规疗法不敏感的严重、顽固、致残性银屑病，因使用时有较大危险，故应在经过活检和（或）皮肤科医师会诊明确诊断后使用］及银屑病关节炎、多肌炎及皮肌炎、多发性肉芽肿等。

【用法用量】 ①用作抗肿瘤药时。a. 口服。每次 10～15mg，1～2 次/周；蕈样肉芽肿，2.5～5mg/d，连服数周甚或数月。ALL 维持治疗，每次 15～20mg/m²，1～2 次/周，1 个疗程的安全剂量为 50～100mg。b. 肌内注射或静脉注射。急性白血病，每次 10～30mg，1～2 次/周；儿童，每次 20～30mg/m²，1 次/周，或视骨髓情况而定。c. 静脉滴注。绒毛膜癌或恶性葡萄胎，每次 10～20mg，1 次/d，5～10 次为 1 个疗程，总剂量 80～100mg。大剂量疗法，一般每次 1～5g/m²，或根据肿瘤情况而定。d. 静脉注射或静脉滴注。实体瘤，每次 20mg，亦可介入治疗。e. 鞘内注射 U 脑膜白血病，每次 5～12mg，最大剂量不超过 12mg，1 次/d，5d 为 1 个疗程；预防用药，每次 10～15mg，间隔 6～8 周重复。②用作免疫抑制药时。a. 类风湿关节炎，口服，每次 7.5～15mg（最大剂量 25mg），1 次/周。胃肠道反应严重者可皮下注射。与其他免疫抑制药合用时剂量可减少。b. 强直性脊柱炎的外周关节炎，口服，每次 7.5～10mg，1 次/周。

【用药监护】 ① 下列情况禁用：对本品高度过敏、全身极度衰竭、并发严重感染、肝肾功能损害、心肺功能不全、营养不良、伴有血液疾病（如骨髓发育不全或骨髓抑制、贫血等）、接受中枢神经系统放疗的患者（会增加软组织坏死和骨坏死的风险）及有明显的或实验室检查证实的免疫缺陷者，以及孕妇和哺乳期妇女。

② 下列情况慎用：十二指肠溃疡、溃疡性结肠炎、用过骨髓抑制药者，以及婴幼儿和老年人。

③ 血常规如 WBC＜3.5×10^9/L 或 BPC＜50×10^9/L 的患者、有乙醇中毒或乙醇性肝病的患者不宜应用本品。

④ 儿童、青少年及育龄期患者用药应考虑对性腺的影响。

⑤ 有肾病史或发现肾功能异常时、未准备好解救药亚叶酸钙（CF，甲酰四氢叶酸钙）时、未充分进行液体补充或碱化尿液时，禁用大剂量疗法。有浮肿或第三间隙积液（如腹水或大量胸腔积液）等液体潴留者不宜采用本法。大剂量疗法须经住院并有可能随时监测其血药浓度时才能谨慎使用。

⑥ 用药期间摄入乙醇，可增加本品的肝毒性及中枢神经系统不良反应，因此患者在治疗期间应禁酒。由于用本品后可引起 BUA 水平增多，需相应增加痛风或高尿酸血症患者使用别嘌醇、秋水仙碱等药物的剂量。本品可增加抗血凝作用，甚至引起肝脏凝血因子的缺少或（和）血小板减少症，因此与其他抗凝药合用时宜谨慎。本品与保泰松和磺胺类药同用后，因与蛋白质结合的竞争，可能使本品的血药浓度增高而导致毒性反应出现。与弱有机酸和水杨酸类药等同用，可抑制本品的肾排泄而导致血药浓度增高，同用时应酌情减少剂量。与氟尿嘧啶合用，或先用氟尿嘧啶后用本品，均可产生拮抗作用，但如先用本品，4～6h 后再用氟尿嘧啶则可产生协同作用；同样，本品

如与天冬酰胺酶合用也可致疗效降低，如用后者10d后或于本品用药后24h内给予天冬酰胺酶，则疗效增加，胃肠道和骨髓的毒副作用减少。与胺碘酮合用，可加重本品的毒性反应。与骨髓抑制药（如金制剂、青霉胺等）、利尿药及放疗同用时，可加重骨髓抑制。与其他对肝脏有损害药物合用时，对肝脏的毒性增加。氨苯蝶啶、乙胺嘧啶等药物均有抗叶酸作用，如与本品同用可增加其毒副作用。糖皮质激素可升高本品的血药浓度而加重毒性反应，合用时应减少本品剂量；两者长期合用可引起膀胱移行细胞癌，应定期检查尿常规。口服卡那霉素可增加口服本品的吸收，而口服新霉素则可减少其吸收。有报道，如在给予本品前24h或给予本品后10min使用阿糖胞苷，本品的抗癌活性增加。

⑦ 静脉滴注时，可将本品溶于0.9%氯化钠注射液或5%葡萄糖注射液500ml中缓慢滴注。大剂量疗法时，滴注时间应控制在4～6h，滴注过快易发生晕厥现象，滴注时间过长可增加肾毒性。滴注结束后，应经此输液管道再输入适量上述输液，以冲洗静脉。本品注射剂应于临用前稀释并立即使用，不宜与任何药物混合，存放时应注意避光。

⑧ 本品10ml：1000mg规格注射液为高渗溶液，禁用于鞘内注射。本品用作鞘内注射时不得使用含有防腐剂的制剂。本品粉针剂用于鞘内注射时亦不得使用含有防腐剂的稀释液，尤其绝对禁止使用含有苯甲醇的稀释液，否则可致严重的神经系统不良反应。鞘内注射时，本品粉针剂可用不含防腐剂的0.9%氯化钠注射液配制并立即使用。鞘内注射时须注意：a. 严格皮肤消毒和无菌操作，消毒病室，限制探视，预防院内感染。b. 穿刺时，宜选用创伤性小的24G圆头侧孔穿刺针，并避免药液外渗及穿刺损伤神经或血管。c. 穿刺完成后，测定脑脊液的压力，并留取适量脑脊液标本送检，再将装有药液的针筒与穿刺针连接，回抽适量脑脊液，使药液与脑脊液混合稀释后再缓慢回注，注意保持抽出脑脊液与进入药液量平衡，注入药液量不能超过抽出的脑脊液量。d. 推注药物时，应缓慢（≥15min），过快易引起颅内压增高而出现头痛（以胀痛和撕裂痛为多见）、呕吐（多呈喷射性）及视觉障碍（视神经盘水肿）等症状，严重时可出现意识障碍、血压升高、脉搏及呼吸变慢，此时应暂停鞘内注射，立即静脉注射地塞米松注射液5～10mg，并施以吸氧、止痛、镇静等治疗措施，必要时给予强力脱水治疗。e. 推注过程中应严密监测生命体征，并密切观察神经系统症状及瞳孔变化，如发现恶心、呕吐、面色苍白、口唇紫绀、瞳孔不等大、腰痛、双下肢麻木或颈项强直等症状，应立即停止注射，并及时处置。f. 注射结束后，应嘱患者去枕平卧6～8h，并加强巡查，防止发生低颅内压性头痛、头晕等不良反应。

⑨ 口服给药应在空腹时进行，因食物可减少本品的肠道吸收。

⑩ 本品大剂量疗法易致严重的不良反应，症状包括骨髓抑制、肾衰竭、肝损伤、胃肠道反应、皮肤黏膜反应，以及由此而引起的继发性感染和出血等，严重者甚至导致死亡。因此，给药方案应根据病史、疾病的严重程度以及医师的临床经验加以调整。用药前应准备好CF，在用药前1d开始至用药后1～2d应充分水化治疗，每日应补充液体约3000ml，使尿量不少于2000ml/d，避免摄入酸性食物，常规使用碳酸氢钠碱化尿液，必要时给予别嘌醇预防高尿酸血症肾病。本品大剂量应用时，必须应用CF进行解救。CF可与本品竞争进入细胞内。这种“CF解救”可在本品大剂量应用时保护正常组织细胞免受损害。CF解救一般在本品滴注结束后2～24h开始，每6～8h肌内或静脉注射6～15mg/m^2，一般连用2～3d或直至本品的血药浓度降至5×10^{-8}mol/L以下。CF剂量及用法可因本品剂量及滴注时间不同而异，因此应定时监测本品的血药浓度，及时调整CF剂量，防止由于CF过量影响疗效或CF剂量不足而产生严重毒性反应。

采用本品大剂量疗法时必须进行以下检测：a. 治疗前做1次肌酐廓清试验（helten's test）。b. 治疗后每12～24h监测1次本品的血清或血浆浓度，以调整CF用量和给药间隔，当本品浓度<5×10^{-8}mol/L时，可停止实验室监测。c. 本品治疗前及治疗后每24小时监测1次SCr，如治疗后24h SCr值>治疗前50%，提示有严重肾毒性，应及时处置。d. 本品治疗前和治疗后每6h监测1次尿液酸度，要求尿液pH保持在7以上。

常规剂量用药时，如出现严重不良反应，也可每6h肌内注射CF 6～12mg，连用3～6次。

⑪ 本品可致骨髓抑制，尤以大剂量应用或长期口服小剂量后更为明显，主要表现为WBC减少、BPC减少、贫血、丙种球蛋白减

少、皮肤或内脏等多部位出血、败血症等。因此，用药前应先做血常规、BT 及 CT、胸部 X 线检查，用药期间应每周检查 1 次。由于停药后仍可出现血常规指标下降现象，故停药后 10d 内应检查 1～2 次血常规。其他参阅氮芥【用药监护】⑨。

⑫ 本品的消化道不良反应较多，可引起口腔炎、口唇溃疡、舌炎、牙龈炎、咽喉炎、恶心、呕吐、食欲减退、畏食、腹痛、腹泻、消化性溃疡和出血、肠炎、急性肝萎缩和坏死、黄疸、肝脂肪变性、肝门静脉纤维化，以及 AST、ALT、ALP、GGT 升高。偶见假膜性或出血性肠炎等。因此，用药期间应注意观察，并经常做口腔检查，定期做肝脏体检、肝功能检查及大便隐血试验。患者如出现口腔炎、口唇溃疡、舌炎、牙龈炎、咽喉炎等症状，应引起重视，因为这是毒性反应的征兆，如不及时处置，可能继发严重的消化性溃疡和胃肠穿孔出血。如出现血性腹泻或频繁腹泻，也应立即停药处置，防止发生假膜性或出血性肠炎。

⑬ 由于本品主要经由肾排泄，具有明显的肾毒性，可出现肾衰竭、氮质血症、膀胱炎、血尿、蛋白尿、少尿、排尿困难及尿毒症等。治疗前，应嘱患者：治疗期间多饮水，至少每 2 小时 1 次（饮水量至少 2000ml/d），保持每 2～3 小时排尿 1 次，以减轻药物对膀胱的毒害。也有人主张，在治疗前 12h 内，每 3 小时服用碳酸氢钠 3g，以碱化尿液，预防肾毒性。

⑭ 本品鞘内注射偶可引起神经毒性，出现头痛、嗜睡、视物模糊、眩晕、惊厥、视网膜炎、眼球震颤、共济失调、麻痹症、精神错乱、意识不清、格林巴利综合征或脑脊液压力增加，高剂量甚至可致癫痫。因此，应预先告知患者，用药后应卧床休息，如出现肌无力、麻木、感觉异常、头痛等症状，应立即报告医师。患者出现神经毒性时，除给予对症和支持性用药外，还应加强监护，避免发生意外。

⑮ 本品有免疫抑制作用，有可能导致严重甚至致命性机会性感染，尤其要注意诱发卡氏肺囊虫性肺炎。患者出现肺部症状时，应考虑卡氏肺囊虫性肺炎的可能性。

⑯ 本品用作免疫抑制药时，所用剂量明显低于抗肿瘤的剂量，因此其不良反应也相对较少，但亦应引起重视。治疗初期应每月检测 1 次血常规、肝肾功能和尿常规，然后逐渐过渡到每 3 个月检测 1 次。

⑰ 本品治疗各种关节炎的显效期为 6～8 周，评价本品疗效必须在 8 周后。因此，应事先告知患者，以免患者因用药后久不见效而自行停止治疗。

⑱ 本品通过减少成骨细胞活性、增加破骨细胞生成引起骨质疏松，长期大剂量应用甚至导致甲氨蝶呤骨病（骨痛、骨质疏松症、压缩性骨折），尤其儿童、绝经期妇女、老年人、嗜酒者及有骨质疏松家族史的患者，故应用本品时须注意观察预防。

⑲ 本品尚可见脱发、色素沉着、皮炎、皮肤发红、瘙痒或皮疹等。曾报道本品用药后几日内儿童和成年患者发生严重的、偶可致死的皮肤反应，包括皮肤溃疡/坏死、Lyell 综合征（中毒性表皮坏死溶解症）、SJS（皮肤、黏膜-眼综合征）、剥脱性皮炎和多形性红斑等。用药期间，如发生以上严重皮肤反应，应立即停止用药，并及时处置。儿童长期维持用药可引起骨质疏松，应注意观察预防。

⑳ 本品长期用药可引起咳嗽、气短、肺炎或 ILD、PF，并有因引起致死的报道。肺毒性的症状及处置参阅博来霉素【用药监护】⑩。

㉑ 其他参阅氮芥【用药监护】⑭。

氟尿嘧啶【典】【基】 Fluorouracil

（5-氟尿嘧啶，氟优；5-Fu，Fluracil）

【药理分类】 抗肿瘤药-抗代谢药（胸腺核苷合成酶抑制药）。

【适应证】 ①本品片剂及注射液用于乳腺癌、消化道癌肿、绒毛膜癌、卵巢癌、恶性葡萄胎、乳腺癌、肺癌、宫颈癌、膀胱癌及皮肤癌等；②本品软膏用于皮肤癌、外阴白斑及乳腺癌的胸壁转移；③本品凝胶用于光线性角化病、日光性唇炎、博温病、博温样丘疹病、寻常疣、淀粉样变苔藓、播散性表浅性汗孔角化症、着色性干皮病、表浅性基底细胞上皮瘤等多种皮肤疾病。

【用法用量】 ①静脉注射。10～20mg/(kg·d)，连用 5～10d，5～7g（甚至 10g）为 1 个疗程。②静脉滴注。300～500mg/(m^2·d)，连用 3～5d。③动脉插管注射。用于原发性转移性肝癌，一次 750～1000mg。④动脉滴注。单次 5～10mg/kg。⑤腹腔内注射。每次 500～600mg/m^2，1 次/周，2～4 次为 1 个疗程。⑥局部外用（软膏或凝胶）。涂抹患处，1～2 次/d。

【用药监护】 ① 下列情况禁用：对本品过敏者、伴有水痘或带状疱疹的患者、衰弱者，以及妊娠早期和哺乳期妇女。

② 下列情况慎用：a. 肝功能明显异常或明显胃肠道梗阻者。b. 感染、出血（包括皮下和胃肠道出血）或发热超过 38℃者。c. 外周血 WBC＜3.5×10^9/L 和 BPC＜50×10^9/L 者。d. 脱水或（和）酸碱、电解质平衡失调者。e. 老年人。

③ 本品毒性较大，治疗剂量与中毒剂量相近，有些一般情况好，且病情不重的患者也有因毒性反应而致死的，故应特别注意。

④ 本品注射剂的用量需按体重或体表面积计算，肥胖者可按标准体重计算。老年人、肝或肾功能损害者，特别是骨髓抑制者，剂量应减少。

⑤ 本品与亚叶酸钙或顺铂合用，其抗肿瘤疗效明显提高，但也可能增加本品的不良反应。与甲硝唑合用，本品的清除率明显降低，不良反应加重。与甲氨蝶呤合用时，应先用甲氨蝶呤，4～6h 后再用本品，可产生抗肿瘤协同作用，否则会减失本品的疗效。与华法林合用，CT 延长。与西咪替丁合用，本品的血药浓度升高，导致本品的毒性增加。别嘌醇可减轻本品的骨髓抑制作用。氢氯噻嗪可增强本品的骨髓抑制作用。本品除小剂量可作放射增敏剂外，不宜与放疗同用。本品治疗期间饮酒或同用阿司匹林类药，可能增加消化道出血的危险。其他药物相互作用同异环磷酰胺【用药监护】③。

⑥ 本品溶液一般为无色或微黄色，如变为深黄色，则不可用。如有结晶析出，可水浴加温至 40℃摇溶，待药液冷至与正常体温相等的温度后再用。本品应保存于 15～30℃的室温中，不可日晒或冷冻。

⑦ 本品静脉注射不必稀释，可直接缓慢推注，注射时间应在 2min 以上。注射时应特别小心，不要穿破血管而致药液外溢。如有外溢或患者诉注射部位疼痛时，应立即停止注射，另换血管给药，并在注射局部做冰敷，以减轻药液对组织的损害。必要时也可局部注射 55%～99%二甲亚砜 1.5ml，每 6～8 小时 1 次，共 7～14d。

⑧ 静脉或动脉滴注时，可将本品用 5%葡萄糖注射液 500～1000ml 稀释成 1～2mg/ml 溶液，滴注时间不得少于 6～8h，速率愈慢，疗效愈好，毒性反应也相应减轻。静脉滴注时可用输液泵连续给药维持 24h。

⑨ 腹腔内注射时，应先抽尽腔内积液，再将本品一次剂量溶于 0.9%氯化钠注射液 50～100ml 中，一次注入腹腔内，然后协助患者每隔 15～30min 变换一次体位，使药液与腹腔多方面接触，以增强疗效。

⑩ 动脉插管注射时，应充分稀释药液，严格无菌操作，并经常观察注射局部情况，长期插管时注意定期换用注射动脉，以免引起动脉栓塞或血栓形成、局部感染、脓肿形成或血栓性静脉炎。

⑪ 本品常可引起 WBC 减少，大多在疗程开始后 2～3 周内达最低点，停药后约 3～4 周后恢复正常。罕见 BPC 减少。开始治疗前及疗程中应定期检查血常规。其他参阅氮芥【用药监护】⑨。

⑫ 本品具有神经毒性，长期用药后可出现精神症状、小脑共济失调及器质性脑病等。神经毒性的早期症状出现后，可迅速加重。因此，早期症状一旦出现，即应停止用药，停药数周后大多可自行恢复，必要时给予对症治疗，也可在给予本品的同时应用适量神经细胞营养药。

⑬ 本品用药后偶可出现心肌缺血、心绞痛和 ECG 变化，用药前及用药后应注意监测 ECG 和心功能，并避免同时应用其他有潜在心脏毒性的药物。

⑭ 本品罕见致命性 TTP-HUS 的报道，应予高度重视。治疗中，患者如出现下列表现，应立即停药，并及时采取有效措施：a. 血小板减少伴不同程度紫癜及其他出血倾向；b. Hb 迅速下降，BIL 或 LDH 水平升高，外周血涂片见破碎的红细胞；c. 血尿、蛋白尿、尿中有白细胞和管型，SCr、BUN 升高；d. 发热；e. 神经精神异常。处置方法参阅丝裂霉素【用药监护】⑬。

⑮ 本品静脉注射可致刺激性结膜炎、睑缘炎、泪液分泌过多，也可致眼球运动异常，甚至发生视神经病变。疗程中应注意观察，并定期进行眼科检查。

⑯ 本品高剂量或长期应用，可能发生 HFS，发生率 6%～67%，常在用药后前两个周期出现，具剂量限制性，再次给药后可复发。HFS 首发症状为手掌和足底皮肤瘙痒、手掌或指尖和足底充血，继而出现手或足皮肤感觉迟钝或感觉异常（如麻木感、针刺感、烧灼感、无痛感），可出现指或趾末端疼痛感、皮肤肿胀、红斑、皲裂、湿性脱屑、硬结样水疱、渗出或出血等症状，可同时或接连发生，呈进行性加重，严重者

发展至溃疡或溃烂、剧烈疼痛，并可引起继发感染。患者出现 HFS 后，应根据情况及时调整剂量或停止用药，并给予对症处置。此征的预防和治疗措施如下：a. 同时服用大剂量维生素 B_6（每次 100mg，3 次/d）、维生素 E（每次 100mg，3 次/d）及适量 COX-2 特异性抑制药塞来昔布（每次 100～200mg，2 次/d），可预防或减轻症状。b. 局部给予苯海拉明霜、达克罗宁霜或尿素霜，可明显改善局部症状。c. 经常保持受累皮肤湿润（可将受损部位在温水中浸泡 10min，然后在湿润的皮肤上涂抹保湿剂），使受损皮肤免受其他潜在抗原性物质的刺激。d. 局部皮肤出现水疱后，要防止水疱破裂和感染。e. 对水疱已破裂者或已发生溃疡者，要进行创面换药处理。f. 对出现剧烈疼痛者，可给服普瑞巴林胶囊镇痛。g. 告知患者：用柔软鞋垫，着宽松鞋袜，避免手足的频繁摩擦和过度受压，避免饮酒，避免进食辛辣或刺激性食物，避免接触过冷、过热、尖锐及刺激性物品，避免强烈日光或人工紫外线直接照射及手足皮肤损伤。

除本品外，常见引起 HFS 的抗肿瘤药物有：卡培他滨（发生率 45%～56%）、脂质体多柔比星（发生率 19%）等。多柔比星、表柔比星、阿糖胞苷、氟尿嘧啶脱氧核苷、羟基脲、巯嘌呤、环磷酰胺、异环磷酰胺、多西他赛和长春瑞滨等也可能引起 HFS。此外，新型靶向抗肿瘤药如索拉非尼、舒尼替尼、达拉非尼、阿西替尼、帕唑帕尼、瑞格非尼及维罗非尼等，则偶可引发与 HFS 临床症状极为相似的手足皮肤反应（hand-foot skin reaction，HFSR）。HFSR 与 HFS 均为掌跖部位的皮肤毒性反应，预防和治疗方法无异，唯前者具有手指或足趾弯曲部位皮肤角化、周围包绕红斑的特点，而后者则以对称性麻木、红斑和水肿为特征性改变，可资鉴别。也有人将 HFSR 归入 HFS，用药时皆应加注意。

⑰ 本品注射用药的其他不良反应尚有：脱发、皮炎、皮疹、荨麻疹、口腔黏膜炎或溃疡、腹部不适、腹泻或血性腹泻、咳嗽、气促、肝细胞坏死伴血清氨基转移酶升高。用药期间，应注意观察，并定期做相关实验室监测。

⑱ 对局部用药者，用药前应告知：a. 本品可能引起接触性皮炎，用药时须注意手勿接触药物，并注意勿使药物接触健康皮肤，以免引起接触性皮炎。b. 面部损害涂药时可能引起色素沉着，一般在停药 2～3 个月后可逐渐消退。c. 应按医嘱坚持用药至局部出现坏死溃烂（2～6 周）之后再停药。停药后，溃烂面一般在 1～2 个月后才逐渐结痂愈合。d. 用药时，注意避免与金属接触，也不可接触眼、鼻、口腔及其他黏膜处。e. 用药期间如出现毒性反应，应暂停用药，并及时就医。

卡莫氟[典] Carmofur

（氟脲己胺，嘧福禄；Mifurol，Mirafur）

【药理分类】 抗肿瘤药-抗代谢药（胸腺核苷合成酶抑制药）。

【适应证】 主要用于消化道癌（食管癌、胃癌、结直肠癌），乳腺癌亦有效。

【用法用量】 口服。每次 200mg，3～4 次/d；或 140mg/(m² · d)，分 3 次给药。联合化疗，每次 200mg，3 次/d。

【用药监护】 ① 下列情况禁用：对本品过敏、妊娠早期及哺乳期妇女。

② 下列情况慎用：骨髓功能低下、肝或肾功能损害、营养不良、高龄者及孕妇。

③ 本品与胸腺嘧啶、尿嘧啶同服，可提高组织中氟尿嘧啶的浓度，使疗效提高。与抗胆碱药、镇静药合用，可产生拮抗作用。

④ 用药前，应嘱患者：a. 用药期间应禁酒，并避免饮用含乙醇饮料，否则可出现头痛、潮红、恶心、心率加快和多汗症状，有时还会产生脑缺血样症状和意识模糊现象。b. 本品可能引起眩晕、嗜睡、意识障碍、动作迟缓等症状，用药期间应避免驾驶及危险性较大的机器操作或高处作业。c. 本品可能引起 EPS 和脑白质病，治疗中如果出现任何中枢神经系统症状都应及时报告医师，以免延误病情。d. 本品可能引起光敏反应，用药期间应避免长时间日晒和人工紫外线照射。

⑤ 本品偶可引起 WBC 减少、BPC 减少及出血倾向。用药期间，应定期监测血常规，患者 WBC<3×10^9/L 或 BPC<100×10^9/L 或有任何出血倾向时，均应停止用药。其他参阅氮芥【用药监护】⑨。

⑥ 本品的其他不良反应尚有：畏食、恶心、呕吐、腹痛、腹泻、消化性溃疡及肝肾功能异常，有时出现心悸、胸痛、ECG 异常，以及皮疹、瘙痒、发热及水肿等。用药期间应注意观察，并定期做肝肾功能及 ECG 检查，发现异常及时处置。

羟基脲[典] Hydroxycarbamide

（羟基脲素，羟脲；Hydrea，Hydura）

【药理分类】 抗肿瘤药-抗代谢药（核苷酸还原酶抑制药）。

【适应证】 ①主要用于治疗 CML、CML 加速期和急变期、PV、多发性骨髓瘤等；②对黑色素瘤、头颈部癌、复发性转移性卵巢癌、肾癌等亦有一定疗效；③与放疗同时应用或作为放射增敏剂，可增加治疗头 颈部及宫颈鳞癌的疗效。

【用法用量】 口服。①CML ，20～60mg/(kg·d)，1～2 次/周，连续 6 周为 1 个疗程。②头颈癌、宫颈鳞癌等，80mg/kg，1 次/3d，需与放疗合用。

【用药监护】 ① 下列情况禁用：水痘、带状疱疹及各种感染者，妊娠（尤其妊娠早期）及哺乳期妇女。

② 下列情况慎用：严重贫血未纠正前、骨髓抑制、肾功能损害、痛风、有尿酸盐结石史等。

③ 老年人应用本品需适当减量。

④ 本品对中枢神经系统有抑制作用，与巴比妥类药、BZP、甲喹酮、麻醉药、吩噻嗪类药、TCA 等合用，可产生相加作用，合用时应注意调整剂量。本品有可能提高患者 BUA 浓度，与别嘌醇、秋水仙碱、丙磺舒等合用治疗痛风时，必须调整上述抗痛风药剂量，以控制痛风病变及 BUA 浓度。本品与别嘌醇合用，能预防并逆转本品所致的高尿酸血症。本品与其他能引起白细胞或血小板减少的药物合用，骨髓抑制增强，应严密监测血常规，并根据 WBC 及 BPC 适当调整本品的剂量。本品可能减少氟尿嘧啶（5-Fu）转变为活性代谢产物（脱氧氟尿苷酸，Fd-UMP），故两者合用应慎重。其他药物相互作用同异环磷酰胺【用药监护】③。

⑤ 本品与放疗联合应用时，应在放疗前 7d 开始用药，并严密监测血常规；如出现严重的放疗反应，应考虑减少或暂停服用本品。

⑥ 本品的骨髓抑制作用为剂量限制性毒性，可致白细胞和血小板减少、贫血或红细胞形态异常。白细胞减少通常出现在治疗开始后 10d 左右，停药后 1～2 周可恢复。治疗前后及治疗期应定期监测血常规，患者 WBC＜2.5×10^9/L 或 BPC＜100×10^9/L 时，应暂停服用本品。其他参阅氮芥【用药监护】⑨。

⑦ 有报道，在骨髓增殖异常的患者中，使用本品出现了皮肤血管毒性反应，包括血管溃疡和血管坏死，出现血管毒性的患者大多数曾经或正在接受干扰素治疗。因此，上述患者使用本品时，尤其曾经或者正在接受干扰素治疗的上述患者使用本品时，应严密观察血管毒性反应，患者如发生血管溃疡或者坏死，应当停止用药。

⑧ 本品较常见食欲减退、恶心、呕吐，长期服用本品可发生口腔黏膜炎、口腔溃烂、腹泻等。较少见皮疹、红斑、瘙痒、皮肤色素沉着等皮肤反应及脱发。偶见头痛、嗜睡、头晕、幻觉、惊厥等神经毒性表现及药物性发热。可见 BUN 及 SCr 浓度暂时性升高，并有致畸、致癌及致突变的潜在可能。用药期间应注意观察，定期做相关监测，并根据情况给予对症治疗、减少用量或停止用药等处置。

⑨ 本品已有引起致命性 TTP-HUS（症状与处置参阅丝裂霉素【用药监护】⑬）的报告，虽为罕见，但应高度重视。

⑩ 其他参阅氮芥【用药监护】⑫及氟尿嘧啶【用药监护】⑯。

巯嘌呤[典][基] Mercaptopurine

（乐疾宁，巯唑嘌呤；Ismipur，Mercappurene）

【药理分类】 抗肿瘤药-抗代谢药（嘌呤核苷合成酶抑制药）。

【适应证】 绒毛膜癌、恶性葡萄胎、ALL 及急性非淋巴细胞性白血病（ANLL）、CML 急变期。

【用法用量】 口服。绒毛膜癌：6～6.5mg/(kg·d)，分 2 次服用，10d 为 1 个疗程，疗程间歇为 3～4 周。白血病：开始，2.5mg/(kg·d)，或 80～100mg/(m^2·d)，1 次/d 或分次服用，一般于用药后 2～4 周可显效，如用药 4 周后，仍未见临床改善及 WBC 下降，则可考虑在严密观察下，加量至 5mg/(kg·d)；维持剂量 1.5～2.5mg/(kg·d)，或 50～100mg/(m^2·d)，1 次/d 或分次服用。

【用药监护】 ① 妊娠早期妇女及对本品高度过敏的患者禁用。

② 下列情况慎用：骨髓已有显著的抑制现象（WBC 减少或 BPC 显著降低，并出现相应的严重感染或明显的出血现象者）、肝或肾

功能损害、胆道疾病、有痛风史或尿酸盐性肾结石史、4～6周内接受过细胞毒性药物或放疗者。

③ 老年白血病患者服用本品时，需加强支持疗法，并严密观察症状、体征及血常规指标等的动态改变，及时调整剂量。

④ 本品与对肝细胞有毒性的药物同时服用时，有增加对肝细胞毒性的危险。与其他有骨髓抑制作用的抗肿瘤药或放疗联合应用时，本品的效应增强，因而必须考虑调整本品的剂量与疗程。别嘌醇和甲氨蝶呤可抑制本品的代谢，与本品同时服用时可明显增加本品的效能与毒性，因此在本品与这两种药物同时服用过程中，应密切观察药物的不良反应，并适当减少本品的剂量。巴沙拉嗪、美沙拉嗪、奥沙拉嗪、柳氮磺吡啶可抑制本品的代谢物TPMT，使本品不能转化为6-甲基巯嘌呤而进一步代谢，从而增加本品的毒性。本品可能通过诱导肝微粒体酶对华法林的代谢而使其抗血凝效应降低。其他药物相互作用同异环磷酰胺【用药监护】③。

⑤ 白血病，尤其在急性期或急变期，会有大量白血病细胞破坏，在服本品时破坏更多，致使BUA、UUA浓度明显增高，严重者可产生尿酸盐性肾结石。为防止患者BUA增高及尿酸性肾病的发展，在用药前应嘱患者多饮水（2000～3000ml/d），并给服适量碳酸氢钠使尿液保持碱性。对BUA显著增高者还可加用别嘌醇。如加用别嘌醇300～600mg，则本品的剂量应减少至每日常规剂量的1/4～1/3，这样既能减慢本品的代谢，减少本品的毒性，又能有效地防止或减少高尿酸血症的产生。

⑥ 本品较常见骨髓抑制，可引起白细胞和血小板减少、贫血及出血倾向。白细胞及血小板减少常出现于服药后5～6d，停药后可持续1周左右。由于本品的骨髓抑制作用具有延迟性，因此在疗程中首次出现显著的粒细胞减少症、粒细胞缺乏症、血小板减少症、出血或出血倾向等征象时，即应停止用药。停药之后，当白细胞不再继续下降而保持2～3d稳定或已出现上升时，可恢复用药，但用量应减至原剂量的一半，之后再根据血常规情况谨慎地逐渐加量。为了防止骨髓抑制，用药期间应每周检查1～2次血常规，尤其应注意观察WBC及DC、BPC、Hb的变化。如患者的血细胞在短期内有急剧下降现象，应每日检查1次血常规。其他参阅氮芥【用药监护】⑨。

⑦ 本品的恶心、呕吐、食欲减退、口腔炎、腹泻等消化道反应较少发生，仅多见于用量过大的患者，但胆汁淤积性黄疸则较为常见。用药期间，应注意观察，定期做肝功能监测，发现黄疸，立即停药处置（方法参阅氯唑西林【用药监护】⑤）。

⑧ 其他参阅博来霉素【用药监护】⑩和氟尿嘧啶【用药监护】⑯。

阿糖胞苷[典] Cytarabine

（爱力生，赛德萨；Aracytin，Cytarbel）

【药理分类】 抗肿瘤药-嘧啶类抗代谢药。

【适应证】 ①ANLL的诱导缓解及维持治疗、ALL、CML急变期，联合用药治疗儿童非霍奇金淋巴瘤；②单独或与其他药物联合治疗高危白血病、难治性和复发性急性白血病；③鞘内注射可预防和治疗脑膜白血病（二线用药）。

【用法用量】 ①AL常用量：a. 诱导缓解：静脉注射，2mg/(kg·d)，连用10d，如无明显不良反应，可增至4mg/(kg·d)；静脉滴注，0.5～1mg/(kg·d)，持续1～24h，连用10d，如无明显不良反应，可增至2mg/(kg·d)。b. 维持巩固：皮下注射，1mg/kg，1～2次/d。②原始细胞增多或转化型原始细胞增多的MDS、低增生性AL和老年性ANLL：皮下注射，10mg/m^2（小剂量方案），12h 1次，14～21d为1个疗程。③难治性和复发性AL、AL的缓解期后（试以延长其缓解期）：静脉滴注，0.5～1.0g/m^{2}和1～3g/m^2（中剂量和高剂量方案），12h 1次，2～6d为1个疗程，必要时2～3周重复1个疗程。由于本品的不良反应随剂量增大而加重，有时反而限制了其疗效，故现多主张采用中剂量方案。④鞘内注射：10～25mg，加地塞米松5mg，2次/周，共约5次，如为预防性则每4～8周1次。

【用药监护】 ① 对本品过敏者禁用。

② 下列情况慎用：骨髓抑制、白细胞或血小板显著减低、肝或肾功能损害、有胆道疾病史、有痛风史、有尿酸盐性肾结石史、近期接受过细胞毒性药物或放疗者。

③ 已知本品对一些动物种属有致畸作用。对已经或可能怀孕妇女使用本品前需考虑对孕

妇和胎儿潜在的利弊。已有报道，在妊娠早期使用本品的妇女其胎儿出现先天性畸形，故妊娠早期妇女应避免使用。

④ 本品能致畸，致突变，并可损害男性的生殖功能。因此，育龄期妇女使用本品时应注意避孕，育龄期男性接受本品治疗期间和治疗后 6 个月内不应有生育计划。由于本品治疗后可能产生不可逆性不育症，因此育龄期男性患者用药需慎重，必须使用时应行使告知义务，必要时劝其在治疗前保存精液。

⑤ 本品对哺乳婴儿具有潜在的严重不良反应，哺乳期妇女必须应用时需停止哺乳。

⑥ 老年人应用本品需减量，并注意根据体征等及时调整剂量。

⑦ 本品冻干粉针剂所附的溶剂含苯甲醇，故禁用于儿童肌内注射。因为防腐剂苯甲醇与严重不良事件（包括“气喘综合征”）和儿科患者死亡有关。尽管本品正常治疗剂量中的苯甲醇含量远低于与“气喘综合征”相关的报道剂量，但目前尚不清楚可能产生毒性的苯甲醇的最低量。苯甲醇毒性的风险取决于用量及患者肝脏对其的解毒能力。早产儿和低出生体重的婴儿更有可能出现毒性。如果本品用于高剂量或鞘内治疗，禁止使用含苯甲醇的稀释液，可使用不含防腐剂的 0.9%氯化钠注射液或 5%葡萄糖注射液作溶剂。

⑧ 本品为强效骨髓抑制药，患者在接受诱导和巩固治疗时，应在无菌隔离条件下进行，必须具备可处理复杂、可能致死的骨髓抑制（粒细胞减少和其他机体防御功能受损所致的感染和血小板减少所致的出血）的条件（如无菌隔离设施、足够的实验室和辅助设备），并配备有足够的实验室和辅助设备，以监测患者对药物的耐受性，确保患者免受药物的毒性损害。

⑨ 接受本品治疗的患者应定期进行血常规（尤其 WBC、BPC）、骨髓涂片、BUA 及肝肾功能检查。大剂量治疗时还应经常监测患者的中枢神经系统和心肺功能，并定期做全身及眼科检查。

⑩ 药物相互作用：a. 本品与其他骨髓抑制药和放疗联合应用时，可增加对骨髓的损害。b. 本品与甲氨蝶呤、巯嘌呤、柔红霉素、多柔比星、环磷酰胺及亚硝脲类药物（如卡莫司汀、洛莫司汀、司莫司汀等）合用，可增强本品疗效（尤其与巯嘌呤合用，可提高治疗 AML 的疗效，合用时的完全缓解率在 50%左右，优于其他药物），但不能混合在同一容器内使用，必须分开给予。c. 本品可竞争性地抑制氟胞嘧啶的抗真菌作用，合用时可降低后者的疗效。d. 在体外研究中发现，本品可能降低肺炎克雷伯菌株对庆大霉素的敏感性。因此，在用庆大霉素治疗正在使用本品的患者的肺炎克雷伯菌感染时，如不迅速出现治疗作用，则需重新调整抗菌治疗方案。e. 本品与醋地高辛联合应用时，可使后者的地高辛稳态血药浓度 C_{ss} 和肾葡萄糖分泌发生可逆性地下降，因此接受这两种药物联合治疗的患者需密切监测地高辛的血药浓度。由于在洋地黄毒苷中无此相互作用，故此类患者可考虑用洋地黄毒苷替代地高辛使用。f. 本品与肝素、胰岛素、甲氨蝶呤、氟尿嘧啶、青霉素类（如萘夫西林和苯唑西林等）及甲泼尼龙等药物有配伍禁忌。

⑪ 本品浓度为 50～100mg/ml 的注射液可直接用于静脉注射，浓度为 100mg/ml 的注射液因体积较小也可用于皮下注射。本品冻干粉针剂可用灭菌注射用水、0.9%氯化钠注射液、5%葡萄糖注射液和乳酸钠林格注射液稀释，并在 25℃条件下 24h 内保持效价不变，故本品的稀释溶液必须在配制后 24h 内用完。使用本品冻干粉针剂之前，应将其以灭菌注射用水或 0.9%氯化钠注射液 5～10ml 溶解稀释成 20～50mg/ml 溶液后直接缓慢推注，每 100mg 药物的注射时间应在 3min 以上。本品静脉滴注时，将上述溶液以 0.9%氯化钠注射液或 5%葡萄糖注射液，或乳酸钠林格注射液进一步稀释至 250～500ml 后，尽快开始输注（输注时间见本品【用法用量】），并在 24h 内输注完毕。在部分患者中，注射部位可出现疼痛、红肿、静脉炎或血栓性静脉炎、蜂窝织炎或皮肤溃疡，应注意预防，方法参阅柔红霉素【用药监护】⑧。皮下注射部位较少发生疼痛或炎症，注射时可选择不同的脂肪组织，如腹部、股部、侧腹部。

⑫ 本品鞘内注射时常用的药物浓度为 20～50mg/ml。由于本品 100mg/ml 的注射液为高渗溶液，因此不适合于鞘内注射。本品鞘内注射时绝对禁止使用含苯甲醇的稀释液，用于稀释或溶解本品的溶液也不能含有其他防腐剂，且配制后立即使用。其他注意事项参阅甲氨蝶呤【用药监护】⑧。

⑬ 当快速给予本品大剂量静脉注射时，患者在注射后可频发恶心，并可能呕吐数小

时，但对骨髓的抑制较轻，患者亦更能耐受较大剂量的本品。如静脉滴注本品，则恶心和呕吐的程度较轻，但对骨髓的抑制作用相对较大。两种给药方法各有利弊，应根据患者的病情及身体情况决定。

⑭ 骨髓抑制是本品最主要的不良反应，通常表现为巨红细胞母细胞增多症、贫血、白细胞减少、网织红细胞减少和血小板减少，严重者可发生再生障碍性贫血。骨髓和外周血涂片可见细胞形态学改变。这些不良反应的严重程度取决于用药的剂量、用药方法及疗程长短。研究发现，连续5d静脉滴注或50～600mg/m^2 快速注射后，呈双相白细胞抑制，与用药前的细胞计数、剂量或疗程无关。WBC在24h内开始下降，7～9d达低谷，然后在12d时有一次短暂的上升。第2次更严重的下降出现在15～24d，WBC在随后的10d内迅速上升至用药前水平。可明显观察到在第5日出现血小板抑制，并在12～15d降至最低点，然后在以后的10d内迅速上升至用药前水平。单次应用本品后血液学毒性发生率和严重程度均很低，但每日或持续静脉输注本品几乎所有患者都会出现骨髓抑制。老年人、肝或肾功能障碍者、全身状况差者、嗜酒者、对既往药物已引起骨髓抑制者、近期接受过细胞毒性药物或放疗者、与其他抗肿瘤药或放疗联合应用时，或近几日内在鞘内和静脉内同时应用本品，都是激发或加重血液学毒性反应的危险因素。因此，对具有上述潜在危险因素的患者，用药前必须谨慎地制订用药方案，用药期间必须给予严密的医疗监护。在诱导治疗期间，必须每日检测1次WBC和BPC。在血常规原始细胞消失后，需经常进行骨髓检查。当药物引起骨髓抑制使BPC＜50×10^9/L，或多形核中性粒细胞计数（PMNC）＜1.0×10^9/L时，应考虑停药或更改治疗方案。在进行剂量调整时，必须同时考虑到其他系统的毒性表现及外周血有形成分的下降速率。值得注意的是，外周血有形成分计数在停药后可能进一步降低，在停药5～7d后达最低水平，约14～24d后恢复至停药前水平。当骨髓抑制出现恢复征象，粒细胞和BPC达到上述水平以上、粒细胞减少及其他机体防御功能受损所致的感染和血小板减少引起的出血得到有效控制时，可再次开始本品治疗。如果直到外周血粒细胞和BPC完全恢复正常才开始再次用药，则可能导致治疗无效。

⑮ 本品偶可引起瘙痒、皮疹、荨麻疹、过敏性水肿等皮肤过敏反应，并有导致心跳呼吸骤停而需心肺复苏（CPR）的报道。用药前应备好相关治疗药物和急救器材，用药期间应密切观察，以防不虞。

⑯ 部分患者使用本品可出现阿糖胞苷综合征，主要表现为发热（39～40℃）、肌痛、骨痛或关节痛、斑丘疹或荨麻疹、咽痛、结膜炎和全身不适等症状，偶可出现阵发性胸痛，而此时患者并无合并感染的征象。此征通常发生于用药后的6～12h，一般在停药后24h内消退。治疗期间如出现上述症状，可给予（口服或静脉给予）适量糖皮质激素及对症治疗，伴结膜炎者使用含糖皮质激素滴眼剂有益症状缓解。在使用本品的同时给予适量糖皮质激素则可预防发生此反应。

⑰ 本品鞘内注射可引起全身毒性，尤其在剂量高于30mg/m^2 时，常可引起中枢神经系统的功能损害，给药间隔较短时则可引起神经系统的蓄积性损害。神经系统损害最常见的反应是化学性脑膜炎，多见于给药后12h内，表现为头痛、恶心、呕吐、颈项强直、发热、背痛、嗜睡等脑膜刺激症状。这些反应通常很轻微，而且具有自限性，一般不影响继续用药，也无须特殊治疗，但给予对症治疗有利于症状的恢复。鞘内注射尚可引起双下肢麻木、疼痛及抽搐、视物模糊、双下肢轻瘫、上升性感觉缺失及尿失禁，并有引起大脑白质及其组织分解的损害、截瘫和失明的报道。也有在短时间内迅速发展为四肢全瘫或脑干功能障碍而致死的病例。尚有报道，本品可引起广泛的染色体损伤，包括染色质断裂和啮齿类细胞培养中的恶性转化。因此，用药期间应密切观察，一旦发现，应及时调整剂量，必要时停止治疗。

⑱ 本品具有免疫抑制作用，尤其与其他抗肿瘤药或免疫抑制药合用时，免疫抑制效应增强，从而可以影响细胞或体液的免疫功能，增加感染的易感性，引起严重的甚至是致命的病毒、细菌、真菌、寄生虫或腐生生物的感染，并可发生于身体任何部位。因此，用药期间应加强观察，并注意增强患者的自身免疫能力，防止发生继发感染。对于接受本品而导致免疫妥协的患者，接种活疫苗或减毒活疫苗均可能会产生严重或致命的感染，因此正在接受本品治疗的患者应避免接种活疫苗或减毒活疫苗（可接种死疫苗或者灭活疫苗，但对这些疫

苗的免疫应答也可能会降低）。

⑲ 本品的其他不良反应尚有：a. 低剂量化疗时：ⓐ常见畏食、恶心、呕吐、腹痛、腹泻、肝功能异常、黄疸等消化系统症状。ⓑ可见神经炎、眩晕、咽痛、发热、头痛等中枢神经系统不良反应。ⓒ偶见口腔炎、食管炎、尿潴留、肾功能损害、肺炎、肺水肿、呼吸困难、皮肤不规则斑点、结节状皮疹、HFS（症状与处置参阅氟尿嘧啶【用药监护】⑯）、大面积红皮病或红斑、脱发。ⓓ少见脓毒血症、荨麻疹、色素斑。ⓔ注射或滴注部位出现疼痛、红肿、静脉炎或蜂窝织炎。ⓕ罕见腹膜炎、急性胰腺炎、致命性TTP-HUS（症状与处置方法参阅丝裂霉素【用药监护】⑬）和致命的延迟性进行性上行性麻痹（鞘内和静脉注射加用其他联合治疗药物后）。治疗期间应注意观察，一旦发现，应及时给予对症治疗、剂量调整或暂停用药，必要时中止本品治疗。b. 本品高剂量（2～3g/m²）治疗时，可能出现严重的胃肠道和中枢神经系统损害、肺毒性及其他严重的不良反应，这些反应包括：ⓐ严重的消化道损害：如消化性溃疡（包括食管溃疡）、小肠壁囊样积气导致的腹膜炎、急性腹痛、严重腹泻及消化道出血、肠梗阻、肠坏死和坏死性结肠炎、蛋白丢失性小肠病、口腔或肛周炎症或溃疡、急性胰腺炎、肝脓肿、肝功能损害伴肝酶增高、胆汁淤积和BIL增加，并偶见肝小叶静脉闭塞病（VOD）或肝静脉栓塞形成综合征（BCS）等。ⓑ严重的神经系统损害：大脑或小脑功能障碍（如性格改变、意识混乱或精神错乱、嗜睡、惊厥、昏迷、肌张力减退、眼球震颤、共济失调、步态不稳、定向力障碍、全身性肌强直、癫痫发作、语音失调、失语及帕金森综合征等）、不可逆性外周运动和感觉神经性病变。ⓒ严重的有时是致命的肺毒性（不同于本品常规方案治疗引起的毒性反应，如弥散性ILD、肺脓肿、ARDS、肺气肿发生率增加、肺功能衰竭引起呼吸骤停并导致死亡）。ⓓ严重的心血管反应：可继发死亡的严重心肌病（如心肌肥大）或急性心包炎、暂时性心律失调。ⓔ严重的肌肉、关节病变：如RM、肌肉和（或）颈部关节和腿部关节疼痛等。ⓕ眼毒性反应：约有20%～30%的患者出现可逆性的眼毒性反应，主要表现为结膜炎和角膜毒性（角膜炎），出现畏光、眼痛、眼内异物感、大量流泪和视觉障碍症状，严重者可引起结膜出血及角膜溃疡。ⓖ其他严重不良反应：发热（发生率20%～50%）及SCr增加（发生率5%～20%）、呼吸困难、损害抗利尿激素的分泌、身体免疫功能减低、败血症和脓毒血症、严重的低钾血症或低钙血症、高胆红素血症（为肿瘤细胞大量溶解破坏所致，严重者可引起尿酸性肾病）、HFS、完全脱发、出血倾向等。其他尚可见75%以上患者全身出现炎症红斑，有时出现水疱和脱皮，手心和脚心的灼热疼痛也有发生。

因此，本品高剂量治疗时须注意，ⓐ剂量的确定应考虑到对消化道、心血管、肺功能和肝肾功能的影响，尤其应考虑到对中枢神经系统并发症增加的危险性。ⓑ肝或肾功能障碍患者、心肺功能不全患者和60岁以上患者使用时，应权衡利弊后谨慎地进行。ⓒ有癫痫或帕金森综合征及脑部器质性病变者、嗜酒者、中枢神经系统以前做过放疗者、脊髓注射肿瘤抑制药者，以及有胆道疾病史、痛风史、尿酸盐性肾结石史或消化性溃疡病史者，均须尽量避免应用高剂量治疗；必须应用时需进行仔细观察，必要时调整剂量或缩短疗程。ⓓ治疗期间应定期做眼科检查，并经常洗涤眼睛，同时应用糖皮质激素滴眼剂可预防或减轻眼毒性反应。ⓔ对接受高剂量治疗的所有患者，均应给予严密的医疗监护，并定期进行相关实验室检查，及时评估和调整治疗方案，必要时及时停药对症处置。

⑳ 本品慢性过量可导致严重的骨髓损害，如引起大量出血（如皮肤淤血或瘀斑、消化道或泌尿生殖道出血），也可能导致骨结核，甚至发生危及生命的感染和严重的神经毒性。处置方法：及时停药，密切监测血细胞计数，同时采用支持疗法，如补液、输血及抗生素治疗。对疏忽过量者，如注射本品致脊髓液严重过量，则应及时用0.9%氯化钠注射液进行脊髓液置换。本品能被血液透析清除，但在过量患者中使用这一方法尚无报道。本品无有效的解毒药。

㉑ 其他参阅氮芥【用药监护】⑨～⑫。

卡培他滨 Capecitabine

（卡倍他滨，希罗达；Xeloda）

【药理分类】 抗肿瘤药-抗代谢药（胸腺核苷合成酶抑制药）。

【适应证】 ①结肠癌辅助化疗：适用于Dukes C期、原发肿瘤根治术后、接受氟嘧啶类药物单独治疗的结肠癌患者的单药辅助治疗；②转移性结直肠癌的一线治疗（单药或与奥沙利铂联合）；③治疗对紫杉醇及含蒽环类药物化疗方案均耐药或对紫杉醇耐药和不能再使用蒽环类药物治疗（如已经接受了累积剂量 $400mg/m^2$ 阿霉素或阿霉素同类物）的转移性乳腺癌；④不能手术的晚期或转移性胃癌的一线治疗。

【用法用量】 口服。每次 $1.25g/m^2$，2 次/d，连用 2 周，间隔 1 周，3 周为 1 个疗程。早晚餐后 30min 内服用。可根据毒性反应和肝肾功能情况做剂量调整。联合用药时，剂量可酌减。

【用药监护】 ① 下列情况禁用：a. 对本品或其任何成分过敏。b. 既往对氟尿嘧啶（本品的代谢产物）有严重、未预期的反应或已知对氟尿嘧啶过敏。c. 已知二氢嘧啶脱氢酶（DPD）缺陷者及严重肾功能损害者（CL_{Cr} ＜30ml/min）。d. 正在接受索夫立定或其同型物（如溴夫定）治疗者。

② 联合化疗时，如存在任一联合药物（包括顺铂）相关的禁忌证，均应避免使用该药物。

③ 本品可能致畸，故妊娠期间禁用。如果妊娠期间使用本品，或患者在用药期间怀孕，应告知患者本品对胎儿的潜在风险。育龄期妇女在接受本品治疗期间应避免怀孕。本品可能致哺乳儿出现严重的不良反应，因此哺乳期妇女在用药期间应停止授乳。

④ 18 岁以下患者应用本品的安全性及有效性尚未确定。

⑤ 本品单药治疗转移性结肠癌时，60～79 岁患者群胃肠道毒性的发生率与总体人群近似，无须调整起始剂量。可逆的 3 级或 4 级胃肠道不良反应在 80 岁以上患者中的发生率较高，故需要适当调整本品的剂量。本品与其他药物联合应用时，与年轻患者相比，老年人（≥65 岁）出现 3 级或 4 级及导致停药的不良反应更多。因此，老年人使用本品时应充分考虑到以上因素，并密切监测本品对老年人的作用。[注：除 HFS 外，本品毒性反应分级标准均采用加拿大国家癌症研究所制定的常见毒性反应分级标准（NCIC-CTC）]。

⑥ 用药期间，本品剂量可能需要调整，以达到适应患者剂量个体化。因此，用药期间应密切监测不良反应，并根据需要调整剂量，使患者能够耐受治疗。本品所致的不良反应可通过对症治疗、停药和调整剂量等方式进行处置。本品一旦减量，以后便不能再增加用量。

本品毒性反应分级标准的剂量调整方案：a. 1 级：维持剂量。b. 2 级：第 1 次出现，停止治疗，直到恢复至 0～1 级水平时，按维持剂量的 100%进行下一疗程治疗。第 2 次出现，停止治疗，直到恢复至 0～1 级水平时，按推荐剂量的 75%进行下一疗程治疗。第 3 次出现，停止治疗，直到恢复至 0～1 级水平时，按推荐剂量的 50%进行下一疗程治疗。c. 3 级：第 1 次出现，停止治疗，直到恢复至 0～1 级水平时，按推荐剂量的 75%进行下一疗程治疗。第 2 次出现，停止治疗，直到恢复至 0～1 级水平时，按推荐剂量的 50%进行下一疗程治疗。d. 2 级不良反应第 4 次或 3 级第 3 次出现，或出现 4 级不良反应，必须永久停止使用本品。

⑦ 轻度肾功能损害者（CL_{Cr} 为 51～80ml/min）无须调整本品的起始剂量。中度肾功能损害者（CL_{Cr} 为 30～50ml/min）治疗相关 3 级或 4 级不良反应事件的发生率较高。因此，对单用本品或与其他抗瘤药物联合治疗的中度肾功能损害者，本品的起始剂量应减为标准剂量的 75%。如患者出现 2～4 级不良事件，应严密监测并立即暂停给药，随后的剂量调整可参考相应不良反应的剂量调整方案调整。

⑧ 本品用于肝功能损害患者时应密切监测。非肝转移引起的肝功能损害或严重肝功能损害对本品体内分布的影响尚不明确。

⑨ 药物相互作用：a. 文献显示，由于索夫立定对 DPD 的抑制作用，索夫立定与氟尿嘧啶类药物之间存在显著的临床相互作用。这种相互作用导致后者毒性升高，并有致死的可能。因此，本品禁止与索夫立定及其同型物（如溴夫定）同时给药。在结束索立夫定及其同型物治疗到开始本品治疗之间必须有至少 4 周的等待期。b. 本品与苯妥英同时服用会增加后者的血药浓度，两者同时服用时应常规监测后者的血药浓度。c. 本品与单剂量华法林合用时，由于本品对 CYP2C9 同工酶系统的抑制作用，可使华法林的平均 AUC 显著增加（+57%）。对使用本品同时口服香豆素类衍生物抗凝药的患者，应密切监测其抗凝反应（INR 或 PT），并相应调整抗凝药的剂量。d. 亚叶酸钙可增加本品有效代谢物氟尿嘧啶

的浓度，并可能增强其毒性。e. 本品与 ALB 结合率较低（64%），通过置换能与蛋白紧密结合的药物发生相互作用的可能性尚无法预测。f. 其他同异环磷酰胺【用药监护】③。

⑩ 接受本品治疗时，近半数患者会诱发腹泻，其中少数可引起严重腹泻，并易迅速转为脱水。因此，治疗期间应给予密切监护，及时处置腹泻和脱水症状，防止出现脱水性虚脱或昏迷现象。若患者开始出现脱水，应立即补充液体和电解质。出现严重腹泻后，应及早使用标准止泻治疗药物（如洛哌丁胺），必要时降低本品用量。当出现 2 级（每日腹泻 4～6 次或有夜间腹泻）或 2 级以上腹泻症状时，必须立即停用本品。直到腹泻停止或腹泻次数减少到 1 级时才可以重新使用本品。3 级或 4 级腹泻（前者为每日腹泻 7～9 次或大便失禁和有吸收障碍，后者为每日腹泻 10 次以上或有肉眼血便和需静脉补液）后重新使用本品时，应减少本品的用量。如重新使用本品后再次出现 2 级或以上腹泻时，应予再次减量。严重腹泻必然导致脱水。因此，患者出现腹泻，尤其严重腹泻时，必须预防脱水，并在脱水出现时及时纠正。当出现 2 级（或以上）脱水症状时，必须立即停止本品的治疗，同时纠正脱水，直到患者脱水症状消失，且导致脱水的直接原因被纠正和控制后，才可以重新开始本品治疗。

⑪ 本品具有与氟尿嘧啶类药物类似的心脏毒性，偶可引起心肌缺血或梗死、心绞痛、心律不齐（如 Af、VPC、心动过速或过缓）、心肌炎、心包积液、心脏停搏、CHF 和 ECG 改变等。既往有冠心病或冠心病史，或者同时应用其他具有潜在心脏毒性药物的患者发生以上不良反应可能更常见。因此，用药前及用药后应注意监测 ECG 和心功能，并避免同时应用其他具有潜在心脏毒性的药物。

⑫ 本品单用时出现的其他不良反应尚有：常见淋巴细胞减少症、HFS、恶心、呕吐、畏食、疲倦、皮炎等，但严重者很少见；贫血虽常见，但严重者极少见。较常见高胆红素血症、中性粒细胞减少、血小板减少、黏膜炎或口炎、食欲减退、发热、头痛、头晕、嗜睡、脱水、腹痛、便秘、脱发、感觉异常、味觉障碍、结膜炎、眼部刺激、虚弱、无力、皮疹、红斑、干皮症等，但严重者很少见。可见肌痛、失眠、水肿、指甲病变、四肢疼痛、视觉异常等，但严重者极少见。偶见口干、腹胀、腹水、胃溃疡、肠梗阻、肠毒性扩张、胃肠炎、肝或肾功能损害、情绪改变、抑郁、意识错乱、震颤、脑病、小脑功能障碍（如共济失调、发音困难、平衡失调）、特发性血小板减少性紫癜、全血细胞减少、血凝固障碍、出血倾向（鼻出血、胃肠道出血）、静脉栓塞、瘙痒、光敏反应、皮肤溃疡、背痛、骨痛、关节痛、低血压或高血压、淋巴水肿、体重增加、虚脱、恶病质、高三酰甘油血症、流感样症状、咳嗽、咽喉痛、胸痛、肺炎、肺栓塞、咯血、吞咽困难、呼吸窘迫、呼吸困难、真菌感染（包括念珠菌病）、辐射撤销综合征、低钾血症、低镁血症等，但严重者极少见。本品与其他抗肿瘤药联合应用时，不良反应的发生率及严重程度均可能增加，尤其可能会引起严重的血液及神经系统的毒性反应（如中性粒细胞减少性发热、中性粒细胞减少性败血症、中性粒细胞减少性感染、神经病变、外周神经病变、外周感觉神经病变等），并非常罕见引起泪管狭窄 NOS、肝衰竭、胆汁淤积性肝炎的报道。因此，用药前应告知患者本品可能出现的常见不良反应，尤其恶心、呕吐、腹泻和 HFS，并指导患者识别与本品治疗有关的常见 2 级毒性反应。用药期间则应密切观察患者，定期做相关检查，发现异常及时处置。

⑬ 其他常见不良反应的处置方法：

a. HFS：HFS 出现的中位时间为 79d（范围从 11～360d），严重程度为 1～3 级。第 1 次出现 2 级［出现手和（或）足的疼痛性红斑和肿胀和（或）影响日常生活的不适］或 3 级 HFS［出现手和（或）足湿性脱屑、溃疡、水疱或严重的疼痛和（或）使患者不能工作或进行日常活动的严重不适］症状时，应暂停使用本品，并给予对症治疗（参阅氟尿嘧啶【用药监护】⑯），直至恢复到 0～1 级［出现下列任一现象：手和（或）足的麻木、感觉迟钝/感觉异常、麻刺感、红斑和（或）不影响正常活动的不适］，才可以重新使用本品。第 1 次出现 3 级或第 2 次出现 2 级症状后，再次使用本品时应减低剂量。当本品与顺铂联合应用时，针对 HFS 不建议使用维生素 B_6 改善症状或二级预防，原因是有报道维生素 B_6 可能降低顺铂的疗效。

b. 高胆红素血症：如果药物相关的 BIL 升高＞ULN 3 倍或血清氨基转移酶（ALT、AST）升高＞ULN 2.5 倍，应立即中断使用本品，并给予对症治疗。当 BIL 降低至≤ULN 3 倍或血清氨基转移酶≤ULN 2.5 倍，可恢复使用本品。

c. 呕吐：第 1 次出现 2 级（24h 内发作 2～5 次）或 3 级（24h 内发作 6～10 次）毒性反应时，应立即停止服用本品，并给予对症治疗；第 1 次出现 3 级或第 2 次出现 2 级毒性反应后，再次使用本品时应减量。

d. 恶心：第 1 次出现 2 级（食欲明显下降，但能间断进食）或 3 级（不能明显进食）毒性反应时，应立即停止服用本品，并给予对症治疗；出现 3 级或第 2 次出现 2 级毒性反应后，再次使用本品时应减量。

e. 口炎：第 1 次出现 2 级（口或舌疼痛性红斑、水肿或溃疡，但能进食）或 3 级（口或舌疼痛性红斑、水肿或溃疡，只能进流食）毒性反应时，应立即停止服用本品，并给予对症治疗，直至恢复到 0～1 级，才可以重新使用本品；第 1 次出现 3 级或第 2 次出现 2 级症状后，再次使用本品时应减量。

f. 血液学毒性：第 1 次出现 2 级（NC≥1.0×10^9/L 至<1.5×10^9/L，或 BPC≥50×10^9/L 至<75×10^9/L，或 Hb≥8.0 至<10.0，或明显出血，每次需输血小板 1～2 单位）或 3 级（NC≥0.5×10^9/L 至<1.0×10^9/L，或 BPC≥25×10^9/L 至<80×10^9/L，或 HGB≥6.5 至<8.0，或明显出血，每次需输血小板 3～4 单位）毒性反应时，立即停止服用本品，直至恢复到 0～1 级，才可以重新使用本品；第 1 次出现 3 级或第 2 次出现 2 级毒性反应时，再次使用本品时应减量；当出现中性粒细胞减少性发热、中性粒细胞减少性败血症或中性粒细胞减少性感染时，应立即中止治疗。

⑭ 本品急性过量的表现为恶心、呕吐、腹泻、黏膜炎、胃肠刺激、出血和骨髓抑制。处置：常规对症治疗（包括使用利尿药脱水治疗）、支持治疗（旨在纠正临床表现）及预防并发症，必要时给予透析治疗。

氟达拉滨　Fludarabine

（福达华；Fludara）

【药理分类】 抗肿瘤药-抗代谢药（DNA 多聚酶抑制药）。

【适应证】 难治性或进展性 B 细胞性 CLL。

【用法用量】 口服。每次 40mg/m^2。静脉注射或静脉滴注。每次 25mg/m^2，1 次/d，连用 5d，28d 为 1 个周期，一般至少需 6 个周期。CL_{Cr} 为 30～70ml/min 时，剂量减少 50%，并严密监测血液学改变。

【用药监护】 ① 下列情况禁用：对本品或其他任何成分过敏、失代偿性溶血性贫血、严重肾功能损害（CL_{Cr}<30ml/min）者，以及孕妇和哺乳期妇女。

② 下列情况慎用：严重骨髓功能障碍、免疫缺陷或有机会性感染病史者，以及儿童和 75 岁以上老年人。

③ 儿童应用本品的安全性及有效性尚未确定。

④ 育龄期患者在治疗期间及治疗后 6 个月必须采取有效避孕措施。

⑤ 对初次使用本品治疗无效的患者应避免改用苯丁酸氮芥，因为大多数对本品具有耐药性的患者对苯丁酸氮芥同样具有耐药性。

⑥ 本品与喷司他丁合用，可增加发生致命性肺毒性的风险。腺苷吸收抑制药（如双嘧达莫）可减弱本品的疗效。治疗期间及治疗后至少 3 个月内应避免接种活疫苗。

⑦ 本品治疗者需要输血时，只能使用被照射过的血液。

⑧ 用药前，应告知患者：a. 本品可能引起视觉障碍、意识错乱、精神激动等不良反应，用药期间避免驾驶及危险性较大的机器操作或高空作业。b. 口服给药时，应于空腹或进食时整片以水吞服。

⑨ 静脉给药时，本品 50mg 先用灭菌注射用水 2ml 溶解，配制成 25mg/ml 溶液，再将所需剂量抽入注射器内。如果静脉注射，应再用 0.9%氯化钠注射液 10ml 稀释，推注时间应长于 5min。如果静脉滴注，需再用 0.9%氯化钠注射液 100ml 稀释，输注时间为 30min。本品不可与其他药物混合使用。

⑩ 本品常见骨髓抑制，表现为 WBC 减少、NC 减少、BPC 减少和贫血，最常见中性粒细胞减少症和血小板减少症，具有剂量限制性和累积效应。有研究表明，GC 降至最低的中位时间是 13d(3～25d)，BPC 是 16d(2～32d)。本品对减少 T 淋巴细胞数目长时间的影响可能导致机会性感染危险性的增加，包括潜伏病毒的活化，如 HZV 或 EBV 感染、进行性多灶性脑白质病。此外，尚有引起 EOS 增

多症的报道、全血细胞减少（可持续2个月到1年）并致死亡的报道，以及骨髓纤维化（典型表现为幼红细胞及幼粒细胞性贫血，并有泪滴状红细胞，常见脾脏显著肿大，甚至出现巨脾）的个案报道和噬血细胞综合征（特点为单核-巨噬细胞增生活跃，并有明显的吞噬红细胞现象。患者多有明显持续高热、肝脾及淋巴结肿大，常见异型淋巴细胞及血小板减低）并致死亡的个案报道。治疗期间需要严密的血液学监测，每周至少监测1次CBC及DC，以了解贫血、粒细胞减少和血小板减少的进展，防止出现严重的骨髓功能障碍。

⑪ 本品常可引起中枢神经系统毒性反应，具有剂量限制性，即使较低剂量亦有20%可见神经毒性，且常不可逆。症状大多出现于最后一次用药后21～60d，常见外周神经病变，可见疲倦、感觉异常，少见激动、精神错乱，罕见昏迷、焦虑不安和癫痫发作，并有引起脑白质炎（常见单侧轻偏瘫和共济失调，有个案致死的病例）和“垂腕症”的报道。使用本品高剂量[100～150mg/(m²·d),连用5～7 d]可引起严重的迟发性神经毒性，表现为视野缺损、构音困难、感觉异常、虚弱无力及癫痫发作，甚至发展为双侧皮质盲、意识模糊、痉挛性瘫痪和昏迷。中枢神经系统进行性脱髓鞘可能是导致神经毒性反应的原因。在36位接受过至少1个疗程、剂量不超过96mg/(m²·d)、连用5～7d的患者中，有13位出现严重的中枢神经系统毒性（全部死亡），其中11位患者出现了视觉缺失，精神状态的恶化和进行性脑病也有发生。因此，治疗期间和治疗结束后应注意观察神经毒性的症状，防止出现严重的神经毒性反应。

⑫ 本品（尤其高剂量）可损害视神经，可引起视力减退、视物模糊、视野改变、瞳孔异常、眼痛、复视、畏光等症状。罕见视神经炎或视神经病变和失明。因此，用药期间应密切观察视力变化及眼部症状，定期检查眼科，发现异常及时处置。

⑬ 大量肿瘤负荷的患者在接受本品治疗时可出现肿瘤溶解综合征（TLS）。此征是由于肿瘤细胞快速溶解后，细胞内容物及其代谢产物迅速地释放入血而产生的严重的代谢紊乱性疾病，在肿瘤治疗中比较常见。TLS的临床主要表现为高尿酸血症、高磷酸血症、高钾血症、低钙血症和代谢性酸中毒，易并发严重心律失常、尿酸性肾病或急性肾衰竭，甚至危及生命。因此，用药期间（尤其在用药后第1周）应严密监测血电解质、BUA、肾功能及尿常规，并嘱患者：治疗中如出现腰痛和血尿现象（此为TLS的首发症状），应及时报告，以便及早处置。对高危人群，应事先采取预防措施。

⑭ 有报道，不论有无自身免疫疾病既往史或Coombs试验的结果如何，在本品治疗期间或治疗后，可能出现严重的致命性自身免疫现象［如自身免疫性溶血性贫血（AIHA）、自身免疫性血小板减少、血小板减少性紫癜、天疱疮、Evan′s综合征（是AIHA同时伴有血小板减少，并能引起紫癜等出血性倾向的一种综合性病症）、获得性血友病］。大多数经历过溶血性贫血的患者，在再次接受本品治疗后出现溶血症状复发。因此，治疗期间或治疗后应严密监察有无出现溶血征象。一旦发生溶血，应立即中断本品治疗，并给予输血（只能使用被照射处理过的血液，以防发生与输血相关的移植物抗宿主病）及糖皮质激素，必要时大剂量静脉注射丙种球蛋白或使用免疫抑制药环磷酰胺、硫唑嘌呤。此外，本品对减少T淋巴细胞数目长时间的影响可能导致机会性感染危险性的增加，机会性感染包括潜伏病毒的活化（如HZV、EBV感染或进行性多灶性脑白质病），用药时应加注意。

⑮ 本品有肺毒性，常可引起肺炎、鼻窦炎、咽炎及上呼吸道感染。过敏时可见呼吸困难、咳嗽和间质性肺浸润。其他尚可见ARDS、呼吸窘迫、肺出血、PF和呼吸衰竭。尚有患者用药（25mg/m²，连用3d，一个月1次）10个疗程后，出现严重的呼吸系统合胞病毒（RSV）肺部感染的个案报道。用药期间，应注意观察，并定期做肺部及其他相关检查，发现异常及时处置。

⑯ 本品尚可引起以下不良反应：常见胃肠异常（如恶心、呕吐、食欲缺乏、腹泻和胃炎）、胃肠道出血、黏膜炎、口腔炎、发热、寒战、感染、虚弱、全身不适、皮疹及皮肤红斑，并常见水肿的报道。可见肝酶及胰腺相关酶的改变、泌尿生殖系感染、排尿困难、肌痛等。罕见出血性膀胱炎、心力衰竭和心律失常、SJS、Lyells综合征。用药期间，应注意观察随访，并定期进行相关检查，发现异常及时处置。除上述不良反应外，本品在临床应用中尚有以下严重不良反应的报道，在用药过程中应引起高度注意：a.有接受本品治疗期间

或治疗后，既往的皮肤癌加重或突然加重和新发生皮肤癌的报道。b. 有患者静脉给药（25mg/m²，连用5d）后，出现副肿瘤性天疱疮（表现为结膜炎、水肿、四肢末端、颜面部和/或躯干部表皮水疱）的报道。c. 有出现移植物抗宿主病、疱疹病毒感染的报道。d. 有研究对595例使用过本品的患者进行了平均时间长达7.4年的随访，其中23例出现继发性恶性肿瘤，如肺癌、HL、结肠癌、膀胱癌、头颈部肿瘤、肝癌、白血病、中枢神经系统肿瘤和肉瘤等。e. 有引起假性肠梗阻（主要表现为反复发作的恶心、呕吐、腹痛、腹胀，并伴腹泻或便秘，或腹泻、便秘交替出现）的个案报道。f. 有联合使用环磷酰胺（首日1000mg/m²）和本品（20mg/m²，连用5d）3个疗程，治疗NHL，由于腺病毒感染而发生严重的暴发性肝衰竭的个案报道。g. 有1例瓦尔登斯特伦巨球蛋白血症白人女性患者，用药6个月后出现隐球菌性脑膜炎和颅内结核瘤的报道。

吉西他滨[典] Gemcitabine

（健泽，誉捷；Gemzar，Gemzer）

【药理分类】 抗肿瘤药-抗代谢药（核苷酸还原酶抑制药）。

【适应证】 ①主要用于局部晚期或已转移的非小细胞肺癌（NSCLC）及局部晚期或已转移的胰腺癌。②亦用于膀胱癌、乳腺癌、小细胞肺癌（SCLC）。

【用法用量】 静脉滴注。①NSCLC：单药，每次1g/m²，1次/周，连续3周间隔1周，4周重复1次。联合用药（联合顺铂），每次1.25g/m²，第1、第8日给药，间隔1周；或者每次1g/m²，第1、第8、第15日给药，间隔1周。②晚期胰腺癌：每次1g/m²，1次/周，连续7周间隔1周，以后1次/周，连续3周间隔1周。65岁以上的高龄患者无须调整剂量。

【用药监护】 ① 下列情况禁用：对本品高度过敏者、孕妇和哺乳期妇女。

② 下列情况慎用：骨髓功能受损、肝功能失代偿或肾功能损害者。

③ 本品具有放疗增敏作用，与放疗同步应用（或者两种治疗的间隔≤7d）可发生毒性反应发生。一项治疗NSCLC的试验中，在接受本品治疗（1000mg/m²）的同时给予连续6周的胸部治疗性放疗，患者出现具有潜在致命性的黏膜炎，特别是食道炎和肺炎，正在接受大剂量放疗的患者尤其如此。目前尚无将本品与治疗剂量放疗同时应用的最佳安全治疗方案，因此本品禁止与放疗同时应用。对必须接受本品与放疗的患者，两种治疗至少应间隔4周。

④ 在严重肾功能损害的患者中，本品不得与顺铂联合应用。

⑤ 儿童应用本品的安全性及有效性尚未确定。

⑥ 本品可损害男性生殖功能，因此育龄期男性接受本品治疗期间和治疗后6个月内不应有生育计划。由于本品治疗后可能引起男性不育，因此育龄期男性患者用药需慎重，必须使用时应行使告知义务，必要时劝告其在治疗前保存精液。

⑦ 已证明滴注本品时间延长和增加用药频率可增大本品的毒性，用药时应加注意。

⑧ 对接受本品治疗者应进行严密医疗监护，定期检查血常规（尤其NC及BPC）及常规肝肾功能，必要时做外周血涂片检查，并根据下列方法进行剂量调整：a. 因非血液毒性进行的剂量调整：根据患者对本品的耐受性可考虑在每个治疗周期或1个治疗周期内降低剂量。通常，对于除恶心/呕吐外的严重（3级或4级）的非血液学毒性，应停止本品治疗直至毒性反应消失，或根据患者情况减量治疗。b. 因血液学毒性进行的剂量调整：ⓐ治疗周期开始：对于所有适应证，每次使用本品前，必须对患者进行BPC和NC检查。在每个治疗周期开始前，患者的ANC应不少于1.5×10⁹/L，且BPC需达到100×10⁹/L。ⓑ治疗周期内：本品单独用药或与顺铂联合用药治疗NSCLC和胰腺癌时的剂量调整方法：绝对中性粒细胞计数（ANC）>1×10⁹/L，且BPC>100×10⁹/L时，给予本品的标准剂量；ANC为（0.5～1）×10⁹/L，或BPC（50～100）×10⁹/L时，给予标准剂量的75%；ANC<0.5×10⁹/L，或BPC<50×10⁹/L时，应停药（在该治疗周期内，在ANC未恢复到至少0.5×10⁹/L，BPC未恢复到至少50×10⁹/L时，不能恢复治疗）。本品联合紫杉醇治疗乳腺癌时的剂量调整方法：ANC≥1.2×10⁹/L，且BPC>75×10⁹/L时，给予本品的标准剂量；ANC为（1.0～1.2）×10⁹/L，或

BPC（50～75）$\times10^9$/L时，给予标准剂量的75%；ANC（0.7～1.0）$\times10^9$/L，且BPC≥50×10^9/L时，给予标准剂量的50%；ANC<0.7×10^9/L，或BPC<50×10^9/L时，应停药（在治疗周期内不能恢复治疗，在下一周期内的第1日，如患者ANC达到至少1.5×10^9/L，BPC达到100×10^9/L时，可开始治疗）。ⓒ对相随的下一治疗周期的剂量调整方法（对于所有适应证）：出现下列血液学毒性时，剂量应当减少至最初治疗周期使用剂量的75%；即ANC<0.5×10^9/L并持续5d以上、ANC<0.1×10^9/L并持续3d以上、发热性中性粒细胞减少症、BPC<25×10^9/L、由于毒性导致治疗周期延迟1周以上。c. 对于顺铂、卡铂和紫杉醇在联合用药时的剂量调整，应参照相关药物的剂量调整方法。

⑨ 本品与华法林合用，可使患者INR增加，必须合用时应调整华法林的剂量。接受本品治疗期间接种活疫苗（包括减毒活疫苗），将增加活疫苗感染的风险，特别是对免疫抑制患者。

⑩ 推荐0.9%氯化钠注射液（不含防腐剂）为本品唯一溶剂。除此以外，本品不得和其他任何药物混合滴注。稀释后的药物浓度不得超过40mg/ml。单次静脉滴注时间通常为30min，最长不得超过60min，超过60min时可能出现更严重的不良反应。

⑪ 用药前，应告知患者：本品可引起困倦，用药期间禁止从事驾驶及危险性较大的机器操作或高空作业。

⑫ 本品常见畏食或食欲减退、腹泻、口腔黏膜炎，大多较轻，仅少数患者需要对症治疗，极少需要减少剂量，一般不影响继续治疗。约1/3的患者出现恶心和呕吐，20%的患者需药物治疗，极少是剂量限制性毒性，并且很容易用抗呕吐药物控制。约2/3患者出现ALT、AST升高，并可见GGT、ALP、LDH升高，BIL升高少见，肝功能异常多为轻度和一过性，仅极少数需要停止治疗。已经出现肝转移的患者或既往有肝炎、酗酒或肝硬化病史的患者使用本品，可能会导致潜在的肝功能损害加重甚或恶化，必须用药时须注意监测。

⑬ 本品有骨髓抑制作用，可引起贫血、白细胞降低、血小板减少和中性粒细胞减少，其中后者多见，且多为轻中度，但发热性中性粒细胞减少症也常见报道。血小板减少比较常见，而且常常比较严重，有时需要输注血小板。因此，患者接受本品治疗前，必须检查血常规，尤其NC和BPC。对骨髓功能受损的患者应将化疗延期。对治疗周期内出现骨髓抑制的患者应根据情况决定修改治疗方案或停止用药。本品治疗停止后1～2周，外周血细胞计数（尤其NC和BPC）可能还会进一步下降，应注意继续监测。此外，在与其他的抗肿瘤药配伍进行联合或序贯化疗时，应考虑对骨髓抑制作用的蓄积。

⑭ 本品有一定肾毒性，约1/2的患者用药后可出现轻度蛋白尿和血尿，一般不伴有SCr及BUN变化，未观察到累积性的肾毒性，但有部分患者出现不明原因的肾衰竭。用药期间，应定期监测肾功能，出现异常时应及时调整本品剂量。

⑮ 在应用本品后数小时内，患者常可引起呼吸困难。这种呼吸困难常常持续短暂，症状较轻，几乎很少需要减少用药剂量，大多无须特殊治疗即可消失。值得注意的是，本品偶可发生支气管痉挛、肺水肿、ILD及ARDS，治疗中应注意观察，一旦发生，应立即停用本品，并给予对症治疗。

⑯ 在接受本品治疗的患者中，有极少数患者出现类似HUS（溶血性尿毒性综合征）的临床表现。治疗中，患者如有微血管性溶血性贫血的表现，如伴血小板减少症的Hb迅速下降，BIL、SCr、BUN或LDH水平升高，应立即停药，并及时采取有效措施（参阅丝裂霉素【用药监护】⑬）。

⑰ 本品常见的过敏反应有皮疹（发生率约25%）和瘙痒（发生率约10%），多为轻度，为非剂量限制性毒性，无须减少剂量，局部治疗有效，也可给服抗组胺药。

⑱ 本品的其他不良反应尚有：常见流感样综合征（发生率约22%，主要症状为发热、头痛、背痛、寒战、肌痛、伴或不伴有全身不适、鼻塞、流涕等）、乏力（发生率32%）、呼吸困难（发生率18%）、嗜睡（发生率11%）和食欲减退，以及轻到中度面部水肿或外周性水肿（发生率35%）等。21%出现躯干四肢斑疹及斑丘疹，通常为短期一过性，必要时可给服糖皮质激素或抗组胺药。有时出现咳嗽、鼻炎、不适、出汗和失眠，并有引起低血压、心肌梗死、CHF及心律失常的报道。罕见脱发。极少见的有脱皮、水疱、皮肤溃疡和放射记忆反应。几乎很少需要调整剂量，大

多无须特殊治疗，仅极少数症状严重者可考虑停用本品，并给予对症治疗。

⑲ 本品尚无已知的解毒药。在临床上一旦怀疑过量，应及时检测血液学指标及肝肾功能，必要时停药，并给予对症支持治疗。

培美曲塞 Pemetrexed

（力比泰，捷佰立；Alimta，Rolazar）

【药理分类】 抗肿瘤药-抗代谢药（多靶点叶酸拮抗药）。

【适应证】 恶性胸膜间皮瘤，以及经含有顺铂方案化疗后失败的晚期非小细胞肺癌。

【用法用量】 静脉滴注。单剂 500mg/m^2，21d 为 1 个周期。

【用药监护】 ① 下列情况禁用：对本品有严重过敏史者、孕妇和哺乳期妇女（或接受本品治疗期间停止哺乳）。

② 儿童应用本品的安全性及有效性尚未确定，故不推荐应用。

③ 本品主要通过尿路以原药形式排出体外。只要患者 CL_{Cr}≥45ml/min，本品即无须调整剂量。CL_{Cr}＜45ml/min 患者的剂量调整方法尚未确定，因此不应给予本品治疗。对中度肾功能损害者，本品与顺铂联合应用的安全性尚未确定。

④ 接受本品治疗同时应接受叶酸和维生素 B_{12} 的补充治疗，以预防或减少治疗相关的血液学或胃肠道不良反应，降低本品治疗时总的不良反应发生率，包括 3/4 度的血液学毒性以及非血液学毒性，如中性粒细胞减少、粒细胞减少性发热和 3/4 度粒细胞减少性感染。叶酸和维生素 B_{12} 的给药方法如下：a. 叶酸：在第 1 次给予本品治疗开始前 7d 至少服用 5 次日剂量（每次 350～1000μg，常用 400μg），并在整个治疗期间持续服用，至治疗结束后 21d。b. 维生素 B_{12}：在第 1 次给予本品前肌内注射 1 次，每次 1000μg，以后 1 次/9 周（可在本品给药的同日进行）。

⑤ 本品皮疹发生率较高，为了降低本品皮肤反应的发生率及其严重程度，可预防性服用地塞米松（或同类其他药物），其给药方法为：地塞米松片，每次 4mg，2 次/d，在本品给药前 1d、给药当日和给药后 1d 连服 3d。

⑥ 本品是否导致体液潴留（如胸水或腹水）还不清楚。对于临床有明显症状的体液潴留患者，可考虑在本品用药前进行体腔积液引流。

⑦ 所有准备接受本品治疗的患者，用药前需完成包括 BPC 在内的血细胞检查和血生化检查，给药后需监测血细胞最低点及恢复情况，在每个治疗周期的开始、第 8、第 15 日需检查上述项目。患者必须在 NC≥1.5×10^9/L、BPC≥100×10^9/L、CL_{Cr}≥45ml/min 时，才能开始本品治疗。在每个治疗周期的开始及治疗期间均应监测肝肾功能。

⑧ 药物相互作用：a. 本品主要通过肾小球滤过和肾小管分泌，以原形药物经尿路排出体外，同时应用肾功能损害药物（如氨基糖苷类、黏菌素类、万古霉素、袢利尿药、环孢素等），或同时应用增加肾小管负担的其他药物（如丙磺舒），可能会导致本品的清除延迟。因此，本品与上述药物联合应用时须谨慎，必须合用时应定期监测本品的血药浓度或患者的肾功能。b. 肾功能正常患者，布洛芬每日剂量为 400mg，4 次/d 时，可使本品的 CL 降低 20%（AUC 增加约 20%）。更高剂量的布洛芬对本品药代动力学影响目前还不清楚。c. 对于肾脏功能正常（CL_{Cr}≥80ml/min）的患者，本品可以与布洛芬同时用药（400mg，4 次/d），但对于有轻中度肾功能损害（CL_{Cr} 在 45～79ml/min 之间）的患者，本品与布洛芬同时应用时须小心。有轻中度肾功能损害（CL_{Cr} 在 45～79ml/min）的患者，在应用本品治疗前 2d、用药当日和用药后 2d，应避免使用 $t_{1/2}$ 短的 NSAID。d. 使用 $t_{1/2}$ 长的 NSAID 患者，在本品治疗前至少 5d、用药当日和用药后 2d，应中断 NSAID 治疗；必须同时应用时需密切监测毒性反应，特别是骨髓抑制、肾脏及胃肠道的毒性。e. 本品与口服抗凝药同时应用时，应增加监测 INR 的频率。f. 顺铂不改变本品的药代动力学，本品对所有铂类药物的药代动力学无影响。g. 同时给予口服叶酸和肌内注射维生素 B_{12} 不改变本品的药代动力学。h. 本品对导致通过 CYP3A 酶、CYP2D6 酶、CYP2C9 酶和 CYP1A2 酶代谢的药物 CL 降低。按推荐的给药日程（每 21 日 1 次），本品对任何酶均无明显诱导作用。i. 给予低至中等剂量（每 6 小时 325mg）的阿司匹林，未影响本品的药代动力学。高剂量的阿司匹林对本品药代动力学影响目前还不清楚。j. 本品与含

钙的注射液有配伍禁忌。

⑨ 静脉滴注给药时，本品 500mg 加入 0.9%氯化钠注射液（不含防腐剂）20ml，轻轻旋动药瓶至粉末完全溶解，配制成浓度为 25mg/ml 的溶液。溶解时注意不可用力振荡，以免产生泡沫。配制好的药液用上述 0.9%氯化钠注射液稀释至 100ml，静脉滴注时间应超过 10min。本品不能溶于任何含钙稀释剂，并不推荐使用其他稀释液或与其他药物混合。

⑩ 用药前，应告知患者：本品可能导致疲倦，如有发生，应小心驾驶和操作机器。

⑪ 本品有骨髓抑制作用，可引起中性粒细胞降低、血小板减少和贫血，是常见的剂量限制性毒性。因此，应用本品治疗时必须根据既往周期血细胞最低计数和最严重的非血液学毒性进行剂量调整。患者如果 21d 周期仍未从不良反应中恢复，治疗应延迟进行。待患者恢复后，按以下要求进行剂量调整：a. 血液学毒性：中性粒细胞最低值＜0.5×10^9/L 和血小板最低值≥50×10^9/L，用原剂量的 75%（两药）；血小板最低值≤50×10^9/L 时，无论中性粒细胞最低值如何，用原剂量的 50%（两药）。b. 出现≥3 级（参见 NCI-CTC2.0 版，下同）的非血液学毒性（不包括神经毒性和 3 级血清氨基转移酶上升）时，应停止本品治疗，直至恢复到治疗前水平或稍低于治疗前水平。再次开始治疗时，应按以下要求进行剂量调整：ⓐ除黏膜炎之外，出现任何（不包括神经毒性）3 级（不包括 3 级血清氨基转移酶升高）或 4 级非血液学毒性时，两药均用原剂量的 75%。ⓑ对于需要住院的腹泻（不分级别），或出现 3 级、4 级腹泻，两药均用原剂量的 75%。ⓒ出现 3 级或 4 级黏膜炎时，两药均用原剂量的 50%。c. 出现 2 级神经毒性时，本品用原剂量的 100%，顺铂用原剂量的 50%。患者出现以下情况时，应停用本品：ⓐ经历 2 次剂量调整后，再次出现 3 级或 4 级血液学或非血液学毒性（不包括 3 级血清氨基转移酶升高）时。ⓑ出现 3 级或 4 级神经毒性时。年龄≥65 岁的患者除上述的剂量调整方案外无须特殊调整。

⑫ 本品的不良反应发生率≥10%的有：贫血、白细胞减少、中性粒细胞/粒细胞减少、恶心、畏食、呕吐、口炎/咽炎、腹泻、疲倦、皮疹/脱屑等。发生率＞5%和＜10%之间的有：血小板减少、血氨基转移酶升高、发热、瘙痒、脱发、便秘等。发生率在 1%和 5%之间（包括 5%）的毒性反应有：神经障碍、运动神经元病、腹痛、SCr 升高、中性粒细胞减少性发热、无中性粒细胞减少性感染、变态反应/过敏和多形性红斑；发生率≤1%的毒性反应有室上性心律失常。用药期间，应注意观察，并定期监测相关实验室指标，发现异常，及时处置。

⑬ 本品过量的处置：本品过量主要引起骨髓抑制，表现为中性粒细胞减少、血小板减少和贫血，也可能出现伴或不伴发热的感染、腹泻和黏膜炎。如出现 4 级白细胞或中性粒细胞减少达 3d 以上，可使用亚叶酸钙。如出现 4 级血小板减少、3 级血小板减少相关的出血、3 级或 4 级黏膜炎，也应立即使用亚叶酸钙。亚叶酸钙给药方法为：静脉注射或静脉滴注，第 1 次 $100mg/m^2$，以后 $50mg/m^2$，每 6 小时 1 次，连用 8d。通过透析清除本品过量的作用尚未确定。

三、作用于核酸转录的药物

放线菌素[典] Dactinomycin

（放线菌素，更生霉素；Actinomycind，Cosmegen）

【药理分类】 抗肿瘤药-抗生素类。

【适应证】 HL、神经母细胞瘤、绒癌、睾丸癌、儿童肾母细胞瘤（Wilm's 瘤）、尤因肉瘤（Ewing's 肉瘤）及横纹肌肉瘤等。

【用法用量】 静脉注射或静脉滴注。每次 0.3～0.4mg（6～8μg/kg），1 次/d，10d 为 1 个疗程，间歇期 2 周，1 个疗程总量 4～6mg。儿童，0.45mg/(m^2·d)，连续 5d，3～6 周为 1 个疗程。

【用药监护】 ① 下列情况禁用：对本品过敏者、孕妇、患有水痘或有水痘病史者。

② 下列情况慎用：骨髓功能低下、有痛风史、肝功能损害、感染、有尿酸盐性肾结石史、近期接受过放疗或化疗者，以及哺乳期妇女和 1 岁以下幼儿。

③ 有出血倾向者慎用或禁用。

④ 本品与氯霉素、氨基比林、磺胺类药等合用，可加重骨髓抑制。本品有放射增敏作用，与放疗同时应用，可提高肿瘤对放疗的敏感性，但也可能加重放疗的降低白细胞作用和局部组织损害反应（可能在放疗部位出现新的炎症，从而

产生“放疗再现”的皮肤改变），合用时应予注意。本品可减弱维生素 K 的作用，故用本品时慎用维生素 K 类药物。本品与非格司亭、维生素 B_2 等药物有配伍禁忌。其他药物相互作用同异环磷酰胺【用药监护】③。

⑤ 静脉注射时，每 0.2mg 本品溶于 0.9%氯化钠注射液 20ml，推注药液时应尽可能缓慢，防止引起血管痛和静脉炎。静脉滴注时，每 0.2mg 本品溶于 0.9%氯化钠注射液或 5%葡萄糖注射 250ml，于 1h 内滴完。药液渗漏出血管外可引起局部红肿、疼痛，甚至蜂窝织炎或坏死。如发生渗漏，按氮芥【用药监护】⑧方法处置。如发生皮肤破溃，按溃疡治则处置。本品对光敏感，配制及滴注过程中应注意避光，最好使用避光输液器。给药时的其他注意事项参阅氟氯西林【用药监护】⑥。

⑥ 本品的不良反应主要为骨髓抑制和胃肠道反应。前者常见血小板减少及白细胞减少，最低值见于给药后 10～21d，尤以血小板下降为著；后者常在注射后数小时出现，症状有恶心、呕吐、畏食、腹泻、腹痛，也可见口腔炎、口角炎、肠炎等。其他不良反应可见 BUA 及 UUA 浓度升高、肝功能异常、脱发（多始于给药后 7～10d，具可逆性）、皮肤红斑、脱屑、色素沉着、皮炎、免疫抑制、致畸、闭经或精子缺乏等。用药期间，应注意观察用药后的不良反应，并定期检测血常规、肝肾功能、BUA 及 UUA 浓度，及时处置异常情况。

阿柔比星　Aclarubicin

（阿拉霉素；Aclacin）

【药理分类】 抗肿瘤药-蒽环类药物。

【适应证】 AL、恶性淋巴瘤、肺癌及卵巢癌。

【用法用量】 静脉滴注。AL，每次 0.4mg/kg，1 次/d，10～15d 为 1 个疗程。恶性淋巴瘤及实体瘤，每次 0.4mg/kg，1 次/d，7d 为 1 个疗程；或每次 0.8～1mg/kg，2 次/周。

【用药监护】 ① 下列情况禁用：对本品过敏、有心功能异常及心功能不全病史者，以及孕妇和哺乳期妇女。

② 下列情况慎用：肝病或肾病、水痘、用过柔红霉素或多柔比星者、骨髓功能受损或合并感染者，以及儿童和老年人。

③ 本品有生殖毒性，孕妇应用本品时需权衡利弊。

④ 哺乳期妇女应用本品期间需停止哺乳。

⑤ 本品与曲妥珠单抗体合用，可增加心功能不全的发生率和严重性。

⑥ 临用前，将本品先用 0.9%氯化钠注射液或 5%葡萄糖注射液 10ml 溶解，然后再将此溶液稀释至 200ml 缓慢滴注。药物溶解后及时用完，其他参阅柔红霉素【用药监护】⑧。

⑦ 本品可引起 ECG 异常（QT 间期延长、T 波异常）、心动过速、心律失常、心力衰竭，与柔红霉素和多柔比星的毒性大致相同，但心肌毒性比多柔比星小 1/10，对心脏的损伤较轻。骨髓抑制反应和消化道反应也较柔红霉素和多柔比星小，前者可见红细胞及 WBC 减少、BPC 减少、出血倾向、贫血，后者可见畏食、恶心、呕吐、腹泻、口腔炎、消化道出血及肝功能损伤（ALT 及 AST 升高）等。其他不良反应有：BUA 及 UUA 浓度升高、尿酸性肾病、膀胱炎、头痛、倦怠、乏力、发热，以及皮疹、色素沉着、脱发等。与其他蒽环类药物一样，本品亦可能引起继发性白血病。因此，应用本品时须参阅柔红霉素【用药监护】④、⑨～⑱。

⑧ 本品的总累积量不宜超过 600mg。曾接受过柔红霉素或多柔霉素治疗的患者，用药时应酌情减量。

伊达比星　Idarubicin

（去甲柔红霉素，善唯达；Idamycin，Zavedos）

【药理分类】 抗肿瘤药-蒽环类药物。

【适应证】 ①注射剂：用于成人未经治疗的 AML 的诱导缓解和成人复发和难治性 AML 的诱导缓解；成人和儿童 ALL 的二线治疗。②胶囊：尚用于不含蒽环类药物的一线化疗方案失败或激素治疗失败的晚期乳腺癌。

【用法用量】 ①静脉注射。a. AML：每次 $12mg/m^2$，1 次/d，连用 3d；或每次 $8mg/m^2$，1 次/d，连用 5d。b. ALL：每次 $12mg/m^2$，1 次/d，连用 3d；儿童，$10mg/m^2$。②口服。a. AML：每次 $30mg/m^2$，1 次/d，连用 3d。b. 晚期乳腺癌：单次用药，$45mg/(m^2 \cdot d)$，或

分为 3d 连续使用[$15mg/(m^2 \cdot d)$,根据血常规的恢复情况每 3～4 周重复应用]。本品最大累积剂量推荐为 $400mg/m^2$。

【用药监护】 ① 下列情况禁用：对本品及其他蒽环类药物过敏、心功能异常或有心脏病史、严重的肝或肾功能损害、曾接受化疗或放疗引起骨髓抑制、感染未得到控制者，以及孕妇和哺乳期妇女。

② 下列情况慎用：用过蒽环类药物、肝或肾功能损害、高尿酸血症，以及儿童和老年人。

③ 已有心脏病及先前使用高累积量蒽环类药物治疗，或者其他具潜在心脏毒性药物的使用都会增加本品诱发心脏毒性的危险性，这些患者使用本品时应注意监测心功能。

④ 除非利大于弊，否则由于先前药物治疗或放疗引起骨髓抑制的患者不可使用本品。

⑤ 育龄期妇女使用本品应告知其采取有效避孕措施。

⑥ 本品与依托泊苷合用，可增强治疗白血病的疗效。本品是强烈的骨髓抑制药，与其他具相似作用的药物合用可加重骨髓抑制。本品注射剂与肝素混合会产生沉淀。本品亦不得与其他药物混合输注。本品与碱性溶液长期接触可发生药物降解反应，应加避免。

⑦ 口服本品胶囊时，应嘱患者：a. 严格按医嘱服用，不可擅自加减剂量。b. 服用时应确保胶囊完整，从药瓶中取出胶囊时应尽量避免接触皮肤，以免皮肤接触到胶囊上附着的药粉而致皮肤损害。c. 服用时应整粒以水吞服，不可咬碎或咀嚼，亦不可拆开倾出药粉溶服。d. 如皮肤、黏膜或眼睛不慎接触了胶囊内的药粉，应立即用水彻底冲洗，必要时立即就医。e. 服用 1～2 d 后尿液可呈红色，无大碍，不必紧张或疑虑。f. 服药期间尽量避免驾驶及危险性较大的机器操作或高空作业。g. 服药期间如出现下列现象，应及时报告医师：胃部剧痛或便血或黑粪现象；胸部不适、心跳加快、呼吸急促、下肢浮肿、静脉怒张；鼻出血、牙龈出血、皮肤淤血或瘀斑；尿频、尿急、尿痛、血尿或少尿等。

⑧ 静脉注射时，按照 5ml 溶剂溶解 5mg 药物的比例，用灭菌注射用水将注射用本品制备成注射液（浓度不超过 1mg/ml）。配制好的药液应及时用完。其他参阅柔红霉素【用药监护】⑧。

⑨ 本品是强烈的骨髓抑制药，所有患者使用治疗剂量的本品都会出现严重的骨髓抑制（静脉注射重于口服给药），多见可逆的白细胞减少和（或）粒细胞减少（中性粒细胞减少为主），本品最常见的是急性剂量限制性毒性，通常很严重，而血小板减少和贫血也有可能发生。中性粒细胞和 BPC 一般在用药后的 10～14d 达到最低点，大多在 3 周内逐渐恢复至正常水平。严重骨髓抑制的临床表现包括发热、感染、脓毒血症/败血症、感染性休克、出血、组织缺氧，甚至死亡。其他参阅氮芥【用药监护】⑨。

⑩ 本品具有心脏毒性（低于多柔比星），在治疗过程中或停止治疗后几周内，可能发生的心脏毒性反应为潜在的致命性的 CHF、急性危及生命的心律失常及其他心肌病。目前尚不能确定累积剂量的限度。但据报道，接受本品静脉注剂累积剂量达 $150～290mg/m^2$ 的患者中，有 5%发生与本品相关的心肌病。亦有数据显示，口服本品累积剂量达 $400mg/m^2$ 时，致心脏毒性的可能性较小。其他参阅柔红霉素【用药监护】⑪。

⑪ 本品对肝肾功能有影响，可致血清肝酶类和 BIL 升高（发生率为 20%～30%），并有发生中毒性肾炎的报道，加之肝和（或）肾功能损害会影响本品的代谢，因此在治疗前及治疗过程中应常规进行肝肾功能检查（以 BIL 和 SCr 为指标）。如患者的 BIL 和（或）SCr 水平超过 2.0mg/100ml，则应禁止使用本品。与其他蒽环类药物相同，如果 AL 患者的 BIL 水平在 1.2～2.0mg/100ml 之间，本品的剂量应减半。乳腺癌患者的 BIL 水平在 2～3mg/100ml 之间时，也应减半剂量；当 BIL 水平超过 3mg/100ml 时，则应停止用药。

⑫ 本品尚可见发热、寒战、皮疹、感染、指甲色素沉着等不良反应。已有严重的回肠结肠炎伴穿孔、出血性膀胱炎、中毒性肾炎、严重进行性肾功能损害的报告。罕见胃溃疡和（或）出血。用药期间应注意观察，发现异常及时处置。

⑬ 其他参阅柔红霉素【用药监护】④、⑬～⑲。

四、拓扑异构酶抑制药

拓扑替康 Topotecan

（奥罗那，海克姆丁；Aoluona，Hycamtin）

【药理分类】 抗肿瘤药-拓扑异构酶Ⅰ（TopoⅠ）抑制药。

【适应证】 小细胞肺癌及一线化疗失败的晚期转移性卵巢癌。

【用法用量】 ①口服。与顺铂联用，每次 1.4mg/m^2，1 次/d，连用 5d，在第 5 日给予顺铂（75mg/m^2）静脉输注，21d 为 1 个疗程。②静脉滴注。每次 1.2mg/m^2，1 次/d，连用 5d，21d 为 1 个疗程。

【用药监护】 ① 下列情况禁用：a. 对本品及其他喜树碱类药物过敏者。b. 重度骨髓抑制，NC＜ 1.5×10^9/L 者。c. 孕妇和哺乳期妇女。

② 儿童应用本品的安全性及有效性尚未确定。

③ 轻度肾功能损害者（CL_{Cr} 40～60ml/min）一般无须调整剂量，中度肾功能损害者（CL_{Cr} 20～39ml/min）的剂量应减半。没有足够资料可证明在严重肾功能损害者可否使用。

④ 本品可能致畸致癌，育龄期患者使用时应采取有效的避孕措施。

⑤ 本品与其他细胞毒性药物联合应用，可加重骨髓抑制。与顺铂、卡莫司汀或美法仑合用，可加速杀伤仓鼠 V79 细胞和许多人体癌细胞。

⑥ 口服本品胶囊时，应嘱患者：a. 治疗中如出现头痛、关节痛、肌痛、全身痛、感觉异常，或者鼻出血、牙龈出血、皮肤淤血或瘀斑等症状时，应及时报告医师。b. 其他同伊达比星【用药监护】⑦的 a～d。

⑦ 口服给药时，应根据患者耐受性调整本品剂量，其原则如下：a. 治疗中出现 3 级血液学毒性，下一周期剂量可减少 25%；如出现 4 级粒细胞减少合并严重感染性发热则中止治疗。b. 治疗中 BIL 异常者推迟 2 周，如仍未恢复则停止用药。c. 血清氨基转移酶＞正常值 2.5 倍时，下一周期剂量减少 25%；＞5 倍时停止用药。d. 治疗中出现肾功能毒性 1 级，下一周期剂量减少 25%；如出现 2 级毒性则中止治疗。

⑧ 静脉滴注溶液配制：按灭菌注射用水 1ml 溶解本品 1mg 的比例溶解药物，再按 1.2mg/(m^2·d) 剂量抽取药液，用 0.9% 氯化钠注射液或 5% 葡萄糖注射液稀释后静脉滴注，滴注时间为 30min。其他参阅柔红霉素【用药监护】⑧。

⑨ 本品最常见的剂量限制性毒性反应为骨髓抑制，主要是中性粒细胞减少和白细胞减少（严重者可导致患者感染，甚至死亡），也可见血小板减少和贫血。因此，治疗期间应密切监测血常规，并注意观察患者有无感染，有无出血倾向。一旦发现，应及时视情况予以减量或停药，必要时可使用 G-CSF 或 GM-CSF，或输注成分血。待 NC 和 BPC 分别恢复至＞1.5×10^9/L 和＞100×10^9/L、Hb 恢复至＞90g/L 时，方可继续本品治疗。口服给药的血液学毒性 3～4 级中性粒细胞减少的发生率较静脉给药低。其他参阅氮芥【用药监护】⑨。

⑩ 本品尚常见恶心、呕吐、腹泻、腹痛、便秘、脱发、头痛，乏力、全身不适、发热、血清氨基转移酶及 BIL 升高。可见肠梗阻、口腔炎、畏食、胸痛、关节痛、肌痛、全身痛、感觉异常。偶见严重的皮炎、瘙痒及呼吸困难。罕见过敏反应及血管神经性水肿。口服给药的非血液学毒性（呕吐、腹泻、脱发）可能较静脉给药多见。因此，用药期间应定期做相关检查，并注意观察随访用药后的不良反应。如出现血氨基转移酶或 BIL 明显升高、呼吸困难、皮肤过敏反应，以及严重的头痛、肌痛、关节痛、全身痛和感觉异常等神经肌肉阻滞症状，应暂时停用本品，并给予对症治疗，待上述症状消失后再减量继续本品治疗。

⑪ 目前尚不清楚本品过量的解毒方法，过量的主要并发症是骨髓抑制。

伊立替康 Irinotecan

（艾力，开普拓；Campto，Topotecin）

【药理分类】 抗肿瘤药-拓扑异构酶Ⅰ（TopoⅠ）抑制药。

【适应证】 ①晚期大肠癌，可与氟尿嘧啶和亚叶酸联合应；②单独用氟尿嘧啶化疗方案失败者。

【用法用量】 静脉滴注。每次 350mg/m^2，滴注时间不得少于 30min 或超过 90min，1 次/3 周。本品应持续使用直到出现客观的病变进展或难以承受的毒性时停药。

【用药监护】 ① 下列情况禁用：对盐酸伊立替康三水合物或本品中的辅料严重过敏者、慢性肠炎和（或）肠梗阻、BIL＞ULN 3倍、严重骨髓功能衰竭、WHO行为状态评分＞2、ILD或PF、大量胸水或腹水患者，以及孕妇和哺乳期妇女。

② 下列情况慎用：a. 肝功能损害者（BIL为ULN 1.0～1.5倍、血清氨基转移酶＞ULN 5倍）。b. 高胆红素血症患者（本品的CL下降，发生血液毒性的风险增加）、BIL糖脂化异常者，如有Gibert综合征患者（发生骨髓抑制的风险增加）。c. 曾接受过盆腔/腹部放疗的患者（发生严重骨髓抑制的风险增加）。d. 哮喘或心血管疾病患者、有机械性肠梗阻或尿路梗阻者。e. 先前存在肺部疾病或使用有肺毒性药物和使用集落刺激因子者（发生ILD的风险增加）。

③ 本品注射液含有山梨糖醇，故不适用于有遗传性果糖不能耐受的患者。

④ 目前没有对肾功能损害患者进行临床研究，因此要特别注意监测肾功能损害患者。不推荐透析患者使用本品。

⑤ 具危险因素，特别是WHO行为状态评分为2的患者，应用本品时需权衡利弊。

⑥ 老年人应用本品时，选择剂量须谨慎，建议在≥65岁的患者中使用较低的初始剂量。

⑦ 儿童应用本品的安全性及有效性尚未确定。

⑧ 本品可致畸胎，并有致突变性和生殖毒性，青少年和育龄期患者应用须十分慎重。育龄期妇女必须应用者，在治疗期间及治疗结束后3个月内应采取有效避孕措施。

⑨ 本品具有抗ChE活性，具有抗ChE活性的药物可延长琥珀胆碱的神经肌肉阻滞作用，非去极化神经肌肉阻滞药可延长琥珀胆碱的神经肌肉阻滞作用，而非去极化药物的神经肌肉阻滞作用可能被拮抗。本品不宜与其他药物配伍应用。

⑩ 本品不能静脉注射。静脉滴注时，必须用5%葡萄糖注射液或0.9%氯化钠注射液稀释至浓度为0.12～2.8mg/ml，滴注时间不得少于30min或超过90min。稀释后的药液应尽快使用，并不能与其他药物混合，否则可能导致药物沉淀形成。滴注时须注意防止药液外渗，并注意观察注射部位是否有炎症发生。一旦发生外渗，可用无菌水冲洗并给予冰敷。

⑪ 本品的活性代谢产物SN-38在尿中易形成结晶，可引起肾脏损害，故用药期间应多饮水，并碱化尿液。

⑫ 本品的血液学毒性是剂量限制性毒性，主要引起中性粒细胞减少症和贫血。单一用药时78.7%的患者均出现过中性粒细胞减少症，严重者（NC＜0.5×10^9/L）占22.6%。在可评价的周期内，18%的患者出现NC＜1.0×10^9/L，其中7.6%的患者NC＜0.5×10^9/L。中性粒细胞减少症是可逆的和非蓄积的，到最低点的中位时间为8d，通常在第22日完全恢复正常。6.2%的患者（按周期为1.7%）出现严重的中性粒细胞减少症合并发热。10.3%的患者（按周期为2.5%）出现感染；5.3%的患者（按周期为1.1%）出现严重中性粒细胞减少症引起的感染，并引起死亡。贫血的发生率为58.7%（其中8%的患者Hb＜8g/dl；0.9%的患者Hb＜6.5g/dl）。7.4%的患者（按周期为1.8%）出现血小板减少症（＜100×10^9/L），其中0.9%的患者BPC≤50×10^9/L，按周期为0.2%）。几乎所有患者均在第22日恢复。在临床使用中，曾报道1例因抗血小板抗体（ATA）导致外周血小板减少症的病例。因此，应用本品时须注意：a. 治疗期间应每周检查1次CBC，并使患者了解中性粒细胞减少的危险性及发热的意义，以便配合治疗。b. 对于发热性中性粒细胞减少症（体温超过38℃，NC＜1.0×10^9/L）的患者，应停用本品，并立即静脉滴注广谱抗生素。只有当NC＞1.5×10^9/L，且与治疗相关的腹泻完全缓解之后，方可恢复使用本品。c. 对于出现严重无症状的中性粒细胞减少症（NC＜0.5×10^9/L）、发热（体温超过38℃）或感染伴中性粒细胞减少（NC＜1.0×10^9/L），或严重腹泻（需静脉输液治疗）的患者，下一周期治疗剂量应从350mg/m² 减至300mg/m²；若这一剂量仍出现严重的中性粒细胞减少症，或与中性粒细胞减少相关的发热或感染，下一周期治疗剂量可进一步从300mg/m² 减量至250mg/m²。d. 对出现严重腹泻的患者，因其感染的危险性及血液学毒性会增加，应注意监测CBC。

⑬ 迟发性腹泻是本品的又一剂量限制性毒性。单一用药时约有20%的患者会出现严重腹泻。迟发性腹泻多发生于给药后5d，平均持续4d，严重者可致死。因此，应用本品时须注意：a. 患者必须了解，在使用本品24h

后及在下周期化疗前任何时间均有发生迟发性腹泻的危险。静脉滴注本品后发生首次稀便的中位时间是第5日。一旦发生腹泻，应及时报告医师，及时开始治疗。b. 既往接受过腹部/盆腔放疗的患者基础WBC升高及WHO行为状态评分＞2的患者，其腹泻的危险性增加。c. 迟发性腹泻如治疗不当，可能危及生命，尤其对于合并中性粒细胞减少症的患者更是如此。d. 一旦出现第1次稀便，患者即需开始饮用大量含电解质的饮料，并立即开始抗腹泻治疗。目前，推荐的抗腹泻方法为：给服高剂量的洛哌丁胺（每2h 2mg，首剂加倍），直至最后一次稀便结束后12h止，中途不得更改剂量。由于洛哌丁胺有导致麻痹性肠梗阻的危险，故所有患者以此剂量用药一方面不得少于12h，但也不得连续使用超过48h，以免引起麻痹性肠梗阻。e. 洛哌丁胺不可用于预防性治疗，甚至前一周期出现过迟发性腹泻的患者也应如此。f. 除抗腹泻治疗外，当腹泻合并严重的中性粒细胞减少症（GC＜0.5×10^9/L）时，应用广谱抗生素预防性治疗。g. 对于院外患者，当出现以下症状时应住院治疗：ⓐ腹泻同时伴有发热；ⓑ严重腹泻（需静脉补液）；ⓒ开始高剂量的洛哌丁胺治疗48h后仍有腹泻发生。h. 对于开始高剂量洛哌丁胺治疗48h后仍有腹泻发生的患者，应及时停用洛哌丁胺而换用其他有效止泻药物，不可继续使用洛哌丁胺。i. 对于严重腹泻患者，在给予抗腹泻治疗的同时，还应立即和持续给予大量液体，并在下一周期用药时应减少本品用量（见本品【用药监护】之⑫）。j. 对接受本品治疗后出院的患者，应给予携带一定数量的药物，以便发生腹泻时得以及时治疗。

⑭ 本品引起恶心与呕吐的报道很常见。因此，可在每次输注本品前至少30min预防性使用止吐药（如昂丹司琼8mg或格拉司琼3mg，也可加地塞米松5～10mg），但使用止吐药后10%患者仍发生严重恶心及呕吐，此时根据需要可考虑给予丙氯拉嗪。对于呕吐合并迟发性腹泻的患者，应尽快住院治疗。

⑮ 本品可引起肝功能异常，治疗前及每周期化疗前均应检查肝功能。肝功能损害者（BIL在ULN的1.0～1.5倍，血清氨基转移酶＞ULN 5倍时）出现严重的中性粒细胞减少症及发热性中性粒细胞减少症的危险性增加，应当严密监测。

⑯ 本品可引起急性胆碱能综合征，发生率约为9%，表现为早发性腹泻、腹痛、结膜炎、鼻炎、低血压、血管舒张、出汗、寒战、全身不适、头晕、视觉障碍、瞳孔缩小、流泪及流涎等症状。因此，对使用本品时或结束后短时间内出现以上症状的患者，应立即使用阿托品（0.25～0.5mg皮下注射，总剂量≤1mg/d）或其他抗M胆碱受体药（如山莨菪碱）治疗（有禁忌证者除外）。对气喘的患者应小心谨慎。对有急性、严重的胆碱能综合征患者，下次使用本品时，应预防性使用阿托品。由于在使用本品24h内有可能出现头晕及视觉障碍，故应嘱患者：用药期间应避免驾驶及危险性较大的机器操作或高空作业。

⑰ 本品尚可引起便秘、畏食、腹痛及黏膜炎。偶见肠梗阻或胃肠出血、呕吐伴脱水。少见大肠炎、假膜性肠炎及肠穿孔。部分患者可引起发热、气短、呼吸困难、脱发、肌肉收缩、痉挛、严重乏力、感觉异常和短暂性语言障碍。有轻度皮肤反应、过敏反应及注射部位反应的报道。因此，用药期间应注意监测，并定期做相关检查，发现异常对症处置。

依托泊苷[典][基] Etoposide

（拉司太特，足叶乙苷；Etoposidum，Lastet）

【药理分类】 抗肿瘤药-拓扑异构酶Ⅱ（TopoⅡ）抑制药。

【适应证】 小细胞肺癌（SCLC）、恶性淋巴瘤、恶性生殖细胞瘤、白血病、神经母细胞瘤、横纹肌肉瘤、卵巢癌、非小细胞肺癌（NSCLC）、胃癌和食管癌等。

【用法用量】 ①静脉滴注。60～100mg/(m^2·d)，连续3～5d，3～4周为1个疗程。小儿，100～150mg/(m^2·d)，连续3～4d。②口服。70～100mg/(m^2·d)，连续5d，或每次30mg/m^2，连续10～14d，3～4周为1个疗程。

【用药监护】 ① 下列情况禁用：骨髓抑制者、WBC及BPC明显低下者、孕妇，以及心、肝肾功能严重障碍者。

② 下列情况慎用：ALB低下者（易发生毒性反应）、肝肾功能损害者及合并感染者（包括水痘患者）。

③ 本品含苯甲醇，禁用于儿童肌内注射。

④ 哺乳期妇女用药期间需中止哺乳。

⑤ 育龄期妇女使用本品期间应采取有效

避孕措施。

⑥ 本品有局部刺激作用，不能用作胸腔、腹腔和鞘内注射，亦不宜静脉推注。

⑦ 本品与血浆蛋白结合率高，故与其他血浆蛋白结合率高的药物合用可影响本品的作用和排泄。与阿糖胞苷、环磷酰胺、卡莫司汀合用有协同作用。与其他抗肿瘤药合用，可能加重骨髓抑制反应。与他莫昔芬合用，可增加本品的毒性。本品磷酸盐与磷酸化酶抑制药（如左旋咪唑）合用时须谨慎。本品在5%葡萄糖注射液中不稳定，可形成微粒沉淀，故不能与之混合使用。其他药物相互作用同异环磷酰胺【用药监护】③。

⑧ 本品静脉滴注时，用0.9%氯化钠注射液配制成浓度不超过0.25mg/ml的药液。配制后的药液应尽可能及时使用，不宜久置。药液如产生沉淀不得使用。本品滴注时间不宜少于30min，否则易引起寒战、心悸、头晕、低血压、喉痉挛及呼吸困难等过敏反应。上述反应一旦出现，即应停止滴注，并给予升压药、抗组胺药、糖皮质激素或血容量扩充药，必要时给氧。本品静脉滴注时可引起静脉炎，药液渗漏可致注射局部组织强烈刺激，甚至引起局部组织坏死，应加预防。方法参阅氮芥【用药监护】⑧。

⑨ 本品口服给药时，应告知患者：a. 本品应在空腹时服用。b. 其他同伊达比星【用药监护】⑦的a～d。

⑩ 本品有明显的骨髓抑制作用，主要引起白细胞及血小板减少和贫血，并可引发感染或出血。骨髓抑制多发生在用药后7～14d，21d左右可恢复正常。严重的中性粒细胞减少为本品剂量限制性毒性。每个疗程开始前应进行血液学检查，BPC＜50×10^9/L或NC＜0.5×10^9/L时必须停止用药，直至血液学检查结果恢复正常。其他参阅氮芥【用药监护】⑨。

⑪ 约有3%的患者在输注本品过程中可发生过敏反应，表现为畏寒、寒战、心动过速、支气管痉挛、呼吸困难、发热、出汗、皮疹、荨麻疹、皮肤瘙痒、血压升高或下降、意识丧失、恶心、呕吐。口服给药也有发生过敏反应的报道，但明显少于静脉滴注。停止给药或采用对症支持治疗可缓解，但这种反应也可能是致命性的，应引起充分重视。初次应用本品者，即可发生类过敏反应，出现面部/舌肿胀、咳嗽、出汗、紫绀、喉头紧迫感、喉头痉挛、背痛和（或）意识丧失，并有出现呼吸暂停的报道。因此，用药期间应严密观察，防止出现过敏反应或类过敏反应。

⑫ 本品常可引起食欲减退、恶心与呕吐、口腔炎、可逆性脱发（偶见全秃），亦可见便秘、腹痛、腹泻等反应。偶见头晕、倦怠、头痛、四肢麻木、味觉异常、发热、色素沉着、BUN升高、ECG改变、ILD及一过性皮质盲和神经炎等不良反应等。因此，用药期间应注意监测，并定期做相关检查，发现异常对症处置。

⑬ 其他参阅伊立替康【用药监护】⑧。

替尼泊苷 Teniposide

（特尼泊苷，卫萌；Tenipodai，Vumon）

【药理分类】 抗肿瘤药-拓扑异构酶Ⅱ（TopoⅡ）抑制药。

【适应证】 恶性淋巴瘤、HL、ALL之高危病例、胶质母细胞瘤、室管膜瘤、星形细胞瘤、膀胱癌、神经母细胞瘤和儿童的其他实体瘤。

【用法用量】 静脉滴注。每个疗程总剂量为300mg/m²，在3～5d给予，每3周或待骨髓功能恢复后可重复1个疗程。

【用药监护】 ① 下列情况禁用：对本品及聚乙基代蓖麻油过敏、严重WBC及BPC减少者，以及孕妇和哺乳期妇女。

② 下列情况慎用：肝或肾功能异常、肿瘤已侵犯骨髓及未得到控制的细菌感染。

③ 联合用药者、骨髓功能欠佳者、多次化疗者、老年人及唐氏综合征患者，应酌情减少剂量。

④ 苯巴比妥和苯妥英或其他镇静催眠药物可增加本品的清除，使本品疗效降低，合用时应增加本品的用量。甲苯磺丁脲、水杨酸钠和磺胺甲二唑等在体外可以置换与血浆蛋白结合的本品，导致游离本品量的明显增高，因此与这些药物合用可增强其作用和毒性。本品与环孢素合用，免疫抑制作用增强。本品与肝素有配伍禁忌。其他药物相互作用同异环磷酰胺【用药监护】③。

⑤ 本品给药时应以0.9%氯化钠注射液稀释至0.5～1mg/ml浓度。配制时，振摇的动作要轻，剧烈振摇可引起沉淀。配制后的溶液在室温及日光灯下稳定性差，应在4h内用完，

长时间放置或滴注时间过长，都易发生沉淀。药液出现沉淀时不可使用。在开始静脉滴注之前，应仔细检查静脉留置导管的通畅性，以保证药液输入静脉，因药液渗漏出血管外可引起局部刺激或静脉炎，甚或导致局部组织坏死。因有滴注本品发生低血压的报道，所以滴注应徐缓，一般在45～60min滴完，耐受性较差者可在1.5～2h滴完，滴注过快，可引起血压骤降，甚至可能发生因低血压和心律失常而致死。因此，在滴注的最初30～60min内应监测主要生命体征。

⑥ 骨髓抑制为本品剂量限制性毒性，主要表现为白细胞和血小板减少，最低值见于用药后7～14d，2～3周后可恢复。大剂量用药，可能导致继发性AML，尤其用于治疗儿童NHL时。此外，也可发生贫血和AIHA。因此，治疗期间应定期监测WBC和BPC，当WBC$<2\times10^9$/L、BPC$<75\times10^9$/L时，应推迟使用本品，直至骨髓功能完全恢复正常。其他参阅氮芥【用药监护】⑨。

⑦ 本品偶可引起即刻过敏样反应，主要表现为寒战、发热、支气管痉挛、呼吸困难、心动过速、低血压，也可见皮疹、皮肤潮红、出汗和血管神经性水肿。这些反应在脑肿瘤或神经母细胞瘤及过敏体质患者中多见。因此，在给药过程中，尤其在首次用药时和在上述患者用药时必须密切观察，防止发生过敏反应。一旦发生严重过敏反应，需立即停止滴注，及时给予肾上腺素、抗组胺药、糖皮质激素及吸氧等治疗。

⑧ 本品尚可见畏食、恶心、呕吐、口腔炎、黏膜炎、腹泻、腹痛、肝肾功能损害、脱发、神经病变、感染、头痛、肌无力、神经混乱、高血压等。已有报道，本品与其他抗肿瘤药物合用导致ANLL。因此，用药期间应注意监测，并定期进行肝肾功能及其他相关检查，发现异常及时处置。

⑨ 其他参阅伊立替康【用药监护】⑧。

五、干扰有丝分裂的药物

长春新碱[典] Vincristine

（安可平，醛基长春碱；Vincosid，Vincrisul）

【药理分类】 抗肿瘤药-干扰有丝分裂药。

【适应证】 AL、ALL或CLL、恶性淋巴瘤、生殖细胞瘤、肾母细胞瘤、小细胞肺癌、尤因瘤、神经母细胞瘤、乳腺癌、消化道癌、黑色素瘤、多发性骨髓瘤、儿童横纹肌肉瘤及绒毛膜癌。

【用法用量】 静脉注射或冲入。一次1～1.2mg（或1.4mg/m^2），最大剂量不超过2mg；65岁以上者，一次最大剂量1mg。联合化疗，连续2周为1周期。

【用药监护】 ① 下列情况禁用：对本品过敏、孕妇及胆管阻塞者。

② 下列情况慎用：神经肌肉疾病、WBC减少、有痛风史、有尿酸盐性肾结石史、肝功能损害、感染，以及2岁以下幼儿、近期接受过放疗或化疗或具有潜在神经毒性药物治疗者。

③ 哺乳期妇女应用本品期间需停止哺乳。

④ 吡咯类抗真菌药（如伊曲康唑）可抑制CYP3A4介导的代谢，而本品则是经由CYP3A4代谢，两者合用时本品的代谢受到抑制，血药浓度随之升高，可导致本品的神经毒性（如麻痹性肠梗阻）增加；再则，吡咯类抗真菌药本身也具有肌肉神经系统的副作用，因此两者应尽量避免合用；必须合用时，本品的剂量应降低，并密切监测毒性反应。本品与非格司亭、沙莫司亭合用，可能导致严重的外周神经病。与铂类药物合用，可能增强第八对脑神经障碍。与天冬酰胺酶、异烟肼、脊髓放疗合用，可加重神经毒性。与苯妥英钠合用，后者的吸收降低或代谢增强。本品可阻止甲氨蝶呤从细胞内渗出，提高后者的细胞内浓度，因此本品应先于甲氨蝶呤使用。本品可改变地高辛的吸收而降低其疗效。其他药物相互作用同异环磷酰胺【用药监护】③。

⑤ 本品给药时，应在临用前加适量0.9%氯化钠注射液溶解后做静脉注射或冲入。推注药液时应仔细操作，严防药液渗漏出血管外，以免引起局部蜂窝织炎或组织坏死。药液一旦渗漏，应立即停止注射，及时用0.9%氯化钠注射液做局部稀释，或以1%普鲁卡因注射液做局部封闭，并给予温湿敷或冷敷，发生皮肤破溃后按溃疡治则处理。因本品对光敏感，冲入静脉时应避免日光直接照射。每次给药时须注意换用静脉，在同一静脉反复注射可致血栓性静脉炎。

⑥ 神经毒性为本品的主要不良反应，常表现为乏力、耳鸣、四肢麻木（尤其指、趾）、

感觉异常（尤其手、足）、手肌无力、腱反射迟钝或消失、共济失调，严重者可致脑神经麻痹、便秘、麻痹性肠梗阻、腹绞痛、复视、上眼睑下垂及声带麻痹等。神经毒性常见于40岁以上患者，多在用药6～8周出现，可持续2～3个月，发生率与每次剂量及总剂量成正比，恶性淋巴瘤患者的发生率高于其他肿瘤患者。治疗中，须注意观察随访患者神经毒性的临床症状，并注意做以下神经系统检查：a. 每日测试患者的握力，以了解是否有手肌软弱。b. 定期检查深部腱反射（跟腱反射抑制为最早的神经病变征），观察有无上眼睑下垂、复视、声音嘶哑、感觉异常、神经痛及活动困难等症状。c. 经常做腹部听诊和触诊（尤其对小儿，因麻痹性肠梗阻在小儿中多见），及时发现麻痹性肠梗阻；患者有腹痛症状时，应详细检查是否有上段结肠梗阻；如有梗阻，应暂停用药，并给予高位灌肠或使用泻药。治疗中同时给予维生素 B_1、维生素 B_{12}、谷维素或甲钴胺可减轻或预防神经毒性的发生。

⑦ 本品的骨髓抑制作用和消化道反应较轻。部分患者可有脱发、发热。偶见肝功能异常、RM、血尿及血压改变，以及血钾、BUA及UUA升高。用药期间，应定期检查血、尿常规，并经常检查BUA及UUA。患者如有腰、背、胃或关节痛，或出现下肢、足或踝水肿，则应考虑高尿酸血症。此时，应让患者多饮水，并给予促排UA药。

⑧ 其他参阅伊立替康【用药监护】⑧。

长春瑞滨[典] Vinorelbine

（诺维本，去甲长春花碱；Eunades，Navelbine）

【药理分类】 抗肿瘤药-干扰有丝分裂药。

【适应证】 非小细胞肺癌、转移性乳腺癌、晚期卵巢癌、恶性淋巴瘤、食管癌及头颈部癌等。

【用法用量】 静脉滴注。①单药，每次25～30mg/m²，21d为1周期，分别在第1、第8日各给药1次，2～3周期为1个疗程。②联合用药，用药剂量和给药时间随化疗方案而有所不同。

【用药监护】 ① 下列情况禁用：对本品或其他长春碱类药物过敏、严重骨髓抑制（GC＜1×10^9/L）、正在接受放疗、严重肝功能损害，以及孕妇和哺乳期妇女。

② 下列情况慎用：缺血性心脏病、胆管阻塞、感染、白细胞减少、有痛风史或尿酸盐性肾结石史。

③ 肝功能损害者应减量。进行肝脏放疗时忌用本品。如无法检测肾功能，必须谨慎用药。

④ 儿童应用本品的安全性及有效性尚未确定。

⑤ 本品的代谢与肝CYP3A4有关，因此本品与此酶的诱导药或抑制药（如奥美拉唑和氟西汀等）合用，会影响到本品的代谢，两者合用时须谨慎。与有骨髓抑制作用的药物合用，会加重骨髓抑制。与抗凝药合用，可增加抗凝药的作用，合用时应增加检查INR的频率。与伊曲康唑合用，可加重神经毒性。之前进行过放疗的患者在给予本品时可增加对放射作用的敏感性。本品和其他长春碱类药物与丝裂霉素合用，可加重肺毒性。本品可加重氟尿嘧啶的黏膜毒性，尤其在同时给予亚叶酸钙时。其他药物相互作用同异环磷酰胺【用药监护】③。

⑥ 静脉滴注时，用0.9%氯化钠注射液将本品稀释至125ml，于短时间内（15～20min）静脉输入。输注时必须小心穿刺，而且必须在确定注射针头插入静脉内时方可开始输注本品。由于本品静脉滴注引起静脉炎的发生率相对较高，因此给药后应立即输入0.9%氯化钠注射液（也可加入5mg地塞米松注射液）250～500ml冲洗静脉，以预防和减轻反应。本品是一种中等程度的发疱剂，刺激性很强，经外周血管输注后即使不渗漏，也有约1/3的患者出现注射局部反应（疼痛、红斑和水泡），甚至发生过敏性脉管炎，引起输注血管径路呈条索状发红、肿胀和疼痛，出现血管内膜炎。此时，可局部涂抹多磺酸黏多糖乳膏或复方七叶皂苷凝胶。药液一旦渗漏出血管外，可引起局部灼痛、溃疡、蜂窝织炎或组织坏死，严重者可累及筋膜、肌肉、韧带、骨骼，甚至导致患肢局部功能丧失。因此，给药操作时应十分小心，尽量避免针头刺破血管，并注意观察注射部位反应，如出现局部刺痛或灼热感，不论是否发现渗漏，均应暂时中止给药，进行仔细检查。万一出现渗漏，应立即停止滴注，尽量吸出渗漏药液，然后局部冷敷并注射玻璃酸酶（用量视情况定，但一次用量不超过1500U），或用1%普鲁卡因注射液2ml（或2%利多卡因注射液2ml）加地塞米松5mg做局部封闭，并抬高患肢24～48h，有助于减轻疼痛症状和炎性反应。渗漏局部肿胀严重时，可用50%硫酸镁溶液局部

湿敷。余药从另一静脉输入。本品推荐深静脉插管给药。

⑦ 本品的血液学毒性为剂量限制性毒性，主要表现为白细胞及粒细胞减少。粒细胞减少发生于给药后7～10d，在7～14d后恢复。因粒细胞减少导致发热和（或）败血症而住院的患者约8%，败血病引起的死亡发生率约达1%，约有70%粒细胞下降的患者需调整剂量。贫血也较常见，但多为中度，严重贫血（Ⅲ、Ⅳ度）为2%。血小板下降较少见，程度也较轻，且多见于复治者，发生率为1.2%。因此，在每次给药前都应进行CBC检查。对粒细胞减少患者，应减少用药剂量；对GC<3×10^9/L、BPC<75×10^9/L的患者，应推迟使用本品，直至骨髓功能完全恢复正常。在本品治疗后，应定期检查血常规，防止出现骨髓抑制。其他参阅氮芥【用药监护】⑨。

⑧ 本品偶可引起呼吸困难及支气管痉挛。这些反应可于注射后数分钟或数小时内发生，用药后应加强对患者的监护，一旦发生这些症状，应立即给予支气管扩张药（如β_2受体激动药、茶碱类）及糖皮质激素等，重症患者应给予吸氧，并保持气道湿化及通畅。

⑨ 本品的其他不良反应尚有：深腱反射缺失、指（趾）麻木、感觉异常、运动性共济失调、下肢无力、疲倦、口炎、恶心、呕吐、畏食、腹胀、腹泻、便秘、一过性肝酶增加（多无临床症状）、进行性中度脱发、肠麻痹、麻痹性肠梗阻、下颌痛、肌痛和关节痛。罕见心肌梗死、出血性膀胱炎（参阅环磷酰胺【用药监护】⑦）和ADH分泌异常（参阅奈达铂【用药监护】⑥）。用药期间应注意观察，并定期进行相关检查，发现异常及时对症处置。因本品表现出胚胎和胎儿毒性，故育龄期患者在用药期间应采取有效避孕措施。

⑩ 其他参阅氟尿嘧啶【用药监护】⑯。

长春地辛[典] Vindesine

（艾得新，西艾克；Eldisine，VDS）

【药理分类】 抗肿瘤药-干扰有丝分裂药。

【适应证】 非小细胞肺癌、小细胞肺癌、恶性淋巴瘤、乳腺癌、食管癌、恶性黑色瘤。

【用法用量】 静脉注射或静脉滴注。每次3mg/m^2，1次/周，4～6次为1个疗程。

【用药监护】 ① 下列情况禁用：对本品或其他长春碱类药物过敏、骨髓功能低下、严重感染者及孕妇。

② 下列情况慎用：胆管阻塞、感染、白细胞减少、肝或肾功能损害、有痛风史或尿酸盐性肾结石史者，以及接受过化疗或放疗的患者。

③ 儿童和老年人应用本品的安全性及有效性尚未确定。

④ 哺乳期妇女应用本品期间需停止哺乳。

⑤ 本品不可鞘内注射。

⑥ 伊曲康唑可增加本品的神经毒性（如麻痹性肠梗阻）。脊髓放疗可加重神经毒性，合用时本品应减量。奎奴普丁/达福普丁可增加本品的血药浓度，导致本品毒性增加，合用时本品应减量。鬼臼素类药物（如依托泊苷、替尼泊苷）可能增加本品的神经毒性。其他药物相互作用同异环磷酰胺【用药监护】③。

⑦ 静脉注射时，用适量0.9%氯化钠注射液溶解后缓慢注射，并注意防止发生静脉炎。静脉滴注时，可将本品溶于5%葡萄糖注射液500～1000ml中缓慢滴注，滴注时间6～12h。静脉给药时应小心操作，并加强观察巡视，防止药液渗漏，以免造成局部疼痛、溃疡或组织坏死。万一发生药液渗漏，按长春新碱【用药监护】④项下方法处置。余药另换静脉输入。本品现用现配，药物溶解后应在6h内使用。

⑧ 本品的骨髓抑制毒性介于长春碱与长春新碱之间，常引起白细胞及中性粒细胞减少，但严重者并不多见。也可引起血小板减少，对红细胞及Hb也有一定影响。因此，用药期间应定期监测血常规，当WBC降至3×10^9/L及BPC降至50×10^9/L时，应停止用药。其他参阅氮芥【用药监护】⑨。

⑨ 神经毒性也是本品的主要毒性，程度仅为长春碱的1/2，主要表现为感觉异常、腱反射消失或降低、末梢神经炎、肌痛和肌无力，与剂量有关，停药后可逐渐恢复。因此，用药期间应注意观察，发现异常及时处置。

⑩ 本品尚可引起轻度食欲减退、恶心、呕吐及腹胀、腹痛、便秘，以及脱发、皮疹和发热，也可使BUA及UUA升高，并有引起心肌缺血的报道。用药期间应注意观察，并定期进行相关检查，发现异常及时处置。此外，本品有致畸、致突变作用，长期应用可抑制睾丸或卵巢功能。因此，育龄期患者在用药期间应采

取有效避孕措施，青少年必须避免长期应用。

紫杉醇[典] Paclitaxel

（泰素，紫素；Anzatax，Taxol）

【药理分类】 抗肿瘤药-干扰微管蛋白合成药。

【适应证】 ①主要用于卵巢癌、乳腺癌及非小细胞肺癌；②亦用于头颈部癌、食管癌、精原细胞瘤、复发性 NHL、与 AIDS 相关性卡波西肉瘤、胃癌、软组织肉瘤、恶性淋巴瘤等。

【用法用量】 静脉滴注。①单药，每次 135～200mg/m^2，在非格司亭（G-CSF）支持下剂量可达 250mg/m^2，1 次/3 周；或每次 50mg/m^2，1 次/周，连用 2～3 周。②联合用药，每次 135～175mg/m^2，每 3～4 周 1 次。

【用药监护】 ① 下列情况禁用：对本品及聚氧乙基代蓖麻油（Cremophor EL）过敏、严重骨髓抑制、孕妇和哺乳期妇女。

② 肝功能损害及心脏传导功能异常者慎用。

③ 本品白蛋白结合型制剂因药效学特性与其他配方的本品制剂不同，故不能互相替换或混合使用。

④ 顺铂可使本品的 CL 低约 1/3，若先于本品给予，可产生更为严重的骨髓抑制。给予本品后再给用多柔比星，后者的清除率明显降低，中性粒细胞减少和口腔炎等不良反应加重。酮康唑可抑制本品的代谢。奎奴普丁/达福普丁可通过抑制 CYP3A4 而增加本品的血药浓度，导致本品的不良反应增加。苯妥英可诱导 CYP3A4，从而降低本品的血药浓度。使用本品后立即给予表柔比星，后者的不良反应加重。本品与曲妥珠单抗合用，后者的 C_{min} 水平增加约 1.5 倍，两者合用疗效较好。其他药物相互作用同异环磷酰胺【用药监护】③。

⑤ 为了预防本品治疗可能发生的严重过敏反应及胃肠道反应，每次治疗前必须给予以下预防用药：在治疗前 12h 及 6h 各口服地塞米松 10mg，在治疗前 30～60min 肌内注射苯海拉明 50mg（或异丙嗪 25～50mg），在治疗前 30～60min 静脉注射西咪替丁 300mg 或雷尼替丁 50mg。本品白蛋白结合型制剂（每瓶含本品 100mg 及人血白蛋白约 900mg）给药前无须做此预处理。

⑥ 本品注射液在静脉滴注前必须用 5%葡萄糖注射液、复方氯化钠注射液或 0.9%氯化钠注射液稀释，最后稀释浓度为 0.3～1.2mg/ml，未经稀释的药液不能接触聚氯乙烯塑料（PVC）器具，亦不能直接输注。本品脂质体制剂输注时，应先加入 5%葡萄糖注射液 10ml，置振荡器上振摇 5min，待完全溶解后，加入 5%葡萄糖溶液 250～500ml 中滴注。滴注本品的输液器具应采用非聚氯乙烯材料制作，并使用孔径＜0.22μm 的微孔滤膜过滤器。本品的滴注应缓慢，滴注时间应在 3h 以上。本品滴注开始后 1h 内，应每 15min 检测 1 次血压、心率和呼吸，密切注意过敏反应。发生严重过敏反应者不得再次用药。

⑦ 本品输注前，应仔细确定插管位置正确，输注操作时应小心，药液渗漏可引起炎症、发泡组织坏死和（或）血栓性静脉炎。如万一渗漏至血管外，应立即停止输注，及时用 1%普鲁卡因注射液做局部封闭，并采取局部冷敷等处置措施，余液另换静脉输入。

⑧ 骨髓抑制是本品的主要剂量限制性毒性，既往接受过放疗或顺铂治疗的患者更容易出现骨髓抑制，程度也更严重。骨髓抑制常见中性粒细胞减少，偶见发热性中性粒细胞减少，并有出现感染（败血症）而导致死亡的报道。粒细胞减少的最低值一般发生在给药后 11d，通常能很快恢复。出现血小板减少的频率比中性粒细胞减少的频率要低，程度也较轻，最低值（＜50×10^9/L）一般出现在给药后 8d 或 9d。接受本品治疗的患者中，有 90%出现贫血（Hb＜11g/dl），24%出现严重贫血（Hb＜8g/dl），贫血发生率及严重程度与剂量直接相关。有接受本品治疗的患者发生出血现象的报道。因此，所有接受本品治疗的患者均需定期检测血常规，并注意观察出血倾向。只有当患者 NC＞1.5×10^9/L，同时 BPC＞100×10^9/L 时，方可重复应用本品。出现严重的中性粒细胞减少（＜50×10^9/L，持续 7d 或更长）时，本品下一周期的剂量应减少 20%。如发生出血倾向，应停止用药。其他参阅氮芥【用药监护】⑨。

⑨ 尽管在给予本品前预先给予糖皮质激素、抗组胺药和 H_2 受体拮抗药，但仍有报道在接受本品治疗的患者中有 2%出现严重的过敏反应，通常发生于开始给药的第 1 个小时内，主要表现为呼吸困难、低血压和胸痛，亦可引起血管神经性水肿和全身性荨麻疹，并有

1 例未接受预防用药的患者因过敏反应死亡的报道。因此，在本品治疗期间（尤其在开始输注的第 1 个小时内）应密切观察患者，一旦发生上述过敏症状，应立即停止输注，并立即给予支气管扩张药、肾上腺素、抗组胺药及糖皮质激素，必要时给氧。

⑩ 应用本品时，几乎所有患者都可出现轻至中度的神经系统毒性反应，主要表现为感觉异常（如对称性袜套样分布的麻木）、关节痛、短暂性肌痛（常出现在用药后 2～4d，使用 G-CSF 时可能加重）。可见寒战、背痛、运动神经异常、自主神经异常。偶见肌无力（多出现于接受高剂量本品并与顺铂联用时）、视神经异常（多出现在应用高剂量的患者和糖尿病、乙醇中毒的患者中，特征为闪光暗点）。罕见癫痫大发作。因此，用药期间应注意观察，并定期做神经系统检查，发现异常及时停药，大多在几日内恢复，必要时给予对症治疗。

⑪ 约 30%的患者接受本品治疗时出现 ECG 异常，常见短暂无症状性心动过缓和低血压，为非剂量限制性，不需要干预或中断治疗。可见非特异性的复极化异常、窦性心动过速或 SVT、VPC。偶见心律失常（包括无症状的 VT、二联律、Af 和严重房室传导阻滞）、CHF（一般见于曾用过其他化疗，特别是蒽环类药物者）、心肌梗死、心肌缺血、高血压。用药期间，应加强临床观察并定期监测血压和 ECG，必要时停药处置。出现严重心血管毒性的患者继续本品治疗时，必须进行持续心脏监测。

⑫ 本品的其他毒性反应尚有：肝毒性（表现为 ALT、AST、ALP 和 BIL 升高，罕见肝坏死和 HE 引起死亡的报道）、肾毒性（可见肾功能异常及 SCr 升高）、肺毒性（可见 ILD、PF 和肺栓塞）、胃肠道反应（常见恶心、呕吐、腹泻，一般为轻和中度，有出现肠穿孔的报道），以及水肿、黏膜炎（多见于白血病或多次治疗后）、可逆性脱发（发生率为 80%）、皮疹及指甲改变。用药期间应注意观察，并定期监测肝肾功能，必要时做胸部 X 线等相关检查，发现异常及时处置。

⑬ 其他参阅伊立替康【用药监护】⑧。

多西他赛 Docetaxel

（多西紫杉醇，泰索帝；Taxotere）

【药理分类】 抗肿瘤药-干扰微管蛋白合成药。

【适应证】 局部晚期或转移性乳腺癌及非小细胞肺癌的治疗，即使是在以顺铂为主的化疗失败后。

【用法用量】 静脉滴注。每次 75mg/m^2，滴注 1h，1 次/3 周。

【用药监护】 ① 下列情况禁用：对本品或赋形剂吐温-80 有严重过敏者、严重骨髓抑制者、严重肝功能损害者，以及孕妇和哺乳期妇女。

② 下列情况慎用：严重衰弱、严重体液潴留及严重感觉神经疾病。

③ 儿童应用本品的安全性及有效性尚未确定。

④ CYP3A4 抑制药可能抑制本品的代谢，增加本品的毒性，当与此类药物（如酮康唑、伊曲康唑、红霉素、环孢素等）同时应用时须十分谨慎，必须合用时应注意监测本品的血药浓度和毒性反应。本品与卡铂联合应用时，卡铂的 CL 增高约 50%。其他药物相互作用同异环磷酰胺【用药监护】③。

⑤ 除非有禁忌，患者在接受本品治疗前需预防用药，以减轻体液潴留的发生率和严重程度，以及减轻过敏反应的严重程度，预防用药包括口服糖皮质激素，如地塞米松 16mg（每次 8mg，2 次/d），在本品注射前一日开始服用，持续 3d。

⑥ 本品静脉滴注时，应以所附的专用溶剂溶解，然后以 0.9%氯化钠注射液或 5%葡萄糖注射液稀释，终浓度为 0.3～0.9mg/ml。滴注时，开始 10min 的滴速宜小于 20 滴/min。在开始滴注的 10min 内，应密切监测生命体征（其中测量血压 4 次），防止出现低血压和支气管痉挛。此后也应注意监察其他过敏反应。其他参阅紫杉醇【用药监护】⑧。

⑦ 本品的血液毒性主要表现为中性粒细胞减少，可逆转且不蓄积。根据 NCI 通用毒性标准（3 级＝G3，3～4 级＝G3/4；4 级＝G4）及 COSTART 术语描述反应为：a. 本品 100mg/m^2 单一用药时：ⓐ非常常见（＞1/10）：中性粒细胞减少（96.6%；G4：76.4%）；贫血（90.4%；G3/4：8.9%）；感染（20%；G3/4：5.7%，包括败血症及肺炎，致命性占 1.7%）；发热性中性粒细胞减少（11.8%）。ⓑ常见（＞1/100，＜1/10）：血小板减少症（7.8%；G4：0.2%）；G3/4 感染合并 NC＜0.5×10^9/L（4.6%）；出血（2.4%）。ⓒ少见（＞1/10000，＜1/1000）：出血

合并 G3/4 血小板减少症。b. 本品 75mg/m² 单一用药时：ⓐ非常常见：中性粒细胞减少（89.8%；G4：54.2%）；贫血（93.3%；G3/4：10.8%）；感染（10.7%；G3/4：5%）；血小板减少症（10%；G4：1.7%）。ⓑ常见：发热性中性粒细胞减少（8.3%）。中性粒细胞减少至最低点的中位时间为 7d，发生重度中性粒细胞减少（<0.5×10⁹/L）持续的中位时间亦为 7d，但此间隔在多次治疗的患者中可缩短。对所有本品治疗的患者应经常进行 CBC 监测，并注意观察出血倾向。当患者的 NC 恢复至≥1.5×10⁹/L 以上时才能接受本品的治疗。本品治疗期间如发生重度的中性粒细胞减少（<0.5×10⁹/L 并持续 7d 或以上），在下一疗程中应减量或采取适当的对症处置措施。如发生出血倾向，应停止用药。其他参阅氮芥【用药监护】⑨。

⑧ 本品尚可引起以下严重的不良反应：a. 过敏反应：此反应大多发生在开始输注的最初几分钟内，发生率约 25%，通常为轻度至中度，常见症状为：脸红、伴或不伴有瘙痒的红斑及皮疹、胸闷、背痛、呼吸困难、药物热或寒战。重度的发生率约 4%，表现为低血压和（或）支气管痉挛、呼吸困难、血管神经性水肿或全身皮疹/红斑，停止输注并进行对症治疗后即可恢复。因此，在接受本品治疗前应准备好治疗低血压及支气管痉挛的药品和设备。治疗中应注意观察患者的过敏反应征兆，特别是在第 1、第 2 次输注的最初几分钟内。如果发生过敏反应的症状轻微，如脸红或局部皮肤反应则无须中止治疗。但如果发生严重的过敏反应，如血压下降超过 20mmHg，出现支气管痉挛或全身皮疹/红斑，则须立即停止输注并进行对症治疗。对已发生重度过敏反应的患者不能再次应用本品。b. 皮肤及皮下组织异常：通常是轻至中度，可逆转，常表现为皮疹，主要见于手、足或臂部、脸部及胸部的局部，常伴有瘙痒。皮肤反应多发生于输注后 1 周内，但可在下次滴注前恢复。较少见重度症状：如极少导致干扰或中断治疗的皮疹继而脱皮的报道。重度的指甲病变，以色素沉着或色素减退为特点，有时发生疼痛和指甲脱落。已观察到肢体末端（手掌及脚趾）发生局部皮肤红斑伴水肿继而脱皮现象（HFS 的表现）。罕见本品及其他联合因素引发的疱状皮疹（如多形性红斑或 SJS 等）。治疗中应密切观察，发现皮损现象，及时诊查，必要时停药对症治疗。c. 体液潴留（包括水肿）：主要表现为外周性水肿，也有少数报道发生胸膜腔积液、心包积液、腹水、毛细血管通透性增加及体重增加。在本品 100mg/m² 和 75mg/m² 单一用药时，体液潴留的发生率分别为 64.1% 和 24.8%，中、重度分别为 6.5% 和 0.8%。在经过本品 4 个周期治疗或累积剂量 400mg/m² 后，可能引起重度外周性水肿。体液潴留通常开始于下肢并可能发展至全身伴体重增加，同时体重增加 3kg 或 3kg 以上。体液潴留不伴有急性尿少或低血压。罕见报道脱水及肺水肿发生。在停止本品治疗后，体液潴留逐渐消失。为了减少体液潴留，应给患者预防性使用糖皮质激素。

⑨ 本品可引起 BIL、AST、ALT 及 ALP 升高，并罕见肝炎。因此，在治疗前和每个周期前应检测 1 次肝功能，对于 BIL>ULN 和（或）AST 及 ALT>ULN 3.5 倍并伴 ALP>ULN 6 倍的患者，除非有严格的使用指征，否则不应使用，也无减量使用建议。

⑩ 本品偶可引起呼吸困难、支气管痉挛、咳嗽、胸闷、背痛。少见 ARDS、ILD 及 PF。用药期间应注意观察，并定期做胸部 X 线等相关检查，发现异常及时处置。

⑪ 本品的其他不良反应尚有：可见恶心、口腔炎、腹泻、呕吐、便秘、畏食、味觉错乱、腹痛、消化不良、口干、食管炎、轻至中度感觉神经症状、外周神经症状、运动神经症状、心律失常、高血压、可逆性脱发、指甲改变、伴或不伴结膜炎的流泪。少见肌痛、关节痛、胃肠道穿孔、缺血性肠炎、肠炎及中性粒细胞减少性小肠结肠炎引起的脱水，以及惊厥或暂时性意识丧失和一过性的视觉障碍（闪烁、闪光、盲点）。罕见放疗回忆反应、肠梗阻及肠绞痛。部分患者可见注射部位轻度反应，包括色素沉着、炎症、皮肤发红或发干、静脉炎或渗出及肿胀，一般不影响治疗。用药期间应注意观察，并定期做相关检查，发现异常及时处置。

⑫ 其他参阅伊立替康【用药监护】⑧及氟尿嘧啶【用药监护】⑯。

六、其他细胞毒类药物

天冬酰胺酶[典] Asparaginase

（爱施巴，优适宝；Asparaginasc，Elspar）

【药理分类】 抗肿瘤药-酶制剂类。

【适应证】 ALL 或 CLL、AML、HL 及 NHL、急性单核细胞性白血病、黑色素瘤等。

【用法用量】 静脉注射、静脉滴注或肌内注射，根据不同病种，不同的治疗方案，本品用量有较大差异。ALL 诱导缓解，500～1000U/(m^2·d)，最大剂量可达 2000U/(m^2·d)，10～20d 为 1 个疗程。

【用药监护】 ① 下列情况禁用：对本品有过敏史或皮试阳性、胰腺炎或有胰腺炎史、水痘或广泛带状疱疹等严重感染者及孕妇。

② 下列情况慎用：肝或肾功能损害、骨髓抑制、合并感染、糖尿病、痛风或尿酸盐性肾结石史、接受过细胞毒性药物或放疗者，以及儿童和育龄期患者。

③ 哺乳期妇女应用本品期间需停止哺乳。

④ 本品可能引起过敏反应，主要表现为突然发生的呼吸困难、关节肿痛、血管肿胀、荨麻疹、皮疹、皮肤瘙痒、面部水肿，严重者可发生呼吸窘迫、休克甚至死亡。过敏反应的发生率为 5%～20%，一般发生于多次反复注射者，剂量越大发生率越高，间歇给药比连续给药发生率越高，静脉注射比肌内注射发生率越高。因此，凡首次用药或已停用 1 周或以上者，在注射本品前均须做皮试。皮试液的制备：取本品 1 万 U，加入 5ml 的灭菌注射用水溶解，然后取 0.1ml 加入 9.9ml 稀释液，制成约为 20U/ml 的皮试液，取 0.1ml（约为 2.0U）做皮试，观察至少 1h。如注射部位出现红斑或风团，即为阳性反应。患者皮试结果必须阴性才能接受本品治疗。在某些过敏体质者，即使是皮试阴性，偶然也会发生过敏反应。因此，每次注射前须备齐肾上腺素、抗组胺药、地塞米松等注射液，以及氧气和其他急救器械，供急救用。在给药过程中及给药后 30min 应注意观察，加强监护，切不可掉以轻心。如发生严重过敏反应，应立即停药，及时抢救。

⑤ 本品与泼尼松或 ACTH 或长春新碱合用，本品的致高血糖作用增强，并可能增加本品引起神经病变及红细胞生成紊乱的危险性，但如先用前述各药后再用本品，则毒性较先用本品或同时用两药者为轻。与硫唑嘌呤、苯丁酸氮芥、环磷酰胺、环孢素、巯嘌呤、单克隆抗体 CD3 或放疗合用时，可提高疗效，因而应考虑减少化疗药物、免疫抑制药和放疗的剂量。与甲氨蝶呤合用，可通过抑制细胞复制的作用而阻断甲氨蝶呤的抗肿瘤作用；但如本品在给甲氨蝶呤前 9～10d 应用或在给甲氨蝶呤后 24h 内应用，可避免产生上述作用，并可减少甲氨蝶呤对胃肠道和血液系统的不良反应。由于本品可增高 BUA 的浓度，故当与别嘌醇或秋水仙碱、磺吡酮等抗痛风药合用时，应调节上述抗痛风药的剂量，以控制高尿酸血症及痛风；一般抗痛风药选用别嘌醇，因其可以阻止或逆转本品引起的高尿酸血症。由于本品有致高血糖作用，故糖尿病患者应用本品治疗时及治疗后，均须调整口服降糖药或胰岛素的剂量。其他药物相互作用同异环磷酰胺【用药监护】③。

⑥ 静脉注射时，本品每 1 万 U 应用灭菌注射用水 5ml 溶解或稀释，然后经正在输注的 0.9%氯化钠注射液或 5%葡萄糖注射液的侧管中注入，注射时间不少于 30min。

⑦ 静脉滴注时，本品应先用灭菌注射用水或 5%葡萄糖注射液溶解或稀释，然后加入 5%葡萄糖注射液 500ml 中缓慢滴注。

⑧ 肌内注射时，本品 1 万 U 应用灭菌注射用水 2ml 溶解或稀释，每个注射部位每次注射量不应超过 2ml，否则需分别注射不同部位。

⑨ 本品忌用 0.9%氯化钠注射液溶解，溶解后应尽快使用（不宜超过 8h），以免丧失活性。

⑩ 本品常见恶心、呕吐、食欲减退、腹痛、腹泻，严重者可发生急性胰腺炎（其中暴发型胰腺炎很危重，甚至可能致命）。本品亦可致肝脏损害，通常在开始治疗的 2 周内发生，可能出现 AST、ALT、BIL 升高和 ALB 等降低，以及脂肪肝病变和肝衰竭。因此，治疗期间应注意观察，患者如出现腹上区突发持续性剧痛，且疼痛向腰背部放射，进食加剧，弯腰、起坐或前倾可减轻，应警惕发生急性胰腺炎，需及时检查 SAMY。一旦确诊，立即按急性胰腺炎治则处置。在治疗开始前及治疗

期间，应定期监测肝功能，发现异常及时处置，防止发生肝衰竭。

⑪ 本品有神经精神毒性，表现为程度不一的嗜睡、精神抑郁、精神错乱、情绪激动、意识障碍、定向力障碍、广泛脑器质障碍、幻觉，偶可发生帕金森综合征。症状多在最初治疗的数日内出现，发生率约为25%，在停药后仍可持续数周。治疗前，应嘱患者治疗期间应避免驾驶及危险性较大的机器操作或高空作业。治疗期间，应定期对患者做神经精神病学检查和评估，包括一般行为、精神状态、知觉与感觉、思维与行动功能等，防止出现上述毒性反应。

⑫ 应用本品后，由于酶的作用，可出现血氨升高，故用药后应注意观察。患者如出现呕吐、昏睡、脉弱、体温低、易激惹、癫痫发作或惊厥、昏迷等高氨血症症状，应及时治疗，并给予低蛋白饮食。

⑬ 本品偶可引起血糖升高，并可出现多尿、多饮、口渴症状，其血浆渗透压可能升高而血酮含量正常。因此，用药期间及用药后应加强监测和随访，尤其对使用本品的糖尿病患者更应注意。患者如出现上述现象，应及时停用本品，或给予适量胰岛素及补充液体，大多可减轻或消失，但也有少数严重者可能致死。因此，对使用本品的糖尿病患者应注意调整口服降糖药或胰岛素的剂量，防止血糖失控。

⑭ 本品罕见凝血及纤维蛋白溶解异常，可出现低纤维蛋白原血症及凝血因子减少、低脂血症、脑出血或脑梗死、肺出血、下肢静脉血栓等，故治疗过程中应注意观察患者有无出血倾向或脑血栓征象，以及下肢静脉血栓的表现。一旦发现，即停止用药，及时采取有效治疗措施。

⑮ 至少1/4的患者应用本品后出现肾功能损害（表现为镜下血尿、蛋白尿、管型尿及BUN升高）或出血性膀胱炎、高尿酸血症，严重者可引起尿酸性肾病、肾衰竭，少数患者因肾衰竭而死亡。因此，用药期间应定期监测BUA、尿常规及肾功能，发现异常及时处置（出血性膀胱炎、高尿酸血症及尿酸性肾病的症状及处置方法参阅环磷酰胺【用药监护】⑦及氮芥【用药监护】⑫）。

⑯ 本品的骨髓抑制作用较轻，但仍可见贫血及白细胞及血小板减少，大剂量应用时可出现骨髓抑制。此外，由于本品是由大肠埃希菌提取，含有内毒素，可引起高热、畏寒、寒战，严重者可出现昏迷而致死，用药期间应加注意。

丙卡巴肼[典] Procarbazine

（甲基苄肼，纳治良；Matulan，Methylhydrazine）

【药理分类】 抗肿瘤药-烷化剂类。

【适应证】 ①恶性淋巴瘤标准方案MOPP及COPP的主要药物之一；②亦用于小细胞肺癌、恶性黑色素瘤、多发骨髓瘤及脑瘤（原发或继发）的治疗。

【用法用量】 口服。每次50mg，3次/d；亦可临睡前顿服，以减轻胃肠道反应，连用2周，4周重复。

【用药监护】 ① 下列情况禁用：对本品过敏者及孕妇（尤其妊娠早期）。

② 下列情况慎用：骨髓功能低下、糖尿病、肝或肾功能损害、感染、近期做过化疗或放疗者，以及有白细胞或血小板减少、出血、过敏、口腔炎的患者和正在使用安眠药、降压药、噻嗪类利尿药、抗组胺药及麻醉药者。

③ 哺乳期妇女应用本品的安全性尚未确定。

④ 本品可抑制5-HT的再摄取，与西酞普兰、氟伏沙明、右美沙芬、氟西汀、帕罗西汀、瑞波西汀、奈福泮、舒马普坦、舍曲林、西布曲明、佐米曲普坦或文拉法辛等合用时，可导致中枢神经系统毒性或5-HT综合征（参阅舒马普坦【用药监护】⑥）。本品为单胺氧化酶（MAO）抑制药，在服用本品前14d内不可服用其他MAO抑制药（如吗氯贝胺、苯乙肼等），7d内不可服用TCA（如丙米嗪、阿米替林、氯米帕明等）、马普替林及米氯平，否则可导致神经毒性加重、癫痫发作。本品可延长和加强赛庚啶的抗胆碱作用，禁止合用。本品与阿可乐定、溴莫尼定、卡马西平、哌替啶等合用，毒性增加，亦禁止合用。与丁螺环酮合用，可能导致高血压危象。与胰岛素、口服降糖药合用，降血糖作用增强。与环孢素合用，可增强免疫抑制作用。与巴比妥、麻醉药（如硫喷妥钠）及抗组胺药合用，后者的作用增加，应尽量避免合用。本品可通过抑制儿茶酚胺的分解，增加交感神经活性。本品与肾上腺素、异丙肾上腺素、去甲肾上腺素、去氧肾上腺素、多巴胺或多巴酚丁胺、间羟胺、甲氧明、美芬丁胺、苯丙胺、苯丙醇胺、麻黄碱或伪麻黄碱、左旋多巴、甲基多巴、匹莫林、哌甲酯、恩他卡朋或赛洛唑啉等药物合用，有导致高血压危象的危险。本品有延长QT间期的潜在可能，与氟哌利多、左美沙酮合用，有增加心脏毒

性的危险（如QT间期延长、TDP、心脏停搏）。本品能抑制乙醛脱氢酶的活性，与乙醇合用时可产生双硫仑样反应。其他药物相互作用同异环磷酰胺【用药监护】③。

⑤ 用药前，应告知患者，用药期间须注意：a. 避免驾驶及危险性较大的机器操作或高空作业。b. 避免合用含有伪麻黄碱感冒药、含有麻黄碱的滴鼻剂或止咳药、含有去氧肾上腺素的滴眼剂或滴鼻剂、含有异丙肾上腺素的气雾剂等拟交感神经药，防止血压升高。c. 避免使用丙米嗪、阿米替林及多塞平等TCA，以免发生神经毒性。d. 避免饮酒，避免使用含乙醇药剂，以免产生双硫仑样反应。e. 避免食用富含酪胺的食物，如啤酒、葡萄酒、陈年奶酪、腌鱼、熏肉、泡菜、香蕉、酵母、酸奶等，以免引起血压升高。f. 如有鼻或牙龈出血、瘀斑等出血征象，应及时报告医师。

⑥ 骨髓抑制为本品的剂量限制性毒性，可致白细胞及血小板减少，一般出现较迟，多发生于用药后4～6周，2～3周后可恢复，亦可见溶血和出血倾向。用药期间，应定期监测血常规，并注意观察溶血和出血倾向。当患者的WBC＜3.0×10^9/L、BPC＜（80～100）$\times10^9$/L时，应停药。血常规指标恢复后，剂量可减为50～100mg/d。如发生溶血或出血倾向，应停用本品。其他参阅氮芥【用药监护】⑨。

⑦ 本品有神经毒性，主要表现为眩晕、嗜睡、幻觉、共济失调、精神错乱及EEG异常及下肢感觉异常、深腱反射消失和外周神经炎等。罕见眼球震颤、畏光、复视、视神经盘水肿及听力改变。因此，用药期间应注意观察，并注意监测神经和视听功能。患者如出现视觉障碍、听力改变或其他严重神经毒性症状，应及时停止用药，待症状消失后再减量继续化疗。

⑧ 本品尚常见恶心、呕吐、食欲减退，并偶见口腔炎、口干、腹泻、便秘、黄疸及肝功能损害、皮炎、色素沉着及脱发。用药期间，应注意监测肝肾功能，出现严重消化道反应时可给予对症治疗，必要时暂时停药，待症状改善后再恢复治疗。

高三尖杉酯碱[典] Homoharringtonine

（高粗榧碱，高瑞特；Cepholotaxine，Harringtoninum）

【药理分类】 抗肿瘤药-植物来源类。

【适应证】 ANLL、MDS、CML及PV。

【用法用量】 静脉滴注。1～4mg/d，4～6d为1个疗程，间歇1～2周重复用药。儿童，0.05～0.1mg/(kg·d)，4～6d为1个疗程。

【用药监护】 ① 下列情况禁用：严重或频发的心律失常、器质性心血管疾病、孕妇及哺乳期妇女。

② 下列情况慎用：心律失常、器质性心血管疾病、骨髓功能显著抑制、严重的粒细胞减少或血小板减少、肝或肾功能损害、有痛风或尿酸盐性肾结石史者及老年人。

③ 由于老年人对化疗耐受性较差，因而选用本品时亦需加强支持疗法，并严密观察各种不良反应。

④ 对已合并DIC的患者，在处理DIC的同时，仍可考虑小剂量选用本品。

⑤ 本品不宜静脉推注，否则可致心律失常，甚至呼吸抑制而致死。静脉滴注时，应于临用时用5%葡萄糖注射液500ml稀释。滴注时应缓慢，滴注时间应在3h以上。

⑥ 本品与其他可能抑制骨髓功能的抗肿瘤药或放射疗法联合应用时，可加重骨髓抑制，联用时应调整本品的剂量与疗程。蒽醌类药物有慢性心肌毒性作用，因此在本品用量偏大或用于老年患者时会产生急性心肌毒性，应避免对老年患者及已反复采用阿霉素或柔红霉素等蒽醌类药物治疗的患者应用本品，以免增加心脏毒性的可能。本品慎与碱性药物配伍。

⑦ 本品的主要不良反应主要有：a. 对骨髓各系列的造血细胞均有抑制作用。对粒细胞系列的抑制较重，红细胞系列次之，对巨核细胞系列的抑制较轻。b. 较常见窦性心过速、APC或VPC、ECG出现ST段变化及T波平坦、奔马律、房室传导阻滞及束支传导阻滞、Af及低血压等，多在静脉滴注过快、长期持续、重复给药或高剂量用药时发生。c. 常见畏食、恶心、呕吐，少数患者可产生肝功能损害。d. 血及尿中UA水平升高及尿酸性肾病。e. 个别患者可产生脱发、皮疹、药物热；偶见1例疑为严重过敏性休克的个案报道。用药期间应注意监察，并定期做下列各项检查：ⓐ血常规，每周应检查WBC及分类、BPC、Hb1～2次；如血细胞在短期内有急剧下降现象，则应每日检查血常规。ⓑ肝功能，包括一分钟胆红素、TBIL、ALT、AST、ALP等。ⓒ血及尿中UA水平。ⓓ心脏体征及ECG检查，如发现心肌损害征象，应及时停药。

第二节　调节体内激素平衡的药物

他莫昔芬[典]　Tamoxifen

（诺瓦得士，三苯氧胺；Nolvadex，Tamofen）

【药理分类】　抗肿瘤药-抗雌激素类。

【适应证】　①主要用于复发转移乳腺癌及乳腺癌术后转移的辅助治疗；②亦用于卵巢癌、子宫内膜癌及子宫内膜异位症。

【用法用量】　口服。每次 10mg，2 次/d。

【用药监护】　① 下列情况禁用：有眼底疾病者、孕妇及哺乳期妇女。

② 下列情况慎用：白细胞减少或血小板减少、肝功能异常者及运动员。

③ 本品不宜用于儿童。

④ 乳腺癌术后作为辅助化疗不超过 5 年。

⑤ 本品与甲氨蝶呤、氟尿嘧啶、环磷酰胺、多柔比星及长春新碱等合用，可提高疗效。与华法林或其他香豆素类抗凝药合用，抗凝作用显著增强。与丝裂霉素合用，发生溶血性尿素综合征的危险性增加。与别嘌醇合用，本品的肝毒性增加。与细胞毒性药物合用，血栓栓塞的风险增加。雌激素可影响本品治疗效果，应避免合用。抗酸药、西咪替丁、雷尼替丁等口服后可改变胃内 pH，使本品肠溶衣提前分解，对胃可产生刺激作用，必须合用时与上述药物应间隔 1～2h。本品可延长阿曲库铵的神经肌肉阻滞作用。在骨转移患者使用本品的治疗初期，如使用降低肾脏钙排泄的药物（如噻嗪利尿药），可增加高钙血症的风险。

⑥ 本品对女性生殖系统有毒性，可出现月经失调、闭经、阴道出血、外阴瘙痒、子宫内膜增生、子宫内膜息肉和子宫内膜癌，少数绝经前妇女可出现可逆性卵巢囊肿及子宫纤维瘤。因此，用药期间及终止治疗后 3 个月内应加强随访，并定期做全面妇科检查，以便及时发现继发性子宫内膜癌等严重不反应，及时采取减少剂量或中断用药或对症治疗等措施，必要时中断治疗。对于未绝经的妇女，由于本品能促进排卵，故应提醒患者用药期间及停药后 2 个月内必须采取严格避孕措施，但不得使用雌激素类避孕药。此外，因本品可引起月经过多及不规则子宫出血，故绝经前使用本品者应同时给服抗促性腺激素类药物。对于用药后阴道大量出血的患者，应立即停用本品，并及时全面妇检，防止继发子宫内膜癌。

⑦ 本品偶可引起视觉障碍，包括白内障、视敏度降低、视网膜病变和角膜改变等，大多出现在长疗程（17 个月以上）或高剂量（240～320mg/d）使用时。因此，用药期间（尤其在长疗程或高剂量应用时）应定期检查眼科，发现异常立即停药。

⑧ 本品的其他不良反应尚有：可见食欲减退、恶心、呕吐、腹泻、面部潮红、皮疹、脱发、体液潴留等。偶见血清氨基转移酶升高或脂肪肝、胆汁淤积和肝炎，以及贫血、中性粒细胞减少、TG 水平升高。罕见精神错乱、肺栓塞（表现为气短）、血栓形成、乏力、嗜睡，以及血管神经性水肿及严重皮肤反应（多形性红斑、SJS 及大疱性类天疱疮）。用药期间，应定期做血常规、血脂、肝功能及肝 B 超检查，并注意观察患者用药后的不良反应，发现异常，及时对症治疗，必要时停药处置。对骨转移患者，因其在本品治疗初期易发生高钙血症，因此在开始治疗时即应密切监测血钙，尤其在合并使用噻嗪类利尿药等降低钙排泄的药物时，防止发生高钙血症。

氨鲁米特[典]　Aminoglutethimide

（氨苯哌酮）

【药理分类】　抗肿瘤药-芳香化酶抑制药（AI）。

【适应证】　绝经后或卵巢切除后的晚期乳腺癌、雌激素受体或孕激素阳性者，以及乳腺癌骨转移和皮质醇增多症（库欣综合征）。

【用法用量】　口服。每次 250mg，2 次/d，1～2 周后无明显不良反应可逐增至 4 次/d。8 周后改为维持剂量，每次 250mg，2 次/d。

【用药监护】　① 下列情况禁用：合并感染、带状疱疹、肝肾功能损害、未控制的糖尿病、甲状腺功能严重减退，以及儿童和对本品严重过敏者。

② 下列情况慎用：孕妇、哺乳期妇女及老年人。

③ 休克期不宜用。

④ 用药前，应告知患者：a. 本品可能引

起眩晕、嗜睡和共济失调现象，用药期间应避免驾驶及危险性较大的机器操作或高空作业，以免发生意外。b. 本品可见直立性低血压，服药后宜卧床静息 1～2h；由蹲或卧位直立时，宜扶持，应缓慢，以免引起直立性低血压而跌伤或坠床。c. 本品可能引起某些代谢性或内分泌系统不良反应，治疗中如出现以下症状应及时报告医师，以便及时处置：黏液性水肿（表现为面部、胫前、手、足的非凹陷性水肿）、皮肤干燥或增厚、皮肤发凉、体重增加（甲状腺功能减退）；皮肤色素沉着、虚弱无力、体重减轻、毛发脱落（肾上腺功能减退）；口渴多饮、恶心呕吐、软弱无力、感觉异常（尿醛固酮浓度减低）。d. 本品罕见严重皮肤反应，治疗中如出现皮损现象应及时报告医师。

⑤ 本品可见皮疹（常发生在用药后 10～15d，一般持续 5d 左右，多数可自行消退）。罕见剥脱性皮炎、斯约综合征（SJS）、Lyell 综合征等严重皮肤反应。用药期间，应注意观察有无皮疹发生。如出现严重皮疹或皮疹持续 1 周以上时，应予停药，并对症治疗。

⑥ 本品尚可见嗜睡、困倦、乏力、眩晕等中枢神经抑制作用（一般 4 周左右逐渐消失），可引起共济失调和眼球震颤，并可能出现发热、直立性低血压。罕见 PIE 综合征（参阅头孢克洛【用药监护】⑫）。少数患者有食欲减退，恶心，呕吐和腹泻，以及 BIL、ALT、AST、ALP 升高。偶见白细胞减少，血小板减少和全血细胞减少，以及尿醛固酮浓度减低、肾上腺功能减退、甲状腺功能减退及女性男性化。因此，用药期间应定期检查血常规、肝功能及血电解质，必要时测定血和尿皮质激素水平及 T_3、T_4 水平，或检测尿醛固酮浓度，做胸部 X 线影像学检查，同时注意观察随访白细胞或血小板减少及甲状腺功能减退和肾上腺皮质功能不足的早期症状。一旦发现，及时处置。

阿那曲唑　Anastrozole

（阿那舒唑，瑞宁得；Arimidex）

【药理分类】 抗肿瘤药- AI。

【适应证】 ①主要用于绝经后雌激素受体阳性的晚期乳腺癌。②雌激素受体阴性，但他莫昔芬治疗有效的患者也可考虑使用。③亦用于绝经后乳腺癌的辅助治疗。

【用法用量】 口服。每次 1mg，1 次/d，对早期乳腺癌推荐疗程为 5 年。

【用药监护】 ① 下列情况禁用：对本品过敏、严重肾功能损害（CL_{Cr} < 20ml/min）、严重度肝功能损害、绝经前妇女，以及儿童、孕妇和哺乳期妇女。

② 运动员及中度肝功能损害者慎用。

③ 雌激素可降低本品疗效，不宜与雌激素或其他含雌激素疗法合用。本品也不宜与他莫昔芬联合应用。

④ 本品一般情况下应在餐前服用，但对于胃肠道反应不能耐受者，改在餐后服也不影响其疗效。因为食物仅对本品的吸收速率略有影响，并不影响其吸收程度。

⑤ 本品在一些患者可引起抑郁、乏力、头晕及嗜睡症状。在这些症状持续出现时，可影响机器操作和行动定向及判断能力。因此，给药前应嘱患者：服药期间应避免驾驶及危险性较大的机器操作或高空作业，以免发生意外。

⑥ 本品的生殖系统毒性表现为阴道干涩、阴道出血、阴道溢液、月经失调或闭经、盆腔疼痛、子宫内膜癌，并可见尿路感染及会阴阴道炎。因此，用药期间及终止治疗后 3 个月内应加强随访，并定期做全面妇科检查。如果发生上述反应，必须及时采取有效治疗措施，必要时中断治疗。对于用药后阴道大量持续出血的患者，应立即停用本品，并做进一步检查，防止继发子宫内膜癌。患者出现闭经时，应怀疑是激素水平生化学平衡受破坏所致。

⑦ 本品对骨关节及肌肉有影响，可引起关节炎、关节强直或疼痛、关节病、关节异常、肌痛，以及骨质疏松、骨痛和骨折等不良反应。因此，对于伴有骨质疏松症或潜在骨质疏松风险的妇女，在使用本品治疗之前，应使用骨密度计量学对骨密度进行评估，之后须定期检查，必要时随时检查，从而防止或治疗骨质疏松症。对于出现骨密度异常的患者，在治疗中应密切监测，必要时进行药物干预，并辅以饮食和物理学疗法。对于出现上述症状或确诊为骨质疏松症的患者，应减少用药剂量或延长给药间隔，必要时暂停用药，并给予对症治疗。

⑧ 本品可见心绞痛、心肌梗死、心肌缺血、冠状动脉异常、高胆固醇血症、缺血性脑

血管事件、DVT、外周性水肿，以及贫血、淋巴水肿等循环和血液系统的不良反应。用药期间，应严密观察患者，并定期做相关检查，防止发生上述现象。

⑨ 本品尚可见胃肠功能紊乱（如畏食、恶心、呕吐、腹泻、消化不良、胃肠道不适等）、肝功能异常、体重增加、皮肤潮红及头发油脂过度分泌。偶见乏力、抑郁、失眠、头痛、头晕、嗜睡、衰弱、荨麻疹及过敏。罕见毛发稀疏、多形性红斑、SJS、血管神经性水肿。通常为轻、中度，患者多可耐受，一般不影响继续治疗，对极少数严重者可给予对症治疗。

⑩ 本品过量无特殊解救药，只能对症治疗。如患者神志清醒，可进行催吐。本品的血浆蛋白结合率较低，血液透析可清除部分药物。

依西美坦　Exemestane

（阿罗马辛，阿诺新；Aromasin，Exemestan）

【药理分类】 抗肿瘤药-AI。

【适应证】 经他莫昔芬治疗后病情进展的绝经后晚期乳腺癌，亦用于早期乳腺癌术后的辅助治疗。

【用法用量】 口服。每次 25mg，1 次/d，治疗持续至肿瘤进展为止。

【用药监护】 ① 下列情况禁用：对本品过敏者、儿童、孕妇及哺乳期妇女。

② 中、重度肝或肾功能损害者慎用。

③ 雌激素可拮抗本品的作用，两者不宜联用。

④ 本品一般不用于绝经前女性。因此，用药前应检查评估 LH、FSH 和雌二醇水平，以确定患者是否处于绝经后状态。

⑤ 本品宜餐后服用，高脂食物可促进本品吸收。

⑥ 本品应按推荐剂量服用，超量服用可使其非致命性不良反应增加。

⑦ 本品可见恶心、呕吐、畏食、口干、腹痛、消化不良、便秘、疲乏、头痛、头晕、抑郁、焦虑、嗜睡或失眠、高血压、全身或下肢水肿、食欲和体重增加、疲乏、精神不振、衰弱、多汗、皮疹、脱发、面部潮红、淋巴细胞减少、血小板减少，以及 ALT、AST 及 ALP 升高。反应大多较轻，主要发生在本品治疗的前 10 周内，因不良反应在后期终止治疗者不常见（0.3%），对极个别严重者可给予对症治疗。

⑧ 其他参阅阿那曲唑【用药监护】⑤。

氟他胺[典]　Flutamide

（氟利坦，福至尔；Flutan，Fugerel）

【药理分类】 抗肿瘤药-雄性激素拮抗药。

【适应证】 晚期前列腺癌及前列腺癌根治手术前后的辅助治疗。

【用法用量】 口服。每次 250mg，3 次/d。

【用药监护】 ① 下列情况禁用：对本品过敏者、严重肝功能损害者（ALT 及 AST>ULN 2 倍）、孕妇及哺乳期妇女。

② 下列情况慎用：心脏病、女性及肝功能损害者。

③ 本品在老年人中 $t_{1/2}$ 延长，应调整剂量。

④ 本品与放疗联合治疗时，必须在放疗前 8 周开始使用本品，且在放疗期间持续使用。与华法林合用可增加出血倾向，应调整本品的剂量。促黄体生成素释放激素［LHRH，又称促性腺素释放素（GnRH），如亮丙瑞林等］可抑制睾丸酮分泌，与本品合用可增加疗效。

⑤ 用药前，应告知患者不要自行停药。

⑥ 治疗过程中应定期监测血压及血清前列腺特异性抗原（PSA）。如患者的 PSA 不降反升或症状加剧，应立即停药。长期使用本品时应定期进行精子计数检查，如发生异常，应减量或停药。

⑦ 本品有可能造成肝功能损害，证据包括导致血清氨基转移酶升高、黄疸、HE 及急性肝衰竭相关的死亡。因此，用药前必须先检查肝功能，治疗的前 4 个月，应每月进行肝功能检查，之后定期检查，出现肝功能异常的症状或体征时（如瘙痒、尿液颜色变深、恶心、呕吐、持久性畏食欲缺乏、黄疸、右上腹触痛或有不能解释的流感样症状），应及时复查肝功能。如黄疸加重或血清氨基转移酶>ULN 2 倍，即使无临床症状，亦应停用本品。在治疗过程中，还应定期监测血压及血清前列腺特异性抗原（PSA）。如患者的 PSA 不降反升或症状加剧，应立即停药。未接受药物或手术去势的患者，长期使用本品时应定期进行精子计数检查，如发生异常，应减量或停药。

⑧ 本品单一治疗时常见男性乳房发育或乳房触痛，有时伴有溢乳，这些不良反应会随

减少用量或停药而消失，也会在与 LHRH 联合治疗时大大减少。少见不良反应：腹泻、恶心、呕吐、食欲增加、失眠、多汗、皮疹和疲倦、BUN 升高。罕见：胃溃疡、便秘、水肿、瘀斑、瘙痒、头痛、头晕、忧虑、压抑、乏力、不适、口渴、心悸、胸痛、淋巴水肿、视物模糊、带状疱疹、狼疮样综合征。曾有 2 例引起恶性男性乳房肿瘤的报道。精子数量减少很少报告。极少数人有 SCr 升高。用药期间，应注意监测，防止出现严重的不良反应。

第三节　生物靶向治疗药

伊马替尼　Imatinib

（格列卫；Gleevec，Glivic）

【药理分类】 抗肿瘤药-酪氨酸激酶抑制药［TKI，主要抑制 Bcr-Abl 酪氨酸激酶，也是血小板源性生长因子（PDGF）和干细胞因子（SCF）、C-Kit 的 TKI］。

【适应证】 CML 急变期、加速期或 α 干扰素治疗失败的慢性期患者，以及不能手术切除和（或）转移性恶性胃肠道间质瘤（GIST）的患者。

【用法用量】 口服。成人，1 次/d；儿童和青少年，1 次/d 或分 2 次服用。①CML 慢性期，400mg/d；加速期和急变期，600mg/d，只要有效，就持续服用。②不能切除和（或）转移的恶性 GIST，400mg/d，治疗至少 3 个月后如未获满意疗效，且血常规指标许可，无严重不良反应，剂量可增至 600mg/d 或 800mg/d，治疗持续至病情进展为止。

【用药监护】 ① 孕妇及对本品过敏者禁用。

② 下列情况慎用：严重心力衰竭、青光眼、肝功能损害者及 3 岁以下儿童。

③ 哺乳期妇女应用本品期间需停止哺乳。

④ 本品与 CYP3A4 抑制药（如酮康唑、伊曲康唑、红霉素和克拉霉素等）合用，本品的代谢减少，血药浓度增高。与治疗窗狭窄的 CYP3A4 底物（如环孢素、辛伐他汀、匹莫齐特等）及经 CYP3A4 代谢的其他药物（如 Baps、二氢吡啶等钙通道阻断药、他汀类药等）合用，后者的血药浓度升高，合用时须谨慎。与华法林合用，可见 PT 延长，出血的风险增加；因为华法林的代谢受到 CYP2C9 和 CYP3A4 的影响，而本品在体外可抑制 CYP2C9 和 CYP2C19 的活性；因此，本品与华法林合用时，应短期监测 PT，此时需使用抗凝药者可选择低分子量或标准的肝素替代治疗。与 CYP3A4 诱导药（如地塞米松、卡马西平、利福平、苯巴比妥等）合用，可促进本品的代谢，使血药浓度减少，疗效减低。本品应避免与含对乙酰氨基酚的感冒药和解热镇痛药合用。

⑤ 本品应于餐时服用，服后应饮水一大杯，以最大限度地降低消化道反应。对于不能吞服胶囊或药片者（儿童），可将胶囊内药物或药片分散于不含气体的水或苹果汁中（100mg 约用 50ml，400mg 约用 200ml），搅拌成混悬液后立即服用。孕妇和哺乳期妇女在拆开胶囊或使用裸片时，应避免药物与皮肤或眼睛接触，或者吸入药物粉末，接触拆开的胶囊或裸片后应立即洗手。

⑥ 用药前，应告知患者：a. 本品可能出现的不良反应较多，有些还是严重的不良反应，治疗中如出现异常症状或不能耐受的反应时，应及时报告医师，以免延误治疗。b. 治疗过程中，不可擅自使用其他药物，用药应在医师的指导下进行。c. 本品可能引起头晕、感觉减退、抑郁、嗜睡、晕厥、视物模糊反应，服药期间应避免从事驾驶及危险性较大的机器操作或高空作业，以免发生意外。d. 每日饮水量不宜少于 2000ml（少量多次），以预防可能出现的高尿酸血症。

⑦ 本品最常见的不良反应为水潴留，主要表现为周身浮肿（56%）、面部浮肿、眼睑水肿、下肢浮肿及尿潴留。偶见胸腔积液、心包积液、腹水、肺水肿、眶周浮肿。罕见黄斑水肿、视神经盘水肿、脑水肿、阴囊水肿。水潴留可加重或导致心力衰竭，个别严重者甚至危及生命。儿童的水潴留可能不出现可以识别的水肿，用药期间应仔细观察。出现严重水潴留时应停用本品，直至水肿消失后再减量继续治疗。

⑧ 本品常可引起中性粒细胞减少、血小板减少、贫血、发热性中性粒细胞减少、全血细胞减少及出血倾向，并有出现骨髓坏死的个案报道。中性粒细胞减少和血小板减少平均可持续 2～3 周和 3～4 周，重度中性粒细胞减少和血小板减少多见于加速期和急变期患者。治疗中应定期检测血常规，具体方案为：第 1 个月 1 次/周，第 2 个月 1 次/2 周，随后根据临

床表现定期复查（每 2～3 个月 1 次）。如发生严重的中性粒细胞或血小板减少，应按以下方法调整剂量：

a. 加速期或急变期［起始剂量 600mg/d 或儿童和青少年 340mg/(m² · d)］：ⓐ如出现严重的中性粒细胞和血小板减少［NC＜0.5×10⁹/L 和（或）BPC＜10×10⁹/L］，应确定是否血细胞减少症与白血病有关（抽取骨髓或活检），如血细胞减少症是由白血病引起的，剂量应减少至 400mg/d 或儿童和青少年 260mg/(m² · d)；ⓑ如血细胞持续减少 2 周，剂量应进一步减少至 300mg/d 或儿童和青少年 200mg/(m² · d)；ⓒ如血细胞持续减少 4 周，应停药，直至 NC≥1.0×10⁹/L 和 BPC≥20×10⁹/L，重新治疗剂量为 300mg/d 或儿童和青少年 200mg/(m² · d)。

b. CML 慢性期及 GIST 患者［起始剂量 400mg/d 或儿童和青少年 260mg/(m² · d)］：ⓐ当 NC＜1.0×10⁹/L 和（或）BPC＜50×10⁹/L 时应停药；ⓑ在 NC≥1.5×10⁹/L 和 BPC≥75×10⁹/L 时应恢复用药，剂量可恢复为 400mg/d 或儿童和青少年 260mg/(m² · d)；ⓒ如再次出现危急数值，重新治疗剂量应减少至 300mg/d 或儿童和青少年 200mg/(m² · d)。

⑨ 本品偶可出现严重的肝毒性，主要引起血清氨基转移酶升高，可见黄疸、肝炎、高胆红素血症，偶见 ALP、CPK、LDH 及 SCr 升高，罕见衰竭。因此，治疗前应检查肝功能（包括 ALT、AST、BIL 及 ALP），治疗期间应每月检查 1 次，有临床表现时及时检查。如发现严重的血清氨基转移酶或 BIL 升高，应减量或暂停用药或终止用药，并继续密切监测肝功能。如 BIL 升高＞ULN 3 倍或血清氨基转移酶升高＞ULN 5 倍，宜停止服药，直至上述指标分别降至 ULN 的 1.5 或 2.5 倍以下，方可减量继续服用。此时，成人剂量应从 400mg/d 减少至 300mg/d，或从 600mg/d 减少至 400mg/d；儿童和青少年剂量应从 260mg/(m² · d) 减少至 200mg/(m² · d) 或从 340mg/(m² · d) 减少至 260mg/(m² · d)。

⑩ 本品的其他不良反应尚有：常见疲乏、恶心、呕吐、消化不良、食欲减退、腹痛、腹泻、腹胀、胀气、便秘、胃食管反流、口干、口腔溃疡、发热、畏寒、呼吸困难、疲倦、体重增加、头痛、头晕、失眠、味觉障碍、感觉异常、肌痉挛、痛性痉挛、骨骼肌疼痛、关节肿胀、肾区痛、尿频、血尿、月经过多、性功能障碍、结膜炎、流泪、皮炎、湿疹、皮疹、瘙痒、红皮症、皮肤干燥、毛发稀少、脱发、盗汗等。偶见脱水、痛风、高尿酸血症、低钠血症、低磷酸盐血症、食欲增加、体重减轻、胃肠道出血、黑便、胃溃疡、胃炎、嗝逆、抑郁、焦虑、嗜睡、偏头痛、外周神经病变、出血性脑卒中、心动过速、心力衰竭、高血压或低血压、血肿、眼刺激症状、结膜出血、眼干、视物模糊、单纯疱疹、带状疱疹、面部潮红、四肢发冷、皮肤色素沉着、牛皮癣、剥脱性皮炎和大疱疹等。罕见的有：乳房肿、男子乳腺发育、坐骨神经痛、关节肌肉僵硬、肾衰竭、紫癜、指甲断裂、多汗、高胆红素血症、高钾血症、视网膜出血、脑水肿、颅内压增高、荨麻疹、小疱疹、SJS、光敏反应等。用药期间应注意观察，并定期做相关检查。患者如出现严重的不良反应，应经处置后才能继续使用，并应根据不良反应发生的程度调整剂量。

吉非替尼 Gifitinib

（易瑞沙；Iress）

【药理分类】 抗肿瘤药-TKI［为针对表皮生长因子受体（EGFR）的 TKI，故亦称 EGFR-TKI］。

【适应证】 ①既往接受过铂类药物和多西他赛治疗或不适于化疗的晚期或转移性非小细胞肺癌；②在优势人群［女性、腺癌、不吸烟及 EGFR 有基因突变等］也可用于一线治疗。

【用法用量】 口服。每次 250mg，1 次/d。

【用药监护】 ① 孕妇及对本品或赋形剂有严重过敏反应者禁用。

② 儿童或青少年应用本品的安全性及有效性尚未确定，故不推荐应用。

③ CYP3A4 抑制药伊曲康唑可抑制本品的代谢，使本品的平均 AUC 升高 80%；同为 CYP3A4 抑制药的酮康唑、克霉唑、利托那韦等同样可能抑制本品的代谢，使本品的血药浓度升高。本品与 CYP 3A4 诱导药利福平、苯妥英、卡马西平、巴比妥类药或贯叶连翘（圣约翰草）提取物等合用，可增强本品的代谢，使本品的血药浓度降低，疗效降低。与 CYP2D6 酶底物美托洛尔合用，后者的暴露量升高 35%；与其他由 CYP2D6 代谢的药物同服，可能会升高后者的血药浓度。与华法林合用，可致 INR 增高，并增加出血的危险，服用华法林的患者合用本品时应

定期监测 PT 及 INR。与能引起胃 pH 持续升高≥5 的药物合用，可使本品的平均 AUC 减低 47%，因此与雷尼替丁、兰索拉唑等 H_2 受体拮抗药和 PPI 合用时本品疗效降低。与长春瑞滨同时服用，显示本品可能会加剧后者引起的中性粒细胞减少作用。

④ 用药前，应告知患者：a. 本品有生殖毒性，育龄期妇女在治疗期间应采取有效避孕措施。b. 本品可空腹或与食物同服，服用时如有吞咽困难，可将片剂分散于半杯饮用水中（非碳酸饮料），无须压碎，搅拌至完全分散（约需 10min），即刻饮下，再以半杯水冲洗药杯后饮之。c. 治疗过程中，不可擅自使用其他药物，用药应在医师的指导下进行。d. 本品可引起明显的乏力症状，可能会影响驾驶及机器操作能力，故用药期间应避免驾驶及机器操作。e. 治疗中如发生以下情况应立即报告医师：任何眼部症状；严重或持续的腹泻、恶心、呕吐或畏食加重；急性呼吸困难或进行性气急和明显的紫绀伴发热、咳嗽症状（疑似 ILD）；上腹部突发持续性剧痛，且疼痛向腰背部放射，进食加剧，弯腰、起坐或前倾时减轻（疑似胰腺炎）；腰及上腹部疼痛，并伴尿频、尿急和尿痛等膀胱刺激症状或血尿（疑似出血性膀胱炎）；严重皮损症状等。

⑤ 接受本品治疗者，偶可发生急性间质性肺病，部分患者可因此而死亡。伴先天性 PF、ILD、尘肺病、放射性肺炎、药物诱发性肺炎的患者，出现这种情况时死亡率增加。因此，治疗中应定期进行血常规及胸部 X 线检查。患者如出现气短、咳嗽和发热等，以及呼吸道症状加重，应中断治疗，及时查明原因。当证实有间质性肺病时，应停止使用本品，并对患者进行相应的治疗。

⑥ 本品最常见（发生率 20%以上）的不良反应为腹泻、皮疹（包括脓疱性皮疹）、瘙痒、皮肤干燥和痤疮。常见（≥1%且<10%）恶心、呕吐、畏食、口腔黏膜炎、口腔溃疡、乏力、呼吸困难、脱水、脱发、体重下降、外周性水肿、肝功能异常（包括无症状性的血清氨基转移酶升高）、鼻出血和血尿、指甲异常、结膜炎和眼睑炎、弱视。少见（≥0.1%且<1%）间质性肺病（有致命性病例报道）、可逆性角膜糜烂（有时伴睫毛生长异常）、INR 升高和（或）出血事件、出血性膀胱炎。罕见（≥0.01%且<0.1%）胰腺炎。极罕见（<0.01%）Lyell 综合征和多形性红斑、过敏反应（包括血管神经性水肿和荨麻疹）、角膜脱落、眼部缺血或出血。治疗期间应注意观察，并定期做相关检查，出现严重不良反应（包括严重肝功能损害）时应考虑停药，必要时给予对症支持治疗，症状明显缓解需继续用药时应减量。

舒尼替尼　Sunitinib

（索坦；Sutent）

【药理分类】 抗肿瘤药-多激酶抑制药［即 TKI、血管内皮生长因子（VEGF）抑制药］。

【适应证】 用于治疗失败或不能耐受的胃肠道间质瘤（GIST）和不能手术的晚期肾细胞癌（RCC）。

【用法用量】 口服。每次 50mg，1 次/d，服药 4 周，停药 2 周。治疗中，可根据药物在个体中的安全性及耐受性情况，以 12.5mg 为梯度单位增加或减少地调整或者中断治疗。

【用药监护】 ① 对本品或药物的非活性成分严重过敏者禁用。

② 下列情况慎用：已知有 QT 间期延长病史、服用抗心律失常药物或有相关基础心脏病、心动过缓及电解质紊乱者。

③ 育龄期妇女接受本品治疗期间应采取有效避孕措施。

④ 哺乳期妇女应用本品期间需停止哺乳。

⑤ 儿童应用本品的安全性及有效性尚未确定，不推荐应用。

⑥ 本品与 CYP3A4 强抑制药（如酮康唑、伊曲康唑、伏立康唑、克拉霉素、泰利霉素、阿扎那韦、茚地那韦、萘法唑酮、奈非那韦、利托那韦、沙奎那韦等）合用，本品的血药浓度增加；合并用药时应选择对此类酶没有或只有最小抑制作用的药物；如必须与 CYP3A4 强抑制药合用，应考虑降低本品剂量，最小可至 37.5mg，1 次/d。与 CYP3A4 诱导药（如利福平、利福布汀、利福喷汀、苯巴比妥、苯妥英、卡马西平、地塞米松等）合用，本品的血药浓度降低；合并用药时应选择对此类酶没有或只有最小诱导作用的药物；如必须与 CYP3A4 强诱导药合用时，应考虑增加本品剂量，但最大剂量不应超过 87.5mg，1 次/d；

如增加本品剂量，应仔细监测患者的毒性反应。与贝伐单抗合用，可致微血管病性溶血性贫血（MAHA），两者不宜合用。

⑦ 本品心血管不良反可见左心室功能障碍、LVEF下降、QT间期延长（呈剂量依赖性）、CHF（部分为致命性），罕见TDP。治疗期间应注意监测心功能（包括LVEF、ECG）及电解质（镁和钾）。患者如出现CHF的临床表现，应予停药。无CHF临床证据但LVEF＜50％，或LVEF低于基线20％的患者，也应停药和（或）减量。此外，本品尚偶见高血压，并有出现严重或恶性高血压的病例。因此，治疗期间应注意监测血压，对高血压患者还应根据需要进行标准的降压治疗，防止出现严重高血压。如发生严重高血压，应暂时停用本品，直至高血压得到控制，继续用药时应减少本品剂量，并密切监测血压。

⑧ 本品具有肝毒性，可引起ALT、AST、ALP、TBIL、IBIL升高，严重者可能导致肝衰竭。肝衰竭的表现包括黄疸、血清氨基转移酶升高和（或）BIL过高，或伴随脑部疾病、凝血障碍和（或）肾衰竭，甚或死亡。因此，在本品治疗开始前、每个治疗周期及临床需要时，应监测肝功能（ALT、AST、BIL），并加强临床观察。当出现3级或4级与药物相关的肝毒性反应时，应中断用药，如无法恢复，应终止本品治疗。当患者在随后的肝功能监测中显示肝功能损害继续加重，或出现其他的肝衰竭症状时，不可重新开始本品治疗。

⑨ 本品罕见可逆性后脑白质病变综合征（RPLS），其主要症状/体征为高血压、头痛（最常见）或伴呕吐、嗜睡或昏睡、癫痫发作（较常见）、灵敏性下降、精神功能改变（包括精神错乱、自发行为、寡言少语、注意力下降等）和视觉异常（常见，包括视物模糊、偏盲，甚至皮质性盲）等，体查可见腱反射亢进、肢体软、动作不协调，神经体征可有病理性阳性，CT扫描可见脑白质低密度病灶，核磁共振成像（MRI）显示脑白质水肿，典型的脑部病变多发生顶枕部，主要为血管神经性水肿。上述症状/体征一旦出现，应立即采取有效治疗措施，包括控制血压（首选硝普钠，可选拉贝洛尔或钙通道阻断药）、抗惊厥（可选用苯妥英钠、地西泮或苯巴比妥）治疗，并暂停本品治疗，待症状消失后方可继续使用本品。

⑩ 本品常可引起出血，最常见的是鼻出血，大部分为1级或2级。晚期RCC或GIST患者中较常见直肠出血、牙龈出血、上消化道出血、泌尿生殖道出血和伤口出血。非小细胞肺癌患者可能会发生严重和危及生命的肺出血。GIST患者可见3级和4级肿瘤出血（最早发生于第1个周期，最晚发生在第6个周期）。罕见腹腔内肿瘤患者出现严重或致命性的胃肠穿孔出血，并有出现脑出血的个案报道。用药期间应注意临床观察，经常进行临床体检和定期监测CBC及凝血功能，出现出血倾向时应停止治疗或延迟治疗，并及时处置。

⑪ 本品尚可见食欲减退、畏食、消化不良、恶心、呕吐、腹泻、腹痛、便秘、味觉改变（包括味觉丧失）、黏膜炎、口腔炎、发热、头晕、头痛、背痛、关节痛、四肢痛、疲乏、低血压、体重改变、结膜炎、呼吸困难、静脉血栓事件、外周性水肿、甲状腺功能减退、胰腺炎、皮疹、皮肤变色、血小板减少、白细胞减少、淋巴细胞减少、低血钾、高血钠，以及LPS、SAMY和SCr升高。此外，尚有引起严重感染（包括呼吸道、尿道、皮肤感染，以及脓毒血症和会阴部坏死性筋膜炎。伴或不伴中性粒细胞减少，部分伴致命后果）、肌病和（或）RM（伴或不伴急性肾衰竭，部分为致命性。血小板减少症相关的致命性的出血事件、肺栓塞（部分为致命性）和肺出血（部分伴致命后果）、血栓微血管病、肾功能损伤和/或肾衰竭（部分伴致命后果）、蛋白尿和少数肾病综合征（出现后应终止本品治疗）、超敏反应（包括血管神经性水肿，出现后应立即停药）、瘘管形成［有时与肿瘤坏死和（或）消退相关，部分伴致命后果］、下颌骨坏死（ONJ）、动脉血栓栓塞事件［部分伴随致命后果，最常见的事件包括脑卒中、短暂性脑缺血发作（TIA）及脑梗死］、坏疽性脓皮病、甲状腺功能亢进（部分随后出现甲状腺功能减退）、心肌病（部分伴致命后果）等报道。用药期间应注意观察，定期做相关检查，出现严重的不良反应时需及时停用本品，并采取有效治疗措施，症状消退后再继续本品治疗，必要时调整剂量。

⑫ 本品高剂量或长期应用，可能发生与HFS极为相似的HFSR，其症状与处置参阅氟尿嘧啶【用药监护】⑯。

索拉非尼 Sorafenib

（多吉美，索雷弗尼；Nexava，Sorenic）

【药理分类】 抗肿瘤药-多激酶抑制药（即 TKI、RAF 激酶抑制药、血管生成抑制药和 VEGF 抑制药）。

【适应证】 ①用于不能手术的晚期肾细胞癌（RCC）；②亦用于无法手术或远处转移的原发肝细胞癌。

【用法用量】 口服。每次 0.4g，2 次/d，治疗持续直至患者不能临床受益或出现不可耐受的毒性反应。出现不良反应时，剂量可减为 0.4g，1 日或隔日 1 次。

【用药监护】 ① 下列情况禁用：对本品或药物的非活性成分严重过敏者、孕妇及哺乳期妇女。

② 下列情况慎用：肝病、黄疸或肾病（CL_{Cr}＜30ml/min）、有活动性出血倾向（如胃肠道出血）者，以及既往进行过骨髓抑制治疗（包括放疗和化疗）的患者。

③ 育龄期妇女接受本品治疗期间及停药后至少 2 周内应采取有效的避孕措施。

④ 儿童应用本品的安全性及有效性尚未确定。

⑤ 本品无须根据患者的年龄（65 岁以上）、性别或体重调整剂量。

⑥ 轻中度肝损害患者（Child-Pugh A 和 B）无须调整剂量。尚未进行重度肝损害患者（Child-Pugh C）应用本品的研究。

⑦ 轻度、中度或不需要透析的重度肾功能损害的患者无须调整剂量。尚未进行透析患者应用本品的研究。

⑧ 活动性感染（包括真菌或病毒感染）患者，在应用本品前宜先进行相关治疗。曾经感染过带状疱疹、单纯疱疹等疱疹病毒或者有其他病毒感染既往史的患者，其感染在本品治疗后有可能复发。

⑨ CYP3A4 诱导药利福平、卡马西平、苯巴比妥和地塞米松等可能加快本品的代谢，使本品的血药浓度降低。本品是 CYP2C9 的竞争性抑制药，可能会升高其他经 CYP2C9 代谢药物的血药浓度。本品与其他治疗范围较窄的 CYP2C9 底物［如塞来昔布、双氯芬酸、屈大麻酚、倍他尼定、苯妥英、吡罗昔康、舍曲林、甲苯磺丁脲和托吡酯等］合用时应注意观察，防止出现严重的不良反应。与阿霉素或伊立替康合用时，后两者的 AUC 将分别增加 21％和 26％～42％，合用时应密切观察。与华法林合用，部分患者偶可出现 BT 或 CT 延长和 INR 值升高，两者合用时应定期监测 PT 及 INR 值，并密切观察出血倾向。与多西他赛联用时，后者的 AUC 增加 36％～80％，两者联用时应保持谨慎。

⑩ 用药前，应告知患者：a. 本品不可与食物同服，应空腹（餐前 1h 或餐后 2h）或伴低脂、中脂食物服用。b. 如忘记服药，下一次服药时也无须加大剂量。c. 治疗期间，如出现以下症状必须及时报告医师：上腹部突发持续性剧痛，且疼痛向腰背部放射，进食加剧，弯腰、起坐或前倾时减轻（疑似胰腺炎症状）；手足红斑和肿胀，或麻木、感觉异常（疑似 HFSR）；勃起功能障碍（ED）。

⑪ 本品高剂量或长期应用，可能发生与 HFS 极为相似的 HFSR，发生率 27.6％，通常多为 NCI-CTC（国际通用药物毒性反应判定标准）1 级至 2 级，且多于开始服用本品后的 6 周内出现。治疗期间，应注意观察患者，出现皮肤毒性反应时需根据判定标准作如下处置：a. 1 级毒性反应（麻痹、感觉迟钝、感觉异常、麻木感、无痛肿胀、手足红斑或不适但不影响日常活动）：继续使用本品，同时给予局部治疗，以消除症状。b. 2 级毒性反应［伴疼痛的手足红斑和肿胀，和（或）影响日常生活的手足不适］：继续使用本品，同时给予局部治疗，以消除症状。7d 之内如果症状没有改善或第 2、第 3 次出现时，中断本品治疗直到毒性缓解至 0～1 级。当重新开始本品治疗时，减少至单剂量（每日 0.4g 或隔日 0.4g）。当第 4 次出现，则应终止本品治疗。c. 3 级毒性反应（润性脱屑、溃疡、手足起疱、疼痛或导致患者不能工作和正常生活）：当第 1 次或第 2 次出现时，应中断本品治疗直到毒性缓解至 0～1 级。当重新开始本品治疗时，减少至单剂量（每日 0.4g 或隔日 0.4g）。当第 3 次出现时，则应终止本品治疗。处置方法参阅氟尿嘧啶【用药监护】⑯。

⑫ 本品可见血压升高，多为轻中度，常发生于开始治疗的早期阶段，用常规的降压药即可控制。因此，在治疗开始后的前 6 周内应每周检测 1 次血压，之后也应常规监控血压。患者如出现高血压症状，应按标准治疗方案进行治疗。对应用降压药后仍严重或持续的高血压或出现高血压危象的患者，不应再使用

本品。

⑬ 本品可增加患者出血的风险，少数患者用药后可出现鼻出血、牙龈出血、黏膜出血、胃肠道出血、生殖泌尿道出血或皮肤瘀斑，严重出血症不常见。因此，治疗期间应定期监测 PT 及 INR 值，并密切观察出血倾向。轻度出血不用停药，可进行观察治疗。中度出血则应暂停用药，经对症治疗恢复后可减量用药。如出现严重出血症，应给予及时治疗，并永久不可再用本品。服用本品期间，患者不宜进行肌内注射，因本品可能诱发血小板减少，使患者易出现出血、碰伤或血肿等情况。

⑭ 本品的其他不良反应尚有：常见皮疹（20.7%）、高血压（6.9%）、腹泻（6.9%）、疲倦（6.9%），症状大多轻微，且可以耐受。尚可见：a. 血液系统：淋巴细胞减少、白细胞及中性粒细胞减少、贫血、低磷血症、低血钠症、脱水。b. 消化系统：恶心、呕吐、食欲减退、吞咽困难、口腔炎、胰腺炎。c. 心血管系统：心肌缺血和（或）心肌梗死。d. 中枢神经系统：发热、头痛、面部潮红、抑郁、疲乏、虚弱、耳鸣。e. 生殖系统：ED、男子乳房发育。f. 皮肤软组织：瘙痒、红斑、皮肤干燥、脱发/脱屑。g. 其他：肢体疼痛、关节痛、声嘶等。h. 实验室检查可出现 LPS 和 SAMY 升高（均为 CTCAE 3 级或 4 级），451 例应用本品的患者中 2 例发生胰腺炎（CTCAE 4 级）。用药期间应注意观察，并定期做相关检查，如出现严重的不良反应，须及时采取治疗措施，症状缓解后再继续本品治疗，必要时减少剂量。

利妥昔单抗 Rituximab

（美罗华；Mabthera）

【药理分类】 抗肿瘤药-人/鼠嵌合单克隆抗体。

【适应证】 ①复发或耐药的滤泡性中央型淋巴瘤（国际工作分类 B、C 和 D 亚型的 B 细胞 NHL）的治疗。②先前未经治疗的 CD20 阳性Ⅲ～Ⅳ期滤泡性 NHL，应与标准 CVP 化疗（环磷酰胺长春新碱和强的松）8 个周期联合治疗。③CD20 阳性弥散大 B 细胞性 NHL（DLBCL），应与标准 CHOP 化疗（环磷酰胺、阿霉素、长春新碱、强的松）8 个周期联合治疗。

【用法用量】 静脉滴注。①滤泡性 NHL（单药治疗），每次 375mg/m^2，1 次/周，在 22d 内共给药 4 次。②弥散大 B 细胞性 NHL 联合 CHOP，每次 375mg/m^2，在每个化疗周期的第 1 日使用，化疗的其他组分应在本品应用后使用。

【用药监护】 ① 下列情况禁用：对本品过敏者、对本品的任何组分或鼠蛋白过敏者、孕妇。

② 在 NC＜1.5×10^9/L 和（或）BPC＜75×10^9/L 的患者中使用本品应非常谨慎。

③ 哺乳期妇女不应接受本品治疗。育龄期妇女在使用本品过程中及治疗后的 12 个月内应采取有效避孕措施。

④ 儿童应用本品的安全性及有效性尚未确定。

⑤ 对于循环中恶性肿瘤细胞数目较多（＞25000/mm^3）或肿瘤负荷较大的患者，如 CLL 和套细胞淋巴瘤（MCL），其发生严重（3～4 度）细胞因子释放综合征（CRS）或 TLS 的危险性较高，因此必须在非常谨慎并且在其他治疗手段无效时才考虑应用。

⑥ 本品必须经稀释后方可静脉滴注，未经稀释的本品禁止用于静脉滴注。配制时，应在无菌条件下抽取本品，并用 0.9%氯化钠注射液或 5%葡萄糖注射液稀释至浓度为 1mg/ml。然后轻轻倒转输液瓶（袋），使溶液混合均匀，但避免出现泡沫。配制好的液体应通过专用输液管给药。滴注前应备有完善的 CPR 设备和急救药物。溶液配制后应立即使用。滴注前，应仔细观察溶液中有无颗粒或变色，如有则不能使用。配制好的注射液不能用于静脉推注。

⑦ 本品第 1 次滴注时，初始滴注速率应为 50mg/h，自开始输注后每 30min 输注速率可增加 50mg/h（即每 30min 剂量增加 25mg），直至最大输注速率为 400mg/h。之后输注本品的开始速率为 100mg/h，每 30min 输注速率可增加 100mg/h（即每 30min 剂量增加 50mg），直至最大输注速率为 400mg/h。

⑧ 本品可能引起严重的 CRS 或 TLS，循环中有大量恶性肿瘤细胞（＞25000/ml）或高肿瘤负荷（单个病灶直径＞10cm）者发生严重的 CRS 或 TLS 的风险较高，因此这些患者使用本品应极其慎重。严重的 CRS 以严重的呼吸困难（常伴支气管痉挛和低氧血症）、

发热（可能出现高热或惊厥）、寒战、强直、荨麻疹、血管神经性水肿为特征，有时可出现危及生命的呼吸衰竭而致死。此征还常伴随出现一些 TLS 的特征，如高尿酸血症、高钾血症、低钙血症、代谢性酸中毒和 LDH 升高，常可出现腰痛和血尿现象（此为 TLS 的首发症状），易并发严重心律失常、急性肾衰竭及危及生命的呼吸衰竭（可伴有肺间质浸润和水肿）或多脏器功能衰竭。CRS 通常在第 1 次输注开始的 1～2h 内出现，既往有肺功能不全或肿瘤肺侵犯的患者发生的风险更高。因此，预先存在肺功能不全或肿瘤肺浸润的患者用本品治疗必须特别谨慎，必要时应考虑对这些患者进行适当的预防治疗。治疗中，患者若出现上述严重症状和体征，应立即停止输注，并给予积极的对症治疗，如给予解热镇痛药、抗组胺药，或者吸氧、输注 0.9%氯化钠注射液，必要时使用支气管扩张药和肾上腺皮质激素等，并注意监测和控制呼吸、血压及相关血液生化指标。TLS 治则是迅速纠正电解质失衡和酸中毒，监测并维护心脏和肾脏功能，防止并发严重心律失常和急性肾衰竭。少数患者在临床症状改善后会再度恶化，因此应对患者继续进行至少 24h 的严密监护，直至症状和体征完全消失。在症状和体征消失、实验室检查恢复正常后，方可重新开始治疗。重新开始治疗后，本品的输注速率应减慢至之前的一半，防止症状再现。如再次出现相同的严重不良反应，应终止本品治疗。通常减慢输注速率后，各种与治疗相关的轻中度不良反应均会减轻。症状改善后，输注速率可逐步提高。

⑨ 本品可引起输液相关不良反应，发生率超过 50%，主要出现于第 1 次输注，而且通常在输注开始的 1～2h 内出现。这些不良反应大部分是轻度的流感样反应，主要表现为恶心、疲乏、瘙痒、发热、风疹/皮疹、畏寒或寒战、面部潮红、喷嚏、血管神经性水肿、咽喉刺激、咳嗽和支气管痉挛、鼻炎、头痛及肿瘤疼痛等，同时伴有或不伴有与药物治疗相关的低血压或高血压。个别患者发生原有心脏病如心绞痛和 CHF 的加重。再次输注时，相关不良反应的发生率降低。治疗前静脉给予糖皮质激素明显降低了这些事件的发生率和严重性。本品引起的输液相关不良反应可按一般输液反应的常规治则处置。本品【用药监护】⑧所述的 CRS 实际上也是一种输液相关不良反应。

⑩ 本品偶可引起超敏反应，主要表现为低血压、支气管痉挛和血管神经性水肿，并有致过敏性休克的报道。本品引起的超敏反应与 CRS 表现的症状相似，但前者通常在输注开始后几分钟之内即出现，而后者常出现于输注开始的 1～2h。因此，在输注前应备好过敏反应的急救药物和器材，输注时应注意观察，患者一旦出现超敏反应征兆，应立即停药，并立即使用抗变态反应的药物，如肾上腺素、抗组胺药和肾上腺皮质激素。

⑪ 由于本品治疗中可能会出现一过性低血压，因此在治疗前 12h 及治疗过程中应避免使用抗高血压药。本品还可能引起高血压、心动过速、心动过缓和直立性低血压，并有引起心绞痛、心功能不全、心律失常[如心房扑动(AF)和心房颤动(Af)]、心肌梗死的报道。这些反应主要见于既往有心血管病史和（或）接受过对心脏有毒性的化疗药物的患者。因此，在输注过程中应对上述患者进行严密监护，防止出现心血管系统不良反应。

⑫ 本品可能导致严重的皮肤黏膜反应，如单纯性疱疹、带状疱疹、苔藓样皮炎、大疱性皮炎、副肿瘤性天疱疮、SJS 及 Lyell 综合征等，这些反应通常发生在开始治疗的 1～13 周，大多为中、重度，起病较快，有些进展迅速，甚至导致致命性后果，虽属罕见，但应高度重视。因此，在治疗过程中应密切观察患者，一旦发现，及时停药，并立即进行有关临床和实验室检查，必要时做皮肤活检，以明确诊断，对症治疗。

⑬ 可逆性后部脑病综合征（PRES）和 RPLS 是本品罕见的不良反应，两者的临床症状相似，主要表现为头痛、视觉障碍、意识改变、癫痫发作；两者的影像学特征也都是双侧对称性为主的脑白质水肿，但病变累及部位前者以大脑半球后部白质为主，后者以大脑后部白质为主。治疗中如出现上述症状，应立即停药，并及时进行头部 CT 扫描和 MRI 检查，一旦确诊，立即给予快速降压、控制癫痫发作及纠正电解质紊乱等综合治疗。只要及早发现并经及时有效治疗，临床表现可在数小时至数日发生明显缓解，影像学改变也可在数日至数周内完全恢复，一般不留有神经系统后遗症。如处置不及时会迅速导致昏迷，甚至死亡。因此，治疗期间应注意观察，防止发生 PRES/RPLS。本品还罕见伴或不伴外周神经病变的脑神经病变，出现严重的视力丧失、听力丧

失、其他感觉丧失和面瘫等症状。病变可在治疗的不同时期，乃至治疗结束后几个月发生。因此，治疗期间应注意观察，治疗结束后应定期随访，一旦出现，及时采取有效治疗措施。

⑭ 本品尚可见关节痛、肌痛、肌张力增高、全身酸痛；无力、全身不适、腹痛、背痛、胸痛、输注部位疼痛；腹泻、腹胀、消化不良、畏食症；高血糖、外周性水肿、LDH升高、低钙血症；头晕、焦虑、感觉异常、激惹、不安、失眠、神经质；咳嗽、鼻窦炎、支气管炎、阻塞性细支气管炎；排尿困难、血尿；盗汗、多汗、泪腺分泌紊乱、结膜炎、味觉障碍，以及一过性肝功能异常和感染。少见凝血障碍、血小板减少、中性粒细胞减少、贫血。罕见淋巴结病、全血细胞减少及溶血性贫血。治疗期间应加强监护，并定期做血常规、血压、血糖、肝肾功能及ECG检查，出现异常，及时处置。

曲妥珠单抗 Trastuzumab

（赫赛汀，群司珠单抗；Herceptin）

【药理分类】 抗肿瘤药-重组DNA的人源化单克隆抗体。

【适应证】 用于治疗HER2过度表达的转移性乳腺癌、已接受1个或多个化疗方案的转移性乳腺癌、联合紫杉类药物治疗未接受过化疗的转移性乳腺癌。

【用法用量】 静脉滴注。①初次剂量，4mg/kg，90min内静脉输入。②维持剂量，每次2mg/kg，1次/周，如初次剂量可耐受，则维持剂量可于30min内输完。治疗持续至疾病进展为止。

【用药监护】 ① 已知对本品或其他成分过敏者禁用。

② 下列情况慎用：对其他鼠源化或人源化单克隆抗体过敏、CHF或心功能不全、有哮喘病史，以及既往用过或正在使用蒽环类药物、环磷酰胺或做过胸部放疗者。

③ 孕妇及哺乳期妇女避免应用。

④ 18岁以下患者应用本品的安全性及有效性尚未确定。

⑤ 本品同时配送的灭菌注射水中含有防腐剂苯乙醇或苯甲醇，对新生儿和3岁以下的儿童有毒性。当本品用于已知对苯乙醇或苯甲醇过敏的患者时，应使用不含有防腐剂的灭菌注射用水配制。

⑥ 本品与蒽环类或环磷酰胺合用，血液及心血管毒性增加。与紫杉醇合用，本品的C_{min}增加约1.5倍。与华法林合用，有增加出血的危险。本品不能使用5%葡萄糖注射液为溶剂，因其可使蛋白凝固，并不可与其他药物混合输注。

⑦ 配制本品输液时应采用无菌操作，先将每瓶药物（440mg）用同时配送的20ml灭菌注射用水（含有防腐剂苯乙醇或苯甲醇）稀释，溶液为无色至淡黄色的澄明液体，浓度为21mg/ml，在2～8°C冰箱中可稳定保存28d，可多次使用。对防腐剂过敏者必须用非同时配送的不含防腐剂的灭菌注射用水配制，但由此配制的溶液应马上使用，且仅供单次输注，不可多次使用。然后根据初次剂量4mg/kg或维持剂量2mg/kg计算所需溶液的体积。计算公式为：所需溶液的体积＝体重（kg）×剂量（4mg/kg初次剂量或2mg/kg维持剂量）/21（mg/ml，配制好溶液的浓度）。最后将所需溶液量从小瓶中吸出，加入0.9%氯化钠注射液250ml中，轻加混匀，防止产生气泡。使用前，应仔细观察输液有无颗粒产生或变色，有则不可使用。输液配好后应马上使用。如果在无菌条件下稀释的，可在2～8°C冰箱中保存24h。

⑧ 在使用本品治疗的患者中观察到有心功能减退的症状和体征，如呼吸困难，咳嗽增加、夜间阵发性呼吸困难、外周性水肿、S3奔马律或LVEF减低。与本品治疗相关的CHF可能相当严重，并可引起致命性心力衰竭、脑栓塞或死亡。特别在与蒽环类药物（多柔比星或表柔比星）和环磷酰胺合用治疗转移乳腺癌的患者中，观察到中至重度的心功能减退（Ⅲ/Ⅳ级）。因此，在选择本品治疗前应对患者进行全面的基础心功能评价，包括病史、物理检查和以下一或多项检查：ECG、ECHO、MUGA扫描，并详细询问患者既往有无使用过蒽环类药物和环磷酰胺（包括用量、疗程及累积量），以全面评估患者的心功能。治疗期间，应对患者进行心功能动态监护。若患者出现临床显著的左心室功能减退症状，应考虑停用本品，并给予对症治疗［通常包括利尿药、强心苷类药和（或）ACEI］。治疗后大多数患者症状好转，可以继续每周使用本品。

⑨ 本品可引起输液相关反应，发生率约

40%，通常发生于首次输注后30～120min内，也有少数患者在输注中或输注后12h内发生，个别患者在输注后24h甚至更长的时间后才发生。症状与处置方法参阅利妥昔单抗【用药监护】⑨。

⑩ 在两个临床试验中，本品单独治疗或与化疗药合用（多柔比星或表柔比星加环磷酰胺，或紫杉醇）治疗的患者中至少发生过1次如下严重的不良反应：过敏反应、腹水、恶性肿瘤、蜂窝织炎、黏膜疾病、脓毒症、猝死；Af、心肌病、深部血栓性静脉炎、心力衰竭、肺栓塞、血栓形成；吞咽困难、食管溃疡、呕血、肠梗阻；肝炎、肝衰竭、肝大；黄疸、肝损害、肝区触痛；AL、贫血、骨髓抑制、髓系细胞成熟障碍、全血细胞减少；高钙血症、高血糖；骨坏死、骨折；焦虑、精神错乱、惊厥、神经病变、思维异常；窒息、哮喘、肺疾病、气胸、胸腔积液、肺炎；急性肾衰竭、肾积水；耳聋、视网膜动脉阻塞。因此，在用药过程中应严密监护患者，发现异常及时处置。

⑪ 其他参阅利妥昔单抗【用药监护】⑧、⑪及⑭。

西妥昔单抗 Cetuximab

（爱必妥；Erbitux）

【药理分类】 抗肿瘤药-鼠/人嵌合单克隆抗体。

【适应证】 与伊立替康合用于治疗过表达的EGFR、经伊立替康治疗失败后的转移性结直肠癌。

【用法用量】 静脉滴注。单药化疗，起始剂量400mg/m^2，滴注时间120min，滴注速率控制在5ml/min以内。之后250mg/m^2，1次/周，滴注时间不少于60min。治疗持续至病情进展为止。

【用药监护】 ① 下列情况禁用：已知对本品有严重超敏反应（3级或4级）者，儿童（应用本品的安全性尚未确定）。使用本品期间如发生肺间质疾病，则禁止继续使用。

② 下列情况慎用：对本品过敏者和体能状况低下或伴心肺疾病者，以及孕妇和哺乳期妇女。

③ 育龄期妇女接受本品治疗期间应采取有效避孕措施。

④ 本品静脉滴注时不需另加稀释液，可使用输液泵或注射泵给药。

⑤ 本品可见严重的输液反应，发生率为3%，致死率<0.1%，90%发生于第1次输注开始后的30～120min内，也有少数患者发生于后续用药阶段。输液反应以急性气道阻塞、呼吸困难、荨麻疹和低血压为特征，也可见寒战、发热、恶心、喘鸣等症状。因此，在输注过程中及输注结束后1h内必须密切监护患者，出现轻中度输液反应时，可减慢输注速率或给予抗组胺药，一般不影响继续用药。若发生严重的输液反应，则需立即停止输注，并马上静脉注射肾上腺素、糖皮质激素和抗组胺药，并给予支气管扩张药、输氧等治疗。部分反应十分严重者不得再次使用本品。为预防发生输液反应或减轻输液反应的症状，可在每次输注本品前30～60min给予适量抗组胺药。

⑥ 本品可引起超敏反应，主要表现为低血压、支气管痉挛、喘鸣、皮疹和血管神经性水肿，严重者可发生过敏性休克，通常发生于首次输注开始后几分钟之内。因此，在输注前应先做过敏试验，即静脉注射本品20mg，并观察10min以上，结果呈阳性者慎用，但阴性结果并不能完全排除发生严重过敏反应的可能。因此，在输注前应备好过敏反应的急救药物和器材，输注时应注意观察。患者出现轻中度超敏反应时，应减慢输注速率，一旦发生严重超敏反应，应立即停用，并进行紧急救治，之后永久不可再用。

⑦ 本品常可引起不同程度的皮肤毒性反应，最常见者为遍及头皮、面部、胸及上背部的痤疮样-毛囊性皮损（痤疮、丘疹、斑丘疹、脓疱、皮肤干燥或剥脱性皮炎），均为剂量依赖性，一般出现于治疗的1～3周内。此外，还可出现脂溢性皮炎、潮红、脱发、皮肤疼痛或痛觉过敏，以及指远端皮肤皲裂、指（趾）甲沟炎、瘙痒。轻度皮肤反应无须调整剂量，中度皮肤反应可酌情减量，严重皮肤反应（3级）必须中断本品治疗。

⑧ 研究发现，用本品治疗期间发生的呼吸困难可能与本品相关，老年人、体能状况低下或伴肺部疾病者可能存在更高的与呼吸困难相关的风险。用药期间应注意观察，一旦发生急性发作的肺部症状，应立即停用本品，及时查明原因，如确系肺间质疾病，则禁用并进行相应的治疗。

⑨ 本品的其他不良反应尚有：常见疲倦、腹泻、恶心、呕吐、腹痛和便秘等。可见轻度

血清氨基转移酶及ALP升高、WBC下降、肌痛、关节痛、背痛、嗜睡、失眠、眩晕、感觉异常、声音嘶哑、言语困难、结膜炎、低镁血症等。罕见败血症、肾衰竭、肺栓塞和脱水等。治疗期间注意观察，严重者停药处置。

■ 第四节　抗肿瘤辅助用药

美司钠　Mesna

（美钠，巯乙磺酸钠；Mesnex）

【药理分类】 抗肿瘤辅助用药-泌尿系统保护药。

【适应证】 ①预防氧氮磷环类药物（异环磷酰胺、环磷酰胺或氯磷酰胺）引起的泌尿道毒性；②亦用于做骨盆区放射、曾用上述3种药物治疗而发生膀胱炎及有泌尿道损伤病史者。

【用法用量】 静脉注射或静脉滴注。常用量为氧氮磷环类药物剂量的20%，例如异环磷酰胺每次2000mg，则本品每次400mg，注射时间为0时段（即应用氧氮磷环类药物的同一时间）、4h后及8h后的时段，共3次。使用环磷酰胺做连续性静脉滴注时，在治疗的0时段，一次大剂量静脉注射本品，然后再将本品加入环磷酰胺输液中同时给药（本品剂量可高达环磷酰胺剂量的100%）。在输液用完后约6～12h内连续使用本品（剂量可高达环磷酰胺剂量的50%）以保护尿道。

【用药监护】 ① 对本品或其他巯基化合物过敏者禁用。

② 孕妇及哺乳期妇女慎用。

③ 本品的保护作用仅限于泌尿系统的损害，所有其他对使用环磷酰胺治疗时所采取的预防及治疗措施均不受本品影响。

④ 由于本品可减慢消化道运动，消化道运动障碍患者使用时应严密观察。

⑤ 利福平等CYP450诱导药可降低本品的血药浓度，使疗效减低。本品与华法林合用，出血的危险性增加。本品与食物同时服用时吸收略有延迟。本品与顺铂、卡铂及氮芥类药物有配伍禁忌。

⑥ 高血压未控制的患者，剂量不宜超过10mg/d，以免引起血压进一步升高。

⑦ 本品常见的不良反应为头痛、倦怠、发热、便秘、胃肠道紊乱，通常反应轻微，停药后即消失，一般无须特殊处理。偶见低血压、心跳加快（>100次/min）或短暂的血清氨基转移酶升高，停药后可消失。少见皮肤瘙痒、红斑、水疱、局部肿胀（风疹样水肿）等过敏反应。罕见过敏性休克。用药时须注意观察，一旦出现，及时处置。

⑧ 本品偶有静脉刺激反应，这可能与本品的pH6及高渗透性有关。将本品用灭菌注射用水稀释至1∶3的浓度时，可避免出现静脉炎并发症。

⑨ 本品的不良反应与剂量呈相关性。对本品过量引起的毒性反应（如恶心、呕吐、腹泻、头痛、肢体痛、血压降低、心动过速、皮肤反应、疲倦及虚弱等）尚无特异的解毒药，可对患者进行全身对症支持治疗。

昂丹司琼[典]　Ondansetron

（恩丹西酮，枢复宁；Emeset，Zofran）

【药理分类】 抗肿瘤辅助用药-5-羟色胺3（5-HT_3）受体拮抗药。

【适应证】 ①预防和治疗癌症患者接受细胞毒性药物化疗和放疗引起的恶心、呕吐；②预防和治疗手术后的恶心、呕吐。

【用法用量】 ①高度催吐化疗药（如顺铂等）的止吐：在化疗前30min、化疗后4h、8h、各缓慢静脉滴注8mg；停止化疗后，每8～12h口服本品片剂8mg。②催吐程度不太强烈化疗药物（如环磷酰胺、多柔比星等）的止吐。化疗前30 min内静脉滴注8mg，以后每8～12h口服本品8mg，连服5d。③放疗的止吐。放疗前1～2h口服片剂8mg，以后每8小时口服8mg。④预防和治疗手术后呕吐。可与麻醉药同时静脉滴注本品4mg，对已出现恶心呕吐时可缓慢静脉滴注本品4mg，滴注时间不小于15min。

【用药监护】 ① 对本品过敏者及胃肠道梗阻者禁用。

② 孕妇及哺乳期妇女慎用。

③ 腹部手术后不宜应用本品，以免掩盖回肠或胃扩张症状。

④ 本品与地塞米松或甲氧氯普胺合用，可显著增强止吐效果。本品注射剂不能与其他药物混合在同一注射器中使用或同时输注。

⑤ 本品静脉滴注宜缓慢，速率太快可出

现视物模糊现象。

⑥ 本品单次静脉注射剂量不宜超过16mg，否则会增加引起 QT 间期延长的风险。注射本品前，应首先纠正可能存在的电解质紊乱，如低血钾或低血镁，以免增加发生 QT 间期延长或心律失常的风险。

⑦ 本品常见头痛、头部和腹部温热感。可见腹部不适、便秘、口干、皮疹、短暂性无症状血清氨基转移酶升高。罕见支气管哮喘或皮肤过敏反应。这些反应大多轻微，一般无须特殊处置，个别症状严重者可给予对症治疗。此外，本品尚有引起运动失调、癫痫发作、胸痛、心律不齐、低血压及心动过缓的罕见报道。用药中应注意观察，防止发生上述不良反应。

格拉司琼[典] Granisetron

（格雷西隆，格瑞同；Granisetronum）

【药理分类】 抗肿瘤辅助用药-5-HT_3受体拮抗药。

【适应证】 ①防治化疗和放疗引起的恶心与呕吐；②亦用于防治手术后的恶心与呕吐。

【用法用量】 ①静脉滴注。一次 3mg，在化疗前 5min 给药，如症状出现，24h 后可增加 3mg。本品 3mg 通常用 0.9%氯化钠注射液或 5%葡萄糖注射液 50～100ml 稀释，在30min 滴注完。最大剂量为 9mg/d。老年人和肝肾功能损害者无须调整剂量。②口服。每次1mg，2 次/d，在第 1 次于化疗前 1h 服用，第 2 次于第 1 次服药后 12h 服用。

【用药监护】 ① 下列情况禁用：小儿、孕妇、对本品过敏者及胃肠道梗阻者。

② 下列情况慎用：对其他 5-HT_3 受体拮抗药过敏者、亚急性肠梗阻者及哺乳期妇女（用药期间需停止哺乳）。过敏者、亚急性肠梗阻者及孕妇。

③ 儿童应用本品的安全性尚未确定，不推荐应用。

④ 利福平等 CYP450 诱导药可降低本品的血药浓度，使疗效减低。本品与食物同时服用时吸收略有延迟。本品不宜与其他药物混合使用。

⑤ 使用本品口腔崩解片时，应告知患者：用干手取出药片，迅速置于舌上，药片在数秒即可崩解或溶化，崩解后随唾液咽下，不需要用水或只需少量水服用，也无须咀嚼。服后可能会感觉口腔发干，或有黏稠感，无大碍。

⑥ 高血压未控制的患者，剂量不宜超过10mg/d，以免引起血压进一步升高。

⑦ 由于本品可减慢消化道运动，消化道运动障碍患者使用时应严密观察。

⑧ 本品常见的不良反应为头痛、倦怠、发热、便秘及胃肠道紊乱，偶有短暂性无症状血清氨基转移酶升高。上述反应轻微，停药后即消失，一般无须特殊处置。过敏反应少见，罕有过敏性休克，用药时应加注意。

亚叶酸钙[典][基] Calcium Folinate

（甲叶钙，立可林；Antrex，Leucovorin）

【药理分类】 抗肿瘤辅助用药-抗贫血药。

【适应证】 ①主要用作叶酸拮抗药［如甲氨蝶呤（MTX）、甲氧苄啶（TMP）、乙胺嘧啶等］的解毒药；②用作晚期结肠癌及直肠癌的辅助用药（与氟尿嘧啶合用）；③用作抗贫血药，治疗口服叶酸疗效不佳的巨幼红细胞性贫血；④用作甲醇中毒的辅助用药。

【用法用量】 ①口服。a. 用作 MTX 的解毒药，起初每次 5～15mg，6～8h 1 次，连续 2d，根据 MTX 血药浓度调整剂量。b. 用作乙胺嘧啶或 TMP 的解毒药，9～15mg/d，持续用药时间视中毒情况定。c. 用作晚期结肠癌及直肠癌辅助用药，每次 20～30mg/m^2，1 次/d，于氟尿嘧啶用药前 30min 服用。② 肌内注射。a. 用作 MTX 的解毒药，在停用MTX 后给药，每次 6～15mg，6～8h 1 次，直至 MTX 血药浓度<5×10^{-8}mol/L，一般需持续 2d。b. 用作抗贫血药，1mg/d。③静脉注射。a. 用作叶酸拮抗药的解毒药，首次使用相当于叶酸拮抗药的剂量（15～100mg）；以后，如为 MTX 过量中毒，每次 15mg，3～6h 1 次，共 8 次。b. 用作晚期结肠及直肠癌的辅助用药，先用本品 200mg/m^2，3min 后静脉注射氟尿嘧啶 370mg/d，或先用本品20mg/m^2，再静脉注射氟尿嘧啶 425mg/d，连用 5d 为 1 个疗程。

【用药监护】 ① 用于 MTX 的解救治疗时，下列情况慎用：酸性尿（pH<7）、腹水、失水、胃肠道梗阻、胸腔渗液或肾功能障碍。

但如病情急需，本品剂量可加大。

② 本品不宜单独用于治疗维生素 B_{12} 缺乏所引起的巨幼红细胞性贫血，否则反而加重神经系统损害。

③ 较大剂量本品可能会减弱苯巴比妥、苯妥英和扑痫酮的抗癫痫作用，并增加敏感儿童患者癫痫发作的频率。大剂量应用本品可能会减弱鞘内注射 MTX 的药效。本品可以增加氟尿嘧啶的毒性。

④ 本品对光、热不稳定，给药操作时应避免日光直射及与热接触。

⑤ 本品偶见过敏反应，可出现皮疹、荨麻疹、支气管痉挛，甚至诱发癫痫发作。长期应用偶见食欲缺乏、腹胀、恶心等。治疗期间应注意观察，如有出现，应给予对症治疗。

⑥ 接受大剂量 MTX 而用本品解救时，必须参阅 MTX【用药监护】⑩。

氯膦酸二钠 Disodium Clodronate, Ostac

（固令，洛屈；Bonefos）

【药理分类】 抗肿瘤辅助用药-骨吸收抑制药（双膦酸盐类）。

【适应证】 ①用于恶性肿瘤引起的高钙血症（口服或静脉滴注）及骨质溶解（口服）；②亦用于预防和治疗骨质疏松症（口服）。

【用法用量】 ①口服。a. 恶性肿瘤所致的高钙血症：起始剂量 2400mg/d 或 3200mg/d，依个体的敏感程度定，然后逐渐减至 1600mg/d，以维持正常的血钙水平。b. 恶性肿瘤所致的骨质溶解：治疗不伴有高钙血症的骨吸收增加时，剂量应个体化，起始剂量 1600mg/d，必要时可增加剂量，但不宜超过 3200mg/d。c. 骨质疏松症：早期或未发生骨痛者，0.4g/d，连用 3 个月为 1 个疗程，必要时可重复疗程；严重或已发生骨痛者，1.6g/d，分 2 次服用。②静脉滴注。a. 高钙血症 300mg/d，连用 3～5d 或一次给予 1.5g，血钙正常后改口服。b. Paget 病：300mg/d，滴注 3h 以上，共 5d，以后改口服。

【用药监护】 ① 下列情况禁用：已知对本品或其他双膦盐类药物过敏、骨软化症、中至重度肾功能损害者。

② 下列情况慎用：儿童（长期应用可能影响骨代谢）、哺乳期妇女（用药期间需停止哺乳），以及有症状性食管反流症和裂孔疝者（服药后易出现食管黏膜刺激征）。

③ 孕妇不宜使用。

④ 本品主要经肾脏消除。因此，肾功能损害者使用本品时须谨慎，需要使用时应按 CL_{Cr} 减少剂量。CL_{Cr} 为 50～80ml/min、12～50ml/min 及＜12ml/min 时，应分别减少推荐剂量的 25%、25%～50% 和 50%，并不得连续使用超过 1600mg/d。

⑤ 本品不能与其他双膦酸盐类药物合用。长期和大剂量用药，可能引起骨钙丢失，对这类患者必须提醒其在治疗期间及治疗后 3 个月内应注意防止病理性骨折。本品与氨基糖苷类抗生素合用，有增加低钙血症的危险。与 NSAID 合用，可增加肾功能损害的危险。与雌莫司汀磷酸盐合用，可使后者的血药浓度增加，最高可增加 80%。与抗酸药和某些导泻药因常含有钙或其他二价金属离子（如铝、锌、镁、铁等）药物合用，如果本品与这些药物同时服用，因可形成难溶性复合物而使本品的生物利用度显著降低，进而可能降低其疗效；因此，本品与以上药物合用时至少应间隔 1h。

⑥ 静脉滴注时，本品 300mg 用 0.9% 氯化钠注射液或 5% 葡萄糖注射液稀释 500ml（注意：不可使用复方氯化钠注射液、复方乳酸钠葡萄糖注射液或其他含有钙离子的注射液）。输注应缓慢，输注时间为 3～4h。一般连续输注 5d 即可达到正常血钙水平，最多不应超过 7d。血钙正常后可改口服给药，400～600mg/d。

⑦ 在开始本品及其他双膦酸盐类药物治疗前，必须先补充适量液体，尤其对高钙血症、老年人及肾衰竭患者，在治疗前必须充分水化，以恢复体液平衡，治疗过程中也一定要维持足够的水分摄入，使尿量保持在 2000ml/d 以上。但是，对于有发生 CHF 危险因素的患者（如伴有严重呼吸道感染或感染性心内膜炎的患者、心律失常或急性肺水肿患者等），应避免过度补水。

⑧ 本品及其他双膦酸盐类药物用于高钙血症时，应限制钙剂及维生素 D（包括阿法骨化醇、骨化三醇）的摄入，以免影响本类药物的疗效。但在用于骨质疏松症治疗时，则应注意补充钙剂及维生素 D。

⑨ 本品及其他双膦酸盐类药物用于治疗骨质疏松症时，可能出现非典型转子下部骨折和大腱骨骨干骨折风险，前者发生在髋关节

下，后者发生在大腿骨较长的部分，骨折的发生可能与双膦酸盐类药物的长时间使用有关。因此，用药期间应注意观察并防范服用双膦酸盐类药物的患者可能出现的大腿骨的非典型骨折风险。患者出现大腿或腹股沟部疼痛时，应确定是否由骨折引起。如确定出现股骨干骨折，应停止使用骨吸收抑制药（包括双膦酸盐类），并对是否需要继续使用本类药物治疗进行评估，尤其对于那些使用本类药物超过 5 年的患者。对于接受本类药物的骨质疏松症患者，在治疗前应告知：如出现大腿或腹股沟疼痛，应及时就医，以免延误病情。

⑩ 本品及其他双膦酸盐类药物口服给药时，可能对上消化道黏膜产生局部刺激，从而易引起与食管损害相关的不良反应/事件（如食管炎、食管溃疡和食管糜烂，并罕见食管狭窄或穿孔的报道），主要表现为吞咽困难、食管或胃灼热感、胸骨后疼痛、胸痛，也可出现消化性溃疡。为防止口服给药时出现上述不良反应，同时也为确保用药的有效性，用药前应嘱患者注意：a. 本类药物不可在就寝前或晨起前服用，否则会增加发生食管不良反应的危险性。b. 本类药物单次服用日剂量时，最好在晨起后空腹时用至少 200ml 温开水（非矿化水）送服，服药后至少 1h 方可进食；分次服用日剂量时，应按上述方法服用首剂量，第 2 剂量则应在餐间服用，时间应安排在进食、饮水（温开水除外）或服用其他任何药物 2h 后、1h 前。c. 在服用本类药物前后 1h 不宜进食、饮水（包括矿泉水，但温开水除外）、饮用咖啡或果汁（尤其橘子汁），也不能将本类药物与牛奶或奶制品等高钙食物、含矿物质的维生素制剂，或含有钙、镁、铁、锌等二价阳离子的药物（如抗酸药、导泻药）同服，并避免同时口服其他药物，以免干扰本类药物的吸收，使其疗效降低；本类药物应在摄入上述药物、食物或饮料 2h 后、1h 前服用。d. 本类药物应吞服，不可研末、掰开或溶于水中服用，也不可咀嚼或吮吸药片，以免引起口咽部或食管溃疡。e. 服用本类药物后至少 30min 之内，应保持站立位，不宜立即卧床，以免引起食管刺激或溃疡性食管炎。f. 服用本类药物期间应维持足够的水分摄入。g. 长期和大剂量服用本类药物可能引起骨钙丢失，在治疗期间及治疗后 3 个月内应注意防止病理性骨折。h. 服用本类药物期间，如发生食管异常症状（如吞咽困难或疼痛、胸骨后疼痛或新发胃灼热或胃灼热加重等），应停止服用，并及时就医。

⑪ 本品及其他双膦酸盐类药物可能引起下颌骨坏死（包括下颌骨无菌性坏死和下颌骨酸痛），或增加下颌骨坏死风险。因此，本品使用前应注意进行口腔检查、对口腔疾病进行适当的预防性治疗。用药期间，应注意患者的口腔卫生，并尽量避免包括拔牙在内的口腔手术。对伴有危险因素（如肿瘤、化疗、放疗、皮质激素治疗、口腔卫生状况差）的患者，应加强口腔监护，定期进行口腔检查，尽量减少发生下颌骨坏死的可能性。如治疗期间无诱因或口腔操作后出现颌面部骨暴露或不能愈合，应立即停用本品，并尽早做口腔专科治疗。

⑫ 长期应用（2 年或以上）双膦酸盐类药物罕见（＜1/10000 例患者）外耳道骨坏死。大多数病例存在以下可能的危险因素：应用皮质激素、化疗，以及可能的局部危险因素如感染、耳部手术。与颌骨坏死相似，在有些患者中报告了双侧外耳道骨坏死。因此，应用本类药物治疗时须注意：a. 注意观察耳部症状，定期做耳科检查，发现异常及时停药处置。b. 在接受本类药物治疗且出现耳部症状（包括慢性耳部感染）的患者中，或在疑似胆脂瘤患者中，应考虑外耳道骨坏死的可能。c. 用药前，应告知患者：治疗期间应及时报告任何发生的耳部疼痛、耳部感染或耳内分泌物异常，以免发生外耳道骨坏死。

⑬ 接受本品及其他双膦酸盐类药物治疗时，可能发生以下严重的不良反应：a. 与肾功能损害相关的不良反应/事件，包括全身或肢端及头面部水肿、肾功能异常、尿频、血尿，并可能导致肾衰竭的危险。b. 与骨骼肌肉损害相关的不良反应/事件，包括骨痛、肌痛、关节痛、腰背痛、全身疼痛、肌肉骨骼痛或严重肌肉骨骼痛、骨无菌性坏死等。c. 其他：包括神志不清、急性心肌梗死（AMI）、心源性休克、呼吸衰竭等。d. 此外，双膦酸盐药物还可能发生发热/高热、无力/乏力、过敏样反应、流感样症状（如全身不适、寒战、疲倦、面部发红，一般在输注开始后 3～24h 发生，持续 24h，再次输入时，很少再次发生同样症状）等全身性不良反应，以及恶心、呕吐、腹泻、腹痛等胃肠道反应（多见于大剂量服用时）。鉴于双膦酸盐类药物可能存在上述风险，在使用本类药物时应密切监护患者，并针对患者不同状况调整治疗方案，避免或减少不良反应的发生。

⑭ 接受本品及其他双膦酸盐类药物治疗时的停药指征：a. 用药过程中监测到与本类药物明确相关的严重不良反应。b. 治疗过程中肿瘤病情明显恶化，出现其他脏器转移并危及生命。经其他治疗骨痛缓解不是本类药物的停药指征。

⑮ 本品常见的不良反应尚有 ALT 及 AST 升高、无症状的低钙血症。开始服用时，可出现眩晕和疲倦（可随治疗的继续而消失）。罕见过敏性皮肤反应。在有阿司匹林过敏性哮喘的患者中，个别患者出现呼吸功能损害。少见有症状的低钙血症和血甲状旁腺素水平升高（常与血钙水平降低有关），通常为一过性的改变，极少超过实验室参考范围的 2 倍。偶见粒细胞减少、可逆性蛋白尿、SCr 水平升高及严重肾脏损害（多见于快速静脉滴注高剂量后）。也有报道，在有肝脏转移和骨转移的患者中出现 ALP 水平升高。因此，用药期间应定期监测血钙、血常规及肝肾功能，并注意观察随访用药后的不良反应。患者如出现中度粒细胞减少、肝肾功能损害的症状或体征，以及严重皮肤过敏反应或哮喘现象，应及时停药处置。

帕米膦酸二钠[典] Pamidronatedisodium

（阿可达，博宁；Aredia，Bonin）

【药理分类】 抗肿瘤辅助用药-骨吸收抑制药（双膦酸盐类）。

【适应证】 ①恶性肿瘤引起的高钙血症、溶骨性癌转移引起的骨痛（静脉滴注）；②亦用于 Paget 病（先静脉滴注，后改为口服）及多种原因引起的骨质疏松症（口服）。

【用法用量】 ①静脉滴注。a. 骨转移性疼痛：每次 30～60mg，在临用前稀释于不含钙离子的 0.9%氯化钠注射液或 5%葡萄糖注射液中，浓度不得超过 15mg/125ml，滴注速率不得超过 15～30mg/2h，滴注时间应在 4h 以上。b. 高钙血症：应严格按血钙浓度用药。一般情况下，血钙浓度（mmol/L）＜3.0，3.0～3.5，3.5～4.0，＞4.5 或血钙浓度（mg/dl）＜12.0，12.0～14.0，14.0～16.0，＞16.0 时，单剂量分别为 15～30mg、30～60mg、60～90mg、90mg。c. 中、重度 Paget 病：每次 30mg，1 次/d，连续 3d。②口服：a. 恶性高钙血症：每次 400mg，3 次/d。b. Paget's 病：300～600mg/d，分 2～3 次服用。

【用药监护】 ① 下列情况禁用：已知对本品或其他双膦盐类药物过敏、骨软化症。

② 严重肾功能损害者（CL_{Cr}＜30m/min）不宜应用本品，除非出现危及生命的恶性肿瘤诱发的高钙血症，并经全面评估利益风险比后方可使用。

③ 本品严禁静脉推注，也不可直接静脉滴注。

④ 本品不得与其他双膦酸盐类药物合用。本品与降钙素联合应用治疗严重高钙血症时，可产生协同作用，使血钙迅速降低。与氨基糖苷类抗生素合用，可诱发低钙血症。与其他潜在肾毒性药物合用，可能增加肾毒性。与沙利度胺合用治疗多发性骨髓瘤时，发生肾功能恶化风险增加。由于本品可与二价阳离子形成复合物，因此本品不应加入含钙溶液中。因本品可与骨结合，故可干扰骨同位素扫描图像。

⑤ 本品静脉滴注时可见注射部位的局部反应，表现为疼痛、发红、肿胀、硬结静脉炎或血栓性静脉炎。为减少这些反应，给药时须注意充分稀释药液，不在同一血管上反复穿刺，并选择相对较粗的静脉缓慢滴注。

⑥ 用药期间，应密切监测血钙浓度，并根据血钙浓度决定治疗方案。一般情况下，给予本品后 24～48h 血钙浓度开始明显下降，3～7d 内恢复正常水平，如果这期间血钙浓度尚未恢复或恢复后又复发，可重复 1 个疗程，并可适当增加用药剂量。患者用药量超过推荐剂量时，应对其进行严密监测。患者出现明显的外周神经感觉异常、抽搐和低钙血症临床症状时，可静脉滴注葡萄糖酸钙使其恢复正常。

⑦ 本品的不良反应常见暂时性、自限性和无症状性发热（常伴有暂时性白细胞和淋巴细胞减少）及皮疹。少见胸痛、胸闷、头晕、乏力、低血压或高血压、心动过速等。偶见葡萄膜炎（虹膜炎、虹膜睫状体炎）。罕见局灶性节段性肾小球硬化、单纯疱疹和带状疱疹复发、巩膜炎、巩膜外层炎、黄视症。用药期间，应定期监测血压、血常规及肝肾功能，并定期检查眼科，发现异常及时处置。

⑧ 其他参阅氯曲膦酸钠【用药监护】②、③、⑦、⑭。

唑来膦酸 Zoledronic Acid

（健润，择泰）

【药理分类】 抗肿瘤辅助用药-骨吸收

抑制药（双膦酸盐类）。

【适应证】 恶性肿瘤溶骨性骨转移引起的骨痛及恶性肿瘤引起的高钙血症。

【用法用量】 静脉滴注。每次 4mg，每 3～4 周给药 1 次，用 0.9%氯化钠注射液或 5%葡萄糖注射液 100ml 稀释，输注时间不少于 15min。

【用药监护】 ① 下列情况禁用：对本品或其他双膦酸盐类药物或本品成分中任何一种辅料过敏者、低钙血症患者、CL_{Cr}<35mL/min 者或有急性肾功能损害迹象者，以及孕妇和哺乳期妇女。

② 下列情况慎用：对阿司匹林过敏的哮喘患者、有甲状旁腺功能减退史（有引起低钙血症的风险）和肾功能损害者。

③ 18 岁以下患者应用本品的安全性及有效性尚未确定，不推荐应用。

④ 老年人用药时应密切监测肾功能状况。

⑤ 本品与氨基糖苷类抗生素合用时应慎重，因后者具有降低血钙的协同作用，可能延长低血钙持续的时间。与利尿药合用，可能会增大低血钙的危险性。与沙利度胺合用，会增加多发性骨髓瘤患者肾功能异常的危险性。与具有肾毒性的药物合用，肾毒性增加，合用时应慎重。本品不得与含钙或者二价阳离子的输液配伍使用，也不能与其他治疗药物混合或同时静脉给药，必须通过单独的输液管恒量恒速输注。

⑥ 在本品给药前应继续对患者进行筛选，包括对患者的 SCr 或 CL_{Cr} 水平进行再评估。对有潜在肾功能损害者（如患有潜在急性或慢性肾功能损害、高龄或脱水、发热、败血症、胃肠功能障碍的患者，以及正在使用其他具有肾毒性的药物或利尿药者）必须谨慎应用本品，因这些患者是发生肾衰竭的高危人群。有潜在肾损害的患者发生肾衰竭的风险随年龄的增加而增加。

⑦ 每次给药前需计算 CL_{Cr}。对有风险的患者，在本品给药后还应间歇监测 CL_{Cr}。CL_{Cr} 应根据实际体重使用 Cockcroft-Gault 公式计算。

⑧ 用药期间，应进行口腔检查，重视口腔卫生，发现牙龈炎、牙髓炎应及时处置。拔牙前及拔牙后近期应暂缓应用本品。

⑨ 本品治疗期间须注意：a. 首次使用本品时，应密切监测血钙、血磷、血镁及 SCr 水平，如血钙、血磷、血镁的浓度过低，应给予必要的补充治疗。b. 对原因不明的蛋白尿（24h 尿蛋白＞500mg）或氮质血症［SCr 基线浓度正常者，其 SCr 水平升高＞0.5mg/(min·L)，或 SCr 水平绝对值＞1.4mg/(min·L)］者，应停药至肾功能恢复至基线水平（其间每 3～4 周检测 1 次），防止出现肾功能恶化。c. 对于恶性肿瘤溶骨性骨转移引起的骨痛及多发性骨髓瘤患者，除非病情恶化，否则不宜中断治疗。d. 再次治疗必须与前 1 次至少间隔 7～10d，并加强血钙、血磷、血镁及 SCr 监测。

⑩ 本品最常见的不良反应是发热，其他不良反应主要包括：乏力、腿浮肿、结膜炎；恶心、呕吐、便秘、腹泻、腹痛、吞咽困难、畏食；低钾血症、低镁血症、低磷血症、低钙血症、粒细胞减少、血小板减少、贫血、全血细胞减少；骨痛、关节痛、肌痛；失眠、焦虑、兴奋、头痛、嗜睡；呼吸困难、咳嗽、胸腔积液；泌尿系统感染、上呼吸道感染；低血压、体重下降、脱水、流感样症状，以及注射部位出现红肿、疼痛、皮疹、瘙痒等，绝大多数出现于开始用药的 1～3d 内。这些症状多为轻度和一过性，大多无须特殊处置即可在 24～48h 内自行消退，必要时可做对症治疗。

⑪ 患者接受高剂量本品可能引起血钙、血磷和血镁水平过低，此时可通过静脉给予葡萄糖酸钙、磷酸钾或钠及硫酸镁补充。此外，高剂量的本品会增加肾毒性的危险性，故单剂量不得超过 4mg。

⑫ 其他参阅氯曲膦酸钠【用药监护】⑦～⑭。

第三章

麻醉药及麻醉辅助用药

第一节 全身麻醉药

丙泊酚[典][基] Propofol

（得普利麻，异丙酚；Diprivan，Disoprofol）

【药理分类】 静脉全麻药。

【适应证】 全麻的诱导和维持、重症监护（ICU）患者镇静、无痛苦有创检查等。

【用法用量】 ①麻醉诱导：缓慢静脉注射，每10秒钟给予2～4ml（20～40mg）直至起效；大多数＜55岁患者的诱导剂量为1.5～2.5mg/kg；＞55岁患者一般为2mg/kg；对于美国麻醉医师协会（ASA）手术患者全身评估Ⅲ～Ⅳ级（ASA Ⅲ～Ⅳ）患者，尤其心功能不全患者和重症患者，应控制给药剂量和速率，每10s不超过20mg。②麻醉维持：静脉滴注，4～12mg/(kg·h)。③ICU患者：连续静脉滴注，按0.3～4mg/(kg·h)的剂量给药，给药速率不超过4mg/(kg·h)。根据镇静的深度需要调整剂量。

【用药监护】 ① 下列情况禁用：对本品或大豆油过敏者、孕妇、产妇（流产者除外）和哺乳期妇女，以及3岁以下儿童麻醉和16岁以下儿童镇静。

② 下列情况慎用：脂肪代谢紊乱、极度衰弱、有癫痫或惊厥发作史者、线粒体疾病患者，以及心脏、呼吸道或肝肾疾病患者。

③ 低血压或休克患者慎用或禁用。

④ 年龄超过55岁的患者，药物的分布和体积的降低，各周边室的清除率减低，会使血浆中药物的浓度增加。因此，老年患者在麻醉诱导和维持时，应观察患者的反应，降低药物剂量并减慢给药速率。

⑤ 对于极度衰弱、低血容量、有癫痫或惊厥发作史者，以及心脏、呼吸道或肝肾疾病患者，应小心给药，并减慢给药。心血管或呼吸功能不全及低血容量患者，在应用本品前需先予以纠正。伴有高颅压和低平均动脉压（MAP）的患者，使用本品时有降低脑灌注压的危险，应特别小心。进展性心力衰竭患者和其他严重心肌疾病患者必须应用时，需严密监测。

⑥ 本品与肌松药合用时，应将两药的C_{max}调整在同一时间，以便能在同一时间同时发挥作用。与维库溴铵合用，可增强后者的神经肌肉阻滞作用。与地西泮或咪达唑仑等BZP合用，本品的催眠作用增强，患者的睡眠时间延长，合用时应减少本品剂量。与琥珀胆碱或新斯的明合用，可出现心动过缓或心脏停搏。与阿芬太尼合用，可增加后者的血药浓度，出现阿芬太尼过量症状，表现为低血压、呼吸抑制和心动过缓。与中枢神经系统抑制药（如乙醇、全麻药、麻醉性镇痛药等）合用时，镇静作用加强。与BZP、副交感神经阻滞药（如阿托品、羟丁宁或普鲁本辛）或吸入麻醉药合用，可延长麻醉时间，并降低呼吸频率。阿片类药可加重本品的呼吸抑制作用。有接受环孢素治疗的患者使用本品后发生脑白质病的报道。

⑦ 本品为脂肪乳剂，每1ml约含脂肪100mg。对于有脂肪代谢障碍（如过度肥胖）及在ICU持续给药3d后的患者，应注意监测血脂水平和血流动力学变化。如患者正在同时接受其他静脉脂肪乳剂，本品的用量应减少。同输注其他脂肪乳剂一样，输注本品的输液器

不应连续使用超过 12h。如超过 12h，应及时更换新的输液器。

⑧ 本品可以不经稀释直接缓慢静脉注射，也可以稀释后静脉滴注。直接缓慢静脉注射时，应使用滴数计量器、注射泵或定容输液泵等设备，以控制注射速率。稀释后静脉滴注时，稀释液可选用 5%葡萄糖注射液或 0.9%氯化钠注射液，不得用其他溶液稀释。稀释比不应超过 1∶5（2mg/ml），稀释液应该无菌配制，稀释后的药液在使用前应摇匀，并在 6h 内用完。本品是一种不含防腐剂的脂肪乳剂，利于微生物快速生长，因此开启后应立即抽入无菌注射器或给药装置内，并迅速开始给药。输注时，应注意保持本品及其输液系统的无菌，但不得使用微生物滤过器。

⑨ 用于门诊无痛苦有创检查后，应留患者在检查室观察至少 30min，经确认无异常反应后方可离开。同时，应告诫患者：检查后当日不能饮酒（包括含乙醇的饮料），也不能驾驶及危险性较大的机器操作或高空作业。

⑩ 本品在进行诱导麻醉时，为减轻注射位点的疼痛，可选择前臂大静脉或肘静脉穿刺，也可在给予本品前注射适量利多卡因（有遗传性卟啉病者不能使用）。与利多卡因合用时，可能出现头晕、呕吐、困倦、惊厥、心动过缓、心律不齐和休克，合用时应加注意。

⑪ 本品常可发生低血压反应，多发生于麻醉诱导期，麻醉维持期也偶有发生，与给药速率及用药剂量有关。因此，给药过程中应严密监测血压。如发生低血压反应，必须减慢给药速率和（或）进行液体替换治疗，必要时使用血管收缩药。

⑫ 本品偶可引起心动过缓，严重者甚至导致心脏停搏，多见于儿童、老年人或与其他可能引起心动过缓的药物合用时。因此，在麻醉诱导前或麻醉维持期间应静脉给予适量抗胆碱药阿托品加以预防。

⑬ 本品偶可引起呼吸抑制和循环抑制而出现呼吸暂停、血压下降、心律失常。因此，用药期间必须严密监测心率、血压、呼吸、ECG、氧饱和度，一旦出现呼吸抑制，应立即用人工通气辅助或控制呼吸。如出现循环抑制（如血压明显下降）时，宜将患者头部放低，必要时应给予血浆增容剂和血管活性药物。

⑭ 本品用于 ICU 期镇静时，当输注速率超过 4mg/(kg・h) 或输注时间超过 48h 者可能发生“丙泊酚输注综合征”（PRIS），主要表现为代谢性酸中毒[碱剩余(BE)<−10mmol/L]、高钾血症、高脂血症、肝大或肝脂肪浸润、RM（肌红蛋白尿、CPK 升高）、低血压、肉眼血尿、少尿、肾衰竭、不明原因的室性心律失常、难治性心力衰竭、突发的难治性心动过缓（常出现 QRS 波增宽，对阿托品、肾上腺素等药物无效，可迅速进展为心脏停搏，甚至引起死亡）。PRIS 多见于儿童，成年人中亦有报道，与本品输注的速度、剂量及持续时间密切相关，高危因素有：脑外伤或严重中枢神经系统疾病、线粒体疾病［如氨基糖苷类药物所致耳聋、Leber 遗传性视神经病、慢性进行性眼外肌麻痹（cpeo）、Leigh 综合征及肉碱缺乏综合征等］、热量摄入不足者、血管活性药物的应用等。2011 年报道，此征的发生率为 2.9%，近年来有上升的趋势，虽然发生率低，但死亡率高达 33%。因此，临床上应避免采用长时间（≥48h）和大剂量[≥4mg/(kg・h)]疗法，尤其≤16 岁患者，必须使用时应在非常谨慎的情况下进行，同时应严密监测 CPK、乳酸、Mb、SCr、电解质、血气分析、ECG 及血脂水平。本品输注早期出现无其他原因可解释的乳酸酸中毒可能是 PRIS 的早期症状。ECG 右胸前导联（V1-V3）出现 ST 段弓背向上抬高，可能是 PRIS 心脏不稳定性的最早征象。一旦发现上述现象，即应停止输注本品而换用其他镇静药，同时立即采取心肺支持、维持血流动力学及血压稳定、纠正酸中毒及电解质紊乱、进行血液透析或血液滤过等综合治疗措施，可望转危为安。有报道，早期补充糖类化合物可有效地预防 PRIS。

⑮ 本品的其他不良反应尚有：偶见惊厥和角弓反张的癫痫样运动。麻醉苏醒时，少部分患者可出现恶心、呕吐和头痛。罕见尿液变色、肺水肿、血栓形成和静脉炎。极少数患者发生过敏反应，包括血管神经性水肿、支气管痉挛、红斑和低血压等。用药期间应注意观察，必要时停药处置。

异氟烷[典][基] Isoflurane

（活宁，异氟醚；Aerane，Forane）

【药理分类】 吸入全麻药。

【适应证】 吸入性全麻的诱导及维持。

【用法用量】 本品的最小肺泡浓度（MAC）随年龄而改变，不同年龄组纯氧中的平均MAC值分别为：12个月以前，1.6%～1.8%；1～5岁，1.5%～1.6%；25岁左右，1.25%～1.30%；45岁左右，1.10%～1.20%；65岁左右，1.00%～1.10%。①全麻诱导。起始吸入浓度为0.5%，逐渐增至1.5%～3.0%的浓度下7～10min达到手术效果。②全麻维持。在氧/70%氧化亚氮混合气体中导入1.0%～2.5%的本品浓度可维持合适的外科麻醉。当氧化亚氮浓度较低时，或仅与氧气或氧气/空气混合气体配用时，则本品浓度应增加0.5%～1.0%。

【用药监护】 ① 下列情况禁用：对本品或其他卤素麻醉药过敏者、对已知或怀疑为恶性高热的遗传性易感者、应用本品或其他卤素麻醉药后出现过黄疸症和（或）未知原因的高热的患者、应用本品或其他卤素麻醉药后发生恶性高碳血症者及全麻的有关禁忌证。

② 严重的心肺功能不全、肝或肾功能损害、癫痫发作、颅内压增高的患者慎用或禁用。

③ 对孕妇未进行充分的和良好对照的临床研究，因此只有确定获益大于危险时才能用于妊娠妇女。

④ 本品高浓度时能促使子宫肌松弛，并使缩宫药减效，用于产妇分娩时应慎用。

⑤ 哺乳期妇女不主张应用本品。

⑥ 由于儿童应用本品时中至重度上呼吸道不良事件发生率较高，故不建议对儿童用本品诱导麻醉，但可用于儿童麻醉维持。

⑦ 老年人使用本品时其维持浓度应酌减，并加用其他药物。

⑧ 与所有卤素麻醉药一样，本品在短期内重复应用的安全性尚未确定，因此应用本品做重复麻醉时必须极为小心。

⑨ 与其他卤素麻醉药一样，使用本品必须注意患者颅内压的增加。提高氧供量可以预防或减少颅内压增加的发生。

⑩ 本品对呼吸有抑制作用，故术前用药应视患者具体情况定，一般多选用抗胆碱药阿托品使口腔分泌物干燥，但这也可能会增强本品在增加心率方面的弱效应，用药时须注意。

⑪ 使用本品麻醉的深度极易发生变化，故必须使用专用蒸发器以精确设定和控制药物输出。

⑫ 据报道，本品与干燥的二氧化碳（CO_2）吸附剂作用后可产生一氧化碳（CO）。吸入CO会导致患者的碳氧血红蛋白（COHb）达到显著水平。COHb甚至在低浓度下也是有毒的（使Hb失去输氧能力，严重者可因组织缺氧而死），而且不易被诸如脉冲血氧计之类的标准麻醉监控器监测。因此，对实施本品闭路麻醉的患者，应进行COHb直接测量，并避免使用过于干燥的CO_2干燥剂，以减少在呼吸循环回路中产生CO，从而减少血中COHb的生成。对肝炎潜伏患者使用本品时更应小心。

⑬ 在麻醉维持期间，血压与本品的浓度成反比。如患者血压过低，应适当调整本品的用量。

⑭ 本品可增强非去极化类肌松药（如阿曲库铵、泮库溴铵、维库溴铵、多库氯铵、戈拉碘铵、哌库溴铵、氯化筒箭毒碱等）的神经肌肉阻滞效应，导致呼吸抑制或呼吸暂停；因此，两者合用时后者的用量应减少1/3～1/2；如呼吸暂停久不恢复，需用ChE抑制药拮抗，必要时加用钙剂。本品可增强甲筒箭毒的组胺释放量，使血管扩张更加明显。本品可使缩宫药的效应减弱，合用时后者的用量宜适当增加。本品与中枢神经抑制药（如阿芬太尼）合用，可产生协同作用，从而延长术后呼吸抑制的时间，并增加心动过缓的发生率。与氨基糖苷类抗生素及林可霉素等合用，可致呼吸抑制增强或神经肌肉阻滞时间延长。与氯胺酮合用，可致后者$t_{1/2}$延长，使苏醒延迟。与乙酰唑胺合用，偶可出现心律失常，甚至心脏停搏。与肾上腺素和其他β交感神经药合用，可能引起室性或室上性心律失常。本品与钙通道阻断药和其他血管收缩药（尤其接受双氢嘧啶类药物）合用，可致血压明显下降，必须合用时应监测血压，必要时调整剂量。与70%氧化亚氮合用，MAC下降至0.5。接受其他ACEI或α_1受体阻断药慢性治疗的患者使用任何类型的麻醉药都可能出现不可预计的低血压。ChE抑制药新斯的明或吡斯的明可减弱本品的肌松效应。

⑮ 用药前，应嘱患者：a. 吸入本品后必须经过24h后方可驾车或操作机器。b. 用药后的2～3d内，思维可能受到轻微影响，也可能引起一些情绪变化和精神症状，一般持续

5～6d即可消失，故应加注意。c. 麻醉前应及早戒烟，即使吸入全麻很浅，时间不长，也应在麻醉前停止吸烟24h以上。

⑯ 本品高浓度可使正常冠状动脉扩张。对于有CAD的患者，使用时必须注意。"冠状动脉窃血"现象，特别是心内膜下心肌缺血的患者对本品的降低血压作用可能更为敏感。因此，应用本品时必须尽量避免使用高浓度，并注意维持正常的血流动力学，避免发生心肌缺血现象。

⑰ 本品偶可引起恶性高热综合征（MHS），此症为一种遗传性疾病，多由去极化类肌松药及吸入性麻醉药触发，在先天性脊柱畸形矫形术中MHS发生较多，Evans肌病、King-Denborough综合征、中心核病（CCD）与MHS的发生也有明确的关系。因此，在进行需使用上述药物的手术之前，应详细询问患者的家族病史和既往病史，以便及早采取预防措施。MHS的主要表现为高热（重者高达43℃，可发生于用药后即刻，也可能发生于用药后数小时，但通常不是首发症状），首发症状常是咬肌痉挛、窦性心动过速，接着出现全身骨骼肌痉挛，体温迅速升高，接踵而至的是肌强直、皮肤潮红、呼吸急促，使用呼吸机者可出现碱石灰罐过热现象，并可出现CPK及终末潮气氧分压（$PetO_2$）增高、PaO_2降低、凝血异常等，晚期可出现代谢性酸中毒、低氧血症、血压降低、紫绀、高钾血症、RM（症状及处置方法参阅法罗培南【用药监护】⑨）、肾功能损害、VPC或Vf，甚至心脏停搏。如持续数小时则可出现DIC各期表现。早期症状出现后，应立即停止用药，给予纯氧过度通气（流量10L/min），静脉注射丹曲林（1～2mg/kg，必要时5～10min重复给药，4h内最大剂量为10mg/kg），并监控血压及心肺功能、降低体温［体表降温和（或）中心降温］、纠正体液电解质及酸碱失衡、维持尿量［>2ml/(kg·h)］，对症治疗其他并发症。给药后需观察48h，因可能复发。

⑱ 本品的其他不良反应尚有：常规剂量下主要是呼吸抑制、低血压及心律不齐，亦可见白细胞升高。术后可出现寒战、恶心、呕吐、分泌物增加及肠梗阻等，罕见EEG改变和伴发的惊厥。用于刮宫术或其他妇科手术时，患者的失血量增加。上述症状一旦出现，可给予对症或支持治疗。极少引起肝功能损害。

⑲ 在用药过程中，应监测血压及ECG，并注意保持血压与心律的稳定，同时密切监测患者的自主呼吸，必要时给予辅助呼吸，通过辅助呼吸可降低本品对呼吸的抑制效应。

⑳ 本品过量可采取以下措施：停止用药，建立呼吸通道，有控制地吸入纯氧。

氯胺酮[典][基] Ketamine

（凯他那，开他敏；Ketalar，Ketanest）

【药理分类】 静脉全麻药。

【适应证】 各种表浅及短小手术麻醉、不合作小儿的诊断性检查麻醉及全身复合麻醉。

【用法用量】 ①全麻诱导和维持。静脉注射，1～2mg/kg，维持可采用连续静脉滴注，不超过1～2mg/min，即10～30μg/kg，加用BZP时可减少其用量。②镇痛。静脉注射，0.2～0.75mg/kg，2～3min注射完，而后连续滴注，5～20μg/(kg·min)。③基础麻醉。临床个体间差异大，儿童肌内注射，4～5mg/kg，必要时追加1/3～1/2量。

【用药监护】 ① 下列情况禁用：顽固及难治性高血压、严重的心血管疾病及甲状腺功能亢进。

② 孕妇慎用。

③ 本品单用时可见脑脊液压明显升高，亦可引起眼内压升高和迟发性颅内压增高。因此，颅内压增高、脑出血、青光眼患者不宜单独使用。对咽喉或支气管的手术或操作，不应单用本品，必须加用肌松药。

④ 本品与BZP及阿片类药合用，可延长作用时间，并减少不良反应的发生，剂量应酌情减少。与氟烷等含卤全麻药合用，本品的$t_{1/2}$延长，苏醒迟延。与抗高血压药或中枢神经抑制药合用（尤其本品用量偏大，静脉注射过快时），可导致血压骤降或（和）呼吸抑制。服用左甲状腺素的患者应用本品时，可能引起血压过高和心动过速。乙醇可加强本品的中枢抑制效应，故用药前24h不可饮酒。

⑤ 静脉注射应缓慢，切忌过快，否则易致一过性呼吸暂停。

⑥ 麻醉苏醒期间，少数患者可出现恶心或呕吐，个别患者可出现噩梦、幻觉，有时伴

有谵妄、躁动现象。预先应用镇静药（如BZP），使患者保持静息状态及避免外界刺激（包括语言等）可减少此反应。

⑦ 完全清醒后，患者的心理恢复正常还需一定时间，因此应嘱患者用药后24h内不可驾车或操作机器。

⑧ 本品过量可致呼吸抑制，此时应施行辅助（或人工）呼吸，不宜应用呼吸兴奋药。

⑨ 本品常见泪液、唾液分泌增多。偶见呼吸抑制或呼吸暂停、喉痉挛及气管痉挛（多发生于用量较大或分泌物增多时）及不能自控的肌肉收缩。罕见RM。重度休克或心功能不全患者应用本品时，可引起血压骤降，甚至心脏停搏。用药期间应注意观察，防止发生上述不良反应。

⑩ 其他参阅法罗培南【用药监护】⑨。

■ 第二节 局部麻醉药

利多卡因[典][基] Lidocaine

（昔罗卡因，赛罗卡因；gravocaine，Xylocaine）

【药理分类】 中效酰胺类局麻药或抗心律失常药（盐酸利多卡因）。

【适应证】 ①盐酸利多卡因：a. 用于浸润麻醉、硬膜外麻醉、表面麻醉（包括在胸腔镜检查或腹腔手术时作黏膜麻醉用）及神经传导阻滞；b. 亦用于AMI后VPC和VT，以及洋地黄中毒、心脏外科手术及心导管引起的室性心律失常，但对室上性心律失常通常无效；c. AHA 2018年提出将本品用于治疗对除颤无反应的Vf/pVT（无脉性VT）。②碳酸利多卡因：与盐酸利多卡因相比，阻滞作用较强，起较快，肌肉松作用较好，故主要用于低位硬膜外麻醉及臂丛神经传导阻滞麻醉。

【用法用量】 ①盐酸利多卡因用于局部麻醉时。成人常用量：a. 表面麻醉，用2%～4%溶液，一次不超过100mg。b. 骶管阻断用于分娩镇痛，用1.0%溶液，以200mg为限。c. 硬脊膜外阻滞，胸腰段用1.5%～2.0%溶液，250～300mg。d. 浸润麻醉或静脉注射区域阻滞，用0.25%～0.5%溶液，50～300mg。②盐酸利多卡因用于抗心律失常时。a. VPC和VT。ⓐ静脉注射：首剂1～1.5mg/kg（一般50～100mg），2～3 min注射完，必要时每5min重复1～2次，但1h内的总量不得超过300mg。ⓑ静脉滴注。一般以5%葡萄糖注射液配成1～4mg/ml药液滴注或用输液泵给药。b. Vf/pVT。静脉给药/骨内输液剂量：首剂1～1.5mg/kg，第2次0.5～0.75mg/kg。③碳酸利多卡因。表面麻醉，一次不超过0.1g；神经传导阻滞和硬膜外阻滞，一次0.3～0.4g。

【用药监护】 ① 盐酸利多卡因在下列情况禁用：对局部麻醉药过敏、ASS、预激综合征（WPW综合征）、严重的心脏传导阻滞（包括窦房、房室及心室内传导阻滞）。

② 碳酸利多卡因在下列情况禁用：对利多卡因及其他局部麻醉药过敏、二度或三度房室传导阻滞、卟啉病、有癫痫大发作史、严重肝功能损害及休克者，以及老年人、孕妇及哺乳期妇女。

③ 下列情况慎用：肝肾功能障碍、肝血流量减低、CHF、严重心肌受损、低血容量及休克患者，以及新生儿和早产儿。盐酸利多卡因慎用于高血压伴动脉硬化、冠心病、年老体衰者、儿童、孕妇。碳酸利多卡因扩散力强，一般不用于蛛网膜下腔阻滞，慎用于浸润麻醉。

④ 老年人用药应根据需要及耐受程度调整剂量，高龄患者（>70岁）剂量应减半。

⑤ 本品用于表面麻醉及神经阻滞时，加入1∶200000浓度的肾上腺素，可减少毒性反应的发生率，并延长作用时效。

⑥ 本品与肾上腺素合用时，不适用于心脏病、甲状腺功能亢进、高血压及外周血管病患者。与局麻药普鲁卡因合用，可增强麻醉效力。与布比卡因合用，麻醉效力增强，但发生高铁血红蛋白血症的危险也增加。与静脉全麻药丙泊酚合用，可增强后者的催眠作用。与中枢神经系统抑制药（如帕吉林）合用，本品的麻醉作用增强和延长。与西咪替丁、抗心律失常药（如奎尼丁、阿义马林、美西律、丙吡胺、普罗帕酮、胺碘酮或妥卡尼等）、β受体阻断药（如普萘洛尔、美托洛尔、纳多洛尔、喷布洛尔等）合用，本品的血药浓度增加，从而增加本品的毒性（如神经毒性、癫痫发作、心律失常），甚至引起窦性停搏，合用时应调整剂量，并监测ECG及本品的血药浓度。与普鲁卡因胺合用，可产生一过性谵妄及幻觉，

但不影响本品的血药浓度。与溴苄铵合用，可拮抗本品的负性肌力作用，两者联用可增强抗心律失常作用。与抗惊厥药合用，可增强本品对心脏的影响，导致心脏停搏，并可增加中枢神经系统的不良反应。与双氢麦角胺合用，可导致血压极度升高。与玻璃酸酶合用，能有效促进本品扩散，加快起效时间，从而减轻局部浸润所致肿胀，但本品的全身不良反应也增加。本品不能与酸性药物混合使用，即便与碱性药物混合使用，由于 pH 值不同，也可影响本品的解离值，导致局麻药失效，或起效时间延迟。纳洛酮可明显减少本品静脉注射所致呼吸频率减慢的发生率。喹奴普丁、达福普丁、安普那韦、利托那韦可抑制 CYP3A4 酶介导的本品代谢，使本品的血药浓度升高，引起神经毒性、癫痫发作、低血压、心律失常等毒性反应。异丙肾上腺素能增加肝血流量，可使本品的 CL_t 升高，从而减弱本品的抗心律失常作用。去甲肾上腺素能减少肝血流量，可使本品 CL_t 下降。巴比妥类药可促进本品代谢，两者合用可引起心动过缓、窦性停搏。苯妥英钠可加速本品代谢，两者联合静脉给药可致心动过缓或窦性停搏，但经不同途径给药则可防止本品中毒所致的惊厥。本品与苯巴比妥、硫喷妥钠、硝普钠、甘露醇、两性霉素 B、氨苄西林、美索比妥、磺胺嘧啶钠等药物有配伍禁忌。

⑦ 用药前，应备齐抢救设备及药物，一是防止出现过敏性休克，二是防止发生心血管意外。用药期间，应注意监测血压、呼吸和 ECG，患者如出现低血压、呼吸急迫或减慢、呼吸暂停、PR 间期延长或 QRS 波增宽，或出现严重的窦性心动过缓或其他心律失常（如严重的房室传导阻滞及心肌收缩力减低、SVT、TDP）或原有心律失常加重时，应立即停药，及时处置。某些疾病如 AMI 患者，常伴有 α_1-酸性蛋白及蛋白率增加，本品蛋白结合也随之增加，从而使本品的游离血药浓度降低，故用药时应加注意。本品的血药浓度过高时，可引起心房传导减慢、房室传导阻滞以及抑制心肌收缩力和心排血量下降，用药期间应监测血药浓度。

⑧ 本品的其他不良反应尚有：头晕、眩晕、恶心、呕吐、倦怠、嗜睡、言语不清、感觉异常、肌肉震颤、惊厥、意识障碍、昏迷、呼吸抑制；低血压、心排血量下降、高铁血红蛋白血症；红斑、皮疹、血管神经性水肿、休克或过敏样反应等。用药时应加注意观察，并根据反应轻重决定减量或停药。

⑨ 局麻药中毒的处置：除及时停药外，还需注意以下几点：a. 保持气道通畅，必要时面罩加压给氧，或气管插管进行人工通气。b. 纠正患者的姿势体位，取头低脚高位。c. 吸氧，纠正酸中毒。d. 根据需要给予适当的升压药，以麻黄碱为首选，间羟胺或多巴酚丁胺次之。e. 必要时用阿托品、异丙肾上腺素或起搏器治疗。f. 可静脉注射 BZP（如地西泮 2.5～5mg）。如无好转，可间断静脉注射硫喷妥钠，每次 50～100mg，以不影响心血管功能为度。g. 对顽固性惊厥，应考虑使用肌松药，以阿曲库铵或维库溴铵为首选，琥珀胆碱次之，慎用长效肌松药，同时进行气管内插管人工通气。h. 出现高铁血红蛋白血症者，如给氧后无显著好转，可静脉注射 1% 亚甲蓝 1～2mg/kg。

布比卡因[典][基] Bupivacaine

（丁吡卡因，丁普卡因；Marcaine）

【药理分类】 长效酰胺类局麻药。

【适应证】 局部浸润麻醉、外周神经阻滞和椎管内阻滞。

【用法用量】 ①臂丛神经阻滞。0.25% 溶液，20～30ml 或 0.375% 溶液，20ml（50～75mg）。②骶管阻滞。0.25% 溶液，15～30ml（37.5～75.0mg），或 0.5% 溶液，15～20ml（75～100mg）。③硬脊膜外阻滞。0.25%～0.375% 溶液可以镇痛，0.5% 溶液可用于一般的腹部手术等。④局部浸润。总用量一般以 175～200mg（0.25%，70～80ml）为限，24h 内分次给药。

【用药监护】 ① 对本品过敏者及肝或肾功能损害者禁用。

② 12 岁以下儿童慎用。

③ 本品毒性较利多卡因大 4 倍，心脏毒性尤应注意，其引起循环衰竭和惊厥比值较小（CC/CNS＝3.7±0.5），心脏毒性症状出现较早，往往循环衰竭与惊厥同时发生，一旦心脏停搏，复苏甚为困难。

④ 本品与普萘洛尔合用，本品的 CL 降低，毒性反应的危险性增加。与抗心律失常药合用，心脏抑制的危险性增加。与卡托普利等 ACEI 合用，可加重本品所致心动过缓及低血

压的副作用，甚至可能引起意识丧失。玻璃酸酶可有效促进本品扩散，加快起效时间，从而减轻局部浸润所致肿胀，但本品的全身不良反应也增加。本品与碱性药物配伍，可产生沉淀而失效。

⑤ 本品的血药浓度过高时，可致心血管意外与惊厥，前驱症状有舌与咽麻木、耳鸣、颤抖等。用药中如出现这些症状，应给予循环与呼吸支持，也可用地西泮与硫喷妥钠预防和治疗惊厥。为防止本品的心脏毒性，成人一次或4h内用药量不超过150mg，对过度疲倦、老年人、儿童、衰弱者及有急性疾病者应减少用量。高浓度用药时，应加用适量肾上腺素，以减慢药物的吸收。

⑥ 硬膜外给药时，如误入蛛网膜下腔，可导致致命性高位或全脊髓麻醉。为预防这一并发症，在开始注药之前应回抽腰穿针。

⑦ 本品误入血管内有引起心脏停搏致死的危险，复苏很困难。因此，给药时应小心操作，避免药物误入血管内，防止产生严重的毒性反应。

⑧ 本品及其代谢物可能有蓄积性，重复给药可导致血药浓度显著升高而产生毒性反应。因此，重复给药时须谨慎并严密观察。

⑨ 少数患者用药后可出现头痛、恶心、呕吐、尿潴留及心率减慢等。如出现严重副反应，可静脉注射麻黄碱或阿托品。

⑩ 本品不得过量使用，过量可致高血压、抽搐、心脏停搏、呼吸抑制及惊厥。

罗哌卡因[典] Ropivacaine

（耐乐品；Narop，Naropin）

【药理分类】 长效酰胺类局麻药。

【适应证】 ①外科手术麻醉：a. 硬膜外麻醉，包括剖宫产术；b. 区域阻滞。②急性疼痛控制：a. 持续硬膜外输注或间歇性单次用药，如术后或分娩镇痛；b. 区域阻滞。

【用法用量】 ① 外科手术麻醉。a. 腰椎硬膜外给药。外科手术，浓度7.5mg/ml，容量15～25ml，总剂量113～118mg，或10.0mg/ml，容量15～20ml，总剂量150～200mg。b. 胸椎硬膜外给药。术后镇痛，浓度7.5mg/ml，容量5～15ml，总剂量38～123mg；区域阻滞，浓度7.5mg/ml，容量1～30ml，总剂量7.5～225mg。②急性疼痛控制。a. 腰椎硬膜外给药。单次用药，浓度2.0mg/ml，容量10～20ml，总剂量20～40mg。b. 区域阻滞。浓度2.0mg/ml，容量1～100ml，总剂量2～200mg。

【用药监护】 ① 对本品或同类药物过敏者禁用。

② 下列情况慎用：孕妇、严重肝病患者、慢性肾功能损害伴酸中毒及低蛋白血症患者。

③ 12岁以下的儿童不用。

④ 对于高龄或伴有其他严重疾病，诸如患有心脏传导部分或全部阻滞、严重肝病或严重肾功能损害等疾病而需施用区域麻醉者，在实施麻醉前应尽力改善患者的状况，并调整用药剂量，以降低严重不良反应的潜在危险。

⑤ 局麻药的毒性具有累加性，因此接受其他局麻药或与酰胺类局麻药结构相关药物治疗的患者同时应用本品须谨慎。本品与碱性溶液混合可出现沉淀。

⑥ 硬膜外麻醉会产生低血压和心动过缓，如预先输注扩容药或使用血管加压药物，可减少这一副作用的发生。一旦发生低血压，可用5～10mg麻黄碱注射液治疗，必要时2～3min后可重复用药。对出现心动过缓者，可静脉给予阿托品注射液解救。如出现循环衰竭，必须立即进行CPR，同时给予供氧、通气、维持血液循环并治疗酸中毒。

⑦ 本品用于硬膜外麻醉或外周神经阻滞时，尤其老年人和伴有心脏病者发生局麻药误入血管时，可引起短暂的心率加快，或出现心脏传导和心肌收缩抑制的症状，并有引起心脏停搏的报道。发生心脏停搏时，为了提高复苏成功率，应该延长复苏时间。

⑧ 在注射前及注射期间，应仔细回吸以防止血管内注射。当需要大剂量注射时，如硬膜外麻醉，应先使用3～5ml试验剂量的含有肾上腺素的2%利多卡因注射液进行试验性注射。如误入血管内注射可引起短暂的心率加快，或误蛛网膜下腔注射可出现脊髓麻醉。因此，在注射本品前及注射过程中应注意反复回吸，防止药物误入静脉内或蛛网膜下腔而引起严重的不良反应。

⑨ 使用本品标准剂量时，应缓慢注射或逐渐增大注射速率（25～50mg/min），同时密切监测患者的生命指征，并与患者保持交谈，使之充分放松，消除紧张和恐惧心理。如需延长麻醉，无论是持续输注，或是重复单次注射，都应考虑血药浓度达到中毒水平或诱发局

部神经损伤的危险。一旦出现中毒症状，应立即停止注射。

⑩ 使用本品时，即使没有出现明显的中枢神经系统毒性，也会轻微地影响精神状况及共济协调，并可暂时损害运动的灵活性，这些作用与剂量有关。因此，患者在用药后的一段时间内应避免驾驶及危险性较大的机器操作或高空作业。

⑪ 本品的全身性中毒反应可因误入血管或给药过量而发生，前者可立即产生毒性反应，后者则需1～2h才达到C_{max}，达峰时间（t_{max}）则取决于注射部位，因此中毒症状会延迟出现。全身性中毒反应可能包括中枢神经系统和心血管系统。最先出现的症状是视觉和听觉受干扰，口周麻木、头晕、轻微头痛、麻刺感和平衡失调，严重者可出现语言障碍、肌肉僵直和肌肉震颤，继而可能出现意识丧失和癫痫大发作样惊厥，时间可持续几秒钟至几分钟，最后可能产生缺氧和酸中毒症状，有时还会出现窒息。发生心血管系统中毒反应时可能会引起低血压、心动过缓、心律失常，甚至心脏停搏。一旦出现急性全身性中毒反应，必须立即停止注射。如发生惊厥，治疗措施为给氧、抗惊厥及维持循环，必要时面罩给氧，以辅助通气。如在15～20s内惊厥未自动停止，必须静脉给予抗惊厥药（静脉注射硫喷妥钠100～150mg可快速中止惊厥发作，也可选择起效缓慢的地西泮5～10mg静脉注射。琥珀胆碱则可很快中止肌肉抽搐，但患者需要气管插管和控制通气）。对出现心血管系统抑制症状（如低血压、心动过缓）或循环衰竭的患者，可按本品【用药监护】⑥处置。

⑫ 本品其他常见的不良反应尚有：恶心、呕吐、感觉异常、体温升高、头痛、尿潴留、头晕、高血压、寒战、心动过速、焦虑、感觉减退等，使用时应加注意。

第三节　肌肉松弛药

琥珀胆碱[典][基]　Suxamethonium Chloride

（氯化琥珀胆碱，司可林；Scoline）

【药理分类】 去极化型肌松药。

【适应证】 全麻时气管插管和术中维持肌松。

【用法用量】 ①气管插管。1～1.5mg/kg，最高2mg/kg。②维持肌松。一次150～300mg溶于5%～10%葡萄糖注射液中或1%盐酸普鲁卡因注射液混合溶液500ml中，缓慢静脉滴注。

【用药监护】 ① 下列情况禁用：恶性高热、脑出血、青光眼、视网膜剥离、白内障摘除术、低血浆ChE、严重创伤、大面积烧伤、上运动神经元损伤及高钾血症。

② 下列情况慎用：严重肝功能损害、营养不良、晚期癌症、严重贫血、年老体弱、严重电解质紊乱、孕妇及使用ChE抑制药者。

③ 不具备控制或辅助呼吸条件时，严禁使用。

④ 忌在患者清醒下给药。

⑤ 本品在碱性溶液中分解，故不宜与硫喷妥钠混合注射。下列药物可降低PChE活性，从而增强本品的作用：ChE抑制药（如新斯的明、吡斯的明等）、环磷酰胺、氮芥、塞替哌、普鲁卡因等局麻药、MAO抑制药、雌激素等。与下列药物合用也须谨慎，如吩噻嗪类、普鲁卡因胺、奎尼丁、卡那霉素、多黏菌素B、新霉素等具有去极化型肌松作用，能增强本品的作用。甲氧氯普胺、硫酸镁（注射液）亦能增强并延长本品的神经肌肉阻滞作用。本品与西咪替丁、雷尼替丁合用，可延迟本品神经肌肉阻滞作用的恢复。与泮库溴铵合用，可增强后者的作用和毒性，并可能引起呼吸抑制或窒息。抑肽酶能使近期应用本品的患者产生呼吸暂停，故在使用本品及其他肌松药前后2～3d内不要应用抑肽酶。本品可使心肌细胞内钾外流，致细胞失钾，用地高辛维持治疗的患者应用本品后，可致心律失常，其他强心苷类药物与本品也可能发生类似的相互作用。

⑥ 除药物外，下列因素也可延长本品作用时间：a. 循环时间降低（如心力衰竭休克时）。b. 脱水或低体温时。c. 肝或肾功能损害。d. 老年人或婴幼儿。e. 高钾血症或低钾血症。f. 营养不良或贫血。用药时应予考虑，并加强监测。

⑦ 遗传性血浆ChE异常或缺陷者和接触有机磷农药者对本品高度敏感，极易引起中毒并导致长时间呼吸停止。因此，有遗传性血浆ChE缺陷者使用本品时应减量。接触有机农药者必须在证明无血浆ChE减少或抑制后，方可使用至足量。

⑧ 用药前，应先检查血电解质，尤其要了解血钾、血钙和血镁水平，因其在用药中容易失衡，并均可影响本品的神经肌肉阻滞作用。

⑨ 本品静脉注射后，其肌松作用可引起短暂的肌纤维颤动（一般从眉际和上眼睑等小肌开始，向肩胛和胸大肌、上下肢肌肉延展）或肌肉成束收缩，预先静脉注射小剂量非去极化肌松药（维库溴铵 0.5mg），既可预防和解除本品肌松作用引起的短暂纤维颤动，又可使在小儿中易于发生的肌红蛋白血症和肌红蛋白尿的发生率降低。

⑩ 本品的拟乙酰胆碱作用可引起心动过缓、结性心律失常（也称房室交界性心律失常）和心脏停搏，尤其在重复大剂量给药时最易发生。预先给予阿托品既可防止本品对心脏的作用，又可避免本品导致的唾液分泌过多。

⑪ 本品所致的肌肉自发性收缩、肌痛、肌纤维颤动或肌纤维不协调的成束收缩可损伤肌梭，引起肌肉发硬及肌痛达 24～30h，用药后 1～2d 内即起床活动者发生肌痛较多而且剧烈，有时甚至可以引起形态和结构的改变。因此，用药后应嘱患者卧床休息至完全恢复，必要时在其间给予轻柔按摩，可减轻上述症状的发生，并缩短上述症状的持续时间。

⑫ 大剂量用药后，常可出现呼吸停止，一般仅数秒钟，最多 3～4min 后即可出现自主呼吸。用于气管内麻醉时，应在此时做气管插管，因此时无肌肉紧张，极易操作。由于本品无拮抗药，过量中毒时无法用药物解救，故应避免发生用药过量而出现呼吸抑制延长。因此，麻醉过程中应密切注意监测生命体征，尤其要注意监测呼吸变化。患者如出现长时间呼吸停止，必须用正压加氧（持续高流量纯氧）人工呼吸，并输液促进药物排泄，亦可输血、注射新鲜冷冻血浆或其他拟 ChE 药，但不可用新斯的明，因其能增强其肌松作用，从而加剧呼吸肌的麻痹，甚至窒息死亡（去极化型肌松药如琥珀胆碱禁止使用新斯的明，而非去极化型肌松药如氯化筒箭毒碱、戈拉碘铵、泮库溴铵、米库氯铵、维库溴铵等则可用新斯的明对抗，两者不能混淆）。

⑬ 本品是最常引起 MHS 的肌松药，多见于本品与氟烷合用者，发生率小儿远高于成人。症状与处置见异氟烷【用药监护】⑰。

⑭ 本品引起肌纤维去极化时使细胞内 K 离子迅速流至细胞外，致正常人血钾上升 0.2～0.5mmol/L；而严重烧伤、软组织损伤、腹腔内感染、破伤风、截瘫及偏瘫等，在本品作用下可引起异常的大量 K 离子外流致高钾血症，产生严重的室性心律失常，甚至心脏停搏。因此，在上述患者用药期间，应注意监测血钾，防止出现高钾血症而引起心血管意外。

⑮ 本品的其他不良反应尚有：a. 可致胃内压升高（最高可达 40cmH_2O）和唾液分泌过多，并可引起饱胃患者胃内容反流误吸。b. 可引起脑血管扩张而致颅内压升高和眼外肌痉挛性收缩以致眼内压和胃内压高。c. 可能导致肌张力增强，以胸大肌最为明显，其次是腹肌，严重时波及肱二头肌和股四头肌等；这时不仅机体总的氧耗量加大，足以引起胃内压甚至颅内压升高。d. 可见轻度过敏反应，如皮肤潮红或红斑，偶见支气管痉挛和（或）血压下降，后者可导致循环停止。e. 偶见重症肌无力及 RM（参阅法罗培南【用药监护】⑨）。用药期间应注意观察，发现异常及时处置。

⑯ 用药期间，应使用外周神经刺激器监测肌松。肌松后，应保持呼吸道通畅和正确的呼吸管理。

阿曲库铵[典] Atracur

（阿曲可宁，卡肌宁）

【药理分类】 中效非去极化型肌松药。

【适应证】 全麻时和气管插管时的肌松，尤适用于肝或肾功能损害、黄疸、嗜铬细胞瘤手术和门诊手术。

【用法用量】 静脉注射。0.3～0.6mg/kg，可维持肌松 15～25min，需要时可追加剂量 0.1～0.2mg/kg，以延长肌松时间。

【用药监护】 ① 对本品过敏者禁用。

② 下列情况慎用：神经肌肉接头疾病（如重症肌无力）及电解质紊乱者。

③ 孕妇应慎用或酌情减量。

④ 本品可致肌张力增高，故一次用量不宜过大。

⑤ 本品与吸入麻醉药（如氟烷及恩氟烷）、氨基糖苷类（甚至包括口服的新霉素）及多肽类抗生素（如多黏菌素）、锂剂、镁盐、普鲁卡因胺及奎尼丁合用时，会增加本品的神经阻滞作用。去极化的骨骼肌松药如琥珀胆碱不可用来延长本品（非去极化的骨骼肌松药）的作用，因会产生长且复杂的阻滞作用，而很难用 ChE 抑制

药恢复。与β受体阻断药、局麻药（如普鲁卡因、利多卡因等）、某些抗生素（如克林霉素、林可霉素、卷曲霉素等）、氯胺酮、大量枸橼酸钠保存的库血合用，可增强其肌松作用，并可能导致呼吸抑制或呼吸暂停，自主呼吸的恢复时间延长，合用时须谨慎，必要时调整剂量。本品与雷尼替丁合用，可因相互拮抗而降低本品的作用。钙盐可逆转本品的效能。本品的肌松效应，可被ChE抑制药新斯的明拮抗。肾上腺皮质激素（如倍他米松、地塞米松、氢化可的松、甲泼尼龙、泼尼松、泼尼松龙等）能使本品减效。本品较小剂量即可增强并延长阿片类镇痛药的中枢性呼吸抑制。本品虽能逆转或防治芬太尼、舒芬太尼引起的肌强直，但呼吸抑制常提早出现，舒芬太尼尤其显著，小剂量时就可出现。本品可因血钾下降而增效，与能引起血钾下降或潜在下降的药物，如ACTH（长期应用）、两性霉素B、袢利尿药及噻嗪类利尿药合用时，应先纠正低血钾后再给药；为防止低血钾，临床上常须连续静脉滴注氯化钾。本品不宜与硫喷妥钠等碱性药物混合应用。

⑥ 本品应在使用前用灭菌注射用水5ml溶解。溶解后应立即使用或置冰箱保存，否则药效下降。

⑦ 大剂量快速静脉注射时，可引起低血压、心动过速及支气管痉挛。因此，静脉注射的推注应缓慢，对严重心血管疾病者应分次缓慢静脉注射。

⑧ 偶见组胺释放引起的一过性皮肤潮红、红斑、瘙痒及荨麻疹，不影响用药，必要时给予抗组胺药。

⑨ 本品能麻痹呼吸肌，给药前应备好急救药品和器材，如支气管插管、人工呼吸设备及新斯的明。发生用药过量或用药后恢复迟缓时，应给予阿托品及新斯的明，并使用人工通气设备，直到能自然呼吸为止。

⑩ 长时间、大剂量应用本品时，应在手术结束拔除气管导管前给予新斯的明，以拮抗本品残留的肌松作用。

顺阿曲库铵[典] Cisatracurium

（赛机宁；Nimbex）

【药理分类】 中效非去极化型肌松药。

【适应证】 作为全麻或在ICU治疗中辅助用药，可起镇静作用，并可松弛骨骼肌，使气管插管和机械通气易于进行。

【用法用量】 ①单次静脉注射。a. 气管插管。0.15mg/kg，用丙泊酚诱导麻醉后，120s后即可达到良好至极佳的插管条件。b. 维持用药。以阿片类或丙泊酚麻醉时，给予0.03mg/kg的本品，可产生约20min临床有效的神经肌肉阻滞作用。c. 自然恢复。当使用阿片类药或丙泊酚麻醉时，抽搐反应从25%～75%及5%～95%恢复的平均时间分别为13min和30min。d. 拮抗。给予标准剂量的ChE抑制药可以很容易地拮抗本品的神经肌肉阻滞作用。②静脉滴注。a. 成人和2～12岁儿童，以3μg/(kg·min)，即0.18mg/(kg·h)的速率输注，达到稳定状态后以1～2μg/(kg·min)，即0.06～0.12mg/(kg·h)的速率连续输注。当采用异氟烷或恩氟烷麻醉时，本品的输注速率可减少40%。b. ICU患者，起始输注速率为3μg/(kg·min)，即0.18mg/(kg·h)。

【用药监护】 ① 下列情况禁用：对本品或阿曲库铵过敏者及孕妇。

② 重症肌无力及其他形式的神经肌肉疾病患者应用本品的推荐剂量为≤0.02mg/kg。

③ 2岁以下儿童应用本品的安全性尚未确定。

④ 对其他神经肌肉阻滞药过敏者在使用本品时应引起高度重视，因为有报道存在神经肌肉阻滞药的交叉反应。

⑤ 严重的酸碱失调和（或）血浆电解质紊乱可增加或降低对神经肌肉阻滞药的敏感性。因此，用药前应先行纠正酸碱失调和电解质紊乱，用药期间则应注意维持酸碱及电解质平衡。

⑥ 本品能麻痹呼吸肌，并可致其他骨骼肌瘫痪，故给药前应预先备好急救药品和器材，给药过程中应严密监测呼吸和神经肌肉功能，发现异常及时处置。

⑦ 本品与镁盐、锂剂、神经节阻滞药（如三甲噻方、六甲胺等）、麻醉药（如氟烷、异氟烷、恩氟烷、地氟烷、氯乙烷、氯胺酮、可卡因、布比卡因、依替卡因、利多卡因、普鲁卡因、甲哌卡因、丙胺卡因、丙氧卡因、氯普鲁卡因、氧化亚氮等）、利尿药（如袢利尿药呋塞米等，可能还包括噻嗪类利尿药、甘露醇、乙酰唑胺等）、抗生素（如氨基糖苷类、四环素类、多黏菌素类、林可酰胺类、多肽类等）、抗心律失常药（如普萘洛尔、普鲁卡因胺、奎尼丁及钙通道阻断药等）合用，可使本

品的作用强度增加和（或）作用时间延长，合用时应调整本品用量或减慢给药速率。与肾上腺皮质激素（如倍他米松、地塞米松、氢化可的松等）合用，可拮抗本品的神经肌肉阻滞作用，并增加肌病的发生率或严重程度；合用时应监测本品的效应，必要时调整本品用量，尤其对于接受大剂量皮质激素者，长期合用时应减少本品的总剂量。两性霉素 B 可导致血钾降低，从而使本品的肌松作用增强，引起肌肉麻痹，因此与两性霉素 B 或含两性霉素 B 的药物合用前应先纠正低血钾。苯妥英、卡马西平可使患者对非去极化药物的神经肌肉阻滞作用的耐受性增加，从而使本品的作用降低，合用时应调整本品用量。事先给予琥珀胆碱不会影响静脉给予本品后的神经肌肉阻滞作用时间，无须改变单剂量或输注给药速率。合用琥珀胆碱来延长非去极化神经肌肉阻滞药的效应可能导致延长的复合性阻滞作用而难以用 ChE 抑制药逆转。

⑧ 本品可用下列注射液稀释：0.9%氯化钠注射液、5%葡萄糖注射液、0.18%氯化钠和 4%葡萄糖注射液、0.45%氯化钠和 2.5%葡萄糖注射液。本品与下列常用的围术期药物具有相容性：阿芬太尼、氟哌利多、芬太尼、咪达唑仑和舒芬太尼，合用时可通过三通管进行静脉输注。本品与其他药物用同一针管或套管给药时，必须在每注射一种药物后经同一输液管给予适量静脉输液（如 0.9%氯化钠注射液）；如选择在小静脉注射本品时，也需在注射后给予适量的静脉输液（如 0.9%氯化钠注射液）冲入该静脉。本品与酮咯酸氨丁三醇注射乳液、丙泊酚注射乳液及碱性溶液（如硫喷妥钠）、乳酸钠林格注射液、5%葡萄糖和林格注射液存在配伍禁忌。

⑨ 本品稀释后应在 PVC（聚氯乙烯）或 PP（聚丙烯）容器中存放。在 5～25°C 下，稀释后浓度为 0.1～2mg/ml 的本品溶液在至少 12h 内可保持物理和化学性质稳定。

⑩ 极少数情况下，当本品与一种或多种麻醉药合用时，有严重过敏反应的报道。因此，本品与其他麻醉药合用时应密切观察患者，防止出现严重过敏反应。

⑪ 偶见 ICU 的严重疾病患者在过长时间使用本品后出现肌无力和（或）肌病，用药时应加注意。

⑫ 本品过量的主要表现为肌肉麻痹时间延长及其引起的相关症状，其处置方法最主要是维持肺部通气和动脉供氧，直到恢复正常的自主呼吸，并给予镇静药。如出现自然恢复迹象，可给予 ChE 抑制药新斯的明，以加速肌肉松弛的恢复。

⑬ 其他参阅阿曲库铵【用药监护】⑧。

泮库溴铵 Pancuronium Bromide

（巴活郎，潘可罗宁；Pavulon）

【药理分类】 中长效非去极化型肌松药。

【适应证】 气管插管、术中肌松维持。

【用法用量】 静脉注射。①气管插管肌松，0.08～0.1mg/kg，3～5min 内可做气管插管。②琥珀胆碱插管后及手术之初剂量，0.06～0.08mg/kg。③肌松维持剂量，0.02～0.03mg/kg。

【用药监护】 ① 下列情况禁用：对本品及溴离子过敏、严重的肝或肾功能损害和重症肌无力患者。

② 下列情况慎用：梗阻性黄疸、神经肌肉疾病（肌病、严重肥胖、有脊髓灰质炎史）、孕妇分娩时、电解质紊乱（低血钾、低血钙等）、血液 pH 改变、脱水及有高血压倾向者（如嗜铬细胞瘤患者或肾病引起的高血压）。

③ 下列情况避免使用：高血压、心动过速及心肌缺血患者。

④ 孕妇及哺乳期妇女应用本品的安全性尚未确定，必须应用本品时需权衡利弊。

⑤ 本品用量与个体差异、麻醉方法、手术持续时间及同其他药物的相互作用有关；为控制神经肌肉阻滞作用和恢复，最好使用外周神经刺激器。肥胖者应考虑身体净重而酌减用量。

⑥ 本品与氨基糖苷类抗生素、林可酰胺类及多肽类抗生素、卷曲霉素、吸入全麻药（如氟烷、乙醚、恩氟烷、异氟烷、地氟烷、七氟烷、氧化亚氮等）、静脉全麻药（如硫喷妥钠、氯胺酮、依托咪酯等）、局麻药（如普鲁卡因、利多卡因等）、芬太尼、大量枸橼酸钠保存的库血、曲咪酚等合用，肌松效应增强，并可导致呼吸抑制或暂停、自主呼吸的恢复时间延长，合用时应减少本品用量。长期应用锂剂者应用本品时，本品的作用持续时间延长。与硫酸镁（静脉注射用）、普鲁卡因胺或奎尼丁等合用，神经肌肉阻滞作用加强，作用持续时间也延长，合用时应减少本品用量。与

茶碱、雷尼替丁合用，可产生相互拮抗作用。β受体阻断药可使本品增效。洋地黄苷类（如地高辛）对心脏的效应，可因本品的使用而更加显著，甚至可突发心律失常。本品可因血钾下降而增效，故使用本品前应先纠正低血钾；与能引起血钾下降或潜在下降的药物，如肾上腺皮质激素（盐皮质激素比糖皮质激素更易产生）、ACTH（长期应用）、两性霉素B、袢利尿药和噻嗪类利尿药等合用时，为预防低血钾，临床上常需连续滴注适量氯化钾。硝酸甘油、维拉帕米可能因相加效应而延长本品的作用持续时间。氯化筒箭毒碱可显著增强本品的神经肌肉阻滞效应。琥珀胆碱与本品合用时，可能导致呼吸抑制，甚至呼吸暂停。较小剂量的本品即可使阿片类镇痛药的中枢性呼吸抑制更加明显，作用持续时间也延长。本品可延长米维库铵的肌松效应持续时间。本品虽能逆转或防治芬太尼、舒芬太尼引起的肌强直，但呼吸抑制常提早出现，舒芬太尼尤其显著，小剂量时即可出现。此外，MAO抑制药（如司来吉林、帕吉林等）、鱼精蛋白、维生素B_1、苯妥英、咪达唑仑、甲硝唑等都能增强本品作用，合用时应予充分注意。肾上腺皮质激素（如地塞米松、氢化可的松、甲泼尼龙、泼尼松、泼尼松龙等）能使本品减效，应加大本品用量，或改用其他肌松药。卡马西平可缩短本品的作用持续时间。去甲肾上腺素、硫唑嘌呤、氯化钾、氯化钙等可使本品减效。ChE抑制药（新斯的明、吡斯的明、依酚氯铵等）可拮抗本品的肌松作用。本品不能与其他药物或溶液混合使用。

⑦ 本品注射液仅供静脉注射用，可用0.9%氯化钠注射液、5%葡萄糖注射液、乳酸钠林格注射液稀释或混合。溶液配制后应及时使用。

⑧ 本品不良反应有：a. 可产生心血管作用，如心率略增快、平均动脉血压和心排血量略增加。b. 可使正常及升高的眼压明显下降（±20%）达数分钟，也会产生缩瞳。c. 偶可引起RM。d. 极少数患者可发生变态反应和组胺释放，出现皮肤潮红和灼热感。用药期间应注意监测。

⑨ 为减少本品引起的唾液分泌，可在麻醉前给予阿托品。

⑩ 手术结束后，在拔除气管导管之前应给予ChE抑制药，以拮抗本品残留的肌松作用。

⑪ 本品用量过大，可致呼吸抑制或暂停，故本品使用前应备好给氧装置及人工通气设备，以防万一。

⑫ 本品过量的处置：a. 首先保证呼吸道通畅，必要时做气管插管，进行机械通气，调整通气量。b. 给予ChE抑制药新斯的明或依酚氯铵拮抗。c. 为防止ChE抑制药引起窦性心动过缓，应在其使用前（至少是同时）静脉注射适量阿托品。d. 拮抗以自主呼吸恢复为限，避免过量，即使自主呼吸已出现，还应继续观察数小时，防止发生ChE抑制药作用消失后本品效应仍未解除的情况。e. 患者出现低血压时，应先纠正休克，再用上述拮抗药。

维库溴铵【典】【基】 Vecuronium Bromide

（维库罗宁，万可松；Norcuron）

【药理分类】 中效非去极化型肌松药。

【适应证】 辅助全麻，易化气管插管和手术中肌松。

【用法用量】 ①静脉注射。a. 气管插管：0.08～0.12mg/kg，3min内达插管状态。b. 在神经安定镇痛麻醉时的维持剂量，0.05mg/kg，吸入麻醉为0.03mg/kg，最好在颤搐反应恢复到对照值的25%时再追加维持剂量。②持续静脉滴注。先给予单剂量（0.08～0.1mg/kg），等神经肌肉阻滞开始恢复时，再开始持续静脉滴注，滴速以维持颤搐反应在对照值的10%为宜，一般为0.8～1.4μg/(kg·min)。

【用药监护】 ① 对本品或溴离子过敏者禁用。

② 下列情况慎用：肝硬化、胆汁淤积或严重肾功能损害、脓毒症、重症肌无力或肌无力综合征，以及脊髓灰质炎患者和哺乳期妇女。

③ 本品对胎儿有潜在的危害，孕妇应用本品时需权衡利弊。

④ 已有神经肌肉阻滞药之间发生交叉过敏反应的报道，因此有其他神经肌肉阻滞药过敏史者使用本品应特别慎重。

⑤ 下列情况可使本品作用增强：低钾血症、高镁血症、低钙血症、低蛋白血症、高碳酸血症、脱水、酸中毒、恶病质。对严重的电解质失衡、血液pH改变和脱水，在使用本品前应尽力纠正。

⑥ 药物相互作用：a. 下列药物可增强本品效应：ⓐ吸入麻醉药，如氟烷、恩氟烷、异氟烷等；ⓑ大剂量硫喷妥钠、甲乙炔巴比妥、氯胺酮、芬太尼、羟丁酸钠、依托咪酯、丙泊酚等；ⓒ其他非去极化型肌松药及琥珀胆碱；ⓓ抗生素［如氨基苷类、多肽类、酰脲类青霉素类（如哌拉西林、呋布西林、阿洛西林、美洛西林、呋洛西林等）］及大剂量甲硝唑；ⓔ其他药物，如利尿药、β受体阻断药、维生素 B_1、MAO 抑制药、奎尼丁、鱼精蛋白、α受体阻断药、镁盐等。b. 下列药物可使本品作用减弱：ⓐ新斯的明、吡斯的明、依酚氯铵、氨基吡啶衍生物；ⓑ长期应用皮质激素或卡马西平后；ⓒ去甲肾上腺素、硫唑嘌呤（仅有短暂、有限的作用）、茶碱、氯化钙。

⑦ 本品静脉注射时，用以下列注射液溶解成 1mg/ml 浓度供用：灭菌注射用水、5%葡萄糖注射液、0.9%氯化钠注射液、乳酸钠林格注射液、葡萄糖氯化钠注射液。静脉滴注时，先用灭菌注射用水溶解，再用下列注射液混合稀释 40mg/L 浓度供用，0.9%氯化钠注射液、5%葡萄糖注射液、复方氯化钠注射液。

⑧ 对于可能发生迷走神经反射的手术（如使用刺激迷走神经的麻醉药、眼科手术、腹部手术、肛门直肠手术等），在麻醉前或麻醉诱导时应用迷走神经阻滞药阿托品等有助于减少唾液分泌，并可防止出现心动过缓症状。

⑨ 肝硬化、胆汁淤积或严重的肾功能损害及肥胖患者应用本品时，作用持续时间及恢复时间均延长，用量应酌减。脊髓灰质炎、重症肌无力或肌无力综合征等患者对本品反应均敏感，用药时剂量也应减少。妊娠毒血症患者使用硫酸镁治疗时，本品的神经肌肉阻滞效应增加，应减少本品用量，并根据颤搐反应慎重给药。本品在低温下手术时，其神经肌肉阻滞作用会延长，用药时须注意。

⑩ ICU 患者长时间使用本品会导致神经肌肉阻滞延长。因此，在持续神经阻滞时，应给予患者足够的镇静和镇痛药，并连续监测神经肌肉的传导，调整本品的用量，以维持不完全阻滞。

⑪ 本品可引起过敏/类过敏反，主要表现为支气管痉挛、心血管改变（如低血压、心动过速、循环衰竭，甚至休克）、皮肤改变（如血管神经性水肿、荨麻疹），并有致死病例报道。因此，用药前应备齐相关急救药品和器材，用药中应注意监测，一旦发生，及时处置。此外，本品尚可能发生因组胺释放所致的注射部位瘙痒、灼热及红斑和（或）全身性类组胺反应，症状多为轻度，一般不影响本品的应用，必要时可对症处置。

⑫ 在使用本品完全恢复后的 24h 内，不可驾驶及危险性较大的机器操作。

⑬ 本品常与其他麻醉药同时应用，在麻醉过程中可能会发生 MHS，故在用药期间应注意监测此征的早期征象，以便及早发现，及时治疗。症状与处置见异氟烷【用药监护】⑰。

⑭ 其他参阅泮库溴铵【用药监护】⑨～⑫。

■ 第四节　胆碱酯酶抑制药

新斯的明[典][基]　**Neostigmine**

（普洛色林，普洛斯的明；Proserin，Prostigmin）

【药理分类】　可逆性 ChE 抑制药。

【适应证】　①用于手术结束时拮抗非去极化型肌松药的残留肌松作用；②亦用于重症肌无力、术后功能性肠胀气及尿潴留等的治疗。

【用法用量】　①注射剂。a. 拮抗肌松残留作用，静脉注射 0.04～0.07mg/kg，同时给予阿托品 0.02～0.035mg/kg。b. 重症肌无力，皮下或肌内注射，每次 0.25～1mg，1～3 次/d。c. 术后逼尿肌无力尿潴留，肌内或皮下注射，每次 0.25mg，每 4～6 小时 1 次，持续 2～3d。d. 术后腹胀，每次 0.25～0.5mg，并定时重复给药，随时准备阿托品 0.5～1mg 静脉或肌内注射，以防治心动过缓。②片剂。用于重症肌无力、术后腹胀及尿潴留。常用量，每次 15mg，3 次/d。

【用药监护】　① 下列情况禁用：过敏体质、癫痫、心绞痛、VT、机械性肠梗阻或泌尿道梗阻、哮喘、心律失常、窦性心动过缓、低血压、迷走神经张力升高者。

② 下列情况慎用：甲状腺功能亢进、帕金森病、肾上腺皮质功能不全及哺乳期妇女。

③ 孕妇应用本品时需权衡利弊。

④ 本品用于非去极化型肌松药时必须与阿托品同时应用。

⑤ 本品能抑制血浆 ChE 的活性，使酯类局麻药在体内水解缓慢，易导致中毒反应，故在使用本品期间宜采用酰胺类局麻药。本品可能抑制美维库铵的代谢，使麻醉后的神经肌肉阻滞作用恢复延迟。本品可抑制琥珀胆碱的代谢，从而增强并延长其神经肌肉阻滞作用。具有交感神经节阻滞作用的降压药（如胍乙啶、美卡拉明和曲咪芬等）可减弱本品的效应。本品对重症肌无力的治疗作用可被普罗帕酮削弱或抵消，合用后如出现肌无力症状加重，停用普罗帕酮后即可逆转。氨基糖苷类抗生素、多肽类及林可酰胺类抗生素、卷曲霉素、利多卡因（静脉注射）或奎宁（肌内注射），均能作用于神经肌肉接头，使骨骼肌张力减弱，与本品合用可产生程度不等的拮抗。即使是抗毒蕈碱样作用微弱的药物（如普鲁卡因胺、奎尼丁等），也可减弱本品对重症肌无力的疗效。本品可减弱乙醚、恩氟烷、异氟烷、甲氧氟烷、环丙烷等吸入全麻药的肌松作用，并能提高心肌应激性，增加发生心律失常的危险性。阿托品作用于 M 胆碱受体，能减少本品过量时的不良反应，故本品用于拮抗非去极化型肌松药作用时，可与阿托品合用。应用本品时，如同时应用抗 ChE 滴眼剂如地美溴铵、依可碘酯、异氟磷等，可能引起中毒症状。糖皮质激素（如氢化可的松、泼尼松龙、泼尼松等）单独应用可增加肌力，与本品合用肌力反而下降。本品与锂剂合用，可能使重症肌无力加重。与β受体阻断药合用，既可能加重重症肌无力症状，又可以加重或延长心动过缓。本品与牛奶或食物同服，能减轻毒蕈碱样胆碱不良反应，但药效也明显减低。

⑥ 用于解除手术后腹胀时，应在给药前先行肛管排气 1h，且最好采用小剂量穴位注射。例如，可取本品 0.1mg 加 0.9%氯化钠注射液或 0.25%普鲁卡因注射液 1ml，双侧足三里穴位注射。

⑦ 治疗尿潴留时，如用药后 1h 仍不排尿，应改用其他措施，如导尿。

⑧ 用于重症肌无力治疗时须注意：a. 本品个体差异较大，应注意监测脉搏、呼吸、血压及肌张力情况，并根据患者具体情况调整药量。b. 每次给药前应先测脉搏，如果＜60 次/min，应在使用阿托品并达正常心率后才能给药。c. 如患者咀嚼困难，可于餐前 30～45min 给药；对有吞咽困难者，可采用注射给药。d. 应嘱患者定时进行深呼吸、咳嗽、下床及肢体活动，以利康复。e. 患者如突然出现呼吸抑制或呼吸暂停，应立即给氧并人工通气。患者出现大汗、肌颤、前额痛、瞳孔缩小、唾液及呼吸道分泌物增多、通气不足、呼吸加快，同时伴有不安、焦虑或恐惧感时，应立即静脉注射地西泮 5～10mg，同时静脉或肌内注射阿托品 1～2mg，必要时可重复注射。如肌颤严重，给予一定量的非去极化型肌松药（如泮库溴铵）即可解除。呼吸严重抑制时，应给予辅助呼吸和高流量纯氧，必要时进行气管切开和插管。f. 患者在胆碱能危象或肌无力危象时，均可出现严重的肌软弱和咀嚼、吞咽、咳嗽、呼吸困难现象，以及颈部、肢体、躯干软弱无力症状。此时，应根据以下情况加以鉴别：如患者在给药后 1h 左右出现肌无力症状，提示给药过量，可考虑胆碱能危象，应停用本品，并给予阿托品拮抗。如在给药后 3h 左右出现肌无力，则提示由于本品的用量小或因产生耐药性而出现肌无力危象，应增加药量或更换其他药物。g. 加强临床观察，防止用药过量。如用药过量，患者颈、肩、上肢肌肉会处于麻痹状态，影响咀嚼、吞咽和抬肩。h. 交患者自行服用时，应嘱其严格遵医嘱用药，不能多服或漏服，尤其不可在漏服后以双倍量补服，否则可出现毒性反应。i. 向患者或其家属介绍有关用药知识及自我或家庭护理方法，包括如何观察正常治疗反应及不良反应、出现何种症状应立即报告医师、如何根据病情增加药量及识别过量的早期症状等，并告诫患者避免不良情绪刺激，戒除烟酒，防止感冒、创伤和感染。

⑨ 本品的不良反应主要由胆碱能神经兴奋过度引起，包括恶心、呕吐、腹痛、腹泻、流泪、流涎等。少见药疹、瞳孔缩小。大剂量应用可能出现共济失调、肌颤、惊厥、语言不清、焦虑不安、恐惧，严重者可出现昏迷、肺水肿、心脏停搏、呼吸麻痹，甚至死亡。用药期间应注意监测，发现异常及时处置。

依酚氯铵 Edrophonium Chloride

（艾宙酚，腾喜龙；Edrophone，Tensilon）

【药理分类】 可逆性 ChE 抑制药。

【适应证】 ①用作肌松药的对抗药和重症肌无力的诊断药；②用于诊断重症肌无力和鉴别肌无力危象及胆碱能危象；③亦用作氯化

筒箭毒碱等非去极化型肌松药的拮抗药。

【用法用量】 ①依酚氯铵试验（诊断重症肌无力），静脉注射10mg。②肌无力危象和胆碱能危象的鉴别，先注射2mg，若症状好转，再将其余8mg注射完，诊断为肌无力危象；若注射2mg后症状加重，应立即停止注射，诊断为胆碱能危象。③氯化筒箭毒碱等非去极化型肌松药的拮抗，静脉注射，每次5～10mg，30～45s无效时可重复，总剂量可达40mg。

【用药监护】 ① 下列情况禁用：对本品过敏、机械性肠梗阻或泌尿道梗阻者。

② 下列情况慎用：支气管哮喘、心脏病及术后肺不张或肺炎患者。

③ 本品不宜用于重症肌无力的手术后腹胀、尿潴留的治疗。

④ 孕妇应用本品时需权衡利弊。

⑤ 本品与地高辛等洋地黄类药物联用，可导致房室传导阻滞、心动过缓和心脏停搏。与乙酰唑胺合用，可能导致肌无力症状加重。其他药物相互作用与新斯的明相同。

⑥ 其他参阅新斯的明【用药监护】⑦～⑨。

安贝氯铵 Ambenonium Chloride

（氯化美斯的明，酶抑宁；Ambeninum，Mysuran）

【药理分类】 可逆性ChE抑制药。

【适应证】 ①主要用于不能耐受新斯的明、吡斯的明或对溴过敏的重症肌无力患者；②亦用于腹胀气。

【用法用量】 口服。每次5～25mg，3次/d。

【用药监护】 ① 下列情况禁用：支气管哮喘、机械性肠梗阻或尿路梗阻者、接受神经节阻断药美加明治疗者。

② 孕妇应用本品时需权衡利弊。

③ 哺乳期妇女慎用，必须应时需停止哺乳。

④ 本品不可与颠茄类药物（如阿托品、东莨菪碱等）合用。

⑤ 本品空腹时吸收迅速，故应在餐后服药，以减少不良反应。

⑥ 治疗重症肌无力时，应注意调整剂量。抢救重症肌无力、肌无力危象时，可联合应用糖皮质激素，或采用血浆交换疗法、人工辅助呼吸等治疗措施。

⑦ 本品副作用较大，治疗剂量即可引起头痛、不适，超剂量可致恶心、呕吐、腹痛、腹泻、流涎、心动过缓、出汗等。用药时注意观察，必要时调整剂量或进行适当的对症处置。

⑧ 本品过量能引起“胆碱能危象”表现，可用阿托品对抗。

第四章
镇痛药

■ 第一节 麻醉性镇痛药

吗啡[典][基] Morphine

（美菲康，美施康定；Morphi，Morphina）

【药理分类】 麻醉性镇痛药。

【适应证】 ①用于其他镇痛药无效的急性锐痛，如严重创伤、战伤、烧伤、晚期癌症等疼痛；②心肌梗死而血压尚正常者，应用本品可使患者镇静，并减轻心脏负担；③用于心源性哮喘，可使肺水肿症状暂时有所缓解；④麻醉和手术前给药可保持患者宁静进入嗜睡；⑤与阿托品等有效的解痉药合用于内脏绞痛（如胆绞痛、肾绞痛等）；⑥缓释片和控释片只用于晚期癌症患者的镇痛。

【用法用量】 ①注射液。a. 皮下注射。每次 5～15mg，15～40mg/d；极量：每次 20mg，60mg/d。b. 静脉注射。镇痛时，5～10mg。c. 手术后镇痛注入硬膜外间隙：ⓐ腰部硬膜外腔注入，一次极限 5mg；ⓑ胸部硬膜外腔应减为 2～3mg，按一定的间隔时间可重复给药多次；ⓒ蛛网膜下腔注入，一次 0.1～0.3mg，原则上不再重复给药。d. 重度癌痛患者，首次剂量范围较大，3～6 次/d，以预防癌痛发生及充分缓解癌痛。②缓、控释片。个体差异较大，宜从每 12 小时服用 10mg 或 20mg 开始，每 12 小时 1 次，并根据镇痛效果调整剂量，或先用本品速效制剂滴定剂量后，再转换为等效控释片剂量。③普通片。每次 5～15mg，15～60mg/d；极量：每次 30mg，100mg/d；重度癌痛患者，首次剂量范围较大，3～6 次/d，临睡前一次剂量可加倍。

【用药监护】 ① 下列情况禁用：对本品或其他阿片类药过敏、婴幼儿（缓、控释片）、未成熟新生儿、孕妇、临盆妇女、哺乳期妇女、呼吸抑制已显示紫绀、颅内压增高和颅脑损伤、支气管哮喘、肺源性心脏病代偿失调、甲状腺功能减退、皮质功能不全、前列腺肥大、排尿困难、休克尚未纠正控制前、炎症性或麻痹性肠梗阻者及严重肝功能障碍患者。

② 下列情况慎用：有药物滥用史、颅内压升高、低血容量性低血压、胆道疾病或胰腺炎、老年人、严重肾衰竭、严重 COPD、严重肺源性心脏病、呼吸抑制、婴幼儿（普通片及注射液）、尿道狭窄、急性乙醇中毒、震颤性谵妄、脊柱后侧凸、吞咽困难、黏液腺癌、中枢神经抑制、昏迷和中毒性精神病、心律失常、精神失常有自杀倾向者、惊厥和有惊厥史者、胃肠道手术肠蠕动未恢复者、即将进行胆道手术者、运动员。

③ 未明确诊断的疼痛，尽可能不用，以免延误病情。

④ 本品为国家特殊管理的麻醉药品，必须严格按国家有关规定管理，严格按适应证使用。

⑤ 本品使用 3～5d 会产生对药物的耐受性，长期应用可成瘾（注射剂连续应用 1 周以上可成瘾），治疗突然停止时会产生戒断综合征，表现为流泪、流涕、出汗、瞳孔散大、血压升高、心率加快、体温升高、呕吐、腹痛、腹泻、肌肉关节疼痛及神经、精神兴奋性增高（如惊恐、不安、打呵欠、震颤和失眠等），常于最后一次用药后 24～48h 出现。因此，用药期间应密切观察病情，发现成瘾的早期症状，如焦虑、不安、渴求用药等，应及时采取戒断措施。对已成瘾者，应逐渐减少药量，缓慢停药，以逐步消除戒断症状。

⑥ 根据 WHO《癌症疼痛三阶梯止痛治疗

指导原则》中关于癌症疼痛治疗用药个体化的规定，重度癌症患者镇痛使用本品可不受剂量限制，可由医师根据病情需要和耐受情况决定。

⑦ 本品缓释片和控释片只用于晚期癌症患者的镇痛。

⑧ 本品过量可致急性中毒，成人中毒量为60mg，致死量为250mg，吗啡长期用药可导致耐受，对于重度癌痛患者长期慢性用药，其使用量可从低剂量逐步递增超过上述剂量。

⑨ 本品与静脉麻药美索比妥或硫喷妥钠、镇静催眠药（如地西泮、苯巴比妥等）、抗组胺药、吩噻嗪类药、肌松药及TCA、哌替啶、可待因、美沙酮、芬太尼、硫酸镁（静脉注射）、秋水仙碱等合用，呼吸抑制作用增强和延长，可能会导致呼吸抑制、深度镇静或昏迷，其他毒性反应（如低血压、便秘及神经精神障碍）也增加，并易引起吗啡依赖症；必须合用时，其中的一种或两种药物应该减量。与抗高血压药（如胍乙啶或美卡拉明）、利尿药（如呋塞米、氢氯噻嗪等）或金刚烷胺、溴隐亭、左旋多巴、利多卡因、亚硝酸酯类抗心绞痛药、普鲁卡因胺、奎尼丁等合用，有发生直立性低血压的危险。与M胆碱受体拮抗药（尤其阿托品）合用，可致便秘加重、麻痹性肠梗阻和尿潴留。与甲氧氯普胺合用，后者的效应减低。与西咪替丁合用，本品的血药浓度增高，作用增强，并可能引起呼吸暂停、精神错乱、肌肉抽搐和癫痫大发作。与抗生素（如青霉素类、头孢菌素类、林可酰胺类）合用，可诱发假膜性肠炎，出现严重的水样腹泻。与维生素K合用，本品的镇痛作用增强。与纳曲酮、卡马西平合用，可出现阿片戒断症状。与二甲双胍合用，有增加MALA的危险。与艾司洛尔合用，后者的血药浓度增加，可致严重低血压。与氯丙嗪合用，本品的镇痛作用时间可延长至6～8h。与小剂量氨茶碱合用，可减轻或解除本品所致的呼吸抑制。本品可增强香豆素类药的抗凝血作用，合用时后者应按PT调整剂量。本品可增强氮芥、环磷酰胺的毒性。本品静脉或肌内注射可增强氯化筒箭毒碱的神经肌肉阻滞作用。本品与乙醇合用，镇静作用明显加强，作用时间延长，易产生严重的中枢抑制作用，严重者可致死，并易产生吗啡依赖症。生长抑素、利福布汀和利福平可降低本品的作用。纳洛酮与烯丙吗啡可拮抗本品的作用。本品可抑制并延迟美西律的吸收。本品注射液不得与氨茶碱、巴比妥类、溴或碘化合物、碳酸氢钠、肝素钠、苯妥英钠、甲氧西林、氯丙嗪、异丙嗪、哌替啶、磺胺嘧啶钠等药物，以及含铁、镁的药物溶液混合，以免发生混浊或出现沉淀。

⑩ 正在使用MAO抑制药的患者，如需应用本品，应先停用MAO抑制药（如司来吉兰、丙卡巴肼、异卡波肼、苯乙肼、异内氮肼、呋喃唑酮、异烟肼等）14d以上方可应用本品，而且应先试用小剂量（1/4常用量），否则会产生难以预料的、严重的致命性并发症，临床上多表现为兴奋（躁狂）、多汗、肌肉僵直、血压先升高后剧降、严重呼吸抑制、紫绀、昏迷、高热、惊厥，最终致循环虚脱而死亡。

⑪ 给药后，患者应卧床休息，医护人员应加强监护。在第1个15min内，应每3～5分钟观察1次。以后每5～10分钟观察1次，持续观察1h。观察时，主要观察患者的呼吸深度、意识状况、心率变化、瞳孔大小及过敏现象。如呼吸明显减慢并伴有紫绀症状，应给予吸氧及辅助呼吸。如心率＞110次/min，应注意是否有心力衰竭。如瞳孔缩小，且呼吸＜12次/min，则提示中毒。如瞳孔由小而散大，则有窒息和生命危险，应及时抢救。如出现瘙痒、荨麻疹、皮肤水肿、支气管痉挛等过敏现象，应停药并给予抗过敏治疗。

⑫ 本品注射给药的主要不良反应为呼吸抑制，一般多发生在大剂量用药时，但小剂量用药有时也可发生，尤其是老年人、婴幼儿及衰弱患者，给予常用量也可能出现呼吸抑制，甚至呼吸停止。因此，用药时应特别注意呼吸变化。

⑬ 静脉注射时，应以适量灭菌注射用水或0.9%氯化钠注射液稀释，而且注入宜缓慢，快速注射可致抑制呼吸，甚至引起呼吸停止。本品不可与其他药物配伍注射。

⑭ 本品硬膜外间隙或蛛网膜下腔注射后，应持续监测呼吸和循环功能，前者应连续监测24h，后者连续监测12h。

⑮ 用药期间，应注意观察血压变化，因本品能扩张阻力血管及容量血管，引起低血压。与抗高血压药合用时，可致直立性低血压，除加强血压监测外，还应嘱患者由蹲或卧位直立时，应扶持，宜缓慢，站立勿过久。

⑯ 本品大剂量用于静脉全麻时，常与神经安定药（Neuroleptics）合用，麻醉诱导中可发生低血压，手术开始遇到刺激时血压又可骤然升高，应密切监测，及早对症处置。

⑰ 术后用药时，应注意帮助患者翻身，鼓励患者做深呼吸，并协助其咳痰，尤其不要让患者持续昏睡，以免发生坠积性肺炎等呼吸道并发症。

⑱ 本品可降低膀胱尿意而易致尿潴留，故给药后应嘱患者每 4～6 小时排尿 1 次，必要时压迫膀胱进行助尿或导尿。

⑲ 由于本品可使直肠反射迟钝而易致便秘，因此应注意随访患者大便次数及是否便秘。患者如出现便秘，应及时给予导泻治疗。

⑳ 用药前，应嘱患者：a. 用药期间应戒烟禁酒，并避免驾驶及危险性较大的机器操作或高空作业。b. 使用缓释片或控释片时，必须整片吞服，不可掰开、研碎或咀嚼。

㉑ 本品对 AST、ALT、ALP、LDH 及 BIL 等测定有一定影响，并可干扰对脑脊液压升高的病因诊断。因此，应在本品停用 24h 以上，方可进行以上检查，以免出现假阳性。

㉒ 本品的其他不良反应尚有：常见恶心、呕吐、腹痛、食欲减退、口干、消化不良、思维混乱、头痛、失眠或嗜睡、肌肉不自主收缩、嗜睡、寒战、出汗等。可见味觉反常、感觉异常、视觉障碍、绝经、性欲减退、阳痿、眩晕、晕厥、兴奋、烦躁不安、欣快、幻觉、情绪改变、排尿困难、胆绞痛、喉痉挛、肺水肿、外周性水肿、面部潮红、胸壁僵硬等，并可能引起胆管系的内压上升及 SAMY、LPS 升高。用药期间应注意观察，必要时可做对症处置或停止用药。

㉓ 本品过量中毒的处置：本品急性中毒较为罕见，主要症状为昏迷、呼吸深度抑制、瞳孔极度缩小（两侧对称，或呈针尖样大）、血压下降、紫绀，尿少、体温下降、皮肤湿冷、肌无力。由于严重缺氧可致休克、循环衰竭、瞳孔散大，甚至引起死亡。抢救措施：a. 距口服 4～6h 内应立即洗胃，以排出胃中药物。b. 采用人工呼吸、给氧、注射升压药及 β 受体阻断药（减慢心率）、补充液体、维持循环功能。c. 静脉注射拮抗药纳洛酮 0.4mg（或 0.005～0.01mg/kg），或肌内注射纳洛酮 0.4～0.8mg，必要时 2～3min 重复 1 次；或将纳洛酮 2mg 溶于 0.9%氯化钠注射液或 5%葡萄糖注射液 500ml 中静脉滴注。亦可应用烯丙吗啡拮抗，但应早于纳洛酮给药。值得注意的是，本品的戒断症状可因拮抗药的使用而提前并加剧。如果大剂量的拮抗药将本品的镇痛作用完全拮抗之后，可能导致疼痛复发，或产生强烈的应激反应，故使用纳洛酮时应滴定剂量。

哌替啶[典][基] Pethidine

（度冷丁，地美露；Demerol，dolantin）

【药理分类】 麻醉性镇痛药。

【适应证】 ①用于各种剧痛，如创伤性疼痛、手术后疼痛、麻醉前用药，或局麻与静吸复合麻醉辅助用药等；②麻醉前给药、人工冬眠时，常与氯丙嗪、异丙嗪组成人工冬眠合剂应用；③用于心源性哮喘，有利于肺水肿的消除。

【用法用量】 ①镇痛。a. 口服，每次 50～100mg，200～400mg/d；极量：一次 150mg，600mg/d。b. 肌内注射，每次 25～100mg，100～400mg/d；极量：一次 150mg，600mg/d。c. 静脉注射一次以 0.3mg/kg 为限。②分娩镇痛。阵痛开始时肌内注射，每次 25～50mg，每 4～6h 按需重复；极量：一次以 50～100mg 为限。③麻醉前用药。术前 30～60min 肌内注射 1.0～2.0mg/kg。麻醉维持中，按 1.2mg/kg 计算 60～90min 总用量，配成稀释液，以 1mg/min 的滴速静脉滴注。④手术后镇痛。硬膜外间隙注药，24h 总用量以 2.1～2.5mg/kg 为限。

【用药监护】 ① 下列情况禁用：SVT、颅脑损伤、颅内占位性病变、COPD、支气管哮喘、严重肺功能不全。

② 下列情况慎用：肝功能损害、甲状腺功能不全者，以及老年人和运动员。

③ 未明确诊断的疼痛，尽可能不用。

④ 孕妇应用本品时需权衡利弊。

⑤ 本品不宜用于“患者要求镇痛”（PDA，Patientdemand analgesia），特别不能做皮下 PDA。同时，本品也不主张用于慢性疼痛或癌痛的治疗。

⑥ 本品严禁与 MAO 抑制药同用。用于内脏绞痛时，应与阿托品合用。

⑦ 本品与芬太尼因化学结构有相似之处，两药可能有交叉过敏。

⑧ 本品的耐受性和成瘾性介于吗啡与可待因之间，一般不应连续使用。

⑨ 本品为国家特殊管理的麻醉药品，使用时务必严格遵守国家有关麻醉药品的管理规定。

⑩ 本品能通过胎盘屏障及分泌入乳汁，因此产妇分娩镇痛及哺乳期使用时，剂量应酌减。用于分娩镇痛时，还需监测本品对新生儿的抑制呼吸作用。

⑪ 尼可刹米可降低本品的镇痛作用。本品与西咪替丁合用，可导致意识混乱、定向力障碍和气喘。其他药物相互作用参阅吗啡【用药监护】⑨。

⑫ 肌内注射时，注意勿将药液注射到外周神经干附近，否则产生局麻或神经阻滞作用。

⑬ 本品静脉注射后，可出现外周血管扩张，血压下降，尤其与吩噻嗪类药（如氯丙嗪等）以及中枢抑制药并用时。因此，静脉注射时应缓慢，并注意监测血压。1 岁以下小儿不宜静脉注射，也不宜行人工冬眠。

⑭ 本品治疗剂量时，可出现轻度的眩晕、出汗、口干、恶心、呕吐、心动过速及直立性低血压等，并可引起脑脊液压、胆管内压及 SAMY 和 LPS 升高，用药期间应加注意观察。

⑮ 本品过量中毒可用纳洛酮或烯丙吗啡拮抗。但本品中毒出现的兴奋、惊厥等症状，拮抗药可使其加重，此时只能用地西泮或巴比妥类药解除。本品及其代谢产物可被血液透析清除。其他参阅吗啡【用药监护】㉓。

⑯ 其他参阅吗啡【用药监护】⑩、⑫、⑮、㉑。

芬太尼[典][基] Fentanyl

(Fentanil，Sublimaze)

【药理分类】 麻醉性镇痛药。

【适应证】 ①注射液用于麻醉前、中、后的镇静与镇痛，是目前复合全麻中常用的药物；②贴片（多瑞吉，durogesic）用于需要持续应用阿片类镇痛药的癌痛或慢性疼痛。

【用法用量】 ①静脉注射。全麻时初量：a. 小手术 1～2μg/kg（以芬太尼计，下同）。b. 大手术 2～4μg/kg。c. 体外循环心脏手术时，20～30μg/kg，维持剂量可每隔 30～60min 给予初量的一半或连续静脉滴注，一般 1～2μg/(kg・h)。②麻醉前用药或手术后镇痛。0.7～1.5μg/kg，肌内或静脉注射。

【用药监护】 ① 下列情况禁用：支气管哮喘、呼吸抑制、呼吸道梗阻、重症肌无力、对本品特别敏感者及 14d 内用过 MAO 抑制药者。

② 下列情况慎用：孕妇、心律失常、肝或肾功能损害、COPD、呼吸储备力降低及脑外伤昏迷、颅内压增高和脑肿瘤等易陷入呼吸抑制的患者及运动员，以及孕妇和哺乳期妇女。

③ 老年人首次剂量应适当减量。

④ 本品与哌替啶因化学结构有相似之处，两药可有交叉敏感。

⑤ 本品为国家特殊管理的麻醉药品，使用时务必严格遵守国家有关麻醉药品的管理规定。

⑥ 硬膜外注入本品镇痛时，可有全身瘙痒，而且仍有呼吸频率减慢和潮气量减小的可能。这些症状一旦出现，应及时处置。

⑦ 本品并非静脉全麻药，虽然大量快速静脉注射能使神智消失，但患者的应激反应依然存在，常伴有术中知晓，用药时应加注意。

⑧ 本品与中枢抑制药，如镇静催眠药（巴比妥类、地西泮等）、抗精神病药（如吩噻嗪类）、其他麻醉性镇痛药及全麻药等有协同作用，合用时应慎重，并适当调整本品剂量。与 80% 氧化亚氮合用，可诱发心率减慢、心肌收缩减弱、心排血量减少，左室功能欠佳者尤其明显。与 M 胆碱受体拮抗药（尤其阿托品）合用，可致便秘加重、麻痹性肠梗阻和尿潴留。硫酸镁（静脉注射）可使本品的呼吸抑制和低血压作用加剧。与肌松药合用，肌松药的用量可相应减少；肌松药能解除本品的肌肉僵直，但有呼吸暂停时又可使呼吸暂停的持续时间延长，此时应识别这是中枢性的（本品使用所致），还是外周性的（肌松药引起，因为肌松药作用于神经肌肉接头处 N_2 受体）。与纳曲酮（麻醉药拮抗药）合用，可能会引起急性阿片戒断症状。与钙通道阻断药及β受体阻断药合用，可引起严重的低血压。利福布汀可增加本品的代谢，从而降低本品的作用。中枢抑制药如巴比妥类药、安定药、麻醉药，可加强本品的作用，合用时本品的剂量应减少 1/4～1/3。纳洛酮、烯丙吗啡能拮抗本品的呼吸抑制和镇痛作用。

⑨ 本品静脉注射时应缓慢，注射过快可引起颈、胸、腹壁肌强直，胸顺应性降低而影响通气功能。

⑩ 本品偶可出现心率减慢、血压下降、瞳孔极度缩小等，严重者可引起呼吸抑制、窒息、肌肉僵直及心动过缓，如不及时治疗，可

发生呼吸停止、循环抑制及心脏停搏等。其他不良反应有：眩晕、视物模糊、恶心、呕吐、胆道括约肌痉挛、喉痉挛、肌肉抽搐及出汗等。用药期间应注意观察，发现异常及时处置。

⑪ 使用本品透皮贴剂（多瑞吉）时须注意：a. 下列情况禁用：已知对本品或对本品贴剂中黏附剂过敏者、急性或术后疼痛的治疗、40 岁以下非癌症慢性疼痛患者（AIDS、截瘫患者疼痛治疗除外）。b. 下列情况慎用：阿片类药不耐受者、COPD、呼吸抑制、颅内压升高、心脏病、肝肾疾病、老年人、甲状腺功能减退、肾上腺皮质功能减退、原因不详的腹痛综合征、发热患者或应用外部发热源者、前列腺癌、急性乙醇中毒者。c. 哺乳期妇女不宜应用；除非确实需要，否则不应在妊娠期使用；产妇在分娩过程中不宜应用；儿童应用本品的安全性及有效性尚未确定。d. COPD 患者应减少用量；发热患者用量应减少 1/3；老年人及伴有肝或肾功能损害者使用贴剂后，必须仔细观察本品的毒性症状，必要时可减量。e. 使用贴剂，不能分拆、切割或以任何其他方式损坏，因为这样会导致药物的释放失控。f. 贴剂应贴敷于躯干或上臂未受刺激及未受辐射的干燥洁净平整的皮肤表面，剂量应根据患者的个体情况而决定，每片可持续贴敷 72h。g. 首次应用贴剂者，镇静药用量应减少 1/3～1/2。h. 每小时释放 50μg、75μg、100μg 的本品贴剂仅用于已耐受阿片类药治疗者。i. 贴用期间，避免饮酒，避免驾驶及危险性较大的机器操作或高空作业，并避免使用贴剂的部位直接与发热源（如加热垫、电热毯、加热水床、烤灯、强烈的日光浴、热水瓶、蒸汽浴及热涡矿泉浴等）接触。j. 因为本品的血药浓度在除去贴剂后逐渐降低，在 17h 或更长的时间后，大约降 50%，所以出现严重不良反应（如低血压、心动过缓、肺通气不足、深度镇静或昏迷）的患者应在停止使用本品后继续观察 24h。

⑫ 中毒解救方法参阅吗啡【用药监护】㉓。本品与氟哌利多合用产生的低血压，可采取输液、扩容等措施处置，无效时可采用升压药，但禁用肾上腺素。

⑬ 其他参阅吗啡【用药监护】⑩。

第二节　非麻醉性镇痛药

曲马多[典]　Tramadol

（曲马朵，替马尔；Tramal，Trodon）

【药理分类】 非阿片类中枢性镇痛药。

【适应证】 中度至重度疼痛。

【用法用量】 口服、肌内注射、静脉注射或静脉滴注。用量视疼痛程度而定，一般成人及 12 岁以上的儿童，单剂量 50～100mg，日最大剂量通常不超过 400mg，两次服药的间隔不得少于 8h。

【用药监护】 ① 下列情况禁用：对本品过敏、孕妇、1 岁以下儿童、正在服用 MAO 抑制药或停用 MAO 抑制药不足 2 周者，以及乙醇、安眠药、镇静药、镇痛药、阿片类或精神类药物急性中毒者。

② 下列情况慎用：肝或肾功能损害、心脏病、急性腹痛、有癫痫病史、甲状腺或肾上腺皮质功能减退、慢性呼吸功能紊乱、对阿片类药敏感者及老年人。

③ 有药物滥用或依赖性倾向者不宜应用。

④ 对阿片类药依赖、有头部损伤、休克、不明原因的神志模糊、呼吸中枢及呼吸功能异常、颅内压升高的患者，应用本品须特别小心。

⑤ 哺乳期妇女单次用药不必中断哺乳。

⑥ 禁止作为对阿片类药有依赖性患者的代替品。本品属于第二类精神药品，应按有关规定使用和管理。

⑦ 当用量超过 400mg/d 时有出现惊厥的危险，合并应用能降低痉挛阈值或其本身可诱发惊厥的药物（如抗抑郁药、神经阻滞药等）时，惊厥出现的危险性增加。

⑧ 用药时间较长时，突然撤药可能导致戒断症状，因此撤药应缓慢减量进行。

⑨ 本品不宜长期应用，尤其可能有药物滥用或药物依赖性倾向者的患者。对需要长期治疗的慢性疼痛患者，也只能在需要时使用，或在治疗中有一定的间隔时间。

⑩ 本品与安定类镇静药合用，镇静和镇痛作用增强，合用时应减量。与吩噻嗪类或丁酰苯类（如氟哌啶醇、氟哌利多）抗精神病药、抗抑郁药合用，可以增加癫痫发作的危

险。与MAO抑制药（如呋喃唑酮、丙卡巴肼、司来吉兰等）合用，可引起躁狂、昏迷、惊厥，甚至严重的呼吸抑制导致死亡。与苯海拉明合用，可增加中枢抑制作用。本品可延长巴比妥类药的作用时间。奎尼丁、利托那韦由于能降低本品的代谢，合用时可以增加本品的血药浓度和潜在的不良反应（如呼吸抑制等）。本品可以增加地高辛的不良反应，如恶心、呕吐和心律失常等。本品影响肝素类药物代谢，合用时可能增加出血的危险。卡马西平可以降低本品的血药浓度，合用时会减弱本品的镇痛作用。纳洛酮可消除本品的镇痛作用。

⑪ 用药前，应告知患者：a. 乙醇可增强本品的中枢神经效应，用药期间应戒酒。b. 本品常用剂量也可能会影响驾驶或机器操作的反应能力，用药期间应避免驾驶及危险性较大的机器操作或高空作业。c. 使用缓释胶囊或控释片时，应整粒整片以水吞服。服用缓释片需减少剂量时，可根据药片上的分割线掰开半片以水吞服，但不能嚼碎或压碎服用。

⑫ 本品静脉注射过快，可出现面部潮红、多汗、低血压和一过性心动过速。因此，静脉注射宜缓慢，并应注意观察患者的血压和心率。如有异常，及时调整注射速率。

⑬ 本品常见的不良反应有恶心、呕吐、口干、便秘、头晕、嗜睡、出汗。少见过敏反应、胃肠功能紊乱、急性胃黏膜病变、头痛、视觉异常、情绪不悦、欣快、活动减退、功能亢进、认知和感觉障碍、幻觉、精神错乱、药物依赖性、惊厥、戒断综合征、瘙痒、荨麻疹、血管神经性水肿、排尿障碍、尿潴留、呼吸困难、支气管痉挛、呼吸抑制。罕见高血压及心动过缓、Af、VPC等。用药期间应观察随访，发现异常及时对症治疗，必要时停药。

⑭ 用药过量可发生中毒，主要表现为意识紊乱、昏迷、癫痫发作、低血压、心动过速、瞳孔扩大或缩小、呼吸抑制，甚至呼吸骤停。也可出现呕吐、休克和惊厥。解救方法：洗胃、维持呼吸和循环、防止热量散失，静脉给予纳洛酮0.4mg或0.005～0.01mg/kg，必要时2～3min可重复1次；也可使用多沙普仑。对出现惊厥者，可用BZP（如地西泮）解除。

⑮ 其他参阅吗啡【用药监护】⑩。

奈福泮 Nefopam

（奈福滂，平痛新；Acupan，Fenaxine）

【药理分类】 非麻醉性镇痛药。

【适应证】 ①主要用于术后止痛、癌症痛、急性外伤痛，以及急性胃炎、胆道蛔虫病、输尿管结石等内脏平滑肌绞痛；②亦可用作局部麻醉、针刺麻醉等麻醉辅助用药。

【用法用量】 静脉滴注。每次20mg，必要时每3～4小时1次。

【用药监护】 ① 下列情况禁用：对本品过敏、严重心血管疾病、心肌梗死、惊厥及服用MAO抑制药者。

② 下列情况慎用：有脑卒中病史、青光眼、尿潴留、肝或肾功能损害、孕妇和哺乳期妇女，以及使用TCA、抗胆碱药及拟交感胺类药物的患者。

③ 儿童和老年人应用本品的安全性及有效性尚未确定，不推荐应用。

④ 使用本品期间应避免驾驶及危险性较大的机器操作或高空作业。

⑤ 本品不宜与抗惊厥药合用，亦不得与MAO抑制药合用。与可待因、喷他佐辛、右丙氧酚合用时，后者的副作用和成瘾性增强。

⑥ 本品静脉滴注应缓慢，滴注过快可致头晕及心动过速。滴注时，患者应平卧，滴注结束后15min方可缓慢起身。

⑦ 本品的不良反应主要有心绞痛、心动过速、神经刺激症状、呼吸抑制、尿潴留、肝功能异常、恶心、呕吐、畏食、口干、出汗、头晕或眩晕、头痛等，但一般持续时间不长。偶见视物模糊、嗜睡或失眠、欣快、惊厥、癫痫发作、皮疹，注射可致注射部位疼痛。用药时注意观察。

⑧ 本品过量可引起兴奋，宜用地西泮解救，并给予支持疗法。

舒马普坦 Sumatriptan

（舒马曲坦，英明格；Imigran，Imitrex）

【药理分类】 曲普坦类抗偏头痛药-选择性5-$HT_{1B/1D}$受体激动药。

【适应证】 成人有先兆性或无先兆性偏头痛的急性发作。

【用法用量】 口服。单次50mg，若服用1次后无效，不必再加服。如果在首次服药后有效，但症状仍持续发作者可于2h后再加服1次。单次最大剂量为100mg。24h内的总剂量不得超过200mg。

【用药监护】 ①下列情况禁用：对本品及其他曲坦类药物过敏、未经控制的高血压、严重肝功能损害、24h内用过任何麦角碱类药和正在使用或2周内使用过MAO抑制药者（研究表明，服用MAO抑制药的患者同时服用推荐剂量的本品，其血药浓度可达到单独服用本品同等剂量的7倍）。

②下列情况慎用：有潜在心脏病及其易感人群、肝或肾功能损害、以往用本品出现过胸痛或有胸部紧迫感者，以及有癫痫病史或脑组织损害者。

③下列情况不得应用：a. 偏瘫所致头痛和椎基底动脉病变所致的头痛。b. 存在缺血性心脏病、缺血性脑血管病和缺血性外周血管病等疾病史、症状和体征者。另外，其他症状明显的心血管疾病亦不应接受本品治疗。缺血性心脏病包括（但不仅限于）：各种类型的心绞痛（如稳定型心绞痛中的PRINZMETAL病）、所有类型的心肌梗死、静息性心肌缺血；脑血管疾病包括（但不仅限于）：脑卒中和TIA；外周血管疾病包括（但不仅限于）：肠道缺血性疾病。

④儿童、老年人、孕妇和哺乳期妇女不推荐应用。

⑤正在接受锂剂治疗者必须避免应用。

⑥本品与MAO抑制药（如司来吉兰、帕吉林、左旋多巴、吗氯贝胺、溴法罗明、尼亚拉胺、托洛沙酮、德弗罗沙酮、利奈唑胺、丙卡巴肼、呋喃唑酮、酮康唑、灰黄霉素、异烟肼、异丙肼、异卡波肼、苯乙肼、苯环丙胺，以及亚甲蓝和来氟米特等）合用，理论上可增加中枢和外周神经系统内源性5-HT浓度，合用时可能引起5-HT综合征。与SSRI（如氟西汀、PLUVOXAMNE、帕罗西汀、舍曲林、西酞普兰、艾司西酞普兰、氟伏沙明等）合用，药理作用累加，亦有引起5-HT综合征的危险。5-HT综合征主要表现为认知和行为障碍、神经肌肉异常、自主神经功能紊乱三联征，症状包括大汗、腹泻、腹痛、呕吐、恶心、眩晕、寒战、高热、面部潮红、心动过速、血压升高、共济失调、反射亢进、肌强直、肌阵挛、震颤、激越、轻躁狂、精神运动性不安、精神错乱，严重者出现牙关紧闭、癫痫大发作，或出现昏睡、意识障碍、谵妄、昏迷、休克，甚至死亡。此征为自限性疾病，及早发现，及时停药，大多在停药后24h内逐渐恢复，严重者可给予H_1受体拮抗药赛庚啶（首剂12mg，如症状持续存在，则每2h给予2mg，维持剂量每6h 8mg）或美西麦角（4～8mg口服，1次/d），必要时可考虑使用氯丙嗪（50～100mg，肌内注射），也可根据病情采用其他对症支持疗法，如维持体液及电解质平衡、利尿、降温、机械通气、镇静或抗惊厥、抗高血压及抗休克等。因此，本品禁止与MAO抑制药合用，后者停用2周内也不能使用本品。

⑦本品及其他5-HT_1受体激动药（如阿莫曲坦、那拉曲坦、佐米曲普坦、利扎曲坦等）与麦角碱类药（如双氢麦角胺、二氢麦角新碱、麦角胺、美西麦角、甲麦角新碱、麦角新碱等）合用，有增加血管痉挛和延长血管痉挛效应的风险。对于已经接受了麦角碱类药的患者，必须在停用麦角碱类药后至少24h才能用本品或利扎曲普坦，至少6h后才能使用佐米曲普坦。在停用以上几种5-HT_1受体激动药至少6h后始可给予麦角碱类药。几种5-HT_1激动药不可同时应用。

⑧用药前，应嘱患者，治疗期间须注意：a. 本品不能长期应用，也不能作为预防药应用。b. 应避免驾驶及危险性较大的机器操作或高空作业。c. 如需多次服药，两次服药之间至少应间隔2h。d. 出现以下症状应及时就医：胸闷、心前区不适、心悸或心动过速；头痛、头晕、呕吐、视力改变或颈项强直；胸、颈、喉、颌等部位出现疼痛、紧缩感、压迫感、困重感等。e. 合用其他药物时，应先咨询医师或药师。

⑨对于存在冠心病风险因素的患者，首次使用本品必须在医师的严密监护下进行，同时进行ECG监测及心血管功能评价。对于接受本品治疗的所有患者，治疗期间都必须监测血压，因为少数患者（包括有或没有高血压病史者）可出现血压明显升高，甚至出现高血压危象；即便是血压已得到有效控制的高血压患者，使用本品时也还可能会出现一过性血压升高或外周血管阻力增加。

⑩本品尚可引起AMI、致命性心律失常（如心动过速、Vf）、冠状动脉痉挛或其他血管痉挛、脑出血、蛛网膜下腔出血、脑梗死等。少见眩晕、倦怠、偏头痛、头痛、嗜睡、

恶心、呕吐、唾液分泌减少等。偶见心悸、心源性晕厥、血压下降或升高、癫痫发作、鼻窦炎、过敏性鼻炎、上呼吸道感染症状、呼吸困难、肌痛、耳鸣、视觉变化、畏光、出汗，以及烧灼感和麻木感等。个别患者可发生过敏反应，重者可危及生命。罕见诱发哮喘，并有发生伴有腹痛和血便的外周血管缺血和结肠缺血的报道。治疗期间应注意观察，尤其在用药初期和增加剂量时更要密切监护，以防发生上述反应。

佐米曲普坦 Zolmitriptan

（枢复来，天疏；Zomig）

【药理分类】 曲普坦类抗偏头痛药-选择性 5-$HT_{1B/1D}$ 受体激动药。

【适应证】 伴有先兆性或不伴有先兆性偏头痛的急性期治疗。

【用法用量】 口服。一次 2.5mg，再次发作或症状持续时可重复使用，但第 2 次服药与首次服药至少应间隔 2h。服用本品 2.5mg 未达到满意疗效的患者再次发作时可加量至 5mg。反复发作时，24h 内服用总量不超过 10mg。

【用药监护】 ① 下列情况禁用：对本品过敏、24h 内服用过麦角碱类药或其他 5-HT 受体激动药、正在服用 MAO 抑制药或停用 MAO 抑制药不足 2 周、未控制的高血压、外周血管疾病、缺血性心脏病、脑血管疾病、偏瘫型或基底动脉型偏头痛，以及症状性帕金森综合征、与其他心脏旁路传导有关的心律失常和冠状动脉血管痉挛者。

② 下列情况慎用：肝或肾功能损害、哺乳期妇女、具有发生冠心病危险因素者及未确诊的偏头痛或目前症状不典型的偏头痛患者。

③ 儿童、老年人及孕妇应用本品时需权衡利弊。

④ 开始本品治疗前，应先检查患者的心血管功能。对于缺血性或血管痉挛性 CAD 患者及具有发生冠心病危险因素患者，首剂应在严密监护下谨慎地给予。

⑤ 本品与西咪替丁合用，本品的 $t_{1/2}$ 延长，血药浓度增加，两者合用时本品剂量应减半。与口服避孕药合用，本品的 $t_{1/2}$ 延长，血药浓度增加，出现不良反应的危险性增加。贯叶连翘（圣约翰草）提取物具有潜在的 5-HT 作用，与本品合用时发生 5-HT 综合征的危险性增加。使用本品 12h 内应避免使用其他 5hT_{1D} 激动药。使用吗氯贝胺（MAO-A 抑制药）后，本品的 AUC 有少量增加（26%），活性代谢产物的 AUC 有 3 倍增加；因而对于使用 MAO-A 抑制药的患者，24h 内服用本品的最大剂量为 7.5mg。普萘洛尔可延缓本品的代谢，并增加本品的不良反应，两者合用时本品应减量。也有认为：a. 没有证据表明使用偏头痛预防性药物（例如β受体阻断药、口服双氢麦角胺、苯噻啶等）对本品的疗效有任何影响。b. 急性对症治疗，如果用对乙酰氨基酚、甲氧氯普胺及麦角胺不影响本品的药代动力学及耐受性。c. 在健康个体中，未见本品与麦角胺有药代动力学的相互作用。d. 本品与麦角胺/咖啡因合用耐受性良好，与单独应用本品相比，不良反应没有增加，血压也没有改变。e. 司来吉米（MAO-B 抑制药）和氟西汀（SSRI）对本品的药代动力学参数没有影响。

⑥ 本品常见恶心、头晕、嗜睡、潮热感、口干。少数患者可出现感觉异常或感觉障碍、感觉迟钝、肌痛、肌无力，以及咽喉部、颈部、四肢及胸部可出现沉重感、紧缩感和压迫感（ECG 上没有缺血改变的证据）。用药期间应注意观察随访，出现异常及时调整剂量，严重者可停药。

⑦ 其他参阅舒马普坦【用药监护】⑥、⑦。

利扎曲普坦 Rizatriptan

（利扎曲坦，欧立停）

【药理分类】 曲普坦类抗偏头痛药-选择性 5-$HT_{1B/1D}$ 受体激动药。

【适应证】 成人有或无先兆的偏头痛发作的急性治疗。

【用法用量】 口服。每次 5～10mg，每次用药的时间间隔至少为 2h，最大剂量不超过 30mg/d。

【用药监护】 ① 下列情况禁用：a. 局部缺血性心脏病（如心绞痛、心肌梗死或有记录的无症状缺血）的患者。b. 有缺血性心脏病、冠状动脉痉挛（包括 Prinzmetal 变异型狭心症或其他隐性心血管疾病等）症状体征的患者。c. 不易控制血压的高血压患者。d. 偏瘫或基底部偏头痛患者。e. 正在服用MAO抑制药或停用MAO抑制药不足2周者。f. 对本品过敏者。

② 下列情况慎用：肾功能损害、中度肝功能损害、哺乳期妇女，以及从事驾驶、危险性较大的机器操作或高空作业人员。

③ 孕妇应用本品时需权衡利弊。

④ 18岁以下患者不推荐应用。

⑤ 本品与普萘洛尔合用，本品的AUC增加70%，合用时本品应减量。贯叶连翘（圣约翰草）提取物具有潜在的5-HT作用，与本品合用时发生5-HT综合征的危险性增加。

⑥ 用药前，应告知患者：a. 本品不适用于预防偏头痛。b. 本品应在偏头痛发作后尽早服用。c. 用药期间，应避免驾驶及危险性较大的机器操作或高空作业。d. 每次服药的时间间隔至少为2h。e. 出现以下症状时应及时就医：胸闷、胸痛、心前区不适或压迫感、心悸、四肢发冷、心动过速或过缓；肌无力、肌僵直或肌痉挛、肌痛及关节痛；头痛、嗜睡、眩晕、呕吐、感觉异常、震颤、定向力障碍、共济失调、运动不能；视物模糊、眼部灼热、眼痛、畏光、幻视、眼部刺激、耳痛、耳鸣或听觉改变；尿频、排尿困难；高热及过敏反应，如瘙痒、红斑或荨麻疹、血管神经性水肿（如面部水肿、舌肿胀、咽部水肿）、哮喘等。f. 需同时服用其他药物时，应先咨询医师或药师。

⑦ 对首次使用者，应注意观察随访疗效。如果患者对用药无反应，必须在第2次给药前进行重新诊断。

⑧ 本品极少发生的意外事件有：冠状动脉痉挛、短暂性心肌缺血、心肌梗死、VT或Vf。用药期间，应定期进行血压及ECG监测。对于间断性长期应用本品和存在CAD危险因素先兆的患者，应用本品时还应进行周期性间断性的心血管系统评价，以防发生上述意外事件。

⑨ 其他参阅舒马普坦【用药监护】⑥、⑦。

第五章

解热镇痛抗炎药与抗风湿药、抗痛风药

第一节　解热镇痛抗炎药与抗风湿药

对乙酰氨基酚[典][基]　Paracetamol

（醋氨酚，扑热息痛；Acetaminophen，Tetmal）

【药理分类】 解热镇痛药-乙酰苯胺类。

【适应证】 ①用于中、重度发热；②也用于缓解轻至中度疼痛，如头痛、牙痛、神经痛、肌痛、痛经及关节痛等的对症治疗；③为轻中度骨性关节炎的首选药物。

【用法用量】 口服。①解热镇痛：每次0.3～0.6g，3～4次/d，日剂量不超过2g。儿童，每次10～15mg/kg，4～6h 1次，或1.5g/(m^2·d)，分次服，4～6h 1次。解热用药一般不超过3d，镇痛不宜超过10d。②骨性关节炎：用缓释片，每次0.65～1.3g，8h 1次，日剂量不超过4g，疗程依病情定。

【用药监护】 ① 下列情况禁用：对本品过敏者及严重的肝或肾功能损害者。

② 下列情况慎用：孕妇、哺乳期妇女及3岁以下儿童。

③ 对阿司匹林过敏者，一般对本品不发生过敏反应，但有报道在因阿司匹林过敏而发生喘息的患者中，少数（<5%）服用本品后发生支气管痉挛性反应。

④ 肝病患者须避免长期应用。

⑤ 肾功能损害者用药应减量。

⑥ 大量或长期用药可能引起造血系统和肝肾功能损害，长期大剂量用药应定期进行血常规和肝肾功能检查。

⑦ 本品与齐多夫定合用，可增加其毒性，两者应避免合用。与美替拉酮合用，可增加本品中毒的危险性。与氯霉素合用，可延长后者的 $t_{1/2}$，并增强其毒性（出现呕吐、低血压及低体温）。与抗凝药合用，可增强抗凝血作用，合用时应根据PT调整抗凝药的用量。长期大剂量与阿司匹林、其他水杨酸盐制剂或其他NSAID合用，发生肾毒性（包括肾乳头坏死、肾癌或膀胱癌）的危险性明显增加。长期过量饮酒或长期应用其他CYP450诱导药（尤其巴比妥类药或抗惊厥药）的患者，如同时长期过量服用本品，发生肝毒性的危险性更高。异烟肼可增加本品的肝毒性。考来烯胺能减少本品的吸收，使其疗效减弱。食物（尤其富含糖类化合物的食物）可减慢本品的吸收，并使其血药浓度降低。

⑧ 用药前，应嘱患者在用药期间注意：a. 勿饮酒，饮酒可加重本品的肝毒性。b. 多饮水，降低药物在肾小管中的浓度，避免或减少发生肾功能损害和镇痛药肾病。c. 服用咀嚼片时，应嚼碎服用；服用缓释片时，则不能嚼碎或掰开后服用，应整片以水吞服。d. 不得擅自同时服用其他NSAID或含NSAID的复方制剂，以免增加肾毒性。

⑨ 本品长期大剂量用药，尤其在肾功能低下者，可引起肾绞痛或急性肾衰竭（少尿、尿毒症）或镇痛药肾病（analgesic nephropathy，AN），如果与袢利尿药（如呋塞米）、噻嗪类利尿药或甲氨蝶呤及其他具有肾毒性的药物合用，可增加或加重肾损害。AN主要表现为慢性肾小管间质性肾病和肾乳头坏死，起病隐匿，早期症状多不明显，有些患者可出现头痛、疲乏、口干舌燥、关节痛及消化道症状（如恶心、呕吐、畏食、腹痛、

腹胀等）。随着病情的发展，可出现肾区压痛，尿量明显增加，以夜间为甚，可伴有尿频、尿急、尿痛等现象，继而可出现突发性肉眼血尿、大量蛋白尿、管型尿、无菌性脓尿、低比重尿及低渗透压尿、腰痛及氮质血症，常伴有全身过敏反应（如发热、皮疹、EOS增多三联征）及水电解质和酸碱平衡紊乱，并可见BUN明显升高，Hb和红细胞减少。如继续用药，可导致尿毒症和肾萎缩，甚至可引起其他器官损害，并可致死亡。因此，应用本品时必须注意控制剂量与疗程，对必须长期大剂量服用者应定期监测血药浓度，必要时调整用药剂量，同时注意观察随访泌尿系不良反应，定期进行尿常规、肾功能和肾脏B超检查，尤其对儿童、老年人、脱水者、肾功能损害者、高血压及糖尿病患者等易患人群更应加强监护。治疗中，如果患者出现AN疑似症状，应及时停药，及早进行相关检查。一旦确诊，即给予对症支持治疗（包括补液，使尿量维持在2000ml/d以上），积极控制病情发展，尽量避免或慎用利尿药，禁用具有肾毒性的抗生素。发生肾乳头坏死引起尿路梗阻时，应给予输液及解痉药，无效时需手术取出坏死组织。除本品外，常见可引起AN的药物尚有复方阿司匹林（含阿司匹林、非那西丁和咖啡因）、阿司匹林、非那西汀、吲哚美辛、保泰松、甲芬那酸及其他NSAID。因此，上述药物在临床使用时应尽量避免长期大剂量应用，肾功能损害者更应慎用。易患人群长期应用治疗剂量也可引起肾损害，亦应避免长期应用。此外，近年来国内外有关解热镇痛药（包括NSAID）致肾乳头癌、肾盂癌和尿路癌症的报道日渐增多，应引起高度注意。

⑩ 本品常规剂量下不良反应很少，少见恶心、呕吐、腹痛、出汗、皮肤苍白等，罕见过敏性皮炎（皮疹、瘙痒等）、药物热、粒细胞减少、血小板减少、高铁血红蛋白血症、贫血、肝或肾功能损害和胃肠出血等。已有本品引起RM（参阅法罗培南【用药监护】⑨）的报告。用药期间应注意监测，发现异常及时处置。

⑪ 本品过量（包括中毒量）服用，可很快出现皮肤苍白、恶心、呕吐、胃痛或胃痉挛、腹泻及多汗等症状，可持续24h。在用药的2～4d内可出现肝功能损害，表现为肝区疼痛、肝大或黄疸。3～5d时肝功能异常达高峰，4～6d时可出现明显的肝衰竭，表现为HE症状（参阅拉米夫定【用药监护】⑫）、抽搐、惊厥、呼吸抑制及昏迷，以及凝血障碍、胃肠道出血、DIC、低血糖、酸中毒、心律失常、循环衰竭或肾小管坏死，甚至引起死亡。中毒解救方法：洗胃、催吐，尽快给予口服拮抗药乙酰半胱氨酸（起始剂量为140mg/kg，以后每4h给70mg/kg，共17次，服用方法是将乙酰半胱氨酸配制成5%的溶液或加入3倍量非碳酸饮料服用，以避免不良味及刺激性。对于用药后1h内发生呕吐者，应及时补服1次，必要时可采用鼻饲或直肠给药），不得使用活性炭，因其可影响拮抗药的吸收，病情严重时可将药物溶于5%葡萄糖注射液200ml中静脉滴注，并给予支持疗法。治疗中，最好进行血药浓度监测（至少应在本品过量用药4h后开始检测）及肝毒性评估，必要时采用血液透析或血液滤过。

阿司匹林[典][基] Aspirin

（醋柳酸，乙酰水杨酸；Acetylsalicylic Acid，Empirin）

【药理分类】 NSAID和抗血小板聚集药。

【适应证】 ①解热镇痛、抗炎抗风湿药：a. 缓解轻度或中度的疼痛，如头痛、牙痛、神经痛、肌痛及月经痛等。b. 感冒和流感等的退热。c. 改善风湿热、风湿性关节炎、类风湿关节炎、骨性关节炎、强直性脊柱炎、痛风性关节炎、幼年型关节炎及其他非风湿性炎症的骨骼肌肉疼痛等的症状。②抑制血小板黏附和聚集：a. AMI、不稳定型心绞痛、经皮冠状动脉移植介入治疗（PCI，球囊扩张或支架置入）。b. 心肌梗死后、脑卒中后、一过性脑缺血的再发预防。c. Af、人工心脏瓣膜置换术后、外周动脉闭塞性疾病、DVT血栓形成等的预防。d. 有心脑血管瘤危险的患者（如高血压、糖尿病）的一级预防。③用于治疗皮肤黏膜淋巴结综合征（川崎病）及胆道蛔虫病。

【用法用量】 口服。①解热镇痛：每次0.3～0.6g，3次/d，必要时可每4h1次。②抗炎、抗风湿，3～6g/d，分4次服。③心脑血管一级预防：75～100mg，1次/d。④心脑血管二级预防：75～150mg，1次/d。

⑤AMI、冠状动脉内药物洗脱支架置入术（DES-PCI）后，1个月内，300mg，1次/d。⑥急性冠脉综合征急诊冠状动脉支架植入（PCI）术前，顿服300mg。⑦胆道蛔虫病，每次1g，2～3次/d，连用2～3d。⑧小儿川崎病，起始剂量80～100mg/(kg·d)，分3～4次服；退热2～3d后改为30mg/(kg·d)，3～4次/d；症状解除后减少剂量至3～5mg/(kg·d)，1次/d，连续服用2个月或更久。

【用药监护】 ① 下列情况禁用：对本品或其他NSAID及含水杨酸类药过敏、活动性溃疡病或其他原因引起的消化道出血、出血倾向、血友病或血小板减少症、活动性胃及十二指肠溃疡或其他原因引起的消化道出血者及3个月以下婴儿。

② 下列情况慎用：a. 有哮喘及其他过敏性反应时。b. G6PD缺乏者（本品偶见引起溶血性贫血）或血小板减少者。c. 痛风。d. 肝功能损害时可加重肝毒性反应，加重出血倾向，严重的肝功能障碍和肝硬化患者易出现肾脏不良反应。e. 心功能不全或高血压或有心力衰竭病史者，这些患者在大量用药时可能引起心力衰竭或肺水肿。f. 肾功能损害时有加重肾脏毒性的危险。g. 慢性或复发性胃或十二指肠病变。h. 花粉性鼻炎、鼻息肉或慢性呼吸道感染（特别是过敏症状）者。i. 同时应用抗凝药（低剂量肝素除外）。j. 对其他镇痛药、抗炎药或抗风湿药过敏者。

③ 本品易通过胎盘。动物试验中，妊娠早期使用本品可致畸胎。人类中也有使用本品后出现胎儿缺陷者。在妊娠晚期中长期大剂量使用本品可使妊娠期延长，并有增加过期产综合征及产前出血的危险。在妊娠最后2周用药，可增加胎儿出血或新生儿出血的危险。在妊娠晚期长期用药也有可能使胎儿动脉导管收缩或早期闭锁，导致新生儿持续性肺动脉高压及心力衰竭。本品可在乳汁中排泄，长期大剂量用药时婴儿有可能产生不良反应。因此，孕妇和哺乳期妇女不宜服用。

④ 儿童或青少年服用本品可能发生少见但致命的瑞氏综合征（RS），必须服用时应严密观察。病毒性感染伴有发热的儿童不宜应用。有报道，16岁以下患流感、水痘或其他病毒性感染的儿童和少年患者，服用本品后出现的严重肝功能损害合并脑病症状，虽少见却可致死。

⑤ 老年人肾功能下降时容易出现不良反应，用药时应减量，并注意观察。

⑥ 对本品过敏也可能对其他水杨酸类药或其他非水杨酸类药的NSAID过敏。

⑦ 本品可干扰以下实验室检查结果，在临床治疗诊断/评估时应加考虑：a. 长期用量超过2.4g/d时，硫酸铜尿糖试验可呈假阳性，葡萄糖酶尿糖试验则可呈假阴性。b. 可干扰尿酮体试验。c. 当血药浓度超过130μg/ml时，用比色法测定UA可得假性高值，但用尿酸氧化酶法则不受影响。d. 用荧光法测定尿5-羟吲哚醋酸（5-HIAA）时可受本品干扰。e. 尿香草基杏仁酸（VMA）的测定，由于所用方法不同，结果可高可低。f. 由于本品抑制血小板聚集，可使BT延长；剂量小到40mg/d也会影响血小板功能；当血药浓度＞250μg/ml时，AST、ALT及ALP可有异常改变。g. 大剂量应用，尤其血药浓度＞300μg/ml时PT可延长。h. 大剂量应用本品时，用放射免疫法测定血清甲状腺素（T_4）及三碘甲状腺素（T_3）可得较低结果。

⑧ 外科手术患者，应在术前5d停用本品，以免引起出血倾向。扁桃体摘除或口腔手术后7d内，应整片以水吞服，以免嚼碎后接触伤口，引起损伤。

⑨ 本品大剂量属于非选择性环氧酶（COX）抑制药。小剂量（＜300mg/d）则属于选择性COX-1抑制药，这也是当前以本品成功预防心脑血栓病变的依据。

⑩ 根据控制症状的需要，在最短治疗时间内使用最小有效量，可使不良反应降到最低。

⑪ 在使用所有NSAID治疗过程中的任何时候，都可能出现胃肠道出血、溃疡和穿孔的不良反应，其风险可能是致命的。这些不良反应可能伴有或不伴有警示症状，也无论患者是否有胃肠道不良反应史或严重的胃肠事件病史。既往有胃肠道病史（如溃疡性大肠炎、CD）的患者须谨慎应用NSAID，以免使病情恶化。患者服用本品出现胃肠道出血或胃肠道溃疡症状时应立即停药。老年人使用NSAID发生胃肠道出血或溃疡/穿孔的频率增加，后果也更为严重，更应引起注意。

⑫ 针对多种COX-2选择性或非选择性NSAID药物持续时间达3年的临床试验显示，本品可能引起严重的心血管血栓性不良事件、心肌梗死和脑卒中的风险增加，其风险可能是致命的。所有的NSAID，包括COX-2选择性或非选择性药物，都可能有类似的风险，尤其是对有心血

管疾病或心血管疾病危险因素者。即使既往没有心血管症状，也应对此类事件的发生保持警惕。因此，在用药前应告知患者严重心血管血栓性不良事件的症状和（或）体征，以及发生后应采取的自救措施，尤其应警惕诸如胸痛、气短、无力、言语含糊、高血压或原有高血压加重等症状和体征。上述任何症状或体征一旦发生，均应立即就医。

⑬ 与所有 NSAID 一样，本品可导致新发高血压或使已有的高血压症状加重，其中的任何一种都可导致心血管事件的发生率增加。服用噻嗪类或袢利尿药的患者服用 NSAID 时，可能会影响这些药物的疗效。在开始本品治疗和整个治疗过程中应密切监测血压。

⑭与所有 NSAID 一样，本品可能会掩盖基础感染性疾病的症状。因此，接受本品治疗前应先治疗并控制原有的感染。

⑮ NSAID，包括本品（大剂量时）可能引起致命的、严重的皮肤不良反应，如剥脱性皮炎、SJS 和 Lyell 综合征。这些严重事件可在没有征兆的情况下出现。应告知患者严重皮肤反应的症状和体征（参阅氨苄西林-舒巴坦钠【用药监护】⑥和阿莫西林-克拉维酸钾【用药监护】⑩），在第 1 次出现皮疹或其他皮损症状时，即应停用本品。

⑯ 本品与其他 NSAID（包括选择性 COX-2 抑制药美洛昔康和塞来昔布等）合用，不但可降低其他 NSAID 的生物利用度，而且可致胃肠道副作用（包括溃疡和出血）增加，并可增加其他部位出血的危险，两者应避免合用（有用小剂量指征者除外）。与对乙酰氨基酚长期大量合用，有引起肾脏病变包括肾乳头坏死、肾癌或膀胱癌的可能。与抗凝药（如双香豆素、肝素等）、溶栓药（如链激酶、尿激酶等）及其他可引起低凝血酶原血症、血小板减少、血小板聚集功能降低或胃肠道溃疡和出血的药物合用，有加重凝血障碍并增加出血的危险。与胰岛素或口服降糖药合用，可加强和加速降糖效应。与甲氨蝶呤、苯妥英钠、巴比妥类药合用，可减少这些药物与蛋白的结合，使血药浓度升高，毒性反应增加。与锂剂合用，发生锂中毒（早期症状为乏力、烦渴、深反射亢进、震颤、共济失调、意识障碍等）的危险性增加。尿碱化药（碳酸氢钠等）、抗酸药（长期大量应用）可增加本品自尿中排泄，使血药浓度下降；但当本品的血药溶度已达稳态而停用碱性药物时，本品的血药浓度又会升高到毒性水平。CAI（如乙酰唑胺）可使尿碱化，但可引起代谢性酸中毒，这不仅能使本品的血药浓度降低，而且使本品进入脑组织中的量增多，从而增加毒性反应。尿酸化药可减低本品排泄，使其血药浓度升高；本品的血药浓度已达稳定状态时，加用尿酸化药可导致本品的血药浓度升高，毒性反应增加。糖皮质激素可增加本品的排泄，使其血药浓度降低，同用时为了维持本品的血药浓度，必要时应增加本品用量；两者长期同用（尤其大量应用时），有增加胃肠道溃疡和出血的危险性，故不主张两者同用。本品能增加地高辛中毒（出现新的心律失常或原有的心律失常发生改变、畏食或恶心、呕吐、异常的无力软弱、头痛、眩晕及视觉障碍）的危险性。本品能增加氨基糖苷类抗生素的血药浓度，并有加重耳毒性反应的可能，合用时须谨慎，并注意监察。丙磺舒或磺吡酮的排 UA 作用，可因同时应用本品而降低（当水杨酸盐的血药浓度＞50μg/ml 时明显降低，＞100～150μg/ml 时更甚）。丙磺舒可降低水杨酸盐的 CL_r，从而使本品的血药浓度升高。甲氧氯普胺可增加本品的吸收。本品可降低降压药、利尿药的作用。乙醇可加强本品的作用，合用可增加 BT 延长及胃出血的危险。

⑰ 本品胃肠道反应较多，可采用以下方法减轻：a. 与食物同服。b. 餐后服。c. 普通片可压成粉末后，或加蜂蜜调服，或与蜂蜜同服，或先摄取蜂蜜再服用本品。d. 选用肠溶片、缓释片或缓释胶囊，但不可嚼碎或掰开（或拆开）后服用，亦不可压成粉末后加蜂蜜调服，而应整片整粒以水吞服。

⑱ 用药前，应告知患者：a. 本品不宜长期大剂量服用，否则可引起中毒，出现头痛、眩晕、恶心、呕吐、耳鸣、听力和视力减退，严重者酸碱平衡失调、精神错乱、昏迷，甚至危及生命。b. 本品为对症治疗药，用于解热连续使用不超过 3d，用于止痛不超过 5d，症状未缓解时须咨询医师或药师。c. 服用本品及含本品的制剂时，应戒酒，尤其饮酒后不宜服用，因为能加剧胃黏膜屏障损伤，从而导致胃出血；也不宜与糖皮质激素（如泼尼松、地塞米松）长期或大剂量同时服用，否则易致胃肠溃疡和出血。d. 本品可能引起过敏反应与出血现象，也可能引起耳部异常反应（如耳内胀满感、听力减退或耳鸣等），一旦发现，须立即停用本品，并及时就医。e. 本品可加剧强噪声所引起的听觉暂时丧失或损伤，用药期

间应尽量避开强噪声，以保护听觉。f. 如按医嘱服药后效果不佳，不可擅自增量或加倍服用，而应及时就医。g. 本品可致“镇痛药肾病”、肾病综合征、间质性肾炎及急性肾衰竭等肾脏疾病，为减少本品对肾脏的损害，用药期间应尽量多饮水，用于解热时多饮水还可促进排汗和降低体温。

⑲ 儿童或青少年服用本品可能发生少见但致命的RS，此征开始有短期发热等类似急性感染症状，之后出现腹泻、倦怠、嗜睡、淡漠、频繁呕吐、不安、亢奋、过度通气、意识模糊、惊厥或癫痫、颅内压增高等，甚至出现呼吸抑制及昏迷。此种情况虽少见，但有致命危险。因此，在儿童或青少年服用本品时应严密观察，一旦发生此症先兆，即应及时停药，并给予积极治疗。治疗原则：维持水电解质及酸碱平衡平衡、纠正凝血障碍及低血糖、降低血氨、实施心肺监护、控制脑水肿、降低颅内压和控制惊厥。

⑳ 本品具有一定的肝毒性，长期应用或用量过大可出现ALP、ALT和AST或肝细胞坏死，剂量减少或停止用药后可恢复正常。用药期间，应定期监测肝功能，并注意观察随访肝毒性的症状和体征。对发生肝毒性反应者，应及时调整剂量，必要时停止用药。

㉑ 长期大剂量服用本品，可致缺铁性贫血，尤其女性、老年人及慢性消耗性疾病患者更易发生，也可引起溶血性贫血、巨幼红细胞性贫血或再生障碍性贫血。因此，长期大剂量服用时必须定期监测血常规，尤其应注意观察Hb及HCT，必要时做血生化及骨髓象检查，防止发生严重贫血。

㉒ 儿童应用本品易出现低血糖反应，治疗中应注意观察。一旦出现低血糖反应，须立即停药处置。高热、脱水或有病毒性感染的小儿，须用本品则易引起中毒反应，须加强临床监护。

㉓ 本品过敏反应较少见，发生率0.2%，主要表现为剧烈哮喘，常伴有紫绀、大汗、结膜充血、烦躁不安，也可出现打喷嚏、流清涕及荨麻疹，个别患者出现血压下降、意识丧失、休克甚或死亡，部分患者出现阿司匹林过敏、哮喘和鼻息肉三联征（往往与遗传因素有关）。本品引起的哮喘多在服药后5min至2h或稍长时间出现，常被称为阿司匹林哮喘，其他解热镇痛药（如非那西丁、氨基比林、安乃近、安替比林等）和NSAID（如非那西丁、氨基比林、安乃近、安替比林、吲哚美辛、布洛芬、保泰松、氟灭酸、吡罗昔康等）也可出现此反应。对出现阿司匹林哮喘者，应立即停用本品，及时给氧，保持呼吸道通畅，并酌情给予抗组胺药、β受体激动药及糖皮质激素，必要时静脉给予氨茶碱。同时，告诫患者及其家属以后应永久禁用本品，并慎用其他NSAID和解热镇痛药（包括含有这些药物的复方制剂，如某些感冒药）。

㉔ 治疗关节炎时，本品的剂量应逐渐增加，直到症状缓解，达有效血药浓度（此时可出现轻度毒性反应如耳鸣、恶心、头痛等，在小儿、老年人或耳聋者中，这些症状不是可靠指标）后开始减量。如不良反应已经出现，则应迅速减量。

㉕ 治疗中，应注意观察随访用药后的不良反应，患者出现以下情况时应立即停药处置：a. 出现皮肤瘀斑、鼻出血、牙龈出血、月经量增多、便血或柏油样便等出血倾向时。b. 出现耳鸣、耳内胀满感或听力减退时。c. 出现皮疹、荨麻疹、过敏性哮喘或血管神经性水肿时。d. 出现“水杨酸中毒”反应时。e. 出现呼吸困难、鼻息肉或肺气肿时。f. 头痛、头晕、精神障碍时。

㉖ 本品的其他不良反应尚有：凝血酶原减少、PT延长、粒细胞减少、血小板减少、BUA增高，用药期间应定期监测。

㉗ 过量中毒的表现：a. 轻度：即水杨酸反应，表现为头痛、头晕、耳鸣、耳聋、恶心、呕吐、腹泻、嗜睡、精神紊乱、多汗、呼吸深快、烦渴、手足不自主运动（多见于老年人）及视觉障碍等。b. 重度：可出现血尿、抽搐、高热、脱水、谵妄、幻觉、意识障碍、呼吸困难、昏迷，甚至危及生命。儿童的精神及呼吸障碍症状更为明显。实验室检查可有EEG异常、酸碱平衡改变（呼吸性碱中毒及代谢性酸中毒）、低血糖或高血糖、酮尿、低钠血症、低钾血症及蛋白尿。

㉘ 过量中毒的解救：a. 首先进行催吐或洗胃（可选用清水或2%碳酸氢钠溶液），给服活性炭，监测及维持生命功能。b. 正压给氧，并保持呼吸道通畅，必要时气管插管、人工通气。c. 退热降温（可用冰袋、冰毯物理降温，不用乙醇擦浴）、纠正水电解质与酸碱失衡及酮症等。d. 保持血压及血糖正常，并监测血药浓度直到降至中毒水平以下。e. 给予大量碱性药利尿可促使本品排泄，但

不应给予碳酸氢钠口服，因口服碳酸氢钠反而促使本品吸收，应静脉输入加有碳酸氢钠的葡萄糖注射液，以促进药物的排出。f. 抗惊厥，控制抽搐，防治脑水肿。g. 对有出血倾向者，应补充维生素 K，并根据出血部位和出血量而采取相应措施，必要时输血。h. 严重过量者可考虑进行血液透析或腹膜透析等。

㉙ 其他参阅对乙酰氨基酚【用药监护】⑨。

吲哚美辛[典][基] Indometacin

（消炎痛；Antinfan）

【药理分类】 NSAID。

【适应证】 ①用于缓解轻、中、重度风湿病的炎症疼痛及急性骨骼肌损伤、急性痛风性关节炎、骨性关节炎、肌痛、关节痛、痛经等的疼痛；②亦用于高热的对症解热。

【用法用量】 ①口服。a. 抗风湿，起始剂量每次 25～50mg，2～3 次/d，最大剂量不超过 150mg/d。b. 抗痛风，起始剂量每次 25～50mg，继之每次 25mg，3 次/d。c. 痛经，每次 25mg，3 次/d。d. 退热，每次 12.5～25mg，≤3 次/d。小儿常用量：1.5～2.5mg/(kg・d)，分 3～4 次服，待有效后减至最低量。②直肠给药。50～100mg/d，睡前塞入肛门内。12 岁以下儿童，每次 1 枚(25mg)，如持续发热或疼痛，间隔 4～6h 时可重复用药 1 次，24h 内不超过 4 枚(100mg)。③口服与直肠联合给药。最大剂量不超过 150～200mg/d。

【用药监护】 ①下列情况禁用：对阿司匹林及其他 NSAID 过敏、上消化道出血或活动性溃疡病、溃疡性结肠炎、癫痫、帕金森病和精神病患者，以及孕妇、哺乳期妇女、有血管神经性水肿和支气管哮喘者。

② 下列情况慎用：消化性溃疡、溃疡性结肠炎及其他上消化道疾病史、心功能不全、高血压、血友病及其他出血性疾病、再生障碍性贫血或粒细胞减少者，以及老年人和肝或肾功能损害者。

③ 14 岁以下儿童一般不宜应用本品，必须应用时需密切观察，以防止严重不良反应的发生。

④ 有直肠炎或出血者避免直肠给药。

⑤ 本品与阿司匹林有交叉过敏性。由阿司匹林过敏引起的喘息患者，应用本品时可引起支气管痉挛。对其他 NSAID 过敏者也可能对本品过敏。

⑥ 本品不能控制疾病过程的进展，必须同时应用能使疾病过程改善的药物。由于本品的毒副反应较大，治疗关节炎一般已不作首选用药，仅在其他 NSAID 无效时才考虑应用。

⑦ 本品与对乙酰氨基酚长期合用，可增加肾毒性反应。与其他 NSAID 合用，消化性溃疡的发病率增高。与阿司匹林或其他水杨酸类药合用，胃肠道副作用增多，出血倾向增加。与肝素、口服抗凝药及溶栓药合用时，因本品与之竞争性结合蛋白，使抗凝血作用加强，同时本品有抑制血小板聚集作用，因此有增加出血的潜在危险。与胰岛素或口服降糖药合用，降血糖效应加强，必须调整降糖药的剂量。与呋塞米合用，可减弱后者排钠及抗高血压作用。与氨苯蝶啶合用，可致肾功能损害(CL_{Cr} 下降、氮质血症)。与硝苯地平或维拉帕米合用，可致后两者血药浓度增高，毒性增加。与秋水仙碱、磺吡酮合用，可增加胃肠溃疡及出血的危险。与锂剂合用，可减少锂自尿排泄，使血药浓度增高，毒性加大。与齐多夫定合用，两者的毒性均增加，应避免合用。饮酒或与皮质激素、ACTH 合用，可增加胃肠道溃疡或出血的危险。本品可使洋地黄制剂的血药浓度升高（抑制其肾脏清除），毒性增加，合用时需调整后者的剂量。本品可阻止呋塞米、布美他尼及吲达帕胺等对血浆肾素活性增强的作用，在评议高血压患者血浆肾素活性的意义时应注意此点。丙磺舒可减少本品自肾脏及胆汁的清除，增高血药浓度，使毒性增加。本品可使甲氨蝶呤血药浓度增高，并延长高血药浓度时间；正在用本品的患者如需做中或大剂量甲氨蝶呤治疗，应于 24～48h 前停用本品，以免增加其毒性。

⑧ 用药前，应告知患者：a. 为减少药物对胃肠道的刺激，本品应于餐后服用或与食物或抗酸药同服。b. 服用本品肠溶片、控释或缓释制剂时，不能研末、拆开或掰开服用，也不能以水溶化后服用，而应整片整粒以水吞服。c. 饮酒可增加胃肠道溃疡或出血的危险，治疗期间应禁酒，并避免同时服用糖皮质激素和其他 NSAID（防治心血管疾病所需的小剂量阿司匹林除外，但也应注意胃肠道反应）。d. 本品服后可能出现头晕、疲倦、眩晕、视物模糊、嗜睡等不良反应，用药期间应避免驾

驶及危险性较大的机器操作或高空作业。e. 用药期间多饮水可避免或减少发生肾功能损害和镇痛药肾病。f. 不要擅自超过医嘱剂量服用，大于医嘱剂量可能引起不良反应，并可能不增加本品疗效。g. 服用本品时，如需同时服用其他药物，应先咨询医师或药师，以免产生不利的药物相互作用。h. 前额痛是中枢神经毒性反应的初期症状，一旦出现，应立即报告医师，以免症状加重。i. 治疗中出现以下情况时应自行停药，并及时就医：持续头痛或抽搐、肌无力；血尿、脓尿、结晶尿、蛋白尿、腰痛及其他泌尿系症状；支气管哮喘或严重皮肤反应的症状和体征。

⑨ 本品解热作用强，通常一次服用 6.25mg 或 12.5mg 即可迅速大幅度退热，为防止大汗和虚脱，应注意补充足量液体。

⑩ 本品因对血小板聚集有抑制作用，可使 BT 延长，停药后此作用可持续 1d，用药期间 BUN 及 SCr 水平也常增高，应注意监测。

⑪ 本品可见瞳孔散大、畏光、视物模糊、复视、中毒性弱视，并有致视觉丧失的报道。较少见眼眶和眼眶外周疼痛。偶见伴有视网膜敏感性下降的慢性视网膜病、角膜及视网膜色素沉着，停药后可缓慢恢复。用药期间应注意观察，并定期做眼科检查，发现异常及时处置。

⑫ 本品的其他不良反应尚有：a. 常见消化不良、胃痛、胃烧灼感、恶心反酸等；头痛、头晕、焦虑及失眠等。b. 少见血压升高、困倦、意识模糊、抑郁、惊厥、晕厥、幻觉，严重者有精神行为障碍或抽搐等；影响血三系，如白细胞减少或粒细胞减少、血小板减少，甚至出现溶血性贫血和再生障碍性贫血；血尿、水肿、肾功能损害；各型皮疹（严重者出现 SJS）、哮喘、血管神经性水肿及休克等。c. 偶见肠道狭窄、血清氨基转移酶及 BIL 升高、低肾素性醛固酮减少症和高钾血症等。d. 可使癫痫、帕金森病和精神病病情加重。用药期间注意观察和随访用药后的不良反应，并定期做相关检查，发现异常及时减量或停药，必要时给予对症治疗。

⑬ 本品用量过大（尤其＞150mg/d 时）容易引起毒性反应，常表现出恶心、呕吐、紧张性头痛、腹痛、胃肠道出血、嗜睡、精神行为障碍等，也可出现视物模糊、复视及其他视觉障碍及肾功能损害症状，一般于服药后 4h 出现。中毒解救原则：催吐或洗胃，对症及支持治疗。

⑭ 其他参阅阿司匹林【用药监护】⑩～⑮及对乙酰氨基酚【用药监护】⑨。

阿西美辛 Acemetacin

（醋炎痛，乙酰消炎痛）

【药理分类】 NSAID。

【适应证】 ①用于治疗类风湿性关节炎、骨性关节炎、强直性脊椎炎、肩周炎、滑囊炎、肌腱鞘炎、腰背痛、扭伤、劳损及其他软组织损伤、急性痛风、痛经、牙痛和术后疼痛；②用于抑制血小板聚集，减少动脉粥样硬化患者的心肌梗死、暂时性脑缺血或脑卒中发生；③用于浅表静脉炎、寻常型天疱疮。

【用法用量】 口服。①胶囊，每次 30mg，3 次/d；对体重大或病情重者可增至每次 60mg，3 次/d。②缓释胶囊或缓释片，每次 90mg，1 次/d，如果病情严重，使用剂量可增加到 180mg/d。

【用药监护】 ① 下列情况禁用：对本品或吲哚美辛过敏、活动性消化性溃疡、严重的肝或肾功能损害、重症血液病，以及孕妇及哺乳期妇女。

② 下列情况慎用：中枢神经系统疾病、支气管喘息及对其他 NSAID 或止痛药过敏的患者。

③ 有消化性溃疡病史、肝或肾功能损害、心力衰竭、癫痫、帕金森病或精神异常的患者慎用或不用。

④ 患哮喘、花粉症、呼吸道黏膜水肿或慢性呼吸道疾病的患者，对本品有发生过敏反应的危险，不宜应用。

⑤ 14 岁以下儿童不推荐应用。

⑥ 有出血倾向者服用本品，可因本品的血小板聚集作用而加重出血倾向。与其他中枢神经系统药物合用或饮酒时，使用本品应特别慎重。

⑦ 本品与地高辛合用，可增加后者血药浓度。与锂剂合用，可减少锂自尿中的排泄，使后者血浓度增高，毒性加大。与肝素、口服抗凝药及溶栓药合用时，可与之竞争性结合蛋白，使后者的游离药物增加，抗凝血作用加强；加之本品又具有抑制血小板聚集作用，因此有增加出血倾向的危险。与硝苯地平或维拉帕米合用，可使后者血药浓度增高，毒性增

强。与保钾利尿药（如螺内酯、氨苯蝶啶、阿米洛利）合用，可能引起高钾血症，合用时应监测血钾水平。与齐多夫定合用，两者的毒性均增加，应避免合用。与糖皮质激素或其他NSAID合用，可增加胃肠出血或溃疡的危险性，故不宜合用。与青霉素合用，本品的排泄减少，青霉素的清除延迟。与胰岛素或口服降糖药合用，降血糖效应加强，必须调整降糖药的剂量。与洋地黄制剂合用，可抑制后者的肾脏清除，使后者血药浓度升高，毒性增加，合用时需调整后者的剂量。与环孢素合用，可增强后者的毒性，导致肾功能紊乱、胆汁淤积、感觉异常。与氟喹诺酮类药（如氧氟沙星、左氧氟沙星等）合用，可能使中枢神经系统兴奋性增高，导致惊厥、抽搐的危险性增大，甚至可能诱发癫痫，必须合用时应密切观察患者。本品可使甲氨蝶呤血药浓度增高，并延长高血药浓度时间。阿司匹林可降低本品的血药浓度。本品可减弱利尿药、抗高血压药的降血压作用。呋塞米可加快本品的排泄。丙磺舒可减慢本品的清除。

⑧ 用药前，应嘱患者：a. 用药期间，如出现过敏性症状（如面部水肿、舌水肿、喉头水肿伴有呼吸急促，或严重红斑、皮疹、黏膜疹、荨麻疹等）、造血系统疾病（表现出发热、喉痛、口腔浅表损伤、流感样反应、严重疲倦、鼻出血和皮肤出血等症状）、严重胃肠紊乱（尤其上腹部疼痛和便血）、听力减退或视觉障碍（视物模糊、复视或辨色混乱）或其他明显异常，应及时报告医师，以免延误治疗。b. 其他同吲哚美辛【用药监护】⑧的a～g。

⑨ 本品的其他不良反应尚有：偶可发生恶心、呕吐、腹痛、腹泻、食欲缺乏、便血、消化性溃疡。头痛、头晕、嗜睡、疲倦、耳鸣、口鼻眼干燥。很少见焦虑、精神失常、精神病、幻觉、抑郁、兴奋、肌无力、外周神经病变、肾功能损害、水肿、高血压、高钾血症、多汗症、脱发、白细胞减少、肝酶升高、BUN升高。个别患者可能发生溶血或再生障碍性贫血、血小板减少症、粒细胞减少症、全血细胞减少、口腔溃疡或口炎、中毒性肝炎和肝功能损害、急性肾衰竭、高糖血症、尿糖阳性、心绞痛、惊厥、排尿困难、阴道出血。因此，用药期间应定期检查血常规、血糖、血电解质、视听功能、肝肾功能及大便隐血，并注意观察和随访用药后的不良反应，发现异常，及时处置。

⑩ 其他参阅吲哚美辛【用药监护】⑬、⑭和阿司匹林【用药监护】⑩～⑮。

布洛芬[典][基] Ibuprofen

（易服芬，依布洛芬；Brufen，Bufedon）

【药理分类】 NSAID。

【适应证】 ①成人：a. 缓解类风湿关节炎、骨性关节炎、脊柱关节病、痛风性关节炎、风湿性关节炎等各种慢性关节炎的急性发作期或持续性的关节肿痛症状；b. 治疗各种软组织风湿性疼痛，如肩痛、腱鞘炎、滑囊炎、肌痛及运动后损伤性疼痛等；c. 缓解急性轻中度疼痛，如手术后、创伤后、劳损后、原发性痛经、牙痛、头痛等；d. 缓解普通感冒、急性上呼吸道感染，急性咽喉炎等引起的发热。② 儿童：a. 用于缓解儿童感冒或流感引起的发热；b. 亦用于缓解轻中度疼痛，如头痛等。

【用法用量】 口服。①成人及12岁以上儿童：a. 普通片或胶囊，抗风湿，每次0.4～0.6g，3～4次/d；轻中度疼痛，每次0.2～0.4g，每4～6小时1次。最大剂量2.4g/d。b. 缓释制剂，轻中度疼痛，每次0.3g，2次/d。②儿童：混悬剂、普通片或胶囊，12岁以下者每次5～10mg/kg，3～4次/d。

【用药监护】 ① 下列情况禁用：活动性消化性溃疡或有胃肠出血或穿孔史、严重肝病及中至重度肾功能损害者，以及对阿司匹林及其他NSAID过敏或服用此类药物诱发哮喘、鼻炎或荨麻疹者。

② 下列情况慎用：原有支气管哮喘、心功能不全、高血压、肝肾功能损害、血友病或其他出血性疾病、肠胃疾病、过敏体质、有骨髓功能减退病史或有消化性溃疡病史、6个月以下小儿。

③ 孕妇和哺乳期妇女尽量避免应用。

④ 老年人应慎用或适当减量应用。

⑤ 对阿司匹林或其他NSAID过敏者，对本品可有交叉过敏反应。

⑥ 本品为对症治疗药，用于止痛不得超过5d，用于解热不得超过3d。

⑦ 本品与其他NSAID合用，可增加胃肠道副作用，并有致溃疡或出血的危险；因此，本品应避免与其他NSAID，包括选择性COX-2

抑制药合用。本品长期与对乙酰氨基酚合用，可增加对肾脏的毒副作用。与阿司匹林或其他水杨酸类药物合用，胃肠道不良反应及出血倾向发生率增高。与肝素、双香豆素等抗凝药及血小板聚集抑制药合用，有增加出血的危险。与呋塞米合用，后者的排钠和降压作用减弱。与维拉帕米、硝苯地平合用，本品的血药浓度增高。本品可增高地高辛的血药浓度。本品可增强口服降糖药的作用。本品与抗高血压药合用，可影响后者的降压效果。丙磺舒可降低本品的排泄，使血药浓度增高，毒性增加，两者合用时宜减少本品剂量。本品可降低甲氨蝶呤的排泄，增高其血药浓度，甚至可达中毒水平，故本品不应与中或大剂量甲氨蝶呤合用。

⑧ 用药前，应告知患者：a. 服用本品可能引起便血及血尿，故应留心观察，发现后应及时报告医师，以便及时处置。b. 治疗中出现支气管哮喘发作或其他严重不适须自行停药，并及时就医。c. 其他同吲哚美辛【用药监护】⑧的 a～g。

⑨ 治疗风湿病时，一般于 2 周内出现最大效果，如出现红肿消退、关节力量与活动度改善，此时应开始逐渐减量。

⑩ 国外最新研究显示，大剂量或长期服用本品会致肾衰竭，停药后可逐渐恢复正常。因此，本品只能作为一般解热镇痛抗炎药偶尔服用，不可较长时期服用。体弱多病的老年人，尤其心脏病患者或其他疾病已引起肾血流量减少者，在使用本品时应慎之又慎，凡用量超过 2.4g/周者，应密切监测肾功能。

⑪ 本品的其他不良反应尚有：可见消化不良、胃烧灼感、胃痛、恶心、呕吐，多见于长期服用者，大部分患者可耐受。少数患者（<1%）出现胃溃疡和消化道出血，亦有因溃疡而穿孔者。少数患者可出现下肢水肿。偶见头痛、耳鸣、皮疹、肝酶升高、血压升高、WBC 减少等。有抑制血小板聚集作用，可使 BT 延长，但停药 24h 后即可消失。上述不良反应大多与剂量有关，故用药时应尽量使用最小有效量，不要滥用。大剂量长期应用时，应定期检查血压、血常规、肝肾功能、大便隐血及眼科，发现异常及时处置。

⑫ 本品过量中毒可出现抽搐、昏迷、视物模糊、复视、眼颤、头痛、耳鸣、心率减慢、血压降低、腹痛、恶心、血尿、肾功能损害等症状。处置方法：尽早催吐或洗胃，给服活性炭及抗酸药或（和）利尿药，静脉输液，保持良好的血液循环及水电解质平衡，必要时给予其他对症及支持治疗。

⑬ 其他参阅阿司匹林【用药监护】⑩～⑮和对乙酰氨基酚【用药监护】⑨。

氟比洛芬[典] Flurbiprofen

（氟布洛芬，欧可芬；Flugalin）

【药理分类】 NSAID。

【适应证】 ①本品内服制剂及巴布膏：用于类风湿性关节炎、骨性关节炎、强直性脊椎炎等，也可用于软组织病，如扭伤及劳损及轻中度疼痛的对症治疗。②本品注射液（氟比洛芬酯）：用于术后及癌症的镇痛。③本品滴眼液：用于术后抗炎，治疗激光小梁成形术后的炎症反应和其他眼前段炎症；预防和治疗白内障人工晶状体植入术后的黄斑囊样水肿；也用于治疗巨乳头性结膜炎；抑制内眼手术中的瞳孔缩小。

【用法用量】 ①口服。a. 普通片或胶囊，每次 50mg，3～4 次/d，必要时可增量，但不超过 300mg/d。b. 缓释片，0.2g/d，晚餐后服用。c. 缓释胶囊，每次 0.1g，早、晚各 1 次。②静脉注射（氟比洛芬酯）。每次 50mg，缓慢推注（>1min）或使用镇痛泵，必要时可重复应用，并根据年龄、症状适当增减用量。③滴眼（滴眼液）。抑制内眼手术时的瞳孔缩小，术前 2h 开始滴眼，每 30min 点 1 滴，共 4 次；消炎和术后消炎，3～4 次/d，每次 1 滴，用药 2～3 周；激光小梁成形术后，3～4 次/d，每次 1 滴，用药 1～2 周。④外贴（巴布膏）。每贴 40mg，2 次/d，贴敷于患处。

【用药监护】 ①下列情况禁用：对本品及其辅料和其他 NSAID 过敏、活动性消化性溃疡、严重的肝或肾及血液系统功能障碍、严重的心力衰竭及高血压、阿司匹林哮喘或有既往史者，以及儿童和正在使用依洛沙星、洛美沙星、诺氟沙星的患者。活动性单纯疱疹性角膜炎患者禁用本品滴眼液。

②下列情况慎用：a. 有消化性溃疡既往史、有过敏史、有支气管哮喘既往史或因服用其他 NSAID 曾发生支气管痉挛的患者。b. 心功能不全、肝或肾功能损害或有既往史的患者和高血压患者。c. 有出血倾向、血液系统异常或有既往史的患者，BT 延长或正在使用其他能使 BT 延长药物的患者。d. 孕妇和哺乳期

妇女。有单性角膜炎病史者慎用本品滴眼液。

③ 本品巴布膏勿应用于皮疹部位和受损的皮肤及黏膜。

④ 本品与乙酰水杨酸类药或其他 NSAID 可能存在交叉过敏。

⑤ 本品无抗菌作用，眼部感染患者使用本品滴眼液时，其眼部急性感染症状可能被掩盖，应在抗感染的同时谨慎使用。

⑥ 本品与酮咯酸氨丁三醇合用，胃肠道刺激作用增加，严重者可引起消化性溃疡、胃肠道出血和（或）穿孔，故禁止合用。与免疫抑制药（如环孢素）合用，可能引起急性肾衰竭。与甲氨蝶呤合用，后者的 CL 降低，中毒的危险性增加，可出现白细胞减少、血小板减少、贫血、中毒性肾功能损害等不良反应，必须合用时应密切监测 CBC 和肾功能。与氟喹诺酮类药（如洛美沙星、诺氟沙星、依诺沙星、氧氟沙星、左氧氟沙星）合用，有致抽搐、惊厥或癫痫发作的可能。与阿司匹林合用，本品的血药浓度降低约 50%，生物利用度也降低。与保钾利尿药合用，利尿作用降低，并可能引起高钾血症或中毒性肾功能损害。与 ACEI 合用，后者的降压作用降低和促尿钠排泄的作用降低。与茴茚二酮、苯茚二酮、醋硝香豆素、双香豆素、苯丙香豆素、低分子量肝素钠、依替非巴肽及华法林等抗凝药合用，引起出血的危险性增加，必须合用时应密切监测 PT 和 INR，并注意观察与出血（尤其胃出血）有关的症状。与钙通道阻断药合用，发生胃肠道出血的危险性增加。与β受体阻断药合用，由于前列腺素（PG）的血管扩张作用被抑制，致使后者的抗高血压作用降低。本品可使锂剂清除下降，使血中锂浓度升高，两者合用时发生锂中毒的危险性增加。本品可抑制磺脲酰类药的代谢，合用时发生低血糖的危险性增加。本品可减少肾前列腺素（PG）的生成，故与袢利尿药、噻嗪类利尿药合用时，利尿药的利尿和降压作用降低。

⑦ 用药前，应告知患者：a. 食物可使本品吸收和 t_{max} 延迟，但并不影响本品的利用度。因此，本品一般应于餐前 1h 至 30min 或餐后 2h 服用，尤其急需止痛时。但如果胃肠道反应大，也可与食物同服或在餐后服用。b. 饮酒可能增加胃肠道溃疡或出血的危险，治疗期间应避免饮酒，并避免同时服用糖皮质激素和其他 NSAID（防治心血管疾病所需的小剂量阿司匹林除外，但也应注意胃肠道反应）。c. 少数患者服用本品可出现胃肠道出血、尿路感染样症状，因此治疗中如出现便血或黑便、血尿及尿路刺激征（尿痛、尿急、尿频及排尿困难），应自行停药，并及时就医。d. 其他同吲哚美辛【用药监护】⑧的 b、d～g。

⑧ 本品较常见的不良反应是胃肠道反应，如消化不良、腹泻、腹痛、恶心、便秘、胃肠道出血、腹胀、呕吐、肝酶升高等。偶见血压上升、心悸、头痛、头晕、嗜睡等，以及皮疹、尿路感染样症状及视力变化等。罕见溶血性贫血、再生障碍性贫血、淋巴结病、Hb 和 HCT 降低、白细胞减少、EOS 增多及血小板减少、急性肾衰竭、肾病综合征，以及 Lyell 综合征、剥脱性皮炎。使用本品滴眼液有短暂烧灼、刺痛或其他轻微刺激症状。用药期间，应注意观察，对长期应用者需定期监测血常规、肝肾功能、尿常规和大便隐血，及时发现异常情况，以便及时处置。

⑨ 其他参阅阿司匹林【用药监护】⑩～⑮和对乙酰氨基酚【用药监护】⑨。

洛索洛芬 Loxoprofen

（罗索普洛芬，氯索洛芬；Loxonin，Xilofen）

【药理分类】 NSAID。

【适应证】 ①类风湿性关节炎、骨性关节炎、腰痛症、肩周炎、颈肩腕综合征的消炎和镇痛；②手术后、外伤后及拔牙后的镇痛和消炎；③急性上呼吸道炎（包括伴有急性支气管炎的急性上呼吸道炎）的解热镇痛。

【用法用量】 餐后口服。用于适应证①或②时，每次 60mg，3 次/d；出现症状时，可一次顿服 60～120mg，可根据年龄及症状适当增减；用于适应证③时，60mg，一次顿服，可根据年龄及症状适当增减，但原则上 2 次/d，最大剂量不超过 180mg/d。

【用药监护】 ① 下列情况禁用：对本品过敏、活动性消化性溃疡、严重血液学异常、严重的肝或肾功能损害、严重的心功能不全者，以及以往有服用 NSAID 引发哮喘的患者和妊娠晚期妇女。

② 下列情况慎用：有消化性溃疡既往史、血液学异常或有其既往史、肝或肾功能损害及有其既往史、有过敏症既往史、支气管哮喘、心功能异常、高龄者。

③ 孕妇应用本品时需权衡利弊。

④ 哺乳期妇女应用本品期间需停止哺乳。

⑤ 老年人用药应从小剂量开始，并密切观察患者的状态，慎重给药。

⑥ 用于急性疾病时，应考虑急性炎症、疼痛、发热程度给药，原则上避免长期应用同一药物，并避免与其他 NSAID 合用。

⑦ 长期应用 NSAID，可能导致女性暂时不孕。因此，育龄期妇女用药时须注意控制剂量和疗程。

⑧ 本品与锂剂合用，可能导致血中锂浓度增高而引起锂中毒，两者合用时应减量。本品可增强口服抗凝药（如华法林）的抗凝血作用，两者合用时应减量。本品可增加磺酰脲类药（如甲苯磺丁脲）的血药浓度，从而增强其降血糖作用，两者合用时应减量。本品可增强新喹诺酮类药（如依诺沙星等）诱发的痉挛作用，合用时发生痉挛的可能性增加。本品可抑制肾 PG 的生成，并减少水、钠的排泄，因此可降低噻嗪类利尿药（如氢氟噻嗪及氢氯噻嗪）的利尿和降压作用。

⑨ 用药前，应告知患者：a. 本品服后可能出现嗜睡和头晕等不良反应，用药期间应尽量避免驾驶及危险性较大的机器操作或高空作业。b. 饮酒可能增加胃肠道溃疡或出血的危险，治疗期间应避免饮酒，并避免同时服用糖皮质激素和其他 NSAID（防治心血管疾病所需的小剂量阿司匹林除外，但也应注意胃肠道反应）。c. 治疗中出现以下情况时应自行停药，并及时就医：皮疹、荨麻疹或严重皮肤反应的症状和体征；血尿、脓尿、结晶尿、蛋白尿、腰痛及其他泌尿系症状；发热、持续咳嗽、呼吸困难或哮喘发作；大便带血或严重腹痛。d. 其他同吲哚美辛【用药监护】⑧的 e～g。

⑩ 本品用于伴有感染或可能并发感染的炎症时，可能会掩盖感染症状，应给予适宜的抗菌药物，并注意观察，以免引起严重感染。用于伴有高热的高龄者或合并消耗性疾病的患者时，有时会出现体温过度下降、虚脱及四肢变冷等情况，应密切监护，防止发生意外。

⑪ 本品可能引起致命的、严重的皮肤不良反应，如剥脱性皮炎、SJS 和 Lyell 综合征。这些严重事件可在没有征兆的情况下出现。因此，在用药前应告知患者严重皮肤反应的早期症状和体征，以便在上述皮肤反应初现时能及时停用本品。

⑫ 本品尚可引起以下严重不良反应：过敏性休克、溶血性贫血、再生障碍性贫血、急性肾衰竭、间质性肾炎、肾病综合征、消化道出血、黄疸、ILD、哮喘发作。其他不良反应为：皮疹、瘙痒感、荨麻疹、腹痛、胃部不适、食欲减退、恶心、呕吐、腹泻、便秘、胃灼热、口内炎、消化不良、嗜睡、头晕、头痛、贫血、白细胞减少、血小板减少，EOS 增多、肝酶升高、水肿、心悸、面部潮红等。用药期间应注意观察，对长期应用者需定期监测血压、血常规、肝肾功能、尿常规和大便隐血，必要时做胸部 X 线检查，发现异常及时处置。

⑬ 其他参阅阿司匹林【用药监护】⑩～⑮和对乙酰氨基酚【用药监护】⑨。

双氯芬酸[典][基] Diclofenac

（扶他林，双氯灭痛；Diclofenamate，Voltaren）

【药理分类】 NSAID。

【适应证】 ①用于各种慢性关节炎和软组织风湿所致的疼痛，以及创伤后、术后的急性疼痛、头痛、痛经及拔牙后止痛、耳鼻喉严重的感染性疼痛和炎症（如扁桃体炎、耳炎、鼻窦炎等，但应同时应用抗感染药物）等；②亦用于发热时解热。

【用法用量】 ①肠溶片。关节炎，25～50mg/d，3 次/d；急性疼痛，首次 50mg，以后每次 25～50mg，每 6～8 小时 1 次。②缓释片或胶囊。关节炎，75～100mg/d，1～2 次/d，最大剂量 150mg/d。③栓剂。每次 50～100mg，肛门塞入。④凝胶或乳膏。外涂患处，3 次/d。

【用药监护】 ①下列情况禁用：a. 已知对本品过敏的患者。b. 既往服用阿司匹林或其他 NSAID 后诱发哮喘、荨麻疹或过敏反应的患者。c. 有应用 NSAID 后发生胃肠道出血或穿孔病史的患者。d. 有活动性消化道溃疡/出血，或既往曾复发溃疡/出血的患者。e. 中、重度心血管病变者。f. 冠状动脉搭桥手术（CABG）围术期。g. 妊娠早期。h. 有肛门炎者禁用本品栓剂。i. 对丙二醇过敏者禁用本品搽剂、凝胶剂。

② 下列情况慎用：有心功能不全病史、有消化性溃疡病史、有哮喘病史、血液系统异常、高血压、肝或肾功能损害、老年人、正在

服用利尿药及任何原因使细胞外液丢失的患者。

③ 孕妇、哺乳期妇女及有胃肠溃疡病史者尽量避免应用。

④ 16岁以下的儿童不宜服用。

⑤ 限制钠盐摄入者服用本品钠盐时须谨慎。

⑥ 本品外用制剂仅用于完整皮肤，并避免长期大面积使用。

⑦ 本品可使锂剂的血药浓度升高。阿司匹林可降低本品的生物利用度。本品可降低胰岛素的作用，使血糖升高。与保钾利尿药合用，可引起高钾血症。其他药物相互作用参阅布洛芬【用药监护】⑦。

⑧ 用药前，应告知患者：a. 用药期间，如出现视力或听力障碍、血尿或便血、出血性腹泻及其他严重不良反应时应及时就医，以便及时处置。b. 其他同吲哚美辛【用药监护】⑧的a～g。

⑨ 本品可引起头痛、腹痛、便秘、腹泻、胃烧灼感、恶心、消化不良等胃肠道反应。偶见头痛、头晕、眩晕、兴奋、视力或听力障碍，以及AST、ALT升高。少见肾功能下降，导致水钠潴留，表现尿量少、面部水肿、体重骤增等。个别患者出现急性肾功能损害、血尿及肾病综合征，以及BUA、UUA升高。极少数可引起心律失常、耳鸣等。罕见皮疹、胃肠道出血、消化性溃疡、呕血、胃肠道溃疡或穿孔、出血性腹泻、嗜睡、过敏反应（如哮喘、皮疹、红斑）、肝炎及致命性TTP-HUS（症状与处置参阅丝裂霉素【用药监护】⑬），并有导致骨髓抑制或使之加重的可能。用药期间应注意观察，对个别需要长期治疗的患者，应定期检查血常规、肝肾功能、尿常规、BUA和大便隐血，发现异常及时处置，必要时停药。

⑩ 其他参阅布洛芬【用药监护】⑫，阿司匹林【用药监护】⑩～⑮及对乙酰氨基酚【用药监护】⑨。

奥沙普秦[典] Oxaprozin

（奥沙新；Dxaprozin Oxapro）

【药理分类】 NSAID。

【适应证】 用于风湿关节炎、类风湿性关节炎、骨性关节炎、强直性脊椎炎、颈肩腕综合征、肩周炎、痛风及外伤和手术后消炎镇痛。

【用法用量】 口服。①抗风湿，0.4g/d，1次或分2次餐后服用，连用1周以上，最大剂量0.6g/d。②镇痛，每次0.2～0.4g，必要时2次/d。

【用药监护】 ① 下列情况禁用：a. 有活动性消化道溃疡/出血，或者既往曾复发溃疡/出血的患者。b. 有应用非NSAID后发生胃肠道出血或穿孔病史的患者。c. 严重肝肾疾病。d. 血液疾病，如粒细胞减少症、血小板减少症。e. 冠状动脉搭桥术（CABG）围术期疼痛。f. 重度心力衰竭患者。g. 已知对本品过敏的患者。h. 服用阿司匹林或其他NSAID后诱发哮喘、荨麻疹或过敏反应的患者。i. 儿童、孕妇和哺乳期妇女。

② 下列情况慎用：肝或肾功能损害者、有高血压和（或）心力衰竭（如液体潴留和水肿）病史者。

③ 老年人应慎用或适当减量使用。

④ 本品与阿司匹林合用，后者的毒性增加，因本品可置换与血浆蛋白结合的水杨酸盐。与免疫抑制药（如环孢素）合用，可发生急性肾衰竭。与华法林等香豆素类口服抗凝药合用，抗凝血作用增强，出血倾向增加，两者合用时应慎重。与酮咯酸氨丁三醇合用，胃肠道不良反应［胃溃疡、胃肠道出血和（或）穿孔］可加重。与氧氟沙星、左氧氟沙星合用，可能导致中枢神经系统兴奋性增高而引起惊厥。本品可降低甲氨蝶呤的CL_r，使甲氨蝶呤的血药浓度增高而致中毒。本品可使锂剂清除下降，两者合用时发生锂中毒（乏力、震颤、烦渴、意识混乱）的危险性增加。本品可降低利尿药的利尿及排钠作用，并可影响降压药（ACEI和β受体阻断药）的降压效果。本品可降低地高辛的CL，使后者血药浓度增高、毒性增加，在老年人及肾功能下降者中尤为明显。

⑤ 用药前，应嘱患者：a. 本品应于餐后服用，通常连用1周以上。b. 饮酒可能增加胃肠道溃疡或出血的危险，治疗期间应避免饮酒，并避免同时服用糖皮质激素和其他NSAID（防治心血管疾病所需的小剂量阿司匹林除外，但也应注意胃肠道反应）。c. 治疗中如出现视觉障碍、消化道出血（或黑便）、血液疾病症状（如全身无力、虚弱、不明原因的发热或感染、贫血、淤血或瘀斑及其他出血

倾向）及过敏反应，须及时就医。d. 其他同吲哚美辛【用药监护】⑧的b、d～g。

⑥ 本品的主要不良反应为消化道症状，可见恶心、食欲缺乏、胃痛、胃不适、腹泻、腹胀、便秘、口渴、口炎及消化道出血。其次为头痛、头晕、眩晕、困倦、失眠、耳鸣、抽搐及水肿。偶见粒细胞减少、全血细胞减少、肾病综合征（表现为大量蛋白尿、低蛋白血症、高脂血症和全身显著水肿）及一过性肝功能异常。少数人出现过敏反应。用药期间应注意观察，并定期做相关检查，发现异常及时处置。

⑦ 本品过量中毒时，应催吐或洗胃，口服活性炭，同时给予对症及支持疗法。

⑧ 其他参阅阿司匹林【用药监护】⑩～⑮和对乙酰氨基酚【用药监护】⑨。

氯诺昔康[典] Lornoxicam

（劳诺昔康，可塞风；Clolotenoxicam，Xafon）

【药理分类】 NSAID。

【适应证】 用于手术后及各类急性或慢性关节炎及软组织损害的疼痛和炎症，包括外伤引起的中或重度疼痛、急性坐骨神经痛、腰痛、晚期癌痛、骨关节炎、类风湿性关节炎和强直性脊柱炎等。

【用法用量】 ①口服（餐前）。a. 关节炎或慢性疼痛，每次8mg，2次/d；如需反复用药，最大剂量为24mg/d。b. 急性疼痛，每次12～16mg，根据疼痛程度可单次或2次/d，总剂量不超过32mg/d。②肌内注射（＞5s）或静脉注射（＞15s）。起始剂量8mg，如不能充分缓解疼痛，可加用8mg，第1日最大剂量为24mg；之后每次8mg，2次/d，不应超过16mg/d。

【用药监护】 ①下列情况禁用：已知对本品过敏的患者；服用阿司匹林或其他NSAID后诱发哮喘、荨麻疹或过敏反应的患者；冠状动脉搭桥手术（CABG）围术期疼痛；有应用其他NSAID后发生胃肠道出血或穿孔病史的患者；有活动性消化道溃疡/出血，或者既往曾复发溃疡/出血的患者；严重心功能不全患者；严重肝功能损害；中至重度肾功能损害；BPC明显减低者；孕妇、哺乳期妇女和年龄＜18岁者。有出血性倾向、脑出血或疑有脑出血、大量失血或脱水、凝血障碍或手术中有出血危险或凝血机制不健全者，还必须禁用本品注射剂。

② 下列情况慎用：肝或肾功能损害、有胃肠道出血或十二指肠溃疡病史者、有凝血障碍者（片剂或胶囊）、哮喘及年龄＞65岁的患者。

③ 本品与地高辛合用，后者的CL降低，中毒的危险性增加（可能出现恶心、呕吐、心律失常等不良反应）；地高辛则可使本品的C_{ss}降低，$t_{1/2}$延长，两者合用时应调整剂量。与茴茚二酮、华法林、双香豆素、依替非巴肽等合用，出血倾向的危险性增加。与ACEI合用，后者的降压作用和促尿钠排泄作用降低。与钙通道阻断药合用，发生胃肠道出血的危险性增加。与酮咯酸氨丁三醇合用，胃肠道出血的危险性增加。与环孢素合用，发生环孢素中毒（急性肾功能障碍、胆汁淤积、感觉异常）的危险性增加。与氧氟沙星、左氧氟沙星合用，可能导致中枢神经系统兴奋性增高发生惊厥的危险性增加。本品能使锂剂清除下降，使血中锂浓度升高，发生锂中毒的危险性增加，合用时应调整剂量。西咪替丁可减少本品的代谢，使本品的血药浓度升高，合用时应减少本品剂量。本品能增加甲氨蝶呤的AUC。本品可降低袢利尿药的利尿和降压作用，两者合用时应调整剂量。本品可降低β受体阻断药的降压作用。

④ 用药前，应告知患者：a. 饮酒可能增加胃肠道溃疡或出血的危险，治疗期间应避免饮酒，并避免同时服用糖皮质激素和其他NSAID（防治心血管疾病所需的小剂量阿司匹林除外，但也应注意胃肠道反应）。b. 本品可能引起排尿障碍、消化道出血、胃溃疡及穿孔等不良反应，治疗中如有出现，应立即停药，并及时就医。c. 其他同吲哚美辛【用药监护】⑧的d～g。

⑤ 本品最常见的不良反应是头晕、头痛、肠胃功能障碍（如胃痛、腹泻、消化不良、恶心和呕吐等）。可见嗜睡、眩晕、皮肤潮红、胃肠胀气、躁动、血压升高、心悸、寒战、多汗、味觉障碍、口干、白细胞减少、血小板减少、排尿障碍。个别人出现消化道出血、胃溃疡及穿孔。用药期间应注意观察，对长期应用者需定期监测血常规、肝肾功能、血压和大便隐血，发现异常及时处置。

⑥ 其他参阅阿司匹林【用药监护】⑩～

⑮及对乙酰氨基酚【用药监护】⑨。

美洛昔康[典] Meloxicam

（迈力可，莫比可；Mobic）

【药理分类】 NSAID。

【适应证】 ①口服制剂：a. 用于类风湿性关节炎、强直性脊柱炎、疼痛性骨性关节炎（关节病、退行性骨关节病）的症状治疗；b. 亦用于软组织炎性或创伤性疼痛、手术后疼痛。②栓剂：一般用于类风湿性关节炎、强直性脊柱炎、疼痛性骨性关节炎（关节病、退行性骨关节病）的短期症状治疗。③注射剂限用于成人类风湿性关节炎、强直性脊柱炎、疼痛性骨性关节炎（关节病、退行性关节病）的初始与短期症状治疗。

【用法用量】 ①口服。a. 骨性关节炎，7.5mg/d，顿服，必要时可增至每次 7.5mg，2 次/d。b. 强直性脊柱炎和类风湿性关节炎，15mg/d，顿服或分 2 次服用；根据治疗后反应，也可减量至 7.5mg/d，顿服。发生不良反应危险性增加的患者的起始剂量为 7.5mg/d。进行血液透析的严重肾功能损害的患者，剂量不应高于 7.5mg/d。②深部肌内注射。7.5mg 或 15mg，1 次/d。③直肠给药（睡前肛内塞入）。a. 骨性关节炎，7.5～15mg/d。b. 强直性脊柱炎和类风湿性关节炎，15mg/d 或 7.5mg/d，最大剂量 15mg/d；老年人 7.5mg/d。

【用药监护】 ① 下列情况禁用：孕妇及哺乳期妇女、对本品或其赋形剂过敏、活动性消化性溃疡或有消化性溃疡出血史者、严重肝功能损害、非透析性严重肾功能损害、有应用 NSAID 后发生胃肠道出血或穿孔病史者、脑出血或其他出血症、冠状动脉搭桥手术（CABG）围手术期和严重的未控制的心力衰竭者，以及使用阿司匹林或其他 NSAID 后出现哮喘、鼻腔息肉、血管神经性水肿或荨麻疹者。

② 有消化性溃疡者慎用。

③ 儿童和年龄＜15 岁的青少年不推荐应用。准备受孕的妇女不推荐应用。受孕困难或正接受不孕检查的妇女应停用本品。

④ 本品与阿司匹林和其他 NSAID 可能会有交叉过敏反应。

⑤ 对晚期肾衰竭血液透析患者使用本品的剂量不应高于 7.5mg。对中度或轻度肾损害患者剂量可以不减（即 CL_{Cr}＞25ml/min 者）。对于临床稳定的肝硬化患者剂量可以不减。

⑥ 治疗中，即使没有获得满意的治疗效果，也不能超过每日最大推荐剂量或在治疗中加入另外一种 NSAID，否则可能引起毒性反应。如果治疗数日后症状没有改善，应重新评价治疗效果。

⑦ 考来烯胺可加速本品的清除，两者合用时本品的清除加快 50%，$t_{1/2}$ 由 20h 降为 13.3h。本品与 ARB（沙坦类药物）合用，对肾小球滤过的抑制作用加强，尤其是老年患者和或脱水患者，合用时可能引起急性肾衰竭，因此治疗期间应密切监测肾功能，并注意补水；此外，两者合用还可使 ARB 的降压作用和促尿钠排泄作用降低（由于 PG 的血管扩张作用被抑制所致）。本品在治疗剂量内不影响呋塞米的利尿和降压作用。其他药物相互作用与氟比洛芬【用药监护】⑥相同。

⑧ 用药前，应告知患者：a. 本品会降低宫内避孕装置的功效，育龄期妇女应采取其他适宜的避孕措施。b. 饮酒可能增加胃肠道溃疡或出血的危险，治疗期间应避免饮酒，并避免同时服用糖皮质激素和其他 NSAID（防治心血管疾病所需的小剂量阿司匹林除外，但也应注意胃肠道反应）。c. 极少数患者用药后可出现结肠炎、胃肠道出血或穿孔、肾功能损害及严重皮肤反应，治疗期间如出现下列症状应自行停药，并及时就医：腹痛及反复发作腹泻；便血或黑便；血尿、水肿、少尿或排尿困难、肾区压痛或尿路刺激征；皮疹、红斑或其他皮损现象。d. 其他同吲哚美辛【用药监护】⑧的 b、d～g。

⑨ 对于有食管炎、胃炎和（或）消化性溃疡患者，在开始使用本品时应先确保治愈这些疾病。有这类病史的患者使用本品时应注意其复发的可能。一旦发现，必须立即停药。

⑩ 本品对在维持肾灌注中起支持作用的肾 PG 的合成有抑制作用（其他 NSAID 也有此作用），肾血流和血容量减少的患者（如老年人、脱水或 CHF 患者、肝硬化患者、肾病综合征或肾衰竭患者、使用利尿药治疗的患者及因大外科手术导致血容量减少的患者）使用本品时，易出现肾功能失代偿，但停用本品后肾功能通常可恢复到用药前水平。因此，在治疗初期应仔细监控上述患者的肾功能和利尿容量，发现异常及时停药。

⑪ 本品常见贫血、轻微头晕、头痛、消化不良，恶心、呕吐、腹痛、便秘、胀气、腹泻、瘙痒。少见白细胞减少、血小板减少、粒细胞缺乏、眩晕、耳鸣、嗜睡、口炎、食管炎、心悸、血压升高、潮红、荨麻疹、短暂肝肾功能指标异常、间质性肾炎、肾小球肾炎，以及钠、钾和水潴留。罕见过敏性/过敏样反应、哮喘发作、胃炎、结肠炎、消化性溃疡、胃肠道出血或穿孔、失眠和噩梦、视觉障碍，以及SJS和Lyell综合征、多形性红斑、血管神经性水肿、感光过敏、肾髓质坏死或肾衰竭等。治疗期间，应注意观察患者用药后的不良反应，对长期应用者需定期监测血压、血常规、血电解质、肝肾功能、尿常规和大便隐血，发现异常及时处置。

⑫ 其他参阅阿司匹林【用药监护】⑩～⑮及对乙酰氨基酚【用药监护】⑨。

塞来昔布 Celecoxib

（西乐葆，塞利西卜；Celebrex，Searle）

【药理分类】 NSAID-选择性COX-2抑制药。

【适应证】 ①用于缓解骨性关节炎、类风湿关节炎、强直性脊柱炎的肿痛症状；②亦用于缓解手术后、软组织创伤等的急性疼痛。

【用法用量】 口服。①骨性关节炎，200mg/d，顿服，最大剂量每次200mg，2次/d。②类风湿关节炎及强直性脊柱炎，每次200mg，1～2次/d。③急性疼痛，首剂400mg，必要时可再服200mg，随后根据需要，2次/d，每次200mg。

【用药监护】 ① 下列情况禁用：对磺胺类药或本品过敏者、对阿司匹林或其他NSAID过敏或诱发哮喘及荨麻疹的患者、有活动性消化性溃疡或出血者、有心肌梗死或脑卒中史者、严重心功能不全及重度肝功能损害者，以及孕妇和哺乳期妇女。

② 下列情况慎用：有心血管风险者、有活动性消化性溃疡或出血史者，以及有支气管哮喘史、过敏性鼻炎、有荨麻疹史者。

③ 冠状动脉搭桥手术（CABG）围术期疼痛不宜应用。

④ 18岁以下患者和进展期肾病患者不宜应用，后者必须使用时应密切监测肾功能。

⑤ 中度肝或肾功能损害者应减量并慎用。

⑥ 本品为NSAID中选择性COX-2抑制药，导致胃肠黏膜损伤而引起消化性溃疡和出血的风险较其他NSAID为少，故适用于有消化性溃疡、肠道溃疡或胃肠道出血史者。

⑦ 本品化学结构中一个芳基为苯磺酰胺，故与磺胺类药有交叉过敏反应。因此，在使用本品前应详细询问患者是否有磺胺类药过敏史，防止发生交叉过敏反应。

⑧ 本品与锂剂合用，后者的CL降低，血药浓度升高，中毒的危险性增加。与阿司匹林合用，发生胃肠道溃疡和其他并发症的可能性增加。与华法林及其他抗凝药合用，出血倾向的危险性增加，合用时应监测患者的抗凝血活性。与ACEI、袢利尿药、噻嗪类利尿药合用，后者的降压作用和促尿钠排泄作用降低。与扎鲁司特、氟伐他汀等CYP2C9抑制药合用，本品的代谢减慢，血药浓度升高，合用时应减少本品剂量。与氟康唑合用，本品的血药浓度约增加1倍，而t_{max}和$t_{1/2}$无显著变化，但由于本品的治疗窗很宽，所以两者合用时无须调整本品剂量。本品可抑制CYP2D6的活性，因而可使通过该酶代谢的β受体阻断药、抗抑郁药及抗精神病药的血药浓度升高。食物可延缓本品的吸收。高脂饮食可使本品t_{max}延迟1～2h，但总吸收量可增加10%～20%。

⑨ 服用本品时，不能停服因防治心血管疾病所需服用的小剂量阿司匹林，但两者同服可增加胃肠道不良反应的发生率。因此，两者同服时应密切观察胃肠道症状，防止发生胃肠道溃疡和胃肠道出血或穿孔。

⑩ 用药前，应告知患者：a. 食物可延缓本品吸收，因此应在空腹或餐前1h服用；急性疼痛用药时不宜进高脂饮食。b. 饮酒可能增加胃肠道溃疡或出血的危险，治疗期间应避免饮酒，并避免同时服用糖皮质激素和其他NSAID（防治心血管疾病所需的小剂量阿司匹林除外，但也应注意胃肠道反应）。c. 本品可能引起头痛、头晕、谵妄、精神紊乱、定向力障碍、幻听、幻视等不良反应，用药期间应尽量避免驾驶及危险性较大的机器操作或高空作业。d. 本品可能引起一些严重的不良反应，治疗中如出现下列症状和体征，应自行停用本品，并及时就医：腹上部疼痛或胃肠不适、便血或黑便；胸痛、气短、无力、言语不清；新发现高血压或原有高血压加重；任何类型的皮疹、水疱或其他皮肤过敏反应如瘙痒；发热、

呼吸困难、颜面或喉部水肿；肝毒性反应（如恶心、疲倦、嗜睡、瘙痒、黄疸、右上腹触痛和感冒样症状）；无法解释的体重增加或水肿等。e. 其他同吲哚美辛【用药监护】⑧的 e～g。

⑪ 本品具有磺胺类药相同的化学结构，可引起可能致命的、严重的皮肤不良反应，如剥脱性皮炎、多形性红斑、SJS 及 Lyell 综合征，以及急性发热性中性粒细胞增多性皮肤病（Sweet 综合征，即斯维特综合征，其典型皮损为扁平隆起呈多环形、圆或卵圆形的红斑，边缘常见假性水疱状颗粒或乳头状突起，个别出现暗红色大疱，并常伴有发热、肌痛及大关节游走性疼痛，以及眼结膜充血、口腔黏膜糜烂或溃疡等）、假性卟啉病（为一种光敏性疱疹性皮肤病，其临床和组织学表现与迟发性皮肤卟啉病 PCT 相似，但尿和血中卟啉水平正常。皮疹常发生在皮肤的暴露部位，主要表现为局限性水疱、大疱、糜烂、结痂等，偶为全身泛发，类似于 Lyell 综合征。治疗：停用诱发药物，给予对症治疗，避免强烈日光和人工紫外线照射。已报道可引发此病的其他药物有四环素、伏立康唑、氟尿嘧啶、氟他胺、维 A 酸和 COX-2 抑制药等）和急性泛发性发疹性脓疱病［AGEP，皮疹常起始于面、颈、腋、肘、腹股沟等部位，或起于躯干和四肢的近端，进展急骤，数小时泛发全身，可见弥散性皮肤潮红伴密集小脓疱，易破裂形成糜烂面，可累及口腔和舌黏膜。常伴发热（38～40℃），自觉灼热感，并疼痛瘙痒难忍。及时停药，应用糖皮质激素，加强皮肤护理，大多预后较好，极少见复发。可引起此病的其他药物以青霉素类及头孢菌类常见，大环内酯类、四环素类、磺胺类、抗真菌药、氨苯砜及某些疫苗也偶可引起，故应用时须注意］等。这些严重事件可在没有征兆的情况下和既往未知对磺胺过敏的患者中出现，并可能致命。因此，用药前应告知患者严重皮肤反应的主要症状和体征，以引起患者警惕，一旦出现皮疹、水疱或过敏反应的任何其他征象，即自行停药，及时就医。

⑫ 本品的其他不良反应尚有：常见胃肠胀气、腹痛、腹泻、消化不良、咽炎、鼻窦炎、下肢水肿、头痛、头晕、嗜睡、失眠等。少见口炎、恶心、呕吐、便秘、心悸、血压升高、疲乏、四肢麻木、肌肉痉挛、关节痛、腰背痛、肌痛、外周痛和短暂视觉障碍。偶见皮疹、瘙痒、流感样症状、AST 及 ALT 升高。罕见高氯血症、低磷酸盐血症、肾功能异常或间质性肾炎、味觉异常和脱发。非常罕见癫痫恶化。治疗期间应密切观察患者，对长期用药者应定期进行 CBC 和血生化检查。对不良反应严重或不能耐受者，可给予对症治疗，必要时可减量或暂停用药。对肝或肾功能异常持续存在或加重者，应停用本品。

⑬ 其他参阅美洛昔康【用药监护】⑧、⑨，阿司匹林【用药监护】⑩～⑮及对乙酰氨基酚【用药监护】⑨。

萘丁美酮[典] Nabumetone

（纳布麦酮，萘力通；Nabuser，Nobumetone）

【药理分类】 NSAID。

【适应证】 a. 类风湿性关节炎、强直性脊椎炎、骨性关节炎、痛风性关节炎、银屑病关节炎、反应性关节炎、赖特综合征；b. 肩周炎、颈肩综合征、网球肘、纤维肌痛症、腰肌劳损、腰椎间盘脱出、肌腱炎、腱鞘炎和滑囊炎等；c. 运动性软组织损伤、扭伤和挫伤等；d. 手术后疼痛、外伤后疼痛、牙痛、拔牙后痛、痛经等。

【用法用量】 口服。每晚 1g，一次性服用。最大剂量 2g/d，分 2 次服。体重不足 50kg 的成人，可从 0.5g/d 起用，逐渐增加至有效剂量。

【用药监护】 ①下列情况禁用：a. 已知对本品过敏的患者。b. 服用阿司匹林或其他 NSAID 后诱发哮喘、荨麻疹或过敏反应的患者。c. 冠状动脉搭桥手术（CABG）围术期疼痛。d. 应用其他 NSAID 后发生胃肠道出血或穿孔病史的患者。e. 有活动性消化道溃疡/出血，或者既往曾复发溃疡/出血的患者。f. 重度心力衰竭患者。g. 严重肝功能异常者。h. 孕妇和哺乳期妇女。

② 下列情况慎用：心力衰竭、水肿或高血压及肝功能异常者。

③ 儿童不推荐应用。

④ 老年人应维持最低的有效剂量。

⑤ 肾功能损害者应减量或禁用。

⑥ 对阿司匹林过敏者，对本品可能有相似的反应。

⑦ 本品与乙酰类抗惊厥药及磺酰脲类药合用时应适当减少剂量。与华法林等口服抗凝

药合用时应监测凝血指标。

⑧ 用药前，应告知患者：a. 在餐中服用本品可使吸收率增加，应在餐后或晚间服用。b. 本品可能引起头晕、疲倦、嗜睡、紧张、震颤、眩晕和视觉异常等不良反应，服药期间应避免驾驶及危险性较大的机器操作或高空作业。c. 饮酒可能增加胃肠道溃疡或出血的危险，治疗期间应避免饮酒，并避免同时服用糖皮质激素和其他 NSAID（防治心血管疾病所需的小剂量阿司匹林除外，但也应注意胃肠道反应）。d. 本品可能引起一些严重的不良反应，治疗中如出现下列症状和体征，应自行停用本品，并及时就医：腹上部疼痛或胃肠不适、便血或黑便；血尿、排尿困难、胆红素尿（深黄色，振荡后产生的泡沫亦呈黄色）、肾绞痛或腰部钝痛；任何类型的皮疹、水疱或其他皮肤损现象；气短、咳嗽、呼吸困难、发热、畏寒；口唇或咽喉部水肿；上腹部突发持续性剧痛，且疼痛向腰背部放射，进食加剧，弯腰、起坐或前倾时减轻；胸闷、心区不适或心绞痛。e. 其他同吲哚美辛【用药监护】⑧的 e～g。

⑨ 本品偶可引起皮疹、瘙痒、荨麻疹、光敏感、风疹等皮肤过敏反应，并少见或罕见大疱性皮疹、多形性红斑、SJS、Lyell 综合征、迟发性皮肤卟啉病等严重皮肤反应。这些反应可以在没有征兆的情况下和既往没有药物过敏史的患者中出现。因此，用药前应告知患者严重皮肤反应的主要症状和体征，以便自我防范，及时就医。用药期间应密切观察患者，发现异常及时处置。

⑩ 本品偶见呼吸困难、EOS 增多性肺炎、过敏性肺炎、原发性肺炎、ILD，并罕见 PF、哮喘和咳嗽。治疗中应注意观察，并定期做血常规、胸部叩听诊和胸部 X 线照片检查。患者如出现进行性气促、频发咳嗽、发热、胸闷或胸背痛、呼吸困难等呼吸道症状，应立即进行进一步检诊，一旦确诊，即给予相关的对症支持治疗。

⑪ 本品的其他不良反应尚有：a. 比较常见的有：恶心、呕吐、消化不良、腹泻、腹痛和便秘、胃肠胀气、大便隐血试验阳性、胃炎、口干和口腔炎、上消化道出血、头痛、头晕、疲倦、耳鸣、多汗、失眠、多梦、嗜睡和紧张、皮疹、瘙痒及皮肤水肿。b. 少见或偶见的有：黄疸、食欲增加或减退、吞咽困难、肠胃炎、黑便、十二指肠溃疡、肝功能异常、肝衰竭、兴奋、焦虑、多疑、抑郁、衰弱、不适感、感觉异常、震颤和眩晕、视觉异常、意识障碍、脉管炎、体重增加、蛋白尿、氮质血症、高尿酸血症、间质性肾炎、肾病综合征、肾衰竭、阴道出血、凝血障碍、过敏样反应或过敏反应、血管神经性水肿。c. 罕见的有：胆红素尿、十二指肠炎、嗳气、胆结石、牙龈炎、舌炎、胰腺炎和直肠出血、噩梦、味觉异常、脱发、血栓性静脉炎、血尿、排尿困难、阳痿和肾结石、发热、寒战、贫血、白细胞减少、粒细胞减少症、血小板减少、血糖升高、低钾血症和体重减轻。治疗中，应注意观察随访用药后的不良反应，并定期做血常规、血电解质、尿常规、肝肾功能、大便隐血及其他相关检查，发现异常及时处置。

⑫ 本品过量出现中毒症状时，应及时洗胃或催吐，给予 60g 以上活性炭口服，以吸附消化道内残存药物，并给予适当的对症和支持疗法。

⑬ 其他参阅阿司匹林【用药监护】⑩～⑮及对乙酰氨基酚【用药监护】⑨。

金诺芬 Auranofin

（金兰诺芬，金葡芬；Auropan，Ribauran）

【药理分类】 抗风湿药。

【适应证】 活动性类风湿关节炎（尤其适用于对一种或多种 NSAID 效果不明显或无法耐受的患者）。

【用法用量】 口服。6mg/d，1 次/d 或分 2 次餐后服用。或初始 3mg，1 次/d，2 周后增至 6mg/d，分 2 次服；6 个月后，如疗效不显著，可增加至 9mg/d，分 3 次服；9mg/d 连服 3 个月，效果仍不显著者应停药，病情稳定者维持剂量为 3～6mg/d。

【用药监护】 ① 下列情况禁用：对本品或其他金制剂过敏、坏死性小肠结肠炎、肺纤维化、剥脱性皮炎、骨髓再生障碍、进行性肾病、严重肝病和其他血液系统疾病，以及孕妇和哺乳期妇女。

② 本品起效慢，平均起效时间为 3 个月，有迟至 5～6 个月者，所以在服用本品的同时宜加服 NSAID，以便在本品发挥作用前能减轻类风湿关节炎引起的疼痛。

③ 治疗开始前应做下列项目的检查：血常规、尿常规、肝肾功能。前两项在服药后至

少每月检查1次。其他项目也应定期检查。

④ 本品与青霉胺合用有导致骨髓抑制的危险性，必须合用时应密切监测骨髓功能。

⑤ 本品常见的不良反应有腹泻、稀便，偶见有腹痛、恶心或其他胃肠道不适，通常较轻微短暂，无须停药，必要时可采用对症治疗。其他较常见的副作用有皮疹、瘙痒，一般不需停药，但严重皮疹需停药。

⑥ 少数患者可出现口腔炎、结膜炎、WBC和BPC下降、紫癜、纯红细胞性再生障碍性贫血、暂时性蛋白尿或血尿、肾小球肾炎、肾病综合征、ILD、胆汁淤积、肝功能短暂轻微异常，以及角膜、晶状体金盐沉积。治疗期间应注意观察患者，出现下列情况时应停药，并给予及时治疗：a. 明显的WBC和BPC减少、贫血或紫癜。b. 镜下血尿、蛋白尿、少尿。c. 呼吸困难或进行性气短、胸痛伴干咳、发热及胸部X线照片显示弥散性浸润时。d. 视觉改变。

青霉胺[典] Penicillamine

(Cuprimine，Trolovol)

【药理分类】 抗风湿药及重金属中毒解毒药。

【适应证】 ①其他药物治疗无效的严重活动性类风湿关节炎；②肝豆状核变性（Wilson病）；③系统性硬化病的皮肤肿胀和硬化；④胱氨酸尿及其结石；⑤轻度的铜、铅、汞等重金属中毒。

【用法用量】 口服。①类风湿关节炎及系统性硬化病，起始剂量0.125g，1次/d，逐渐加至0.75～1g/d，分3次服，维持剂量每次0.25g，4次/d，最大剂量1.5g/d。②Wilson病，起始剂量0.125～0.25g/d，以后每1～2个月增加0.125～0.25g，维持剂量每次0.25g，4次/d，最大剂量1.5g/d，一般需用药6～12个月。③胱氨酸尿，每次0.25～0.5g，4次/d，最大剂量2g/d；有结石者，要求尿中排出胱氨酸0.1g/d以下，无结石者，要求尿中排出胱氨酸0.1～0.2g/d。④重金属中毒，每次0.125～0.375g，4次/d，5～7d为1个疗程，停药2d后开始新疗程，一般治疗1～3个疗程。

【用药监护】 ① 下列情况禁用：对本品及青霉素过敏、孕妇、肾功能损害、粒细胞缺乏症及再生障碍性贫血者，以及红斑狼疮、重症肌无力和严重皮肤病患者。

② 下列情况慎用：过敏体质、肝功能损害及血液疾病患者。

③ 对青霉素过敏者，也可能对本品交叉过敏。因此，用药前应做青霉素皮试。出现过敏反应时须立即停药，反应严重者可用肾上腺皮质激素、抗组胺药治疗，必须使用者可用小剂量药物脱敏。

④ 本品应每日连续服用。即使暂时停药数日，再次用药时亦可能发生过敏反应，因此又要从小剂量开始。

⑤ 本品可影响创口愈合，手术患者在创口未愈合时，剂量限制在250mg/d。

⑥ 类风湿关节炎需服用本品2～3个月才能奏效，经治疗3～4个月无效者应停用，并改用其他药物治疗。

⑦ 65岁以上老年人用药后易出现血液系统毒性反应，用药期间应密切监测。

⑧ 本品可加重抗疟药、金制剂、免疫抑制药、保泰松对造血系统和肾脏的不良反应。本品与铁剂合用，可使本品的吸收量减少2/3；服用本品的患者必须使用铁剂时，本品宜在服铁剂前2h服用，以免降低本品疗效；如停用铁剂，则应考虑到本品吸收量增加而可能产生毒性作用，因此本品的剂量应适当减少。与地高辛合用时，可明显降低地高辛的血药浓度。含有氢氧化铝或氢氧化镁的抗酸药可减少本品的吸收，必须合用时两者的服用时间最好间隔2h。本品可拮抗维生素B_6的作用，长期服用本品者的维生素B_6需要量增加，可每日补充维生素B_6 25mg。

⑨ 用药前，应告知患者：a. 食物可使本品的吸收减少约50%，故本品应于空腹时（餐前1h或餐后2h）服用。b. 类风湿病关节炎服用本品需2～3个月才奏效，Wilson病服用本品也需1～3个月才能见效，切莫因多次服药未见效果而自行中断治疗。c. 长期治疗时应注意皮肤（尤其受压部位，如肘、膝、腋、肩、趾、臂等处皮肤）的变化，因本品可损伤皮肤胶原和弹性蛋白，使皮肤的脆性增加，易导致皮肤开裂，甚至引起渗血，治疗中如出现皮肤异常开裂、破损或渗血，应及时就医。d. 本品应遵医嘱每日连续服用，切勿时用时停，断续服用，否则可能引起过敏反应。e. 本品的不良反应较多，有些还是严重的不良反应，用药期间如出现不适或异常，应及时

就医，以免延误治疗。f. Wilson 病患者应用本品期间，应注意减少铜的摄入，包括吃低铜饮食，避免使用铜质炊具、餐具，避免摄入含乙醇饮料及富含铜的食物（如动物内脏、鱼蟹虾、家禽肉、豆类、坚果、柑橘、蘑菇、大麦、芝麻、可可及巧克力等）。

⑩ 用药前后及用药期间，应做以下检查或监测：a. 在开始服药的 6 个月内，应每 2 周检查 1 次 WBC 和 DC、Hb、BPC 和尿常规，以后每月检查 1 次。b. 治疗期间应每 6 个月检查 1 次肝肾功能，以便早期发现中毒性肝病、胆汁淤积及肾功能损害。c. Wilson 病患者初次用药时，应在服药当日留 24h 尿检查尿酮，以后每 3 个月测定 1 次。发现异常及时减量或停用本品。d. 定期检测 CPK、血和尿中 Mb，必要时做 EMG 检查。

⑪ 本品可与多种金属形成复合物，长期用药者可能出现铜、铁、锌或其他微量元素的缺乏，应注意定期监测。

⑫ 本品可出现皮肤瘙痒、皮疹、荨麻疹、发热、关节疼痛和淋巴结肿大等过敏反应，停药后可消失。个别严重者可发生系统性狼疮样红斑、剥脱性皮炎和落叶状天疱疮（早期表现为头面或躯干红斑或鳞状痒疹，之后可出现松弛的大疱，破溃后有黄褐色鳞屑痂，边缘翘起呈叶状，外阴黏膜也常受累），可应用肾上腺皮质激素和抗组胺药。

⑬ 有 20%服用本品的患者可出现味觉异常。如发生味觉异常，除 Wilson 病患者外，可用 4%硫酸铜溶液 5～10 滴，加入果汁中口服，2 次/d，有助于味觉恢复。

⑭ 本品可严重侵犯肾脏、肺脏、血液、心血管、肌肉及神经系统而出现毒性反应，可引起以下严重的不良反应，应予高度重视：a. 肾小球肾炎、肾炎综合征。b. Goodpasture 综合征［肺出血-肾炎综合征，表现肺出血、肾小球肾炎和血清抗肾小球基底膜（GBM）抗体阳性三联征］。c. 加重或诱发哮喘发作、阻塞性支气管炎、纤维化肺泡炎。d. 粒细胞缺乏症、再生障碍性或溶血性贫血。e. 重症肌无力、多发性肌炎或 RM（参阅法罗培南【用药监护】⑨）。f. 致命性 TTP-HUS（参阅丝裂霉素【用药监护】⑬）。g. 眼睑下垂、斜视、动眼神经麻痹。h. 长期服用可引起视神经炎及白内障形成。i. 少数患者在用药之初可出现外周神经病变。因此，用药期间应对患者进行严密的医疗监护，发现异常时应注意调整剂量，严重者应及时停药处置。

⑮ 本品的其他不良反应尚有：畏食、恶心、呕吐、腹泻、胃灼热、腹部压迫感、溃疡病活动、口腔炎、口腔溃疡、肝功能异常、胆汁淤积，以及脱发、耳鸣和免疫球蛋白 A（IgA）降低。症状大多较轻，一般不影响治疗，对少数症状严重者可给予对症治疗，必要时调整剂量。

第二节 抗痛风药

秋水仙碱【典】【基】 Colchicine

（阿马因，秋水仙素；Colcin，Colgout）

【药理分类】 抗痛风药。

【适应证】 急性期痛风性关节炎，短期预防痛风性关节炎急性发作。

【用法用量】 口服。①急性期，起始剂量 1mg，之后每次 0.5mg，3 次/d，最多每 4h 1 次，直至疼痛症状缓解，或出现腹泻或呕吐，24h 内最大剂量 6mg；3d 内不得重复此疗程。另一方案为每次 1mg，3 次/d，1 周后剂量减半，2～3 周为 1 个疗程。②预防痛风，每次 0.5mg，2 次/d，疗程酌定。

【用药监护】 ① 重要警示：本品为细胞毒性药物，能抑制有丝分裂，破坏纺锤体，使染色体停滞在分裂中期。这种由本品引起的不正常分裂，称为“秋水仙碱有丝分裂（C-mitosis）”。因此，本品具有较大的毒性，主要表现为：a. 胃肠道反应：80%患者在服用后可出现恶心、呕吐、腹泻、腹痛、食欲减退等，部分患者因此而无法坚持用药。b. 骨髓抑制：可引起白细胞减少、血小板减少、粒细胞缺乏和再生障碍性贫血。c. 肝肾功能损害：可引起肝肾功能异常，严重者可引起肝坏死、肝衰竭或肾衰竭。d. 其他反应：过敏和（或）休克反应、痛经或闭经、精子减少或消失、精神抑郁、近端肌无力、肌病或 RM、偏瘫等。因此，使用时应极其谨慎。为避免发生以上毒副作用，应注意以下事项：a. 尽量不选用本品治疗或预防痛风性关节炎，除非不得已而用之。b. 必须应用时尽量采用小剂量、短疗程，不得长期或大剂量应用，而且限用于急性期，缓解期则不可应用。c. 胃肠道反应通常是对本品不能耐受或严重中毒的前驱症状，一旦发生，应及时减量或停药。d. 用药期间应定期监测血常规及肝肾功能。

② 下列情况禁用：对本品过敏者、骨髓增生低下者、肝或肾功能中至重度损害者，以及孕妇和哺乳期妇女。

③ 老年人、胃肠道疾病（尤其消化性溃疡、炎症性肠炎）、心功能不全及肝或肾功能有潜在损害者应减量或慎用。

④ 本品有生殖毒性，育龄期妇女在服药期间及停药以后数周内应采取有效的避孕措施。

⑤ 用本品治疗急性痛风时，每个疗程之间应停药 3d，以免发生蓄积中毒，并尽量避免长期给药。

⑥ 痛风性关节炎症状控制后可继续减量，本品短程与降 BUA 药物联用可防止痛风复发。

⑦ 本品与维生素 B_{12} 合用，可导致可逆性的维生素 B_{12} 吸收不良。与维生素 B_6、肌苷酸钠、甘露醇合用，本品的毒性作用可减轻。与抗高血压药合用，可使后者的疗效降低。与噻嗪类利尿药合用，本品的抗痛风疗效降低。与灰黄霉素合用，可加重血卟啉代谢障碍。与保泰松合用，白细胞减少症、血小板减少症或骨髓抑制的发病率增加。本品可使中枢神经抑制药增效，并可使拟交感神经药的反应性增强。糖皮质激素可减轻本品的骨髓抑制等不良反应。氯丙嗪可减弱本品的作用。乙醇和抗肿瘤药可增加 BUA 的浓度，并降低本品对痛风的预防效果。本品可增加下列药物引起出血的危险性：口服抗凝药（包括香豆素或茚满二酮衍生物）或其他低凝血酶原血症诱导药、肝素、溶栓药、血小板凝聚抑制药，以及血小板减少诱导药和其他可引起胃肠溃疡或出血的药物。联合或序列应用能引起血液病的药物，可加剧本品引起的白细胞减少、血小板减少的副作用。联合或序列应用两种或以上的骨髓抑制药（包括放射治疗）时，应减少本品的用量。

⑧ 用药前，应嘱患者：a. 本品与食物或牛奶同服，可减轻胃肠道反应。b. 用药期间，应多饮水（2000～3000ml/d），勿饮酒，并限制摄取高嘌呤食物，如动物内脏及肉类、海产品、淡水鱼、家禽肉、酵母、香菇及大豆制品等。

⑨ 本品的其他不良反应尚有：少见外周神经炎（麻木、刺痛和感觉异常）、抽搐及意识障碍、脱发、精子生成受抑制、血尿、暂时性糖尿病和高脂血症等。长期服用会发生末梢神经炎、伴肠酶缺乏的脂肪泻、严重的出血性胃肠炎或吸收不良综合征。用药期间应注意观察，出现严重不良反应时需及时减量或停药。

⑩ 中毒的症状及解救方法：中毒的最初症状为咽喉及上腹部烧灼感、吞咽梗阻感、恶心、呕吐、腹痛、腹泻，之后可出现发热、皮疹、大量水样便或血性腹泻，继而可引起脱水及电解质紊乱、代谢性酸中毒，也可见广泛性血管损伤、休克及肝肾功能损害。神经系统反应为抽搐、惊厥、癫痫、意识障碍、谵妄和外周神经轴突性多神经病变（表现为手足麻木、四肢酸痛、肌肉痉挛、刺痛、无力、上行性麻痹等）。血液系统可见骨髓抑制、DIC 或其他凝血异常。呼吸系统可导致 ARDS 或其他类型的呼吸窘迫（呼吸急促而表浅）、肺水肿和低氧血症等。偶可发生肌病或 RM（参阅替比夫定【用药监护】⑭和法罗培南【用药监护】⑨）、肌肉坏死、重症肌无力或偏瘫。少数患者可在 1～2d 内因呼吸抑制、心源性休克、肝衰竭或肾衰竭、骨髓抑制而死亡。解救方法：尽早采取催吐、洗胃（用 5%碳酸氢钠溶液或 0.5%活性炭混悬液洗胃，切不可用高锰酸钾等氧化剂，以免本品被氧化成二秋水仙碱而加重病情）、导泻等清除毒物的措施。严重的痉挛性腹痛可用阿托品止痛；休克或呼吸衰竭时应抗休克、辅助呼吸；肝衰竭应及时给予常规对症支持治疗，注意防止并发症；肾衰竭应进行血液透析或腹膜透析等，并注意补充液体和纠正电解质失衡和酸中毒。必要时，给予吸氧、机械通气、扩充血容量、升白细胞药物及营养支持等。有报道，二巯基丙醇可治疗本品中毒。

别嘌醇[典][基] Allopurinol

（别嘌呤，赛洛力；Lopuric，Zyloprim）

【药理分类】 抗痛风药-黄嘌呤氧化酶（XO）抑制药。

【适应证】 ①原发性和继发性高尿酸血症，尤其 UA 生成过多而引起的高尿酸血症；②痛风，尤其适用于反复发作或慢性痛风患者；③痛风石；④尿酸性肾结石和（或）尿酸性肾病；⑤伴有肾功能损害的高尿酸血症。

【用法用量】 口服。①普通片：起始剂量每次 50mg，1～2 次/d，每周可递增 50～100mg，至 200～300mg/d，分 2～3 次服。每

2周检测1次BUA和UUA水平，如已达正常水平，则不再增量，如仍高可再递增，但最大剂量不得超过600mg/d，分3次服。维持剂量通常为100～200mg/d。②缓释片或缓释胶囊：每次250mg。

【用药监护】 ① 下列情况禁用：对本品过敏、严重的肝或肾功能损害、明显血细胞低下者，以及孕妇和哺乳期妇女。

② 无症状的高尿酸血症不宜应用。

③ 肝功能损害者及老年人慎用，并减少日用剂量。肾功能损害者慎用，应用时需按CL_{Cr}调整剂量。

④ 儿童应用本品需酌情减量。

⑤ 本品不用于痛风性关节炎的急性发作期，因为本品不但不能控制痛风性关节炎的急性炎症，反而在促使UA结晶重新溶解时可再次诱发并加重关节炎急性期症状。因此，本品必须在痛风性关节炎的急性炎症消失后（一般在发作后2周左右）才开始应用。

⑥ 本品必须由小剂量开始，逐渐递增至有效剂量，以维持正常BUA和UUA水平，以后逐渐减量，用最小有效量维持较长时间。

⑦ 本品用于BUA和24h UUA过多，或有痛风石或泌尿系结石及不宜应用排UA药者。当从排UA药换用为本品时，前者用量应在数周内逐渐减少，而本品用量则应随之逐渐增加，直至维持正常的BUA水平。

⑧ 服药期间应多饮水（2000～3000ml/d），使尿液呈中性或微碱性，以利UA排泄，并减少尿酸石或肾内尿酸沉积的危险。

⑨ 在本品治疗的最初几个月内，痛风的急性发作可能更为频繁，因此须同时应用秋水仙碱或NSAID（非阿司匹林或水杨酸类药），以预防痛风性关节炎急性发作，直至高尿酸血症被纠正1个月后。对于本品治疗期间发生的UA迁延性痛风急性发作，应及时给予足量的秋水仙碱。

⑩ 本品与排UA药（如苯溴马隆）合用，可加强疗效。与尿酸化药合用，可增加肾结石形成的可能。与环磷酰胺合用，对骨髓的抑制可更明显。与硫唑嘌呤或巯嘌呤合用，后者可因酶的氧化受阻、分解代谢减慢而增加疗效和毒性；必须合用时后者用量一般应减少1/4～1/3。与口服抗凝药如华法林、双香豆素或茚满二酮衍生物等合用，后者的效应可加强；必须合用时应密切监测PT、INR，必要时调整口服抗凝药剂量，以防止不正常出血。与氨苄西林、阿莫西林合用，皮疹的发生率增加，尤其在高尿酸血症患者中。与茶碱合用，可抑制肝脏多种药酶的活性，使茶碱的清除减少，血药浓度增加，作用延长。与丙磺舒合用，排UA作用相加。与秋水仙碱合用，不但可以缓解急性痛风的关节痛、炎症和肿胀，降低痛风的严重程度和发作频率，而且可以有效地抑制本品诱发的急性痛风发作。与ACEI类降压药和氨氯地平等合用，可能引起SJS和皮疹等过敏反应。饮酒、依他尼酸、呋塞米、美托拉宗、吡嗪酰胺或噻嗪类利尿药均可增加BUA浓度，本品与这些药物合用时，应注意调整本品的用量。对高血压或肾功能损害的患者，本品与噻嗪类利尿药合用时，有发生肾衰竭及出现过敏反应的报道。本品不宜与铁剂同服，也不宜与保泰松合用。茶、咖啡等饮料可降低本品的药效。

⑪ 用药前，应嘱患者：a. 餐后服可减轻胃肠道反应。b. 治疗期间应多饮水（2000～3000ml/d），莫饮酒，适量摄入蛋白质（低蛋白食可增加本品及代谢物氧嘌呤醇的生物利用度），限制摄取高嘌呤食物（参阅秋水仙碱【用药监护】），不要用茶、咖啡等饮料送服本品。c. 本品可能引起眩晕、嗜睡和视觉障碍，用药期间应避免驾驶及危险性较大的机器操作或高空作业。d. 出现下列情况时应自行停药，及时就医：广泛的皮疹、水疱或其他皮肤过敏现象；淤血或瘀斑、不明原因的发热、极度疲乏或软弱；视觉障碍、手足麻木或刺痛；血尿、乳糜尿、肌无力、少尿或排尿困难。

⑫ 本品的过敏反应常见皮疹，发生率为3%～10%，可呈瘙痒性丘疹或荨麻疹，也可为水疱性反应等。尚可见过敏性脉管炎，极罕见剥脱性皮炎、紫癜性病变、多形性红斑、SJS、Lyell综合征。严重者可能发生DRESS综合征（症状与处置参阅厄他培南【用药监护】⑫），并有引起死亡的报道。因此，治疗期间应注意观察，如皮疹广泛而持久，经对症治疗无效并有加重趋势时，必须停用本品，并应用肾上腺皮质激素和抗组胺药，必要时给予抗休克和（或）抗感染治疗。

⑬ 本品偶可引起如白细胞减少、血小板减少或贫血或骨髓抑制，甚至全血细胞减少。用药期间，应定期检查血常规，定期评价骨髓功能，不论出现一系或几系明显减少，或骨髓抑制，均应停止用药。

⑭ 本品的其他不良反应尚有：可见恶心、

呕吐、腹泻、胃痛、阵发性腹痛、食欲缺乏、口腔溃疡等，发生率1%～3%；外周神经炎，如手足麻木、疼痛或刺痛等，发生率<1%；头痛、嗜睡、眩晕、视觉或味觉障碍等；CL_{Cr}降低、少尿、间质性肾炎，甚至发生进行性肾衰竭等；黄疸、血清氨基转移酶升高、肝肉芽肿形成伴胆囊炎、过敏性肝坏死，甚至出现肝衰竭等；脱发、发热、淋巴结肿大、男性乳房发育、高血压等。国外曾报道数例患者在服用本品期间发生原因未明的突然死亡。用药期间应注意观察，并定期做血常规、肝功能及其他相关检查，发现异常及时处置。

苯溴马隆[典] Benzbromarone

（立加利仙，尤诺；Narcaricin，Urinorm）

【药理分类】 抗痛风药-排尿酸药。

【适应证】 慢性痛风性关节炎、痛风石伴高尿酸血症、具有痛风史的高尿酸血症。

【用法用量】 口服。成人和14岁以上患者，起始剂量25mg/d，1次/d，早餐后服用。之后根据BUA或UUA浓度调整剂量，无不良反应者渐增至100mg/d。服药1～3周后检查BUA或UUA浓度，视病情决定维持剂量，连用3～6个月。根据尿液pH决定是否口服碳酸氢钠。

【用药监护】 ① 下列情况禁用：对本品过敏、痛风性关节炎急发作期（单独应用）、中至重度肾功能损害（GFR<20ml/min）、肾结石，以及孕妇、有可能怀孕的妇女和哺乳期妇女。

② 儿童应用本品的安全性及有效性尚未确定，不推荐应用。

③ 老年人用药应减量。

④ 本品的排UA作用可因阿司匹林及其他水杨酸类药和磺吡酮而减弱，不宜合用。吡嗪酰胺可通过抑制UA排泄而减弱或拮抗本品的排UA作用，两者应尽可能避免合用。本品与华法林等口服抗凝药合用，可增加出血的风险，不宜合用。

⑤ 本品不得用于痛风性关节炎急性发作期，因为在开始治疗阶段随着组织中的UA大量溶出，可能发生UA迁延性痛风性关节炎急性发作，从而使病症加重，故必须在痛风性关节炎的急性症状被控制后方可使用本品。为避免在治疗初期发生痛风急性发作，在本品治疗的最初几日需同时应用秋水仙碱（每次0.5mg，2～3次/d）或NSAID（除外阿司匹林及其他水杨酸类药）预防痛风性关节炎急性发作，直至高尿酸血症被纠正1个月后。

⑥ 用药期间，患者需大量饮水以增加尿量，使尿量保持在2000ml/d以上，尤其在用药初期饮水量不得少于1500～2000ml/d，以免在尿排泄中由于UA过多而导致尿酸结晶。为促进尿液碱化，应定期测量尿液pH，根据尿液pH酌情给服碳酸氢钠或枸橼酸合剂，使尿液pH调节在6.5～6.8之间，以利尿酸结晶溶解，但应注意酸碱平衡。

⑦ 用药前，应嘱患者：a. 本品宜在早餐后服用。b. 用药期间应多饮水（最好能保持在2000～3000ml/d），勿饮酒，并限制摄取高嘌呤食物（参阅秋水仙碱【用药监护】）。c. 治疗中如出现发热、肾绞痛或皮肤过敏反应，需及时就医。

⑧ 在用药过程中，应定期监测血常规、肾功能及BUA、UUA变化。肾功能损害（SCr>130μmol/L）者仍可继续使用本品，但必须使尿量保持>2000ml/d。对长期用药者，应定期检查肝功能，防止出现肝损害。

⑨ 本品耐受性好，不良反应较少且轻。可见恶心、腹泻、腹部不适、肾结石、肾绞痛、诱发痛风性关节炎急性发作。少见发热、粒细胞减少、皮疹、砂性尿、过敏性结肠炎、变应性结膜炎、肝或肾功能损害等。治疗中注意观察，必要时停药对症治疗。

⑩ 参阅别嘌醇【用药监护】⑦。

第六章

神经系统疾病用药

第一节 中枢神经兴奋药

一、兴奋延髓呼吸中枢药

尼可刹米[典][基] Nikethamide

（可拉明，烟酰乙胺；Coramine，Nicethamide）

【药理分类】 呼吸兴奋药。

【适应证】 中枢性呼吸抑制及各种原因引起的呼吸抑制。

【用法用量】 皮下注射、肌内注射或静脉注射。每次 0.25～0.5g，必要时 1～2h 重复用药，极量一次 1.25g。

【用药监护】 ① 下列情况禁用：抽搐、惊厥、重症哮喘、呼吸道机械性梗阻。

② 下列情况慎用：急性卟啉病、孕妇及哺乳期妇女。这些患者必须应用时，应密切监护，并备好呼吸支持设备和地西泮或苯巴比妥钠等急救药物。

③ 本品不可与有机碱盐类药物及金制剂配伍，否则会发生沉淀。本品与其他中枢神经兴奋药合用，有协同作用，但可引起惊厥反应，必须合用时应加注意监察。

④ 本品作用时间短暂，一次静脉注射只能维持 5～10min，应视病情间隔给药。

⑤ 用药前，要先解除呼吸道梗阻。用药时，须配合人工呼吸和给氧措施。

⑥ 本品的有效剂量与最小中毒量相差不大，有的甚至在使用有效剂量时就可引起毒性反应。因此，治疗中应严密监察患者的血压、心率及呼吸状况。如出现兴奋不安、心率加快、多汗、面部潮红、全身瘙痒、呼吸急促、恶心、呕吐、心悸、心律失常、高血压等现象，则显示用药过量，应及时调整剂量。如出现精神紊乱、震颤、惊厥、抽搐或肌僵直症状，应立即停药，及时静脉注射 BZP 或小剂量硫喷妥钠或苯巴比妥钠等加以控制，并给予对症和支持治疗。

洛贝林[典][基] Lobeline

（芦别林，山梗菜碱；Lobron，Ventramine）

【药理分类】 呼吸兴奋药。

【适应证】 用于新生儿窒息、一氧化碳（CO）或阿片中毒等各种原因引起的呼吸抑制。

【用法用量】 ①静脉注射。每次 3mg，极量：每次 6mg，20mg/d，必要时 30min 后可重复 1 次。小儿，每次 0.3～3mg，必要时每隔 30min 可重复 1 次；新生儿窒息可注入脐静脉 3mg。②皮下或肌内注射。每次 10mg；极量：每次 20mg，50mg/d。小儿，每次 1～3mg。

【用药监护】 ① 本品与碱性药物配伍可产生沉淀。

② 本品静脉给药时，速率过快易引起心悸、心动过缓或心动过速，并有因静脉给药过快而致传导阻滞的报道。因此，静脉给药时宜缓慢。

③ 大剂量及反复应用时，应监测 ECG，并密切注意血压、体温、心率及呼吸变化。如出现大汗、恶心、呕吐、呛咳、头痛、流涎、心悸、心动过缓、低血压、低体温，即显示剂量过大。如出现心动过速、传导阻滞、呼吸抑制甚至惊厥，应立即停药。如因用药过量而产

生呼吸麻痹或呼吸抑制时，可用人工呼吸解救。

多沙普仑[典] Doxapram

（多普兰，佳苏仑；Docatone，Dopram）

【药理分类】 呼吸兴奋药。

【适应证】 ①用于呼吸衰竭；②亦用于麻醉药及中枢抑制药过量引起的呼吸抑制。

【用法用量】 ①静脉注射。每次 0.5～1mg/kg，必要时可用到 1.5mg/kg，如需重复给药，至少应间隔 5min，每小时用量不宜超过 0.3g。②静脉滴注。每次 0.5～1mg/kg，临用前加 5%葡萄糖注射液或 0.9%氯化钠注射液稀释至 1mg/ml 后滴注，直至获得疗效，总量不超过 3g/d。

【用药监护】 ① 下列情况禁用：对本品过敏、惊厥、癫痫、严重高血压、心血管疾病、颅脑损伤或脑血管意外者，以及机械通气障碍，如由于气道堵塞、胸廓塌陷、呼吸肌轻瘫、气胸等引起的呼吸功能不全者。

② 下列情况慎用：a. 急性支气管哮喘发作或有发作史、肺栓塞及神经肌肉功能失常导致的呼吸衰竭、硅肺或 PF 呼吸受限等所致的肺部病变。b. 使用拟交感神经药或 MAO 抑制药。c. 心动过速或心律失常。d. 脑水肿。e. 嗜铬细胞瘤或甲状腺功能亢进。f. 12 岁以下儿童、孕妇及哺乳期妇女。

③ 本品与升压药及 MAO 抑制药（如呋喃唑酮或丙卡巴肼等）合用，升压效应增加，尤其与 MAO 抑制药合用时更加显著，因此合用须谨慎。与碳酸氢钠合用，本品的血药浓度升高，毒性明显增强，有因此导致惊厥的报道。与咖啡因、哌甲酯、匹莫林、肾上腺素受体激动药等合用，可能出现紧张、激动、失眠，甚至惊厥或心律失常，必须合用时应注意监察。本品能促使儿茶酚胺释放增多，在吸入全麻情况下，心肌对儿茶酚胺异常敏感，因此本品必须在吸入全麻药（如氟烷、异氟烷、恩氟烷等）停用 10～20min 后才能使用。

④ 本品静脉滴注宜缓慢，开始时可按 5mg/min 滴注，获效后减至 1～3mg/min，滴注太快有引起溶血的危险。静脉注射药液漏至血管外，或静脉滴注时间太长，均能导致血栓性静脉炎或局部皮肤刺激，应注意尽量避免。

⑤ 本品偶可引起头痛、无力、恶心、呕吐、出汗、感觉奇热、腹泻、尿潴留。极少数患者可出现精神紊乱、眩晕、畏光、呛咳、喉痉挛、皮肤潮红和瘙痒等，多为轻度，一般不影响治疗，对个别严重者可对症处置。

⑥ 用药前后及用药期间，应常规检测血压、深肌腱反射、呼吸状况和脉搏，防止用药过量。有条件者，应在用药前和用药后 30min 测定动脉血气，以便及早发现气道梗阻或高碳酸血症患者是否有 CO_2 蓄积或呼吸性酸中毒。患者出现血压升高、心率加快甚或心律失常时，显示剂量过大，应及时调整剂量。出现血压骤降、惊厥、不自主震颤或躯体妄动、反射亢进、呼吸困难或呼吸困难加重、呼吸抑制时，表明用药过量，应立即停药，并给予对症支持治疗。

二、兴奋大脑皮层药及促大脑功能恢复药

甲氯芬酯[典] Meclofenoxate

（氯酯醒，遗尿丁；Centrofenoxate，Clophenoxine）

【药理分类】 兴奋大脑皮层药。

【适应证】 ①用于改善脑出血、脑手术、脑外伤、脑动脉硬化引起的意识障碍；②亦用于老年性精神病、新生儿缺氧症、乙醇中毒、小儿智力发育迟钝及小儿遗尿症。

【用法用量】 ①口服。每次 100～200mg，3 次/d；儿童，每次 100mg，3 次/d；至少服用 1 周。②静脉注射或静脉滴注。每次 100～250mg，3 次/d，临用前用灭菌注射用水或 5%葡萄糖注射液稀释成 5%～10%溶液使用；儿童，每次 60～100mg，2 次/d，新生儿可注入脐静脉。③肌内注射。成人昏迷状态，每次 250mg，每 2 小时 1 次；新生儿缺氧症，每次 60mg，每 2 小时 1 次。

【用药监护】 ① 下列情况禁用：精神兴奋过度、EPS 及对本品过敏者。

② 高血压患者慎用。

③ 本品偶见有胃部不适、恶心、呕吐、易激惹、兴奋、失眠、头痛、倦怠。注射给药时，偶见血管疼痛、血压波动。

④ 本品水溶液易水解，应现用现配。

⑤ 本品过量中毒的症状为焦虑不安、活

动增多、共济失调、惊厥，并可引起心悸、心率加快及血压升高。处置方法：葡萄糖氯化钠注射液静脉滴注及给予相应的对症治疗及支持疗法。

胞磷胆碱[典][基] Citicoline

（尼古林，尼可林；Neucolis，Nicholin）

【药理分类】 促大脑功能恢复药。

【适应证】 ①主要用于急性颅脑外伤和脑手术后意识障碍；②用于急性中毒、感染、大面积脑梗死所致的昏迷和意识障碍；③用于缺血性脑血管病和血管性痴呆；④用于脑卒中所引起的神经系统后遗症（如偏瘫）；⑤亦用于帕金森病和急性胰腺炎。

【用法用量】 ①静脉注射或肌内注射。用于脑外伤，每次100～500mg，1～2次/d。②静脉滴注。a.用于脑梗死急性期或急性胰腺炎，每次1000mg，1次/d，连用2周。b.用于偏瘫，250～1000mg/d，连用4周。出现改善倾向时再继续用药4周。③口服。每次200mg，3次/d。

【用药监护】 ① 下列情况禁用：对本品过敏、严重颅内损伤急性期及活动性颅内出血者。

② 下列情况慎用：心功能不全、肾功能损害、糖尿病及高血糖患者，以及孕妇和哺乳期妇女。

③ 有癫痫史者禁用或慎用。

④ 对急性重症、严重脑水肿、头部外伤及脑手术所致的意识障碍者，应同时给予止血药、降颅内压药及低温治疗。本品可增加脑血流量，故颅内出血急性期宜使用较小剂量（每次100～200mg，2～3次/d），而不宜应用大剂量（单剂＞500mg）。

⑤ 对脑梗死急性期意识障碍者，应在脑卒中发作后2周内给药。

⑥ 本品只有在静脉注射和静脉滴注有困难时才肌内注射。每次肌内注射时，应注意更换注射部位，不宜在同一部位反复注射；注射出现剧痛时应立即停止推注，拔出针头，重新改换部位注射。静脉给药应缓慢，给药过快可引起血压升高、心率和呼吸加速。

⑦ 本品偶可引起兴奋和失眠现象，应尽量避免睡前使用。

⑧ 注射给药时，应密切观察患者用药后的反应，尤其应注意监测患者的血压。患者用药后，如出现血压下降、胸闷、出汗、苍白、呼吸困难等休克前驱症状，应立即停药，及时救治。治疗期间，患者如出现恶心、干呕、食欲缺乏、头痛、头晕或眩晕、失眠、兴奋、痉挛等症状，应适当减少用量，必要时做对症处置。如出现皮疹、发热、震颤症状，应立即停药，并给予对症治疗。如出现肝脏损害的症状或体征，应及时检查肝功能。

⑨ 本品用于脑卒中偏瘫时，偶见麻痹肢体出现麻木感，一般无大碍，大多可在继续治疗中消失，给予局部按摩有利恢复。

■ 第二节 镇静催眠药

苯巴比妥[典][基] Phenobarbital

（鲁米那；Luminal）

【药理分类】 镇静催眠药-长效巴比妥类。

【适应证】 ①用于治疗焦虑、失眠（用于睡眠时间短早醒患者）、癫痫及运动障碍，是治疗癫痫大发作及局限性发作的重要药物；②亦用作抗高胆红素血症药及麻醉前用药。

【用法用量】 ①口服。催眠，30～100mg，睡前顿服；镇静，每次15～30mg，2～3次/d；抗癫痫，每次15～30mg，3次/d；抗惊厥，90～180mg/d，晚上顿服，或每次30～60mg，3次/d。极量，一次250mg，500mg/d。②肌内注射。催眠，每次100mg；抗惊厥或癫痫持续状态，每次100～200mg，必要时可4～6h重复1次。极量：一次250mg，500mg/d。③静脉注射。癫痫持续状态，每次200～300mg，必要时可每6小时重复1次。

【用药监护】 ① 下列情况禁用：严重肺功能不全、肝硬化、卟啉病及有卟啉病史、严重贫血、未控制的糖尿病患者及对本品过敏者。

② 下列情况慎用：低血压或高血压、贫血、糖尿病、神经衰弱、轻微脑功能障碍（MBD）、甲状腺功能亢进或低下、肾上腺功能减退、发热、临产或产后、老年人、孕妇和哺乳期妇女，以及高空作业、驾驶员、精细和危险工种作业者。

③ 作为催眠治疗，应以几种作用机制不

同的药物交替服用。

④ 本品为CYP450诱导药，与TCA、口服抗凝药、皮质激素（如氢化可的松、地塞米松）、洋地黄制剂、硫利达嗪、氯丙嗪、氟哌啶醇、苯妥英钠、甲硝唑、氯霉素、土霉素或多西环素、利福喷汀、奎尼丁、环孢素、睾酮、米非司酮、口服避孕药、孕激素或雌激素合用，可使这些药物的代谢加快，作用减弱。本品可使卡马西平和琥珀酰胺类药物的 $t_{1/2}$ 缩短，血药浓度降低。本品与丙戊酸钠合用，本品的代谢减慢，血药浓度升高，中枢抑制作用增强；同时，丙戊酸钠的 $t_{1/2}$ 缩短，肝毒性增加。本品也可使在体内活化的药物（如环磷酰胺）的作用增强。与乙醇、全麻药、中枢抑制药或MAO抑制药等合用，中枢抑制作用增强。与解热镇痛药合用，镇静作用增强。与对乙酰氨基酚合用，可引起肝毒性。与布洛芬合用，可减少或缩短 $t_{1/2}$ 而减少作用强度。与钙通道阻断药合用，可引起血压下降。肝功能正常时，本品可使苯妥英钠的代谢加快，药效降低；肝功能损害时，本品可使苯妥英钠的代谢减慢，血药浓度升高，药效增强，毒性增加；两者合用时应定期监测血药浓度，及时调整剂量。大剂量的亚叶酸钙可拮抗本品的抗癫痫作用，并增加癫痫的发作频率。考来烯胺减少或延缓本品的吸收，合用时两者的给药间隔应尽量长。

⑤ 本品肌内注射应注射于臀大肌或股外侧肌深部，无论药液浓度高低，单次注射量均不应大于5ml。

⑥ 静脉注射时应选择较粗静脉，并注意经常更换穿刺静脉，不在同一静脉上反复穿刺，以减少注射血管的局部刺激，防止引起血栓形成或血栓性静脉炎。同时，应避免药液外渗或误入动脉内。药液外渗可致皮下组织化学性损伤，注入动脉内可引起局部动脉痉挛、剧痛，甚至发生肢端坏疽。静脉注射宜缓慢，以不超过60mg/min为宜，过快可导致严重呼吸抑制。

⑦ 本品片剂患者自用时，应告知：a. 治疗期间勿饮酒，并多食富含叶酸及钙质的食物。b. 用药后应卧床休息，并避免驾驶及危险性较大的机器操作或高空作业。c. 长期用药不可擅自停药，停药应在医师指导下进行。

⑧ 长期服用本品可产生耐受性及依赖性，并可导致蓄积中毒。骤然停用可出现撤药综合征，表现为焦虑、不安、失眠、软弱、晕厥、幻觉、多梦、梦魇、谵妄、震颤、抽搐、惊厥和癫痫发作等。一般于停药后8～12h出现，也有在2～8d后出现，严重者可致死。因此，对于长期服用者，尤其在用作抗癫痫药治疗时，骤然停用可促发癫痫持续状态，停药必须逐渐减量进行。

⑨ 本品可引起过敏性皮疹、环形红斑、药物热，并可见眼睑、口唇、面部水肿，严重者可发生剥脱性皮炎、SJS及Lyell综合征，并有致死的报道。因此，用药期间注意观察，如发生过敏反应，须立即停药，必要时给予抗过敏治疗。

⑩ 本品的其他不良反应尚有：常见嗜睡、眩晕或头晕、头痛、乏力、精神不振等延续效应。可见粒细胞减少、血小板减少、低血压、骨骼疼痛、肌无力、笨拙或步态不稳、恶心、呕吐、语言不清等。偶见中毒性肝炎和肝功能紊乱、黄疸等。罕见RM（参阅法罗培南【用药监护】⑨）、骨软化和巨幼红细胞性贫血。可能引起微妙的情感变化，出现认知和记忆的缺损。长期用药，偶见叶酸缺乏和低钙血症。大剂量时可产生眼球震颤、共济失调和严重呼吸抑制。老年人、儿童和糖尿病患者用药后可发生意识模糊、抑郁或逆向反应（兴奋）。用药期间应注意观察，定期做相关检查，发现异常及时处置。

⑪ 本品过量时，可表现为中枢神经和呼吸系统抑制，甚至进展至陈-施呼吸（CSR），以及反射消失、瞳孔缩小、流涎、心律失常、体温降低、昏迷等。亦可发生典型的中毒性休克综合征（TSS，以发热，皮疹、晕厥，低血压或休克和多系统病变为特征）。严重中毒时可引起昏迷、呼吸衰竭、CHF、肾衰竭或循环衰竭，甚至死亡。中毒解救措施：a. 口服中毒如未超过3h，可用大量温生理盐水或1∶2000高锰酸钾溶液洗胃，注意防止液体流入气管，以免引起吸入性肺炎。b. 以10～15g硫酸钠导泻，切记不可用硫酸镁导泻，否则可加剧中枢神经抑制。c. 用碳酸氢钠或乳酸钠碱化尿液，也可静脉注射或快速滴注20%甘露醇注射液或25%山梨醇注射液200ml，以促进药物排泄。d. 严重者可进行血液透析。e. 保证呼吸畅通，必要时做气管切开或气管插管、给氧或人工呼吸，也可适当给予中枢兴奋药和升压药等。f. 静脉注射引起呼吸抑制时，忌用纯氧吸入（氧浓度不宜超过40%），因本品可使呼吸中枢对 CO_2 感受性下降，血氧突然增加可抑制化学

感受性呼吸活动，从而加剧呼吸抑制。

司可巴比妥[典] Secobarbital

（速可眠，西可巴比妥；Seconal Talseco）

【药理分类】 镇静催眠药-短效巴比妥类。

【适应证】 ①用于不易入睡的失眠患者；②亦用于抗惊厥（如破伤风）。

【用法用量】 ①口服。催眠，每次50～200mg，睡前顿服；镇静，每次30～50mg，3～4次/d。极量，一次300mg。②静脉注射。麻醉前催眠，一次不超过200mg（不超过15s 50mg）；抗惊厥（用于破伤风），每次5.5mg/kg，必要时每3～4小时重复1次。

【用药监护】 参阅苯巴比妥【用药监护】。

咪达唑仑[典] Midazolam

（多美康，力月西；Dormicum，Fulsed）

【药理分类】 镇静催眠药-BZP。

【适应证】 ①各种失眠症的短期治疗，尤其适用于入睡困难或过早觉醒者；②ICU患者镇静、诊疗性操作（如心血管造影、心律转复、支气管镜检查、消化道内镜检查等）时患者镇静；③麻醉前用药、全麻诱导和维持、局部麻醉或椎管内麻醉辅助用药；④亦用于抗惊厥。

【用法用量】 ①口服。a. 失眠症：7.5～15mg，睡前顿服，治疗期限为数日至2周。b. 镇静、抗惊厥：每次7.5～15mg。c. 麻醉前用药：7.5～15mg，麻醉诱导前2h服用。②肌内注射。麻醉前用药，0.05～0.075mg，术前20～60min给药。③静脉注射或静脉滴注。a. ICU患者镇静：先静脉注射2～3mg/kg，继之以0.05mg/(kg·h)静脉滴注维持。b. 全麻诱导：静脉注射5～10mg（0.1～0.15mg/kg）。

【用药监护】 ①下列情况禁用：对BZP过敏、重症肌无力、精神分裂症及严重抑郁症（MDD）患者。

② 下列情况慎用：慢性肾衰竭、肝功能损害、CHF或COPD（由于呼吸抑制可出现严重的肺功能不足）、慢性病或体质衰弱者。必须使用本品时，应减少本品剂量，并密切监测生命体征。

③ 孕妇、哺乳期妇女不宜应用。

④ 60岁以上老年人属高风险患者，应从小剂量开始并注意监测生命体征。

⑤ 急性乙醇中毒时，应用本品将抑制生命体征，并可发生以下情况：a. 患者可出现昏迷或休克、低血压的作用时间延长。b. CHF患者可导致本品 $t_{1/2}$ 延长，表观分布容积（V_d）增加2～3倍。c. 出现肝功能损害。因此，急性乙醇中毒患者不宜应用本品。

⑥ 长期用作镇静后，患者可出现精神运动障碍，也可出现肌肉颤动、躯体不能控制的运动或跳动，罕见的兴奋、静坐不能等，故本品不适于精神分裂症或严重MDD患者的失眠。

⑦ 本品肌内注射时用0.9%氯化钠注射液稀释。静脉给药时用0.9%氯化钠注射液、5%或10%葡萄糖注射液、复方氯化钠注射液、5%果糖注射液稀释。本品不能用6%葡聚糖注射液或碱性注射液稀释或混合。

⑧ 本品静脉给药时，应严格控制给药速率，同时密切观察呼吸情况，如静脉注射过快，少数患者可出现过度通气或呼吸暂停。因此，静脉注射宜缓慢，一般为1mg/min。静脉滴注时，也应控制滴注速率，缓慢进行。静脉给药时，注射局部可能出现皮肤红肿、静脉炎或静脉触痛，故操作时须注意：a. 选择较大血管。b. 尽量稀释药液。c. 不反复使用同一血管。d. 寒冷天注意血管保暖。e. 如出现静脉疼痛、红肿或触痛，应停用此静脉，必要时给予热敷。

⑨ 本品可增强催眠药、镇静药、抗焦虑药、抗抑郁药、抗癫痫药、麻醉药和镇静性抗组胺药的中枢抑制作用。本品与西咪替丁、法莫替丁、雷尼替丁或尼扎替丁合用，本品的肝脏代谢降低，血药浓度升高，$t_{1/2}$ 延长。安普那韦、艾法韦仑、地拉韦定、环孢素，以及红霉素、醋竹桃霉素等大环内酯类抗生素，可影响本品的代谢，导致本品的血药浓度升高。与地尔硫䓬合用，本品的血浆CL下降，可能会出现过度镇静。与卡马西平合用，由于肝微粒体酶的诱导，可使卡马西平（或）本品的血药浓度下降，$t_{1/2}$ 缩短。与氯胺酮合用，可减少后者用量，并减轻其不良反应。与阿司匹林合用，可缩短本品诱导麻醉的时间。与乙醇合用，可增强中枢抑制作用。本品可降低左旋多巴的疗效。本品可增强非去极化型肌松药的作

用。本品不能与硫喷妥钠溶液（为碱性）混合。

⑩ 用药前，应嘱患者：a. 本品肌内注射或静脉注射后至少 3h 不能离开医院或诊室，之后应有人伴随才能离开。b. 应用本品后至少 12h 内应避免驾驶及危险性较大的机器操作或高空作业。

⑪ 长期应用本品（尤其静脉注射时），突然撤药可引起戒断综合征，停药应逐渐减量进行。

⑫ 长期大剂量应用在易感患者中可致成瘾性，用药时应加注意。

⑬ 本品用作全麻诱导时，术后常有较长时间的睡眠现象，应注意保持患者气道通畅。

⑭ 静脉注射时，尤其当与阿片类镇痛药合用时，可发生呼吸抑制，甚至呼吸停止，有些患者还可能引起缺氧性脑病而致死。两者合用时先给用阿片类镇痛药，然后根据患者镇静情况决定本品的剂量，可以减少此不良反应的发生率。

⑮ 在老年人危险性的手术和斜视、白内障切除的手术中，可选用本品，但患者可能出现意识蒙眬或失定向感，应注意监护，防止发生意外。

⑯ 本品尚可出现以下不良反应：a. 麻醉或外科手术时最大的不良反应为降低潮气量和呼吸频率，发生率为 10.8%～23.3%。静脉注射后，有 15%患者可发生呼吸抑制，严重的呼吸抑制易见于老年人，特别是长期用药的老年人，可表现为呼吸暂停、窒息、心脏停搏，甚至死亡。b. 其他较常见的有：低血压（静脉注射的发生率约为 1%）、急性谵妄、朦胧、失定向、幻觉、焦虑、嗜睡、过度镇静、神经质或腿不安宁、心率加快或心律不齐、皮疹、过度换气、呼吸急促等，以及肌内注射局部硬块、疼痛。c. 较少见有：视物模糊、复视、轻度头痛、头晕、咳嗽、飘飘然；手脚无力、麻木、疼痛或针刺样感等。此外还有皮肤红肿、血栓性静脉炎、肌阵挛性抽搐、撤药症状等，并有急性肌张力障碍的报道。用药期间应注意观察，尤其应密切观察生命体征，发现异常及时处置。

⑰ 本品过量一般主要表现为药理作用增强，症状从过度镇静到昏迷、精神失常、昏睡、肌肉松弛或异常兴奋。在大多数情况下，只需注意监测生命体征即可。严重过量可导致昏迷、反射消失、呼吸循环抑制和窒息。救治措施：人工呼吸、循环支持，必要时催吐和（或）洗胃，使用 BZP 拮抗药（如氟马西尼）逆转。

佐匹克隆　Zopiclone

（忆梦返，唑吡酮；Imovan，Zopicione）

【药理分类】 镇静催眠药（环吡咯酮类）-γ 氨基丁酸（GABA）受体激动药。

【适应证】 用于失眠症。

【用法用量】 常用量 7.5mg，睡前顿服；老年和体弱患者起始剂量 3.75mg，必要时用 7.5mg；肝功能损害者 3.75mg。

【用药监护】 ① 下列情况禁用：对本品过敏、重症肌无力、失代偿呼吸功能不全和严重的睡眠呼吸暂停综合征。

② 孕妇慎用。

③ 哺乳期妇女及 15 岁以下儿童不宜应用。

④ 肌无力患者使用时应密切监护。

⑤ 呼吸功能不全及肝或肾功能损害者用药剂量应调整。

⑥ 长期应用骤然停用时应注意监护，防止出现戒断症状。

⑦ 本品与神经肌肉阻滞药（氯化筒箭毒碱及肌松药）或其他中枢神经抑制药同服，镇静作用增强。与抗焦虑药（如 BZP）、催眠药同服，导致戒断综合征的风险增加。与卡马西平合用，本品的血药浓度升高，卡马西平的血药浓度降低。与阿托品、利福平合用，本品的血药浓度降低。红霉素可增加本品的血药浓度及 AUC。

⑧ 用药前，应告知患者：a. 乙醇可增强本品的中枢抑制作用，服用本品时应绝对禁止饮酒或含乙醇的饮料。b. 本品所致的困倦可能延续到第 2 日，因此服药后当日及第 2 日不宜从事驾驶、危险性较大的机器操作或高空作业。c. 本品久用可能产生依赖性，连续用药时间不宜超过 4 周，但可间断应用。

⑨ 本品的不良反应与剂量及患者的敏感性有关。常见味觉障碍。少见恶心、呕吐、口干、眩晕、困倦、头痛。偶见乏力、记忆减退、轻度头晕、肌无力、醉态、共济失调、抑郁、过敏、幻听，有些人出现攻击倾向、意识障碍或精神错乱。长期服药后骤然停用会出现

戒断症状（因药物 $t_{1/2}$ 短，故出现较快），可能出现较轻的激动、焦虑、肌痛、震颤、反跳性失眠及噩梦、恶心及呕吐。罕见较重的痉挛、肌颤、神志模糊。用药期间注意监护，反应严重者不宜再用。

⑩ 本品服用过量可出现熟睡，甚至昏迷，应对症治疗，必要时可做血液透析。

■ 第三节 抗癫痫药

苯妥英钠【典】【基】 **Phenytoin Sodium**
（大仑丁，奇非宁；Dilantin，Dihycon）

【药理分类】 抗癫痫药（乙内酰脲类）或抗心律失常药（Ⅰb类）。

【适应证】 ①用于癫痫全身强直阵挛性发作（精神运动性发作、颞叶癫痫）、单纯及复杂部分性发作（局限性发作）、继发性全面性发作和癫痫持续状态；②用于三叉神经痛、坐骨神经痛；③用于隐性营养不良型大疱性表皮松解症；④用于发作性舞蹈-手足徐动症、发作性控制障碍（包括发怒、焦虑和失眠的兴奋过度等行为障碍疾患）、肌强直等；⑤用于洋地黄中毒所致的室性及室上性心律失常、对利多卡因无效的心律失常、先天性 QT 间期延长综合征、癫痫患者出现的心律失常及 TCA 过量时心脏传导障碍等。

【用法用量】 ①抗癫痫。a. 口服。开始时 100mg，2 次/d，1～3 周内增加至 250～300mg/d，分 3 次口服；极量每次 300mg，500mg/d。由于个体差异，用药需个体化。b. 缓慢静脉注射或静脉滴注（用于癫痫持续状态及神经外科病变引起的癫痫）。负荷剂量为 18mg/kg，维持剂量约为 100mg，每 6～8h 1 次。②治疗三叉神经痛。口服，每次 100～200mg，2～3 次/d。③抗心律失常。a. 口服。100～300mg/d，1 次服或分 2～3 次服用，或第 1 日 10～15mg/kg，第 2～4 日 7.5～10mg/kg，维持剂量 2～6mg/(kg·d)。b. 静脉注射。每次 100mg，必要时每 10～15min 重复 1 次，总量不超过 500mg。

【用药监护】 ① 下列情况禁用：ASS、二～三度房室传导阻滞、窦房结阻滞、窦性心动过缓等心功能损害，以及孕妇、哺乳期妇女和对本品或其他乙内酰脲类药过敏者。

② 下列情况慎用：嗜酒、贫血、心血管病、糖尿病、肝或肾功能损害、甲状腺功能异常者及老年人。

③ 本品对癫痫大发作有效，对失神性癫痫小发作不但无效，还可增加发作频率，故不可用。

④ 本品的有效剂量和中毒量十分接近，治疗血药浓度一般为 10μg/ml；＞20μg/ml 时，可发生眼球震颤；＞30μg/ml 时，可出现共济失调；＞40μg/ml 时，可致嗜睡或神经错乱；＞50μg/ml 时，则出现严重昏睡，甚至昏迷。因此，为保证用药的安全性及有效性，用药过程中应尽量进行血药浓度监测，尤其对儿童和老年人要经常检测，以决定用药次数和用量。

⑤ 本品用量应个体化。少数患者用至 150mg 即可出现中毒症状，不少患者口服 300mg/d 出现中毒症状，适当减量后既可达到治疗目的，又可使中毒症状消失，故常用量为 250～300mg/d，个别患者可适量增减。老年人或病重患者或有肝功能损害者，本品的代谢缓慢，因此达到中毒浓度的可能性增加，用量应减少。ALB 减少患者（如严重烧伤患者）或蛋白结合率下降患者（如肝病或肾病患者），在血药浓度较低时就可以出现中毒症状，本品的用量应减少。严重失水患者的血浆浓缩，ALB 浓度升高，本品的用量也应增加。单核细胞增多症及非特殊性热病时，本品的 CL 增加，可能需要增加本品的用量。

⑥ 有报道，孕期服用本品，婴儿先天性异常包括兔唇、腭裂、心脏异常和“胎儿苯妥英钠综合征”［产前生长缺陷、小头、颅面异常、生长迟缓、智力障碍、远指端增宽和（或）指甲发育不良］等的发生率高，亦有引起小儿神经母细胞瘤的报道，所以孕妇禁用。但是，对于临床上凡是用本品能够控制发作的患者，在妊娠期间仍可继续使用，并保持有效血药浓度。由于妊娠时本品的吸收和代谢会有改变，应密切监测血药浓度，发作次数增多时应增加用量，分娩后再重新调整。小量叶酸可减少畸胎的发生。此外，服用本品的孕妇所分娩的新生儿发生危及生命的出血的危险增高（通常在出生后 24h 内），本品还可使母体维生素 K 减少，可增加分娩时出血的危险。预防性地在分娩前 1 个月及分娩时给母体以水溶性维生素 K，并在产后立即给新生儿注射维生素 K，可减少出血危险性。

⑦ 长期应用对乙酰氨基酚的患者，应用本品可增加肝毒性，而且疗效降低。本品为CYP450诱导药，与肾上腺皮质激素、雌激素及含雌激素的口服避孕药、ACTH、左甲状腺素、环孢素、洋地黄制剂、左旋多巴、奎尼丁、卡马西平、沙贝鲁唑、拉莫三嗪、乙琥胺、氯氮平、咪达唑仑、非洛地平、尼莫地平、维拉帕米、美西律、阿伐他汀、辛伐他汀、甲苯达唑、吡喹酮、伊曲康唑、酮康唑、芬太尼、哌替啶、安非拉酮、帕罗西丁、白消安、紫杉醇、溴芬酸、多西环素、土霉素或TCA等药物合用，可使后者血药浓度下降，药效降低。本品与香豆素类口服抗凝药（特别是双香豆素）、保泰松、甲硝唑、西咪替丁、氯苯那敏、氯丙嗪、三氟拉嗪、舍曲林、地昔帕明、奈法唑酮、氟伏沙明、氟西汀、氯巴占、奥卡西平、甲琥胺、地尔硫䓬、硝苯地平、尼鲁米特、维生素 B_6、噻氯匹定、克拉霉素、氯霉素、吡嗪酰胺、异烟肼、磺胺类药等合用，可降低本品代谢，使本品的血药浓度增高，疗效和（或）毒性增强。与香豆素类口服抗凝药合用时，开始可增加抗凝效应，但持续应用则效果相反。与含镁、铝或碳酸钙的抗酸药合用，可降低本品在胃肠道的吸收，使本品的生物利用度降低；必须联用时，两者应间隔2～3h服用。与利多卡因或普萘洛尔合用(静脉注射)，可能加强心脏的抑制作用。与丙戊酸类、替尼达帕、氯贝丁酯合用时，有对蛋白结合率竞争的作用，应经常监测血药浓度，并根据临床情况调整本品用量。与大量抗精神病药或TCA合用，可能会诱发癫痫发作，同时中枢抑制更明显，需调整本品用量。与乙酰唑胺合用，可使钙及磷酸盐排泄增加，可引起低磷血症，并增加产生骨质软化症的风险。与多巴胺同时静脉滴注可引起低血压及心率减慢，故两者不宜同时滴注。本品可消耗体内的叶酸，但增加叶酸反可降低本品的血药浓度，从而降低其对癫痫发作的控制。本品可使血糖升高，与口服降糖药或胰岛素合用时，应注意调整降糖药的用量。本品可增加胺碘酮、苯丙氨酯的代谢，使后者的疗效降低，而其本身的代谢减少，血药浓度增高，毒性反应（包括共济失调、反射亢进、眼球震颤、肢体震颤等）增加。本品可影响呋塞米在胃肠道的吸收，使后者的疗效降低。本品可增加多奈哌齐的清除，使后者的疗效降低。本品可对抗多库溴铵、哌库溴铵等非去极化肌松药的神经肌肉阻滞作用。布洛芬、阿扎丙宗、卡培他滨、阿奇霉素等可提高本品的血药浓度，出现毒性症状。加巴喷丁可使本品发生毒性反应的风险增加。月见草油可降低癫痫发作阈，与本品合用时可能引起癫痫发作。顺铂、多柔比星、利福平、利托那韦、氨己烯酸、二氮嗪等可增加本品的代谢，从而使本品的血药浓度降低。博来霉素、卡铂、卡莫司汀、长春碱、氨茶碱、阿昔洛韦可降低本品在胃肠道的吸收，从而降低本品的生物利用度。本品则可使氨茶碱的 $t_{1/2}$ 缩短，药效降低。苯巴比妥或扑米酮、地西泮、氯硝西泮、环丙沙星及吩噻嗪类药物等可改变本品的血药浓度（可能升高，也可能降低），合用时应定期监测本品的血药浓度。MAO抑制药对肝酶有抑制作用，与本品合用可增强本品的毒性（包括肝毒性），甚至引起肝坏死。氯法齐明可增加本品的清除，使本品的血药浓度及疗效降低。长期饮酒可降低本品的血药浓度和疗效，但服用本品的同时大量饮酒又可增加血药浓度。

⑧ 用药前，应告知患者，服药期间须注意：a. 餐后立即服用或与牛奶同服，可减轻胃肠道反应；服药应严格遵医嘱用药，如果漏服，应在下次服药前4h立即补服，不要把两次用量一次服下，也不能自行增加用量或加服其他药物，需同时服用其他药物时应咨询医师或药师；老年人较易引起嗜睡，最好在睡前服用。b. 用于癫痫时，应坚持较长期的治疗，直至发作完全控制3～5年后才可考虑逐渐减量；停药应在医师指导下逐渐减量（一般需要1～3个月，甚至1～2年时间），切忌短期或骤然停用；骤然停用或换用其他抗癫痫药均可导致癫痫发作加剧，甚至诱发癫痫持续状态。c. 因本品常可引起牙龈增生（一般在治疗开始后6个月出现，前部牙龈的增生比后部严重），在开始治疗10d内，应加强口腔清洁卫生，坚持早晚刷牙和餐后漱口，经常按摩牙龈，定期看口腔科，以减缓牙龈增生的速度和程度，15岁以下儿童尤应注意。d. 戒烟、戒酒，以免影响疗效或增加不良反应。e. 避免驾驶及危险性较大的机器操作或高空作业。f. 用药后尿液可能呈粉红-红-红棕色，此乃本品代谢物所致，无碍，不必疑虑。g. 长期用药者如在用药期间意外怀孕，不可自行停药，应及时报告医师，以便医师评估是否需要终止妊娠，或加强血药浓度监测，以免癫痫发作影响母子平安。h. 治疗中如出现以下现象，应

及时报告医师：食欲缺乏、皮肤瘙痒、尿色深黄或褐黄、粪色灰或白、巩膜或皮肤黄染（肝炎或胆汁淤积型黄疸）；癫痫发作次数增多或连续发作；头晕、腰凉肢冷、皮肤发干、毛发脱落、声音变低沉（疑为甲状腺分泌不足）；四肢无力、气短心悸、面色苍白及反复发作的舌炎（贫血或巨幼红细胞性贫血）；视物模糊或复视、幻觉（视觉障碍）；牙龈肿胀和出血（牙龈增生）；各种皮疹或皮损等。

⑨ 本品静脉注射时，应将本品溶于适量灭菌注射用水中，不可与其他药液混合。推注时宜缓慢，一般不超过50mg/min，新生儿为1～3mg/(kg·min)，老年人、重病和肝功能损害者则应减慢到每2～3min 50mg，以免发生不良反应或中毒症状。静脉滴注时，可将本品溶于5%葡萄糖注射液100ml中缓慢滴注。给药时注意监测血压和ECG，随时调整滴注速率，并做好抢救准备。患者如出现头晕、心悸、出汗，应立即停药，并监护血压至平稳。由于本品注射液对组织刺激性大，为避免局部刺激，在每次静脉给药的前后必须用适量0.9%氯化钠注射液冲洗给药静脉。注射操作时应防止药液外溢，以免造成局部组织坏死。

⑩ 本品常引起头晕、头痛、行为改变、笨拙、步态不稳、思维混乱、持续性震颤、小脑前庭症状（如共济失调、协同障碍、眼球震颤、辨距不良或尺度障碍、轮替动作障碍、反击征阳性）、癫痫发作次数增多、精神改变、失眠、肌力减弱、发音不清、手抖等中枢神经系统症状。长期应用还可引起不正常兴奋、神经质、烦躁、易激惹，并有出现外周神经病变、运动障碍（包括舞蹈症）、肌张力不全及扑翼样震颤的报道。以上不良反应与剂量相关，减量或停药可改善或消失。用药期间应定期检测神经功能，包括EEG。

⑪ 本品常见皮疹反应，包括红斑、丘疹、荨麻疹、痤疮、斑丘疹、麻疹样反应，有时伴有发热。罕见严重皮肤反应，如剥脱性皮炎、SJS及Lyell综合征、SLE等。皮疹反应常出现在用药早期，因此在开始治疗的9～14d应予密切观察。如皮疹呈荨麻疹样、痤疮样或猩红热样，在皮疹消退后可以再次试用；如皮疹复出，则应中止本品治疗，并换用其他非乙内酰脲类药。如皮疹为片状、紫癜性、大疱性、红斑狼疮样，或疑有SJS或剥脱性皮炎，则不可再用。

⑫ 本品可引起白细胞减少、粒细胞缺乏及全血细胞减少，还可引起巨幼红细胞性贫血及淋巴结病（包括良性淋巴结增生）。罕见血小板减少（表现为出血或瘀斑）、再生障碍性贫血、假性淋巴瘤或淋巴性淋巴瘤。因此，用药期间应定期监测血常规，必要时做骨髓象检查，并注意观察淋巴结情况，防止出现上述不良反应。对血细胞显著减少患者，应及时减少本品剂量或暂停本品治疗。巨幼红细胞性贫血可能是本品的抗叶酸作用所致，可用叶酸加维生素 B_{12} 防治。如有颈部或腋部淋巴结肿大、发热，需进行有关淋巴结肿大的鉴别诊断，尤其要防止发生HL。一旦发现，立即停药。

⑬ 小儿长期服用本品可引起维生素D和钙代谢紊乱，造成骨折、骨质异常或生长缓慢。治疗中应定期监测血钙浓度，并注意观察钙缺乏症状，发现上述现象时应及时补充维生素D（先给予4000U/d，持续4个月后给维持剂量，1000U/d）。本品尚可引起低镁血症，治疗中应定期监测血镁水平，并注意观察低镁症状，包括肌性肌无力、抽搐、肌肉成束的自发性收缩，以及沃斯特克征（Chvostek's）和特鲁索征（Trousseau's）阳性（前者轻叩面神经时面肌痉挛性收缩，后者肢体神经受压时其所支配肌肉出现痉挛性收缩）。一旦发现，及时补充。

⑭ 本品可抑制胰岛素分泌，减弱机体的生理性降血糖作用，使血糖升高。此外，本品尚可使血清三碘甲状腺原氨酸（T_3）和甲状腺素（T_4）的浓度降低，并可增加妇女雌激素、黄体酮与睾酮的代谢性清除。因此，用药期间定期检查血糖及血清 T_3、T_4 水平。同时，应告知患者：在测定尿糖、血糖或血清 T_3、T_4，以及需进行手术治疗或使用黄体酮、睾酮或含雌激素的口服避孕药时，应主动说明病史或用药情况。

⑮ 本品罕见的不良反应有：食欲缺乏、严重胃痛、尿色发暗、大便色淡、巩膜或皮肤黄染、血清病、出血及多毛。用药期间应注意观察，并定期检查肝功能，防止出现毒性反应。患者不能耐受或有过敏反应时，应立即停药，并换用其他非乙内酰脲类药。

⑯ 本品过量时，可出现视物模糊或复视、笨拙或行走不稳和步态蹒跚、精神紊乱，严重的眩晕或嗜睡、幻觉、恶心、语言不清。治疗：无解毒药，仅对症治疗和支持疗法。可催吐或洗胃；针对中枢神经、呼吸或心血管抑制，给予氧气、升压药和辅助呼吸；必要时行血液透析。症

状恢复后应注意继续监测造血功能。

卡马西平[典][基] Carbamazepine

（卡马咪嗪，酰胺咪嗪；Carbatrol，Carpine）

【药理分类】 抗癫痫药（亚芪胺类）-钠通道调节药。

【适应证】 ①癫痫。a. 部分性发作：复杂部分性发作（亦称精神运动性发作或颞叶癫痫）、简单部分性发作和继发性全身发作。b. 全身性发作：强直发作、阵挛发作、强直-阵挛发作。②神经痛。a. 三叉神经痛和舌咽神经痛发作。b. 可用作三叉神经痛缓解后的长期预防性用药。c. 也可用于糖尿病性外周性神经痛、脊髓痨和多发性硬化、患肢痛和外伤后神经痛以及疱疹后神经痛。③治疗躁狂症。④预防或治疗躁狂-抑郁症。可单用或与锂剂和其他抗抑郁药合用。⑤中枢性部分性尿崩症。可单用或与氯磺丙脲或氯贝丁酯等合用。⑥某些精神疾病，包括精神分裂症性情感性疾病、顽固性精神分裂症及与边缘系统功能障碍有关的失控综合征。⑦不宁腿综合征（Ekbom 综合征）、偏侧面肌痉挛。⑧乙醇癖戒断综合征。

【用法用量】 口服。①癫痫：起始剂量每次 100～200mg，1～2 次/d，逐渐增加剂量至最佳疗效（通常为 400mg/d，分 2～3 次服）。②躁狂症、躁狂-抑郁症：400～1600mg/d（通常为 400～600mg/d，分 2～3 次服）。③三叉神经痛：起始剂量每次 100mg，2～3 次/d，逐渐增加剂量至疼痛缓解（通常为每次 200mg，3～4 次/d）。④乙醇癖戒断综合征：每次 100mg，3～4 次/d。⑤糖尿病神经病变引起的疼痛：每次 200mg，2～4 次/d。⑥神经源性尿崩症：每次 200mg，2～3 次/d。

【用药监护】 ① 下列情况禁用：对本品或 TCA 过敏、房室传导阻滞、血常规及血清铁严重异常、有骨髓抑制病史、急性间歇性卟啉病、严重肝功能损害者，以及孕妇和哺乳期妇女。

② 下列情况慎用：乙醇中毒、冠状动脉硬化等心脏病、肝病、肾病或尿潴留、糖尿病、青光眼、使用其他药物有血液系统不良反应史者，以及 ADH 分泌异常或有其他内分泌紊乱者。

③ 老年人对本品较为敏感，可引起认知功能障碍、激越、不安、焦虑、精神错乱、房室传导阻滞或心动过缓，也可引起再生障碍性贫血，因此应用须谨慎并加强监测。

④ 本品对癫痫典型或不典型失神发作、肌阵挛或失张力发作无效。

⑤ CYP3A4 抑制药可导致本品及其活性代谢产物（10,11-环氧卡马西平）的血浓度增加，从而诱发不良反应。CYP3A4 诱导药则可能增加本品的代谢速率，导致本品及其活性代谢产物的血浓度及疗效的潜在下降。同样，如果停止使用 CYP3A4 诱导药，则会使本品的代谢速率下降，引起本品的血药浓度的增高。本品是 CYP3A4 和肝脏其他Ⅰ相、Ⅱ相酶系统的强效诱导药，可降低主要通过 CYP3A4 代谢药物的血浓度。a. 下列药物可增高本品和（或）其活性代谢产物血浓度而导致不良反应（如头晕、嗜睡、共济失调、复视等），同时应用时需根据监测的血浓度相应地调整本品的剂量：右丙氧芬、布洛芬、达那唑、大环内酯类（如红霉素、醋竹桃霉素、交沙霉素、克拉霉素等）、抗抑郁药（可能包括地昔帕明、氟西汀、氟伏沙明、奈法唑酮、曲唑酮、维洛沙秦、马普替林等）、抗癫痫药（如司替戊醇、氨己烯酸）、唑类抗真菌药（如伊曲康唑、酮康唑、氟康唑、伏立康唑等）、抗组胺药（如氯雷他定、特非那定等）、抗精神病药[如奥氮平及噻吨类（如氯普噻吨、替沃噻吨、氟哌噻吨等）]、HIV 蛋白酶抑制药（如利托那韦等）、CAI（如乙酰唑胺）、心血管药物（如地尔硫䓬、维拉帕米等）、胃肠道药物（可能有西咪替丁、奥美拉唑等）、奥昔布宁、丹曲林、异烟肼（本品也可增加异烟肼诱导的肝毒性发生率）、噻氯匹定、葡萄柚汁、尼克酰胺（成人高剂量时），以及洛沙平、喹硫平、扑米酮、普洛加胺、丙戊酸和丙戊酰胺等。

b. 下列药物可降低本品的血药浓度，合用时必须调整本品的剂量：抗癫痫药（如苯丙氨酯、甲琥胺、奥卡西平、苯巴比妥、苯琥胺、苯妥英和磷苯妥英、扑米酮、普罗加胺，虽然数据可能有些矛盾，但一般认为也包括氯硝西泮、丙戊酸或丙戊酰胺）、抗肿瘤药（如顺铂或阿霉素等）、利福平、茶碱、氨茶碱、贯叶连翘（圣约翰草）提取物及异维 A 酸等。

c. 本品可降低以下药物的血药浓度，或减弱甚至消除其的活性作用，必须合用时应调整这些药物的剂量：口服抗凝药（如华法林、苯丙香豆素、双香豆素和醋硝香豆素等）、抗抑郁药［如安非他酮、西酞普兰、曲唑酮、TCA（如丙米嗪、阿米替林、去甲替林、氯丙米嗪）等］、抗癫痫药（如氯巴占、氯硝西泮、乙琥胺、非尔氨酯、拉莫三嗪、奥卡西平、扑米酮、噻加宾、托吡酯、丙戊酸、唑尼沙胺等）、HIV蛋白酶抑制药（如茚地那韦、利托那韦、沙奎那韦等）、苯二氮䓬类（如阿普唑仑、咪达唑仑等）、糖皮质激素（如泼尼松龙、地塞米松等）、雌激素及含雌激素的避孕药（应考虑其他可选择的避孕方法）、钙通道阻断药（二氢吡啶类，如非洛地平等）、抗精神病药（氯氮平、氟哌啶醇和溴哌利多、奥氮平、喹硫平、利培酮、齐拉西酮等）、止痛药和抗炎药（如美沙酮、对乙酰氨基酚、安替比林、曲马多等）、洋地黄制剂（如地高辛）、免疫抑制药（如环孢素、依维莫司等）、左甲状腺素及含有雌激素和/或黄体酮的药物，以及伊曲康唑、吡喹酮、伊马替尼、茶碱、多西环素和奎尼丁。据报道，在本品的作用下，苯妥英血药浓度既可升高也可降低。有极少数报道本品可导致美芬妥英血药浓度增高。

d. 需要特别注意的合并用药：ⓐ本品与左乙拉西坦合用，可增加本品诱导的毒性。ⓑ与锂剂、甲氧氯普胺、精神安定药（如氟哌啶醇、硫利达嗪等）合用，能增加神经系统的不良反应，即使后者在治疗血药浓度之下。锂剂可以降低本品的抗利尿作用。ⓒ与对乙酰氨基酚合用，尤其单次超量或长期大量，肝脏中毒的危险增加，并可能使后者疗效降低。ⓓ与CAI合用，骨质疏松的危险增加。ⓔ与口服避孕药合用，可能出现阴道大出血。ⓕ与氢氯噻嗪、呋塞米等利尿药合用，可能引起低钠血症。ⓖ与氯磺丙脲、氯贝丁酯、去氨加压素、赖氨加压素、垂体后叶素、加压素等合用，可加强抗利尿作用，合用的各药都需减量。ⓗ与MAO抑制药合用，可引起高热或（和）高血压危象、严重惊厥，甚至死亡，必须合用时两者至少间隔14d或更长时间。对于服用MAO抑制药的患者，必须服用本品时，至少提前2周停止服用MAO抑制药。当本品用于治疗癫痫时，MAO抑制药可以改变癫痫发作的类型。ⓘ本品可以降低诺米芬辛的吸收并加快其消除。ⓙ本品对非去极化肌松药（如泮库铵）有拮抗作用，必须合用时应加大后者的剂量，并严密监护患者，因为神经肌肉阻断的恢复可能比预想的要快。

⑥ 用药前，应告知患者：a. 本品餐后立即服用，可减轻胃肠道反应。b. 服药应严格遵医嘱用药，如果漏服，应尽快补服，不可将两次用量一次服下，但可在一日内分次补足。c. 服用本品时应避免大量饮水，防止发生水中毒。d. 服用缓释片不可压碎或咀嚼，应整片以水吞服。e. 本品可降低对乙醇的耐受性，因此用药期间应戒酒。f. 本品可能引起疲倦、嗜睡、头晕或眩晕、视幻觉或视物模糊等不良反应，用药期间应避免驾驶及危险性较大的机器操作或高空作业。g. 用于癫痫时，应避免骤然停用，骤然停用可引起惊厥或癫痫持续状态，停药应在医师指导下逐渐减量。h. 老年人及虚弱者服药后可能会出现症状加重，故服药后应卧床休息1～2h，并防止坠床。i. 本品的药物相互作用较多，服药期间如需用其他药物，应先咨询医师或药师。j. 治疗中出现以下现象时，应及时报告医师：共济失调、眼球震颤或视觉障碍、严重腹泻、骨髓抑制征象（发热、咽痛、畏食或不寻常疲倦、出血倾向）、过敏性肝炎症状（黑尿、深黄或褐黄、粪色变浅、巩膜或皮肤黄染）、各种皮疹或皮损等。

⑦ 使用本品期间，最好进行血药浓度监测，尤其对未能控制发作的患者，在早晨用药前及服药3～4周后或出现严重的不良反应时，监测血药浓度尤为重要。

⑧ 本品开始时应用小量，然后逐渐增加剂量，直到获得良好疗效或出现不良反应时为止。已用其他抗癫痫药治疗的患者加用本品时亦应先用小量，然后逐渐加量。在开始治疗后4周左右可能需要再次增加剂量，以避免由于自身诱导所致的血药浓度降低。

⑨ 治疗中，出现下列情况之一时应立即停药：a. 肝中毒症状或活动性肝炎。b. 骨髓抑制证据明显，如RBC＜35×10^9/L，HCT＜0.32 L/L（32%），Hb＜11g/dL，WBC＜4×10^9/L，BPC＜100×10^9/L，RC＜20×10^9/L，血清铁＞27μmol/L（150μg）；但如癫痫只有应用本品才能控制，其他药物无效时可考虑减量，并密切监测WBC，如WBC停止下降并逐渐回升时，可再加大剂量，以达到控制癫痫发作的剂量。c. 有心血管方面不良反应或出现皮疹时。d. 用作特异性疼痛综合征止痛药时，如疼痛完全缓解，应每月逐渐减量或停药。

⑩ 在本品治疗早期，常可出现嗜睡、眩晕、共济失调、腹痛或腹泻，这些症状如在1周内不消失，应减少用量。减量后，如症状没

有出现改善或继续进展，应立即停药，并给予对症治疗。

⑪ 本品最常见的不良反应是中枢神经系统反应，表现为头晕、疲倦、嗜睡、视物模糊、复视、眼球震颤、共济失调等。罕见中枢神经毒性反应，表现为言语困难、口齿不清、精神抑郁、心神不定、耳鸣、听力异常、错乱、颤抖、静坐不能、强直、幻听、视幻觉、不能控制的躯体运动，以及感觉异常和外周神经炎。老年人对本品较为敏感，易引起认知功能障碍、精神错乱、激越、不安、焦虑。儿童罕见行为障碍。不良反应的发生率随血药浓度增高（>8.5～10μg/ml）而增多，因此用药期间应密切观察，并定期监测血药浓度，及时调整剂量。

⑫ 本品较少见的皮肤反应有：变态反应、SJS 及 Lyell 综合征、皮疹、荨麻疹、瘙痒，多发生于用药的最初几个月。少见狼疮样综合征（主要症状：荨麻疹、瘙痒、皮疹、发热、咽喉痛、骨或关节痛、乏力）和剥脱性皮炎。治疗中应密切观察，发现皮疹或皮损，应立即停药，及时处置。

⑬ 本品可诱发非癫痫性肌阵挛，患有全身失神或强直-阵挛发作的儿童应用本品时，发作的危险性增加。因此，当这类患者必须应用本品时需逐渐加量，并加强临床监护，尤其须加强晨间监护，因为此病发作多见于晨间，而且多为双上肢发作，且意识无损，故应引起高度注意。

⑭ 本品可刺激 ADH 分泌而引起稀释性低钠血症或水中毒，发生率约 10%～15%，表现为精神紊乱、易激惹或敌对行为，特别是在老年人中为多，常伴有持续性头痛、癫痫发作频率增加，部分患者伴有严重的恶心、呕吐，偶有失水、无力等。因此，用药期间应定期监测血钠，发现异常及时给予渗透性利尿药及限制患者水摄入为主的治疗，使之转危为安。

⑮ 本品的其他不良反应尚有：偶见粒细胞减少、全血细胞减少、血小板减少和血小板减少性紫癜。罕见腺体病（腺体瘤或淋巴瘤）、心律失常或房室传导阻滞（老年人尤应注意）、心动过缓、CHF、水肿、高血压或低血压、晕厥、过敏性肝炎、中毒性肝炎、过敏性肺炎、低钙血症、血液恶病质（包括再生障碍性贫血）、骨质疏松、肾脏中毒、急性肾衰竭、外周神经炎、急性尿紫质病（尿色像葡萄酒）、急性间歇性卟啉病、甲状腺功能减退、血栓性静脉炎等。曾有报道，合并无菌性脑膜炎的肌阵挛性癫痫患者接受本品治疗后引起脑膜炎复发。用药期间，应密切观察，并定期做相关检查，发现异常，及时处置。

⑯ 本品过量的症状有：无尿、少尿或尿潴留、心血管反应（传导阻滞、心律不齐、高血压或低血压、休克）、恶心、呕吐、共济失调、手足徐动及抽搐等，以儿童为多见；还可出现反射亢进、运动减少、角弓反张、瞳孔散大、震颤、惊厥、眼球震颤、辨距不良、呼吸抑制。上述症状可在服药后 1～3h 内出现。处置方法：a. 催吐或洗胃，给予活性炭或轻泻药、利尿药。b. 严重中毒出现肾衰竭时，可做血液透析。c. 呼吸抑制时，可做气管插管、给氧或人工呼吸。d. 血压降低和休克时，应垫高下肢，并使用血容量扩张药及升压药。e. 出现惊厥时，应给予地西泮或巴比妥类药，但这两类药可能使呼吸抑制、低血压和昏迷加重，应严格掌握，密切监护。f. 出现骨髓抑制时，应每日检测 CBC（包括 BPC 和 RC），必要时做骨髓穿刺检查，并采取相应措施。g. 小儿严重中毒时，可能需要换血，并需要持续观察呼吸、心功能、血压、体温、瞳孔反应、肾及膀胱功能。

丙戊酸钠【典】【基】 Sodium Valproate

（定百痉，抗癫灵；Apilepsin，Depakene）

【药理分类】 抗癫痫药。

【适应证】 为癫痫全面性发作的首选药。①用于各种类型的癫痫，包括失神发作、肌阵挛发作、强直-阵挛发作、失张力发作及混合发作、特殊类型癫痫；②亦用于部分性发作，如局部性发作；③尚可用于双相情感障碍相关的躁狂发作。

【用法用量】 ①口服。常用量，15mg/(kg・d) 或 600～1200mg/d，分 2～3 次服。起始剂量 5～10mg/(kg・d)，1 周后递增至发作控制为止。当用量超过 250mg/d 时，应分次服，以减少胃肠道刺激。最大剂量不超过 30mg/(kg・d)，或 1.8～2.4g/d。缓释片：每次 500mg，1 次/d，1 周后增至每次 500mg，2 次/d。②静脉给药。用于癫痫持续状态或临时替代时，20～30mg/(kg・d)，分 4 次静脉滴注，每次滴注时间在 1h 以上。需快速达到有效血药浓度时，以 15mg/kg 剂量缓慢静脉注射，时间超过 5min，然后以 1mg/(kg·h) 的速率静脉滴注，使血药浓度达到 75mg/L。一旦停止静脉滴注，应立即口服给药。

【用药监护】 ① 下列情况禁用：对本品过敏、急慢性肝炎、有严重肝病史或家族史，特别是与药物相关的肝性卟啉病患者和患有尿素循环障碍性疾病的患者。

② 下列情况慎用：血液病、器质性脑病、肾功能损害者，以及有肝病史者和哺乳期妇女。

③ 孕妇应用本品时需权衡利弊。

④ 3 岁以下儿童使用本品发生肝功能损害的危险较大，且本品可蓄积在发育的骨骼内，应引起注意。

⑤ 本品的剂量需个体化，有效治疗血药浓度为 50～100μg/ml，有条件者应进行血药浓度监测。

⑥ 本品与氟哌啶醇、洛沙平、马普替林、MAO 抑制药、吩噻嗪类药、噻吨类药和 TCA 合用，中枢神经的抑制作用增强，同时降低惊厥阈值和本品的作用，必须及时调整剂量。与阿司匹林、双嘧达莫合用，可由于减少血小板凝聚而延长 BT。与华法林或肝素等抗凝药及溶栓药合用，出血的危险性增加。与苯妥英合用时，因与血浆蛋白结合部位的竞争可使两者的血药浓度发生改变，因此需定期监测血药浓度，并视临床情况调整剂量。与巴比妥类药合用，可使后者的代谢减慢，血药浓度升高，因而增加镇静作用而导致嗜睡。与扑米酮合用，也可致血药浓度升高，必须合用时应减少后者的用量。与麻醉药、中枢神经抑制药合用，中枢抑制作用增强。与卡马西平合用，可使两者血药浓度和 $t_{1/2}$ 降低，须监测血药浓度并调整剂量。与氯硝西泮合用治疗失神发作时，曾有报道少数病例反而诱发失神持续状态。与具有肝毒性药物合用，可增加肝毒性，应避免合用；有肝病史者长期应用本品时，必须经常检查肝功能。

⑦ 用药前，应告知患者：a. 为减轻胃肠道刺激症状，可与食物同用或餐后即服。b. 肠溶片不可压碎或咀嚼，应整片以水吞服；糖浆剂不可与碳酸类饮料混合后服用，也不可加水稀释后服用，否则可致药物由载体中析出，游离药物刺激口腔及咽喉黏膜，引起疼痛。c. 饮酒可加重本品的镇静作用，用药期间应避免饮酒，并尽量避免与镇痛、镇静、催眠或抗过敏药，以及抗凝药和溶栓药合用，同时应用其他药物时应先咨询医师或药师。d. 本品可引起嗜睡、眩晕、共济失调、异常兴奋、不安和烦躁等神经系统反应，用药期间应避免驾驶及危险性较大的机器操作或高空作业。e. 出现下列症状时，应及时报告医师，以便及时处置：视觉障碍、听力损害、皮疹或皮损、黄疸、瘀斑、鼻出血、浅色或黑色大便、剧烈呕吐或频繁腹泻等。f. 本品可引起 BT 延长，并可增加中枢神经抑制药的作用，接受本品治疗期间如需要做手术（包括拔牙）时，应告知手术医师正在服用本品。g. 长期用药时，不可擅自骤然停用，停药应在医师指导下逐渐减量进行，骤然停用可诱发癫痫持续状态或增加癫痫发作频率；当用本品取代其他抗癫痫药时，本品的用量应逐渐增加，而被取代药物则应逐渐减少，一般在 2 周后加至最佳剂量，以维持对癫痫的控制。

⑧ 本品常见恶心、呕吐、腹痛、腹泻、畏食、消化不良、心前区烧灼感、胃肠痉挛，儿童较成人更多见，均为一过性，一般不影响继续治疗，必要时对症处置。其他不良反应有：常见月经周期改变；可见头痛、嗜睡、抑郁、面部及肢体抽搐、继发性全身性抽搐发作、血小板减少、BT 延长及 FIB 减少；罕见肾功能紊乱、范科尼综合征、RS、变态反应（皮疹、过敏反应）、SJS、Lyell 综合征及多形性红斑、多毛症。用药期间应注意观察发现异常，及时调整剂量或停止用药，对严重反应须给予对症治疗。

⑨ 长期服用本品时，偶可引起胰腺炎及急性重型肝炎。用药期间应注意观察，患者如出现腹痛、恶心、呕吐，尤其出现上腹部突发持续性剧痛，且疼痛向腰背部放射，进食加剧，弯腰、起坐或前倾时减轻时，应考虑胰腺炎，需及时检查 SAMY。如出现巩膜和皮肤黄染并迅速加深、明显畏食、频繁恶心呕吐、极度乏力，并伴腹胀、腹痛时，应疑急性重型肝炎，需立即停药，做进一步确诊。

⑩ 用药前后及用药时，应监测 CBC、BT 及 CT、肝肾功能，在开始用药的半年内最好每 1～2 个月复查 1 次，半年后复查间隔可酌情延长，尤其对于儿童，由于肝药酶系统不完善，药物代谢与成人不同，故应加强监护。

⑪ 本品过量的症状：恶心、呕吐、眩晕、肌张力低下、昏迷、反射减弱、瞳孔缩小、呼吸功能障碍、代谢性酸中毒，甚至诱发癫痫发作。处置方法：洗胃（在服药后 10～12h 仍有效）、催吐、口服活性炭、渗透性利尿、辅助通气、呼

吸循环功能监测及其他呼吸支持治疗。对极为严重者，可进行血液透析或血浆置换。

氯硝西泮[典][基] Clonazepam

（氯安定，氯硝安定；Clonopin，Rivotril）

【药理分类】 抗癫痫药-BZP。

【适应证】 ①用于各种类型癫痫，尤适用于失神发作、婴儿痉挛症、肌阵挛性、运动不能性发作及 Lennox-Gastaut 综合征［LGS，又称儿童期弥散性慢棘-慢波（小发作变异型）癫痫性脑病］；②亦用于焦虑状态及失眠；③静脉给药用于癫痫持续状态。

【用法用量】 ①口服。每次 0.5mg，2～3 次/d，根据病情每 3 日增加 0.5～1mg，直至发作被控制或出现不良反应为止，最大剂量不超过 20mg/d。②肌内注射。每次 1～2mg，2 次/d。③静脉注射。癫痫持续状态，每次 1～4mg，缓慢注射（时间至少超过 2min）；如病情未控制，每隔 20min 可重复原剂量 1～2 次，兴奋躁动者可适当增大剂量，必要时可静脉滴注。最大剂量不超过 20mg/d。本品疗程应不超过 3～6 个月。

【用药监护】 ① 下列情况禁用：对本品或其他 BZP 过敏者、新生儿、孕妇及哺乳期妇女。

② 本品可降低地昔帕明的 C_{ss}。本品与丙戊酸合用时，在少数患者中可发生失神持续状态。与氯氮平合用，有导致心脏停搏和（或）呼吸停止的危险。

③ 当用本品代替其他抗惊厥药时，用量应逐渐递增，而其他药物则应逐渐减量，反之亦然，不能骤然停用，以免使惊厥发作增多或导致持续状态。

④ 静脉注射时，对心脏和呼吸的抑制作用较地西泮为强，应予注意。

⑤ 本品在应用约 3 个月之后疗效降低，应调整剂量。

⑥ 其他参阅地西泮【用药监护】②～⑨、⑪、⑭、⑰～㉓、㉕。

加巴喷丁 Gabapentin

（纽诺汀，派汀；Neurontin，Neurourin）

【药理分类】 抗癫痫药。

【适应证】 ①用于成人和 12 岁以上儿童伴或不伴继发性全身发作的部分性癫痫发作的辅助治疗；②用于 3～12 岁儿童的部分性癫痫发作的辅助治疗（抗癫痫）；③也可用于治疗成人疱疹后神经痛（止痛、抗焦虑和神经保护作用）。

【用法用量】 口服。①癫痫：与其他抗癫痫药联合应用。从初始低剂量逐渐递增至有效剂量。12 岁以上患者：第 1 日每次 0.3g，1 次/d；第 2 日每次 0.3g，2 次/d；第 3 日每次 0.3g，3 次/d；之后维持此剂量服用。②疱疹感染后神经痛：第 1 日一次性服用 0.3g，第 2 日服用 0.6g，分 2 次服完；第 3 日服用 0.9g，分 3 次服完。随后，根据缓解疼痛的需要，可逐渐增加剂量至 1.8g/d，分 3 次服用。

【用药监护】 ① 下列情况禁用：已知对本品中任一成分过敏者、急性胰腺炎患者。

② 孕妇只有在充分评估利益/风险后，才可以使用。

③ 哺乳期妇女必须使用本品时，应停止哺乳。

④ 本品对于原发性全身癫痫发作（如失神性发作）的患者无效。

⑤ 老年人及肾功能损害者在剂量选择上应慎重，对这些患者应根据 CL_{Cr} 调整用药剂量。

⑥ 本品与其他抗癫痫药一样，不能骤然停止服用，如停药或换药应逐渐减量，至少在 1 周内逐渐进行，骤然停用可能增加癫痫发作的频率或使癫痫持续状态加重。

⑦ 本品作用于中枢神经系统，可引起镇静、嗜睡、眩晕或类似症状。因此，即便按规定剂量服用，也可降低反应速度，使驾驶、操作复杂机器和高空作业的能力受到损害，特别在治疗初期、增加剂量、更换药物时或者同时饮酒时，用药前应将此作用告知患者，以加注意。

⑧ 本品对苯妥英、丙戊酸的 C_{ss} 没有影响，后两者也不影响本品的药代动力学参数。本品不影响卡马西平及其主要代谢物 10,11 环氧化卡马西平的 C_{ss}；同样，服用卡马西平也不会改变本品的药代动力学。本品与镇静安眠药合用不影响各自的稳态药代动力学参数。本品（0.5g，$N=48$）与二氢可待因酮（10mg，$N=50$）合用，后者的 C_{max} 和 AUC 降低约 21%～22%，本品的 AUC 则增加约 14%，其机制尚不明。据报道，给予 60mg 吗啡控释胶

囊2h后给予本品0.6g（$N=12$），本品的平均AUC比未用吗啡时增加了44%，服用本品后吗啡的药代动力学参数没有变化。本品与含铝、镁的抗酸药同时服用，本品的生物利用度约降低20%；因此，本品应在口服抗酸药后至少2h服用。与丙磺舒合用，本品的CL_r减少，血药浓度增加。与银杏制剂合用，可能引起惊厥发作。与月见草油合用，可使癫痫发作的危险性增高。乙醇可加重本品中枢神经系统的不良反应，如嗜睡、共济失调等。食物可使本品的AUC下降约14%。

⑨ 用药前，应嘱患者：a. 首次服药宜在睡前服用，以减少头晕、嗜睡等不良反应。b. 两次服药间隔不宜超过12h。c. 遵医嘱用药，不可自行增加用量；长期用药不可擅自突然中断治疗，停药应在医师的指导下逐渐进行。d. 服药期间应戒酒，并避免驾驶及危险性较大的机器操作或高空作业。

⑩ 曾有服用本品发生出血性胰腺炎的报道。因此，如出现疑似胰腺炎的临床症状（持续性腹痛、恶心、反复呕吐），应立即停药，并进行相关临床和实验室检查。一旦确诊，应中止本品治疗，并立即按出血性胰腺炎治则救治。对慢性胰腺炎患者，尚无充分的使用本品的经验，使用时应加注意。

⑪ 本品可能引起血糖升高或降低，糖尿病患者使用时需经常监测血糖（包括FPG和2hPPG），必要时调整抗糖尿病药的剂量。

⑫ 本品的其他不良反应尚有：a. 用于疱疹感染后神经痛：主要是眩晕、嗜睡及外周性水肿。国外有报道，偶见衰弱、感染、头痛、意外外伤、腹痛、腹泻、便秘、口干、恶心、呕吐、胃肠胀气、咽炎、皮疹、体重增加、共济失调、思维异常、异常步态、感觉迟钝、弱视、复视、结膜炎、中耳炎。b. 用于癫痫：常见嗜睡、疲倦、眩晕、头痛、恶心、呕吐、体重增加、紧张、失眠、共济失调、眼球震颤、感觉异常及畏食。偶见衰弱、视觉障碍（弱视、复视）、眼球震颤、关节脱臼、异常思维、健忘、口干、抑郁、情绪化倾向、消化不良、便秘、腹痛、尿失禁、食欲增加、鼻炎、咽炎、咳嗽、肌痛、下背痛、面部和肢端或全身水肿、假性蛋白尿、勃起功能下降、牙龈炎、瘙痒症、白细胞减少、骨折、血管扩张及高血压。在12岁以下儿童中观察到攻击性行为、情绪不稳定、多动、病毒感染、发热等。此外，尚有发生SJS、多形性红斑等过敏反应和肝功能检验值升高的个案报道。在长期接受本品治疗的癫痫病例中，有出现突然的和不能解释的死亡事件，虽不能确定与本品治疗相关，但在治疗中应引起高度注意。用药期间注意观察，并定期做相关检测，发现异常及时处置。

⑬ 本品过量的症状为严重腹泻、复视、严重头晕、淡漠、嗜睡和严重构音障碍、口齿不清，严重者可致死。本品可通过血液透析清除。

第四节　抗帕金森病药

左旋多巴[典]　Levodopa

（恩利巴，左多巴；Dopar，L-Dopa）

【药理分类】 抗帕金森病药。

【适应证】 ①用于帕金森病（原发性震颤麻痹）和帕金森综合征、脑炎后或合并有脑动脉硬化及中枢系统的一氧化碳与锰中毒后的症状性帕金森综合征（非药源性震颤麻痹综合征）；②亦用于急性肝衰竭引起的肝昏迷。

【用法用量】 ①口服。开始每次250mg，2～4次/d，餐后服用。以后视患者耐受情况，每隔3～7日增加一次剂量，增加范围为125～750mg/d，直至达最佳疗效。最大剂量6g/d，分4～6次服用。②静脉滴注。200mg～300mg/d，用5%或10%葡萄糖注射液稀释后使用。

【用药监护】 ①下列情况禁用：严重精神疾病、严重心律失常、心力衰竭、闭角型青光眼、消化性溃疡和有惊厥史者，以及孕妇（尤其妊娠早期）、临产妇和哺乳期妇女及12岁以下的儿童。

② 下列情况慎用：严重心血管疾病、心律失常、糖尿病及其他内分泌疾病、支气管哮喘、肺气肿及其他严重肺部疾病、有心肌梗死或黑色素瘤病史、肝或肾功能障碍、器质性脑病、精神病、开角型青光眼、尿潴留及儿童。

③ 老年人（尤其有冠状动脉病变者）对本品的心脏作用特别敏感，也更易发生排尿困难，用药时应密切监护。有骨质疏松的老年人，用本品治疗有效者，应缓慢恢复正常的活动，以减少引起骨折的危险。

④ 脑炎后帕金森病及老年性帕金森病患

者比其他帕金森综合征患者的耐受力差，故应酌减剂量。

⑤ 本品的不良反应较多，尤以消化道反应、心血管反应、神经精神反应较多较严重，且常与剂量相关，因此用药时须注意调整剂量，尤其对中老年人和合用其他抗帕金森病药患者。开始治疗时应使用小剂量，之后根据患者的反应和耐受性逐步加量，直至开始出现毒性反应时即停止加量，然后酌减剂量，以既控制帕金森病症状，又不发生毒性反应时的剂量作为维持剂量，并根据患者的情况决定给药间隔时间，既保持药物疗效，又减少发生不良反应的机会。

⑥ 本品禁止与MAO抑制药（主要是MAO-A抑制药呋喃唑酮、丙卡巴肼、吗氯贝胺、托洛沙酮和非选择性MAO抑制药异丙烟肼、异卡波肼、苯环丙胺、尼亚拉胺、苯乙肼等，以及MAO-B抑制药帕吉林等）合用，以免引起高血压危象［主要表现为严重头痛、头晕、恶心、呕吐、发热、高血压、视觉障碍及神经精神异常等，处置原则：降压（根据病情选用硝普钠、二氮嗪或拉贝洛尔）、抗惊厥（可用地西泮）、脱水、排钠、防治脑水肿及其他对症治疗］，在用本品前应先停用上述药物2～4周。单独应用本品时，禁止与维生素B_6合用，因维生素B_6为多巴脱羧酶（DDC）的辅酶，能增强DDC的活性，并促进本品在脑外脱羧成多巴胺（DA），从而减少本品进入脑内的量，使疗效下降；但在使用卡比多巴-左旋多巴或多巴丝肼时，则应合用维生素B_6，因维生素B_6可通过血-脑脊液屏障，促进脑内本品脱羧成DA，使脑内DA含量增加，疗效提高。本品与抗酸药（特别是含钙、镁或碳酸氢钠的药物）合用，本品的吸收增加，尤其胃排空缓慢的患者。与甲氧氯普胺合用，本品自胃中排空加快，从而可增加小肠对本品的吸收量或（和）速率。与司来吉兰合用，可增加本品诱发异动症、恶心、直立性低血压、精神错乱及幻觉等不良反应，故应在开始司来吉兰治疗后的2～3d内减少本品的用量。与茚地那韦合用，可能引起严重的运动障碍。与培高利特合用，帕金森病患者运动障碍的发生率可增加。与异烟肼合用，可致帕金森病症状恶化，并使血压升高。与甲基多巴合用，本品的抗帕金森作用增强，后者的抗高血压作用也增强，但本品的不良反应增加，特别是中枢神经系统的毒性增加，易致精神病等发作，必须合用时应调整两者的剂量。与安非他酮、西沙必利合用，不良反应发生率增加。与降压药合用，本品的降压作用加强。与吸入性全麻药合用，因内源性DA含量增加，常可引起心律失常，特别是与氟烷合用时，应先停用本品6～8h。与多潘立酮合用，可减少本品的胃肠道不良反应。与非选择性MAO抑制药（如异卡波肼、苯乙肼、苯环丙胺、尼亚拉胺等）合用，可致急性肾上腺危象［主要表现为发热、恶心、呕吐、血压下降、极度衰弱、软弱、淡漠、嗜睡、神志模糊，严重者出现休克、昏迷。临床上常伴有低血糖，也常出现脱水特征，部分患者出现腹部压痛、反跳痛、肌紧张症状。处置原则：立即停用本品，给予糖皮质激素（必要时还需使用盐皮质激素），纠正脱水和电解质紊乱，预防和治疗低血压］。与TCA（如阿米替林、去甲替林、普罗替林、氯米帕明、地昔帕明、洛非帕明、阿莫沙平、度硫平、多塞平、丙米嗪等）合用，可降低本品的药效，引起高血压或直立性低血压，必须合用时应密切监测血压变化，并注意防止直立性低血压。与溴哌利多合用，两者的作用均降低。与罂粟碱、枸橼酸铁铵及其他铁剂、可乐定、萝芙木制剂（如利舍平）、磷苯妥英、苯妥英、BZP、乙酰螺旋霉素、卡法根等合用，可降低本品的药效。外周DDC抑制药（卡比多巴或苄丝肼）可在脑外（外周）抑制本品脱羧成DA，使更多本品能进入脑内脱羧成DA，因而可减少本品用量达75%。金刚烷胺、苯扎托品、丙环定或苯海索可加强本品的疗效但有精神病史者不宜同用。氟哌啶醇、氟哌利多、洛沙平、利培酮、佐替平、吩噻嗪类及硫杂蒽类抗精神病药能阻断脑内DA受体，可引起EPS，因而可加重帕金森病症状，并拮抗本品的作用。肾上腺素受体激动药与本品合用，心律失常的发生率增加，故前者的用量应减少。溴隐亭可加强本品的疗效，两者合用时本品的用量可减少。美哌隆、甲硫氨酸可拮抗本品的抗帕金森作用。本品可降低患者对普罗瑞林的反应。食物（尤其高蛋白食物）可减少胃肠道对本品的吸收。

⑦ 用药前，应告知患者：a. 食物（特别是高蛋白食物）可减少本品的吸收，应在两餐之间或餐后1.5h服用。b. 用药期间应戒酒，并避免摄入含乙醇饮料，以免诱发“剂末现象”。c. 在用药早期或增加剂量时，可能出现直立性低血压，甚或出现眩晕或晕厥，继续用

药可好转，一般数月后可逐渐耐受。因此，在用药早期和增加剂量时应注意预防，比如每次服药后至少应卧床休息 1h，避免强力劳作或过度活动；由蹲或卧位直立时，宜扶持，应缓慢；不宜热水浸浴，热水淋浴时间也不宜过长，尤其是老年人、体弱者及疲倦和饥饿状态时。d. 服用本品偶可出现嗜睡和（或）突然昏睡现象，长期用药还可能引起其他神经精神系统反应，甚至可能引起运动障碍和精神障碍，用药期间应避免驾驶及危险性较大的机器操作或高空作业，以免发生意外。e. 长期服用本品时，不宜骤然停用，停药应在医师的指导下逐步减量进行。f. 维生素 B_6 可减弱本品疗效，增加外周不良反应，用药期间应避免服用维生素 B_6，并适当控制富含维生素 B_6 的食物（如牛肉、鸡肉、鱼肉、动物或家禽内脏、酵母、全麦片等）的摄入量，以免影响疗效和增加不良反应。g. 本品的某些代谢物可使尿液变为红色（也可能变为黑色或棕色），无大碍；但如果尿液显可乐色并伴肌痛、肌无力症状（本品偶可引起 RM）时应及时停药就医。h. 治疗中如出现反常的运动不能或“起步困难”、症状在突然缓解与加重之间波动、足或小腿痛性痉挛、手足不自主运动、幻觉或错觉、严重或持续的恶心呕吐反应、呼吸减慢或加快、排尿困难或视物模糊等症状，须及时就医。

⑧ 长期服用本品，可出现症状波动与异动症。a. 症状波动（motor fluctuation，又称疗效波动）主要表现为：ⓐ剂末现象（又称耗尽现象）：由本品的有效作用时间缩短所致，表现为服药后不久症状好转，几小时后症状逐渐加重甚至恶化，下次服药后症状又减轻，症状呈节律性波动，这种现象多发生于两次服药之间（初始多在服药后 3.5h 发生，之后逐渐缩短），一般先于“开关”现象出现，常可预知。ⓑ晨僵现象（又称清晨运动不能）：表现为早晨起床时症状加重，活动困难，其实质也是一种“剂末现象”，主要是夜间的时间长，中枢神经系统内药物储存不足所致。ⓒ“开关”现象：症状在突然缓解（“开”期，在未加用任何相关治疗的情况下，突然活动正常，肢体僵硬消失，可以自如活动）与突然加重（“关”期，主要表现为突然出现肢体僵直，运动不能，如断电一样，比如走路时突然迈不开步，脚似戴镣注铅，举步维艰）之间波动，一般持续数分钟至 1h 后缓解。这种现象在一日中可反复迅速交替出现多次，病情变化非常快，且不可预测，如同电源的开、关一样，多在接受本品治疗后 8 个月至 1.5 年发生，年龄较轻或病情严重的患者多见。ⓓ冻结现象：表现为患者突然感觉双脚“粘”于地面，下肢僵硬，膝不能屈，动作“凝固”，启动困难，数分钟后缓解，可发生于任何动作，突出表现是步态冻结，多发生于“关”期，严重者会出现“开”期冻结。b. 异动症（又称运动障碍，dyskinesia）：多在用药 5 年后出现，常表现出舞蹈-手足徐动症样不自主运动（可累及头面部、颈背部、四肢及躯干，有时表现为单调刻板不自主动作）或肌张力障碍，主要有以下几种类型：ⓐ剂峰异动症：在血药浓度峰期（服药后 1～2h）出现，与用药过量或 DA 受体超敏有关；ⓑ双相异动症：在剂峰和剂末出现；ⓒ肌张力障碍：常表现为足或小腿痛性痉挛；ⓓ少动危象：患者较长时间不能动，与情绪变化无关；ⓔ出没现象：表现为出没无常的少动。

鉴于以上原因，对长期服用本品者应注意观察随访，发现异常及时对症处置。方法如下：a. 如出现剂末现象，可采取以下治疗措施：ⓐ维持日剂量不变，缩短给药间隔，增加服药次数，减少单剂量；ⓑ每次剂量不变，增加日剂量（原剂量偏低时）；ⓒ改用或合用卡比多巴-左旋多巴（息宁）或多巴丝肼（美多巴）控释片（改用控释片时，本品剂量增加 20%～30%；合用时，白天本品用法用量不变，夜间睡前加服一次控释片），以增加“开”期时间；ⓓ减少本品用量，加用 $t_{1/2}$ 较长的 DA 受体激动药普拉克索缓释片（又称森福罗，$t_{1/2}$ 8～14h）或罗匹尼罗缓释片（又称力备，作用可持续 24h 以上）、吡贝地尔缓释片（又称泰舒达，作用可持续 24h 以上）、罗替戈汀透皮贴剂（又称纽普罗，每片 $10cm^2$ 含罗替戈汀 4.5mg，使用后 24h 释放至皮肤的罗替戈汀量为 2mg），以提供相对长的多巴胺能刺激；ⓔ减少本品用量，加用 COMT（儿茶酚-O-甲基转移酶）抑制药恩他卡朋（珂丹）或托卡朋（答是美），使本品的生物利用度增加，$t_{1/2}$ 延长，血药浓度平稳，运动并发症风险降低；ⓕ加用 MAO-B 抑制药（司来吉兰或雷沙吉兰）；ⓖ如上述措施无效或患者对药物不能耐受，可考虑行外科手术-脑深部电刺激术（DBS）。b. 如出现晨僵现象，可改用息宁控释片（250mg/片），每次 250mg，3 次/d，夜间睡前再增加半片

(按分割线掰开)，或1片半量型息宁控释片(125mg/片)；或加用DA受体激动药吡贝地尔缓释片或普拉克索缓释片；或在每次服用本品时加用半片COMT抑制药恩他卡朋或托卡朋；也可在醒后立即服用1次多巴丝肼标准片或弥散片。c. 如出现“开关”现象，可调整本品用药方法(即仅增加服药次数而不增加或少增加药物剂量)，或改用息宁控释片或美多巴控释片，或改用DA受体激动药，也可改为微泵持续输注左旋多巴甲酯或乙酯，并加用息宁控释片或美多巴控释片。d. 如出现冻结现象，可根据发生的情况采取不同治疗措施：ⓐ发生在峰浓度高峰时，适当减少本品剂量可能有效；ⓑ发生在两次服药之间时，则应增加本品单次剂量，或缩短两次服药间隔时间，或加用DA受体激动药普拉克索缓释片或吡贝地尔缓释片。e. 如出现剂峰异动症，可采取以下措施：ⓐ减少本品剂量，加用DA受体激动药罗匹尼罗缓释片或普拉克索缓释片、吡贝地尔缓释片，或加用COMT抑制药恩他卡朋或托卡朋；ⓑ减少本品剂量，加用抗谷氨酸能药(非竞争性NMDA受体拮抗药)金刚烷胺。f. 如出现双相异动症，可加用$t_{1/2}$较长的DA受体激动药罗匹尼罗缓释片或普拉克索缓释片、吡贝地尔缓释片或罗替戈汀透皮贴剂。g. 对于夜间出现的肌张力障碍，可在睡前加用1片息宁控释片或美多巴控释片，或长效DA受体激动药。h. 对于早晨出现的痛性痉挛性足(或小腿)肌张力障碍，处置方法同“晨僵现象”。i. 对于“开”期出现的肌张力障碍，处置方法同“剂峰异动症”。

⑨ 本品常见精神行为改变，以精神障碍常见，表现为不安、抑郁、焦虑、欣快、轻度躁狂、精神紊乱、意识模糊、痴呆、幻觉、睡眠障碍、定向力障碍、偏执、谵妄、梦魇等，甚至产生自杀倾向，多见于合用其他抗帕金森病药的患者，尤其合用抗胆碱药的老年患者。一般无须停药，减少剂量即可缓解症状。有些抑郁、焦虑、痴呆等是帕金森病本身的一种伴随表现。有些精神症状常与运动症状相伴，比如在“关期”表现出抑郁、焦虑，在“开期”伴有欣快、轻度躁狂等，控制运动症状后即可缓解伴随的精神症状。如出现持续存在或较重的抑郁和焦虑症状，可用TCA或氟西汀治疗，但必须监测血压变化。对于伴有痴呆的抑郁患者，可用曲唑酮治疗，小剂量氯氮平或奥氮平等也能较好地缓解精神症状。

⑩ 其他常见不良反应的处置。a. 恶心与呕吐：ⓐ减少每日剂量；ⓑ减少每次剂量，但增加服药次数；ⓒ小剂量本品与苄丝肼或卡比多巴合用，或先服多潘立酮后服本品，或进食1.5h后服本品；ⓓ应用非吩噻嗪类止吐药(如多潘立酮或甲氧氯普胺)有时可有效，但不宜服用吩噻嗪类止吐药，因其可消除本品的疗效。b. 舞蹈样动作及其他随意运动：减少本品剂量。c. 严重精神障碍：应减少本品用量或停止使用本品。d. 直立性低血压：可着弹力袜或多食钠盐，或给服米多君也可控制。e. 与卡比多巴或苄丝肼合用，由于本品的需要量减少，外周(脑外)DA几乎消失，故恶心、呕吐、直立性低血压、眩晕、心律失常、排尿困难等外周(脑外)不良反应可减少，但中枢(脑内)不良反应如不随意运动及各种精神症状则不减少。

⑪ 较少见的不良反应有畏食、腹痛、便秘和腹泻、高血压、眩晕、心悸、心律失常、溶血性或非溶血性贫血、粒细胞减少、血小板减少及白细胞减少、BIL及肝脏酶学指标升高、气短、呼吸减慢或加快、尿潴留、排尿困难、视物模糊、血清生长激素(GH)升高、催乳素下降、甲状腺功能改变、药物耐受及戒断症状。偶见味觉障碍、血糖升高、尿路感染、月经失调、闭经、溢乳、性欲亢进、男子乳腺发育、胃溃疡病患者并发消化道出血、瞳孔缩小或扩大等。罕见天疱疮、脱发及皮肤异常着色、阴茎异常勃起及黑色素瘤。曾有引起药物超敏反应(表现为血管神经性水肿、荨麻疹及瘙痒症)、低钠血症、痛风及高尿酸血症、RM(参阅法罗培南【用药监护】⑨)、肌肉痛性痉挛及肌肉骨骼疼痛、撤药后发生神经安定药恶性综合征(neuroleptic malignant syndrome，NMS，亦称恶性综合征，症状与处置参阅氯丙嗪【用药监护】⑯)的报道。用药期间应注意观察，并定期做相关检查，反应严重者可进行剂量调整或给予对症治疗。

⑫ 过量的症状及处置：过量的症状主要为严重或持续的恶心与呕吐及严重的神经症状，并可导致严重心律失常。处置：立即催吐、洗胃，采取增加排泄措施，并根据病情进行相应对症治疗和支持疗法，必要时使用抗心律失常药。

多巴丝肼
Levodopa and Benserazide
（复方左旋多巴，美多巴；Madopar）

【药理分类】 抗帕金森病药。

【适应证】 帕金森病、症状性帕金森综合征（非药物引起的 EPS）。

【用法用量】 口服。本品普通片和控释片均由左旋多巴与苄丝肼按 4∶1 的比例组成，标示含量为两药的总量。首次推荐量为每次 125mg，3 次/d。以后每周日剂量增加 125mg。有效剂量为 500～1000mg/d，分 3～4 次服用。老年人起始剂量为 50mg，1～2 次/d，根据疗效每 3～4 日增加日剂量 50mg。

【用药监护】 ① 下列情况禁用：a. 已知对左旋多巴、苄丝肼或其赋形剂过敏者。b. 与非选择性 MAO 抑制药（如苯乙肼、帕吉林等）合用，但选择性 MAO-B 抑制药（如司来吉兰和雷沙吉兰）和选择性 MAO-A 抑制药（如吗氯贝胺）则不在禁止合用之列；合用 MAO-A 与 MAO-B 抑制药相当于非选择性 MAO 抑制药，因而不应与本品联合应用。c. 严重的内分泌、肾（透析者除外）或肝功能代偿失调患者，严重的心脏病、精神病及闭角型青光眼患者。d. 25 岁以下患者（动物实验表明，本品可引起内脏和骨骼畸形）。e. 妊娠期妇女及未采取有效避孕措施的有潜在妊娠可能的妇女、哺乳期妇女（必须用药时需停止哺乳）。

② 下列情况慎用：肺部疾病（如支气管哮喘、肺气肿及其他严重疾病）、消化性溃疡、心脏病、糖尿病及其他内分泌疾病（如影响下丘脑或垂体功能者）、肝或肾功能障碍、严重骨髓疾病、骨软化病、甲状腺功能亢进症、精神病、尿潴留、惊厥或有惊厥病史、黑色素瘤或有黑色素瘤史或怀疑者、有心肌梗死史及遗留有心律失常者、开角型青光眼或闭角型青光眼易感者，以及儿童和育龄期妇女。

③ 育龄期妇女在用药期间应采取有效措施避孕，意外妊娠时应停止用药。

④ 有骨质疏松的老年人，用本品治疗有效者，应缓慢恢复正常的活动，以减少引起骨折的危险。

⑤ 对有心肌梗死、冠状动脉供血不足或心律不齐的患者，应定期进行心血管系统检查（包括 ECG 检查）。对开角型青光眼患者，应定期测量眼压，因为理论上左旋多巴能升高眼压。对糖尿病患者，应经常复查血糖，并根据血糖水平调整抗糖尿病药剂量。对本品长期治疗者，应定期检查血常规和肝肾功能。

⑥ 临床上有时需要将本品标准片改换为控释片服用，或者标准片或弥散片并用，或者标准片与控释片搭配服用，其服用方法如下：在改换前 1 日、2 日，应保持与换药前本品标准片相同剂量与相同次数。因控释片的吸收量仅约标准片的 70%，故换药后的剂量需增加 30%，以保证左旋多巴的总量不变。又因控释片的释放缓慢，服药后需要 1.5h 才起作用，故有时需要并用标准片或弥散片，才可较快达到有效血药浓度，尤其早晨第 1 次服药时尤其需要。对夜间运动不能者，于夜间酌情加服控释片，可改善症状。服用控释片时，应整片或半片（按分割线掰开）以水吞服，不能咀嚼、研碎或溶化后服用。

⑦ 本品可加强同时应用的拟交感神经药（如肾上腺素、去甲肾上腺素、异丙肾上腺素、麻黄碱、间羟胺等）的作用，两者同时应用时需密切监测心血管系统的反应，且拟交感神经药剂量应减少。阿片类药可降低本品的药效。服用本品期间允许使用低剂量的多种维生素制剂（含有维生素 B_6）；也允许同时进行各种抗高血压治疗，但应定期测量血压。其余参阅左旋多巴【用药监护】⑥。

⑧ 本品需使用一段时间后才能起效，在开始本品治疗时，应逐渐减少正在使用的其他抗帕金森药的用量，而不应立即停用其他的抗帕金森药。

⑨ 用药前，应告知患者：服药后尿液可能变为淡红色，静置后颜色变深，此乃本品的某些代谢物所致，无大碍。其他同左旋多巴【用药监护】⑦的 a～d、h。

⑩ 长期服用本品后骤然停用，可导致危及生命的撤药症状、严重的运动障碍及 NMS（参阅氯丙嗪【用药监护】⑯）。因此，长期服用本品者需要停药时应逐渐地减少用量。如因患者骤然停用而出现上述症状，应给予及时对症治疗，症状消退后再恢复使用本品。

⑪ 由于使用本品的患者在接受全麻（尤其氟烷或环丙烷麻醉）时，可致血压波动和心律失常，因此在进行外科手术前 2～3d 内应停用本品（急诊手术除外）。手术后可恢复使用

本品，但应从首次推荐量起用，并逐步增加至手术前水平。在紧急诊手术中，避免使用氟烷或环丙烷麻醉。

⑫ 如治疗 4 周后症状有所改善，应继续服用，以便获得更好的疗效。有时需要服用 6 个月以上才能达到最佳治疗效果。

⑬ 少数患者在治疗初期即出现较严重的不良反应，此时不应再增加剂量，应维持剂量不变，甚至应当减量。当不良反应消失或可以耐受时，日剂量可重新增加，但增量应更加缓慢，如每 2～3 周仅增加本品半片（每片125mg，按分割线掰开），并密切观察用药后的反应，避免再次发生严重的不良反应。如因不良反应减量后不能达到良好疗效，则应尝试重新增加剂量，即重新开始间断治疗。当患者服用本品超过平时有效剂量（如 375mg/d 以上），则剂量增量的间隔时间应再做适当延长，因为服用本品后达到最大治疗效应需要一定时间。

⑭ 常见不良反应的处置方法：a. 胃肠道反应（常见畏食、恶心、呕吐及腹泻，主要发生在治疗的开始阶段）：可以通过与食物或饮料同服，或缓慢增加服用剂量，或减少本品剂量等方法加以控制；对恶心、呕吐严重者可联用止吐药。b. 直立性低血压：减少本品剂量可获改善，症状严重者可给服适量米多君。c. 不自主运动（如舞蹈症样动作或手足徐动症）：减少剂量通常能消除此症状或对此反应耐受。d. 症状波动、冻结现象、剂末现象和“开关”现象等：可通过调整剂量（如少量多次给药）或改用本品控释剂来消除或者使其耐受，随后可逐步增加剂量来加强疗效。e.“起步困难”：减少本品剂量可使症状减轻，也可根据患者的情况选择交叉电脉冲、变频刺激等辅助疗法和康复锻炼改善，严重者可考虑行视丘下核深部脑刺激术（STN-DBS）或苍白球内侧部脑深部电刺激术（GPi-DBS）治疗。

⑮ 本品的其他不良反应尚有：常见三唑仑样反应（表现为中枢神经系统抑制，患者醒来后精神恍惚、头晕目眩、站立不稳、神志不清、记忆力下降，少数患者可出现幻觉、躁狂、好斗，甚至人格改变）、不安、眩晕、心动过速、心律不齐。罕见过敏、精神症状（包括轻躁狂和剂量相关性精神病）、头痛、抑郁、嗜睡或突然睡眠发作、味觉丧失或味觉障碍、潮红、出汗、非常疲倦或无力、消化道出血、排尿困难、外周神经病、性欲增高或亢进、瘙痒、皮疹、BUN 增高、一过性肝酶学指标（AST、ALT、ALP 及 GGT）升高、溶血性贫血、白细胞减少、血小板减少、不稳定型高血压。非常罕见闭角型青光眼。在老年患者或不安腿综合征（RLS）病史的患者中，可能发生激动、焦虑、失眠、幻觉、妄想和短暂性定向力障碍。治疗期间应注意随访，并定期做相关检查，症状严重者应调整剂量或给予对症治疗。

⑯ 其他参阅左旋多巴【用药监护】⑫及⑬。

卡比多巴-左旋多巴
Carbidopa and Levodopa

（复方卡比多巴，息宁；Lodosyn，Sinemet）

【药理分类】 抗帕金森病药。

【适应证】 用于原发性帕金森病、脑炎后帕金森综合征、症状性帕金森综合征（一氧化碳或锰中毒）。

【用法用量】 口服。本品有标准片和控释片两种，规格较多，标准片由卡比多巴与左旋多巴按 1∶10 和 1∶4 的比例组成，控释片由卡比多巴与左旋多巴按 1∶4 的比例组成，使用时应根据患者的具体情况按以下方法选用，剂型转换时应对患者进行严密监护，尤其要注意恶心或异常的不自主运动（包括运动障碍、舞蹈症和肌张力障碍）的出现或加重。①使用本品（1∶10）标准片时：a. 未用过左旋多巴者，开始时每次 110mg，3 次/d，以后视需要及耐受情况，每隔 1～2 日增加 1 次用量。b. 已用过左旋多巴者，在改用本品时，应先停用左旋多巴至少 8h。ⓐ过去用左旋多巴＜1.5g/d 者，开始时每次 110mg，3～4 次/d；ⓑ过去用左旋多巴＞1.5g/d 者，开始时每次 275mg，3～4 次/d；视需要及耐受情况，每隔 1～2 日增加 1 次用量，最大剂量可达1375mg/d。本品（1∶10）标准片疗效不理想时，可改为本品（1∶4）标准片，但日剂量应酌情减少。②使用本品（1∶4）控释片时：250mg 片可整片或半片（按分割线掰开）服用，125mg 片只可整片服用；两种片剂均不可咀嚼或研碎服用。a. 未用过左旋多巴的轻症患者：开始时每次 125mg，2 次/d，需要较大量左旋多巴的中、重度患者，起始剂量每次

250mg，2 次/d，但间隔时间至少需 6h。b. 对正在服用本品（1∶10）标准片治疗者，改用 250mg 控释片的剂量按以下方法转换：标准片中左旋多巴含量达 300～400mg 者，转换为 250mg 控释片时，每次 1 片，2 次/d；500～600mg 者，转换为每次 1 片半，2 次/d，或每次 1 片，3 次/d；700～800mg 者，转换为 4 片/d，分 3 次或更多次数服用；900～1000mg 者，转换为 5 片/d，分 3 次或更多次数服用。给药间隔为白天 4～8h。c. 对原单用左旋多巴者：在开始用 250mg 控释片前，应先停用左旋多巴至少 8h，并且控释片应提供比原先约多 25% 的左旋多巴量。轻中度患者的起始剂量为 250mg，2 次/d。d. 控释片维持剂量的使用：治疗开始后，大多数患者每日只需要 250mg 控释片 2～4 片，分数次服用；给药间隔白天为 4～8h。当 250mg 控释片的给药间隔 <4h 或每次剂量不等时，应将较少剂量于当日最后一次给予；由于早晨第 1 剂控释片的起效时间会比标准片推迟 1h，故个别严重患者有时需要另加（1∶10）标准片 55～110mg 或（1∶4）标准片 62.5～125mg（或加 125mg 美多芭弥散片 1 片）。至少每隔 3 日调整 1 次剂量。维持剂量应是达到疗效满意而副作用最小的剂量。

【用药监护】 ① 下列情况禁用：对本品任何一种成分过敏、闭角型青光眼、皮肤损伤或黑色素瘤，以及孕妇和哺乳期妇女。

② 下列情况慎用：严重心血管疾病、心律失常、近期心肌梗死、肺部疾病、支气管哮喘、肾病、肝病、内分泌疾病、消化性溃疡、开角型青光眼、有惊厥或精神病史者。

③ 18 岁以下患者及发生药源性 EPS 时不推荐应用。

④ 18 岁以下儿童不宜应用。

⑤ 长期服用本品时，应定期监测血常规、肝肾功能，以及血压和眼内压。

⑥ 本品禁止与非选择性 MAO 抑制药合用。服用 MAO 抑制药者，必须停用 2 周后才能服用本品。

⑦ 本品长期应用既干扰中枢神经介质，又抑制全身的酶系统，故长期应用的安全性尚需进一步研究。因此，长期应用时宜小剂量用药。出现不良反应时，应注意调整本品剂量。

⑧ 因卡比多巴能够防止由维生素 B_6 引起的左旋多巴作用的逆转，故本品可用于接受维生素 B_6 补充治疗的患者。

⑨ 本品应避免空腹用药，以减少恶心、呕吐的发生。出现这些不良反应时，可减少用量或减慢加量。

⑩ 本品不良反应的发生率比单用左旋多巴低，程度也较轻，但服用本品并不能减少和减轻左旋多巴的中枢神经系统不良反应（如不自主运动、运动困难、精神异常等）。长期应用时发生率增高，尤以剂末现象和运动障碍为著。因此，用药期间必须加强临床观察，并定期监测相关实验室指标，必要时减少本品剂量。

⑪ 其他参阅左旋多巴【用药监护】⑥～⑬。

司来吉兰 Selegiline

（塞利吉林，司立吉兰；Cardison，Selegine）

【药理分类】 抗帕金森病药-选择性 MAO-B 抑制药。

【适应证】 ①单药治疗或与 DDC 抑制药作为左旋多巴的辅助用药治疗原发性帕金森病或帕金森综合征；②本品与左旋多巴合用尤其适用于治疗症状波动（如剂末现象）。

【用法用量】 口服。每日早晨 10mg，或早餐、午餐时各服用 5mg，老年人起始剂量为 2.5mg。

【用药监护】 ① 下列情况禁用：对本品过敏、严重精神病及严重痴呆、迟发性运动障碍（Tardive dyskinesia，TD）、消化性溃疡或有消化性溃疡史者（本品可能刺激胃中的 H_2 受体，或抑制 MAO 介导的胃部组胺的分解代谢，使原已存在的溃疡更加活跃）。与左旋多巴合用时，对肾上腺髓质肿瘤（嗜铬细胞瘤）、甲状腺功能亢进及闭角型青光眼患者也应禁用。

② 下列情况慎用：未控制的高血压、心律失常、心绞痛、精神病患者，以及儿童、孕妇和哺乳期妇女。

③ 本品用于治疗帕金森病的日剂量不能超过 10mg，以免降低 MAO-B 的选择性抑制作用，从而抑制 MAO-A 而发生高血压危象，且本品日剂量超过 10mg 时并未见疗效增加。

④ 本品与左旋多巴合用时，在开始治疗后的 2～3d 内应减少左旋多巴 10%～30% 的用量，以最小剂量达到充分控制病情的目的，继续治疗时甚至可减至 50%。

⑤ 本品与哌替啶同时应用，可引起致命

性严重反应，因此在应用本品 2～3 周内应避免使用哌替啶；接受本品治疗的患者在 2 周内应用阿芬太尼、芬太尼或舒芬太尼等麻醉性镇痛药时亦须谨慎。与非选择性 MAO 抑制药合用，可能引起严重的低血压。与 MAO-A 及 MAO-B 抑制药合用，或在服用期间摄取富含酪胺的食品会轻度增加高血压反应。与左旋多巴合用，可加重后者的运动障碍、恶心、直立性低血压、精神错乱、幻觉、疲倦、头晕等反应，个别患者还可发生意识模糊或视物模糊，合用时应减少后者用量。与间接拟交感神经药（如麻黄碱、间羟胺等）合用，可引起严重的高血压。与胰岛素或口服降糖药合用，可刺激胰岛素分泌，引起过度低血糖、抑郁及癫痫大发作。与安非他酮合用，可引起安非他酮中毒，表现为惊厥、烦躁不安及精神症状，禁止两者合用。本品与 SSRI 氟西汀、氟伏沙明、西酞普兰、艾司西酞普兰、舍曲林、帕罗西汀等合用时，有报道可产生类似 5-HT 综合征表现（症状与处置参见舒马普坦【用药监护】⑥）；本品与 5-HT 和去甲肾上腺素（NA）再摄取双重抑制药文拉法辛，以及 TCA（能选择性地抑制中枢神经突触部位对 NA 和 5-HT 的再摄取）阿米替林、氯米帕明、丙米嗪等合用也有类似报道；因此，服用本品时应避免同时服用上述药物。由于氟西汀及其代谢产物的 $t_{1/2}$ 较长，故氟西汀停药至少 5 周后才能开始服用本品。由于本品及其代谢产物的 $t_{1/2}$ 短，应在本品停药至少 2 周后才可开始服用氟西汀。服用本品者必须在停用本品至少 2 周后方可应用 TCA。炔雌醇可抑制本品的首过代谢，使本品生物利用度增高，发生不良反应的风险增加。

⑥ 用药前，应告知患者：a. 本品常可引起恶心、呕吐反应，故应在早餐后一次服用，或分 2 次于早餐和午餐后服用；服用时应以水吞服，不可嚼服。b. 本品可引起失眠，应避免在傍晚时服药，以免影响睡眠。c. 服药应规律，如发生漏服，应尽快补服，但不能在同一时间服用 2 次剂量。d. 用药期间，应尽量避免进食富含酪胺的食品（如发酵食物及饮料、酵母制品、奶酪、香肠、腌肉类、动物及家禽肝脏、牛肉汤、咸鱼、豆类、腌菜或酸泡菜、香蕉、啤酒或红酒等）。e. 与左旋多巴合用时，应戒酒，并避免驾驶及危险性较大的机器操作或高空作业。f. 本品可能引起眩晕或直立性低血压反应，用药期间（尤其在用药初期和增加剂量时）应注意预防，比如每次服药后应至少卧床休息 1h，避免强力劳作或过度活动；由蹲或卧位直立时，宜扶持，应缓慢；不宜热水浸浴，热水淋浴时间也不宜过长，尤其是老年人、体弱者及疲倦和饥饿状态时。g. 本品可抑制或减少唾液分泌而引发龋齿、牙周病、口腔溃疡或口腔念珠菌病，用药期间应注意口腔卫生，并少量多次饮水，防止口干。h. 长期服用本品时，不宜骤然停用，停药应在医师的指导下逐步减量进行。i. 治疗中如出现运动障碍、严重恶心、睡眠障碍（失眠或嗜睡）、视觉障碍、幻觉、排尿困难、肌痛、关节痛、胸痛、心律异常、高血压及皮肤反应等现象，应及时就医。

⑦ 长期服用本品时，应定期监测血压、血糖和肝功能，并注意观察患者的神经精神症状，发现异常及时处置。

恩他卡朋　Entacapone

（恩他卡本，珂丹；Comtan，Comtess）

【药理分类】 抗帕金森病药-选择性、可逆性 COMT 抑制药。

【适应证】 本品可作为标准药物多巴丝肼或卡比多巴-左旋多巴的辅助用药，用于治疗上述药物所不能控制的帕金森病及剂末现象（症状波动）。

【用法用量】 口服。应与多巴丝肼或卡比多巴-左旋多巴同时服用，可与食物同时或不同时服用。每次服用左旋多巴/DDC 抑制药的复合制剂时给予本品 200mg，最大推荐剂量为每次 200mg，10 次/d。

【用药监护】 ① 下列情况禁用：对本品过敏者、肝功能损害者、嗜铬细胞瘤患者（因本品有增加高血压危象的危险）、既往有 NMS 或非创伤性 RM 病史者。

② 下列情况慎用：局部缺血性心脏病、有乙醇中毒和肝功能损害病史者、胆管阻塞者，以及正服用其他可致直立性低血压药物者。

③ 儿童和孕妇不推荐应用。

④ 哺乳期妇女慎用或停止哺乳。

⑤ 老年患者体内药物浓度更高，吸收更快，应适当调整剂量。

⑥ 肾功能损害不影响本品的药代动力学，因此无须调整剂量，但正在接受透析的患者则

应考虑延长给药间隔。

⑦ 本品禁忌与非选择性 MAO（MAO-A 和 MAO-B）抑制药（如苯乙肼、反苯环丙胺）同时应用；同样也禁忌与选择性 MAO-A 抑制药加选择性 MAO-B 抑制药同时应用。本品可以与司来吉兰（选择性 MAO-B 抑制药）联合应用，但后者的日剂量不能超过 10mg。

⑧ 药物相互作用：a. 本品可能干扰含儿茶酚结构药物的代谢，并增强其作用。因此，对那些接受通过 COMT 代谢药物（如利米特罗、比托特罗、氯丙那林、异他林、异丙肾上腺素、肾上腺素、去甲肾上腺素、多巴胺、多巴酚丁胺、甲基多巴、阿扑吗啡和帕罗西汀等具有儿茶酚结构的药物）治疗的患者，给予本品时须谨慎，因为两者合用出现心动过速、血压升高和心律失常的危险增加。此外，本品可增强外源性（静脉内）给予异丙肾上腺素、肾上腺素的变时作用及可能的致心律失常作用。因此，本品与上述药物合用时须谨慎，必须合用时应对患者进行心电监护。b. 本品与 TCA、选择性去甲肾上腺素再摄取抑制药（selective norepinephrine reuptake inhibitors，SNRI；如瑞波西汀、地昔帕明、马普替林等）或 5-HT 及去甲肾上腺素再摄取抑制药（serotonin and norepinephrine reuptake inhibitors，SNaRI；如文拉法辛、度洛西汀、米那普仑等）联合应用时也须谨慎，必须合用时应予密切监测。c. 氨苄西林、氨苄西林-舒巴坦钠、氯霉素、考来烯胺、利福平、红霉素、丙磺舒可减少本品的胆汁排泄，使本品的不良反应（腹泻、运动障碍）增强的危险增加。因此，本品合用其他可干扰胆汁排泄、葡萄糖醛酸化或肠 β-葡萄糖醛酸酶的药物时须谨慎。d. 本品与华法林合用，后者的 AUC 平均增加了 18%，INR 值平均增加 13%。因此，在对接受华法林治疗的患者开始本品治疗时，应对 INR 值进行控制。e. 本品与非选择性 MAO 抑制药合用，可抑制 COMT 和 MAO，减少儿茶酚胺的代谢，应避免合用。f. 本品在胃肠道能与铁形成螯合物而影响吸收，因此本品与铁剂联合应用时，两者至少应间隔 2～3h。g. 本品与左旋多巴联用可引起头晕和直立性低血压症状，合用时应注意监测，并告知患者预防措施，同时避免驾驶及危险性较大的机器操作或高空作业。

⑨ 本品可增强左旋多巴的疗效。因此，为减少与左旋多巴相关的多巴胺能不良反应，如运动障碍、恶心、呕吐及幻觉，常需要在本品治疗的最初几日至几周内调整左旋多巴的剂量。根据患者的临床表现，可通过延长给药间隔和（或）减少用药剂量使左旋多巴的日剂量减少 10%～30%。中断本品治疗时，应注意调整其他抗帕金森病药的剂量，特别是左旋多巴，以达到足以控制帕金森病症状的水平。

⑩ 本品增加标准多巴丝肼（美多巴）的生物利用度比其增加标准左旋多巴-卡比多巴（息宁）的生物利用度多 5%～10%。因此，服用多巴丝肼的患者在开始合用本品时，需要较大幅度地减少左旋多巴的用量。

⑪ 本品的主要不良反应为胃肠道症状，包括恶心、呕吐、腹痛、便秘及腹泻，其中腹泻最为常见。本品引起的腹泻可能是药源性微小性结肠炎、主要是淋巴细胞性结肠炎的体征。通常表现为中至重度的非出血性水泻，可伴发体重大减、腹痛、脱水和低钙血症，并可延迟发病。大多数患者的腹泻和其他与结肠炎有关的症状在停用本品后可以消除或显著改善，但恢复治疗后腹泻又会复发。因此，用药期间注意观察随访，患者如出现疑与本品有关的长期腹泻，应中断本品治疗而换用其他合适的药物。如长期腹泻的原因在停服本品后仍未明确，应对患者做进一步的检查诊断，包括结肠镜和活检。

⑫ 本品偶可发生继发于严重运动障碍的 RM 或 NMS（前者参阅法罗培南【用药监护】⑨，后者参阅氯丙嗪【用药监护】⑯）。NMS 多发生在突然减量使用或停止使用本品和其他多巴胺能药物之后。因此，对于长期应用本品和其他多巴胺能药物的患者，不能骤然撤药，撤药应逐渐缓慢进行。在缓慢撤药的过程中，如仍出现 NMS 的症状和（或）体征，则应增加左旋多巴的剂量。

⑬ 患者在接受 DA 激动药（如培高利特、溴隐亭、普拉克索）和其他多巴胺能治疗后，如本品联合左旋多巴治疗，尤其大剂量用药时，已报道有病理性赌博、性欲提高和性欲亢进的症状，通常可在减少剂量或治疗终止后逆转。

⑭ 本品常见的其他不良反应尚有：帕金森病症状加重、肌张力障碍、运动功能亢进、腿部痉挛、头痛、头晕、眩晕、失眠、疲乏、幻觉、口干、尿色异常（变成红棕色，一般无害，但应注意与发生 RN 所致的血红蛋白尿相鉴别）、多汗、震颤、意识模糊、噩梦、跌倒、直立性低血压、Hb 水平下降等。大多与增强

多巴胺能活性有关，且最常发生在治疗开始时。减少左旋多巴剂量可降低这些不良事件的严重程度和发生率。新近研究显示，接受本品治疗的患者罹患前列腺癌的风险增加，临床使用时应注意监测和随访。本品长期治疗（6个月），有1.5%的患者出现具有临床意义的HGB水平下降，故长期用药时应注意监测。

第五节 中枢性骨骼肌松弛药

乙哌立松 Eperisone

（贝格斯，艾哌瑞松；Eperison，Miolilark）

【药理分类】 中枢性骨骼肌松弛药。

【适应证】 ①改善下列疾病的肌紧张状态：如颈肩综合征、肩周炎、腰痛症等；②改善下列疾病引起的痉挛性麻痹：如脑血管障碍、痉挛性脊髓麻痹、颈椎病、手术后遗症（包括脑及脊髓肿瘤）、外伤后遗症（脊髓损伤、头部外伤）、肌萎缩侧索硬化症、小儿脑性瘫痪、小儿脑变性症、脊髓血管障碍、亚急性脊髓神经病（SMON）及其他脑脊髓疾病等。

【用法用量】 餐后口服。每次50mg，3次/d。剂量可视年龄、症状酌情增减。

【用药监护】 ① 下列情况禁用：对本品过敏者、严重的肝或肾功能损害者、伴有休克者。

② 下列情况慎用：肝或肾功能损害者、儿童、孕妇和哺乳期妇女。

③ 老年人酌情减量使用。

④ 类似药物甲苯哌丙酮在与美索巴莫合用时，曾有眼调节障碍的报道。因此，本品与美索巴莫合用时应注意监测。

⑤ 本品有可能发生休克现象，首次用药时尤其应注意观察，并注意不要在饥饿状态下服药，出现休克现象时应停止用药，及时采取救治措施。

⑥ 服用本品时，有时会出现四肢无力、站立不稳、困倦等症状。当出现这些症状时，应减少用量或停止用药。用药期间，应避免驾驶及危险性较大的机器操作或高空作业。

⑦ 治疗中，如出现肝或肾功能异常或血液学检查异常（包括RBC、Hb），应立即停止用药。

⑧ 本品的其他不良反应尚有：血清肝酶升高（AST、ALT及ALP）、蛋白尿、BUN上升、贫血；皮疹、瘙痒、困倦、失眠、头痛、四肢麻木或发颤、身体僵硬、知觉减退；恶心、呕吐、食欲减退、胃部不适、腹痛、腹泻、腹胀、便秘、口干、口腔炎；尿闭、尿潴留、尿失禁、残尿感；四肢无力、站立不稳、全身怠倦感、肌紧张减退、头晕、面部热感、出汗、水肿等。用药期间，应注意观察患者的血压、血常规及肝肾功能，出现异常症状时应调整剂量，必要时停药，并给予对症治疗。

巴氯芬[典] Baclofen

（贝康芬，贝可芬；Baclon，Gabalon）

【药理分类】 中枢性骨骼肌松弛药。

【适应证】 用于缓解由以下疾病引起的骨骼肌痉挛：①多发性硬化、脊髓空洞症、脊髓肿瘤、横贯性脊髓炎、脊髓外伤和运动神经元病；②脑血管病、脑性瘫痪、脑膜炎、颅脑外伤。

【用法用量】 口服。起始剂量5mg，3次/d，逐渐增加剂量，每隔3日增服5mg，直至所需剂量，并根据患者的反应调整剂量。对本品作用敏感患者的起始剂量为5～10mg/d，剂量递增应缓慢。常用量30～75mg/d，根据病情可达100～120mg/d。

【用药监护】 ① 下列情况禁用：对本品过敏、癫痫、帕金森病、风湿性疾病引起的骨骼肌痉挛、妊娠早期。

② 下列情况慎用：肝或肾功能损害、有癫痫史或惊厥发作史、溃疡病、脑卒中，以及哺乳期妇女和伴有精神障碍、精神分裂症或意识错乱的患者。

③ 孕妇应用本品时需权衡利弊。

④ 12岁以下儿童不宜应用。

⑤ 老年人应用低剂量。

⑥ 本品与TCA合用，可加强本品的作用，引起明显肌张力过低。与降压药合用可使血压下降作用加强，因此应适当调整降压药剂量。与抗抑郁药（如丙米嗪、氯米帕明、阿米替林、去甲替林、普罗替林、曲米帕明、多塞平等）合用，可引起短期的记忆丧失。与丙米嗪合用，可致肌松作用加强。乙醇和其他中枢神经抑制药可增加本品的中枢抑制作用。有报

道，同时接受本品和左旋多巴-卡比多巴治疗的帕金森病患者，可引起精神错乱、幻想和激动不安。

⑦ 用药前，应告知患者：a. 本品可能引起乏力、嗜睡、头晕或眩晕、幻觉、共济失调等不良反应，用药期间应避免驾驶及危险性较大的机器操作或高空作业。b. 乙醇可增加本品的中枢抑制作用，用药期间应戒酒。c. 长期用药时，不可擅自骤然停用，停药应在医师指导下在1～2周内逐渐减量进行，骤然停药能产生幻觉、癫痫样惊厥大发作或使已有的癫痫恶化。d. 出现下列症状时，应及时报告医师，以便及时处置：视觉障碍、痉挛状态加重、眩晕、严重失眠或头痛、日间嗜睡、肌痛或肌无力、共济失调、震颤、眼球震颤、幻觉、排尿困难或尿频等。

⑧ 有些患者应用本品可表现出痉挛状态加重或出现肌张力过低。这种情况通常在调节剂量后可缓解（如减少日间剂量或增加夜间剂量）。

⑨ 本品的其他不良反应尚有：常见恶心。偶见便秘、腹泻、口干、呼吸抑制、头晕、无力、精神错乱、眩晕、呕吐、头痛和失眠、低血压、心功能降低。偶见或罕见欣快、抑郁、感觉异常、肌痛、肌无力、共济失调、震颤、眼球震颤、调节紊乱、幻觉、噩梦。罕见或个别病例有视觉障碍、味觉障碍、多汗、皮疹、肝功能损害。罕见排尿困难、尿频、遗尿。可能会降低惊厥阈值，并引起惊厥发作，癫痫患者尤应注意。用药期间应密切观察，发现异常及时调整剂量或停止用药，对严重反应须给予对症治疗。

⑩ 本品过量表现为中枢神经抑制、嗜睡、意识模糊、呼吸抑制、昏迷及精神错乱、幻觉、调节紊乱、瞳孔反射消失，全身肌张力过低等。处置方法：对清醒者可催吐或洗胃；昏迷患者在洗胃前可做气管插管；惊厥患者可给予地西泮或氯硝西泮；呼吸抑制者可给予人工呼吸，并给予心血管功能支持疗法等。

替扎尼定 Tizanidine

（凯莱通，松得乐；Mionidin，Sindalud）

【药理分类】 中枢性骨骼肌松弛药-α_2受体激动药。

【适应证】 ①颈、肩及腰部疼痛等局部疼痛综合征等疾病引起的中枢性骨骼肌紧张状态的改善；②脑卒中、痉挛性脊髓麻痹、颈椎病、小儿麻痹症、手术后遗症（脊髓损伤、大脑损伤）、脊髓小脑变性症、多发性硬化症、肌萎缩性侧索硬化症等引起的中枢性肌痉挛。

【用法用量】 口服。①疼痛性肌痉挛：每次2mg，3次/d，并根据年龄、症状酌情增减。②中枢性肌痉挛：起始剂量不应超过6mg/d，分3次服用，并可隔半周或1周渐增2～4mg。通常12～24mg/d，分3～4次服用，总量不超过36mg/d。

【用药监护】 ① 对本品过敏者禁用。

② 肝功能损害者慎用。

③ 孕妇和哺乳期妇女应用本品时需权衡利弊。

④ 儿童应用本品的安全性及有效性尚未确定，不推荐应用。

⑤ 老年人应减量，且应慎重，因本品还有降压作用。

⑥ 在肾功能损害（CL_{Cr}＜25ml/min）或严重肝功能损害者中，推荐的起始剂量为2mg，1次/d。如需加大剂量，应根据患者的耐受性和疗效缓慢地进行。

⑦ 本品与氟伏沙明或环丙沙星（CYP1A2抑制药）合用，药代动力学参数（AUC、$t_{1/2}$、C_{max}、口服生物利用度）显著升高，而血浆CL则减低，使本品的血药浓度显著升高，合用可能导致严重的不良事件，因此本品禁止与这两种药物合用；其他CYP1A2抑制药如齐留通、其他氟喹诺酮类药、抗心律失常药（胺碘酮、美西律、普罗帕酮、维拉帕米等）、西咪替丁、法莫替丁、口服避孕药、阿昔洛韦、噻氯匹定等，也应避免与本品合用，必须合用时应十分谨慎。本品可使对乙酰氨基酚的t_{max}延迟16min。乙醇可使本品的AUC增加约20%，使C_{max}增加15%，两者联用可能具有相加的中枢神经抑制作用，使本品的不良反应增加。口服避孕药可使本品的CL下降50%，应避免合用。本品与苯妥英、磷苯妥英合用，有增加苯妥英中毒（出现共济失调、反射亢进、震颤、眼球震颤等）的危险。

⑧ 本品为α_2受体激动药（与可乐定相似），可能引起低血压，此效应具有剂量依赖性，一般在给药后1h出现，2～3h达高峰，有时伴有心动过缓、直立性低血压、轻度头痛或头晕，极少数出现晕厥。在单剂量＞2mg时，应进行血压监测，密切注意低血压的症状

和体征，尤其在联用抗高血压药时更应警惕，并注意避免与其他的 α_2 受体激动药合用；而且在用药前应告知患者：用药期间（尤其在用药初期和增加剂量时）应注意预防，比如每次服药后至少应卧床休息 1h，避免强力劳作或过度活动；由蹲或卧位直立时，宜扶持，应缓慢；不宜热水浸浴，热水淋浴时间也不宜过长，尤其是老年人、体弱者及疲倦和饥饿状态时。

⑨ 本品的其他不良反应尚有：常见疲乏、嗜睡或镇静、口干、头晕、痉挛程度或张力增加，亦可见睡眠障碍或失眠、肌无力、幻觉，多为轻中度，有剂量依赖性。偶见肝功能损害，有 5%患者的肝功能检测指标升高，一般比 ULN 高 3 倍，偶有症状表现，如恶心、呕吐、食欲减低、黄疸。大多数病例在停药后迅速恢复。用药期间应密切观察，并定期监测肝功能。如发现异常，及时调整剂量或停止用药，对反应严重者应给予对症治疗。

⑩ 本品过量中毒可出现昏迷、明显呼吸抑制（陈-施样呼吸）。可给予洗胃、利尿（给予呋塞米和甘露醇）治疗，保持气道通畅，同时进行呼吸和循环监测。

第七章

脑血管疾病用药、脑功能改善药与抗记忆障碍药、抗脑水肿与降颅压药

第一节 脑血管疾病用药

尼莫地平[典][基] Nimodipine

（尼莫通，硝苯吡酯；Nimotop，Remontal）

【药理分类】 脑血管扩张药-钙通道阻断药。

【适应证】 用于缺血性脑血管病、血管性偏头痛、蛛网膜下腔出血所致脑血管痉挛、急性脑血管病恢复期的血液循环改善、轻中度高血压、缺血性突发性耳聋。

【用法用量】 ①口服。a. 急性脑血管病恢复期：每次 30～40mg/d，4 次/d。b. 缺血性脑血管病：30～120mg/d，分 3 次服用，连服 30d；缓释制剂，每次 60～120mg，2 次/d，连服 30d。c. 血管性偏头痛：每次 40mg，3 次/d，12 周为 1 个疗程。d. 蛛网膜下腔出血所致脑血管痉挛：每次 40～60mg，3～4 次/d，3～4 周为 1 个疗程。e. 轻中度高血压：每次 40mg，3 次/d，最大剂量 240mg/d。f. 缺血性突发性耳聋：40～60mg/d，分 3 次服用，5d 为 1 个疗程，一般用 3～4 个疗程。②静脉滴注。用于蛛网膜下腔出血后脑血管痉挛引起的缺血性神经损伤。体重＜70kg 或血压不稳定者，开始 2h 0.5mg/h；如耐受良好，2h 后可增至 1mg/h。体重＞70kg 者，开始 1mg/h；如耐受良好，2h 后可增至 2mg/h。

【用药监护】 ① 下列情况禁用：对本品过敏或严重肝功能损害者。

② 下列情况慎用：脑水肿、颅内压明显升高、低血压及肝功能损害者。

③ 孕妇及哺乳期妇女不宜用。

④ 伴有严重心功能不全或肾功能损害者应用时需定期随访检查，脑水肿或颅内压明显升高者应密切监测。

⑤ 缺血性脑卒中患者原则上不采用静脉滴注。

⑥ 本品禁与利福平及抗癫痫药苯巴比妥、苯妥英钠或卡马西平合用。与其他钙通道阻断药如硝苯地平、地尔硫䓬、维拉帕米合用，可使后者作用增强，必须合用时应对患者密切监测。与西咪替丁或丙戊酸钠合用，可提高本品的血药浓度。与β受体阻断药合用，可能引起低血压、心功能损害，应避免与这类药物合用。与氨基糖苷类、头孢菌素类、呋塞米等药物合用，可致肾功能损害，必须合用时应注意监测肾功能；如出现肾功能损害，应考虑停药。与 NSAID、口服抗凝药合用，有增加胃肠道出血的危险。与胺碘酮合用，可减慢窦房结的节律或加重房室传导阻滞，故病态窦房结综合征（SSS）或不完全房室传导阻滞者应避免联用。本品应避免与甲基多巴合用，必须合用时应密切监测患者的血压、心率及肝功能。

⑦ 本品可被聚氯乙烯（PVC）所吸附，故静脉输注时应使用聚乙烯（PE）输液系统，并经中心静脉插管用输液泵连续静脉输注，不能使用其他输液瓶或输液袋。联合输液时，PE 管、联合输液管、中心静脉导管应采用三通阀连接。

⑧ 本品注射液应按 1∶4 的比例加入 5% 葡萄糖注射液或 0.9% 氯化钠注射液中输注，严禁与其他药物混合使用。输注时，应注意避光，输注应缓慢，开始 2h 滴速应为 1mg/h。如患者血压与心率无明显变化，剂量可增至 2mg/h。如心率＜60 次/min，或出现心动过速、血压过低，应立即停止输注。如出现头痛

或面部潮红，应减慢滴速。直接经外周血管输注时，应选择较粗大静脉穿刺，并注意更换静脉，防止发生静脉炎。

⑨ 用药前，应告知患者：a. 本品片剂餐时服用可降低其生物利用度，故应于空腹时服用。b. 本品可引起头晕、眩晕和嗜睡，用药期间应尽量避免驾驶及危险性较大的机器操作或高空作业。c. 长期服用本品时，不宜骤然停用，停药应在医师的指导下逐步减量进行。

⑩ 本品静脉滴注或口服均可引起血压下降。因此，对于高血压合并蛛网膜下腔出血或脑卒中患者，应注意减少或暂时停用抗高血压药，或减少本品的用量。

⑪ 本品比较多见的其他不良反应有：食欲缺乏、恶心、呕吐、腹泻、胃肠不适、胃肠道出血；心率加快、心动过速或过缓、VPC、心悸、高血压、CHF、反跳性血管痉挛、ECG 异常；皮疹、皮肤发红、热感、瘙痒、痤疮、皮肤刺痛；头痛、虚弱、中枢兴奋症状（如多动、失眠、兴奋、攻击倾向），以及肌痛、肌痉挛和外周性水肿等。偶见血小板减少、贫血、DIC、DVT、肝功能损害（表现为血清氨基转移酶、GGT、ALP、LDH 升高和黄疸）、BUN 和（或）SCr 增高、血糖升高、肠梗阻（表现为腹胀、肠鸣音减弱）、运动功能亢进、抑郁、震颤及神经功能退化，以及喘息和呼吸困难。用药期间应注意观察，并定期监测血压、ECG 及相及相关实验值，发现异常及时调整剂量或停止用药，必要时给予对症治疗。

法舒地尔 Fasudil

（川威，依立卢；Eril）

【药理分类】 脑血管扩张药。

【适应证】 改善蛛网膜下腔出血术后脑血管痉挛等引起的缺血性脑血管疾病症状。

【用法用量】 静脉滴注。每次 30mg，2～3 次/d，以 50～100ml 电解质液稀释后缓慢静脉滴注。治疗应在蛛网膜下腔出血术后早期开始，连用 2 周，不可长期应用。

【用药监护】 ① 下列情况禁用：正在出血的患者（尤其颅内出血者）、可能发生颅内出血的患者（如术中对出血的动脉瘤未能进行充分止血处置者）和低出压患者，以及妊娠或可能妊娠的妇女和哺乳期妇女。

② 下列情况慎用：严重意识障碍、蛛网膜下腔出血合并重症脑血管损害［如脑底异常血管网（又名烟雾病）、巨大脑动脉瘤等］如脑底异常及 70 岁以上患者。

③ 儿童应用本品的安全性及有效性尚未确定，不推荐应用。

④ 老年人应用本品需减量。

⑤ 肾功能障碍者应用本品有可能延迟排泄，使血药浓度持续时间延长而引起低血压，故需减量（推荐每次 10mg）。肝功能障碍者有可能延迟代谢，使血药浓度升高而增强作用，应适当减量使用。

⑥ Aleviatin 注射液、Bitashimin（Vc）注射液，静脉注射用 Puremarin、Arepiati（苯妥英钠）与本品配伍时，立即变色或变浑浊，严禁配伍使用。本品与头孢替安（静脉注射用）、Buroakuto、Fulumarin 等药物配伍后经常出现变色或透过率低下现象，因此配伍后应迅速使用。

⑦ 本品使用时（尤其术前合并糖尿病或术中在主干动脉发现有动脉硬化的患者），应密切注意临床症状及 CT 扫描改变，如发现颅内出血，应立即停药，并进行适当处置。使用本品的患者，有时会出现消化道出血、肺出血、鼻出血或皮下出血，用药期间应密切观察，出现异常立即停药处置。

⑧ 本品可引起低血压、面部潮红及反射性心动过速，多与给药速率有关，用药过程中应注意监测，每次滴注时间不得少于 30min。

⑨ 本品有时会出现肝肾功能异常（AST、ALT、ALP、LDH，以及 BUN、SCr 升高）。偶见贫血、白细胞减少、血小板减少、腹胀、恶心、呕吐、嗳气、腹胀、皮疹、排尿困难或多尿，并可出现发热、头痛、意识障碍、呼吸抑制等。用药期间应密切观察，并定期做相关检查，发现异常及时处置。

长春西汀 Vinpocetin

（阿朴长春，卡兰；Calan，Cavinton）

【药理分类】 脑血管扩张药。

【适应证】 改善脑梗死后遗症、脑出血后遗症、脑动脉硬化症等诱发的各种症状。

【用法用量】 ①静脉滴注。开始剂量 20mg/d，1 次/d，加入 5% 葡萄糖注射液或 0.9% 氯化钠注射液 500ml 中缓慢滴注，以后可根据病情增加至 30mg/d。②口服。每次

5～10mg，3 次/d。

【用药监护】 ① 下列情况禁用：对本品过敏、颅内出血尚未完全止血时、严重缺血性心脏病、严重心律失常者，以及妊娠或可能妊娠的妇女。

② 哺乳期妇女慎用，必须应用时需停止哺乳。

③ 儿童应用本品的安全性及有效性尚未确定，不推荐应用。

④ 本品不得与肝素合并应用。

⑤ 本品偶可引起眩晕和困倦感，故应告知患者：用药期间应避免驾驶及危险性较大的机器操作或高空作业。

⑥ 本品偶见侧肢麻木感、脱力感加重、血压轻度下降、心动过速、胃肠道反应（食欲减退、腹痛、腹泻等）、过敏症状（荨麻疹、瘙痒等）。有时可出现 AST、ALT、ALP、BIL 及 BUN 升高、白细胞减少，以及面部潮红、头晕等症状。出现过敏症状时，应及时停止用药。长期给药者应定期检查血常规及肝肾功能，如有异常，应及时减量或停药。

己酮可可碱[典] Pentoxifylline

（可可通，循能泰；Pentomer，Torental）

【药理分类】 脑血管及外周血管扩张药。

【适应证】 ①脑血循环障碍，如 TIA、脑卒中后遗症、脑缺血引起的脑功能障碍；②外周血循环障碍性疾病，如伴有间歇性跛行的慢性栓塞性脉管炎等。

【用法用量】 ① 口服。每次 0.2～0.4g，2～3 次/d；缓释片，每次 0.4g，1 次/d。②静脉注射。每次 0.1～0.2g，缓慢注射（超过 5min）。③静脉滴注。起始剂量 0.1g，加入 5% 葡萄糖注射液 250～500ml 中滴注，最大滴速不可超过 0.1g/h，输注时间＞90～180min，以后根据患者耐受性，每日可增加 50mg（但一次量不超过 300mg），1～2 次/d，最大剂量 400mg/d。④动脉滴注。每次 0.1～0.3g，用 0.9% 氯化钠注射液 20～50ml 稀释后，于 10～30min 滴完。

【用药监护】 ① 下列情况禁用：对本品或其他甲黄嘌呤类药过敏、脑出血或其他活动性大出血、广泛视网膜出血、AMI、严重的冠状动脉及脑血管硬化伴高血压、严重心律失常者及孕妇。

② 下列情况不宜用：哺乳期妇女、有出血倾向或新近有过出血史者。

③ 下列情况慎用：低血压、血压不稳或肾功能损害者。

④ 儿童不推荐应用。

⑤ 老年人应酌情减量。

⑥ 严重肝功能损害者依据个体耐受性减少剂量。

⑦ 严重肾功能损害者（CL_{Cr}＜10ml/min），本品剂量需降低至常用量的 50%～70%。

⑧ 本品与抗血小板或抗凝药合用，可使 CT 延长，与华法林合用时应减少本品剂量。与茶碱类药合用时有协同作用，可增加茶碱的药效与毒性反应，合用时应调整两者的剂量。与抗高血压药、β受体阻断药、洋地黄制剂、利尿药、抗糖尿病药及抗心律失常药合用，可轻度加重血压下降，用药时须注意。

⑨ 用药前，应告知患者：a. 本品口服给药时常见胃肠道反应，餐后服用或与抗酸药同时服用，可避免或减轻胃肠道反应。b. 服用缓释片时，应整片以水吞服，不可咀嚼、研碎或溶化后服用。c. 本品可能引起头晕、抑郁及视觉障碍（视物模糊、中央盲点扩大），用药期间应尽量避免驾驶及危险性较大的机器操作或高空作业。d. 治疗中出现以下症状时应及时报告医师，以便及时处置：血压降低、心绞痛、心律失常；巩膜或皮肤黄染；头痛、头晕、抽搐、震颤；水肿或颈部腺体肿大；视觉障碍及皮肤过敏反应等。

⑩ 本品偶见过敏反应，症状有皮肤瘙痒、潮红、皮疹及荨麻疹。有在注射本品几分钟内出现严重过敏反应的个案报道，表现为血管神经性水肿、支气管痉挛和过敏性休克。因此，给药过程中应密切观察患者，一旦发生过敏反应，需立即停止用药，一般性皮肤过敏反应，停药后可自行消退，但严重过敏反应必须进行抗过敏治疗。

⑪ 本品的其他不良反应尚有：常见恶心、头晕、头痛、畏食、腹胀、呕吐等。较少见的有血压降低、呼吸不规则、水肿；焦虑、抑郁、抽搐；便秘、口干、口渴；视物模糊、结膜炎、中央盲点扩大；味觉减退、唾液增多、白细胞减少、肌肉酸痛、体重改变、指甲发亮等。偶见的有：心绞痛、心律不齐；黄疸、肝炎、肝功能异常；FIB 降低、再生障碍性贫血和白血病等。罕见：出血

（如黏膜、皮肤、胃肠及视网膜出血）及血小板减少症。用药期间，应注意观察，并定期做相关检查，发现异常及时调整剂量，必要时停药。

⑫ 本品的过量反应常在给药后 4～5h 出现，主要表现为潮红、血压降低、抽搐、嗜睡，甚至昏迷。出现过量反应时，应采用对症支持疗法。治疗时注意维持血压和补充液体。如血压明显降低，可使用扩容剂。

桂利嗪　Cinnarizine

（桂益嗪，信可纳龙；Cinnbene，Cinnaron）

【药理分类】 哌嗪类钙通道阻断药。

【适应证】 ①用于脑血栓形成、脑栓塞、脑动脉硬化、脑出血恢复期、蛛网膜下腔出血恢复期、脑外伤后遗症、内耳眩晕症、冠状动脉硬化及由于末梢循环不良引起的疾病；②可用于慢性荨麻疹、老年性皮肤瘙痒等过敏性皮肤病，以及眩晕、耳鸣、恶心、呕吐等前庭性疾病。

【用法用量】 口服。每次 25～50mg，3 次/d。

【用药监护】 ① 下列情况禁用：对本品过敏或有 MDD 病史者，以及颅内活动性出血者。

② 下列情况慎用：患有帕金森病等锥体外系疾病或从事驾驶、危险性较大的机器操作或高空作业者。

③ 孕妇及哺乳期妇女原则上不用。

④ 本品与乙醇、催眠药或镇静药合用，可加重镇静作用。与苯妥英钠、卡马西平联合应用，本品的血药浓度降低。

⑤ 本品常见嗜睡、疲惫，某些患者可出现体重增加（一般为一过性），长期服用偶见抑郁和 EPS（如运动徐缓、震颤、强直、静坐不能）、口干、肌痛、皮疹或红斑。因此，应严格控制使用剂量，并加强临床观察，对疲惫症状逐步加重及长期应用出现 EPS 的患者，应当减量或停止用药。

桂哌齐特　Cinepazide

（桂哌酯，克林澳；Cinepazet，Vascoril）

【药理分类】 哌嗪类钙通道阻断药。

【适应证】 ①脑动脉硬化、一过性脑缺血发作、脑血栓形成、脑栓塞、脑出血后遗症和脑外伤后遗症；②冠心病、心绞痛，如用于治疗心肌梗死，应配合有关药物综合治疗；③下肢动脉粥样硬化病、血栓闭塞性脉管炎、动脉炎、雷诺病等。

【用法用量】 ① 静脉滴注。160～320mg，溶于 10%葡萄糖注射液或 0.9%氯化钠注射液 250～500ml 中缓慢滴注（100ml/h），1 次/d，连续用药 14～28d 为 1 个疗程。②静脉注射。160mg，稀释后缓慢注射，根据病情 10～45d 为 1 个疗程。③ 肌内注射。80mg，1～2 次/d。

【用药监护】 ① 下列情况禁用：对本品过敏、脑出血止血不完全时（止血困难）、WBC 减少或有服用本品造成 WBC 减少史者。

② 孕妇及哺乳期妇女慎用。

③ 儿童应用本品的安全性及有效性尚未确定，不推荐应用。

④ 应用本品 1～2 周后，如未见疗效，应停止用药。

⑤ 本品偶可引起粒细胞减少和血小板减少，治疗中应定期监测血常规，并注意观察是否有合并感染、发热、咽炎、头晕、极度乏力，以及畏寒、发热、头痛、皮肤瘀斑或黏膜出血等症状。如有发生，应立即停止用药。

⑥ 本品有时可引起肠胃道功能紊乱（如腹泻、腹痛、便秘、胃痛、胃胀）、神经系统症状（如头痛、头晕、失眠或嗜睡、神经衰弱等）。偶可引起 AST、ALT、ALP 及 BUN 升高。有时会出现皮疹、瘙痒等过敏反应。用药期间应注意观察，并定期做相关检查，发现异常及时调整剂量，必要时停药处置。

依达拉奉　Edaravone

（爱达拉酮，必存；Adaravone）

【药理分类】 脑保护药-自由基清除剂。

【适应证】 用于改善急性脑梗死所致的神经症状、日常生活活动能力和功能障碍。

【用法用量】 每次 30mg，2 次/d，稀释于 0.9%氯化钠注射液 100～250ml 中静脉滴注，于 30min 内滴完，14d 为 1 个疗程，尽可能在发病后 24h 内开始给药。

【用药监护】 ①下列情况禁用：对本品过敏及重度肾衰竭者、妊娠或可能妊娠的妇女。哺乳期妇女禁用，必须应用时需停止哺乳。

② 下列情况慎用：轻中度肾功能损害、肝功能损害、心脏病及 80 岁以上患者

③ 儿童应用本品的安全性及有效性尚未确定，不推荐应用。

④ 本品禁止与含糖输液、高能量输液、氨基酸输液混合或由同一通道静脉滴注，混合后可致本品的浓度降低。本品与地西泮、苯妥英钠及坎利酸钾等药物混合可产生浑浊。本品与头孢唑林、哌拉西林、头孢替安等抗生素合用，有致肾衰竭加重的可能，必须合用时应密切监测肾功能。

⑤ 本品有加重急性肾功能损害或肾衰竭的病例报道，因此在用药过程中应定期监测肾功能，并注意观察肾功能损害的症状和体征，如出现肾功能损害的表现或少尿等症状时，应及时停药处置。

⑥ 本品常见肝功能异常，表现为 AST、ALT、ALP、GGT、LDH 上升和黄疸（可见 TBIL 升高、URO 阳性、胆红素尿），并可见血液学异常（主要表现为红细胞减少，白细胞增多或减少，HGB 或 HCT 减少，血小板增加或减少）及 DIC。因此，用药过程中需定期检测血常规、凝血功能和肝功能，并密切观察肝功能损害、血小板减少及 DIC 的症状和体征，如出现异常情况，应立即停药处置。

⑦ 本品尚偶见过敏症（表现为皮疹、潮红、肿胀、疱疹、瘙痒感）、肾功能异常（表现为 BUN 升高、BUA 升高或下降、蛋白尿、血尿、SCr 升高）、嗳气、热感、血压升高、CHO 升高或降低、TG 升高、STP 减少、CPK 升高或降低、血钾和血钙下降等。用药期间应注意观察，并定期做相关检查，发现异常及时处置。

降纤酶 Defibrase

（克塞灵，去纤酶；Catholen，Defrine）

【药理分类】 降纤药。

【适应证】 ①急性脑梗死（包括脑血栓、脑栓塞）、TIA 及脑梗死再复发的预防；②心肌梗死、不稳定型心绞痛，以及心肌梗死再复发的预防；③四肢动静脉血栓形成、视网膜静脉栓塞，以及肺栓塞和突发性耳聋等。

【用法用量】 静脉滴注。一般首次 10 BU（Batrox Units），维持剂量为 5BU，隔日 1 次。在临用前，以灭菌注射用水或 0.9%氯化钠注射液适量使之溶解，加入 0.9%氯化钠注射液 100～200ml 中，持续静脉滴注 1～2h 以上。

【用药监护】 ① 下列情况禁用：对本品及蛇毒过敏、凝血功能低下、出血性病灶、有出血性疾病史或出血倾向、严重的肝或肾功能损害、多脏器功能衰竭、正在使用抗凝药、抗血小板药或抗纤溶药及新近手术者，以及儿童、孕妇和哺乳期妇女。

② 下列情况慎用：有药物过敏史或消化性溃疡史、脑血管疾病后遗症的患者，以及 70 岁以上患者。

③ 本品用前应做皮肤过敏试验。方法：以本品 0.1ml 加 0.9%氯化钠注射液稀释至 1ml，皮内注射 0.1ml，15min 后观察结果，皮试阴性者方可使用。

④ 本品与水杨酸类药、其他抗凝药、抗血小板药合用，可能会增加出血倾向或使 BT 延长。抗纤溶药可拮抗本品的作用。

⑤ 静脉滴注时，应注意以下几点：a. 使用前，必须用足够量的输液稀释，并立即使用。b. 穿刺时，宜选用较细针头，避免使用大静脉，避免反复使用同一静脉，并尽量做到一次穿刺成功。c. 应控制滴注速率，如速率过快，患者可出现胸痛、心悸等不适症状。d. 注射后，应对穿刺部位按压少许时间，确认无出血后方可松开。e. 用药期间，应尽量避免做各种可能导致损伤的插管（如气管插管、插胃管、插导尿管等），尽量避免进行如星状神经节封闭、动脉或深静脉的穿刺检查或治疗（有动脉或深部静脉损伤时，本品有可能引起血肿）等，甚至应尽量避免或减少肌内注射其他药物，以减少出血机会。f. 如浅表静脉穿刺部位有止血延缓现象，应采用压迫止血法。g. 对于本品引起的创面出血，应给予局部止血药物。

⑥ 用药前，应嘱患者：a. 用药期间及用药后 5～10d 内，应注意避免创伤或损伤皮肤，以免引起出血增加。b. 用药期间，如出现皮下出血点、瘀斑、鼻出血、牙龈出血等出血倾向，应及时报告医师。c. 用药期间，如因其他疾病到别的医疗单位就诊时（尤其需接受手

术或拔牙时)，应将使用本品的情况告知经治医师。

⑦ 本品具有降低 FIB 的作用，使用后可能有出血或止血延缓现象。因此，用药前及用药期间应监测 FIB 和其他出血及凝血功能（如 BT、TT 、PT、APTT)，结果正常时才可给药。FIB 含量<0.5g/L 时，应间隔 1～2 日再用下一剂量。

⑧ 应用本品常见有出血，但一般轻微，如胃肠道、泌尿生殖道、腹膜后或颅内出血、浅层的和表面的出血。少数患者用药后有皮下出血点、瘀斑、鼻血或牙龈出血。极少数患者出现注射部位出血、创面出血。以上现象在停药后大多可自行消失，但对个别严重者需采取输血或其他止血措施。对于浅表静脉穿刺部位有止血延缓现象发生时，应采用压迫止血法。如患者动脉或深部静脉损伤时，应用本品有可能引起血肿，用药时须加注意。

⑨ 少数患者用药后可出现荨麻疹和红斑，极个别可发生过敏性休克。过敏反应一般发生于有药物过敏史或过敏体质患者。因此，这类患者应用本品时须谨慎，必须应用时需密切观察，尤其首次用药时。一旦发生过敏反应，应立即中止用药。一般过敏反应在停药后多可自行消失，必要时给予抗过敏治疗。对发生过敏性休克者，应按过敏性休克的常规疗法救治。

⑩ 本品偶见头痛、头晕、头重感、疲乏及一过性 ALT、AST 轻度升高，一般不影响继续治疗，停药后自行消失。

巴曲酶 Batroxobin

（东菱迪芙栓酶，克栓酶；Botropase，Defibrin）

【药理分类】 降纤药。

【适应证】 ①急性脑梗死；②改善各种闭塞性血管病（如血栓闭塞性脉管炎、深静脉炎、肺栓塞等）引起的缺血性症状；③改善末梢及微循环障碍（如突发性耳聋、振动病）。

【用法用量】 静脉滴注。首次剂量通常为 10BU，维持剂量可视患者情况酌情给予，一般为 5BU，隔日 1 次，药液使用前用 100ml 以上的 0.9%氯化钠注射液稀释，滴注 1h 以上。下列情况首次剂量应为 20BU，之后的维持剂量可减为 5BU：①给药前 FIB 浓度达 400mg/dl 以上时。②重症突发性耳聋。通常疗程为 1 周，必要时可增至 3 周；慢性治疗可增至 6 周，但在延长期间内每次用量应减至 5BU，隔日 1 次。急性脑梗死，首次剂量为 10BU，另 2 次各为 5BU，隔日 1 次，共 3 次。使用前用 0.9%氯化钠注射液 250ml 稀释，滴注 1h 以上。此后应有其他治疗脑梗死药物继续治疗。

【用药监护】 ①下列情况禁用：有出血的患者（出凝血障碍性疾病、血管障碍所致出血倾向、活动性消化性溃疡、疑有颅内出血、手术时、月经期，以及伴有生殖道出血的早产、流产、刚分娩后的妇女和产褥期妇女等)、新近手术患者、有出血可能者（内脏肿瘤、消化道憩室炎、大肠炎、亚急性细菌性心内膜炎、重症高血压、重症糖尿病等)、正在使用具有抗凝作用及抑制血小板功能药物（如阿司匹林）和正在使用抗纤溶药者、用药前 FIB 浓度<100mg/dl 者、严重的肝或肾功能障碍及其他（如乳头肌断裂、心室中隔穿孔、心源性休克、多脏器功能衰竭症）患者，以及对本品有过敏史者。

② 下列情况慎用：有药物过敏史、有消化性溃疡史、脑血管病后遗症及 70 岁以上高龄患者。

③ 妊娠或可能妊娠的妇女，应在治疗上的有益性大于危险性时才能使用。使用本品时应避免与水杨酸类药（如阿司匹林）合用。

④ 哺乳期妇女一般应避免使用本品，必须应用时需停止哺乳。

⑤ 儿童应用本品的安全性尚未确定，不推荐应用。

⑥ 本品具有降低 FIB 的作用，用药后可能有出血或止血延缓现象。因此，用药前及用药期间，应对患者进行 FIB 和血小板凝集情况检查，并密切注意临床症状。首次用药后第 1 次 FIB<100mg/dl 者、用药期间出现出血或可疑出血时，应终止给药，并采取输血或其他处置措施。每次用药前，还应做其他出血及凝血功能（如 BT、TT 、PT、APTT）检查，结果正常时才可给药。

⑦ 本品罕有引起休克的情况，故给药时应仔细观察病情，发现异常，及时终止给药，并立即采用抗休克治疗，必要时输血。

⑧ 本品的不良反应多为轻度，主要为注射部位出血、创面出血、头痛、头晕、耳鸣。偶有轻度皮下瘀斑、鼻出血、恶心、呕吐、

上腹不适、胃痛、食欲减退、皮疹、荨麻疹、发热、蛋白尿、尿隐血阳性、眼痛、视物模糊、眼震，以及 AST、ALT、ALP、BUN、SCr 及 TC 升高。有时会出现 EOS 增多、白细胞异常（增高或减少）、红细胞减少、Hb 减少、步态蹒跚、头重、麻木感，以及胸痛、发热、无力、冷感、心外膜炎等。用药期间应注意观察，并定期做相关检查，发现异常及时处置。

⑨ 其他参阅降纤酶【用药监护】④～⑥。

奥扎格雷　Ozagrel

（奥泽格瑞，赐禾盈；Cataclot，Unblot）

【药理分类】 抗血小板药-血栓素 A_2 合成酶（TX-A2）抑制药。

【适应证】 急性血栓性脑梗死和脑梗死所伴随的运动障碍。

【用法用量】 每次 40～80mg，1～2 次/d，溶于 0.9%氯化钠注射液或 5%葡萄糖注射液 500ml 中，连续静脉滴注，1～2 周为 1 个疗程。另外根据年龄、症状，适当增减用量。

【用药监护】 ① 下列情况禁用：对本品过敏、脑出血或脑梗死并出血、大面积脑梗死深度昏迷、血液病或有出血倾向、严重高血压（收缩压＞26.6 kPa 以上或≥200mmHg）者，以及有严重心、肺、肝、肾功能损害者（如严重心律不齐、心肌梗死者等）。

② 下列情况慎用：儿童、高龄者、孕妇和哺乳期妇女。

③ 本品与抗血小板药、溶栓药及其他抗凝药合用，可增强出血倾向，合用时须谨慎，必要时适当减量。本品应避免与含钙输液（如复方氯化钠注射液等）混合使用。

④ 本品偶可引起皮下出血、消化道出血、出血倾向，极个别患者还可能引起颅内出血、硬膜外出血及出血性脑梗死等。因此，用药期间应加强临床观察，并定期监测凝血四项（PT、TT、APTT 及 FIB），发现异常立即停止给药。

⑤ 本品尚可见胃肠道反应（恶心、呕吐、食欲减退、腹泻、腹胀）和过敏反应（荨麻疹、皮疹），少见 AST、BUN 升高及血小板减少。一般反应轻微，不影响继续治疗。

■ 第二节　脑功能改善药与抗记忆障碍药

利斯的明　Rivastigmine

（卡巴拉汀，艾斯能；Exelon）

【药理分类】 脑功能改善药-选择性的可逆性 ChE 抑制药。

【适应证】 用于治疗轻中度阿尔茨海默型痴呆的症状。

【用法用量】 ①口服。a. 起始剂量，每次 1.5mg，2 次/d（与早晚餐同服），以后根据疗效和耐受性，至少每 2 周增加 1.5mg，直到最高剂量为每次 6mg，2 次/d。b. 维持剂量，每次 1.5～6mg，2 次/d，获得最佳疗效后应维持最高的且耐受良好的剂量。②贴敷（透皮贴剂）：贴敷于上背或下背、上臂或胸部的清洁、干燥、无毛、无破损的皮肤处。起始剂量 4.6mg/24h，1 次/d。至少治疗 4 周后，如果患者耐受性良好，剂量可增加至 9.5mg/24h，1 次/d。若显示持续治疗使患者获益，应维持此剂量治疗。

【用药监护】 ① 下列情况禁用：a. 对本品或其他氨基甲酸衍生物或辅料过敏、严重肝功能损害者。b. 使用本品透皮贴剂后出现过敏性接触性皮炎的患者。

② 下列情况慎用：胃或十二指肠溃疡（或溃疡易感者及接受 NSAID 治疗者）、SSS 或心脏传导阻滞、有哮喘病史或 COPD、癫痫、膀胱流出道梗阻及肝功能损害者。

③ 儿童和不足 18 岁的青少年不推荐应用。

④ 孕妇应用本品时需权衡利弊。

⑤ 哺乳期妇女应用本品期间需停止哺乳。

⑥ 本品具有影响抗胆碱药活性的药效学作用特点，故不应与其他拟胆碱药合用。作为可逆性 ChE 抑制药，本品可增强琥珀胆碱型肌松药的作用。

⑦ 使用本品透皮贴剂时，必须注意：a. 不推荐选择大腿或腹部应用透皮贴剂，因为透皮贴剂用于这些部位时可观察到药物的生物利用度下降。b. 透皮贴剂不应用于发红、发炎或有伤口的皮肤。c. 应每日更换用药部位，以免增加发生局部刺激反应或皮肤过敏反

应的可能性。d. 避免在14d内在同一部位的皮肤再次用药，以最大限度地降低皮肤刺激性的潜在风险。

⑧ 使用本品胶囊治疗的患者可转换为本品透皮贴剂治疗。方法如下：a. 口服本品胶囊＜6mg/d治疗的患者，可转换为4.6mg/24h，1次/d透皮贴剂。b. 口服本品胶囊6～12mg/d治疗的患者，可转换为9.5mg/24h，1次/d透皮贴剂。

⑨ 使用本品透皮贴剂时，应告知患者：a. 在应用新贴剂之前，应去除前一日的贴剂。b. 应在贴敷24h后更换新贴剂。c. 每次只能应用1贴贴剂。d. 贴剂贴敷后，应用手掌用力按压贴剂至少30s，直至贴剂边缘粘贴结实；如果贴剂脱落，应在当日贴上新的贴剂，并继续在第2日与往常一样在同一时间更换贴剂。e. 贴剂在日常环境下均可使用，包括洗浴和炎热天气。f. 贴剂不应长期暴露于任何外部热源（如过度日晒、桑拿、日光浴或人工紫外线）。g. 不应将贴剂任意修剪后使用。h. 移除贴剂后应以肥皂和水清洗双手。i. 使用后，如接触到眼睛或眼睛变红，应立即以大量清水冲洗。j. 经贴剂治疗后，如果症状没有好转应咨询医师。

⑩ 重新开始治疗时，通常不良反应的发生率和严重程度在较高剂量水平上会增加。因此，如治疗中断超过3d，应从最低日剂量重新开始，然后按如上所述进行剂量递增，以减少发生不良反应（如严重呕吐）的可能。

⑪ 在治疗的初始阶段，不良反应的发生率比维持阶段要高。治疗中如出现严重的不可耐受的不良反应（如严重恶心、呕吐、腹痛等），应考虑将每日剂量分3次服用，或将每日剂量减至患者能够耐受的剂量为止。

⑫ 本品可能引起眩晕和疲倦，尤其在治疗开始时，或剂量增加时。因此，用药前应嘱患者：用药期间应避免驾驶及危险性较大的机器操作或高空作业。

⑬ 本品的不良反应最常见的有：恶心、呕吐、腹泻、畏食。常见的有：腹痛、消化不良、出汗增多、乏力、兴奋、意识模糊、虚弱、不适、体重减轻、眩晕、头痛、嗜睡、震颤。偶见的有：肝功能异常、晕厥、抑郁、失眠。罕见的有：胃或十二指肠溃疡、心绞痛。极罕见的有：胃肠道出血、胰腺炎、心律失常、心动过缓、高血压、幻觉、与食管破裂相关的严重呕吐、皮疹等。有出现SJS的个案报道。用药期间应注意观察，尤其要注意胃肠道出血、胰腺炎的症状与体征，发现异常及时调整剂量，必要时停药。

⑭ 过量的症状与处置：多数意外发生用药过量的病例并未表现出任何临床症状或体征，而且几乎所有过量患者仍可继续使用本品。出现的主要症状有恶心、呕吐、腹泻、高血压和幻觉，也可能会发生心动过缓和（或）晕厥。处置方法：因本品的$t_{1/2}$约1h，ChE抑制作用的周期约为9h，故推荐在随后的24h内对无症状用药过量者不应继续使用本品。对用药过量且出现严重恶心、呕吐的患者应考虑使用止吐药，必要时给予对症治疗。对严重过量者，可使用阿托品（起始剂量0.03mg/kg，静脉注射，随后可根据其临床疗效调整剂量）。不推荐东莨菪碱作为解毒药使用。

多奈哌齐[典] Donepezil

（阿瑞斯，安理申；Aricept）

【药理分类】 脑功能改善药-选择性的可逆性ChE抑制药。

【适应证】 用于轻中度阿尔茨海默型痴呆症状的治疗。

【用法用量】 起始剂量5mg/d，晚睡前顿服，至少维持1个月，以后可将剂量增至10mg/d。

【用药监护】 ① 下列情况禁用：孕妇、对本品及哌啶衍生物过敏者。

② 下列情况慎用：SSS或其他室上性心脏传导阻滞、消化性溃疡或有溃疡病史、哮喘或有哮喘史、COPD及癫痫发作者。

③ 儿童不推荐应用。

④ 孕妇和哺乳期妇女应用本品时需权衡利弊。

⑤ 药物相互作用：a. 本品与抗胆碱药有拮抗作用，两者不宜合用。b. 与琥珀胆碱及其他神经肌肉阻滞药或胆碱能激动药（如氨甲酰甲胆碱）、β受体阻断药（其影响心肌传导的作用）合用，可能有协同作用。c. 与NSAID联合服用，引起消化道溃疡和出血的危险性增大，两者应避免合用，必须合用时应密切观察。d. 与洋地黄、华法林合用时，应注意调整剂量。e. 体外研究显示，CYP3A4抑制药酮康唑和CYP2D6抑制药奎尼丁可抑

制本品的代谢，升高本品的血药浓度。因此，这些药物和其他 CYP3A4 抑制药如伊曲康唑和红霉素，以及 CYP2D6 抑制药如氟西汀均能抑制本品的代谢。f. CYP_{450} 诱导药，如利福平、苯妥英钠、卡马西平和乙醇可能降低本品的浓度。由于抑制或诱导作用的程度尚不清楚，故类似药物的联合应用须非常谨慎。

⑥ 本品的不良反应主要有：常见感冒症状、畏食、腹泻、呕吐、恶心、皮疹、瘙痒、幻觉、易激惹、攻击行为、晕厥、眩晕、头痛、失眠、胃肠功能紊乱、肌肉痉挛、尿失禁、疲倦、疼痛、意外伤害。少见癫痫、心动过缓、胃肠道出血、胃或十二指肠溃疡、CPK 轻微增高。罕见 EPS、窦房结传导阻滞、房室传导阻滞、肝功能异常（包括肝炎）、潜在的膀胱流出道梗阻等。用药期间应注意观察，并定期监测肝功能、ECG 及神经系统症状，防止发生晕厥、意外伤害、胃肠道出血、癫痫等急性病症，发现异常及时调整剂量，必要时停药处置。

⑦ 已有报道，本品偶可引起 RM，用药期间应注意监测，发现征象立即停药处置，方法参阅法罗培南【用药监护】⑨。

⑧ 本品过量使用 ChE 抑制药会引起胆碱能危象，表现为严重的恶心、呕吐、流涎、出汗、心动过缓、低血压、呼吸抑制、虚脱和惊厥，也可能出现进行性肌无力，如累及呼吸肌可致死。对治疗用药过量的患者，可使用一般支持疗法。意外过量时，可用阿托品作解毒药（首剂 1～2mg，静脉给药），同时给予对症支持治疗。尚不清楚本品和（或）其代谢物能否由血液透析、腹膜透析或血液滤过清除。

美金刚 Memantine

（美金刚胺，易倍申；Akatinol，Ebixa）

【药理分类】 脑功能改善药-非竞争性 *N*-甲基-D-天（门）冬氨酸（NMDA）受体拮抗药。

【适应证】 用于中至重度阿尔茨海默型痴呆。

【用法用量】 口服。①剂量：起始剂量每次 5mg，早上顿服。之后每周增加 5mg，直至最大剂量每次 10mg，2 次/d（一旦剂量超过 5mg/d，即分 2 次服用）。②用法：第 2 周，上、下午各服 5mg；第 3 周，早上服 10mg，下午服 5mg；第 4 周，上、下午各服 10mg。

【用药监护】 ① 对本品的活性成分或其赋形剂过敏者禁用。

② 下列情况慎用：癫痫或癫痫易感体质、有惊厥病史及严重精神错乱患者。

③ 目前尚无本品用于妊娠患者的临床资料。对人体的潜在危险性尚不清楚。除非明确需要，在妊娠期不应服用本品。

④ 哺乳期妇女服用本品期间需停止哺乳。

⑤ 儿童和青少年用药的安全性及有效性尚未确定，不推荐应用。

⑥ CL_{Cr} 为 10～60ml/min 患者应减量至 10mg/d；CL_{Cr} ＜ 10ml/min 患者必须避免应用。

⑦ 尿液 pH 升高患者及心肌梗死、失代偿性 CHF 和未有效控制的高血压患者，服用本品时应加强临床监测。

⑧ NMDA 受体拮抗药可使左旋多巴、多巴胺能受体激动药和抗胆碱能药的作用增强，并可使巴比妥类药和神经阻滞药的作用减弱。本品可使氢氯噻嗪血药浓度降低。本品与抗痉药（如丹曲林或巴氯芬）合用，可改变后者的作用，合用时需调整剂量。与氨苯蝶啶合用，两者的血药浓度均发生改变，应避免合用。因为本品与金刚烷胺在化学结构上都是 NMDA 受体阻断药，因此应避免合用，以免发生药物中毒性精神病；同理，本品亦不能与氯胺酮或右美沙芬合用。尿碱化药碳酸氢钠和 CAI 双氯非那胺、醋甲唑胺、乙酰唑胺等可降低本品的 CL_r，可能导致本品蓄积，使不良反应增加。西咪替丁、雷尼替丁、普鲁卡因胺、奎尼丁、奎宁可与本品竞争阳离子转运系统，合用时可导致上述药物的血药浓度升高。

⑨ 用药前，应告知患者：a. 乙醇可加重本品的不良反应，尼古丁也可导致本品的血药浓度升高而增加不良反应，用药期间应戒酒忌烟。b. 本品可改变患者的反应能力，用药期间应避免驾驶及危险性较大的机器操作或高空作业。

⑩ 本品的不良反应常见便秘、高血压、头痛、眩晕、嗜睡。少见呕吐、腹泻、血栓、意识模糊、焦虑、疲倦、幻觉、不安、兴奋、步态异常、肌张力增高。非常罕见膀胱炎和性欲增加、癫痫、胰腺炎、精神病反应、抑郁和自杀倾向。用药期间应注意观察，尤其要注意防止发生癫痫、胰腺炎、精神病反应、抑郁和自杀倾向，发现异常及时处置。

⑪ 本品严重过量可出现复视、视幻觉、

不安、兴奋、惊厥前兆、精神病性症状、嗜睡、木僵、意识障碍或昏迷等中毒症状。处置方法：洗胃、口服活性炭（防止潜在的肠肝循环），对症治疗，必要时强制利尿。

双氢麦角毒碱 Dihydroergotoxine

（弟哥静，二氢麦角碱；Hydegine，Trigogine）

【药理分类】 脑功能改善药-麦角碱类。

【适应证】 ①主要用于改善与老年化有关的精神退化的症状和体征：a. 急慢性脑血管病后遗的脑功能减退的症状；b. 轻中度血管性痴呆和阿尔茨海默病；c. 老年人精神退缩；d. 脑卒中后遗症及脑震荡后遗症等。②可用于外周血管疾病，如雷诺病、血管性头痛、血栓闭塞性脉管炎、动脉内膜炎、糖尿病引起的微循环障碍、动脉血栓栓塞、肢端动脉痉挛等。

【用法用量】 ①口服。a. 片剂：每次1～2mg，3次/d，12周为1个疗程。b. 缓释制剂：每次2.5mg，2次/d，于早、晚进餐时服。②舌下给药。含片，每次0.5～2mg，每4～6小时1次。③肌内或皮下注射。每次0.3～0.6mg，1次/d或隔日1次。④静脉注射。每次0.3mg，用5%葡萄糖注射液或0.9%氯化钠注射液20ml稀释后静脉注射，1～2次/d。⑤静脉滴注。每次0.3mg，用5%葡萄糖注射液或0.9%氯化钠注射液250ml或500ml稀释后静脉滴注，2次/d。

【用药监护】 ① 重要警示：a. 国外已有麦角碱类衍生物（包括双氢麦角毒碱、尼麦角林、双氢麦角胺、麦角隐亭咖啡因、麦角胺咖啡因、二氢麦角隐亭）制剂引起纤维化反应的病例报道，如肺间质、心肌、心脏瓣膜和腹膜后纤维化，其与对5-$HT_{2\beta}$受体产生激动作用有关。因此，有纤维化风险的患者应用需谨慎。b. 伴随摄入麦角碱类及其衍生物，有出现麦角中毒症状（包括恶心、呕吐、腹泻、腹痛和外周血管收缩）的报道。

② 下列情况禁用：a. 对本品过敏者。b. 急慢性精神病患者。c. 低血压、严重动脉硬化、严重心动过缓、心脏器质性损害者。d. 严重的肝或肾功能损害者及脓血症患者。e. 孕妇及哺乳期妇女。

③ 心律稍慢者慎用。

④ 儿童应用本品的安全性及有效性尚未确定。

⑤ 老年人应适当调整用药剂量。

⑥ 本品与环孢素合用，可改变环孢素的药代动力学。与多巴胺合用，可诱导外周血管痉挛，特别是肢体远端血管收缩，故不宜合用。与抗凝药合用，本品的活性可能降低。与降压药合用，可能降低本品的活性，并可加重低血压反应。与吩噻嗪类药合用，可加重低血压反应，两者应避免合用。本品不应与CYP450抑制药合用，否则可能引起循环系统衰竭，因此非肠道给药后应检测动脉血压。

⑦ 本品注射给药时，患者应取卧位，给药后必须卧床静息2h，以免引起直立性低血压。静脉滴注时，滴注应缓慢，以免引起心动过缓和血压下降。

⑧ 本品可引起眩晕，极少数患者可出现视物模糊现象，因此用药前应嘱患者：用药期间避免驾驶及危险性较大的机器操作或高空作业。

⑨ 使用本品含片时应告知患者：含片宜舌下含服，不宜以水吞服。

⑩ 本品的其他不良反应尚有：a. 中枢神经系统：偶见头痛、头重、失眠、嗜睡；罕见耳鸣。b. 心血管系统：可见心动过缓、血管收缩；偶见血管痉挛和血栓栓塞并发症；罕见心前区疼痛；注射给药可见脉率徐缓，严重者可引起血压下降或直立性低血压。c. 胃肠道：可见腹泻、腹痛、畏食、胃灼热、口干、胃灼热、口腔炎、便秘，少数患者可出现舌感觉异常（如舌根发硬、刺痛、粗糙、拧转）。d. 呼吸系统：常见鼻塞、鼻黏膜充血、呼吸道分泌物增多和呼吸困难；罕见鼻狭窄。e. 肝脏：AST、ALT升高。f. 泌尿系统：可引起肾病发作。g. 皮肤：可见皮疹、面部潮红；罕见瘙痒等过敏反应。用药期间，应定期监测血压、心率和肝功能，必要时做ECG检查。如出现异常，应及时调整剂量或停药处置。

⑪ 本品过量服用可出现急性中毒，包括出现恶心、呕吐、胃痛和血压下降，严重者可出现直立性低血压或血管痉挛、惊厥和意识障碍。可给予常规对症和支持治疗。

石杉碱甲[典] Huperzine A

（富伯信，哈伯因；Haboyin，Selagine）

【药理分类】 抗记忆障碍药-选择性的

可逆性 ChE 抑制药。

【适应证】 ①用于良性记忆障碍，提高患者指向记忆、联想学习、图像回忆、无意义图形再认及人像回忆等能力；②对痴呆患者和脑器质性病变引起的记忆障碍亦有改善作用。

【用法用量】 口服。每次 0.1～0.2mg，2 次/d，最大剂量不超过 0.45mg/d，1～2 个月为 1 个疗程。

【用药监护】 ① 下列情况禁用：对本品过敏、癫痫、肾功能损害、机械性肠梗阻、心绞痛。

② 下列情况慎用：严重心动过缓及心绞痛、低血压、支气管哮喘、尿路梗阻。

③ 孕妇、哺乳期妇女不宜应用。

④ 本品用量有个体差异，一般应从小剂量开始给药，逐渐增加剂量。

⑤ 本品剂量过大时可引起头晕、恶心、胃肠不适、乏力等反应，个别患者可出现呕吐、瞳孔缩小、视物模糊、心率改变、流涎、嗜睡，一般可自行消失，反应明显时减量或停药后缓解、消失，严重者可用阿托品对抗。偶可引起皮疹或皮肤瘙痒等，停药后即可恢复。

吡拉西坦[典] Piracetam

（吡乙酰胺，脑复康；Eurifor，Nootropil）

【药理分类】 抗记忆障碍药-γ 内酰胺类。

【适应证】 ①用于急、慢性脑血管疾病、脑外伤、各种中毒性脑病等多种原因所致的记忆减退及轻中度脑功能障碍；②亦用于儿童智能发育迟缓。

【用法用量】 ① 口服。每次 0.8～1.6g，3 次/d，4～8 周为 1 个疗程；儿童用量减半。②静脉滴注。每次 8g，1 次/d，用 5%或 10%葡萄糖注射液或 0.9%氯化钠注射液稀释至 250ml 后使用。

【用药监护】 ① 下列情况禁用：对本品过敏、锥体外系疾病、亨廷顿舞蹈症患者，以及孕妇和新生儿。

② 下列情况慎用：老年人、肝或肾功能损害者，以及甲状腺功能减退或甲状腺素补充治疗的患者。

③ 哺乳期妇女应用本品期间需停止哺乳。

④ 使用本品时应避免骤然停用。

⑤ 本品与华法林等口服抗凝药合用，可延长 PT，诱导血小板聚集的抑制，必须合用时应注意监测 CT，并调整口服抗凝药的剂量和用法，防止发生出血倾向。

⑥ 本品常见口干、恶心、呕吐、食欲缺乏、腹部不适、腹胀、腹痛、腹泻等，症状的轻重与服药剂量直接相关，停药后症状大多可消失，个别严重者可给予对症治疗，待症状消失后继续服用。

⑦ 本品可引起兴奋、神经质、焦虑、易激动、头晕、头痛、失眠、抑郁、幻觉、共济失调。这些症状均不严重，且与剂量大小无关。停药后以上症状可消失。亨廷顿舞蹈症患者服用本品后，可能导致症状加重。另有报道，继发性甲状腺功能减退患者，在甲状腺素补充治疗期间，使用本品后出现烦躁、易激动、情绪异常、精神错乱、判断力下降、定向力及睡眠障碍。以上患者必须使用本品时应注意观察，出现上述症状时应立即停药。

⑧ 本品偶见轻度肝功能损害，表现为轻度 AST、ALT 升高。亦偶见皮疹。这些不良反应均与剂量无关，一般不影响继续治疗。用药期间应注意观察，对皮疹严重者应给予对症治疗。

茴拉西坦 Aniracetam

（阿尼西坦，三乐喜；Ampamet，Raset）

【药理分类】 抗记忆障碍药-γ 内酰胺类。

【适应证】 ①用于中老年人的记忆减退（健忘症）及脑血管病后的记忆减退；②轻中度学习、记忆和认知功能障碍的血管性痴呆和阿尔茨海默型痴呆；③儿童脑功能发育迟缓。

【用法用量】 口服。每次 0.1～0.2g，3 次/d，4～8 周为 1 个疗程。

【用药监护】 ① 下列情况禁用：对本品过敏或对其他吡咯烷酮类药物不能耐受者。

② 下列情况慎用：儿童、孕妇及哺乳期妇女。

③ 本品可加重亨廷顿舞蹈症患者的症状，使用时须谨慎。

④ 本品可见轻微口干、畏食、便秘等消化道症状。少数患者用药后可出现头晕、兴

奋、躁动，但以嗜睡较为多见。这些症状均可在停药后消失。偶见过敏反应（如全身皮疹、瘙痒等），一旦出现，应立即停药，必要时对症治疗。

第三节　抗脑水肿与降颅压药

甘露醇[典][基]　Mannitol
（Manicol，Manita）

【药理分类】 脱水药。

【适应证】 ①各种原因引起的脑水肿，降低颅内压，防止脑疝；②降低眼压，特别是急性眼压升高时或内眼手术准备时；③治疗预防多种原因引起的急性肾小管坏死；④鉴别肾前性因素或急性肾衰竭引起的少尿；⑤某些药物过量或毒物中毒时促进排泄；⑥作为辅助性利尿措施治疗肾病综合征、肝硬化腹水，尤其当伴有低蛋白血症时；⑦术前肠道准备及经尿道内做前列腺切除术时的尿道冲洗等。

【用法用量】 ①脑水肿、颅内高压：静脉滴注，20%溶液 250～500ml（50～100g），滴注时间控制在 30～60min。②降低眼内压：静脉注射，20%溶液，2～3g/kg，注射速率宜快（3～10ml/min）。③利尿：1～2g/kg，一般用 20%溶液 250ml 静脉滴注，并调整剂量使尿量维持在 30～50ml/h。④鉴别肾前性少尿和肾性少尿：20%溶液，0.2g/kg，于 3～5min 内静脉滴注，如用药后 2～3h 以后尿量仍低于 30～50ml/h，最多再试用 1 次，如仍无反应则应停药。⑤药物或毒物中毒：50g，以 20%溶液静脉滴注，调整剂量使尿量维持在 100～500ml/h。⑥肠道准备：术前 48h 口服，10%溶液 1000ml 于 30min 内服完。⑦经尿道内做前列腺切除术时的尿道冲洗：用量可视手术需要而定。

【用药监护】 ① 下列情况禁用：活动性脑出血（颅内手术时除外）、急性肾小管坏死或慢性肾衰竭、严重失水、急性肺水肿或严重肺淤血、酸血症者。

② 下列情况慎用：明显心肺功能损害、低血容量、高钾血症或低钠血症、严重肾衰竭或对本品不能耐受者，以及孕妇和哺乳期妇女。

③ 老年人应用本品，易出现肾功能损害，且随年龄增长，发生肾功能损害的机会增高，应适当控制用量。

④ 对过敏体质者尽量不用，如必须使用，可先给予地塞米松 10mg 静脉注射。

⑤ 用于降低眼压时，应严格掌握适应证，而且使用时间不宜过长，剂量不宜过大。对眼压不是太高者，或年龄较大者，应尽量不用。

⑥ 使用本品时，应根据病情选择合适的浓度，避免不必要地使用高浓度和大剂量。使用低浓度和含氯化钠溶液的甘露醇可减少发生过度脱水和电解质紊乱的机会。

⑦ 本品可增加洋地黄毒性作用（与低钾血症有关），并可增加利尿药及 CAI 的利尿和降眼内压作用，与这些药物合用时应调整剂量。本品用于治疗水杨酸盐或巴比妥类药中毒时，应合用碳酸氢钠，以碱化尿液。本品不宜加入血液中使用，否则可引起血液凝集及红细胞不可逆性皱缩；也不宜与无机盐类药物配伍（如氯化钠、氯化钾等），以免析出本品结晶。

⑧ 本品可引起渗透性肾病（或称甘露醇肾病），主要见于大剂量快速静脉滴注时，可能与本品引起肾小管液渗透压上升过高，导致肾小管上皮细胞损伤有关。病理表现为肾小管上皮细胞肿胀，空泡形成。临床表现为尿量减少，甚至出现急性肾衰竭。渗透性肾病常见于老年肾血流量减少及低钠、脱水患者。因此，大剂量滴注本品时，一定要严格控制滴注速率并注意观察，尤其对老年人和肾功能损害者，防止出现渗透性肾病。

⑨ 大剂量给予本品不出现利尿反应，但可使血浆渗透浓度显著升高，故应警惕发生血高渗状态。

⑩ 本品浓度超过 15%的溶液，在低温下存放可有结晶析出。因此，用药前应仔细检查。如有结晶，可将药瓶置于<45℃的温水中加温，并振摇至结晶完全溶解后使用，不可使用有未溶结晶的注射液。当使用浓度高于 15%的本品时，应使用有终端过滤器的输液器。

⑪ 静脉给药时，应选择弹性较好和较粗静脉，并注意交替使用静脉和避免药液外渗（可致组织水肿、皮肤坏死）。给药过程中应注意观察，防止发生血栓性静脉炎或出现药液外渗。如发生血栓性静脉炎，应停止使用此静脉，并给予局部冷敷或 75%乙醇湿敷（每次 15min，3～4 次/d），也可局部涂抹多磺酸黏

多糖乳膏。如发生药液外渗，可立即用0.5%普鲁卡因注射液局部封闭并做热敷（每次15min，3～4次/d。注意：外渗如超过24h，热敷则会加速组织坏死）。外渗24h后，可给予红外线照射（每次10min，2～3次/d）及复方七叶皂苷凝胶外涂敷，有助尽快恢复。静脉滴注时，不宜太快，滴注过快可产生尿潴留、脱水、一过性头痛、视物模糊、眩晕、胸痛、寒战、心动过速等症状，尤其在老年人、体质虚弱者和饥饿状态时。滴注中如出现这些症状，应调整滴速；但滴注过慢又达不到降低颅压的目的，故20%溶液250～500ml（50～100g）的滴注时间应严格控制在30～60min。

⑫ 本品常见水和电解质紊乱。一是快速大剂量输注可使本品在体内积聚，以致血容量迅速大量增多（尤其急、慢性肾衰竭时），易导致心力衰竭（尤其有心功能损害时）、稀释性低钠血症，并偶可致高钾血症；二是不适当的过度利尿可导致血容量减少，并加重少尿；三是大量细胞内液转移至细胞外可致组织脱水，并可引起中枢神经系统症状（如头痛、眩晕）；四是高渗可引起口渴。长期或大剂量静脉滴注时须注意观察随访，并定期检查血电解质（尤其血钠、血钾水平），以及血压、心功能、肾功能及24h尿量，避免发生水与电解质失衡及肾功能损害和心力衰竭。

⑬ 本品可见过敏反应，表现为皮疹、荨麻疹、呼吸困难、过敏性休克，极个别患者在静脉滴注3～5min后出现打喷嚏、流鼻涕、舌肿、呼吸困难、意识丧失等症状。因此，静脉给药时（尤其首次给药时）应注意观察，一旦出现过敏症状，应立即停药，重者及时给予抗过敏治疗。

⑭ 本品长期或大剂量静脉滴注时，偶可引起高渗高血糖非酮症性昏迷。治疗中一旦出现血糖升高（>20mmol/L）、高血钠（>150mmol/L）、高血浆渗透压（>320mOsm/L）、尿糖阳性、尿酮体阴性，应立即停用本品，并尽快纠正，避免发生高渗高血糖非酮症性昏迷。

甘油果糖[典] Glycerol and Fructose

（布瑞得，甘瑞宁；Glycerin Fructose）

【药理分类】 脱水药。

【适应证】 ①用于脑血管病、脑外伤、脑肿瘤、颅内炎症及其他原因引起的急慢性颅内压增高、脑水肿等；②亦用于降低眼压。

【用法用量】 静脉滴注。每次250～500mL，1～2次/d。

【用药监护】 ① 下列情况禁用：对本品过敏、遗传性果糖耐受不良症、高钠血症、无尿及严重脱水者。

② 下列情况慎用：严重的循环系统功能障碍、尿崩症、糖尿病、溶血性贫血、有严重活动性颅内出血无手术条件时，以及儿童、老年人、孕妇和哺乳期妇女。

③ 由于本品的不良反应小，适用于需长时间脱水降颅压者，尤其适用于肾功能损害而不能使用甘露醇者。

④ 本品静脉给药时应控制注射速率，每250ml的滴注时间控制在1～1.5h。滴注过快可发生溶血和血红蛋白尿，大剂量或快速滴注可产生MALA，给药时应加注意。

⑤ 本品常见瘙痒、皮疹、头痛、恶心、呕吐、口干。偶见肾功能损害（如血尿）、高钠血症、低钾血症。对长期用药者，应定期检查血常规、血电解质、肾功能及尿隐血。如有异常，应及时减量或停药。

⑥ 眼科手术应用本品时，术中患者会引起尿意，故术前应嘱患者先排尿。

⑦ 本品的氯化钠含量为0.9%，用药时须注意钠摄入量。

第八章 心血管系统疾病用药

第一节 抗心绞痛药

硝酸甘油[典][基] Nitroglycerin

（三硝酸甘油酯，硝化甘油；Nitroglycerol，Trinitroglycerin）

【药理分类】 抗心绞痛药-硝酸酯类。

【适应证】 ①用于心绞痛的治疗及预防；②亦用于降低血压或治疗 CHF。

【用法用量】 ①片剂。舌下含服，每次 0.25～0.5mg（1 片），每 5 分钟可重复 1 片，直至疼痛缓解。如果 15min 内总量达 3 片后疼痛持续存在，应立即就医。在活动或大便之前 5～10min 预防性使用，可避免诱发心绞痛。②控释口颊片。置于口颊犬牙龈上，每次 1mg，3～4 次/d，效果不佳时，可增至每次 2.5mg，3～4 次/d。③缓释片：以水吞服，每次 2.5mg，每 12 小时 1 次，作用可持续 8～10h。④注射液。静脉滴注（最好用输液泵恒速输入），开始剂量为 5μg/min。用于降低血压或治疗 CHF，可每 3～5 分钟增加 5μg/min，如在 20μg/min 时无效，可按 10μg/min 递增，以后可 20μg/min。一俟有效则剂量渐减小并延长给药间隔。⑤气雾剂。舌下喷雾，每次 0.5～1mg（1～2 喷），必要时可在 10min 内重复给药。⑥贴片。贴于左前胸皮肤，每次 2.5mg（1 片），1 次/d。

【用药监护】 ①下列情况禁用：对本品或其他硝酸酯类药过敏、急性循环衰竭、严重低血压（收缩压＜90mmHg）、肥厚性梗阻型心肌病（可使之引起的心绞痛恶化）、严重贫血（可能加重心脏负担）、青光眼、颅内压增高者，以及使用 5 型磷酸二酯酶（PDE_5）抑制药（如西地那非、伐地那非、他达那非）的患者。

② 下列情况慎用：血容量不足（或）收缩压低、直立性低血压、脑出血或头颅外伤（可使颅内压增高）、心肌梗死有低血压及心动过速时、严重肝功能损害者（可增加变性血红蛋白危险）或严重肾功能损害者、哺乳期妇女。

③ 孕妇仅在确有必要时应用。

④ 儿童应用本品的安全性及有效性尚未确定，不推荐应用。

⑤ 老年人对本类药物的敏感性可能更高，更易发生头晕等反应，用药时应加强监护。

⑥ 本品与降压药、β受体阻断药、钙通道阻断药或其他血管扩张药合用，可增强本类药物的致直立性低血压作用。与乙酰胆碱、组胺及拟交感神经药（如去氧肾上腺素、麻黄碱或肾上腺素等）合用，本品的抗心绞痛效应降低。与 TCA 同用时，可加剧抗抑郁药的低血压和抗胆碱效应。与双氢麦角胺合用，后者的血药浓度增加，从而使其升血压效应增加。与乙酰半胱氨酸合用，本品的血管扩张作用增强，可导致严重的低血压，必须合用时应调整剂量并注意监测。与吲哚美辛合用，可抑制 PG 介导的血管扩张作用，使冠脉血流量降低。中度或过量饮酒时，使用本品可导致低血压。阿司匹林可减少舌下含服本品的清除，并增强其血流动力学效应。西地那非、伐地那非、他达那非可增强本品的降压作用。使用长效硝酸酯类药可降低本品舌下用药的治疗作用。本品静脉滴注时合用肝素，可降低肝素的抗凝血作用；必须合用时应适当增加肝素的剂量，但停用本品时肝素剂量应随之减少。本品

可增加肝脏血流量，故可使阿替普酶的清除加快，血药浓度降低，可能引起冠状动脉再灌注减少，发生再梗死的可能性加大，故应尽量避免两药合用；必须合用时，本品应采用最小有效量，并进行密切观察。本品可延长泮库溴铵的作用时间，故两者不宜合用，必须合用时应调整泮库溴铵的剂量，并密切监测呼吸功能，防止出现呼吸抑制或呼吸暂停。

⑦ 用于缓解心绞痛发作时，宜用本品舌下含片，也可舌下使用气雾剂。用于预防心绞痛发作，可选用贴片、控释口颊片或其他长效制剂的普通片或缓释片等，但胃肠高动力或吸收不良综合征患者慎用本品缓释制剂。AMI、CHF 等情况紧急且需持续用药者，可静脉滴注。

⑧ 本品长期连续使用易产生耐药性（尤其在高剂量长期连续使用时），并与其他硝酸酯类药产生交叉耐药性。本品的耐药性一般于用药 2～3 周达高峰，须停用 7d 左右疗效才能恢复。以下方法可防止或减少耐药性：a. 使用贴片或静脉给药时，开始尽可能使用最小有效量，之后逐渐增量；b. 如用大剂量，则应减少给药次数；c. 需多次给药时，宜用短效制剂（如舌下含片）；d. 静脉给药超过 24h 者，每日须提供 10～12h 的无药期；e. 使用贴片时，也应有无药期，如清晨至傍晚贴用，睡前应去除；f. 如需长时间连续用药，应小剂量间断给药；g. 使用缓释制剂或与卡托普利合用，可减少或避免出现耐药性；h. 耐药性出现初期，适当加大剂量，并减少给药频率；i. 出现明显耐药性时，应暂停本品一周，暂时换用其他类适宜药物。

⑨ 用药前，应告知患者：a. 携带本品舌下含服片、控释口颊片或贴片时，切勿放在贴身的衣服口袋中，以免长期受体温影响而降低疗效，而且这些剂型均应按医嘱使用，不可吞服。b. 预感有心绞痛发作时，应及时用药，及时卧床休息。c. 舌下或口颊用药后，如有局部麻刺灼热感或头胀感，属正常药效反应，如无这些感觉则表明药片已失效。d. 初次使用本品时，可酌减半量，以避免和减轻不良反应。e. 心绞痛发作频繁者，可在大便或高强度活动前 5～10min 预防性含服本品。f. 用药中如出现晕厥、持续性头痛、口唇指甲青紫、视物模糊或口干等症状，应停药就医。g. 大量或长期用药时，不可擅自骤然停用，停药应按医嘱逐渐减量，以防引起心绞痛反跳。

⑩ 本品的主要不良反应是常可引起直立性低血压，表现为虚弱、出汗、苍白、虚脱、头晕、眼前发黑、晕厥、神志模糊等，并可合并心动过缓，使心绞痛加重，甚至发生心血管意外。有时小剂量也可能发生严重低血压，尤其在直立位和制动时。因此，一旦发生低血压，尤其发生严重低血压时，应立即卧床，并及时处置。为避免发生直立性低血压引起的晕厥或摔倒，患者在用药期间，应注意以下几点：a. 不要饮酒。b. 舌下用药时应取坐位或半卧位，静脉给药时应平卧位，用药后由卧位直立时，宜扶持，应缓慢。c. 用药后不要立即热水盆浴或长时间热水淋浴。d. 避免同时应用降压药或其他血管扩张药，以及 TCA 和乙酰半胱氨酸。

⑪ 本品的又一主要不良反应是头痛，多在用药后数分钟发生，可为剧痛并呈持续性。处置方法：可采用物理疗法治疗，如头部冷敷，保持环境安静或给予适量的温和止痛药，以缓解症状。同时，应鼓励患者继续用药，逐渐耐受和适应药物治疗。

⑫ 舌下含服给药时，应嘱患者注意：a. 服药时，取坐位或半卧位，不可取直立位或平卧位，前者可因脑部缺血而易致眩晕，甚至晕厥摔伤，后者会增加静脉的回心血流量，使发病时间延长。b. 药片置入舌下后，勿饮水，莫进食或吸烟，尽量少说话，任药片自然溶化吸收；一般情况下不可人为促溶，并防止吞下药片。如果含化药片时无麻刺烧灼感或头胀感，表明药片失效，应换用有效药物。c. 如舌下黏膜明显干燥［可由某些疾病（如干燥综合征）和某些药物（如阿托品或 TCA）引起］，可使部分患者舌下用药（包括口颊用药）减效或无效，故可在用药前用水或盐水润湿口腔黏膜后再给药。d. 如心绞痛发作来势凶猛，疼痛严重，可将药片嚼碎，再用舌尖舐咂，以加快药物的吸收，一般在 2min 内即可生效。e. 舌下含服用药后，常有短暂性的头痛、头胀，一般持续 5min，很少超过 20min，如持续时间长或疼痛较重，应适当减量。f. 心绞痛缓解后，如口中尚有余药，应吐出，并用水漱口，以减轻不适。g. 用药后，应休息 15～20min，不可过早活动，以免发生眩晕或晕厥。h. 舌下含服 1 片后，如不能解除心绞痛症状，可于 5min 后再含 1 片，15min 内不可超过 3 片，用量不超过 2mg/d，多用可致冠状动脉血流量进一步减少而发生低血压。

i. 用药后，如不能解除症状，反而使症状加重时，应警惕心肌梗死，必须立即就医，不可延误治疗时机。j. 本品有挥发性，遇光、遇热不稳定，因此应置于棕色玻璃瓶内密封，于阴凉处保存；每次使用后，应立即拧紧瓶盖，以防药物挥发失效。

⑬ 使用口颊片者，应提醒患者：a. 不要与舌下含片相混淆。b. 药片应放置在口颊犬牙龈上（勿置舌下），使其在3～5h内稳定溶解。c. 用药时如不慎咽下，应再放置1mg，必要时可增至2.5mg，3～4次/d；再次用药时，应更换放药部位；因有吸入的危险，故不主张睡前使用。d. 放置药片后，开始会稍有不适感，不久即可逐渐适应，不要一遇不适感就拒用。e. 口颊片不可咀嚼或吞服，亦不可人为促溶；放置药片后应尽可能减少进食和饮水次数，以使药片留置时间延长，其作用时间也相应延长。

⑭ 使用贴片时，应告知患者：a. 每日定时将贴片整片贴于左前胸洁净的和无毛发、无伤疤、无破损的皮肤上，并避开听诊部位，注意不要修剪贴片，每次贴用时应更换贴用部位，以免引起刺激反应或皮肤过敏。b. 贴片的锡铂含有导电成分，在进行超声诊治时应去除之（医师进行CPR、除颤时亦应如此），以免引起锡铂导电、加热而灼伤皮肤。c. 贴用后应避免刺激、按揉和抓搔贴用部位的皮肤。d. 贴片通常可贴用12～24h。e. 一般用水、游泳，不影响其疗效。

⑮ 使用喷雾剂时须注意：a. 使用前先将罩壳帽取下，将罩壳套在喷雾头上，瓶身倒置，注意不要剧烈摇晃药瓶。b. 让患者取坐位，舌顶上腭，屏住呼吸，向口腔舌下黏膜喷射1～2次，每次间隔约30s，喷雾后不要吸入或吞咽唾液。c. 不得将药液喷向火焰或灼热面，或将空瓶投入火中，以免发生爆炸。

⑯ 本品注射液须用5%葡萄糖注射液或0.9%氯化钠注射液稀释后静脉滴注（最好用输液泵恒速输入），不得直接静脉注射，最好不要与其他静脉注射液混合注射。由于许多塑料输液器（如PVC制作容器）可吸附本品（吸附率可达80%），因此静脉滴注本品时应采用非吸附本品的装置，如玻璃输液瓶或硬塑料制作的输液器来缓慢输注。急救时，可与利多卡因、多巴胺和多巴酚丁胺经三通或Y形管输入。静脉输注时，应严格控制药物的单位时间输入量。输注期间，要持续监测患者的血压、心率及肺毛细血管压，做到每3～5min测量1次血压和心率，并根据病情调整滴速。滴注时应采取避光措施。

⑰ 本品注射液含有乙醇，正在使用头孢菌素类（如头孢唑林、头孢曲松、头孢哌酮等）、硝基咪唑类（如甲硝唑、替硝唑等）或磺酰脲类（如氯磺丙脲、格列吡嗪等）药物及其他可能引起双硫仑样反应的药物者，必须尽量避免使用本品注射液，防止出现严重的双硫仑样反应。此外，大剂量应用本品注射液时，可能会出现呕吐、昏睡、昏迷、呼气中有酒气等乙醇中毒症状，应注意观察。

⑱ 本品的其他不良反应尚有：偶见恶心、呕吐、口干、皮疹、剥脱性皮炎和视物模糊，剂量过大可引起剧烈头痛。贴片可见局部过敏反应，如接触性皮炎、皮疹、瘙痒及轻微热灼感等。一般不影响继续用药，极个别严重者需停药对症处置。

⑲ 本品过量可引起严重低血压、心动过速或心动过缓、传导阻滞、心悸、晕厥、持续搏动性头痛、口唇指甲青紫、眩晕或头晕、头胀、眼花、气短、高度乏力、发热、面部或颈部潮红、出汗、恶心、呕吐、腹部绞痛、腹泻、视觉障碍，甚至抽搐、颅内压增高、呼吸困难或引起高铁血红蛋白血症，严重者可引起谵妄、瘫痪、昏迷或因循环衰竭而致死。过量发生低血压时，应置患者仰卧位，抬高双腿，密切监测生命体征。如发生严重的低血压和/或休克，可使用α受体激动药如去氧肾上腺素或甲氧明，升高血压，维持血液循环，但不能使用肾上腺素。同时检测血中变性HGB，如有，应增加高流量氧吸入，重症可静脉注射亚甲蓝（1～2mg/kg）及大剂量维生素C，必要时人工通气。

硝酸异山梨酯[典] Isosorbide Dinitrate

（消心痛，硝异梨酯；Isordil，Sorbitrate）

【药理分类】 抗心绞痛药-硝酸酯类。

【适应证】 ①冠心病的长期治疗、心绞痛的预防、心肌梗死后持续心绞痛的治疗；②与洋地黄和（或）利尿药联合应用，治疗慢性CHF和肺动脉高压。

【用法用量】 ①片剂。a. 缓解心绞痛：舌下含服，每次5mg。b. 预防心绞痛：口服，每次5～10mg，2～3次/d。c. 治疗CHF：口服，每次 5～20mg，每 6～8 小时 1 次。②缓释片（或胶囊）。口服，每次 20～40mg，2 次/d。③注射剂。静脉注射或静脉滴注，起始剂量从 1～2mg/h 开始，以后根据个体情况调整，最大剂量不超过 8～10mg/h，个别可至 50mg/h。

【用药监护】 ① 本品口服制剂最好在患者空腹时给药，如有头痛不适，也可与食物同服。

② 给予缓释制剂时，应嘱患者整片整粒以水吞服，切勿嚼碎或掰（拆）开服用，以免影响疗效。

③ 本品可能引起反应迟缓，乙醇可加强这种效应。因此，用药前应嘱患者：在本品治疗期间应戒酒，并避免驾驶及危险性较大的机器操作或高空作业。

④ 本品与 NSAID 合用，抗心绞痛效应降低。

⑤ 长期应用本品乳膏者，临时静脉注射本品的疗效会明显下降。

⑥ 其他参阅硝酸甘油【用药监护】①～⑫、⑮、⑯、⑱、⑲。

单硝酸异山梨酯[典]

Isosorbide Mononitrate

（康维欣，异乐定；Corangin，Elantan）

【药理分类】 抗心绞痛药-硝酸酯类。

【适应证】 ①用于冠心病的长期治疗、心绞痛的预防、心肌梗死后持续心绞痛的治疗；②与洋地黄、利尿药联合治疗慢性 CHF。

【用法用量】 ①口服。片剂、分散片、胶囊、胶丸，每次 10～20mg，2～3 次/d，严重病例可每次 40mg，2～3 次/d；缓释制剂，起始剂量 50mg 或 60mg，早餐后顿服，需个体化给药。②静脉滴注。起始剂量 1～2mg/h，最大剂量不超过 8～10mg/h，需个体化调整剂量。

【用药监护】 ①由于起效慢（片剂口服 30～60min 达 C_{max}，作用时间可持续 6h；静脉给药后 45min 起效，作用可持续 24～48h），本品不宜用于心绞痛的急性发作。

② 给予本品缓释片时，应嘱患者整片或半片（按分割线掰开）以水吞服，切勿咀嚼或研碎服用，以免影响疗效。缓释胶囊则只能整粒服用。

③ 本品长期连续使用可产生对血管作用和抗心绞痛作用的耐受性，以致用量要加大，需要停用 7d 左右，疗效才能恢复。因此，应避免持续高剂量应用本品，以防疗效减弱或丧失。

④ 大量或长期用药时，不可骤然停用，停药应逐渐减量进行，以防引起心绞痛反跳。

⑤ 本品过量可出现颅内压增高、眩晕、心悸、视物模糊、恶心与呕吐、晕厥、呼吸困难、出汗伴皮肤潮红或湿冷、传导阻滞与心动过缓、瘫痪、昏迷、癫痫发作，甚或死亡。无特异性拮抗药，用肾上腺素和其他动脉收缩药可能弊大于利。处置方法同硝酸甘油【用药监护】⑲。

⑥ 其他参阅硝酸甘油【用药监护】①～⑥、⑧、⑩、⑪、⑯、⑱及硝酸异山梨酯【用药监护】③～④。

地尔硫䓬[典][基] Diltiazem

（蒂尔丁，恬尔心；Cardizem，Herbesser）

【药理分类】 钙通道阻断药。

【适应证】 ①口服制剂用于冠状动脉痉挛引起的心绞痛、劳力性心绞痛、高血压、肥厚型心肌病；②注射剂用于 SVT（须 ECG 监测）、手术时异常高血压的急救处置、高血压急症、不稳定型心绞痛，并可用于控制 Af 的心室率。

【用法用量】 ①口服。a. 起始剂量 30mg，4 次/d，餐前及睡前服用，每 1～2 日增加一次剂量；维持剂量 90～360mg/d。b. 缓释片或缓释胶囊，起始剂量 60～120mg，2 次/d；维持剂量 240～360mg/d。缓释片不可掰开或嚼服，缓释胶囊不可拆开倾出胶囊溶服。c. 控释胶囊，每次 90～150mg，1 次/d。不可拆开倾出胶囊溶服。②静脉给药。注射用本品用 5ml 以上的 0.9%氯化钠注射液或 5%葡萄糖注射液溶解。a. SVT，单次静脉注射 10mg，约 3min 缓慢静脉注射，根据年龄和症状适当增减。b. 手术时异常高血压及高血压急症，静脉滴注，5～15μg/(kg·min)，血压降至目标值后，根据情况调节滴注速率。c. 不稳定型心绞痛，静脉滴注，1～5μg/(kg·min)，从小剂量开始，根据病情增减，最大速率为 5μg/(kg·min)。

【用药监护】 ①下列情况禁用：a. 对本品过敏者。b. 二或三度房室传导阻滞未安装起搏器者或 SSS［持续窦性心动过缓（心率 <50 次/min）、窦性停搏和窦房传导阻滞等］。c. 严重 CHF、严重低血压或心源性休克、严重心肌病。d. 收缩压 <12kPa（90mmHg）。e. AMI 或肺充血者。f. Af 或 AF 合并房室旁路通道、VT。g. 孕妇禁用本品注射剂。

② 下列情况慎用：a. CHF、心肌病、低血压。b. 心动过缓、一度房室传导阻滞。c. 伴有预激综合征的 Af 或 AF 者。d. 正在使用β受体阻断药者。e. 严重的肝或肾功能损害者（应用时需减量，长期给药应定期监测肝肾功能）。

③ 本品可泌入乳汁且近于血药浓度，哺乳期妇女必须应用时需停止哺乳。

④ 儿童应用本品的安全性及有效性尚未确定。

⑤ 高龄患者从低剂量开始，并须仔细观察治疗反应。

⑥ AMI 和经 X 线诊断为肺充血患者不能口服本品。

⑦ 本品有负性肌力作用，在心室功能受损的患者单用或与β受体阻断药合用的经验有限，因而这些患者应用本品须谨慎。

⑧ 本品在体内由 CYP450 生物转化，与经过同一生物转化途径的其他药物联用可引起代谢性竞争抑制。因此，本品与经过同一生物转化途径的其他药物（特别是治疗指数低的药物）联合治疗时须谨慎，尤其在开始加用或停用本品时需调整剂量，以维持合理的血药浓度。本品可抑制二氢吡啶类钙通道阻断药（如硝苯地平、氨氯地平等）的代谢酶（CYP450），从而导致这些药物的血药浓度上升，以致有时出现降压作用增强等反应，合用时应密切观察临床症状，发现异常时应减少用量或停止用药。本品可抑制卡马西平的代谢，使卡马西平的血药浓度升高，并可能出现卡马西平中毒症状，如困倦、恶心、呕吐、眩晕等；必须合用时应密切观察临床症状，并定期检测卡马西平的血药浓度，发现异常时应减量或停止用药。本品可抑制苯妥英的代谢酶（CYP450），导致苯妥英的血药浓度升高，毒性增强，可能出现运动失调、眩晕、眼球震颤等症状；同时，苯妥英也可加速本品的代谢而致其血药浓度降低，作用减弱，故不推荐两者合用，必须合用时应适当增加本品的剂量，并密切观察临床症状，发现上述反应时需减少或停止使用苯妥英。阿芬太尼由 CYP450 代谢，本品可延长其 $t_{1/2}$，必须合用时应注意监测阿芬太尼的毒性。西咪替丁、HIV 蛋白酶抑制药（利托那韦、沙奎那韦等）可抑制本品的代谢酶（CYP450），使本品的血药浓度升高，可致降压作用增强，并可能引起心动过缓，必须合用时应监测血压和 ECG，发现异常时应减量或停止用药。利福平可诱导本品的代谢酶（CYP450），导致本品的血药浓度降低，使本品的作用减弱，必须合用时应密切观察治疗反应，如有可能应定期监测本品的血药浓度，发现异常时应采取改换药物或增加本品用量等适当措施。本品与阿普林定合用，可影响两者的共同代谢酶（CYP450），从而导致两者的血药浓度上升，可能发生由于两者血药浓度升高而引起的心动过缓、房室传导阻滞、窦性停搏、震颤、眩晕或轻度头痛等症状，合用时应加强临床观察，并定期监测 ECG，发现异常时应减量或停止用药。全麻药（如异氟烷、恩氟烷、氟烷等）对心肌收缩、传导、自律性都有抑制并有血管扩张作用，且与钙通道阻断药有协同作用；两者合用可出现心动过缓、房室传导阻滞、窦性停搏等不良反应，合用时需在 ECG 监测下仔细滴定剂量。本品与有降压作用的药物（降压药、硝酸酯类药等）合用，可增强降压作用（加和作用），必须合用时应监测血压并调整用药剂量。本品可明显增加阿夫唑嗪的 C_{max}，使降压效应增强，应尽量避免与之联用。本品与β受体阻断药（如比索洛尔、普萘洛尔、阿替洛尔等）、萝芙木制剂（利舍平等）合用，加和作用（抑制窦性节律和传导作用、负性肌力作用、降压作用）增强，可能出现心动过缓、房室传导阻滞、窦房传导阻滞等，老年、左心功能不全、主动脉狭窄患者尤其容易出现；因此，必须合用时应监测 ECG，发现异常时减量或停止用药。与洋地黄制剂（地高辛、甲基地高辛等）合用，加和作用（抑制窦性节律和传导作用）增强，可能出现心动过缓和房室传导阻滞；由于本品可引起洋地黄血药浓度升高，故可出现洋地黄中毒症状（恶心、呕吐、头痛、眩晕、视觉异常和心律失常等）；因此，合用时须谨慎，必须合用时需监测 ECG，并密切观察有无洋地黄中毒症状，同时注意测定洋地黄血药浓度，发现异常时应减量或停止用药。本品与抗心律失常药（胺碘酮、美西律等）合用，加和作用（抑制窦性节律和传导作用）增强，可能发生心动过缓、房室传导阻滞、窦性停搏等不良反应；与

奎尼丁合用，还可能增强奎尼丁的其他毒性；因此，必须合用时应密切观察患者反应，定期监测ECG，发现异常时减量或停止用药。除以上外，本品与其他对心脏收缩和（或）传导有影响药物联用时，均可能存在协同作用，合用时必须仔细确定所用本品剂量。本品与三唑仑合用，后者的血药浓度升高，有时出现睡眠时间延长等不良反应，合用时后者应从小剂量开始服用，并在治疗中密切观察临床症状，发现异常时应减量或停止用药。与咪达唑仑合用，可致后者的血药浓度升高，有时出现因咪达唑仑血药浓度升高引起的症状（镇静、催眠作用增强等），合用时应密切观察临床症状，发现异常时应减量或停止用药。与司来吉兰合用，后者的作用和毒性可能增强，必须合用时应密切观察临床症状，发现异常时应减量或停止用药。与茶碱合用，可延缓后者的代谢，使其血药浓度升高，作用增强，可能引起茶碱的毒性反应，出现恶心、呕吐、头痛、失眠等症状，必须合用时应密切观察临床症状，并定期监测茶碱的血药浓度，发现异常时应减量或停止用药。与免疫抑制药环孢素、他克莫司合用，后两者的血药浓度升高，肾毒性增强，可能出现肾功能障碍等不良反应，必须合用时应密切观察临床症状，并定期监测环孢素、他克莫司的血药浓度，发现异常时应减量或停止用药。与NSAID或口服抗凝药合用，有增加消化道出血的危险，不宜合用。与阿司匹林合用，抑制血小板聚集作用增强，并致BT延长，必须合用时应注意观察，发现异常时应减量或停止用药。本品可增强辛伐他汀降低CHO的作用，但可使发生肌病或RM的危险性增加，必须合用时应密切观察患者有无出现肌痛或肌软弱症状，并定期检查CKP，一旦CKP出现明显增高，怀疑或确诊为肌病或RM时应立即停药。本品可能增强长春瑞滨、西洛他唑的作用，并可能增加后者的毒性反应，两者合用时应密切观察临床治疗反应，发现异常时应调整后两者的剂量，必要时暂停用药。本品可抑制神经肌肉接合部乙酰胆碱从神经末梢突触前膜的释放，与肌松药（泮库溴铵、维库溴铵等）合用，肌松药的作用增强，合用时应注意监测，发现异常时应减量或停止用药。麻黄含有麻黄碱和伪麻黄碱，可降低抗高血压药疗效，应用本品治疗的高血压患者需避免同时应用含有麻黄的制剂。本品注射剂不能与碱性溶液配伍，否则本品可能析出。

⑨ 本品静脉给药时可能出现完全房室传导阻滞、严重心动过缓，甚至心脏停搏。因此，用药期间必须连续监测ECG和血压，并必须注意以下几点：a. 仅限于治疗上必需的小用量或静脉滴注时必需的短用药时间。b. 密切观察患者用药时或用药后的状态，注意上述症状的早期发现。c. 用药时需做好处置上述症状的充分准备，发现异常，应立即终止用药，并做适当处置。d. 其他抗心律失常药（如丙吡胺）与特非那定合用，曾有引起QT间期延长、室性心律失常的报道，因此本品与β受体阻断药应避免在同时或相近的时间内（几小时内）静脉给予。e. 宽QRS心动过速患者（QRS≥0.12s，心率＞100次/min）使用钙通道阻断药可能会出现血流动力学恶化和Vf。因此，静脉注射本品前，明确宽QRS复合波为室上性或室性尤为重要（VT禁用）。f. 对于心绞痛发作持续15min以上的重度发作，有必要考虑其他治疗方法，如经皮腔内冠状动脉成形术（PTCA）或冠状动脉旁路移植术（CABG）等。g. 极少数情况下，因本品可延长房室结传导和不应期而引起窦性心律患者出现二和三度房室传导阻滞。因此，本品与能影响心脏传导的药物合用可引起加和的副作用。如在窦性心律时出现高度房室传导阻滞，则应立即停用本品，并给予支持治疗。h. 虽然离体实验结果显示，本品具有负性肌力作用，但在心室功能正常的健康人和严重心肌病患者（如严重CHF、AMI和肥厚型心肌病）的血流动力学研究并无心排血指数降低，也未见对心脏收缩的负性影响。i. 下列患者静脉用药时须谨慎：心室功能受损患者（经验有限）；血流动力学恶化的SVT患者（可引起直立性低血压）；服用能减少外周阻抗、血管内容积、心肌收缩力或心肌传导药物的患者。j. 阵发性室上性心动过速（PSVT）电转复为窦性心律时，可能出现瞬时和良性且无临床意义的VPC；电转复、其他药物治疗和PSVT自发转复为窦性心律时可出现相似的室性综合征。

⑩ 本品口服制剂宜在餐前或临睡时服用，剂量每1～2日逐渐增加，直至获得适合的效应，平均剂量为90～360mg/d。停药时应逐渐减量，不能骤然停用，以免出现高血压反跳或心绞痛。

⑪ 极少数患者口服本品会出现急性肝损害，表现为ALP、LDH、ALT、AST等肝酶的明显升高，并可见其他急性肝损害征象

（停药可恢复）。静脉给药也存在同样的危险。因此，长期给药时应定期监测肝功能，并注意观察肝损害的症状与体征，如发现异常，应及时停药。

⑫ 本品偶可引起瘀血点、光敏感、瘙痒、荨麻疹等皮肤反应，多为暂时性的，继续用药可消失。有少数报道皮肤反应可进展为多形性红斑和（或）剥脱性皮炎。如皮肤反应持续或进展为多形性红斑和（或）剥脱性皮炎，则应立即停药，并按常规治则处置。

⑬ 本品的其他不良反应尚有：a. 常见：浮肿、头痛、恶心、眩晕、皮疹、无力。b. 少见（$<1\%$）：心血管系统：心绞痛、心律失常、房室传导阻滞、心动过缓、束支传导阻滞、CHF、ECG 异常、低血压、心悸、晕厥、心动过速、VPC；神经系统：多梦、遗忘、抑郁、步态异常、幻觉、失眠、神经质、感觉异常、性格改变、嗜睡、震颤；消化系统：畏食、便秘、腹泻、味觉障碍、消化不良、口渴、呕吐、体重增加；其他：弱视、CPK 升高、口干、呼吸困难、鼻出血、易激惹、高血糖、高尿酸血症、阳痿、肌痉挛、鼻充血、耳鸣、夜尿、多尿、关节痛，以及脱发、视网膜病、EPS、牙龈增生、溶血性贫血、BT 延长、白细胞减少、紫癜和血小板减少等。c. 罕见肌病和（或）RM。用药期间应注意观察，并定期做相关检查，发现异常及时处置。

⑭ 本品过量可引起心动过缓、完全性房室传导阻滞、心力衰竭和低血压等症状。处置：除立即停药并采取洗胃、应用活性炭吸附、输液等支持疗法外，还应及时进行以下处置：a. 对严重心动过缓者，可给予阿托品 0.6～1mg；如无迷走神经阻滞反应，可谨慎应用异丙肾上腺素。b. 对高度房室传导阻滞者，可安装临时心脏起搏器。c. 对心力衰竭者，可给予正性肌力药，如多巴胺或多巴酚丁胺和利尿药。d. 对有症状性低血压者：可给予升压药多巴胺或去甲肾上腺素。

■ 第二节　抗心律失常药

奎尼丁[典]　Quinidine

（奎宁丁，异奎宁；Chinidine，Quinidex）

【药理分类】 抗心律失常药（ⅠA类）-膜稳定药或钠通道阻断药。

【适应证】 用于 Af 或 AF 经电转复后的维持治疗。

【用法用量】 口服。先试服 0.1～0.2g，观察有无过敏及特异质反应。常用量，每次 0.2～0.3g，3～4 次/d。转复 Af 或 AF：第 1 日，每次 0.2g，2h 1 次，连服 5 次；如无不良反应，第 2 日增至每次 0.3g；第 3 日每次 0.4g，约 2h 1 次，连服 5 次，总量不超过 2.4g/d。如连服 3～4d 无效或出现不良反应，须停药。恢复窦性心律后改用维持剂量，每次 0.2～0.3g，2～3 次/d。极量：3g/d（一般不宜超过 2.4g/d），分次给予。

【用药监护】 ①下列情况禁用：对本品过敏、没有起搏器保护的二或三度房室传导阻滞、SSS 及应用本品曾引起血小板减少性紫癜者。

② 可能发生完全性房室传导阻滞（如地高辛中毒、二度房室传导阻滞、严重室内传导障碍等）而无起搏器保护者慎用。

③ 孕妇应用本品时需权衡利弊。

④ 哺乳期妇女不建议服用本品。

⑤ 儿童和老年人应用本品的安全性及有效性尚未确定。

⑥ 本品的中毒剂量与治疗剂量接近（有效血药浓度为 3～6μg/ml，血药浓度≥8μg/ml 时可出现心肌中毒症状），治疗指数低，安全范围小，约 1/3 的患者发生不良反应。因此，用药期间应严密观察患者，并定期监测血压、ECG、血钾及心功能，尤其在增加用量时。当口服剂量>1.5g/d，或给有不良反应的高危患者用药时，最好连续测定 ECG 的 QRS 时间和 QT 间期，并进行血药浓度监测。剂量>2g/d 时应特别注意监测心脏毒性。长期用药时还需监测血常规及肝肾功能。

⑦ 对于血压偏低或处于休克状态，但必须应用本品的患者，需先升高血压，纠正休克，然后再用本品。如血压偏低是由于心动过速、心排血量小所致，则需在提高血压的同时应用本品。

⑧ 本品与其他抗心律失常药合用，可致作用相加；维拉帕米、胺碘酮还可使本品的血药浓度上升。与口服抗凝药（如华法林）合用，可使凝血酶原进一步减少，也可减少本品与蛋白的结合，故必须注意调整合用时及停药后的剂量。与抗胆碱药合用，可增加抗胆碱能效应。与降压药、扩血管药及β受体阻断药合

用，本品可加剧降压及扩血管作用；与β受体阻断药合用时还可加重对窦房结及房室结的抑制作用。与钾制剂合用，本品的疗效可能增加。与阿义马林合用，可使后者的 $t_{1/2}$ 延长2倍。与利舍平合用，本品的心肌抑制作用增强，易诱发毒性反应。与普尼拉明合用，本品的作用增强，可导致Vf。与普萘洛尔合用，后者的生物利用度提高，本品的CL明显降低，C_{max} 明显增高；必须合用时应密切监测心功能，必要时调整两者的用量；此外，与普萘洛尔合用，对心脏的负性变力作用增强，有助于治疗难治性心动过速或AF。乙酰唑胺等尿液碱化药、大量柠檬汁、抗酸药或碳酸氢盐等，可增加肾小管对本品的重吸收，以致常用量就可能出现毒性反应；与噻嗪类利尿药合用，也可使肾小管重吸收增加。苯巴比妥、苯妥英钠可增加本品的肝内代谢，使本品的 $t_{1/2}$ 缩短，合用时应酌情调整剂量。利福平可增加本品的代谢，使血药浓度降低，合用时应酌情增加本品的剂量。本品可减少地高辛的经肾排泄，使地高辛的血药浓度增高以致达到中毒水平，并可使洋地黄毒苷血药浓度升高，因此本品与这两种药物合用时应监测其血药浓度并调整剂量。在洋地黄过量时本品可加重心律失常。本品能减弱拟胆碱药或抗ChE药的效应，合用时应按需调整剂量。本品可增强和延长神经肌肉阻滞药（尤其氯化筒箭毒碱、琥珀胆碱及泮库溴铵）及氨基糖苷类抗生素（如卡那霉素）的呼吸抑制作用，甚至引起呼吸麻痹或呼吸抑制；此外，肌松作用也增强。异丙肾上腺素可能加重本品过量所致的心律失常，但对QT间期延长致R波在T波上的TDP有利。氯丙嗪等吩噻嗪类药对心脏具有奎尼丁样的抑制传导作用，与本品合用可加重传导阻滞，导致严重心动过速。本品可提高阿托品对迷走神经的抑制作用。西咪替丁可降低肝脏血流量，使本品的代谢减少，血药浓度升高。本品最好避免与索他洛尔或其他延长QT间期的药物（包括胺碘酮）合用，必须合用时应特别谨慎。

⑨ 本品口服给药时，在给药前应告知患者：a. 本品应于餐前1h或餐后2h服用，服用时多饮水，可加快吸收，并可使 C_{max} 提前和升高。b. 出现胃肠道反应时，与食物或牛奶同服可减少本品对胃肠道的刺激，而不影响药物的生物利用度。c. 饮用大量柠檬汁或橙汁可增加肾小管对本品的重吸收，从而增加本品的毒性反应。d. 用药后，皮肤和眼睛对光线的敏感性增加，应避免人工紫外线照射，烈日下外出也应采取遮阳防晒措施，避免引起不适或光敏反应。e. 服药后如感到头晕，应立即卧床休息，以免发生晕厥而跌伤。f. 本品可能引起眩晕、晕厥和视觉障碍，用药期间应避免驾驶及危险性较大的机器操作或高空作业。g. 用药早期可有腹泻，多数可很快停止，不必疑虑，如出现持续性腹泻，应减量或及时就医。h. 治疗中如出现以下症状应立即就医：听力障碍或视觉障碍；胸闷或胸部不适；眩晕或晕厥；肌痛（压痛或触痛）、肌无力或可乐色尿。

⑩ 本品有促心律失常作用，可出现心脏停搏及传导阻滞，较多见于原有心脏病患者。也可发生VPC、VT，甚至TDP或Vf。ECG可出现PR间期延长、QRS波增宽，一般与剂量有关。此外，本品也可因血管扩张而引起低血压。个别患者可发生脉管炎。用药期间应定期监测血压、ECG、心功能和血钾水平，尤其在用药初期和增加剂量时。大剂量服用本品时，由于易发生严重的低血压，故至少每1～2h检测1次血压，防止血压急剧下降。治疗中，如出现新的心律失常，应及时减量并严密观察，必要时停止使用本品，并做必要处置。由于本品有致心律失常作用，故治疗中应避免夜间给药；如白天用药剂量较大，夜间也必须进行心律及血压监测，防止夜间发生心血管意外。

⑪ 本品可能引起“金鸡纳反应”和“奎尼丁晕厥”。“金鸡纳反应”表现为耳鸣、胃肠道障碍、心悸、惊厥、头痛及面部潮红、视觉障碍（如视物模糊、畏光、复视、色觉障碍、瞳孔散大、暗点及夜盲）、听力障碍、发热、局部水肿、眩晕、震颤、兴奋、昏迷、忧虑，甚至死亡。反应一般与剂量有关，多见于大剂量应用时，但有时小剂量使用也可发生。“奎尼丁晕厥”是指服用本品后，可诱发TDP或Vf，并因此导致反复晕厥，甚至引起死亡。反应与剂量无关，可发生于血药浓度尚在治疗范围内或以下时，对本品过敏者容易发生。此症的先兆表现为烦躁、头晕、恶心或呕吐，继而出现神志不清、抽搐、呼吸缓慢或停止、心音消失、大小便失禁等。大多发生在本品治疗后的1～5d，多数在末次剂量后的4h内发生，具有一过性、反复发作性及自动终止性的特点。发作持续时间短者＜1min，长者可达20min。发作间隔一般3min～4h，但也有间隔

长达8d者。发作次数一般为1～5次，多者可达30次甚至以上。因此，服用本品后应注意观察这两种不良反应的征兆。患者如出现“金鸡纳反应”，应及时停药，如是因一次大量服用引起，可洗胃、导泻，并给予静脉输液加速药物排泄，必要时可用中枢兴奋药和血管扩张药。高压氧有利于意识和视听功能的恢复。“奎尼丁晕厥”一旦发生，亦应及时停药，并应立即静脉给予异丙肾上腺素（静脉注射0.125～1mg或静脉滴注3μg～120μg/min；注意不宜过早停用，否则易致复发），或根据病情选用对室性心律失常有效的抗心律失常药（包括ⅠB、ⅠC、Ⅱ和Ⅳ类，但不宜应用可使QTc间期延长的ⅠA和Ⅲ类），亦可采用直流电复律，以中止发作，必要时安装心脏起搏器。治疗中，注意纠正电解质紊乱和酸中毒（不宜选用乳酸钠或碳酸氢钠，而宜使用氨丁三醇）。

⑫ 本品偶见特异质反应，表现为头晕、恶心、呕吐、冷汗、休克、紫绀、呼吸抑制或停止，与剂量无关。治疗中应注意观察，尤其在首次用药时，出现征兆后立即停药可很快恢复正常，症状严重时应立即采取积极有效的救治措施。

⑬ 本品可出现与剂量无关的过敏反应，如各种皮疹（以荨麻疹为多见）、瘙痒、发热、哮喘、肝炎及虚脱。过敏反应常发生于用药后2～14d，以发热为多见，皮疹次之，用药期间应注意观察。发现后及时停药可逐渐恢复，给予抗组胺药和其他对症治疗措施可使恢复加快，并减轻症状。

⑭ 本品偶可引起血小板减少、急性溶血性贫血（伴有G6PD缺乏症者和有溶血性贫血史者多见）、粒细胞减少、白细胞分类左移、中性粒细胞减少。用药期间，应定期监测血常规，如出现明显异常，应减少剂量，必要时停止用药，俟血常规恢复正常后再继续治疗。恢复治疗后，如血常规再现异常，应中止本品治疗。

⑮ 本品尚常见消化道反应，包括恶心、呕吐、腹部痛性痉挛、腹泻、食欲减退、小叶性肝炎及食管炎等。可见CPK增高和重症肌无力加重。用药期间应注意观察，对反应严重者可给予对症治疗或调整剂量，必要时停止用药。

⑯ 用于转复Af或AF时，为防止房室间隐匿传导减轻而导致1∶1下传，应先给予洋地黄饱和量或β受体阻断药，以免心室率过快而促发心力衰竭。Af患者心律转复至正常时，可能诱发心房内血栓脱落，产生栓塞性病变，如脑栓塞、肠系膜动脉栓塞等。因此，用药期间应严密观察患者，必要时给服抗凝药预防。

⑰ 治疗中，患者出现下列情况时应考虑停药：a. 出现窦性心律。b. ECG出现以下改变：QRS波比用药前增宽＞20%；QRS时间＞0.146s或QT或QTu间期延长＞0.5s，或不应期改变、P波消失。c. 突发VPC，或原有VPC增多。d. 心率显著减慢，或降至120次/min以下。e. 出现严重的电解质紊乱或肝或肾功能损害。f. 原有心律失常加重或出现其他严重不良反应，如听力或视觉障碍、晕厥、急性溶血性贫血、过敏反应或特异质反应等。g. 肌痛（压痛或触痛）、肌无力、肌红蛋白尿，或CPK上升正常值的10倍或以上。

⑱ 严重不良反应的处置方法：a. 心室停搏及传导阻滞：可静脉滴注异丙肾上腺素或去甲肾上腺素，无效时可考虑使用心室起搏器。b. 心肌异常激动：可用利多卡因、苯妥英钠或用电转复。c. TDP：可用异丙肾上腺素、补钾补镁、临时起搏治疗。d. RM：见法罗培南【用药监护】⑨。e. 其他对症治疗方法：与一般中毒及过敏反应处置方法基本一致。f. 过量中毒：常见室性心律失常和低血压，其他可见呕吐、腹泻、耳鸣、高频听力丧失、眩晕、视物模糊、复视、畏光、头痛、谵妄等。可服用活性炭，也可行血液透析，以加速药物清除。g. 后遗视觉障碍：用硝酸酯类药物及醋甲胆碱可能有效。h. 急性中毒性黑矇：首先出现瞳孔扩大，对光反射存在。最明显的症状是视野缩小、有暗点及视力丧失，眼底检查可见动脉变窄。一般停药后静脉注射硝酸酯钠可缓解，少数患者可致永久性失明。

普鲁卡因胺【典】【基】 Procainamide

（奴佛卡因胺，普鲁卡因酰胺；Procain，Procanbid）

【药理分类】 抗心律失常药（ⅠA类）-膜稳定药或钠通道阻断药。

【适应证】 用于危及生命的室性心律失常。

【用法用量】 ①口服。每次0.25～

0.5g，每 4 小时 1 次。②静脉注射或静脉滴注。每次 0.1g，静脉注射 5min，必要时每隔 5～10min 重复 1 次，总量不得超过 10～15mg/kg，或者 10～15mg/kg 静脉滴注 1h，然后以 1.5～2mg/(kg·h) 维持。

【用药监护】 ① 下列情况禁用：对本品过敏、SSS（除非已有起搏器）、二或三度房室传导阻滞（除非已有起搏器）、红斑狼疮（包括有既往史者）、低钾血症、重症肌无力。

② 下列情况慎用：过敏体质（尤其对普鲁卡因及有关药物过敏者）、支气管哮喘、肝或肾功能障碍、低血压、洋地黄中毒及心脏收缩功能明显降低者。

③ 孕妇及哺乳期妇女应用本品时需权衡利弊。

④ 老年人及肾功能损害者用药应酌情调整剂量。

⑤ 心功能不全患者口服本品后可能促进心力衰竭。

⑥ 对普鲁卡因及其他有关药物过敏者，可能对本品也过敏。

⑦ 本品有效血药浓度为 2～10μg/ml，中毒血药浓度在 12μg/ml 以上，＞16μg/ml 则普遍出现毒性反应。

⑧ 用于 Af 或 AF 时，如患者的心室率较快，应先用洋地黄制剂控制心室率在 70～80 次/min 以后再使用本品。

⑨ 用药期间，应注意随访检查：a. 有无过敏反应。b. 抗核抗体（ANA）试验。c. 血压（胃肠道外给药时）。d. ECG，尤其在胃肠道外给药或增加剂量时，当 QRS 增宽 25%、QT 间期明显延长时应考虑用药是否过量。e. 肝功能测定，包括 ALP、LDH、AST 及 BIL。f. 在用药的最初 3 个月，每周检查 1 次 CBC 及 DC，之后定期检查，必要时做凝血四项检查和骨髓活检。

⑩ 本品与其他抗心律失常药、抗胆碱药合用，两者的效应相加。口服胺碘酮可改变本品静脉给药的药代动力学特性，降低其 CL，延长其 $t_{1/2}$，因此本品静脉给药时剂量应减少 20%～30%。与降压药合用，尤其静脉注射本品时，降压作用可增强。与神经肌肉阻滞药（包括去极化型和非去极化型阻断药）及氨基糖苷类抗生素（如卡那霉素）合用，神经肌肉接头的阻断作用增强，时效延长。本品可抑制拟胆碱药对横纹肌的效应。乙醇可增加本品的 CL，缩短其 $t_{1/2}$。抗酸药可降低本品的生物利用度，两者应避免合用。西咪替丁、甲氧苄啶可降低本品及其代谢物 *N*-乙酰普鲁卡因胺的 CL_r，合用时需降低本品的剂量。雷尼替丁可影响本品的肾清除，合用时需调整剂量。

⑪ 在口服给药前，应告知患者：a. 本品应于空腹时（餐前 1h 或餐后 2h）服用，服用时多饮水，可加快本品的吸收。b. 出现胃肠道反应时，与食物或牛奶同服可减少本品对胃肠道的刺激。c. 少数患者可引起头晕、晕厥或幻觉现象，用药期间应尽量避免驾驶及危险性较大的机器操作或高空作业。d. 乙醇可影响本品的疗效，治疗期间不宜饮酒。e. 治疗中如出现以下症状应及时就医：心悸、胸痛、胸闷或胸部不适；任何皮疹或皮损现象；皮肤或巩膜黄染、肝区疼痛；肌无力和肌萎缩；眼球结膜和（或）口腔黏膜干燥、涎腺（主要是腮腺）无痛性肿大（干燥综合征征象）；尿液浑浊或晨起眼睑、面部、踝部水肿，尤其水肿日见加重时（肾病综合征症状）；口腔黏膜、唇、舌、声门和（或）咽喉部出现水肿（血管神经性水肿症状）及其他严重反应。

⑫ 本品静脉注射即刻产生作用，但静脉给药易出现低血压，应严密观察，并做好以下监护。a. 让患者平卧。b. 连续监测血压变化，如血压下降超过 15mmHg 时，应立即停止注射，并备好去氧肾上腺素、去甲肾上腺素、多巴胺、间羟胺等升压药，以便及时处理低血压休克。c. 连续监测 ECG，如有室律改变、无房室传导或心律失常骤然停止，或 QRS 波增宽超过 50%，或 PR 间期延长，应立即停止给药。d. 给药宜缓慢（静脉注射不得少于 5min，滴注速率不宜超过 20mg/min），如速率过快，可致“速度性休克”，出现心律失常、胸部紧束感、面部潮红、头痛、味觉丧失、休克，甚至心脏停搏。e. 治疗房性心律失常时，应警惕突然出现 VT，心率＞200 次/min 可致命，应随时准备除颤。f. 由静脉给药改为口服时，应在静脉注射停止后至少 4h，方可进行第 1 次服药。

⑬ 本品在用药的最初几日可能出现发热现象，应注意监测体温，对于低热可行物理降温并密切观察，出现高热或发热持续不退时必须停药。

⑭ 应用本品 3d 后，如仍未恢复窦性心律或心动过速不缓解者，则应考虑改换其他药物。

⑮ 严重的心功能不全、肝或肾功能损害者应用本品，不良反应比较多，也比较重，即使小剂量，也易中毒，应减少用药剂量，并密切观察随访患者有无尿少、外周性水肿、体重增加等肾功能损害现象。

⑯ 本品有致心律失常作用，可产生心脏停搏、房室或室内传导阻滞、室性心律失常，原有心脏病患者多见。ECG 可出现 QRS 波增宽、PR 及 QT 间期延长、“R-on-T”型 VPC、多形性室性心动过速（PVT）或 Vf，但较奎尼丁少见。快速静脉注射可使血管迅速扩张而产生严重的低血压、Vf，甚至心脏停搏。血药浓度过高可引起心脏传导异常。因此，用药期间应注意监测 ECG，尤其在大剂量服用、胃肠外给药和增加剂量时。静脉给药时，必须对血压和 ECG 进行连续监测，防止发生心血管意外。

⑰ 本品常可引起狼疮样综合征，发生率>29%，与剂量有关。发生的时间多在开始用药后 2 周，也有延迟至 8 年后发生。长期服药者发生的较多，但也有仅服药数次即出现者。用药时间愈长，发生率愈高，约 50%患者用药数周至数月出现 ANA 阳性（为此综合征的早期征象），因此用药期间应注意监测 ANA。本品引起的红斑狼疮样综合征与自发性红斑狼疮不同，一是在女性不常见，二是肺实质性损害者较常见，而侵及肾脏者不常见。最常见的症状为发热、寒战、多发性关节痛、肌痛、腹痛、胸痛、咳嗽、胸膜炎及胸腔积液（两者在 X 线所见与肺梗死相似）、皮肤损害（皮疹，包括荨麻疹及多形性红斑，并少见麻疹样皮疹）。有报道，本品尚可出现心包炎伴有或不伴有积液，以及脾大、肝大和淋巴结肿大。因此，用药期间应注意观察上述症状，对长时间或大剂量用药者更应加强监测随访，一旦发现，立即中止治疗。停药后通常可自行消失，若停药后症状仍持续存在，可应用糖皮质激素（如泼尼松 40～60mg/d，口服，连用 1～2 周），也可给予必要的对症治疗，多能控制病情发展，且预后良好，极少有后遗症，但再次用药仍可复发，故应告知患者今后不得再使用本品。

⑱ 本品偶可引起溶血性或再生障碍性贫血、粒细胞减少、血小板减少、EOS 增多及骨髓肉芽肿，以及 PT 和 APTT 延长。用药期间，应注意观察有无上述血液学反应的征象，并如前所述进行相关检查，发现异常及时处置。

⑲ 本品偶可引起进行性肌病和干燥综合征，前者主要表现为肌痛、进行性加重的肌无力或肌萎缩、肌腱反射减弱或消失等，后者的主要特征为干燥性角膜-结膜炎、鼻腔-口腔干燥、腮腺无痛性肿大及多发性关节炎等。治疗中如出现以上任一症状均应立即中止治疗，防止症状加重。

⑳ 严重不良反应的治疗方法：a. 心脏停搏及传导阻滞：可静脉滴注异丙肾上腺素、去甲肾上腺素或心室起搏治疗。b. 心肌异常激动：可用普萘洛尔、利多卡因、苯妥英钠或直流电转复。c. TDP：可用异丙肾上腺素、碳酸氢钠（或乳酸钠），必要时可行直流电除颤。d. 低血压：可补充液体及静脉滴注升压药。e. 血液学改变：停止用药，停药后 1 个月内，血细胞计数通常恢复正常。f. 过量中毒：首先应停药，必要时洗胃，设法减少药物吸收；血液透析可加快药物排清。其他治疗措施与一般药物中毒及过敏反应处置原则大致相同。

㉑ 本品的其他不良反应尚有：大剂量较易引起畏食、恶心、呕吐、腹泻、口苦等。少数人可有荨麻疹、瘙痒、血管神经性水肿及斑丘疹，以及头晕、精神抑郁和伴幻觉的精神失常。偶可出现肉芽肿性肝炎及肾病综合征。用药期间应注意观察，定期检查肝肾功能，并根据症状轻重及时做出对症治疗、减少用量或停止用药等处置。

㉒ 本品片剂吸湿性强，故应避光密闭存放；注射液宜置于 2～8℃处，但不宜冷冻存放。

美西律[典][基] Mexiletine

（慢心律，脉律定；Mexitil，Mexitilen）

【药理分类】 抗心律失常药（ⅠB 类）—膜稳定药或钠通道阻断药。

【适应证】 ①口服用于慢性室性心律失常，包括 VPC 及 VT；②静脉注射用于急性室性心律失常，如持续性 VT。

【用法用量】 ①口服。首次 200～300mg，必要时 2h 后再服 100～200mg；维持剂量为 400～800mg/d，分 2～3 次服；极量：1200mg/d。②静脉注射。开始 100mg，加入 5%葡萄糖注射液 20ml 中缓慢静脉注射 3～

5min；如无效，可在 5～10min 后再给 50～100mg，然后以 1.5～2mg/min 的速率静脉滴注 3～4h，以后滴速减至 0.75～1mg/min，并维持 24～48h。

【用药监护】 ① 下列情况禁用：心源性休克、二或三度房室传导阻滞、双束支传导阻滞（除非已有起搏器）、SSS、哺乳期妇女。

② 下列情况慎用：低血压和严重 CHF、一度房室传导阻滞、室内传导阻滞、严重窦性心动过缓、肝或肾功能损害、肝血流量减低、癫痫。

③ 儿童应用本品的安全性及有效性尚未确定。

④ 老年人应用本品时需监测肝功能。

⑤ 孕妇应用本品时需权衡利弊。

⑥ 本品疗效及不良反应与血药浓度相关，有效血药浓度为 0.5～2μg/ml，＞2μg/ml 则不良反应明显增加，中毒血药浓度与有效血药浓度相近，治疗指数低，少数患者在有效血药浓度时即可出现严重反应。因此，有条件者应进行血药浓度监测，同时定期检查血压、ECG，并根据监测结果及时调整剂量。无条件进行血药浓度监测时，应仔细观察病情，密切监测血压和 ECG，严格控制剂量，防止产生过量反应。对长期用药者，应定期检测尿液 pH，防止尿液过碱或过酸而影响本品清除速率。

⑦ 本品静脉给药对神经系统的不良反应大，仅用于其他药物抢救无效者，应用时必须连续监测血压及 ECG。

⑧ 本品与其他抗心律失常药（如奎尼丁、普萘洛尔或胺碘酮等）可能有协同作用，并可用于单用一种药物无效的顽固室性心律失常，但不宜与ⅠB类药物合用。与奎尼丁合用，可增强疗效，并可阻止奎尼丁诱发的 QT 间期延长。与胺碘酮和β受体阻断药合用，疗效增强，需要减少用量。与丙吡胺合用，可能增加负性肌力作用。与地高辛、利尿药和普萘洛尔合用，不影响 ECG 的 PR、QRS 和 QT 间期。CYP450 诱导药，如苯妥英钠、苯巴比妥、利福平等可加快本品代谢，使血药浓度降低。与抗酸药合用，可减低口服本品时的生物利用度，但也可因尿 pH 增高而使血药浓度升高。可碱化尿液的药物能减少本品的 CL，使血药浓度升高，药效增强。可酸化尿液的药物能增加本品的 CL，使血药浓度下降，药效减弱。本品可使茶碱的血药浓度升高，毒性增强。西咪替丁可降低本品的肝脏代谢，使血药浓度升高约 40%，合用时应监测血药浓度。阿托品可延迟本品的吸收，但不影响本品的吸收量，可能因胃排空迟缓所致。止吐药（如甲氧氯普胺）增加胃排空，可增加本品的吸收速率，但本品的吸收量不受影响。在 AMI 早期，吗啡可使本品吸收延迟并减少，可能与胃排空延迟有关。本品不增高地高辛血药浓度。有报道，本品与常用的抗心绞痛、抗高血压和抗纤溶药物合用未见相互影响。BZP 不影响本品的血药浓度。

⑨ 本品口服给药前，应告知患者：a. 本品常见恶心、呕吐反应，与食物或牛奶同服可减轻胃肠道的刺激。b. 少数患者可引起头晕、嗜睡及视觉障碍现象，用药期间应尽量避免驾驶及危险性较大的机器操作或高空作业。c. 不要自行换用其他抗心律失常药，必须换用时应停用本品至少 1 个 $t_{1/2}$（＞12h）。

⑩ 本品的消化道反应最常见，症状包括恶心、呕吐等，并有肝功能异常（包括 AST 增高）的报道。与食物或牛奶同服可减轻胃肠道的刺激。对反应严重者也可给予对症治疗，一般不影响继续使用。

⑪ 本品神经系统的不良反应较为常见，主要表现为头晕、震颤（最先出现手颤）、共济失调、眼球震颤、昏迷及惊厥、复视、视物模糊、精神失常、失眠等。大多在停药后可逐渐恢复正常，严重者给予对症治疗有利于症状恢复。

⑫ 本品较少发生窦性心动过缓及窦性停搏，但原有 SSS 者容易出现。偶可发生胸痛、促心律失常作用（如 Af、VT，甚至致命性 TDP）、低血压及心力衰竭加剧。治疗包括停药，使用阿托品、升压药及起搏器等。

⑬ 本品的其他不良反应尚有：偶有皮疹，罕见白细胞及血小板减少、PF 等。用药期间应注意监测，一旦出现，及时处置。

⑭ 本品过量时表现有恶心、低血压、窦性心动过缓、感觉异常、癫痫发作、间歇性左束支传导阻滞和心脏停搏。ECG 可见 PR 间期延长及 QRS 波增宽。可引起 AST 增高。偶有 ANA 阳性。本品过量时可给予对症支持治疗，包括：a. 酸化尿液，促进药物排泄。b. 如出现低血压或心动过缓，可用阿托品。c. 必要时可给予升压药、抗惊厥药或经静脉心脏起搏。

普罗帕酮[典][基] Propafenone

(替罗帕酮,心律平;Baxarytmon,Fenopraine)

【药理分类】 抗心律失常药（ⅠA类)—膜稳定药或钠通道阻断药。

【适应证】 ①阵发性室性心动过速(PPVT）及SVT；②PSVT及预激综合征伴室上性心动过速；③亦用于各种VPC的治疗。

【用法用量】 口服。每次0.1～0.2g，3～4次/d；1周后改用维持剂量，0.3～0.6g/d，分2～4次服；极量：0.9g/d，分次服。静脉注射。70mg，加5%葡萄糖注射液稀释，于10min内缓慢注射，必要时10～20min重复1次，总量不超过210mg。注射后改为静脉滴注维持，滴速0.5～1.0mg/min或改为口服维持。

【用药监护】 ①下列情况禁用：无起搏器保护的窦房结功能障碍、严重房室传导阻滞、双束支传导阻滞（除非已有起搏器)、严重CHF、严重低血压、心源性休克及对本品过敏者。

② 下列情况慎用：严重心肌损害、严重心动过缓、肝或肾功能损害、明显低血压者，以及老年人、孕妇和哺乳期妇女。

③ 儿童应用本品的安全性及有效性尚未确定。

④ 本品有效血药浓度个体差异大，平均约588～800ng/ml（64～3271ng/ml)，且血药浓度与剂量不成比例增加，故用药需个体化，增加剂量时须小心谨慎，以防血药浓度过高产生不良反应。

⑤ 本品与其他抗心律失常药（包括维拉帕米、胺碘酮及奎尼丁等）合用，可能提高抗心律失常效应，但也可能增加不良反应，因此剂量宜减少；奎尼丁可抑制肝脏的羟化代谢途经，使本品的代谢减慢。降压药可使本品的降压作用增强。与普萘洛尔、美托洛尔合用，可使后两者的血药浓度和$t_{1/2}$显著增加，但对本品没有影响。与华法林合用，可增加华法林的血药浓度和PT，合用时应调整后者用量。与局麻药合用，可增加中枢神经系统的副作用。与西咪替丁合用，可使本品C_{ss}提高，但对其电生理参数没有影响。与地昔帕明（TCA）合用，可引起后者在治疗浓度时出现毒性反应；其他TCA，如阿米替林、去甲替林、普罗替林、氯米帕明、曲米帕明、多塞平、丙米嗪等虽还没有发生相互作用的报道，但仍必须注意。本品在450mg/d时使地高辛血药浓度升高35%，900mg/d时可使地高辛血药浓度升高85%，并呈剂量依赖型。本品可升高环孢素、茶碱的血药浓度，增加其毒性反应，因此应注意监测后两种药物的血药浓度，必要时调整剂量。CYP450诱导药苯巴比妥、利福平等可降低本品的血药浓度，使疗效减弱。本品不宜与负性肌力药物合用，尤其在静脉给药时。

⑥ 用药前，应告知患者：a. 本品口服制剂有局麻作用，宜与饮料或食物同时服用，注意不可咀嚼，否则易引起口干、舌唇麻木或味觉异常。b. 少数患者用药后可能引起头晕、眩晕、嗜睡及视物模糊现象，用药期间应尽量避免驾驶及危险性较大的机器操作或高空作业。c. 老年人及衰弱者应用本品常可引起眩晕，用药后应卧床休息1～2h，起床时宜扶持，应缓慢，以免坠床。

⑦ 需要换用其他抗心律失常药时，应先停用本品1d；反之，其他抗心律失常药至少应停用1个$t_{1/2}$，才能换用本品；对严重急性心律失常则可酌情缩短停用时间，但须注意相互作用。

⑧ 本品心血管反应主要有：a. 可产生心动过缓、心脏停搏及房室传导阻滞和室内传导阻滞，尤其原有窦房结或房室结功能障碍者、大量静脉持续应用者较易发生。b. 有促心律失常，发生率4.7%，多见于有器质性心脏病者。c. 可产生低血压，发生率4.4%，多见于老年人、原本血压较低者及心功能不全者；也可加重和诱发心力衰竭，尤其是原有心力衰竭者。d. ECG可出现PR间期或QT间期延长、QRS波增宽。因此，用药期间应注意监测血压、ECG及心功能情况，静脉给药时最好使用连续动态监测，密切观察疗效，及时发现新的或恶化的心律失常，防止出现低血压。如发现心率<50次/min、血压明显下降、QRS波增宽延长20%～25%以上或QT间期明显延长，或出现二或三度房室传导阻滞或原有的传导阻滞加重等，均应及时停药，并及时处置。

⑨ 本品胃肠道反应最常见的是味觉异常，也可出现食欲缺乏、恶心、呕吐及便秘，以及口干及舌唇麻木等，大多反应轻微，一般不影响治疗，减量或停药后可消失。其他不良反应尚有：头晕、目眩，减量或停药后可消失；血清氨基转移酶升高和胆汁淤积性肝损伤，停药

后2～3周可恢复正常；极少见溶血性贫血和粒细胞缺乏症。

⑩ 本品可能对起搏阈值有影响，在治疗期间应注意监测和调试起搏器。

⑪ 过量中毒的症状及处置：过量中毒主要表现为嗜睡、低血压、心动过缓、房内或室内传导阻滞，偶见抽搐或严重室性心律失常。处置：给予对症支持治疗，包括：a. 对严重心动过缓，可静脉给予阿托品或异丙肾上腺素，必要时起搏治疗。b. 对低血压，可用多巴胺或间羟胺、异丙肾上腺素治疗。c. 对抽搐或惊厥，可静脉给予地西泮或苯巴比妥。d. 其他抢救措施包括给氧、电复律或电除颤、机械辅助呼吸和胸外心脏按压等，可根据情况应用。

维拉帕米[典][基] Verapamil

(异搏定，异搏停；Iproveratril，Isoptin)

【药理分类】 抗心律失常药（Ⅳ类）—钙通道阻断药。

【适应证】 ①口服用于：a. 各种类型心绞痛（包括稳定型或不稳定型心绞痛，以及冠状动脉痉挛所致的心绞痛，如变异型心绞痛）；b. 控制AF或Af的室率（与地高辛合用）；c. 预防PSVT；d. 原发性高血压；e. 肥厚型心肌病。②静脉给药用于：a. 快速性PSVT的复转（应用本品之前应首选抑制迷走神经的手法治疗，如Valsalva法）；b. AF或Af心室率的暂时控制，AF或Af合并房室旁路通道时除外。

【用法用量】 ①口服。通过调整剂量达到个体化治疗。a. 普通片剂：ⓐ心绞痛：每次80～120mg，3次/d。肝功能损害者及老年人的安全剂量为每次40mg，3次/d。约在服药后8h根据安全性及有效性评估决定是否增量。ⓑ心律失常：慢性Af服用洋地黄者，240～320mg/d，分3～4次服用；预防PSVT（未服用洋地黄者），240～480mg/d，分3～4次服用。ⓒ原发性高血压：每次40～80mg，3次/d，最大剂量480mg/d；对低剂量即有反应的老年人或体型瘦小者，起始剂量应为40mg，3次/d。b. 缓释制剂：原发性高血压：起始剂量120～180mg，1次/d；未达到疗效时，在上一剂量24h后增加剂量，并按下列方式进行：每日清晨240mg；每日清晨和傍晚各180mg；每日清晨240mg，傍晚120mg；每12h 240mg。②静脉注射。起始剂量5～10mg（或0.75～0.15mg/kg），稀释后缓慢静脉注射至少2min。间隔时间应个体化。如初反应不满意，首剂15～30min后再给1次5～10mg或0.15mg/kg。③静脉滴注。加入0.9%氯化钠注射液或5%葡萄糖注射液中静脉滴注，5～10mg/h，总量不超过50～100mg/d。

【用药监护】 ① 下列情况禁用：已知对本品过敏、AMI并发心动过缓、低血压（收缩压＜90mmHg）、心源性休克、SSS（已安装心脏起搏器并行使功能者除外）、严重心脏房室传导功能障碍［如窦房传导阻滞、二或三度房室传导阻滞（已安装心脏起搏器并行使功能者除外）］、重度CHF（继发于SVT且可被本品纠正者除外）、预激综合征伴Af或AF（本品可加速房室旁路的前向传导，引起心室率加快，甚至诱发Vf）。

② 下列情况慎用：心动过缓（心率＜50次/min）、轻度心力衰竭、肝功能损害（本品在肝内广泛代谢）、肾功能损害、低血压。肌肉萎缩患者慎用静脉给药（可诱发呼吸肌衰竭）。

③ 下列情况慎用，并需进行严密的医疗监护：一度房室传导阻滞、中度低血压、明显心动过缓、严重肝功能损害、伴有QRS增宽（＞0.12s）的VT、AMI、进行性肌营养不良、与β受体阻断药合用时。

④ 本品可通过胎盘。孕妇在妊娠的前6个月不得服用本品；在妊娠后3个月，仅在有明确需要且对胎儿利大于害的情况下才能使用本品。

⑤ 本品可泌入乳汁，哺乳期妇女应用本品期间需停止哺乳。

⑥ 老年人应用本品必须从小剂量开始。静脉注射时宜缓慢（至少3min）。

⑦ 18岁以下患者应用本品缓释制剂的安全性及有效性尚未确定。

⑧ 静脉给药时，极少数新生儿和婴儿可发生严重的可致命的血流动力学副作用，因此儿科患者静脉给药时必须十分小心。

⑨ 严重左心室功能不全［肺毛细血管楔压（PCWP）＞20mmHg或LVEF＜30%］、中至重度心力衰竭和已接受β受体阻断药治疗的任何程度的心室功能障碍或洋地黄中毒的患者，避免使用本品，否则易导致心室功能不全

加重或出现心力衰竭急性恶化。必须使用本品的轻度心功能不全的患者，治疗之前需先用洋地黄或利尿药控制临床症状。

⑩ 本品口服适于治疗心绞痛，但必须按患者需要及耐受情况调整剂量，最大疗效常在疗程的最初 24～48h 出现（有些患者由于本品 $t_{1/2}$ 较长而略迟）。静脉给药则适于治疗严重心律失常，并需在严密的医疗监护下进行。

⑪ 伴有 QRS 增宽（≥0.12s）的 VT 患者静脉用本品，可能导致显著的血流动力学恶化和心室颤动。用药前需鉴别宽 QRS 心动过速为室上性或室性。

⑫ 本品静脉给药可升高幕上肿瘤患者的颅内压，故颅内压增高者应用时必须严密观察。

⑬ 本品偶可引起血清氨基转移酶增高（伴或不伴 ALP 和 BIL 的升高），因此接受本品治疗的患者应定期监测肝功能。

⑭ 严重肝功能损害时，本品的 $t_{1/2}$ 延长至 14～16h，该类患者只需服用正常剂量的 30%。严重的肝或肾功能损害可能不增强本品的药效，但可能延长其作用时间。反复静脉给药可能导致蓄积，产生过度药效。如必须重复静脉给药，应严密监测血压和 PR 间期或药效过度的其他表现。

⑮ 本品不改变血钙浓度，但也有高于正常范围的血钙水平可能影响本品疗效的报道。因此，用药期间应监测血钙浓度。

⑯ 本品可能减弱肌肉萎缩患者的神经肌肉传导，因此该类患者应减量使用。

⑰ 本品为 CYP3A4 抑制药，与其他 CYP3A4 抑制药［如吡咯类抗真菌药（如克霉唑、酮康唑和伊曲康唑等）、蛋白酶抑制药（如利托那韦和茚地那韦等）、大环内酯类抗生素（如红霉素、克拉霉素和醋竹桃霉素等）和西咪替丁］等合用，由于影响药物的代谢，可升高本品和（或）以上药物的血药浓度，使毒性增加。苯妥英、利福平、苯巴比妥和卡马西平等 CYP3A4 诱导药则可降低本品的血药浓度，使其作用减弱。本品与 CYP3A4 同工酶的作用底物抗心律失常药（如胺碘酮和奎尼丁等）、他汀类药（如洛伐他汀、辛伐他汀和阿托伐他汀等）、咪达唑仑、卡马西平或丙戊酸盐、环孢素、茶碱或氨茶碱、哌唑嗪、阿霉素等合用，可使这些药物的血药浓度增加，毒性增强。与其他抗高血压药（包括血管扩张药、ACEI、利尿药等）合用，降压作用叠加，联合治疗时应密切监测患者的血压，必要时调整剂量，以免血压下降过低。与氟卡尼合用，可使负性肌力作用叠加，房室传导阻滞延长，复极化延迟。与丹曲林合用，可导致心血管性虚脱。蛋白结合率高的药物（如华法林、地西泮、卡泊芬净、呋塞米、苯妥英钠，以及双氯芬酸、布洛芬、萘普生、吲哚美辛等 NSAID），因与血浆蛋白的竞争结合可使本品游离型血药浓度增高，两者合用时应注意监测，必要时调整本品用量。在密切观察下，口服洋地黄制剂与口服或注射本品同用，不致引起严重不良反应，但两者均减慢房室传导，故须进行监护，以便及时发现房室传导阻滞或心动过缓。洋地黄中毒时不宜用本品静脉注射，因可能产生严重的房室传导阻滞。本品可降低地高辛的 CL_r，增加地高辛的血药浓度（此作用与剂量有关），长期服用本品，可使地高辛血药浓度增加 50%～75%；本品尚明显影响肝硬化患者地高辛的药代动力学，使地高辛的 CL_t 和肾外 CL 分别减少 27%和 29%，因此两者合用时须减少地高辛和洋地黄的剂量。对房室传导功能与左心室收缩功能正常者，同时口服本品与β受体阻断药不致引起严重的不良反应，但β受体阻断药使用后几小时内应禁止使用本品注射液，尤其左室收缩功能异常患者，将导致急性血流动力学紊乱，对心肌收缩功能及房室传导功能均会造成明显抑制；有传导功能障碍及心功能不全者两者不宜合用。与丙吡胺均具有负性肌力作用，两者合用负性肌力作用增强，可能引起房室传导阻滞、心动过缓或增加预激综合征旁路的前向传导速率；因此，服用后本品前 48h 或服用后 24h 内不得服用丙吡胺。心血管造影时，由于造影剂与本品的心血管作用相似，可直接抑制传导和心肌收缩力，并引起外周血管扩张，使用时应特别注意，必要时应停用本品 24h 后再做造影。环磷酰胺、长春新碱、甲基苄肼、强的松、长春地辛、阿霉素、顺铂等细胞毒性药物可减少本品的吸收。苯巴比妥、乙内酰脲类药（如苯妥英钠、美芬妥英、乙苯妥英钠）、维生素 D、磺吡酮和异烟肼通过增加肝脏代谢而降低本品的血药浓度。吸入性麻醉药可通过减少钙离子内流而抑制心血管活性，与本品同时应用时需调整两者的用量，避免产生过度的心脏抑制而出现重度房室传导阻滞和重度心率减慢。麻黄碱或伪麻黄碱可降低抗高血压药的疗效，使用本品治疗的高血压患者应避免使

用含有这两种成分的制剂。少数病例报道，本品与阿司匹林合用，可致患者CT延长，并增加出血倾向，合用时应注意观察。本品可减弱锂剂的药物作用，并增加患者对锂的敏感性（神经毒性）。本品可增强神经肌肉阻滞药的活性，合用时应减少本品和（或）神经肌肉阻滞药的剂量。本品可减缓乙醇的降解，抑制乙醇的消除，导致血中乙醇浓度增加，毒性增强，作用时间也可能延长；乙醇则可加强本品的降压效果，使血压过低，用药期间不宜饮酒。葡萄柚汁能升高本品的血药浓度，服用本品的患者应避免同时摄入含有前者的饮料。

⑱ 用药前，应告知患者：a. 本品偶可引起嗜睡、倦怠、头晕或眩晕等反应，用药期间应避免驾驶及危险性较大的机器操作或高空作业，尤其在治疗开始、增加剂量、从其他药物换药或与乙醇同服时。b. 可与食物或饮料同服，服药时可多饮水，以减轻胃肠道反应，但不宜用含咖啡因的饮料送服。c. 服用缓释制剂时，不能研末、嚼碎或掰开服用，也不能以水溶化后服用，而应整片整粒以水吞服，以免减失疗效。d. 每次用药前（尤其非心动过速者）应先数脉搏，如心率<60次/min或脉律不整，应暂停用药。e. 长期服用本品偶可引起牙龈增生、牙龈炎及牙龈出血，用药期间应注意口腔和牙龈卫生，用软毛牙刷刷牙、常以淡盐水漱口、常做牙龈按摩可减轻或避免。f. 由于本品可增强乙醇的毒性作用，乙醇又可加强本品的降压作用，因此使用本品期间应避免饮酒。g. 本品偶可引起晕厥或直立性低血压，用药期间（尤其在用药初期和增加剂量时）应注意预防，比如每次服药后至少应卧床休息1h，避免强力劳作或过度活动；由蹲或卧位直立时，宜扶持，应缓慢；不宜热水浸浴，热水淋浴时间也不宜过长，老年人、体弱者及疲倦和饥饿状态时尤然。h. 心绞痛患者长期服用本品时，骤然停用会延长并加重疼痛，停药应在医师指导下逐渐减量，缓慢进行。i. 本品偶见光照性皮炎，用药期间应避免人工紫外线照射，烈日下外出也应采取遮阳防晒措施，避免引起光敏反应。

⑲ 本品静脉注射时宜缓慢，每次注射时间至少2min（老年人至少3min），过快可引起二或三度房室传导阻滞，甚至心脏停搏。因此，静脉注射必须在持续心电监测和血压监测下进行，注射前应备有急救的药品和设备，以防不虞。此外，静脉注射常可引起一过性和无症状性低血压，有时也可能发生眩晕。静脉注射本品之前静脉给予钙剂可预防此反应。静脉注射时应取卧位，注射结束后应让患者平卧静息1～2h，防止出现低血压反应。

⑳ 本品可能导致房室结和窦房结传导阻滞、心动过缓，甚至心脏停搏，易发生在SSS患者，尤其老年患者。此反应与血浆浓度增高相关，尤其在治疗初期的增量过程中，可能引起一度房室传导阻滞、一过性窦性心动过缓，有时伴有结性逸搏。高度房室传导阻滞不常见（0.8%）。当出现显著的一度房室传导阻滞或逐渐发展成二或三度房室传导阻滞时，需要减量或停药，并立即采用适当的治疗。

㉑ 本品的其他不良反应尚有：常见便秘。偶见恶心、眩晕或头晕、头痛、面部潮红、心动过速、疲乏、神经衰弱或足踝水肿、肌痉挛、肌痛、关节痛、呼吸困难等。罕见非梗阻性麻痹性肠梗阻、ALP升高、糖耐量减低、血催乳激素浓度增高或溢乳。以上不良反应也多与剂量有关，且常发生于剂量调整不当时或已有特定损害的患者，反应严重者可调整剂量或停止用药。罕见过敏反应，如皮肤瘙痒、红斑、皮疹、荨麻疹、血管神经性水肿、肢端红痛症及支气管痉挛等，发生后应及时停药，并给予抗过敏治疗。极罕见SJS、多形性红斑或剥脱性皮炎，以及胆汁淤积性肝炎和急性肾衰竭。静脉或大剂量给药可能出现心力衰竭或原有心力衰竭加重。用药期间应注意观察，出现后应及时停药处置。长期服用者可见感觉异常（表现为冷痛麻木或烧灼感）、牙龈增生或牙龈炎、男子乳腺发育，但停药后一般可逆转。本品不改变血钙浓度，但也有高于正常范围的血钙水平可能影响本品疗效的报告。

㉒ 本品常见不良反应的处置：出现一般反应时可减量或停药，严重不良反应时必须给予紧急治疗。心动过缓、传导阻滞或心脏停搏，可静脉给予阿托品、异丙肾上腺素、去甲肾上腺素或放置人工心脏起搏器；心动过速发生在预激综合征者，可采用直流电转复心律、静脉注射利多卡因或普鲁卡因胺；低血压可静脉给予异丙肾上腺素、间羟胺或去甲肾上腺素；新出现或原有心力衰竭加重者，加用强心药及利尿药。

㉓ 本品过量的症状与处置：a. 症状：主要表现为低血压和心动过缓（如房室分离、高度房室传导阻滞、心脏停搏），严重中毒者可

出现恶心、呕吐、惊厥、意识障碍（意识模糊至昏迷）、严重低血压、心动过缓或过速、肝功能损害、代谢性酸中毒和高糖血症、低钾血症、低氧血症、心源性休克伴肺水肿，甚至发生高度房室传导阻滞或心脏停搏，偶有死亡的报道。b. 处置：口服过量中毒，应常规洗胃，必要时采取多种排毒措施，如诱导呕吐、内镜引导下胃和小肠抽吸、小肠灌洗、泻药和灌肠治疗；对症治疗、给予静脉输液、血管收缩药、钙剂（如10%葡萄糖酸钙注射液或10%氯化钙注射液）、正性肌力药等，以及重症监护措施，如胸外心脏按压、机械通气、除颤和起搏器；缓慢性心律失常者，可使用阿托品和（或）异丙肾上腺素、间羟异丙肾上腺素，必要时可使用临时心脏起搏器治疗；对心源性休克及血管扩张所致低血压，可使用多巴胺、多巴酚丁胺、肾上腺素或去甲肾上腺素治疗。血液透析不能去除本品，但可考虑血液滤过或血浆置换。

胺碘酮[典][基] Amiodarone

（可达隆，乙胺碘呋酮；Anoron，Cordarone）

【药理分类】 抗心律失常药（Ⅲ类）-钾通道阻断药（PCR）。

【适应证】 ①口服用于危及生命的PPVT及Vf的预防；也用于其他药物治疗无效的PSVT、阵发性AF、Af，包括合并预激综合征者及持续性Af、AF电转复后的维持治疗；并用于持续性Af、AF时心室率的控制。②静脉滴注用于不宜口服本品治疗的严重心律失常，尤其适用于下列情况：房性心律失常伴快速室性心律、预激综合征的心动过速、严重的室性心律失常、体外电除颤无效的Vf相关心脏停搏［包括Vf/pVT（无脉性VT）］的CPR。

【用法用量】 ①口服。a. 室上性心律失常，0.4～0.6g/d，分2～3次服，1～2周后根据需要改为0.2～0.4g/d维持。部分患者可减至0.2g，每周服用5日或更小剂量维持。b. 严重室性心律失常，0.6～1.2g/d，分3次服，1～2周后根据需要逐渐改为0.2～0.4g/d维持，亦可隔日0.2g或0.1g/d。②静脉滴注。负荷剂量3～5mg/kg，一般为0.15g，加入5%葡萄糖注射液250ml，在20min内滴入（滴入时间不得短于10min），然后以1～1.5mg/min维持，6h后减至0.5～1mg/min，总量1.2g/d。以后逐渐减量，连续用药不应超过3～4d。Vf/pVT：静脉滴注/骨内输液剂量：首剂300mg，第2次150mg。

【用药监护】 ①下列情况禁用：已知对本品或碘过敏、窦性心动过缓和窦房传导阻滞且未安装人工起搏器者、窦房结疾病且未安装人工起搏器者（有窦结停搏的危险）、高度房室传导障碍且未安装人工起搏器者、双或三分支传导阻滞且未安装人工起搏器者、与某些可导致TDP的药物合用（见本品【用药监护】⑧）、甲状腺功能异常、循环衰竭及严重低血压患者，以及孕妇（除非特殊情况）和哺乳期妇女。本品注射液含有苯甲醇，禁止用于3岁以下儿童。静脉注射禁用于低血压、严重呼吸衰竭、心肌病或心力衰竭（可能导致病情恶化）。

这些禁忌证不适用于体外电除颤无效的Vf相关心脏停搏的CPR，含乌头碱的中药除外。

② 下列情况慎用：窦性心动过缓、QT间期延长综合征、低血压、肝功能损害、肺功能不全、严重CHF、低钾血症。

③ 儿童应用本品的安全性及有效性尚未确定。3岁以下儿童不得使用本品注射剂（因含有苯甲醇）。

④ 老年人服用本品需严密监测ECG及肺功能。

⑤ 本品有潜在的致命性毒性，包括肺毒性、甲状腺毒性、心脏毒性、肝毒性，因此不用于治疗无生命威胁的心律失常，如APC或VPC等。对于心肌梗死后无症状性或轻微症状性室性心律失常，本品可增加患者的死亡率。

⑥ 本品含碘量很高，每一分子中含有2个碘原子，如每日服用400mg，即相当于摄碘148.8mg，应用本品时予以充分考虑，防止因此而产生甲状腺功能异常。

⑦ 本品口服后3～7h血药浓度达峰值，约1个月可达C_{ss}，4～5d开始起效，5～7d达最大作用，有时可在1～3周才出现，停药后作用可持续8～10d，偶可持续45d。长期服用的$t_{1/2}$为13～30d。终末$t_{1/2}$可达40～55d，停药后半年仍可测出血药浓度。静脉注射后5min起效，停药后作用可持续20min～4h。因此，本品不宜为获得疗效而在短期内使用过大剂量。临床应用时需根据病情而异，对危及

生命的心律失常宜采用静脉给药，并短期使用较大负荷剂量。口服用药停用后换用其他抗心律失常药时既须充分考虑到本品的后遗作用，又要注意本品与替换药物的相互作用。

⑧ 本品的药物相互作用：a. 禁止联用药物：这些药物容易导致 TDP。ⓐ Ⅰ A 类抗心律失常药（奎尼丁、氢化奎尼丁、丙吡胺、普鲁卡因胺等）。ⓑ Ⅲ类抗心律失常药（索他洛尔、多非利特、伊布利特等）。ⓒ其他类：苄普地尔、西沙必利、咪唑斯汀、舒托必利、莫西沙星、静注红霉素、静注螺旋霉素、静注长春胺、二苯美伦、二苯马尼、喷他脒（注射），以及含乌头碱的中药（如川乌、草乌、附子、一枝蒿等）。

b. 不推荐联用药物：必须联用时，应进行密切的临床和 ECG 监测。ⓐ注射用地尔硫䓬，有心动过缓和房室传导阻滞的危险性。ⓑ卤泛群、喷他脒（口服）、本芴醇。ⓒ某些抗精神病药。吩噻嗪类，硫利达嗪、美索达嗪、氯丙嗪、甲哌氯丙嗪、左美丙嗪、三氟拉嗪、氰美马嗪、氟奋乃静、奋乃静；苯酰胺类，舒必利、氨磺必利、硫必利、维拉必利；丁酰苯类，氟哌啶醇、氟哌啶；其他类，齐拉西酮、利培酮、匹莫齐特、舍吲哚、阿立哌唑、帕利哌酮、奥氮平、氯氮平等。ⓓ某些抗抑郁药：TCA（阿米替林、氯米帕明、去甲替林、多塞平、丙咪嗪、地昔帕明等）、四环类抗抑郁药马普替林，以及氟西汀、文法拉辛、曲唑酮等。ⓔ某些抗菌药物：口服大环内酯类（如红霉素、罗红霉素、克拉霉素、交沙霉素等）、抗真菌药（如酮康唑、氟康唑、伊曲康唑、泊沙康唑、伏立康唑等）、氟喹诺酮类（在本品治疗期间应避免使用）。ⓕ其他，麻醉性镇痛药（如美沙酮、左醋美沙朵等）、氯喹、阿司咪唑、帕洛诺司琼、乐卡地平、三氧化二砷（静脉给药）、普罗布考、特非那定、多潘立酮、多柔比星、表柔比星、氯雷他定、罂粟碱（注射）等。ⓑ～ⓕ可导致 QT 间期延长，有增加室性心律失常的危险性，特别是 TDP。

c. 需特别注意的联合用药：ⓐ口服抗凝药。本品可使华法林和醋硝香豆素的血药浓度上升，抗凝作用及出血的危险性增加（该作用可自加用本品后 4～6d，持续至停药后数周或数月）。本品可使达比加群血药浓度增加 12%～60%。本品可使艾多沙班血药浓度增加 40%。本品与上述口服抗凝药合用时应减少后者剂量 1/3～1/2，并频繁检查 PT 及 INR，及时调整剂量。ⓑ环孢素。本品可减少环孢素在肝脏中的代谢，使其血药浓度升高，肾毒性增加，合用时应减少环孢素的剂量和监测肾功能。在合用本品时和停用本品后，应监测环孢素的血药浓度并调整其剂量。ⓒ洋地黄制剂。可抑制自律性（严重心动过缓）和导致房室传导障碍。本品可降低地高辛及其他洋地黄制剂的 CL，使其血药浓度增加，甚至达中毒水平。同时本品也可加强洋地黄制剂对窦房结及房室结的抑制作用。因此，开始用本品时洋地黄制剂应停用或减少 50%，如合用则应仔细监测其血药浓度，并进行临床和心电监护，尤其对老年。ⓓ导致低血钾的药物。排钾利尿药（单用或联用）、刺激性泻药、两性霉素 B、糖皮质激素（全身给药）、盐皮质激素及 ACTH、替可克肽等可致低钾血症，从而增加室性心律失常（尤其 TDP）的危险性，联合应用时必须对患者进行 ECG、实验室化验和临床监测。ⓔ苯妥英（包括磷苯妥英）。本品可降低肝脏对苯妥英的代谢，使其血药浓度增加，可出现用药过量的征象（尤其神经毒性征象），联合应用时应密切临床监测，并注意控制苯妥英的血药浓度，必要时调整剂量。ⓕ某些通过 CYP 3A4 代谢的药物。本品为 CYP 3A4 酶系统抑制药，与通过 CYP 3A4 代谢的他汀类如辛伐他汀、阿伐他汀和洛伐他汀联合用药，肌毒性风险增加，有导致 RM 的危险（发生率与剂量相关），并可能引起肾衰竭或死亡。当使用本品治疗时，推荐联合应用不通过 CYP3A4 代谢的普伐他汀或瑞舒伐他汀，必须使用辛伐他汀时剂量不应超过 20mg/d。芬太尼与本品联合应用时肌毒性风险增加，并有用于心脏病患者致血压下降、心率减慢及 QT 间期延长的报道。通过 CYP3A4 代谢的其他药物：利多卡因、他克莫司、西地那非、咪达唑仑、三唑仑、双氢麦角胺、麦角胺等，与本品合用时可致这些药物血药浓度升高，毒性反应增加，必须联合应用时需密切临床监测，并注意调整剂量。ⓖ利多卡因和阿普林定。本品可降低两者的肝脏代谢，使两者的血药浓度增加，神经和心脏不良效应增强，利多卡因可能引起严重窦性心动过缓或严重房室传导阻滞，阿普林定则可能导致 QT 间期延长并诱发阵发性 VT 和 TDP，两者与本品合用时应进行临床、ECG 及血药浓度监测，并在本品治疗时和停药后，调整两者的剂量。ⓗ除外索他洛尔（禁止联用药物）的 β 受体阻断药。如艾司洛尔可抑制心脏的收缩性、自律性，并引起传导障碍（抑制代偿性交感神经机制）。治疗心力衰竭的比索洛尔、卡维地洛、美托洛尔，可影响自律性及心脏传导障碍（协同效应），并可伴随过度心动过缓，致室性心律失常的风险增加，特别是TDP。联合应用时需密切进行临床和ECG监测。ⓘ其他药物。奥利司他（有致本品血药浓度及其活性代谢作用下降的风险）、氟卡尼（本品通过CYP2D6抑制作用增加其血药浓度）等，必须联合应用时需进行临床和ECG监测。

d. 需重视的联合应用：ⓐ减缓心率的药物。与减缓心率的钙通道阻断药（维拉帕米、口服地尔硫䓬）、可乐定、胍法辛、洋地黄制剂、甲氟喹、抗胆碱类药物［多奈哌齐、加兰他敏、卡巴拉汀（利凡斯的明）、他克林、安贝氯铵（酶抑宁）、溴吡斯的明、新斯的明］、毛果芸香碱等合用，有累加效应，可加重窦性心动过缓、引起窦性停搏或房室传导阻滞，并增加室性心律失常的危险，尤其TDP；必须联用时需进行临床和ECG监测，如有发生则本品或所联用的药物应减量。ⓑ本品可增加光敏感药的作用。ⓒ本品可抑制甲状腺摄取［^{123}I］、［^{133}I］及［^{99}mTc］。ⓓ本品与考来烯胺合用，可降低本品的血药浓度。

⑨ 服用本品前，应告知患者：a. 餐后给药或与牛奶同服，可减轻胃肠道反应。b. 长期服用本品后，皮肤和眼睛可发生光敏反应，出现皮肤红斑、瘙痒、畏光或角膜发炎，用药期间应避免人工紫外线照射，烈日下外出应采取遮阳防晒措施。c. 用药3个月以上者，常有皮肤及角膜色素沉着，皮肤色素沉着多为红棕色或石板蓝色，角膜色素沉着一般为黄棕色颗粒样，偶可影响视力。色素沉着大多数在停药1～7个月后可逐渐恢复正常，石板蓝色色素沉着则需经过1～2年才逐渐消退，无永久性损害，不必因此紧张生虑。d. 使用本品可增加普通麻醉和局部麻醉的血流动力学不良反应的风险，可引起心动过缓、传导紊乱、血压过低、心排血量降低，因此需做手术时应事先告知麻醉师正在使用本品。e. 已有报道，全身麻醉时可能发生严重并发症，如对阿托品无反应的心动过缓、低血压、传导异常、心排血量降低，个别外科手术后立即出现严重的呼吸道并发症（包括可能致命的ARDS、肺水肿），这些并发症可能与高血氧浓度相互作用有关，因此术前应告知麻醉师，患者正在服用本品。

⑩ 本品静脉给药时，必须在特别监护病房的持续心电和血压监护下使用。一般不采用静脉注射，因为除常可引起注射局部反应外，即使缓慢注射也可加重低血压，引起心肌病、CHF或严重的呼吸衰竭，只有在紧急情况下而交替治疗无效时方可考虑采用。静脉滴注应通过中央静脉导管单独缓慢滴入，而且必须采用电子输液泵缓慢定量匀速给予。本品注射液只能用5%葡萄糖注射液稀释，浓度不宜<0.6mg/ml，并不可在同一输液容器中加入任何其他药物。由于静脉滴注时间不能超过3～4d，因此从滴注的第1日起，必须同时接受口服治疗。

⑪ 本品最常见的不良反应是角膜出现特殊的黄棕色颗粒样色素沉着，其原因为药物从泪腺排出沉积于角膜表层所致，偶可影响视力。如治疗不能停止，可采用间歇停药方法，或可用肝素碘化钠溶液或用1%甲基纤维素滴眼液滴眼，以保护角膜，减少色素沉着。少数人可有光晕或视物模糊，减量或停药后可消失。因此，用药期间应定期做裂隙灯检查，以便及时发现及时处置。

⑫ 肺部不良反应是本品的一种特征性反应，多发生于长期大量服用者（0.8～1.2g/d），仅个别在服药1个月后发生，主要引起过敏性肺炎、肺间质或纤维化性肺泡炎。临床表现有胸闷、气短、干咳、胸痛、限制性肺通气功能障碍等，更多为无症状者，偶可出现ARDS，罕见肺出血、肺水肿，严重者可致死。治疗期间应注意观察随访，及时发现，及早停药，及时给予肾上腺皮质激素治疗。治疗中如出现呼吸困难或干咳，不管是单独出现，还是与全身状态恶化一起出现，均提示可能出现肺毒性（如ILD），需做进一步检查确诊，不可疏忽。

⑬ 甲状腺功能异常是长期服用本品的严重并发症，也是本品的又一种特征性反应，发生率为2%～4%，与本品在体内的脱碘与碘的释放有关，也可能是药物直接作用所致。甲状腺功能异常表现为：a. 甲状腺功能亢进：发生率约2%，可发生在用药期间或停药后，除突眼征外可出现典型的甲状腺功能亢进征象，也可出现新的心律失常，甲状腺功能检查T_3、T_4均增高，促甲状腺激素（TSH）下降；停药数周至数月可完全消失，少数患者需用抗甲状腺药（ATD）、普萘洛尔或肾上腺皮质激素治疗。对于可能出现的甲

状腺毒症（老年人较多见），无论是出于甲状腺本身原因，还是甲状腺功能亢进性心脏病，如果合成的抗甲状腺药效果不恒定，可直接静脉滴注氢化可的松或泼尼松龙，也可与利尿药同时应用。在停止本品治疗后的数月内，仍有甲状腺功能亢进的病例报道。对此，应引起充分注意。b. 甲状腺功能减退：发生率1%～4%，老年人较多见，可出现典型的甲状腺功能减退征象（体重增加、畏寒、淡漠、昏昏欲睡），甲状腺功能检查 TSH 增高；停止本品治疗后 1～3 个月内，甲状腺功能可逐渐恢复正常，但黏液性水肿可遗留不消，必要时可用甲状腺素治疗。如患者有必须使用本品的治疗指征，也可继续本品治疗，但在使用本品治疗的同时必须联合应用甲状腺素替代治疗，并根据 TSH 水平决定用药剂量。因此，长期用药者应注意观察患者甲状腺功能异常的体征与症状，并定期监测 T_3、T_4 及 TSH 水平，发现异常及时调整剂量。

⑭ 本品的心血管不良反应较其他抗心律失常药少。常见窦性心动过缓。罕见一过性窦性停搏（见于窦房结功能不全及老年患者）或窦房传导阻滞（阿托品不能对抗此反应）。可见各种房室传导阻滞或原有传导阻滞加重。偶见 QT 间期延长伴 TDP，并有促心律失常作用，尤其在长期大剂量服用和伴有低钾时易于发生。滴注过快可出现严重的低血压，并可致室性心律失常或恶化，有时伴随心脏停搏。治疗中如出现以上情况，均应立即停药，并使用升压药、异丙肾上腺素、碳酸氢钠（或乳酸钠）或起搏器治疗，同时注意纠正电解质紊乱。TDP 发展为 Vf 时，可用直流电转复。由于本品 $t_{1/2}$ 长，故治疗不良反应需持续 5～10d。

⑮ 长期服用本品，可出现皮肤光敏反应，开始表现为面部、颈部及手臂发红。用药 1 年以上者可出现皮肤石板蓝样色素沉着，停药后经较长时间（1～2 年）才逐渐消退。其他过敏性皮疹，停药后可很快自行消退。低剂量维持、间歇用药、减少皮肤光暴露，既可减轻或避免皮肤光敏反应，也可减少皮肤色素沉着。

⑯ 本品的神经系统反应不多见，与剂量及疗程有关，多在用药后 1 周后出现，常见头痛、震颤、共济失调、近端肌无力、EPS，服药 1 年以上者可有外周神经病，经减量或停药后可逐渐消退，必要时可给予对症治疗。

⑰ 本品其他不良反应主要有胃肠道功能紊乱（恶心、呕吐、味觉障碍、便秘，通常在治疗初始期出现，减量后症状消失）；血清氨基转移酶水平升高、肝炎或脂肪浸润（通常为中度或单独的血清氨基转移酶水平升高，减量后可恢复，亦见在继续治疗期间自发性下降）；急性肝损伤伴血清氨基转移酶水平升高和（或）黄疸（需中止治疗，并定期监测肝功能）。罕见感觉、运动或混合性外周神经病、肌病（可能在治疗几个月之后出现，有时也在治疗后数年出现，在停止治疗后一般可逐渐恢复，但这种恢复是不完全的，而且非常缓慢，仅在停止治疗数月后开始恢复）或 RM；电解质紊乱（主要为低钾血症和低钙血症，尤其前者，因其有促心律失常作用，因此必须考虑引起低钾血症的相关因素，在本品治疗前应纠正低钾血症）。非常罕见过敏性休克、良性颅内高压（假性脑瘤）、出汗、脱发、热潮红、肾功能损害（SCr 中度增高）、血小板减少症、溶血性贫血、再生障碍性贫血、SIADH，以及视物模糊、视力减退和眼底视神经盘水肿。本品通过直接外周静脉途径给药时，可出现浅表静脉炎、注射部位反应，如疼痛、红斑、水肿、坏死、渗出、浸润、炎症、硬化、静脉炎、血栓静脉炎、感染、色素沉着及蜂窝织炎等，采用中心静脉给药可避免。

⑱ 本品多数不良反应与剂量有关，长期服药者尽可能用最小有效维持剂量，并定期随诊。用药期间，应定期检查血压、心率、ECG（口服用药时应特别注意 QT 间期监测）、血钾、肝功能、甲状腺功能（包括 T_3、T_4 及 TSH，每 3～6 个月检查 1 次）、肺功能、肺部 X 线照片（每 6～12 个月检查 1 次）及眼科，发现异常及时做减量或停药处置，必要时给予对症治疗。

第三节　抗心力衰竭药

地高辛[典][基]　Digoxin

（狄高辛，狄戈辛；Digaoxin Lanoxin）

【药理分类】　抗心力衰竭药-洋地黄制剂。

【适应证】　①用于急性和慢性心力衰竭；②亦用于控制 Af 或 AF 引起的快速心室率及 VT。

【用法用量】 ① 口服。常用量，0.125～0.5mg，1次/d，7d可达 C_{ss}；若快速负荷剂量，可每次 0.25mg，每 6～8h 1 次，总剂量 0.75～1.25mg/d；维持剂量，0.125～0.5mg，1次/d。②静脉注射。常用量，每次 0.25～0.5mg，用5%葡萄糖注射液稀释后缓慢注射，以后可用 0.25mg，每隔 4～6 小时按需注射，但总量不超过 1mg/d。维持剂量，0.125～0.5mg，1次/d。

【用药监护】 ① 下列情况禁用：任何洋地黄制剂中毒者、VT、Vf、肥厚型梗阻性心肌病（若伴收缩功能不全或 Af 仍可考虑）、预激综合征伴 Af 或 AF。

② 下列情况慎用：低钾血症、不完全性房室传导阻滞、高钙血症、甲状腺功能减退、缺血性心脏病、AMI 早期、活动性心肌炎、肾功能损害。

③ 本品可通过胎盘，故妊娠后期母体用量可能增加，分娩后 6 周须减量。

④ 本品可排入乳汁，哺乳期妇女应用本品时需权衡利弊。

⑤ 新生儿对本品的耐受性不定，其肾清除减少；早产儿与未成熟儿对本品敏感，按其不成熟程度而减小剂量。按体重或体表面积，1 个月以上婴儿比成人用量略大。

⑥ 老年人肝或肾功能损害，V_d 减小或电解质平衡失调者，对本品耐受性低，必须减少剂量。

⑦ 肝功能损害者可选用本品，因本品不经肝脏代谢。

⑧ 肾功能损害者应选用洋地黄毒苷，因为尿中排泄的代谢产物大多是无活性的，并不影响本品的 $t_{1/2}$。

⑨ 本品用量需个体化，推荐剂量只是平均剂量，临床应用时需根据患者的病情调整每次用量。计算强心苷剂量应按标准体重，因脂肪组织不摄取强心苷。

⑩ 本品通常口服。肠道外给药只能在需要快速洋地黄化或患者不能口服时使用。当患者由强心苷注射液改为本品口服时，为补偿药物间药代动力学差别，需要调整本品剂量。

⑪ 本品用于治疗心力衰竭的方法是在数日（1～3d）内给予本品较大剂量（负荷剂量），以达到洋地黄化。本品 $t_{1/2}$ 平均为 36h，每日口服 0.25mg，经 5 个 $t_{1/2}$（约 6～8d）可达最终血药浓度（洋地黄化）的 96%，此时既可达到治疗效果，又可避免洋地黄中毒。如不能达到治疗效果，可适当增加剂量。如病情较急，为较快达到有效浓度，仍须按洋地黄化给药，但剂量应个体化。

⑫ 在给予负荷剂量之前，应了解患者在 2～3 周之前是否服用其他洋地黄制剂，如有洋地黄残余作用，应减少用量。心律失常需要用电复律前应调整本品剂量，因洋地黄化患者常对电复律更为敏感。

⑬ 有严重或完全性房室传导阻滞伴正常血钾的洋地黄化患者，不可同时应用钾盐。但噻嗪类利尿药与本品同用时常须给予钾盐，以防止低钾血症。

⑭ 影响本品中毒的危险因素有：本品的血药浓度＞2ng/ml、低钾血症、低镁血症、高钙血症、缺氧、缺血性心脏病、甲状腺功能减退、年龄较大、低体重、女性和肾功能损害。

⑮ 用药期间，应定期监测血压、心率及心律、ECG、心功能、血电解质（尤其钾、钙、镁）、肾功能。疑有洋地黄中毒时，应做血药浓度测定。此外，每日还应给患者测量体重，并注意观察足、踝及小腿部有无水肿症状，防止发生 CHF。

⑯ β 受体阻断药（如普萘洛尔、阿替洛尔、美托洛尔、比索洛尔等）与本品合用，能使本品的血药浓度升高，房室传导时间延长，毒性增强，可引起房室传导阻滞而发生严重心动过缓，但并不排除 β 受体阻断药用于单用洋地黄不能控制心室率的室上性快速心律。本品与奎尼丁合用，可使本品的 CL_r 降低 40%～50%，致使本品的血药浓度提高约 1 倍，甚至达到中毒浓度（提高程度与奎尼丁用量相关），即使停用本品，血药浓度仍可继续上升，这是奎尼丁将本品从组织结合处置换出来，并减少其 V_d 之故；因此，两者合用时应监测本品的血药浓度，并按需要调整剂量，一般合用时本品用量应酌减 1/3～1/2。与硝苯地平、尼群地平、尼索地平、西尼地平、尼卡地平、维拉帕米、地尔硫䓬等钙通道阻断药合用，本品的 CL_r 减少，血药浓度升高，洋地黄中毒的危险增加，可引起严重心动过缓，两者合用时应减少本品的剂量；但也有硝苯地平和地尔硫䓬对本品的血药浓度无明显影响的报道，虽然结果矛盾，但在开始调整和停用本品治疗时，应监测本品的血药浓度，以免洋地黄过量或不足。与抗酸药（尤其三硅酸镁）或止泻吸附药（如白陶土、果胶）、考来烯胺和其他阴离子交换树脂、柳氮磺吡啶或新霉素、对氨基

水杨酸合用，可抑制洋地黄强心苷的吸收而导致其作用减弱。与肝素合用，本品可部分抵消肝素的抗凝作用，需调整肝素用量。双嘧达莫能改善微循环，扩张冠状动脉，有利于改善心功能，增强本品治疗心力衰竭的疗效。吗多明具有扩张冠状动脉和血管平滑肌（特别是静脉和小静脉的平滑肌）的作用，故可减轻心脏后负荷；与本品合用，适用于缺血性心肌病合并心力衰竭的治疗。肼屈嗪具有扩张小动脉、减轻血管阻力和心脏后负荷的作用，与本品合用治疗心力衰竭有协同作用。本品与非强心苷类强心药（如多巴胺、多巴酚丁胺、氨力农、米力农等）合用治疗 CHF，可取得协同强心作用。与酚妥拉明合用治疗心力衰竭可取得协同疗效，并且患者的心率改变也不明显，但有时可引起快速性心律失常。与普萘洛尔合用治疗快速性 Af 时有协同作用，但两药合用时可发生缓慢性心律失常，对于心功能不全者还可能加重心力衰竭，特别是已有潜在洋地黄中毒者对普萘洛尔尤为敏感；两药合用时，普萘洛尔的剂量应小，并应密切监测 ECG 及临床治疗反应，必要时调整剂量。普罗帕酮可降低本品的 CL_r，合用时本品的血药浓度增加 30%～100%，可引起毒性反应；因此，接受本品治疗的患者在加用、停用或增量普罗帕酮时，均应监测本品的血药浓度。环孢素可减少本品的清除，使本品的血药浓度显著升高，合用时应密切监测。哌唑嗪可使本品 C_{ss} 上升 50% 以上。ACEI 卡托普利及 ARB 替米沙坦可使本品的血药浓度增高，发生洋地黄中毒危险性明显增加，两者合用时应适当调整本品的剂量。胺碘酮可加强洋地黄制剂对窦房结及房室结的抑制作用，合用可致严重的心动过缓和房室传导阻滞；此外，胺碘酮还可降低本品及其他洋地黄制剂的 CL，使其血药浓度增加，甚至达中毒水平；因此，开始用胺碘酮时，本品及其他洋地黄制剂应停药或减少 50%，合用时应做心电监护和临床观察，并密切监测洋地黄制剂的血药浓度。螺内酯可致本品 $t_{1/2}$ 延长，合用时需调整剂量或给药间期，并监测本品的血药浓度。吲哚美辛可减少本品的肾清除，使本品 $t_{1/2}$ 延长，有洋地黄中毒危险，合用时需监测本品的血药浓度及 ECG。口服青霉素类、四环素类、氯霉素或大环内酯类（如红霉素、罗红霉素、克拉霉素、阿奇霉素、交沙霉素等）等抗生素由于改变胃肠道菌群，可增加本品在胃肠道的吸收，使血药浓度升高，容易引起本品中毒。普鲁本辛因抑制肠道蠕动而提高本品生物利用度约 25%。阿托品能提高本品在消化道的吸收率，致使本品在治疗剂量范围内也可出现不良反应。PPI 奥美拉唑能显著升高胃内 pH，使本品生物利用度增加。卡维地洛可升高本品的生物利用度，使本品的血药浓度增加，对心脏的作用增强，引起房室传导阻滞，出现洋地黄中毒症状，合用时应加强监测。甲氧氯普胺因促进肠道蠕动而减少本品的生物利用度约 25%。阿卡波糖可降低本品的生物利用度，使本品的血药浓度显著降低，合用时需调整本品的剂量。本品与硝普钠或硝酸甘油合用，本品的肾清除增加，血药浓度下降，合用时应适当增加本品的用量。普尼拉明属钙通道阻断药，具有扩张血管作用，与本品合用时可抵消本品对室壁动脉血管的收缩作用。溴苄铵具有阻断交感神经，提高心肌兴奋阈的作用，可用于消除本品中毒所致的各种快速性心律失常。依酚氯铵与本品合用，可致明显心动过缓。洋地黄化时，静脉应用硫酸镁须极其谨慎，尤其在同时静脉注射钙盐时，可发生心脏传导改变或阻滞。利舍平具有对抗交感神经、相对增强迷走神经兴奋性、减慢心率和传导的作用；与本品合用时可引起严重的心动过缓及传导阻滞，有时还能诱发异位节律；但在单用本品控制快速 Af 的心室率不够满意时，加用适量利舍平可获得一定的疗效。胍乙啶可增强颈动脉窦压力感受器对本品的敏感性，两者合用易发生房室传导阻滞。本品与钙盐注射剂、可卡因、泮库溴铵同用时，可因作用相加而导致心律失常。肾上腺素、去甲肾上腺素、异丙肾上腺素等拟交感神经药与本品合用，易引起心律失常；如使用洋地黄的患者发生窦房结功能低下或房室传导阻滞时，静脉滴注异丙肾上腺素可收到一定疗效，但应密切观察治疗反应。琥珀胆碱能释放儿茶酚胺并引起组织缺氧，与洋地黄制剂合用易发生 VPC。K^+ 与洋地黄竞争洋地黄受体，减弱强心苷的作用；低血钾时，心肌对洋地黄的敏感性增加，易发生洋地黄中毒。缺镁可降低洋地黄疗效，并易引发洋地黄中毒；而长期心力衰竭者易发生缺镁，故洋地黄中毒患者只要不是高镁血症、昏迷及严重肾功能障碍者，均可补镁治疗。洋地黄的正性肌力作用是通过钙而实现的，低钙可致洋地黄疗效降低，高钙又能诱发洋地黄中毒。本品与两性霉素 B、糖皮质激素（如泼尼松、地塞米松等）或排钾利尿药（如呋塞米、布美他尼、依他尼酸、氢氯噻嗪等）合用，可引起低血钾而致洋地黄中毒，故合用时需适当补钾。丙吡胺对本品的血药浓度并无明显影响，但由于丙吡胺属 IA 类抗心律失常药，药理作用与普鲁卡因胺相似，对房室交界区有阿托品样作用，可使不应期缩短；因此，两者合用治疗快速性 Af 时，有可能使本品失去对心室率的保护作用，存在使心室率增快的潜在危险，故两者不宜合用，尤其不适宜老年患者。

⑰ 用药前，应嘱患者在用药期间注意：a. 严格按医嘱服药，不可漏服，也不可任意加减药量，更不可因漏服而加倍补服。b. 本品的药物相互作用较多，用药期间如需服用其他治疗药物，应先咨询医师或药师，以免影响疗效或发生毒性反应。c. 每次服药前，应先测量脉搏，如成人＜60 次/min，小儿＜70 次/min，或心率突然加快或节律发生变化，应暂停用药，及时报告医师。

⑱ 静脉给药时，必须以 5%或 25%葡萄糖注射液、0.9%氯化钠注射液稀释 4 倍以上，不可直接推注，稀释量也不能低于 4 倍，否则可引起血管刺激反应或出现浑浊。每次剂量注射时间应在 5min 以上，注射过快，会引起全身小动脉和冠状动脉收缩。同时，还应注意药液不要渗漏出血管外，否则会产生局部刺激或组织坏死。本品静脉给药时应做持续心电监护，以免洋地黄中毒。本品不可与其他药物混合配伍。

⑲ 本品的不良反应常见出现新的心律失常（可能中毒）、胃纳不佳或恶心、呕吐（刺激延髓中枢）、下腹痛、异常的无力软弱（电解质失调）、异常的心动过速或心动过缓（可能房室传导阻滞）。少见视物模糊或“黄视”（即视物变黄，少数人可视物为红、棕、绿或蓝色，为中毒症状）、腹泻（电解质平衡失调）、精神抑郁或错乱。罕见嗜睡、头痛、皮疹、荨麻疹（过敏反应）。用药期间应注意观察，发现异常及时处置。

⑳ 为防止洋地黄中毒，用药过程中必须做到：a. 防止患者出现低血钾，低血钾可诱发洋地黄中毒，特别是当患者畏食、腹泻、呕吐及用利尿药时，容易缺钾，要鼓励患者多食用富含钾的食物，如香蕉、家禽、牛肉、脱脂牛奶等，不能进食者应输液补钾。b. 注意患者有无低钾血症症状，如嗜睡、感觉异常、肌软弱、反射减弱、多尿等，一旦发现，应及时补钾。c. 控制患者的钠摄入量，避免食用酱菜、香肠、火腿、咸菜、咸鱼等高钠食物，CHF 患者宜进低钠饮食，食盐用量应控制在 2～3g/d；新生儿、婴儿、早产儿、老年人及肝或肾功能损害者因易引起中毒，应特别注意加强临床监护。

㉑ 洋地黄中毒的表现：最重要为心律失常，最常见为 VPC，约占心脏反应的 33%。其次为房室传导阻滞、阵发性或非阵发性交界性心动过速、阵发性房性心动过速（AT）伴房室传导阻滞、VT、窦性停搏等，致死的机制为 Vf。儿童心律失常比其他反应多见，但室性心律失常比成人少见。新生儿可有 PR 间期延长。

㉒ 本品中毒反应的处置：轻度中毒者，停用本品及利尿治疗，如有低钾血症而肾功能尚好，可给予钾盐。发生严重心律失常者可根据病情采用以下方法处置：a. 氯化钾静脉滴注：对消除异位心律往往有效，心率过慢或房室传导阻滞或高钾血症者不宜用。b. 苯妥英钠静脉注射：对洋地黄引起的异位心律有效。因其能与强心苷竞争性争夺膜 Na^+-K^+-ATP 酶，因而有解毒效应，成人用 100～200mg，加入灭菌注射用水 20ml 中缓慢静脉注射。如情况不紧急，亦可口服，每次 0.1mg，3～4 次/d。c. 静脉给予利多卡因：对消除室性心律失常有效，成人用 50～100mg，加入 5%葡萄糖注射液中静脉注射，必要时重复。d. 应用阿托品：对缓慢性心律失常者有效，成人用 0.5～2mg，皮下或静脉注射。e. 应用异丙肾上腺素或植入临时起搏器：异丙肾上腺素可以提高缓慢心率，如心动过缓或完全房室传导阻滞有发生 ASS 的可能，必要时可安装临时起搏器。f. 活性炭吸附：口服活性炭混悬液可以吸附肠道内残余洋地黄苷。g. 静脉给予依地酸钠：本品可与钙螯合，用于治疗洋地黄所致的心律失常。h. 经膜滤器静脉给予地高辛免疫 Fab 片段：对可能有生命危险的洋地黄中毒者有效，每 40mg 地高辛免疫 Fab 片段，大约结合本品或洋地黄毒苷 0.6mg。i. 透析不能从体内迅速去除本品。j. 严重或完全性房室传导阻滞时，不宜补钾。

氨力农[典] Amrinone

（氨利酮，安诺可；Amcoral，Inocor）

【药理分类】 抗心力衰竭药-磷酸二酯

酶（PDE）抑制药。

【适应证】 用于对洋地黄、利尿药、血管扩张药治疗无效或效果欠佳的各种原因引起的急、慢性顽固性CHF。

【用法用量】 静脉给药。负荷剂量0.5～1.0mg/kg，5～10min缓慢静脉注射，继续以5～10μg/(kg·min) 静脉滴注，单次最大剂量不超过2.5mg/kg。日最大剂量＜10mg/kg，疗程不超过2周。

【用药监护】 ① 下列情况禁用：对本品或亚硫酸氢盐过敏、严重低血压、严重失代偿性循环血容量减少。

② 下列情况慎用：AMI或其他缺血性心脏病、肝或肾功能损害，以及婴幼儿、孕妇和哺乳期妇女。

③ 严重的瓣膜狭窄病变及梗阻性肥厚型心肌病患者不宜应用。

④ 尚无用于心肌梗死经验，应慎重。

⑤ 合并用强利尿药时，应注意避免左心室充盈压过度下降，并注意防止水电解质失衡。对AF、Af患者，因可增加房室传导作用而导致心室率增快，宜先用洋地黄制剂控制心室率。

⑥ 本品与洋地黄合用，可增强洋地黄的正性肌力作用，且不增加洋地黄的毒性，也不增加心肌耗氧量，并未见对缺血性心脏病增加心肌缺血的征象，故应用期间不必停用洋地黄。与硝酸酯类药合用，有相加效应。与丙吡胺合用，可导致血压过低。与常用强心药、利尿药、血管扩张药合用，尚未见不良相互作用。与呋塞米混合，可立即产生沉淀，因此两者不能在同一静脉通路中输注。

⑦ 静脉注射时，本品粉针剂每支必须先用加入1支本品专用溶剂溶解。由于本品粉针剂在溶剂中成盐较慢，需40～60℃温热、振摇，俟溶解完全后，再方可稀释使用。本品静脉注射液或粉针剂需用0.9%氯化钠注射液稀释成1～3mg/ml的溶液，不能用含有右旋糖酐或葡萄糖的注射液稀释。注射时，应注意防止药液漏于血管外，以免引起组织坏死。

⑧ 本品有加强洋地黄的正性肌力作用，并不增加洋地黄的毒性，不增加心肌耗氧量，也未见对缺血性心脏病增加心肌缺血的征象，故应用期间不必停用洋地黄、利尿药及血管扩张药。

⑨ 用药期间如出现Af、心室率增快时可用强心苷治疗。出现肝毒性（如ALT升高）并伴有临床症状时，应立即停药。

⑩ 本品偶见皮肤过敏反应（瘙痒、皮疹或斑丘疹），并有发生严重超敏反应的报道（表现为心包炎、胸膜炎、腹水、伴胸部X线检查有间质性阴影和血沉增快的心肌炎、伴结节性肺密度改变的脉管炎、低氧血症和黄疸，甚至引起死亡）。用药期间，应密切观察患者，以防不虞。

⑪ 其他不良反应尚可见室性心律失常（血钾过低可加重此反应）、低血压、肝功能损害及多尿，快速静脉注射时可致VPC、VT。偶见发热、胸痛、呕血、肌痛及精神症状，以及静脉炎和注射局部刺激。因此，静脉注射时的应缓慢，用药期间应监测心率、心律、血压、ECG和肝肾功能变化，并保持水、电解质平衡，如出现上述不良反应，须及时对症处置，必要时改换其他药物。

米力农[典] Milrinone

（米利酮，哌明克；Corotrope，Primacor）

【药理分类】 同氨力农。

【适应证】 同氨力农。

【用法用量】 静脉给药。负荷剂量25～75μg/kg，5～10min缓慢静脉注射（注射过快可能诱发VPC），之后以0.25～1μg/(kg·min) 速率静脉滴注，最大剂量1.13mg/(kg·d)。

【用药监护】 ① 下列情况禁用：对本品或氨力农过敏、严重低血压、严重室性心律失常、严重瓣膜狭窄病变、肥厚型梗阻性心肌病（可使流出道梗阻加重）。

② 下列情况慎用：低血压、心动过速、肝或肾功能损害、AMI或急性缺血性心脏病，以及儿童、孕妇和哺乳期妇女。

③ 本品仅限于短期使用，长期应用可增加死亡率。因此，使用本品后，症状一旦有所改善，即应在患者症状稳定（脱离急性期）后及时停用本品，并改用其他药物继续治疗。如使用本品疗效不明显，则需改用其他药物救治。本品使用的具体时间应根据患者的反应而定，一般不能超过48h，必须超时使用时应密切监测血流动力学及全身状态。

④ 本品主要经肾排泄，肾功能损害者血药浓度增高，应调整给药速率，并加强监测。

⑤ 用药期间，应监测血压、心率、ECG、液体出入量、电解质、BPC等，并尽可能监

测 PCWP、心排血量、血气等指标。出现过度的心率增快或血压降低时，应减量或停止本品输注。出现心排血量增高时，需减少利尿药的用量。出现血钾降低时应及时补钾，防止血钾过低诱发心律失常。

⑥ 本品与多巴胺、多巴酚丁胺合用有协同作用。其他药物相互作用与氨力农相同。

⑦ 本品的不良反应常见室性心律失常、室性异位搏动。可见持续性 VT 或非持续性 VT、低血压、头痛、心绞痛/胸痛。偶见 Vf、Af、窦性心动过速、发热、头晕、无力、恶心、呕吐、肝肾功能异常、低钾血症、震颤、血小板减少。用药期间应注意观察，发现异常及时采取减量、停用或对症治疗措施。

⑧ 本品过量可导致低血压，应减量或暂时停药，并给予循环支持疗法，直至患者病情稳定。

⑨ 其他参阅氨力农【用药监护】⑤。

第四节　抗高血压药

硝苯地平[典][基]　Nifedipine

（尼非地平，硝苯吡啶；Adalat，Nifedipin）

【药理分类】 抗高血压药-钙通道阻断药（二氢吡啶类）。

【适应证】 ①口服制剂用于高血压（单独或与其他降压药合用）、冠心病、心绞痛（包括冠状动脉痉挛所致的心绞痛和变异型心绞痛、冠状动脉阻塞所致的心绞痛或劳力性心绞痛）。②注射剂用于高血压危象。

【用法用量】 ①口服。a. 片剂、胶囊、胶丸，起始剂量每次 10mg，3 次/d；维持剂量每次 10～20mg，3 次/d；冠状动脉痉挛者可每次 20～30mg，3～4 次/d，单次最大剂量 30mg，日最大剂量 120mg。b. 缓释制剂，每次 10～20mg，2 次/d，单次最大剂量 40mg，日最大剂量 120mg。c. 控释片，每次 30mg，1 次/d。②静脉滴注。每次 2.5～5mg，加 5% 葡萄糖注射液 250ml 稀释后在 4～8h 缓慢滴入，根据病情调整滴速及用量，日最大剂量 15～30mg，可重复使用 3d，以后改为口服制剂。

【用药监护】 ① 下列情况禁用：对本品过敏、心源性休克、哺乳期妇女（或停止哺乳）。

② 下列情况慎用：低血压、严重主动脉瓣狭窄、肝或肾功能损害。

③ 孕妇应用本品时需权衡利弊。

④ 在老年人本品的 $t_{1/2}$ 可能延长，血药浓度提高，用药时必须从小剂量开始，并推荐应用缓释或控释剂型。

⑤ 本品的速释剂型不适宜用于高血压长期治疗，也不适宜用于高血压急症、AMI 或急性冠脉综合征。

⑥ 本品及其他二氢吡啶类钙通道阻断药与β受体阻断药合用，对高血压和心绞痛有较好的耐受性和疗效，但个别患者可能引起严重的低血压或心动过缓，甚至诱发或加重心力衰竭和心绞痛，在左室功能下降、心律失常或主动脉瓣狭窄的患者更加明显，合用时应注意监测血压及心功能，尤其对有潜在心力衰竭的患者。麻黄碱或伪麻黄碱可降低抗高血压药的疗效，使用本品及其他二氢吡啶类钙通道阻断药治疗的高血压患者应避免使用含有这两种成分的制剂。葡萄柚汁可提高二氢吡啶类钙通道阻断药（氨氯地平除外）的生物利用度，其中的黄酮类似物则可抑制 CYP450 酶系统，使本类药物的血药浓度升高，毒性增强，导致严重的低血压、心肌缺血或加重血管扩张引起的不良反应；高血压或稳定型心绞痛患者在服用普通片前 2h 至服用后 3h 内，或者服用缓释片前 2h 至服用后 5h 内，不应进食葡萄柚或饮用葡萄柚汁。唑类抗真菌药（如伊曲康唑、氟康唑、酮康唑等）、HIV 蛋白酶抑制药（如利托那韦、沙奎那韦、茚地那韦等）或地拉韦啶等可抑制与本品及其他二氢吡啶类钙通道阻断药（如尼群地平、氨氯地平、非洛地平、西尼地平、乐卡地平、尼卡地平、尼索地平等）代谢有关的 CYP3A4 酶系统，使这些药物的血药浓度增加，抗高血压效应加强，不良反应加重，合用时应减少本品的剂量，并密切监测血压。采用芬太尼麻醉的患者，单独服用本品（包括其他二氢吡啶类钙通道阻断药，如尼群地平、非洛地平、西尼地平、拉西地平、尼卡地平等）或与β受体阻断药合用，可导致严重的低血压，因此术前至少应停用以上药物 36h。胺碘酮与本品及其他二氢吡啶类钙通道阻断药（如尼群地平、氨氯地平、非洛地平、拉西地平、乐卡地平、尼卡地平、尼索地平等）合用，可进一步抑制窦性心律或加重房室传导阻滞和（或）增加心脏毒性（出现 QT 间

期延长或 TDP，甚或心脏停搏），SSS 及不完全房室传导阻滞者应避免两者合用。奎双普汀/达福普汀可抑制本品及其他二氢吡啶类钙通道阻断药（如尼群地平、氨氯地平、非洛地平、拉西地平、尼卡地平等）由 CYP3A4 介导的代谢，使这些药物的血药浓度升高，毒性增加，合用时应注意观察不良反应，必要时减少本品用量。本品及其他二氢吡啶类钙通道阻断药（如尼群地平、氨氯地平、非洛地平、拉西地平、尼索地平、尼卡地平等）可增加 NSAID 或口服抗凝药引起的胃肠出血的可能性，合用时应密切观察胃肠出血的征象；但尼索地平对华法林无明显相互作用，非洛地平则不影响华法林的血浆蛋白结合程度。本品及其他二氢吡啶类钙通道阻断药（如尼群地平、西尼地平、拉西地平、尼卡地平等）与其他抗高血压药，包括利尿药或 ACEI 合用，降压作用可能加强，可能导致血压过度降低，合用时可能需要调整剂量，并注意监测血压。由于西咪替丁可介导抑制 CYP450 酶系统，使本品及尼群地平、非洛地平、拉西地平、西尼地平、巴尼地平、尼索地平、尼卡地平等二氢吡啶类钙通道阻断药的肝血流量降低，使后者在肝微粒体中的酶代谢被抑制，并使胃酸降低，生物利用度增加，从而使血药浓度增高，抗高血压作用加强，毒性增大，因此合用时应减少后者的剂量，同时注意监测血压；但西咪替丁对氨氯地平的药代动力学无影响，两者可以合用。

⑦ 本品可增加丁咯地尔的低血压效应，合用时应注意监测血压、心率，必要时调整剂量。本品可改变茶碱的血药浓度，因此使用茶碱的患者在加用本品或在本品用量增大时（或停用），均应监测茶碱的血药浓度。本品可能增加地高辛的血药浓度和毒性，因此在初次使用、调整剂量或停用本品时应监测地高辛的血药浓度。本品可降低去甲替林的抗抑郁作用。本品可减慢长春新碱的排泄，使其毒性增加，合用时应减少长春新碱的用量。本品可竞争性抑制他克莫司的代谢，增加他克莫司的毒性，如肾毒性、高血糖、高血钾等。本品与硝酸酯类药合用，抗心绞痛作用增强，并有较好的耐受性。与蛋白结合率高的药物如香豆素类（如华法林）、奎尼丁、奎宁等合用，这些药物的游离浓度常发生改变。与咪贝地尔合用，可引起严重的低血压和心动过缓，因此在开始用本品治疗的前几日即应停用咪贝地尔。与二甲双胍合用，可使后者的血药浓度中度升高，并可增加发生低血糖的危险性，合用时应密切监测血糖。与地尔硫䓬合用，本品的血药浓度增加 100%～200%，不良反应增加；因此，在治疗高血压时应避免两种同类型药物合用。与头孢菌素类抗生素（如头孢克肟）合用，后者的生物利用度增加 70%。静脉用镁剂用于早产治疗时，如与本品合用可引起显著的低血压和神经肌肉阻滞，合用时应注意监测。利福平具有强烈的诱导 CYP3A4 酶系统的作用，可诱导本品的代谢，使本品的血药浓度降低，疗效明显下降，不宜合用。卡马西平、苯巴比妥、萘夫西林等酶诱导药可诱导本品的代谢，可能使本品的血药浓度降低，疗效下降，合用时应监测本品的临床疗效，必要时增加本品的剂量。苯妥英可诱导 CYP3A4 酶系统，促进本品的代谢，使本品疗效下降；本品则可降低苯妥英的代谢，使其血药浓度升高，毒性反应增加；因此，两者合用时需进行临床和血药浓度监测，必要时调整剂量。环孢素可增加本品的血药浓度，导致不良反应增加（如头痛、外周性水肿、低血压、心动过速和牙龈增生），合用时应监测本品的血药浓度，必要时减少本品的剂量。法莫替丁对本品的药代动力学无影响，但可通过降低心脏输出和每搏量削弱本品的正肌力作用。口服避孕药可抑制 CYP3A4 酶系统，从而减少本品代谢物的形成。

⑧ 口服给药前，应嘱患者注意：a. 严格按医嘱用药，不可漏服，也不可任意增减用药剂量或服用次数，或擅自中止服药。b. 如遇危急病情，可将普通片剂 10mg 嚼碎以水送服，必要时也可舌下含服。c. 使用本品缓释或控释剂时，不能掰开、研末或嚼碎服用，宜整片整粒以水吞服，以免影响疗效。某些缓释制剂要求空腹服用。d. 本品可能影响驾驶及操作机器的能力，这种作用在治疗初期、更换药物及饮酒时尤其明显，故治疗期间应避免驾驶及危险性较大的机器操作。e. 本品的控释片（拜新同）有不可吸收的外壳，可使药物缓慢释放进入人体内吸收，当其中的药物完全释放之后，完整的空药片即随粪便排出，因此在粪便中发现“药片”样物时，勿疑虑；再则，本品的控释片含有光敏性的活性成分，故应避光保存。f. 治疗中如出现持续性皮肤反应，须立即停止用药，并及时就医。g. 长期用药不可骤然停用，否则可出现胸痛、心绞痛发作增加及心律失常等撤药症状，停药应在医师的指导下逐渐减量进行。

⑨ 本品静脉滴注时，输液容器必须遮光，并使用避光输液器。滴注过程中应注意监测血压，同时根据血压情况调整滴速及用量。输液开始后不久，患者可有轻度的心率加快和血压降低，通常在5～15min后恢复。滴注本品后，静脉穿刺部位可能出现红肿、疼痛或烧灼感，减慢滴速有可能避免穿刺部位的烧灼感，局部给予50%硫酸镁溶液湿敷则可消除红肿、疼痛。本品大剂量快速滴注可致血压明显下降，使用时应加注意。

⑩ 有时在开始本品治疗或增加本品剂量时，会出现心绞痛发作频率增多，持续时间变长或严重程度加剧，用药时须注意监测。

⑪ 本品用于心绞痛时，剂量应视患者的耐受性和对心绞痛的控制情况逐渐调整，过量服用可导致低血压。剂量调整通常需要7～14d。如患者症状明显或病情紧急，调整期可缩短，并根据患者对药物的反应、心绞痛发作的频率和舌下含服硝酸甘油的剂量，可在3d内将本品的用量从每次10～20mg调至每次30mg，3次/d，但必须严密观察监护，且最大剂量不得超过120mg/d。对处于严密监护下的住院患者，可根据心绞痛或缺血性心律失常的控制情况，每隔4～6小时增加1次，每次10mg。

⑫ 本品可降低心脏后负荷，因此也可用于治疗心力衰竭，但仅适用于由高血压、冠心病所致的左心衰竭，使用时还需注意观察是否有心肌抑制的表现，如有心肌抑制征象则不可使用。

⑬ 绝大多数患者服用本品后有轻度低血压反应，个别患者出现严重的低血压症状，甚至发生晕厥（血压过低所致）。低血压反应常发生在开始用量较大或增加剂量时，尤易发生于合用β受体阻断药的患者。因此，在此期间需监测血压，尤其合用其他降压药时。

⑭ 本品偶可引起直立性低血压，一般不需要中止用药，但可能需要减少本品用量。为防止发生直立性低血压反应，在用药之前应告知患者：用药期间（尤其在用药初期和增加剂量时）应注意预防，比如每次服药后至少应卧床休息1h，避免强力劳作或过度活动；由蹲或卧位直立时，宜扶持，应缓慢；不宜热水浸浴，热水淋浴时间也不宜过长，老年人、体弱者及疲倦和饥饿状态时尤然，以免发生直立性低血压引起的晕厥。

⑮ 本品可能引起牙龈肥大或增生，治疗中应定期检查或嘱患者定期自查牙床，并经常保持口腔卫生，可避免或逆转。如发现有口腔发炎、牙龈出血、牙龈肥大或增生症状，应予及时处置。

⑯ 少数患者，特别是严重冠脉狭窄患者，在服用本品或加量期间，降压后可出现反射性交感兴奋，引起心率加快或心悸，甚至加剧心绞痛或引发心肌梗死。极个别患者出现心动过缓或房室传导阻滞，并有致心脏停搏的报道。少数接受β受体阻断药的患者在开始服用本品后可发生心力衰竭，严重主动脉狭窄患者危险更大。因此，用药期间应注意监测，防止发生上述现象。

⑰ 应用本品的患者，约10%可发生轻中度外周性水肿，与动脉扩张有关。水肿多初发于足、踝部及小腿，一旦发现应立即减少用量，必要时用利尿药。对于伴CHF的患者，需分辨水肿是否由于左室功能进一步恶化所致。

⑱ 骤然停用β受体阻断药治疗而启用本品时，偶可发生心绞痛。此时应逐渐递减前者用量。

⑲ 本品偶见消化道症状，表现为腹痛、腹泻、腹胀、舌根麻木、口干、食欲缺乏、消化不良、便秘及胃灼热感，一般不影响治疗，极个别严重者可给予对症处置。

⑳ 本品的其他不良反应尚有：常见面部潮红及热感（通常在较高剂量时）、恶心、头痛、头晕、眩晕。较少见呼吸困难、咳嗽、哮鸣，以及血小板聚集减少和BT延长。偶见皮疹、瘙痒等过敏症状，以及ALT、AST、ALP、CPK、LDH升高，但一般无症状。也有引起胆汁淤积和黄疸的报道。罕见胸痛（出现于用药后30min左右）、胆石症、过敏性肝炎（药物性肝炎）、SJS、多形性红斑或剥脱性皮炎等。因此，用药期间应注意观察，长期用药者应定期做相关检查，尤其要注意防止出现严重低血压、心绞痛加重或心肌梗死。一旦出现，应立即停药处置。

㉑ 本品过量时可出现低血压、心动过速或过缓，此时应停药，并垫高下肢，以利静脉回流，如仍不能纠正低血压，则应给予心血管支持治疗，同时监测心脏及呼吸功能，注意循环血容量和尿量，必要时使用血管收缩药如去甲肾上腺素或去氧肾上腺素等，以恢复血管张力，使血压升高。静脉给予葡萄糖酸钙有助于逆转钙拮抗作用。肝功

能损害患者的药物清除时间延长。血液透析不能清除本品。

尼群地平[典][基]　Nitrendipine

（舒麦特，硝苯乙吡啶；Bayotensin，Baypress）

【药理分类】 抗高血压药-钙通道阻断药（二氢吡啶类）。

【适应证】 高血压。

【用法用量】 口服。起始剂量每次10mg，1次/d，以后可调整为每次10mg，2～3次/d，或每次20mg，2次/d。

【用药监护】 ① 对本品过敏者及严重主动脉瓣狭窄患者禁用。

② 肝功能损害、肾功能损害及心绞痛患者慎用。

③ 本品在孕妇中应用的研究尚不充分，虽尚未发生问题，但应注意不良反应。

④ 老年人应减量，正在服用β受体阻断药者加用本品时须谨慎，并且应从小剂量开始，防止诱发或加重体循环低血压，增加心绞痛和心力衰竭，甚至发生心肌梗死。推荐老年人起始剂量为10mg/d。

⑤ 部分研究提示，服用本品可使地高辛血药浓度平均增加45%；部分研究则认为，本品不增加地高辛的血药浓度和毒性；因此，在初次使用、调整剂量或停用本品时应监测地高辛的血药浓度，以防地高辛过量或不足。本品增加环孢素的血药浓度，导致环孢素毒性增加（如出现肾衰竭、胆汁淤积和麻痹），合用时应监测环孢素的血药浓度，必要时减少其剂量。利福平可诱导某些钙通道阻断药的代谢，如与本品合用，可能使本品的血药浓度降低，疗效下降。食物可增加本品的吸收。其他药物相互作用参阅硝苯地平【用药监护】⑥。

⑥ 本品的不良反应较少见的有头痛、口干、面部潮红。少见的有头晕、恶心、低血压、踝部水肿、反射性心动过速、心绞痛发作等。过敏者可见过敏性肝炎、皮疹，甚至剥脱性皮炎。多数不良反应轻微，不影响治疗，但如出现低血压、踝部水肿、反射性心动过速、心绞痛、持续性皮肤反应或过敏反应等，则应减量或停药，必要时对症处置。

⑦ 其他参阅硝苯地平【用药监护】⑬～⑱、㉑。

氨氯地平[典][基]　Amlodipine

（安洛地平，络活喜；Mailipine，Norvasc）

【药理分类】 抗高血压药-钙通道阻断药（二氢吡啶类）。

【适应证】 用于高血压、稳定型心绞痛、变异型心绞痛和经血管造影证实的冠心病。

【用法用量】 口服。起始剂量每次5mg，1次/d，最大剂量每次10mg，1次/d。瘦小者、体质虚弱者、老年人或肝功能受损者宜从2.5mg开始，1次/d，在7～14d内逐渐增加剂量；合用其他抗高血压药者也从此剂量开始用药。

【用药监护】 ① 下列情况禁用：对本品及其他二氢吡啶类钙通道阻断药过敏、重度主动脉瓣狭窄、严重低血压、有心肌梗死危险或梗死前不稳定型心绞痛。

② 下列情况慎用：严重的肝功能损害及心力衰竭患者。

③ 孕妇仅在非常必要时使用。

④ 哺乳期妇女应用本品期间需停止哺乳。

⑤ 儿童应用本品的安全性及有效性尚未确定。

⑥ 老年人和肝功能损害者对本品的CL降低，AUC增加约40%～60%。中重度心力衰竭患者的AUC升高幅度相似。因此，这些患者均宜从小剂量起始，逐渐增量。

⑦ 本品的最大降压效应出现在用药4周后，剂量调整期为7～14d。

⑧ 治疗剂量下，本品单独使用或者与β受体阻断药合用，均不引起负性肌力作用，也不影响窦房结功能和房室传导。由于本品与血浆蛋白高度结合，因此不被血液透析清除。

⑨ 吸入烃类麻醉药（如氟烷、地氟烷、异氟烷、恩氟烷等）与本品合用，可引起低血压。本品与磺吡酮合用，可增加本品的蛋白结合率，产生血药浓度变化。与锂剂合用，可引起神经中毒，出现恶心、呕吐、腹泻、共济失调、震颤和（或）麻木，合用时需慎重。与雌激素合用，可增加液体潴留而增高血压。与辛伐他汀合用，后者的暴露量比单独使用时增加77%，因此服用本品的患者应将后者剂量限制在20mg/d以下。与硝酸甘油（舌下含服）和长效硝酸酯类药物合用，可加强抗心绞痛效

应，虽未报道有反跳作用，但停药应逐渐减量进行。本品可升高环孢素的血药浓度，导致环孢素毒性增加，出现肾衰竭、胆汁淤积和麻痹；但也有资料认为，本品不明显影响环孢素的药代动力学，因此一般不推荐同服，必须同服时应监测环孢素的血药浓度，必要时调整剂量。本品可增加丁咯地尔的低血压效应，合用时应注意监测血压和心率，必要时调整剂量。CYP3A4抑制药地尔硫䓬与本品同服，导致本品全身暴露量增加60%；与红霉素同服，未显著影响本品全身性暴露量；但是，CYP3A4强抑制药（如酮康唑、伊曲康唑、利托那韦等）可能较地尔硫䓬增加本品血药浓度更多；因此，本品与CYP3A4抑制药同服时应监测低血压及水肿症状。拟交感神经药可减弱本品的降压作用。本品不影响地高辛、苯妥英钠或吲哚美辛的血浆蛋白结合率，也不影响阿伐他汀、地高辛、乙醇的药代动力学。西地那非、含铝或镁的抗酸药、阿托伐他汀、葡萄柚汁不改变本品的药代动力学；但国外资料认为，葡萄柚汁可增加本品的血药浓度，故不推荐两者同服。目前尚无CYP3A4诱导药对本品作用的相关数据，但与CYP3A4诱导药同服时应密切监测血压水平。本品可与噻嗪类利尿药、α受体阻断药、ACEI、其他抗心绞痛药、口服降糖药、华法林及抗生素安全地合用。其他药物相互作用参阅硝苯地平【用药监护】⑥。

⑩ 本品在治疗剂量范围内有良好的耐受性，大多数不良反应是轻至中度。常见头痛和外周性水肿（如踝部水肿）。可见皮肤潮红、眩晕、低血压、心动过速。较少见心悸、恶心、胃肠不适、精神抑郁。少见心动过缓、直立性低血压、口干、腹痛、疲倦、嗜睡、感觉异常、肝炎和胆汁淤积性黄疸。罕见牙龈增生、畏食、便秘、消化不良、腹泻、胃胀气、吞咽困难、味觉错乱、胰腺炎、背痛，全身不适、关节痛、关节炎、外周神经病、肌肉痛性痉挛、震颤、肌痛、肌无力、紧张、梦魇、焦虑、失眠、尿频、排尿障碍、性功能障碍、胸痛、晕厥、白细胞减少、紫癜、血小板减少症、视觉异常、结膜炎、复视、眼痛、耳鸣、脱发。极罕见心力衰竭、期前收缩、肌无力、颤搐、共济失调、张力过高、偏头痛、视觉调节失常、眼干燥症、皮肤干燥。过敏反应可见皮炎、皮疹、斑丘疹、风疹、瘙痒、血管神经性水肿、发热和肝功能异常。用药时须注意观察，长期用药应定期做相关检查，发现异常及时对症处置，必要时调整剂量，或者改换其他药物。

⑪ 其他参阅硝苯地平【用药监护】⑬～⑱、㉑。

非洛地平[典] Felodipine

（波依定，联环笑定；Felogard，Plendil）

【药理分类】 抗高血压药-钙通道阻断药（二氢吡啶类）。

【适应证】 用于高血压、心绞痛。

【用法用量】 ① 普通片：起始剂量每次2.5mg，2次/d；维持剂量5mg或10mg，1次/d；必要时可进一步增加剂量，或加用其他降压药。②缓释制剂：起始剂量5mg，1次/d；维持剂量5mg或10mg，1次/d；可根据患者反应减少或增加剂量。

【用药监护】 ① 下列情况禁用：对本品及其他二氢吡啶类钙通道阻断药过敏、AMI、不稳定型心绞痛、失代偿性心力衰竭者及孕妇。

② 下列情况慎用：主动脉狭窄、非代偿性心力衰竭、肝功能损害、AMI后心力衰竭、严重肾功能损害（$CL_{Cr}<30ml/min$）。

③ 不推荐哺乳期妇女服用本品，必须服用时需停止哺乳。

④ 儿童应用本品的安全性及有效性尚未确定。

⑤ 药物相互作用：a. 本品为CYP3A4底物，与CYP3A4诱导药（如卡马西平、奥卡西平、苯妥英或磷苯妥英、苯巴比妥、利福平等）合用，能明显降低本品的血药浓度（与卡马西平、苯妥英、苯巴比妥合用时，本品的AUC降低93%，C_{max}降低82%），使其疗效降低或丧失。与强效的CYP3A4抑制药［如吡咯类抗真菌药（伊曲康唑、酮康唑）、大环内酯类抗生素（红霉素）、地拉韦定、西咪替丁、HIV蛋白酶抑制药（如沙奎那韦、利托那韦、茚地那韦、安普那韦）、葡萄柚汁等］合用，能降低本品的代谢，使血药浓度升高（例如，与伊曲康唑合用，本品的C_{max}增加8倍，AUC增加6倍；与红霉素合用，本品的C_{max}和AUC均增加近2.5倍；与葡萄柚汁合用，本品的C_{max}和AUC均增加近2倍），毒性增强。因此，本品应避免与上述药物合用，必须合用时应减

少剂量。b. 本品可增加丁咯地尔的低血压效应，合用时应注意监测血压、心率，必要时调整剂量。c. 本品可减少茶碱的吸收，降低茶碱疗效。停用本品时应注意茶碱的剂量，茶碱血药浓度较高时尤然。d. 本品可能使他克莫司血药浓度升高，合用时应监测他克莫司的血药浓度，必要时调整其剂量。e. 本品与环孢素合用，本品的血药浓度增加150%，AUC 增加 60%。f. 本品与静脉用镁剂合用，可引起明显低血压和神经肌肉阻滞，必须合用时应密切监测血压。g. 本品与咪贝地尔合用，可引起严重的低血压和心动过缓，因此在开始用本品治疗的前几日即应停用咪贝地尔。h. 本品与地高辛、螺内酯合用，未见明显的相互作用。i. 其他药物相互作用参阅硝苯地平【用药监护】⑥。

⑥ 用药前，应嘱患者注意：a. 本品普通片应空腹时整片以水吞服或食用少量清淡饮食，勿研末或嚼碎。使用缓释制剂时，应在早晨空腹或在不富含脂肪和糖的餐后服用，并不能掰开、研末或嚼碎服用，也不能以水溶化后服用，而应整粒整片以水吞服，否则影响疗效。b. 本品可能引起头晕、晕厥、疲乏、视觉障碍等不良反应，服药期间应避免驾驶及危险性较大的机器操作或高空作业，以免发生意外。c. 保持良好的口腔卫生，以减少牙龈增生的发生率和严重性。d. 本品偶可引起皮肤光敏反应，治疗中须尽量避免接触外周性水肿人工紫外线，烈日下外出应采取遮阳防晒措施。e. 治疗中如出现持续性皮肤反应，必须立即停药就医。

⑦ 本品常见头痛、皮肤潮红，呈剂量依赖性。少见低血压、心动过速或心动过缓、心悸、眩晕、感觉异常、恶心、腹痛、腹胀、皮疹、瘙痒、疲倦。罕见晕厥、呕吐、关节痛、肌痛、性功能障碍、荨麻疹。非常罕见肝酶升高、贫血、皮肤光敏反应、白细胞分裂性脉管炎［伴粒细胞外渗和分裂（破碎）的坏死性脉管炎，最常见的临床表现是触摸性紫癜，常伴全身症状，如发热、多发性关节炎］、尿频、尿急、发热、红斑或唇舌血管神经性水肿。偶有高血钾、高血糖的报道。用药期间应注意监测，必要时停药处置。

⑧ 本品过量可引起外周血管过度扩张，伴有显著的低血压，有时还可能出现心动过缓、一至三度房室传导阻滞、心功能不全。极个别患者可出现头晕、头痛、痉挛、呼吸困难、非心源肺水肿、ARDS、意识模糊、昏迷，甚至呼吸停止或心脏停搏。中毒症状一般在用药后 12～16h 出现，加重的症状可能出现在 2d 后。如出现严重低血压，应立即使患者平卧，垫高下肢，并给予心电监护；如伴有心动过缓或房室传导阻滞时，应静脉给予阿托品注射液 0.5～1.0mg（儿童 20～50μg/kg）；如效果不明显，应输注 5% 葡萄糖注射液、0.9%氯化钠注射液或右旋糖酐注射液，以扩充血容量。如上述措施仍不见效时，可给予 α_1 肾上腺素受体作用为主的拟交感神经药。对伴有神经或呼吸系统症状及其他不良反应者，应给予及时的对症处置。血液透析不能清除本品。

⑨ 其他参阅硝苯地平【用药监护】⑬～⑲。

乐卡地平 Lercanidipine

（再宁平；Lerdip，Zanidip）

【药理分类】 抗高血压药-钙通道阻断药（二氢吡啶类）。

【适应证】 用于轻中度原发性高血压。

【用法用量】 每次 10mg，1 次/d，餐前 15min 服用，必要时 2 周后增至每次 20mg，1 次/d。

【用药监护】 ① 下列情况禁用：对本品及其他二氢吡啶类钙通道阻断药过敏、左心室流出道梗阻、未控制的 CHF、不稳定型心绞痛、有严重的肾病或肝病、急性或 1 个月内发生过心肌梗死者。

② 下列情况慎用：正在接受透析治疗、心脏病或需安装起搏器者。

③ 18 岁以下患者不得服用。

④ 孕妇、哺乳期妇女及未采取任何避孕措施的育龄期妇女不宜服用。

⑤ 轻中度肝或肾功能损害者需适当地调整剂量。重度肝功能损害者或重度肾功能损害（CL_{Cr}＜30ml/min）者则不推荐应用。

⑥ 本品每片含 30mg 乳糖，因此不能应用于 Lapp 乳糖酶缺乏、半乳糖血症或者葡萄糖/半乳糖吸收障碍综合征患者。

⑦ 药物相互作用：a. 本品经 CYP3A4 酶代谢，同时服用 CYP3A4 抑制药和诱导药会影响本品的代谢和清除。因此，本品应避免与 CYP3A4 抑制药（如酮康唑、伊曲康唑、利托那韦、红霉素、克拉霉素、醋竹桃霉素、泰利

霉素、多西环素、环丙沙星、地尔硫䓬、维拉帕米、萘法唑酮等）和 CYP3A4 诱导药（如苯妥英、卡马西平、扑米酮、利福平、利福喷汀、苯巴比妥、地塞米松、奈韦拉平、吡格列酮、曲格列酮等）合用，必须合用时应密切监测血压，并调整剂量。b. 本品与其他 CYP3A4 酶底物［如特非那定、阿司咪唑、Ⅲ类抗心律失常药物（如胺碘酮、奎尼丁）等］合用时须谨慎，必要时调整剂量。c. 本品与环孢素同时服用时，本品的血药浓度升高 3 倍，环孢素的 AUC 增加 21%；服用本品 3h 后再服用环孢素时，本品的血药浓度无改变，环孢素的 AUC 增加 27%。因此，本品不能与环孢素同时服用。d. 本品与美托洛尔合用，美托洛尔的生物利用度无明显变化，但本品的生物利用度可下降 50%，这种效应可能是由于β受体阻断药引起了肝脏血流量减少所致，因而也可能会对同类的其他药物（如普萘洛尔）有类似的作用。因此，本品可以安全地与β受体阻断药同时服用，但可能需要调整本品的剂量。e. 本品与地高辛合用，后者的 C_{max} 增加 33%，但 AUC 和 CL_r 无显著变化，合用时应密切监测地高辛中毒的临床征象。f. 本品与咪达唑仑、地西泮合用时须谨慎，必须合用时应注意观察，必要时调整剂量。g. 本品与氟西汀（一种 CYP2D6 和 CYP3A4 酶的抑制药）合用，本品的药代动力学未发生明显变化。h. 本品可以安全地与利尿药和 ACEIs 同时应用。i. 乙醇可能增加抗高血压药的血管扩张作用，服用本品期间应避免饮酒或严格限制摄入含乙醇的饮料和药剂。j. 其他药物相互作用参阅硝苯地平【用药监护】⑥。

⑧ 本品耐受性良好，多为轻中度。一般可见面部潮红、踝部水肿、心悸、心动过速、头痛、眩晕。偶见胃肠道反应、皮疹、疲倦、嗜睡、肌痛。极少数患者可出现低血压或直立性低血压。用药期间应注意观察，并注意定期监测血压和 ECG，必要时调整剂量。

⑨ 其他参阅硝苯地平【用药监护】⑬～⑱、㉑。

西尼地平[典] Cilnidipine

（西尔尼地平，西乐；Cilnidipipine，Cinalong）

【药理分类】 抗高血压药-钙通道阻断药（二氢吡啶类）。

【适应证】 用于高血压的治疗。

【用法用量】 起始剂量每次 5mg，1 次/d，早餐后服用。可根据患者的临床反应增加剂量，最大可增至每次 10mg，1 次/d，早餐后服用。

【用药监护】 ① 下列情况禁用：对本品及其他钙通道阻断药过敏、高度主动脉瓣狭窄、孕妇、哺乳期妇女，以及从事驾驶、危险性较大的机器操作或高空作业者（因会引起血压过低等症状）。

② 下列情况慎用：肝功能损害、慢性肾功能损害、CHF、与β受体阻断药联合用药时（特别是患有左心室功能不全者）、左室流出道梗阻者及曾有钙通道阻断药导致严重不良反应史者。

③ 下列情况不推荐应用：儿童、不稳定型心绞痛、未治疗的 CHF 及 1 个月内曾发生过心肌梗死者。

④ 对老年人不能过度降压，应用时必须从小剂量开始，并注意观察用药后的反应。

⑤ 育龄期妇女治疗期间应采取有效避孕措施。

⑥ 本品及其他钙通道阻断药与地高辛合用，可能使地高辛血药浓度上升，甚至产生地高辛中毒症状（如恶心、呕吐、头痛、视觉异常、心律不齐等），其机制可能为钙通道阻断药可减少地高辛的肾及肾外 CL，调整地高辛用量或停用钙通道阻断药可改善相应症状。钙通道阻断药与利福平合用有作用减弱的报道，可能是利福平诱导肝药酶，从而促进钙通道阻断药的代谢，使其 CL 上升所致。除上述药物外，其他可影响 CYP3A4 或 CYP2C19 的药物（包括：a. CYP3A4 抑制药，如红霉素、克拉霉素、泰利霉素、多西环素、环丙沙星、氟西汀、HIV 蛋白酶抑制药及贯叶连翘提取物等。b. CYP3A4 同工酶诱导药，如苯妥英、卡马西平、扑米酮、苯巴比妥、利福平、利福喷汀、地塞米松、奈韦拉平、吡格列酮、曲格列酮等。c. 需 CYP3A4 同工酶代谢的药物，如环孢素。d. 抑制或诱导 CYP2C19 同工酶的药物。e. 需 CYP2C19 同工酶代谢的药物，如美芬妥英、奥美拉唑等）与本品合用时亦须谨慎。f. 其他药物相互作用参阅硝苯地平【用药监护】⑥。

⑦ 本品长期应用时不可骤然停用，否则可能引起病情恶化，停药应逐渐减量进行。在停药的过程中，应注意密切观察患者的症状，

防止血压降低过度或不够。当用量减至每次5mg时，应加用其他抗高血压药，以维持稳定的降血压效应。

⑧ 本品的不良反应表现为：a. 血液系统：可见血小板减少、WBC和中性粒细胞异常，以及HCT、红细胞、EOS和淋巴细胞异常。b. 心血管系统：可见心悸、低血压、胸痛、ECG异常（ST段减低、T波逆转）、心率加快、VPC。c. 神经系统：可有头痛、头晕、眩晕、肩肌肉僵硬感、嗜睡、失眠、手颤动、健忘等。d. 消化系统：可见AST、ALT、GGT上升或黄疸，以及腹胀、呕吐、腹痛、便秘、口渴等症状。e. 泌尿系统：可见尿频、UA、BUN、肌酸上升，尿蛋白及尿沉淀阳性。f. 过敏反应：药疹、红肿和瘙痒。g. 其他：可有面色潮红、燥热、浮肿、疲倦、腓肠肌痉挛、眼部干燥或充血、畏寒、味觉异常、性功能障碍、尿糖阳性、CHO上升，以及血钾、血磷、血钙、FPG、STP和CRP异常。长期用药时应注意观察，并定期做相关检查，发现异常及时对症处置，必要时停用本品。

⑨ 过大剂量服用本品对中枢有先兴奋后抑制的作用，患者会出现血压极度降低，甚至会出现休克、头痛、呕吐、恶心等症状，应立即给予升压药，并洗胃、给服活性炭，也可静脉滴注10%葡萄糖注射液，促进已吸收的药物由肾排泄。

⑩ 其他参阅硝苯地平【用药监护】⑬～⑱、㉑。

拉西地平 Lacidipine

（倍他能，乐息平；Lacidil，Lacidipinum）

【药理分类】 抗高血压药-钙通道阻断药（二氢吡啶类）。

【适应证】 用于高血压。

【用法用量】 起始剂量每次4mg，1次/d，早晨服用。根据患者反应，3～4周后可加量至6～8mg，1次/d。老年人及肝功能损害者的起始剂量为2mg，如无不适反应，可根据血压控制情况逐渐加至4～6mg，1次/d。

【用药监护】 ① 下列情况禁用：对本品及其他钙通道阻断药过敏、心源性休克、严重主动脉瓣狭窄、AMI。

② 下列情况慎用：肝功能损害、不稳定型心绞痛、新发心肌梗死、心脏储备力差及QT间期延长者。

③ 哺乳期妇女避免应用。

④ 孕妇应用本品时需权衡利弊，尤其应考虑本品在孕晚期引起子宫肌肉松弛的可能性，故临娩妇女慎用。

⑤ 儿童应用本品的安全性及有效性尚未确定。

⑥ 本品虽不影响传导系统和心肌收缩，但理论上钙通道阻断药影响窦房结、房室结活动及心肌储备，用药时应予注意。对先前存在窦房结和房室结活动不正常者尤应关注，对心脏储备较弱患者亦须谨慎。

⑦ 已知本品通过CYP3A4酶系统代谢，合用CYP3A4抑制药和诱导药可能会影响本品的代谢和清除，必须合用时应监测本品的血药浓度（或疗效）和不良反应，并调整用药剂量。对于服用环孢素的肾移植患者，本品可逆转由环孢素引起的肾血流量及GFR的减少。与地高辛合用，地高辛 C_{max} 水平可增加17%，对24h平均地高辛水平无影响。与普萘洛尔合用，可轻度增加两者的AUC。与华法林、甲苯磺丁脲、双氯芬酸、环孢素、安替比林等无特殊交叉反应。其他药物相互作用参阅硝苯地平【用药监护】⑥。

⑧ 本品通常耐受性良好，个别病例可出现轻微的不良反应，一般不影响治疗，大多随继续用药而消失。常见的不良反应有头痛、皮肤潮红、外周性水肿（如踝部水肿）、眩晕和心悸。少见无力、皮疹（包括红斑和瘙痒）、胃肠不适、恶心、多尿、肌痉挛、情绪障碍、心绞痛加重等。极少数有胸痛和牙龈增生。用药时应注意观察，对极个别反应严重者可给予对症处置，必要时适当减少本品用量。

⑨ 本品过量可引起低血压、心动过速，此时需输液及使用升压药。

⑩ 其他参阅硝苯地平【用药监护】⑬～⑱、㉑。

普萘洛尔[典][基] Propranolol

（心得安，萘心安；Inderal，Proprasylyte）

【药理分类】 抗高血压药-非选择性β受体阻断药。

【适应证】 ①用于高血压、心绞痛、室上性快速心律失常、室性心律失常、心肌梗死、肥厚型心肌病、嗜铬细胞瘤、偏头痛、非从集性头痛；②用于顽固性 VPC、洋地黄疗效不满意的 AF 及 Af 的心室率的控制；③亦用于甲状腺功能亢进症及甲状腺危象和原发性震颤等的治疗。

【用法用量】 ①口服。a. 高血压：起始剂量每次 10mg，3～4 次/d，剂量应逐渐增加，最大剂量 200mg /d。b. 心绞痛：每次 5～10mg，3～4 次/d；每 3 日可增加 10～20mg，可逐渐增至 200mg/d，分次服用。c. 抗心律失常：每次 10～30mg，3～4 次/d，根据需要及耐受程度调整剂量。d. 心肌梗死：每次 30～240mg，2～3 次/d。e. 心绞痛：每次 5～10mg，3～4 次/d；每 3 日可增加 10～20mg，可逐渐增至 200mg/d，分次服用。f. 肥厚型心肌病：每次 10～20mg，3～4 次/d。g. 嗜铬细胞瘤：每次 10～20mg，3～4 次/d，术前用 3d，一般应先用 α 受体阻断药，待药效稳定后再用本品。h. 偏头痛：30～100mg/d，分 3 次服，宜从小剂量开始，逐渐增加至最适治疗剂量。②静脉注射。每次 1～3mg，必要时 5min 后重复，总量 5mg。

【用药监护】 ① 下列情况禁用：支气管哮喘、心源性休克、二或三度房室传导阻滞、重度心力衰竭、窦性心动过缓。

② 下列情况慎用：有过敏史、CHF、糖尿病、肺气肿或非过敏性支气管炎、肝或肾功能损害、甲状腺功能减退、雷诺综合征或其他外周血管疾病，以及运动员、孕妇和哺乳期妇女。

③ 老年用药应适当减量。

④ 本品不宜用于高血压危象。

⑤ 本品的耐受量个体差异大，用量必须个体化，不同个体，不同疾病，用量不尽相同，首次应用时必须从小剂量开始（尤其肝、肾功能损害者），逐渐增加剂量，并密切观察患者的治疗反应，以免发生意外。

⑥ 对于有心力衰竭症状的患者（继发于心动过速者除外），应先给予洋地黄制剂和（或）利尿药，使心力衰竭症状得到控制后方可应用本品。长期应用本品，可在少数患者出现心力衰竭，如有出现，亦可用洋地黄制剂和（或）利尿药纠正，并逐渐递减剂量，最后停用。

⑦ 本品可能掩盖甲状腺毒症和某些低血糖症状，如心悸、疲倦、心动过速等，从而延误甲状腺毒症或低血糖的及时发现。因此，甲状腺功能亢进或糖尿病患者用药时应特别小心，除注意血压下降及心率变化之外，还应注意观察患者有无甲状腺毒症或低血糖的早期症状，一旦发现，及时处置。心脏选择性 β 受体阻断药的这种影响稍小，但也应注意监测。

⑧ 冠心病患者使用本品不宜骤停，否则可致病情恶化，甚至可加重心绞痛或房室传导，诱发 VT，增加心肌梗死和猝死的危险性。高血压患者骤停，则可引起高血压反跳。甲状腺功能亢进患者使用本品也不可骤然停用，否则可致症状加重，甚至可能暴发甲状腺危象。因此，长期应用本品者，停药时必须逐渐递减剂量，停用的过程至少经过 3d，一般为 2 周，同时在停药期间和停药后 2 周内尽可能限制活动量，以避免出现症状反跳。如出现停药症状（如心绞痛发作），则暂时再给药，待稳定后再逐渐停用。再次停药时，停用应更加缓慢。

⑨ 本品可延长降糖药对胰岛素的作用，减弱交感神经对低血糖的补偿作用，因而可引起糖尿病患者血糖过低（但对非糖尿病患者则无此作用），并可掩盖低血糖症状。因此，糖尿病患者使用本品时应调整降糖药的剂量，并定期监测血糖，或者换用心脏选择性 β 受体阻断药。

⑩ 本品的血药浓度不能完全预示药理效应，必须根据患者的临床反应指导临床用药。因此，用药期间应密切监测心率及血压，长期应用者需定期做血常规、心功能和肝肾功能检查，糖尿病患者应定期查血糖。

⑪ 本品用于甲状腺手术前准备，具有奏效快、疗程短的优点，往往数日至 1 周左右即可控制症状，使心率降至正常范围。由于本品作用短暂，故必须一直用药到手术当日清晨，在手术中必要时需静脉注射，手术后也需继续应用，一直到血 T_4、T_3 降至正常。单用本品做手术前准备不如 ATD 加碘剂可靠，故主要用于不能耐受 ATD 者及急需紧急手术者。

⑫ MAO 抑制药（MAO-B 抑制药除外）可增加本品的降压效应，合用可致极度低血压，并可能增加高血压危险，应禁止合用。本品可拮抗利托君的作用，应避免两者合用。本品与其他 β 受体阻断药不可同时应用，反之亦然，亦即一种 β 受体阻断药不能与另一种 β 受体阻断药同时应用；正在接受一种 β 受体阻断药治疗者，如必须使用另一种 β 受体阻断药滴眼液，在用药过程中应给予严密的监控。本品与二氢吡啶类钙通道阻断药（如硝苯地平）合

用，对治疗心绞痛或高血压有效，但也可引起严重的低血压或心力储备降低；合用时应仔细监测心功能，尤其对于左室功能受损、心律失常或主动脉狭窄患者。地尔硫䓬可增强本品的作用，但合用后也有引起低血压、左室衰竭和房室传导阻滞的报道；必须合用时应密切监测心功能，尤其对老年人、左室衰竭或主动脉瓣狭窄患者及两种药物的用量都较大时。钙通道阻断药维拉帕米与本品均有直接的负性肌力和负性传导作用，两者合用可能引起心肌和传导系统的抑制，可出现心动过缓、低血压、CHF和传导障碍，甚至心脏停搏，在老年人、左室衰竭或主动脉瓣狭窄或及两药用量均大时危险性增加；因此，必须合用时应密切监测心功能，尤其在上述情况时；对原有传导异常的患者，不能同时应用这两种药物，在其中一种药物停用后48h内不得静脉注射另一药物。本品与咪贝地尔合用，可引起低血压、心动过缓或心力储备降低，在开始本品治疗前应停用咪贝地尔7～14d；必须合用时应密切监测心功能，尤其对老年人、左室功能或心脏功能传导功能下降和主动脉瓣狭窄患者。与胺碘酮合用，可出现明显的心动过缓、窦性停搏。与地高辛合用，可致地高辛血药浓度升高，房室传导时间延长，合用时应密切监测ECG及地高辛的血药浓度，必要时调整剂量。与利舍平或胍法辛合用，两者作用相加，本品的作用增强，可能出现心动过缓及低血压；与利舍平合用时，需要停用本品几日后，才可使用利舍平，否则可能引起血压急剧升高。与肾上腺素、去氧肾上腺素或其他拟交感神经药合用，可引起显著高血压和心动过缓，也可出现房室传导阻滞，应尽量避免两者合用，必须合用时应仔细监测血压和心率。与甲基多巴合用，极少数患者对内源性或外源性儿茶酚胺（如苯丙醇胺）可出现异常的反应，如高血压、心动过速或心律失常，合用时应注意监测。与NSAID合用，可使血压升高，必须合用时应密切监测血压，并调整本品的剂量。与可乐定或莫索尼定联合治疗时，突然撤去可乐定或莫索尼定时可出现反跳现象，使高血压加重；因此，要撤去可乐定或莫索尼定时，应先停用本品，并密切监测血压，在停用本品数日后再逐步减停可乐定或莫索尼定。与奥洛福林（对羟麻黄碱）合用，可引起低血压或高血压伴心动过缓，必须合用时应监测血压和心率。苄普地尔、氟桂利嗪、利多氟嗪、戈洛帕米、哌克昔林等能减弱心肌收缩，减慢房室结传导，从而引起血压降低、心动过缓或心力储备下降，必须合用时应密切监测心功能，尤其对老年人、左室功能或心脏传导功能下降和主动脉瓣狭窄患者。吩噻嗪类药与本品合用，可相互增强作用，引起低血压和吩噻嗪中毒，必须合用时应密切监测两者的效应，必要时减少剂量。术前长期应用本品的患者，在给予阿芬太尼时容易出现心动过缓；芬太尼麻醉时，使用本品可引起严重的低血压。麻黄含麻黄碱和伪麻黄碱，可降低本品的抗高血压效应；使用本品治疗高血压时，应避免使用含有这两种成分的制剂。本品可使非去极化肌松药（如氯化筒箭毒碱、戈拉碘铵等）药效增强，作用时间延长。本品可加重α_1受体阻断药的首剂反应；除哌唑嗪外，其他α_1受体阻断药虽然较少出现，但与本品同用时仍需注意。本品可减弱阿布他明的β受体激动作用，因此本品应在使用阿布他明前至少48h停用。当归提取物可能抑制本品经CYP3A4酶的代谢，合用时应注意监测血压。

⑬ 本品可抑制硫利哒嗪的代谢，使其毒性增加；由于可能引起严重的心律失常，因此严禁两药合用。本品与氢氯噻嗪合用，可使血糖、TG及UA水平增高，糖尿病或高脂血症患者应避免两者合用。与洋地黄制剂合用，可发生房室传导阻滞而使心率减慢，合用时应严密观察，对已洋地黄化而心脏高度扩大、心率又较不稳定的患者忌用。与氟哌啶醇合用，可导致低血压及心脏停搏。与华法林合用，可增加出血的危险性。与泛影酸盐类造影剂合用，可能加重后者的类过敏反应。与麦角胺、氢麦角胺、美西麦角合用，由于血管收缩作用增强，可引起外周缺血或高血压发作，应密切监测，或换用心脏选择性β受体阻断药。与抗酸药（如氢氧化铝凝胶）或考来替泊合用，可降低本品的肠吸收，使本品疗效下降，因此本品应在服用抗酸药或考来替泊前2h给予。与异丙肾上腺素或黄嘌呤、茶碱合用，可使后者疗效减弱。与左甲状腺素合用，可导致T_3水平降低。本品可减少利多卡因和安替比林的肝脏清除，使后者血药浓度升高，合用时应密切监测，必要时调整剂量。本品可使奎尼丁的CL明显下降，C_{max}明显增高，奎尼丁则可使本品的生物利用度增强；必须合用时应密切监测心功能，必要时调整两者的用量。本品可增加利扎曲坦的生物利用度。本品可抑制佐米曲坦的代谢，使其不良反应增加。齐留通可使本品的

血药浓度明显升高，合用时应密切监护。普罗帕酮可增加本品的血药浓度，引起卧位血压明显降低，必须合用时应仔细监测血压和心功能，必要时调整本品用量。环丙沙星、呋塞米、右丙氧芬可增加本品的血药浓度，使发生低血压和心动过缓的危险增加，合用时应注意监测血压和心功能。肼屈嗪可增加本品普通片剂的生物利用度，空腹服用时尤其如此，但对本品缓释制剂没有影响；因此，肼屈嗪与本品普通片剂合用时应在进餐时服用，或者换用缓释制剂。甲氧氯普胺可增强胃肠蠕动，加快本品吸收速率，从而提高本品的血药浓度。氟西汀、氯丙嗪、利托那韦可使本品的血药浓度升高，毒性增大，必须合用时应密切监测本品的毒性反应，必要时减少本品的用量。利福平、利福布汀、巴比妥类药可诱导 CYP3A4 酶系统，从而加快本品代谢，使本品的血药浓度降低，疗效减弱；必须合用时应监测疗效，必要时调整本品的剂量，或换用其他不依赖肝脏代谢的β受体阻断药（如阿替洛尔、噻吗洛尔）。乙醇可减缓本品的吸收速率。食物可使本品在肝脏的代谢减慢，生物利用度增加，但对缓释制剂的影响较小。

⑭ 用药前，应告知患者：a. 本品在空腹时服用，也可与食物同时服用，但普通片剂与食物同服时生物利用度增加，效应增强，应予注意。b. 服用缓释或控释制剂时，应整片整粒以水吞服，不可研末、嚼碎或掰开服用，也不可以水溶化后服用，而应整片整粒以水吞服，以免减失疗效。c. 乙醇可减缓本品的吸收，服药时避免饮酒。d. 每次用药前（尤其非心动过速者）应先数脉搏，如心率＜60 次/min 或脉律不整，应暂停用药；用药中，如心率＜45 次/min，应予减量或停药，重新给药时应从小剂量开始；心率＜50～55 次/min 时，剂量不能再增。e. 本品可能引起头晕或眩晕、低血压或直立性低血压，甚或发生晕厥反应，用药期间（尤其在用药初期和增加剂量时）应注意预防，比如每次服药后至少应卧床休息 1h，避免强力劳作或过度活动；由蹲或卧位直立时，宜扶持，应缓慢；不宜热水浸浴，热水淋浴时间也不宜过长，老年人、体弱者及疲倦和饥饿状态时尤然，以免发生晕厥。f. 本品偶可引起嗜睡、头晕或眩晕、倦怠、幻觉、焦虑及注意力不集中、反应迟钝或视觉障碍等不良反应，用药期间应避免驾驶及危险性较大的机器操作或高空作业，防止发生意外。g. 本品的药物相互作用较多，治疗期间如需使用其他药物应先咨询医师或药师；如因其他疾病就诊或手术时，应告知医师正在用本品。h. 长期用药者不可擅自骤然停用，停药应在医师的指导下进行；在停药过渡期，应尽可能限制体力活动，以免出现意外。

⑮ 应用本品时必须注意以下情况：a. 心力衰竭宜用强心苷而不宜选本品。b. 用于预激综合征及洋地黄中毒患者时，可致严重的心动过缓，须特别谨慎。c. 用于高血压治疗时，应在第 1 次给药后和第 2 次用药前，即药效最高时测量血压，以便正确地了解药物的疗效。d. 全麻时应用，有抑制心肌而致肺水肿或休克的可能，应注意监测。e. 由于β受体阻断作用，可使发热、运动时心率增快等应激反应受到抑制，治疗期间应注意观察感染症状，并限制活动量。

⑯ 对需要进行外科手术者，不主张术前停用本品。因为骤然停用可能引起心绞痛和（或）高血压反跳，而应于术前 48h 将本品逐渐减至最小维持剂量，手术结束后再逐渐恢复到常用量；急症手术时，可用升压药抵消本品的降压效应。术前使用乙醚、环丙烷和三氯乙烷等麻醉药时须十分小心，如出现迷走神经优势，可用阿托品（1～2mg 静脉注射）纠正。

⑰ 本品静脉注射仅限于紧急情况时，注射时必须特别注意做好以下监护：a. 进行连续 ECG 监测。b. 让患者平卧，用药开始后每 5 分钟测量 1 次血压，1.5h 后每 15 分钟测量 1 次，以后改为每 1 小时 1 次，保持血压平稳。c. 注意心率，警惕严重的心动过缓。d. 注意有无 PR 间期延长或房室传导阻滞。e. 注意观察有无心力衰竭的早期症状，如呼气困难、剧烈咳嗽、肺部啰音、颈静脉怒张、外周性水肿和端坐呼吸等。f. 防止出现晕厥和休克症状（极个别患者出现大汗、肢体冰冷、心动过速、呼吸急促、血压下降等现象）。g. 事先备好阿托品、肾上腺素、异丙肾上腺素、氨茶碱、多巴酚丁胺、高血糖素等药物，以便急用。

⑱ 本品的不良反应：a. 较常见的有眩晕或头晕（低血压所致）、心率过慢（＜50 次/min）。b. 较少见的有支气管痉挛及呼吸困难、CHF、神志模糊（尤见于老年人）、精神抑郁、反应迟钝、嗜睡或失眠、头痛、倦怠、幻觉、焦虑及注意力不集中。c. 更少见的有发热和咽痛（粒细胞缺乏）、荨麻疹或皮疹（过敏反应）、出血倾向（血小板减少）、腹泻、恶

心、异常疲乏，以及眼、口或皮肤干燥等。d. 罕见雷诺综合征样症状（如四肢冰冷、指趾麻木等）及视觉障碍。e. 个别病例有周身性红斑性狼疮样反应、多关节病综合征、幻视、性功能障碍（或性欲下降）。f. 剂量过大时，引起低血压（血压下降）、心动过缓、惊厥、呕吐、诱发缺血性脑梗死、心源性休克，甚至死亡。g. 长期大剂量应用，可导致严重抑郁，甚至有自杀倾向。h. 本品可减慢静息和运动时的心室率，原有窦性心动过缓、窦房结功能不全者更易发生，甚至发生窦性停搏、房室传导阻滞。i. 有发生过敏性肺炎、哮喘、脱发、硬化性腹膜炎、间歇性跛行及 Lyell 综合征样症状的报道。j. 可见 SCr、BUN、BUA、血钾、TG、脂蛋白等提高，以及低血糖或血糖增高（糖尿病患者有时发生）。此外，本品口服尚偶可诱发 HE（症状和处置参阅拉米夫定【用药监护】⑫）。用药期间应注意观察，定期做相关检查，并及时给予相应处置。

⑲ 过量处置：尽快排空胃内容物，并预防吸入性肺炎。心动过缓时，静脉注射阿托品 1～2mg，但严重的心动过缓或传导阻滞需要静脉给予异丙肾上腺素、多巴胺和多巴酚丁胺，必要时安装人工起搏器；VPC 时，给予利多卡因或苯妥英钠；心力衰竭时，给予吸氧、洋地黄制剂或利尿药；低血压时，输液并给予升压药间羟胺；抽搐时，给予地西泮或苯妥英钠；支气管痉挛时，给予异丙肾上腺素、氨茶碱。透析无法清除本品。

阿替洛尔[典][基] Atenolol

（阿坦洛尔，氨酰心安；Alinor，Tenormine）

【药理分类】 抗高血压药-选择性 $β_1$ 受体阻断药。

【适应证】 用于治疗高血压、心绞痛、心肌梗死、心律失常、甲状腺功能亢进症、嗜铬细胞瘤。

【用法用量】 口服。起始剂量，每次 6.25～12.5mg，2 次/d，按需要及耐受量渐增至 50～200mg/d。

【用药监护】 ① 下列情况禁用：二或三度心脏传导阻滞、SSS 及严重窦性心动过缓、支气管哮喘。

② 下列情况慎用：有过敏史、CHF、糖尿病、肺气肿或非过敏性支气管哮喘、肝或肾功能损害、雷诺综合征或其他外周血管疾病、甲状腺功能减退及有 COPD 的高血压患者。

③ 孕妇较长时间服用本品，可致胎儿宫内生长迟缓，应用时需权衡利弊。

④ 本品在乳汁中有明显的聚集，哺乳期妇女服用时须谨慎小心。

⑤ 老年人和肾功能损害者剂量应适当减少。

⑥ 儿童应用本品需监测心率和血压。

⑦ 本品可改变因血糖降低而引起的心动过速。同时，也可使末梢动脉血循环失调，患者可能对用于治疗过敏反应常规剂量的肾上腺素无反应。因此，用药时应加注意。

⑧ 本品的临床效应与血药浓度不完全平行，剂量调整应以临床效应为准。本品达到最佳降压效果需 1～2 周时间不等，用药须经过一段时间的观察后才能判断治疗效果。

⑨ 本品与丙吡胺合用，可导致心排血量明显下降，合用时应密切监测心功能，特别是对有潜在心脏病的患者。与苯乙肼合用，可引起心率减慢，合用时应仔细监测。与多拉司琼同时静脉给药，可减少多拉司琼活性代谢产物的清除，使发生不良反应的危险增加。与阿托品及其他抗胆碱药合用，可增加本品在胃肠道的吸收。奎尼丁可增强 β 受体阻断药的效应，引起直立性低血压，合用时两药的用量均宜减小，并应仔细监测。氨苄西林或氨苄西林-舒巴坦钠可降低本品的血药浓度，合用时应监测血压，必要时调整本品的用量。心脏选择性 β 受体阻断药较少引起 2 型糖尿病（T2DM）患者的糖耐量降低，但接受抗糖尿病药治疗者，在应用本品时仍需注意监测血糖水平。本品可减弱异丙肾上腺素或恩丙茶碱的疗效。抗酸药可降低本品的生物利用度和疗效，因此本品应在服用抗酸药前 2h 或服后 6h 给予。齐留通可使普萘洛尔的血药浓度明显升高，目前虽然还没有与本品发生相互作用的报道，但合用时仍须谨慎。本品与贝那普利、氟伏沙明无明显的相互作用。

⑩ 用药前，应告知患者：a. 食物可减少本品的生物利用度，故应在空腹时（餐前 1h 或餐后 2h）服用。b. 本品达到最佳降压效果需要 1～2 周，不能因服用一两次甚或几次疗效欠佳而自行中断治疗。其他同普萘洛尔【用药监护】⑭的 d～h。

⑪ 本品可见低血压、心动过缓、头晕、四肢冰冷、心力衰竭加重、疲倦、乏力、肠胃

不适、精神抑郁、睡眠障碍、幻觉、脱发、血小板减少症、牛皮癣样皮肤反应、牛皮癣恶化、皮疹及干眼、血糖降低（在糖尿病患者中可能出现血糖升高），以及血脂蛋白、血钾、TG、BUN、BUA 等升高。罕见视物模糊、直立性低血压及心脏传导阻滞。用药期间，应定期检查血常规、血压及心、肝、肾功能。糖尿病患者应定期检查血糖。

⑫ 过量处置同普萘洛尔，但本品可经血液透析清除。

⑬ 其他参阅普萘洛尔【用药监护】⑤～⑧、⑫。

美托洛尔[典][基] Metoprolol

（倍他乐克，美多心安；Betaloc，Lopresor）

【药理分类】 抗高血压药-选择性 $β_1$ 受体阻断药。

【适应证】 ①用于高血压、心绞痛、心肌梗死、肥厚型心肌病、主动脉夹层、心律失常、Af 控制心室率、甲状腺功能亢进、心脏神经症、慢性心力衰竭、室上性快速性心律失常（如 SVT）；②亦用于预防和治疗 AMI 患者的心肌缺血、快速性心律失常和胸痛。

【用法用量】 ①口服。a. 高血压：普通制剂，每次 100～200mg，2 次/d；缓释制剂，每次 47.5～95mg，1 次/d；控释制剂，100mg /d，早晨顿服。b. 心绞痛、心律失常、肥厚型心肌病、甲状腺功能亢进：普通制剂，每次 25～50mg，2～3 次/d，或每次 100mg，2 次/d；缓释制剂，每次 95～190mg，1 次/d；控释制剂，100mg /d，早晨顿服。c. 心力衰竭：起始剂量每次 6.25mg，2～3 次/d，以后根据临床情况每 2～4 周可增加剂量，每次 6.25～12.5mg，2～3 次/d；最大剂量每次 50～100mg，2 次/d。②静脉注射：a. AMI、不稳定型心绞痛：首次 5mg，如病情需要，间隔 2min 后可重复给予，直到最大剂量每次 15mg；15min 后开始改为口服，每次 25～50mg，每 6～8h 1次，共 24～48h，以后每次 50～100mg，2 次/d。b. SVT：首次 5mg（注射速率：1～2mg/min），如病情需要，间隔 5min 后可重复注射，总剂量 10～15mg，注射后 4～6h，如心律失常已控制，改用口服制剂维持，2～3 次/d，每次剂量不超过 50mg。

【用药监护】 ① 下列情况禁用：a. 对本品中任何成分或其他 β 受体阻断药过敏。b. 重度或急性心力衰竭。c. 二或三度房室传导阻滞。d. 不稳定的、失代偿性心力衰竭患者（肺水肿、低灌注或低血压），持续地或间歇地接受 β 受体激动药正变力性治疗的患者。e. 有临床意义的窦性心动过缓或 SSS。f. 心源性休克或末梢循环灌注不良。g. 哮喘及喘息性支气管炎。h. 伴有坏疽危险或间歇性跛行的严重外周血管疾病患者。i. 治疗 SVT 时，收缩压＜110mmHg 的患者不宜应用本品静脉注射液。

② 下列情况慎用：肝功能损害、低血压、心功能不全、变异型心绞痛、COPD 或肺气肿、慢性支气管炎、严重肾功能损害、伴代谢性酸中毒的严重急症、糖尿病及甲状腺功能减退者。

③ 本品不可给予心率＜45 次/min、PQ 间期＞0.24s 或收缩压＜100mmHg 的怀疑 AMI 的患者。

④ 本品对胎儿和新生儿可产生不利影响，尤其心动过缓，故孕妇不宜应用。

⑤ 疑有甲状腺功能亢进者，在未确诊之前不宜应用本品。

⑥ 由于静脉给药易出现心率、血压及心排血量的急骤变化，故必须仔细监测患者的血压和 ECG，并备有复苏抢救设施。心率＜70 次/min、收缩压＜110mmHg 或一度房室传导阻滞者，不能立即静脉给药。必须去除房室传导阻滞，心率和血压均达标后方可缓慢静脉注射。

⑦ 本品能选择性阻断 $β_1$ 受体，但应慎用于有支气管痉挛患者，由于 $β_1$ 受体的选择性阻断并非绝对，尤其在大剂量用药时，其 $β_1$ 受体选择性逐渐减弱，$β_2$ 受体阻断作用逐渐显现，因此确需应用本品时也一般仅用小剂量，并进行严密监护。患者如出现哮喘症状，应及时加用 $β_2$ 受体激动药沙丁胺醇或特布他林，以免加重和诱发支气管哮喘。

⑧ 大手术之前应否停用 β 受体阻断药意见尚不一致，β 受体阻滞后心脏对反射性交感兴奋的反应降低，使全麻和手术的危险性增加，但可用多巴酚丁胺或异丙肾上腺素逆转。尽管如此，接受本品治疗的患者如需行全麻手术，至少应在术前 48h 停用本品，甲状腺毒症和嗜铬细胞瘤除外。

⑨ 嗜铬细胞瘤患者合并窦性心动过速和（或）SVT、心绞痛而需使用本品时，必须先

用α受体阻断药（一般选用酚苄明，10～20mg，2次/d）控制其高血压症状，起效后再合用本品。如单独应用本品，可致血压明显升高，甚至引起高血压急症。

⑩ 对高血压患者，如果每日用药2次，应在2次用药的间期测量几次血压，并根据降压情况调整剂量。

⑪ 药物相互作用：a. 利福平、利福布汀、巴比妥类药可诱导CYP3A4酶系统，从而加快本品代谢，使血药浓度降低，疗效减弱；必须合用时应监测疗效，必要时调整本品的剂量，或换用其他不依赖肝脏代谢的β受体阻断药（如阿替洛尔、噻吗洛尔）。b. 本品可减弱异丙肾上腺素或恩丙茶碱的疗效，并可拮抗去甲肾上腺素吸入产生的支气管扩张作用。c. 奎尼丁可使本品的清除下降，从而导致心动过缓、疲乏、气短等；必须合用时应密切监测心功能，必要时调整两者的用量。d. 肼屈嗪可增加本品普通片剂的生物利用度，空腹服用时尤其如此，但对本品的缓释制剂没有影响。因此，肼屈嗪与本品普通片剂合用时应在进餐时服用，或者换用缓释制剂。e. 本品可减少利多卡因、安替比林的肝脏清除，使后者的血药浓度增加，合用时应注意监测后者的血药浓度，必要时调整剂量。f. 氟伏沙明、右丙氧芬、环丙沙星可抑制本品的代谢，增加本品的血药浓度，导致心动过缓和（或）低血压；两者必须合用时本品的开始剂量宜小，之后应小心调整，并密切监测心率及血压。g. 普罗帕酮、苯海拉明、帕罗西汀、氟西汀、舍曲林、羟氯喹、利托那韦、特比萘芬、塞来昔布、安非拉酮、西咪替丁及乙醇等药物可增加本品的血药浓度，使不良反应增加，毒性增大；必须合用时应密切监测血压和心功能，必要时调整本品的用量。h. 心脏选择性β受体阻断药较少引起T2DM患者的糖耐量降低，但接受抗糖尿病药（胰岛素或口服降糖药）治疗者，在应用本品时仍应注意监测血糖水平。i. 齐留通可使普萘洛尔的血药浓度明显升高，目前虽然还没有与本品发生相互作用的报道，但合用时仍须谨慎。j. 与前列腺素合成酶抑制药（PGSI，如吲哚美辛、双氯芬酸、萘普生、布洛芬等）合用，可降低β受体阻断药的抗高血压作用。

⑫ 用药前，应告知患者：a. 长期用药时，不可擅自骤然停用，停药应在医师指导下逐渐减量进行，整个停药过程至少需2周时间，在这个时间内和停药后2～3周应注意休息，尽量限制活动量，以避免发生心血管意外。b. 治疗中如口干较重，可频频以温水漱口，饮无热量饮料，嚼口香糖或含硬酸糖等，可获缓解。c. 本品的不良反应一般很轻，持续时间也较短，大多在继续用药中逐渐消失，如持续时间较长或症状加重，或出现手足冷、痛或压痛、间歇性苍白、紫绀或发红、感觉异常等雷诺现象，应及时就医或报告医师。其他同普萘洛尔【用药监护】⑭的a、b、e、f。

⑬ 静脉注射时易引起心率、血压及心排血量的急剧变化，出现严重的心动过缓与低血压，甚至虚脱和心脏停搏。因此，使用时应严格掌握适应证、剂量和注射速率（AMI、不稳定型心绞痛，以0.5～1mg/min为宜；SVT时以1～2mg/min为宜），并密切监测血压及ECG。如出现明显的心动过缓与低血压，即应停止注射，并静脉注射阿托品1～2mg，必要时使用升压药间羟胺或去甲肾上腺素，亦可静脉给予1～5mg高血糖素。如导致严重房室传导阻滞、严重心动过缓或低血压时，用β受体激动药异丙肾上腺素静脉滴注（1～5mg/min），可迅速纠正。本品注射液的最大剂量为每次40mg，可加入1000ml下列输液中静脉滴注：0.9%氯化钠注射液、5%或10%葡萄糖注射液、复方氯化钠注射液、葡萄糖林格注射液和醋酸钠林格注射液。本品注射液不应加入右旋糖酐$_{70}$血浆代用品中静脉滴注。本品注射液稀释后应在12h内使用。

⑭ 大剂量用药时，本品的β_1受体选择性可能逐渐消失。因此，伴有支气管痉挛的患者使用本品时须谨慎，一般仅用小量，并及时加用β_2受体激动药，以免加重和诱发支气管哮喘。

⑮ 本品的停药过渡期至少2周，每次剂量减半，直至最后减至23.75mg（缓释制剂）、25mg（控释制剂）或12.5～25mg（普通片剂），停药前最后的剂量至少应连续使用4d。

⑯ 本品的不良反应可见心率减慢、传导阻滞、血压降低、心力衰竭加重、外周血管痉挛导致的四肢冰冷或脉搏不能触及、雷诺现象、疲乏、眩晕、头痛、失眠、幻觉、恶心、胃痛、便秘、腹泻、气急、关节痛、瘙痒、腹膜后腔纤维变性、耳聋、眼痛等。罕见视觉损害、多汗、脱发、银屑病加重、光敏感、味觉改变、心律失常、水肿、晕厥、房室传导时间

延长、抑郁、多梦、精神错乱、神经质、睡眠障碍、焦虑、记忆力损害、耳鸣、可逆性性功能异常、皮肤过敏反应、血小板减少、肝炎，以及血清氨基转移酶和 UA、BUN、SCr 升高等。用药期间应注意观察，并定期做体查和相关实验室检查，发现异常及时处置。如患者出现失眠或睡眠增加，应减少或停用晚间的药物。如出现淡漠、退缩、忧郁、注意力不易集中等精神抑郁症状，应立即停药，以免引起紧张症。如出现四肢冰冷、脉搏不能触及、雷诺现象、眩晕或晕厥、严重头痛、幻觉、关节痛、耳聋、眼痛或视觉损害现象，应立即停药，并改换其他治疗。

⑰ 本品过量的症状，以心血管系统症状最为显著，但某些病例，特别是儿童和年轻患者，则可能以中枢神经系统症状和呼吸抑制为主要。过量中毒的主要表现为心动过缓、度房室传导阻滞、外周循环灌注不良、心功能不全、心源性休克、呼吸抑制和窒息，甚至心脏停搏。其他症状包括疲乏、精神错乱、神志丧失、频细震颤、出汗、感觉异常、支气管痉挛、恶心、呕吐、紫绀、低血糖（儿童尤易发生）或高糖血症、高钾血症及一过性肌无力综合征。过量的最初的临床表现可在摄入药物后 20min 至 1h 出现。处置：a. 给予活性炭，必要时洗胃。为减少迷走神经刺激的危险，洗胃前应先静脉注射阿托品（成人 0.25～0.5mg，儿童 10～20μg/kg），必要时可重复注射（主要控制迷走神经症状）。b. 有指征时，进行气管内插管和呼吸支持治疗。c. 适当补充血容量，输注葡萄糖，监测 ECG。d. 对症治疗：ⓐ心动过缓者，静脉注射 1～2mg 阿托品（必要时可重复注射），严重心动过缓或房室传导阻滞时可静脉滴注异丙肾上腺素（1～5mg/min），必要时起搏治疗。ⓑ心肌功能抑制者，可给予静脉滴注多巴酚丁胺或多巴胺和葡乳醛酸钙 10～20ml（9mg/ml）；另一种替代方法是高血糖素 50～150μg/(kg・min)，1min 内静脉注射，继以静脉滴注，部分患者加用肾上腺素有效，也可使用氨力农。ⓒ严重低血压时，可输液并给升压药。ⓓ抽搐时，给予地西泮或苯妥英钠。ⓔ急性心力衰竭时，可给予吸氧、洋地黄制剂或利尿药及血管扩张药物。ⓕ VPC 时，可给予利多卡因或苯妥英钠。ⓖ发生低血糖时，可静脉注射葡萄糖等。ⓗ QRS 波增宽和心律失常的患者，可输注氯化钠或碳酸氢钠，必要时可安装心脏起搏器。ⓘ支气管痉挛时，可用 $β_2$ 受体激动药特布他林（注射或吸入）。ⓙ根据病情，适时采用其他对症治疗，并在整个治疗过程中，注意监测生命体征，保持呼吸道通畅，维持酸碱和电解质平衡，防止循环和呼吸衰竭。

⑱ 其他参阅普萘洛尔【用药监护】⑤～⑧、⑫。

比索洛尔[典] Bisoprolol

（安适，康可；Concor，Maintate）

【药理分类】 抗高血压药-选择性 $β_1$ 受体阻断药。

【适应证】 用于高血压、冠心病、VPC、快速性 SVT、中至重度慢性稳定性心力衰竭。

【用法用量】 口服。高血压或心绞痛，每次 5mg，1 次/d；轻度高血压可从 2.5mg 开始，逐渐加量至每次 10mg，1 次/d。慢性稳定性心力衰竭，每次 1.25mg，1 次/d，如果耐受性良好，每隔 1 周按每次 1.25mg 逐渐加量至每次 5mg，然后每隔 4 周按每次 2.5mg 逐渐加量至 10mg 维持，最大剂量为 10mg/d，1 次/d。

【用药监护】 ①下列情况禁用：对本品及其衍生物或本品任何成分过敏、心源性休克、二度和三度房室传导阻滞（未安装起搏器者）、SSS、窦房阻滞、心动过缓（心率＜60 次/min）、血压过低（收缩压＜100mmHg）、严重支气管哮喘或严重 COPD、外周动脉阻塞性疾病晚期和雷诺综合征、未经治疗的嗜铬细胞瘤、代谢性酸中毒者，以及急性心力衰竭或处于心力衰竭失代偿期需用静脉注射正性肌力药物治疗的患者。

② 下列情况慎用：支气管痉挛（支气管哮喘、呼吸道梗阻疾病）、与吸入型麻醉药合用、一度房室传导阻滞、变异性心绞痛、外周动脉阻塞性疾病、银屑病或有银屑病家族史、严格禁食者、酸中毒者及血糖浓度波动较大的糖尿病患者，以及有严重过敏史和正在进行脱敏治疗者。

③ 孕妇不宜应用，必须使用时应监测子宫胎盘血流量和胎儿的生长情况，一旦发现对孕妇和胎儿产生有害的作用，应立即停用，并选择其他的治疗方法。对使用本品的孕妇，应

在其娩出后 48～72h 内对新生儿进行严密监测，因新生儿在出生后的前 3 日最易发生低血糖、低血压和心动过缓等症状。

④ 哺乳期妇女不建议使用。

⑤ 儿童避免应用。

⑥ 老年人一般不需要调整剂量。

⑦ 轻中度肝或肾功能损害者通常不需要调整剂量。晚期肾衰竭（CL_{Cr} ＜20ml/min）和严重肝功能异常者，最大剂量为 10mg/d。

⑧ 嗜铬细胞瘤患者仅在使用 α 受体阻断药后才能服用本品。

⑨ 尚无本品治疗心力衰竭并伴有下列疾病或条件的治疗经验：NYHA Ⅱ级心力衰竭、1 型糖尿病（T1DM）、肾功能损害（SCr≥300μmol/L）、肝功能损害、年龄超过 80 岁、限制型心肌病、先天性心脏病、有显著血流动力学变化的器质性瓣膜病、3 个月内发生过心肌梗死。

⑩ β 受体阻断药可能抑制心肌收缩而加重心功能不全。因此，重度心功能不全患者应避免使用 β 受体阻断药。但是，心功能不全代偿者应用 β 受体阻断药可能有必要，但应用时必须从小剂量开始，逐渐增至临床需要量。无心功能不全病史者，也应警惕连续使用 β 受体阻断药可能诱发心功能不全的危险。一旦出现心功能不全和（或）加重心功能不全的体征和症状，应考虑停用本品。继续使用 β 受体阻断药者，必须同时应用其他治疗心功能不全的药物。

⑪ 本品在围术期连续使用时，如合用有心肌抑制功能的麻醉药（如乙醚、环丙烷、三氯乙烯等）时，须特别小心。

⑫ 本品为心脏选择性 $β_1$ 受体阻断药，很少发生非选择性 β 阻断药潜在的胰岛素诱导的低血糖，以及延迟血糖水平恢复的作用。但对自发性低血糖或接受胰岛素或口服降糖药治疗者，仍应警惕可能发生上述情况，故用药时须谨慎，并密切监测。

⑬ 有严重过敏史的患者，使用 β 受体阻断药可引发过敏反应，并对治疗过敏的常规剂量肾上腺素可能没有反应，用药时须注意。

⑭ 支气管痉挛患者一般不能应用 β 受体阻断药治疗。由于本品为选择性 $β_1$ 受体阻断药，在谨慎地用于其他抗高血压治疗无反应或不能耐受的支气管痉挛患者时，最低起始剂量为 2.5mg。同时应备用 $β_2$ 受体激动药（支气管扩张药），以防支气管痉挛加重。

⑮ 本品与抗心律失常药（如丙吡胺、奎尼丁、胺碘酮等）及拟副交感神经药合用，可能延长心房传导时间，增强负性肌力效应。与醋甲胆碱合用时，β 受体阻断药可加重或延长支气管收缩；因此，使用本品治疗的患者应避免使用醋甲胆碱。与甲氟喹合用，可增加发生心动过缓的危险性。与麦角碱类药（如含有麦角胺的抗偏头痛药物）合用时，可能会增加外周循环的阻力或加剧外周循环紊乱。本品可显著增加锂剂的血药浓度，必须合用时应监测锂剂的血药浓度。利福平可能由于诱导肝药酶而轻度缩短本品的 $t_{1/2}$，但通常不需要调整剂量。其他药物相互作用与美托洛尔【用药监护】⑪的 h～j 相同。

⑯ 本品的停药过渡期为 1～2 周，每次剂量减半，直至最后减至 1.25～2.5mg，停药前最后的剂量至少应使用 2～3d。

⑰ 本品用于治疗慢性稳定性心力衰竭时应长期用药，但患者在 6 周内应无急性心力衰竭，且近 2 周内基础治疗没有改变，并在接受本品治疗前首先接受理想剂量的 ACEI（或其他血管扩张药）、利尿药及强心苷类等药物的治疗。

⑱ 本品服药初期可能出现有轻度乏力、胸闷、头晕、心动过缓、嗜睡、心悸、头痛和下肢水肿等，继续服药后均自动减轻或消失。少数患者可出现胃肠紊乱（腹泻、便秘、恶心、腹痛）及皮肤反应（如红斑、瘙痒）。偶见血压明显下降，脉搏缓慢或房室传导阻滞、支气管痉挛。有时产生麻刺感或四肢冰凉。极少数患者可出现肌无力，肌肉痛性痉挛及泪少症状。间歇性跛行或有雷诺现象的患者，在服药初期病情可能加重；原有心肌功能不全者使用本品，亦可能使病情加剧。伴有糖尿病的老年患者，其糖耐量可能降低，并掩盖低血糖表现（如心动过速）。其他少见或罕见的不良反应有疲倦、鼻窦炎、感觉异常、迟钝、焦虑、注意力不集中、记忆力减退、口干、失眠、心律失常、跛行、直立性低血压、胸痛、消化不良、呕吐、关节痛、背/颈部痛、痛风、抽动/震颤、痤疮、湿疹、面部潮红、脱发、血管水肿、剥脱性皮炎、皮肤脉管炎、视觉紊乱、眼痛、耳鸣、耳痛、味觉异常、性欲亢进/阳痿、派罗尼病（Peyronie's disease）、膀胱炎、泌尿系绞痛、紫癜、体重增加等尚有引起肝功能异常、白细胞和血小板减少，以及 BUA、SCr 和 BUN 升高的报道。用药期间应注意观察，

并定期做相关检查，发现异常及时处置。如患者出现失眠或嗜睡，应将服药时间安排在早晨或晚睡前。如出现四肢冰冷、脉搏不能触及、雷诺现象、眩晕或晕厥、严重头痛、抽动/震颤、幻觉、关节痛、泌尿系症状、严重的皮肤或血管反应、耳聋、眼痛或视觉损害，以及迟钝、焦虑、注意力不集中等精神症状和其他严重反应，需立即停药，并改换其他治疗。

⑲ 其他参阅美托洛尔【用药监护】⑫、⑰及普萘洛尔【用药监护】⑤～⑧、⑫。

拉贝洛尔 Labetalol

（柳胺苄心定，柳胺羟胺；Ibidomide，Presdate）

【药理分类】 抗高血压药-选择性 α_1 和非选择性β受体阻断药。

【适应证】 ①用于各种类型高血压，如嗜铬细胞瘤危象、高血压脑病、大面积烧伤引起的高血压、伴有CAD的高血压、伴有心绞痛或心力衰竭史的高血压、手术后高血压，尤其对高血压危象安全有效，是妊娠高血压的首选药物；②亦用于麻醉中控制血压及可乐定类药物的停药综合征。

【用法用量】 ①口服。每次100mg，2～3次/d，2～3d后根据需要加量，维持剂量每次200～400mg，2次/d，餐后服；最大剂量2400mg/d（轻、中、重度高血压剂量分别为300～800mg/d、600～1200mg/d、1200～2400mg/d，加用利尿药可适当减量）。②静脉注射。每次25～50mg，加于10%葡萄糖注射液20ml，于5～10min缓慢注射，必要时15min后重复1次，但总剂量不应超过200mg。③静脉滴注。本品100mg加入5%葡萄糖注射液250ml，以1～4mg/min速率滴注，有效剂量为50～200mg，但嗜铬细胞瘤患者可能需要300mg以上。

【用药监护】 ① 下列情况禁用：对本品过敏、心源性休克、脑出血、SSS、支气管哮喘、重度或急性心力衰竭，以及二或三度房室传导阻滞未安装起搏器的患者。

② 下列情况慎用：有严重过敏史、慢性心力衰竭、糖尿病、甲状腺功能减退、肺气肿或非过敏性支气管炎、肝或肾功能损害、雷诺综合征、外周血管疾病。

③ 儿童、孕妇忌用本品静脉注射。

④ 哺乳期妇女慎用，并忌用本品静脉注射。

⑤ 老年人应适当减量。

⑥ 本品与TCA合用，可增加震颤的发生率，两者应避免合用。与利尿药及其他降压药合用，降压作用增强。西咪替丁可增强本品的生物利用度。本品可减弱硝酸甘油的反射性心动过速，但降压作用可协同。本品可增强氟烷对血压的作用。本品与维拉帕米类钙通道阻断药联用时须十分谨慎。

⑦ 少数患者在服药后2～4h出现直立性低血压，因此本品的用药剂量应逐渐增加。静脉用药期间，患者应保持仰卧位，给药速率宜缓慢，注射结束后患者应平卧3h，并注意监测心率和血压。若发生降压过低或心动过缓，可用去氧肾上腺素或阿托品予以拮抗。

⑧ 用于嗜铬细胞瘤的降压治疗时，偶可出现反常性血压增高现象，治疗期间应注意监测血压。

⑨ 长期应用本品骤然停用，可能引起高血压反跳或病情恶化，甚至可能诱发室性心动过速，加重心绞痛或房室传导，增加心肌梗死和猝死的危险性。因此，停药应逐渐减量进行，停药过渡期为1～2周。过渡期间如出现反跳症状，停药应更加缓慢。

⑩ 本品的其他常见不良反应尚有：乏力、胃肠道障碍（恶心、消化不良、腹痛、腹泻）、口干、胸闷、瘙痒、头皮麻刺感等。剂量过大，可发生心动过缓或心动过速，也可诱发VPC，并偶见急性肾衰竭。用药期间应注意观察，发现异常及时处置。

⑪ 其他同普萘洛尔【用药监护】⑭的e、f。

硝普钠[典] Sodium Nitroprusside

（铁酸钠；Nipride）

【药理分类】 抗高血压药-血管扩张药。

【适应证】 ①高血压急症，如高血压危象、高血压脑病、恶性高血压、嗜铬细胞瘤手术前后阵发性高血压等的紧急降压，也可用于外科麻醉期间控制性降压；②急性心力衰竭，包括急性肺水肿等。

【用法用量】 静脉滴注。①高血压急症：开始按0.5μg/(kg·min)给药，之后根据治疗反应以0.5μg/(kg·min)递增，逐渐调整剂量；常用量 3μg/(kg·min)，极量 10μg/(kg·min)，总量 3.5mg/kg。②外科麻醉期间控制性降压：最大剂量 0.5mg/(kg·min)。③急性心力衰竭：开始剂量宜小，一般 25μg/min，之后酌情逐渐增量。

【用药监护】 ① 下列情况禁用：对本品过敏、代偿性高血压（如动静脉分流或主动脉缩窄时）、孕妇及哺乳期妇女。

② 下列情况慎用：肝或肾功能损害、甲状腺功能减退、脑血管或冠状动脉供血不足、麻醉中控制性降压时（如有贫血或低血容量应先予纠正）、脑病或其他颅内压增高、肺功能不全、维生素 B_{12} 缺乏。

③ 老年人宜酌减用量。

④ 本品不可静脉注射，只能进行缓慢静脉滴注，最好使用微量输液泵输注，以便精确调整输注速率，达到合理降压。推荐自中心静脉滴注。长期应用的患者，最好收治于 ICU。抬高床头，有助于提高降压效果。

⑤ 本品与其他降血压药合用，可使血压剧降，必须合用时应减少本品用量。与多巴酚丁胺合用，可使心排血量增多而 PCWP 降低。与拟交感神经药合用，本品降压作用减弱。与维生素 B_{12} 合用，可预防本品引起的氰化物中毒反应及维生素 B_{12} 缺乏症。西地那非、伐地那非、地达那非等 PDE5 抑制药可加重本品的降压反应，临床上严禁合用。

⑥ 本品水溶液不稳定，遇光易分解，故药液应在临用前配制。配制时先用 5%葡萄糖注射液 5ml 溶解，再稀释于 5%葡萄糖注射液 250～1000ml 中。新配制的溶液为淡棕色，如变为暗棕色、橙色或蓝色，提示已与其他物质起反应，须弃之重新配制。静脉滴注时，应使用不透光输液瓶或以不透光材料遮裹使避光，并使用避光输液器。药液有局部刺激性，给药时谨防药液外渗。

⑦ 患者对本品的耐受性个体差异大，静脉滴注时应根据患者血压的具体情况调整剂量。滴注前应常规测量 1 次血压，以此作为观察血压、调整药液滴注速率的基本参数。开始滴注时，滴速宜慢，以 0.5～1.5μg/(kg·min) 为宜，并每 3～5 分钟测量 1 次血压至 30min。之后每 30 分钟测量 1 次，根据血压下降幅度调整滴注速率，使血压保持在平稳状态。如患者血压在开始 5min 内不下降，应逐渐加大滴注速度，以保证 MAP 在用药后 6h 的降低幅度不超过 20mmHg，或 MAP 保持在 70mmHg 左右。对血压正常而心功能不全者的血压控制，收缩压应不低于 95mmHg，舒张压不低于 60mmHg，以保证达到良好的血流动力学效应。对原有高血压者，宜逐渐使其收缩压下降不超过 20～30mmHg，舒张压下降不超过 15～25mmHg，MAP 以 110mmHg 左右为宜，以维持一定的左室舒张末压和冠状动脉灌注压。如血压达不到以上标准，应及时调整滴速，或采用间断滴注的方法，避免发生低血压反应。

⑧ 用药过程中，应经常监测心率及血压，最好在监护室内进行，防止出现血压下降过低及反射性心动过速或心律失常。对连续使用者，应注意监测尿量及肾功能，尤其对肾功能损害者，防止出现肾功能损害或肾功能损害加重。对心力衰竭者，应注意做肺功能检测，以免损害肺换气功能。本品连续大剂量应用，可能发生硫氰酸盐蓄积而引起甲状腺功能减退，并可能引起氰化物和硫氰酸盐过高而出现毒性反应。因此，用药期间应注意监测血中氰化物浓度，特别是对于肾功能损害而本品应用超过 48～72h 者，必须每日测定血浆中氰化物或硫氰酸盐水平，保持硫氰酸盐不超过 100μg/ml，氰化物不超过 3μmol/ml。治疗中患者如出现面色苍白、表情淡漠、精神萎靡、反应迟钝、肌无力、肌痉挛、心动过缓、眼睑浮肿等症状，需警惕出现甲状腺功能减退，应立即停用本品而改用其他抗高血压药。AMI 患者使用本品时，必须监测肺动脉舒张压（PADP）或 PCWP。

⑨ 本品连续用药一般不超过 72h，最多不超过 5d。停用本品后 15min，常可发生血压反跳而使血压骤升。因此，停药后仍应继续监测血压，不可药停监测即停。停药时应逐渐减量，并在减量过程中加用口服血管扩张药，以免发生“反跳”。

⑩ 本品用于降压时，滴注速率不应超过 10μg/(kg·min)。如已达此量，经 10min 后降压效果仍不满意时，应考虑停用本品，并改用或加用其他降压药。

⑪ 治疗中，少数患者有时可出现明显耐受性，此应视为中毒征象，减慢滴速即可消失。

⑫ 应用本品时，血 PCO_2、pH、碳酸氢盐浓度可能降低，应注意监测。如出现动脉血乳酸盐浓度增高，提示本品过量而发生代谢性酸中毒，应立即停药，并及时纠正。

⑬ 本品短期适量应用，不致发生不良反应。毒性反应主要来自其代谢产物氰化物和硫氰酸盐，氰化物是中间代谢物（由红细胞代谢），硫氰酸盐（在肝脏内由氰化物代谢）为最终代谢产物。如氰化物不能正常转换为硫氰酸盐，则硫氰酸盐血浓度虽正常也可发生中毒。麻醉中控制降压时骤然停用本品，尤其血药浓度较高而骤然停用时，可能发生反跳性血压升高，因此停药应缓慢减量进行。皮肤可出现光敏反应（与疗程及剂量有关）、皮肤石板蓝样色素沉着（停药后1～2年才渐退），其他过敏性皮疹停药后消退较快。以下3种情况也可出现不良反应：a. 血压降低过快过剧，可出现眩晕、大汗、头痛、肌肉颤搐、神经紧张或焦虑、烦躁、胃痛、反射性心动过速或心律失常（症状的发生与滴速有关，与总量关系不大）。b. 硫氰酸盐中毒或过量时，可出现运动失调、视物模糊、谵妄、眩晕、头痛、意识丧失、恶心、呕吐、耳鸣、气短。c. 氰化物中毒或超量时，可出现反射消失、昏迷、心音遥远、低血压、脉搏消失、皮肤粉红色、呼吸浅、瞳孔散大。因此，用药期间应注意监测，并严格控制用药剂量和滴注速率，防止发生不良反应。

⑭ 本品过量的治疗：血压过低时，应减慢滴速或暂停给本品即可纠正。如有氰化物中毒征象，使用亚硝酸异戊酯吸入剂（经鼻腔吸入0.3～0.4ml，每次15～30s）或静脉给予亚硝酸钠（3%溶液，每次10～20ml，即6～12mg/kg，以2～3ml/min的速率缓慢静脉注射），5min后再静脉给予硫代硫酸钠（12.5g，以5%葡萄糖注射液50～100ml溶解，缓慢静脉注射，注射时间不少于10min，必要时1h后重复半量或全量），有助于将氰化物转变成毒性较小的硫氰酸盐由尿排出，使血中氰化物浓度降低。过量症状初步好转后，应继续严密监护患者数小时，并备好升压药，因过量症状可能再度出现缓慢静脉注射。

卡托普利[典][基] Captopril

（巯甲丙脯酸；Tensiomin）

【药理分类】 抗高血压药-竞争性ACEI。

【适应证】 用于高血压、心力衰竭及高血压急症（注射剂）。

【用法用量】 ①口服。a. 高血压：起始剂量每次12.5mg，2～3次/d，按需要1～2周内增至50mg，2～3次/d。肾功能损害者，起始剂量每次12.5mg，2次/d，缓慢递增。b. 心力衰竭：起始剂量每次12.5mg，2～3次/d，根据耐受情况逐渐增至每次50mg，2～3次/d，若需进一步加量，宜观察疗效2周后再考虑；对近期大量服用利尿药，处于低钠/低血容量，而血压属正常或偏低的患者，起始剂量宜用6.25mg，3次/d，以后视血压情况逐步增加至常用量。②静脉给药。需个体化给药，常用量每次25mg，溶于10%葡萄糖注射液20ml，缓慢静脉注射（10min），随后用50mg溶于10%葡萄糖注射液500ml，静脉滴注1h。

【用药监护】 ① 下列情况禁用：对本品或其他ACEI过敏、双侧肾动脉狭窄或孤立肾（易引起BUN和SCr增加）、移植肾（易引起贫血）、既往用ACEI引起血管神经性水肿及遗传性或特发性血管神经性水肿患者、孕妇（尤其在妊娠中期3个月和末期3个月使用可影响胎儿发育，甚至引起胎儿死亡。治疗中如发现妊娠，应尽早停用）。

② 下列情况慎用：自身免疫性疾病（如严重SIE，此时白细胞或粒细胞减少的机会增多）、骨髓抑制、脑动脉或冠状动脉供血不足（可因血压降低而缺血加剧）、血钾过高、肾功能损害（易致血钾增高、白细胞及粒细胞减少，并使本品潴留）、主动脉瓣狭窄（此时可能使冠状动脉灌注减少），以及严格饮食限制钠盐或进行血液透析者（此时首剂本品可能发生突然而严重的低血压）。

③ 本品可少量泌入乳汁，故哺乳期妇女不推荐应用。

④ 曾有报告本品用于婴儿可引起血压过度与持久降低伴少尿与抽搐，故儿童仅限用于其他降压治疗无效者。

⑤ 老年人对降压作用较敏感，尤其首剂服药后易发生直立性低血压，故应用本品须酌减剂量。

⑥ 本品可降低平均动脉压，并无反射性心率增快，对左室进行性增大和Ⅰ级、Ⅱ级心力衰竭的预防有很好的作用。当高血压伴有CHF、左室肥大时，本品为首选药物，总有效率达95%。此外，本品治疗心力衰竭时，尚具有不发生体液潴留和不使血醛固酮水平升高的优点，但必须注意降压反应。

⑦ 本品可引起尿丙酮检查假阳性，在检查值评估时应加注意。

⑧ 抗酸药可使本品体内吸收减少，疗效降低，两者的服用时间至少应间隔 2h。硫酸亚铁可降低本品的生物利用度，并降低未结合本品的血药浓度，从而导致血压升高。丙磺舒可抑制肾脏对本品的排泄，使降压作用加强。本品与氯丙嗪合用，呈相互协同作用，可导致低血压，合用时须谨慎。本品含有巯基，与硝酸酯类药合用可减轻后者的耐药性。

⑨ 本品及其他 ACEI 禁止与其他可能改变免疫功能的药物联合应用，如普鲁卡因酰胺、妥卡胺、肼苯哒嗪、丙磺舒及醋丁洛尔。本品及其他 ACEI 与利尿药合用，降压作用增强，可能引起严重低血压，故原用利尿药者宜停药或减量，ACEI 开始用小剂量，然后逐渐调整剂量。本品及某些 ACEI（如依那普利、咪达普利、阿拉普利、佐芬普利等）与布比卡因合用，由于对肾素-血管紧张素系统（RAS）的抑制，可引起严重的心动过缓和低血压，甚至意识丧失，必须合用时应密切监控并保持血流动力学稳态；其他 ACEI 如与布比卡因合用也应注意。ACEI 与其他扩血管药（如硝酸酯类药）合用，可能致低血压，合用时宜从小剂量开始。与其他降压药合用，降压作用加强；与引起肾素释放或影响交感活性的药物合用，呈大于两者相加的作用；与 β 受体阻断药合用，呈小于两者相加的作用。与 ARB 或阿利吉仑（肾素-血管紧张素受体拮抗药）联用（RAAS 双重阻断治疗），低血压、高钾血症和肾功能降低（包括急性肾衰竭）等不良反应发生率增高，合用时应密切监测血压、肾功能和电解质；但不可在糖尿病患者合用本品与阿利吉仑，在肾功能损害者（$CL_{Cr} < 60ml/min$）则应避免两者合用。与抗糖尿病药（胰岛素、口服降糖药）合用，可增加其降糖作用，出现低血糖风险；这种现象大多在联合治疗数周后出现，并更常出现在肾功能损害者中；因此，接受抗糖尿病药治疗者（尤其伴有肾功能损害者）在服用 ACEI 的第一个月应密切监测血糖水平。与内源性 PGSI（如吲哚美辛、萘普生、布洛芬、阿司匹林等 NSAID）合用，可减弱 ACEI 的降压作用。与锂剂合用，可出现可逆性的血锂浓度升高和锂毒性症状（如嗜睡、肌无力、震颤、精神错乱等），同时也可引起肾毒性反应（出现蛋白尿和 SCr 升高）；使用噻嗪类利尿药可增加锂剂毒性的风险，因此加重与 ACEI 合用时的锂毒性，故不推荐合用，必须合用时应密切监测血锂浓度。与骨髓抑制药（如硫唑嘌呤）合用，可引起严重贫血。与环孢素合用，可致肾功能下降。与别嘌醇合用，既可增加血液学反应（如白细胞减少）的可能性，又可引起超敏反应。催眠药和镇静药可增强 ACEI 的降压作用，两者合用时应监测血压，必要时调整剂量。育亨宾可增加去甲肾上腺素的释放，从而减弱 ACEI 的降压作用。麻黄碱或伪麻黄碱可拮抗 ACEI 的降血压作用，因此接受 ACEI 治疗的高血压患者应避免使用含有这两种成分的制剂。对于老年人、血容量减少者（包括接受利尿药者）或有肾功能损害者，同时服用 ACEI 和 NSAID（包括选择性 COX2 抑制药和抗炎剂量的阿司匹林），可能导致肾功能恶化的风险增加，包括可能的急性肾衰竭、血钾升高，尤其对已有肾功能损害者；因此，联合用药应谨慎，必须合用时应保持体内水分充足，并定期监测血钾和肾功能。据报道，接受 ACEI 治疗者注射金制剂（如金硫葡糖、金硫丁二钠）后，常出现亚硝酸盐综合征（血管扩张的症状，包括潮红、恶心、头晕和低血压，这些症状可能会很严重）。ACEI 可与心血管剂量的阿司匹林及溶栓药联合应用。

⑩ 用药前，应告知患者：a. 食物可使本品的吸收减少 30%～40%，故本品应在餐前 1h 服用。b. 本品有轻微的硫味，属正常气味，不必疑虑。c. 服用缓释片时，应整片以水吞服，不能嚼碎或掰开服用，否则疗效减失。d. 本品偶可引起眩晕、晕厥、步态不稳及视物模糊现象，用药期间应尽量避免驾驶及危险性较大的机器操作或高空作业。e. 本品在少数患者中可能引起低血压、直立性低血压或低血压性晕厥，用药期间（尤其在增加剂量时）应注意预防，比如每次服药后至少应卧床休息 1h，避免强力劳作或过度活动；由蹲或卧位直立时，宜扶持，应缓慢；不宜热水浸浴，热水淋浴时间也不宜过长，老年人、体弱者及疲倦和饥饿状态时尤然，以免引起晕厥反应。f. 用药后，如出现持续性剧烈干咳，应及时报告医师，以便及时处置。g. 如出现晨起眼睑、面部、踝部水肿，尤其水肿日见加重时，应及时就医，因水肿加重可能与蛋白尿和肾病综合征有关。

⑪ 本品及其他 ACEI 通常与利尿药合用（或洋地黄）治疗症状性心力衰竭，在开始用本品治疗前应尽可能减少利尿药的剂量。在开

始治疗后，如果没有发生症状性低血压或症状性低血压已得到有效的控制，应根据患者的耐受情况，在1～2周内将ACEI剂量逐渐增加至常用量（本品可逐渐增加至50mg，2～3次/d），若需进一步加量，宜观察疗效2周后再考虑。血压正常或较低的心力衰竭患者，服用本品或其他ACEI会进一步降低血压，这种情况并不表示在本类药物的长期治疗中将再发生低血压，也不妨碍本类药物的继续使用，不需要停止治疗。如果发生症状性低血压，可能需要减少用药剂量或停止治疗。

⑫ 本品及其他ACEI可引起咳嗽，多为持续性和刺激性的剧烈干咳，无痰，有时为阵发性，卧位和夜间为甚，发生率最低为1%～2%，最高可达15%～35%，因人种、病种、个体状况和ACEI种类而异。使用一种ACEI引起咳嗽的患者，换用另一种或第3种ACEI，绝大多数患者仍会出现咳嗽，而且出现时间显著短于服用前一种ACEI。引起咳嗽的机制可能与ACEI抑制内源性缓激肽的降解和（或）PG增加及P物质积聚有关。咳嗽大多在用药1周后出现，也可在用药1年后发生。一般在停药后几日内缓解或消失，也有个别患者需要4周左右，但一般不会影响肺功能。患者用药后，如出现持续性干咳，须进行详细的检查，在确定没有其他异常情况且症状较重时，应停用ACEI。对于咳嗽较轻，且患者能够耐受时，仍可继续用药。对症状较严重者，可先减少剂量，如咳嗽仍不减轻，应予停用，必要时可改用氯沙坦或缬沙坦替代，镇咳药对ACEI引起的咳嗽症状无效。据报道，晚上服用12.5～25mg异丙嗪，可拮抗此类药物诱发的剧烈咳嗽（7～10d为1个疗程）。本品及其他ACEI尚可引起鼻炎或鼻窦炎、过敏性肺泡炎/EOS肺炎、支气管痉挛或哮喘、呼吸困难，用药期间注意观察，如有发生，应停药处置。近期有文献报道，长期应用本品及其他ACEI有增加肺癌发生的风险。因此，对长期应用者需定期监测，尤其对肺癌高发人群应注意，并应嘱患者在治疗结束后每年做1次肺部全面检查，防止罹患肺癌。

⑬ 本品及其他ACEI可能引起血钾浓度增高而导致高钾血症（血清钾>5.5mmol/L）。产生高钾血症的危险因素包括肾功能损害或伴有T1DM（存在自发高钾血症倾向），或同时应用保钾利尿药（如螺内酯、氨苯蝶啶、阿米洛利）、补钾药或含钾药、含钾代用食盐、库存血或放射照射血及其他可能引起高钾血症的药物（如甲氧苄啶、喷他脒、依普利酮、肝素、琥珀胆碱、高渗葡萄糖、左西孟旦、氨基糖苷类、吲哚美辛和吡罗昔康、两性霉素B和多黏菌素、长春新碱和伊马替尼、环孢素和他克莫司、β受体阻断药和ARB、口服避孕药屈螺酮-炔雌醇等）。因此，除低血钾患者外，不要将补钾药或含钾药、保钾利尿药与ACEI合用，必须使用库存血或放射照射血及其他可能引起高钾血症的药物时应密切监测血钾和肾功能，必要时调整ACEI用量或改换其他治疗，防止出现高钾血症。对肾功能损害者，应采用小剂量给药或减少给药次数，并缓慢递增剂量。对伴有T1DM的患者，应避免应用ACEI。

⑭ 本品及其他ACEI偶可引起血管神经性水肿，此症可发生在肢端、眼睑、鼻和面部、口腔黏膜、唇、舌、声门和/或咽喉部，在本品的发生率为1%～4%，通常在治疗开始后7d之内发生，但也可出现于数周至数月或几年后，多见于女性。如水肿仅发生于肢端及眼睑，一般不经治疗即可逐渐消退，但给予抗组胺药则消退加快，症状亦减轻。一旦发现面或唇部肿胀，应立即停药，因为面、唇部肿胀提示在喉、咽部亦有可能存在水肿，喉、咽部位的肿胀可能造成气道堵塞、呼吸困难，严重者可危及生命。此时应迅速皮下注射肾上腺素0.3～0.5mg，或在ECG和血压的监护下缓慢静脉注射肾上腺素0.1mg，并立即采取给氧、静脉给予抗组胺药、糖皮质激素和H_2受体拮抗药等治疗措施，患者应永远不可再次使用ACEI。有与ACEI治疗无关的血管神经性水肿病史的患者，服用ACEI导致血管神经性水肿的危险增加。此外，ACEI尚罕见小肠血管性水肿，典型症状为急性腹痛伴腹胀、恶心与呕吐，随后出现水泻。CT影像学典型表现为节段性肠壁增厚、黏膜充血、肠壁分层、肠系膜血管凸显与腹水。贝那普利及赖诺普利报道较多。处置：及时停药并做对症治疗。

⑮ 本品及其他ACEI偶可引起蛋白尿（指尿中蛋白>1g/d），常发生于治疗开始8个月内，其中1/4的患者呈肾病综合征。CHF、肾血管性高血压（尤其肾动脉狭窄）和任何原因引起的体液或钠丢失的患者使用ACEI时，蛋白尿的发生率增加。ACEI引起的蛋白尿常在6个月内逐渐减少，一般不影响治疗。肾功能主要依赖于肾素-血管紧张素-醛固酮系统

（RAAS）活性的患者（如严重的 CHF 患者），在应用 ACEI 或 ARB 治疗时可引起尿容量改变（包括少尿/无尿）和尿分析结果异常，甚或进行性氮质血症，并有发生尿毒症、急性肾衰竭或死亡的报道。此外，本品及其他 ACEI 尚可使 BUN 及 SCr 浓度增高，常为暂时性，在与利尿药联用时和有肾病或长期严重高血压而血压迅速下降后易出现。因此，长期用药者应每月检查 1 次尿蛋白，并注意监测 BUN、SCr 及 BUA 浓度，尤其对易患人群。如患者的蛋白尿逐渐增多或尿蛋白伴尿容量改变（包括尿过少/无尿）和 NPN 显著升高，应暂停用 ACEI（或 ARB）或减少剂量。如出现 BUN、SCr 明显升高，应减少 ACEI（或 ARB）的剂量或同时停用利尿药。

⑯ 本品及其他 ACEI 可引起眩晕、头痛和晕厥，多由低血压引起，尤其在缺钠或血容量不足时容易发生。为防止发生上述现象，治疗中须注意：a. 如患者病情允许，应在使用 ACEI 前 1 周停用利尿药或停止限钠；b. 低钠血症患者使用时应先行补钠纠正。c. 血容量不足时，给予扩容。d. 开始时宜用小剂量，然后逐渐加量，并注意监测血压，发现异常时及时处置。

⑰ 本品及其他 ACEI 在首次服用时，有可能发生突然而严重的低血压，尤其正在服用利尿药或其他降压药、重症高血压、高肾素型高血压、心力衰竭（特别是严重心力衰竭和心肌梗死后及有水钠缺失者）、血液透析或肾功能损害、长期或严格限钠或体液流失（如腹泻及呕吐）而致血容量不足的患者更易发生。以上高危患者发生严重低血压时，又可能继发心肌梗死或脑卒中、心悸、心动过速和雷诺现象。因此，在用 ACEI 前应检查和并评估患者的血压，并根据患者情况制定合理的给药方案。对原用利尿药者，应在服用本品前停用或减量（本品开始用小剂量，逐渐调整剂量），或服用某些 ACEI（如依那普利、福辛普利、西拉普利、贝那普利、赖诺普利、雷米普利、培哚普利等）前停用利尿药 2～3d（但严重或恶性高血压例外），以减少血压过度下降的危险；如果经约 4 周的观察期后，血压不能被充分控制，可以恢复利尿药治疗。对原用其他降压药者，应在开始用 ACEI 时停用或减量（服用本品时，其他降压药则应在开始用本品前 1 周停用）。对严重或恶性高血压不能停用利尿药或其他降压药较久者，则应在停用其他药物后立即给予 ACEI 最小剂量，并在密切观察下每 24 小时递增剂量（突然增大剂量也可能发生严重的低血压反应），直到疗效充分或达最大剂量。对其他首剂低血压易患者，如有可能应在接受 ACEI 治疗之前予以纠正。对必须同时应用利尿药者，须选用呋塞米而不宜用噻嗪类利尿药。在开始 ACEI 治疗前，应对患者的血压及肝肾功能进行全面评估，从小剂量开始用药，并密切监测血压，以保证血压平稳下降，避免发生首剂低血压反应。首剂之后，每次增加 ACEI 和/或利尿药剂量时，应对患者进行医疗监护至少 8h，以免发生难以控制的低血压。治疗中如果发生低血压反应，轻者应使患者仰卧，并垫高下肢，在严密观察下静息片刻即可恢复，重者必须静脉输注 0.9%氯化钠注射液扩容。一次短暂低血压反应不影响继续用药，一旦扩容后血压上升，通常可以再次用药，但应从小剂量开始。如果低血压持续存在，则应再次减少剂量或中止用药。

⑱ 本品及其他 ACEI 常见皮疹，通常为斑丘疹或荨麻疹，可伴有瘙痒和发热，常发生于治疗 4 周内，减量、停药或给予抗组胺药后可消退，重新使用时可能不会再现，7%～10%伴 EOS 增多或 ANA 阳性。偶见光过敏、血清病型反应。罕见天疱疮或类天疱疮样损伤、线性 IgA 皮肤病、多形性红斑、SJS 及剥脱性皮炎。十分罕见皮肤假性淋巴瘤。治疗中应注意观察，一旦出现皮损现象，即应引起足够重视，尤其要防止出现上述严重皮肤反应。如有发生，立即停药，并及时处置。

使用 ACEI 时进行针对膜翅目昆虫（如蜜蜂或黄蜂）毒素的脱敏治疗，可能触发迟发性危及生命的类过敏反应，因此接受上述治疗者应避免或停止使用 ACEI，临时用其他类型的合适药物替代。由于过敏反应也可出现在膜翅目昆虫叮咬后，故使用 ACEI 的患者被昆虫叮咬后应警惕发生上述过敏反应。其他过敏症患者脱敏治疗时，使用 ACEI 也须谨慎，尤其在脱敏治疗的初始阶段。对必须同时应用 ACEI 和脱敏治疗者，应暂时中止使用 ACEI 至少 24h 。

接受 ACEI 治疗者，在进行需要与血液负电荷接触的体外治疗时，如使用聚丙烯腈或甲烯丙基磺酸钠高流量膜（如 AN69）进行透析、血滤，或用硫酸右旋糖酐进行低密度脂蛋白（LDL）分离清除时，有较高的迟发性过敏反应或类过敏反应发生率，症状包括恶心、腹部痉挛性疼痛及烧灼感、血管神经性水肿、呼吸急促、严重低血压，甚至危及生命的休克。因此，接受以上治疗的患者应避免使用 ACEI，或改用其他非 ACEI 治疗，或换用其他的透析膜。对必须同时应用 ACEI 治疗和进行 LDL 分离清除的患者，应暂时中止使用 ACEI 至少 24h。

⑲ 本品及其他 ACEI 偶可引起肝酶（包括 AST、ALT、ALP、LDH、GGT）及 BIL 升高，大多数轻微而短暂，一般停药后可自行恢复，不影响治疗，但有极少数患者可出现黄疸或肝酶明显升高，并有发生胆汁淤积性黄疸、肝细胞性肝炎，甚至进展为突发性肝坏死和死亡的报道。因此，接受 ACEI 治疗的患者应定期监测肝功能（由于肝功能损害可使 ACEI 在肝内的代谢减低，故对原有肝功能损害者应适当减量并增加检测频率），如出现肝酶急性或明显升高、黄疸或肝区疼痛或其他肝毒性症状及体征，应停用 ACEI，并给予必要的医疗处置。此外，尚有极个别患者出现胰腺炎，一般停药后可完全恢复，应注意观察。

⑳ 本品及其他 ACEI 偶见贫血合并 Hb、HCT 降低，肾移植和血液透析患者尤易发生，而且 Hb 起始值越高，下降幅度则越大。这种作用没有显示剂量依赖性，但显示与 ACEI 的作用机制有关。Hb 下降多为轻中度，一般发生于用药后 1～6 个月，随后保持稳定，停止治疗后可恢复。如果定期检测，密切观察，这类患者一般不影响继续治疗。此外，本品及其他 ACEI 在极少数患者中可引起中性白细胞减少、粒细胞减少或缺乏，可伴有发热、寒战、口腔黏膜炎或咽喉痛，大剂量给药、伴有肾功能损害、结缔组织病、心力衰竭，以及使用免疫抑制药、细胞生长抑制药、有全身作用的皮质内固醇、别嘌醇、普鲁卡因胺或锂剂或其他能引起白细胞与粒细胞减少的药物或治疗者，可增加此种危险。白细胞减少与剂量相关，常在治疗开始后 3～12 周出现，以 10～30d 最显著，停药后持续 2 周。也有引起 EOS 增多、血小板减少、再生障碍性贫血或溶血性贫血的报道。因此，用药期间应随访检查：a. 对有肾功能障碍或有白细胞缺乏病史者，最初 3 个月内每 2 周检查 1 次 CBC，尤其 WBC 及 DC，之后定期检查，有感染迹象或有发热、淋巴结肿大和/或咽喉疼痛症状，则应立即检查。b. 尿蛋白检查，每月 1 次。必要时停用本品而改换其他治疗。

㉑ 本品及其他 ACEI 长期用于治疗心力衰竭时，骤然停用后可出现血压反跳，甚至发生高血压危象，因此停药应逐渐减量进行。停药过渡期间应注意监测血压，如出现血压反跳现象，应暂时中止停药。

㉒ 长期应用本品及其他 ACEI 与具有降压作用的外科麻醉药合用时，易导致严重/顽固性低血压。这是因为长期应用 ACEI 有可能引起机体 RAAS 功能的抑制，使患者对麻醉药循环抑制效应的敏感性明显增加，可造成患者术中血压突然下降（动脉性低血压），尤其在体液大量丢失或机体的神经-内分泌应激性反应因受到各种疾病或药物影响而受到抑制时，更易发生严重的低血压反应。再则长期应用 ACEI 还可消耗血管中的血管紧张素Ⅱ（ATⅡ），增强血管内皮细胞的扩血管功能，造成机体对肾上腺素能药物的反应性下降，所以一旦术中出现低血压，使用常规的升压药治疗有时疗效不佳。鉴于以上原因，对于长期应用 ACEI 的患者在外科手术前至少 24h 应停用 ACEI。如果在大手术中发生低血压反应，建议通过扩充血容量纠正，无效时应静脉滴注 ATⅡ（每次 1～1.25mg，溶于 5%葡萄糖注射液或 0.9%氯化钠注射液 500ml 中，滴速 3～10μg/min），注意监测血压，随时调整滴速。对于长期应用 ACEI 而不宜停药的患者，则应适当减少麻醉药的用量或减慢麻醉药的给药速率，同时注意麻醉前和麻醉时及时补充血容量。

㉓ 接受本品及其他 ACEI 治疗时，患者可能出现以下严重的不良反应。一旦出现，应及时停药，并及时处置：a. 全身过敏样反应；b. 胰腺炎或 SAMY 升高；c. 心律不齐、直立性低血压、眩晕或昏厥（由低血压引起，尤其在缺钠或血容量不足时）、心悸、心动过速、胸闷或胸痛、心绞痛、心肌梗死、雷诺综合征和 CHF；d. 肌痛、肌无力、肌肉痉挛、关节痛或关节炎；e. 共济失调、精神错乱、神志模糊、抑郁、神经质；f. 呼吸困难、支气管痉挛、发热、过敏性肺泡炎/EOS 肺炎；g. 肾病综合征、尿频或多尿症、BUN 及 SCr 明显增高、少尿或无尿、肾衰竭；h. 骨髓抑制或其他严重血液系统反应；i. 严重外周性水肿或全身性水肿，以及听力障碍、视物模糊、阳痿等。

㉔ 本品尚可见腹痛、恶心、呕吐、腹泻、消化不良、食欲减退、便秘、舌炎、口腔炎、口腔溃疡、胃溃疡、头晕、畏光、眼花、不

适、虚弱、疲乏、嗜睡或失眠、口干、脱发、感觉异常、味觉或嗅觉异常、情绪改变、体重下降、面部潮红或苍白，以及男子乳腺发育、性欲下降、低血糖、低血钠症等。长期用药偶见皮肤色素沉着或苔藓样反应。上述不良反应大多较轻，停药后可恢复正常，一般不影响治疗，对个别严重者可给予对症处置。

㉕ 本品及其他 ACEI 过量中毒主要引起低血压、高钾血症及急性肾衰竭。处置：a. 立即停药。b. 对口服中毒者，迅速催吐、洗胃、输液，加速药物排泄，必要时采用血液透析清除。c. 出现低血压者，应置患者于脚高头低仰卧位，并静脉滴注 0.9%氯化钠注射液扩容，严重者可同时给予多巴胺等升压药物。d. 出现高钾血症者，用 5%碳酸氢钠注射液 100～200ml 静脉滴注，或 10%葡萄糖注射液 500ml，按 3～4g 葡萄糖用 1U 胰岛素的比例，加入胰岛素，静脉滴注。e. 出现急性肾衰竭者，可进行血液透析或腹膜透析。f. 其他对症支持治疗。

依那普利[典][基] Enalapril

（恩纳普利，因弗尔；Enapren，Renitec）

【药理分类】 抗高血压药-长效竞争性 ACEI。

【适应证】 用于原发性高血压、肾血管性高血压、心力衰竭。

【用法用量】 口服。①原发性高血压：起始剂量 5～10mg，1 次/d；维持剂量 10～20mg，1 次/d；最大剂量 40mg/d，分 1～2 次服。②肾血管性高血压：起始剂量 5mg 或以下，1 次/d，之后根据需要调整；服用利尿药时，提前 2～3d 停用利尿药，或减小起始剂量。③心力衰竭：起始剂量 2.5mg，1 次/d，并密切监测反应，根据耐受情况逐渐加量至 5～20mg/d，分 1～2 次服。

【用药监护】 ① 下列情况慎用：主动脉瓣狭窄、肥厚型心肌病、脑或冠状动脉供血不足、血钾过高及肾功能损害者。

② 儿童无须调整剂量。新生儿和 GFR＜30ml/min 的儿童不推荐应用。对用过本品的母亲所生的婴儿应进行密切的观察，防止出现低血压、少尿和高钾血症。

③ 肝功能损害者应定期监测肝功能。

④ 有肾病或结缔组织病的患者应定期查 WBC。

⑤ 肾功能损害时更易引起高钾血症或其他不良反应，须谨慎应用并根据 CL_{Cr} 调整剂量。CL_{Cr} 10～30ml/min，起始剂量为 2.5～5 mg/d，1 次/d；CL_{Cr}＜30ml/min 时，起始剂量为 2.5mg，1 次/d。

⑥ 本品可增加氯米帕明的毒性。利福平可降低本品的疗效。

⑦ 用药前，应告知患者：每日 1 次服药时，应在每日的同一时间进行。其他同卡托普利【用药监护】⑩的 d～g。

⑧ 本品用于有症状的心力衰竭或无症状的左心室功能不全患者时，起始剂量为 2.5mg，1 次/d，并应在密切的医疗监护下服用，以确定其对血压的起始效应。用于治疗症状性心力衰竭时，本品通常与利尿药合用（如果合适，也可与洋地黄合用）。治疗开始后，如果没有发生症状性低血压或症状性低血压已得到有效的控制，应根据患者的耐受情况将本品逐渐增至 20mg/d 的维持剂量，1 次或分 2 次服用。此剂量的调整可经过 2～4 周完成。若仍存在部分的心力衰竭体征和症状，剂量递增过程还可加快。对于有症状的心力衰竭患者，这种剂量方案可有效地减少死亡的发生。对于极有可能发生症状性低血压患者，例如伴有或不伴有低钠血症的盐丢失患者、低血容量患者，以及正接受强利尿药治疗患者，如有可能应在接受本品治疗之前纠正上述情况。因曾有发生低血压和随后导致肾衰竭的报道，因此在开始本品治疗的前后均应密切监测血压和肾功能。

⑨ 本品尚可见乏力、直立性不适、多汗、血沉下降增快、流涕、咽痛、声嘶、耳鸣等，大多轻微，一般不影响治疗，必要时可做对症处置。罕见浆膜炎、脉管炎、脑卒中（可能继发于高危患者的血压过低），治疗期间应注意观察，发现后应及时停药处置。

⑩ 血管神经性水肿罕见，且大多为轻症。其他参阅卡托普利【用药监护】①、③、⑤、⑥、⑨、⑪～㉕。

赖诺普利[典] Lisinopril

（苯丁赖脯酸，麦道心宁；Acerbon，Liprene）

【药理分类】 抗高血压药-长效竞争性 ACEI。

【适应证】 用于高血压、CHF 和 AMI。

【用法用量】 口服。①高血压：起始剂量，每次 10mg，1 次/d；维持剂量，每次 20～40mg，1 次/d；最大剂量，每次 80mg，1 次/d。RAAS 高度激活患者（尤其肾血管性高血压、低盐或低血容量状态、心功能失代偿或严重高血压）可能在首次服药后出现血压过度降低，故起始剂量为每次 2.5～5mg。服用利尿药时，提前 2～3d 停用利尿药或减小起始剂量至每次 5mg，1 次/d。②心力衰竭：起始剂量，每次 2.5mg，1 次/d；根据耐受性逐渐加量至每次 5～20mg，1 次/d。③ AMI：首剂 5mg，24L 及 48h 后再分别给予 5mg 和 10mg，此后每次 10mg，1 次/d；维持剂量，收缩压≤120mmHg 或心肌梗死后 3d 内调整为每次 2.5mg，1 次/d。收缩压≤100mmHg，5mg/d，必要时临时降至 2.5mg。收缩压＜90mmHg 持续 1h 以上时应停用本品。用药持续 6 周，出现心力衰竭症状时应继续使用。

【用药监护】 ① AMI 慎用。其他慎用情况同卡托普利【用药监护】②。

② 本品是否经乳汁排泄尚未确定，因为很多同类药物可分泌入乳汁，故哺乳期妇女避免应用。

③ 在小儿中研究不充分。在新生儿和婴儿，会出现少尿和神经异常，可能与本品引起血压降低导致肾与脑缺血有关。

④ 年龄对本品的安全性及有效性无影响，但不能排除一些老年人的敏感性更高，故开始宜用较小剂量，随后应根据肾功能及血压情况调整剂量。

⑤ 肾功能损害时更易引起高钾血症或其他不良反应，须谨慎应用并根据 CL_{Cr} 调整剂量。CL_{Cr} 31～80ml/min，起始剂量为 5～10mg；CL_{Cr} 10～30ml/min，起始剂量为 2.5～5mg/d；CL_{Cr}＜10ml/min（包括透析患者），起始剂量为 2.5mg/d。剂量和/或服用次数应根据血压情况而调整。剂量可逐渐调高至控制血压或至最大剂量为 40mg/d。如果治疗期间肾功能损害加重（SCr 浓度＞265mmol/L 或治疗前的 2 倍），应考虑停用本品。

⑥ 本品与利尿药或洋地黄合用于治疗症状性心力衰竭时，起始剂量为 2.5mg，1 次/d。为了减少死亡及住院联合的治疗风险，本品剂量的增加不应在短于 2 周的时间间隔内超过 10mg。根据患者的临床反应，可在适当的时间间隔内将剂量调整为 5～20mg，1 次/d。最大剂量不可超过 35mg，1 次/d。其他参阅依那普利【用药监护】⑧。

⑦ 本品一般耐受性良好，不良反应与卡托普利基本相同，大多数情况下在性质上是轻微和一过性的。最常见的停药原因为头痛和咳嗽。临床试验中，个别病例血钾浓度＞5.7mEq/L，但多为一过性。蛋白尿的发生率为 0.7%。国外有引起心律失常的报道，发生率约 1%，包括 VT 和 AT、AF、VPC 和心动过缓。也有发生肺栓塞及肺梗死、TIA 及夜间呼吸困难的报道。用药期间应注意监测。

⑧其他参阅卡托普利【用药监护】①、⑨～㉕及依那普利【用药监护】⑦。

贝那普利 Benazepril

（苯那普利，洛汀新；Cibacene，Lotensin）

【药理分类】 抗高血压药-长效竞争性 ACEI。

【适应证】 主要用于高血压，也用于 CHF 的辅助治疗。

【用法用量】 口服。①高血压：起始剂量 10mg，1 次/d；疗效不佳时可加至 20mg，1 次/d，最大剂量 40mg，1 次/d；服用利尿药时，提前 2～3d 停用利尿药或减小起始剂量至 5mg，1 次/d。②心力衰竭：起始剂量 2.5mg，1 次/d，并严密监测治疗反应，根据耐受性逐渐加量至 5～20mg，1 次/d。

【用药监护】 ① 二尖瓣狭窄和肥厚型心肌病患者慎用。其他慎用情况同卡托普利【用药监护】②。

② 本品可泌入乳汁，能达到婴儿体循环的药物可忽略不计，但不建议哺乳期妇女服用本品。

③ 老年人及伴有心力衰竭、脑及冠状动脉硬化患者服用时应监测血压，因血压突然降低会引起重要脏器的供血不足。

④ 肾功能损害时更易引起高钾血症或其他不良反应，须谨慎应用并根据 CL_{Cr} 调整剂量。CL_{Cr}＜30ml/min 时，起始剂量为 5mg，1 次/d，必要时可加至 10mg/d。如仍需进一步降低血压，可加用利尿药或另一种降压药。

⑤ 本品用于 CHF 的辅助治疗时，在使用起始剂量（2.5mg，1 次/d）后，如患者未出现症状性低血压及其他不可耐受的不良反应，且心力衰竭的症状未能有效缓解时，可在 2～4 周后将剂量调整为 5mg，1 次/d。根据患者

的临床反应，在适当的时间间隔内可将剂量调整为10mg，甚至20mg，1次/d。其他参阅依那普利【用药监护】⑧。

⑥ 本品粒细胞缺乏症/中性粒细胞减少症极少见。其他参阅卡托普利【用药监护】①、⑨、⑪～㉕，依那普利【用药监护】⑦及赖诺普利【用药监护】③。

西拉普利 Cilazapril

（一平苏，抑平舒；Inhibace，Inibace）

【药理分类】 抗高血压药-长效竞争性ACEI。

【适应证】 用于原发性高血压、肾血管性高血压、慢性心力衰竭。

【用法用量】 口服。①原发性高血压：起始剂量1mg，1次/d；维持剂量2.5～5mg，1次/d；服用利尿药时，提前2～3d停用利尿药或减小本品起始剂量至0.5mg，1次/d。②肾血管性高血压：起始剂量0.25～0.5mg，1次/d；维持剂量按个体需要调整。③慢性心力衰竭：起始剂量0.5mg，1次/d，之后根据病情逐渐加量至1～2.5mg，1次/d；最大剂量5mg，1次/d。服药应在每日的同一时间内进行。

【用药监护】 ① 腹水及心脏流出道阻塞（如主动脉缩窄、二尖瓣狭窄、肥厚型心肌病）患者禁用。其他禁用情况同卡托普利【用药监护】①。

② 儿童应用本品的安全性及有效性尚未确定，不推荐应用。

③ 对使用较大剂量利尿药的老年慢性心力衰竭患者开始使用时，应严格按推荐的0.5mg起始剂量用药，以免发生血压骤降。

④ 本品与利尿药和（或）洋地黄联合用于治疗慢性心力衰竭伴肾功能损害患者时，应按患者的肾功能调整用药剂量。CL_{Cr} 10～40ml/min时，起始剂量和最大剂量分别为0.5mg和2.5mg，均为1次/d；CL_{Cr}＜10ml/min，根据血压情况给服0.25～0.5mg，1次/d。需要血液透析的患者，应在不进行透析时服用，剂量应根据血压情况调整。

⑤ 肝硬化患者服用可导致严重的低血压，必须服用时应谨慎，剂量应减少。

⑥ 本品与地高辛、呋塞米、硝酸酯类及噻唑类药物，以及口服降糖药或H_2受体拮抗药并用，未见有临床意义的相互作用。

⑦ 本品引起的心血管反射作用较小，但有CHF患者首剂服用致死的报道，CHF患者用药时谨慎并严密观察。

⑧ 其他参阅卡托普利【用药监护】②、⑨、⑪～㉓、㉕，赖诺普利【用药监护】②、⑦及依那普利【用药监护】⑦。

培哚普利[典] Perindopril

（哌哚普利，雅施达；Acertil，Pridoprilat）

【药理分类】 抗高血压药-长效ACEI。

【适应证】 用于高血压、CHF。

【用法用量】 餐前服用。①原发性高血压：起始剂量4mg，1次/d，酌情在3～4周逐渐增量，最大剂量8mg，1次/d。②肾血管性高血压：起始剂量2mg，1次/d，后根据病情调整剂量。③CHF：起始剂量2mg，1次/d，维持剂量2～4mg，1次/d；严重CHF，起始剂量1mg，1次/d。④服用利尿药时，提前2～3d停用利尿药或减小本品起始剂量至2mg，1次/d。

【用药监护】 ①下列情况禁用：对本品或其他ACEI过敏、孤立肾、移植肾、双侧肾动脉狭窄、有血管神经性水肿史、先天性半乳糖血症、葡萄糖和半乳糖吸收障碍综合征或缺乏乳糖酶的患者，以及妊娠3个月以上的妇女和哺乳期妇女。

② 下列情况慎用：动脉硬化、严重心力衰竭（心功能Ⅳ级）、T1DM、骨髓抑制、自身免疫性疾病（如严重SLE或硬皮病）、血钾过高、脑或冠状动脉供血不足，以及严格饮食限制钠盐或进行血液透析者。

③ 下列情况不推荐应用：儿童、妊娠早期、主动脉瓣狭窄或单侧肾动脉狭窄患者。

④ 老年人开始治疗之前，应检查肾功能和血钾；起始剂量应根据血压变化进行调整，有水钠丢失的患者须更加谨慎，以免引起血压突然下降。

⑤ 肾功能损害时更易引起高钾血症或其他不良反应，须谨慎应用并根据CL_{Cr}调整剂量。CL_{Cr} 30～60ml/min，2mg/d；15～30ml/min，2mg/隔日；血液透析患者（CL_{Cr}＜15ml/min），在透析当日给予2mg。

⑥ 以下情况宜从小剂量开始谨慎用药并小心监护：a. 缺血性心脏病或脑血管功能不

全（用药后有发生低血压的危险）；b. 肾血管性高血压（用药后可能会引起功能性肾衰竭，停药后可逆转）；c. 严重心力衰竭（心功能Ⅳ级）；d. T1DM（存在自发高钾血症的倾向）。

⑦ 本品与雌二醇氮芥合用，血管神经性水肿的危险性增加。与丙米嗪等 TCA、镇静药合用，可增强降压作用，并增加直立性低血压发生的风险。与巴氯芬、氨磷汀合用，可增强降压作用。与吲达帕胺合用，可能引起低钾血症。与可的松、替可克肽合用，可减弱降压作用。

⑧ 与卡托普利、依那普利相比，CHF 患者服用本品后较少出现首剂低血压反应，降压时也不引起反射性心动过速。其他参阅卡托普利【用药监护】⑨、⑪～㉕及依那普利【用药监护】③、⑦。

福辛普利　Fosinopril

（磷辛普利，蒙诺；Fosfenopril，Monopril）

【药理分类】　抗高血压药-长效 ACEI。

【适应证】　用于高血压、心力衰竭。

【用法用量】　口服。①高血压：起始剂量 10mg，1 次/d，4 周后根据需要增加剂量，维持剂量 10～40mg/d；同时服用利尿药时，提前 2～3d 停用利尿药或在给予本品后监测几小时直至血压稳定。②心力衰竭：起始剂量 10mg，1 次/d，并严密监测反应，根据耐受情况逐渐加量至 20～40mg，1 次/d。

【用药监护】　① 下列情况慎用：自身免疫性疾病（如严重 SLE）、骨髓抑制、脑或冠状动脉供血不足、血钾过高、肾或肝功能损害者，以及严格饮食限制钠盐或进行血液透析者。

② 老年人及肝或肾功能损害者不需要减量。

③ 以下心力衰竭高危患者应在医院内开始治疗，并必须给予严密的医疗监护：a. 严重心功能不全患者（NYHA Ⅳ级）；b. 不稳定性心功能不全患者。c. 对首剂有低血压特殊危险的患者，如使用多种或高剂量利尿药（如＞80mg 呋塞米）、使用高剂量血管扩张药、血容量减少、血钠过低（＜130mmol/L）、已有低血压（收缩压＜90mmHg）。

④ 本品能减少由噻嗪类利尿药诱发的血钾减少。抗酸药可影响本品的吸收，两者的服用时间至少应间隔 2h。

⑤ 国外有本品导致脑卒中和高血压危象的病例报道，用药期间应注意监测。

⑥ 本品过量时可出现低血压，可通过补充血容量纠正。本品不能通过透析从体内排出。

⑦ 其他参阅卡托普利【用药监护】①、③、⑨～㉔，赖诺普利【用药监护】③、④及依那普利【用药监护】⑦。

雷米普利　Ramipril

（瑞泰，瑞素坦，Tritace，Ramace）

【药理分类】　抗高血压药-长效竞争性 ACEI。

【适应证】　①原发性高血压及 CHF。②AMI 后（2～9 d）出现的轻至中度心力衰竭（NYHA Ⅱ级和Ⅲ级）。③非糖尿病肾病，尤其伴有动脉高血压的患者。④在心血管危险增加的患者降低心肌梗死、脑卒中或心血管死亡的可能性（二级预防）。

【用法用量】　口服（餐前、餐中或餐后均可）：①高血压：起始剂量 2.5mg，1 次/d，晨服；3 周后根据需要增加剂量，维持剂量 2.5～5mg，1 次/d；最大剂量 10mg/d。②AMI 后（2～9d）轻中度心力衰竭：起始剂量 1.25～2.5mg/d，分 2 次服用，间隔 1～2d 后剂量可加倍；最大剂量 5mg/d，分 2 次服用。③非糖尿病肾病：起始剂量 1.25mg，1 次/d，2～3 周后剂量可加倍；维持剂量 5mg/d，CL_{Cr}＜60ml/min 时，最大剂量 5mg/d。④心脑血管疾病二级预防：起始剂量 2.5mg，1 次/d，1 周后剂量加倍，3 周后维持剂量 10mg/d。⑤服用利尿药时，应提前 2～3d 停用或减少利尿药，并减小本品起始剂量。

【用药监护】　① 下列情况禁用：对本品或其他 ACEI 过敏、孤立肾、移植肾、双侧或单侧功能肾肾动脉狭窄、主动脉瓣或二尖瓣狭窄、肥厚型心肌病、原发性醛固酮增多症（PA）、有血管神经性水肿史者，以及孕妇和哺乳期妇女（或中止哺乳）。

② 下列情况慎用：电解质紊乱、免疫反应紊乱或结缔组织病、全身应用免疫抑制药、脑或冠状动脉供血不足、骨髓抑制、严重或恶性高血压、肾功能损害、血容量不足或缺钠者、严格饮食限制钠盐者，以及同时使用利尿

药、有CHF或肝肾功能损害的老年患者。

③ 本品用于AMI后轻中度心力衰竭时，有以下额外的禁忌证：a. 持续的低血压（收缩压＜90mmHg）；b. 直立性低血压（坐位1min后收缩压降低≥20mmHg）。c. 严重心力衰竭（NYHA Ⅳ级）。d. 不稳定型心绞痛。e. 致命性室性心律失常。f. 肺源性心脏病。

④ 由于缺乏治疗经验，不能用于下列情况：a. 正在接受糖皮质激素或NSAID、免疫调节药和（或）细胞毒性化合物治疗的肾病患者。b. 透析患者。c. 原发性肝病或肝功能损害。d. 未经治疗的失代偿性心力衰竭。e. 儿童。

⑤ 以下情况仅在效益明确大于风险，并对有代表性的临床和实验室指标进行规律监测后才可使用：a. 临床相关的电解质紊乱。b. 免疫反应紊乱或结缔组织疾病（如红斑狼疮、硬皮病）。c. 同时全身应用抑制免疫反应的药物（如皮质类固醇、细胞抑制药、抗代谢类）、别嘌醇、普鲁卡因胺或锂剂。

⑥ 同时使用利尿药、有CHF或肝肾功能损害的老年患者，应慎用本品，用药时应根据血压控制的需要仔细调整剂量。

⑦ 在用本品治疗前和治疗期间，应定期检查血压、血常规、肝肾功能（包括BIL、ALP、BUN、SCr或CL_{Cr}）及血电解质，短期内则应检查血常规（尤其WBC及DC）、血钾及SCr水平，尤其在治疗开始时应对老年人（年龄超过65岁）及存在血压大幅度下降危险因素者（如冠状血管或脑血管狭窄者）。

⑧ 治疗期间，如出现本品血管神经性水肿，除采取卡托普利【用药监护】项下紧急治疗措施外，在已知C1灭活剂（补体C1酯酶抑制药）缺乏时，也可考虑使用C1灭活剂，而且患者必须住院监测至少12～24h，直至症状完全消失。

⑨ 本品具有潜在地降低胰岛素抵抗的作用，与口服降糖药（如磺酰脲类、双胍类）和胰岛素合用，可增强后者的效果，并增加低血糖的风险（尤其在治疗初期），合用时应仔细监测血糖水平。拟交感神经类血管升压药（如肾上腺素）可能减弱本品的降压作用，合用时应严密监测血压。与肝素合用，可能升高血钾浓度。乙醇可提高本品的降压作用，本品也可加强乙醇的效应，因此服用本品时应避免饮酒。

⑩ 对于AMI后出现心力衰竭的患者，既不能早于梗死后2d内开始服用本品，也不能迟于梗死后10d才开始用药，必须在梗死后2～9d内使用，并且至少服用15个月。

⑪ 本品可能引起脉管炎、TIA、缺血性脑卒中，以及心律失常或心律失常加重。用药期间应注意监测。

⑫ 本品过量可能出现严重低血压、心动过缓、循环休克、电解质紊乱及肾衰竭。治疗措施：常规清除措施，如洗胃，在服后30min内可给予吸附剂和硫酸钠等。如发生低血压，应置患者于头低仰卧位，垫高下肢，立即给予0.9%氯化钠注射液扩容；如无反应，可静脉给予儿茶酚胺，也可考虑使用血管紧张素Ⅱ。如出现心动过缓，可使用阿托品对抗；发生顽固性心动过缓时应进行起搏治疗。密切监测生命指征电解质和SCr水平，适时地进行抗休克、纠正电解质失衡等治疗，防止出现肾衰竭。本品几乎不能通过透析清除。

⑬ 其他参阅卡托普利【用药监护】⑨、⑪～㉔及依那普利【用药监护】③、⑦。

咪达普利 Imidapril

（达爽，伊米普利；Tanapril）

【药理分类】 抗高血压药-长效ACEI。

【适应证】 用于原发性高血压、肾实质病变所致继发性高血压。

【用法用量】 口服。起始剂量5～10mg，1次/d；严重高血压及肾实质病变所致继发性高血压，起始剂量2.5mg，1次/d。

【用药监护】 ① 下列情况禁用：对本品或其他ACEI过敏、双侧肾动脉狭窄、有血管神经性水肿史、妊娠或可能妊娠的妇女，以及用葡萄糖硫酸纤维素吸附器进行治疗者和用丙烯腈甲烯丙基磺酸钠膜（AN69）进行血液透析者。

② 下列情况慎用：严重肾功能障碍、单侧肾动脉狭窄、脑血管障碍、肝功能损害、哺乳期妇女（必须用药时应中止哺乳）。

③ 手术前24h内最好不用。

④ 老年人从低剂量（如2.5mg）开始使用，边观察患者状态边慎重用药，并酌情增减剂量或调整服用间期。

⑤ 肾功能损害时更易引起高钾血症或其他不良反应，须谨慎应用并根据CL_{Cr}调整剂量。起始剂量为2.5mg，1次/d；CL_{Cr}＜30ml/

min 时用药须谨慎，或剂量减半，或延长给药间隔。

⑥ 地高辛可减少本品的胃肠道吸收，使生物利用度降低。乙醇可提高本品的降压作用，本品也可加强乙醇的效应，因此服用本品时应避免饮酒。

⑦ 对重度高血压及药物增量后血压下降仍不满意的患者，可加用小剂量的利尿药（如噻嗪类）；增量通常应间隔 1～2 周；对已服利尿药的患者，起始剂量应减半。

⑧ 本品未见皮肤色素沉着或苔藓样反应。其他参阅西拉普利【用药监护】②，卡托普利【用药监护】⑨、⑪～㉕及依那普利【用药监护】⑦。

氯沙坦钾 Losartan Potassium

（洛沙坦，科素亚；Cozaar，Losartan）

【药理分类】 抗高血压药-长效竞争性 ARB。

【适应证】 用于原发性高血压。

【用法用量】 口服。每次 50mg，1 次/d，部分患者可增至 100mg；血管容量不足者起始剂量 25mg，1 次/d。氯沙坦钾-氢氯噻嗪（每片含氯沙坦钾 50mg，氢氯噻嗪 12.5mg），每次 1 片，1 次/d；对反应不足者，可增至每次 2 片，1 次/d，此剂量为最大日剂量。

【用药监护】 ① 对本品或本品中其他任何赋形剂过敏者禁用。

② 下列情况慎用：血管容量不足、血钾过高、双侧或单侧功能肾肾动脉狭窄者，以及肾功能依赖于 RAAS 活性的患者（如严重的 CHF 患者）。

③ 孕妇在妊娠中期和后期用药时，可致胎儿损伤，甚至死亡。发现怀孕时，应尽早停用本品。

④ 哺乳期妇女应用本品期间需停止哺乳或停用本品。

⑤ GFR＜30ml/min 者和肝功能损害的儿童不推荐应用本品。由于没有在新生儿中使用的数据，也不推荐使用本品。

⑥ 对老年人或肾功能损害者包括透析患者，不必调整起始剂量。

⑦ 肝硬化或肝功能障碍者血药浓度明显增加，故对有肝功能损害的患者应考虑使用较低剂量。

⑧ 抑制 RAAS 活性的抗高血压药通常对 PA 患者无效，因此本品和其他 ARB 不推荐用于该类患者。

⑨ 本品与氢氯噻嗪、地高辛、华法林、西咪替丁、苯巴比妥、酮康唑和红霉素之间不具有临床意义上的药代动力学方面的相互作用。已有报道，利福平和氟康唑可降低本品活性代谢产物的血浆水平，但这些相互作用的临床结果还没有得到评价。本品复方制剂氯沙坦钾-氢氯噻嗪片的药物相互作用须参阅氢氯噻嗪【用药监护】⑫。

⑩ 本品及其他 ARB 与利尿药（如氢氯噻嗪）、抗高血压药合用，有协同降压作用。与其他阻断血管紧张素Ⅱ及其作用的药物一样，本品与保钾利尿药（如螺内酯、氨苯蝶啶、阿米洛利）、补钾药或含钾的盐代用品或其他可升高血钾水平的药物（参阅卡托普利【用药监护】⑬）合用时，可能导致血钾升高。与利尿药和其他抗高血压药一样，NSAID（包括选择性 COX-2 抑制药吲哚美辛、萘普生、洛索洛芬等）可能降低利尿药和其他抗高血压药的作用；因此，本品和其他 ARB 的抗高血压作用也可能会被 NSAID（包括 COX-2 抑制药）削弱。与其他抗高血压药一样，巴氯芬（中枢性骨骼肌松弛药）、氨磷汀（正常细胞保护药）可加强本品和其他 ARB 的降压效果。与其他影响钠排泄的药物一样，本品及其他 ARB 可减少锂排泄，使血锂水平增加，从而增加锂剂的毒性反应，两者必须合用时应注意监测血锂水平。在一些正在服用 NSAID（包括选择性 COX-2 抑制药）的肾功能损害者（如老年人或血容量不足者和正在接受利尿药治疗者）中，同时服用本品或其他 ARB 可能会加剧肾功能损害，并有可能发生急性肾衰竭，但这些作用通常是可逆的；因此，对肾功能损害者采用以上联合用药治疗时须谨慎。育亨宾可增加去甲肾上腺素的释放，从而减弱本品及其他 ARB 的降压作用。麻黄碱或伪麻黄碱可减弱抗高血压药的降血压疗效，使用本品及其他 ARB 治疗的高血压患者应避免使用含有这两种成分的制剂。

⑪ 本品与其他抗高血压药一样，对于患有缺血性心脏病或缺血性心血管疾病的患者，过度降压可引起心肌梗死或脑卒中，治疗中应特别注意。

⑫ 本品与 ACEI 一样，严重缺钠和（或）血容量不足（如使用强利尿药或大剂量应用利

尿药、严格饮食限制钠盐、严重恶心或呕吐、严重腹泻）患者，或碱中毒（总碳酸盐增多）、BUN与SCr比值升高患者，应用本品或其他ARB治疗（尤其在首剂服药后），可能出现症状性低血压。因而，在使用本品或其他ARB之前，应先纠正低钠和（或）血容量不足（或）碱中毒，并谨慎地减小本品或其他ARB的起始剂量（与利尿药联用时，利尿药的用量也应减少），以免发生症状性低血压。如发生低血压，应使患者去枕平卧，严密监测血压，必要时静脉滴注0.9%氯化钠注射液扩容，俟血压稳定后方可恢复本品或其他ARB治疗。

⑬ 用药前，应告知患者：a. 本品可能引起直立性低血压，甚至可能因此发生晕厥，用药期间（尤其在用药初期和增加剂量时）应注意预防，比如每次服药后至少应卧床休息1h，避免强力劳作或过度活动；由蹲或卧位直立时，宜扶持，应缓慢；不宜热水浸浴，热水淋浴时间也不宜过长，尤其是老年人、体弱者及疲倦和饥饿状态时。b. 本品偶可出现头痛、头晕或眩晕、晕厥、嗜睡、蹒跚或共济失调、定向力障碍及视物模糊等症状，用药期间应尽量避免驾驶及危险性较大的机器操作或高空作业。c. 用药后，如出现以下现象应及时就医，以便及时处置：喉喘鸣或气道阻塞感，或面、唇、咽和（或）舌肿胀（血管神经性水肿征象）；晨起眼部或面部水肿、下肢水肿、腰背酸痛、尿液泡沫多且久不消失、尿变色（如淘米水样或洗肉水样，或呈浓茶色或酱油色）、夜尿增加、尿量过多或过少（氮质血症征象）等。

⑭ 对于血管张力和肾功能主要依赖于RAAS活性的患者，如严重的CHF患者或肾病（包括肾动脉狭窄）患者，应用本品或其他ARB时易出现急性低血压，也易引起少尿或进行性氮质血症，甚至发生急性肾衰竭或死亡。因此，用药期间应密切监测血压（尤其在用药初期和增加用量时）和肾功能，如发现血压下降，或者大量蛋白尿，或者NPN明显增高，应及时调整本品剂量，必要时停药处置。

⑮ 本品的其他不良反应尚有：可见乏力、胸痛、水肿、心悸、心动过速、腹痛、腹泻、消化不良、恶心、食欲缺乏、背痛、肌痉挛、震颤、睡眠障碍、咳嗽、鼻充血、咽炎、上呼吸道感染、窦性失调等。偶见便秘、呕吐、胃肠胀气、面部水肿、发热、直立性低血压、低血压、心绞痛、二度房室传导阻滞、心肌梗死、心律失常（包括窦性心动过缓、Vf、VT和Af）、呼吸困难、肺水肿、焦虑、抑郁、意识模糊、感觉迟钝、外周神经病、偏头痛、癫痫大发作、脱发、皮炎、光敏感、瘙痒、皮疹、荨麻疹、眼睛烧灼感和刺痛感、结膜炎、耳鸣、味觉异常、性欲降低、阳痿、夜尿症、尿频、尿道感染、肝炎或肝功能异常（ALT和BIL升高，停药后可恢复正常）、贫血、肌痛、痛风、低钠血症。大剂量应用时可引起高钾血症。有极少数人服用本品后引起血管神经性水肿、脉管炎（包括亨舍氏紫癜）。用药期间应注意观察，如出现严重的心血管或泌尿道反应、严重的神经精神症状、血管神经性水肿、脉管炎（包括亨舍氏紫癜）及过敏反应等，须立即停药，并及时给予对症治疗。对有肾功能障碍或有白细胞缺乏的患者，最初3个月内应每2周检查1次WBC及DC，此后应定期检查。治疗中应注意监测血压、血电解质水平（血钾、血钠和总碳酸氢盐）、BUN和SCr，每月检查1次尿蛋白，并根据检测结果及时调整剂量。

⑯ 本品过量的主要症状可能是低血压和心动过速，也可能出现心动过缓。一旦发生过量，应对患者做密切观察（包括心电监护），并密切监测血电解质和SCr，根据服药的时间和症状的严重情况及时采取对症和支持治疗措施。如服药时间不长，应给予催吐和（或）洗胃，也可应用活性炭。如发生症状性低血压，应置患者于脚高头低仰卧位，并立即静脉滴注0.9%氯化钠注射液扩容纠正。本品及其活性代谢产物均不能通过血液透析清除。

缬沙坦[典][基] Valsartan

（艾司坦，代文；Acetan，Diovan）

【药理分类】 抗高血压药-长效特异性ARB。

【适应证】 用于轻中度原发性高血压。

【用法用量】 口服。每次80mg，1次/d；降压不佳者，每次160mg，1次/d，或加用利尿药。缬沙坦-氢氯噻嗪（每片含缬沙坦80mg，氢氯噻嗪12.5mg），每次1片（80mg/12.5mg），1次/d。

【用药监护】 ① 对本品或本品中其他任何赋形剂过敏者及孕妇禁用。

② 哺乳期妇女不宜应用。

③ 儿童应用本品的安全性及有效性尚未确定。

④ 肝功能损害时不需要调整剂量，胆道梗阻者因排泄减少使用时须谨慎。

⑤ 肾功能损害时不需要调整剂量，但 CL_{Cr}＜10ml/min时需注意监测。

⑥ 本品与西咪替丁、华法林、呋塞米、地高辛、阿替洛尔、吲哚美辛、氢氯噻嗪、氨氯地平和格列本脲之间无临床意义上的药代动力学方面的相互作用。由于本品几乎不经过代谢，临床没有发现与诱导或抑制CYP450系统的药物发生相互影响。虽然本品大部分与血浆蛋白结合，但体外实验表明，本品与其他血浆蛋白结合高的药物（如双氯芬酸、呋塞米、华法林等）之间无血浆蛋白结合方面的相互作用。本品复方制剂缬沙坦-氢氯噻嗪片的药物相互作用须参阅氢氯噻嗪【用药监护】⑫。

⑦ 本品的不良反应常见头痛和水肿，一般程度轻微，且呈一过性，多数患者可以耐受。可见腹泻、腹痛、干咳（发生率比ACEI低）、疲乏、头晕、恶心、血钾增高。少见直立性血压改变。偶见眩晕、失眠或嗜睡、焦虑、共济失调、感觉异常和淡漠、SCr和血清氨基转移酶增高、中性粒细胞及血小板减少、Hb和HCT降低、TBIL增高、鼻炎、咽炎、上呼吸道感染、偏头痛、背痛、关节痛、肌痛、肌痉挛、胃肠胀气、便秘、味觉缺失等。极少见呼吸困难、心悸、心动过速、性欲降低、阳痿。罕见血管神经性水肿、皮疹、瘙痒及其他超敏反应（如血清病、脉管炎）等过敏性反应。治疗中应注意观察，并经常监测血压，必要时做血常规、血电解质水平（尤其血钾）及肝肾功能检查，发现异常及时调整剂量。

⑧ 其他参阅氯沙坦钾【用药监护】⑧、⑩～⑭、⑯。

厄贝沙坦[典] Irbesartan

（安博维，依贝沙坦；Aprovel，Greats）

【药理分类】 抗高血压药-长效选择性ARB。

【适应证】 用于原发性高血压。

【用法用量】 口服。起始剂量150mg，1次/d，根据病情可增至300mg，1次/d；血液透析和75岁以上的患者，起始剂量75mg，1次/d。单用氢氯噻嗪或本品150mg不能有效控制血压者，可用厄贝沙坦-氢氯噻嗪150mg/12.5mg复方，1次/d。单用本品300mg或使用150mg/12.5mg复方不能有效控制血压者，可用厄贝沙坦-氢氯噻嗪300mg/12.5mg复方，1次/d。必要时本品可以合用其他抗高血压药。

【用药监护】 ① 下列情况禁用：对本品或本品中其他任何赋形剂过敏者、妊娠4～9个月孕妇及哺乳期妇女。

② 下列情况慎用：血容量不足、肾血管性高血压、主动脉瓣和二尖瓣狭窄、肥厚型梗阻性心肌病、双侧或单侧功能肾肾动脉狭窄者（有发生严重低血压和进行性肾功能损害的危险）。

③ 本品不推荐用于PA患者（此类患者通常对抑制RAAS活性的抗高血压药无反应）。

④ 妊娠早期（头3个月）最好不使用。

⑤ 18岁以下患者应用本品的安全性及有效性尚未确定。

⑥ 尽管75岁以上老年人可考虑起始剂量为75mg，但通常对老年人无须调整剂量。

⑦ 肾功能损害者无须调整剂量。但 CL_{Cr} ＜30ml/min（尤其进行血液透析的患者）应根据 CL_{Cr} 水平调整给药剂量。肾功能损害和肾移植患者应定期监测血钾和SCr水平。无近期肾移植患者使用的经验。

⑧ 轻中度肝功能损害者无须调整剂量，严重肝功能损害者尚无临床使用经验。

⑨ 在健康男性受试者中，当本品150mg与地高辛合用时，地高辛的药代动力学没有改变。在体外试验中，可观察到本品和华法林、甲苯磺丁脲（CYP2C9底物）和尼非地平（CYP2C9抑制药）之间的相互作用；然而在健康男性受试者中，当本品与华法林合用时，并没有观察到有意义的药代动力学和药效学的相互影响。体外试验表明，本品与依靠CYP450同工酶CYP1A1、CYP1A2、CYP2A6、CYP2B6、CYP2D6、CYP2E1或CYP3A4代谢的药物不会发生相互作用。CYP2C9抑制药硝苯地平和尼非地平不影响本品的药代动力学。本品复方制剂（厄贝沙坦-氢氯噻嗪片）的药物相互作用须参阅氢氯噻嗪【用药监护】⑫。

⑩ 用药前后应注意检测：a. 使用前应检测肾功能、血电解质及尿常规，包括血钠、血

钾、碳酸盐、BUN、SCr 及尿液分析等。b. 用药第 2 周和第 4 周后应复查 SCr 及血钾。无任何肾功能损害危险因素的患者，在巩固治疗期间应每 3～6 个月复查 1 次 SCr 与血钾（1 次/周或更频繁地监测 SCr 及血钾，有利于筛查引起肾功能损害的危险因素，及时调整用药剂量，以免引起过度利尿或加重 CHF）。c. 对于 SCr 升高或任何程度的蛋白尿患者，用药期间应收集 24h 尿液，以监测其 CL_{Cr} 和 STP。d. 在开始用药 24h 后，应进行血压监测，1 次/周；重症高血压患者，2 次/周。在用药的第 1 个月内，以舒张压控制在 95～100mmHg 为宜，并警惕低血压的发生。e. 用药期间，如出现发热、淋巴结肿大和（或）咽喉痛，应立即停药检查 WBC。

⑪ 本品的不良反应常见头痛、眩晕、心悸、呕吐、疲倦、直立性眩晕、直立性低血压。偶见心动过速、潮红、咳嗽、腹泻、腹痛、消化不良、胃灼热感、性功能障碍、胸痛。罕见荨麻疹、血管神经性水肿、高钾血症、耳鸣、味觉缺失、肝功能异常、肝炎、肌痛、关节痛、肾功能损害、虚弱。用药期间应注意观察，出现不良反应后要根据反应情况及时减少剂量，或停药对症处置。

⑫ 其他参阅氯沙坦钾【用药监护】⑧、⑩～⑭、⑯。

替米沙坦[典] Telmisartan

（博坦康，立文；Micardis）

【药理分类】 抗高血压药-长效选择性 ARB。

【适应证】 用于原发性高血压。

【用法用量】 口服。起始剂量 40mg，1 次/d，如用药后未达到理想血压可加大剂量，最大剂量 80mg，1 次/d。

【用药监护】 ① 下列情况禁用：对本品或本品中其他任何赋形剂过敏、胆道淤积或胆道梗阻性疾病、严重肝功能损害、严重肾功能损害（CL_{Cr}＜30ml/min）患者，以及妊娠中、末期妇女及哺乳期妇女。

② 下列情况慎用：血容量不足、双侧或单侧功能肾肾动脉狭窄、血管张力及肾功能主要依赖于 RAAS 活性的患者（如严重的 CHF 患者或包括肾动脉狭窄的潜在性肾病患者）、主动脉瓣和二尖瓣狭窄、肥厚型梗阻性心肌病、缺血性心血管疾病、轻中度肝功能损害（不应超过 40mg/d）。

③ 本品每 40mg 片剂和胶囊含有 169mg 的山梨醇。因此，遗传性果糖耐受不良的患者不宜服用本品。

④ 妊娠早期及 PA 患者不推荐应用。

⑤ 老年人不需要调整剂量。

⑥ 本品与氢氯噻嗪、氨氯地平、格列本脲、布洛芬、对乙酰氨基酚之间不具有临床意义上的药代动力学相互作用。本品可升高地高辛血药浓度，并可能引起地高辛中毒反应，合用时必须监测地高辛血药浓度。乙醇、巴比妥类药、镇静安眠药或抗抑郁药可增强本品的直立性低血压效应。本品可加强其他抗高血压药的降压效果，但其他临床上的相互作用尚不能证实。本品与保钾类利尿药、钾离子补充剂、含钾的盐替代品或其他可能升高血钾水平的药物（参见卡托普利【用药监护】⑬）合用，可致血钾水平升高，因此与本品合用须谨慎。与辛伐他汀合用，可使后者代谢物（辛伐他汀酸）的血药浓度轻度升高（1.34 倍）且消除加速。与华法林合用，可使后者的 C_{min} 轻微降低。有本品与锂剂合用引起血锂水平升高和毒性反应的个案报道。

⑦ 因本品在疗程开始后 4～8 周才能发挥最大药效，因此在加大剂量时应予以考虑。

⑧ 本品的不良反应可见背痛、胸痛、流感样症状、泌尿道感染（如膀胱炎）、尿频、眩晕、腹痛、腹泻、消化不良、胃肠炎、胃肠功能紊乱、便秘、关节炎、关节痛、腿痉挛或腿痛、肌痛、上呼吸道感染（包括咽炎和鼻炎）、干咳、潮红、发热。少见视觉异常、耳鸣、耳痛、多汗、口干、胃肠胀气、胃部不适、呕吐、腱鞘炎样症状、焦虑。偶见 Hb 下降，以及肝酶、BUA、BUN 及 SCr 升高。个别患者出现皮疹、红斑、湿疹、瘙痒、晕厥、失眠、抑郁、低血压、心悸、心绞痛、心动过速、心动过缓、水肿、呼吸困难、哮喘、CHO 或血糖升高、EOS 增多、血小板减少、鼻出血、痛风、虚弱。极少数患者出现血管神经性水肿、荨麻疹及其他相关反应。用药期间应注意观察，并定期监测血压、血钾、血常规和肝肾功能等相关检查，对严重反应者必须调整剂量，必要时停药对症处置。

⑨ 其他参阅氯沙坦钾【用药监护】⑧、⑩～⑭、⑯及厄贝沙坦【用药监护】⑤。

坎地沙坦[典] Candesartan

（诺压坦，维尔亚；Blopress）

【药理分类】 抗高血压药-长效选择性 ARB。

【适应证】 用于原发性高血压。

【用法用量】 口服。4～8mg，1 次/d，必要时可增加剂量至 12mg，1 次/d。

【用药监护】 ① 下列情况禁用：对本品或本品中其他任何赋形剂过敏、严重的肝或肾功能损害、胆道淤积者，以及妊娠或可能妊娠的妇女。

② 下列情况慎用：肝或肾功能损害、高钾血症、严重低血压、双侧肾动脉狭窄或单侧肾动脉狭窄、主动脉瓣和二尖瓣狭窄或肥厚型梗阻性心肌病、手术需全麻者和近期做肾脏移植手术者、既往有肌病或 RM 史者、正在使用其他血管扩张药者，以及老年人和有药物过敏史者。

③ 哺乳期妇女避免用药，必须应用时需停止哺乳。

④ 一般认为对老年人不应过度地降压(有可能引起脑梗死等)，应在密切观察下慎重服用。肝肾功能正常的老年人起始剂量为 4mg，肾或肝功能损害者起始剂量为 2mg，之后根据病情谨慎增减。

⑤ 轻中度肾上腺皮质激素过多症患者，对于抑制 RAAS 起作用的降压药通常没有反应，因此不主张服用本品。

⑥ 手术前 24h 最好停止用药。

⑦ 由于本品有时会引起血压急剧下降，故下列患者应从小剂量开始，增加剂量时应监测患者，缓慢进行：进行血液透析的患者、严格进行限盐疗法的患者、服用利尿降压药的患者（尤其最近开始服用者）、老年患者（过度降压可能导致脑梗死等的发生，故起始剂量为 2mg，1 次/d)、肝功能损害患者（可能使肝功能恶化，本品的 CL 降低)、肾功能损害患者(过度降压可能使肾功能恶化，故起始剂量为 2mg，1 次/d)、低钠血症患者、糖尿病患者及心力衰竭患者。

⑧ 本品与氢氯噻嗪合用时，后者的 AUC 明显降低，本品的生物利用度增加 20%，但临床意义尚不明确。与格列本脲合用时，本品的 C_{max} 可增加 12%，但临床意义尚不明确。与硝苯地平合用时，后者的 AUC 减少 10%～15%，但临床意义尚不明确。与华法林合用时，后者的 C_{min} 降低 7%，但对 CT 无明显影响，其临床意义尚不明确。

⑨ 本品可能引起肌病和（或）RM，治疗中一旦出现，应立即停药，并及时处置，避免对肾脏造成损害。症状与处置参阅替比夫定【用药监护】⑭和法罗培南【用药监护】⑨。

⑩ 应用本品可能会出现伴有发热、咳嗽、呼吸困难、胸部 X 线检查异常等表现的 ILD (参阅头孢克洛【用药监护】⑪)。用药期间应注意观察，如出现上述情况，应停止用药，并及时给予肾上腺皮质激素及其他对症支持治疗。

⑪ 本品可能会出现 AST、ALT、ALP、LDH 及 GGT 等升高的肝功能障碍或黄疸。有报道，在合并慢性肝炎的患者中，可出现肝功能恶化，发生率为 0.1%～5%。也有引起急性肝损害和胆汁淤积的个案报道。因此，用药期间应定期监测肝功能，发现异常及时停药，大多可自行恢复，症状严重者应给予对症治疗。

⑫ 本品偶可出现贫血、白细胞减少或增多、EOS 增多、BPC 减少、Hb 和 HCT 减少，并可能出现粒细胞缺乏症。治疗中应密切观察患者，并定期监测血常规，发现异常及时停药处置。

⑬ 用药前后应当检查或监测：a. 用药前检查尿常规。b. 监测血电解质、BUN 及 SCr：ⓐ用药前应检查血电解质（包括血钠、血钾、总碳酸盐)、BUN 及 SCr。ⓑ给药后 2 周和 4 周，以及每次调整剂量后 2 周应复查 SCr 和血钾。ⓒ在使用高效利尿药、CHF 加剧和调整用药剂量期间，应每周 1 次或更频繁地监测 SCr 及血钾。ⓓ对肾功能损害者（$CL_{Cr}<$ 30ml/min)，应在每次调整剂量前监测 SCr，如果肾功能恶化，应及时停药。ⓔ对无肾功能恶化特殊危险因素者，在维持治疗期间应每 3～6 个月复查 1 次 SCr 和血钾。c. 定期收集 24h 尿液，以监测 UCr 和蛋白尿。d. 监测血压：ⓐ低血钠、碱中毒或 BUN/SCr 比值升高的患者，应防止首剂（8～16mg）后发生低血压。ⓑ在剂量调整的初始阶段应每周监测 1 次卧位血压（通常在给药后 24h 后)。ⓒ对于Ⅲ和Ⅳ期高血压患者，在剂量调整的初始阶段应更频繁（2 次/周）地监测血压。

⑭ 本品的其他不良反应尚有：可见头晕、蹒跚、直立性头晕、心悸、心动过速、发热、

室性期前收缩、心房颤动、头痛、头重、背痛、失眠、嗜睡、舌部麻木、肢体麻木、恶心、呕吐、食欲缺乏、胃部不适、剑突下疼痛、腹泻、口腔炎、味觉异常、倦怠、乏力、鼻出血、尿频、水肿、蛋白尿、低钠血症、STP减少，以及血钾、TC 、BUA、BUN及SCr升高。偶见皮疹、湿疹、荨麻疹、瘙痒、光过敏等过敏反应和血管神经性水肿。罕见高钾血症、心绞痛、心肌梗死、急性肾衰竭。用药期间应注意观察，出现不良反应后，要根据反应情况及时采取减量观察或停药对症处置等措施。

⑮ 其他参阅氯沙坦钾【用药监护】⑧、⑩～⑭、⑯及缬沙坦【用药监护】③。

第五节　抗休克血管活性药

肾上腺素[典][基]　Epinephrine

（副肾，副肾素；Adrenaline，IPO）

【药理分类】 抗休克血管活性药-α、β受体激动药。

【适应证】 主要用于：①各种原因引起的心脏停搏进行CPR的主要抢救用药。②抢救药物等引起的过敏性休克。③因支气管痉挛所致严重呼吸困难。④延长浸润麻醉用药的作用时间，并减少手术部位的出血。⑤纠正主要是体外循环后所致的低排血量综合征。

【用法用量】 ①心脏停搏：0.25～0.5mg，以0.9%氯化钠注射液10ml稀释后静脉或心内注射，同时进行心脏按压、人工呼吸、纠正酸中毒；对电击引起的心脏停搏，亦可用本品配合电除颤仪或利多卡因等进行抢救。②过敏性休克：皮下注射或肌内注射0.5～1mg，也可用0.1～0.5mg缓慢静脉注射（以0.9%氯化钠注射液稀释10ml），必要时可改用4～8mg静脉滴注（溶于5%葡萄糖注射液500～1000ml）。③支气管痉挛：皮下注射0.25～0.5mg，必要时每4小时重复1次。④与局麻药合用：加少量于局麻药中（如普鲁卡因），在混合药液中，本品浓度为2～5μg/ml，注射总量不超过0.3mg。

【用药监护】 ① 下列情况禁用：对其他拟交感神经药（如麻黄碱、异丙肾上腺素、去甲肾上腺素等）过敏、高血压、器质性心脏病、CAD、糖尿病、甲状腺功能亢进、洋地黄中毒、外伤性及出血性休克、心源性哮喘。

② 下列情况慎用：器质性脑病、心血管疾病、青光眼、帕金森病、吩噻嗪类药引起的循环虚脱或低血压、神经精神疾病，以及儿童、老年人、孕妇和哺乳期妇女。

③ 本品与其他拟交感神经药有交叉过敏反应。

④ 本品与局麻药合用一次使用剂量不可超过300μg，否则可引起心悸、头痛、血压升高等。

⑤ 本品反复、过量或长期应用，可产生耐药性，停药数日后再用，效应可恢复。

⑥ 由于本品可使子宫平滑肌松弛，产妇应用可致第2产程延长及胎儿心律失常。因此，除非危及生命，一般不用于分娩时。

⑦ 本品与α受体阻断药（如吩噻嗪类药、酚妥拉明、酚苄明和妥拉唑林等）及各种血管扩张药等合用，可对抗本品的加压作用。与全麻药（如氟烷、环丙烷等）合用，可使心肌对拟交感神经药反应更敏感，有发生严重心律失常的危险，必须合用时应减少本品用量；用于指趾部位做局部麻醉时，药液中不宜加用本品，以免肢端组织血供不足导致坏死。与β受体阻断药如普萘洛尔合用，两者的疗效相互抵消，β受体阻断后α受体作用明显，可致血压异常升高、心动过缓和支气管收缩；β受体阻断还能拮抗本品的支气管扩张作用，并能增强本品收缩血管的作用，必须合用时须谨慎。与洋地黄制剂合用，可导致心律失常，因后者可使心肌对本品的反应更加敏感，必须合用时应严密监测ECG。与麦角胺、麦角新碱或缩宫素合用，可加剧血管收缩，导致严重的高血压或外周组织缺血。与利舍平、胍乙啶合用，后两者的降压作用减弱，而本品的效应增强，可引起严重的高血压及心动过缓。与抗糖尿病药合用，可使后者的降血糖作用减弱。与TCA合用，可加强本品对心血管的作用，产生心律失常、高血压、心动过速或高热。与其他拟交感神经药合用，两者的心血管作用加剧，易出现不良反应。与氯丙嗪合用，可引起严重的低血压。与硝酸酯类药合用，本品的升压作用被抵消，可发生低血压，硝酸酯类药的抗心绞痛效应也减弱。MAO抑制药可增强本品的升压作用。

⑧ 本品遇氧化物、碱类、光线或受热，可分解氧化为粉红色至棕色。出现变色或沉淀

时不得使用。静脉滴注时应注意避光，最好使用避光输液器。

⑨ 本品用量过大、皮下注射时误入血管或静脉注射过快，可引起血压骤升，甚至有诱发脑出血的危险。也可引起心律失常，甚至发展为 Vf，严重者可致死。因此，注射给药时须注意：a. 剂量必须准确，抽取药液前应仔细查看安瓿上标示的浓度，不可出错。b. 皮下或肌内注射最好使用 1ml 注射器抽吸和推注，注射时应注意抽回血，以免误入静脉。c. 多次注射时，应更换注射部位，如反复在同一部位注射，可因局部血管收缩时间过长而致局部组织坏死。d. 静脉给药（尤其静脉注射）不可过快，应缓慢进行，用药期间应加强心电监护，以防不虞。e. 用 1∶1000（1mg/ml）浓度的药液做心内或静脉注射时，必须用 0.9%氯化钠注射液稀释至 10ml；严禁不经稀释直接注射，否则除可引起组织坏死或静脉炎外，还有引起血压骤升和脑出血的危险。f. 心内注射时，必须先回抽见回血通畅后才能注入药液，以免药液注入心肌内而引起心律失常或心肌坏死；注射后应迅速拔出针管，并做心脏按压，使药物进入冠状动脉。g. 用于过敏性休克时，由于其血管的渗透性增加，有效血容量不足，必须同时补充血容量。h. 注射给药后，应每 2～5min 测量 1 次血压、心率及心律变化，稳定后可改为每 15～30min 测量 1 次，直至完全稳定；对多次使用者还应做血糖监测，防止血糖升高；对心脏病患者（尤其 CHF 患者）还应监测肺功能和 ECG，防止出现肺水肿加重和严重心律失常。

⑩ 本品喷雾吸入用以扩张支气管、解除支气管痉挛时，应注意以下几点：a. 哮喘一开始发作时就立即用药，起先宜用小量，至少 1～2min 后，如未见症状缓解，可再用 1 次，争取以最小剂量及最短时间解除症状，避免多次或大剂量应用。b. 应嘱患者，症状缓解后，应立即漱口，将喉部、口腔内残余的药物漱出，以免咽下后引起上腹疼痛和全身症状，也可预防和减轻口腔黏膜的干燥不适。c. 如需要吸入异丙肾上腺素，应注意勿与本品同时应用，至少应间隔 4h 方可换用。d. 患者吸入本品 20min 后，如不能缓解症状，甚至病情恶化，应及时换用其他药物。e. 患者用药后，如有气管刺激、恐惧、失眠、震颤等症状，应减量或改换其他药物。

⑪ 使用本品滴鼻液时，应让患者取坐位或卧位，头后仰，避免药液流入咽喉部而引起不良反应，并告知患者：滴药后可有轻度刺痛感，有时会出现反跳性充血，常用本品可致药源性鼻炎，故一般用药不宜超过 3～5d，每日用药也不宜超过 3 次。

⑫ 使用本品滴眼液时，应在使用缩瞳药后至少 5min 再滴用。滴用时，应轻压泪囊处 2～3min，以免进入鼻腔被吸收。滴用后，患者可出现散瞳、视物模糊及畏光现象，应留其于病房或治疗室内休息，待恢复正常后再离开。如出现眼睑水肿、发痒、分泌物增多，提示可能出现过敏反应，应予停用。如需要同时滴用其他药物，至少应间隔 30min 再行滴用。

⑬ 本品的其他不良反应尚有：常见心悸、头痛、血压升高、震颤、无力、眩晕、呕吐、四肢发凉，停药后可自行消失。用药局部可有水肿、充血及炎症，一般不影响治疗。

⑭ 用药过量的征象为：焦虑不安、皮肤潮红、胸痛、寒战、抽搐、血压变化、心律失常、恶心、呕吐、皮肤苍白寒冷。这些症状一旦出现，即应停止用药，并适当补充液体及电解质，血压过高者可给予 β 受体阻断药普萘洛尔 1～3mg 或 α 受体阻断药酚妥拉明 5～10mg 静脉注射。

去甲肾上腺素[典][基] Norepinephrine

（去甲肾，正肾；Adrenor，Levarterenol）

【药理分类】 抗休克血管活性药-非选择性 α 受体激动药。

【适应证】 ①用于 AMI、体外循环、嗜铬细胞瘤切除等引起的低血压；②血容量不足所致的休克、低血压；③急救时补充血容量的辅助治疗；④亦用于椎管内阻滞时的低血压及心脏停搏复苏后血压维持。

【用法用量】 静脉滴注：开始以 8～12μg/min 滴注，维持剂量 2～4μg/min，必要时可增加，需注意保持或补足血容量。

【用药监护】 ① 下列情况禁用：可卡因中毒及心动过速者、原发性高血压、孕妇及对其他拟交感神经药交叉过敏反应者。

② 下列情况慎用：缺氧、症状性高血压、动脉硬化、甲状腺功能亢进症、糖尿病、闭塞性脉管炎、血栓病。

③ 儿童应选择粗大静脉，而且每次注射均需要更换注射部位。

④ 老年人长期应用可使心排血量减低。

⑤ 患者对本品的敏感程度有很大的个体差异，使用时必须以最低浓度滴入，并根据病情增减滴速与浓度。

⑥ 低血压伴低血容量时，应在补足血容量后才用本品，但在紧急状况下可先用或同用，以提高血压、防止脑和冠状动脉供血不足。

⑦ 用于心源性休克时，常在本品的静脉滴注溶液中加入抗凝药肝素，以预防血管栓塞及血管外周反应，此时应注意观察有无出血倾向。

⑧ 本品与全麻药（如氟烷、环丙烷等）合用，可使心肌对拟交感神经药反应更敏感，有发生严重心律失常的危险，不宜同用，必须同用时本品用量需减少。与β受体阻断药如普萘洛尔合用，各自的疗效均降低，β受体阻断后α受体作用突出，可发生高血压、心动过缓。与麦角胺、麦角新碱或缩宫素合用，促使血管收缩作用加强，引起严重高血压、心动过缓。与TCA合用，由于抑制组织吸收本品或增强肾上腺素受体的敏感性，可加强本品对心血管的作用，引起心律失常、高血压、心动过速或高热；必须合用时，开始本品用量需小，并监测心血管作用。与其他拟交感神经药合用，心血管作用加强。与降压药合用，降压效应被抵消或减弱；与甲基多巴合用，可增强本品的加压作用。与甲状腺激素合用，两者的作用均增强。与妥拉唑林合用，可引起血压下降，继以血压过度反跳上升，故妥拉唑林过量时不宜用本品。与洋地黄制剂同用，易致心律失常，需严密注意心电监测。

⑨ 本品宜用5%葡萄糖注射液或葡萄糖氯化钠注射液稀释，不宜用0.9%氯化钠注射液稀释。本品一般不与其他药物混合滴注，也不宜与偏碱性药物（如磺胺嘧啶钠、氨茶碱等）配伍注射。本品不得加入全血或血浆中使用，必须同用时应分开输注，或用Y形管连接两个容器输注。

⑩ 由于本品的作用很强，微小的剂量变化，即可引起血压的剧烈波动，因此静脉滴注时应注意保持滴速的恒定。具体可采取以下措施：a. 使用输液泵恒速恒量控制输注。b. 同时开放两条静脉，一条滴注本品，另一条用作扩容、给用其他药物（如抗生素）、维持酸碱平衡及电解质平衡或供给营养用，最好采用两条静脉轮换滴注本品，既可避免血管因长时间处于收缩状态而受到损伤，又可在出现滴注不畅或药液外漏时立即换用另一条静脉，从而保证滴注的连续性，因为在休克情况下重建输液通道的难度较大，极易延误抢救时机。

⑪ 本品静脉滴注时应小心操作，防止药液外漏，药液漏于血管外能引起组织坏死。因此，静脉滴注时应尽量选用大而弹性好的血管，禁用手部或关节外周的血管。对曾经做过静脉穿刺的血管，在几日内不宜再在其远端注入本品，以免药液由之前的穿刺处外漏。滴注部位最好在前臂静脉或股静脉，而不用小腿以下静脉。静脉穿刺后，应妥善固定输液导管，以免患者动作时滑脱，引起药液外渗。静脉滴注应尽量使用低浓度溶液，并加强临床监护，经常查看注射部位是否有导管滑脱、药液外漏现象。如发现导管滑脱、药液外漏，应立即更换滴注部位。更换部位时尽量做到不中断给药，更不可随便停药，尤其药液浓度较高时，否则可致血压骤降或失控。如发生药液轻微渗漏，可给予局部热敷；如局部出现苍白冷湿或硬结红肿症状时，不可再做热敷，应迅速用3～5mg酚妥拉明以0.9%氯化钠注射液稀释至10～15ml，在渗漏处做局部封闭，也可用山莨菪碱（或氢化可的松）加适量生理盐水湿敷，12h内可能有效。为防止组织进一步损伤，可在含本品的输液每1000ml中加入酚妥拉明5～10mg，后者不致减弱本品的加压作用。

⑫ 本品强烈的血管收缩作用能使所有的小动脉（包括生命器官，如脑、肝、肾等的血管）收缩，从而导致生命器官血流减少，肾血流锐减后尿量减少，组织供血不足可导致缺氧和酸中毒。持久或大量使用时，可使回心血流量减少，外周血管阻力增高，心排血量减少，后果更加严重。因此，本品不可长时间或大剂量应用。

⑬ 本品静脉滴注时须注意：a. 观察患者的末梢循环状态，如出现皮肤冷湿、竖毛、呈鸡皮现象，或耳郭、嘴唇、甲床色泽苍白，或甲床压迫褪色后恢复缓慢，应停止滴注而改换其他药物。b. 观察患者的每小时尿量，如尿量＜30ml/h，应减慢给药速率；尿量＜25ml/h并持续2h以上时，则应停止滴注，并补充血容量，使用利尿药。c. 观察患者的中枢神经系统状态，如出现中枢神经缺氧症状，应立即给氧；如出现不安、烦躁、眩晕、颤抖、淡漠、迟钝等神经症状，应立即停止滴注，及时

处置。d. 观察患者滴注静脉的状态，如发现其走向沿途的皮肤苍白或疼痛，应立即更换滴注部位。e. 观察患者的血压和一般情况，如血压达平稳状态，且一般情况好转，即可开始逐渐减量停药，骤然停止滴注可致血压突然下降；如减量后收缩压在 70～80mmHg 以下，仍须继续滴注。

⑭ 个别患者用药可出现皮疹、面部水肿等过敏反应，以及焦虑不安、眩晕、头痛、失眠等神经症状，一般不影响治疗，对症状严重者可做对症处置。

⑮ 给药过程中必须监测动脉压，开始每 2～3 分钟测量 1 次，血压稳定后改为每 5 分钟测量 1 次，要求原来非高血压者收缩压为 80～100mmHg，原有高血压者收缩压则应比原来低 30～40mmHg。一般患者可用间接法测量血压，危重患者则可直接动脉内插管测量，必要时按需测量中心静脉压（CVP）、肺动脉舒张压（PADP）、PCWP，并进行 ECG 监护。如发现 VPC，应立即减少剂量或逐渐减量至停药。对于多次使用者，应进行血糖和肾功能监测。停药后，需继续监测血压，直至恢复正常。

⑯ 本品过量可出现严重头痛及高血压、心率缓慢、呕吐，甚至抽搐。这些症状一旦出现，即应停用本品，并适当补充液体及电解质，血压过高者可给予 α 受体阻断药酚妥拉明 5～10mg 静脉注射。

⑰ 其他参阅肾上腺素【用药监护】③、⑧。

间羟胺[典][基] Metaraminol

（阿拉明；Aramine）

【药理分类】 抗休克血管活性药-α 受体激动药。

【适应证】 ①用于防治椎管内阻滞麻醉时发生的急性低血压；②用于因出血、药物过敏、手术并发症及脑外伤或脑肿瘤合并休克而发生的低血压的辅助性对症治疗；③亦用于心源性休克或败血症所致的低血压。

【用法用量】 ①肌内或皮下注射。每次 2～10mg，在重复用药前对起始剂量效至少应观察 10min。② 静脉注射。起始剂量 0.5～5mg，继而静脉滴注，用于严重休克。③静脉滴注。将本品 15～100mg 加入 0.9%氯化钠注射液或 5%葡萄糖注射液 500ml 中滴注，调节滴速以维持合适的血压。④极量。每次 100mg（0.3～0.4mg/min）。

【用药监护】 ①对本品过敏者禁用。

②下列情况慎用：甲状腺功能亢进症、高血压、冠心病、CHF、糖尿病及有疟疾病史者。

③ 使用本品时须注意：a. 血容量不足者，应先纠正后再用本品。b. 本品有蓄积作用，如用药后血压上升不明显，须观察 10min 以上再决定是否重复用药或增加剂量，否则可致血压过度升高。c. 短期内连续应用，可出现快速耐受性，作用会逐渐减弱。d. 长期应用骤然停用可能发生低血压，停药应逐渐减量进行，否则低血压可再度出现。

④ 本品不可与环丙烷、氟烷等全麻药合用，因易引起心律失常。本品与 MAO 抑制药合用，可增强本品的升压作用，导致严重高血压，甚至引起高血压危象。与洋地黄或其他拟交感神经药并用，可致异位心律。与血管扩张药（如酚妥拉明、异丙肾上腺素）合用，可防止不良反应发生。

⑤ 本品临用前，应先以 0.9%氯化钠注射液或 5%葡萄糖注射液稀释，配制后应于 24h 内用完。静脉滴注溶液不得加入其他难溶于酸性溶液或有配伍禁忌的药物，并不宜与碱性药物共同滴注，因可引起药物分解。

⑥ 静脉给药时应选用较粗大静脉注射，避免使用四肢小静脉，尤其对于外周血管疾病、糖尿病及高凝状态的患者。静脉给药时药液渗漏可致局部血管严重收缩，导致局部红肿灼痛、组织坏死或糜烂，或形成脓肿，应尽量避免。如万一发生渗漏，可参阅去甲肾上腺素【用药监护】⑪处置。

⑦ 皮下或肌内注射的部位亦应慎重选择，血液循环不佳的部位应避开。肌内注射宜深，并注意每次轮换注射部位。

⑧ 用药期间，应严密监测血压，注意控制药物的滴速与浓度，尤其应注意以最小剂量控制血压，并保持平稳。同时，密切监护各项生命体征，如出现严重高血压、头痛、惊厥、急性肺水肿、严重心律失常、心脏停搏等症状，应及时停药救治。治疗中，应注意随访患者的尿量，开始时尿量会少，随着血压的上升，尿量应升至正常。如剂量过大，又可下降。尿量＜30ml/h，并持续

2h以上时，应减量或改换其他药物，必要时给予利尿药。

⑨ 本品过量表现为抽搐、严重高血压、严重心律失常，此时应立即停药观察，血压过高者可静脉注射酚妥拉明5～10mg，必要时可重复。

多巴胺[典] Dopamine

（雅多博明，诱托平；Dopaminum，Intropine）

【药理分类】 抗休克血管活性药-α、β和DA受体激动药。

【适应证】 ①用于心肌梗死、创伤、内毒素败血症、心脏手术、肾衰竭、CHF等引起的休克综合征；②亦用于洋地黄和利尿药无效的心功能不全。

【用法用量】 静脉滴注。①常用量：开始时1～5μg/(kg·min)，10min内以1～4μg/(kg·min)速率递增，以达到最佳疗效。②慢性顽固性心力衰竭：开始时0.5～2μg/(kg·min)，逐渐递增，多数患者给予1～3μg/(kg·min)即可生效。③闭塞性血管病变：开始时1μg/(kg·min)，逐渐增至5～10μg/(kg·min)，直至20μg/(kg·min)，以达到最佳疗效。④危重患者：先以5μg/(kg·min)滴注，然后以5～10μg/(kg·min)递增至20～50μg/(kg·min)，以达到满意疗效。

【用药监护】 ① 下列情况禁用：嗜铬细胞瘤、快速性心律失常、对本品及其他拟交感神经药高度敏感者。

② 下列情况慎用：闭塞性血管病（或有既往史者），包括动脉栓塞、动脉粥样硬化、血栓闭塞性脉管炎、冻伤（如冻疮）、糖尿病性动脉内膜炎、雷诺病、频发性室性心律失常等。

③ 孕妇及哺乳期妇女应用本品时需权衡利弊。

④ 本品在小儿及老年人应用未有充分研究，应用时需加强临床监测。

⑤ 对肢端循环不良的患者，须严密监测，注意坏死及坏疽的可能性。

⑥ 对其他拟交感胺类药物高度敏感者，可能对本品也异常敏感。

⑦ 本品静脉滴注时必须监测血压、ECG、心排血量及尿量。

⑧ 本品用于休克患者时，PCWP应在14～18mmHg（1.87～2.4kPa）或CVP在10～15mmHg（1.33～2kPa）时方可用。

⑨ 本品静脉滴注时须注意：a. 治疗前必须先纠正低血容量。b. 尽量用最小剂量及最短时间，时间越短，预后越好。c. 滴注前必须稀释，稀释液的浓度取决于剂量及个体需要的液量；若不需要扩容，可用0.8mg/ml溶液；如有液体潴留，可用1.6～3.2mg/ml溶液；中、小剂量对外周血管阻力无作用，用于处理低心排血量引起的低血压；较大剂量则用于提高外周血管阻力，以纠正低血压。d. 因本品对光不稳定，遇光易变色变质，滴注时应注意避光，最好使用避光式输液器。e. 应选用弹性较好的较粗血管，并注意防止药液渗漏，以免产生组织坏死；如万一发生渗漏，可参阅去甲肾上腺素【用药监护】⑪处置。f. 滴注时应控制滴速（具体见本品【用法用量】），滴注的速率和时间应根据患者的血压、心率、尿量、外周血管灌流情况和异位搏动出现与否等决定，必要时应做心排血量测定。g. 休克纠正时即减慢滴速。h. 患者如发生血管过度收缩引起舒张压不成比例升高，或出现脉压减小、尿量减少、心率增快或心律失常，或出现甲床紫绀、苍白、出汗，以及皮肤冷湿等外周循环衰竭症状，必须减慢或暂停滴注，并密切监护。i. 如在滴注本品时血压继续下降或经调整剂量仍持续低血压，应停止滴注而改用更强的血管收缩药。j. 骤然停用可产生严重的低血压，故停用时应逐渐递减。

⑩ 本品与MAO抑制药合用，可延长及加强本品的效应；已知本品通过MAO代谢，在给本品前2～3周曾接受MAO抑制药者，其起始剂量至少应减到常用量的1/10。与TCA合用，可能增强本品的心血管作用，引起心律失常、心动过速、高血压。与β受体阻断药合用，可拮抗本品对心脏的β_1受体作用。与硝酸酯类药合用，可减弱后者的抗心绞痛及本品的升压作用。与利尿药同用，一方面由于本品作用于多巴胺受体扩张肾血管，使肾血流量增加，可增加利尿作用；另一方面本品自身还有直接的利尿作用。与全麻药（尤其环丙烷或氟烷、恩氟烷、异氟烷、地氟烷等卤代碳氢化合物）合用，由于后者可使心肌对本品异常敏感，可引起室性心律失常。与胍乙啶合用，可加强本品的加压效应，使胍乙啶的降压作用

减弱，导致高血压及心律失常。与苯妥英钠同时静脉给药，可产生低血压与心动过缓；在使用本品时，如必须用苯妥英钠抗惊厥治疗，则应考虑两药交替使用。与硝普钠、异丙肾上腺素、多巴酚丁胺合用，注意心排血量的改变会不同于单用本品时。大剂量本品与α受体阻断药如酚苄明、酚妥拉明、妥拉唑林等合用，后者的扩血管效应可被本品的外周血管收缩作用拮抗。

⑪ 本品在碱性溶液中不稳定，易分解失效故不宜与碱性药物配伍，如碳酸氢钠注射液等。用5%葡萄糖注射液稀释后的本品输液，一般不宜加入任何其他药物，但下列药物可由静脉输液导管推入：氯化钙、氯化钾、葡萄糖酸钙、羧苄西林、头孢噻吩、琥珀氯霉素、庆大霉素、肝素钠、氢化可的松琥珀酸钠、卡那霉素、利多卡因、甲泼尼龙琥珀酸钠、苯唑西林、青霉素钾、普鲁卡因胺、四环素及维生素类。本品尚可用0.9%氯化钠注射液或复方氯化钠注射液稀释。

⑫ 本品常见胸痛、呼吸困难、心悸、心律失常（尤其用大剂量时）、全身软弱无力。少见心率缓慢、头痛、恶心、呕吐等。长期应用大剂量，或小剂量用于外周血管疾病患者时，可出现手足疼痛或发冷，甚至可发生局部坏死或坏疽。过量时可出现严重高血压，此时应停药，必要时给予α受体阻断药。用药期间应注意观察，发现异常及时处置。

多巴酚丁胺[典] Dobutamine

（杜丁胺，丁多胺；Dobutrex，Inotrex）

【药理分类】 抗休克血管活性药-选择性β受体激动药。

【适应证】 用于器质性心脏病时心肌收缩压下降引起的心力衰竭，包括心脏手术后低心排血量综合征，作为短期支持治疗。

【用法用量】 静脉滴注。每次0.25g，用5%葡萄糖注射液或0.9%氯化钠注射液250ml稀释，以2.5～10μg/(kg·min)的速率滴入，偶有低至0.5μg/(kg·min)即有效，罕见需高至40μg/(kg·min)剂量者。建议使用数字式计量输液装置，以便控制输注速率。危重患者应24h连续滴注，病情缓解后逐渐减量，不可骤然停用。使用本品葡萄糖溶液时，可采用输液泵控制给药速度，直接滴注。

【用药监护】 ①重要警示：a. 本品可促进房室传导，伴有Af的患者可导致VT和高血压患者病情加重。b. 本品可诱导或加剧室性异位心律，但很少出现VT。c. 已报告与给予本品有关的过敏反应症状有：偶有皮疹、发热、EOS增多及支气管痉挛。d. 本品葡萄糖溶液含有亚硫酸氢钠，对某些敏感性人员可引起过敏性反应，出现包括过敏症状，致命性的或稍轻的严重哮喘发作。因此，对亚硫酸氢钠过敏者不宜应用，而应选用本品不含葡萄糖的注射剂。哮喘患者通常容易对亚硫酸盐过敏。

② 对本品及其辅料或其他拟交感神经药过敏者禁用。

③ 下列情况慎用：Af（本品可加快房室传导，使心室率加速，用本品前应先用洋地黄制剂）、高血压（可能加重）、严重的机械性梗阻（如重度主动脉瓣狭窄，本品可能无效）、室性心律失常（可能加重）、心肌梗死后（使用大量本品可能使心肌需氧量增加而加重缺血）、低血容量时（可加重）。

④ 梗阻性肥厚型心肌病不宜应用，以免加重梗阻。

⑤ 孕妇及哺乳期妇女应用本品时需权衡利弊。

本品的5%葡萄糖注射液含有亚硫酸氢钠，对亚硫酸氢钠过敏者应用可引起过敏性反应，出现包括过敏反应（如皮疹、发热、嗜酸粒细胞增多及支气管痉挛等），甚至致命性的。

⑥ 用药期间，应定期或连续监测血压、ECG，记录每小时尿量，必要时或可能时监测CVP、PCWP和心排血量，并根据患者的血压、尿量和ECG是否出现异位搏动等情况，确定用药剂量、滴注速率和持续时间。

⑦ 应用本品时，应特别注意：a. 如果心率或收缩压过分增高，或突然引起心率不整，应减量或暂时停药。b. 用于AMI时，要进行特别监护，因为心率上出现任何值得注意的减慢都会加重心肌局部缺血，并导致心绞痛及ST段升高。c. 用于患有自发性肥大性主动脉瓣下方狭窄的病者，必须十分小心，因为心收缩力增强药会导致这些患者的梗死面积增大。d. 本品偶见极轻微的血管收缩作用，多见于最近曾用β受体阻断药治疗者，此乃本品刺激心脏$β_1$受体，而增强心肌收缩的这种效能被β受体阻断药阻断所致。e. 出现AMI后使用本品的安全性的临床经验尚不够充分。任何增加心肌收

缩力和增加心率的药物都可能通过加剧缺血而增加梗死面积。但本品是否也会产生同样的情况，目前还不清楚。f. 用本品治疗前若血容量不足须先加以纠正。

⑧ 本品与全麻药（尤其环丙烷、氟烷等）合用，发生室性心律失常的可能性增加。与β受体阻断药合用，可拮抗本品对β_1受体的作用，导致α受体作用占优势，外周血管的总阻力加大。与硝普钠同用，可致心排血量微增，PCWP略降。与地高辛合用治疗心力衰竭有协同作用，但两药合用易引起心律失常，故合用时应酌情减量。本品不得与碳酸氢钠注射液等碱性溶液混合使用；本品也不能与其他含有焦亚硫酸钠的制剂或稀释剂合用。

⑨ 本品静脉滴注时须注意：a. 药液的浓度随用量和患者所需液体量而定，但不应超过5mg/d。b. 滴注应从较低的给药速率开始，并可在数分钟内间断给药。c. 含有葡萄糖的本品注射液不应与血液使用同一输液装置，否则会导致假性溶血或红细胞凝集现象。d. 控制输液量，防止液体过剩。液体过剩可导致血电解质浓度稀释、水分过多、充血状态或肺水肿。危险的稀释状态与输入的电解质浓度成反比。由于溶质超负荷而引起充血状态伴有外周性水肿、肺水肿的危险性与输入的电解质浓度成正比。e. 本品偶见静脉炎发生，不慎外溢可引起局部炎症，并可能引起皮肤组织坏死。静脉炎防治参阅氟氯西林【用药监护】⑥，渗漏处置参阅去甲肾上腺素【用药监护】⑪。f. 本品的$t_{1/2}$短，故必须以连续静脉输注的方式给药，不可大剂量快速注射，也不宜应用负荷剂量。g. 通过输液泵设备控制给药时，应在溶液使用完毕之前或进入气泡前停止泵的运行。h. 本品对光不稳定，遇光易变色失效。滴注时应避光，最好使用避光式输液器。i. 本品葡萄糖溶液不能与其他含有焦亚硫酸钠的制剂或稀释剂合用，并慎用于已知的处于亚临床或明显的糖尿病患者。

⑩ 本品可见心悸、恶心、头痛、心绞痛、非特异性胸痛和呼吸急促等，严重者可给予对症治疗，必要时减少用量。罕见低钾血症，尤其在过量给予不含钾的溶液时可能导致严重的低钾血症，用药时应加注意。此外，本品尚可能导致血压明显增加，尤其收缩压增加明显（多数患者收缩压增高10～20mmHg，约7.5%的患者升高50mmHg或更多）或心率增快（多数增加5～10次/min，约10%的患者增加达30次/min或更多），与剂量及给药速率有关，通常可通过减慢输注速率、减少剂量或暂停用药解决。在极少数情况下，血压可能不会立即恢复，此时必须进行人为干预。由于本品的作用持续时间很短，故所有的不良反应亦为时短暂。

⑪ 本品过量引起的毒性症状可能包括食欲缺乏、恶心、呕吐、震颤、焦虑、心悸、头痛、呼吸急促、心绞痛和非特异性胸痛等，也可引起高血压或低血压、心律失常、心肌缺血和Vf。出现毒性症状时，应减慢本品的给药速率或暂时停药，必要时给予常规对症支持治疗，严重的室性心律失常可静脉给予普萘洛尔或利多卡因治疗。

第六节　调节血脂药

辛伐他汀[典][基]　Simvastatin

（舒降之，斯伐他汀；Sivastatin，Zocor）

【药理分类】 调节血脂药-他汀类（HMG-CoA还原酶抑制药）。

【适应证】 用于高脂血症、冠心病和脑卒中的防治。

【用法用量】 口服。①高胆固醇血症：起始剂量10～20mg/d，晚间顿服。心血管事件高危人群（有冠心病、糖尿病、外周血管疾病、中风或其他脑血管疾病史者），起始剂量20～40mg，晚间顿服，最大剂量40mg/d。②纯合子家族性高胆固醇血症（HoFH）：40mg，晚间顿服；或80mg/d，分早晨、午间各服20mg，晚间服用40mg。③杂合子家族性高胆固醇血症（HeFH）的儿童（10～17岁）：起始剂量10mg/d，晚间顿服；最大剂量40mg/d，应按个体化调整剂量。④冠心病防治：起始剂量20mg/d，晚间顿服，最大剂量40mg/d。

【用药监护】 ① 下列情况禁用：对本品过敏、活动性肝病或无法解释的ALT持续升高者及肌病患者，以及妊娠或可能妊娠而未采取避孕措施的妇女和哺乳期妇女。

② 下列情况慎用：大量饮酒者、有肝病史者、对其他他汀类药过敏者。

③ 已经建立在10～17岁的HeFH儿童中

使用本品的安全性。其他儿童应用本品的安全性及有效性尚未确定，不推荐服用。

④ 本品只有中等程度降低 TG 的效果，而不适合治疗以 TG 升高为主的异常情况（如Ⅰ、Ⅳ及Ⅴ型高脂血症）。由于 HoFH 患者 LDL 受体的完全缺乏的缘故，本品对此类患者的治疗效果不大理想。

⑤ 本品主要经胆汁排泄，经肾脏排泄的量很少，故中度肾功能损害者不必调整剂量；严重肾功能损害者（CL_{Cr}＜30ml/min）应慎用，起始剂量应为 5mg/d，当剂量超过 10mg/d 时，应严密监测。

⑥ 本品及其他降脂药治疗不能替代饮食治疗。因此，在治疗开始前及治疗期间仍须接受并坚持标准的低 CHO 饮食控制，坚持适当锻炼、注意减轻体重，以提高疗效。

⑦ 对继发于甲状腺功能减退、糖尿病或肾病综合征的高胆固醇血症，应在开始本品及其他降脂药治疗之前治疗或控制原发疾病。

⑧ 本品及其他他汀类药单独应用，或与胆酸螯合药考来替泊等联合应用时均有效。IMPROVE-IT 研究结果显示：相较于本品单药治疗，本品常规剂量与依折麦布联合治疗可大大增加调脂能力，并可显著地减少高危患者严重心血管事件的发生，是一种更为有效、安全和成本合理的降脂方案。具体参阅依折麦布-辛伐他汀【用法用量】。依折麦布与其他他汀类药联合治疗亦可获得同样效果。

⑨ 用本品及其他他汀类药治疗的患者在进行择期大手术之前和任何其他比较严重的内科或外科疾病变化，应暂时停用。

⑩ 本品所用剂量应根据基础低密度脂蛋白胆固醇（LDL-C）水平、治疗目标和患者反应进行个体化调整。如需调整剂量，应间隔 4 周或以上，同时应定期监测 CHO 水平，当 LDL-C 水平降至 75mg/dL（1.94mmol/L）或 TC 水平降至 140mg/dl（3.6mmol/L）以下时，应考虑减少本品剂量。

⑪ 药物相互作用：a. 本品与以下药物合用，有导致肌病（包括 RM）的风险，并可能引起急性肾衰竭，甚至导致死亡。这种风险的发生率与剂量相关，剂量越高，发生肌病的风险越大。根据本品与各种药物引起肌病的发生率和严重程度，可分别采取以下应对措施：ⓐ本品禁止与强效的 CYP3A4 抑制药［如抗真菌唑类（如伊曲康唑、酮康唑、泊沙康唑、伏立康唑等）、HIV 蛋白酶抑制药（如达芦那韦、利托那韦、茚地那韦、奈非那韦、阿扎那韦、安普那韦、洛匹那韦-利托那韦、沙奎那韦等）、HCV 蛋白酶抑制药（如波普瑞韦和替拉瑞韦）、大环内酯类抗生素（如红霉素和克拉霉素）、酮内酯类抗生素泰利霉素、抗抑郁药奈法唑酮、四氢酚类钙通道阻断药米贝地尔］、环孢素或达那唑联合应用。ⓑ避免与吉非罗齐联合应用，除非联合治疗的益处超过肌病增加的危险；接受其他贝特类降脂药（非诺贝特除外）治疗的患者，服用本品时应仔细权衡降脂的益处和联合应用带来的危险，而且本品的剂量不应超过 10mg/d；由于非诺贝特和本品单独使用时都可能引起肌病和 RM，并可能导致急性肾衰竭，因此两者联合治疗须极为谨慎；贝特类与本品相加通常不会进一步降低 DL-C，但可能会进一步降低 TG 和增加 HDL-C，联合应用时必须予以考虑。ⓒ使用 80mg 剂量的本品时不应合用降脂剂量的烟酸（≥1g/d），使用 40mg 或更低剂量的本品时亦应慎重。ⓓ葡萄柚汁能增加经 CYP3A4 代谢药物的血药水平。因此，服用本品期间应避免饮用葡萄柚汁，尤其禁止大量饮用（超过 1000ml/d）。ⓔ本品与决奈达隆、维拉帕米合用时，本品的剂量不应超过 10mg/d；与雷诺嗪、地尔硫䓬或氨氯地平合用时，本品的剂量不应超过 20mg/d；与环孢素、达那唑联合应用时，本品的剂量不应超过 10m/dg。ⓕ与其他他汀类药相比，本品与胺碘酮合用时发生肌病和 RM 的风险更大。两者必须合用时，本品的剂量不应超过 20mg/d，或应考虑使用其他他汀类药替代本品。ⓖ本品与洛美他派［微粒体 TG 转运蛋白（MTP）抑制药］联合治疗 HoFH 患者时，本品的剂量不应超过 20mg/d；对于曾经使用本品 80mg/d 至少 1 年而没有出现肌毒性的患者，本品的剂量可不超过 40mg/d。ⓗ本品治疗期间不推荐合用夫西地酸。对于需要全身性应用夫西地酸的患者，应考虑在整个夫西地酸用药期间暂时停用本品。在特殊情况下，需要延长全身性应用夫西地酸，例如为了治疗严重感染，应根据每个患者的具体情况考虑两者是否需要合用。必须合用时应对患者进行严密的医疗监测。ⓘ已有本品与秋水仙碱联合应用引起肌病和 RM 的报道，两者联合应用时必须注意观察。b. 考来替泊、考来烯胺可使本品的生物利用度降低，故应在服用前者 4h 后服用本品。c. 本品能中度提高香豆素类抗凝药的抗凝效果，使 PT 延长。因此，

对于使用香豆素抗凝药的患者，应在使用本品之前测定其 PT，并在治疗初期经常测定，以保证 PT 无明显变化。在 PT 达到稳定之后，应对患者进行定期监测 PT。如调整本品剂量或停药，应按以上步骤进行重复测定，防止出现出血倾向。

⑫ 本品及其他他汀类药均偶可引起肌病，表现为弥散性肌痛、肌肉压痛或触痛、虚弱或肌无力，并伴随 CPK 升高（高达 ULN 10 倍以上）。肌病有时形成 RM，出现肌红蛋白尿（尿液呈深棕色或可乐色）、肌无力、局部或全身性的肌肉酸痛，多数患者在及时中止治疗后症状和 CPK 增加可恢复，但也有极少数可继发急性肾衰竭，并有引起死亡的报道。因此，在治疗前应检查或询问患者是否存在肌病或 RM 的各种易患因素，如肾功能损害或有肾功能损害史、本人或家族中有遗传性肌病史、既往有其他他汀类药或贝特类降脂药的肌肉毒性史、乙醇滥用史、同时应用贝特类降脂药、低血压、代谢或内分泌和电解质紊乱（如糖尿病、甲状腺功能减退、低钾血症等）、创伤、严重感染（如败血症）、难以控制的癫痫发作等。在开始本品治疗或增加本品剂量时，应告知患者有可能引起肌病的危险性；如有任何不能解释的肌肉疼痛、触痛、尿色异常或无法解释的乏力时，应及时报告医师。用药期间应注意临床观察，并定期监测 CHO 和 CPK 水平，尤其对具有以上易患因素的患者，以及老龄人（>70 岁）、女性、大量饮酒者或过度运动者等易患人群，应增加监测频率。患者如有以下情况，应立即停止本品的治疗：a. 出现弥散性的肌痛、肌软弱或（和）CPK 升高至>ULN 10 倍以上情况（应考虑为肌病，参阅替比夫定【用药监护】⑭）。b. 发现 CPK 显著上升或诊断或怀疑肌痛。c. 出现急性或严重的条件暗示性肌病。d. 出现 RM 的症状和体征（参阅法罗培南【用药监护】⑨）或（和）急性肾衰竭倾向。

⑬ 与其他他汀类药一样，少数接受本品治疗的患者［有一部分人治疗前肝功能异常和（或）大量饮酒］可出现血清氨基转移酶持续升高（>ULN 3 倍），但不伴有黄疸或其他的症状或体征，也没有过敏的表现，在间断或中止用药后，可缓慢地降至治疗前水平。因此，接受本品治疗时须注意：a. 大量饮酒者和（或）既往有肝病史者，使用本品时须谨慎；接受本品治疗期间应尽量避免饮酒。b. 在治疗开始前和随后治疗中出现临床指征时应进行肝功能检查。c. 对剂量调整到 80mg 者，应在增量开始前、增量至 80mg 后的 3 个月及随后的第 1 年治疗中定期（例如半年）增加 1 次检查。d. 对剂量调整到 80mg 的患者在 3 个月时应增加 1 次检查。e. 对出现血清氨基转移酶升高者，应及时重复测定并在此后增加检查的频率。f. 对血清氨基转移酶中度（<ULN 3 倍）升高（在本品治疗开始后很快出现，呈暂时性，且不伴有任何症状）者，不需要中断治疗。g. 如果血清氨基转移酶水平呈上升趋势，尤其血清氨基转移酶上升到 ULN 3 倍并持续不降时，应及时停药。

⑭ 本品及其他他汀类药可引起患者血糖异常，表现为高血糖反应、糖耐量异常、FPG 水平升高、糖化血红蛋白（HbA1c）水平升高、新发糖尿病、糖尿病血糖控制恶化，罕见低血糖反应。因此，在用药前应询问患者的既往病史（如肝肾功能障碍、糖尿病）和联合应用情况，将可能引起血糖异常的隐患告知患者。在开始本品治疗前及治疗期间，尤其在增加剂量或调整治疗方案时，应注意检测血糖，并密切观察患者用药后的不良反应。患者如出现多尿、多饮、多食、疲乏等怀疑与糖尿病或血糖紊乱有关的症状，应及时做进一步检查，以明确病因并及时处置。对使用本品和其他他汀类药的糖尿病患者，应密切监测血糖水平，如出现血糖控制恶化，应立即停药，及时处置。

⑮ 本品的其他不良反应主要有：可见恶心、呕吐、腹泻、腹痛、消化不良、胰腺炎、皮疹、瘙痒、斑丘疹、荨麻疹、光敏感、过敏样反应、发热、呼吸困难、脱发、头痛、头晕、眩晕、失眠、感觉异常、外周神经病变、视觉异常、嗜睡、关节痛、白细胞减少、血小板减少症、贫血、EOS 增多、风湿性多发性肌痛、脉管炎、狼疮样综合征、风湿性多发性肌痛、脉管炎等。罕见血管神经性水肿。大多反应轻微且为一过性，一般不影响治疗。对反应严重者，可给予减量或对症处置，必要时停药。

阿托伐他汀 Atorvastatin

（阿伐他汀，立普托；Atovastatin，Lipitor）

【药理分类】 调节血脂药-他汀类

（HMG-CoA 还原酶抑制药）。

【适应证】 用于高胆固醇血症、冠心病和脑卒中的防治。

【用法用量】 口服。①原发性高胆固醇血症和混合型高脂血症：起始剂量 10mg，1 次/d。②HeFH：起始剂量 10mg，1 次/d，逐步加量（间隔 4 周）至 40mg，如疗效不佳，可将剂量调整至 80mg，1 次/d，或加胆酸螯合剂。③HoFH：10～80mg，1 次/d。④预防性用于存在冠心病危险因素的患者：10mg，1 次/d。

【用药监护】 ① 下列情况慎用：大量饮酒者、有肝病史者、高龄人（>70 岁）及有肾功能损害史者（前者是肌病的一个易患因素，后者可能是引起 RM 的一个危险因素）。

② 本品在儿童中的使用经验仅限严重血脂紊乱者，推荐的起始剂量为 10mg/d，最大剂量为 80mg/d。尚无对儿童生长发育安全性资料。

③ 近期出现过出血性脑卒中或腔隙性脑梗死（无冠心病）的患者，每日服用 80mg 本品可能增加出血性脑卒中风险。对于曾经出现过出血性脑卒中或腔隙性脑梗死的患者，每日服用 80mg 本品的风险/收益尚未确定，因此在开始使用本品治疗前应认真考虑出血性脑卒中的潜在风险。

④ 在开始治疗和（或）增加剂量后 2～4 周应监测血脂水平，并据此对剂量进行相应的调整。

⑤ 对于 HoFH 患者，本品应作为其他降脂治疗措施（如 LDL 血浆透析法）的辅助治疗，或在没有这些治疗条件时单独使用。

⑥ 本品必须与 CYP3A4 诱导药利福平合用时，两者应同时给予；如本品在利福平给药后延迟给予，其血药浓度可显著降低。单独使用依折麦布治疗与肌病的发生相关，因此本品与其合用可能增加肌病的危险性。本品与呋西地酸合用，两者的血药浓度均可升高。与地高辛合用，后者的 C_{ss} 增加约 20%，合用时应注意监测。与口服避孕药炔诺酮和炔雌醇合用，后两者的 AUC 分别增加约 30%和 20%。与华法林合用，PT 在最初几日内轻度下降，15d 后恢复正常；即便如此，服用华法林的患者加服本品时也应严密监测。与含有氢氧化镁或氢氧化铝等口服抗酸药混悬剂合用，本品及其活性代谢产物的血浆浓度下降约 35%；但其降低 LDL-C 的作用未受影响。其他药物相互作用与辛伐他汀【用药监护】⑪的 a 的ⓐ～ⓓ和 b 相同。

⑦ 本品治疗过程中，约有 2.5%的患者出现 CPK 升高>ULN 3 倍，约有 0.4%的患者其 CPK 升高>ULN 10 倍，约有 0.1%的患者伴有肌痛、触痛或肌无力，并伴有 CPK 升高、肌红蛋白尿等。其他参阅辛伐他汀【用药监护】⑫。

⑧ 本品与其他他汀类药一样，可引起血清氨基转移酶升高，常发生在治疗的最初 3 个月，多为轻度、一过性和可逆性，且与剂量相关，不需要中断治疗。约有 0.8%患者出现血清氨基转移酶持续升高（>ULN 3 倍），并有引起肝炎和胆汁淤积性黄疸的报道。因此，在本品治疗前、治疗 6 周及 12 周或增加剂量后，应检查肝功能，并在以后定期复查直至恢复正常。如果血清氨基转移酶持续升高>ULN 3 倍以上，应减低剂量或停用本品。其他参阅辛伐他汀【用药监护】⑬。

⑨ 本品通常耐受良好，不良反应常为轻度和一过性。最常见不良反应（发生率约 1%）有：便秘、胃肠胀气、消化不良、腹痛、头痛、恶心、肌痛、无力、腹泻和失眠，与剂量相关，且具有可逆性，一般不影响继续治疗。罕见有：感觉异常、外周性神经病、胰腺炎、畏食、呕吐、脱发、阳痿、胸痛、头晕、血小板减少症、瘙痒、皮疹、关节痛，大疱性皮疹（包括多形性红斑、SJS 和 Lyell 综合征，参阅氨苄西林-舒巴坦钠【用药监护】⑥及阿莫西林-克拉维酸钾【用药监护】⑩）或过敏反应（包括血管神经性水肿），但并非所有这些不良反应都确定与本品治疗相关。用药期间应注意临床观察，发现异常及时减少用量，必要时给予对症治疗或停用本品。

⑩ 本品过量无特殊治疗。一旦发生过量，应予以对症及相应的支持疗法。血液透析不能显著加速本品的清除。

⑪ 其他参阅辛伐他汀【用药监护】①、⑥～⑨、⑭。

瑞舒伐他汀　Rosuvastatin

（罗素他汀；Crestor）

【药理分类】 调节血脂药-他汀类（HMG-CoA 还原酶抑制药）。

【适应证】 用于混合型血脂异常症（Ⅱ

b 型)、原发性高胆固醇血症(Ⅱa 型,包括 HeFH)及 HoFH。

【用法用量】 口服。起始剂量 5mg,1 次/d。对于需要更强效地降低 LDL-C 的患者可考虑起始剂量为 10mg,1 次/d。如有必要,可在治疗 4 周后调整剂量。最大剂量为 20mg/d。

【用药监护】 ① 下列情况禁用:对本品过敏、活动性肝病、原因不明的 AST 及 ALT 持续升高或 AST 及 ALT 升高>ULN 3 倍、肌病、严重肾功能损害(CL_{Cr}<30ml/min)及同时应用环孢素者,以及妊娠或可能妊娠而未采取避孕措施的妇女和哺乳期妇女。

② 下列情况慎用:有肝病史、肾功能损害、甲状腺功能减退、本人或家族史中有遗传性肌病、既往有其他他汀类药或贝特类降脂药的肌肉毒性史、年龄>70 岁、同时应用贝特类降脂药或大量饮酒者可能发生血药浓度升高的情况。

③ 儿童应用本品的安全性及有效性尚未确定。儿科使用的经验仅局限于少数(年龄≥8 岁)HoFH 的患儿。因此,不建议儿科使用本品。

④ 老年人无须调整剂量。

⑤ 本品的使用应遵循个体化原则,综合考虑患者个体的 CHO 水平、预期的心血管危险性以及发生不良反应的潜在危险性。

⑥ 本品与环孢素合用,本品的 C_{max} 和 AUC 显著升高(约升高 7 倍),但合用不影响环孢素的血浆浓度,应禁止合用。与维生素 K 拮抗药(如华法林)合用,在用药初期或逐渐增加本品剂量时,可导致 INR 升高;但在停用本品或逐渐降低本品剂量时,又可引起 INR 降低;因此,必须合用时应定期监测 INR,直至 INR 达到稳定,尤其在增加剂量时。与吉非罗齐合用,可使本品的 C_{max} 和 AUC 增加 2 倍,两者不宜合用,必须合用时本品剂量不超过 10mg/d。吉非罗齐、非诺贝特及其他贝特类降脂药和降脂剂量的烟酸(≥1g/d)与他汀类药合用,使肌病发生的危险增加。与含铝、镁等的抗酸药合用,本品的血药浓度降低约 50%,可能与减少本品的吸收有关,两者合用时至少应间隔 2h。与口服避孕药炔雌醇和炔诺孕酮合用,后两者的 AUC 分别增加 26%和 34%。与氟康唑(CYP2CP 和 CYP3A4 抑制药)或酮康唑(CYP2A6 和 CYP3A4 抑制药)之间不存在具有临床意义的相互作用。与伊曲康唑(CYP3A4 抑制药)合用,本品的 AUC 增加 28%,但这种增加亦不被认为具有临床意义。红霉素可增加胃肠运动,与本品合用可导致本品的 AUC 和 C_{max} 分别下降 20%和 30%。大量饮用葡萄柚汁可能使本品的血药浓度明显升高,使发生肌病和 RM 的危险性增加,因此服用本品的患者应避免大量饮用葡萄柚汁。

⑦ 使用本品常见肌痛,罕见肌病/RM(参阅辛伐他汀【用药监护】⑫),严重者可继发急性肾衰竭,并有引起死亡的报道,尤其在本品剂量>20mg 时。在引起肌病的同时,常伴有 CPK 水平升高,呈剂量相关性,大多数病例是轻度的、无症状的和短暂的,但也见 CPK 水平明显升高(>ULN 5 倍)者。因此,用药前应对接受本品治疗的患者进行 CPK 检测,但检测应避免在剧烈运动后或存在引起 CPK 升高的其他因素时进行,以免影响结果判断。如 CPK 基线值明显升高(>ULN 5 倍),应在 5~7d 内再进行检测确认。如复检确认患者 CPK 基线值>ULN 5 倍,则不可使用本品。治疗中应要求患者及时报告原因不明的肌痛、肌无力或肌痉挛,尤其在伴有不适和发热时,应及时做 CPK 检测。如 CPK 明显升高(>ULN 5 倍)或肌肉症状严重并引起全身不适,即使 CPK≤ULN 5 倍,也应中止治疗。如症状消除且 CPK 水平恢复正常,方可考虑重新给予本品或换用其他他汀类药的最低剂量,并密切观察。

⑧ 在接受本品治疗的患者中观察到蛋白尿(试纸法检测),蛋白大多数来源于肾小管。约 1%的患者在 10mg 和 20mg 治疗期间的某些时段,蛋白尿从无或微量升高至++或更多,在接受 40mg 治疗的患者中,这个比例约为 3%。在 20mg 剂量治疗中,观察到蛋白尿从无或微量升高至+的轻度升高。在大多数病例,继续治疗后蛋白尿自动减少或消失。因此,在接受本品治疗期间,尤其在接受高剂量 40mg 治疗期间应定期监测肾功能(SCr)和尿常规,发现异常及时调整剂量或暂停用药。

⑨ 本品偶可引起血清氨基转移酶升高,大多数属于轻度、无症状性和短暂性,与剂量相关,但也有极个别患者出现黄疸或肝炎。在开始治疗前、治疗初期、用药 12 周后及增加剂量时,应定期检测肝功能。其他参阅辛伐他汀【用药监护】⑬。

⑩ 本品的其他不良反应尚有:常见头痛、

头晕、便秘、恶心、腹痛；少见瘙痒、皮疹和荨麻疹；罕见过敏反应（包括血管神经性水肿）、关节痛；极罕见多发性神经病。治疗期间应注意临床观察，发现异常及时调整剂量，必要时给予对症治疗或暂停本品治疗。

⑪ 其他参阅辛伐他汀【用药监护】⑥～⑨、⑭和阿托伐他汀【用药监护】⑩。

吉非罗齐[典] Gemfibrozil

（吉非贝齐，洛平；Gemlipid，Lopid）

【药理分类】 调节血脂药-贝特类。

【适应证】 用于Ⅳ或Ⅴ型高脂血症、其他药物治疗无效的Ⅱb型高脂血症和血脂过高引起的黄瘤病和冠心病等。

【用法用量】 口服。每次0.3～0.6g，2次/d，早餐及晚餐前30min服用。

【用药监护】 ① 下列情况禁用：对本品过敏、胆囊疾病、严重的肝或肾功能损害、原发性胆汁性肝硬化，以及孕妇和哺乳期妇女。

② 下列情况慎用：胆石症、肝或肾功能损害、甲状腺功能减退。

③ 本品单用或与他汀类药合用时发生肌病/RM（参阅辛伐他汀【用药监护】⑫）和肾衰竭的概率相对较高，因此用药前应严格选择适应证。

④ 本品与口服抗凝药合用，可明显增强后者作用，必须合用时应经常监测PT，以调整抗凝药剂量。与他汀类药（尤其西立伐他汀）合用，可引起RM，并可能导致急性肾衰竭。本品可轻度降低血糖，与口服降糖药合用时应调整后者剂量。

⑤ 用药过程中，如出现以下情况应及时停用本品：a. 治疗3个月后不见疗效。b. 肝功能显著异常（血清氨基转移酶＞ULN 3倍）。c. 出现胆石症。d. 出现肌炎、肌痛、肌无力、CPK水平＞ULN 5倍或肌红蛋白尿。e. 出现严重贫血或骨髓抑制。

⑥ 停用本品后，CHO和TG可能反跳超过原来水平，因此应给低脂饮食并监测血脂至平稳。

⑦ 本品较多见胃痛、嗳气、烧心感，恶心、呕吐、腹泻、皮疹、乏力较少见。可见ALT、AST、ALP、LDH及BIL增高，停药后可恢复正常。偶见胆石症、肌炎（肌痛、乏力）或RM。偶有轻度贫血及WBC减少，但长期应用又可稳定，个别人有严重贫血、白细胞减少、血小板减少和骨髓抑制。用药期间应定期监测血常规、血脂及肝功能，发现异常及时处置。

⑧ 其他参阅辛伐他汀【用药监护】⑥、⑦。

非诺贝特[典] Fenofibrate

（力平之，普鲁脂芬；Fenobrate Lipanthyl）

【药理分类】 调节血脂药-贝特类。

【适应证】 用于高胆固醇血症（Ⅱa型）、内源性高三酰甘油血症（HTG）、单纯型（Ⅳ型）和混合型（Ⅱb和Ⅲ型）高脂血症。

【用法用量】 口服。①片剂、咀嚼片、胶囊：每次0.1g，3次/d；维持剂量，每次0.1g，1～2次/d。②微粒化胶囊：0.16或0.2g，1次/d，不可嚼服。③缓释胶囊：0.25g，1次/d，不可掰开或嚼服。

【用药监护】 ① 下列情况禁用：对本品过敏、肝或肾功能损害、有胆囊疾病史、胆石症、原发性胆汁性肝硬化、不明原因的肝功能持续异常，以及儿童、孕妇和哺乳期妇女。

② 老年人如有肾功能损害，应适当减剂量。

③ 在本品治疗期间，应定期检查CHO、TG、LDL及极低密度脂蛋白（VLDL），并根据患者情况及时进行剂量调整。如服用3～6个月后，血脂未得到有效的改善，应考虑补充治疗或采用其他方法治疗。

④ 本品与其他贝特类降脂药合用，可增加不良反应（如RM）和两种分子间的药效拮抗作用的发生率，故禁止两者合用。与HMG-他汀类药（如普伐他汀、氟伐他汀、辛伐他汀等）合用，可引起肌痛、RM、CPK升高，应避免合用；必须合用时应密切临床监测，并定期检测CPK，出现肌病征兆时应停药。与胆酸螯合药（如考来烯胺）合用，因后者可结合同时服用的其他药物，进而影响其他药物的吸收；必须合用时，至少应在服用胆酸螯合药之前1h或4～6h后服用本品。与免疫抑制药（如环孢素）或其他具有肾毒性的药物合用，可能有导致肾功能恶化的危险，必须合用时应

调整剂量，并监测肾功能。本品能增强口服抗凝药的疗效，使 PT 延长，出血的危险性增加，必须合用时，口服抗凝药用量应减半，并对 INR 进行更频繁的检查和监控；合用期间和停用本品 8d 后，应注意调整口服抗凝药的剂量。本品可使其他高蛋白结合率的药物（如甲苯磺丁脲及其他磺酰脲类口服降糖药、呋塞米、苯妥英等）的游离性增加，药效增强；因此，在本品治疗期间服用上述药物时应调整这些药物的剂量。

⑤ 本品常可引起肌炎、肌痛、肌无力等肌病症状。偶可导致 RM，主要表现为肌痛合并 CPK 增高、肌红蛋白尿，并可进展为肾衰竭，但较罕见。其他参阅辛伐他汀【用药监护】⑫。

⑥ 本品偶可引起血清氨基转移酶增高，并有胆石增加的趋向。治疗中应定期监测肝功能，如发现血清氨基转移酶升高 ULN 3 倍以上，或出现胆石症表现，应及时停止治疗。其他参阅辛伐他汀【用药监护】⑬。

⑦ 本品的其他不良反应尚有：常见胃部不适、腹泻、便秘、乏力、头痛、阳痿、性欲丧失、眩晕、失眠等；治疗中，如出现阳痿或性欲丧失现象，或持续性严重头痛症状，应停止用药。在治疗初期可引起轻中度血液学改变，出现 Hb、HCT 和白细胞减少等，偶见 BPC 增高，用药期间应定期检查血常规。有发生过敏性皮肤反应（如皮疹、瘙痒、荨麻疹或光敏反应）的报道，用药时须注意观察。

⑧ 其他参阅辛伐他汀【用药监护】⑥、⑦。

阿昔莫司[典] Acipimox

（乐脂平；Farmitalia）

【药理分类】 调节血脂药-烟酸类。

【适应证】 用于高三酰甘油血症（Ⅳ型高脂蛋白血症）、高胆固醇血症（Ⅱa型）、高三酰甘油和高胆固醇血症（Ⅱb、Ⅲ及Ⅴ型）。

【用法用量】 口服。剂量根据 TG 及 TC 水平调整，最大剂量不超过 1.2g/d，餐后服用。①Ⅳ型高脂血症：每次 0.25g，2 次/d。②Ⅱb、Ⅲ及Ⅴ型高脂血症：每次 0.25g，3 次/d。

【用药监护】 ① 下列情况禁用：对本品过敏、消化性溃疡、儿童、孕妇和哺乳期妇女。

② 长期应用者，应定期检查血脂和肝肾功能，并根据检查结果及时调整剂量。

③ 当本品与他汀类药或贝特类降脂药联合应用时须谨慎，因为有烟酸（阿昔莫司结构类似物）与这类降脂药联合应用时骨骼肌肉事件增加的报道。

④ 用药前，应嘱患者：a. 本品应于餐后服用。b. 用药期间，应进低脂、低糖、低 CHO 饮食，并尽量避免饮酒。c. 服药后，如出现哮喘样呼吸困难或皮肤过敏症状，应停止用药，并及时报告医师。

⑤ 本品在治疗初期可引起皮肤血管扩张，提高对热的敏感性，如面部潮热或肢体瘙痒，这些症状通常在治疗后几日内消失，不需要停药。偶有中度胃肠道反应（胃灼热感、上腹隐痛、恶心、腹泻）眼干及头痛的报道。极少数患者有局部或全身过敏反应（如皮疹、荨麻疹、斑丘疹、唇水肿、哮喘样呼吸困难、低血压等），用药时应加注意，一旦发生，立即停药对症处置。

⑥ 其他参阅辛伐他汀【用药监护】⑥、⑦、⑫ 。

依折麦布 Ezetimibe

（益适纯；Ezetrol）

【药理分类】 调节血脂药-选择性 CHO 肠道吸收抑制药。

【适应证】 用于原发性高胆固醇血症、HoFH、纯合子谷固醇血症。

【用法用量】 口服。10mg，1 次/d，可单独服用或与他汀类药、贝特类降脂药联合应用，并可在一日内任何时间服用，也可空腹或与食物同时服用。

【用药监护】 ① 下列情况禁用：对本品过敏、严重肾功能损害（CL_{Cr} ＜ 30ml/min）、活动性肝病或原因不明的 AST 或 ALT 持续升高。

② 孕妇慎用。

③ 哺乳期妇女不宜应用。

④ 10 岁以下儿童不推荐应用。儿童及青少年患者（9～17 岁）的临床资料仅限于在 HoFH 及谷固醇血症患者中。

⑤ 老年人（＞65 岁）、年龄≥10 岁的儿

童及青少年、肾功能损害或轻度肝功能损害患者不需要调整剂量。

⑥ 在本品治疗期间，应定期检查 TC、TG、HDL-C、LDL-C 和载脂蛋白 B（ApoB），并根据患者情况及时进行剂量调整。

⑦ IMPROVE-IT 研究结果显示：相较于单药治疗，本品与辛伐他汀及其他他汀类药常规剂量联合治疗可大大增加调脂能力，并可显著地减少高危患者严重心血管事件的发生，是一种更为有效、安全和成本合理的降脂方案。

⑧ 本品与胆酸螯合药（如考来烯胺）合用，本品应在服用胆酸螯合药之前 2h 以上或在服用之后 4h 以上服用。本品与贝特类降脂药联合应用的安全性及有效性尚未确定，不推荐联用。本品与辛伐他汀、普伐他汀、洛伐他汀、氟伐他汀、阿托伐他汀、瑞舒伐他汀联用，未见有临床意义的药代动力学的相互作用。

⑨ 本品与他汀类药或其他降脂药联合应用时，在密切监测本品不良反应的同时，还应严密观察他汀类药或其他降脂药可能发生的不良反应，如血清氨基转移酶持续性升高、CPK 明显升高、血糖异常，以及肌病/RM（参阅辛伐他汀【用药监护】⑫）等，发现异常及时对相关药物做减量或停用处置。

⑩ 本品单独应用时常见头痛、腹痛、腹泻，可见恶心、呕吐、便秘、腹胀、血小板减少，偶见胆结石、胆囊炎及过敏反应（包括皮疹、荨麻疹及血管神经性水肿）。用药期间应注意观察，发现异常及时处置。

⑪ 其他参阅辛伐他汀【用药监护】⑥、⑦。

依折麦布-辛伐他汀
Ezetimibe and Simvastatin
（葆至能，VYTORIN）

【适应证】 ①单独或与他汀类药联合应用于原发性高胆固醇血症，可降低 TC、LDL-C、Apo B 水平。②与他汀类药联合应用，可作为其他降脂治疗的辅助疗法（如 LDL-C 血浆分离置换法），或在其他降脂治疗无效时用于降低 HoFH 患者的 TC 和 LDL-C 水平。

【用法用量】 1 次/d，晚上服用，可空腹或与食物同时服用。本品剂量范围为（10/10mg）/d 至（10/40mg）/d。一般推荐的起始剂量为（10/20mg）/d。对于不要求积极降低 LDL-C 的患者，起始剂量可为（10/10mg）/d。对于需要大幅度降低 LDL-C（＞55%）的患者，起始剂量可为（10/40mg）/d。一般在初始治疗或调整剂量 2 周后需测定血脂水平，必要时调整剂量。注：本品片剂有 10/10mg、10/20mg 和 10/40mg（依折麦布-辛伐他汀）等 3 种规格。

【用药监护】 参阅辛伐他汀和依折麦布。

第九章 治疗精神障碍药

第一节 抗精神病药

氯丙嗪[典][基] Chlorpromazine

(冬眠灵,氯普马嗪;Mlacine,Thorazine)

【药理分类】 抗精神病药-吩噻嗪类。

【适应证】 ①精神分裂症及其他精神疾病的兴奋躁动、紧张不安、幻觉妄想等症状;②镇吐(对晕动病呕吐无效);③顽固性呃逆。

【用法用量】 ①精神病:口服,起始剂量25～50mg/d,分2～3次服用,然后逐渐增至400～600mg/d,分次服用;肌内注射,每次25～50mg,可根据需要和耐受情况6～8h重复1次;静脉滴注,从小剂量开始,将25～50mg稀释于500ml葡萄糖氯化钠注射液中缓慢静脉滴注,1次/d,每隔1～2日缓慢增加25～50mg,治疗剂量100～200/d。②呕吐:每次12.5～25mg,2～3次/d,如不能控制,可再注射1次25mg。

【用药监护】 ① 下列情况禁用:对本品及其他吩噻嗪类药过敏、基底神经节病变、帕金森病及帕金森综合征、骨髓抑制、青光眼、昏迷。

② 下列情况慎用:肝或肾功能损害、严重心血管疾病(如心力衰竭、心肌梗死、传导异常)、癫痫、MDD、重症肌无力、前列腺增生、严重呼吸系统疾病(儿童尤应慎重)、既往有黄疸史或血液系统疾病史者和6岁以下儿童。

③ 下列情况不宜应用:有意识障碍的精神异常者,以及从事高热环境工作、密切接触有机磷杀虫剂及正在接受阿托品或相关药物治疗的患者。

④ 孕妇避免应用。

⑤ 哺乳期妇女应用本品期间需停止哺乳。

⑥ 6岁以上儿童及肝或肾功能损害者应减量。

⑦ 对一种吩噻嗪类药过敏,对其他吩噻嗪类药也有交叉过敏反应。

⑧ 老年人普遍对本类药物的耐受性降低,且易产生出现直立性低血压、体温过高或过低、过度镇静和不易消除的TD等不良反应。因此,用量应小,加量应缓慢,长期用药后不可骤然停用,撤药应逐渐减少剂量。

⑨ 治疗期间应定期监测血常规、肝功能、UBIL和ECG。长期应用时,应每半年做1次眼科检查。

⑩ 本品与乙醇或其他中枢神经抑制药,尤其与吸入全麻药或巴比妥类静脉全麻药并用时可彼此增效;与镇痛药、镇静药等合用,两者的作用均增强;苯巴比妥可加快本品的排泄,因而可减弱其抗精神病作用。与哌替啶合用,对中枢神经和呼吸的抑制作用加强。与MAO抑制药合用,本品的抗胆碱作用增强并延长,不良反应亦加重。与TCA(如阿米替林、去甲替林、普罗替林、多塞平、度硫平、丙米嗪、氯米帕明、曲米帕明、洛非帕明、地昔帕明、噻奈普汀、阿莫沙平等)合用,安定、抗抑郁及抗胆碱作用都加强,不良反应也加重。与阿司匹林、安乃近等合用,解热镇痛作用加强。与多非利特、索他洛尔、匹莫齐特、司帕沙星、加替沙星、莫西沙星、格帕沙星、左氧氟沙星、左美沙酮、卤泛群、西沙必利等合用,对心脏的毒性增加,不宜合用。与普萘洛尔、阿替洛尔、美托洛尔合用,可相互抑制对方的代谢,使两者的血药浓度均升高,既可增强本品的毒性反应,又可增强后者对心

血管的抑制作用，引起血压显著下降及晕厥。与抗高血压药合用，易引起直立性低血压或晕厥，必须合用时应密切监测血压。与肾上腺素合用，由于本品阻断α受体，仅显示激动β受体的效应，从而导致明显的低血压及心动过速。与舒托必利合用，有发生室性心律失常的危险，严重者可致 TDP。与伊布利特合用，发生心律失常的危险性增加。与奎尼丁、普鲁卡因胺合用，可引起 VT 或严重的房室传导阻滞。与胍乙啶合用，可抵消其降压作用。与左旋多巴合用，可对抗其抗帕金森病作用。与普拉睾酮或西咪替丁合用，可降低本品的药效。与二氮嗪合用，可能会引起高糖血症。与月见草油、甲泛葡胺、曲马多、佐替平合用发生惊厥的危险性增加。与止吐药合用，止吐效果增强。与抗胆碱药（如阿托品类药）合用，抗胆碱作用相互增强。与抗酸药或止泻药合用，可降低本品的吸收；必须合用时，两者的服用时间至少应间隔 2h。与锂剂合用，可使本品的血药浓度降低，血锂浓度增高。本品（包括其他吩噻嗪类药）具有α受体阻断作用，与苯丙胺类药合用，本品的抗精神病效应和后者的中枢兴奋作用均减弱，发生惊厥的危险性增加。本品可降低去甲肾上腺素、芬美曲嗪、华法林的药效。长期应用本品可能会显著降低 TSH 对普罗瑞林的反应。卟吩姆钠与本品都有致光敏的作用，合用可加重光敏感组织的细胞内损害。氨甲环酸与本品合用治疗蛛网膜下腔出血时，有导致脑血管痉挛及脑缺血的报道，可能是两者都有拟交感神经作用所致。

⑪ 本品通常在服用约 2 周后才能充分显效。用量必须从小剂量开始，并按个体化给药原则调整增加剂量，经数日或数周治疗，在精神状态明显好转后，还需巩固治疗至少 2 周，然后逐渐减至最小有效维持剂量。维持剂量的使用时间必须根据临床需要而定。

⑫ 本品口服用药前，应嘱患者或监护者，用药期间须注意：a. 严格遵医嘱服药，不可擅自增加剂量和服药次数，亦不可自行加服其他药物，加服药物时须咨询医师。b. 用药期间，尿液可能呈粉红色、红或棕色，是本品代谢物所致，属正常现象，无碍。c. 长期用药者不能骤然停用，以免引起恶心、呕吐、胃部刺激、头痛、心跳加快、失眠或病情变化；停药应在医师的指导下逐渐减量进行，一般须经过几周的过渡期。d. 本品可与食物和牛奶同时摄入，以避免胃部刺激。e. 用药期间勿饮酒及含乙醇饮料，以免引起中枢神经过度抑制；同时避免嚼食槟榔，因槟榔含有的胆碱能活性可加重 EPS。f. 本品可引起视物模糊、嗜睡、过度镇静、注意力下降、运动障碍等反应，用药期间应避免驾驶及危险性较大的机器操作或高空作业，尤其在治疗开始、增加剂量时。g. 本品可引起口干、便秘等不良反应，小量多次饮水、摄易消化食物、多吃水果及富含粗纤维的食物，可避免或减轻反应。h. 本品可能引起直立性低血压或晕厥，用药期间（尤其在用药初期和增加剂量时）应注意预防，比如每次服药后至少应卧床休息 1h，避免强力劳作或过度活动；由蹲或卧位直立时，宜扶持，应缓慢；不宜热水浸浴，热水淋浴时间也不宜过长，老年人、体弱者及疲倦和饥饿状态时尤然。i. 本品可能引起光敏感而致日光性皮炎或严重晒伤，用药期间应避免人工紫外线照射，烈日下外出也应注意遮阳防晒，避免引起上述光敏反应。j. 出现以下现象时应及时报告医师，以便及时处置：运动迟缓、肌张力障碍、吞咽困难或静坐不能（EPS）；高热、肌强直、血压升高或降低、呼吸急促（NMS）；巩膜或皮肤黄染、大便灰白或呈白陶土样、浓茶样尿、心动过缓（阻塞性黄疸）；尿潴留或肠梗阻，或视觉障碍（如视物模糊、夜视力下降、畏光、视物呈棕色等）；全身不适、畏寒、高热、咽部疼痛与溃疡（粒细胞减少或缺乏）；月经紊乱、闭经，或性功能障碍；皮疹或其他不明原因的皮损。

⑬ 本品注射给药时须注意：a. 药液不可渗漏出皮肤，以免产生接触性皮炎。b. 肌内注射时，进针宜深，推注宜慢，并注意注射点有无疼痛及硬结。c. 静脉注射时，应以 0.9% 氯化钠注射液稀释至 1mg/ml，然后以不超过 1mg/min 的速率缓慢注入，也可采用静脉滴注。d. 易引起直立性低血压，尤其是体弱和饥饿状态时更易发生，故应尽量在避免空腹时给药。e. 老年人或小儿注射给药时，应从小剂量开始，并尽量缓慢静脉滴注，避免静脉注射。f. 注射后，应让患者卧床 1～2h，并加强临床监测，防止发生 EPS 或低血压性晕厥。g. 本品所引起的降压反应可用去甲肾上腺素或麻黄碱纠正，忌用肾上腺素。

⑭ 本品可引起的 EPS，长期或大剂量应用时发生率较高，尤其是老年人、小儿、妇女、急性感染及脱水患者。因此，应用本品时必须严格控制剂量，尽量采用低剂量短疗程治

疗，用药期间应注意观察，尤其对上述患者。EPS的临床表现主要包括：a. 急性肌张力障碍：通常最早发生，表现为局部肌群持续性强直性收缩，出现肌肉震颤、颈项后倾、面部扭曲及动眼神经危象（表现为眼外肌强直性痉挛、双眼固定上视或偏斜视，可持续数秒至数小时）。b. 静坐不能：一般在治疗1～2周时发生，表现为不自主地来回走动或原地踏步，焦躁不安，不能静坐等。c. 类帕金森症：多在治疗的1～2个月内发生，表现为意志性动作迟缓、运动不能、角弓反张、颈项强直、抽搐颤抖、自主神经功能紊乱，严重者出现协调运动丧失、流涎、怪脸、僵硬、佝偻姿势、慌张步态、粗大震颤等。患者如出现上述症状，应立即减量观察，症状严重时应立即停药，并立即皮下或肌内注射东莨菪碱（每次0.3～0.5mg，2～3次/d），或口服苯海索（每次2～4mg，2～3次/d，对帕金森综合征表现效果较好）或丙环定（每次5～10mg，1～3次/d），也可选用苯甲托品（口服，1mg，1～3次/d，或2mg肌内注射）、右苄替米特（口服，1mg，1次/d）或阿托品等，可很快减轻，并逐渐消失。

除本品外，能引起EPS的药物尚有：a. 典型抗精神病药（此类药物引起EPS的可能性较大，应特别注意）：其他吩噻嗪类（如奋乃静、氟奋乃静、三氟拉嗪、硫利达嗪等）、丁酰苯类（如氟哌啶醇、氟哌利多等）、硫杂蒽类（如珠氯噻醇、氯普噻吨、氟哌噻吨、替沃噻吨等）、苯甲酰胺类（如舒必利、硫必利、舒托必利、氨磺必利等）、吡咯类（如奈莫必利）、二苯丁哌啶类（如五氟利多、匹莫齐特等）。b. 非典型抗精神病药（此类药物引起EPS的可能性较典型抗精神病药小）：如氯氮平、奥氮平、阿立哌唑、齐拉西酮、佐替平、利培酮、喹硫平等。c. 抗抑郁药：如TCA、吗氯贝胺、马普替林、米氮平、帕罗西汀、氟西汀、氟伏沙明、舍曲林、文拉法辛、度洛西汀、米那普仑、安非他酮等偶见。d. 抗躁狂药碳酸锂及抗焦虑药地西泮（多见于儿童静脉注射时）。e. 促胃肠动力药（以甲氧氯普胺、多潘立酮、西沙必利为著，氯波必利、莫沙必利和伊托必利偶见）。f. 钙通道阻断药（如硝苯地平、地尔硫䓬、桂利嗪、氟桂利嗪等）及钾通道阻断药胺碘酮。g. 抗癫痫药：如卡马西平、苯妥英钠、丙戊酸钠等。h. 抗菌药物：甲硝唑、替硝唑、乙胺丁醇、林可霉素、大环内酯类（如阿奇霉素、红霉素、螺旋霉素等）、喹诺酮类（如环丙沙星、氟罗沙星、洛美沙星、诺氟沙星、氧氟沙星、左氧氟沙星、吡哌酸等）、头孢菌素类（如头孢哌酮、头孢吡肟、头孢克洛、头孢氨苄等）均偶见。i. 抗疟药及抗病毒药：奎宁、氯喹（多见于儿童及青少年）、拉米夫定、更昔洛韦、利巴韦林等偶见。j. 其他：西咪替丁、喷托维林、左旋多巴、甲基多巴、异丙嗪（尤其儿童）、苯海拉明（大剂量时）、曲美他嗪、阿托品（多见于大剂量静脉注射时）、托吡卡胺（滴眼液用于散瞳检查时）、利舍平（大剂量时）、维生素E（大剂量时）等。用药时亦应注意，尤其在上述药物之间合用时须十分谨慎，必须合用时应减少剂量，并加强临床观察，以防不虞。

⑮ 长期或较大剂量应用本品，可出现TD。此症是一种特殊而持久的EPS，多发生于老年患者（尤其女性），伴脑器质性病变者居多，大多发生在用药1～2年以上，长者可达数年至十余年，短者3～6个月即可出现，减量或停用后易于发生，且不易消退（女性较男性更不易恢复）。临床主要表现为持久的、不自主的节律性刻板式重复运动，严重程度波动不定，睡眠时消失，情绪紧张、激动时症状加重，老年人口部运动具有特征性，年轻患者肢体受累常见，儿童口面部症状较突出，下颌部肌肉最常受累。早期表现为舌在口内不自主蠕动或震颤，或伴流涎，此为TD的先兆。之后常出现口-舌-颊三联症（BLM综合征）或颊-舌-咀嚼综合征，表现为口唇及舌重复地、不可控制地运动，如吸吮、转舌、舔舌、咀嚼、噘嘴、鼓腮、歪颌、斜颈等，有时舌头不自主地突然伸出口外（称为捕蝇舌征），严重时构音不清、吞咽困难、强迫性张口或呼吸运动障碍。其他尚可见身体不自主摆动、弹钢琴指（趾）征，少数患者可表现出舞蹈样动作、手足徐动、躯干扭转性运动及古怪姿势等。偶见胃肠道型TD，骤然停用后出现胃部不适、恶心及呕吐。部分患者与迟发性静坐不能、迟发性肌张力障碍、药源性Parkinson综合征同时并存，症状易被掩盖，减药或停药时即可显现出来。用药期间应加强观察随访，尤其对老年女性及伴有脑器质性病变的患者应更加注意。患者如出现上述征兆，应立即停药。TD无特效药物拮抗，重点在于预防，其预防的主要方法有：a. 小量（尤其年老体弱或伴脑器质性病变者）或短程用药可减少TD发生率，

采用周期性药物假日（Drug holidays）治疗可暴露 TD 早期表现，以便及时停药处置。b. 避免合用两种或两种以上抗精神病药，尽量少用或不用抗帕金森病（PD）药物，非必要时不用或少用抗胆碱药，以减少发生 TD 的危险性。c. 停用或更换抗精神病药时应逐渐减量，不可骤然停用，避免出现 TD。d. 加强临床监测，及早发现，及时停药。对症状严重者，可给予普萘洛尔或氯硝西泮，也可根据病情选用金刚烷胺和丁苯那嗪，早期使用抗组胺药异丙嗪也有效。苯海索和东莨菪碱等可加重 TD 症状，不宜应用。对必须继续进行抗精神病治疗者，可换用 EPS 小的氯氮平、奥氮平、喹硫平或阿立哌唑等非典型抗精神病药。换用初期，短期内可出现一过性症状加重，继续治疗后而症状会减轻。同时也应注意，这些药物本身有时也偶可引起 TD，应注意观察和鉴别。对于急性神经综合征（急性特异质性肌张力障碍或急性静坐不能）患者，用抗组胺药苯海拉明 50mg 静脉注射、抗胆碱药苯甲托品 2mg 肌内注射，或地西泮 5～7.5mg 肌内注射，可迅速控制症状。

⑯ 本品可致 NMS，其临床表现以发热（39℃以上，呈进行性升高，可达 41～42℃）、肌强直（常伴肌张力增高）、意识或精神状况改变（如烦躁、缄默、木僵、幻觉、精神错乱、紧张症、意识模糊、昏睡或昏迷等）、自主神经功能紊乱（心动过速、流涎、大汗、尿便失禁或潴留、血压升高或降低、呼吸困难或缺氧等）为主要特征，其他症状还有癫痫发作、巴宾斯基（Babinski）征、舞蹈症、难以控制的锥体外系和延髓损害症状等，最后可发展为不可逆性脑损害、急性呼吸衰竭或肾肝衰竭、循环衰竭而致死。实验室检查，大多数患者 CPK 显著升高（是评估 RM 严重程度和肾衰竭风险性的重要指标）和 WBC 增多，95% 患者铁缺乏，脑脊液（CSF）通常正常，EEG 有非局灶性、弥散性慢波，ECG 示心律失常，部分患者伴有肌红蛋白血症及肌红蛋白尿，也可见代谢性酸中毒、低氧血症、血电解质异常、肝酶升高、凝血功能障碍、血中儿茶酚胺浓度升高等。患者通常在 7 d 之内应用具有神经安定作用的药物或在 4 周之内注射具有此作用的长效药物。

NMS 一般在用药后 24～72h 突然发生，大多数在 1 周内发病，极少数在 1 周之后 30d 以内出现，但亦见短至数小时或长达数年后发病者。此征一旦出现，往往来势迅速凶险，严重者在 72h 内即达到高峰，症状可持续 8h 到 30d 不等，漏诊和误诊率高，潜在死亡率高（20%左右）。只有少数病例症状轻微，可在无任何干预的情况下消失。早期发现，及时治疗，可回逆，否则可致死。因此，在开始用本品治疗的 30d 内应仔细观察患者。如发现此征的早期症状，应立即停药，并及时对症处置。处置方法：肌强直和伴高热者首选丹曲林［首剂 2mg/kg，静脉注射，必要时每 10 分钟重复 1 次，最大剂量 10mg/(kg・d)；或 50～200mg/d，口服］或溴隐亭（每次 2.5～5mg，2～3 次/d，最大剂量不超过 20mg/d）；普鲁卡因胺对肌强直和心动过速也有缓解作用；EPS 可用金刚烷胺（每次 100～200mg，2 次/d，口服）治疗；紧张症可选用 BZP（如劳拉西泮 1～2mg，肌内注射）。在对症治疗的同时，给予支持疗法，如吸氧、物理降温、应用肾上腺皮质激素等。患者恢复后再次接受神经安定药治疗，约 30% 患者可能再次出现 NMS。因此，临床上须认真评估神经安定药应用指征，减少危险因素，至少在 NMS 恢复后 2 周再考虑用药，并从小剂量始用，缓慢增加药量，同时仔细观察有无 NMS 早期症状。在 NMS 发病后期，采用电休克治疗（ECT）也可改善症状。此法一般适用下列情况：a. 特发性致命性紧张症不能排除者；b. 经其他治疗 NMS 症状无改善者；c. 患者伴有显著的紧张症；d. NMS 缓解后仍然伴有残余紧张状态以及精神症状者。

除本品外，可引起 NMS 的药物主要有：a. 中枢多巴胺能阻断药：其他吩噻嗪类（如三氟丙嗪、乙酰丙嗪、奋乃静、哌泊噻嗪、三氟拉嗪、硫利达嗪等）、硫蒽类（如氟哌噻吨、替沃噻吨、珠氯噻醇、氯普噻吨等）、丁酰苯类（如氟哌啶醇、氟哌利多、癸酸氟哌啶醇等）、二苯丁哌啶类（如五氟利多、匹莫齐特等）、苯甲酰胺类（如硫必利、舒必利、左舒必利、舒托必利、氨磺必利、甲氧氯普胺等）及苯甲酰胺替代物类（如氨磺必利）、吡咯类（如奈莫必利）药物，以及非典型抗精神病药（如阿立哌唑、洛沙平、奥氮平、氯氮平、喹硫平、利培酮、佐替平、齐拉西酮）等。b. 多巴胺能激动药：如左旋多巴及其复方制剂（如多巴丝肼、卡比多巴-左旋多巴等），主要用于治疗帕金森病，如骤然停用，可诱发 NMS。c. 其他类：如异丙嗪、苯丙胺、阿米替林、氟西汀、可卡因、芬氟拉明、卡马西平及锂剂等也可能引发NMS。因此，在应用上述药物时须注意监测。

⑰ 本品长期治疗骤然停用可促发TD及严重胃肠功能紊乱（胃肠道型TD，表现为胃部不适、恶心及呕吐），有时也可产生一时性头晕、头痛、心跳加快、失眠、震颤或病情恶化。因此，停用本品或更换其他抗精神病药时，切不可骤然停用，尤其在用量较大时，应在几周内逐渐减少剂量或在停药后连续使用抗帕金森综合征药数周。

⑱ 本品偶可引起阻塞性黄疸，多见于妇女和老年人，一般在用药第2～4周发生，停药后可恢复。阻塞性黄疸的早期症状为恶心、呕吐、突然发热、流感样症状，约1周后出现黄疸（BIL明显升高，且以DBIL升高为主），伴有或不伴有肝功能异常。特征性表现为巩膜或皮肤黄染（早期呈金黄色，中期呈黄绿色，晚期呈绿褐色甚至近于黑色）、浓茶样尿、大便灰白色或呈白陶土样、心动过缓等。黄疸早期的皮肤瘙痒症状可能因本品具有的止痒作用而掩盖。此外，本品还偶可引起肝大、肝功能损害，甚至中毒性肝损害，用药期间应注意监测，一旦出现，立即停药，及时给予对症支持治疗，大多预后良好。

⑲ 长期应用本品可引起皮肤、角膜及晶体色素沉着，也可出现眼内压升高，并可出现视物模糊、夜视力下降、畏光、视物呈棕色等视觉障碍。因此，对长期用药者应注意患者的视力变化，并定期做眼科检查。患者出现角膜及晶体混浊而无视觉障碍时，可在严密监测下继续使用本品。出现皮肤或视网膜色素沉着或不明原因的视觉障碍时，则应减少剂量（＜40mg/d），或改用其他抗精神病药替代。

⑳ 本品可影响体温调节中枢，不但能降低发热患者的体温，也能降低正常体温（尤其在冷环境下），在高温环境下还可干扰机体正常的散热功能。因此，用药期间应注意监测体温，尤其在寒冷或高温环境下，并建议患者避免从事寒冷或高温环境工作，以免发生低体温或热虚脱［重者可引起热射病，典型症状为高热（体温41℃以上）、无汗和意识障碍］现象。

㉑ 已有报道，本品偶可引起RM，用药期间应注意监测，症状及处置方法参阅法罗培南【用药监护】⑨。

㉒ 本品的其他不良反应尚有：常见皮疹、接触性皮炎、剥脱性皮炎、口干、尿潴留、上腹不适、食欲缺乏、便秘、白细胞及粒细胞减少甚至缺乏、乏力、头晕、过度镇静。偶见ASS、肠梗阻、溢乳、男子乳腺发育、月经紊乱或闭经、性功能障碍等。个别患者可诱发癫痫。首次用药可见直立性低血压、心动过速或过缓、ECG改变（可逆性非特异性ST-T波改变、T波平坦或倒置、QT间期延长）。有报道，本品偶可引起RM。用药期间应注意观察，并定期做相关监测，发现异常及时处置。

㉓ 本品过量可抑制神经中枢而致昏迷、低血压、运动障碍，甚至心脏停搏。治疗原则：早期可刺激咽部催吐（本品镇吐作用强，使用催吐药通常效果不好），反复洗胃（6h内），促进利尿，排泄毒物，但输液不宜过多，防止心力衰竭和肺水肿，并根据病情给予对症治疗及支持疗法。

奋乃静【典】【基】 Perphenazine

（氯吩嗪；Trilafon）

【药理分类】 抗精神病药-吩噻嗪类。

【适应证】 用于精神分裂症或其他精神病性障碍、器质性精神病、老年性精神障碍及儿童攻击性行为障碍，以及各种原因所致的呕吐或顽固性呃逆。

【用法用量】 ①口服。治疗精神分裂症，从小剂量开始，每次2～4mg，2～3次/d；以后每隔1～2日增加6mg，渐增至常用治疗剂量20～60mg/d；维持剂量10～20mg/d。用于止吐，每次2～4mg，2～3次/d。②肌内注射。用于精神分裂症，每次5～10mg，6h 1次或根据耐受情况调整剂量。③静脉注射。用于精神病，每次5mg，用0.9%氯化钠注射液稀释至0.5mg/ml，注射速率不超过1mg/min。

【用药监护】 ① 下列情况慎用：心血管疾病（如心力衰竭、心肌梗死、传导异常）、癫痫患者及孕妇。

② 肝或肾功能损害者应减量。

③ 哺乳期妇女应用本品期间需停止哺乳。

④ 12岁以下儿童的注射用量尚未确定，应慎重用药，一般应尽量口服给药。

⑤ 老年人或体弱者注射用药应小心，从小剂量开始，密切观察耐受情况，缓慢加量。

⑥ 本品与乙醇或中枢神经抑制药，尤其与吸入全麻药或巴比妥类等静脉全麻药合用时，可彼此增效。与镇静或镇痛药哌替啶合用，本品的镇静或镇痛作用加强。与抗酸药或止泻药合用，可降低本品的吸收；必须合用时，两者的服用时间至少应间隔 2h。与抗胆碱药（如阿托品类药）合用，抗胆碱作用相互增强。与肾上腺素合用，由于本品阻断 α 受体，仅显示激动 β 受体的效应，从而导致明显的低血压及心动过速。与胍乙啶类药物合用，后者的降压效应可被抵消。与左旋多巴合用，后者可抑制前者的抗帕金森病效应。与 MAO 抑制药合用，本品的抗胆碱作用增强并延长，不良反应亦加重。与 TCA（如阿米替林、去甲替林、普罗替林、多塞平、度硫平、丙米嗪、氯米帕明、曲米帕明、洛非帕明、地昔帕明、噻奈普汀、阿莫沙平等）合用，安定、抗抑郁及抗胆碱作用都加强，不良反应也加重。与索他洛尔、司帕沙星、格帕沙星、左氧氟沙星、卤泛群、西沙必利等合用，可导致严重的心律失常，不宜合用。与双硫仑合用，本品的血药浓度可降低至治疗浓度以下。与曲马多合用，可引起癫痫发作。与氟西汀、帕罗西汀、舍曲林合用，可出现严重的急性帕金森综合征。与锂剂合用，可导致衰弱无力、运动障碍、EPS 增强、脑病和脑损伤。本品（包括其他吩噻嗪类药）具有 α 受体阻断作用，与苯丙胺类药合用，本品的抗精神病效应和后者的中枢兴奋作用均减弱，发生惊厥的危险性增加。

⑦ 本品不良反应与注意事项与氯丙嗪基本相同。使用时参阅氯丙嗪【用药监护】之①、⑧～㉓。但出现 TD 时应停用所有抗精神病药。

氟哌啶醇[典][基] Haloperidol

（氟哌醇，哌力多；Haldol，Haloperidol）

【药理分类】 抗精神病药-丁酰苯类。

【适应证】 ①用于治疗急、慢性各型精神分裂症、躁狂症、抽动秽语综合征（TS），控制兴奋躁动、敌对情绪和攻击行为的效果较好。②因本品心血管系统不良反应较少，也可用于脑器质性精神障碍和老年性精神障碍。

【用法用量】 ①口服。精神分裂症，起始剂量每次 2～4mg，2～3 次/d，渐增至常用量 10～40mg/d，维持剂量 4～20mg/d。TS，每次 1～2mg，2～3 次/d。②肌内注射。控制兴奋躁动，每次 5～10mg，2～3 次/d，安静后改为口服。③静脉滴注。10～30mg 加入 5%葡萄糖注射液 250～500ml 内缓慢滴注。④深部肌内注射。长效注射剂癸氟哌啶醇，用于急慢性精神病的维持治疗。每次 100～150mg，每 4 周重复 1 次。

【用药监护】 ① 下列情况禁用：基底神经节病变、帕金森病及帕金森综合征、严重的中枢神经抑制状态和病因性中枢神经抑制状态、骨髓抑制、青光眼、重症肌无力及对本品过敏者。

② 下列情况慎用：心脏病（尤其心绞痛）、药源性急性中枢神经抑制、癫痫、青光眼、肝或肾功能损害、甲状腺功能亢进或毒性甲状腺肿、肺功能不全、尿潴留，以及育龄期妇女（可减少受孕概率）和孕妇。

③ 哺乳期妇女应用本品期间需停止哺乳。

④ 用药期间应定期检查血常规（尤其 WBC）及肝功能。静脉给药时应进行 ECG 监测。

⑤ 本品开始使用时宜用小量，尤其老年人，然后缓慢加量（一般需经过 3 周），以免出现直立性低血压、EPS 和 TD。疗效巩固后，可逐渐减至最小有效量，并根据临床需要进行维持治疗。

⑥ 本品与乙醇或其他中枢神经抑制药（包括麻醉药、镇痛药及催眠药）合用，中枢抑制作用可互相增强。与巴比妥或其他抗惊厥药合用时：a. 可改变癫痫的发作形式；b. 不能使抗惊厥药增效，但可改变或提高发作阈值，不应减少抗惊厥药的用量；c. 可使本品的血药浓度降低。与异烟肼、奎尼丁合用，本品的血药浓度可升高。与苯丙胺合用，可降低后者的作用。与锂剂合用，需注意观察神经毒性与脑损伤。与抗高血压药合用，可产生严重的低血压。与抗胆碱药合用，可减少 EPS，但可增高眼压及降低本品的血药浓度。与卡马西平合用，可使本品的血药浓度降低，效应减弱。与甲基多巴合用，可产生意识障碍、思维迟缓、定向力障碍。与肾上腺素合用，由于阻断了 α 受体，使 β 受体的活动占优势，可导致血压下降。与氟西汀合用，可加重 EPS。饮茶或咖啡可减低本品的吸收，降低疗效。

⑦ 用药前，应告知患者或监护者：a. 本品治疗期间饮酒可增强中枢抑制作用，易引

起乙醇中毒、低血压、过度镇静或深度昏迷，用药期间应戒酒，并避免饮用含有乙醇的饮料。b. 本品偶可引起视物模糊、嗜睡、头晕或眩晕、注意力下降等反应，用药期间应避免驾驶及危险性较大的机器操作或高空作业，尤其在治疗开始、增加剂量时。c. 本品偶见直立性低血压或晕厥，用药期间（尤其在用药初期和增加剂量时）应注意预防，比如每次服药后至少应卧床休息1h，避免强力劳作或过度活动；由蹲或卧位直立时，宜扶持，应缓慢；不宜热水浸浴，热水淋浴时间也不宜过长，老年人、体弱者及疲倦和饥饿状态时尤然。d. 长期用药需要停用时，应在医师的指导下在几周内逐渐减量进行，骤然停用可致TD。e. 本品偶可引起光敏性皮炎，用药期间应避免人工紫外线照射，烈日下外出也应采取遮阳防晒措施，防止光敏反应。f. 吸烟可降低本品的血药浓度，用药期间应戒烟，尤其老年人。g. 饮茶或咖啡可减少本品的吸收，降低本品的疗效，用药期间应尽量避免饮用。h. 槟榔含有的胆碱能活性可加重EPS，用药期间应避免嚼食。i. 出现以下症状时立即报告医师，以便及时处置：运动迟缓、肌张力障碍、吞咽困难或静坐不能（EPS）；高热、肌强直、血压升高或降低、呼吸急促（NMS）；舌在口内不自主蠕动或震颤（TD）；巩膜或皮肤黄染、大便灰白或呈白陶土样、浓茶样尿、皮肤瘙痒、畏食、上腹部不适、肝区痛（胆汁淤积性肝炎）；全身不适、畏寒、高热、咽部疼痛与溃疡（粒细胞减少或缺乏）；心动过速或过缓、心区不适；月经紊乱、闭经，性功能障碍或排尿困难；眩晕、晕倒感，或视物模糊；恶心、呕吐、呼吸困难；皮疹或其他不明原因的皮损等。

⑧ 本品肌内注射时，尤其在使用本品长效制剂癸氟哌啶醇注射液时，进针宜深忌浅，推注宜缓慢，每次每处不超过3ml，并注意经常更换注射部位，防止出现注射局部不适、疼痛或硬结。注射操作时，应注意避免接触本品水溶液，以免引起接触性皮炎。

⑨ 本品可引起EPS。反应较重且常见，与用药呈正剂量相关，多发生于本品治疗初期，主要表现：a. 颈部与上、下肢肌肉僵直。b. 双手或手指震颤。c. 头面部、口部或颈部抽动。d. 静坐不能。急性肌张力障碍在儿童和青少年更易发生，表现为明显的扭转痉挛、吞咽困难、静坐不能及类帕金森病。处置方法参阅氯丙嗪【用药监护】⑭。

⑩ 本品的其他不良反应尚有：可出现口干、乏力、便秘、出汗等。少见排尿困难、溢乳、男子乳腺发育、月经失调、闭经、抑郁反应。偶见过敏性皮疹、粒细胞减少。有偶可引起RM的报道。用药期间应注意观察，发现异常及时处置。

⑪ 本品过量中毒时可出现恶心、呕吐、呼吸困难、血压下降、严重的精神萎靡或疲乏无力、肌肉颤抖、肌无力或发僵等，可给予洗胃、支持疗法与对症治疗，不得使用肾上腺素，血压下降可用去甲肾上腺素治疗。

⑫ 其他参阅氯丙嗪【用药监护】⑧、⑮～⑰。

舒必利[典][基] Sulpiride

（止吐灵；Dogmatil）

【药理分类】 抗精神病药-苯甲酰胺类（特异性DA_2受体拮抗药）。

【适应证】 ①用于精神分裂症单纯型、偏执型、紧张型，以及慢性精神分裂症的孤僻、退缩、淡漠症状；②对MDD有一定疗效；③亦用于止吐。

【用法用量】 ①口服。精神分裂症，起始剂量每次100mg，2～3次/d，然后逐渐增至400～800mg/d，分次服用，维持剂量200mg/d；止呕，每次50～100mg，2～3次/d。②肌内注射。精神分裂症，每次100mg，2次/d。③静脉滴注。对精神分裂症木僵、违拗者，可用100mg稀释于葡萄糖氯化钠注射液250～500ml中，缓慢静脉滴注，滴注时间不少于4h，1次/d。

【用药监护】 ① 下列情况禁用：对本品过敏、嗜铬细胞瘤、高血压、严重心血管疾病和严重肝病。

② 下列情况慎用：心血管疾病（如心律失常、心肌梗死、传导异常）、癫痫、基底神经节病变、帕金森综合征、严重中枢神经抑制状态者。

③ 孕妇慎用，必须使用时应减量。

④ 6岁以上儿童按成人剂量换算，应从小剂量开始，并缓慢加量。

⑤ 老年人应小剂量开始，并缓慢加量。

⑥ 本品适用于口服短效抗精神病药使病

情缓解后的维持治疗。对从未经系统口服短效抗精神病药的患者，应从小剂量开始，然后根据耐受情况，每周调整1次剂量。增加用量时应密切监测血压、心率和ECG，防止出现低血压、心动过速和ECG异常。

⑦ 用药期间应定期监测血常规（尤其WBC）及肝肾功能。

⑧ 除氯氮平外，几乎所有抗精神病药和中枢抑制药与本品合用时，均可产生协同和相互增强作用，不良反应也同时相互增强，应尽量避免合用，必须合用时应注意减量，并密切监察不良反应。本品与抗高血压药合用，有增加直立性低血压的危险。抗酸药和止泻药可使本品的胃肠吸收量降低。

⑨ 用药前，应告知患者或监护者：a. 本品与食物同时摄入可避免胃肠道刺激症状。b. 出现以下症状时立即报告医师，以便及时处置：运动迟缓、肌张力障碍、吞咽困难或静坐不能（EPS）；舌在口内不自主蠕动或震颤（TD）；高热、肌强直、血压升高或降低、呼吸急促（NMS）；巩膜或皮肤黄染、皮肤瘙痒、畏食、乏力（胆汁淤积性黄疸）；排尿困难与便秘、月经异常或射精障碍；血压增高、心率加快、胸闷或心区不适；头晕或晕厥，视物模糊；皮疹或其他皮肤过敏症状。其他同氟哌啶醇【用药监护】⑦的a～d。

⑩ 本品剂量＞600mg/d时可出现EPS（发生率与氟哌啶醇和哌嗪族吩噻嗪类药物奋乃静、氟奋乃静等类似，约为60%，但程度较轻），长期大量服用可引起TD，偶可出现NMS。症状与处置参见氯丙嗪【用药监护】⑭～⑯。

⑪ 本品的其他不良反应尚有：常见有失眠、早醒、头痛、烦躁、乏力、食欲减退等。可出现口干、视物模糊、心动过速、排尿困难与便秘。较多引起血浆中催乳素浓度增加，可能有关的症状为溢乳、男子乳腺发育、阳痿、月经异常或射精障碍、体重增加。可见一过性ECG改变、心率加快、胸闷或心区不适。偶见头晕或晕厥、肝功能损害、皮疹或其他皮肤过敏。少数患者可出现兴奋、激动、睡眠障碍或血压升高。用药期间，患者如出现过敏性皮疹及其他严重不良反应，应立即停药或减量，必要时给予对症治疗。

⑫ 其他参阅氯丙嗪【用药监护】⑰、⑱、㉒及奋乃静【用药监护】②、③。

氯氮平[典][基] Clozapine

（氯扎平；Clozaril）

【药理分类】 抗精神病药-DA、5-HT和M受体拮抗药。

【适应证】 ①用于急性与慢性精神分裂症的各个亚型，对幻觉妄想型、青春型效果好，也可减轻与精神分裂症有关的情感症状（如抑郁、负罪感、焦虑）；②亦用于治疗躁狂症或其他精神病性障碍的兴奋躁动和幻觉妄想。本品可导致粒细胞减少或缺乏症，一般不宜作为首选药，仅用于患者经历了两种其他抗精神病药充分治疗无效或不能耐受其他药物治疗时。

【用法用量】 口服。起始剂量每次25mg，2～3次/d，然后每日增加25～50mg，如耐受良好，在开始治疗的第2周末将剂量增至200～400mg/d。如病情需要，可继续每周加量1～2次，每次增加50～100mg。维持剂量200～400mg/d，最大剂量不超过600mg/d。

【用药监护】 ① 下列情况禁用：对本品过敏、严重心肝肾脏疾病、昏迷、谵妄、低血压、癫痫、骨髓抑制、白细胞或粒细胞减少、青光眼及孕妇。

② 下列情况慎用：闭角型青光眼、前列腺增生、痉挛性疾病或病史、尿潴留、心血管疾病及中枢神经抑制状态者。

③ 12岁以下儿童不宜应用。

④ 哺乳期妇女应用本品期间需停止哺乳。

⑤ 老年人对本品的抗胆碱作用特别敏感，易发生尿潴留、尿失禁和便秘等，因此应慎用或使用低剂量。

⑥ 本品剂量必须高度个体化，由小剂量逐渐调整剂量，每日用量应采用分次服用的原则，对营养不良或伴有心血管疾病、肝或肾病者尤应如此。本品用量过大可引起癫痫样发作，增量过快可致直立性低血压。

⑦ 用药期间，应定期监测肝功能、ECG及血糖，避免发生肝功能障碍、ECG异常、糖尿病或糖尿病酮症酸中毒（DKA）。必要时做EEG检查。

⑧ 本品与乙醇或与其他中枢神经系统抑制药合用，可显著加重中枢抑制作用。与抗高血压药合用，有增加直立性低血压的危险。与抗胆碱药合用，可增加抗胆碱作用。与地高辛、肝素、苯妥英、卡马西平、华法林合用，可加

重骨髓抑制作用。与锂剂合用，可增加产生惊厥、EPS、NMS、精神错乱、运动障碍及肌张力障碍的危险。与氟伏沙明、氟西汀、帕罗西汀、舍曲林等抗抑郁药合用，可使本品的血药浓度升高，不良反应的发生率增加，毒性也增强。与大环内酯类抗生素合用，可使本品的血药浓度显著升高，并有诱发癫痫发作的报道。与文拉法辛合用，两者相互抑制对方的代谢，导致两药的血药浓度均升高。与利福平、苯巴比妥等CYP450诱导药合用，可增强本品的CL，使本品的血药浓度降低。与普拉睾酮合用，本品的疗效降低。与曲马多、佐替平、月见草油合用，发生惊厥的危险性增加。使用BZP或其他抗精神病药在初始治疗时，可出现虚脱伴呼吸停止和心脏停搏，因本品也可导致以上不良反应，故合用时须谨慎。咖啡因可抑制本品的代谢，使本品的血药浓度升高，毒性也增强，因此使用本品期间应尽量避免摄入含咖啡因的食物或饮料（如咖啡、巧克力、可乐、红牛、巴西可可、茶和冬青茶等）。

⑨ 用药前，应告知患者或监护者：治疗期间，如出现以下症状时立即报告医师，以便及时处置。运动不能、肌张力障碍或静坐不能(EPS)；舌在口内不自主蠕动或震颤（TD)；高热、肌强直、血压异常（升高或降低）、呼吸急促（NMS)；全身不适、畏寒、高热、咽部疼痛与溃疡（粒细胞减少或缺乏）；发热、脸色苍白、全身乏力，或皮肤和黏膜出血倾向(血小板减少）；尿潴留、排尿困难或尿失禁；头晕或晕厥，视物模糊或体重明显增加。其他同氟哌啶醇【用药监护】⑦的a～f。

⑩ 本品罕见粒细胞减少或缺乏，两者伴随出现畏寒、高热、咽部疼痛与溃疡，可为致命性的。与其他抗精神病药相比，本品引起粒细胞缺乏症的概率较高，进展较快，病情较凶险，死亡率也高，尤其老年人。因此，在开始治疗之前与治疗后，每周均应进行WBC与DC检查。如WBC＜3.5×10^9/L时，不应开始或继续进行治疗；已开始治疗者应停药观察，并每周至少检查白细胞2次。WBC＜3.0×10^9/L或ANC＜1.5×10^9/L时，应立即中止治疗，然后根据白细胞与粒细胞的变化，谨慎地决定是否恢复治疗。在治疗期间及停药后至少4周，应定期检查WBC和ANC。如WBC或ANC继续迅速下降，则必须停用本品，或终身不能再用本品。此外，本品也有引起中性粒细胞减少或增多、EOS或白细胞增多，以及血小板减少的报道。用药期间应密切监测血常规指标变化，一旦出现上述情况，应及时处置。

⑪ 本品有引起心肌炎或心肌病的风险，尤其在治疗的第1个月内，少数患者出现ECG复极化改变（包括ST段下移、T波变平或T波倒置）。因此，用药期间应注意临床监测，尤其在治疗的前2个月，患者如出现心悸、胸闷、胸痛、持续心动过速，尤其闻及舒张期奔马律、第1心音减弱或心包摩擦音时，应立即停用本品，并立即做心肌炎或心肌病的有关指标检测（包括ECG或24h动态ECG、X线检查和ECHO、血液学及心肌酶检查，必要时做心内膜心肌活检）。

⑫ 本品可见体温升高，以治疗前3周为多见，有自行调节倾向，可并发白细胞升高或降低，如同时产生肌强直和自主神经并发症时，必须排除NMS。

⑬ 本品的其他不良反应尚有：常见头晕、无力、嗜睡、多汗、流涎、恶心、呕吐、口干、便秘、低血压或直立性低血压性晕厥、血糖增高、血脂升高、食欲增加和体重增加。可见EEG改变或癫痫发作。少见不安与易激惹、精神错乱、萎靡、多汗、口涎分泌多、痛经或性功能异常、视物模糊、血压升高与严重持续性头痛。这些反应均与剂量有关。偶见皮疹、红斑、荨麻疹、光敏性皮炎等皮肤过敏反应。有引起EPS、TD和NMS的报道。用药期间应注意监测，发现异常及时处置，其中EPS、TD和NMS的处置参阅氯丙嗪【用药监护】⑭～⑯。

⑭ 本品过量中毒的症状与处置：最常见谵妄、昏迷、心动过速、低血压、呼吸抑制或衰竭、唾液分泌过多等，也有发生癫痫的报道。处置：建立和维持呼吸道通畅，及时催吐和洗胃，并依病情给予对症支持治疗，妥善处理低血压和循环衰竭，如静脉输液和给予去甲肾上腺素，但不可使用肾上腺素，以免导致血压进一步降低。同时给予心血管监护，防止出现心律失常。

奥氮平[典] Olanzapine

（奥拉扎宁，再普乐；Lanzac，Zyprexa）

【药理分类】 抗精神病药-DA、5-HT和M受体拮抗药。

【适应证】 用于精神分裂症的阳性症

状、躁狂发作，预防双相情感障碍的复发。

【用法用量】 口服。起始剂量10mg/d，治疗剂量5～20mg/d，根据患者病情和耐受情况调整剂量，维持剂量10mg/d。

【用药监护】 ① 下列情况禁用：对本品过敏、闭角型青光眼、哺乳期妇女。

② 下列情况慎用：有低血压倾向的心血管或脑血管疾病、肝功能损害、癫痫、前列腺增生、麻痹性肠梗阻、孕妇。

③ 下列情况不推荐应用：高血糖及糖尿病、帕金森病及与DA激动药相关的精神病，以及任何原因所致的粒细胞降低。

④ 18岁以下患者应用本品的安全性及有效性尚未确定。

⑤ 用药期间，应定期进行血常规（尤其WBC）、血糖及肝功能检查，尤其对糖尿病或存在糖尿病高危因素的患者、既往或现时有肝功能损害或AST和ALT升高的患者，应增加血糖和肝功能的检查频率。对65岁以上老年人则应进行常规血压监测。

⑥ 本品与其他抗精神病药一样，可拮抗左旋多巴和DA受体激动药的作用。本品偶可引起QT间期延长，故应避免与能引起QT间期延长的药物合用。本品与普拉睾酮合用，本品的疗效降低。与氯米帕明合用，可使癫痫发作的危险性增加。氟伏沙明、环丙沙星和酮康唑等CYP1A2抑制药，可显著地抑制本品代谢，可增强本品的毒性。吸烟、卡马西平、奥美拉唑、利福平等能诱导CYP1A2活性，可增强本品的CL，减弱其疗效。乙醇可增强本品的镇静作用。

⑦ 本品极罕见EPS、NMS，亦有长期应用引起TD的报道。因此，用药期间应加强临床观察，患者如出现上述反应的症状和体征，应考虑减少用量或停药。停止治疗后，这些症状可能会出现一过性恶化甚或加重，应加注意。症状和处置参阅氯丙嗪【用药监护】⑭～⑯。

⑧ 本品的不良反应常见：嗜睡、体重增加[用药前体重指数（BMI）较低者体重增加明显]、帕金森症状或帕金森病症状加重、食欲增加、血糖及TG水平升高、头晕、运动障碍、轻度而短暂的胆碱能反应、直立性低血压、治疗早期一过性的AST及ALT升高、血催乳素水平升高（但罕见临床表现）。偶见心动过缓（伴或不伴低血压或晕厥），可引起ECG异常改变（QT间期延长、ST段降低、T波平坦或倒置）或癫痫发作、光敏反应、EOS增多。罕见或极罕见白细胞减少、血小板减少、中性粒细胞减少、高胆固醇血症、体温过低、尿潴留、胰腺炎、变态反应等。个别患者可出现皮疹、肝炎和阴茎异常勃起，极少数患者出现抽搐，其中多有抽搐既往史和抽搐高危因素。用药期间应注意观察，并进行相关的实验室监测，发现异常后即根据反应情况，给予减量观察或停药对症治疗。

⑨ 本品过量可引起嗜睡、低血压、发音含糊、视物模糊、呼吸抑制或EPS。本品无特殊解毒药，处置方法参阅氯氮平【用药监护】⑭。

⑩ 其他参阅氯氮平【用药监护】⑨。

利培酮[典][基] Risperidone

（瑞司哌酮，维思通；Risperdal，Risperdol）

【药理分类】 抗精神病药-5-HT_2/DA_2受体平衡拮抗药。

【适应证】 用于精神分裂症、躁狂发作，亦用于TS。

【用法用量】 ①口服。起始剂量每次1mg，1～2次/d，以后每隔3～5日酌情增加1mg，一般剂量为4～6mg/d，分2次服用，最大剂量一般不超过10mg/d。②深部肌内注射。每次25mg，1次/2周。

【用药监护】 ① 下列情况禁用：对本品过敏者及哺乳期妇女。

② 下列情况慎用：肝或肾功能损害、心血管疾病（如心力衰竭、心肌梗死、传导异常）、低血压、脱水、失血、癫痫、帕金森病、脑血管病变。

③ 孕妇应用本品的安全性尚不明确，除非益处明显大于可能的危险，否则不应服用本品。

④ 对于精神分裂症，尚缺乏15岁以下儿童足够的临床经验。对于双相情感障碍的躁狂发作，尚缺乏18岁以下患者及青少年足够的临床经验。

⑤ 老年人起始剂量为0.5mg/d或更低，根据个体需要，剂量逐渐增至每次1～2mg，2次/d，增加剂量时须小心谨慎。

⑥ 使用本品时应从小剂量起始，加量宜缓慢，尽量维持在最小有效量。

⑦ 肝或肾功能损害者使用时，起始剂量或维持剂量应减半，剂量调整应减缓。

⑧ 本品与乙醇或其他中枢神经抑制药合用，作用可相互增强。与降压药合用，可增强本品的低血压效应。与吩噻嗪类药、TCA和一些β受

体阻断药合用，本品的血药浓度增高；本品也可加重 TCA 的不良反应。与 MAO 抑制药合用，可加重后者的不良反应。与双丙戊酸钠合用，可能引起水肿伴体重增加。与锂剂合用，可引起一系列脑病症状、EPS 和运动障碍。与左啡诺、美沙酮等合用，可加速后者的代谢。与曲马多、佐替平合用，可能会增高出现癫痫发作的风险。与 HIV 蛋白酶抑制药（如利托那韦等）合用，可能使本品的血药浓度升高，从而导致本品的毒性反应增加。与帕罗西汀合用，可出现 5-HT 综合征（参阅舒马普坦【用药监护】⑥）。本品可拮抗左旋多巴与 DA 对 DA 受体的激动作用。长期应用卡马西平及其他 CYP450 诱导药，可增加本品的清除，降低本品的血药浓度，必要时可增加剂量；一旦停用卡马西平或其他 CYP450 诱导药，则应重新确定本品的使用剂量，必要时可减少剂量。长期与氯氮平合用，可减少本品自体内清除，使本品的血药浓度增加。在老年性痴呆患者中，本品与呋塞米合用，死亡率增加。

⑨ 用药前，应告知患者或监护者：a. 本品可致体重增加，用药期间应控制饮食量，并适当增加运动量，避免体重增加。b. 出现以下症状时立即报告医师，以便及时处置：运动迟缓、肌张力障碍、吞咽困难或静坐不能（EPS）；舌在口内不自主蠕动或震颤（TD）；高热、肌强直、血压升高或降低、呼吸急促（NMS）；心动过速或高血压反应，胸闷或心区不适；烦渴或水肿、巩膜或皮肤黄染、大便灰白或呈白陶土样、浓茶样尿、上腹部不适、肝区痛（胆汁淤积性肝炎）；月经紊乱或闭经，溢乳或男子乳腺发育；体温异常或体重明显增加；尿潴留、排尿困难或尿失禁；视物模糊或性功能障碍；头晕或晕厥、皮疹或其他皮肤过敏性反应等。其他同氟哌啶醇【用药监护】⑦的 a～e。

⑩ 本品可引起 EPS，并偶见 TD、NMS。症状与处置参见氯丙嗪【用药监护】⑭～⑯。

⑪ 本品具有 α 受体阻断活性，可引起心血管反应，如低血压（尤其直立性低血压）、反射性心动过速或 QT 间期延长，也可产生心律失常。因此，用药期间应定时检测血压和 ECG，尤其在用药初期和增加剂量时要防止发生直立性低血压。患者如出现心血管反应，应考虑减量。

⑫ 本品的其他不良反应尚有：常见失眠、焦虑、激越、头痛、口干。较少见疲倦、注意力下降、便秘、性功能障碍（阴茎异常勃起、勃起困难、射精无力、性淡漠）、消化不良、恶心、呕吐、腹痛、排尿困难或尿失禁、高血压、鼻炎，以及皮疹、荨麻疹、血管神经性水肿或其他皮肤过敏反应。偶见体温失调、血浆催乳素浓度增加（其相关症状为溢乳、男子乳腺发育、月经失调、闭经）、烦渴或 SIADH 引发水中毒（出现视物模糊、嗜睡、疲乏、淡漠，水潴留、体重增加等症状）、肝功能异常、胆汁淤积性肝炎、情绪或精神障碍、躁狂或轻躁狂发作、意识障碍及癫痫发作。有轻度中性粒细胞和（或）BPC 下降的报道。另有报道，本品用于治疗具有痴呆相关精神症状的老年患者（平均年龄 85 岁）时，引起脑血管不良事件（如脑卒中、TIA，包括死亡）的发生率增加。用药期间应注意观察，并定期做相关检查，发现异常及时处置。

⑬ 本品过量可引起嗜睡、镇静、心动过速、QT 间期延长、低血压及 EPS。急性过量时，应保持气道畅通，并给予立即洗胃或活性炭及轻泻药，同时进行心血管监护（包括连续的 ECG 监测），防止发生心律失常。本品无特异的拮抗药。可采用对症支持疗法。低血压及循环衰竭者，可采取静脉输液或给予拟交感神经药等措施加以纠正。出现严重的 EPS 时，应给予抗胆碱药。

第二节　抗焦虑药

地西泮[典][基] Diazepam

（安定，苯甲二氮䓬；Apaurin，Diapam）

【药理分类】 抗焦虑药-BZP。

【适应证】 ①主要用于焦虑、镇静催眠、抗癫痫和抗惊厥，并用于缓解炎症引起的反射性肌肉痉挛等；②亦用于惊恐症、肌紧张性头痛、家族性或老年性和特发性震颤、麻醉前给药；③静脉注射为治疗癫痫持续状态的首选药。

【用法用量】 ①口服。a. 抗焦虑，每次 2.5～10mg，2～4 次/d。b. 镇静、催眠、急性乙醇戒断，第 1 日每次 10mg，3～4 次/d，以后可减至每次 5mg，3～4 次/d，年老或体弱者应减量。②肌内或静脉注射。a. 基础麻醉或静脉全麻，10～30mg。b. 镇静、催眠或急性乙醇戒断，开始 10mg，以后按需每隔 3～4h 加 5～10mg，24h 总量以 40～50mg 为限。c. 癫痫持续状态和严重复发性癫痫，开始静脉注射

10mg，以后每隔 10～15 分钟按需增加，甚至可达最大剂量。

【用药监护】 ① 下列情况禁用：对本品或其他 BZP 过敏者、孕妇（除用作抗癫痫外）、新生儿。

② 下列情况慎用：严重急性乙醇中毒（可加重中枢抑制作用）、重度重症肌无力、急性或隐性闭角型青光眼（可使病情加重）、低蛋白血症时（可导致易嗜睡、难醒）、多动症（可发生药效反常）、严重 COPD（可加重呼吸衰竭）、严重精神抑郁（可使病情加重，甚至产生自杀倾向）、昏迷或休克时（注射）及肝或肾功能损害（可延长 $t_{1/2}$）、外科或长期卧床患者（咳嗽反射可受到抑制），以及有药物滥用和成瘾史者。

③ 哺乳期妇女避免应用。

④ 幼儿中枢神经系统对本品异常敏感，必须谨慎给药。

⑤ 老年人对本品较敏感，用量应酌减。

⑥ 在分娩前 15h 内应用本品 30mg 以上，尤其肌内或静脉注射，可使新生儿窒息、肌张力减退、低温、畏食、对冷刺激反应微弱并抑制代谢。因此，分娩前和分娩时不宜应用。

⑦ 老年、体弱、幼儿、肝病和低蛋白血症患者，对本类药物的中枢性抑制作用较敏感，静脉注射时容易引起呼吸抑制、低血压、肌无力、心动过缓或心脏停搏。高龄衰老、危重、肺功能不全及心血管功能不稳定等患者，静脉注射过快或与其他中枢抑制药合用时，发生率更高，反应也更严重。因此，上述患者必须静脉注射时须十分谨慎，注射应缓慢，并慎与其他中枢抑制药合用，必须合用时应注意监测呼吸、血压和 ECG。

⑧ 对某一 BZP 过敏者，对其他同类药物也可能过敏。

⑨ 本品有成瘾性，为国家特殊管理的第二类精神药品，使用时必须严格遵守有关规定。

⑩ 本品及其他 BZP 误注入动脉，可引起动脉痉挛，导致坏疽，用药时应特别注意。

⑪ 本品及其他 BZP 与易成瘾的和其他可能成瘾的药物合用，成瘾的危险性增加。饮酒及与全麻药、可乐定、吩噻嗪类药、巴比妥类药、抗惊厥药、镇痛药、MAO-A 抑制药（如吗氯贝铵、托洛沙酮）和 TCA 合用，可彼此相互增效。本品与阿片类镇痛药合用，后者用量至少应先减至 1/3 量，而后按需要逐渐增加。与中枢抑制药合用，可增加呼吸抑制作用。与抗酸药合用，可延迟本品吸收。与抗高血压药和利尿降压药合用，可使降压作用增强。与钙通道阻断药合用，可使血压下降加重。与西咪替丁、普萘洛尔合用，本品清除减慢，$t_{1/2}$ 延长。与扑米酮合用，由于药物代谢改变，可能引起癫痫发作类型改变，需调整扑米酮的用量。与左旋多巴合用时，可降低后者的疗效。与利福平合用，增加本品的消除，血药浓度降低。与地高辛合用，可增加地高辛血药浓度而致中毒。卡马西平与经肝脏酶系统代谢的 BZP（特别是氯硝西泮）合用，由于肝微粒体酶的酶诱导作用，使卡马西平和（或）本类药物的血药浓度下降，$t_{1/2}$ 缩短。异烟肼抑制本品的消除，使血药浓度增高。

⑫ 本品与安普那韦、利托那韦合用，可使本品的血药浓度升高，有引起过度镇静和呼吸抑制的潜在危险。与雷尼替丁合用，可明显降低口服本品的 C_{ss}，同时提高本品的 CL。与利福布汀合用，可增加本品的排泄，使血药浓度降低。与芬太尼合用，可引起全身血管阻力降低，并继发 MAP 明显降低。与丁丙诺啡合用，可引起呼吸系统和心血管系统衰竭。大环内酯类抗生素，如克拉霉素、红霉素、交沙霉素、罗红霉素、醋竹桃霉素等，可抑制肝药酶对本品的代谢，从而使本品的血药浓度升高。双硫仑、伊索拉唑、奥美拉唑、氟伏沙明（500mg/d，持续 2 周）可使本品的 CL 降低，血药浓度升高，$t_{1/2}$ 延长。伊曲康唑、酮康唑可升高本品的血药浓度，并增加本品的不良反应，如镇静、疲倦、言语不清、反应减慢和其他精神运动损害等。口服避孕药及丙戊酸可减慢本品的代谢，使本品的血药浓度升高。本品可使酮洛芬、苯妥英钠、地高辛的清除率降低，血药浓度升高。茶碱可逆转本品的镇静作用。静脉给予本品后摄取高脂饮食，可使本品的血药浓度显著升高。吸烟可降低本品疗效。葡萄柚汁可升高本品的血药浓度，并增加本品的不良反应，必须避免饮用。高剂量咖啡因（500mg）可干扰本品的抗焦虑作用。

⑬ 用药前，应告知患者，用药期间须注意：a. 本品可致嗜睡、头晕、视物模糊、注意力及灵敏性降低，因此应避免驾驶及危险性较大的机器操作或高空作业。b. 不可吸烟，否则可降低本品效力。c. 不可饮酒，因乙醇可加强中枢抑制作用，引起嗜睡、呼吸抑制，甚至死亡。d. 由于高剂量咖啡因可干扰本品

的抗焦虑作用，因此应尽量避免摄入含咖啡因的食物或饮料（如咖啡、巧克力、可乐、红牛和茶等）。e. 本品可致胎儿畸形，育龄期男女患者用药期间应避孕。

⑭ 本品肌内注射时，进针宜深，推药宜慢，并注意抽回血，避免误入静脉。

⑮ 静脉注射时，不宜再用灭菌注射用水或0.9%氯化钠注射液稀释，可不经稀释直接注射；因本品几乎不溶于水，用水溶性液体稀释后可产生浑浊，从而影响疗效。静脉注射的推注宜缓慢，成人不超过5mg/min，老年人应为2～5mg/min，小儿则不超过0.08mg/(kg·min)。静脉注射过快可导致呼吸暂停、低血压、心动过缓或心脏停搏，尤其对小儿、老年人、衰弱者或肺活量小者更应注意。患者如出现呼吸抑制和血压下降，常提示已超量或注射过快。小儿用药时，应使用1ml注射器，以便于控制注射速率。静脉注射后，应使患者卧床休息3h以上，以免引起低血压性晕厥。

⑯ 本品静脉注射时，药物有可能沉淀在注射器管壁上，也有可能在穿刺近端静脉内产生细微沉淀而附着在血管壁上，从而刺激血管壁引起静脉炎，甚至发生静脉血栓。因此，应在注射后即刻用少量0.9%氯化钠注射液冲洗静脉。本品静脉注射时不可与其他药物混合给药。

⑰ 本品属长效药，原则上不应做连续静脉滴注，但在癫痫持续状态时例外。由于本品有可能沉淀在静脉输液容器或一次性输液管壁上。因此，静脉滴注时必须用0.9%氯化钠注射液为溶剂，每500ml溶液中加入本品应少于40mg，超过可析出沉淀。药液配成后应立即使用，放置时间不超过6h。在输注过程中应不时摇荡输液容器，输注结束后应再以适量0.9%氯化钠注射液冲洗输液容器或输液管。

⑱ 本品静脉注射后，应对患者做以下临床监护：a. 监测脉搏：每2～5分钟测1次，30min后改为每15分钟测1次，直至1～2h或平稳正常为止。b. 监测血压：起初2h内每15～30分钟测1次，直至平稳为止；如血压较低，应去枕平卧，必要时加用升压药。c. 监测呼吸：如呼吸次数<8次/min，清醒状态者应鼓励其努力呼吸至10～12次/min；不清醒、不合作或不能自主呼吸者，可用辅助呼吸设备使之达10～12次/min。d. 观察皮肤、黏膜和甲床的色泽变化，如有缺氧症状，应给予吸氧。e. 对呼吸抑制的易患者，如心肺功能不全、肝或肾功能损害、重症肌无力、胸部创伤及应用其他有呼吸抑制作用药物者，应备好氧气、吸痰器、通气管、呼吸器、气管插管等抢救设备及中枢兴奋药，以备不时之需。

⑲ 老年人及衰弱者用本品后易出现嗜睡、共济失调、便秘、尿潴留，特别是用量较大时。因此，这些患者用药后应特别嘱其卧床静养，并注意随访大小便情况。

⑳ 治疗癫痫时，可能增加癫痫大发作的频率和严重度，需要增加其他抗癫痫药的用量。骤然停用可使癫痫大发作的频率和严重度增加，停药应逐渐减量进行。

㉑ 本品长期大量使用可产生依赖性，应尽量避免长期大量使用。长期用药者（包括出现依赖症状者）骤然停用，可出现戒断症状，表现为睡眠困难、兴奋或抑郁、谵妄、腹部或肌痉挛、呕吐、出汗、精神错乱、畏光、抽搐、共济失调、幻视，甚至惊厥，症状可持续数周。因此，以上患者需停用本品时应逐渐减量进行，不可骤然停用。对长期应用本品需换用其他抗焦虑药的患者，也应先逐渐减少本品剂量，停用后再以其他非苯二氮䓬类药（NBZP，如丁螺环酮）代替，后者开始需应用小剂量，之后逐渐增加至常用量，不能直接应用常用量。

㉒ 对长期用药者，应定期检查血常规和肝功能，并注意观察随访有无成瘾症状。

㉓ 本品的其他不良反应尚有：常见嗜睡、头晕、乏力、萎靡、步态蹒跚（多见于老年人）等，大剂量可有共济失调、震颤。偶见精神迟钝、遗忘、视物模糊、便秘、口干、头痛、唾液多、恶心、呕吐、排尿困难、构音不清、颤抖等。罕见皮疹、白细胞减少。个别患者发生兴奋、多语、睡眠障碍，甚至幻觉。用药期间应注意观察，出现严重症状者应及时减少剂量或停止用药。停药后上述症状可很快消失。

㉔ 已有报道，本品偶可引起RM，用药期间应注意监测，症状及处置方法参阅法罗培南【用药监护】⑨。

㉕ 本品过量的指征为有持续的精神紊乱、嗜睡深沉、震颤、持续的说话不清、站立不稳、心动过缓、呼吸短促或困难、严重肌无力。处置：a. 立即停用本品。b. 及时使用BZP拮抗药氟马西尼（0.2mg，缓慢静脉注射，可重复使用，总量可达2mg）。c. 及早进

行对症处置（包括催吐、洗胃或导泻、利尿、补液、保持气道通畅等），以及呼吸和循环方面的支持疗法。

奥沙西泮[典] Oxazepam

（舒宁，优菲；Adumbran，Serpax）

【药理分类】 抗焦虑药-BZP。

【适应证】 ①主要用于短期缓解焦虑、紧张、激动；②亦用于催眠、焦虑伴有精神抑郁的辅助用药，并能缓解急性乙醇戒断症状。肌松作用较其他 BZP 强。

【用法用量】 口服。抗焦虑，每次 15～30mg，3～4 次/d。镇静催眠、急性乙醇戒断症状，每次 15～30mg，3～4 次/d；老年或体弱者开始用小量，每次 7.5mg，3 次/d。一般性失眠，15mg，睡前服。

【用药监护】 ① 下列情况禁用：对本品或其他 BZP 过敏者、孕妇及哺乳期妇女、新生儿及 6 岁以下儿童。

② 其他参阅地西泮【用药监护】②、⑦～⑪、⑬、⑲～㉕。

丁螺环酮[典] Buspirone

（布斯哌隆，丁螺旋酮；Axoren，Buspimen）

【药理分类】 抗焦虑药-NBZP（非镇静抗焦虑药）。

【适应证】 用于各种焦虑症。本品无镇静、肌松和抗惊厥作用

【用法用量】 口服。开始每次 5mg，2～3 次/d。第 2 周可加至每次 10mg，2～3 次/d。常用量 20～40mg/d。

【用药监护】 ① 下列情况禁用：对本品过敏、癫痫、急性闭角型青光眼、严重的肝或肾功能损害、重症肌无力、白细胞减少者，以及儿童、孕妇和哺乳期妇女。

② 下列情况慎用：肝或肾功能损害、肺功能不全者。

③ 老年人、肝或肾功能损害者应减量。

④ 本品与 BZP 无交叉耐受性，换用本品时不能减轻 BZP 戒断症状。

⑤ 用药期间，应定期检查肝功能与 WBC。

⑥ 本品剂量超过 30mg/d 时，与其他中枢抑制药合用，易产生过度镇静。本品与 MAO 抑制药合用，可致血压增高，甚至可能发生高血压危象。与洋地黄制剂合用，可使洋地黄从血浆蛋白结合状态中游离出来，使洋地黄血药浓度增加。与氟哌啶醇合用，可使后者的不良反应（如静坐不能或舌僵）增加。与口服避孕药合用，可使本品作用减弱。与口服降糖药合用，可增加心血管系统的毒性。与氯氮平合用，可增加胃肠道出血和高糖血症的危险性。与曲唑酮合用，ALT 可能升高。与西酞普兰合用，可使 5-HT 重吸收受抑制，出现 5-HT 综合征（参阅舒马普坦【用药监护】⑥）。利福平可诱导本品的首过代谢作用，降低本品的抗焦虑作用。氟伏沙明可抑制本品的首过效应，提高本品及其活性代谢产物的浓度。地尔硫䓬可抑制本品的首过效应，从而加强本品的作用。红霉素、红霉素-磺胺异噁唑、伊曲康唑、奈法唑酮等可抑制本品的代谢，增加本品的血药浓度，增加不良反应（如精神运动性机敏动作受累或过度镇静）。氟西汀可抑制本品的 5-HT 能作用，使焦虑症状加重。维拉帕米可抑制本品的首过代谢作用，增加本品的不良反应。西咪替丁可使本品的血药浓度增加 40%，但对本品的 AUC 影响极小。

⑦ 用药前，应告知患者，用药期间须注意：a. 本品可致头晕、视物模糊、注意力不集中现象，因此应避免驾驶及危险性较大的机器操作或高空作业。b. 不可吸烟，否则可降低本品效力。c. 不可饮酒，因乙醇可增强本品的中枢抑制作用，引起嗜睡、过度镇静，甚至呼吸抑制。d. 服药期间饮用大量葡萄柚汁可使本品的毒性增加，应予避免。e. 本品显效较慢，通常需 2～4 周，其间不可自行加量或停药。f. 本品可致胎儿畸形，育龄期男女患者用药期间应避孕。

⑧ 本品的不良反应常见头晕、头痛、恶心、乏力、烦躁不安。少见视物模糊、注意力不集中、萎靡、口干、肌痛、肌痉挛、肌强直、耳鸣、失眠、兴奋、震颤、共济失调、麻木、疲乏、感觉异常、腹泻、胃肠不适。大剂量时能升高催乳素、GH 浓度。偶见 ECG 异常、ALT 轻度升高。罕见胸痛、精神紊乱、抑郁、心动过速、肌无力。可能诱发轻躁狂或躁狂。大剂量可出现心境恶劣。以上症状在停药后可很快消失。用药期间，应注意监测，出现严重症状者应及时减少剂量或停止用药，必要时给予对症治疗。

坦度螺酮 Tandospirone

（坦道匹朗，坦度优；Sediel）

【药理分类】 抗焦虑药-NBZP（非镇静抗焦虑药）。

【适应证】 ①各种神经症所致的焦虑状态，如广泛性焦虑症；②原发性高血压、消化性溃疡等躯体疾病伴发的焦虑状态。

【用法用量】 口服。每次10mg，3次/d。根据患者年龄、症状等适当增减剂量，最大剂量60mg/d。

【用药监护】 ① 对本品过敏者禁用。

② 下列情况慎用：器质性脑功能障碍、中度或严重呼吸衰竭、心功能不全、肝或肾功能损害。

③ 妊娠或可能妊娠的妇女应用需权衡利弊。

④ 哺乳期妇女不宜应用，必须应用本品时需停止哺乳。

⑤ 早产儿、新生儿、婴儿、幼儿及小儿应用本品的安全性尚未确定。

⑥ 老年人从小剂量（如每次5mg）开始。

⑦ 用于神经症患者时，对病程长（3年以上）、病情严重或其他药物（如BZP）无效的难治性焦虑患者，本品也难以产生疗效。当用量达60mg/d仍未见明显疗效时，应考虑换用其他药物，本品不得随意长期应用。用于伴有严重焦虑症状患者时，如难以产生疗效，应在密切观察下谨慎地增加剂量，但不能超过60mg/d，如仍未显示疗效，亦应考虑换用其他药物。

⑧ 本品与BZP无交叉依赖性，如立即将BZP更换为本品时，可能出现BZP的戒断现象，加重精神症状。因此，在需要停用BZP时，应缓慢减量，不可骤然停用。

⑨ 本品与氟哌啶醇合用，可增强EPS。与钙通道阻断药（如尼卡地平、氨氯地平、硝苯地平等）合用，可增强降压作用。

⑩ 用药前，应告知患者：本品较常见头痛，嗜睡、眩晕、乏力等症状，用药期间应避免驾驶及危险性较大的机器操作或高空作业。

⑪ 本品可出现伴AST、ALT、ALP、GGT升高的肝功能异常及黄疸等，用药期间应注意观察患者，并定期做肝功能检查，发现异常时应及时处置。

⑫ 本品的其他不良反应尚有：常见心动过速、口干、出汗、食欲减退。可见心悸、胸闷、步态蹒跚、腹部不适、便秘、恶心、呕吐、胃痛、腹胀、腹泻、N-乙酰-β-D-葡萄糖苷酶（NAG）升高。偶见倦怠感、情绪不佳、头重、失眠、噩梦、震颤、类似帕金森病样的症状、BUN增高、EOS增加、四肢麻木、眼睛蒙眬、恶寒、发热（脸红、灼热感）、水肿，以及皮疹、荨麻疹、瘙痒等过敏反应。用药期间应注意观察，出现上述异常症状时应根据情况及时采取减量或停药措施，必要时给予对症处置。

第三节 抗抑郁药

氟西汀[典] Fluoxetine

（百优解，百忧解；Adofen，Fluctin）

【药理分类】 抗抑郁药-SSRI。

【适应证】 ①用于MDD、强迫症（OCD）、神经性贪食症（BN），为老年MDD首选药；②亦用于具有或不具有广场恐惧症的惊恐症。

【用法用量】 口服。①普通片：MDD，20mg，早上顿服，如必要，3～4周可加量，最大剂量不超过80mg/d。OCD，20mg，1次/d，如疗效欠佳，2周后逐渐加至最大剂量60mg/d。BN，60mg，1次/d，老年人减量或减少给药频率（如隔日1次）。②肠溶片：90mg，1次/周，每周固定某日早餐后服用（不可咀嚼）。急性期应使用普通片，待MDD症状缓解4周以上后，使用肠溶片。由于本品从体内清除较慢，由20mg、1次/d普通片转为服用肠溶片时，需间隔7d（从停用普通片时计算）。WHO达成的共识认为，抗抑郁药持续治疗至少6个月。

【用药监护】 ① 重要警示：本品和其他SSRI（下简称SSRI）与其他抗抑郁药一样，可增加MDD（包括其他适应证）患者自杀意念、自伤及自杀行为（或自杀相关事件）等的危险，用于其他精神疾病（如OCD和社交焦虑障碍）时也出现类似的风险。儿童、青少年和＜24周岁青年和有自杀相关事件病史、在接受治疗之前就存在明显自杀倾向的患者，发生自杀意念和自杀倾向的危险率更高，而且这种危险有可能在整个治疗期间持续存在，直至症状显著缓解。因此，如考虑将本类药物用于这些有高风险的患者，必须在其风险和临床需求之间进行权衡。

② 下列情况禁用：对 SSRI 及其赋形剂过敏者、正在服用 MAO 抑制药者。

③ 下列情况慎用：有过敏反应史、癫痫（如癫痫控制不良者避免使用，惊厥发作者停止使用）、心脏病（包括心肌梗死和其他未经控制的心血管疾病）、糖尿病、闭角型青光眼、有躁狂病史、出血性疾病（尤其胃肠道出血）、明显肝或肾功能损害、正在服用增加出血风险药物的患者，以及从事驾驶车辆、高空作业或操纵机器人员。

④ 孕妇应用 SSRI 的安全性尚未确定，因此孕妇或哺乳期妇女不宜服用，除非在利大于弊时方可使用。哺乳期妇女必须应用本类药物时需停止哺乳。

⑤ 儿童和青少年（＜18 岁）应用本类药物的安全性及有效性尚未确定，不推荐应用。

⑥ 老年人应减量或减少给药次数，增加剂量宜慢，通常不应超过 40mg/d，最大剂量 60mg/d。

⑦ 肝或肾功能损害者需考虑减少起始剂量，之后可根据治疗反应酌情逐渐增加剂量。

⑧ SSRI 与其他抗抑郁药一样，用药时须注意：a. 使用时必须全面考虑患者症状特点、年龄、身体状况、药物的耐受性及有无合并症，予以个体化合理用药。b. 在开始抗抑郁药治疗时，必须使用小剂量，之后逐步递增剂量，并尽可能采用最小有效量，使不良反应减至最少，以提高服药的依从性。当小剂量疗效不佳时，可根据药物不良反应和患者对药物的耐受情况，逐渐增至足量（有效药物上限）。c. 大多数 SSRI 的起效时间较慢，一般在开始用药后 1～2 周才起效，达最大效应需要时间更长，有些甚至需要 5～6 周，因此切忌频繁换药。d. 换用其他抗抑郁药时须谨慎，只有在足量、足疗程使用无效时，方可考虑换用同类另一种药物或作用机制不同的另一类药物。换用不同种类的抗抑郁药时，应该停留一定的时间，以利于药物的清除，防止药物相互作用。本品需停药 5 周才能换用 MAO 抑制药，其他 SSRI 需 2 周。MAO 抑制药停用 2 周后才能换用 SSRI。e. 尽可能单一用药，以避免发生药物相互作用，只有在足量、足疗程单一用药治疗无效时，才可考虑两种作用机制不同的抗抑郁药联合应用。一般不主张联用两种以上抗抑郁药。

⑨ SSRI 与其他抗抑郁药一样，当用于 MDD 时，在症状改善前（治疗的最初几周或其后数周内）、改变用药剂量时或疾病恢复的早期阶段，自杀的风险性可能会增加。由于 MDD 本身和使用本类药物发生的其他精神类事件也可增加自杀的风险，因此在开始治疗的数月内或者是改变剂量（无论是增加或减少剂量）或改变剂量方案期间，无论治疗哪种适应证，都必须严密观察和合理监测所有年龄患者的任何临床症状恶化（包括出现新的症状）、自伤或自杀行为、自杀意念、自杀倾向或暴力倾向及其他异常的行为变化，尤其对 MDD 患者。大剂量服用 SSRI 可能导致一些患者出现药物性孤独症，但停用后症状可消失。这些观察应包括在最初治疗的 4 周内，每周与患者或其监护者当面沟通至少 1 次，在随后的 4 周内，每隔 1 周随访 1 次至第 12 周，在 12 周后定期随访和出现相应症状时及时随访，并要求其监护者密切监视患者用药后的任何自伤或自杀企图（或行为）和异常的行为变化，及时与经治医师保持沟通，以便及时处置。鉴于以上原因，对本类药物的处方剂量应进行限制，特别是在治疗的初期。在儿童和 18 岁以下青少年的临床试验中，抗抑郁药用于 OCD 时发生与自杀相关的行为（自杀企图和自杀观念）和敌意（如攻击性、对抗行为和易怒）的频率高于安慰剂组。因此，应用抗抑郁药治疗儿童和青少年 OCD 时的监护原则同上。

⑩ SSRI 与其他抗抑郁药一样，可增加癫痫发作的风险。因此，有不稳定性癫痫的患者或癫痫控制不良的患者必须避免应用本类药物。治疗中如有惊厥或癫痫发作，应停止使用本类药物。对癫痫已经得到控制的患者应进行密切监控，如癫痫发作频率增加，亦应停止使用本类药物。另有少量报道，正服用 SSRI 患者可延长 ECT 诱发的癫痫发作和（或）继发癫痫。因此，本类药物与 ECT 联合治疗时应加强监测，防止诱发癫痫。

⑪ SSRI 可影响糖尿病患者的血糖浓度，可能引起低血糖，停药后继而又出现高血糖。因此，糖尿病患者使用或停用本类药物时，应监测血糖水平，并调整抗糖尿病药的剂量。

⑫ SSRI 为 CYP2D6 酶抑制药（本品和帕罗西汀为 CYP2D6 酶强抑制药，舍曲林为中度抑制药；氟伏沙明和西酞普兰虽为弱抑制药，但高剂量时仍能显著抑制 CYP2D6 酶系

统），经 CYP2D6 酶系统代谢，与同样经此酶系统代谢的而且治疗窗很窄的药物（如氟卡尼、恩卡尼、普罗帕酮、阿义马林、美托洛尔、比索洛尔、利培酮、阿托西汀、卡马西平、可待因及 TCA 等）合用时，其起始剂量应降低或将治疗剂量调至治疗范围下限（如患者在近 5 周内曾服用本类药物，亦适用此原则），同时加强临床监测。患者如出现异常，应及时调整剂量或停药对症处置。

⑬ 不推荐 SSRI 与以下药物合用，必须合用时应注意监测，并及时调整剂量：a. 与中枢抑制药合用，中枢抑制作用增强。b. 与 CYP450 抑制药合用，可增加本类药物的血药浓度。c. 与 CYP450 诱导药合用，可降低本类药物的血药浓度。d. 与锂剂合用，可出现锂中毒症状（抽搐、意识障碍、肌张力增高、深反射亢进、震颤等）。e. 与曲马多合用，可引起癫痫发作。f. 与曲坦类药物合用，可增加发生冠状动脉痉挛和高血压的风险。g. 与口服抗凝药（如华法林）合用，后者的效用增强，出血的危险性增加，但西酞普兰无此作用。h. 当本类药物与已知的 CYP450 抑制药合用时，应考虑使用剂量范围的低限；而当本类药物与已知的 CYP450 诱导药（如利福平、苯巴比妥等）合用时，则无须考虑调整起始剂量，随后剂量的调整应视临床反应（疗效及耐受性）而定。

⑭ 使用 SSRI，包括 SNsRI（如文拉法辛、度洛西汀、米那普仑）或 SNRI（如瑞波西汀、马普替林）、去甲肾上腺素能及特异性 5-HT 能抗抑郁药（NSSA，如米氮平）或 5-HT 受体拮抗药/再摄取抑制药（SARI，如曲唑酮）治疗时，可能发生致命的 5-HT 综合征（参阅舒马普坦【用药监护】⑥），尤其在与 MAO 抑制药（如异丙烟肼、异丙氯肼、异卡波肼、苯乙肼、尼亚拉胺、苯丙胺、苯环丙胺、乙色胺、美巴那肼、吗氯贝胺、溴法罗明、阿米夫胺、托洛沙酮、Tetrindole、苯氟沙酮、西莫沙酮、德弗罗沙酮、帕吉林、司来吉兰、雷沙吉兰、左旋多巴、丙卡巴肼、丙卡巴肼、异烟肼、呋喃唑酮、酮康唑、灰黄霉素、利奈唑胺和亚甲蓝等）合用时，可引起严重的中枢神经毒性或 5-HT 综合征（主要表现为肌阵挛、多汗、腹泻、震颤、高热、精神障碍等，详见舒马普坦【用药监护】⑥）。5-HT 综合征与 NMS（主要表现为肌强直、高热、出汗、心动过速、呼吸急促、意识障碍等，详见氯丙嗪【用药监护】⑯）的症状甚为相似，但两者的治疗迥然不同。5-HT 综合征的轻症大多在停用相关药物后 24h 内自行缓解，严重者主要用 H_1 受体拮抗药赛庚啶或美西麦角治疗，而 NMS 则主要用骨骼肌松弛药丹曲林解救。因此，禁止上述各类药物与 MAO 抑制药同时服用。使用 SSRI 的患者，除本品至少停药 5 周和艾司西酞普兰至少停药 1 周后才可服用 MAO 抑制药［如长期应用和（或）服用剂量较高时，这两种药的停用时间还应适当延长］外，其余各药至少停用 2 周后才可服用 MAO 抑制药；由 MAO 抑制药改用 SSRI 时，非可逆性 MAO 抑制药（如苯丙胺）至少停药 2 周，可逆性 MAO 抑制药（如吗氯贝胺）至少停药 1d 后，方可改服 SSRI。使用文拉法辛或瑞波西汀的患者，必须停用 1 周后才能使用 MAO 抑制药；使用 MAO 抑制药的患者，必须停用 2 周后才能使用文拉法辛或瑞波西汀。根据度洛西汀的 $t_{1/2}$，使用度洛西汀的患者必须停用 5d 后才能使用 MAO 抑制药；使用 MAO 抑制药的患者，必须停用 2 周后才能使用度洛西汀。值得注意的是，某些中药也有 MAO 抑制作用，如靛红、鹿茸、山楂、何首乌等，用药时亦须注意。

治疗中如出现上述症状，应立即终止上述药物治疗，患者大多在停药后 24h 内自行缓解，必要时给予赛庚啶或美西麦角及其他对症支持治疗。

SSRI、NSSA、SARI、SNaRI 和 SNRI 与同类或这些药物中的任一药物，或增加 5-HT 能神经功能的药物［如 TCA（阿米替林、去甲替林、普罗替林、丙米嗪、多塞平、度硫平、氯米帕明、曲米帕明、洛非帕明、地昔帕明、阿莫沙平等）、5-HT 前体药（色氨酸、羟色氨酸）、5-HT 激动药（如丁螺环酮、坦度螺酮、麦角胺、双氢麦角胺）、曲坦类（如舒马普坦、佐米曲普坦、那拉曲坦、阿莫曲坦、依来曲普坦、夫罗曲坦等）、麻醉性镇痛药（如哌替啶、吗啡、美沙酮、羟考酮、氢可酮、喷他佐辛等）、抗惊厥药（卡马西平和丙戊酸钠等）、曲马多、溴隐亭、右美沙芬等］、促 5-HT 释放药（如可卡因、安他非命、芬氟拉明、右芬氟拉明、苯丙胺及其衍生物、蛇根碱、异丙芬、米氮平等）、致幻剂（LSD 和 MDMA，前者俗称一粒砂，后者又称摇头丸）、HIV 蛋白酶抑制药（利托那韦，为 CYP3A4 和 CYP2D6 双重抑制药），以及去甲肾上腺素、5-HT和DA再摄取抑制药，如西布曲明、贯叶连翘（圣约翰草）提取物、三七总苷、银杏叶制剂等合用，则可引起5-HT综合征或增加发生5-HT综合征风险，必须合用时应极其慎重，并密切监测临床治疗反应。一旦发生5-HT综合征，即按以上方法处置。

⑮ SSRI、NSSA、SARI、SNaRI和SNRI均罕见EPS，其主要表现为静坐不能和运动不能，可出现主观上不愉快或令人不安的躁动、无原因地乱活动或不能自主地不停运动、不能安静地坐立，以及意志性动作缓慢和运动不能，少数患者还表现出抽搐或震颤。这些症状多在治疗的头几周内出现。治疗中，患者如出现上述症状，应立即减量观察，症状严重时应立即停药处置（方法参阅氯丙嗪【用药监护】⑭）。

⑯ 使用SSRI、NSSA、SARI、SNaRI及瑞波西汀时，可出现可逆性低钠血症和（或）SIADH（参阅奈达铂【用药监护】⑥），多见于老年女性患者和使用利尿药者，通常会在治疗终止时恢复正常。因此，用药期间应密切监测上述病症的体征和症状，并定期监测血钠水平，发现异常及时停药处置。

⑰ 长期使用SSRI、NSSA、SARI、SNaRI和SNRI的患者，骤然停用或减量过快会使大脑神经递质功能出现紊乱而出现撤药综合征，表现为恶心和/或呕吐、腹泻、出汗、头痛、流涕、肠胃不适、周身酸痛、头晕、眩晕、耳鸣、感觉异常、睡眠障碍、口干、激越或焦虑、嗜睡、惊厥、震颤、精神错乱、意识模糊等症状，其中出汗是撤药综合征的最常见症状。绝大多数的撤药反应为轻度，并且无须治疗即可恢复，但也有少数患者可能症状较重。停药反应通常发生在停药的前几日内。症状一般具有自限性，通常会在停药2周内缓解，部分患者可能会迁延不愈（2～3个月或更长）。长期应用（超过6周）需停药时，应根据药物的特性和患者的治疗剂量、治疗周期及个体差异决定逐渐减量的时间。一般需在停止治疗前至少1～2周内逐渐减量，并密切观察患者反应。如减量或停药后出现不能耐受症状，可考虑恢复到前次的用药剂量，待症状消失并平稳后，可继续降低剂量，但应以更加平缓的速率进行。但患者由抑郁症转为躁狂症时应立即停药，必要时给予镇静药。本品停用后，药物的作用还可持续5周，故仍须继续监测服药期间的所有反应。

⑱ SSRI和SNaRI均偶可引起皮肤出血（如瘀斑和紫癜），并罕见其他出血症状（如妇科异常出血、胃肠道出血及其他皮肤或黏膜出血）。在服用氟西汀患者中，瘀斑少有报道。因此，用药期间应注意观察，尤其对合用已知影响血小板功能药物（如非典型抗精神病药氯氮平、吩噻嗪类、大多数TCA、阿司匹林及其他NSAID）的患者，以及既往有出血史的患者，发现异常及时处置。

⑲ 流行病学研究表明，长期接受SSRI（如西酞普兰、艾司西酞普兰、依他普仑、氟西汀、氟伏沙明、帕罗西汀、舍曲林等）和TCA（如阿米替林、氯米帕明、度硫平、丙米嗪、洛非帕明、去甲替林等）治疗的患者发生脆性骨折的风险会增加，主要发生在50岁和50岁以上患者，且以女性患者居多。另有研究发现使用SSRI与骨密度降低有关联。因此，长期应用上述药物时至少每年检测1次骨密度，并提醒患者在日常活动中（尤其在冬季）注意避免发生骨折。

⑳ 使用SSRI前，应告知患者（或其监护者）：a. 本类药物可引起头晕、倦怠、嗜睡、视力改变、注意力涣散等反应，可能影响注意力和反应性，用药期间应避免驾驶及危险性较大的机器操作或高空作业。b. 乙醇或可增强本类药物的中枢抑制作用或可能增加精神和运动技能损害的危险，用药期间应避免饮酒及含乙醇的其他饮料；乙醇对帕罗西汀虽无这些作用，但用药期间亦应避免饮酒。c. 服用本类药物期间不得随意应用中枢抑制药，尤其不要随意服用镇静催眠药或强镇痛药，必须应用时需咨询医师，并在医师的指导下使用。d. 本类药物偶可引起直立性低血压，用药期间（尤其在用药初期和增加剂量时）应注意预防，比如每次服药后至少应卧床休息1h，避免强力劳作或过度活动；由蹲或卧位直立时，宜扶持，应缓慢；不宜热水浸浴，热水淋浴时间也不宜过长，老年人、体弱者及疲倦和饥饿状态时尤然。e. 本类药物偶可引起光敏反应，用药期间应避免人工紫外线照射，烈日下外出也应采取遮阳防晒措施，避免引起光敏性皮炎。f. 长期应用本类药物不可擅自骤然停用或陡然减量，停药或减量应在医师的指导下进行，一般需经过2周的过渡期，以逐渐减少用量，避免出现撤药反应。g. 本类药物起效慢，用药后1～4周才产生明显效应（如氟西汀用药后1～2周起效，4周才达到最大效应），不要因服药后未见明显疗效而自行增量或停用，应严格遵医嘱用

药。h. 本类药物一般于早上顿服，如出现嗜睡、乏力现象，可改为晚上服用。i. 治疗中如出现以下症状，应及时暂停用药，并立即就医：心率或心律异常；过敏反应（包括皮疹和光敏反应）或其他皮损现象；躁狂时、抽搐发作或抽搐发作频率增加、癫痫发作；精神反应或低血糖症状；皮肤或黏膜出血（如瘀斑或紫癜）；动作或视觉异常；尿潴留或尿频；肌痛或肌无力、尿呈茶色或可乐色（RM）；呼吸或吞咽困难；性功能障碍或阴茎异常勃起；痛经或妇科异常出血；血压升高、肌阵挛、僵硬、多汗、震颤、腹泻、高热、烦躁不安（5-HT综合征）等。

㉑ 本品禁止与硫利达嗪合用，同时也禁止在停用本品不足5周时服用硫利达嗪；这是因为后者可引起剂量依赖的QTc间期延长，可能引起致命性心律失常（如TDP）和猝死，而本品可抑制其代谢，使其血药浓度增高，不良反应加重，发生率增加。本品可增加美托洛尔或普萘洛尔的血药浓度，并可引起严重的心动过缓或心脏传导阻滞，应避免合用。本品可抑制硝苯地平和维拉帕米的代谢，使血药浓度增加，合用可出现硝苯地平或维拉帕米中毒症状（如潮红、恶心和水肿），减少剂量后症状可消退。本品可增加洋地黄制剂的血药浓度，使洋地黄毒苷和地高辛的作用和毒性增强。本品与苯妥英钠合用时，后者的血药浓度发生变化，并有发生毒性反应的报道，必须合用时应监测后者的血药浓度，及时小心地调整剂量。

㉒ 尽管本品高剂量时可能增加不良反应的发生，但如治疗2周仍未见效，应可考虑增加本品剂量。如治疗10周仍无改善，则应考虑换药。如疗效较好，可根据个体差异小心调整剂量，然后以最小有效量维持治疗。

㉓ 本品及其活性代谢产物去甲氟西汀的 $t_{1/2}$ 较长，分别为1～3d（长期用药为4～6d）和4～16d，这一特点在分析药物间在药效动力学和药代动力学上的相互作用时（如从本品换用其他抗抑郁药时）必须考虑，以免因此而发生不良。

㉔ 本品偶可引起过敏反应，表现为瘙痒、皮疹、风疹、脉管炎、血清病型反应、面部水肿、寒战、发热，甚至引发进一步的全身反应，有时非常严重（包括皮肤、肾脏、肝脏和肺部）。也可出现光敏反应和非常罕见的Lyell综合征、多形性红斑或SJS。因此，用药期间（尤其用药初期）应注意观察，患者如出现皮疹或其他可能的过敏现象而不能确定病因时，必须停用本品，必要时给予抗过敏或其他对症治疗。

㉕ 本品的其他不良反应尚有：常见头痛、焦虑、畏食、腹泻、倦怠、失眠、恶心等。少见咳嗽、胸痛、味觉改变、呕吐、胃痉挛、食欲缺乏或体重下降、便秘、视力改变、多梦、注意力涣散、头晕、口干、吞咽困难、心率加快、直立性低血压、呼吸困难、乏力、关节痛、肌痛、肌无力、尿潴留、尿频、痛经、溢乳、皮肤潮红、性功能障碍、阴茎异常勃起、视觉障碍及瞳孔散大等。偶见癫痫发作和诱发躁狂。罕见听力障碍、肺炎性变化和（或）纤维化。有引起NMS及RM的报道。用药期间应注意观察，发现异常及时给予减量或停药对症治疗。

㉖ 本品过量的主要表现为恶心、呕吐、易激惹、嗜睡、兴奋、心动过速、震颤、躁狂发作、抽搐、癫痫发作，并可能出现肺功能紊乱和心血管功能紊乱（包括无症状的心律失常，甚至心脏停搏），以及从激越到昏迷的中枢神经系统状态改变等。罕见本品过量致死的报道。处置：a. 洗胃，并进行呼吸道保护处理，但不能催吐。b. 给服活性炭和山梨醇，以减少吸收。c. 监测心脏和生命体征，维持呼吸和心脏功能。d. 监测心血管功能。e. 必要时可应用抗癫痫药物（如地西泮），以控制癫痫发作。无特效解毒药。强制利尿、血液透析、血液灌注和体液交换等治疗方法均不理想。

帕罗西汀[典][基] Paroxetine

（帕罗克赛，赛乐特；Paroxetinum，Seroxst）

【药理分类】 抗抑郁药-SSRI。

【适应证】 用于MDD、OCD、惊恐障碍及社交恐怖/社交焦虑障碍等。

【用法用量】 口服。①MDD、社交恐怖/社交焦虑障碍：起始剂量20mg，早上顿服，可根据临床反应增减剂量，每次增减10mg，间隔不得少于1周，最大剂量不超过50mg/d；老年人、肝或肾功能损害者，可从10mg/d开始，最大剂量不超过40mg/d。②OCD：起始剂量20mg，早上顿服，每周增加10mg，一般剂量为40mg/d，最大剂量不超过60mg/d。③惊恐障碍：起始剂量10mg，早上顿服，每周增加10mg，一般剂量为40mg/d，最大剂量不超过50mg/d。服用时，药片应完整吞服，勿咀嚼。

【用药监护】 ① 由于严重肾功能损害（CL_{Cr}<30ml/min）或肝功能损害者，服用本品后血药浓度较健康人高。因此推荐剂量为20mg/d，如需要增加剂量，也应限制在服药范围的低限。

② 本品逐渐减量停药方案为：以周为间隔逐渐减量，每周的日用剂量比上周的日用剂量减少10mg，每周减量1次。当日用剂量减至20mg时，再按此剂量继续用药1周，然后停药。如减量或停药后出现不能耐受的症状，可考虑恢复到前次的用药剂量治疗。然后，可继续进行减量方案，但减量要更加缓慢。

③ 本品与甲硫哒嗪和阿司咪唑合用，可引起严重的不良反应，因此本品禁止与这两种药物合用。与苯妥英钠及其他抗惊厥药（包括苯巴比妥）可诱导本品代谢，合用时本品的血药浓度及疗效降低，不良反应增加。本品可增强强心苷（如地高辛）的药效。与Fosamprenavir/利托那韦合用，能显著降低本品的血药浓度，合用时应根据临床效果（耐受性和有效性）进行剂量调整。与丙环定合用，丙环定的血药浓度显著增加，如出现抗胆碱能效应，其剂量应减少。与匹莫齐特合用，匹莫齐特的血药水平升高；由于匹莫齐特治疗指数狭窄并能延长QT间期，因此严禁两者合用。与NSAID或阿司匹林合用，可增加出血的风险。与奥氮平、酪氨酸合用，出现5-HT综合征的危险性增高。由于本品与血浆蛋白高度结合，若与其他蛋白高度结合药物合用，其他药物的游离浓度会升高，并有可能导致不良事件；相反，被其他蛋白高度结合药物置换出的本品也会引起不良反应。本品可使茶碱的血药浓度增高，使出现茶碱毒性的危险性增高。利托那韦、奎尼丁可抑制本品的代谢，使本品的血药浓度增高，不良反应增加。赛庚啶可拮抗突触后5-HT，导致本品的药效降低。

④ 用药初期常出现头痛、失眠、激动或神经质症状，降低剂量或给予对症治疗可很快消失，不影响继续用药。

⑤ 单次给药后，可出现轻度心率减慢、血压波动，对有心血管疾病或新发现的心肌梗死患者，应加强监测，以免影响或加重原有疾病。

⑥ 性功能障碍是本品很常见的一种不良反应，女性表现为性欲低下、快感缺失或延迟、阴道干涩、性事疼痛，男性表现为勃起障碍（包括勃起不坚）、射精延迟或射精不能，发病率女性高于男性（女性43%，男性31%），情绪低落人群高于情绪正常人群。用药期间，应加强随访，患者如出现性功能障碍应根据情况分别采用减量观察、间歇给药（给药3d停药1d）或改换其他抗抑郁药（如西酞普兰或舍曲林）治疗。

⑦ 本品的其他不良反应尚有：常见恶心、呕吐、腹泻、口干、食欲减退、便秘、眩晕、嗜睡、失眠、震颤、哈欠、出汗、尿潴留、尿失禁、视物模糊、虚弱无力及CHO水平升高。少见皮肤和黏膜出血（多为瘀斑）、意识模糊、幻觉、窦性心动过速、血压一过性升高或降低、皮疹。偶见EPS（包括口面肌障碍）和戒断综合征，均较其他SSRI常见。罕见低钠血症、躁狂、惊厥、血清氨基转移酶升高、高催乳素血症/溢乳。很罕见血小板减少、过敏反应（包括荨麻疹和血管神经性水肿）、SIADH（参阅奈达铂【用药监护】⑥）、5-HT综合征、急性青光眼、胃肠道出血、肝炎［有时伴有黄疸和（或）肝衰竭］、光敏反应、外周性水肿。用药期间，应注意观察随访，并定期做相关检查，发现皮疹及其他过敏反应、EPS、躁狂、惊厥、胃肠道出血、黄疸或肝功能障碍等严重反应，必须及时停药处置。

⑧ 本品过量可引起恶心、呕吐、口干、烦躁、心动过速、血压变化、头痛、眩晕、兴奋、嗜睡、震颤或抽搐、瞳孔散大，偶可引起昏迷和ECG变化（如PQ间期延长）。过量无特效解救药，可给予对症及支持治疗。

⑨ 其他参阅氟西汀【用药监护】①～⑳。

氟伏沙明 Fluvoxamine

（氟戊肟胺，兰释；Avoxin，Faverin）

【药理分类】 抗抑郁药-SSRI。

【适应证】 MDD、OCD及相关症状的治疗。

【用法用量】 口服。① MDD：50～100mg/d，晚上服用；最大剂量不超过300mg/d；症状缓解后，继续服用至少6个月；如剂量超过150mg/d，可分次服用，老年人及肝或肾功能损害者适当减少剂量；用于预防复发的推荐剂量为100mg/d。② OCD：起始剂量50mg/d，睡前服用，服用3～4d后开始小心增量，有效剂量为100～300mg/d，最大剂量为300mg/d。本品宜用水吞服，不应咀嚼。

【用药监护】 ① MDD儿童不推荐应用。

② 本品与奎尼丁合用，能增强心脏毒性，引起室性心律失常、低血压或心力衰竭。与西沙必利、硫利达嗪、特非那定、阿司咪唑、匹莫齐特合用，可增加对心脏的毒性，引起QT间期延长、心脏停搏等。与苯妥英、茶碱等合用时，会产生明显的临床效应，合用时应调整这些药物的剂量。本品可增加苯二氮䓬的血药浓度。本品可提高普萘洛尔的血药浓度，合用时应减少后者的剂量。治疗严重的已抗药的MDD时，本品可与锂剂合用，但应减少锂剂的用量，并严密监测血锂浓度和临床反应，防止发生5-HT综合征。本品可使美沙酮的血药浓度升高，易出现戒断症状。尼古丁可增强本品的代谢，吸烟者需适当增加剂量。

③ 本品的不良反应常见恶心，有时伴呕吐，服药2周后通常会消失；其他还常见口干、腹泻、畏食、便秘、消化不良、腹部不适、头痛、嗜睡、眩晕、焦虑、失眠、激动、震颤。偶见5-HT综合征、凝血功能障碍、多汗、心悸、心动过速、SIADH（参阅奈达铂【用药监护】⑥）、溢乳、闭经、脱发、肌无力、体重增加或减少。用药期间应注意观察，出现异常时及时对症处置，必要时减量或改换其他抗抑郁药治疗。

④ 本品过量的症状与处置：最常见的是胃肠症状（恶心、呕吐、腹泻）、精神不振、眩晕。其他如心脏症状（心动过速或过缓、低血压）、肝功能异常、惊厥及昏迷等也有报道。过量无特异性拮抗药，应尽快排空胃内容物，及时给予对症治疗，可反复使用活性炭。利尿和透析未见良好效果。

⑤ 其他参阅氟西汀【用药监护】之①～⑳。

舍曲林[典] Sertraline

（曲优解，珊特拉林；Lustral，Sertralin）

【药理分类】 抗抑郁药-SSRI。

【适应证】 ①治疗MDD的相关症状，包括伴随焦虑、有或无躁狂史的MDD。疗效满意后，继续服用可有效地防止MDD的复发。②治疗OCD。疗效满意后，继续服用可有效地防止OCD的复发。

【用法用量】 口服。50mg，1次/d，疗效不佳而对药物耐受较好时，可逐渐增加剂量，但间隔时间不应短于1周，每次增加50mg，最大可增至200mg/d，1次/d。服用7d左右可见疗效，完全的疗效则在服药的第2～4周才显现，OCD疗效的出现则可能需更长时间。长期用药应根据疗效调整剂量，并维持在最低的有效治疗剂量。

【用药监护】 ① 由其他SSRI、抗抑郁药或抗OCD药转换为本品治疗的最佳时机尚无经验。由一种SSRI转换为另一种药物治疗的清洗期目前还未确定。因此，转换治疗时须谨慎小心（尤其长效药物，如氟西汀），必须进行慎重的药效学评价和临床监测。

② 本品有诱发躁狂或轻度躁狂或癫痫发作的潜在危险性，应特别注意监测。这些症状一旦出现，即应停止给药。

③ 对儿童患者应使用较低剂量，尤其6～12岁体重较轻者。

④ 本品与匹莫齐特合用，后者的血药浓度升高；由于后者的治疗窗较窄，故禁止与其同服。与苯妥英长期合用，后者的血药浓度虽未见显著升高，但如需与本品合用，在开始加用本品时应监测后者的血药浓度，并根据情况调整其剂量；与苯妥英合用，本品的血药浓度下降。与西咪替丁合用，可明显降低本品的清除，使本品的血药浓度升高。与甲氧氯普胺合用，可出现多巴胺能抑制协同作用，导致EPS。与阿普唑仑、氯氮平、多非利特、氟卡尼、氟奋乃静、拉莫三嗪、普罗帕酮、卡马西平等合用，可抑制后者的代谢，使出现中毒的危险增加。与特非那定、阿司咪唑合用，可增加心脏的毒性，引起严重的心脏不良反应（QT间期延长、TDP及心脏停搏）。利福平可诱导本品的代谢，使本品失效。葡萄柚汁可抑制本品的代谢，导致本品的血药浓度升高，增加发生不良反应的危险。

⑤ 本品的其他不良反应尚有：常见恶心、腹泻、便秘、畏食、消化不良、眩晕、心悸、震颤、失眠或嗜睡、口干、多汗、性功能障碍（男性射精延迟或性欲减退，女性性欲减退）。少见ALT及AST升高、腹痛、头痛、高血压或低血压、晕厥、心动过速、ECG异常、体重改变、静坐不能、痛经、闭经等。偶见溢乳、男子乳腺发育、SIADH（参阅奈达铂【用药监护】⑥）、甲状腺功能减退、阴茎异常勃起、瞳孔变大、尿失禁及尿潴留、水肿、食欲增强、凝血障碍、CHO增高、精神运动性

兴奋、抑郁、欣快、幻觉、感觉障碍、视觉异常（复视、畏光、调节异常、眼干燥症）、呼吸困难、过敏反应（皮疹、瘙痒、荨麻疹、发热、哮喘、血管神经性水肿、光过敏反应）、乏力、面色潮红、关节痛、脱发等。罕见胰腺炎、血小板功能改变、异常出血（如鼻出血、胃肠出血或血尿）、中性粒细胞缺乏、紫癜及血小板缺乏症、耳鸣、严重肝病（包括肝炎、黄疸和肝衰竭），以及多形性红斑、SJS 及 Lyell 综合征（分别参阅氨苄西林-舒巴坦钠【用药监护】⑥和阿莫西林-克拉维酸钾【用药监护】⑩）。用药期间应注意观察，并定期做血常规、肝功能及其他相关检查，出现异常时给予对症治疗，必要时减量或改换其他药物。

⑥ 本品过量可出现嗜睡、恶心、呕吐、心动过速、ECG 改变、焦虑不安、瞳孔散大、震颤等症状。处置：a. 保持气道通畅，确保充分的供氧及换气；b. 使用泻药、活性炭，并催吐或洗胃；c. 监测 ECG 和生命体征；d. 给予对症治疗及支持疗法。本品 V_d 较大，强迫利尿、透析、血液灌注及换血疗法均无明显疗效。

⑦ 其他参阅氟西汀【用药监护】①～⑳。

西酞普兰[典] Citalopram

（西普妙，易特安；Cipram，Nitalapram）

【药理分类】 抗抑郁药-SSRI。

【适应证】 用于各种类型的 MDD。

【用法用量】 口服：20mg，1 次/d；根据个体患者的应答，可增加剂量，每次增加剂量必须间隔 2 周，最大剂量为 40mg/d。长期用药时，应维持在最小有效量。65 岁以上老年人剂量减半，可从 10mg/d 开始，最大剂量为 20mg/d。轻中度肝功能损害者在开始 2 周的治疗中使用 10mg/d 的起始剂量；根据个体患者的应答，最大剂量可增加 20mg/d，重度肝功能损害者在进行剂量调整时须格外谨慎。对于已知在 CYP2C19 方面为弱代谢的患者，可在最初 2 周的治疗中使用 10mg/d 的起始剂量；根据个体患者的应答，最大剂量可增加至 20mg/d。本品通常在服药 2～4 周后开始出现抗抑郁效果。因此，必须持续适当长的时间（通常至恢复后 6 个月），以防止复发。复发者需继续进行数年维持治疗，防止重新发作。本品可在一日的任何时候服用，不需要考虑食物摄入情况。

【用药监护】 ① 已知患有 QT 间期延长或先天性长 QT 综合征（LQTS，又称复极延迟综合征）患者禁用。

② 本品禁止与利奈唑胺、匹莫齐特合用，合用可能引起严重的有时为致命的反应，如严重的 5-HT 综合征或 QT 间期延长和 TDP。

③ 本品与阿利马嗪合用，本品的血药浓度比单用时升高 36%，这可能与后者抑制本品的代谢有关。与氟哌利多合用，可增加心脏毒性，引起 QT 间期延长、TDP 或心脏停搏。与多种抗精神病药（如奋乃静、左美丙嗪、氟哌啶醇、氯丙嗪等）合用，均未见相互作用。本品不影响茶碱、华法林的药代动力学。

④ 本品有引发心脏电活动异常变化的风险，可导致剂量依赖性 QT 间期延长。在临床使用过程中，本品引起的 QT 间期延长及包括 TDP 在内的室性心律失常的不良事件已逐步报道，其中主要为伴有低血钾，或先前存在 QT 间期延长或其他心脏病的女性患者，患有 CHF、心律失常或因伴发疾病或合并用药而发生低钾血症或低镁血症倾向的患者发生致命性 TDP 的风险更高。因此，应用本品时须注意：a. 本品剂量不可高于 40mg/d，高于 40mg/d 的剂量对 MDD 的治疗不但并无效益，反而会增加引发 QT 间期延长的风险。b. 对于有严重心动过缓的患者、最近出现 AMI 或失代偿性心力衰竭的患者，用药时须十分谨慎；如必须用药，应进行 ECG 监测。c. 对于患有 CHF、心律失常或服用能导致 QT 间期延长的合并用药的患者，应进行频繁的 ECG 监测。d. 对于有肝损害、60 岁以上、CYP2C19 代谢缓慢或同时服用西咪替丁的患者，本品的最大推荐剂量为 20mg/d，因为这些因素会导致本品的血药浓度上升，从而增加产生 QT 间期延长及 TDP 的风险。e. 对于处在稳定期心脏病患者，在开始治疗前应参考前期 ECG 结果。f. 电解质紊乱，如低血钾或低血镁可增加恶性心律失常的风险，应在开始本品治疗前予以纠正，治疗期间则应定期监测血电解质水平。g. 避免与可延长 QT 间期的药物联合应用，如ⅠA 和Ⅲ类抗心律失常药、抗精神病药（如吩噻嗪类衍生物、氟哌啶醇）、TCA、某些抗微生物药［如司帕沙星、莫西沙星、红霉素、喷他脒、抗疟药（尤其卤泛群）等］、

某些抗组胺药（阿司咪唑、咪唑斯汀）等。h. 治疗期间如发生心律失常，应停止本品治疗，并进行ECG检查。i. 用药前应告知患者：在服用本品时如发现心率或心律异常，应立即停药就医。

⑤ 本品的其他不良反应通常短暂且轻微，多在服药后第1～2周内出现最频繁，随后通常会逐渐缓解。十分常见恶心、口干、多汗、失眠、嗜睡。常见呕吐、腹泻、便秘、食欲下降、体重下降、头晕、头痛、乏力、疲倦、焦虑、激越、神经质、精神错乱、震颤、感觉异常、注意力障碍、肌痛、关节痛、异常性高潮（女性）、性欲降低、性功能障碍（阳痿、射精障碍）、哈欠、瘙痒、耳鸣。偶见皮疹、荨麻疹、光敏反应、紫癜、水肿、尿潴留、心动过缓、心动过速、晕厥、食欲增加、脱发、月经过多、体重增加、攻击性、人格解体、幻觉、躁狂、散瞳症。罕见低钠血症、味觉障碍、抽搐或癫痫发作、肝炎、发热。此外，根据现有数据尚不能估算发生频率的有：血小板减少症、瘀斑、超敏反应或过敏反应、低钾血症、惊恐发作、坐立不安、自杀意念、自杀行为、磨牙症、惊厥、5-HT综合征、锥体外系障碍（如静坐不能、运动障碍）、视觉障碍、直立性低血压、鼻出血、胃肠出血（包括直肠出血）、肝功能异常、血管神经性水肿、乳溢、ADH分泌异常、子宫出血、阴茎异常勃起。治疗期间应注意观察，对症状严重者可给予对症治疗，必要时减少剂量或停止用药。

⑥ 本品过量可出现惊厥、恶心、呕吐、出汗、紫绀、过度换气、头晕、嗜睡、震颤、低血压、心动过速或过缓、高血压或低血压、QT间期延长、束支传导阻滞、QRS延长、房性和室性心律失常、TDP、5-HT综合征、激越、瞳孔散大、昏睡、昏迷、心脏停搏。处置：无特殊解毒药，可使用活性炭和渗透性泻药（如硫酸钠），并催吐或洗胃，给予对症及支持治疗，同时监测ECG和生命体征。利尿、透析、血液灌注及换血均无明显疗效。

⑦ 其他参阅氟西汀【用药监护】①～⑳。

艾司西酞普兰　Escitalopram

（百适可，来士普；Lexapro）

【药理分类】 抗抑郁药-SSRI。

【适应证】 用于MDD、伴有或不伴有广场恐怖症的惊恐障碍。

【用法用量】 口服。①MDD：10mg，1次/d；持续1周后，根据患者的个体反应，可增至最大剂量20mg/d，通常2～4周即可获得抗抑郁疗效；症状缓解后，应持续治疗至少6个月以巩固疗效。②伴有或不伴有广场恐怖症的惊恐障碍：5mg，1次/d；持续1周后增至10mg/d，之后根据患者的个体反应，可继续增至最大剂量20mg/d，治疗约3个月可获最佳疗效，疗程一般持续数月。③老年人（＞65岁）：推荐上述常规起始剂量的半量开始治疗，最大剂量不超过10mg/d。④肝功能损害者：起始剂量5mg，1次/d；持续2周后，根据患者的个体反应，可增至10mg/d，严重肝功能损害者增加剂量须特别谨慎。

【用药监护】 ① 本品的代谢主要由CYP2C19酶介导，CYP3A4和CYP2D6酶也参与其代谢，但影响较小；本品的主要代谢产物去甲基草酸艾司西酞普兰也可能部分由CYP2D6酶催化。本品为CYP2D6抑制药，与下列药物合用时须谨慎，包括主要经CYP2D6酶代谢的药物、治疗指数较窄的药物，如氟卡尼、普罗帕酮和美托洛尔（用于治疗心力衰竭时），或者一些主要经CYP2D6酶代谢的作用于中枢神经系统的药物（抗抑郁药氯丙米嗪和去甲替林等，或抗精神病药利培酮、硫利达嗪和氟哌啶醇等），合用时应调整剂量。本品与奥美拉唑（CYP2C19抑制药）合用，本品的血药浓度升高约50%；与西咪替丁（多种酶的中等强度抑制药）合用，本品的血药浓度升高约70%；因此，当本品达到治疗剂量的上限时，与CYP2C19抑制药（如奥美拉唑，氟西汀、氟伏沙明、兰索拉唑、噻氯匹定等）和西咪替丁合用须谨慎。与去甲丙米嗪或美托洛尔合用，可能导致这两种药物（均为CYP2D6底物）血药浓度升高2倍以上。体外研究显示，本品还可能引起CYP2C19酶轻度抑制，与经此酶代谢的药物合用时须谨慎。本品不应与西肽普兰合用。

② 本品的不良反应与西酞普兰相似，但严重程度和发生率都较低，耐受性也较好。其他参阅氟西汀【用药监护】①～⑳及西酞普兰【用药监护】①、②、④～⑥。

文拉法辛[典] Venlafaxine

(万拉法新,凡拉克辛;Effexor,Efferor)

【药理分类】 抗抑郁药-SNaRI。

【适应证】 用于各种类型 MDD(包括伴有焦虑的 MDD)、广泛性焦虑症(GAD)。

【用法用量】 口服。起始剂量 75mg/d,分 2～3 次服(缓释制剂,1 次/d),必要时可递增剂量至 225mg/d(间歇时间不少于 4d,每次增加 75mg/d)。

【用药监护】 ① 下列情况慎用:癫痫、严重心脏病(如近期心肌梗死、不稳定型心绞痛)、高血压、血液病、甲状腺疾病、闭角型青光眼、躁狂、肝或肾功能损害、有出血倾向者,以及从事驾驶车辆、高空作业或操纵机器人员。

② 孕妇和哺乳期妇女不宜服用,除非在利大于弊时方可使用。

③ 儿童和青少年(<18 岁)应用本品的安全性及有效性尚未确定,不推荐应用。

④ 老年人用药须谨慎,剂量应个体化,增加剂量宜慢,并仔细监测患者情况。

⑤ 轻中度肝功能损害者应减少起始剂量(减少 50%或 50%以上),并根据治疗反应逐渐增加剂量。

⑥ 接受透析治疗的患者,每日总剂量必须减少 50%,在透析治疗结束再予给药。

⑦ 用药过程中应定期监测血压,如出现高血压,可减量或停药,也可改用其他抗抑郁药或加用抗高血压药。

⑧ CYP450 抑制药能升高本品的血药浓度,CYP450 诱导药则可降低本品的血药浓度。抗精神病药(如吩噻嗪类、氯氮平、三氟哌多等)、其他抗抑郁药(TCA、马普替林、阿米夫胺、氟西汀、帕罗西汀、氟伏沙明、托莫西汀、曲唑酮等)、抗心律失常药(普罗帕酮、美西律、氟卡尼、恩卡尼、司巴丁、阿义马林、阿普林定等)、β 受体阻断药(美托洛尔、噻吗洛尔、吲哚洛尔、卡维地洛、普萘洛尔、布非洛尔、波吲洛尔、阿普洛尔等)、抗高血压药(异喹胍、吲哚拉明、硫酸胍生、乌拉地尔、尼麦角林、吲哚普利等)、镇痛药(羟考酮、双氢可待因、可待因、曲马多等),以及右美沙芬、乙基吗啡、苯乙双胍、昂丹司琼、异丙嗪、氯雷他定等主要经 CYP2D6 酶代谢,本品是该酶的弱抑制药,同时其本身也通过此酶代谢,因此两者合用会竞争性抑制对方的代谢,致使两者的毒性均增加,必须合用时应调整剂量,并注意监测毒性反应。本品与华法林合用,PT 延长。与利托那韦合用,可减少本品的代谢,血药浓度升高,增加本品的毒性,出现恶心、嗜睡、头晕、射精障碍等。与唑吡坦合用,可引起幻觉症状。与酮康唑合用,本品及其活性代谢产物 O-去甲基文拉法辛(ODV)的血药浓度均升高。与三氟拉嗪、丙氯拉嗪合用,可引起 NMS。与氟哌啶醇合用,后者的总口服 CL 降低 42%,AUC 增加 70%,C_{max} 增加 88%,但 $t_{1/2}$ 没有变化,目前仍不明这种变化的机制。本品可抑制 CYP3A4 介导的多非利特的代谢。西咪替丁可抑制本品的首过代谢,两者合用时本品的 CL 降低约 43%,AUC 和 C_{max} 增加约 60%,但本品的活性代谢产物(ODV)没有影响;因为 ODV 在血循环中的量远多于本品,因此本品和 ODV 相加的药理作用仅有轻度增强,对于大多数成人可不调整药物的剂量,但对于先前有高血压、老年人和肝功能损害的患者来说,本品与西咪替丁的相互作用可能会更显著,故应慎用。锂剂不影响本品及其活性代谢产物 ODV 的药代动力学,本品对锂剂的代谢也无影响,但应注意本品与锂剂合用有引起 5-HT 综合征的风险。地西泮对本品及其活性代谢产物 ODV 的药代动力学均无影响;本品对地西泮及其活性代谢产物的代谢也无任何影响,对地西泮引起的精神运动和心理测定的改变也无影响。本品不影响丙米嗪及其主要活性代谢产物去甲丙米嗪(地昔帕明)的肝脏代谢,但两者合用时去甲丙米嗪的 AUC、C_{max} 和 C_{min} 增加约 35%,活性代谢产物 2-羟去甲丙米嗪(2-羟地昔帕明)的 AUC 增加 2.5～4.5 倍(临床意义不明);丙米嗪可部分抑制 ODV 的形成,但不影响本品和 ODV 的药代动力学;因此,本品与丙米嗪合用时无须调整两者的剂量。本品可导致利培酮的 AUC 增加约 32%。但是合用本品对其总体活性部分(利培酮和 9-羟利培酮)的药代动力学特征无明显影响。乙醇不影响本品及其活性代谢产物 ODV 的药代动力学,本品也未加剧乙醇引起的精神运动和心理测定的改变,但是服用本品期间应建议患者避免饮酒。除上述有关药物外,尚未对本品与其他中枢神经系统活性药物合用的风险进行系统评价,因此本品与其他中枢神经系统活性药物合用时须谨慎。本品及其活性代谢产物 ODV

的血浆蛋白结合率较低（分别为27%和30%），与血浆蛋白结合率高的药物同时应用，不会导致后者的药物游离浓度升高。在体外和体内的研究证实，本品主要由CYP2D6酶代谢为有活性的代谢产物ODV，本品与CYP2D6抑制药合用时，可能会降低本品代谢成为ODV，结果导致本品的血药浓度升高，ODV的浓度降低；由于本品和ODV均具有药理活性，因此当本品和抑制CYP2D6的药物合用时无须调整剂量。本品与CYP3A4抑制药合用，可能会使本品和ODV水平升高，因此两者合用时须谨慎。本品主要的代谢酶是CYP2D6和CYP3A4，尚无本品与同时抑制CYP2D6和CYP3A4酶的药物合用的研究；但可以预见，如合用会使本品的血药浓度升高；因此，本品与CYP2D6和CYP3A4双重抑制药合用时须谨慎。本品不抑制阿普唑仑和特非那定等CYP3A4酶底物的代谢。本品可使茚地那韦的AUC下降28%，使C_{max}减低36%。茚地那韦则不影响本品和ODV的代谢。本品不抑制咖啡因（一种CYP1A2底物）的代谢。本品不影响甲苯磺丁脲及其主要活性代谢产物4-羟甲苯磺丁脲的代谢。

⑨ 用药前，应告知患者（或其监护者）：a. 本品可引起嗜睡、头晕、视物模糊等反应，可能损害判断力、思维或运动能力，用药期间应避免驾驶及危险性较大的机器操作或高空作业。b. 服用本品期间不得随意使用中枢抑制药，尤其不要随意服用镇静催眠药或强镇痛药；必须使用时应咨询医师，并在医师的指导下使用。c. 本品偶可引起直立性低血压，用药期间（尤其在用药初期和增加剂量时）应注意预防，比如每次服药后至少应卧床休息1h，避免强力劳作或过度活动。由蹲或卧位直立时，宜扶持，应缓慢；不宜热水浸浴，热水淋浴时间也不宜过长，老年人、体弱者及疲倦和饥饿状态时尤然。d. 本品不可擅自骤然停用或陡然减量，停药或减量应在医师的指导下进行。服用本品6周以上者，需经过至少2周的过渡期，以逐渐减少用量，避免出现撤药反应。e. 本品偶可引起光敏反应，用药期间应避免人工紫外线照射，烈日下外出也应采取遮阳防晒措施，避免引起光照性皮炎。f. 用药期间应避免饮酒及含乙醇的其他饮料。g. 服用缓释制剂时应在早晨或晚间一个相对固定时间和食物同时服用，1次/d，且应整片整粒以水送服，不可掰开、研末、嚼碎或溶于水中服用。h. 治疗中如出现以下症状，应立即暂停用药，并及时就医：过敏反应（包括光敏反应）或其他皮损现象；皮肤或黏膜出血（如瘀斑或紫癜）；性功能障碍或视物模糊；心区不适、心动过速、低血压或晕厥；惊厥或躁狂发作；高热、肌强直、多汗、心动过速、呼吸急促（NMS）；舌在口内不自主蠕动或震颤（TD）；运动迟缓、肌张力障碍、吞咽困难或静坐不能（EPS）；尿潴留或排尿困难；肌痛、肌无力、可乐色尿（RM）；咳嗽、胸痛、气促、发热（PIE综合征）；肌阵挛、僵硬、多汗、震颤、腹泻、高热（5-HT综合征）等。

⑩ 本品的不良反应常见恶心、呕吐、食欲下降、便秘、虚弱/疲倦、眩晕、失眠、紧张不安、肌肉痉挛、镇静、震颤、口干、哈欠、出汗（包括夜汗）、高血压、血管扩张（多为潮红）、性功能异常（性欲下降、射精异常/男性异常高潮、性感丧失、ED）、排尿功能受损（多为排尿困难）、梦境异常、感觉异常、视觉异常（眼调节异常、瞳孔扩大、视觉失调）。少见低血压、直立性低血压、晕厥、心动过速、腹泻、瘀斑、黏膜出血、肝功能异常、低钠血症、CHO增高、体重减轻或增加、情感淡漠、激越、幻觉、肌阵挛、味觉改变、夜间磨牙、耳鸣、异常高潮（女性）、月经过多、尿潴留、皮疹、光过敏反应、脱发。罕见BT延长、血小板减少症、肝炎、惊厥、躁狂发作、妄想、ADH分泌异常、NMS、5-HT综合征。非常罕见QT间期延长、Vf、VT（包括TDP）、闭角型青光眼、催乳素增加、胰腺炎、血液恶病质（包括粒细胞缺乏、再生障碍性贫血、中性粒细胞减少和全血细胞减少）、肌病/RM（参阅辛伐他汀【用药监护】⑫）、EPS（包括肌张力障碍，运动障碍）、TD、PIE综合征（参阅头孢克洛【用药监护】⑫）、过敏反应（瘙痒、荨麻疹）、多形性红斑及SJS。用药期间应注意观察，并定期做血压、血常规、肝功能、ECG、血电解质和眼科等相关监测，出现异常时应根据患者具体情况及时减量观察或停药处置，出现癫痫发作、有转向躁狂发作倾向、多形性红斑及SJS、5-HT综合征、排尿困难、性功能障碍、Vf或TDP、NMS、EPS、TD等严重不良反应时必须立即停药。

⑪ 本品过量主要出现呕吐、血压过低、心动过速或过缓、ECG改变（如QT间期延长、束支传导阻滞、QRS波延长）、VT、眩晕、不同程度的意识丧失（昏睡或昏迷）、瞳孔散大、癫痫发作、RM、肝坏死、5-HT综合征，并有致死的报道。处置方法参阅舍曲林

【用药监护】⑥。

⑫ 其他参阅氟西汀【用药监护】①、②、⑧～⑩、⑭～⑱。

度洛西汀 Duloxetine

（欣百达，奥思平）

【药理分类】 抗抑郁药-SNaRI。

【适应证】 ①主要用于 MDD 及广泛性焦虑障碍；②亦用于糖尿病外周神经痛和女性中至重度应激性尿失禁。

【用法用量】 口服。起始剂量 40mg/d（20mg，2 次/d），逐渐增至 60mg/d（1 次/d 或 30mg，2 次/d）。

【用药监护】 ① 下列情况慎用：既往有癫痫发作史、已稳定的闭角型青光眼。

② 本品有增加瞳孔散大的风险，因此未经治疗的闭角型青光眼患者避免应用。

③ 由于本品在酸性媒介中迅速水解成萘酚，有胃排空减缓的患者（如一些糖尿病患者）避免应用。

④ 儿童应用本品的安全性及有效性尚未确定。儿童和青少年应用本品时需权衡利弊。

⑤ 老年人应用本品时需减量，并注意个体差异，增加剂量时须谨慎。

⑥ 终末期肾衰竭患者和严重肾功能损害（CL_{Cr}<30ml/min）患者、孕妇和哺乳期妇女不推荐应用。

⑦ 本品与氟西汀、帕罗西汀合用，可互相抑制代谢，使氟西汀、帕罗西汀的生物利用度、血药浓度均增加，发生严重不良反应的危险性也增加，合用时应调整上述药物的剂量。本品可抑制吩噻嗪类药（如奋乃静、氯丙嗪、三氟拉嗪等）的代谢，增加后者的血药浓度及毒性（过度镇静、意识障碍、心律失常、直立性低血压、高热及 EPS），必须合用时应密切监测毒性反应，必要时减少剂量。与氟伏沙明（强 CYP1A2 酶抑制药）合用，本品的 AUC 增加超过 5 倍，C_{max} 增加约 2.5 倍，$t_{1/2}$ 增加 3 倍；其他对 CYP1A2 代谢有抑制作用的药物尚有卷曲霉素、奎尼丁、西咪替丁、氟喹诺酮类（如环丙沙星、依诺沙星等）。本品可抑制硫利达嗪的代谢，使其血药浓度增高，心脏毒性反应加重，可引起 QT 间期延长、TDP 或心脏停搏，两者不可合用。本品可抑制ⅠC 类抗心律失常药（普罗帕酮、莫雷西嗪）的代谢，增加后者的血药浓度及心脏毒性，两者必须合用时应密切监测后者的血药浓度及 ECG。本品的代谢与 CYP1A2 酶和 CYP2D6 酶有关。由于 CYP2D6 酶参与本品的代谢，与 CYP2D6 强抑制药合用，本品的药物浓度增加。本品是 CYP2D6 酶中度抑制药，能增加经 CYP2D6 酶代谢药物的 AUC 和 C_{max}，因而与其他主要经该酶代谢，并且治疗剂量范围狭窄的药物合用时须谨慎。本品为高血浆蛋白结合药物（>90%），正接受其他高血浆蛋白结合药物治疗者服用本品时，可能会增加其他药物的游离浓度，使其血药浓度升高，并可能导致不良反应增加。本品不影响 CYP1A2、CYP2C9、CYP3A、CYP2C19 酶底物（如茶碱、咖啡因、口服避孕药及其他类固醇激素）的代谢。BZP（如劳拉西泮、替马西泮）不影响本品的药代动力学。

⑧ 用药前，应告知患者（或其监护者）：a. 使用肠溶片、肠溶胶囊及缓释胶囊时应整片整粒以水吞服，不能嚼碎、研末或溶于水中服用，以免减失疗效。b. 本品虽不增加乙醇导致的精神和运动技能的损害，但用药期间大量饮酒可导致严重的肝脏损害，因此接受本品治疗期间应避免大量饮酒。c. 吸烟可减少本品的生物利用度，用药期间应避免吸烟。d. 用药 1～4 周可见症状改善，但仍需继续坚持维持治疗，不可自行中断治疗。e. 治疗中如出现以下症状，应立即暂停用药，并及时就医：过敏反应或其他皮损现象；低血压或晕厥；癫痫或躁狂发作；运动迟缓、肌张力障碍、吞咽困难或静坐不能（EPS）；尿潴留、尿急或排尿困难；视觉障碍或性功能障碍；经常腹痛、腹胀、腹泻、血便或黑便；肌阵挛、僵硬、多汗、震颤、高热（5-HT 综合征）等。其他同文拉法辛【用药监护】⑨的 a～e。

⑨ 本品偶可增加血清氨基转移酶水平，约有 1% 患者 ALT 升高超过 ULN 3 倍，或 AST 升高超过 ULN 5 倍，出现血清氨基转移酶升高的中位时间为 2 个月，有极少数患者因此而中断治疗。本品引起的血清氨基转移酶升高与用药剂量相关，在慢性肝病或肝硬化患者中多见，过度饮酒可加重肝功能损害。罕见严重血清氨基转移酶升高（>ULN 的 10 倍）、肝损伤伴胆汁淤积或混合型肝病。极罕见混合性或肝细胞性损伤（出现腹痛、肝大、伴有或无黄疸的血清氨基转移酶升高超过 ULN 20 倍）的肝炎病例。也有出现血清氨基转移酶无

明显升高的胆汁淤积型黄疸病例的报道。因此，本品应避免用于嗜酒或伴有慢性肝病（包括肝硬化）的MDD患者，在有饮酒习惯或既往有肝病史的患者中应用也须谨慎。长期应用本品时，应定期监测肝功能，对出现肝功能异常者应调整剂量，对血清氨基转移酶升高超过ULN 10倍者必须中止本品治疗。

⑩ 本品对心血管系统有影响，可见血压升高、CPK轻度升高、心率轻度增加。偶见室上性心律失常、Af或Vf、右束支阻滞、心力衰竭、CAD、心肌梗死、高血压危象、直立性低血压或晕厥（尤其在开始治疗时）。因此，用药期间应定期监测血压和ECG，发现异常及时调整剂量，必要时暂停用药。

⑪ 本品的胃肠道反应较多，最常见恶心、食欲减退、畏食、口干、便秘；常见食欲增加、胃炎；可见腹泻、呕吐；罕见胃刺激、吞咽困难、胃排空缓慢、肠道憩室炎、肠道易惹综合征、结肠炎、胃溃疡、血便或黑便等。其中恶心是导致停药的主要原因，餐时或餐后服药可减轻胃肠道刺激症状。其他胃肠道反应大多为轻度或罕见，轻者经适应性治疗后可消失，重者应给予对症治疗或减量处置。

⑫ 本品的其他不良反应最常见疲乏、眩晕、嗜睡、出汗。常见低血糖、排尿困难、肌僵直、头晕、头痛、失眠、不安、紧张、噩梦、盗汗、瘙痒、皮疹、皮肤溃疡。可见潮红、尿潴留、性欲减退、性高潮异常、勃起障碍、射精异常（射精延迟、射精不能和射精障碍）、震颤、焦虑、呆滞、心境不稳、视物模糊、流感样症状。罕见SCr水平升高、尿急、尿失禁、尿量减少、肾衰竭、低钠血症、贫血、白细胞减少或增加、血小板减少、淋巴结病、高血糖（尤其糖尿病患者）、牙关紧闭症、构音障碍、共济失调、躁狂、EPS（参阅氯丙嗪【用药监护】⑭）、低钠血症和SIADH（参阅奈达铂【用药监护】⑥）、癫痫发作、躁狂症、青光眼、幻觉、复视、干性结膜角膜炎、黄斑病、视网膜剥离、过敏反应（痒疹、红斑、湿疹、荨麻疹、血管神经性水肿及光敏反应）、痤疮、脱发、SJS、剥脱性皮炎、面部水肿、皮肤过度角化、TC轻度降低。用药期间应注意观察，并定期做血压、血糖、ECG及其他相关检查，发现异常及时处置。

⑬ 本品过量的体征和症状（大多数是混合性药物过量）包括5-HT综合征、嗜睡、呕吐和癫痫发作。处置：无特异拮抗药，急性过量的治疗与其他药物过量处置相似，即保持气道通畅、给氧、监测生命体征，但不推荐催吐。对服药不久或仍有症状者，可在适当气道保护下插大号胃管，给予活性炭。由于本品V_d大，强制利尿、透析、输血、交换输液效果不明显。

⑭ 其他参阅氟西汀【用药监护】①、②、⑧～⑩、⑭～⑱。

曲唑酮 Trazodone

（查诺顿，每玉素；Depraxl，Mesyrel）

【药理分类】 抗抑郁药-SARI。

【适应证】 用于各种MDD和伴有MDD症状的焦虑症，以及药物依赖者戒断后的情绪障碍。

【用法用量】 口服。起始剂量50～100mg/d，分2次服，然后每3～4日可增加50mg/d；常用量100～150mg/d，最大剂量不超过400mg/d，分2次服；出现满意疗效后（通常需2～4周才出现最佳疗效），可逐渐减量；维持剂量应保持在最小有效量，疗程应该持续数月。有昏睡症状出现时，须将每日剂量的大部分分配至睡前服用或减量。

【用药监护】 ① 下列情况禁用：对本品及其赋形剂过敏、严重肝功能损害、意识障碍者，以及严重的心脏病或心律失常者。

② 下列情况慎用：癫痫、肝或肾功能损害、孕妇和哺乳期妇女，以及驾驶车辆、高空作业或操纵机器人员。

③ 18岁以下患者应用本品的安全性及有效性尚未确定，不推荐应用。

④ 本品对心脏病的副反应较少，对外周抗胆碱能作用也很弱，较适合老年人使用，但老年人使用时应减量，并注意个体差异。

⑤ 服用本品时可能会出现低血压，包括直立性低血压和晕厥。因此，用药期间应注意监测血压，尤其在开始治疗和增加剂量时。治疗中如出现低血压，应及时减少用量。与降压药合用，需要减少降压药的剂量。

⑥ 本品偶可引起白细胞总数和NC减少，治疗期间应定期监测血常规，如WBC低于正常值范围，应停药观察。对于在治疗期间出现的发热、咽喉疼痛或其他感染症状的患者，应检查WBC及DC。

⑦ 本品与MAO抑制药合用，可能会导

致严重的不良反应；必须合用时，本品应从低剂量开始，应密切监测临床反应。本品与MAO抑制药互换使用时，两者一般应间隔2周。与地高辛或苯妥英合用，可使后两种药物的血药浓度升高，必须合用时应严密监测其血药浓度。本品可能会加强对乙醇、巴比妥类药和其他中枢神经抑制药的作用。本品与全麻药的相互作用了解甚少，因而在择期手术前，本品应在临床许可的情况下尽早停用。

⑧ 用药前，应告知患者（或其监护者）：a. 本品应在餐后服用，空腹时服药可增加头痛、头晕、直立性低血压等不良反应。b. 服用本品后不会立即获得满意疗效，一般用药1周后才起效，2～4周才出现最佳疗效。因此，不可因服药后没有立即见效而自行中断治疗。c. 治疗中如出现以下症状，应立即暂停用药，并及时就医：震颤或视物模糊、肌肉骨骼疼痛或静坐不能、排尿异常或性功能障碍、皮肤过敏反应或其他皮损现象等。其他同文拉法辛【用药监护】⑨的a～f。

⑨ 本品的不良反应常见嗜睡、疲乏、头晕、头痛、失眠、紧张、震颤，以及视物模糊、口干和便秘。少见低血压、直立性低血压、心动过速、恶心、呕吐和腹部不适。偶见低钠血症及SIADH。罕见QT间期延长和多形性红斑。极少数患者出现肌肉骨骼疼痛和多梦。曾有报道，少数患者在使用本品中出现的静坐不能、过敏反应、贫血、胃胀气、排尿异常、性功能障碍和月经异常等，可能与本品的使用有关。用药期间应注意观察，并定期做相关检查，发现异常后应根据患者具体情况，及时采取减量或停药措施。

⑩ 本品过量服用最严重的不良反应是阴茎异常勃起、呼吸停止、癫痫发作和ECG异常。常见的有嗜睡和呕吐，并可使各种不良反应的发生率和程度增加。本品与乙醇或其他中枢神经抑制药合用时，过量可引起死亡。无特效解毒药。发生低血压和镇静过度时应按临床常规处置。一旦使用本品过量，应进行洗胃。利尿药可促进本品排泄。

⑪ 其他参阅氟西汀【用药监护】①、⑧～⑩、⑭～⑰。

瑞波西汀　Reboxetine

（叶洛抒，佐乐辛；Edronax，Vestra）

【药理分类】 抗抑郁药-SNRI。

【适应证】 用于成人MDD。

【用法用量】 口服。每次4mg，2次/d，2～3周逐渐起效。用药3～4周后视需要可增至12mg/d，分3次服用，最大剂量不得超过12mg/d。

【用药监护】 ① 下列情况应禁用：对本品过敏、肝或肾功能损害、有惊厥史或躁狂发作史、癫痫、青光眼、前列腺增生引起的排尿困难、血压过低或正在服用降压药、心脏病患者（如近期发生心血管意外事件的患者），以及孕妇和哺乳期妇女。

② 18岁以下患者不宜应用。

③ 老年人对本品有较大的个体差异，体内含量增加，剂量不易掌握，不推荐应用。

④ 本品与下列药物合用有协同作用，使药效增强，并可能增加毒性反应，合用时应注意监测治疗反应，必要时调整剂量：唑类抗真菌药（如氟康唑、伊曲康唑、酮康唑等）、大环内酯类抗生素（如红霉素、克拉霉素等）和泰利霉素、排钾利尿药（如噻嗪类利尿药氢氯噻嗪、氯噻酮和袢利尿药呋塞米、依他尼酸、布美他尼等）、钙通道阻断药（如地尔硫䓬、维拉帕米等）、抗心律失常药（如普萘洛尔、阿普洛尔等）、免疫抑制药（如环孢素）、降压药、利多卡因等。本品与CYP3A4诱导药利福平、苯巴比妥、卡马西平、扑米酮、地塞米松等合用，可能加速本品代谢，使药效降低。

⑤ 用药前，应告知患者（或其监护者）：a. 服用本品后不会立即见效，通常在服药几周后才显示疗效，因此不可因没有立即见效而自行停药。如无严重的不良反应，必须继续服药至医师建议停药为止。b. 必须每天坚持服药，如出现漏服，不需要另行补服，只需在下次用药时间继续服用下一剂量即可。c. 已有少数患者停用本品后出现撤药症状的报告（包括恶心或感觉不适、头痛、头晕、紧张、失眠、神经质、焦虑、潜在MDD症状恶化或抑郁心境复发），因此长期用药时不可擅自骤然停用或陡然减量，停药或减量应在医师的指导下进行（需经过至少2周的过渡期，以逐渐减少用量），避免出现撤药反应。d. 治疗中如出现以下症状，应立即暂停用药，并及时就医：幻觉或视物模糊；排尿困难或尿潴留；勃起障碍、射精痛或睾丸痛；静坐不能或眩晕；心动过速、直立性低血压、晕厥；惊厥或癫痫发作；躁动、焦虑、易怒、攻击行为；过敏性皮炎或皮疹；任何不良反应加重或出现新的不良

反应。其他同文拉法辛【用药监护】⑨的a～c。

⑥ 本品的不良反应十分常见（超过1/10患者）：入睡困难（失眠）、口干、便秘和多汗。常见（低于1/10患者）：头痛、眩晕、心率加快、心悸、血管扩张、直立性低血压、视物模糊、畏食或食欲减退、恶心、排尿困难或尿潴留、尿路感染、勃起障碍、射精痛或睾丸痛、自发射精或射精延迟、寒战。另可见：静坐不能、心动过速、低血压和低钠血症。有引起躁动、焦虑、易怒、攻击行为、幻觉、四肢发冷、感觉异常、嗜睡、惊厥或癫痫发作、血压上升、雷诺氏现象、过敏性皮炎或皮疹的报道。多数不良反应较轻微，并通常在前几周治疗后消失。个别患者的症状可能严重，需减少用量或改换其他药物治疗，必要时做对症处置。

⑦ 本品过量可能出现低血压、焦虑、高血压等症状。处置：无特殊解救药，一旦出现过量服药，应按药物过量的一般处置原则进行治疗。

⑧ 其他参阅氟西汀【用药监护】①、⑧～⑩、⑭～⑰。

氯米帕明【典】【基】 Clomipramine

（安拿芬尼，氯丙米嗪；Anafranil，Chlorimipramine）

【药理分类】 TCA。

【适应证】 ①片剂：a. 用于MDD、OCD、恐怖症、焦虑症、惊恐障碍、慢性疼痛、疼痛综合征、神经性畏食症等；b. 亦用于少年儿童夜间遗尿症。②注射剂：用于严重MDD及难治性MDD。

【用法用量】 ①口服。a. MDD、OCD和恐怖症：起始剂量，每次25mg，2～3次/d，之后根据需要及耐受情况逐渐增加剂量，门诊患者不超过250mg/d，住院患者不超过250mg/d，维持剂量50～100mg/d，分次服用。b. 惊恐发作、广场恐怖症：起始剂量10mg/d，之后根据需要及耐受情况逐渐增加剂量，所需剂量差距很大，从25～100mg/d不等；如病情需要，可增至150mg/d，至少持续6个月，在此期间可逐渐减少维持剂量。c. 老年人MDD、OCD和恐怖症：起始剂量10mg/d，之后根据需要及耐受情况逐步增加至30～50mg/d（需10d左右），并维持此剂量至治疗结束。d. 少年儿童夜间遗尿：起始剂量，5～8岁20～30mg/d，9～12岁25～50mg/d，12岁以上25～75mg/d，在用药1周内无明显疗效时，可小心地给予更高剂量；一般在晚餐后顿服，但对入睡不久便遗尿的儿童应预先（下午4：00）给予部分剂量，获得预期疗效后，逐渐减少维持剂量，并继续治疗1～3个月。②肌内注射。起始剂量，每次25～50mg，2～3次/d，之后根据需要及耐受情况调整至100～150mg/d，症状好转后改口服给药。③静脉滴注。起始剂量，每次25～50mg，加入0.9%氯化钠注射液或5%葡萄糖注射液250～500ml中，在1.5～3h内输注完，1次/d，之后根据需要及耐受情况可缓慢增至50～150mg/d，最大剂量不超过200mg/d，症状好转后改口服给药。

【用药监护】 ① 下列情况禁用：严重心脏病（包括先天性QT延长综合征）、近期有心肌梗死发作史、正在使用MAO抑制药者，以及对本品及其赋形剂、BZP和其他TCA过敏者。

② 下列情况慎用：支气管哮喘、心血管疾病（尤其心血管功能不全、传导异常或心律失常）、肝功能异常、甲状腺功能亢进、白细胞过低、低血压、癫痫、青光眼、尿潴留或前列腺增生、精神分裂症、卟啉代谢障碍、有自杀倾向者及老年人。

③ 孕妇避免应用。

④ 哺乳期妇女应用本品期间需停止哺乳。

⑤ 治疗少年儿童夜间遗尿症时仅限于5岁及5岁以上者使用，且须排除器质性病因，用药前需权衡利弊，并考虑到可能需要的替换治疗。治疗少年儿童OCD时，亦仅限于5岁及5岁以上者使用。其他适应证在0～17岁人群中不推荐应用。

⑥ 老年人应用本品时需从小剂量开始，逐渐加大至少最适剂量。

⑦ 本品及其他TCA应根据不同个体的情况，确定用药剂量和给药方法。原则上应尽可能用最小剂量达到最佳疗效，并慎重地增加剂量，特别是在治疗老年及青春期患者时，因这些患者对TCA的敏感性要强于其他年龄患者。维持治疗时，可每晚一次顿服，但儿童和老年人及心血管疾病患者宜分次服用。

⑧ 在使用本品及其他TCA治疗期间，应严密地监视患者的疗效及药物耐受性。

⑨ 药物的相互作用。a. 本品及其他 TCA 与以下药物的相互作用：与可延长 QT 间期的药物（如西沙必利、舒托必利、加替沙星、格帕沙星、莫西沙星、司氟沙星、匹莫齐特、舍吲哚、阿司咪唑、特非那定、多非利特、伊布利特、苄普地尔、索他洛尔、卤泛群、硫利达嗪等）合用，有增加 QT 间期延长和室性心律失常的危险，严重者可致 TDP，甚至心脏停搏，应禁止合用。与 MAO 抑制药（参阅氟西汀【用药监护】⑭）合用，有可能出现以下严重的不良反应，如高血压危象、高热及其他 5-HT 综合征症状（如肌阵挛、激越、癫痫发作、谵妄和昏迷等），已有引起死亡的报道，故两者禁止同时服用；正在服用 MAO 抑制药的患者需服用 TCA 时，必须在停止 MAO 抑制药治疗后至少 2 周方可服用；在停止本品及其他 TCA 治疗后，欲服用 MAO 抑制药时，上述规定同样适用。在这两种情形下，开始治疗时均应给予较小剂量的 TCA 或 MAO 抑制药，并逐渐增大用量，同时应密切监测药物作用；有证据显示，服用可逆性 MAO-A 抑制药（如吗氯贝胺）后 24h 即可使用本品；但使用本品后，必须经过 2 周的洗脱期才能服用 MAO-A 抑制药。与某些拟交感神经药（如肾上腺素、去甲肾上腺素、异丙肾上腺素、去氧肾上腺素、甲氧明、间羟胺、多巴胺或多巴酚丁胺、美芬丁胺、麻黄碱及伪麻黄碱等）合用，对心血管的作用增强。与肾上腺素受体激动药合用，可引起严重高血压和高热，故应避免合用。与抗胆碱能药（如吩噻嗪类、抗帕金森药、抗组胺药、阿托品类及比哌立登）合用，对于眼、中枢神经系统、肠道和膀胱的作用增强，不良反应增加。与抗精神病药（如吩噻嗪类、硫杂蒽类、丁酰苯类及二苯丁哌类等）合用，可互相影响代谢，使两者的血药水平升高，毒性增强，并可能造成惊厥阈值下降和癫痫发作。与抗癫痫药合用，可降低癫痫发作阈值，使疗效降低，易引起癫痫发作。与磷苯妥英、苯妥英合用，可引起苯妥英血药浓度升高（抑制代谢）、TCA 血药浓度降低（酶诱导作用），从而增加苯妥英的不良反应（共济失调、反射亢进、眼球震颤等）、减弱 TCA 的抗抑郁作用，必须合用时应调整两者的剂量。与乙醇及中枢神经系统抑制药（如巴比妥类药、BZP 或全麻药）合用，可加强乙醇及中枢神经系统抑制药的中枢抑制作用。与 5-HT 激动药（参阅氟西汀【用药监护】⑭）合用，可能对 5-羟色胺能系统产生累加反应（两者均为 5-HT 激动药），因而可能发生 5-HT 综合征。与甲状腺制剂合用，可互相增效，易导致心律失常，必须合用时两者均应减量。西咪替丁（是一种多种 P450 同工酶的抑制药，包括 CYP2D6 和 CYP3A4）、哌甲酯、奎尼丁和普罗帕酮（两者均为 CYP2D6 强效抑制药）可抑制 TCA 的代谢，使其血药浓度升高，易引起或加重不良反应，甚至产生中毒症状，不宜同时应用，必须合用时应减少 TCA 的用量，并小心监测。已知的 CYP1A2 诱导药（如尼古丁/香烟烟雾中的成分）可使 TCA 的血药浓度下降（吸烟者本品的 C_{ss} 为不吸烟者的 1/2，但 *N*-去甲氯米帕明的浓度无变化）。本品及某些 TAC（如度硫平、多塞平、丙米嗪、阿米替林等）与雌激素或含雌激素的避孕药合用，前者的抗抑郁作用降低，不良反应增加。

b. 本品与以下药物的相互作用：ⓐ本品可能降低或消除肾上腺素能神经元阻断药（如胍乙啶、胍那决尔、倍他尼定、利舍平、可乐定和甲基多巴等）的抗高血压作用。因此，需要同时进行高血压药物治疗者应选择其他类型的抗高血压药（如血管扩张药或β受体阻断药）。ⓑ本品与排钾利尿药（如呋塞米、布美他尼、氢氯噻嗪等）合用，可能加重和（或）导致低钾血症，从而增加发生 QTc 间期延长和 TDP 的危险。因此，两者合用之前应先治疗低钾血症，合用时应定期监测血钾。ⓒ本品可能抑制口服抗凝药（如醋硝香豆素、双香豆素、苯茚二酮、华法林等）的代谢，增加出血的危险，必须合用时应密切监测 PT。ⓓ本品与碘海醇、奈福泮、奥氮平、曲马多等合用，可导致癫痫发作。ⓔ本品与强的松合用，可引起本品的血药浓度升高。ⓕ本品与奥昔布宁合用，可导致本品的血药浓度下降，疗效降低。ⓖ本品活性代谢产物 N-去甲氯米帕明主要通过 CYP3A4、CYP2C19 和 CYP1A2 同工酶代谢清除，并由 CYP2D6 催化，因此本品可发生以下药物相互作用：同时应用 CYP2D6 抑制药可能导致两种活性成分浓度的增加，在具有异喹胍/司巴丁强代谢表型的患者中可使浓度升高达 3 倍，从而使这些患者表现出弱代谢表型。例如，与 CYP2D6 抑制药氟西汀、帕罗西汀或舍曲林同时应用，可能使本品及其活性代谢产物血药浓度升高，不良反应增加。同时应用氟伏沙明（同为 CYP3A4、CYP2C19、CYP2C9 和 CYP1A2 抑制药），可致本品的 C_{ss}

升高 4 倍，N-去甲氯米帕明降低为原来的 1/2。葡萄柚汁（主要抑制 CYP3A4 同工酶）可抑制本品的代谢，可增加本品的血药浓度，使出现毒性反应的危险增加。

⑩ 使用本品或其他 TCA 前，应告知患者（或其监护者）：a. 本类药物宜在餐后服用，以减少胃肠道刺激作用。b. 本类药物开始服用时常先出现镇静作用，一般在用药 2 周以上才产生抗抑郁作用，不要因服药后未见明显疗效而自行增量或停用，应严格遵医嘱用药。c. 由于本类药物的抗胆碱能作用，泪液分泌的减少和分泌黏液的积累可能导致佩戴角膜接触镜患者的角膜上皮受到损伤，因此用药期间应改戴框架眼镜或尽量减少角膜接触镜的佩戴时间。d. 吸烟则可使本类药物的血药浓度下降，用药期间应戒烟。e. 长期应用本类药物时，不可擅自骤然停用或陡然减量，停药或减量应在医师的指导下进行，一般需经过 1～2 个月的过渡期，以逐渐减少用量，避免出现撤药反应。f. 治疗中如出现以下症状，应立即暂停用药，并及时就医：过敏反应（包括光敏反应）、抽搐或幻觉、躁狂、癫痫发作、尿潴留或排尿困难、性功能障碍，以及 5-HT 综合征症状（肌阵挛、僵硬、多汗、震颤、腹泻、高热等）或粒细胞缺乏的表现（高热、极度衰弱、全身不适、咽部肿痛等）。其他参阅氟西汀【用药监护】⑳的 a～e。

⑪ 本品或其他 TCA 有发生 QTc 间期延长及 TDP 的危险，特别是用量超过治疗剂量或血药浓度超过治疗浓度时更易发生，或者当同时服用 SSRI 或 SNaRI 时。再则，利尿药可能会导致低钾血症，并增加发生 QTc 间期延长和 TDP 的危险。因此，使用本类药物时须注意：a. 密切观察治疗反应，定期监测心功能与 ECG。b. 避免同时应用能够导致本类药物蓄积或血药浓度增高的药物。c. 避免同时应用其他能够导致 QT 间期延长的药物。d. 应在开始服用本类药物前治疗低钾血症。e. 必须同时服用 SSRI 或 SNaRI 或利尿药时，使用本类药物须谨慎，增加剂量时应小心。

⑫ 服用本品或其他 TCA 时，存在着 5-HT 中毒的危险，同时应用 SSRI、SNaRI、其他 TCA 或锂剂等 5-羟色胺能药物时，可能发生 5-HT 综合征（参阅舒马普坦【用药监护】⑥）。因此，a. 应严格按推荐剂量用药，不可超剂量使用；b. 避免同时服用其他 5-羟色胺能药物；c. 必须同时服用其他 5-羟色胺能药物时，本类药物应使用最小有效量，增加用量时须谨慎；d. 氟西汀与本类药物换用时，应经过 2～3 周的过渡期，反之亦然。

⑬ 本品或其他 TCA 具有抗胆碱能作用，在治疗初期常可引起口干、出汗、便秘、视力调节失调、视物模糊、排尿障碍、热潮红及瞳孔散大等反应，极少数患者还可引起青光眼、尿潴留、性欲失调、性功能障碍（见于男性）。本类药物引起的抗胆碱能反应多为轻度，且呈一过性，在继续治疗或减少用量时会消失。与抗胆碱能药合用时以上反应加重，故使用本类药物时应尽量避免与之合用，必须合用时应调整剂量，并监测治疗反应；如果反应严重，可暂停用药，待症状恢复后再以更低剂量继续治疗。

⑭ 长期应用本品或其他 TCA 时，骤然停用或陡然减量后常出现下列戒断症状：眩晕、恶心、呕吐、腹痛、腹泻、失眠、头痛、烦躁、神经质、焦虑及睡眠障碍。因此，长期应用时不宜骤然停用，停药应在 1～2 个月内逐渐减少剂量，减量用药时也应缓慢逐渐减少，不宜陡然锐减。但如果有转向躁狂倾向或发生过敏反应时，则应立即停药。

⑮ 本品及其他 TCA 有发生低血压或直立性低血压的危险，多见于循环不稳定患者和静脉滴注时（尤其滴注过快时）。因此，在开始治疗前应测量血压，在治疗期间应定期监测血压，并根据血压情况制定用药方案或调整用药剂量；静脉滴注过程中必须严密监测血压，及时调整滴注速率。

⑯ 有报道，处于抑郁相的双相情感障碍患者在接受 TCA 治疗时可出现轻躁狂或躁狂发作，尤其处于躁狂-抑郁阶段的患者。因此，在这些病例中应减少 TCA 用量或停药，并服用抗精神病药。症状缓解后，如病情需要，可再次应用低剂量 TCA 治疗。

⑰ 使用本类药物时还须注意：a. 惊恐障碍患者在治疗初期可出现明显焦虑症状，以治疗最初几日最为明显，一般可在 2 周内缓解，不必中断治疗。b. 在易感患者和老年患者中，可能会诱发药源性（谵妄性）精神病，尤其在夜间；因此应注意观察，一旦出现，应及时停药，停药后几日内可消失。c. 在患有精神分裂症者中不宜同时应用两种或两种以上的 TCA，否则易诱发精神病。d. 在患有严重肝病和肾上腺髓质肿瘤（如嗜铬细胞瘤、神经母细胞瘤）的患者中使用时须谨慎，因可能诱发

高血压危象。e. 伴有慢性便秘的患者使用时须谨慎，因本类药物可能引起麻痹性肠梗阻，尤其老年人和卧床患者。f. 长期应用龋齿发生率上升，故长程治疗时应定期做牙科检查，尤其青少年和老年人。g. 在全麻或局部麻醉之前，应告知麻醉师患者正在使用本类药物。h. 本类药物常见血清氨基转移酶升高，极罕见肝炎伴或不伴黄疸，肝病患者应用时需定期监测肝酶水平。i. 本类药物罕见白细胞减少、粒细胞缺乏、血小板减少，应定期监测 CBC，并注意观察发热、咽痛和皮肤黏膜出血倾向，尤其在治疗开始的几个月内或延长治疗期间。

⑱ 本品的其他不良反应尚有：很常见嗜睡、疲倦、不安感、食欲增加、眩晕、震颤、头痛、肌阵挛、恶心、体重增加等。常见意识模糊、定向力障碍、幻觉（尤其老年人及帕金森病患者）、激越、睡眠障碍、攻击行为、记忆力受损、人格解体、抑郁加重、注意力受损、失眠、梦魇、哈欠、谵妄、言语障碍、感觉异常、肌肉无力、肌张力增高、窦性心动过速、心悸、ECG 改变（如 ST-T 改变）、呕吐、腹部不适、腹泻、食欲减退、皮肤过敏反应（皮疹、荨麻疹、光过敏、瘙痒）、味觉异常、耳鸣。偶见抽搐、共济失调、血压增高、溢乳、乳房增大。极罕见 EEG 改变、高热、传导异常（如 QRS 波增宽、QT 间期延长、PQ 间期改变、束支传导阻滞、TDP）、心脏停搏、水肿（局部或全身）、脱发、SIADH、过敏性肺泡炎（肺炎）伴或不伴肺 EOS 增多（PIE 综合征）、系统性过敏性/类过敏性反应（包括低血压）、EOS 增多、紫癜等。用药期间应注意观察，并定期做相关监测，发现异常及时处置。

⑲ 本品过量中毒的症状与处置：首发症状一般是严重的抗胆碱能反应，中枢症状有嗜睡、木僵、昏迷、躁动不安、震颤、谵妄、大量出汗、反射亢进、肌强直、惊厥等，心血管系统可出现心律失常、心动过缓、传导阻滞、CHF 或心脏停搏，也可发生呼吸抑制、紫绀、低血压、休克、呕吐、高热、瞳孔散大、少尿或无尿等。处置：应采用对症治疗和支持疗法，包括：a. 催吐或洗胃、维持呼吸、控制体温、心电监测、控制心律失常、防止循环衰竭、纠正酸中毒；b. 可静脉注射水杨酸毒扁豆碱 1～3mg，必要时可重复；c. 静脉注射地西泮，控制癫痫发作；d. 本品的血药浓度低，透析疗法效果不好。

⑳ 其他参阅氟西汀【用药监护】①、⑧～⑩。

丙米嗪[典] Imipramine

（丙帕明，米帕明；Deprinol，Embonate）

【药理分类】 TCA。

【适应证】 ①用于各种类型的 MDD。因具有振奋作用，适用于迟钝型抑郁，但不宜用于激越型抑郁或焦虑型抑郁。②亦用于儿童遗尿症。

【用法用量】 口服。①MDD：起始剂量每次 25～50mg，2 次/d，早上与中午服用，以后逐渐增至 100～250mg/d。②儿童遗尿症：6 岁以上者，1 次/d，睡前 1h 顿服 25～50mg。如在 1 周内未获满意效果，12 岁以下者，可增至 50mg/d；12 岁以上者，可增至 75mg/d；产生疗效后逐渐减量，以减少复发。

【用药监护】 ① 下列情况禁用：对本品或其他 TCA 过敏、严重心脏病、青光眼、排尿困难、尿潴留、支气管哮喘、癫痫、甲状腺功能亢进、谵妄、粒细胞减少、肝或肾功能损害者，以及孕妇和 6 岁以下儿童。

② 下列情况慎用：有癫痫发作倾向、精神分裂症、严重 MDD、前列腺炎、膀胱炎。

③ 哺乳期妇女应用本品期间需停止哺乳。

④ 少儿对本品较敏感，用药应减量。

⑤ 老年人对本品的代谢与排泄能力下降，敏感性增强，服药后产生不良反应（如头晕、排尿困难、直立性低血压等）的危险性增大，用量应减少。

⑥本品与安普那韦合用，本品的代谢受到抑制，血药浓度升高，毒性增强。与碘海醇、奈福泮、曲马朵合用，可降低癫痫发作阈值，增加癫痫发作的风险，应避免合用；鞘内注射碘海醇进行脊髓造影前 48h 应停用本品，造影后 24h 内不得使用本品。替勃龙、氯烯雌醚、组合避孕药、己二烯雌酚、己烯雌酚、酯化雌激素、雌二醇、雌酮、雌酮硫酸酯哌嗪及炔雌醚等含雌激素的药物可增加本品在肝脏的代谢，使抗抑郁疗效降低，并可导致 TCA 中毒，出现嗜睡、低血压、静坐不能等症状。

⑦ 本品的不良反应常见恶心、便秘、腹泻、口干、食欲减退、心动过速、直立性低血压、视物模糊、嗜睡、头痛、眩晕、排尿困

难、ECG异常、体重增加、性功能障碍等。少见多汗、虚弱、激越、失眠、不安、感觉异常、手足麻木、青光眼加剧、麻痹性肠梗阻、体液潴留、乳房肿痛（包括男性）、闭经、皮疹、瘙痒、脱发、龋齿、发声或吞咽困难、耳鸣、肝功能异常。偶见白细胞减少、骨髓抑制（严重时可见异常出血）、中毒性肝损害、巩膜或皮肤黄染、癫痫发作、攻击倾向。大剂量可发生心脏传导阻滞、心律失常、焦虑、精神紊乱、意识障碍、谵妄、抽搐、震颤、运动障碍、静坐不能等。可能发生过敏反应，也可导致机体的光敏感性增加。有出现重症肌无力、甲状腺功能亢进、卟啉病、TS的个案报道。用药期间应注意观察，并定期做相关实验室监测，发现异常及时处置。

⑧ 其他参阅氟西汀【用药监护】①、⑧～⑩及氯米帕明【用药监护】⑦～⑨的a、⑩～⑰、⑲。

阿米替林[典][基] Amitriptyline

（阿密替林，依拉维；Amitid，Elavil）

【药理分类】 TCA。

【适应证】 用于各种MDD，也可用于焦虑症和小儿遗尿症。

【用法用量】 口服。开始75mg/d，分2～3次服用，然后根据病情和耐受情况逐渐增至150～250mg/d，最大剂量不超过300mg/d，维持剂量50～150mg/d。

【用药监护】 ① 下列情况禁用：对本品或其他TCA过敏、严重心脏病、近期有心肌梗死发作史、高血压、严重的肝或肾功能损害、癫痫、青光眼、尿潴留、6岁以下儿童。

② 下列情况慎用：肾功能损害、心血管疾病、排尿困难、孕妇及哺乳期妇女。

③ 下列情况慎用或禁用：有癫痫发作倾向、甲状腺功能亢进、精神分裂症、前列腺炎、膀胱炎、支气管哮喘。

④ 哺乳期妇女应用本品期间需停止哺乳。

⑤ 6岁以上儿童酌情减量。

⑥ 老年人对本品的代谢及排泄功能降低，敏感性也增强，应从小剂量开始，视病情酌减用量，并注意防止直立性低血压。

⑦ 本品与双硫仑合用，可引起谵妄。硫糖铝可显著影响本品的吸收，使本品AUC减少50%。与口服避孕药或含雌激素的药物合用，可降低本品的抗抑郁作用，并增加不良反应。硫糖铝可显著影响本品的吸收，使品AUC减少50%。氯氮䓬、奥芬那君可增强本品的抗胆碱作用。

⑧ 其他参阅氟西汀【用药监护】①、⑧～⑩及氯米帕明【用药监护】⑦～⑨的a、⑩～⑲。

多塞平[典][基] Doxepin

（多虑平，凯塞；Adapin，Doxedyn）

【药理分类】 TCA。

【适应证】 用于MDD及焦虑性神经症。

【用法用量】 ①口服。开始每次25mg，2～3次/d，之后根据病情逐渐增加至150～300mg/d。②肌内注射（用于重度MDD）。每次25～50mg，2次/d，奏效或1周后改为口服。

【用药监护】 ① 下列情况禁用：对本品或其他TCA过敏、严重心脏病、近期有心肌梗死发作史、癫痫、青光眼、尿潴留、甲状腺功能亢进、肝功能损害、谵妄、粒细胞减少、正在使用MAO抑制药。

② 下列情况慎用：肾功能损害、前列腺增生、心血管疾病，以及儿童、孕妇和哺乳期妇女。

③ 儿童对本品较敏感，须减量。

④ 老年人对本品的代谢及排泄功能降低，对本品敏感性增强，应从小剂量开始，并视病情酌减用量。

⑤ 本品停药后药物作用至少可持续7d，在此期间应继续监测服药后的所有不良反应。

⑥ 其他参阅氟西汀【用药监护】①、⑧～⑩，丙米嗪【用药监护】⑥及氯米帕明【用药监护】⑦～⑨的a、⑩～⑲。

噻奈普汀 Tianeptine

（达体朗，硫耐扑定；Stablon，Tatinol）

【药理分类】 TCA。

【适应证】 用于MDD和焦虑症。

【用法用量】 口服。每次12.5mg，3次/d，餐前服用。年龄超过70岁者及肾功能损害者，最大剂量25mg/d。

【用药监护】 ① 下列情况禁用：对本

品过敏、严重的肝或肾功能损害、正在服用MAO抑制药者，以及孕妇、哺乳期妇女及15岁以下患者。

② 下列情况慎用：心血管疾病、肝或肾功能损害、胃肠道疾病。

③ 在开始本品治疗前，必须停用MAO抑制药2周；而由本品改为MAO抑制药治疗时，只需停服本品24h。

④ 患者需进行择期全麻时，应在手术前24或48h停服本品。需进行急诊手术时，可不需要停药，但术中需进行严密的监测。

⑤ 本品与非选择性MAO抑制药合用，可导致5-HT综合征（症状与处置参见舒马普坦【用药监护】⑥），故正在服用MAO抑制药者禁用。与大麻属（Cannabis）药物合用，可导致心动过速和谵妄，两者合用时须谨慎，并密切监测心率变化。水杨酸类药物可降低本品的血浆蛋白结合率，合用时本品应减量。与贯叶连翘提取物（路尤泰）合用，可能引起5-HT综合征。

⑥ 使用本品前，应告知患者（或其监护者）：a. 本品宜在餐前服用。b. 治疗中如出现以下症状，应及时就医：喉部堵塞感或呼吸困难；直立性低血压、眩晕或晕厥；心前区疼痛、心动过速或心率减慢；视物模糊、排尿困难或5-HT综合征症状（如血压升高、肌阵挛、肌强直、潮红、多汗、震颤、共济失调、腹泻、高热等）。其他参阅氟西汀【用药监护】⑳的a、d及f。

⑦ 本品常见嗜睡、眩晕、头痛、失眠、梦魇、虚弱、体重增加、畏食、口干、便秘。少见直立性低血压、晕厥、心悸、心动过速、VPC、心前区疼痛、心率减慢、呼吸困难、喉部堵塞感、震颤、焦虑、易激惹、肌痛、腰背痛、视物模糊、排尿困难、恶心、呕吐、口苦、胃肠胀气、腹部疼痛、ALT及AST升高、皮疹等。一般不严重，通常不影响治疗，且常随疗程进展而减轻或消失，必要时调整剂量。较严重的不良反应有室性心律失常，用药期间应注意监测，一旦发现，及时停药处置。

⑧ 本品过量的处置：立即停药、洗胃，进行心肺、代谢和肾功能监测，对症治疗，并特别注意通气、纠正代谢和肾功能异常。

⑨ 其他参阅氟西汀【用药监护】①、⑧～⑩及氯米帕明【用药监护】⑦～⑨的a、⑩～⑰。

马普替林[典] Maprotiline

（路滴美，路地米尔；Kanopan，Ladimil）

【药理分类】 四环类抗抑郁药-SNRI。

【适应证】 用于各种MDD，如内源性MDD、迟发性MDD（更年期性MDD）、精神性MDD、反应性和神经性MDD、耗竭性MDD等。

【用法用量】 口服。剂量应个体化，根据患者的情况和反应进行调整，以尽可能小的剂量，达到治疗效果，并缓慢地增加剂量。开始25～75mg/d，分2～3次给药，2周以后根据病情需要每日或隔日增加25～50mg。有效剂量一般为150mg/d，重症可增至200mg/d，应注意不良反应的发生。门诊治疗时不超过150mg/d，住院治疗时不超过225mg/d。维持剂量50～150mg/d，分1～2次服用。

【用药监护】 ① 下列情况禁用：已知对本品或其赋形剂过敏或对TCA交叉过敏者、AMI或心脏传导阻滞、闭角型青光眼、尿潴留、严重的肝或肾功能损害、已知或疑有癫痫、有惊厥病史或低惊厥阈值者、正在使用MAO抑制药者及6岁以下儿童。由乙醇、安眠药、止痛药或抗精神病药所致的急性中毒患者应禁用或停用本品。

② 下列情况慎用：心功能不全、肝或肾功能损害、青光眼、前列腺增生、高血压患者正在服用肾上腺素受体阻断药、有心肌梗死史及有自杀倾向、甲状腺功能亢进或同时服用甲状腺激素制剂者（可能增加对心脏的副作用），以及孕妇和哺乳期妇女。

③ 儿童和18岁以内青少年应用本品的安全性及有效性尚未确定，不推荐应用。

④ 老年人对本品抗胆碱能、神经病学、精神病学或心血管方面的不良反应尤为敏感，其代谢和清除药物的能力也可能降低，常用量下有导致本品的血药浓度增高的风险，因此用量应适当减少。

⑤ 本品薄膜衣片剂含有乳糖-水化合物。患有罕见的遗传性疾病如半乳糖不耐受症、严重乳糖酶缺乏症或葡萄糖-半乳糖吸收障碍的患者，不应服用本品。

⑥ 对TCA过敏者，也可能对本品过敏。

⑦ 本品治疗停止后，药效仍可持续7d，因此应继续对患者进行不良反应监测，不可掉以轻心。

⑧ 本品与西沙必利、伊布利特合用，可因QT间期延长的相加而导致心脏中毒损害(QT间期延长、TDP、心脏停搏)，故禁止与上述两药合用。本品与麻醉药、肌松药、镇静药、镇痛药、TCA，以及巴比妥类药、BZP和吩噻嗪类药等合用，可导致过度嗜睡。与抗精神病药（如吩噻嗪类、利培酮等）、咪达唑仑、巴比妥类药及其他强镇静药物合用，本品的血药浓度升高，惊厥阈值降低，并可能引起癫痫样发作。与奎尼丁合用，本品的毒性反应（嗜睡、低血压、口干、视物模糊）增加。与MAO抑制药（包括呋喃唑酮、丙卡巴肼、司来吉兰等）合用，可发生严重的5-HT综合征（参阅舒马普坦【用药监护】⑥）；已使用MAO抑制药者，至少应在停药14d后才能使用本品。由本品治疗换用MAO抑制药时，两者也应间隔同样的时间；无论本品或MAO抑制药，在换用时均应从小剂量开始，逐渐增加剂量，并监测其作用至达到疗效。与CYP2D6抑制药甲硫达嗪合用，可能引起严重的心律失常，因此有必要调整剂量。与CYP450诱导药[尤其能诱导CYP3A4、CYP2C19和（或）CYP1A2等典型的参与TCA代谢的药物，如利福平、卡马西平、苯巴比妥和苯妥英等]合用，可加快本品活性成分的清除，使本品的血药浓度降低，从而影响本品的临床疗效，合用时应调整本品的剂量。与苯妥英合用，可致后者血药浓度升高，不良反应增多，合用时应调整两者的剂量。与甲状腺激素合用，可增加心律失常的发生率。与奎尼丁合用，本品的毒性反应（嗜睡、低血压、口干、视物模糊）增加。本品可增强抗胆碱能神经药物（如吩噻嗪类、抗震颤麻痹药、阿托品、比哌立登、抗组胺药等）对瞳孔、中枢神经系统、肠道和膀胱的作用，合用时应调整两者的剂量。本品可增强某些拟交感神经药（如去甲肾上腺素、肾上腺素、异丙肾上腺素、麻黄碱、去氧肾上腺素、苯丙胺、哌甲酯等）的心血管效应，也包括这些药物的滴鼻及局麻用制剂（如在口腔科应用的制剂）。本品可增加癫痫发作的危险性，故可降低抗癫痫药的疗效。哌甲酯可增加TCA的血药浓度，从而增强其效应，合用时也应调整本品剂量（因四环类抗抑郁药与TCA有相似的药理作用）。抗心律失常药奎尼丁和普罗帕酮为CYP2D6有效抑制药，禁与本品同时给药。西咪替丁（为CYP2D6和CYP3A4抑制药）可升高本品的血药浓度，合用时应调整本品的剂量。有明显生物转化作用的β受体阻断药（如普萘洛尔），与本品合用时可增加本品的血药浓度；两者合用时，在治疗初期和治疗末期，应适当调整本品的剂量和（或）测定本品的血药浓度。SSRI，如氟西汀、氟伏沙明（同为CYP3A4、CYP2C19、CYP2C9和CYP1A2抑制药）、帕罗西汀、舍曲林或西酞普兰为CYP2D6抑制药，可显著增加本品的血药浓度及其相应的副作用（如口干、便秘、尿潴留、过度镇静、EPS、惊厥、直立性低血压及心律失常等）；由于氟西汀和氟伏沙明的 $t_{1/2}$ 较长，这种效应可被延长，因此应调整本品剂量。由于本品可降低或消除肾上腺素能神经元抑制药（如可乐定、利舍平、倍他尼定、胍那决尔、胍乙啶和甲基多巴等药物）的抗高血压作用，并加重利舍平或甲基多巴的中枢镇静作用；因此，当患者需要同时接受抗高血压治疗时，应同时给予另一种类型的抗高血压药，如利尿药、血管扩张药或无明显生物转化作用的β受体阻断药，并应监测患者的血压。某些TCA可能会通过阻断香豆素的代谢或者降低肠道运动功能而增强其抗凝效应；目前尚无证据表明本品可抑制抗凝药，如华法林（其活性S-对应异构体经CYP2C9清除）的代谢过程，但对于这类药物仍需要密切监测血凝血酶原水平。同时应用磺酰脲类药或合用胰岛素，可能会增强抗糖尿病药的致低血糖效应；因此，当对糖尿病患者开始使用或中断治疗时，应监测其血糖浓度。

⑨ 用药前，应告知患者（或其家属、看护者）：a. 本品可与食物同服可减轻胃部刺激。b. 服用本品后不会立即减轻症状，起效时间通常为2～3周，少数可在7d内起效，因此不可因没有立即见效而自行停药，如无严重的不良反应，须继续服药至医师建议停药为止。c. 本品可加强肌松药、麻醉药、镇静药、镇痛药及BZP的作用，因此进行择期手术时应事先告知正在接受本品治疗；继续治疗比术前停药更加安全。d. 本品的抗胆碱能作用可引起泪液分泌减少和黏液分泌相对积聚，从而可能损伤佩戴角膜接触镜的患者的角膜上皮，因此用药期间最好改用框架眼镜。其他同瑞波西汀【用药监护】⑤及文拉法辛【用药监护】⑨的e、f。

⑩ 双相情感障碍患者在抑郁相期间接受TCA或本品治疗时，可能发生轻躁狂或躁狂

性发作。治疗期间应注意观察，一旦发生，应减少本品的用量或停止用药，并加用抗精神病药。某些易感者和老年人使用本品时，可能会诱发药源性精神病（谵妄），尤其在夜间易于出现，应注意监测。这些症状通常在停药几日后消失，无须治疗。

⑪ 本品有明显的抗胆碱作用，常可产生口干、眼压增高、便秘、排尿困难、尿潴留、眩晕、震颤、视物模糊与心动过速等抗胆碱能症状，甚至有可能引起麻痹性肠梗阻，症状大多程度较轻，且多发生于用药早期。因此，用药期间应注意观察，特别是对某些治疗群体，如老年人和慢性习惯性便秘、青光眼或有眼内压增高史、有尿潴留史或心动过速史的患者，以及前列腺增生（尤其前列腺肥大）和其他前列腺疾病患者更应加强监测，并采取预防措施。上述症状一旦出现，可根据症状轻重采取减量或停药措施，必要时给予对症治疗。

⑫ 本品偶可引起直立性低血压，并有引起高血压和晕厥的报道。因此，在治疗初期及增加剂量时应注意监测血压，尤其对老年人、有直立性低血压倾向者（如衰弱者和心血管疾病患者）更应注意。对长程治疗者，应定期监测血压。

⑬ 据报道，TCA 和四环类抗抑郁药可引起心律失常、窦性心动过速和传导时间延长。有极少数报道，接受本品治疗的患者可出现心悸、心脏传导障碍、VT、Vf 和 TDP，其中一些病例具有致命性。因此，用药期间应注意监测心功能（包括 ECG），尤其对于接受长期治疗的老年人和心血管疾病患者［包括有心肌梗死、心律失常和（或）缺血性心脏病史者］更加引起注意，用药剂量较高者亦然。

⑭ 有个别病例报道，本品可引起白细胞减少和粒细胞缺乏。因此，用药期间（尤其在治疗的最初几个月）应密切观察患者有无发热、咽痛及 WBC 变化。一旦出现，应及时停用本品。

⑮ 本品偶见 ALT、AST 升高或中毒性肝损害，个别患者出现伴或不伴黄疸的肝炎。因此，长期治疗时应定期检查肝功能，并注意观察随访肝损害的症状与体征，发现异常及时处置。

⑯ 在接受本品治疗剂量的患者中，无惊厥史的患者很少有惊厥发作的报道。但在合用已知可以降低惊厥阈值的药物（如吩噻嗪类、利培酮）治疗、骤然停止合用地西泮，或在本品的推荐剂量基础上加量过快时，惊厥发作的危险性可能增加。采取以下措施可以降低惊厥发生的风险：a. 采用低起始剂量；b. 维持起始剂量治疗 2 周，然后以小幅度逐渐增加剂量；c. 使维持剂量保持在最低有效水平；d. 避免与可降低惊厥阈值的药物合用，必须合用时应谨慎调整两者剂量；e. 地西泮减量忌快速，宜缓慢。

⑰ 对于同时应用磺酰脲类药或胰岛素的患者，在接受本品治疗时应当考虑其发生低血糖的可能性。当对糖尿病患者开始应用或中断本品治疗时，需要严密监测其血糖水平。

⑱ 长期应用本品骤然停用或突然降低剂量，偶可出现如下症状：恶心、呕吐、腹痛、腹泻、失眠、头痛、神经质、焦虑、潜在 MDD 症状恶化或抑郁心境复发。因此，如决定要中断治疗，应逐渐减少本品剂量，并密切观察因减量可能产生的不良反应。如出现严重的不良反应，必须停止减量，必要时暂时恢复原剂量，待病情平稳后再重新开始应更加缓慢地减量，直至完全终止用药，以免引起症状恶化或复发。

⑲ 本品与 TCA 一样，长期应用时龋齿发生率上升，因此在长程治疗时应定期进行口腔科检查。

⑳ 本品的其他不良反应尚有：a. 常见乏力、睡眠障碍、激动、多汗、焦虑。b. 偶见或常见出汗、头晕、头痛、暂时性乏力、日间镇静作用、嗜睡、EEG 异常。c. 偶见体重增加、皮肤反应（皮疹、荨麻疹），有时伴有发热。d. 罕见或偶见心律失常、ECG 异常改变、精神症状或青光眼加剧。e. 罕见 ESP（如震颤、静坐不能、肌阵挛、TD）、共济失调、抽搐、性功能障碍、脉管炎。f. 个别患者或罕见发音困难、软弱无力、感觉异常（麻木、麻刺感）、猝死。g. 个别患者出现瘙痒、紫癜、光过敏反应、水肿、口炎、耳鸣、面部潮红、脱发或无发、男子乳腺发育、溢乳症、闭经、味觉障碍、EOS 增多症、伴有或不伴有 EOS 增多的过敏性肺炎、噩梦、烦躁、精神错乱、谵妄、幻觉、轻躁狂或躁狂。h. 大剂量时，可出现癫痫发作。上述不良反应一般轻微而短暂，通常继续用药或减少剂量后会消失。某些症状常难以区分是药物不良反应或 MDD 的症状（如乏力、睡眠障碍、激越、焦虑、便秘、口干）。如发生严重的不良反应（如神经或精

神病学症状等)，必须停用本品，必要时给予对症治疗。

㉑ 本品过量中毒时，可表现为对中枢神经系统的抑制或兴奋作用，并导致严重的抗胆碱能神经作用和心脏毒性作用，主要症状为：惊厥、昏迷、严重的嗜睡或眩晕、严重的肌强直或肌无力、躁动、呕吐、手足徐动、共济失调及木僵、高热、心动过速、心律失常、低血压、休克、CHF、呼吸困难或呼吸抑制、瞳孔散大，也可出现躁狂、神志模糊、VT或TDP、Vf，甚或心脏停搏。治疗方法：无特殊解毒药。可采取洗胃和（或）催吐(必须在患者清醒的条件下进行)、给予活性炭混悬液及泻药等措施，尽量清除药物。由于本品的抗胆碱能效应会延缓胃排空，因此在药物过量服用后12h或更长时间内都可采取这些措施。对症支持治疗时，应持续监测心功能（包括ECG)、血气分析和血电解质，并根据具体情况采取以下急救措施：a. 对呼吸抑制者，应立即给予人工呼吸。b. 对低血压和循环性虚脱者，应给予血浆扩容药。c. 出现酸中毒时，应给予碳酸氢钠。d. 心功能下降时，可静脉给予多巴胺或多巴酚丁胺。e. 对CHF者，应尽快洋地黄化。f. 对心律失常者，可静脉滴注碳酸氢钠碱化血液，并补充钾盐；如仍难控制，可谨慎地使用苯妥英或普萘洛尔；如有心动过缓或房室传导阻滞，可临时安置起搏器。g. 对于惊厥和应激过度者，可使用BZP（如地西泮）或巴比妥类药（因此类药物易引起呼吸抑制，故应备人工呼吸及复苏设备)；症状解除后监测生命功能（包括ECG）数日。h. 有报道水杨酸毒扁豆碱有增加发生抽搐的危险，应忌用。

㉒ 其他参阅氟西汀【用药监护】①、⑧～⑩、⑭、⑮。

米氮平 Mirtazapine

(米塔扎平，瑞美隆；Mepirzepine，Remeron)

【药理分类】 四环类抗抑郁药-N SSA。

【适应证】 用于各种MDD。

【用法用量】 口服。以水吞服，不可咀嚼。起始剂量15mg，1次/d（最好睡前顿服，也可早、晚分服)，之后逐渐加量以达最佳疗效，有效剂量通常为15～45mg/d。持续用药至症状完全消失4～6个月后再逐渐停药。合适的剂量在2～4周内就会有显著疗效，如效果不明显，可将剂量增加，直至最大剂量。如加量后2～4周内仍无显著疗效，应立即停用。

【用药监护】 ① 下列情况禁用：对本品或其赋形剂过敏、正在服用MAO抑制药者。

② 下列情况慎用：严重的肝或肾功能损害、心血管疾病（如传导阻滞、心绞痛及近期发作的心肌梗死)、低血压、癫痫、躁狂-抑郁阶段、精神分裂症或其他精神性疾病、器质性脑综合征、糖尿病、黄疸、排尿困难（如前列腺肥大)、青光眼患者，以及驾车司机、机器操作者或高空作业者。

③ 孕妇及哺乳期妇女避免应用。

④ 育龄期妇女应用本品期间应采取有效的避孕措施。

⑤ 老年人应用本品通常更加敏感，故增加剂量时应在密切监控下进行。

⑥ 肝或肾功能损害者，本品的清除能力下降，因而这类患者用药时须注意监测肝肾功能。

⑦ 本品与MAO抑制药合用，可导致严重的神经毒性及癫痫发作，因此禁止两者同时应用，必须在MAO抑制药停用14d以上时方可使用本品。与西咪替丁合用，可显著升高本品的AUC和C_{max}。与可乐定合用，后者的抗高血压作用减弱。本品可加强地西泮等BZP的镇静作用，两者合用时应注意观察。本品可加重乙醇对中枢神经系统的抑制作用。

⑧ 使用本品前，应告知患者（或其监护者)：a. 在服用本品1周内常出现嗜睡、镇静作用，此时仍应遵医嘱继续用药，不可自行减量，否则不但不会缓和这种不良反应，反而会影响对MDD的治疗效果。b. 治疗中如出现以下症状，应立即暂停用药，并及时就医：皮肤过敏反应（包括光敏反应）或皮损现象；肌痛、肌无力、肌强直、关节痛、骨痛；视觉障碍、巩膜或皮肤黄染；哮喘或呼吸困难；抽搐或幻觉、共济失调、躁狂或轻躁狂、癫痫发作；全身浮肿、尿潴留、尿失禁或排尿困难；闭经、痛经、性功能障碍；EPS（运动迟缓、肌张力障碍、吞咽困难或静坐不能）和5-HT综合征症状（肌阵挛、僵硬、多汗、震颤、腹泻、高热等)；出血倾向（鼻出血、皮肤淤血或瘀斑、子宫出血、牙龈出血）或血液恶病质征象（发热、极度衰弱、全身不适、咽喉肿痛

等）。其他同氟西汀【用药监护】⑳的 a～f。

⑨ 使用本品的极少数患者可出现骨髓抑制，表现为粒细胞减少或白细胞缺乏症，多发生在用药后的 4～6 周内，停药后大多数可恢复正常。因此，用药期间应注意观察，患者如出现头晕、极度疲乏、两下肢沉重、畏寒、发热、咽峡炎或扁桃体脓肿、肛周发炎或溃疡及其他感染症状时，应停止用药，并及时做血常规检查，尤其 VBC 及 DC。

⑩ 本品的不良反应常见食欲增加、体重增加、水肿、嗜睡、不适或倦怠、焦虑、镇静、头晕、肌痛、关节痛等。可见惊厥、躁狂或轻躁狂、血液恶病质（包括中性粒细胞减少症、血小板减少症、淋巴细胞减少症、全血细胞减少及中性粒细胞减少性发热，发作时间均在开始服药后的 2 个月内）、便秘、腹泻、口干及皮肤过敏反应（如瘙痒、皮疹、光过敏）等。偶见恶心、呕吐、口腔念珠菌感染、尿潴留、排尿困难、兴奋、感觉迟钝、尿频、意识障碍、眩晕、急性骨髓抑制等。少见直立性低血压、低血压、癫痫发作、震颤、肌痉挛、AST 及 ALT 升高。罕见剥脱性皮炎、疱疹、肌痛、肌无力、肌强直、抽搐、共济失调、骨痛、视觉障碍（复视、青光眼、调节异常和弱视）、黄疸、肺炎、哮喘或呼吸困难、味觉缺失或嗅觉异常、尿失禁、闭经、痛经、性功能障碍、EPS 和 5-HT 综合征症状（参阅舒马普坦【用药监护】⑥）。

⑪ 本品过量主要表现为中枢神经系统抑制伴方向迷失和镇静延长，并可出现血压升高或降低。处置：及时洗胃，并给予相应的对症和支持治疗。

⑫ 其他参阅氟西汀【用药监护】①、⑧～⑩、⑭～⑰及氯米帕明【用药监护】⑦、⑧、⑫～⑯。

吗氯贝胺[典] Moclobemide

（奥嘉新，莫罗酰胺；Aurorix，Manerix）

【药理分类】 抗抑郁药-选择性和可逆性 MAO-A 抑制药。

【适应证】 用于各型 MDD，对精神分裂症后抑郁也有效。

【用法用量】 口服。起始剂量 50mg～100mg，2～3 次/d，之后逐渐增至 150mg～450mg/d，最大剂量不超过 600mg/d。

【用药监护】 ① 下列情况禁用：对本品过敏、意识障碍、嗜铬细胞瘤、躁狂症、甲状腺功能亢进患者，以及儿童和正在服用 MAO 抑制药者。

② 下列情况慎用：癫痫及明显肝或肾功能损害者、孕妇、哺乳期妇女，以及驾车司机、机器操作者或高空作业者。

③ 老年人剂量应酌减。

④ 本品禁止与其他抗抑郁药（包括 SSRI 和 TCA）同时应用，以避免引起 5-HT 综合征。

⑤ 使用中枢性镇痛药（哌替啶、可待因、美沙芬）、麻黄碱、伪麻黄碱或苯丙醇胺唑的患者禁用本品。

⑥ 服用其他抗抑郁药者，需要停用 2 周以上才能使用本品；但服用氟西汀者，需停用 5 周以上才能使用本品。

⑦ 西咪替丁可延缓本品的代谢，合用时本品用量应减半，或从低剂量开始使用。本品可增强芬太尼和布洛芬的作用，合用时应减少后两者的剂量。本品可增加安非拉酮的毒性，引起癫痫发作、激动、精神改变等。与阿米替林、阿莫沙平、氯米帕明、地昔帕明、氯氮䓬、氯伏胺、右美沙芬、多塞平、非莫西汀等合用，可引起中枢神经系统毒性、癫痫发作及 5-HT 综合征。本品与赛庚啶合用，可延长和加强抗胆碱能效应。与苯丙胺、苄非他明、环苯扎林、丁螺环酮、右苯丙胺合用，可导致高血压危象（头痛、高热、高血压）。与溴莫尼定、肾上腺素、异丙肾上腺素、去甲肾上腺素合用，可能引起急性高血压。与卡马西平合用，可引起急性高血压、高热、癫痫发作。与 β_2 受体激动药合用，可引起心悸、激动或轻躁狂。与氟哌利多合用，有增加心脏毒性的危险（可能引起 QT 间期延长、TDP，甚至心脏停搏）。与吗啡合用，可加重高血压、中枢神经系统和呼吸抑制作用。与六甲蜜胺合用，有引起严重直立性低血压的危险。与抗糖尿病药合用，因刺激胰岛素分泌，可能引起严重的低血糖、抑郁及癫痫发作等。与西酞普兰合用，可引起 5-HT 综合征。与右芬氟拉明合用，可引起中枢神经系统毒性或 5-HT 综合征。与 CYP450 诱导药合用，可加速其代谢，降低血药浓度，影响疗效。与 CYP450 抑制药合用，可减慢其代谢，使血药浓度增高，不良反应增加。与乙醇合用，可增加精神和运动技能损害的危险性。

⑧ 用药前，应告知患者（或其监护者）：

a. 用药期间不宜进食富含酪胺的食品（如奶酪、酸奶、红葡萄酒、动物肝脏、坚果、腌鱼、腌肉、酵母和大豆发酵制品），以减少食物中酪胺引起高血压的危险。b. 治疗中如出现以下症状，应及时就医：视物模糊、尿潴留、多尿、血尿或排尿困难；高血压、心绞痛、心动过速或心动过缓；巩膜或皮肤黄染；运动迟缓、肌张力障碍、吞咽困难或静坐不能（EPS）；直立性低血压或5-HT综合征症状（肌阵挛、僵硬、多汗、震颤、腹泻、高热等）。其他同氟西汀【用药监护】⑳的a和d。

⑨ 本品常见头晕、头痛、恶心、多汗、口干、便秘、胃肠胀气、上腹部不适、失眠、嗜睡、心悸、尿潴留及直立性低血压。少见皮疹、溢乳、震颤、视物模糊、可逆性意识模糊、胆汁淤积性黄疸、ALT及AST升高。偶见心动过速或心动过缓、VPC、高血压、心绞痛、排尿困难、多尿、血尿、闪光感、EPS或5-HT综合征。大剂量时可能诱发癫痫。用药时应注意观察，发现异常时及时处置。

⑩ 本品过量的症状与处置：本品过量经过约12h的潜伏期，迅速出现中枢神经系统兴奋症状，表现为激动不安、出汗、心动过速、肌强直、反射亢进、谵妄、高血压和高热等。体温高达40℃以上、舒张压超过120mmHg时，可出现剧烈头痛、呕吐、视神经盘水肿和癫痫发作等高血压脑病征象。少数患者出现低血压、呼吸抑制及出血倾向。处置方法：a. 及时洗胃，以清除胃内药物。b. 输液，并使用渗透性利尿药，同时给予大剂量维生素C酸化尿液，以利于加速药物的排泄。c. 根据病情给予对症和支持治疗。

⑪ 其他参阅氟西汀【用药监护】①、⑧～⑩及氯米帕明【用药监护】⑦、⑧、⑪～⑯。

第四节 心境稳定药与精神兴奋药

碳酸锂[典][基] **Lithium Carbonate**

（Lithicarb，Lithobid）

【药理分类】 心境稳定药（抗躁狂药）。

【适应证】 ①主要治疗躁狂症，对躁狂和抑郁交替发作的双相情感性精神障碍有很好的治疗和预防复发作用，对反复发作的MDD也有预防发作作用；②亦用于治疗分裂-情感性精神病；③还可用于粒细胞减少及再生障碍性贫血。

【用法用量】 口服。急性躁狂症，每次0.25g，3次/d，之后根据患者病情、治疗反应及血锂浓度逐日增加0.25～0.5g，一般不超过1.5～2.0g/d；维持剂量，不超过1.0g/d，剂量最好根据血锂浓度调整。缓释片，0.9～1.5g/d，分1～2次服；维持剂量0.6～0.9g/d。

【用药监护】 ① 下列情况禁用：严重心血管疾病、肾病、脑损伤、电解质平衡失调、妊娠早期妇女，以及12岁以下儿童和正在使用利尿药者。

② 下列情况慎用：脑器质性疾病、严重躯体疾病及低钠血症。

③ 哺乳期妇女应用本品期间需停止哺乳。

④ 锂在老年人体内排泄慢，易蓄积，老年人应用时需按情况酌减用量，从小剂量开始，缓慢增加剂量，并密切观察不良反应。

⑤ 12岁以上儿童从小剂量开始，根据血锂浓度缓慢增加剂量。

⑥ 本品的治疗指数低，治疗量和中毒量较接近，用药期间应定期监测血锂浓度，以便调整治疗剂量及维持剂量，及时发现急性中毒。治疗期应每1～2周测定1次血锂浓度，维持治疗期可每月测定1次。取血时间应在次日早晨，即末次服药后12h。

⑦ 血锂浓度与疗效及不良反应关系密切。治疗急性躁狂症时，血锂浓度以0.6～1.2mmol/L为宜；维持治疗时，血锂浓度可控制在0.4～0.8mmol/L；血锂浓度＞1.4mmol/L时，可出现中毒症状，早期表现为粗大震颤、恶心、呕吐、腹泻；血锂浓度＞2.5mmol/L时，可出现抽搐、昏迷、心律失常等；血锂浓度≥3.5mmol/L时可致死。

⑧ 在急性躁狂发作状态下，患者对锂的耐受很高，但随着躁狂症状好转，其耐受会下降，应及时调整剂量。

⑨ 锂剂可降低肾小管对钠盐的重吸收，引起低钠血症，并可影响锂剂的排泄（因钠盐能促进锂剂的经肾脏排出）。因此，患者在治疗期间应保持正常食盐摄入量，不宜采用低钠饮食，而且每周应停药1d，以减轻或缓解锂剂对肾小管钠盐重吸收的抑制作用。治疗期间，患者如出现低钠血症，应及时予以纠正。

⑩ 治疗的血锂浓度及对锂耐受性个体差异大，少数患者在血锂浓度治疗范围内也可能

出现锂中毒，治疗期间应注意监测。

⑪ 本品起效较慢，治疗早期可合用适量抗精神病药（如氯丙嗪或氟哌啶醇）和 BZP，以快速控制急性躁狂症状。待急性症状控制病情缓解后，应及时停用后两类药物，以免引起毒副反应。

⑫ 本品普通片与缓释片具有不同的生物利用度，因此在开始治疗时应根据病情谨慎选择，治疗期间尽量避免相互换用，以免引起锂中毒反应。

⑬ 对长期服药者，应定期检查肾功能、甲状腺功能、血电解质、ECG、WBC 及 DC。

⑭ 本品与氨茶碱、咖啡因或碳酸氢钠合用，可增加本品的尿排出量，降低血药浓度和药效。与氯丙嗪及其他吩噻嗪类药合用，可使后者血药浓度下降 40%，并可掩盖锂中毒的某些早期症状，如恶心、呕吐等。与去甲肾上腺素合用，后者的升压效应下降。与肌松药（如琥珀胆碱等）合用，肌松作用加强，时效延长。与利尿药合用，可产生矛盾性抗利尿作用，使锂的排泄减少，血锂浓度升高，易出现锂中毒。与 NSAID（如吡罗昔康、布洛芬、吲哚美辛等）、比索洛尔、乙醇和大多数抗精神病药合用，可使血锂浓度升高，锂中毒的危险性增加，必须合用时应监测血锂浓度。与碘化物（如碘化钾）合用，可引起甲状腺功能减退。与 MAO 抑制药、SSRI 等抗抑郁药合用，可导致 5-HT 综合征。与卡马西平、苯妥英钠、四环素、博来霉素和 ACEI（如卡托普利、依那普利等）合用，可使血锂浓度升高而引起锂中毒。

⑮ 用药前，应嘱患者或其监护者，服药期间须注意：a. 本品在餐后服用可减少对胃的刺激。b. 多饮水，至少 2500ml/d，以增强锂排泄，避免蓄积中毒。c. 避免饮酒或摄入含乙醇药剂或饮料，以免增加锂剂的毒性。d. 服用缓释片时，应整片以水吞服，勿嚼碎或掰开服用。e. 治疗期间不可擅自骤然停用，停药应在医师指导下逐步减量进行。

⑯ 使用本品时，患者如出现体液大量丢失（如持续呕吐、腹泻、大量出汗等），极易引起锂中毒。因此，用药期间应注意补充液体，及时纠正体液和电解质失衡，防止发生锂中毒。

⑰ 本品可抑制甲状腺活动，长期维持治疗防止躁郁症复发时，可在治疗期间加服适量甲状腺制剂。

⑱ 有报道，锂剂与氟哌啶醇合用，可能引起脑病综合征（亦称谵妄综合征，以虚弱、昏睡、发热、谵妄、意识障碍、EPS、白细胞增多、血清酶增高、BUN 及 FPG 增高为主要特征），随后出现不可逆性大脑损害。因此，两者合用时应密切监测上述神经中毒症状，一旦出现，立即停药，迅速输注 0.9%氯化钠注射液，并静脉给予氨茶碱，以促进锂排泄。

⑲ 长期应用锂剂需停止治疗时，应逐步减量停药，骤然停用很可能导致旧病复发。

⑳ 本品的不良反应发生率为 70%，多数较轻，减少剂量后反应可减轻，停药后大多可恢复正常。不良反应常见的有：口干、烦渴、多饮、多尿、恶心、呕吐、便秘、腹泻、畏食、腹胀、上腹痛、双手细震颤、萎靡、无力、嗜睡、记忆减退、中性粒细胞升高等，其中恶心、呕吐、双手细震颤等可能是早期中毒症状，应密切观察。少见的有：WBC 升高、体重增加、水肿、甲状腺功能亢进或减退、甲状腺肿、高钙血症、低钾血症、ADH 浓度增加、月经紊乱、皮肤反应（皮疹、瘙痒、溃疡、干燥、发质枯燥等）、尿糖阳性、蛋白尿、少尿、肾功能改变、ECG 异常（T 波平坦或 U 波突起）。已有本品引起 RM 的报道。长期用药可出现肾形态学方面的改变（如肾小球形态学改变、肾间质纤维化和肾萎缩）、肾性尿崩症，并可降低肾脏的浓缩能力而引起肾源性糖尿病。用药期间应注意监测。

㉑ 本品中毒症状：早期表现为恶心、呕吐、腹泻、畏食、双手细震颤、呼吸急促、言语不清等，继而出现嗜睡、头晕、眩晕、肌无力、震颤、共济失调、腱反射亢进、意识模糊。严重中毒可出现失语、视物模糊、晕厥、木僵、精神运动迟滞、急性肌张力障碍、大小便失禁、肾功能损害、严重震颤（包括眼球震颤），也可能引起癫痫发作、中毒性精神病、脑病综合征、肾衰竭、循环衰竭、昏迷，甚至偶发死亡。老年人或易感患者易于发生。处置：a. 立即停药、催吐或小容量洗胃。b. 保持水电解质平衡，监测肾功能。c. 每 3 小时测量 1 次血锂浓度。d. 对重度中毒者，可做间断血液透析和（或）静脉给予 1 次渗透性利尿药（如甘露醇）。e. 根据病情给予对症治疗及支持疗法。

哌甲酯[典] Methylphenidate

（利他林，专注达；Methylphenidatum，Ritalin）

【药理分类】 注意缺陷多动障碍

(ADHD) 用药-中枢神经兴奋药。

【适应证】 ①主要用于 ADHD（亦称轻度脑功能失调）；②亦用于 MDD 患者，提高情绪振奋精神，治疗困倦和嗜睡症；③本品注射液与洛贝林、二甲弗林合用称为呼吸三联针，用于治疗各种原因引起的中枢性呼吸衰竭。

【用法用量】 ①口服。a. 普通片：每次 10mg，2～3 次/d，餐前 45min 服用。6 岁以上儿童，每次 5mg，2 次/d，早餐或午餐前服用。之后根据疗效调整剂量，每周递增 5～10mg，总量不超过 40mg/d。b. 缓释片或控释片：每次 18mg（1 片），1 次/d。作用可维持 12h，早上服药 1 次（餐前或餐后均可），即可有效控制白天的症状。剂量可根据患者情况个体化。每次可增加剂量 18mg，最大剂量为 54mg。通常约每周调整剂量 1 次。②皮下注射、肌内注射或缓慢静脉注射。每次 10～20mg。

【用药监护】 ① 下列情况禁用：a. 已知对本品或本品其他成分过敏者。b. 青光眼患者。c. 焦虑性或激动性抑郁和过度兴奋的患者（可能会使这些症状加重）。d. 诊断为 TS 的患者或有家族史者。e. 正在或 14d 内使用过 MAO 抑制药治疗的患者（可能导致高血压）。

② 下列情况慎用：a. 严重心脏病（如高血压、心力衰竭、新近心肌梗死或室性心律失常）及癫痫患者。b. 有青光眼、高血压、抽搐史或家族史者。c. 有药物依赖史或乙醇依赖史者。d. 驾驶员、机器操作者或从事其他具有潜在危险性活动者。e. 运动员及哺乳期妇女。

③ 尚无孕妇应用本品的安全性资料，因此只有潜在的利益大于对胎儿潜在的风险时方可应用。

④ 尚无 65 岁以上老年人的对照试验。老年人必须应用时需从小剂量开始，并密切监测。

⑤ 本品不可用于 6 岁以下儿童。6 岁～12 岁儿童长期应用须谨慎。12 岁以上儿童不宜应用。

⑥ 本品不建议用于治疗严重 MDD，也不建议用于防止或治疗生理性疲倦。

⑦ 本品用于 ADHD 时，应根据 DSM-Ⅳ 标准或 ICD-10 的规定，并基于患者的病史和分析做出诊断。是否使用本品治疗需依据对每名患者症状严重性的全面评估，并非所有 ADHD 患者均适用本品治疗。对于那些继发于环境因素和（或）其他原发精神疾患（包括精神病）的 ADHD 患者不建议使用本品。

⑧ 服用 MAO 抑制药者，应在停药 2 周后再用本品。

⑨ 本品为第一类精神药品，使用时应按国家规定管理。

⑩ 使用本品治疗的 ADHD 患者，用药前应有详细的病史（包括猝死或室性心律失常的家族史的评价）和体格检查（包括 ECG 和 ECHO）以评价是否有心脏疾患，且应该进一步进行心脏评估是否有潜在性的心脏疾患（例如 ECG 和 ECHO）。对于治疗期间出现例如劳累性胸痛、不能解释的晕厥或其他心脏病症状的患者，则应立即进行心脏评估。由于本品可能引起或加重运动性抽动症和 TS，因此在用药前应进行抽动症的临床评价，还应考虑患者的家族史。

⑪ 曾患结构性心脏病或其他严重心脏病的儿童和青少年正常使用本品治疗 ADHD 发生猝死的报道。因此，本品不应用于已知患有结构性心脏病、心肌病、严重心律失常或可使兴奋药拟交感神经效应增加的其他严重心脏病的儿童和青少年。已见成年患者正常使用本品治疗 ADHD 时发生猝死、脑卒中和心肌梗死的报道。因此，患有严重结构性心脏病、心肌病、严重心律失常、冠状动脉病或其他严重心脏病的成年患者通常不应使用本品，必须使用时应定期监测血压、心率和心功能。

⑫ 本品治疗伴有双相情感障碍的 ADHD 患者时须特别谨慎，因为可能诱导这些患者的混合/躁狂性发作。在开始本品治疗前，应对伴 MDD 症状的患者进行充分筛选，以确定他们是否处于双相情感障碍的风险中；这样的筛选应包括详细的精神病史，也包括自杀、双相情感障碍和抑郁的家族史。

⑬ 本品缓释片或控释片仅适用于能吞服整片药物的患者服用。由于本品此类制剂在胃肠道不会变形，所以不宜用于患有严重胃肠道狭窄（病理性或医源性）或吞咽困难（包括吞咽药片困难）的患者。已有胃肠道狭窄患者服用本品此类制剂出现梗阻性症状的罕见报道。

⑭ 本品长期应用可能抑制儿童生长发育，如体重和（或）身高，故应对需长期治疗的儿童患者进行监测。如患者未按预期生长或增加体重，应中断治疗。

⑮ 本品长期滥用会导致产生明显的耐受性和依赖性，并伴随不同程度的行为失常，尤其在非肠道途径滥用时，可引起明显的精神病性发作。为减慢耐受性或减少依赖性和不良反应，长期应用本品时，在用药一阶段时间后，可根据病情控制情况偶尔停药 1～2d 或数日（此时患者仍可保留对药物的敏感性），进行间歇用药。在恢复本品治疗时，可适当减少用药剂量。但对病情严重和影响日常活动者，仍应坚持每日服药。

⑯ 长期用药时，骤然停止治疗可出现严重的精神忧郁或精神病样行为。因此，长期用药者停用本品时必须逐渐递减用量，并对其停用过程进行严密监护，防止出现上述不良反应。

⑰ 对长期应用者，应定期检查 WBC 及 DC、RBC 和 BPC，并每日测量血压和心率，尤其对高血压患者。儿童应每 6 个月检测 1 次体重和身高，并做记录，如有异常，应逐渐减量停药。

⑱ 本品可能抑制抗惊厥药（如苯妥英、扑米酮、苯巴比妥等）、口服抗凝药（如双香豆素、华法林等）、保泰松及一些抗抑郁药（TCA 和 SSRI）的代谢，使上述药物的血药浓度均升高，出现毒性反应；如与本品合用，应减少这些药物剂量；在开始或停止与本品合用时，如需要，应调节剂量或监测血药浓度（如与香豆素类抗凝药合用时，应监测 CT）。本品与 MAO 抑制药合用，可致高血压危象；使用 MAO 抑制药的患者，应在停药 2 周后再使用本品。与抗高血压药及利尿性抗高血压药合用，降压效应减弱。与抗 M 胆碱药（如阿托品）合用，后者的效应增加。与其他中枢兴奋药（如苯丙胺、多沙普仑、咖啡因）、拟交感神经药合用，作用相加，可诱发紧张、激动、失眠，甚至惊厥或心律失常。因为本品可能引起血压升高，与升压药合用须谨慎。已有本品与可乐定合用发生严重不良事件的报道，但尚不能确定因果关系。尚未对本品与可乐定或其他作用于中枢的 α_2 受体激动药合用时的安全性进行系统性评价。

⑲ 用药前，应告知患者或监护者：a. 严格按医嘱服药，不可自行增加用量或改变服药时间。b. 本品在餐前或餐后服用均可，如服药后胃部不适，可用牛奶送服。c. 服用普通片者，每日最后一次服药最迟应在睡前 4h 服用，以免引起失眠。d. 服用缓释片或控释片者，必须整片以水吞服，不可咀嚼、掰开或压碎服用，否则减失疗效。此类制剂服用后，其药物外膜及片芯中的不溶成分最终被排出体外，如在大便中发现药片样物不必疑虑。e. 本品可在上课学习期间服用，周末和假日可以停药，以减少耐受性和对儿童生长发育的影响。f. 不可擅自骤然停用，停药应在医师指导下进行，以免引起撤药反应。

⑳ 无精神病或躁狂症史的患者按常规剂量使用本品治疗期间，曾出现过精神病（如幻觉）或躁狂症症状。治疗中，如出现此类症状，应考虑其是否可能与本品具有相关性以及是否应停用本品。已有报道，在接受兴奋药治疗的 ADHD 患者中常观察到攻击行为或敌意。尽管本品引起攻击行为或敌意没有系统的证据，但是使用本品的初期应注意监测患者出现的攻击性行为或攻击性行为的恶化。

㉑ 临床资料显示，本品对于有癫痫病史的患者、无癫痫但 EEG 不正常的患者和极少数无癫痫病史且 EEG 显示无癫痫发作的患者，可能降低其惊厥阈值。因此，一旦出现癫痫症状，即应停用本品。

㉒ 治疗中，患者如出现以下现象应停止使用本品：a. 用药 1 个月不见疗效时。b. 出现阴茎持续及间或痛性勃起。c. 出现精神病恶化、新的精神症状或躁狂症症状、双向精神障碍/躁狂性发作。d. 出现视觉异常（如视物模糊和视力调节困难等）、运动障碍、震颤、共济失调、惊厥、癫痫发作或发作频率增加等严重神经系统症状。e. 出现攻击行为或自杀倾向。f. 出现鼻出血、血尿或生长抑制现象。g. 出现明显肝损害或 NMS。h. 出现心律失常、心肌梗死、血压或心率大幅度升高。i. 出现严重皮肤反应或贫血、白细胞减少和血小板减少等现象。j. 出现过量症状或依赖性和耐受性。

㉓ 本品的不良反应与剂量有关，一般用量在 30mg/d 以内者，极少有不良反应。部分不良反应仅在用药初期出现，继续用药可消失。不良反应常见食欲减退、头晕、头痛、眩晕、失眠、恶心、易怒、心悸等。可见平均血压和平均心率中度升高（约 2～4mmHg，3～6bpm），在个别患者中出现大幅度升高。偶见腹部不适、体重减轻、口干、心律失常、肌肉痛性痉挛、鼻出血、血尿、视觉异常、

运动障碍、精神焦虑或抑郁、精神病恶化、儿童和青少年攻击行为、生长抑制、脱发、荨麻疹、皮疹等。罕见肝损害、心肌梗死、大脑动脉炎、新的精神或躁狂症症状、双向精神障碍/躁狂性发作、自杀倾向、NMS（表现为肌紧张、高热、意识障碍、大汗、血压不稳）、贫血、白细胞减少和血小板减少、闭角型青光眼、剥脱性皮炎、多形性红斑等。大剂量可引起震颤、共济失调、惊厥、癫痫发作。用药期间应注意监测，出现异常时应视情况给予继续观察治疗、减少剂量或停药对症治疗等处置。

㉔ 在极少数情况下，本品可能造成阴茎持续及间或痛性勃起，即阴茎异常勃起症。此症可发生于任何年龄的男性（包括儿童和青少年），当血液聚集于阴茎不能回流时，即出现这种现象，导致阴茎异常持续及间或痛性勃起。如不立即进行治疗，可对阴茎造成永久性损害。因此，用药前应告知患者或其监护者，此现象一旦出现，应及时停药就医。

㉕ 本品过量的症状和体征主要来自中枢神经过度兴奋和过度的拟交感神经作用，表现为呕吐、焦虑、紧张、激越、肌肉抽动、意识模糊、谵妄、幻觉（幻听或幻视）、多汗、头痛、发热、心动过速、心悸、心率加快、窦性心律失常、高血压、瞳孔散大及口干，严重者可出现惊厥、癫痫大发作、昏迷，甚至死亡。处置：原则上采用对症治疗和支持疗法。具体措施：a. 防止患者自我伤害，避免任何外部刺激加重已有的过度兴奋症状。b. 监测生命体征，保持呼吸道通畅，维持循环功能。c. 洗胃、灌肠，排空胃肠道。d. 对已有激越和癫痫症状的患者，在洗胃前应进行适当控制。e. 给服活性炭和泻药。f. 对高热者，可行物理降温。g. 严重中毒可酌情使用小剂量的速效巴比妥类药。h. 对使用缓释或控释制剂者，在急性症状消除后还应考虑药物缓慢释放的因素，故仍继续观察患者，必要时再做对症处置。

托莫西汀 Atomoxetine

（择思达，斯德瑞）

【药理分类】 ADHD用药-去甲肾上腺素功能增强药。

【适应证】 主要用于ADHD，也可用于严重MDD。

【用法用量】 口服。①体重＞70kg的青少年和成人：起始剂量40mg/d，3d后根据疗效情况增加剂量，至目标剂量约为80mg/d，之后再继续使用2～4周后，如仍未达到最佳疗效，可增至最大剂量100mg/d。②6周岁以上的儿童和体重＜70kg的青少年：起始剂量0.5mg/(kg·d)，用药3d后根据疗效情况增加剂量，至目标剂量约为1.2mg/(kg·d)。治疗剂量可于早晨单次服用或早晨和傍晚平均分2次服用。③中度和重度肝功能损害者，起始和目标剂量应分别降至常规用量的50%和25%。

【用药监护】 ① 下列情况应禁用：对本品或其赋形剂过敏、闭角型青光眼、正在服用或在前14d内服用过MAO抑制药（如苯乙肼、苯环丙胺等）的患者。

② 下列情况慎用：心血管疾病（包括高血压）、心动过速和Q T间期延长（应避免同时应用使QT间期延长的药物）、有癫痫发作史、低血压或有低血压倾向、尿潴留或膀胱功能异常、肾功能损害、黄疸或肝病患者，以及有药物依赖史者和哺乳期妇女。

③ 孕妇不宜应用。

④ 老年人和6岁以下儿童应用本品的安全性及有效性尚未确定。

⑤ 尚未对本品治疗9周以上的疗效和1年以上的安全性进行系统评价。

⑥ 本品与CYP2D6抑制药（如帕罗西汀、氟西汀、奎尼丁等）合用，可增加本品的血药浓度，必须合用时应调整本品的剂量。与沙丁胺醇（或其他β_2受体激动药）合用，可使心率加快、血压升高（在合用初期最为明显）。与MAO抑制药（如异卡波肼、苯乙肼、吗氯贝胺、拉扎贝胺、司来吉兰、苯环丙胺等）合用，可增加出现5-HT综合征（参阅舒马普坦【用药监护】⑥）的风险。与哌甲酯合用，无相加的心血管效应。正在服用MAO抑制药或停用MAO抑制药未超过2周者不能使用本品，反之亦然。

⑦ 使用本品治疗时，可能会增加产生自杀意念的风险，并可能出现自杀倾向或自杀倾向的先兆症状（如焦虑、激越、惊恐发作、失眠、易激惹、攻击行为或敌意、冲动、静坐不能、轻躁狂和躁狂等）。因此，治疗过程中患者如出现上述症状或发生其他异常的行为改变，应对其进行密切的监控，尤其在这些表现

严重或突然发生时，可能需要停止本品治疗。其他参阅氟西汀【用药监护】⑦。

⑧ 在极个别的情况下，本品能导致严重肝功能损害。曾报道有2例发生无明显原因的肝酶和BIL升高。其中1名患者出现以肝酶升高（达ULN 40倍）和黄疸（BIL达ULN 12倍）为显著特征的严重肝功能损害，再次给药后又发生相似情况，在停药后的随访期内恢复正常。上述反应可能在开始治疗后几个月出现，但实验室指标可能在停药后数周内显示持续恶化。因此，当患者出现肝功能障碍的最初症状和体征（如瘙痒、黑尿、黄疸、右上腹压痛，或难以解释的“流感样”症状）时，应及时检查肝功能。在患者出现黄疸或其实验室检查结果显示肝功能损害时，应及时停用本品，并不能重新使用。

⑨ 具有双相情感障碍危险的患者在接受本品治疗时，可能会诱发混合型发作或躁狂发作。因此，在开始接受本品治疗前，应对伴有MDD症状的患者进行充分的筛查（包括详细的精神病史，有无自杀、双相情感障碍和MDD家族史等），以确定患者是否具有发生双相情感障碍的风险。对于必须服用本品的上述患者，应在严密监测下谨慎地使用本品，并必须减少本品的用量，同时服用抗精神病药。如上述症状仍然发生，则应终止本品治疗。

⑩ 治疗中，出现以下现象者也应停止本品治疗：a. 性功能障碍或尿潴留、排尿不畅或尿失禁。b. 肢端发冷、过敏反应及过量症状。c. 雷诺病（早期症状：手指皮色突然变为苍白，之后迅速扩展至掌部，并伴有局部发凉、麻木、针刺感和感觉减退等）、闭角型青光眼或明显的生长抑制现象。

⑪ 本品的其他不良反应尚有：常见消化不良、恶心、呕吐、腹痛、便秘、胃肠胀气、食欲减退、疲倦、眩晕、心境不稳、心悸、心动过速、QT间期延长、血压升高，偶见低血压或直立性低血压等。成人患者还可出现口干、前列腺炎、性功能障碍、阴茎异常勃起或异常性高潮等。偶见震颤、僵直、尿潴留、尿失禁、月经不调、肢端发冷及过敏反应（包括皮疹、荨麻疹和血管神经性水肿）。罕见癫痫发作、闭角型青光眼、雷诺病等。用药期间应注意观察随访，并定期监测脉搏和血压，发现异常时及时处置。

⑫ 本品过量服用可出现嗜睡、激越、活动过度、行为异常和胃肠道系统症状，以及与交感神经系统相关的症状和体征（如散瞳、心动过速、口干等）。处置 ：过量后短时间内可洗胃，使用活性炭，监测生命体征和心脏功能，并给予对症支持治疗。由于本品蛋白结合率高，透析对其清除没有明显作用。

第十章 呼吸系统疾病用药

第一节 祛痰药

乙酰半胱氨酸[典] Acetylcysteine

（麦可素，痰易净；Acetein，Mucomyst）

【药理分类】 呼吸道黏液溶解药和对乙酰氨基酚解毒药。

【适应证】 ①用于浓稠痰黏液过多的呼吸系统疾病，如急性支气管炎、慢性支气管炎急性发作、支气管扩张症，以及COPD、慢性支气管炎、肺气肿等慢性呼吸系统感染。②亦用于对乙酰氨基酚中毒。

【用法用量】 ①口服。胶囊或颗粒剂，每次0.2g，2～3次/d。泡腾片（0.6g/片，仅用于成人）：每次0.6g，1～2次/d。②喷雾化吸入。用0.9%氯化钠溶液配成10%溶液，每次1～3ml，2～3次/d。③气管滴入。5%溶液，每次1～2ml，2～6次/d。④气管注入。5%溶液，每次0.5～2ml（婴儿0.5ml、儿童1ml、成人2ml），2次/d。⑤对乙酰氨基酚中毒。a. 口服。首次140mg/kg，以后每次70mg/kg，每4h 1次，共17次。b. 静脉滴注。第1阶段，150mg/kg，加入5%葡萄糖注射液500ml中静脉滴注15～20min；第2阶段，50mg/kg，加入5%葡萄糖注射液200ml中静脉滴注4h；第3阶段，100mg/kg，加入5%葡萄糖注射液1000ml中静脉滴注16h（严重者可持续静脉滴注）。小儿常用量与成人相同，按体重给药。

【用药监护】 ① 支气管哮喘患者禁用。本品泡腾片含有甜味剂阿司巴甜（aspartame），苯丙酮酸尿毒症禁用。

② 用作呼吸道黏液溶解药时，有消化性溃疡史者慎用；用于对乙酰氨基酚中毒时，严重支气管哮喘及糖尿病患者慎用。

③ 哺乳期妇女应用本品期间需停止哺乳。

④ 肝功能损害者本品的血药浓度增高、消除$t_{1/2}$延长，应适当减量。

⑤ 本品气管滴入或注入仅限急救时应用，不能作为常规给药。

⑥ 本品用于急性呼吸道病症的疗程为5～10d，慢性病症的疗程可延长。

⑦ 用于对乙酰氨基酚中毒时，在中毒后8～10h使用效果最好，超过15h疗效降低，24h可能无效。

⑧ 本品能减弱青霉素类、四环素类、头孢菌素类及红霉素乳糖酸盐等抗生素的抗菌活性，不宜混合或同服，必要时可间隔4h交替使用。本品用于控制支气管哮喘急性发作时与异丙肾上腺素合用或交替使用，可提高疗效，减少不良反应发生。本品可与支气管扩张药和血管收缩药等药物合用。本品与酸性较强药物合用，本品的作用明显降低。与硝酸甘油合用，可增加低血压和头痛的发生。本品能明显增加金制剂的排泄，应避免合用。本品与碘化油、糜蛋白酶、胰蛋白酶有配伍禁忌。本品应避免与铁、铜、铝等金属和橡胶用具、氧化物及氧气接触，否则可与之发生不可逆性结合而失效。本品不可与活性炭同服，同服时54.6%～96.2%的本品可被其吸附。

⑨ 本品的喷雾化吸入、气管滴入或气管注入溶液应于临用前配制，剩余溶液严封后于冰箱内冷藏，并于48h内用完。本品静脉滴注溶液应即配即用。

⑩ 服用本品泡腾片时，应将其溶于约150ml温开水（≤40℃）中，一次服完。服用

颗粒剂时，可加少量温开水或果汁溶解并混匀后服用，严禁用80℃以上热水冲服，以免减失疗效。

⑪ 喷雾吸入时，先将患者咽喉部、气管内分泌物吸净，然后再用药。直接滴入呼吸道时，可产生大量痰液，应注意及时采取排痰措施。

⑫ 本品水溶液有硫化氢臭味，部分患者可引起恶心、呕吐、流涕、胃炎、上腹部不适、腹泻、口臭、呛咳、支气管痉挛等。偶可引起咯血。发生支气管痉挛者给予异丙肾上腺素可缓解，出现呛咳不止或咯血症状时应立即减量或停药。

⑬ 静脉滴注速率过快可引起恶心、呕吐、皮疹、瘙痒、支气管痉挛、头晕、头痛、发热、过敏反应等，偶见皮肤潮红、血管神经性水肿、心动过速、低血压或高血压、耳鸣。减慢滴注度可减少不良反应，一般可用抗组胺药对抗，严重过敏反应者须停药处置。曾有报道，静脉给药导致癫痫发作后，患者出现皮质盲，应引起特别注意。

羧甲司坦[典] Carbocisteine

（羧甲半胱氨酸；Mucodyne）

【药理分类】 黏痰稀化药。

【适应证】 主要用于慢性支气管炎、支气管哮喘等引起的痰液黏稠、咳痰困难及气道阻塞等。

【用法用量】 口服。①片剂和口服液：每次0.25～0.75g，3次/d。②泡腾散：首日每次0.75g，3次/d，之后每次0.5g，3次/d。③泡腾片：每次0.5g，3次/d，疗程最长10d。

【用药监护】 ① 下列情况禁用：对本品过敏或消化性溃疡活动期患者。

② 下列情况慎用：有消化性溃疡史、过敏体质、孕妇及哺乳期妇女。

③ 2岁以下儿童应用本品的安全性尚未确定。

④ 用药前，应告知患者：a. 为减少胃肠道反应，本品应餐后服用。b. 用药7d后，如症状未缓解，应就医。c. 本品泡腾片或泡腾散宜用温开水（≤40℃）溶解后服用。d. 服用本品时，应避免同时服用强镇咳药，以免稀化痰液堵塞气道。

⑤ 本品一般耐受性良好，偶见轻度头晕、头痛、恶心、食欲减退、胃部不适、腹泻、皮疹等，罕见胃肠道出血。治疗中如出现皮疹或胃肠道出血，应停止用药，必要时对症处置。

氨溴索[典][基] Ambroxol

（氨溴索，沐舒坦；Ambrohexal，Mucosolvan）

【药理分类】 黏痰溶解药。

【适应证】 ①用于伴有黏性痰的急性和慢性支气管炎或喘息性支气管炎、支气管哮喘的祛痰治疗；②亦用于早产儿及新生儿的婴儿呼吸窘迫综合征（IRDS）和术后肺部并发症的预防性治疗。

【用法用量】 ①口服。a. 成人及12岁以上儿童：在治疗的最初2～3d，每次30mg，3次/d，之后每次30mg，2次/d；缓释胶囊，每次75mg，1次/d。b. 12岁以下儿童：2岁以下，每次7.5mg，2次/d；2～5岁，每次7.5mg，3次/d；6～12岁，每次15mg，2～3次/d；缓释胶囊，1.2～1.6mg/(kg·d)。②雾化吸入。每次15～30mg，3次/d。③皮下或肌内注射。每次15mg，2次/d。④静脉注射。a. 成人及12岁以上儿童：每次15～30mg，2～3次/d。每15mg本品用灭菌注射用水5ml溶解，注射应缓慢。b. 12岁以下儿童：2岁以下，每次7.5mg，2次/d；2～6岁，每次7.5mg，3次/d；6～12岁，每次15mg，2～3次/d；IRDS，每次7.5mg/kg，4次/d，应使用注射泵给药，静脉注射时间至少5min。⑤静脉滴注。每次15～30mg，2次/d，用0.9%氯化钠注射液或5%葡萄糖注射液100ml稀释，30min内缓慢滴注。

【用药监护】 ① 下列情况禁用：对本品或配方中其他任何成分过敏者及妊娠早期妇女。

② 下列情况慎用：过敏体质或有药物过敏史、肝或肾功能损害、胃溃疡、青光眼、高敏状态（如支气管哮喘等气道高反应）、支气管纤毛运动功能受阻及呼吸道出现大量分泌物的患者（如恶性纤毛综合征患者），以及妊娠晚期妇女和哺乳期妇女。

③ 本品颗粒剂含糖，糖尿病患者服用时须注意。遗传性果糖不耐受者避免服用本品颗粒剂。肾功能损害或严重肝病患者服用本品应

特别谨慎，必须使用时应减少用药剂量或延长给药间隔。

④ 本品与抗生素（如阿莫西林、头孢呋辛、红霉素、多西环素等）合用，可升高后者在肺组织中的浓度。本品与β受体激动药、茶碱等支气管扩张药合用时有协同作用。本品应避免与阿托品类药同时服用。本品注射液（pH5.0），不能与pH≥6.3的其他溶液混合，因为pH增加可发生本品游离碱沉淀。本品注射剂不能与其他药物混合在同一容器内滴注，尤其应避免与偏碱性溶液、头孢菌素类抗生素、中药注射剂等配伍使用。

⑤ 用药前，应告知患者：a. 为减少胃肠道反应，本品应餐后服用。b. 用药7d后，如症状未缓解，应停药就医。c. 出现过敏症状时应立即停药，并及时就医。d. 服用本品时，应避免同时服用强镇咳药（如右美沙芬等），以免稀化痰液堵塞气道。

⑥ 本品在极少病例中出现过敏性反应或过敏样反应，多见于使用本品注射剂时，主要表现为皮疹、红斑、荨麻疹、瘙痒、呼吸困难、发热伴寒战、面部肿胀及其他超敏反应，严重者可出现血管神经性水肿、呼吸困难、过敏性休克，并有出现严重皮肤反应（如接触性皮炎、SJS和Lyell综合征）的报道。因此，用药期间应密切观察患者，尤其对过敏体质或有药物过敏史、高敏状态（如支气管哮喘等气道高反应）的患者及首次使用本品者。用药后，患者如出现过敏反应或过敏样反应，必须立即停药，并根据反应的严重程度决定处置措施。一旦出现过敏性休克，应立即停药，并按青霉素过敏性休克治则急救。如患者在用药后新出现皮肤或黏膜损伤，也应及时停用本品，并给予对症治疗。

⑦ 本品在少数病例中还可出现以下不良反应：可见胃部灼热、恶心、呕吐、腹泻、消化不良、胃痛、便秘。少见口干、咽干、唾液分泌增加、流涕、排尿困难及黏膜反应。静脉给药速率过快时，极少数患者可能出现头痛、疲倦、精疲力竭、下肢沉重等感觉。

⑧ 本品耐受性良好，一般过量偶可引起短时间坐立不安和腹泻。极度过量可出现流涎、恶心、呕吐及低血压。处置：除极度过量外，一般不考虑催吐、洗胃等急救措施，可进行对症治疗。

第二节 镇咳药

可待因【典】【基】 Codeine

（甲基吗啡，尼可康；Codeinfos，Methylmorphine）

【药理分类】 中枢性镇咳药。

【适应证】 ①用于较剧烈的无痰性频繁干咳；②亦用于中度以上疼痛和局麻或全麻时镇静。

【用法用量】 口服。每次15～30mg，30～90mg/d。极量：每次100mg，250mg/d。服用本品缓释片时必须整片以水吞服，不可掰开或嚼服。

【用药监护】 ① 下列情况禁用：对本品或对其他吗啡类药物过敏者、多痰患者（以防因抑制咳嗽反射，使大量痰液阻塞呼吸道，继发感染而加重病情）、支气管哮喘性咳嗽或换气量差的肺气肿等阻塞性肺部疾病患者，以及婴幼儿和未成熟新生儿。

② 下列情况慎用：支气管哮喘、胆结石（可引起胆管痉挛）、急腹症（在诊断未明确时，可能因掩盖真相而误诊）、颅脑外伤或颅内病变（本品可引起瞳孔缩小，并模糊临床体征）、前列腺肥大（因本品易引起尿潴留而加重病情）、原因不明的腹泻（可使肠道蠕动减弱、减轻腹泻症状而误诊），以及孕妇和哺乳期妇女。

③ 分娩期妇女应用本品可引起新生儿呼吸抑制。

④ 本品为国家特殊管理的麻醉药品，长期应用可产生耐药性、成瘾性。本品的使用与管理务必严格遵守国家对麻醉药品的管理条例规定使用。

⑤ 本品能抑制呼吸道腺体分泌和纤毛运动，因此对有少量痰液的剧烈咳嗽应加用祛痰药（如溴己新），以免咳嗽反射被抑制后而造成痰液淤积，从而引起或加重感染。

⑥ 本品与甲喹酮合用，可增强本品的镇咳及镇静作用，对疼痛引起的失眠也有协同作用。与解热镇痛药合用，有协同镇痛作用，可增强止痛效果。与抗胆碱药合用，可加重便秘或尿潴留的不良反应。与肌松药、巴比妥类

药、美沙酮或其他吗啡类药物合用，可加重中枢性呼吸抑制作用。与西咪替丁合用，能诱发精神错乱、定向力障碍和呼吸急促。与阿片受体激动药合用，可出现戒断综合征。在服用本品的14d内，如同时给予MAO抑制药，可导致不可预见的严重不良反应。

⑦ 本品的不良反应常见心理变态或幻想、心率或快或慢，以及呼吸微弱、缓慢或不规则。少见惊厥、耳鸣、震颤或不能自控的肌肉运动、精神抑郁和肌强直，以及荨麻疹、瘙痒、皮疹或面部水肿等过敏反应等。长期应用可引起依赖性，典型症状为食欲减退、腹泻、牙痛、恶心、呕吐、流涕、寒战、喷嚏、哈欠、睡眠障碍、胃痉挛、多汗、衰弱无力、心率加快、情绪激动或原因不明的发热。长期服用可引起便秘。单剂量＞60mg时，可引起兴奋及烦躁不安。治疗中应注意观察随访，患者如出现上述症状，应及时调整剂量，必要时停药处置。

⑧ 用药期间，应鼓励并协助有痰的患者咳嗽排痰。同时，应告知患者：a. 本品宜与食物或牛奶同服，以避免胃肠道反应。b. 乙醇可增加本品的镇静作用，尼古丁可降低本品的镇痛作用，用药期间应戒烟酒。c. 用药期间多饮水可稀释痰液，同时尽量减少对呼吸道的各种刺激，如吸烟、烟雾、辛辣或刺激性气体等，并注意增加空气湿度，保持空气的洁净清新。

⑨ 本品过量症状有头晕、嗜睡、烦躁不安、精神错乱、瞳孔缩小如针尖、癫痫发作、低血压、心率过缓、呼吸微弱、神志不清。处置：a. 对呼吸困难者应给予吸氧，对呼吸停止者应给予人工呼吸。b. 经诱导呕吐或洗胃，使胃内药物排出。c. 给予阿片拮抗药（如纳洛酮单剂量400μg，静脉给药）。d. 静脉输液和（或）给予血管升压药。

右美沙芬[典] Dextromethorphan

（德可思，美沙芬；Cosylan，Romilar）

【药理分类】 中枢性镇咳药。

【适应证】 用于无痰干咳，包括频繁、剧烈的咳嗽。

【用法用量】 口服。每次15～30mg，3～4次/d；缓释片：每次30mg，2次/d。

【用药监护】 ① 下列情况禁用：对本品过敏者、精神病或有精神病史者、服用MAO抑制药停药不满2周者、妊娠早期及哺乳期妇女，以及从事驾驶、危险性较大的机器操作或高空作业者。

② 下列情况慎用：痰多、哮喘、肝或肾功能损害、孕妇及过敏体质者。

③ 儿童不宜服用本品缓释片。

④ 本品与氟西汀、帕罗西汀合用，可加重本品的不良反应。与阿片受体拮抗药合用，可出现戒断综合征。与其他中枢神经系统抑制药合用，可增强中枢抑制作用。与MAO抑制药合用，可引起高热及死亡等严重的不良反应，必须在停用MAO抑制药14d后方可服用本品。奎尼丁可使本品的血药浓度明显升高，两者合用可出现毒性反应。胺碘酮可提高本品的血药浓度。

⑤ 用药前，应告知患者：a. 乙醇可增加本品的镇静及中枢抑制作用，用药期间应避免饮酒或含乙醇饮料。b. 用药期间，应避免驾驶及危险性较大的机器操作或高空作业。c. 使用缓释片时，不可嚼碎或掰开服用，以免影响疗效。d. 使用缓释混悬液时，应在服用前充分摇匀。e. 用药7d，如症状未缓解，应停药就医。f. 如服用过量或发生严重不良反应（如过敏反应或呼吸抑制等）时须立即停药就医。

⑥ 本品的不良反应可见头晕、头痛、嗜睡、易激动、嗳气、食欲减退、便秘、恶心、皮肤过敏等，停药后上述反应可自行消失。过量可引起神志不清、支气管痉挛、呼吸抑制。用药期间应注意观察，尤其要防止过量中毒。出现中毒症状后，应立即停药，并给予吸氧、输液、洗胃等治疗措施，必要时静脉给予纳洛酮，癫痫发作时可用短效巴比妥类药。

苯丙哌林[典] Benproperine

（苯丙哌啶，咳哌宁；Blascorid，Cofrel）

【药理分类】 镇咳药-外周性镇咳药（非麻醉性镇咳药）。

【适应证】 急慢性支气管炎及各种刺激引起的干咳。

【用法用量】 口服。每次20～40mg，3次/d。小儿酌减。

【用药监护】 ①对本品过敏者禁用。

② 孕妇慎用。

③ 本品无祛痰作用，如咯痰症状明显，不宜应用。

④ 高龄患者的肝肾功能多减退，用药剂量应从10mg/d开始。

⑤ 用药前，应告知患者：a. 本品对口腔黏膜有麻醉作用，服用时应整片整粒以水吞服，切勿嚼碎含服。b. 用药7d后，如症状无明显好转，应就医。c. 本品偶可引起嗜睡、眩晕等反应，用药期间应避免驾驶及危险性较大的机器操作或高空作业。d. 用药期间如出现皮疹，应停药并及时就医。

⑥ 本品的其他不良反应尚有：偶见口干、口渴、口麻、全身疲乏、食欲减退、腹部不适、胃部烧灼感、胸闷等，一般较轻，停药可消失，不影响治疗。对极个别反应较重者，可给予对症治疗。

■ 第三节　平喘药

氨茶碱[典][基]　Aminophylline

（阿咪康，安释定；Aminodur，Aminofiline）

【药理分类】　平喘药-茶碱类支气管扩张药。

【适应证】　①用于支气管哮喘、喘息性支气管炎、COPD等缓解喘息症状；②亦用于急性心功能不全和心源性喘息。

【用法用量】　①口服。每次0.1～0.2g，3次/d；极量每次0.5g，1g/d。②静脉注射。每次0.125～0.25g，用20%～50%葡萄糖注射液40ml稀释后，缓慢静脉注射，注射时间不短于10min；极量每次0.5g，1g/d。③静脉滴注。每次0.25～0.5g，2次/d，用5%或10%葡萄糖注射液250ml稀释后，缓慢滴注；极量每次0.5g，1g/d。④肌内注射。每次0.25～0.5g，加适量2%普鲁卡因注射液稀释后，缓慢注射。

【用药监护】　① 下列情况禁用：对本品过敏、活动性消化性溃疡、未经控制的惊厥性疾病。

② 下列情况慎用：高血压、有非活动性消化性溃疡史、乙醇中毒、心律失常（不包括心动过缓）、严重心脏病、CHF、肺源性心脏病、肝病或肾病、甲状腺功能亢进、严重低氧血症、持续发热者和急性心肌损害者，以及新生儿、老年人、孕妇和哺乳期妇女。

③ 本品不适用于哮喘持续状态或急性支气管痉挛发作的患者。

④ AMI伴有血压显著下降者忌用本品。

⑤ 早产儿由于酶的缺乏可使茶碱转化为咖啡因，以致血中咖啡因浓度升高，从而产生中毒反应。足月新生儿用茶碱后，脑血流速率减慢。幼儿应用本品，易出现兴奋及脱水现象。小儿应用本品，易出现中枢神经中毒症状。

⑥ 对本品过敏者，可能对其他茶碱类药也过敏。

⑦ 本品用量均应根据标准体重计算，因茶碱并不分布到体内的脂肪组织。理论上给予茶碱0.5mg/kg，即可使血清茶碱浓度升高1μg/kg。

⑧ 肝或肾功能损害、乙醇中毒、任何原因引起的心功能不全（包括CHF）、肺心病、持续发热、严重缺氧、年龄超过55岁（特别是男性和伴发慢性肺部疾病者）、使用某些药物的患者及茶碱CL减低者，血清茶碱浓度的维持时间往往显著延长。对这些患者应酌情减少用药剂量或延长给药间隔。

⑨ 采用ECT的患者应用茶碱，易发生癫痫持续状态，用量应减少。

⑩ 应用本品时，须定期监测血清茶碱浓度，以保证最大的疗效而不发生血药浓度过高的危险。既往认为，茶碱的有效血药浓度为10～20μg/ml。最新研究证实，5～10μg/ml左右的低血药浓度茶碱也可收到较好疗效，故用量有减少趋势。一般说，血药浓度＞20μg/ml时可产生毒性反应。但也有患者在血药浓度＞20μg/ml时未见任何异常和在血药浓度＜15μg/ml时即不能耐受。

⑪ 由于茶碱类药可致心律失常和（或）使原有的心律失常恶化，并有致心动过速、心律失常、低钾血症、高血糖、喘息加重的可能，严重者可致死亡。因此，治疗期间应定期检查ECG、血电解质、血糖及血气分析，有条件下要定期监测血药浓度，无条件做血药浓度监测者必须严密观察患者的治疗反应，并定期监测以上实验室指标，避免使用过量。

⑫ 静脉注射一般用于紧急情况时。

⑬ 保留灌肠吸收迅速，生物利用度确定，但可引起局部刺激，多次给药可在体内积蓄，

以致引起毒性反应，尤其婴儿、小儿、老年人。因此，保留灌肠仅用于不能耐受口服给药的患者，为使吸收良好，给药前应做清洁灌肠或在大便后给药。

⑭ 栓剂直肠给药吸收缓慢，且生物利用度不够确切，又可引起局部刺激，因此仅偶用于短期非急症治疗。栓剂直肠给药在6～8h内应避免再次使用。

⑮ 如在直肠给药后12h内再次给予口服或注射，应注意观察患者用药后的反应，因本品经直肠给药（特别是栓剂）吸收快慢不一，可能有吸收延缓者。

⑯ 本品在空腹时（餐前30min～1h，或餐后2h）服用，吸收较快；如在餐时或餐后口服，可减少对胃肠道的刺激，但吸收减慢。

⑰ 某些抗菌药物（如大环内酯类的红霉素、罗红霉素、克拉霉素、醋竹桃霉素、交沙霉素；氟喹诺酮类的依诺沙星、诺氟沙星、环丙沙星、氧氟沙星、左氧氟沙星、培氟沙星；克林霉素、林可霉素等）、美西律、普罗帕酮、地尔硫䓬、维拉帕米、西咪替丁、雷尼替丁、己酮可可碱、氟康唑、他克林、噻苯达唑、噻氯匹定、维洛沙嗪、别嘌醇（大剂量）、双硫仑、羟乙桂胺、咖啡因或其他黄嘌呤类药、口服避孕药、卡介苗、流感病毒疫苗等可使本品及其他茶碱类药的血药浓度增高，出现毒性反应，其中尤以红霉素和依诺沙星为著；因此，与上述药物合用时，本品或其他茶碱类药应适当减量或监测其血药浓度。活性炭、泼尼松、磺吡酮、异烟肼、呋塞米、甲状腺激素、去甲肾上腺素、异丙肾上腺素（静脉注射）可降低本品的血药浓度。巴比妥类药（如苯巴比妥、戊巴比妥）、苯妥英、卡马西平、利福布汀、利福平及其他CYP450诱导药，可刺激茶碱的肝中代谢，使其清除加快；同时，茶碱也可干扰苯妥英的吸收，使两者血药浓度均下降，合用时应调整剂量。本品与锂剂合用，可增加肾脏的锂排泄，使锂剂的疗效减低。与普萘洛尔等非选择性β受体阻断药合用，可产生药理拮抗作用，本品的支气管扩张作用可能受到抑制，同时也可使本品的CL降低，血药浓度升高。与麻黄碱及其他拟交感胺类支气管扩张药合用，毒性增强。与沙丁胺醇合用，有协同作用，但也增加不良反应。与碱性药物合用，可使本品排泄减少。与酸性药物合用，可使本品排泄增加。与氟烷合用，易致心律失常。与氯胺酮合用，可降低机体的惊厥阈值，易诱发惊厥。本品可提高心肌对洋地黄制剂的敏感性，两者合用时洋地黄毒性增强；在地高辛血浓度正常范围内，本品可诱发心律失常。硫酸镁可拮抗本品所致的室性心律失常。大蒜新素可使茶碱的代谢减慢，$t_{1/2}$延长，合用时本品应减量。妥卡尼对本品代谢有轻度抑制作用，可使其CL降低，$t_{1/2}$延长。低蛋白饮食可使本品清除减少，而高蛋白饮食则可增加本品的清除。尼古丁可增加茶碱的肝代谢，降低本品疗效，故吸烟者需增加本品用量。

⑱ 用药前，应告知患者：a. 餐时或餐后给药，可减轻胃肠道反应。b. 服用缓释片或控释胶囊时，切勿研末、嚼碎或掰开服用，也不能以水溶化后服用，而应整片整粒以水吞服。c. 服用本品时，如大量饮用含黄嘌呤的饮料，如咖啡、浓茶、可乐等，可增加中毒的危险。d. 吸烟可以降低本品疗效，用药期间应戒烟。

⑲ 本品肌内注射可刺激局部引起疼痛，注射时应以适量2%普鲁卡因注射液稀释，注射宜缓慢。静脉注射时，需用5%葡萄糖注射液稀释成＜25mg/ml溶液。静脉注射太快可引起一过性低血压或外周循环衰竭，注入时速率一般以＜10mg/ml为宜，或再度稀释后改做静脉滴注。

⑳ 静脉滴注时，应将本品以5%或10%葡萄糖注射液稀释成1mg/ml溶液，缓慢滴注，维持4～5h。在输液配制时，应将本品缓慢注入5%或10%葡萄糖注射液中，并不时振摇，以免由于pH由高降低时变化太大而使茶碱析出。静脉滴注必须严格控制给药速率，滴注过快，可引起头痛、恶心、呕吐、心悸、心律失常或血压骤降等，甚至引起抽搐或惊厥。因此，滴注过程中应密切观察病情变化，并注意监测血压、脉搏情况。如出现低血压、心律失常、抽搐或惊厥等急性不良反应，应立即停止给药5～10min，或者减慢给药速率，必要时可停药对症处置。

㉑ 本品严禁与下列药物配伍静脉使用：葡萄糖酸钙、异戊巴比妥钠、维生素B_6、氨苄西林、泛酸钙、甲氯芬酯、氯霉素琥珀酸钠、庆大霉素、溴化钙、氯丙嗪、头孢噻吩、青霉素（可使之灭活、失效）、苯巴比妥钠、毒毛花苷K、四环素、肾上腺素、去甲肾上腺素、ACTH、毛花苷C、万古霉素、水解蛋

白、盐酸羟嗪、吉他霉素、酚磺乙胺、维生素C及其他酸性药物。

㉒本品的不良反应，早期多见恶心、呕吐、胃部不适、食欲缺乏、头痛、烦躁、易激动、失眠等。当茶碱的血药浓度＞20μg/ml时，可出现心动过速、心律失常；＞40μg/ml时，则可发生发热、失水、惊厥等症状，严重者甚至呼吸、心脏停搏致死。静脉注射过快或溶液过浓时，可出现换气过度、胸痛、心悸、惊厥、严重的一过性低血压，并可引起周围循环衰竭，甚至导致猝死。直肠给药可发生直肠炎。肌内注射可引起局部红肿疼痛。

㉓本品过量中毒的症状与处置：主要表现为心律失常、心率增快、肌颤或癫痫发作，并可出现血性呕吐物或柏油样便。处置：a. 轻度中毒反应停药后，症状可减轻，并逐渐消失。b. 严重中毒者应及时抢救，口服过量在4h以内者应立即催吐，充分洗胃，反复口服活性炭阻止吸收，尽量减少吸收入血，并取样检测血清茶碱浓度；同时应用泻药硫酸钠，促使活性炭及未吸收的茶碱排出；足量静脉输液，稀释血药浓度，促进药物排泄；吸氧、纠正低钾血症、保护神经系统和心血管功能；严密监护生命体征，及时给予对症支持疗法，如惊厥或抽搐用地西泮或苯妥英钠，肝损害用保肝药，血压降低、循环衰竭者给予输液并使用升压药，呼吸衰竭伴脑水肿时进行机械通气并用脱水药等。c. 中毒症状严重或血药浓度过高（慢性中毒＞40μg/ml时，或急性中毒＞80μg/ml时）应及时进行血液透析或血液灌注，这是降低血药浓度最有效的方法。输血也有利于茶碱的清除。

异丙肾上腺素【典】【基】 Isoprenaline

（喘息定；Aerotrol）

【药理分类】 平喘药-非选择性β受体激动药。

【适应证】 ①用于支气管哮喘；②亦用于心源性或感染性休克、完全性房室传导阻滞、心脏停搏。

【用法用量】 ①支气管哮喘。a. 气雾吸入。以0.25%气雾剂每次1～2揿（0.175～0.35mg），2～4次/d。b. 舌下含服。每次10～15mg，3次/d；极量：每次20mg，60mg/d。②三度房室传导阻滞。a. 静脉滴注。心率≤40次/min时，本品0.5～1mg加入5%葡萄糖注射液200～300ml内缓慢滴注。b. 舌下含服。每次10mg，4h 1次。c. 救治心脏停搏。心腔内注射，每次0.5～1mg。

【用药监护】 ① 下列情况禁用：对本品过敏、心绞痛、心肌梗死、甲状腺功能亢进、嗜铬细胞瘤。

② 下列情况慎用：心律失常并伴有心动过速、心血管疾病、糖尿病、高血压、洋地黄中毒所致心动过速。

③ 孕妇及哺乳期妇女应用本品时需权衡利弊。

④ 对其他肾上腺素受体激动药过敏者，对本品也可能过敏。

⑤ 本品可与肾上腺素交替使用，但不能同时应用。交替使用时，应待前者作用消失后才可用后者。

⑥ 本品与其他拟肾上腺素药物合用，心血管作用增强，但不良反应也增多。与β受体阻断药合用，两者的β受体效应互相抵消，可出现血压异常升高、心动过缓和支气管收缩。与利舍平、胍乙啶合用，可致高血压和心动过速。与硝酸酯类药合用，后者的抗心绞痛作用减弱，本品的升压作用被抵消。与TCA合用，可增强本品的升压作用，但可致心律失常。与MAO抑制药合用，可增加本品的不良反应。与洋地黄合用，可致心律失常。与全麻药合用，易产生心律失常，甚至Vf；用于指、趾部局麻时，药液中不宜加用本品，以免肢端供血不足而坏死。与麦角碱类药合用，可致严重高血压和组织缺血。与茶碱合用，可降低茶碱的血药浓度。与甲苯磺丁脲合用，可影响本品在体内的代谢。与口服抗凝药合用，可增加抗凝作用。α受体阻断药及各种血管扩张药可对抗本品的加压作用。钾盐（如氯化钾）可致血钾增高，能增加本品对心脏的兴奋作用，易引起心律失常，不宜合用。本品忌与碱性药物（如碳酸氢钠、氨茶碱、磺胺嘧啶钠等）配伍，否则可致疗效降低。

⑦ 喷雾给药时，应告知患者：a. 喷吸时深吸气，喷毕应屏气8s，之后徐缓呼气。b. 喷吸间隔不得少于2h，次数不能过多。c. 吸入后唾液及痰液可呈粉红色，不必疑惧。d. 如正常用量不能解除症状时，不可继续使用或擅自加大药量，否则可产生耐受性，使支气管痉挛加重，疗效降低，甚至增加死亡率。e. 达到疗效后应立即漱口，以减少残留药物

对口腔及咽喉部的刺激。f. 12h内已雾化吸入药物3～5次而疗效不显著，或者用药后如出现胸痛或心律失常，应停药就医。

⑧ 本品舌下含服时，应告知患者：a. 药片不得嚼碎，否则不能速效。b. 药片置于舌下后，应任其自行溶化吸收，不可人为吮吸后并将唾液咽下，否则可引起上腹部疼痛。c. 含服后唾液及痰液可呈粉红色，无碍。d. 药物完全吸收后，应立即漱口，避免残留药物对牙龈及口腔的刺激。e. 长期应用，由于药物的酸性，可致牙齿损害，故须避免长期应用。f. 用药后若发生心律失常或胸痛，应咨询医师。

⑨ 本品静脉滴注时应避光，最好使用避光输液器，因本品受日光照射可渐变成粉红至棕红色。溶液变色后疗效减失，不可再用。滴注时应缓慢，滴速过快可导致Vf，甚至心肌坏死。滴注期间应密切监护患者的心率、心律、血压、心排血量及PCWP，休克患者还应注意测量每小时尿量、血pH、$PaCO_2$及血钾水平等，并根据这些参数控制用药剂量，以最小剂量达到治疗目的。如有心律失常，或成人心率＞110次/min，小儿心率＞140～160次/min，ECG出现异常或患者诉胸痛、胸闷、脉搏异常（速脉或不整脉）等情况时，应立即停药处置。

⑩ 本品可松弛支气管平滑肌使气道阻力减低，同时又可使通气灌注比例失常并加重低氧血症，使患者感到病情好转而实则在恶化，因此在使用本品时应特别注意。

⑪ 过多或反复应用气雾剂可产生耐受性。此时，不仅β受体激动药之间有交叉耐受性，而且对内源性肾上腺素能递质也产生耐受性，使支气管痉挛加重，疗效降低，甚至增加死亡率，因此应注意控制吸入次数和吸入量。

⑫ 已有明显缺氧的支气管哮喘患者，如用量过大，易致心肌耗氧量增加，引起心律失常、诱发心绞痛，甚至VT及Vf。因此，对这类患者应严格掌握用量，并加强临床监测，防止出现毒性反应。

⑬ 本品的其他不良反应尚有：常见口咽发干、心悸不安。少见头晕、目眩、面部潮红、恶心、呕吐、多汗、乏力、震颤、头痛、忧虑、虚脱等。本品舌下给药也可引起周身反应，同时常有口腔溃疡。一般反应较轻，不影响治疗，对反应严重者可给予减量或停药处置。

⑭ 中毒的症状与处置：本品短时间连续用药、过量用药或静脉给药过快，易发生中毒症状，其临床表现为：皮肤潮红、血压波动、头痛、头晕、恶心、呕吐、心动过速、心律失常、心绞痛、神经过敏、精神错乱、肌颤、惊厥、瞳孔散大、吞咽困难等。处置：a. 立即停药，给予催吐、洗胃或导泻，必要时吸氧。b. 轻症给予普萘洛尔10～20mg口服，3次/d，重症可静脉注射普萘洛尔5mg。c. 对症治疗，如出现惊厥可给予地西泮10mg肌内注射或稀释后静脉缓慢注射。

沙丁胺醇[典][基] Salbutamol

（舒喘宁，万托林；Albuterol，Ventolin）

【药理分类】 平喘药-选择性$β_2$受体激动药。

【适应证】 ①用于缓解支气管哮喘或喘息性支气管炎伴有支气管痉挛的病症；②亦用于其他肺部疾病伴发的支气管痉挛。

【用法用量】 按沙丁胺醇计。①吸入。a. 气雾剂：缓解症状或运动及接触过敏原之前，每次100～200μg；长期治疗，最大剂量每次200μg，4次/d。b. 溶液：每次2.5mg，用0.9%氯化钠注射液稀释至2～2.5ml，由驱动式喷雾器吸入。12岁以下儿童的最小起始剂量为每次2.5mg，用0.9%氯化钠注射液稀释至1.5～2ml稀释后，由驱动式喷雾器吸入。主要用于缓解急性发作症状。c. 粉雾剂：每次0.2～0.4mg，4次/d；小儿，每次0.2mg，4次/d。②口服。每次4～8mg，3次/d；缓释片：每次8mg，2次/d。③静脉滴注。0.4mg，用0.9%氯化钠注射液100ml稀释后，以3～20μg/min滴速滴注。

【用药监护】 ① 下列情况禁用：对本品及其他肾上腺素受体激动药过敏者、孕妇。

② 下列情况慎用：高血压、冠状动脉供血不足、心血管功能不全、糖尿病、甲状腺功能亢进、哺乳期妇女。

③ 肝或肾功能损害者应减量。

④ 老年人应慎用，使用时从小剂量开始。

⑤ 本品仅有支气管扩张作用，作用持续时间约4h，不能过量使用，哮喘症状持续不能缓解者应进行疗效评估，必要时重新调整治疗方案。

⑥ 本品久用易产生耐受性，使药效降低。

此时患者对肾上腺素等扩张支气管作用的药物也同样产生耐受性，使支气管痉挛不易缓解，哮喘加重。因此，本品不宜长期应用，以免产生耐受性。

⑦ 本品可能引起严重的低钾血症，进而可能使洋地黄者发生心律失常。因此，用药前应检查血钾，如血钾水平低，应先纠正后再使用本品。在本品使用期间，应定期监测血钾水平，尤其对洋地黄化患者，避免引起心律失常。

⑧ 少数患者同时接受本品雾化剂及异丙托溴铵治疗时，可能发生闭角型青光眼。因此，合用时应防止药液或雾化液进入眼中。

⑨ 本品与其他β受体激动药、茶碱类药合用，可增加松弛支气管平滑肌的作用，但也导致不良反应增加。与β_2受体阻断作用的药物（如普萘洛尔、噻吗洛尔、喷布洛尔、吲哚洛尔、纳多洛尔、美托洛尔、阿替洛尔、比索洛尔等）合用，药效减弱或消失。与TCA、MAO抑制药、抗组胺药、左甲状腺素合用，可能增加本品的不良反应。与洋地黄制剂合用，可增加后者诱发心律失常的危险性。与磺胺类药合用，可降低后者的吸收。与甲基多巴合用，可出现严重的急性低血压反应。与皮质类固醇药、噻嗪类利尿药和袢利尿药合用，可加重血钾浓度降低的程度。与氟烷在产科手术中合用，可加重子宫收缩无力，导致大出血。与泮库溴铵、维库溴铵合用，后两种药的神经肌肉阻滞作用增强。

⑩ 小儿使用本品粉雾剂时，应在临用前取胶囊1粒，放入专用吸入器的刺孔槽内，用手指揿压侧按钮，胶囊两端分别被4根细针刺孔，然后将口吸器放入口腔深部，用力吸气，胶囊随着气流产生快速旋转，胶囊中的药粉即喷出胶壳，并随气流进入呼吸道。

⑪ 用药前，应告知患者：a. 本品可致焦虑、不安及失眠症状，故在安排给药时间时应尽量避开晚间给药，以免影响睡眠。b. 口服给药时，常见手颤，以致妨碍手的操作，且用药后可有头晕、目眩及视物模糊等反应，用药期间应避免驾驶及危险性较大的机器操作或高空作业。c. 一般应用3d后症状仍不见缓解，应咨询医师，不能随意增加用量或用药次数。d. 使用缓释片时，不可咀嚼或研碎服用，但可按药片上的分割线（half线）掰开服用。

⑫ 2～6岁的小儿服药后，易出现中枢神经症状，如活动过度、激动、失眠等，也较易出现心动过速及胃肠道症状。因此，用药期间应密切观察，加强随访，及时发现，及时处置。

⑬ 治疗中，如出现需要增加使用吸入次数时，可能是哮喘病情恶化的征象，此时应重新评估治疗方案，考虑合用糖皮质激素治疗。

⑭ 本品反复过量使用，偶可引起支气管痉挛。治疗中如有发生，应立即停用，并改变治疗方案。

⑮ 本品的不良反应常见震颤（多见于手部）。可见恶心、心率增快或心律失常。偶见呕吐、头晕、头痛、目眩、口舌发干、焦虑、烦躁、高血压、失眠、视物模糊、幻觉、面部潮红及低钾血症。罕见过敏反应，表现为异常支气管痉挛、荨麻疹、血管神经性水肿、低血压和晕厥。已有引起RM的报道。用药期间应注意观察，对出现过敏反应或其他严重反应者须停药，并给予对症治疗。

⑯ 本品过量中毒的早期表现：胸痛、头晕、持续严重头痛、严重高血压、持续恶心呕吐、持续心率增快或心搏强烈、烦躁不安等。处置：可选用具心脏选择性作用的β受体阻断药，但有支气管痉挛病史者须谨慎。

特布他林[典] Terbutaline

（博利康尼，叔丁喘宁；Brethine，Bricanyl）

【药理分类】 平喘药-选择性β_2受体激动药。

【适应证】 用于支气管哮喘、慢性支气管炎、肺气肿及其他伴有支气管痉挛的肺部疾病。

【用法用量】 ①吸入。a. 气雾剂：每次2.5～5mg（1～2揿），3～4次/d，重症每次1.5mg，24h内总量不应超过6mg（24揿）。b. 雾化液：成人及20kg以上儿童，每次5mg，3次/d；20kg以下儿童，每次2.5mg，3次/d，不应超过4次/d。②口服。开始1～2周，每次1.25mg，2～3次/d；以后可加至每次2.5mg，3次/d。③静脉注射。每次0.25mg，必要时每15～30min 1次，但4h内用量不能超过0.5mg。④静脉滴注。0.25mg，加入0.9%氯化钠注射液100ml中，以0.0025mg/min的速率缓慢静脉滴注，2～3次/d。

【用药监护】 ① 对本品及其他肾上腺素受体激动药过敏者禁用。

② 下列情况慎用：高血压、癫痫、甲状腺功能亢进、冠心病、糖尿病、孕妇及哺乳期妇女。

③ 老年人用药须谨慎，应从小剂量开始。

④ 对其他肾上腺素受体激动药过敏者，对本品也可能过敏。

⑤ $β_2$ 受体激动药可能会引起低钾血症，当与黄嘌呤衍生物、皮质类固醇药、非保钾利尿药（袢利尿药及噻嗪类利尿药）合用及缺氧均可能增加低钾血症的发生，并可能引起ECG改变和症状急性恶化。因此，在这些情况下用药应加强血钾浓度和ECG监测，尤其对重症哮喘患者。

⑥ 长期应用可产生耐受性，使疗效降低。

⑦ 大剂量应用可使有糖尿病史的患者发生DKA。

⑧ 本品不良反应的程度取决于剂量和给药途径，从小剂量逐渐增加至治疗剂量能减少不良反应。

⑨ 用于治疗哮喘时，推荐短期间断应用，以吸入给药为主，只在重症哮喘发作时才考虑静脉给药。在使用本品的同时，需应用肾上腺皮质激素等抗炎药物。

⑩ 产妇在分娩时静脉给予本品，可能使产妇发生一过性低血钾、低血糖及肺水肿，胎儿也可能出现低血糖反应。因此，产妇分娩时不宜应用本品静脉注射液。

⑪ 本品与其他肾上腺素受体激动药合用，可使疗效增加，但不良反应也可能加重。与茶碱类药合用，可增加疗效，但心悸等不良反应也可能加重。与TCA、MAO抑制药、抗组胺药、左甲状腺素合用，可能增加本品的不良反应；正在使用或停用TCA、MAO抑制药2周内的患者应慎用本品。与噻嗪类利尿药和袢利尿药合用，可引起ECG改变和低钾血症，并可使症状急性恶化，两者合用须谨慎。与拟交感神经药合用，对心血管系统会产生有害影响，两者不宜合用。与咖啡因或解充血药合用，可能增加心脏的不良反应。与琥珀胆碱合用，可增加后者的肌松作用。本品可减弱胍乙啶的降压作用。非选择性β受体阻断药（包括滴眼剂）可部分或全部抑制本品的作用。

⑫ 用药前，应告知患者：a. 本品可能引起嗜睡、眩晕、震颤等症状，用药期间应避免驾驶及危险性较大的机器操作或高空作业。b. 严格按医嘱服药，如疗效不佳，应报告医师改换药物，不可自行加量，以免过量而引起毒性反应。

⑬ 本品的不良反应发生率低，多为轻度，可耐受，大多数在开始用药1～2周内自行消失，不影响继续治疗。少见震颤（以手指震颤为多见）、神经质、头晕、头痛、嗜睡、心悸、心动过速、胸部不适、疲乏、面部潮红、出汗，以及轻度胃肠道障碍等。偶见过敏反应，表现为皮疹、荨麻疹和过敏性脉管炎。治疗中应注意观察，患者如出现头痛、心悸、手颤和强直性痉挛等拟交感胺增多症状，应及时调整剂量，必要时改换其他药物。如出现过敏反应，应予停药。此外，尚罕见RM，症状与处置参阅法罗培南【用药监护】⑨。

⑭ 本品过量可出现头痛、焦虑、心悸、胸闷、头晕、气短、躁动不安、震颤、强直性肌肉痉挛、恶心、面色苍白、心动过速等，有时可会产生血压下降。处置：轻者停药即可，无须治疗。中度过量时可给服适量心脏选择性β受体阻断药（如美托洛尔），但使用时须十分谨慎，因其可能会诱发支气管阻塞或痉挛。对严重过量者，还可考虑使用活性炭灌胃冲洗，监测酸碱平衡、血糖、血电解质、心率、心律和血压，给予扩容剂，纠正代谢异常，进行其他对症支持治疗。

丙卡特罗[典] Procaterol

（希思宁；Mesacin）

【药理分类】 平喘药-选择性 $β_2$ 受体激动药。

【适应证】 用于支气管哮喘、喘息性支气管炎、伴有支气管反应性增高的急性支气管炎、COPD。

【用法用量】 口服。50μg，1次/d，睡前服用，或每次50μg，2次/d，清晨及睡前服用。6岁以上儿童：每次25μg，服用方法同成人。

【用药监护】 ①对本品及肾上腺素受体激动药过敏者禁用。

② 下列情况慎用：甲状腺功能亢进、高血压、心脏病、糖尿病，以及婴幼儿、老年人、孕妇和哺乳期妇女。

③ 本品有较强的抗过敏作用，不但抑制速发型的气道阻力增加，还抑制迟发型的气道反应性增高，对变应原引起的皮肤反应也有抑制作用。因此，对于需要做皮试者，应提前12h中止使用本品。

④ 本品有可能引起心律失常、心率加快或其他ECG改变，使用时应监测ECG。

⑤ 本品与肾上腺素或异丙肾上腺素等拟交感神经药合用，可引起心律失常，甚至心脏停搏，应避免合用。与茶碱类药合用，扩张支气管平滑肌作用增加，但心律失常、心率加快等不良反应也增加。与MAO抑制药或TCA合用，不良反应增加，应避免合用。

⑥ 本品的不良反应偶见口干、鼻塞、倦怠、恶心、胃部不适、肌颤、头痛、嗜睡、眩晕或耳鸣、手指震颤、四肢无力，以及AST、ALT及LDH上升和血小板减少。亦见皮疹、心律失常、心悸、面部潮红、呼吸困难、ECG改变、一过性血钾降低等。用药期间应注意观察，对反应严重者或症状持续者可采取减量或中止给药措施，必要时给予对症治疗。

⑦ 本品过量可出现典型的 β_2 受体激动药样反应，连续过量使用可致不良反应明显加重，可能造成心律失常，甚至心脏停搏，因此不要过量用药。

⑧ 其他参阅特布他林【用药监护】③～⑥、⑫、⑭。

福莫特罗[典] Formoterol

（安通克；Atock）

【药理分类】 平喘药-长效选择性 β_2 受体激动药。

【适应证】 用于治疗支气管哮喘、慢性支气管炎、喘息性支气管炎、肺气肿等气道阻塞性疾病所引起的呼吸困难，尤其适用于需要长期服用 β_2 受体激动药的患者和夜间发作型哮喘患者。

【用法用量】 ①干粉吸入。每次4.5～9μg，1～2次/d，早晨和（或）晚间给药，晚间给药可预防晚间因症状发作而导致的睡眠干扰。有些患者须提高剂量，每次9～18μg，1～2次/d，夜间发作型哮喘可于晚间给药1次；应避免每次达18μg以上的剂量，最大剂量36μg/d。②口服。160μg/d，分2次服。儿童，4μg/(kg·d)，分2～3次服。

【用药监护】 ① 对本品过敏或吸入乳糖过敏者（干粉吸入剂）禁用。

② 急性支气管痉挛不宜应用。

③ 下列情况慎用：严重高血压、梗阻性肥厚型心肌病、先天性瓣膜下主动脉狭窄、其他心血管功能紊乱（如心肌缺血、心动过速或严重心力衰竭）、颈动脉内-后交通动脉瘤、糖尿病、正在使用洋地黄、肝或肾功能损害、低钾血症、嗜铬细胞瘤、甲状腺毒症及甲状腺功能亢进症，以及妊娠或可能妊娠的妇女、哺乳期妇女和运动员。

④ 早产儿和新生儿应用本品的安全性尚未确定。

⑤ 高龄患者口服用药时应适当减量。

⑥ 本品可能引起QT间期延长，因此伴有QTc间期延长的患者及使用影响QTc间期药物治疗的患者必须应用本品时须小心观察。

⑦ 本品可能会导致血中胰岛素、游离脂肪酸（FFA）、血糖和酮体水平升高，糖尿病患者用药初期应注意血糖的控制。

⑧ 本品可能引起气道痉挛，哮喘急性发作时的缺氧会增加此危险，用药时须注意。

⑨ 用药过程中，如出现支气管痉挛症状，应立即停用本品；如出现病情恶化，应立即变更治疗方案；如出现脉率增加、血压增高或其他心血管不良反应，须中止治疗。

⑩ 本品可增加洋地黄制剂导致心律失常的易感性。皮质类固醇药（如倍他米松）和本品均可引起血钾浓度降低，两者合用可加重血钾浓度的降低程度，并可能引起高糖血症。本品与肾上腺素及异丙肾上腺素等拟交感神经药合用时，可能引起心律失常，甚至可能导致心脏停搏。β_2 受体阻断药（包括滴眼药），尤其非选择性β受体阻断药，可能部分或完全抑制本品的作用。与潘库溴铵、维库溴铵合用，可增强后两者的神经肌肉阻滞作用。与MAO抑制药合用，可出现毒性反应（如心律失常、轻度躁动，并可加重高血压反应）。与ⅠA类抗心律失常药（如奎尼丁、丙吡胺、普鲁卡因酰胺等）、ⅠC类抗心律失常药（如氟卡尼、普罗帕酮等）、Ⅲ类抗心律失常药（如索他洛尔、胺碘酮、伊布利特、多非利特等）、吩噻嗪类药、红霉素、克拉霉素、阿奇霉素、罗红霉素、格帕沙星、莫西沙星、甲硝唑、甲氟喹、氯喹、氟康唑、酮康唑、氯氮平、奥氮平、匹莫齐特、氟哌啶醇、氟哌利多、西沙比利、阿司咪唑、抗组胺药（特非那定）及TCA合用，可延长QT间期，并增加出现室性心律失常的危险性。

⑪ 用药前，应告知患者：a. 本品应随时携带（即便无症状时），出现症状即应尽快使用，不应在疾病加重时才开始使用。b. 本品可能引起嗜睡、头晕、眩晕、震颤等症状，用药期间尽量避免驾驶及危险性较大的机器操作或高空作业。c. 乙醇可能影响本品的作用，用药期间应避免饮酒或含乙醇的饮料。d. 正确使用本品无疗

效时应停药,并及时就医。

⑫ 本品不良反应偶见心动过速、QT 间期延长、室性期前收缩、面部潮红、胸部压迫感、头痛、震颤、兴奋、发热、嗜睡、盗汗、嗳气、腹痛、胃酸过多、口渴、疲倦、倦怠、瘙痒等。罕见耳鸣、麻木感、不安、头晕、眩晕、皮疹等。患者出现不良反应时须根据情况酌减剂量,出现 ECG 改变或过敏反应或其他严重症状时应停止治疗,并做对症处置。常规使用本品可产生与其他长效 β_2 受体激动药及短效 β_2 受体激动药类似的影响,如支气管扩张的失敏,用药时须注意。

⑬ 本品连续过量使用,可引起心律失常,甚至心搏停止。

⑭ 其他参阅特布他林【用药监护】④~⑥、⑭。

异丙托溴铵[基] Ipratropium

(爱喘乐,爱全乐;Atem,Atrovent)

【药理分类】 平喘药-抗胆碱支气管扩张药(胆碱能受体拮抗药)。

【适应证】 用于预防和治疗伴有可逆性支气管痉挛的 COPD 所致的呼吸困难,如慢性喘息性支气管炎、慢性阻塞性肺气肿、轻中度支气管哮喘。

【用法用量】 吸入。①雾化用溶液:a. 成人(包括老年人及 12 岁以上青少年),剂量按患者个体需要做适量调整。每次 1 个单剂量小瓶(0.5mg),3~4 次/d。单剂量小瓶中每 1ml 雾化溶液可用 0.9%氯化钠注射液稀释至终体积 2~4ml。b. 6~12 岁儿童:每次 0.20~0.40mg,3~4 次/d,在医疗监护下使用。c. 6 岁以下的儿童:每次 0.1~0.25mg,3~4 次/d,在医疗监护下使用。②气雾剂。成人及学龄儿童推荐剂量:每次 40~80μg,2~4 次/d。

【用药监护】 ① 下列情况禁用:对阿托品或其衍生物或本品其他成分过敏者(例如,本品雾化溶液含防腐剂苯扎氯铵及稳定剂 EDTA,故对这两种化合物过敏者禁用;本品气雾剂含大豆卵磷脂,故对大豆卵磷脂或有关的食品如大豆和花生过敏者亦禁用)。

② 下列情况慎用:有闭角型青光眼倾向的患者、有前列腺肥大或膀胱颈梗阻症状的患者及纤维囊泡症患者,以及孕妇和哺乳期妇女。

③ 下列情况不宜应用:肥厚型梗阻性心肌病、快速性心律失常、青光眼、前列腺肥大及尿潴留。

④ 本品 500μg/2ml/支不适用于儿童。

⑤ 本品气雾剂首次使用时应先将气雾液摇匀,并将气雾器活瓣揿动 1~2 次。每次使用时必须遵循以下规则:a. 打开保护盖,并摇匀气雾液;b. 喷吸前做深呼气,手持气雾器,轻咬喷嘴;c. 尽量深吸气,接着用力揿喷 1 次,屏住呼吸数秒,移开喷嘴,缓慢呼气,然后再重复吸入第 2 喷;d. 盖上保护盖;e. 由于容器内部有压力,故不得强力打开,也不得将容器暴露于 50℃以上温度的环境中;f. 喷嘴应保持清洁,每次使用后要用温水清洗干净。

⑥ 本品雾化溶液可使用市面上一般的雾化吸入器,经墙式给氧设施以 6~8L/min 的流速给予。雾化溶液可与吸入性 β 受体激动药(如非诺特罗)联合应用,也可与祛痰药氨溴索雾化溶液或溴己新雾化溶液共同吸入使用,但不可与含有防腐剂苯扎氯铵的色苷酸钠雾化溶液在同一个雾化器中同时吸入使用,否则可出现沉淀。单剂量小瓶中不含防腐剂,为防止细菌污染,在药物打开后应立即使用。雾化吸入后剩余药液应弃去,不能再用。雾化吸入时应注意避免药液或气雾进入眼睛,最好通过口件吸入,如得不到该装置,可使用雾化面罩。

⑦ 本品与 β 受体激动药(如非诺特罗、沙丁胺醇)、色苷酸钠、茶碱等黄嘌呤类药合用,可相互增强疗效。与金刚烷胺、某些抗组胺药、吩噻嗪类药及 TCA、MAO 抑制药合用,可增强本品的作用。与西沙必利合用,药理作用拮抗。有闭角型青光眼病史的患者合用本品与 β 受体激动药时,可增加急性青光眼发作的危险性。本品与其他治疗 COPD 的常用药物包括拟交感胺类支气管扩张药、甲基黄嘌呤、皮质类固醇、色苷酸钠等合用,药物间无不良相互作用。

⑧ 使用气雾剂或雾化溶液之前,应向患者详细介绍使用方法。同时,告知患者:a. 用本品进行喷雾或雾化治疗时应避免药液进入眼睛,药液进入眼睛后可能出现瞳孔散大、视物模糊、眼痛、眼睛发红或发胀等眼部症状,甚至引起急性闭角型青光眼。因此,用药时应小心,特别是有青光眼倾向者更应注意保护眼睛,最好戴上护眼罩或雾化面罩,防止药液进入眼睛。如不慎进入,应立即以清水反复冲洗,必要时就医。b. 极少数人用药后可出现过

敏反应，表现为皮疹、皮肤或黏膜肿胀、荨麻疹、喉痉挛、恶心、头晕和较明显的血压下降等，一旦发生，应立即停药就医。c. 用药后，如疗效不明显，应及时咨询医师；如发生急性或迅速恶化的呼吸困难时应立即停药就医。

⑨ 当单独的本品雾化溶液或气雾剂，或与 β_2 受体激动药（如沙丁胺醇）合用的雾化溶液或雾化剂接触到眼睛后，可能出现瞳孔散大、眼内压增加、闭角型青光眼和眼痛等眼部并发症，尤其当药液或气雾不慎进入眼睛时，还可能出现可逆性视力调节紊乱和急性闭角型青光眼。眼睛疼痛或不适、视物模糊、结膜充血和角膜水肿所导致的红眼，虹视或有色成像可能是急性闭角型青光眼的征象。患者如出现上述症状，应立即停止本品治疗，并立即使用缩瞳药。

⑩ 本品的不良反应常见头痛、恶心和口干。少见心动过速、心悸、视力调节障碍、胃肠动力障碍和尿潴留等抗胆碱能不良反应。少数患者可引起咳嗽、局部刺激，极少出现吸入刺激所产生的支气管痉挛。罕见变态反应，如皮疹、荨麻疹、喉痉挛或喉头水肿、支气管痉挛和过敏反应，以及舌、唇、脸部血管神经性水肿。治疗中，患者如出现支气管痉挛、变态反应或眼部症状，应立即停药处置。

⑪ 本品过量一般仅出现轻微的全身性抗胆碱能表现，如口干、视力调节障碍和心动过速等，经短暂停药后即可恢复，不影响继续治疗。

扎鲁司特 Zafirlukast

（安可来；Accolan）

【药理分类】 平喘药-选择性白三烯（LT）受体拮抗药。

【适应证】 ①用于哮喘的预防和长期治疗；②对于用 β_2 受体激动药治疗不能完全控制病情的哮喘患者，本品可作为一线维持治疗药。

【用法用量】 口服。起始剂量每次 20mg，2 次/d；维持剂量每次 20mg，2 次/d。根据临床反应，剂量可逐步增加至每次最大剂量 40mg，2 次/d。

【用药监护】 ① 下列情况禁用：对本品及其组分过敏、肝功能损害者及 12 岁以下儿童。

② 孕妇应用本品的安全性尚未确定。

③ 哺乳期妇女不宜应用。

④ 不宜用本品突然替代吸入或口服的糖皮质激素。对于易变性哮喘或不稳定性哮喘的治疗效果尚不明确。

⑤ 本品不能解除哮喘急性发作期的支气管痉挛，故在急性发作期常需与其他治疗哮喘的药物合用。在哮喘的缓解期，仍应按时服用本品，以保证疗效。

⑥ 本品可与吸入糖皮质激素、吸入和口服支气管扩张药、抗生素、抗组胺药和口服避孕药等合用，未见不良相互作用。本品与阿司匹林合用，本品的血药浓度升高约 45%。与红霉素合用，本品的血药浓度降低约 40%。与茶碱合用，本品的血药浓度降低约 30%，并有极少数患者出现茶碱水平升高。与特非那定合用，本品的 AUC 降低 54%，但对特非那定的血药浓度无影响。与华法林合用，可导致 PT 延长约 35%，必须合用时应密切监测 PT。

⑦ 本品应于空腹时（餐前 1h 或 2h）服用，餐时用药可使本品的生物利用度降低 40%。

⑧ 少数服用本品的激素依赖型重度哮喘患者，在停用口服激素治疗时可出现 EOS 增多、心肌病、肺浸润和 Churg-Strauss 综合征（CSS，又称变应性肉芽肿性脉管炎）。CSS 的显著特征是组织 EOS 浸润、系统性坏死性脉管炎（中小动脉）和血管外肉芽肿，主要累及肺、心、肝、脾、皮肤和外周神经、胃肠道和肾，其前驱症状除全身不适、消瘦、发热、腿部肌肉痉挛性疼痛（尤其腓肠肌）外，常见肺部症状（常有咳嗽、咯血、胸部放射线检查显示斑片状浸润、结节、弥散性间质性病变，并伴有胸液渗出，以及呼吸道其他表现，如变应性鼻炎、鼻息肉、哮喘和支气管炎等）、皮肤损害（如皮下小结、瘀斑、紫癜、溃疡及浅表皮肤糜烂等）、外周神经病变（如单神经或多神经炎）和腹部器官缺血或梗死所致的腹痛和腹泻等。因此，在重度哮喘患者的治疗中，减少激素用量时须谨慎，必须减量时应缓慢进行，并注意观察。患者如出现系统性 EOS 增多及上述症状时，应立即终止本品治疗。此病的治疗主要是使用糖皮质激素（如泼尼松或甲泼尼龙），必要时加用环磷酰胺、硫唑嘌呤或环孢素，急重症患者可进行血浆置换和血浆吸附治疗。

⑨ 本品耐受良好，最常见不良反应有轻微的头痛或胃肠道反应。少见血清氨基转移酶或 BIL 升高、皮疹（包括水疱）、轻微的肢体水肿

（极少）、挫伤后出血障碍、粒细胞缺乏症、高胆红素血症。偶见过敏反应（包括荨麻疹和血管神经性水肿）、非特异性关节痛和非特异性肌痛。罕见肝炎（有的伴有高胆红素血症）、肝衰竭。这些症状大多较轻微，一般无须中止治疗，在停药后症状即可消失。但如发生过敏反应、血清氨基转移酶或BIL明显升高，或出现肝功能损害的症状或体征（如畏食、恶心、呕吐、右上腹疼痛、疲乏、嗜睡、流感样症状、肝大、皮肤瘙痒及黄疸等），应立即停止用药，必要时给予对症治疗。对于因过敏反应或肝毒性而停用本品的患者，不可再次应用本品。

孟鲁司特 Montelukast

（顺尔宁；Singulair）

【药理分类】 平喘药-选择性LT受体拮抗药。

【适应证】 ①用于哮喘的预防和长期治疗，包括预防白天和夜间的哮喘症状、治疗对阿司匹林敏感的哮喘患者、预防运动诱发的支气管哮喘；②亦用于减轻季节性过敏性鼻炎引起的症状。

【用法用量】 口服。15岁及15岁以上患者，10mg，1次/d；6～14岁患者，5mg，1次/d；2～5岁儿童，4mg，1次/d，晚睡前服用本品咀嚼片。

【用药监护】 ① 对本品任何成分过敏者禁用。

② 孕妇及哺乳期妇女慎用。

③ 老年人、肾功能损害者、轻中度肝功能损害者无须调整剂量。

④ 6个月以下儿童应用本品的安全性及有效性尚未确定。本品不影响儿童的生长速度。

⑤ 对于单用支气管扩张药不能有效控制的哮喘患者，可在治疗方案中加入本品，一旦有明显的临床疗效反应（一般出现在首剂用药后），可根据患者的耐受情况，将支气管扩张药的剂量减少。

⑥ 对于同时接受本品和吸入或口服糖皮质激素的哮喘患者，可根据耐受情况逐渐减少糖皮质激素的剂量。某些患者可逐渐减量至完全停用吸入或口服糖皮质激素，但不能骤然停用糖皮质激素，也不应突然以本品取代吸入或口服糖皮质激素。

⑦ 接受包括LT受体拮抗药在内的抗哮喘药物治疗的患者，在减少全身糖皮质激素剂量时，偶见以下一项或多项情况：EOS增多症、血管性皮疹、肺部症状恶化、心脏并发症和（或）神经病变（有时诊断为Churg-Strauss综合征，即CSS）。因此，患者在减少全身糖皮质激素剂量时，应注意观察皮肤、肺部及神经病变，并密切监测血常规及心功能，防止发生CSS（参阅扎鲁司特【用药监护】⑧）。

⑧ 本品不得与特非那定、阿司咪唑、西沙必利、咪达唑仑或三唑仑、沙奎那韦合用。本品与依非韦仑合用，本品的血药浓度可能降低。与茚地那韦合用，后者的用量应增至每次1g，8h 1次。与克拉霉素合用，应考虑调整克拉霉素的剂量。与利托那韦合用，应监测肝脏酶类。与苯巴比妥合用，本品的AUC减少约40%，但不推荐调整本品的用量。本品可与其他一些常规用于哮喘预防和长期治疗哮喘的药物合用，也可与常规治疗过敏性鼻炎的药物合用。利福平可减少本品的生物利用度。在推荐剂量下，本品不对下列药物产生有临床意义的药代动力学影响：茶碱、泼尼松或泼尼松龙、口服避孕药（乙炔雌二醇/炔诺酮＝35/1）、特非那定、地高辛和华法林。

⑨ 用药前，应告知患者：a. 本品不适用于治疗急性哮喘发作，因此应准备好必要的急救药物，以备不时之需。b. 本品适用于哮喘患者的长期治疗，故无论在哮喘控制阶段，还是恶化阶段，都应坚持服用本品。

⑩ 本品一般耐受性良好，不良反应较轻微，通常无须中止治疗。使用中可见腹痛和头痛。也有报道，可引起胃肠道紊乱（腹泻、消化不良、恶心、呕吐）、精神系统紊乱（包括攻击性行为或敌对性的兴奋、焦虑、抑郁、夜梦异常、幻觉、失眠、易激惹、烦躁不安、震颤、梦游、自杀的想法和自杀行为）、神经系统紊乱（眩晕、嗜睡、感觉异常/触觉减退、罕见的癫痫发作）、肝功能损害［ALT和AST升高、非常罕见的肝炎（包括胆汁淤积性肝炎、肝细胞型或混合型肝损害）］、包括过敏反应的超敏反应（发热、血管神经性水肿、瘙痒、皮疹、荨麻疹等）、上呼吸道感染、出血倾向增加、鼻出血、心悸、挫伤、水肿、结节性红斑、关节痛、包括肌肉痉挛的肌痛等。用药期间应注意观察，并定期做相关检查，发现异常及时处置。

⑪ 本品过量多见口渴、嗜睡、瞳孔散大、运动过度和腹痛，可做对症处置。

第十一章

消化系统疾病用药

第一节　抗酸药

铝碳酸镁　Hydrotalcite

（达喜，威地美；Hydrotalcitum，Talcid）

【药理分类】　抗酸药。

【适应证】　用于急慢性胃炎、胃及十二指肠溃疡，以及与胃酸相关的胃部不适症状，如胃痛、胃灼热感（烧心）、酸性嗳气、饱胀、早饱、恶心、呕吐等。

【用法用量】　口服。每次 0.5～1.0g，3～4 次/d，于两餐之间、睡前或胃部不适时咀嚼后服用。

【用药监护】　① 下列情况禁用：对本品过敏、胃酸缺乏、结肠或回肠造口术、低磷血症、不明原因的胃肠出血、阑尾炎、溃疡性结肠炎、憩室炎、慢性腹泻及肠梗阻。

② 下列情况慎用：严重心功能不全、严重肾功能损害、胃肠道蠕动功能不良、妊娠早期、高镁血症及高钙血症。

③ 哺乳期妇女应用本品的安全性尚未确定。

④ 对长期用药者，应定期监测血铝水平，防止铝中毒。

⑤ 本品可影响或干扰四环素类、H_2 受体拮抗药、口服抗凝药、铁剂、鹅去氧胆酸等药物的吸收量，故不能与这些药物同时服用，两者服用时间必须间隔 1～2h。本品及其他抗酸药可增高胃内 pH，阻碍兰索拉唑颗粒溶解，导致其生物利用度下降，故抗酸药的服用时间应先于兰索拉唑至少 1h。本品及其他抗酸药（尤其含镁者）可降低米索前列醇的生物利用度，同时增加后者的不良反应，合用时注意监测米索前列醇引起的腹泻症状，严重者需停用抗酸药和（或）减少米索前列醇用量。本品及其他抗酸药（尤其含钙、镁或碳酸氢钠者）与左旋多巴合用，后者的吸收可能增加，胃排空缓慢者尤其明显。本品及其他含镁的抗酸药可促进格列本脲的吸收，引起低血糖反应，故不宜合用。本品及其他含镁的抗酸药与骨化三醇合用，可导致高镁血症，故不宜合用。本品及其他含镁的抗酸药在足量的情况下，可导致尿液 pH 显著增高，从而促进奎尼丁的重吸收，可能引起毒性反应（如室性心律失常、低血压、心力衰竭加重），故不宜合用。本品及其他含铝的抗酸药与维生素 D_3 合用，可导致铝吸收增加，使之血药浓度升高，引起铝中毒，故两者不宜合用（尤其对于肾功能损害者）。本品及其他含铝、镁的抗酸药可能降低阿奇霉素、头孢泊肟匹酯、头孢托仑匹酯、酮康唑、阿扎那韦、喹诺酮类、吩噻嗪类、阿替洛尔、地高辛、氯喹、异烟肼、伊班膦酸等药物的吸收量，与这些药物合用时应间隔 1～4h 服用。本品及其他含铝、镁的抗酸药与酸性药物（如氯化铵等）合用，本品的抗酸作用降低。本品及其他含铝、镁的抗酸药应避免与霉酚酸、氯法齐明、左甲状腺素等药物合用，因可使这些药物的血药浓度降低。本品及其他含铝、钙或镁的抗酸药与聚磺苯乙烯（降钾树脂）合用，可导致血 CO_2 水平增高，易引起代谢性碱中毒，故应尽可能间隔两药的服用时间，或考虑经直肠给予聚磺苯乙烯。本品及其他含铝、钙或镁的抗酸药可显著增高尿液 pH，导致水杨酸类药（如阿司匹林）的 CL_r 增加，疗效下降，合用时必须注意观察水杨酸类药的疗效；停用抗酸药后，则需监

测水杨酸类药的毒性反应，并酌情调整其用量。去羟肌苷咀嚼片或分散片及儿科用口服溶液因含有升高胃肠 pH 的缓冲剂，与含铝或镁的抗酸药合用时，抗酸作用引起的不良反应将增加，应避免合用。铝剂可吸附胆盐，从而减少脂溶性维生素（特别是维生素 A）的吸收，故两者不可合用。

⑥ 用药前，应告知患者：a. 本品在两餐之间、晚睡前或胃部不适时服用，以利充分发挥药效。b. 咀嚼片应嚼碎后服用，直接以水吞服可能会造成崩解不完全而影响药物吸收。c. 服药期间，应避免同时服用酸性饮料（如果汁、葡萄酒等），以免影响疗效。d. 本品应不间断地服用，但连续使用时间不得超过 7d，超过 7d 后症状如未缓解，应及时就医。e. 本品可致大便呈黑色，属正常现象，不必疑虑。

⑦ 本品不良反应少而轻微，仅少数患者有胃肠道不适、消化不良、呕吐、大便次数增多或糊状大便，个别人有腹泻、口干。偶见便秘、稀便、口干和食欲减退。一般不影响治疗，对个别反应较重者可减少用量，对极个别反应严重者应停止用药。

海藻酸铝镁　Gavirin

（盖胃平；Gaviscon）

【药理分类】 抗酸药。

【适应证】 ①用于缓解胃酸过多引起的胃痛、胃灼热感、反酸；②用于慢性胃炎、胃食管反流病（GORD，包括反流性食管炎）、胆汁反流性胃炎、食管裂孔疝；③亦用于缓解呕吐、GORD 等引起的腹部及胸骨后疼痛等症状。

【用法用量】 口服。片剂，每次 3～6 片，3 次/d，于餐后、睡前或症状发作时嚼碎服用。颗粒剂，每次 0.5～1 包，3～4 次/d，于餐后、睡前或症状发作时以温水冲服（片剂：每片含海藻酸 250mg、氢氧化铝 50mg、三硅酸镁 12.5mg；颗粒剂：每包含海藻酸 1g、氢氧化铝 0.2g、三硅酸镁 0.05g）。

【用药监护】 ① 下列情况禁用：对本品过敏、严重肾功能损害、阑尾炎、急腹症或肠梗阻、溃疡性结肠炎、慢性腹泻。

② 下列情况慎用：妊娠早期、低磷血症（如吸收不良综合征）、过敏体质及严格限盐患者。

③ 本品与阿托品类药合用，后者吸收可能降低并影响疗效。与 BZP（如地西泮等）合用，后者的吸收率降低。本品可抑制氯丙嗪的吸收，应避免与之同时服用。其他参阅铝碳酸镁【用药监护】⑤。

④ 本品的不良反应少而轻微，仅极少数人可出现恶心，偶可出现便秘。长期服用本品，偶见发生肾硅酸盐结石。肾功能损害者长期大剂量服用，可出现眩晕、晕厥、心律失常或精神症状，以及异常疲乏无力（高镁血症或其他电解质失调）。长期或大剂量服用时应注意观察随访，并定期检查血中镁、铝、磷水平，发现异常及时处置。

⑤ 其他参阅铝碳酸镁【用药监护】⑥。

碳酸钙[典]　Calcium Carbonate

【药理分类】 抗酸药及补钙剂。

【适应证】 ①用于缓解胃酸过多而造成的反酸、胃灼热等症状，适用于胃及十二指肠溃疡病及反流性食管炎的治疗；②用于预防和治疗钙缺乏症，如骨质疏松、手足抽搐症、骨发育不全、佝偻病，以及孕妇和哺乳期妇女、绝经期妇女钙的补充；③治疗肾衰竭患者的高磷血症，同时纠正轻度代谢性酸中毒；④作为磷酸盐结合剂，治疗继发性甲状旁腺功能亢进纤维性骨炎所致的高磷血症磷酸滞留时。

【用法用量】 口服。①用于抗酸：每次 0.5～1g，3～4 次/d，餐后 1～2h 及晚睡前服用。②用于补钙：每次 0.5～2.0g，2 次/d。③用于高磷血症：1.5g/d，最高可用至 13g/d，应在进餐时服用或与氢氧化铝合用。服用泡腾片时，每片溶于 100ml 左右水中，泡腾完全后服用。服用咀嚼片时，应嚼碎后以水吞服。

【用药监护】 ① 下列情况禁用：对本品过敏、类肉瘤病（可加重高钙血症）、高钙血症、高钙尿症、含钙肾结石或有肾结石病史者，以及服用洋地黄制剂期间。

② 心功能不全或肾功能损害者慎用。

③ 用于治疗维生素 D 缺乏引起的低钙血症时，应同时服用维生素 D。

④ 本品与苯妥英钠及四环素类抗生素同服用，两者吸收均减少。与含铝的抗酸药同服，铝的吸收增加。与钙通道阻断药（如硝苯地

平）合用，血钙可明显升高至正常以上。与氧化镁等有轻泻作用的抗酸药合用或交叉应用，可减少嗳气、便秘等副作用。与其他含钙或含镁的药物合用，易发生高钙血症或高镁血症，尤其在肾功能损害时。与噻嗪类利尿药合用，易发生高钙血症，因后者可增加肾小管对钙的重吸收。与含钾药物合用，可能引起心律失常的危险。与其他药物同时服用，可影响其他药物在胃肠道的吸收。与牛奶同时服用，罕见乳-碱综合征（MAS）。维生素 D、口服避孕药及雌激素能增加钙剂的吸收。大量饮用含乙醇和咖啡因的饮料或大量吸烟，可抑制钙的吸收。

⑤ 用药前，应告知患者：a. 服用本品时不应同时摄取食物（尤其高草酸盐食物），以免本品与这些食物结合成为难溶性不易吸收的复合物。b. 用药期间，应避免大量饮用含乙醇和咖啡因的饮料或大量吸烟，并避免大量进食富含纤维素的食物，以免抑制钙的吸收。c. 避免与牛奶同时服用，防止发生 MAS。d. 连续用药时间不宜超过 2 周，否则易出现反跳性反酸。

⑥ 本品的不良反应可见腹胀、嗳气，一般较轻，不影响治疗。也可引起便秘（由于在大便中产生碳酸钙、磷酸钙较多引起），出现后可酌情减少用量或给予对症治疗，必要时改用其他药物。罕见 MAS，主要表现为高钙血症、碱中毒，以及软组织钙质沉着所引起的肌无力、食欲减退、恶心、呕吐、口渴、多尿、体重下降、头痛、头晕、嗜睡、肾功能异常，严重者可出现肾绞痛（可因本品与牛奶同服或单用本品引起）。用药期间应注意观察，并限食高维生素 D 食物，防止高钙血症和出现 MAS。对长期大量用药者，应定期监测血钙水平、尿钙排泄量，以及血中钾、镁、磷水平，必要时检查肾功能。

■ 第二节 抑酸药

西咪替丁[典] Cimetidine

（甲氰咪胺，甲氰咪胍；Altramet，Cimitidine）

【药理分类】 抑酸药-H_2 受体拮抗药。

【适应证】 ①用于胃及十二指肠溃疡、吻合口溃疡、应激性溃疡、反流性食管炎、卓艾综合征（胃泌素瘤）、上消化道出血；②尚用于带状疱疹和包括生殖器疱疹在内的其他疱疹性感染。

【用法用量】 ①口服。十二指肠溃疡及病理性高分泌状态，每次 200～400mg，2～4 次/d，或 800mg 晚睡前顿服。疗程 4～6 周。卓艾综合征，每次 400mg，4 次/d，用量可达 2g/d。预防溃疡复发，晚睡前顿服 400mg。反流性食管炎，800mg/d，疗程 4～8 周，必要时可延长 4 周；反流性食管炎对症治疗时，最大剂量每次 200mg，3 次/d，疗程不超过 2 周。②肌内注射。每次 200mg，6h 1 次。③静脉注射。每次 200mg，4～6h 1 次，剂量不宜超过 2g/d，用 5%葡萄糖注射液或葡萄糖氯化钠注射液 20ml 稀释后缓慢静脉注射（长于 5min）。④静脉滴注。每次 200～600mg，用 5%葡萄糖注射液或葡萄糖氯化钠注射液 250～500ml 稀释后缓慢静脉滴注，剂量不宜超过 2g/d。

【用药监护】 ① 下列情况禁用：对本品过敏、严重肾功能损害、急性胰腺炎患者，以及孕妇和哺乳期妇女。

② 下列情况慎用：严重的心脏及呼吸系统疾病、慢性炎症（如 SLE）、器质性脑病、肝或肾功能损害、高三酰甘油血症、有使用 H_2 受体拮抗药引起血小板减少史的患者，以及幼儿和老年人。

③ 老年人剂量酌减。肾功能损害者应用本品时按肾功能减少用药剂量或延长给药间隔。肝功能损害者的最大剂量为 600mg/d。

④ 使用本品可能掩盖胃癌症状，故本品应在排除胃癌的基础上应用。

⑤ 治疗上消化性溃疡出血时，通常先静脉注射，一般 1 周内奏效，在出血停止至少 48h 后方可改为口服。

⑥ 本品可影响以下检验值结果，在临床治疗评估时应予考虑：a. 本品口服后 15min 内胃液隐血试验可出现假阳性。b. 血液水杨酸浓度、SCr、催乳素、血清氨基转移酶等浓度均可升高。c. 血液甲状旁腺激素浓度则可能降低。

⑦ 本品（为一种 CYP450 抑制药）与普萘洛尔合用，可使后者血药浓度升高，休息时心率减慢。与苯妥英钠或其他乙内酰脲类药合用，后者的血药浓度升高，并可能导致苯妥英钠中毒，合用时应在 5d 后测定苯妥英钠的血药浓度，以便调整剂量。与环孢素、吗氯贝胺、美沙酮、卡马西平、他克林、地高辛、奎尼丁、氯喹合用，可使后者血药浓

度升高，毒性增加，必须合用时应监测后者的血药浓度。与利多卡因（胃肠道外用药）合用，可使后者的 CL_t 明显降低，血药浓度显著增加，$t_{1/2}$ 显著延长，从而增加其发生神经系统及心脏不良反应的危险，必须合用时应减少后者的剂量，并加强临床监护。与茶碱、氨茶碱等黄嘌呤类药合用，可使后者的去甲基代谢 CL 降低 20%～30%，导致其血药浓度升高，$t_{1/2}$ 延长，易引起毒性反应（如心悸，全身痉挛，甚至死亡），两者不宜合用，必须合用时应减少茶碱用量。与 BZP（如地西泮、硝西泮、氟硝西泮、氯氮䓬、咪达唑仑、三唑仑等）合用，可抑制后者的肝内代谢，升高其血药浓度，加重其镇静及其他中枢神经抑制症状，并可发展为呼吸及循环衰竭，但不经肝脏代谢的劳拉西泮与替马西泮则不受影响。与咖啡因合用，可延缓咖啡因的代谢，使其血药浓度增高 70%，药理作用明显增强，易出现毒性反应，故服用本品时禁用咖啡因或含咖啡因的药物，也不得饮用含咖啡因的饮料。与林可霉素合用，可使后者吸收增加，血浓度升高 19%。与阿司匹林、中枢性抗胆碱药（如东莨菪碱、苯那辛等）合用，可使后者的作用增强。与华法林、醋硝香豆素等口服抗凝药合用，可使后者自体内排出率下降，血浓度升高，PT 延长，从而导致出血倾向，一般不宜合用，必须合用时应定期监测各项凝血参数，并密切观察出血倾向，必要时调整口服抗凝药用量。与抗酸药（如氢氧化铝、氧化镁等）合用，可缓解十二指肠溃疡疼痛，但本品的吸收可能减少，故一般不提倡两者合用；必须合用时，两者至少应间隔 1h 服用。与阿托品合用，对抑制胃酸分泌有协同作用，但两者有相似的神经毒作用，一般不宜合用。与氯美噻唑合用，后者的 $t_{1/2}$ 延长，CL 降低，使镇静催眠时间延长，毒性增强，甚至引起呼吸抑制，不宜合用。与甘珀酸、丙谷胺合用，可增强抑制胃酸分泌的作用，从而加速溃疡的愈合。与卡莫司汀合用时，可增加骨髓毒性，应避免合用。与卡托普利合用，可能引起精神病症状。与氯霉素合用，有诱发缺铁性贫血的可能。与苯海拉明、异丙嗪合用，由于 H_1 及 H_2 受体均被阻断，使运动后的血管扩张作用受到抑制，可加重心绞痛及间歇性跛行的症状。由于硫糖铝需经胃酸水解后才能发挥作用，而本品可抑制胃酸分泌，故两者合用时硫糖铝的疗效可能降低，应避免同时服用。由于本品可抑制胃酸分泌，故可降低铁剂的吸收，影响铁剂的疗效，两者不宜合用。由于本品有与氨基糖苷类抗生素相似的神经肌肉阻滞作用，两者合用时可能导致呼吸抑制或呼吸停止（此反应只能用氯化钙对抗，使用新斯的明无效）。本品可使吗啡的 CL 明显降低，血药浓度升高，可引起潜在的致命性不良反应，表现为呼吸暂停、精神错乱、全身抽搐或癫痫大发作，用纳洛酮可对抗此不良反应；与其他阿片类药合用，在慢性肾衰竭患者中有出现呼吸抑制、精神错乱、定向力障碍等不良反应的报道，合用时应减少阿片类药的用量。本品可使 TCA、苯巴比妥、美托洛尔、拉贝洛尔、普萘洛尔、阿米替林、胺碘酮、尼索地平、地尔硫䓬、硝苯地平、甲硝唑、二甲双胍、氟尿嘧啶等药物的血药浓度升高，易发生毒性反应，应避免合用，必须合用时应减少后者的剂量。本品可降低维拉帕米的肝脏代谢，提高其生物利用度，使其血药浓度升高，毒性增加，合用时应监测心血管不良反应。本品可干扰四环素片剂的吸收。本品可使普鲁卡因胺 $t_{1/2}$ 延长，CL_r 降低，活性代谢产物 N-乙酰普鲁卡因的 CL_r 明显降低，使血药浓度升高，在老年人及肾功能损害者尤为显著。本品可拮抗可乐定、米诺地尔、胍乙啶等药物的降压作用，合用可使降压作用降低或失效。甲氧氯普胺能减少本品在胃内停留时间而影响吸收，可导致本品的生物利用度和血药浓度明显降低，使疗效下降，但两药间隔 2h 后服用可减少这种影响。

⑧ 用于病理性高分泌状态（如卓艾综合征、肥大细胞增多症、多发性内分泌腺瘤等）时，可根据临床指征长期持续使用本品，但剂量一般不超过 2.4g/d。治疗卓艾综合征时，宜缓慢调整本品剂量，直至基础胃酸分泌＜10mmol/h。

⑨ 用药前，应告知患者：a. 遵医嘱按时按量服药，并坚持疗程，不可随意停用、少用或多用，一般在进餐时与睡前服药，效果最好。b. 本品可能有头晕、嗜睡、视物模糊、幻觉等不良反应，服药期间尽量避免驾驶及危险性较大的机器操作或高空作业。c. 服药期间，禁止使用咖啡因或含咖啡因的药物，也不得饮用含咖啡因的饮料。d. 本品可与许多药物发生相互作用，故服药期间使

用其他药物应先咨询医师或药师。e. 出现以下情况，应停药就医：连续使用7d症状未缓解或反而加重；发生不可耐受的或严重的不良反应。

⑩ 本品的不良反应：a. 消化系统：较常见腹泻、腹胀、口苦、口干、血清氨基转移酶轻度升高；偶见严重肝炎、肝坏死、肝脂肪变性等。对肝硬化患者，可能诱发 HE（参阅拉米夫定【用药监护】⑫）。长期应用时，骤然停用可能引起慢性消化性溃疡穿孔，可能是停用后回跳的高酸度所致，完成治疗后继续服药（每晚400mg）3个月，可以减少或避免发生这种危险。另有引起急性胰腺炎的报道，应注意观察。b. 血液系统：可出现中性粒细胞减少、全血细胞减少。也有报道出现血小板减少、粒细胞缺乏。罕见 AIHA、再生障碍性贫血、EOS增多、急性卟啉病，以及不明原因的出血或瘀斑。c. 神经精神系统：较常见头晕、头痛、疲乏、嗜睡，少数患者可出现可逆性的意识混乱、定向力障碍、不安、感觉迟钝、语言含糊、出汗、局部抽搐或癫痫样发作、谵妄、抑郁、幻觉、耳鸣、EPS，以及运动性多神经病等。出现神经毒性后，一般只需适当减少剂量即可消失，症状严重者也可用拟胆碱药毒扁豆碱治疗。在治疗酗酒者的胃肠道合并症时，可出现震颤性谵妄，酷似双硫仑样反应，应注意区别。本品的神经精神系统反应主要发生在重症患者，老年人、幼儿、肝或肾功能损害者、有精神病史者、有脑部疾病者及大剂量用药时也易发生。另外，假性甲状旁腺功能低下者可能对本品的神经毒作用更敏感。因此，对上述患者应加强临床监测。d. 内分泌/代谢系统：可引起脂质代谢异常、高催乳素血症、血浆睾酮水平下降和促性腺激素水平增加。长期用药，可出现男性乳房肿胀、胀痛，以及女性溢乳等。e. 心血管系统：可出现心动过缓或过速、面部潮红等。静脉给药时，偶见突发性心律失常、血压骤降、APC 或 VPC、心源性休克及轻度房室传导阻滞、呼吸短促或呼吸困难、心跳呼吸骤停，减慢给药速率可以避免。f. 泌尿/生殖系统：可引起一过性 SCr 上升和 CL_{Cr} 下降。也有报道，可出现急性肾功能损害，停药后肾功能可恢复正常。偶见间质性肾炎，停药后可消失。用药剂量较大（>1.6g/d）时，可引起阳痿、性欲减退、精子浓度降低、月经失调，停药后可恢复正常。g. 皮肤：本品可抑制皮脂分泌，诱发剥脱性皮炎、皮肤干燥、皮脂缺乏性皮炎、脱发等。也可发生过敏反应（如皮疹、血管神经性水肿）、SJS及 Lyell 综合征等。h. 眼：可出现视神经病变，并有出现眼肌麻痹的报道。i. 肌肉骨骼：长期用药后，可出现关节痛、肌痛或肌痉挛。j. 其他：可引起胃内微生物滋生及感染，应引起重视。偶见咽喉痛、口腔溃疡、异常倦怠无力及维生素 B_{12} 缺乏。罕见发热、嗅觉减退等。

⑪ 用药后十二指肠球部溃疡症状可较快缓解或消失，但溃疡愈合需经 X 线或内镜检查确定。在证实愈合后应继续服用 2～3 个月的维持剂量，以预防溃疡复发。

⑫ 本品停药后复发率很高，6个月复发率为24%，1年复发率可高达85%。采用长期服药或400～800mg/d 或反复足量短期疗法，可显著降低复发率。

⑬ 已有本品引起致命性 TTP-HUS 的报道，虽极为罕见，但应引起高度重视。治疗中，患者如出现下列表现，应立即停药，并及时采取有效措施：a. 血小板减少伴不同程度紫癜及其他出血倾向。b. Hb 迅速下降，BIL 和 LDH 水平升高，外周血涂片见破碎的红细胞，直接 Coombs 试验阴性。c. 血尿、蛋白尿、尿中有白细胞和管型，SCr 和 BUN 升高。d. 发热。e. 神经精神异常。处置方法参阅丝裂霉素【用药监护】⑬。

⑭ 用药期间，应定期进行血常规、肝肾功能、肝脏B超、眼科及其他相关检查，静脉注射时还应监测血压、心率和 EGC，发现异常，及时处置。治疗中，患者如出现严重的神经精神障碍或血液循环障碍、性功能障碍、消化性溃疡穿孔、急性肾功能损害或急性胰腺炎、严重肝病或严重皮肤病、眼科病变、过敏反应，须及时中断治疗并及时处置。

⑮ 本品过量可出现呼吸短促或呼吸困难、心动过速。处置：首先清除胃肠道内尚未吸收的药物，并给予临床监护及支持疗法。出现呼吸衰竭者，立即进行人工呼吸；出现心动过速者，可给予β受体阻断药。

雷尼替丁【典】【基】 Ranitidine

（呋喃硝胺，甲硝呋胍；Ranacid，Zantac）

【药理分类】 抑酸药-H_2 受体拮抗药。

【适应证】 ①胃及十二指肠溃疡、吻合口溃疡、应激性溃疡、反流性食管炎、卓艾综合征及其他高胃酸分泌疾病；②全麻或大手术后及衰弱昏迷患者防止胃酸反流合并吸入性肺炎；③预防因消化性溃疡引起的反复出血及 Mendelson 综合征（又称吸入性肺酸综合征）；④静脉注射可用于治疗上消化道出血。

【用法用量】 ①口服。a. 消化性溃疡：急性期，每次 150mg，2 次/d，早晚餐时服；或 300mg，晚睡前顿服；疗程 4～8 周，必要时可延至 12 周；维持治疗，150mg/d，晚睡前顿服，疗程 1 年以上。b. NSAID 相关胃黏膜损伤：急性期，每次 150mg，2 次/d，或晚睡前顿服 300mg，疗程 8～12 周；预防（与 NSAID 同时服用），每次 150mg，2 次/d，或晚睡前顿服 300mg。c. 吻合口溃疡：每次 150mg，2 次/d，疗程 4～8 周。d. 反流性食管炎：急性期，每次 150mg，2 次/d，或晚睡前顿服 300mg，疗程 8～12 周；中度至重度食管炎可增至每次 150mg，4 次/d，疗程 12 周；维持治疗，每次 150mg，2 次/d。e. 卓艾综合征：600～1200mg/d。f. 间歇性发作性消化不良：每次 150mg，2 次/d，疗程 6 周。g. 预防重症患者的应激性溃疡出血或消化性溃疡引起的反复出血：每次 150mg，2 次/d，以代替注射给药。h. 预防 Mendelson 综合征：于麻醉前 2h 服用 150mg，最好在麻醉前日晚上也服用 150mg。也可用注射剂。分娩妇女，每次 150mg，6h 1 次。如需要全麻，应另外给予非颗粒的抗酸药（如枸橼酸钠）。②肌内注射。溃疡病出血，每次 25～50mg，4～8h 1 次。③静脉注射。a. 消化性溃疡出血：每次 25～50mg，4～8h 1 次，本品 50mg 用 0.9%氯化钠注射液或 5%葡萄糖注射液稀释至 20ml，缓慢静脉注射（>2min）。b. 术前用药：术前 1.5h 静脉注射 100mg。④静脉滴注。a. 消化性溃疡出血：以 25mg/h 的速率间歇静脉滴注 2h，2 次/d，或 6～8h 1 次。b. 术前用药，静脉滴注 100～300mg，加入 5%葡萄糖注射液 100ml，30min 滴注完毕。

【用药监护】 ① 下列情况禁用：对本品或其他 H_2 受体拮抗药过敏、严重肾功能损害、苯丙酮尿症（PKU）、急性间歇性卟啉病或有既往史者，以及孕妇、哺乳期妇女和 8 岁以下儿童。

② 肝或肾功能损害者慎用。

③ 肝功能损害者及老年人偶见服药后出现定向力障碍、嗜睡、焦虑等精神状态，应调整剂量。

④ 严重肾病患者服药后 $t_{1/2}$ 延长，剂量应减少。血液透析可清除本品，透析患者应在透析结束后给药。

⑤ 对疑为癌性溃疡者，使用前应先明确诊断，以免延误治疗。

⑥ 本品可使苯妥英钠的血药浓度升高。本品可增加磺酰脲类药（如格列吡嗪和格列本脲等）的降血糖作用，有引起严重低血糖的危险，但也有本品致格列本脲作用减弱的报道；因此，糖尿病患者最好避免同时应用，必须合用时应警惕可能发生低血糖或高血糖。本品可减少肝脏血流量，当与某些经肝脏代谢、受肝血流量影响较大的药物（如华法林、利多卡因、环孢素、地西泮、普萘洛尔、美托洛尔等）合用时，可增加这些药物的血浓度，延长其作用时间和强度，有可能增加这些药物的毒性。本品可减少氨苯蝶啶在肠道的吸收，同时也抑制其在肝脏的代谢，降低其 CL_r，但以减少肠道的吸收为主，故总的结果是使其血药浓度降低。本品可降低维生素 B_{12} 的吸收，长期应用可致 B_{12} 缺乏。本品与依诺沙星同时服用，由于胃内 pH 降低，可使后者的吸收减少，血药浓度降低 26%～40%，但对环丙沙星的血药浓度无影响。与铋剂合用时，在胃溃疡愈合、根除 Hp 和减少溃疡复发等方面，优于本品单独使用。与抗 Hp 的抗生素合用时，可减少溃疡复发。与普鲁卡因胺合用，可使后者的 CL 降低。与口服抗凝药或抗癫痫药合用，比西咪替丁相对安全。因作用于胃肠道局部的药物可降低本品的胃肠道吸收，故两者的服用时间必须间隔 2h 以上。含有氢氧化铝和氢氧化镁的复方抗酸药，可使本品的 C_{max} 下降，AUC 减少，但本品的清除无改变。本品注射液不宜与下列药物混合：两性霉素 B、克林霉素、氯霉素、地西泮、阿托品、苯巴比妥等。

⑦ 用药前，应告知患者：a. 本品可能有头晕、嗜睡、视物模糊、幻觉等不良反应，服药期间尽量避免驾驶及危险性较大的机器操作或高空作业。b. 出现以下情况，应停药就医：连续使用 7d 症状未缓解或反而加重；出现严重不良反应，如过敏反应、肝肾毒性、淤血或瘀斑、突发心血管事件、严重的神经精神症状或严重皮损等。

⑧ 本品静脉注射后，部分患者可出现面部热感、头晕、恶心、出汗和胃刺痛，一般10min后可自行消失，不必停药，亦无须做其他处置，此症状缓慢注射可减轻或避免。极个别患者出现心动过缓，故静脉给药时不应超过推荐的给药速率。此外，静脉注射部位还可能出现瘙痒、发红症状，一般1h后可消失，如未消失或加重，可给予对症治疗。

⑨ 本品罕见过敏性反应，表现为风疹、血管神经性水肿、发热、支气管痉挛、低血压、胸痛和过敏性休克等，减量或停药后症状可好转或消失，但发生过敏性休克时应立即按常规治则处置。

⑩ 本品在肝或肾功能损害者及老年人中的CL降低，具有潜在的肝肾毒性。因此，对于肾功能损害或可能损害者，应注意监测CL_{Cr}。如CL_{Cr}＜50ml/min，口服剂量应减为每次75mg，2次/d；注射推荐剂量为25mg。本品肝毒性的发生率虽然很低，但比西咪替丁高，偶可引起“雷尼替丁肝炎”，出现ALT可逆性升高。少数患者可引起轻度肝功能损害，停药后症状即消失，肝功能也恢复正常，可能系药物过敏反应，与药物的用量无关。偶有报道会导致肝细胞性、胆汁淤积性或混合型肝炎（伴有黄疸或无黄疸）。这些不良反应通常是可逆的，但偶有致死的情况发生。罕有导致肝衰竭的报道。因此，长期使用本品时应注意监测肝肾毒性的症状与体征，并定期检查肝肾功能，尤其对老年人、肝或肾功能损害者。患者如出现异常，应及时调整剂量或停止用药。

⑪ 对长期用药者，尤其治疗周期超过4～8周尚需继续维持治疗者，除定期监测肝肾功能外，还应定期进行血常规、血压和ECG检查，并注意补充维生素B_{12}。

⑫ 本品的其他不良反应与西咪替丁相似（参阅西咪替丁【用药监护】⑩），亦极罕见致命性TTP-HUS的报道。与西咪替丁相比，本品损伤肾功能、性腺功能和中枢神经系统的不良反应较轻。本品对肝脏微粒体混合功能氧化酶的抑制比西咪替丁低10倍，所以对肝脏代谢药物的干扰作用较小。

⑬ 本品过量中毒的处置：多采用对症支持治疗，包括：a. 诱吐和（或）洗胃。b. 出现惊厥时，静脉给予地西泮。c. 出现心动过缓时，给予阿托品。d. 出现室性心律失常时，给予利多卡因。e. 必要时进行血液透析。

奥美拉唑【典】【基】 Omeprazole

（洛赛克，喔米哌唑；Losec，Omeprazon）

【药理分类】 抑酸药-质子泵抑制药（PPI，苯并咪唑类）。

【适应证】 ①胃及十二指肠溃疡、反流性食管炎、卓艾综合征；②与抗生素联合用于Hp根除治疗；③本品静脉注射用于消化性溃疡急性出血的治疗，如急性胃黏膜病变出血。

【用法用量】 ①口服。a. 胃及十二指肠溃疡：20mg，清晨顿服。十二指肠溃疡疗程为2～4周，胃溃疡疗程为4～8周。b. 难治性消化性溃疡，每次20mg，2次/d或40mg，1次/d。c. 反流性食管炎：20～60mg/d，晨起顿服或早、晚各1次，疗程为4～10周。d. 卓艾综合征：起始剂量60mg，1次/d，以后酌情调整为20～120mg/d，如剂量＞80mg/d，则应分2次给药，其疗程视临床情况定。②静脉注射。消化性溃疡出血，每次40mg，12h 1次，连续3d；首剂可加倍。③静脉滴注。出血量大时，首剂80mg，后改为8mg/h维持，至出血停止。

【用药监护】 ① 下列情况禁用：对本品过敏、严重肾功能损害、婴幼儿。

② 下列情况慎用：过敏体质、肾功能损害及严重肝功能损害者。

③ 孕妇及哺乳期妇女尽可能不用。

④ 目前尚无儿童使用本品的经验。

⑤ 肝功能损害者应酌情减量。

⑥ 使用本品及其他PPI可能掩盖胃癌及食管癌的症状，故本类药物必须在排除胃癌及食管癌的基础上应用。

⑦ 长期和大剂量使用本品及其他PPI，可增加患者（尤其老年人）发生髋骨、腕关节和脊椎骨折的风险。因此，本类药物一般不宜长期或大剂量使用，老年人必须长期使用时需定期监测骨密度，并注意预防发生骨折。

⑧ 长期（＞3个月）使用本品及其他PPI，可能导致低镁血症的风险。其严重表现主要为疲劳、手足搐搦、谵妄、惊厥、头晕及室性心律失常，这些表现在初期可能隐匿且易被忽视，通常在增加镁摄入和停用后可好转。因此，对于需长期治疗的患者，特别是同时服用地高辛或其他可能导致低镁血症药物（如利尿药）的患者，应在开始治疗前测定血镁浓度，治疗期间应定期检查。抑酸过度，一般消

化性溃疡病不宜大剂量长期应用，但卓艾综合征除外。

⑨ 治疗上消化性溃疡出血时，通常先静脉注射，一般 1 周内奏效，在出血停止至少 48h 后方可改为口服。

⑩ 用药前后及用药时，应检查或监测以下项目：a. 疗效监测：治疗消化性溃疡时，应进行内镜检查，以了解溃疡是否愈合；治疗 Hp 相关的消化性溃疡时，可在治疗完成后 4～6 周进行^{13}C-尿素呼气试验（UBT），以了解 Hp 是否已被根除；治疗卓艾综合征时，应检测基础胃酸分泌值是否<10mEq/h（即治疗目标）。b. 毒性监测：长期用药时，应定期检查血常规及肝肾功能；动物实验表明，本品可引起胃主要内分泌细胞（肠嗜铬细胞）增生，长期用药还可发生胃部类癌，应定期检查胃黏膜有无肿瘤样增生；长期用药可致维生素 B_{12} 缺乏，用药超过 3 年者应监测血清 B_{12} 水平。

⑪ 本品可提高胰酶的生物利用度，增强其疗效；两者联用对胰腺囊性纤维化引起的顽固性脂肪泻及功能性腹泻有较好疗效。本品可抑制泼尼松转化为活性形式，降低其药效。本品可造成低酸环境，使地高辛较少转化为活性物，降低其疗效；服用本品及其停药后短时间内应调整地高辛剂量。本品可使胃内呈碱性环境，使四环素不易吸收，使氨苄西林、酮康唑、伊曲康唑等吸收减少，血药浓度降低。本品可影响环孢素的血药浓度（升高或降低），机制不明。本品可改变胃内 pH，从而使缓释和控释制剂受到破坏，药物溶出加快。甲硝唑及对 Hp 敏感的其他药物（如阿莫西林等）与本品联用有协同作用，可提高清除 Hp 的疗效。本品具有酶抑制作用，与经 CYP2C19 代谢的药物（如双香豆素、地西泮、苯妥英钠、硝苯地平等）合用，可使后者的代谢减慢，$t_{1/2}$ 延长。本品的抑酸作用可影响铁剂吸收。本品抑制胃酸使胃内细菌总数增加，致使亚硝酸盐转化为致癌性亚硝酸；联用维生素 C 或维生素 E，可能限制亚硝酸化合物形成。使用三唑仑、劳拉西泮或氟西泮期间，给予本品可致步态紊乱，停用其中一种药即可恢复正常。本品与克拉霉素合用，两者的血药浓度均上升，并可增加中枢神经系统及胃肠道不良反应的发生率。因本品能显著升高胃内 pH，故可能影响许多药物的吸收。已有研究显示，合用某些 PPI 会降低氯吡格雷的疗效，增加血栓不良事件，其中本品对氯吡格雷的抑制作用最为明显。本品静脉滴注给药时禁止用除 0.9％氯化钠注射液或 5％葡萄糖注射液以外的其他溶剂溶解或稀释，也禁止与其他药物配伍。

⑫ 用药前，应告知患者：a. 服用本品肠溶制剂时，应整片整粒以水吞服，不可研末、嚼碎或掰开服用，以免减失药效。b. 注意足疗程治疗，不可因症状缓解而自行停药。c. 长期服用者应注意可能发生的骨折风险，老年人尤然。d. 本品罕见光敏反应，服药期间应尽量避免人工紫外线及强烈日光照射。e. 治疗中如出现以下症状，必须暂停用药，并及时就医：过敏反应或严重皮损现象；恶心、呕吐、肝区不适或黄疸；淤血、瘀斑及其他出血倾向；极度软弱和疲乏、咽部肿痛、全身肌肉或关节酸痛；视物模糊及其他严重的不良反应。

⑬ 本品溶液的稳定性易受光线、重金属离子、氧化性和还原性成分等多种因素的影响，尤其在酸性条件时，其化学结构可发生破坏性变化，出现变色和聚合现象而失效。因此，静脉给药时须注意以下几点：a. 为预防由于注射器内可能存在易氧化杂质而使药液变色，配制本品前应以灭菌注射用水或 0.9％氯化钠注射液将拟使用的注射器至少冲洗 3 次。b. 配制后的溶液应尽快使用（4h 内），并注意避免强光照射，静脉滴注时应使用避光式输液器。c. 不宜与含重金属离子的注射液（如安达美、派达益儿）和具有氧化还原性的药物溶液混合配伍，以免变色或产生沉淀。

⑭ 本品静脉注射时，应于临用前将所附 10ml 专用溶剂抽出，注入装有冻干药物的小瓶内，溶化后即成静脉注射液，在 4h 内使用。推注时不宜过快，每 40mg 不可少于 2.5min。配制静脉滴注溶液时，可将专用溶剂注入装有本品 40mg 冻干粉的小瓶内，药物溶解后加入 0.9％氯化钠注射液或 5％葡萄糖注射液 100ml 中，滴注时间在 20～30min 或更长。特别值得注意的是，本品静脉滴注时，最好用 100ml 上述溶剂进行稀释，不要用 250～500ml 的大容量注射液稀释，尤其不要用葡萄糖注射液再做进一步稀释，否则可能使本品的化学结构发生变化，产生变色或逐渐聚合为沉淀而失去疗效。

⑮ 本品耐受性良好，不良反应多为轻度和可逆。常见的有：头痛、腹泻、便秘、腹痛、恶心、呕吐和气胀。不常见的有：头晕、感觉异样、嗜睡、失眠和眩晕、肝酶及 BIL 升

高、皮疹和（或）瘙痒、荨麻疹、溶血性贫血。罕见的有：可逆性精神错乱、激动、抑郁、幻觉、攻击性行为、震颤、外周神经炎、男子乳腺发育、口干、口炎、萎缩性胃炎和胃肠道念珠菌感染、白细胞减少、血小板减少、粒细胞缺乏症和白细胞急剧减少、脑病（见于先前有严重肝病的患者）、肝炎或黄疸型肝炎、肝衰竭、关节痛、肌力减弱和肌痛、胃泌素血症和低钠血症、光敏性及多形性红斑、Lyell综合征、脱发。尚可见过敏反应（如发热、血管神经性水肿、支气管痉挛、间质性肾炎和过敏性休克等）、出汗增多、外周性水肿、视物模糊、味觉失常。个别重症患者接受本品高剂量静脉注射后，出现不可逆性视觉损伤。用药期间应注意观察，定期监测，发现异常及时处置。

⑯ 本品过量表现：视物模糊、意识模糊、嗜睡、头痛、口干、面部潮红、恶心、出汗、心律不齐（包括心动过速）等。处置：无特异性解毒药，主要为对症和支持治疗。本品不易经透析清除，如意外过量服用，应立即处置。

兰索拉唑[典] Lansoprazole

（达克普隆，郎索那唑；Lanprazol，Takepron）

【药理分类】 抑酸药-PPI(苯并咪唑类)。

【适应证】 ①用于胃及十二指肠溃疡、反流性食管炎、卓艾综合征、消化性溃疡急性出血、急性胃黏膜病变出血；②与抗生素联合用于Hp根除治疗。

【用法用量】 ①口服。a. 胃及十二指肠溃疡、反流性食管炎：15～30mg，清晨顿服。十二指肠溃疡疗程为4周，胃溃疡疗程为4～6周，反流性食管炎疗程为8～10周。b. 合并Hp感染的胃及十二指肠溃疡：每次30mg，1～2次/d，与1～2种抗生素联合应用，疗程为1～2周。c. 卓艾综合征：剂量因人而异，最大可至120mg/d。②静脉滴注。每次30mg，2次/d，用0.9%氯化钠注射液100ml溶解，滴注时间30min，疗程不超过7d。

【用药监护】 ① 下列情况禁用：对本品过敏、哺乳期妇女及正在使用阿扎那韦的患者。

② 下列情况慎用：肝功能损害、老年人、孕妇及有药物过敏史者。

③ 小儿应用本品的安全性尚未确定，不推荐应用。

④ 本品长期应用经验不足，故不宜用于维持治疗。

⑤ 用药前后及用药时，应检查或监测以下项目：a. 疗效监测：治疗Hp感染时，应进行UBT，以确定Hp是否已经被根除（注意：本品治疗期间，UBT可能出现假阴性）；治疗卓艾综合征时，应注意观察消化不良的症状是否缓解，并进行内镜检查了解溃疡是否愈合，同时检测基础胃酸分泌是否减少（治疗目标：在无胃部手术史者为10mEq/h以下，在有胃部手术史者为5mEq/h以下）；治疗消化性溃疡时，应监测疼痛是否缓解，并进行内镜检查了解溃疡是否愈合（注意：疼痛的缓解与溃疡的愈合并非完全一致）。b. 毒性监测：应定期进行CBC及肝肾功能、血促胃液素水平的检测；动物实验发现，大剂量用药其精巢间细胞瘤发生率增加，并发现有胃部类癌发生，故大剂量或长期用药应定期检查胃黏膜有无肿瘤样增生。

⑥ 本品与对乙酰氨基酚合用，可使后者的 C_{max} 升高，t_{max} 缩短。与罗红霉素合用，后者在胃中的局部浓度增加，两者用于治疗Hp感染时具有协同作用。与抗酸药合用，能使本品的生物利用度减少；如需要合用，应在使用抗酸药后1h再给予本品。与茶碱合用，可轻度减少茶碱的血药浓度。与克拉霉素合用，有发生舌炎、口腔炎和舌头变黑的报道，两者合用时应注意观察口腔黏膜的变化，必要时停用克拉霉素，同时减少本品的剂量。本品可显著而持久地抑制胃酸分泌，从而使伊曲康唑、酮康唑的吸收减少，故两者应避免同时应用。本品可显著地、长时间抑制胃酸分泌，故理论上可促进或抑制一些合用药物的吸收。因同类药物奥美拉唑有延缓地西泮及苯妥英钠代谢和排泄的作用，故本品如需与后两种药物合用时须谨慎，并注意调整本品剂量，同时仔细观察用药后的反应。硫糖铝可干扰本品吸收，使其生物利用度减少，故本品至少应在服用硫糖铝前30min服用。已有研究显示，合用某些PPI会降低氯吡格雷的疗效，增加血栓不良事件，因此本品与氯吡格雷合用时须谨慎，必须合用时应严密监测，必要时调整剂量。

⑦ 用药前，应告知患者：治疗中如出现

以下症状，须暂停用药，并及时就医：过敏反应或严重皮损现象；恶心、呕吐、肝区不适或黄疸；发热、咳嗽、气急或呼吸困难、肺部呼吸音异常（捻发音）；淤血、瘀斑及其他出血倾向；舌炎、口腔炎和舌头变黑现象（与克拉霉素合用时）；极度软弱和疲乏、咽部肿痛、全身肌肉或关节酸痛；视物模糊及其他严重的不良反应。其他同奥美拉唑【用药监护】⑬的a～c。

⑧ 本品静脉滴注时须注意：a. 在喷出性或涌出性大量出血、血管暴露等危险性大的情况下，应先进行内镜下止血，然后再使用本品。b. 本品注射用粉针溶解后应尽快使用，保存时间不应过长。c. 应使用配有孔径为1.2μm过滤器的输液装置或器具，以便去除输液过程中可能产生的沉淀物，避免发生小血管栓塞。d. 用药期间，应注意观察（尤其首次给药时），防止发生过敏性休克，出现休克征兆时应立即停药处置。e. 对经3d治疗达到止血效果的患者，应改为口服用药，不可无限制地静脉滴注。f. 本品静脉滴注目前尚无超过7d的用药经验。

⑨ 其他参阅奥美拉唑【用药监护】⑥～⑨、⑯。

泮托拉唑[典] Pantoprazole

（富诗坦，潘妥洛克；Enterie，Pantoloc）

【药理分类】 抑酸药-PPI（苯并咪唑类）。

【适应证】 ①用于胃及十二指肠溃疡、反流性食管炎、卓艾综合征、消化性溃疡急性出血、急性胃黏膜病变出血；②与抗生素联合用于Hp根除治疗；③亦用于全麻或大手术后及衰弱昏迷患者防止胃酸反流合并吸入性肺炎。

【用法用量】 ①口服。常规剂量，40mg，早餐前顿服；十二指肠溃疡疗程2～4周，胃溃疡及反流性食管炎疗程4～8周，Hp感染疗程7～14d（三联疗法：本品40mg＋阿莫西林1.0g或甲硝唑0.5g＋克拉霉素0.5g）或10～14d（四联疗法：本品40mg＋铋剂常规剂量＋呋喃唑酮0.1g＋四环素0.75～1.0g，2次/d）。②静脉滴注。40mg，1次/d，疗程依病情而定，通常不超过8周。

【用药监护】 ① 下列情况禁用：对本品过敏者、婴幼儿、孕妇及哺乳期妇女。

② 肝或肾功能损害者慎用。

③ 儿童不宜应用。

④ 严重肝功能损害者，应减少剂量至隔日40mg，并定期监测肝酶学变化。

⑤ 用药前后及用药时，应检查或监测以下项目：a. 疗效监测：治疗消化性溃疡时，应进行内镜检查，以了解溃疡是否愈合；治疗Hp感染时，应进行UBT，以确定Hp是否已经被根除；治疗卓艾综合征时，应检测基础胃酸分泌值是否＜10mEq/h（即治疗目标）。b. 毒性监测：大剂量应用时，应定期检查血常规、肝肾功能及ECG；动物实验中，长期大量使用本品后，观察到良性肿瘤的发生，故长期服用者应定期检查胃黏膜有无肿瘤样增生。

⑥ 本品与其他药物的相互作用小，与奥美拉唑相比，对CYP450酶系统作用较小。与地高辛、华法林或苯丙香豆素、格列本脲、咖啡因、地西泮、卡马西平、苯妥英钠、氨基比林、茶碱或氨茶碱、双氯芬酸、硝苯地平、美托洛尔、抗酸药、口服避孕药、乙醇等无明显相互作用。已有研究显示，合用某些PPI会降低氯吡格雷的疗效，增加血栓不良事件，因此本品与氯吡格雷合用时须谨慎，必须合用时应严密监测，必要时调整剂量。

⑦ 本品注射剂溶解稀释后应在3h内用完。其他参阅奥美拉唑【用药监护】⑥～⑨、⑬～⑯。

雷贝拉唑 Rabeprazole

（波利特，拉贝拉唑；Aciphex，Narabeprazole）

【药理分类】 抑酸药-PPI（苯并咪唑类）。

【适应证】 ①用于胃及十二指肠溃疡、反流性食管炎、卓艾综合征、消化性溃疡急性出血、急性胃黏膜病变出血；②与抗生素联合用于Hp根除治疗。

【用法用量】 口服。①活动性十二指肠溃疡：10～20mg，早晨顿服，疗程4～8周。②活动性胃溃疡：20mg，早晨顿服，疗程6～12周。③GORD：20mg，早晨顿服，疗程4～8周；长期维持治疗：10～20mg，1次/d，疗程12个月。

【用药监护】 ① 下列情况禁用：对本品过敏者、有苯并咪唑类药物过敏史者，以及儿童、孕妇和哺乳期妇女。

② 下列情况慎用：老年人、糖尿病（可

能引起血糖升高)、肝病及既往应用苯并咪唑类药物时曾发生严重不良反应者。

③ 用药前后及用药时，应检查或监测以下项目：a. 疗效监测：治疗消化性溃疡时，应进行内镜检查，以了解溃疡是否愈合；治疗 Hp 感染时，应进行 UBT，以确定 Hp 是否已经被根除（注意：治疗期间，UBT 可能出现假阴性）；治疗卓艾综合征时，应注意观察消化不良的症状是否缓解，并进行内镜检查了解溃疡是否愈合，同时检测基础胃酸分泌是否＜10mEq/h（即治疗目标）。b. 毒性监测：用药期间应定期进行血生化及视觉功能检查，发现异常时应采取停药等适当措施；给大鼠口服给药 25 mg/kg 以上时，可引起甲状腺重量及血中甲状腺激素的增加，故用药期间应注意监测甲状腺功能；动物实验发现，长期用药观察到胃类癌病变，故长期服用者应定期检查胃黏膜有无肿瘤样增生。

④ 本品可减少酮康唑、伊曲康唑的胃肠道吸收，使后者疗效丧失。本品与含氢氧化铝、氢氧化镁的抗酸药同时服用，或在服抗酸药 1h 后服用时，本品的平均血药浓度和 AUC 分别下降 8％和 6％。由于本品可升高胃内 pH，与地高辛合用时，可促进地高辛的吸收，并导致其血药浓度升高，故合用时应监测地高辛浓度。已有研究显示，合用某些 PPI 会降低氯吡格雷的疗效，增加血栓不良事件，因此本品与氯吡格雷合用时须谨慎，必须合用时应严密监测，必要时调整剂量。本品与经 CYP2C4 途经代谢的药物（如地西泮、茶碱、华法林、苯妥英等）之间没有相互作用。

⑤ 用药前，应告知患者：a. 服药后可能引起眩晕、困倦、嗜睡、视物障碍、感觉迟钝、辨识力丧失、握力低下、步态蹒跚等反应，用药期间应尽量避免驾驶及危险性较大的机器操作或高空作业。b. 治疗中如出现以下症状，应暂停用药，并及时就医：过敏反应或严重皮损现象；恶心、畏食、肝区不适或黄疸；淤血、瘀斑及其他出血倾向；极度软弱和疲乏、咽部肿痛、全身肌肉或关节酸痛；视觉障碍及其他严重的不良反应。其他同奥美拉唑【用药监护】⑬的 a～d。

⑥ 本品过量中毒无特殊解毒药，可根据患者临床症状给予对症和支持治疗。

⑦ 其他参阅奥美拉唑【用药监护】④、⑥～⑨、⑭～⑯。

第三节 胃黏膜保护药

枸橼酸铋钾[典]

Bismuth Potassium Citrate

（胶体次枸橼酸铋；Dicitratobismuthate）

【药理分类】 胃黏膜保护药。

【适应证】 用于胃及十二指肠溃疡、吻合口溃疡、急慢性胃炎、Hp 感染的根除治疗。

【用法用量】 口服。① 胃黏膜保护：4 次/d，每次颗粒剂 1 包（或胶囊 1 粒），前 3 次分别于 3 餐前 30min 服用，第 4 次于晚餐后 2h 服用；或 2 次/d，早、晚各服颗粒剂 2 包（或胶囊 2 粒）。疗程 4～8 周。②杀灭 Hp：与抗生素合用，2 次/d，早晚各服颗粒剂 2 包（或胶囊 2 粒）。疗程 1～2 周。颗粒剂及胶囊每包/粒含铋 0.11g。

【用药监护】 ① 下列情况禁用：对本品过敏者、严重肾功能损害者，以及孕妇和哺乳期妇女。

② 下列情况慎用：急性胃黏膜病变、肝功能损害者，以及儿童和过敏体质者。

③ 本品不宜长期大剂量服用，亦不得同时服用其他铋剂，连续用药不宜超过 2 个月，停用 2 个月后可再继续下一疗程。

④ 本品与四环素同时服用，可影响后者吸收。牛奶和抗酸药可干扰本品的作用，不能同时服用。

⑤ 用药前，应告知患者：a. 服药期间，可能有舌苔变色、大便变黑、短暂牙齿变色及口中可能带有氨味等反应，不必疑虑，停药后可自行消失。b. 牛奶和其他高蛋白饮食及抗酸药可干扰本品作用，不宜同时摄入，如需要合用，至少应间隔 30min。c. 治疗期间应戒酒，并不得饮用含乙醇或碳酸的饮料，以及咖啡和浓茶，以免干扰本品治疗溃疡的作用。d. 连续使用超过 7d，症状未见缓解或消失时应咨询医师。e. 连续用药不宜超过 2 个月，并不得同时服用其他铋剂，以免造成体内铋蓄积而引起中毒。

⑥ 长期大剂量服用铋剂或血药浓度＞100ng/ml 时，可能发生可逆性铋性脑病，此

病一般表现为3个阶段：a. 先兆期：表现为乏力、反应慢、记忆力减退、工作能力下降、失眠、头痛、焦虑，也可伴有运动功能障碍，如共济失调、平衡功能差等。b. 急性期：先兆期有时在几小时或1～2d内突然发展为急性期，表现为语言障碍、共济失调、行走困难、肌颤、尿失禁及惊厥等；患者可能有神志不清、激动、幻觉、眩晕乃至丧失记忆、麻木，甚至因并发呼吸系统、心血管系统疾病及凝血功能障碍或感染而死亡。c. 恢复期：停药后数月到数年之内症状逐渐消失，停药后3～12个月内脑脊液中铋的浓度仍在升高，而血液中药物浓度很快下降，加服地塞米松和金属螯合剂可加快脑病恢复。因此，对长期或大剂量用药者应定期监测血铋水平，并注意观察随访，如发现血药浓度较高，或患者出现铋性脑病的先兆症状，应停止用药并及时处置。

⑦ 本品在常规剂量下和服用周期内比较安全。不良反应可见口中可能带有氨味，并可使舌苔及大便呈灰黑色，易与黑粪症状混淆。个别患者可出现恶心、呕吐、食欲缺乏、腹泻、便秘等症状。少数患者可出现轻微头痛、头晕、失眠等，但可耐受。个别患者可出现皮疹。长期服用可能引起肾毒性。较常见与铋性脑病相关的骨关节病，常以单侧或双肩疼痛为先兆症状。用药时注意不要超出常规剂量和推荐疗程，以免发生毒性反应。

⑧ 本品过量的症状与处置：本品大剂量服用，可引起牙龈肿胀、喉痛、流涎、呕吐、痉挛性腹痛、头痛、心动过速，严重者可出现呼吸困难、紫绀、休克及急性肾衰竭。处置：洗胃、重复服用活性炭悬浮液及轻泻药，监测血和尿中铋浓度及肾功能，对症治疗。血铋浓度过高并伴有肾功能紊乱时，可给予二巯丁二酸或二巯丙醇治疗，严重肾衰竭者需血液透析。

替普瑞酮　Teprenone

（施维舒；Cerbex）

【药理分类】 胃黏膜保护药。

【适应证】 ①急性胃炎、慢性胃炎急性加重期、胃黏膜病变（糜烂、出血、潮红、浮肿）的改善；②胃溃疡（尤其难治性胃溃疡，如70岁以上患者，或溃疡＞21mm者或溃疡第2次复发者均有效）。

【用法用量】 口服。每次50mg，3次/d，餐后30min服用，可根据年龄症状酌情增减。

【用药监护】 ① 对本品过敏者禁用。

② 儿童和孕妇应用本品的安全性尚未确定，应慎用。

③ 老年人应在严密监测下减量使用。

④ 本品与H_2受体拮抗药合用时疗效增加。

⑤ 本品的不良反应的发生率约为2.2%，一般停药后即可消失。可见便秘、腹胀、腹泻、口渴、恶心、腹痛等症状，也可出现AST、ALT、GGT及ALP轻度升高，并可能出现黄疸、头痛、皮疹、全身瘙痒。偶可出现TC升高、上睑发红或发热等症状。出现黄疸或皮疹、全身瘙痒等症状时，应停止用药。

瑞巴派特　Rebamipide

（膜固思达，瑞巴匹特；Mucosta，Rebamipidc）

【药理分类】 胃黏膜保护药。

【适应证】 ①胃溃疡；②急性胃炎、慢性胃炎的急性加重期胃黏膜病变（糜烂、出血、充血、水肿）的改善。

【用法用量】 口服。①胃溃疡：每次0.1g，3次/d，早、晚及睡前服用。②急性胃炎、慢性胃炎的急性加重期胃黏膜病变的改善：每次0.1g，3次/d。

【用药监护】 ① 对本品过敏者禁用。

② 老年人慎用。

③ 孕妇应用本品时需权衡利弊。

④ 哺乳期妇女应用本品期间需停止哺乳。

⑤ 儿童应用本品的安全性尚未确定。

⑥ 不推荐本品单独用于Hp感染。

⑦ 对长期用药者，应定期进行血常规及肝功能检查。

⑧ 本品的不良反应可见味觉异常、嗳气、呃逆、呕吐、口渴、胃灼热、腹痛、腹胀、便秘、腹泻、喉部异物感、咳嗽、面部潮红、心悸、麻木、眩晕及嗜睡，一般症状轻微，不影响治疗。偶见AST、ALT、GGT、ALP、BUN升高，黄疸、白细胞减少及血小板减少，以及皮疹、瘙痒、湿疹及荨麻疹等过敏症状。可致月经紊乱、水肿、乳腺肿胀、乳房疼痛、男性乳房发育及溢乳、发热等。罕见呼吸困难。患者如出现以上严重症状，

应停止服药，并及时处置。

■ 第四节　胃肠解痉药

阿托品[典][基]　Atropine

（颠茄碱；Atropinum）

【药理分类】　胃肠解痉药-抗胆碱药（M受体拮抗药）。

【适应证】　①各种内脏绞痛，如胃肠绞痛及膀胱刺激症状，对胆绞痛、肾绞痛的疗效较差；②全麻前给药、严重盗汗和流涎症；③迷走神经过度兴奋所致的窦房阻滞、房室阻滞等缓慢性心律失常，也可用于继发于窦房结功能低下而出现的室性异位节律；④抗休克；⑤锑剂中毒引起的ASS、有机磷酸酯类农药及急性毒蕈碱中毒。

【用法用量】　①口服。每次0.3～0.6mg，3次/d，极量每次1mg或3mg/d。②皮下注射、肌内注射、静脉注射。每次0.3～0.5mg，0.5～3mg/d，极量每次2mg。③麻醉前用药。术前0.5～1h，肌内注射0.5mg。④抗心律失常。静脉注射0.5～1mg，按需可1～2h 1次，最大剂量2mg。⑤抢救感染中毒性休克、改善微循环。每次1～2mg，或0.02～0.05mg/kg，每15～30分钟1次，2～3次后如情况不见好转，可逐渐加量直至阿托品化时，再逐渐减量至停药。⑥解毒。a. 锑剂引起的ASS：静脉注射1～2mg，15～30min后再注射1mg，如患者无发作，按需每3～4h皮下或肌内注射1mg，48h后如不再发作，可逐渐减量，最后停药。b. 有机磷中毒：肌内或静脉注射1～2mg（严重有机磷中毒时可加大5～10倍），每10～20分钟可重复，直至紫绀消失，继续用药至病情稳定，然后用维持剂量，有时需2～3d。

【用药监护】　① 下列情况禁用：青光眼、前列腺增生及高热患者。

② 下列情况慎用：脑损害（尤其儿童）、心脏病（特别是心律失常、CHF、冠心病、二尖瓣狭窄、心动过速等）、反流性食管炎、溃疡性结肠炎，以及孕妇和哺乳期妇女。

③ 婴幼儿对本品的毒性反应极其敏感，特别是痉挛性麻痹与脑损伤小儿和先天愚型患者的反应更强，环境温度较高时可因闭汗而有体温急骤升高的危险，用药时须谨慎，必须应用时需严密观察，必要时调整剂量。

④ 老年人容易发生抗M胆碱样副作用，如排尿困难、便秘、口干（特别是男性），也易诱发未经诊断的青光眼，一经发现，应即停药。本品对老年人尤易致汗液分泌减少，影响散热，故夏天慎用。

⑤ 对其他颠茄生物碱不耐受者，对本品也不耐受。

⑥ 酚磺酞（PSP）试验时，本品可减少PSP的排出量。

⑦ 用于缓慢性心律失常时，应在心电监护下谨慎地调整剂量。剂量过大可致心率加快，增加心肌耗氧量，并有引起Vf的危险。

⑧ 用于感染中毒性休克、改善微循环时，应在患者出现有效阿托品化（表现为面部潮红、四肢回温、瞳孔中度散大、口干、心率加快、轻度不安、收缩压升至75mmHg以上）时，开始逐渐减量停药。抢救有机磷中毒时，患者出现有效阿托品化后，即应逐渐减量维持，不可骤然停用，否则可致症状反跳。治疗帕金森病时，应逐渐加量，不可陡然增量，否则可能出现应激反应；改变治疗方案时也应逐步减量进行，不可骤然停用，否则可能出现撤药症状。

⑨ 酸中毒是影响机体对本品的敏感性和耐受性的重要因素。治疗锑剂中毒所致阿-斯综合征时，在酸中毒未纠正前，患者可耐受极大剂量的阿托品，且不易显效；而当酸中毒纠正后，较小剂量就能显效，且容易出现不良反应。因此，在用药过程中应注意监测患者的酸碱平衡，并及时纠正。

⑩ 本品与异烟肼合用，本品的抗胆碱作用增强。与乙醇合用，中枢抑制作用相加。与哌替啶合用，有协同解痉和止痛作用。与维生素B_2合用，可使后者的吸收增加。与碱化尿液的药物（包括含镁或钙的抗酸药、CAI、碳酸氢钠、枸橼酸盐等）合用，本品排泄延迟，作用时间和（或）毒性增加。与左旋多巴合用，可使后者吸收量减少。与金刚烷胺、吩噻嗪类药、TCA、扑米酮、普鲁卡因胺合用，本品的毒副作用增加。与MAO抑制药（包括呋喃唑酮、丙卡巴肼等）合用，可发生兴奋、震颤或心悸等不良反应，必须合用时本品应减量。与H_2受体拮抗药、抗酸药合用，能有效控制胃酸夜间分泌。本品可加重胺碘酮所致心动过缓。本品可增加地高辛的吸收。本品的抗

胆碱作用可与其他抗胆碱药的抗胆碱作用相加，导致不良反应（如口干、视物模糊、排尿困难等）的发生率增加，合用时应减少用量。本品可抑制胃肠蠕动，从而增加镁离子的吸收，故本品中毒时忌用硫酸镁导泻。本品可缓解吗啡所致胆道括约肌痉挛和呼吸抑制。因为抗酸药能干扰本品的吸收，故两者合用时宜分开服用。ChE 复能药（解磷定、氯解磷定等）与本品有互补作用，合用时可减少本品用量和不良反应，提高治疗有机磷中毒的疗效。奎尼丁与本品的抗胆碱作用相加，故可增强本品对迷走神经的抑制作用。氯丙嗪可增强本品致口干、视物模糊、尿潴留及促发青光眼等不良反应。抗组胺药可增强本品外周和中枢效应，也可加重口干或一过性声音嘶哑、尿潴留及眼压增高等不良反应。使用本品时，舌下含服硝酸甘油、戊四硝酯、硝酸异山梨酯的作用减弱；因本品阻断 M 受体，减少唾液分泌，使舌下含服的硝酸甘油等崩解减慢，从而影响其吸收。甲氧氯普胺对食管下端括约肌的影响与本品相反，如先给甲氧氯普胺再给本品，本品可逆转甲氧氯普胺引起的下食管括约肌压力升高；反之，甲氧氯普胺可逆转本品引起的下食管括约肌压力降低。普萘洛尔可拮抗本品所致心动过速。将少量高张氯化钠溶液（8.5%）加入本品注射液中肌内注射，可显著延长本品改善心率作用的时间。地西泮、苯巴比妥钠可拮抗本品中枢兴奋作用。本品可部分对抗罗布麻的降压作用。本品可阻断丹参的降压作用。本品可拮抗人参的降压作用。本品可拮抗巴豆的致肠痉挛作用。本品可解除槟榔中毒所致的毒蕈碱反应。本品可抑制麻黄的升压和发汗作用。本品可缓解大黄所致的腹痛和泻下作用。含重金属离子药物与本品合用，易产生沉淀或变色反应而降低药效。

⑪ 对口服用药者，应告知其：a. 乙醇可增加本品的中枢抑制作用，用药期间应避免饮酒或含乙醇饮料。b. 用药期间可有口干感，大量饮水无效，可采用小量多次饮水、咀嚼口香糖或含吮硬酸糖块、湿润空气等方法改善。c. 服药后，汗腺会受到抑制，可影响汗液分泌，故夏天用药时应避免中暑，小儿及老年人尤然。d. 本品可能出现畏光和视物不清反应，故烈日下外出宜戴墨镜，并避免驾驶及危险性较大的机器操作或高空作业。e. 有的患者（尤其老年人），用药后可能出现便秘，故生活中应多食富含纤维和能润肠通便的食物（如蔬菜、蜂蜜等），忌食辛辣刺激和不易消化的食物。

⑫ 本品注射后，应注意监测患者的脉搏，因为在患者对本品的反应中，脉搏为一敏感指标。静脉注射小剂量（<0.5mg），即可能出现短暂的、持续时间仅为 1～2min 的心动过缓。出现心动过缓时，应密切监察心脏代偿情况，以免发生意外。本品可引起心动过速，当成人心率>110 次/min 或儿童高于正常值，并有 VPC 或 VT 时，应密切观察病情进展，随时准备实施抢救。患者如出现心率加快、端坐呼吸、呼吸困难、颈静脉怒张、肺部啰音或哮鸣音、紫绀、苍白等症状，应立即置患者于仰卧位，并自肘部以下垫高体位、给氧（流量 2～5L/min），同时加强床边监护，必要时给予强利尿药、氨茶碱和（或）吗啡急救。

⑬ 本品可使支气管分泌物减少而易引起呼吸道并发症，患者用药后如感到气道干燥，可做支气管吸入或喷雾。为预防因泪液减少而引起角膜干燥，可给予灭菌生理盐水或“人工泪液”滴眼预防，对昏迷患者更应注意其眼部护理。

⑭ 老年人及衰弱者用量较大时，可发生幻觉、谵妄、定向力障碍，应加强监护，防止患者发生意外。患者起床时，宜扶持，应缓慢，防跌伤。

⑮ 用药期间，应注意监察患者用药后的不良反应，尤其应注意以下几点：a. 有无尿潴留症状，特别是对前列腺增生和尿道狭窄的患者更应注意。对这类患者，应注意观察随访尿量，每 4h 应触摸膀胱 1 次，而且最好在给药前先让患者排空尿液。b. 有无眼压升高症状，如泪水增多、视力下降、眼剧痛、视光有虹圈、恶心、呕吐等。在没有眼压升高症状时，如每次用量>1mg，可因瞳孔散大而致视物模糊，应与青光眼所致的视物模糊相区别。c. 有无胸闷和心绞痛症状，因本品可使冠心病患者和急性冠心病患者诱发心绞痛，治疗中如发生心绞痛，应立即给予硝酸甘油或速效救心丸缓解心绞痛，并同时服用硝苯地平或普萘洛尔减慢心率，防止再次诱发心绞痛。d. 有无排尿困难或便秘症状，尤其对老年人要加强随访，一旦发现，应及时调整剂量，必要时停药。

⑯ 使用本品注射液时，特别是用于儿童、老年人及休克等抢救时，必须对患者实行严密监护，因为有时很小的剂量也可引起中毒，必须高度注意。口服给药时不同剂量所致的不良

反应大致如下：0.5mg，有轻微心率减慢、略有口干及少汗，并可见口鼻发干；1mg，口干、心率加快、瞳孔轻度扩大并有明显口鼻发干；2mg，心悸、显著口干、瞳孔扩大心动过速或过缓、有时出现视物模糊；5mg，上述症状加重，并有语言不清、烦躁不安、皮肤干燥发热、小便困难、肠蠕动减少、吞咽困难；10mg，于1h内上述症状更加严重，出现烦躁、定向力障碍、幻觉、昏迷；11mg以上，可出现幻听、谵妄；65mg以上，可于1～2h内出现呼吸抑制；成人最低致死量（MLD）为80～100mg。

⑰ 本品过量的表现：动作不协调、神志不清、抽搐、幻觉、谵妄（多见于老年人）、呼吸短促与困难、言语不清、心跳异常加快、易激动、神经质、坐立不安（多见于儿童）等。极大剂量可致惊厥、兴奋、视物模糊。过量静脉注射可能引起心脏停搏。

⑱ 口服给药过量的处置：a. 用4%鞣酸溶液洗胃，并导泻，以清除未吸收的药物。b. 静脉缓慢注射水杨酸毒扁豆碱0.5～2mg，注射速率不宜超过1mg/min，必要时可重复，成人可达5mg。c. 对于兴奋易激动状态或狂躁不安者，可应用适量地西泮或小量短效巴比妥类药，亦可用10%水合氯醛溶液直肠灌注。d. 出现呼吸抑制时必须做人工呼吸，并可用尼可刹米解救。e. 有高热时，可给予冰袋或25%～50%乙醇擦浴对症处置。

⑲ 注射给药过量的处置：一般可皮下注射新斯的明0.5～1mg拮抗，每15min 1次，直至瞳孔缩小，症状缓解为止。但在治疗有机磷中毒本品过量时，应皮下注射毛果芸香碱5～10mg，严重中毒每15～30min 1次，中度中毒间隔6h 1次，直至瞳孔缩小，对光反应出现，口腔黏膜湿润及症状减轻为止。对于兴奋易激动状态或狂躁不安者，亦可应用适量地西泮或小量短效巴比妥类药，但禁用氯丙嗪、异丙嗪等药物，因其可加剧有机磷农药的中枢抑制作用，并可降低血压，加重休克，同时抑制ChE活性。此外，尚可根据病情给予补液、利尿、应用地塞米松等对症支持疗法。

⑳ 有机磷农药中毒抢救时本品中毒的预防：a. 彻底洗胃，如洗胃不彻底而一味加大本品用量，可致两者中毒并存。b. 早期、足量、反复应用阿托品，同时合理应用ChE复能药，实行“标本”兼治。c. 根据中毒程度、毒物种类、中毒时间、个体对阿托品敏感程度，选用最佳有效剂量，尽快阿托品化并维持之。首剂用量不宜过大，对于就诊时神志尚清醒的轻度中毒者，剂量应控制在5mg以内，中、重度者控制在5～10mg内，重度中毒伴昏迷者也不宜超过15mg。给药后应先观察5～10min，然后再决定第2个剂量的给予。即使对于重度中毒者，按1mg/min给药已属足量，与一开始时就给予30～50mg的剂量相比，中毒机会大减，也不会延误病情。达阿托品化后，即应减少本品用量或延长给药间隔，并注意观察，维持轻度阿托品化。d. 有严重并发症如脑水肿、肺水肿等时，阿托品化表现多不明显，因此要注意及时处置这些并发症，以免掩盖阿托品过量的症状。

㉑ 本品的其他不良反应尚有：可见胃肠动力低下和胃食管反流。少见阳痿、睫状肌麻痹、过敏性皮疹或疱疹。患者如出现上述症状，应及时调整剂量或停止用药。

山莨菪碱【典】【基】 Anisodamine

（消旋山莨菪碱，654-2；Anisodaminum，Recenisodamine）

【药理分类】 胃肠解痉药-抗胆碱药（M受体拮抗药）。

【适应证】 ①用于感染中毒性休克、血管痉挛和栓塞引起的循环障碍、平滑肌痉挛、胃肠绞痛、胆道痉挛，以及急性微循环障碍和有机磷中毒等；②亦用于各种神经痛、眩晕病、眼底疾病及突发性耳聋。

【用法用量】 ①口服。每次5～10mg，3次/d。②肌内注射。a. 一般慢性疾病：每次5～10mg，1～2次/d，可连用1个月以上。b. 严重的三叉神经病：必要时剂量可加大至每次5～20mg。c. 治疗腹痛：每次5～10mg。③静脉注射。a. 抢救感染中毒性休克及有机磷中毒：每次10～40mg，必要时每隔10～30min重复给药，也可增加剂量，病情好转时逐渐延长给药间隔时间，直至停药。b. 治疗血栓闭塞性脉管炎：每次10～15mg，1次/d。④静脉滴注。a. 治疗脑血栓：30～40mg/d，加入5%葡萄糖注射液静脉滴注。b. 抢救儿童感染中毒性休克时：每次0.3～1mg/kg，必要时每隔10～30min重复给药。

【用药监护】 ① 下列情况禁用：对本品过敏、颅内压增高、青光眼、前列腺增生、脑出血急性期、新鲜眼底出血、幽门梗阻、肠梗阻、恶性肿瘤。

② 下列情况慎用：反流性食管炎、重症溃疡性结肠炎、严重心力衰竭、心律失常患者，以及孕妇、婴幼儿和老年体虚者。

③ 急腹症诊断未明确时，不宜轻易使用。

④ 夏季用药时，因其闭汗作用，可使体温升高。

⑤ 本品可抑制胃肠道蠕动，使维生素 B_2 在吸收部位的滞留时间延长，吸收增加。本品可减少唾液分泌，使舌下含服的硝酸甘油、戊四硝酯、硝酸异山梨酯的崩解减慢，从而影响其吸收，使其作用减弱。本品可拮抗去甲肾上腺素所致的血管痉挛。本品可拮抗毛果芸香碱的促分泌作用，但抑制强度低于阿托品。本品可减少抗结核药的肝损害。本品与维生素 K 合用治疗黄疸性肝炎，在降低血清氨基转移酶、消退黄疸方面优于常规治疗。与哌替啶合用，抗胆碱作用增强。与其他抗胆碱药合用，可能引起抗胆碱作用相加，使不良反应增加。与甲氧氯普胺、多潘立酮、西沙必利等合用，各自的作用降低。与红霉素同时服用，可使后者在胃内停留过久而使疗效降低。与对乙酰氨基酚合用，后者的吸收延迟。与地高辛、呋喃妥因合用。后两者的吸收增加。与金刚烷胺、吩噻嗪类药、TCA、扑米酮、普鲁卡因胺及其他抗胆碱药合用，可使不良反应增加。与 MAO 抑制药（包括呋喃唑酮、丙卡巴肼等）合用，可加强抗毒蕈碱作用的副作用。

⑥ 对口服用药者，应告知其：a. 本品可能出现视近物模糊症状，用药期间应避免驾驶及危险性较大的机器操作或高空作业。b. 有的患者（尤其老年人）可能出现排尿困难，此症一旦出现，应立即停药及时就医。其他参阅阿托品【用药监护】⑪的 a～c。

⑦ 本品常见口干、面部潮红、轻度扩瞳、视近物模糊。少见心跳加快、排尿困难（常发生于静脉给药时，且以老年人为多见，但口服剂量较大时亦有见，严重者肌内注射新斯的明 0.5～1.0mg 或加兰他敏 2.5～5mg 可解除）等。上述症状大多为轻度，多在 1～3h 内消失。用量过大时，可出现阿托品样中毒症状，处置方法参阅阿托品【用药监护】。

东莨菪碱[典] Scopolamine

（丁溴东莨菪碱，亥俄辛；Buscopan，Hyoscine）

【药理分类】 胃肠解痉药-抗胆碱药（M 受体拮抗药）。

【适应证】 ①用于胃肠道痉挛、胆绞痛、肾绞痛、胃肠道蠕动亢进及子宫痉挛；②亦用于胃及十二指肠、结肠内镜检查的术前准备和内镜逆行胰胆管造影，以及胃及十二指肠、结肠的气钡低张造影或腹部 CT 扫描（计算机 X 线断层扫描）检查的术前准备。

【用法用量】 ①口服。片剂或胶囊，每次 10～20mg，3～5 次/d，应整片或整粒吞服；溶液剂，每次 10mg，3～5 次/d。②肌内注射、静脉注射或静脉滴注。每次 20～40mg，或每次 10mg，间隔 20～30min 后再用 10mg。急性绞痛发作时，每次 20mg，2～数次/d。

【用药监护】 ① 下列情况禁用：严重心脏病、器质性幽门狭窄、麻痹性肠梗阻、青光眼、前列腺增生。

② 下列情况慎用：代谢功能损害、肝或肾功能损害、有癫痫发作史或精神病史、低血压，以及婴幼儿、老年人、孕妇和哺乳期妇女。

③ 儿童对颠茄生物碱类的副作用特别敏感。8 岁以下儿童应用本品的安全性及有效性尚未确定。

④ 老年人用药前，应除外心脏病和前列腺肥大等病史。

⑤ 本品不宜用于因胃张力低下和胃运动障碍（胃轻瘫）及胃食管反流所引起的上腹痛、胃灼热等症状。

⑥ 本品与吩噻嗪类药合用，毒性增加。与 TCA（如阿米替林、多塞平、度硫平、丙米嗪、氯米帕明等）及抗组胺药（包括美克洛嗪）合用，由于均具有抗胆碱能效应，以致口干、便秘、视物模糊等不良反应加剧，可使老年患者发生尿潴留，易诱发急性青光眼及麻痹性肠梗阻等，因此禁止这两种药物合用。与某些抗心律失常药（如奎尼丁、丙吡胺、普鲁卡因胺等）合用时须谨慎，因此类药物具有阻滞迷走神经作用，故能增强本品的抗胆碱作用，导致口干、便秘、视物模糊、困难，老年人尤应注意。与地高辛、呋喃妥因、维生素 B_2 等合用，可明显增加后者的吸收。与左旋多巴合用，可降低后者的作用。与其他抗胆碱

能药、吩噻嗪类抗精神病药合用，毒性增加。与促动力药多潘立酮、甲氧氯普胺、西沙必利等合用，可产生相互拮抗作用。注射给药时，与金刚烷胺合用，可增强本品的抗胆碱作用。应用本品或其他抗胆碱能药物期间，舌下含化硝酸甘油预防或治疗心绞痛时，因唾液减少可使后者崩解减慢，从而影响其吸收，作用有可能推迟及（或）减弱。本品在碱性溶液中易失活，故忌与碱性药液配伍使用。

⑦ 对服用口服制剂者，应告知：a. 本品可能出现嗜睡、眩晕、定向力障碍、一过性眼调节障碍、视物模糊等症状，用药期间应避免驾驶及危险性较大的机器操作或高空作业。b. 血压偏低者应用本品时，可能出现直立性低血压，用药期间（尤其在用药初期和增加剂量时）应注意预防，比如每次服药后至少应卧床休息 1h，避免强力劳作或过度活动；由蹲或卧位直立时，宜扶持，应缓慢；不宜热水浸浴，热水淋浴时间也不宜过长，老年人、体弱者及疲倦和饥饿状态时尤然。c. 用药后，如出现过敏反应或排尿困难（老年人多见），应停药就医。其他参阅阿托品【用药监护】⑪的 a～c。

⑧ 肌内注射时，应注意避开神经与血管。多次或反复注射时，不要在同一部位注射，应注意换用注射部位。静脉注射时应慢，不宜过快。静脉滴注时，应将本品溶于 5%葡萄糖注射液或 09%氯化钠注射液 100ml 中缓慢滴注。

⑨ 有些患者，尤其老年人，在用药后短时间内可有烦躁、定向力障碍、兴奋等症状出现，应加强监护，防止坠床，必要时可给予适量安定药。

⑩ 本品的不良反应较阿托品和山莨菪碱小，可出现口干、嗜睡、心悸、面部潮红、视力调节障碍、眩晕、头痛、恶心及瞳孔扩大。大剂量给药时，易引起排尿困难（多见于老年人），甚至出现精神异常。由于可降低食管下括约肌（LES）压力，故可助长胃食管反流。罕见个别患者出现应激的特异质反应。用药期间应注意观察，症状严重者可减量，必要时停药处置。

⑪ 本品过量可能导致定向力及记忆力障碍、不安、幻觉或精神错乱，甚至呼吸衰竭，可用拟胆碱药和其他对症方法治疗。

曲美布汀【典】 Trimebutine

（曲律能；Polibutin）

【药理分类】 胃肠解痉药。

【适应证】 ①用于胃肠道运动功能紊乱引起的食欲减退、恶心、呕吐、嗳气、腹胀、腹鸣、腹痛、腹泻、便秘等症状的改善；②亦用于肠易激综合征（IBS）。

【用法用量】 口服。每次 0.1～0.2g，3 次/d。根据年龄、症状适当增减剂量。

【用药监护】 ① 下列情况禁用：对本品过敏、儿童、孕妇、哺乳期妇女。

② 其他器质性、占位性消化道疾病慎用。

③ 老年人用药应减量。

④ 本品与普鲁卡因胺合用，可对窦房结传导产生相加的抗迷走神经作用；两者合用时，应监测心率和 ECG。与西沙必利合用，可减弱后者的胃肠蠕动作用。

⑤ 用药前，应嘱患者：a. 服药时应整片以水吞服，不宜研碎或嚼碎服用，以免出现口内麻木感。b. 出现困倦、眩晕症状时，用药期间应避免驾驶及危险性较大的机器操作或高空作业。

⑥ 本品的严重不良反应有肝功能损伤（不足 0.1%，表现为 AST、ALT、LDH、ALP、GGT 升高）、黄疸，应注意观察随访，发现异常及时停药处置。偶见便秘、腹泻、腹鸣、口渴、口内麻木感、困倦、眩晕、头痛、心动过速、皮疹等，发生率约为 0.4%，停药后可消失。出现皮疹的患者应停药观察，严重者可给予抗过敏治疗。

第五节 促胃肠动力药

多潘立酮【典】【基】 Domperidone

（路得啉，吗丁啉；Cilroton，Motilium）

【药理分类】 促胃肠动力药（或止吐药）-外周性 DA 受体拮抗药。

【适应证】 ①胃轻瘫，尤其糖尿病性胃轻瘫。②反流性胃炎。③各种原因引起的恶心和呕吐症状。

【用法用量】 口服。每次 10mg，3 次/d，每日剂量不得超过 30mg。餐前 15～30min

服用。

【用药监护】 ①重要警示：a. 本品有心脏毒性，可能导致心律失常（包括心律不齐、Af、VT、QT间期延长和TDP等），甚至引起心脏停搏和心源性猝死。b. 本品不可超推荐剂量服用，且不可长期应用，用药期间需监测心功能。

② 下列情况禁用：已知对本品或本品中任一成分过敏者、嗜铬细胞瘤、乳腺癌、分泌催乳素的垂体肿瘤（催乳素瘤）、中或重度肝功能损害、机械性消化道梗阻、消化道出血或穿孔患者。

③ 下列情况慎用：肝生化指标异常（本品主要在肝脏代谢）、过敏体质、心脏病（尤其心律失常）患者，以及婴儿（不能完全排除发生中枢神经系统不良反应的可能性）和正在使用洋地黄或氨茶碱的患者。

④ 本品禁止与酮康唑口服制剂、红霉素或其他可能会延长QTc间期的CYP3A4酶强效抑制药（如氟康唑、伏立康唑、克拉霉素、胺碘酮、泰利霉素等）合用，并避免与氟喹诺酮类（如司帕沙星、加替沙星、格帕沙星、莫西沙星等）、奎尼丁、丙吡胺等可能延长QT间期的药物（见环丙沙星【用药监护】⑬）合用，防止发生严重的心脏不良事件。

⑤ 本品不适用于剧烈呕吐，并不宜用作预防手术后呕吐的常规用药。

⑥ 孕妇仅在权衡利弊后，才可谨慎应用。

⑦ 哺乳期妇女应用本品期间需停止哺乳。

⑧ 本品片剂不适用于体重＜35kg的儿童，但可使用本品混悬液。

⑨ 本品片剂含有乳糖，可能不适用于乳糖不耐受、半乳糖血症或葡萄糖/半乳糖吸收障碍的患者。本品混悬液含有山梨醇，可能不适用于山梨醇不耐受的患者。

⑩ 严重肾功能损害者（SCr＞6mg/100ml，即0.6mmol/L）本品的$t_{1/2}$由7.4h增加到20.8h，但其血药浓度低于健康志愿者。由于经肾脏排泄的原形药物极少，因此肾功能损害者单次服药可能不需要调整剂量，但需重复给药时，应根据肾功能损害的严重程度将服药频率减为1～2次/d，同时酌减剂量。此类患者长期用药时应定期监测肾功能。

⑪ 有报道，在日剂量超过30mg和（或）伴有心脏病患者、接受化疗的肿瘤患者等严重器质性疾病的患者、电解质紊乱或年龄＞60岁的患者中，发生严重室性心律失常甚至心源性猝死的风险可能升高。因此，服用本品时日剂量不可超过30mg，上述患者必须使用本品时应定期监测心功能。

⑫ 本品主要经CYP3A4酶代谢；体外试验资料表明，与显著抑制CYP3A4酶的药物（如咪唑类抗真菌药、大环内酯类、HIV蛋白酶抑制药、奈法唑酮等）合用，会导致本品的血药浓度增加。本品与H_2受体拮抗药（如西咪替丁、雷尼替丁、法莫替丁、尼扎替丁等）合用，可减少本品在胃肠道的吸收（可能为后者改变了胃内的pH所致），两者亦不宜合用。与锂剂和BZP合用，可引起EPS（如运动障碍等），故两者不宜合用。与地高辛合用，后者的吸收减少。与氨茶碱合用，氨茶碱的C_{max}下降，有效血药浓度的维持时间延长，故联用时需调整氨茶碱的剂量和服药间隔时间。与钙通道阻断药（如地尔硫䓬和维拉帕米等）和阿瑞吡坦合用，可致本品的血药浓度增加。与吩噻嗪类或丁酰苯类抗精神病药、萝芙藤生物碱类制剂合用，易出现内分泌功能调节异常或EPS。与甘露醇联用时有协同作用，可提高疗效。本品不宜与MAO抑制药同时应用。本品可使普鲁卡因、链霉素的疗效降低，两者不宜合用。本品可增加对乙酰氨基酚、氨苄西林、左旋多巴、四环素等药物的吸收率。本品可减少多巴胺能激动药（如溴隐亭、左旋多巴）的外周不良反应，如消化道症状、恶心及呕吐，但不会拮抗其中枢作用。本品可使胃黏膜保护药（如硫糖铝、复方碳酸铋、枸橼酸铋钾、鼠李铋镁、胃膜素等）在胃内停留时间缩短，难以形成保护膜，故两者不宜合用。助消化药（如胃蛋白酶合剂、多酶片、干酵母、乳酶生和胰酶等）在胃内酸性环境中作用较强，由于本品加速胃排空，可使助消化药迅速达到肠腔的碱性环境中，从而使其疗效减低，故两者不宜合用。胃肠解痉药如苯羟甲胺（痛痉平）、溴丙胺太林、山莨菪碱、颠茄片等与本品合用，可发生药理拮抗作用，故两者不宜合用。抗酸药和抑制胃酸分泌的药物与本品同时应用可降低本品的口服生物利用度，前两类药不能在餐前服用，应于餐后服用，故不宜与本品同时服用。甲氧氯普胺亦为DA受体拮抗药，两者作用基本相似，不宜合用。维生素B_6可抑制催乳素分泌，减轻本品

引起的泌乳反应。由于本品具有促进胃动力作用，因此理论上会影响合并使用的口服药物的吸收，尤其缓释制剂或肠溶衣制剂。本品不增强神经安定药的作用。

⑬ 用药前，应告知患者：a. 本品必须严格遵医嘱用药，不得擅自加大剂量或延长用药时间。b. 本品用药 3d，症状未缓解，应咨询医师或药师。c. 本品连续服用一般不得超过 1 周，不要长期应用。d. 治疗中如服用过量或出现心区不适、剧烈呕吐、急性腹痛及其他严重的不良反应，必须停药并及时就医。e. 用药期间，如出现头晕、嗜睡、倦怠等现象，不宜驾驶及危险性较大的机器操作或高空作业。

⑭ 本品尚可见头痛、兴奋、神经过敏、焦虑、血催乳素水平升高等。偶见口干、便秘、腹泻、短时痉挛性腹痛、一过性皮疹或瘙痒。罕见药物热、急性张力障碍性反应、非哺乳期泌乳、更年期后妇女及男性乳房胀痛、月经失调及闭经。极罕见 ESP（如流涎、手颤抖等）、惊厥、性欲缺乏、尿潴留、过敏反应（包括皮疹、荨麻疹、血管神经性水肿及过敏休克）。以上反应大多为轻度，且在停药后即可完全恢复正常。对极个别症状严重者，可减少用药剂量或延长给药时间，必要时给予适当对症治疗。

⑮ 本品过量时，可出现心律失常、嗜睡、方向感丧失、EPS 及低血压，但均为自限性反应，通常在 24h 内消失。处置：无特效解毒药，应给予对症支持治疗，必要时可给予洗胃和（或）使用活性炭，并密切监测症状进展。抗胆碱药、抗帕金森病药或具有抗副交感神经作用的抗组胺药有助于控制 EPS。

甲氧氯普胺[典][基] Metoclopramide

（灭吐灵，胃复安；Gastromax，Paspertin）

【药理分类】 促胃肠动力药（或止吐药）-DA 受体拮抗药。

【适应证】 主要用于：a. 各种病因所致恶心、呕吐、嗳气、消化不良、胃部胀满、胃酸过多等症状的对症治疗；b. 反流性食管炎、胆汁反流性胃炎、功能性胃滞留、胃下垂等；c. 残胃排空延迟症、迷走神经切除后胃排空延缓；d. 糖尿病性胃轻瘫、尿毒症、硬皮病等胶原疾患所致的胃排空障碍。

【用法用量】 ①口服。a. 一般性治疗：每次 5～10mg，10～30mg/d，餐前 30min 服用。b. 糖尿病性胃排空功能障碍：于症状出现前 30min 口服 10mg，或于 3 餐前及晚睡前口服 5～10mg，4 次/d。②肌内注射。每次 10～20mg，剂量不宜超过 0.5mg/(kg・d)，否则易引起 EPS。③静脉滴注。每次 10～20mg，用于不能口服者或治疗急性呕吐。

【用药监护】 ① 下列情况禁用：对普鲁卡因或普鲁卡因胺过敏、胃肠道出血、机械性肠梗阻或穿孔、嗜铬细胞瘤、有抗精神病药致 TD 史者及癫痫患者。不能用于因行化疗或放疗而呕吐的乳癌患者。

② 下列情况慎用：a. 肝衰竭时，丧失了与蛋白结合的能力；b. 肾衰竭，即重症慢性肾衰竭使 EPS 锥体外系反应危险性增加，用量应减少。

③ 本品有潜在致畸作用，孕妇不宜应用。

④ 哺乳期妇女应用本品期间需停止哺乳。

⑤ 小儿不宜长期应用，否则容易出现 EPS。

⑥ 老年人不能大量长期应用，否则容易出现 EPS。

⑦ 严重肾功能损害者的用量至少应减少 60%，这类患者容易出现 EPS。

⑧ 本品对消化性溃疡的治疗效果不明显，但有中枢镇静作用，并能促进胃排空，故对胃溃疡胃窦潴留者或十二指肠球部溃疡合并胃窦部炎症者有益，不宜用于一般十二指肠溃疡。

⑨ 本品对晕动病所致呕吐无效。

⑩ 本品可使醛固酮与血清催乳素水平升高，用药期间应注意观察。

⑪ 本品与对乙酰氨基酚、左旋多巴、四环素类抗生素、氨苄西林、利福平、锂剂、地西泮、环孢素和乙醇等合用，胃排空加快，使后者在小肠内吸收增加。与奎尼丁合用，后者的血药浓度升高 20%。与硫酸镁同时服用，可产生协同性利胆作用。与乙醇或中枢抑制药合用，两者的镇静作用均增强。与抗胆碱药（如阿托品、溴丙胺太林等）和麻醉性镇痛药合用，能减弱本品增强胃肠运动功能的效应，两者合用时应予注意。与抗毒蕈碱麻醉性镇静药合用，本品对胃肠道的能动性效能可被抵消。与阿扑吗啡合用，后者的中枢性与外周性效应均可被抑制。与能导致 EPS 的药物（如吩噻嗪类药等）合用，EPS 的发生率与严重性均可有所增加。与地高辛合用，后者的胃肠道

吸收减少，如间隔 2h 服用，可减少这种影响；本品还可增加地高辛的胆汁排出，从而改变其血药浓度。本品可减轻甲硝唑的胃肠道不良反应。本品可加快胃排空，因而促进麦角胺的吸收，有利于偏头痛的治疗。本品可增加直立性低血压及低血压的危险，与抗高血压药合用时应密切监测血压，必要时调整剂量，并注意防止低血压性晕厥。本品可释放儿茶酚胺，正在使用 MAO 抑制药的高血压患者，必须使用本品时应严密监测，必要时调整剂量。本品可降低西咪替丁的口服生物利用度，两者必须合用时至少应间隔 1h。卡巴胆碱可增强本品的药理作用。苯海索、苯海拉明可治疗本品所致的锥体外系运动亢进。耳毒性药物（如氨基糖苷类等）禁止与本品合用。TCA、MAO 抑制药、拟交感神经药不宜与本品合用。

⑫ 用药前，应告知患者：a. 本品常可引起昏睡、倦怠无力，偶可引起眩晕，用药期间应避免驾驶及危险性较大的机器操作或高空作业，以防意外。b. 本品可增加乙醇的小肠内吸收，并可增强乙醇的中枢抑制作用，用药期间应避免饮酒。c. 本品可能引起直立性低血压，特别是注射给药容易发生，用药期间（尤其在用药初期和增加剂量时）应注意预防，比如每次服药后至少应卧床休息 1h，避免强力劳作或过度活动；由蹲或卧位直立时，宜扶持，应缓慢；不宜热水浸浴，热水淋浴时间也不宜过长，老年人、体弱者及疲倦和饥饿状态时尤然。d. 氯丙嗪等吩噻嗪类药可增加 EPS 的发生率与严重性，应避免同时应用。e. 用药后，如出现严重口渴，可频频少量饮水或口含硬酸糖加以缓解。

⑬ 本品静脉给药时，如在 10mg 以上，应以 0.9%氯化钠注射液或灭菌注射用水稀释至 50ml 以内，注射时间应在 15min 以上。如在 10mg 以下，可直接推注，但注射须缓慢（在 1～2min 注完），给药速率过快，患者可出现躁动不安，随即进入昏睡状态。本品遇光变成黄色或黄棕色后，毒性增高。静脉滴注时，药液应注意避光，并使用避光输液器。本品不可与其他药物配伍。

⑭ 本品的其他不良反应尚有：较常见烦躁不安、女性乳汁增多。少见乳房肿痛、恶心、便秘、皮疹、腹泻、严重口渴、睡眠障碍、头痛、易激动。偶见 EPS（多发生在大剂量或长期应用时，且以年轻人为多见），主要表现为肌肉震颤、头向后倾、斜颈、阵发性双眼向上注视、发音困难、共济失调，可用苯海索等抗胆碱药治疗。

⑮ 长期或大剂量应用本品，可导致 TD（包括机体不自主的重复性运动），有时即使用药时间不长也会出现相关不良反应。因此，治疗时间不要超过 3 个月，治疗期间应加强监测，发现异常立即停药。TD 的特征为四肢不自主的重复性运动、口-舌-颊三联症、眼肌异常运动或不停眨眼、手指扭曲性运动等。这些症状几乎是不可逆的，且尚无有效的治疗方法，但有些患者的症状在停药后有所缓解或恢复。这一不良反应与患者用药时间的长短和服用剂量有直接关系。高风险人群包括老年人（尤其是老年妇女）和长期应用本品者。

⑯ 本品过量症状：深昏睡状态，神志不清；肌肉痉挛，如颈部及背部肌肉痉挛、拖曳步态、头部及面部抽搐样动作，以及双手颤抖摆动等 EPS。处置：使用抗胆碱药、抗帕金森病药或抗组胺药，可有效控制 EPS。

莫沙必利 Mosapride

（加斯清；Gasmotin）

【药理分类】 促胃肠动力药-选择性 5-HT_4 受体激动药。

【适应证】 ①主要用于功能性消化不良伴有胃灼热、嗳气、恶心、呕吐、早饱、上腹胀等消化道症状；②亦用于 GORD、糖尿病性胃轻瘫及胃大部切除术患者的胃功能障碍。

【用法用量】 口服。每次 5mg，3 次/d，餐前服用。

【用药监护】 ① 下列情况禁用：对本品过敏者和胃肠道出血、阻塞或穿孔及其他刺激胃肠道可能引起危险的疾病。

② 下列情况慎用：电解质紊乱（尤其低钾血症）和有心力衰竭、传导阻滞、室性心律失常、心肌缺血等心脏病史者。

③ 儿童、孕妇及哺乳期妇女应用本品的安全性尚未确定，必须避免应用。

④ 老年人用药需注意观察，发现不良反应后，必须立即处置，如减少用量或停止用药。

⑤ 服用 2 周后症状改善不明显时，应立即停药。

⑥ 本品与抗胆碱药（如阿托品、东莨菪

碱等）合用，可能减弱本品的作用；如必须合用，至少应间隔 1h。与红霉素合用，可使本品的血药浓度升高、$t_{1/2}$ 延长、AUC 增大。与可延长 QT 间期的药物（如普鲁卡因胺、丙吡胺、奎尼丁、氟尼卡、胺碘酮、索他洛尔、TCA 等）或其他可能延长 QT 间期的药物合用须谨慎，以避免增加心律失常的危险。与可引起低钾血症的药物合用须谨慎，以避免增加心律失常的危险。

⑦ 本品的不良反应可见腹泻、腹痛、口干、皮疹及倦怠、头痛、头晕等。偶见 ALT、AST、ALP、GGT、GT 升高及 EOS 增多。罕见心悸及 ECG 异常。用药期间，应常规做血生化检查，有心血管病史者或联用抗心律失常药的患者应定期做 ECG 检查，必要时调整剂量或停止用药。

伊托必利 Itopride

（比佳斯，依托必利；Elthon）

【药理分类】 促胃肠动力药-DA（D_2）受体阻断药及可逆性 ChE 抑制药。

【适应证】 用于因胃肠动力减慢（如功能性消化不良、慢性胃炎等所致）引起的消化不良症状，如上腹部饱胀感、早饱、上腹痛、食欲缺乏、恶心和呕吐等。

【用法用量】 口服。每次 50mg，3 次/d，餐前 15～30min 服用，可根据年龄、症状适量增减。

【用药监护】 ① 严重的肝或肾功能损害者慎用。

② 孕妇应用本品的安全性尚未确定。对于妊娠或可能妊娠的妇女，只有确认其治疗上的有益性高于危险性时才可用药。

③ 哺乳期妇女应用本品期间需停止哺乳。

④ 儿童应用本品的安全性尚未确定，应避免服用。

⑤ 本品可增强乙酰胆碱作用，老年人使用时易出现不良反应，使用时应注意观察。

⑥ 长期应用者需定期监测血常规、肝肾功能和 ECG，发现异常时应及时处置，出现 QT/QTc 间期延长时应及时停药。

⑦ 本品偶可发生眩晕和激动，用药期间应注意药物对人体机敏性的影响。

⑧ 替喹溴胺、丁溴东莨菪碱、噻哌溴铵等抗胆碱药可能使本品促进胃肠道运动的作用减弱，应避免合用。本品与具有肌松作用的药物（如氯唑沙宗及 BZP 等）合用，两者的作用可相互抵消。

⑨ 本品偶见皮疹、发热、瘙痒、腹泻、腹痛、便秘、唾液增加、头痛、睡眠障碍、白细胞减少、BUN 及 SCr 上升、胸背部疼痛、疲倦、手指发麻、手抖、肝功能异常和黄疸（一旦出现，立即停药）等，必要时调整剂量。

⑩ 本品过量可出现乙酰胆碱作用亢进症状，表现为视物模糊、恶心、呕吐、腹泻，严重者可出现低血钾、呼吸短促、喘鸣、胸闷、唾液和支气管分泌增多等，应采用对症治疗，可用适量阿托品解救。

⑪ 其他参阅莫沙必利【用药监护】①、④、⑤。

第六节 泻药及止泻药

比沙可啶[典] Bisacodyl

（便塞停，双吡甲胺；Biscola，Dulcolax）

【药理分类】 泻药-刺激性缓泻药。

【适应证】 用于便秘、腹部 X 线检查或内镜检查前清洁肠道使肠道排空，以及手术前后清洁肠道。

【用法用量】 ①口服。每次 5～10mg，1 次/d，整片吞服。②直肠给药（塞入肛门）。每次 10mg（1 枚），1 次/d。造影检查和手术前服用，手术前日晚上口服或直肠用栓 10～20mg，早上再服 10mg。

【用药监护】 ① 下列情况禁用：对本品过敏、急腹症（阑尾炎、肠梗阻和胃肠炎等）、炎症性肠病、严重水电解质紊乱者及 6 岁以下儿童。新生儿禁忌直肠给药。

② 过敏体质者及孕妇慎用。

③ 哺乳期妇女应用本品期间需停止哺乳。

④ 用于儿童时应考虑到可能影响正常的排便反射功能。

⑤ 本品不宜长期用药（不超过 7d）。长期用药可能引起结肠功能紊乱、电解质紊乱、对泻药的依赖性及结肠黑变病等不良反应。

⑥ 使用阿片类镇痛药的癌症患者，对本品耐受性差，可能会造成腹痛、腹泻和大便失禁，故两者不宜合用。本品可引起低血钾，而

低血钾又可诱发 TDP，故本品不宜与可产生 TDP 的药物合用（如抗心律失常药胺碘酮、溴苄胺、丙吡胺、奎尼丁类、索他洛尔等或非抗心律失常药阿司咪唑、苄普地尔、舒托必利、特非那定、长春胺等）；由于低血钾可诱发洋地黄的毒性作用，故本品与洋地黄制剂合用时应监测血钾。

⑦ 用药前，应告知患者：a. 本品片剂为肠溶片，应整片以水吞服，不能嚼碎或压碎服用。b. 服药前 2h 不得服用牛奶或抗酸药（两者均可使本品片剂的肠溶衣过早溶解，导致胃或十二指肠激惹现象），进餐 1h 内不宜服用本品。c. 服药期间多饮水，每日至少应摄入 2000ml，并可进食一些天然助泻食品，如蜂蜜、香蕉等。d. 便秘伴急性腹痛时，不可使用本品。e. 本品直肠给药有时有刺激性，反复应用可引起直肠炎，故不宜长期应用。f. 直肠给药时应保持肛周清洁、干燥，局部涂抹少许凡士林或维生素 AD 软膏等，可防止肛周发生刺激症状。g. 本品有较强刺激性，使用时应避免将本品吸入或与眼睛、皮肤黏膜接触。h. 本品使用 3d 无效时应停药就医。i. 用药期间出现腹泻或腹痛时应停药，用药过量或出现严重不良反应时须立即就医。

⑧ 本品的不良反应尚可见明显腹部绞痛、尿色异常，停药后即消失。偶见过度腹泻，一旦出现，应停药处置。

聚卡波非钙　Polycarbophil Calcium

（利波非；Fibercon）

【药理分类】　泻药-容积性泻药或肠道吸水剂。

【适应证】　①用于便秘，如慢性便秘、IBS、肠憩室疾病及孕妇、老年人及康复期患者的便秘；②亦用于水性腹泻。

【用法用量】　口服。最大剂量 6g/d。①便秘：每次 1g，4 次/d，或根据需要调整，餐后用足量水送服。②水性腹泻：每次 1g，4 次/d，或根据需要调整，餐后用足量水吞服；对严重腹泻患者，可每 30min 重复给药 1 次，直至最大剂量。

【用药监护】　① 下列情况禁用：对本品过敏、急性腹部疾病（阑尾炎、肠出血、溃疡性结肠炎）、高钙血症、肾结石、肾功能损害（轻度肾功能损害和透析中的患者除外）、吞咽困难者，以及肠梗阻或粪便嵌塞患者和手术后有可能发生肠梗阻的患者。

② 下列情况慎用：a. 服用活性维生素 D 的患者。b. 应用强心苷者。c. 容易患高钙血症者。d. 被诊断为胃酸缺乏和有胃部切除既往史的患者。e. 透析中和轻度肾功能损害的患者。f. 突然、持续性排便习惯改变的患者及恶心、呕吐、腹痛的患者。

③ 本品虽不通过肠道吸收，但孕妇用药仍需权衡利弊。

④ 老年人应用本品易引起高钙血症，应用时需减量。

⑤ 本品长期用药的安全性及有效性尚未确定。使用 2 周后如症状仍未改善，应停止用药。

⑥ 活性维生素 D 制剂（如阿尔法骨化醇、骨化醇等）会促进肠道钙吸收，与本品合用易发生高钙血症。钙制剂（如 L-天冬氨酸钙、乳酸钙等）与本品合用，可导致钙摄取过量，并导致本品脱钙状态下与钙离子发生再结合，从而减弱本品的药效。本品可增强地高辛等强心苷的作用，导致心律不齐。本品可与四环素类抗生素（如四环素、米诺环素等）、氟喹诺酮类抗菌药（如诺氟沙星、培氟沙星、妥舒沙星等）形成螯合物，从而影响后两类药物的吸收，使疗效降低。PPI（如奥美拉唑、泮托拉唑、兰索拉唑等）、H_2 受体拮抗药（如西咪替丁、法莫替丁、雷尼替丁等）、抗酸药（如氢氧化铝、氢氧化镁等）可导致胃内 pH 上升，抑制本品脱钙，使药效降低。

⑦ 用药期间，应定期监测血钙水平，防止发生高钙血症。对水性腹泻患者，应监测水电解质，以免出现水电解质紊乱。

⑧ 本品偶见消化系统反应（如嗳气、呕吐、口渴、腹胀、胃肠胀气、腹泻、便秘、腹痛、胃痉挛、肠鸣等）、过敏反应（如皮疹、瘙痒等）、血液系统反应（如白细胞减少）、肝肾功能异常（如 ALT 及 AST 升高、尿隐血或尿蛋白阳性），以及浮肿和头痛。大多反应轻微，停药后可消失。对出现过敏反应或个别反应严重者，应予停药，必要时给予对症处置。

⑨ 本品过量可出现呕吐、口渴、腹痛、虚弱、疲乏、水肿、骨痛（骨软化所致）、水电解质紊乱、低白蛋白血症（因胃肠疾病所致蛋白丢失）、类似大肠炎的症状。如肠道未受到永久性的损害，停药后可能需几个月才能恢复肠道功能。无特效药物治疗，可对症处置，

故须严格按推荐剂量用药，避免过量。

洛哌丁胺[典] Loperamide

（苯丁哌胺，易蒙停；Imodium，Lopemid）

【药理分类】 止泻药（抗动力药）-阿片受体激动药。

【适应证】 ①用于控制急、慢性腹泻的症状；②亦用于回肠造瘘术患者，以减少排便量和次数，增加大便稠硬度。

【用法用量】 口服。①急性腹泻：首剂4mg，以后每次腹泻后服用2mg，直至腹泻停止，连服48h，症状不见改善时应停止服用。②慢性腹泻：首剂2～4mg，以后根据维持大便正常情况调节剂量，一般2～12mg/d，显效后给予维持剂量4～8mg/d。

【用药监护】 ①重要警示：a. 国外文献研究表明，大剂量（超推荐剂量）服用本品可能引起严重的致命性心脏不良事件，表现为晕厥、QT间期延长、TDP或其他室性心律失常、心脏停搏，甚至引起死亡。b. FDA报告，高剂量本品与多种可与之发生相互作用的药物（如西咪替丁、雷尼替丁、红霉素、克拉霉素、吉非罗齐、伊曲康唑、酮康唑、利托那韦、奎宁、奎尼丁等）同时服用，发生包括异常心律在内的严重心脏不良事件的风险加大。

② 下列情况禁用：对本品过敏、肠梗阻、便秘及胃肠胀气或严重脱水、溃疡性结肠炎的急性发作期、伴有高热和脓血便的急性菌痢、2岁以下小儿，以及由应用广谱抗菌药物引起的假膜性肠炎和细菌性小肠结肠炎患者。

③ 下列情况慎用：严重肝功能损害、严重中毒性或感染性腹泻（以免止泻后加重中毒症状）患者，以及老年患者中有习惯性便秘者。

④ 孕妇（尤其妊娠早期）应用本品需权衡利弊。

⑤ 本品可少量泌入母乳中，哺乳期妇女不宜应用。

⑥ 5岁以下儿童不宜应用本品胶囊治疗。

⑦ 本品不应用于需要避免抑制肠蠕动的患者，尤其肠梗阻、胃肠胀气或便秘的患者。

⑧ 本品用于腹泻时仅为对症治疗，因此应用本品时仍不能忽视引起腹泻的病因治疗。

⑨ 对于伴有肠道感染的腹泻，必须同时进行有效的抗菌药物治疗。

⑩ 本品全部由肝脏代谢，肝功能障碍患者应用本品可导致体内药物相对过量，必须应用时需减量，并注意观察中枢神经中毒反应。

⑪ 腹泻患者，尤其儿童，常伴有水和电解质丧失，应用本品治疗时必须注意同时补充水和电解质。

⑫ 本品（P-gp前体，单剂量4mg）与伊曲康唑（为CYP3A4和P-gp抑制药）合用，可导致本品的血药浓度增加3～4倍。与CYP2C8抑制药吉非罗齐合用，可导致本品的血药浓度增加约2倍。与口服去氨加压素合用，后者的血药浓度增加3倍，可能是由于胃肠蠕动缓慢所致。本品（单剂量16mg）与酮康唑（为CYP3A4和P-gp抑制药）合用，可导致本品的血药浓度增加5倍。本品（单剂量16mg）与奎尼丁、利托那韦等P-gp抑制药合用，可导致本品的血药浓度增加2～3倍。

⑬ 用药前，应嘱患者，用药期间须注意：a. 严格遵医嘱用药，不可擅自增加剂量，更不可超医嘱大剂量服用，否则可能诱发严重的心脏不良事件。b. 空腹或餐前30min服用可提高疗效。c. 如发生漏服，不可补服，恢复常规服药规律即可，且下次剂量无须加倍。d. 本品可能引起乏力、头晕、嗜睡或困倦等症状，应尽量避免驾驶及危险性较大的机器操作或高空作业。e. 避免饮酒，并尽量避免使用中枢神经抑制药，以免增加中枢神经抑制反应。f. 每日保持饮水量2000ml以上，并注意每日大便次数及性状。g. 出现明显口干感觉时，少量多次饮水、吸吮冰块或口含酸味硬糖可以改善。h. 出现下列情况时，应停药并及时就医：服药数日后仍腹泻不止；便秘、腹痛、腹胀、发热等症状；心区不适或心动过速；过敏反应或其他严重皮肤反应。

⑭ 本品的不良反应少而轻，且大多在停药后消失。一般可见消化道症状（如口干、腹胀、食欲减退、恶心、呕吐、消化不良、便秘）、嗜睡、倦怠、乏力等。偶见头晕、头痛、腹痛、胃肠痉挛、过敏反应（皮疹、荨麻疹和瘙痒）。罕见肠梗阻、坏死性小结肠炎、血管神经性水肿。非常罕见过敏休克、多形性红斑、疱疹（包括SJS）和Lyell、巨结肠（包括中毒性巨结肠）、意识丧失或意识水平降低。另有报道，本品可出现易激惹、人格改变、谵妄和幻觉等神经精神症状，并可能发生ESP。用药期间应注意观察，发现异常及时处置。

⑮ 本品治疗中出现以下情况时，应停药并改换其他药物治疗：a. 急性腹泻服药48h或慢性腹泻用药10d后，临床症状无改善时。b. 发生便秘、腹胀和不完全肠梗阻时。c. ECG出现QT间期延长、TDP或其他室性心律失常时。d. 发生晕厥或出现无反应（指患者唤不醒或患者应答或反应异常等）时。

⑯ 本品过量时（包括由肝功能障碍导致的相对过量），可能出现中枢神经系统抑制症状，如木僵、调节功能紊乱、嗜睡、缩瞳、肌张力过高、呼吸抑制、尿潴留及肠梗阻等。本品过量也可能引起严重的致命性心脏不良事件，表现为晕厥、QT间期延长、TDP或其他室性心律失常、心脏停搏，甚至死亡。儿童可能对中枢神经系统反应较成人敏感。如出现上述过量症状，可用纳洛酮解救。由于本品作用的持续时间长于纳洛酮（1～2h），因此可重复使用纳洛酮，并且至少应监护患者48h，以观察可能出现的中枢神经抑制症状。对于一些药物治疗无效的TDP病例，可能需要行电起搏或电复律。

地芬诺酯 Diphenoxylate

（苯乙哌啶，氰苯哌酯）

【药理分类】 止泻药（抗动力药）。

【适应证】 用于急、慢性功能性腹泻及慢性肠炎。

【用法用量】 本品制剂复方地芬诺酯片（止泻宁），每片含地芬诺酯2.5mg、阿托品0.025mg，但用药剂量以地芬诺酯计。口服：复方地芬诺酯片，每次2.5～5mg，2～4次/d，首剂加倍，餐后服；腹泻得到控制时即可减少剂量。

【用药监护】 ① 下列情况禁用：对地芬诺酯或阿托品过敏、青光眼、脱水、严重肝病、肝硬化、梗阻性黄疸、严重溃疡性结肠炎（有发生中毒性巨结肠可能）、与假膜性小肠结肠炎或产肠毒素的细菌有关的腹泻，以及孕妇和2岁以下儿童（可能引起呼吸抑制）。

② 下列情况慎用：慢性肝病（可能诱发HE）、正在服用成瘾性药物、腹泻早期或腹胀者、哺乳期妇女。

③ 2～13岁儿童应使用本品的溶液剂，不宜应用本品片剂。

④ 由痢疾杆菌、沙门氏菌和某些大肠杆菌引起的急性腹泻，细菌常侵入肠壁黏膜，本品降低肠运动，推迟病原体的排除，反而延长病程，故本品不能用作细菌性痢疾的基本治疗药物，但可与抗菌药物合用治疗细菌性痢疾，以利于控制腹泻症状。

⑤ 本品具有阿片样的作用，长期大量服用可产生欣快感，并可能出现药物依赖性，但产生的依赖性较阿片为弱。尽管如此，本品产生依赖性的可能性仍然存在，因此只宜采用常量短期治疗，以免产生依赖性。

⑥ 急性腹泻通常在48h内可得到改善。使用本品20mg/d，治疗10d后，如果慢性腹泻仍无临床改善，不应继续增加剂量，而应换用其他药物治疗。

⑦ 用药期间，应注意观察随访粪便黏度及腹泻情况，并注意监测水电解质平衡及呼吸变化。

⑧ 本品本身具有中枢神经系统抑制作用，因其可加强中枢抑制药的作用，故不宜与巴比妥类药、阿片类药、水合氯醛、乙醇、格鲁米特或其他中枢抑制药合用。本品可减慢肠蠕动，并可影响其他药物的吸收。本品与MAO抑制药合用，可能有发生高血压危象的潜在危险。与呋喃妥因合用，可使后者的吸收加倍。

⑨ 用药前，应告知患者：本品有中枢抑制作用，用药期间应避免饮酒或服用其他中枢神经抑制药，以免加重中枢抑制作用。

⑩ 本品的不良反应轻微而少见，仅偶见口干、恶心、呕吐、头痛、嗜睡、抑郁、烦躁、失眠、皮疹、腹胀及肠梗阻等，减量或停药后消失。有引起过敏反应的报告，表现为皮疹、血管神经性水肿、荨麻疹或牙龈肿胀等，一旦发生，应立即停药。

⑪ 本品过量可致反射缺失、发热、抽风、呼吸抑制，甚至昏迷。处置：洗胃或催吐，给予对症治疗，并应用拮抗药纳洛酮。出现肠麻痹现象时，应肌内注射新斯的明0.5～1mg。

双八面体蒙脱石【典】【基】 Dioctahedral Smectite

（蒙脱石，思密达；Smecta，Smectite）

【药理分类】 止泻药。

【适应证】 ①用于成人及儿童的急、慢性腹泻；②亦用于食管、胃及十二指肠疾病有关疼痛症状的辅助治疗，但不能作为解痉药使用。

【用法用量】 口服。成人，每次3g，3次/d。1岁以下幼儿，3g/d，分2次服；1～2岁幼儿，每次3g，1～2次/d；2岁以上儿童，每次3g，2～3次/d。急性腹泻，首次剂量加倍。

【用药监护】 ① 对本品过敏者禁用。

② 过敏体质者慎用。

③ 治疗急性腹泻时，应注意纠正脱水。

④ 本品可能影响其他药物的吸收，必须合用时应在服用本品之前1h服用其他药物。本品可减轻红霉素的胃肠道反应，提高红霉素的疗效。本品与诺氟沙星合用，可提高对致病性细菌感染的疗效。

⑤ 用药前，应告知患者或监护者：a. 本品服用时间：胃炎、结肠炎和IBS在餐前服用；腹泻宜在两餐中间服用；胃食管反流及食管炎患者餐后服用。b. 服用时应将本品倒入半杯温开水（约50ml）中，摇匀后服用。c. 用于食管炎时，应将摇匀后的药液徐徐咽下，并在服药后1h内尽量避免饮水，以增加药物对食管的黏附和覆盖能力，延长药物的作用时间。d. 用药期间，饮食应以清淡流质为主，尽量避免进食容易刺激肠蠕动的食物。e. 腹泻缓解初期，可将流质改为普食，但应避免摄入奶制品。f. 急性腹泻时宜卧床休息，但体力允许时应起床适度活动，以刺激正常的肠道蠕动，促进病体恢复。

⑥ 极少数患者用药后可引起便秘，减少剂量可继续服用。

⑦ 儿童急性腹泻服用本品1d后、慢性腹泻服用2～3d后，症状如未改善，应改换其他药物治疗。儿童过量服用易引起便秘，应加注意。

第七节 肝胆疾病辅助用药

促肝细胞生长素
Hepatocyte Growth Promoting Factors
（促肝细胞生长因子）

【药理分类】 肝细胞保护药。

【适应证】 用于各种重型病毒性肝炎（急性、亚急性、慢性重型肝炎的早期或中期）的辅助治疗。

【用法用量】 ① 口服。每次100～150mg，3次/d，疗程一般为3个月，可连用2～4个疗程。② 静脉滴注。每次80～100mg，加入10%葡萄糖注射液250ml缓慢滴注，1次/d；疗程视病情决定，一般为4～6周；慢性重型肝炎，疗程为8～12周。③肌内注射。每次40mg，2次/d，用适量0.9%氯化钠注射液或灭菌注射用水稀释，缓慢肌内注射。

【用药监护】 ① 对本品过敏者禁用。

② 过敏体质者慎用。

③ 本品使用应以针对重型肝炎的综合治疗为基础。

④ 对长期用药者，应定期监测肝功能和甲胎蛋白（AFP）。

⑤ 本品注射用粉针剂应现用现溶，溶后为淡黄色透明液体，如有沉淀、混浊禁用。本品颗粒剂和胶囊极易吸潮，故颗粒剂应开包即服，胶囊应密闭防潮。

⑥ 个别患者应用本品时，可出现低热，应注意观察，出现高热者应停药。少见瘙痒、皮疹、荨麻疹和流感综合征（出现鼻塞、喷嚏、肌肉酸痛、低热、咽部干痛、头痛、头晕等），并偶见血清氨基转移酶升高、EOS增多，停药后可自行消失。注射部位偶见疼痛和皮肤潮红，反应较轻，不影响治疗，必要时可给予温湿敷。罕见引起过敏性休克，注射给药时（尤其首次给药时）应密切监护患者，对过敏体质者和虚弱者更应注意。患者一旦出现休克前驱症状，即应停止用药，并及时采取救治措施。

多烯磷脂酰胆碱
Polyene Phosphatidyl Choline
（必需磷脂，易善复；Essentiale Phospholipids）

【药理分类】 肝细胞保护药。

【适应证】 ①用于各种类型的肝病，如肝炎、慢性肝炎、肝坏死、肝硬化、肝昏迷（包括前驱肝昏迷）；②亦用于脂肪肝（也见于糖尿病患者）、妊娠中毒（包括呕吐）、中毒性肝损伤、胆汁阻塞、预防胆结石复发、手术前后的治疗（尤其肝胆手术）、银屑病、神经性皮炎、放射综合征。

【用法用量】 ①口服。每次2粒（每粒228mg），3次/d，最大剂量不超过6粒/d。维持剂量每次1粒，3次/d。餐中用足够量的液体整粒吞服，不可咀嚼。②静脉注射。一般1～2支/d（每支5ml，含本品232.5mg），严重病例2～4支/d，缓慢静脉注射，每次可同时注射2支。③静脉滴注。严重病例2～4支/d，缓慢滴注，剂量可增至6～8支/d。

【用药监护】 ① 新生儿和早产儿禁用。

② 孕妇和哺乳期妇女不推荐应用。

③ 12岁以下儿童避免应用。

④ 静脉注射时，不可与其他任何药物混合注射，必须稀释使用时也只能以患者自身静脉血1∶1稀释，注射应缓慢。静脉注射时，如出现疼痛、静脉炎等血管刺激症状，应改为静脉滴注给药。

⑤ 静脉滴注时，应使用不含电解质的葡萄糖注射液（如5%或10%葡萄糖注射液）或5%木糖醇注射液稀释配制静脉输液，严禁使用含电解质的输液（如0.9%氯化钠注射液或乳酸钠林格注射液）稀释。若使用其他输液配制，混合液pH不得低于7.5，配制好的溶液在滴注过程中必须保持澄清，否则禁止使用。

⑥ 在进行静脉给药治疗时，应尽早改用本品胶囊治疗。

⑦ 本品胶囊由于含有大豆油成分，可能会导致严重的过敏反应。本品注射液则含有苯甲醇，极少数患者（尤其儿童）可能对之产生过敏反应。因此，过敏体质者和12岁以下儿童应避免使用，其他患者在首次用药时应密切观察，防止发生过敏反应。

⑧ 服药前，应告知患者：a. 用药期间应避免饮酒，以免出现更严重的损害。b. 应严格按推荐剂量服用，不得超量，否则可能加重本品的不良反应。c. 如漏服一次，可在下次服用时将剂量加倍，但如漏服了一日药物，则不可再补服，应接着服用第2日的剂量。d. 治疗中出现下列情况时，应停药就医：相关症状加重或出现新症状（可能是疾病恶化的征兆）、慢性肝炎患者使用本品治疗后主观临床症状不见明显改善、服用过量或出现严重不良反应时。

⑨ 本品大剂量应用时，偶见胃肠道紊乱（如腹泻或胃肠不适），减少用量后可恢复正常。有服药后出现肾病综合征的个案报道。用药期间应注意观察，患者如出现ALB降低、蛋白尿、脂质尿及水肿等肾病综合征早期症状，应立即停药处置。

硫普罗宁 Tiopronin

（巯丙甘，治尔乐；Tiopronine，Thiopronin）

【药理分类】 肝细胞保护药。

【适应证】 ①改善各类急、慢性肝炎的肝功能；②治疗酒精性肝炎、药物性肝炎、重金属中毒性肝炎、脂肪肝及早期肝硬化；③治疗老年性早期白内障和玻璃体混浊；④降低放疗和化疗的不良反应，预防和治疗因化疗和放疗引起的白细胞降低，并加速肝细胞的恢复，降低骨髓染色体畸变率和皮肤溃疡的发生，预防放疗所致二次肿瘤的发生；⑤预防和治疗泌尿系统胱氨酸结石；⑥治疗皮炎、湿疹、痤疮及荨麻疹。

【用法用量】 ①口服。a. 一般肝病：每次100～200mg，3次/d，疗程2～3个月，停药3个月后继续下一疗程。b. 急性病毒性肝炎：每次200～400mg，3次/d，连服1～3周。c. 重金属中毒性肝炎、老年性早期白内障和玻璃体混浊：每次100～200mg，2次/d。d. 放疗或化疗后白细胞减少：放疗前1周开始服用，每次200mg，2次/d。②静脉滴注。0.2g，1次/d，连续4周。

【用药监护】 ① 下列情况禁用：对本品有过敏史或严重不良反应者、急性重症铅或汞中毒者，以及儿童、孕妇和哺乳期妇女。

② 重型肝炎或伴有高黄疸、顽固性腹水、消化道出血、合并糖尿病或肾功能损害的患者使用本品时，应加强临床监护。

③ 本品不得与具有氧化作用的药物合并使用。

④ 本品口服给药时，餐后服用可减少胃肠道不适。

⑤ 本品静脉输液的配制方法：a. 需使用溶剂的注射剂：临用前每0.1g本品先用包装盒内所附专用溶剂5%碳酸氢钠注射液（pH8.5）2ml溶解，再扩容至5%或10%的葡萄糖注射液或0.9%氯化钠注射液250～500ml中，按常规静脉滴注。b. 无须使用专用溶剂的注射剂：临用前溶于5%或10%的葡萄糖注射液或0.9%氯化钠注射液250～500ml中，按常规方法静脉滴注。

⑥ 用药期间，应注意全面观察患者状况，并定期检查肝功能，如发现异常应停服本品，或做相应处置。

⑦ 本品偶见食欲减退、恶心、呕吐、腹痛、腹泻等消化反应。罕见味觉异常，可减量或暂时停服。偶有瘙痒、皮疹、皮肤发红等现象，应停服本品。长期或大量服用，罕见蛋白尿或肾病综合征，应减量或停服。罕见胰岛素性自体免疫综合征，表现为疲倦感和肢体麻木及涎腺肿大，一旦出现，应停止服用。

还原型谷胱甘肽【典】 Reduced Glutathione

（阿拓莫兰，泰特；Isethion，Tathion）

【药理分类】 肝细胞保护药。

【适应证】 ①片剂主要用于慢性肝炎的保肝治疗。②注射剂用于：a. 各种低氧血症，如急性贫血、ARDS、败血症等；b. 肝病，包括病毒性、药物毒性、乙醇毒性及其他化学物质毒性引起的肝脏损害；c. 糖尿病神经性病变；d. 解药物毒性（如化疗药、抗结核药、神经精神科药、抗抑郁药、对乙酰氨基酚等），预防和治疗放射线损害；e. 由乙酰胆碱、ChE 不平衡引起的过敏症状；f. 有机磷、胺基或硝基化合物中毒和肾病、心肌梗死、缺血缺氧性脑病、烧伤、应激性溃疡等辅助治疗。③滴眼液用于初期老年性白内障、角膜溃疡、角膜上皮剥离、角膜炎和视网膜疾病。

【用法用量】 ①用法。a. 静脉滴注。用灭菌注射用水溶解后，再加入 0.9%氯化钠注射液或 5%葡萄糖注射液 100～500ml 中。b. 肌内注射：用适量灭菌注射用水溶解。②用量：a. 化疗辅助治疗：在给化疗前 15min 内将 1.5g/m^2 本品溶于 0.9%氯化钠注射液或 5%葡萄糖注射液 100ml 中，于 15min 内静脉滴注；第 2～5 日，0.6g/d，肌内注射。b. 肝病辅助治疗：ⓐ病毒性肝炎，1.2g，1 次/d，静脉滴注，连续 30d。ⓑ重型肝炎，1.2～2.4g，1 次/d，静脉滴注，连续 30d。ⓒ药物性肝炎，1.2～1.8g，1 次/d，静脉滴注，连续 14～30d；滴注时间为 1～2h。ⓓ其他疾病：如低氧血症，可将 1.5g/m^2 本品溶于 0.9%氯化钠注射液 100ml 中静脉滴注，病情好转后以 0.3～0.6g/d 肌内注射维持。本品用于解毒和重症患者时，剂量可加倍。

【用药监护】 ① 对本品过敏者禁用。

② 新生儿、早产儿、婴儿和儿童慎用，尤其肌内注射。

③ 老年人应适当减少用药剂量，并在用药过程中严密监视。

④ 本品不得与维生素 K_3、维生素 B_{12}、泛酸钙、乳清酸（维生素 B_{13}）、抗组胺药、磺胺类和四环素类等药物混合使用。

⑤ 本品用于环磷酰胺治疗时，为预防泌尿系统损害，建议在环磷酰胺注射完之后立即静脉注射本品，并于 15min 内输注完毕。用于顺铂化疗时，本品的用量不宜超过 35mg/mg 顺铂，以免影响化疗效果。

⑥ 本品注射剂应于临用前配制，溶解后的溶液应立即使用，剩余的溶液不能再用。

⑦ 肌内注射仅限于需要此途径给药时使用，并应避免同一部位反复注射。

⑧ 滴眼时，应将本品眼用片投入所附的 5ml 专用溶剂中，振摇使溶，检查溶液澄明无沉淀后供用。眼用片溶解后应于 15d 内用完。

⑨ 注射给药时，应严密监察用药后的不良反应。患者用药中如出现皮疹、面色苍白、血压下降、脉搏异常等症状，应立即停药。

⑩ 本品的不良反应少而轻微，即使大剂量、长期应用亦很少有不良反应。一般可见食欲缺乏、恶心、呕吐、胃痛等消化道症状，停药后消失。偶见过敏或类过敏症状，一旦出现，即应停药，并做处置。罕见突发性皮疹，停药后可消失。注射部位有轻度疼痛。滴眼时，局部有刺激感、瘙痒、结膜充血、视物模糊，如有发生，应中止治疗。

熊去氧胆酸【典】【基】 Ursodeoxycholic Acid

（熊脱氧胆酸，优思弗；Actigall，Ursolvan）

【药理分类】 利胆药。

【适应证】 ①用于治疗 CHO 型胆结石、胆汁缺乏性脂肪泻、胆汁反流性胃炎、胆汁淤积型肝病及慢性肝病伴肝内胆汁淤积；②亦用于预防药物性结石形成及治疗脂肪痢（回肠切除术后）。

【用法用量】 口服。①CHO 型胆结石和胆汁淤积型肝病：8～10mg/(kg·d)，早、晚进餐时分次给予。②胆汁反流性胃炎：250mg，1次/d，晚睡前顿服，一般服用10～14d。③预防胆结石：用于有体重迅速下降的肥胖患者，每次300mg，2次/d，疗程一般6个月。

【用药监护】 ① 下列情况禁用：严重肝衰竭、胆道完全阻塞、急性胆囊炎、胆管炎发作期、胆结石钙化患者出现胆管痉挛或胆绞痛时，以及孕妇和哺乳期妇女。

② 老年人慎用。

③ 胆囊不能在X线下被看到、胆结石钙化、胆囊不能正常收缩和经常性的胆绞痛者不能使用本品。本品不能溶解胆色素结石、混合结石及不透X线的结石。

④ 用本品做溶石治疗应符合以下条件：结石位于胆囊内，直径在5cm以下，X线能透过，未发现钙化呈浮游行，且胆囊收缩功能良好。

⑤ 用药期间，应做以下监测，以及时评价疗效，及早发现胆结石钙化：a. 应在治疗开始时、治疗1个月及3个月后检查肝脏酶学指标（包括AST、ALT及GGT），以后每6个月复查1次。b. 治疗的第1年中应每6个月做1次超声检查和胆囊X线检查（立位及卧位X线照片）。c. 原发性胆汁性肝硬化患者还应做TBIL、ALP和免疫球蛋白IgM等的监测。

⑥ 本品用于溶石治疗时，至少应服用6个月，如6个月后B型超声检查或胆囊造影无改善者，即应停用本品而改换其他药物或考虑外科手术治疗。如结石已有部分溶解，则继续服用至结石完全消失。

⑦ 在治疗CHO结石中，如出现反复胆绞痛发作，症状未见改善甚至加重，或出现明显结石钙化时，应中止治疗，并考虑进行外科手术。

⑧ 本品不宜与活性炭、考来烯胺、考来替泊、含铝抗酸药（如氢氧化铝和氢氧化铝-三硅酸镁）等同时服用，因为这些药物可以在肠中与本品结合，从而阻碍本品吸收，以致影响疗效；如必须联用，则本品应在上述药物服用前2h或服用后2h服用。本品可增加环孢素在肠道的吸收，故服用环孢素的患者应监测环孢素血药浓度，必要时调整剂量。口服避孕药可增加胆汁饱和度，影响本品疗效，故服用本品者应采取其他避孕措施。

⑨ 用药前，应告知患者：a. 治疗期间进食低CHO食物可增强溶石作用。b. 溶石治疗期间，应遵医嘱按时按量服药。c. 口服避孕药可影响本品疗效，治疗期间应采取其他避孕措施。

⑩ 本品偶可致胰腺炎，治疗中应注意观察随访患者的病情变化和用药后的不良反应。患者如出现上腹部突发性、持续性剧痛，而且疼痛向腰背部放射，进食加剧，弯腰、起立或身体前倾可减轻时，应考虑胰腺炎，并及时做SAMY检查。一旦确诊，立即按胰腺炎治则处置。

⑪ 本品的不良反应主要为腹泻，发生率约2%；轻度腹泻可减量继续治疗，持续腹泻时应停药处置。偶见过敏、便秘、瘙痒、头痛、头晕、胃痛和心动过缓等。长期应用可增加外周血小板的数量，应定期监测血常规。

茴三硫 Anethol Trithione

（胆维他，舒雅乐；Anteholtrithion，Felviten）

【药理分类】 利胆药。

【适应证】 ①用于胆囊炎、胆结石及消化不良；②亦用于伴有胆汁分泌障碍的急、慢性肝炎的辅助治疗。

【用法用量】 口服。每次25mg，3次/d。

【用药监护】 ① 下列情况禁用：对本品过敏、胆道完全梗阻、肝胆疾病急性期（有增加肝细胞及胆道负荷、有恶化病情的可能）、肝硬化及严重肝功能损害。

② 下列情况慎用：儿童、孕妇、哺乳期妇女及甲状腺功能亢进患者。

③ 老年人酌情减量服用（如37.5mg/d）。

④ 本品的代谢可导致尿液呈现深黄色。但临床上需同时注意由疾病本身引起黄疸而导致的尿色加深。

⑤ 本品可见腹胀、腹泻、软便、腹痛、恶心、肠鸣等轻中度胃肠道反应，减少剂量或停止用药后可缓解或消失。偶见荨麻疹样红斑、出疹、皮肤瘙痒、心悸、发热及头痛，停药即消失。偶可发生血清氨基转移酶升高。长期用药可致甲状腺功能亢进，故长期应用时需监测甲状腺功能。

■ 第八节　其他

地衣芽孢杆菌制剂[典][基]

（整肠生）

【药理分类】　肠道微生态制剂。

【适应证】　用于急、慢性腹泻和各种肠炎及肠道菌群失调症的防治。

【用法用量】　口服。每次 0.5g，3 次/d，餐后服，首剂加倍。小儿减半。

【用药监护】　① 对微生态制剂过敏者禁用。

② 过敏体质者慎用。

③ 本品应于餐后 30min 以温开水（不宜高于 40℃）送服。婴幼儿或吞咽困难者服用本品胶囊时，可拆开胶囊，倒出药粉，加入少量温开水或牛奶中调匀后服用（片剂亦可研碎后如此服用），切忌用开水冲服。

④ 抗菌药物与本品合用时会降低其疗效，故不应同服，必须合用时两者至少应间隔 3h 服用。抗酸药可使本品的疗效减弱，必须合用时两者应间隔 1h 以上。铋剂、鞣酸、活性炭、酊剂等能抑制、吸附或杀灭活菌，不能并用。

⑤ 本品偶见大便干结、腹胀，不影响治疗，停药可消失。大剂量服用，可发生便秘，用药时应加注意。

⑥ 本品为活菌制剂，应于阴凉干燥处避光保存，切勿置于高温处。

双歧三联活菌制剂[典]

Bifid Triple Viable

（贝飞达，培菲康）

【药理分类】　肠道微生态制剂。

【适应证】　①主要用于肠道菌群失调引起的腹泻和腹胀；②亦用于治疗轻中度急性腹泻及慢性腹泻。

【用法用量】　口服。①胶囊：每次 420～840mg（2～4 粒），2～3 次/d。儿童：1 岁以下每次 105mg（0.5 粒），1～6 岁每次 210mg（1 粒），6～13 岁每次 210～420mg（1～2 粒），均为 2～3 次/d。②片剂：每次 4 片，2 次/d，重症加倍。儿童：6 个月婴儿每次 1 片，6 个月～3 岁每次 2 片，3～12 岁 3 片，2～3 次/d。胶囊：每粒 210mg，含 0.5×10^8 个活菌；片剂：每片 0.5g（0.5 亿个活菌）。

【用药监护】　① 本品为活菌制剂，应冷藏（2～8℃）保存。

② 其他参阅地衣芽孢杆菌制剂【用药监护】①～④。

生长抑素[典]　Somatostatin

（生长抑素十四肽，施他宁；Etaxene，Stilamin）

【药理分类】　GH 抑制药。

【适应证】　①主要用于严重急性消化道出血，如严重急性胃或十二指肠溃疡出血、严重急性食管静脉曲张出血、急性糜烂性胃炎或出血性胃炎；②可用于急性胰腺炎及胰腺手术后并发症的预防和治疗；③尚用于胰、胆和肠瘘的辅助治疗、DKA 的辅助治疗；④亦用于肢端肥大症、卓艾综合征、胰岛素瘤、血管活性肠肽瘤的治疗。

【用法用量】　静脉给药。临用前，每支药物用 0.9%氯化钠注射液 1ml 溶解。①严重急性上消化道出血（包括食管静脉曲张出血）：首先缓慢静脉推注 250μg（3～5min）作为负荷剂量，而后即以 250μg/h 的速率持续滴注。止血后（一般在 12～24h 内）应继续用药 48～72h，以防再次出血，治疗时间通常为 120h。②急性胰腺炎：应尽早用药，按 250μg/h 连续滴注 72～120h。为预防手术患者发生外周和术后胰腺炎，以及防止内镜逆行胰胆管造影（ERCP）或括约肌成形术所引起的胰腺并发症，应于手术前 2～3h 开始用药，连续滴注 250μg/h 至术后 24h。

【用药监护】　① 下列情况禁用：对本品过敏者、儿童、孕妇和哺乳期妇女。

② 对奥曲肽过敏者和糖尿病患者慎用。

③ 老年人应用本品的安全性尚未确定，用药时须谨慎。

④ 动脉性出血不是本品的适应证。

⑤ 治疗急性消化道大出血时应持续静脉滴注。两次滴注的间隔以不超过 3min 为宜，最好经输液泵给药。如间隔时间＞3～5min 时，应重复缓慢静脉推注本品 250μg，以确保给药的有效性。

⑥ 有研究显示，使用聚丙烯输液袋给药时，会出现对本品明显的吸附作用（稀释剂为

0.9%氯化钠注射液），故应避免使用这种给药系统。

⑦ 本品可延长环己巴比妥的催眠作用时间，加剧戊烯四唑的作用，故不宜与这类药物或产生同样作用的药物同时应用。本品可拮抗阿片类镇痛药活性，因而可能减弱吗啡的镇痛作用。本品与其他药物的相互作用尚未建立，所以静脉给药时应单独给药，避免与其他药物混合配伍。

⑧ 由于本品抑制胰岛素及胰高血糖素的分泌，所以T1DM患者应用本品后，在治疗初期可能会导致短暂的血糖水平下降，或可能在用药2～3h后出现高血糖。有报道某些非糖尿病患者用药时会出现糖耐量异常，但也有研究报道T1DM患者用本品治疗后胰岛素的需要量下降，血糖控制改善。因此，应用本品时必须注意监测血糖，尤其对T1DM患者，应每隔3～4h检测1次血糖水平，同时给药中应尽可能避免使用葡萄糖，必要时可同时应用胰岛素。

⑨ 少数患者用药后还可出现恶心、眩晕、面部潮红、腹痛及腹泻，减慢给药速率，可减少这些不良反应的发生。偶见直立性低血压，卧位给药可避免。当注射速率＞50μg/min时，可出现恶心和呕吐现象，给药时应加注意。尚罕见头痛、心律失常（如VPC）。有发生危及生命的水潴留伴低钠血症的个案报道，用药期间应注意监测。也有个案报道，患者在静脉注射20h后出现红皮病，停药后症状消失。本品停药后常出现GH和其他激素反跳性的分泌过多，临床使用时应加重视。另有报道，静脉给予本品的肠外瘘患者，停药后会产生反跳效应，肠漏出量较停药前增多，停药时应加注意。

奥曲肽[典] Octreotide

（生长抑素八肽，善得定；Sandostatin）

【药理分类】 GH抑制药。

【适应证】 ①与内镜硬化剂等特殊治疗联合用于肝硬化所致食管-胃静脉曲张出血的紧急治疗；②应激性及消化性溃疡所致的出血；③重症胰腺炎、胰腺损伤、手术后胰瘘；预防胰腺手术后的并发症；④缓解与胃肠内分泌瘤有关的症状和体征，如具有类癌综合征表现的类癌肿瘤、血管活性肠肽（VIP）瘤、卓艾综合征、胰岛素瘤、胰高糖素瘤、GH释放因子瘤等；⑤突眼性甲状腺肿、胃肠道瘘管及肢端肥大症。

【用法用量】 ①静脉滴注。用于食管-胃静脉曲张出血，0.025mg/h，持续静脉滴注，最多治疗5d，用0.9%氯化钠注射液稀释，并立即使用。②皮下注射。a. 应激性或消化性溃疡出血：每次0.1mg，3次/d，疗程3～5d，严重者静脉给药。b. 急性重型胰腺炎：每次0.1～0.2mg，3次/d，疗程5～14d。c. 胰腺损伤或术后胰瘘：每次0.1mg，3次/d，疗程7～14d或直至瘘管闭合。d. 胃肠道瘘管：每次0.1mg，3次/d，疗程10～14d或直至瘘管闭合。e. 胃肠胰内分泌肿瘤：起始剂量每次0.05mg，1～2次/d，根据患者的耐受性及疗效，逐渐提高至每次0.2mg，3次/d。

【用药监护】 ① 下列情况禁用：对本品过敏者、儿童、孕妇和哺乳期妇女。

② 下列情况慎用：肾功能损害、胰腺功能异常、胆石症、胰岛素瘤、高尿酸血症及全身感染。

③ 肝硬化患者的药物 $t_{1/2}$ 延长，故需改变维持剂量。

④ 本品可使胆囊收缩功能减退，长期应用可引起胆石形成。因此，在本品治疗前和治疗期间应每隔6～12个月做1次胆囊B超检查及胆囊脂餐试验，经本品治疗患者罹患的胆石症大多没有症状，必须定期检查，以便及早预防和处理胆囊沉积物。

⑤ 长期应用本品可引起甲状腺功能减退，因此应定期监测甲状腺功能。

⑥ 长期接受本品治疗的患者，可能出现维生素 B_{12} 水平下降和希林试验（维生素 B_{12} 吸收试验）异常。因此，对于长期接受本品治疗的患者，应注意监测维生素 B_{12} 水平，尤其是维生素 B_{12} 缺乏患者。

⑦ 本品与酮康唑合用，可产生协同作用，并降低泌尿系的皮质醇分泌。本品可降低胃肠道对环孢素的吸收，也可延缓西咪替丁的吸收。与溴隐亭合用，可增加溴隐亭的生物利用度。生长抑素类似物会降低CYP450酶参与代谢物质的CL，这是由于其抑制GH分泌造成的，所以不排除本品也会有此作用，因此与其他主要通过CYP3A4代谢且疗效范围较窄的药物（如特非那定）合用时应小心监测，必要时调整剂量。

⑧ 本品可抑制GH、胰高血糖素和胰岛素

的分泌，故可能引起血糖调节紊乱，使餐后血糖（PPG）增高，长期皮下用药还可能出现持续性的高血糖。本品也可引起低血糖症，并可改变接受胰岛素治疗的糖尿病患者（尤其T1DM患者）对胰岛素的需求量。因此，用药期间应密切监测血糖水平，防止引起血糖异常。对使用本品和口服降糖药的糖尿病患者也应进行血糖监测，必要时调整口服降糖药的用量。

⑨ 少数胃肠胰腺内分泌肿瘤患者接受本品治疗时，有症状突然失控而导致严重症状迅速复发的报道。因此，对这类患者应加强临床监测，防止发生严重症状复发。

⑩ 对于胰岛素瘤患者，本品有可能增加低血糖的严重程度，并延长其持续时间。这是因为本品对GH和胰高血糖素分泌的抑制大于对胰岛素分泌的抑制，且其抑制后者的作用时间较短。因此，当这类患者应用本品或改变剂量时，应密切注意监察患者是否有心悸、出汗、无力、饥饿、恶心、面色苍白等低血糖症状。一旦出现，应立即停药，及时处置。当这类患者采用较频繁的小剂量给药方法，可减少和减轻血糖水平明显波动的发生。

⑪ 本品偶可引起肝功能异常，包括胆汁淤积性肝炎和无胆汁淤积的急性肝炎，停药后血清氨基转移酶可恢复正常。也可引起缓慢发生的高胆红素血症伴血清氨基转移酶、ALP及GGT轻度增高。因此，用药期间应注意观察肝损害的症状及体征，并定期监测肝功能，发现异常及时处置。

⑫ 接受本品治疗的个别患者可发生急性胰腺炎，通常在开始治疗的几个小时或几日内出现，但停药后可逐渐消失。长期应用且发生胆石症的患者也可能出现胰腺炎。因此，治疗中应注意监测，一旦发现此症征兆，即停止给药。

⑬ 本品偶可引起心动过缓，并有引起传导异常、ECG改变和高血压的报告。用药期间应注意监测，发现异常及时处置。

⑭ 本品用于肢端肥大症（为垂体GH异常分泌增多所致）治疗时，对长期接受同一剂量治疗的患者，应每6个月检测1次GH水平，并定期做蝶鞍区MRI检查，如发现垂体肿瘤增大或扩散，尤其出现视交叉压迫（表现出视力减退、视野缺损、眼球运动障碍或视神经盘水肿等）并发症时，应考虑转换其他治疗方法。

⑮ 本品最常见的不良反应为注射部位的局部反应和胃肠道症状。局部反应包括疼痛或注射部位的针刺、麻刺或烧灼感，可伴有红肿。这些现象的持续时间极少超过15min。注射前使药液达到室温，或减少溶剂用量，提高药物浓度，避免短期内在同一部位多次注射等方法均可减轻局部反应。为防止污染，本品应于用药前配制抽取，多剂药瓶的穿刺次数不应超过10次。预制后的滴注液在24h内稳定。胃肠道反应主要表现为食欲减退、恶心、呕吐、痉挛性腹痛、胃肠胀气、稀便、腹泻及脂肪痢。有约10%的患者出现类似急性肠梗阻的间歇性胃肠症状，如伴进行性腹部膨胀、严重上腹痛、肌紧张和肌卫（肌抵抗），这些症状通常随着治疗的进行而减轻。在两餐之间或晚睡前用药，可减轻上述反应发生。本品尚可引起暂时性脱发和过敏反应，出现过敏反应时须停药。

⑯ 本品过量可引起心率减慢、面部潮红、腹部绞痛、腹泻、胃部空虚感及恶心，停药24h内症状消失，采用对症和支持疗法有利于症状改善。

柳氮磺吡啶【典】【基】 Sulfasalazine

（柳氮磺吡啶，维柳芬；Azulfidine，Salazopyrin）

【药理分类】 炎症性肠病治疗药或抗风湿药，属磺胺类药。

【适应证】 ①主要用于炎症性肠病，如活动期的CD和轻中度溃疡性结肠炎的治疗及重度溃疡性结肠炎的辅助治疗；②亦用于类风湿关节炎、幼年类风湿关节炎、强直性脊柱炎和银屑病性关节炎。

【用法用量】 ①治疗炎症性肠病（主要为溃疡性结肠炎）。a. 口服。4～6g/d，分次口服，给药间隔不宜超过8h；为防止消化道不耐受，起始以1～2g/d的小剂量开始，如超过4g/d，应警惕毒性增加。严重发作时，每次1～2g，3～4次/d，可与糖皮质激素合用。轻中度发作：每次1g，3～4次/d。缓解期时，给予维持剂量，一般2～3次/d，每次1g。b. 栓剂。用于溃疡性结肠炎直肠-乙状结肠炎型：塞入肛内，每次0.5g（1粒），2～3次/d；症状明显改善后，改用维持剂量，每晚或隔日晚用1粒。②抗风湿药。类风湿关节炎：口服，1.5～3.0g/d，分2次服。用于治疗类风湿性关节炎时，临床疗效常出现在治疗后1～2个月内，与止痛药和（或）NSAID同时服用至少到本品显效止。

【用药监护】 ① 下列情况禁用：对本品及其他磺胺类药过敏、肠梗阻及尿路阻塞、急性间歇性卟啉病、拟生育的男性患者，以及孕妇、哺乳期妇女和2岁以下小儿。

② 下列情况慎用：G6PD缺乏、血小板或粒细胞减少、血紫质症、肠道或尿道梗阻、肝或肾功能损害。

③ 老年人避免使用，确有指征时需权衡利弊后决定。

④ 失水和休克患者应用本品易致肾功能损害，应慎用或避免应用。

⑤ 肾功能损害者应减量。

⑥ 对呋塞米、噻嗪类利尿药、CAI，以及砜类药、磺酰脲类药、水杨酸类药或其他磺胺类药过敏者，对本品也会过敏。

⑦ 治疗期间，应做以下检查：a. 治疗前做血常规检查，以后每月检查1次，尤其对接受较长疗程的患者。b. 每2～3日检查1次尿常规，以发现长疗程或高剂量治疗时可能发生的结晶尿、血尿或蛋白尿。c. 肝肾功能检查，观察有无肝肾功能异常。d. 直肠镜与乙状结肠镜检查，观察用药效果及调整剂量。如发现有骨髓抑制或结晶尿、血尿、肝功能明显异常，应立即停药，并及时处置。

⑧ 本品为水杨酸与磺胺吡啶的偶氮化合物，故具有水杨酸类药和磺胺类药的某些化学和药理学特性，用药时应加注意。本品与尿碱化药合用，可增加本品在碱性尿中的溶解度，使其排泄增多。与口服抗凝药、口服降糖药、甲氨蝶呤、苯妥英钠和硫喷妥钠等合用，因本品可取代后者的蛋白质结合部位，或抑制其代谢，以致药物作用时间延长或发生毒性；因此，这些药物与本品合用，或在应用本品之后使用时需调整其剂量。与洋地黄制剂或叶酸合用，后者的吸收减少，血药浓度降低；因此，本品与洋地黄制剂合用时，必须随时观察洋地黄制剂的作用与疗效；对同时需用本品及叶酸治疗的炎性肠性患者，胃肠外给予叶酸可避免此种影响。与丙磺舒合用，会降低本品肾小管排泌量，致使本品的血药浓度上升，作用延长，容易中毒。与新霉素合用，因新霉素抑制肠道菌群，影响本品在肠内分解，从而使其作用降低。与维生素B_{12}合用，可影响后者的吸收。与葡萄糖酸钙合用，可导致本品的吸收延迟。PABA可代替磺胺类药被细菌摄取，对磺胺类药的抑菌作用发生拮抗，因而两者不宜合用。骨髓抑制药与本品合用，可能增强骨髓抑制药对造血系统的不良反应；两者必须合用时，应严密观察可能发生的毒性反应。本品长时间与避孕药（雌激素类）合用，可导致避孕的可靠性减少，并增加经期外出血的机会。溶栓药物与本品合用，可能增大其潜在的毒性作用。肝毒性药物与本品合用，可能引起肝毒性反应率增高；两者合用时，应监测患者的肝功能，尤其对用药时间较长及以往有肝病史的患者。光敏感药与本品合用，可能发生光敏感效应相加。接受本品治疗者对维生素K的需要量增加。乌洛托品在酸性尿中可分解产生甲醛，后者可与本品形成不溶性沉淀物，使发生结晶尿的危险增加，因此两者不宜合用。本品可取代保泰松的血浆蛋白结合部位，两者合用时可增强保泰松的作用。磺吡酮与本品合用，可减少本品自肾小管的分泌，致使本品的血药浓度升高且持久，从而产生毒性反应；因此，在应用磺吡酮期间或在用其治疗之后，可能需要调整本品的剂量；当磺吡酮疗程较长时，定期监测本品的血药浓度有助于本品的剂量调整。由于络合作用，硫酸亚铁可能干扰本品的吸收。本品可诱导CYP450介导的环孢素的代谢，从而降低其药效。考来烯胺会妨碍本品的肠道吸收，为避免此相互作用的发生，两者服用的间隔时间应尽可能延长。

⑨ 用药前，应告知患者：a. 本品可能引起恶心、呕心、腹痛、腹胀、胃痛及胃灼热感等胃肠道刺激症状，餐后服药、将一次剂量分成小量多次服用（甚至可1h 1次），可使症状减轻。b. 服用本品肠溶片或结肠溶胶囊时，应整片整粒以水吞服，不可压碎、掰开或剥开服用，否则减失疗效。c. 本品服用后，尿液可呈橘红色，此为正常现象，不必疑虑。d. 本品偶可致皮肤黄染，此并非药源性黄疸或病情恶化，停药后可逐渐消退。e. 铁剂和钙剂可能影响本品的吸收，应避免同时服用。f. 服用本品偶可引起听力丧失和耳鸣，用药期间如出现耳鸣、听力下降或耳部饱满感现象，应及时停药就医。g. 使用本品栓剂时须注意：ⓐ栓剂在放置过程中有时栓体表面会析出白霜，属基质正常现象，不影响疗效。ⓑ用药后大便会发现有黄色颗粒状物排出，此乃药物在肠道内分解产物及未完全吸收，属正常现象。ⓒ如用药不久即排便，并发现有大量黄色

药物颗粒排出，则应补用药栓1粒。ⓓ如用药数小时后排便时栓剂仍以原形整粒排出，则属异常现象，这种现象如重复发生数次，应停用栓剂治疗。h. 本品用于类风湿关节炎时，通常在治疗后1～2个月内才出现疗效，故应按医嘱坚持服药，不可因用药后没有立即显效而自行中断治疗。

⑩ 使用本品时须注意：a. 对先前未曾服用过本品者，开始服药时应使用低剂量，并在最初几周内逐渐增加剂量。b. 应根据患者的反应与耐受性随时调整剂量，部分患者可采用间歇治疗（用药2周，停药1周）。c. 当本品用量≥4g/d，或血药浓度＞50μg/ml时，不良反应或毒性反应增加，应加强监护。d. 应嘱患者服药期间多饮水，保持高尿流量，防止发生结晶尿及尿结石，必要时给服碱化尿液的药物。e. 用于炎症性肠病时，腹泻无改善时可加大剂量。f. 夜间停药间隔不得超过8h。g. 接受本品治疗者对维生素K需要量增加，长期或高剂量用药时应同时补充适量维生素K。h. 服用本品结肠溶胶囊时，由于个体差异，个别患者可能偶尔出现少量排囊现象，必要时可改用本品肠溶片。i. 患者如出现皮肤损害现象、血液毒性症状、肺部并发症或其他严重不良反应，必须立即停止用药。

⑪ 急性溃疡性结肠炎用药后的一些临床症状（如发热、体重改变、腹泻及便血）与乙状结肠镜检查、活组织检查一样具临床意义。临床症状如腹泻等消失后，仍需继续用药。只有当内镜检查确定好转后，才可降至维持剂量。如腹泻复发，则应将剂量加大至停药前的剂量。

⑫ 本品偶可引起胰腺炎，可能与剂量无关，用药期间应注意观察。患者如出现上腹部突发持续性剧痛，并向腰背部放射，而且进食加剧，弯腰、起坐或身体前倾则减轻等症状时，应考虑急性胰腺炎，必须立即停药检查SAMY，以免延误病情。

⑬ 本品用于类风湿性关节炎治疗时，临床效果出现在治疗后1～2个月内。因此，在本品治疗初期应同时服用止痛药和（或）NSAID至少到本品显效时止。

⑭ 本品最常见的不良反应有恶心、畏食、体温升高、红斑、瘙痒、头痛、心悸。少见且与剂量有关的不良反应有红细胞异常（如溶血性贫血、巨幼红细胞性贫血），紫绀、胃痛、腹痛、头晕、耳鸣、排尿困难、蛋白尿、血尿、皮肤黄染。可能与剂量无关的不良反应有骨髓抑制（如伴有白细胞减少、粒细胞减少、血小板减少）、中毒性肝炎和甲状腺肿大、外周神经病变、无菌性脑膜炎、出疹、荨麻疹、多形性红斑或SJS、剥脱性皮炎、Lyell综合征、光敏感性、肺部并发症（纤维性肺泡炎伴有如呼吸困难、咳嗽、发热、EOS增多症）、眶周水肿、血清病、狼疮样综合征、肾病综合征。用药期间应注意观察，并定期做相关检查，发现异常及时处置。

⑮ 当本品用量达到或超过4g/d或血药浓度＞50ug/ml时，不良反应或毒性反应增多。本品过量可出现恶心、呕吐、腹泻、尿痛或排尿困难、血尿、下背部疼痛、嗜睡、癫痫发作等症状。处置：首先应洗胃，继而静脉补液利尿，静脉给予碳酸氢钠碱化尿液，警惕出现少尿和无尿症状。如发生无尿，应及时进行透析治疗。如出现高铁血红蛋白血症（出现紫绀）时，应缓慢静脉给予亚甲蓝1～2mg/(kg·d)；病情严重者，1h后可重复给药1次。如出现严重的硫血红蛋白血症（患者血中含有硫化血红蛋白，主要表现为皮肤和面部带有蓝色的发绀，呈蓝灰色，重者可有头晕、头痛，甚至气急、晕厥等），应进行输血替换治疗。

第十二章 泌尿系统疾病用药

第一节 利尿药

呋塞米[典][基] Furosemide

（呋喃苯胺酸，速尿；Frusemide）

【药理分类】 袢利尿药。

【适应证】 ①水肿性疾病：包括CHF、肝硬化、肾脏疾病（肾炎、肾病及各种原因所致的急慢性肾衰竭），与其他药物合用治疗急性肺水肿和急性脑水肿等；②噻嗪类药物疗效不佳的高血压，尤其当伴有肾功能损害或出现高血压危象时；③高钾血症、高钙血症及稀释性低钠血症（尤其当血钠浓度＜120mmol/L时）；④预防急性肾衰竭：用于各种原因导致的肾血流灌注不足，如失水、休克、中毒、麻醉意外及循环功能不全等，在纠正血容量不足的同时及时应用，可减少急性肾小管坏死的机会；⑤SIADH；⑥急性药物及毒物中毒：如巴比妥类药中毒等。

【用法用量】 ①口服。a. 水肿性疾病：起始剂量20～40mg，1～2次/d，必要时6～8h后追加20～40mg。最大剂量虽可达600mg/d，但一般应控制在100mg/d以内，分2～3次服。b. 高血压：起始剂量40～80mg/d，分2次服。c. 高钙血症：80～120mg/d，分1～3次服。②静脉注射。a. 水肿性疾病，紧急情况或不能口服者：起始剂量20～40mg，必要时每2小时追加剂量，直至出现满意疗效。维持用药阶段可分次给药。b. 急性左心衰竭，起始剂量40mg，必要时每小时追加80mg，直至出现满意疗效。c. 急性肾衰竭：可200～400mg加于0.9%氯化钠注射液100ml内静脉滴注，滴注速率不超过4g/mim。有效者按原剂量重复应用或酌情调整剂量，但总剂量不超过1g/d。利尿效果差时不宜再增加剂量，以免出现肾毒性，对急性肾衰竭恢复不利。d. 慢性肾衰竭：一般40～120mg/d。e. 高血压危象：起始剂量40～80mg，伴急性左心衰竭或急性肾衰竭时，可酌情增加剂量。

【用药监护】 ① 下列情况禁用：对磺胺类和噻嗪类药物过敏、低钾血症、HE及超量服用洋地黄者。

② 下列情况慎用：无尿或严重肾功能损害（不能盲目加大剂量，需要加大剂量时应延长给药间隔时间，以免出现耳毒性等不良反应。如出现血氮质升高或少尿，应停药）、糖尿病（本品可致血糖升高、尿糖试验阳性）、高尿酸血症或有痛风史、严重肝功能损害（水电解质紊乱可诱发肝昏迷）、AMI（过度利尿可促发休克）、系统性红斑狼疮（可加重病情或诱发活动）、前列腺增生症、胰腺炎或有此病史、有低钾血症倾向者（尤其应用洋地黄制剂或有室性心律失常者）及哺乳期妇女。

③ 孕妇（尤其妊娠早期）尽量避免应用。

④ 本品在新生儿中 $t_{1/2}$ 明显延长，故新生儿给药间隔时间应延长。

⑤ 老年人应用本品时发生低血压、电解质紊乱、血栓形成和肾功能损害的机会增多，因此老年人应用须谨慎。

⑥ 对磺胺类药和噻嗪类利尿药过敏者，对本品亦可能过敏。

⑦ 用药期间，应定期检查血常规、血电解质（尤其合用洋地黄制剂或皮质激素类药物及肝或肾功能损害者）、血压（尤其用于降压、老年人，或大剂量应用时）、肝肾功能、血糖、BUA、酸碱平衡情况及听力。

⑧ 本品用量应从最小有效量开始，然后

根据利尿反应调整剂量，以减少水电解质紊乱等不良反应的发生。

⑨ 本品肠道外用药宜静脉给药，不主张肌内注射。常规剂量静脉注射的时间应超过1～2min，大剂量静脉注射时不超过4mg/min，注射过快易引起耳毒性。静脉用药剂量为口服的1/2时即可达到同样疗效。

⑩ 本品注射液为加碱制成的钠盐注射液，碱性较高，故静脉注射时宜用0.9%氯化钠注射液稀释，而不宜用葡萄糖注射液（偏酸性）稀释，以免产生沉淀而减失疗效。

⑪ 糖皮质激素、盐皮质激素、ACTH及雌激素能降低本品的利尿作用，并增加电解质紊乱（尤其低钾血症）的发生机会。NSAID能降低本品的利尿作用，肾功能损害机会也增加，这与前者抑制PG合成、减少肾血流量有关。服用水合氯醛后静脉注射本品可致出汗、面部潮红、血压升高，这与T_4由结合状态转为游离状态增多，从而导致分解代谢加强有关。本品可加强非去极化型肌松药（如氯化筒箭毒碱、泮库溴铵、维库溴铵等）的作用，患者手术中如需使用这类肌松药，则应于术前1周停用本品片剂，注射给药时则应于术前2d停用。本品可增强降压药的作用，合用时后者的剂量应适当减少。本品可使UA排泄减少，BUA升高，与抗痛风药合用时应调整后者的剂量。本品可降低抗糖尿病药的疗效。本品可降低抗凝药和抗纤溶药的作用，主要是利尿后血容量下降，致血中凝血因子浓度升高，以及利尿使肝血液供应改善和肝脏合成凝血因子增多有关。本品易引起电解质紊乱（如低血钾），故与洋地黄制剂合用易致心律失常，两者合用时应注意补钾；已超量服用洋地黄制剂者禁用本品。本品与氯贝丁酯合用，两药的作用均增强，并可出现肌肉酸痛、强直。与可激动α受体的拟交感神经药及抗癫痫药、丙磺舒合用，本品的利尿作用减弱。与治疗剂量的多巴胺合用，利尿作用加强。与两性霉素B、头孢菌素类和氨基糖苷类抗生素合用，肾毒性和耳毒性增加，尤其在原有肾功能损害时。与抗组胺药合用，耳毒性增加，易出现耳鸣、头晕、眩晕。与锂剂合用，肾毒性明显增加，应尽量避免合用。与巴比妥类药、麻醉药合用，易引起直立性低血压。与碳酸氢钠合用，发生低氯性碱中毒机会增加。与水杨酸类药合用，可增加后者的毒性反应。与美托拉宗合用，可引起严重的电解质紊乱。

⑫ 用药前，应告知患者：a. 本品每日用药1次时，可安排在早晨；如每日用药2次，可安排在上午7:00～8:00与下午3:00～4:00，以免夜尿次数增多而影响睡眠。b. 口服药与牛奶同服可减轻胃肠道反应。c. 乙醇可增强本品的利尿和降压作用，用药期间应避免饮酒或服用含乙醇制剂。d. 使用本品时摄入味精（主要成分为谷氨酸钠）可协同排钾，易导致低钾血症和低钠血症，用药期间应尽量避免不用或少用。e. 如因大量排尿而口渴思饮时，不可只饮白开水，而应在医师指导下摄入含电解质的饮料。

⑬ 使用本品时须注意：a. 本品可致血糖升高、尿糖试验阳性、原有糖尿病加重，尤其糖尿病或糖尿病前期患者，应注意监测。b. 静脉注射时，应密切监护患者的生命体征，因曾有静脉注射本品引起心脏停搏致死的报道。c. 晚期肝硬化患者应用本品时，应防止因低血钾而诱发肝性昏迷。d. 有些患者应用本品后可诱发痛风，用药期间应注意随访患者有无关节疼痛和肿胀（尤其夜间有无疼痛），如有出现，应停用本品。e. 高钙血症时使用本品，可引起肾结石。f. 对于少尿（成人<30ml/h，持续2h或2h以上）或无尿患者，在应用本品最大剂量后24h仍然无效时，应停止使用。g. 本品注射液应避光保存，如变黄色，不可再用。

⑭ 本品利尿作用迅速，大量利尿可引起脱水和血容量不足，甚至引起晕厥和休克，老年人则可能引起血栓形成。因此，当本品产生明显利尿作用时，应注意患者的水出入量平衡，对重症患者应记录24h尿量，并注意观察心源性水肿和肾性水肿患者的改善情况，及时调整剂量，防止利尿过度而引起不良反应。

⑮ 低钾血症是本品的主要不良反应之一，大剂量或长期用药、过度脱水及同时应用排钾类固醇激素时更易发生，老年人、慢性心脏病及长期限钠者均为易患者。因此，在大剂量或长期用药时应密切监测血钾，尤其对易患者及合用排钾类固醇激素者应严格掌握剂量，常规给予口服适量氯化钾，密切观察利尿效果和低钾症状，及时调整本品剂量。同时，应嘱患者在治疗期间注意进食高钾食物（如香蕉、柑橘、糙米、燕麦、豆类、深色蔬菜及海带、香菇、肉汤等），也可使用食用钾盐。患者如出现低钾血症或低钾血症倾向时，应及时静脉补充钾盐，并适当补充钙、镁。

⑯ 本品大剂量或长期应用时，易引起直立性低血压（与水电解质紊乱有关），老年人、虚弱者或与抗高血压药、巴比妥类药或麻醉药合用时更易发生。因此，大剂量或长期应用时需加强监护（尤其对老年人、虚弱者），尽量避免与上述药物合用，必须合用时应调整这些药物的剂量，并密切监测血压，同时告知患者：用药期间（尤其在用药初期和增加剂量时）应采取自我预防措施，比如用药后可卧床静息1～2h，避免强力劳作或过度活动（尤其在热环境中），或被烈日直晒；由蹲或卧位直立时，宜扶持，应缓慢；老年人或体弱者站立勿过久，并不宜热水浸浴，热水淋浴时间也不宜过长，尤其在疲倦和饥饿状态时更应注意。如感觉头晕或眩晕，应立即就地倚坐休息，最好卧床，并取脚高头低仰卧位，以免发生直立性低血压，或因直立性低血压而发生晕厥、跌伤或其他意外。

⑰ 本品大剂量应用时可出现BUN水平升高，引起的BUN水平升高可能有以下两种情况。一是过度脱水所致BUN水平升高（不伴有SCr水平升高），则此情况是可逆的，可减量或暂时停药观察；二是治疗肾病水肿时引起的BUN升高（同时伴有其他肾功能急剧减退），此时必须停药。因此，应仔细鉴别，区别对待。

⑱ 本品具有一定的耳毒性，早期症状为耳内胀满或异物感或填塞感，然后出现耳鸣，最后造成听力丧失。耳毒性多发生在大剂量快速注射时（>4～15mg/min）或长期大剂量服用时，肾功能损害（尤其尿毒症）者易患，多为暂时性，少数为不可逆性，尤其当与其他耳毒性药物［如氨基糖苷类及多肽类抗生素、红霉素、林可霉素、长春新碱、铂类抗肿瘤药、抗肝素化制剂（如保兰勃林）、沙利度胺、奎宁、氯喹、磺胺类药及阿司匹林等水杨酸类药］同时应用时。因此，静脉注射宜缓慢，并避免长期大剂量应用或与其他耳毒性药物同时应用，发现耳毒性早期症状后，应及时停药。

⑲ 本品其他不良反应常见低氯血症、低氯性碱中毒、低钠血症、低钙血症，以及与此有关的口渴、乏力、肌肉酸痛、心律失常等。少见过敏反应（包括皮疹、间质性肾炎，甚至心脏停搏）、视物模糊、黄视症、光敏感、头晕、头痛、食欲减退、恶心、呕吐、腹痛、腹泻、胰腺炎、肌强直等。偶见粒细胞减少、血小板减少性紫癜和再生障碍性贫血、肝功能损害、指或趾感觉异常、高尿酸血症。尚有报道本品可加重特发性水肿。用药期间应注意观察，并定期做相关实验检查，患者如出现过敏反应、心律失常、视觉障碍、胰腺炎、骨髓抑制及其他严重反应，必须及时停药处置。

⑳ 已有报道，本品可因引起低血钾而诱发RM（症状及处置方法参阅法罗培南【用药监护】⑨），对用药剂量较大或疗程较长者应注意监测血钾，防止出现低钾血症和RM。

氢氯噻嗪[典][基] Hydrochlorothiazide

（双氢克尿塞，双氢氯噻嗪；Chlorzede，Chlothia）

【药理分类】 噻嗪类利尿药。

【适应证】 用于水肿性疾病（包括CHF、肝硬化腹水、肾病综合征、急慢性肾炎水肿、慢性肾衰竭早期、肾上腺皮质激素和雌激素治疗所致的钠、水潴留）、高血压（主要用于治疗原发性高血压）、中枢性或肾性尿崩症、肾石症（预防含钙盐成分形成的结石）。

【用法用量】 口服。水肿性疾病，每次25～50mg，1～2次/d，或隔日治疗，或每周连服3～5d。高血压，25～100mg/d，分1～2次服用，并根据降压效果调整剂量。

【用药监护】 ① 下列情况禁用：对本品及其他噻嗪类或磺酰胺类药物过敏者、无尿者。

② 下列情况慎用：严重肾功能损害（此时本类药物效果差，应用大剂量则可致药物蓄积，毒性增加）、严重肝功能损害（水电解质紊乱可诱发肝昏迷）、糖尿病、高尿酸血症或有痛风史、高钙血症、低钠血症、胰腺炎、红斑狼疮（可加重病情或诱发活动）、交感神经切除（降压作用加强）者，以及运动员、孕妇和有黄疸的婴儿（可使血BIL升高）。

③ 哺乳期妇女不宜服用。

④ 老年人应用本类药物较易发生低血压、电解质紊乱和肾功能损害。

⑤ 有痛风史者必须应用本品时，应注意调整本品的用量，并加用抗痛风药。

⑥ 本品与磺胺类药、呋塞米、布美他尼、CAI有交叉过敏反应。

⑦ 本品应从最小有效量开始用药，以减少不良反应的发生，减少反射性肾素和醛固酮

分泌。

⑧ 用药期间，应定期监测血电解质、血常规、血糖、血压、BUA、BUN、SCr及酸碱平衡情况，尤其长期用药者更应注意。

⑨ 有低钾倾向者，应酌情补钾或与补钾利尿药合用。补钾时，注意不要引起高血钾。

⑩ 肾衰竭患者对本品通常不敏感，常需加大剂量才可出现利尿作用。如用量达最大剂量后24h仍然无效，应停止用药，防止药物蓄积中毒。

⑪ 停用本品时，应逐渐减量进行，以免引起Cl^-、Na^+及水的潴留。

⑫ 本品与治疗剂量的多巴胺合用，利尿作用加强。与降压药（如利舍平、胍乙啶、可乐定等）合用，利尿、降压作用均增强。与MAO抑制药合用，可加强降压效果。与阿替洛尔合用，降压作用协同，控制心率的效果也优于阿替洛尔单用。与二氮嗪合用，可加重血糖增高。与β受体阻断药合用，可增强对血脂、UA和血糖的影响。与金刚烷胺合用，可产生肾毒性。与奎尼丁合用，后者作用增强，有致中毒的危险性。与酮色林合用，可发生心律不齐。与吩噻嗪类药合用，可导致严重的低血压和休克。与巴比妥类药、ACEI（如卡托普利、依拉普利等）合用，可引起直立性低血压。与麻醉药合用，可增加低血压作用。与甲氧苄啶合用，易发生低血钠症。与氯磺丙脲合用，可降低血钠浓度。与降血糖药合用，后者的作用可降低。与可激动α受体的拟交感神经药及抗癫痫药合用，利尿作用减弱。与降血糖药合用，后者作用降低。与碳酸氢钠合用，发生低氯性碱中毒的机会增加。与锂剂合用，因本品可减少肾脏对锂的清除，而使锂的肾毒性增高。与维生素D合用，可升高血钙浓度。本品可升高血糖水平，降低抗糖尿病药的作用，合用时应注意调整剂量。本品可增强非去极化型肌松药的作用，与血钾下降有关。本品可使UA排泄减少，BUA升高，与抗痛风药合用时应调整后者的剂量。本品可降低抗凝药的作用，主要与利尿后血容量下降、血中凝血因子浓度升高，以及利尿使肝血液供应改善、肝脏合成凝血因子增多有关。本品可降低丙磺舒作用，两者合用时应加大丙磺舒的用量。溴丙胺太林可明显增加本品的胃肠道吸收。肾上腺皮质激素、ACTH、雌激素、两性霉素B（静脉用药），能降低本品的利尿作用，增加发生电解质紊乱（尤其低钾血症）的机会。NSAID（尤其吲哚美辛）能降低本品的利尿作用，与前者PG合成、减少肾血流量有关；与吲哚美辛合用，还可引起急性肾衰竭。乌洛托品与本品合用，其转化为甲醛受抑制，疗效下降。使用本品期间给予静脉麻醉药羟丁酸钠，或与利托君、洋地黄制剂、胺碘酮等合用，可导致严重的低血钾；本品引起的低血钾则可增强洋地黄制剂、胺碘酮等的毒性。考来烯胺能减少胃肠道对本品的吸收，故应在口服考来烯胺1h前或4h后服用本品。过多输入氯化钠溶液可消除本品的降压利尿作用。

⑬ 用药前，应告知患者：a. 本品每日用药1次时，可安排在早晨；如每日用药2次，可安排在上午7:00～8:00与下午3:00～4:00，以免夜尿次数增多而影响睡眠。b. 咸食可拮抗的本品降压利尿作用，服药期间应进清淡饮食。c. 用药期间摄入乙醇易发生直立性低血压，故应避免饮酒或含乙醇饮料。d. 治疗中，如出现口干、软弱、嗜睡、肌痛、腱反射消失等电解质紊乱早期症状，应暂停用药，并及时报告医师。e. 用于高血压时须注意：ⓐ降血压作用可能于用药3～4d后出现，最大效应可能需要3～4周，不要因用药后未显疗效而自行中断治疗。ⓑ开始用药时，尿量增多，次数增加，会感全身无力，继续用药后疲倦不适感可消失，尿量也不再增加，但抗高血压效果仍然存在，不要因为尿量没有增加而怀疑其抗高血压作用。

⑭ 本品的其他不良反应尚有：可见低氯血症、低氯性碱中毒、低钠血症、高糖血症、高尿酸血症。少见过敏反应（如皮疹、荨麻疹等）、白细胞减少或缺乏、血小板减少性紫癜等。罕见胆囊炎、胰腺炎、性功能减退、光敏感、色觉障碍等。用药期间应注意观察，并定期做相关检查，出现过敏反应、血液毒性反应、视觉障碍、HE（参阅拉米夫定【用药监护】⑫）、胆囊炎或胰腺炎症状后，及时停药大多可逐渐恢复，必要时对症处置。

⑮ 本品过量时应尽早洗胃，给予支持疗法和对症治疗，并密切监测血压、电解质和肾功能。

⑯ 其他参阅呋塞米【用药监护】⑭～⑯、⑳。

螺内酯[典][基] Spironolactone

（安体舒通，螺旋内酯；Aldactone，Antisterone）

【药理分类】 保钾利尿药。

【适应证】 ①水肿性疾病：与其他利尿药合用，治疗充血性水肿、肝硬化腹水、肾性水肿等水肿性疾病，其目的在于纠正上述疾病时伴发的继发性醛固酮分泌增多，并对抗其他利尿药的排钾作用，也用于特发性水肿的治疗；②高血压：作为治疗高血压的辅助药物；③PA：可用于此病的诊断和治疗；④低钾血症的预防：与噻嗪类利尿药合用，增强利尿效应和预防低钾血症。

【用法用量】 口服。①水肿性疾病：40～120mg/d，分2～4次服用，至少连用5d，以后酌情调整剂量。②高血压：起始40～80mg/d，分次服用，至少连用2周。③慢性心力衰竭：起始剂量10mg/d，最大剂量20mg/d。④PA：手术前患者100～400mg/d，分2～4次服用。不宜手术者，则选用较小剂量维持。⑤诊断PA：长期试验，400mg/d，分2～4次服用，连用3～4周。短期试验，400mg/d，分2～4次服用，连用4d。

【用药监护】 ①下列情况禁用：对本品或其他磺酰胺类药物过敏、高钾血症、急性肾功能损害及无尿者。

②下列情况慎用：严重CHF、低钠血症、肝功能损害（因可引起的电解质紊乱而诱发HE）、酸中毒（可加重酸中毒或促发本品所致的高钾血症）、乳房增大或月经失调者及哺乳期妇女。

③孕妇用药时间应尽量短。

④老年人用药较易发生高钾血症和利尿过度，用药期间应注意监测。

⑤给药应个体化，从最小有效量开始使用，以减少电解质紊乱等不良反应。

⑥用药前应了解患者血钾浓度，但在某些情况血钾浓度并不能代表机体内钾含量，如酸中毒时钾从细胞内转移至细胞外而易出现高钾血症，酸中毒纠正后血钾即可下降。

⑦本品起效较慢，维持时间较长，故首日剂量可增加至常规剂量的2～3倍，以后酌情调整剂量。与其他利尿药合用时，可先于其他利尿药2～3d服用。在已应用其他利尿药再加用本品时，其他利尿药剂量在最初2～3d可减量50%，以后酌情调整剂量；停药时，本品应先于其他利尿药2～3d停药。

⑧本品可使荧光法测定血浆皮质醇浓度升高，故取血前4～7d应停用本品或改用其他测定方法。此外，本品尚可使SCr和BUN、血浆肾素、血镁、血钾等测定值升高，并可能使尿钙排泄增多，而尿钠排泄减少，用药时应加考虑。

⑨本品与NSAID（尤其吲哚美辛）合用，本品的利尿作用降低，且合用时肾毒性增加。与可激动α受体的拟交感神经药合用，可降低本品的降压作用。与引起血压下降的药物合用，利尿和降压作用均加强。与下列药物合用时，发生高钾血症的机会增加，如含钾药物、库存血（含钾30mmol/L，如库存10d以上含钾高达65mmol/L）、ACEI、ARB、NSAID和环孢素等。与氯化铵合用，易发生代谢性酸中毒。与卡托普利、依那普利合用，有引起致命性心脏事件的报道。与葡萄糖胰岛素液、碱剂、钠型降钾交换树脂合用，发生高钾血症的机会减少。与肾毒性药物合用，肾毒性增加。与锂剂合用，锂排出减少，血锂浓度增高。与噻嗪类利尿药或氯磺丙脲合用，可引起低钠血症。与华法林合用，抗凝血作用减弱。与考来烯胺合用，可致高氯性代谢性酸中毒。与右丙氧芬合用，可出现男子乳腺发育和皮疹。本品可使地高辛 $t_{1/2}$ 延长。治疗剂量的多巴胺可加强本品的利尿作用。肾上腺皮质激素（尤其具有较强盐皮质激素作用者）、ACTH能减弱本品的利尿作用，而拮抗本品的储钾作用。雌激素能引起水钠潴留，从而减弱本品的利尿作用。甘珀酸、甘草类制剂具有醛固酮样作用，可降低本品的利尿作用。

⑩用药前，应告知患者：a.本品每日用药1次时，可安排在早晨；如每日用药2次，可安排在上午7:00～8:00与下午3:00～4:00，以免夜尿次数增多而影响睡眠。b.本品餐时或餐后服用可减少胃肠道反应，并可能提高本品的生物利用度。c.用药期间，可有意多摄入一些咸味的食物，以补充体内所失盐分，达到身体所需的平衡。d.本品利尿作用通常在服药1～3d后才明显，停药后2～3d作用仍持续，不良反应一般在停药后可逐渐消失。e.治疗中，如出现感觉异常、心跳缓慢、四肢及口周麻木、软弱、极度疲乏、皮肤苍白湿冷、烦躁或淡漠、肌肉酸痛、肌腱反射消失、腹胀及尿潴留等高钾征象，或出现口渴、恶心、呕

吐、乏力、面色苍白、脉搏细弱、体温低下、萎靡、头痛、嗜睡、肌肉痛性痉挛等低钠早期表现，应暂停用药，并立即报告或及时就医，以便及时处置。

⑪ 本品有储钾排钠作用，易致高钾血症，尤其单独用药、进食高钾饮食、与钾剂或含钾药物如青霉素钾等并用，以及存在肾功能损害、少尿、无尿时。本品即使与噻嗪类利尿药合用，高钾血症的发生率仍可达 8.6%～26%，且常以心律失常为首发症状。高钾尚可引起感觉异常、软弱、极度疲乏、恶心、呕吐、腹痛、烦躁、淡漠、皮肤苍白湿冷、肌无力、四肢及口周麻木、腱反射消失、腹胀及尿潴留、软瘫（先躯干后四肢，最后可能导致呼吸困难或窒息），严重者可引起心脏停搏。低钠血症少见，单独应用时少发生，与其他利尿药合用时发生率增高，低钠可引起口渴、畏食、恶心、呕吐、乏力、面色苍白、脉搏细弱、体温低下、萎靡、嗜睡或昏睡、水肿、肌肉痛性痉挛，重者可致昏迷、木僵、惊厥，甚至危及生命。因此，在整个疗程中均应密切监测血电解质，尤其在治疗的早期。患者如出现高钾或低钠征象，应立即停药，及时处置。

⑫ 对肝硬化腹水患者，每日应测量体重并观察疗效，必要时测量腹围，同时注意监测患者的精神状况，如出现意识改变、昏睡、迟钝等症状，应立即处置，防止出现肝昏迷。

⑬ 本品的其他不良反应尚有：常见胃肠道反应，如恶心、呕吐、胃痉挛和腹泻，尚有报道可致消化性溃疡。长期服用时，男性可致乳房发育、阳痿、性功能低下，女性可致乳房胀痛、声音变粗、毛发增多、月经失调、性功能下降。长期或大剂量服用，可发生行走不协调、头痛等。罕见过敏反应（皮疹，甚至呼吸困难）、暂时性 SCr 及 BUN 升高、轻度高氯性酸中毒。长期服用本品和氢氯噻嗪，有发生乳腺癌的报道。用药期间应注意观察，发现异常及时采取减量或停药措施。

氨苯蝶啶【典】【基】 Triamterene

（氨苯蝶呤，三氨蝶啶；Dyrenium，Pterofen）

【药理分类】 保钾利尿药。

【适应证】 ①主要治疗水肿性疾病，包括 CHF、肝硬化腹水、肾病综合征等，以及肾上腺糖皮质激素治疗过程中发生的水钠潴留和特发性水肿；②亦用于氢氯噻嗪或螺内酯无效者。

【用法用量】 口服。开始 25～100mg/d，分 2 次服用，与其他利尿药合用时，剂量可减少，维持阶段可改为隔日疗法。最大剂量不超过 300mg/d。

【用药监护】 ① 下列情况禁用：对本品过敏、高钾血症、严重肝脏疾病、无尿的严重肾功能损害者、留钾治疗或补钾者。

② 下列情况慎用：肝或肾功能损害、糖尿病、低钠血症、酸中毒、有痛风史、肾结石或有此病史，以及孕妇和哺乳期妇女。

③ 老年人应用本品较易发生高钾血症和肾功能损害，用药期间应密切观察。

④ 本品干扰荧光法测定血奎尼丁浓度的结果，也可使血糖（尤其糖尿病患者）、SCr 和 BUN（尤其有肾功能损害时）、血浆肾素、血钾、血镁、BUA 及 UUA 排泄量测定值升高，并使血钠下降，用药时应加考虑。

⑤ 用药期间，应定期检查血常规、血钾、血钠及血糖，尤其对肾功能损害患者、肝硬化患者、糖尿病患者、老年人及大剂量长时间用药者，同时注意肝功能或其他特异反应，随时调整剂量。

⑥ 本品停药应逐渐减量进行，尤其长时间或大剂量应用时，骤然停用可致反跳性钾尿。

⑦ 本品可使血糖升高，与抗糖尿病药合用时，后者剂量应适当加大。本品可使 BUA 升高，与噻嗪类和袢利尿药合用时可使 BUA 进一步升高，故应与治疗痛风的药物合用。本品可使地高辛 $t_{1/2}$ 延长。本品与氯化铵合用易发生代谢性酸中毒。本品应避免与其他保钾利尿药合用。其他参阅螺内酯【用药监护】⑨。

⑧ 用药前，应告知患者：a. 本品每日用药 1 次时，可安排在早晨；如每日用药 2 次，可安排在上午 7:00～8:00 与下午 3:00～4:00，以免夜尿次数增多而影响睡眠。b. 本品餐时或餐后服用可减少胃肠道反应，并可能提高本品的生物利用度。c. 本品服用后可出现淡蓝色荧尿，此为用药后的正常反应，勿疑虑。d. 本品偶可引起光过敏，用药期间应避免人工紫外线照射和烈日直晒。e. 治疗中，如出现高钾或低钠征象（参阅螺内酯【用药监护】⑪），或发生乏力、面色苍白、发热、口腔或喉痛及瘀斑等症状，应暂停用药，并立即报告或及时就医，以便及时处置。

⑨ 本品的不良反应常见高钾血症。偶见

恶心、呕吐、轻度腹泻、胃痉挛、嗜睡、软弱、头晕、头痛、口干、肝功能损害，以及低钠血症和光敏感。罕见过敏反应（皮疹、呼吸困难）、血液系统损害（粒细胞减少，甚至粒细胞缺乏、血小板减少性紫癜及巨幼红细胞性贫血）。用药期间应注意观察，对出现过敏反应、低钠血症、肝功能损害或血液系统损害者，应停药处置。长期服用者肾结石的发生率为 1/1500，应加强随访。

⑩ 其他参阅螺内酯【用药监护】④、⑤。

阿米洛利[典] Amiloride

（氨氯吡咪，必达通；Amipromizide，Midamor）

【药理分类】 保钾利尿药。

【适应证】 主要治疗水肿性疾病，亦用于难治性低钾血症的辅助治疗。

【用法用量】 口服。每次 2.5mg，1 次/d，必要时 2 次/d，早、晚各 2.5mg，与食物同服。

【用药监护】 ① 下列情况禁用：对本品过敏、高钾血症、SCr＞1. 50mg/100ml 或 BUN＞30mg/100ml 者、留钾治疗或补钾者。

② 下列情况慎用：无尿、肾功能损害、糖尿病肾病、酸中毒和低钠血症，以及孕妇（确实需要时才可应用）和哺乳期妇女（应用时需停止哺乳）。

③ 本品的利尿作用、降压作用较轻，因此较少单独应用。常在应用其他利尿药的同时需考虑补钾时才加用本品，通常与氢氯噻嗪、呋塞米等合用。由于本品不经肝脏代谢，因此可用于肝功能损害的患者，而不至于发生药物在体内蓄积（除非肝肾功能同时受损，如肝肾综合征患者）。

④ 本品可使血糖（尤其糖尿病患者）、SCr、BUA 和 BUN（尤其老年人和已有肾功能损害者）、血钾、血镁及血浆肾素测定值升高，并可使血钠浓度下降，用药时应加考虑。

⑤ 用药期间，应定期监测血钾、血钠和血氯，并注意观察高钾血症的症状及视觉变化。如发生高钾血症，应立即停药处置。如出现视觉障碍，应停药并改换其他药物。

⑥ 本品不宜与其他保钾利尿药合用。本品与碘造影剂合用，可增加急性肾功能损害的危险性，因此给予碘造影剂之前应补足水分。与抗精神病药合用，可增加直立性低血压的危险性。与他克莫司合用，易发生致命性高钾血症。其他参阅螺内酯【用药监护】⑨。

⑦ 本品的不良反应常见高钾血症。偶见低钠血症、高钙血症、轻度代谢性酸中毒、胃肠道反应（如口干、恶心、呕吐、腹痛或腹泻）、头痛、头晕、失眠、嗜睡、抑郁、性功能下降、视觉障碍、眼内高压。罕见直立性低血压、过敏反应（瘙痒、皮疹，甚至呼吸困难）。用药期间应注意监测，发现异常可根据情况及时调整剂量，必要时停药对症处置。

⑧ 其他参阅螺内酯【用药监护】④、⑤，及氨苯蝶啶【用药监护】③、⑧。

第二节 抗利尿药及膀胱舒缩功能调节药

去氨加压素 Desmopressin

（的斯加压素，弥凝；DDAVP，Minirin）

【药理分类】 抗利尿药。

【适应证】 ①主要用于中枢性尿崩症，可减少尿量，提高尿渗透压；②用于夜间遗尿症（6 岁或以上儿童患者）；③用于尿崩症的诊断和鉴别诊断；④用于血友病 A 及血管性血友病；⑤控制出血或手术前预防出血：用于先天性或药物诱发的血小板功能障碍、尿毒症、肝硬化及不明原因引起的 BT 延长等。

【用法用量】 ①口服。a. 中枢性尿崩症：一般成人与儿童，起始剂量每次 0.025～0.1mg，1～3 次/d，然后根据疗效调整剂量，一般每次 0.1～0.2mg，2～3 次/d。b. 夜间遗尿症，起始剂量 0.2mg，睡前服，必要时可增至 0.4mg，连续使用 3 个月后停用至少 1 周，以便评估是否需要继续治疗。用药前 1h 至服药后 8h 内需限制饮水量。②喷鼻（鼻喷雾剂）或滴鼻（滴鼻液）：a. 中枢性尿崩症，首次 10μg，睡前用；第 2 次用药，应根据尿量调整喷药时间与次数。喷鼻剂每喷一次恒定剂量 10μg，剂量调整只能调节用药次数。3 个月～12 岁儿童，0.05～0.1mg，2～3 次/d。b. 夜间遗尿症，0.2～0.4mg，睡前用。对儿童应首先使用鼻腔给药制剂。③皮下注射、静脉注射或静脉滴注。a. 中枢性尿崩症，每次 1～4μg，2 次/d，早晚各 1 次。b. 控制出血或手术前预防出血：0.3μg/kg，用0.9%氯化钠注射液稀释至50～100ml，在15～30min内静脉滴注。如疗效显著，可间隔为6～12h重复给药1～2次。

【用药监护】 ①下列情况禁用：对本品过敏、习惯性或精神性烦渴症（24h尿量＞40ml/kg）、中至重度肾功能损害（CL_{Cr}＜50ml/min）、SIADH等低钠血症、ⅡB型血管性血友病、不稳定型心绞痛、代偿失调的心功能不全或其他需要服用利尿药者。

②下列情况不宜应用：糖尿病、急迫性尿失禁、器官病变导致的尿频尿多。

③下列情况慎用：体液或电解质失衡、有颅内压升高危险者，以及孕妇、年幼儿童和老年人。

④本品不能缩短因血小板减少而引起的BT延长。

⑤鼻腔用药后，鼻黏膜若出现瘢痕性粘连、水肿或其他病变时，应停止鼻腔给药。

⑥本品用于治疗中枢性尿崩症时，一般先采用口服给药或鼻腔给药，只有当患者不适合这两种给药方法时才使用本品注射液。长期治疗时，一般不采用本品注射液。

⑦本品注射液用于控制出血或手术前预防出血时，对血友病患者Ⅷ：C的预期增加值应按使用第Ⅷ因子浓缩物的同一标准衡量。一些病例在重复给药后疗效降低，因此用药期间必须定期监测血压和Ⅷ：C水平。如给药后血浆Ⅷ：C的浓度并未达到预期的增加值，则可协同使用第Ⅷ因子浓缩物。治疗血友病时，在应用本品前需测定凝血因子的浓度及BT，测试BT应尽量采用标准的方法（如Simplate Ⅱ法），应用本品时必须注意。监测患者的血压。

⑧本品与洛哌丁胺合用，本品的血药浓度上升3倍，发生水潴留/低钠血症的危险性增加。与NSAID合用，可能导致水潴留/低钠血症，应严格控制饮水量，并监测血钠水平。与锂剂、去甲肾上腺素合用，抗利尿作用减弱。格列本脲可抑制本品的效应。辛伐他汀、吲哚美辛可增强患者对本品的反应，但不会影响其药效的持续时间。一些可引起释放ADH的药物，如TCA、氯丙嗪、卡马西平、氯磺丙脲或氯贝丁酯等，可增加本品的抗利尿作用和水潴留的危险，应避免合用；必须合用时，本品的剂量应从较小剂量开始，逐渐调整至最适剂量。用药时或用药前1.5h食用脂肪摄入量为27%的标准餐，本品的吸收率会降低40%。

⑨用药前，应告知患者：a.本品易引起水潴留、低钠血症及其并发症（头痛、恶心/呕吐、血钠降低和体重增加，更严重者可引起抽搐或意识障碍），故用药前1h至用药后8h内需限制饮水量（用于诊断检查时，饮水量不得超过500ml），并定期测量体重；如体重逐渐增加或出现水肿、持续性头痛、抽搐等症状，应暂停用药，并及时报告医师。b.治疗中，如出现过敏反应、少尿、鼻出血或鼻腔严重不适（如鼻塞、鼻痛及其他刺激症状），应停药就医。

⑩本品的主要不良反应是水中毒和低钠血症。水中毒表现为神志模糊、持续性头痛、少尿、抽搐、定向力失常、嗜睡、躁动、体重增加，严重时出现昏迷，幼儿、老年人、水与电解质失衡、颅内压增高或具有颅内压升高危险因素者为易患者，剂量过大（尤其静脉注射剂量过大）容易发生。在口服或鼻腔给予常规剂量时，如摄入液体过量，也易引起水中毒。本品引起的低钠血症多为水中毒所致并发症，老年人、血钠低和24h尿量多（＞2.8～3.0L）者发生率较高，其临床表现严重程度取决于血钠水平和血钠下降的速率。血钠在130mmol/L以上时，极少引起症状；在125～130mmol/L之间时，主要症状为胃肠道反应（恶心、呕吐、胃部不适），也可出现软弱、乏力、头痛、肌肉痛性痉挛、嗜睡、烦躁等神经精神症状。血钠水平＜125mmol/L时，可出现抽搐、木僵、昏迷、颅内压升高等症状。因此，本品初剂量宜小，尤其在用于上述易患者及静脉注射时更应严格控制剂量，严格限制饮水量，并定期测体重。如体重逐渐增加，血钠＜130mmol/L或血浆渗透压＜270mOsm/kg时，应大量减少水的摄入量，并停止使用本品，防止因剂量过大或饮水过多而发生体液蓄积中毒。此外，治疗中还须注意：a.对于需要服用利尿药的患者，应采取措施防止体液储积过多。b.避免与可引起释放ADH的药物合用，以免增加本品的抗利尿作用和水潴留的危险。c.由于本品鼻腔喷雾剂的生物利用度比片剂更高，其低钠血症的发生率也更高，因此在使用本品鼻腔喷雾剂时更应注意监测血钠水平，防止出现低钠血症。

⑪本品不良反应较常见头痛、腹痛或胃痛、恶心、面部潮红。可见低钾血症、子宫绞痛。偶见血压升高、紫绀、心肌缺血、面部潮红、皮肤红斑、肿胀、烧灼感。极少数患者可引起脑血管或冠状血管血栓形成、血小板减少

等。罕见皮肤过敏（红斑、荨麻疹），并有引起严重全身过敏反应（表现为发热、手足和面部肿胀、胸闷、支气管痉挛等）的病例报道。罕见儿童情绪障碍、兴奋过度或噩梦，并有出现攻击性者。注射给药时，可致注射部位疼痛、肿胀。高剂量给药可引起疲倦、眩晕、血压一过性降低及反射性心动过速。治疗期间应注意观察，并定期监测血压和血钠水平，发现异常及时处置。长期鼻腔给药可发生鼻黏膜水肿或充血、鼻炎、鼻出血、鼻黏膜萎缩，影响药物吸收，此时应停止鼻腔给药。

⑫ 本品过量会引起头痛、恶心、水潴留、低钠血症、少尿、惊厥及肺水肿。处置方法：限制液体，检查电解质状况，必要时可服用呋塞米或补充钠制剂，并可根据情况及时采用对症治疗。对无症状的低钠血症患者，除停用本品外，还应限制饮水；对有症状的患者，除上述处置外，可滴注等渗或高渗氯化钠注射液；体液潴留症状严重时，可能出现抽搐或意识障碍，此时应加用呋塞米。口服过量可立即洗胃或口服活性炭，以增加药物清除。

黄酮哌酯[典] Flavoxate

（畅尔达，舒尔达；Bladderon，Soolda）

【药理分类】 平滑肌松弛药。

【适应证】 用于以下疾病引起的尿频、尿急、尿痛、排尿困难及尿失禁等症状性治疗：下尿路感染性疾病、下尿路梗阻性疾病、下尿路器械检查后或手术后、尿道综合征及急迫性尿失禁。

【用法用量】 口服。每次 0.2g，3～4次/d，严重者可达 1.2g/d。

【用药监护】 ① 下列情况禁用：对本品过敏、胃肠道梗阻或出血、食管贲门失弛缓症、尿道梗阻失代偿者、有神经精神症状者及心肝肾功能严重受损者、司机及高空作业人员。

② 下列情况慎用：青光眼、白内障、孕妇、残余尿量较多者，以及孕妇和哺乳期妇女。

③ 12 岁以下儿童不宜服用。

④ 伴泌尿生殖道感染的患者应同时加用抗感染药物。

⑤ 本品与其他具有抗毒蕈碱作用的药物（如金刚烷胺、某些抗组胺药、吩噻嗪类药、TCA 等）合用，抗毒蕈碱作用增强。与 MAO 抑制药合用，本品的抗毒蕈碱作用可能增强。与拟交感神经药合用，两者的药理作用可能相互抑制。与钾盐合用，可能加重溃疡病。与维生素 C 合用，可能降低疗效。

⑥ 用药前，应告知患者：a. 本品餐后给药可减轻或避免胃肠道反应。b. 本品可引起视物模糊、视调节障碍、眩晕、嗜睡等不良反应，用药期间应避免驾驶及危险性较大的机器操作或高空作业。

⑦ 本品偶见恶心、呕吐、口干、腹胀、腹痛、便秘、眩晕、嗜睡、视物模糊、视调节麻痹、眼压升高、排尿困难、尿潴留、心动过速、心悸、皮疹或荨麻疹等。极少数患者出现精神错乱、意识模糊、发热、EOS 增多、可逆性白细胞减少。治疗期间应注意观察，长期或大剂量给药时应定期检查眼科，密切监测视力变化，发现异常及时停药。

奥昔布宁[典] Oxybutynin

（奥宁，羟丁宁；Ditropan，Oxibutynin）

【药理分类】 平滑肌解痉药。

【适应证】 ①用于治疗伴有急（紧）迫性尿失禁、尿急、尿频等症状的膀胱过度活动症（OAB）；②亦用于治疗≥6 岁儿童神经源性逼尿肌功能过度活动症（如脊柱裂引起）。

【用法用量】 口服。①普通片：每次 5mg，2～3 次/d，最大剂量每次 5mg，4 次/d。6 岁以上儿童，起始 5mg，1 次/d，然后根据疗效和耐受性逐渐增加剂量，每次增加 5mg，最大剂量 20mg/d。②缓释片：每次 5mg（半片），1 次/d，然后根据疗效和耐受性逐渐增量，每次增加 5mg，最大剂量 30mg/d，儿童酌减。

【用药监护】 ① 下列情况禁用：对本品过敏、未控制的闭角型青光眼、部分或完全胃肠道梗阻、麻痹性肠梗阻、老年或衰弱患者的肠张力缺乏、重症肌无力、阻塞性尿道疾病（除膀胱溢出性梗阻外）及处于出血性心血管状态不稳定的患者。

② 下列情况慎用：肝肾疾病、自主神经疾病、伴有食管裂孔疝的消化性食管炎、回肠和结肠造口术患者，以及孕妇、哺乳期妇女和老年人。

③ 6 岁以下儿童应用本品的安全性及有效性尚未确定，不推荐应用。

④ 溃疡性结肠炎患者，大剂量应用可能抑制肠蠕动而产生麻痹性肠梗阻。

⑤ 甲状腺功能亢进、冠心病、CHF、心律失常、高血压及前列腺肥大等患者使用本品后，可加重症状。

⑥ 伴有感染的患者，应合并使用相应的抗菌药物。

⑦ 本品与其他解痉药及其他可产生口干、便秘、嗜睡的药物或其他抗胆碱能样药物合用，会增加上述症状的频度和严重程度。本品与呋喃妥因合用，有协同作用。与普鲁卡因合用，可对窦房结传导产生协同的抗迷走神经作用。与西沙必利或氯米帕明合用，后两者的疗效降低。与其他药物同服时，本品抑制胃肠道蠕动的作用可影响其他药物的吸收。

⑧ 用药前，应告知患者：a. 慎与其他不易变形的固体食物合用。b. 在高温环境下服用本品易引起中暑，应避免。c. 本品可引起视物模糊、嗜睡、头晕等不良反应，用药期间应避免驾驶及危险性较大的机器操作或高空作业。d. 乙醇能加重由本品引起的嗜睡，用药期间应避免饮酒。e. 服用本品缓释胶囊时，应整粒以水吞服，不能拆开胶囊以水溶化后服用；服用缓释片需减少剂量时，可根据药片上的分割线掰开半片以水吞服，但不能嚼碎或压碎服用。

⑨ 本品偶见口干、恶心、呕吐、腹泻、消化不良、便秘、少汗、瞳孔散大、视物模糊、眼干、心悸、心动过速、血管扩张、乏力、嗜睡、头痛、头晕、面部潮红、阳痿、尿路感染、排尿不畅、残余尿量增加、尿潴留、幻觉、抑制泌乳等抗胆碱类药物的不良反应。个别患者可出现支气管炎、咽炎、鼻炎或鼻窦炎、鼻腔或窦黏膜干燥、意外伤害、腹痛、胃胀、胃食管反流、背痛、关节炎、流感样综合征、高血压、神经质、精神错乱、上呼吸道感染、咳嗽、皮肤干燥、皮疹或荨麻疹、膀胱炎等。上述不良反应发生率低，症状较轻，一般2～3周后可自行消失。用药期间应注意观察，发现异常后及时处置。

⑩ 本品过量服用可导致中毒，主要为抗毒蕈碱作用，表现为嗜睡、幻觉、瞳孔散大、尿潴留及异位室性心律失常。本品缓释制剂超剂量使用期间，应考虑其持续释放的药理特征，需继续监测患者至少24h。如出现中毒表现，应立即停药，并进行对症及支持治疗，可能需要服用活性炭和泻药。

托特罗定 Tolterodine

（布迈定，舍尼亭；Detrol，Detrusitol）

【药理分类】 竞争性M胆碱受体拮抗药。

【适应证】 用于治疗因膀胱过度活动引起的尿频、尿急和（或）急（紧）迫性尿失禁。

【用法用量】 口服。普通片，2mg，2次/d。如患者出现不良反应，或肝功能损害者和正在服用CYP3A4抑制药者，剂量可减为每次1mg，2次/d。缓释制剂，4mg，1次/d。

【用药监护】 ① 下列情况禁用：对本品过敏、尿潴留、症状未得到控制的闭角型青光眼、重症肌无力、重症溃疡性结肠炎、中毒性巨结肠。

② 下列情况慎用：膀胱出口明显梗阻、胃肠道梗阻性疾病（如幽门狭窄）、肾功能低下、肝功能明显低下（每次剂量应不超过1mg，2次/d）、自主性神经疾病、食管裂孔疝患者和孕妇。

③ 儿童应用本品的安全性及有效性尚未确定，不推荐应用。

④ 哺乳期妇女不宜服用本品，必须服用时需停止哺乳。

⑤ 治疗前需考虑发生尿频和尿急的器质性原因。

⑥ 本品与其他具有抗胆碱作用的药物合用，可导致更强的治疗作用或使相应的不良反应更明显；反之，如与毒蕈碱的胆碱能受体激动药合用，本品的治疗作用可降低。本品与CYP3A4强效抑制药，如大环内酯类抗生素（红霉素和克拉霉素等）、抗真菌药（酮康唑和伊曲康唑等）、HIV蛋白酶抑制药、环孢素及长春碱等合用，可能抑制CYP3A4介导的本品代谢活性，致代谢功能不良患者的血药浓度增加，有潜在药物过量的风险；因此两者不宜合用，必须合用时应注意调整剂量。本品可降低甲氧氯普胺和西沙必利的胃动力作用。研究显示，本品与华法林未见明显相互作用，但有两者合用引起INR值升高的报道，出血风险增加，可能与竞争由CYP3A4介导的代谢有关，两者合用时应注意调整剂量。

⑦ 用药前，应告知患者：a. 本品可引起

视物模糊、嗜睡等不良反应，并影响反应时间，用药期间应避免驾驶及危险性较大的机器操作或高空作业。b. 服用缓释片需减少剂量时，可根据药片上的分割线掰开半片以水吞服，但不能嚼碎或压碎服用。c. 使用本品期间，如出现任何不良事件和（或）不良反应，应咨询医师。

⑧ 本品的不良反应可能导致轻至中度的抗毒蕈碱效应。常见有口干、消化不良、腹痛、胀气、呕吐、便秘、泪液减少、视野模糊、皮肤干燥、感觉异常、头痛、嗜睡、神经过敏。少见调节能力障碍、胸痛。偶见过敏反应、尿潴留、精神错乱。上述不良反应在减量或停药后可逐渐消失，用药期间应注意观察，一旦出现，及时处置。

⑨ 本品过量可致眼调节能力障碍和排尿困难。处置：a. 洗胃疗法和给予活性炭治疗。b. 如出现严重的中枢抗胆碱作用（如幻觉、严重的兴奋状态），用毒扁豆碱治疗。c. 如出现惊厥或明显的兴奋状态，用 BZP 治疗。d. 呼吸功能失调，可进行人工呼吸。e. 心动过速，用β受体阻断药治疗。f. 尿潴留，可插导尿管。g. 瞳孔放大时，用毛果芸香碱滴眼剂治疗和（或）将患者处于暗室。

米多君[典] Midodrine

（安得林，管通；Gutron）

【药理分类】 选择性 α_1 受体激动药。

【适应证】 ①用于各种原因引起的低血压，尤其由于血液循环失调引起的直立性低血压；②亦用于女性压力性尿失禁及男性逆向性射精的辅助治疗。

【用法用量】 口服：①低血压：成人和青少年（12 岁以上），开始 2.5mg，2 次/d，早、晚服药各 1 次，必要时可每次 2.5mg，3 次/d；根据患者的反应和对本品的耐受性，可增至每次 5mg，2～3 次/d。只有对初始治疗有反应的患者才能继续治疗。②尿失禁：每次 2.5～5mg，2～3 次/d，可根据患者情况调整剂量。

【用药监护】 ① 下列情况禁用：对本品及其中任何成分过敏、严重心血管疾病、高血压、心律失常、急性肾脏疾病、前列腺肥大伴残余尿、机械性尿路梗阻、尿潴留、嗜铬细胞瘤、甲状腺功能亢进、青光眼，以及孕妇和哺乳期妇女。

② 下列情况慎用：同时应用直接或间接引起心率减慢的药物（如洋地黄制剂、β受体阻断药、精神类药物等）的患者、青光眼或有眼内压增高危险的患者，以及同时应用盐皮质激素类药物或氟氢可的松类药物的患者（因为有眼内压增高的可能）、儿童、老年人和肝功能损害者。

③ 用药期间，应定期检测血压、心率、血电解质和肾功能，对长期用药者尤其要注意监测肾功能。直立性低血压患者用药前后及用药时，应监测卧位或立位的收缩压、舒张压及心率。对肺源性心脏病患者，必须特别谨慎地监测心肺功能。对下肢静脉充血并使用下肢压力绷带的患者，应增加血压检测频率，如血压极度升高，应停止用药。治疗中，患者如出现心动过缓症状（如心率减慢、眩晕加重、意识丧失），必须停止治疗。如出现严重的间歇性血压波动，亦应停止服用。

④ 本品与双氢麦角胺、阿托品或保钠的糖皮质激素（如氟氢可的松、可的松等）合用，可使血压增高或过度增高。与α受体激动药（如去氧肾上腺素、麻黄碱或伪麻黄碱、苯丙醇胺等）或含有其他血管收缩物质的药物如利舍平、胍乙啶、TCA、抗组胺药、甲状腺激素和 MAO 抑制药同时应用，可能引起血压的显著升高，须避免同时应用。与洋地黄制剂合用，可导致心动过缓加重或使心脏传导紊乱，或出现心律失常。α受体阻断药（如哌唑嗪、多沙唑嗪、特那唑嗪、酚妥拉明等）和β受体阻断药（如普萘洛尔、阿替洛尔、美托洛尔等）可拮抗本品的药理作用，并可能导致心动过缓的加重，应避免合用。

⑤ 用药前，应告知患者：a. 治疗中如出现高血压的早期症状（如头痛、头晕、眼花、乏力、恶心等），应暂停用药，待血压恢复正常后，再减量继续治疗。重新治疗后，如再度出现高血压症状，应停药就医。b. 本品可能引起视物模糊、眩晕、晕厥、嗜睡症状，用药期间应避免驾驶及危险性较大的机器操作或高空作业。

⑥ 本品最严重的常见不良反应是可引起卧位性高血压，此症可通减少剂量避免。其他可常见胃肠道不适（胃灼热感和恶心）、视物模糊、头痛、眩晕、晕厥、焦虑、嗜睡、感觉异常、耳痛、瘙痒、寒战、口干、尿频、尿急、尿痛、尿潴留、皮疹、心动过

缓（心率＜60 次/min）及心区疼痛。个别患者在剂量较大时可能在头、颈部引起鸡皮样疹，或有排尿不尽的感觉。罕见心律失常。用药期间，应注意观察随访，患者出现异常后可根据情况及时调整剂量或停药处置。

⑦ 本品过量的主要症状有高血压、毛发竖立、寒冷感和尿潴留。处置：a. 可诱吐和使用 α 受体阻断药（如酚妥拉明）。b. 心动过缓和缓慢心律失常者，可用阿托品治疗，但要密切监控血压，以防血压升高。c. 血液透析可清除本品的活性代谢产物脱苷氨酸米多君。

第三节 前列腺增生用药及勃起功能障碍用药

特拉唑嗪[典][基] Terazosin

（高特灵，马沙尼；Heitrin，Mashani）

【药理分类】 前列腺增生用药-选择性 $α_1$ 受体阻断药。

【适应证】 ①用于改善良性前列腺增生（BPH）引起的排尿症状，如尿频、尿急、尿线变细、排尿困难、夜尿增多、排尿不尽感等；②亦用于轻中度高血压的治疗，可与噻嗪类利尿药或其他抗高血压药或 β 受体阻断药合用，也可单独使用。

【用法用量】 口服。①BPH：起始剂量 1mg，睡前服，且不应超过，以尽量减少首剂低血压事件的发生；1～2 周后单剂量可加倍以达预期效应，常用维持剂量 2～4mg，1 次/d，最大剂量不超过 10mg/d。②高血压：起始剂量 1mg，睡前服；1 周后单剂量可加倍以达预期效应，常用维持剂量 2～10mg，1 次/d。停药后需重新开始治疗者，必须从 1mg 开始渐增加剂量。

【用药监护】 ① 下列情况禁用：对本品及其他 $α_1$ 受体阻断药过敏、孕妇及出血者。

② 下列情况慎用：低血压、精神病及 12 岁以下儿童。

③ 哺乳期妇女应用本品期间需停止哺乳。

④ 老年人对降压作用敏感，且可能因本品而引起体温过低，因此本品用于老年人时应密切监测血压和体温。

⑤ 由于前列腺癌与 BPH 的症状相似，因此在使用本品治疗前列腺疾病前应首先排除前列腺癌。

⑥ 与其他 $α_1$ 受体阻断药一样，本品不用于有排尿晕厥史的患者。

⑦ 如用药中断数日，恢复用药时应从起始剂量重新开始，而且也应在睡前服用，以减少或避免首剂现象。

⑧ 本品停药时，应逐渐减少剂量，以免发生停药性晕厥。

⑨ 本品可引起直立性低血压，发生率 BPH 患者高于高血压患者，其中老年患者又较年轻患者容易发生，用药时须注意监护。

⑩ 临床试验发现，本品可使白细胞、HCT、Hb、STP 及 ALB 有少量减少，但具有统计意义，表明存在血浆稀释的可能，用药时应加注意。

⑪ 本品与其他降压药合用，有产生严重低血压的危险，合用时应减少剂量，并密切观察，避免发生低血压反应。与噻嗪类利尿药合用，降压作用增强，应减少本品的用量，防止发生低血压。与雌激素合用，后者的液体潴留作用可减弱本品的降压作用。与拟交感神经药合用，后者的升压作用和前者的降压作用均减弱。与吲哚美辛或其他 NSAID 合用，本品的降压作用减弱，可能由于肾 PG 合成受抑制及水钠潴留所致。与 ACEI 或利尿药合用，发生眩晕或其他相关不良反应的比例增加。有报道认为，本品与 PDE_5 抑制药（如西地那非、伐地那非、他达那非）合用，可发生低血压，合用时应注意监测血压。

⑫ 与其他 α 受体阻断药一样，本品也偶可发生“首剂现象”，即在首次服药的 30～90min 内发生眩晕，也有发生在最初几次服药时，或在服药后骤然停用时，偶尔也会发生在剂量增加过快或加用另一种抗高血压药时，发生明显的直立性低血压反应，出现眩晕时常伴有乏力、头痛、心悸症状，甚至突然发生晕厥或意识消失，失水、低钠、失钠、运动后患者及老年人为易患人群。虽然在晕厥前偶尔会出现心动过速（心率 120～160 次/min），但通常认为晕厥与过度的直立性低血压有关。

本品的“首剂现象”与剂量有关，故首剂只宜服用 1mg，不应超过，以后可逐渐递增，首剂与增量后的第 1 剂于睡前服用可减少“首剂现象”的发生。为防止发生“首剂现象”，给药后应加强观察，尤其对易患人群更应特别注意。治疗中，对失水、低钠、失钠患者，应补水补钠；对限钠患者，应注意不要过分限钠；对老年人，应适当减少剂量，并嘱其在给药后2h内尽量卧床休息。患者一旦出现“首剂现象”，应立即停用本品，并置其于平卧位。一般轻中度反应无须特殊治疗，经过1～2h短暂卧床静息后，可逐渐恢复。但患者在站立前应倚床稍坐片刻，以防症状再度发生。大多数情况下，治疗初期后或连续用药阶段不会再发生该反应。对极个别严重的“首剂现象”，应给予及时的对症治疗。

⑬ 为减少和预防“首剂现象”，以及因此而造成的不良事件，用药前应告知患者：a. 在开始治疗及增加剂量时应尽量减少运动，服药后最好卧床休息1～2h，避免突然性姿势变化，尤其在由蹲或卧位直立时应缓慢，并且不要以一种姿势长时间站立，避免在热环境中从事体力活动或被烈日直晒，避免热水浸浴或长时间热水淋浴，特别是在疲倦和饥饿状态时。b. 出现头晕或眩晕症状时，应立即躺下或就势倚坐休息，待自觉缓解后再小心缓慢起身，以防症状再度发生。c. 在服用首剂及增加剂量后12h内，或在停止用药时，应避免驾驶及危险性较大的机器操作或高空作业。d. 出现“首剂现象”后，应及时报告医师，以便调整治疗方案。

⑭ 本品可能引起阴茎异常勃起，虽然该现象极少见，但治疗不及时可导致永久性阳痿。因此，用药前应告知患者，治疗中如出现此现象应停止用药，并及时就医。

⑮ 本品的其他不良反应尚有：常见体虚、疲乏、心悸、恶心、外周性水肿、嗜睡、鼻充血/鼻炎和视物模糊/弱视等。这些反应通常轻微，继续治疗可自行消失，必要时可减量。其他可见背痛、头痛、抑郁、神经质、感觉异常、心动过速、体重增加、肢端疼痛、性欲降低、呼吸困难、鼻窦炎、阳痿。偶见过敏反应、血小板减少症及Af。用药期间，应注意观察或监测，如出现异常，应根据情况及时减量或停药。

⑯ 本品过量可引起急性低血压，可采用心血管支持治疗。首先应将患者置于平卧位，以利于恢复正常血压及使心律恢复正常。严重者可使用血容量扩张药，以治疗休克，必要时用血管加压药，同时监测及支持肾功能。因本品具有较高的血浆蛋白结合率，因此透析无效。

阿夫唑嗪 Alfuzosin

（瑞通，桑塔；Retong，Xatral）

【药理分类】 前列腺增生用药-选择性α_1受体阻断药。

【适应证】 用于BPH的功能性症状，尤其适用于梗阻症状明显者。

【用法用量】 口服。①普通片，每次2.5mg，3次/d，首剂睡前服用，最大剂量10mg/d。②缓释片，10mg，1次/d，晚餐后立即服用。

【用药监护】 ① 下列情况禁用：对本品过敏、直立性低血压或有直立性低血压史、低血压、严重肝功能损害、肾衰竭（$CL_{Cr}<$ 30ml/min）、肠梗阻（片剂中含有蓖麻油）者，以及儿童、孕妇和哺乳期妇女。

② 下列情况慎用：老年人和正在服用其他抗高血压药者。

③ 本品主要经肝脏代谢，轻中度肝功能损害者需减量，起始剂量2.5mg，睡前服，随后可根据临床反应增至每次2.5mg，早、晚各1次。

④ 65岁以上或正在接受治疗的高血压患者，起始剂量每次2.5mg，早、晚各1次，并避免与钙通道阻断药合用，以防导致严重低血压。

⑤ 对正在服用抗高血压药的伴有肾功能损害的高龄患者，在服药后症状得不到预期效果时，不应继续增加剂量，而应改换其他的治疗方法。

⑥ 本品与钙通道阻断药合用，可产生严重的低血压，因此在使用本品时应避免与之合用。与其他具有α_1受体阻断作用的抗高血压药（如哌唑嗪、乌拉地尔、莫尼地尔等）合用，可增加低血压效应，有发生严重直立性低血压的危险，两者不宜合用。本品与其他抗高血压药、抗心绞痛药合用时也应慎重。

⑦ 用药前，应告知患者：a. 由于本品首次服用时偶可发生“首剂现象”（参阅特拉唑嗪【用药监护】⑫），在晚睡前服用首剂可避免此现象。b. 有些患者可能在服用本品后，在站立时出现动脉血压降低的现象（常伴有眩

晕、疲乏、出汗症状)，因此服药后应卧床静息1h左右后再缓慢起身，以防止发生上述症状。c. 因BPH是渐进的退行性病变，本品又是症状性治疗用药，因此需长期用药，无医嘱不要中断治疗。d. 服用缓释片时，应整片以水吞服，不可掰开或嚼碎服用，以免影响疗效。

⑧ 患者需进行麻醉时，应在麻醉前停用本品，以免引起血压不稳定。

⑨ 冠心病患者在心绞痛发作期间和恶化时应停用本品。

⑩ 本品的不良反应常见口干、消化不良、恶心、呕吐、胃痛、腹泻、眩晕、头晕、不适、头痛等。偶见直立性低血压、晕厥、心动过速、心悸、胸痛、乏力、嗜睡、水肿、皮肤潮红、皮疹、瘙痒、便秘。罕见阳痿及阴茎异常勃起。用药期间应注意观察，发现异常及时处置。

⑪其他参阅特拉唑嗪【用药监护】⑤～⑧、⑫～⑭、⑯。

坦洛新[基] Tamsulosin

(哈乐，坦索罗辛；Harnal)

【药理分类】 前列腺增生用药-选择性α_1受体阻断药。

【适应证】 用于缓解BPH引起的排尿障碍，如尿频、夜尿增多、排尿困难等。

【用法用量】 口服。0.2mg，1次/d，餐后服用，根据年龄、症状的不同可适当增减剂量。

【用药监护】 ①下列情况禁用：对本品或其他α_1受体阻断药过敏、严重肾功能损害者，以及儿童、孕妇和哺乳期妇女。

② 下列情况慎用：直立性低血压或有直立性低血压史、冠心病、肾功能损害、老年人和正在服用其他抗高血压药者。

③ 由于前列腺癌与BPH的症状相似，因此在使用本品治疗前列腺疾病前应首先排除前列腺癌。

④ 高龄患者服用本品，应注意监测服药后的不良反应，并及时对症处置。

⑤ 由于本品是通过改善尿道、膀胱颈及前列腺部位平滑肌功能而达到治疗目的，并非缩小增生腺体，故适用于轻中度患者及未导致严重排尿障碍者，已发生严重尿潴留时不应单独服用本品。

⑥ 本品与西咪替丁合用，可抑制本品的代谢，增加本品的血药浓度，从而导致毒性反应。与降压药合用时，必须密切监测血压，尤其对老年人及有直立性低血压史者。与β受体阻断药合用时，常可增加发生低血压的危险；必须合用时，本品的起始剂量应较常规用量小，且最好在晚睡前服用，以免发生低血压反应。

⑦ 用药前，应告知患者：a. 本品应餐后服用，以减轻和避免胃肠道不适反应。b. 本品缓释胶囊应整粒以水吞服，不可嚼碎服用或倒出颗粒溶服，以免影响疗效。c. 本品可引起与直立性低血压相关的症状(如眩晕、晕厥等)，因此服药期间避免驾驶及危险性较大的机器操作或高空作业。d. 为防止发生与直立性低血压相关的症状，服药后宜平卧或坐式稍事休息，并避免在热环境中从事体力活动或被烈日直晒，避免热水浸浴或长时间热水淋浴，尤其在疲倦和饥饿状态时。e. 用药后如治疗效果不明显，不可继续增量，应报告医师，以便改换其他方法治疗。f. 用药期间，如出现头晕、血压下降，应尽快躺下或就势倚坐，恢复后再缓慢起身；如出现皮疹、蹒跚感、水肿、吞咽困难等症状，应停药就医。

⑧ 本品的不良反应常见恶心、呕吐、食欲减退、胃部不适等。偶见皮疹、头晕、蹒跚感、心动过速或直立性低血压、鼻塞、水肿、吞咽困难、倦怠。个别患者可因头晕、低血压而不能坚持用药。长期用药可见AST、ALT和LDH值升高。用药期间应注意观察，出现皮疹或肝酶明显异常时应予停药；出现头晕、蹒跚感、心动过速或低血压时，应及时减量或停药。

⑨ 本品过量可引起低血压，此症一旦出现，即应使患者平卧，垫高下肢，进行常规的抗低血压治疗，如补充血容量、给予升压药等。最适宜的解救药是直接作用于平滑肌的血管收缩药，如去甲肾上腺素。

非那雄胺[典] Finasteride

(非那利得，保列治；Finasteridum，Proscar)

【药理分类】 前列腺增生用药-5α-还原酶抑制药。

【适应证】 ①用于BPH，以改善症状，降低发生急性尿潴留的风险及需经尿道切除前列腺（TURP）和前列腺切除术的危险性；②用于前列腺肥大症，以使肥大的前列腺缩小，并改善尿流及改善前列腺增生有关的症状。

【用法用量】 口服。5mg，1次/d，空腹服用或与食物同时服用均可。

【用药监护】 ① 下列情况禁用：对本品过敏者、妇女及儿童。

② 怀孕或可能受孕的妇女不能触摸本品的碎片和裂片，否则对男性胎儿的外生殖器官发育有影响。

③ 哺乳期妇女不宜应用。

④ 性功能障碍者和肝功能损害者慎用。

⑤ 老年人和肾功能损害者无须调整剂量。

⑥ 使用本品前应除外与BPH类似的其他疾病，如感染、前列腺癌、尿道狭窄、膀胱低张力、神经源性紊乱等。对尿潴留量较大或尿排出量严重减少者，还应检查是否有阻塞性尿路疾病。

⑦ 在接受本品治疗前及治疗一段时间之后，应定期做前列腺检查，如直肠指诊及其他的前列腺癌相关检查，包括血清PSA（为前腺癌的特异性标志物）。

⑧ 本品可使前列腺增生患者（或伴有前列腺癌）血清PSA水平约降低50%，因此服用本品后血清PSA降低并不排除同时存在前列腺癌。同时，也须谨慎评价使用本品治疗的患者的血清PSA水平持续增高，包括考虑本品治疗的非依从性。

⑨ 用药前，应告知患者：a. 本品起效慢，一般用药3个月后才会出现满意疗效，不可因未很快奏效而自行中断治疗。b. 服药者的精液应避免与怀孕和可能怀孕的性伴侣接触，以免对男性胚胎产生影响，导致男性胎儿外生殖器官发育异常。c. 用药期间，如出现过敏反应、性功能障碍及睾丸疼痛、乳房不适等现象，应及时就医。

⑩ 本品的耐受性良好，不良反应多轻微，短暂。一般可见阳痿、性欲减退、射精障碍、精液量减少，这种不良反应随疗程延长而减少。偶见过敏反应（皮疹、风疹、瘙痒和面部肿胀）。罕见乳房不适（乳腺增生、乳房触痛）及睾丸疼痛。用药期间应注意观察，患者如出现过敏反应、性功能障碍及睾丸疼痛、乳房不适等症状，应调整剂量或增大给药间隔，如症状仍未减轻，应予停药。

依立雄胺 Epristeride

（爱普列特，爱普力特）

【药理分类】 前列腺增生用药-5α-还原酶抑制药。

【适应证】 用于BPH，改善BPH有关的症状。

【用法用量】 口服。每次5mg，2次/d，餐前餐后均可，疗程4个月。

【用药监护】 ① 下列情况禁用：对本品过敏者、孕妇和可能怀孕的妇女。

② 本品不适用于儿童和妇女。

③ 使用本品前，需先明确诊断，并注意排除感染、前列腺癌、低张力膀胱及其他尿道梗阻性疾病等。

④ 对于服用本品的患者，在使用血清PSA指标检测前列腺癌时，应充分考虑到本品可导致血清PSA下降的重要因素。

⑤ 本品的不良反应可见恶心、食欲减退、腹胀、腹泻、口干、头晕、失眠、全身乏力、皮疹、性欲下降、ED、射精量下降、耳鸣、耳塞、髋部痛等，其发生率为6.63%。实验室检查异常发生率为2.49%，包括肝功能异常（AST、ALT及TBIL升高）、肾功能异常（SCr及BUN升高）、血常规异常（Hb降低、白细胞及血小板降低）。出现勃起功能障碍时，应及时停药，以免造成永久性损害。发生血常规或肝肾功能异常时，应密切观察，必要时停药，一般可恢复。

西地那非 Sildenafil

（昔多芬，万艾可；Viagra）

【药理分类】 ED治疗药-选择性PDE_5抑制药。

【适应证】 用于男性ED。

【用法用量】 口服。18岁以上首次剂量50mg，在性活动前1h左右服用（在性活动前0.5～4h内的任何时候服用亦可）。根据药效反应，可对单剂量进行调整，一般剂量范围为25～100mg，24h内最多服用1次，单次最大剂量100mg。

【用药监护】 ① 下列情况禁用：a. 对本品或本品中其他任何成分过敏者。b. 服用任何剂型的有机硝酸酯类药或一氧化氮供体型药物(如硝普钠、拜迪尔、Naproxcinod等)的患者。

② 下列情况慎用：a. 色素视网膜炎及其他视网膜畸形［因有此病的少数患者伴有视网膜6型磷酸二酯酶（PDE_6）遗传性异常，本品对存在于视网膜上的PDE_6也有抑制作用］。b. 阴茎解剖畸形（如阴茎成角、海绵体纤维化、Peyronie's病）和易引起阴茎异常勃起的疾病（如镰状细胞性贫血或相关贫血、多发性骨髓瘤、白血病等）。c. 最近6个月内有过心肌梗死、休克或危及生命的心律失常患者，或有心力衰竭或冠心病不稳定型心绞痛的患者、静息状态低血压（＜90/50mmHg）或高血压（＞170/110mmHg）患者、缺血性心肌病患者（可诱发和加重心血管疾病）。d. 青光眼患者（因本品可导致眼压增高，易出现急性青光眼，甚至引起突然失明）。e. 驾驶员和高空作业者（本品可能发生视觉异常）。

③ 本品不适用于儿童和妇女。

④ 出血性疾病和活动性消化性溃疡患者服用本品的安全性尚未确定，应用须谨慎。

⑤ 其他治疗ED的方法与本品合用的安全性及有效性尚待研究，暂不推荐联合应用。

⑥ 下列因素与本品的血药水平（AUC）增加有关：65岁以上老年人（增加40%）、肝脏受损（如肝硬化，增加80%）、重度肾功能损害（CL_{Cr}＜30ml/min，增加100%）、同时服用强效CYP3A4抑制药［酮康唑、伊曲康唑（增加200%）、红霉素（增加182%）、沙奎那韦（增加210%）］的患者。由于血药水平明显增高可能同时增加药效和不良事件发生率。因此，以上患者的起始剂量以25mg为宜。研究表明，HIV蛋白酶抑制药利托那韦可使本品的血药水平显著增高（C_{max}提高4倍，AUC增加11倍）。因此，服用利托那韦的患者48h内应用本品的剂量最多不超过25mg。

⑦ 药物相互作用：a. 本品主要通过CYP3A4（主要途径）和CYP2C9（次要途径）代谢，故这些同工酶的抑制药会降低本品的清除。非特异性CYP450抑制药西咪替丁可使本品的CL减慢，血药浓度增高。与更强效的CYP3A4抑制药酮康唑、伊曲康唑、红霉素、HIV蛋白酶抑制药沙奎那韦和利托那韦合用，本品的血药浓度明显增高（详见本品【用药监护】⑥。可预测，本品与其他HIV蛋白酶抑制药合用，也可能提高本品的血药浓度，但本品不影响HIV蛋白酶抑制药沙奎那韦和利托那韦稳态时的药代动力学，因后两者均是CYP3A4的底物。b. 与内皮素受体拮抗药波生坦（一种CYP3A4、CYP2C9的中等强度诱导药，也可能是CYP2C19的中等强度诱导药），本品AUC下降63%，C_{max}下降55%。因此可以预测，与强效CYP3A4诱导药（如利福平）合用，可能降低本品的血药浓度下降更为明显。c. 本品可增强硝酸酯类药的降压作用，两者合用可能使血压极度下降，故禁止合用。d. 有研究显示，服用5mg或10mg氨氯地平的高血压患者加用本品100mg时，收缩压和舒张压平均进一步降低8mmHg和7mmHg。BPH患者同时服用α受体阻断药多沙唑嗪（4mg）和本品（25mg），卧位收缩压和舒张压平均进一步各降低7mmHg。e. 本品与肝素合用，可能对BT的延长有叠加作用。f. 本品不增强乙醇的降压作用，但可能减弱本品的勃起功效，故服用本品时不应同时饮酒。g. 本品为一种CYP1A2、2C9、2C19、2D6、2E1和3A4（IC50＞150μm）同工酶弱抑制药，由于服用推荐剂量本品后其C_{max}约为1μm，故本品不改变这些同工酶作用底物的清除。本品与CYP2C9抑制药甲苯磺丁脲和华法林合用，未见明显的相互作用。CYP450抑制药（如SSRI、TCA）、噻嗪类药物及噻嗪类利尿药、ACEI、钙通道阻断药等，对本品药代动力学无影响。本品与阿司匹林合用，对BT没有影响。单剂抗酸药（氢氧化镁或氢氧化铝）对本品的生物利用度没有影响。

⑧ 在使用本品之前，应先明确ED的诊断，同时应明确其潜在的病因，在进行全面的医学检查后确定适当的治疗方案。治疗中，还必须注意以下问题：a. PDE_5抑制药与α受体阻断药合用时须谨慎。PDE_5抑制药（包括本品）与α受体阻断药（如多沙唑嗪）同为血管扩张药，均具有降低血压的作用，合用时降血压作用可能累加。在部分患者中，这两类药物合用可显著降低血压，并出现低血压症状（如头晕或晕厥）。b. 患者接受本品治疗前，应已经达到α受体阻断药治疗稳定状态。c. 单独服用α受体阻断药治疗血流动力学不稳定的患者，合用PDE_5抑制药后发生低血压症状的风险增加。d. 接受α受体阻断药治疗已达稳定状态的患者，PDE_5抑制药应从最低剂量开始服用。e. 对于已经服用理想剂量PDE_5抑制药的患者，接受α受体阻断药治疗时应从最低剂量开始。f. 同时服用PDE_5抑制药时，随着α受体阻断药剂量的逐步增加，可能进一步降低

血压。g. PDE_5 抑制药与 α 受体阻断药联合应用的安全性可能受其他因素的影响，包括血管内容量不足和其他抗高血压药。h. 本品使体循环血管舒张，可能增强其他抗高血压药的降压作用。i. 接受 α 受体阻断药治疗的患者同时服用超过 25mg 剂量的本品可能引起低血压症状。因此，50mg 和 100mg 剂量的本品不应在服用 α 受体阻断药 4h 之内服用；25mg 剂量的本品则可在任何时间服用。

⑨ 用药前，应告知患者：a. 本品为一外源性药物，长期服用可产生药物依赖和心理依赖，久而久之易造成永久性阳痿，因此不可滥用，必须经专科医师处方使用。b. 服药应遵医嘱，不可自行加大剂量或增加服药次数，也不可每日连续服用。c. 禁止本品与硝酸酯类药同时服用（无论后者是规律性用药，还是间断性用药），并不应与其他 PDE_5 抑制药合用。d. 有心血管危险因素存在的患者，服药后性活动有发生非致命性/致命性心脏事件的危险。因此，在性活动开始时如出现心绞痛、头晕、恶心等症状，应立即终止性活动，事后应咨询医师。e. 本品有增强 α 受体阻断药和其他抗高血压药降压作用的潜在可能，两者必须合用时，本品应从 25mg 开始服用。f. 50mg 和 100mg 剂量的本品不应在服用 α 受体阻断药后 4h 之内服用，否则易引起低血压症状。g. 服药后，如勃起时间延长（>4h）或痛性勃起超过 6h，应立即就医；如未及时处置，阴茎组织将可能受到损害，并可能导致永久性勃起功能丧失。h. 本品可增加非动脉性前部缺血性视神经病（NAION，是一种可引起视力下降包括永久性丧失的疾病）的风险，用药期间如出现单眼或双眼突然视力丧失，应立即停止服药（包括其他 PDE_5 抑制药和其他血管扩张药），并立即就医。i. 本品偶可引起嗜睡和视觉异常现象，用药期间应避免驾驶及危险性较大的机器操作或高空作业。j. 乙醇可减弱本品的勃起功效，故服用本品时不应同时饮酒。

⑩ 本品的主要不良反应是心脑血管反应，偶可发生心悸、心绞痛、房室传导阻滞、心动过速、室性心律失常、低血压或高血压、直立性低血压、晕厥、心肌梗死、心源性猝死、偏头痛、脑出血、脑血栓形成、心肌缺血、一过性局部缺血性休克、ECG 异常、心肌病等，多数发生在性活动期间或刚结束时，个别发生在性活动后数小时至数日内，甚至还有少数发生在服药后不久尚未进行性活动时。因此，有心脑血管疾病者使用本品应十分谨慎；需要使用时，本品的剂量最多不超过 25mg，用药后如出现不适，应终止性活动。

⑪ 本品的其他不良反应尚有：常见头痛、面部潮红、消化不良、鼻塞。可见视觉异常（为轻度和一过性的，主要表现为视物色淡、光感增强、视物模糊或复视、短暂视觉丧失或视力下降等）及眼部症状（眼痛、眼干、眼出血、畏光、结膜炎、瞳孔扩大、红眼或眼部充血、眼部烧灼感、眼部肿胀和压迫感、眼压增高等）等。以上不良反应，一般短暂，且多为轻中度，且停药后可消失。偶可出现以下较严重的不良反应：泌尿系统异常（如血尿、勃起时间延长及异常勃起）、神经系统症状（如共济失调、震颤、眩晕、神经痛、神经病变、抑郁和焦虑、癫痫发作等），以及视网膜血管病变或出血、玻璃体剥离、黄斑周围水肿等。有引起过敏反应（皮疹、荨麻疹、疱疹、皮炎、瘙痒等）、哮喘、呼吸困难、贫血和白细胞减少、低血糖反应、高糖血症、高尿酸血症、痛风、耳痛、耳鸣、耳聋（大部分为单耳聋，部分或完全丧部分听力，1/3 为暂时性耳聋）、肌无力、骨痛、关节痛或肌痛的报道。对于上述较严重的不良反应，如有出现，应根据情况及时做出减量或停药处置。

⑫ 本品过量时，可根据需要采用常规支持疗法。血液透析不增加本品的 CL。

第十三章 血液系统疾病用药

第一节　抗贫血药

硫酸亚铁[典][基]　Ferrous Sulfate

（硫酸低铁；Iron Sulphate）

【药理分类】 抗贫血药-铁补充药。

【适应证】 用于各种原因引起的慢性失血、营养不良、妊娠、儿童发育期等引起的缺铁性贫血。

【用法用量】 口服。①普通片。a. 预防用：0.3g，1次/d。b. 治疗用：每次0.3g，3次/d。②缓释片。0.45g，1次/d。

【用药监护】 ① 下列情况禁用：对本品过敏、肝或严重肾功能损害（尤其伴有未经治疗的尿路感染者）、铁负荷过高、血色病或含铁血黄素沉着症、非缺铁性贫血（如珠蛋白生成障碍性贫血）及不伴缺铁的其他贫血（如地中海贫血等）。

② 下列情况慎用：过敏体质、乙醇中毒、肝炎、急性感染、肠道炎症（如肠炎、结肠炎、憩室炎等）、胰腺炎、胃与十二指肠溃疡、溃疡性肠炎。

③ 一般服用口服铁剂，仅在少数完全不能耐受口服铁剂或不能吸收时才采用注射给药。

④ 用于日常补铁时，应采用预防剂量。对部分胃肠道症状明显的患者，可减少初次剂量，以后再逐渐增加。

⑤ 本品治疗剂量不得长期应用，必须在确诊为缺铁性贫血后应用，且治疗期间应定期检血常规和血清铁水平。

⑥ 妊娠期补充铁剂以中、后期最为适当，由于此时铁摄入量减少而需要量增加。

⑦ 老年人口服铁剂治疗缺铁性贫血时，可在需要时适当增加剂量，因为老年人可能胃液分泌减少，铁自肠黏膜吸收减少。

⑧ 本品与抗酸药（如碳酸氢钠）、磷酸盐类及含鞣酸的药物或饮料合用，易产生沉淀而影响吸收。与西咪替丁、考来烯胺、去铁胺、二巯丙醇、胰酶制剂、胰脂肪酶、新霉素等合用，均可影响口服铁的吸收。铁剂可影响四环素类、氟喹诺酮类或多巴类、青霉胺及锌制剂等药物的吸收及药效；必须合用时，上述药物应先于铁剂2h服用，或铁剂后于上述药物3h服用。在服用本品的同时，加服维生素C或稀盐酸可增加本品的吸收，但也易致胃肠道反应。

⑨ 用药前，应告知患者：a. 铁剂可与肠内的硫化氢结合成黑色的硫化铁致大便变深绿或黑色，此乃正常现象，不必疑虑，但如伴有软弱、头晕、烦躁、口渴、肢体冷感、上腹疼痛、血压偏低，甚至出现呕血等上消化道出血征象，必须立即就医。b. 服用铁剂时，勿与浓茶、牛奶及含有鞣酸的饮料同时服用，以免影响吸收。c. 口服铁剂有轻度胃肠道反应，餐后或餐时服用，可减轻胃部刺激，但对药物吸收有所影响。d. 服用糖浆剂时，应使用吸管，以防牙齿变黑。e. 服用缓释片时，勿嚼碎或掰开服用，以免影响疗效。f. 如出现腹泻或便秘，应及时报告医师，以便调整剂量或换用其他制剂。g. 口服本品时，不宜同时接受其他铁剂治疗，以免引起毒性反应。h. 服用铁剂必须坚持足够的疗程，如患者用药后能每日增加0.1g Hb含量，则1～2个月可恢复正常，但即使恢复正常，也不能停药，至少还应继续服用1个月，然后再减量维持2～3个月，这样才能真正恢复体内正常水平的铁储量；如一旦停止补铁，贫血又会重现，治疗又需重新开始。i. 服用铁剂

期间，应慎用解热镇痛药（如阿司匹林、保泰松等）、磺胺类、硝基呋喃类（如呋喃妥英、呋喃唑酮）、砜类（如达普松、索尔福克松等）、奎宁或奎尼丁、异烟肼或利福平等可能引起贫血的药物，尤其应避免大剂量应用。j. 铁剂存放应远离幼儿，以免误吞或误服。已有儿童大量服用致死的报道。

⑩ 应用铁剂后，血清结合转铁蛋白或血清铁蛋白（SF）增高，大便隐血试验可呈阳性；前者易导致漏诊，后者易与上消化道出血相混淆，故使用时应加注意。

⑪ 用药期间，应定期检查 Hb、网织红细胞、SF 及血清铁，并注意观察疗效。治疗效果一般可在 48h 后显现（如食欲增加，儿童应激性降低），网织红细胞反应在 4d 内开始出现，7～10d 出现疗效高峰，2～3 周后可望恢复正常。一般在 3 周内每 100ml 血液的 Hb 可增加 2g，HCT 约增加 6%。治疗 3 周后如无满意疗效，可能由其他情况引起（如剂量不当，或仍有失血、吸收不良、感染或有其他原因的贫血等），应仔细分析查找原因。

⑫ 本品的不良反应可见胃肠道反应，如恶心、呕吐、上腹疼痛、便秘，一般比较轻，如症状严重可改为餐时或餐后服用，必要时减少剂量。

⑬ 铁剂过量发生的急性中毒多见于儿童，一次摄入 130mg 铁即可使儿童致死。铁剂中毒可引起坏死性胃炎、肠炎，患者可有严重呕吐、腹泻及腹痛，以致出现血压降低、代谢性酸中毒，甚至昏迷。24～48h 后，严重中毒可进一步发展至休克及血容量不足、肝损害及心血管功能衰竭，患者可出现全身抽搐。中毒晚期症状表现为皮肤湿冷、紫绀、嗜睡、极度疲乏及虚弱、心动过速。如发现服用过量，应立即催吐，洗胃可用 1%碳酸氢钠或 5%磷酸盐溶液，并应在服药后 1h 内进行，过久易致胃肠坏死而引起穿孔。休克、脱水、失血、呼吸衰竭等可进行对症救治。出现急性中毒征象时，应立即给予喷替酸钙钠或去铁胺对抗。中毒获救后，有可能遗有幽门或贲门狭窄、肝损害或中枢神经系统病变，要及早妥善处置。

右旋糖酐铁[典][基] Iron Dextran

（葡聚糖铁，右糖酐铁；Astrafer，Dextriferrom）

【药理分类】 抗贫血药-铁补充药。

【适应证】 本品注射液主要用于不能耐受口服铁剂和口服铁剂治疗不满意的缺铁性贫血患者，或需要迅速纠正缺铁的患者。

【用法用量】 本品注射液可肌内注射、静脉注射或静脉滴注。100～200mg/d（以铁元素计，下同），根据补铁总量确定，2～3 次/周。①试验剂量。由于本品注射液的主要不良反应为过敏反应，可在给药后的几分钟内发生。因此在给予初次剂量前应先给予 0.5ml（相当于 25mg 铁元素）试验剂量，如 60min 后无不良反应发生，再给予剩余剂量。②深部肌内注射。每次 100～200mg，1 次/(1～3d)。③静脉滴注。每次 100～200mg，用 0.9%氯化钠注射液或 5%葡萄糖注射液稀释至 100ml。给予首次剂量时，应先缓慢滴注 25mg 至少 15min，如无不良反应发生，可将剩余剂量在 30min 内滴注完毕。总补铁剂量至 20mg/kg 时，也可采用一次性滴注给药的方法。此法应将所给剂量稀释至 0.9%氯化钠注射液或 5%葡萄糖溶液 250～1000ml 中，并静脉滴注 4～6h。④静脉注射。100～200mg，用 0.9%氯化钠注射液或 5%葡萄糖注射液 10～20ml 稀释后缓慢静脉注射，同样在初次给药时先缓慢注射 25mg（1～2min），如无不良反应发生，再给予剩余剂量（0.2ml/min）；或稀释至 100ml，供 4～6h 滴注用。⑤个体所需总铁量计算。总量(mg 铁)＝体重(kg)×[目标 Hb(g/L)－实际 Hb(g/L)]×0.24＋体内储备铁量(mg)。［注：体重≤35kg 者，目标 Hb＝130g/L，体内储备铁量＝15mg/kg；体重≥35kg 者，目标 Hb＝150g/L，体内储备铁量＝500mg；系数 0.24＝0.0034×0.07×1000（Hb 中铁含量＝0.34%，血容量＝7%体重，1000 是指由 g 转换成 mg）］。本公式只用于缺铁性贫血患者的剂量计算，不适用于血液丢失后需补充铁的患者。如所需总铁量超过了允许的单次最大剂量，则要分次给予。

【用药监护】 ① 下列情况禁用：妊娠早期、严重的肝或肾功能损害、血色病、含铁血黄素沉着症及缺铁性贫血（如溶血性贫血）、铁超负荷或铁利用紊乱、已知对铁单糖或双糖过度敏感、代偿失调的肝硬化、传染性肝炎、急慢性感染（尤其未经治疗的尿路感染），以及哮喘、湿疹或其他特应性变态反应患者。

② 下列情况慎用：乙醇中毒、胰腺炎、运动员及哺乳期妇女。

③ 儿童应用本品注射液的安全性及有效

性尚未见报道，应用时须谨慎，尤其对有感染的儿童（因肠道外给药可能引起过敏或中毒反应，对此类患儿可能会产生不利影响）。婴儿必须应用时需尽量避免肌内注射（吸收缓慢，且易继发感染）。

④ 注射本品后 Hb 未见逐渐升高者，应即停药。本品注射期间应停用口服铁剂。

⑤ 本品的任何肠道外给药都可能引起致命性的过敏反应。对药物有过敏史的患者这种可能性增加。因此，本品注射液只能在可立即采取紧急措施的情况下给药。在用药期间及给药后 1h 内应加强临床观察，尤其对有药物过敏史者和首次用药者，一旦发现过敏征象，立即实施紧急救治。

⑥ 本品注射液不可与其他药物配伍使用。

⑦ 本品肠道外给药时，必须严格掌握以下指征：a. 口服铁剂后胃肠道反应严重而不能耐受者。b. 口服铁剂不能奏效者，如脂肪泻、萎缩性胃炎等有胃肠道铁吸收障碍者，以及胃大部切除术后。c. 需要迅速纠正缺铁，如妊娠后期严重贫血，或需要及时行外科治疗者。d. 严重消化道疾病，口服铁剂可能使原发疾病加剧，如溃疡性结肠炎或局限性肠炎。e. 不易控制的慢性出血，失铁量超过肠道所能吸收的铁量。如非上述情况，宜选用口服铁剂。

⑧ 用药期间，应定期检查 Hb、RC、SF 及血清铁水平，以观察治疗反应。如用药后 1～2 周仍未观察到任何血液学变化，即应停药分析原因，必要时重新检诊。本品可能会导致 BIL 水平增高和血钙水平降低，应注意监测。

⑨ 本品注射液仅在水肿、不可控制的出血、过于消瘦、婴儿用药等不宜肌内注射时才可做静脉给药。供肌内注射用的本品注射液不可用于静脉给药。

⑩ 有自身免疫性疾病或有炎症的患者使用本品时，可能会引起Ⅲ型变态反应，造成严重的组织损伤，并可能出现类风湿性关节炎、血清病、肾小球肾炎或狼疮性肾炎等病症。因此，这类患者使用本品时应密切监测。

⑪ 本品肌内注射时，应选臀部大肌群深注，每侧注射量不宜超过 100mg，一是有利于吸收，二是可避免注射局部皮肤及皮下组织出现色素沉着。如万一出现色素沉着，应告知患者：此色素沉着可于 1～2 年内逐渐吸收而褪色，无大碍。另有研究显示，在同一部位反复肌内注射，注射部位可出现肉瘤，故注射时应注意轮换注射部位。

⑫ 本品静脉注射时，如每次剂量＜100mg，不必稀释，可直接缓慢推注（每 50mg 在 3～5min 内注入）。每次剂量为 100～200mg 时，应用 0.9％氯化钠注射液 10～20ml 稀释。静脉滴注时，应将本品 100～200mg 用 0.9％氯化钠注射液稀释为 250～1000ml，在 4～6h 内缓慢滴注。滴注完毕后，应再加入 0.9％氯化钠注射液 10ml 滴入，以冲入输液管道内残留余液。静脉给药过快可能引起低血压，故给药应缓慢，给药后应嘱患者平卧静息 1～2h，以免发生低血压反应。静脉给药时应小心操作，注意勿使药液溢出血管外，以免引起注射局部疼痛或炎症。万一外漏，应做以下处置：如针头尚未拔出，可滴注适量 0.9％氯化钠注射液冲洗，以加速局部铁的清除。局部表皮可涂抹多磺酸黏多糖乳膏，涂药时操作应轻柔，以防铁剂进一步扩散。

⑬ 类风湿关节炎患者如采用静脉注射，可致疼痛及肿胀增加。因此，此类患者必须使用本品时应采用肌内注射。

⑭ SF 在静脉注射本品后 7～9d 达到 C_{max}，而在 3 周后又缓慢地回到基线。铁不易从机体中被清除，过量蓄积可能会有毒性。因此，用药期间应密切观察，定期监测，防止蓄积中毒。

⑮ 本品注射给药最严重的不良反应是急性过敏反应，表现为呼吸困难、潮红、胸痛和低血压，发生率约 0.7％。缓慢静脉注射可使急性过敏反应的发生率和严重程度降低。过敏反应一般出现在给予试验剂量时间内。最常见的不良反应是皮肤瘙痒（1.5％）、呼吸困难（1.5％）。其他不良反应有：胸痛（1.0％）、恶心（0.5％）、低血压（0.5％）、淋巴结肿大（0.5％）、消化不良（0.5％）、腹泻（0.5％）、潮红（0.3％）、头痛（0.3％）、心脏停搏（0.2％）、关节肌肉疼痛（0.2％）等。偶有注射部位的静脉疼痛和感染的报道。大剂量应用或静脉注射过快时可引起中毒反应。用药期间应注意观察，如出现急性过敏反应或其他严重反应，应立即停药处置。

⑯ 其他参阅硫酸亚铁【用药监护】⑬。

维生素 B_{12}【典】 Vitamin B_{12}

（氰钴胺，钴胺素；Cyanocobalamin，Cyomin）

【药理分类】 抗贫血药-巨幼红细胞性

贫血治疗药。

【适应证】 ①注射剂主要用于维生素 B_{12} 缺乏所致的巨幼红细胞性贫血，也可用于神经炎的辅助治疗。②片剂仅用于维生素 B_{12} 缺乏所致的轻度巨幼红细胞性贫血，以及营养不良引起的维生素 B_{12} 缺乏症而肠道吸收功能正常者。

【用法用量】 ①肌内注射。25～100μg，1次/d或隔日50～200μg。用于神经炎时，用量可酌增。避免在同一部位反复给药。②口服。25～100μg/d或隔日50～200μg分次服用。

【用药监护】 ① 下列情况禁用：对本品有过敏史、有家族遗传性球后视神经炎（利伯病）及抽烟性弱视症者。

② 本品不得用作静脉注射。

③ 痛风患者如使用本品，由于核酸降解加速，BUA升高，可诱发痛风发作，应加注意。

④ 神经系统损害者，在诊断未明确前不宜应用本品，以免掩盖亚急性联合变性的临床表现。

⑤ 心脏病患者注射本品可能增加血容量，导致肺水肿或CHF的发生，应用时须谨慎，并加强临床监测。

⑥ 维生素 B_{12} 缺乏可同时伴有叶酸缺乏，如用本品治疗，虽能改善血常规指标，但可掩盖叶酸缺乏的临床表现。因此，对该类患者宜同时补充叶酸，才能取得较好疗效。

⑦ 本品治疗巨幼红细胞性贫血时，在开始治疗的48h内，患者可能出现严重的低血钾。因此，在这期间内应密切监测血钾水平，防止发生低钾血症。

⑧ 小肠病变或胃回盲部切除后引起的维生素 B_{12} 缺乏症，口服本品无效。恶性贫血（内因子缺乏）者口服本品亦无效，必须肌内注射，并终身使用，以预防不可回逆的精神损害，但长期用本品治疗可能发生轻度红细胞增多症及末梢血管血栓形成，应注意监测。

⑨ 与本品代谢无关的各种贫血、营养不良、病毒性肝炎、多发性硬化症、三叉神经痛、皮肤或精神疾病等，应用本品均无疗效，不可滥用。

⑩ 本品用量过大，并无必要，不但浪费，有时还可引起不良反应，出现神经兴奋、心前区痛和心悸等症状，并可导致叶酸的缺乏。

⑪ 抗生素可影响血清和红细胞内维生素 B_{12} 测定，特别是应用微生物学检测方法时，可产生假性低值。因此，在治疗前后随访测定血清维生素 B_{12} 时应加注意。

⑫ 本品应避免与氯霉素合用，否则可抵消本品具有的造血作用。维生素C在体外试管中可破坏本品，故本品缺乏者不宜大量摄入维生素C。氨基糖苷类抗生素和对氨基水杨酸类药物、抗惊厥药（如苯巴比妥、苯妥英钠、扑米酮）或秋水仙碱等，可减少本品从肠道吸收。本品与考来烯胺、活性炭同时服用，本品的胃肠道吸收减少，疗效降低。与叶酸合用，具有协同作用，两者联用对巨幼红细胞性贫血治疗有益。本品与维生素C、维生素 K_1、氯丙嗪、葡萄糖注射液存在配伍禁忌。

⑬ 用药前，应详细了解患者的进食情况及饮食习惯。由于蔬菜中不含本品，故应嘱素食患者调整食谱，进平衡膳食，以配合本品的治疗。动物内脏、蛋黄、蟹、瘦肉、牛奶及乳制品、豆制品和海产品等食物富含维生素 B_{12}。

⑭ 用药期间，应密切观察随访疗效。本品治疗效果一般很显著，在48h内血常规指标即有变化，维生素 B_{12} 缺乏症症状，如疲倦、胃肠不适、舌炎、呼气困难、心悸，以及神经系统变性（如感觉异常、深反射降低、动作不协调、失眠、视觉障碍等）可明显改善，3～4d内RC明显上升，5～8d达高峰，以后4～6周内红细胞及Hb升至正常。如在上述期间仍无疗效，应重新进行检查和诊断。

⑮ 本品肌内注射偶可引起皮疹、瘙痒、腹泻及过敏性哮喘，但发生率很低，极个别有过敏性休克。另可见高尿酸血症。长期应用可出现缺铁性贫血。用药期间应密切观察监测，一旦出现，立即停药处置。

腺苷钴胺 Cobamamide

（维生素 B_{12b}，腺苷维生素 B_{12}；Coenzyme $_{B12}$，Vitaminum B_{12b}）

【药理分类】 抗贫血药-巨幼红细胞性贫血治疗药。

【适应证】 ①用于巨幼红细胞性贫血、营养不良性贫血、妊娠期贫血、多发性神经炎、神经根炎、三叉神经痛、坐骨神经痛、神经麻痹；②亦用于营养性神经疾患、放射线和药物引起的白细胞减少。

【用法用量】 ①口服。每次 0.5～1.5mg，3 次/d。②肌内注射。0.5～1.5mg，1 次/d。

【用药监护】 ① 下列情况禁用：对本品有过敏、家族遗传性球后视神经炎（利伯病）及抽烟性弱视症者。

② 下列情况慎用：过敏体质者、神经系统损害者在诊断未明确前。

③ 本品注射用溶液配制后遇光易分解，溶解后要尽快使用，以免减失疗效。

④ 长期应用时，在治疗后期可能出现缺铁性贫血，应注意补充铁剂。

⑤ 其他参阅维生素 B_{12}【用药监护】⑫、⑮。

叶酸[典][基] Folic Acid

（维生素 BC，维生素 B_{11}；Acfol，Folicet）

【药理分类】 抗贫血药-巨幼红细胞性贫血治疗药。

【适应证】 ①主要用于叶酸缺乏所致的巨幼红细胞性贫血及各种原因引起的叶酸缺乏（慢性溶血性贫血所致的叶酸缺乏）；②小剂量用于预防胎儿先天性神经管畸形，亦可作为妊娠期和哺乳期妇女预防用药。

【用法用量】 口服。①治疗量：每次 5～10mg，3 次/d，直至血常规指标恢复正常。②预防量：每次 0.4mg，1 次/d。

【用药监护】 ① 下列情况禁用：对本品及其代谢物过敏、非叶酸缺乏的贫血或诊断不明的贫血。

② 过敏体质者慎用。

③ 本品片剂有 5mg（叶酸片）和 0.4mg（小剂量叶酸增补剂）两种规格，前者为治疗用药，后者为预防用药，不可相互代替，尤其在妊娠早期忌用叶酸片。

④ 除吸收不良的患者外，本品一般不用维持治疗。

⑤ 本品口服可迅速改善巨幼红细胞性贫血，但不能阻止由维生素 B_{12} 缺乏所致的神经损害的进展，例如恶性贫血伴发的脊髓亚急性联合变性。如大剂量持续服用叶酸，可进一步降低血清维生素 B_{12} 的含量，反可使神经损害向不可逆转方面发展。因此，在明确排除维生素 B_{12} 缺乏所致恶性贫血前，不宜贸然单独使用本品治疗。如因诊断不明而需要用本品作为诊断性治疗时，其用量应不超过 0.4mg/d。

⑥ 抗生素可影响微生物法测定血清或红细胞内叶酸浓度，常出现浓度偏低的假象。因此，在治疗前后随访测定血清叶酸浓度时应加注意。

⑦ 大剂量本品能拮抗苯巴比妥、苯妥英钠和扑米酮的抗癫痫作用，可使癫痫发作的临界值明显降低，并使敏感患者的发作次数增多。口服大剂量本品，可影响微量元素锌的吸收。维生素 C 可抑制本品在胃肠中的吸收。甲氨蝶呤、乙胺嘧啶等对 DHFR 有较强的亲和力，可阻止叶酸转化为四氢叶酸，从而中止本品的治疗作用；反之，在甲氨蝶呤治疗肿瘤、白血病时，如使用大剂量本品，也会影响甲氨蝶呤的疗效。本品与考来替泊合用，可能会降低本品的生物利用度，因后者可与本品结合。柳氮磺吡啶、胰酶可干扰本品的吸收，服用柳氮磺吡啶或胰酶的患者可能需要补充本品。可引起叶酸缺乏的其他药物尚有：口服避孕药、乙醇、氨基蝶呤、氨苯蝶啶、氟尿嘧啶、阿糖胞苷、异烟肼、环丝氨酸、甲氧苄啶、苯妥英钠、扑米酮、阿司匹林、二甲双胍、巴比妥类及磺胺类等。

⑧ 使用本品治疗叶酸缺乏时，须注意影响叶酸缺乏的以下因素：a. 婴幼儿、青少年、孕妇和哺乳期妇女，以及甲状腺功能亢进、慢性感染、肿瘤等消耗性疾病患者需要量增加而未及时补充时；b. 偏食或素食者；c. 腹泻、小肠炎症、肿瘤及肠道手术患者；d. 血液透析可增加叶酸排出；e. 某些先天性酶缺陷（如甲基 FH_4 转移酶、FH_2 还原酶和亚氨甲基转移酶等）可影响叶酸的利用。

⑨ 治疗中，遇有口服本品后出现恶心和（或）呕吐较剧，或处于手术前后禁食期，或胃切除后伴有吸收不良等情况，可选用叶酸钠或亚叶酸钙做肌内注射。营养不良所致的巨幼红细胞性贫血患者，常同时伴缺铁，尤其在叶酸治疗造血功能恢复后更易伴发，故在疗程后期应补充铁剂。

⑩ 用药前，应告知患者：a. 严格按用法用量服用，如需加量，应先咨询医师或药师。b. 本品大剂量服用时尿液可呈黄色，此为正常现象，不必疑虑。c. 乙醇可影响叶酸代谢，易引起叶酸缺乏，用药期间应戒酒。d. 维生素 C 可抑制本品在胃肠中的吸收，两者不宜

合用。e. 治疗期间，应进平衡饮食，不应偏食或食素。f. 服药后如出现过敏反应（如皮疹、瘙痒、荨麻疹、呼吸困难），必须停药就医。

⑪ 用药期间，应密切观察随访疗效。治疗效果良好者，在第 1 个 24h 可自觉好转，2～5d 内血常规指标改善，叶酸缺乏症状（如舌炎、腹泻、便秘、失重、激动、疲倦、腿无力、肌痛、失眠、记忆力下降、精神抑郁、苍白等）逐渐减轻。如在上述期间仍无疗效，应重新进行检查和诊断。

⑫ 本品的不良反应较少，罕见过敏反应，发现后应停止用药。长期用药可出现畏食、恶心、腹胀等胃肠症状，一般反应较轻，不影响治疗。

重组人促红素[典] Recombinant Human Erythropoietin

（促红细胞生成素，怡泼津；Epogen，rHuEPO）

【药理分类】 抗贫血药-细胞因子。

【适应证】 ①用于肾性贫血、非肾性贫血（如恶性肿瘤、免疫性疾病及 AIDS）；②亦用于外科围术期的红细胞动员。

【用法用量】 静脉或皮下注射剂量。①肾性贫血。a. 治疗期：ⓐ血液透析患者起始剂量 100～150U/(kg·周)，分 2～3 次给药。ⓑ非透析患者起始剂量 75～100U/(kg·周)，分 2～3 次给药。如 HCT 每周增加＜0.5vol%，可于 4 周后按 15～30U/kg 增加剂量，但最高增加剂量不可超过 30U/(kg·周)。HCT 应增加到 30%～33%，但不宜超过 36%。b. 维持期：每周分次给药后，如 HCT 达到 30%～33%或 Hb 达到 100～110g/L，则进入维持治疗阶段。可将剂量调整至治疗期剂量的 2/3，然后每 2～4 周检查 HCT 以调整剂量，避免红细胞生成过速，维持 HCT 和 Hb 在适当水平。②外科围术期的红细胞动员。适用于术前 Hb 值在 100～130g/L 的择期外科手术患者（心脏血管手术除外），使用剂量为 150U/kg，3 次/周，于术前 10d 至术后 4d 应用，可减轻术中及术后贫血，减少对异体输血的需求，加快术后贫血倾向的恢复。③非肾性贫血。起始剂量每次 100～150U/kg，根据治疗反应调整用量，3 次/周，治疗 8 周后，如 HCT 不上升或达不到 40%者应逐渐增加剂量至 300～350U/kg，达到 40%者应减量 25%维持，疗程视患者情况定。

【用药监护】 ① 下列情况禁用：难以控制的高血压病患者、对本品或哺乳动物细胞衍生物制剂和人血白蛋白过敏者。

② 下列情况慎用：卟啉病、有癫痫史、有药物过敏病史及有过敏倾向者，以及有心肌梗死、肺梗死、脑梗死及有血栓栓塞患者。

③ 孕妇及哺乳期妇女应用本品的安全性尚未确定，不宜应用。

④ 儿童（包括早产儿、新生儿及婴儿）应用本品的安全性尚未确定。

⑤ 高龄患者应用本品时，应注意监测血压及 HCT，并适当调整用药剂量与次数。

⑥ 合并感染者，宜在控制感染后再应用本品。

⑦ 因本品不能立即纠正严重贫血，故不能代替急救输血。

⑧ 用药期间，应定期监测 HCT（用药初期 1 次/周，维持期 1 次/2 周）及 Hb（用药初期至少 1 次/周，维持期 1 次/2～3 周），注意避免过度的红细胞生成（确认 HCT 在 36vol%以下，Hb 每月升高控制在 20g/L 以内）。如发现过度的红细胞生长，应减少本品的用量或采取暂时停用等适当措施处置。治疗中，随着 HCT 增高，血液黏度可明显增高，应注意观察有无血栓形成及血管通道阻塞情况。一旦发现，立即停药。对于肾性贫血患者，还应定期监测肾功能，防止出现肾衰竭。

⑨ 治疗期间，因出现有效造血，铁需求量增加，通常会出现血清铁水平下降，进而影响本品的作用。因此，治疗期间应定期监测 SF 与转铁蛋白饱和度，如患者 SF＜100ng/ml，或转铁蛋白饱和度＜20%，应每日补充铁剂。用药后，如未能达到预期的效果，常提示缺铁以致不能支持红细胞系统造血，故也应补充铁剂。

⑩ 叶酸和（或）维生素 B_{12} 不足可延迟或降低本品疗效，必要时应予补充。严重铝过多也会影响疗效，故肾性贫血患者使用本品时必须监测血铝水平，出现铝中毒症状时，应增加本品用量。

⑪ 由于本品可使红细胞数量增多，血液易于凝固，同时接受血液透析者的肝素用量应

相应增加。

⑫ 本品应贮于2～8℃处，勿冻结。使用时应于注射前约30min从冰箱中取出，待药液达室温后方可供注射。使用前应仔细检查，药瓶有裂缝、破损，药液有混浊、沉淀或变色等现象不可使用。用前勿振摇，否则会使糖蛋白变性而降低其生物效价。由于本品未加防腐剂，药瓶开启后，应一次使用完，剩余部分应弃之。

⑬ 本品不能静脉滴注。静脉注射时，禁与其他药物同时注射。

⑭ 患者用药后，如对本品的反应性降低或只维持在同一水平上，应考虑下列原因：a. 缺乏铁、叶酸或维生素 B_{12}。b. 潜在感染、炎症或恶病质。c. 隐性失血、溶血或潜在某种血液疾病。d. 铅中毒、囊状纤维性骨炎等。因此，对此类患者应注意观察，仔细鉴别，发现异常及时对症处置。

⑮ 本品有升高血压的作用，可引起血压升高，并可使原有的高血压恶化和因高血压脑病而出现头痛、意识障碍及痉挛症状，甚至可引起脑出血或癫痫发作，尤其在Hb或HCT迅速升高时更容易发生。因此，在本品治疗期间应密切观察血压变化，如出现血压升高，可加用或加强原有的抗高血压药，必要时减少本品剂量，甚至暂时停用本品，俟血压控制后再恢复治疗。

⑯ 应用本品有时会引起血钾轻度升高，应适当调整饮食；如发生血钾升高，则应做剂量调整，直至血钾恢复正常。

⑰ 慢性肾性贫血使用本品矫正后，患者食欲及自觉症状改善，此时仍应严格控制饮食，否则常导致需要透析或透析次数增加。

⑱ 本品的其他不良反应尚有：a. 少数患者用药初期可出现头痛、胸痛、骨痛、低热、气短、心悸或心动过速、水肿、乏力、恶心、呕吐、食欲减退、腹泻等。个别患者可出现肌痛、关节痛等，经对症处置后大多可好转，不影响继续用药。对极个别症状严重或持续存在者，应考虑停药。b. 极少数患者用药后可出现轻微的皮疹或荨麻疹，罕见过敏性休克。因此，初次使用本品或重新使用本品时，应先使用小剂量，确定无异常反应后，再逐步增加至全量，发现异常立即停药并妥善处置。c. 偶见AST及ALT升高，停药后可恢复正常。

■ 第二节 升白细胞药

非格司亭[典] Filgrastim

（重组人粒细胞集落刺激因子；Recombinant Human Granulocyte Colony-Stimulating Factor，rhG-CSF）

【药理分类】 升白细胞药-细胞因子。

【适应证】 ①各种原因引起的中性粒细胞减少症，如恶性肿瘤和白血病化疗与放疗及抗AIDS药物引起的中性粒细胞减少，以及造血干/祖细胞移植后髓系造血功能的受抑及延迟植活与移植排斥；②外周血造血干/祖细胞移植前的干/祖细胞动员等；③MDS、再生障碍性贫血伴发的中性粒细胞减少，以及先天性、特发性、周期性中性粒细胞减少症；④各种严重感染，包括AIDS及并发的感染。

【用法用量】 皮下注射或静脉注射。①白血病化疗后及造血干/祖细胞移植：每次2.5～5μg/kg，1次/d，待WBC升至＞2×10^9/L时停用。②实体瘤化疗、放疗后：每次2～3μg/kg，1次/d，待WBC升至＞5×10^9/L时停用。③再生障碍性贫血、MDS等骨髓衰竭性疾病伴中性粒细胞减少：每次5μg/kg，1次/d，2周为1个疗程。④严重感染伴中性粒细胞减少：每次3～5μg/kg，1次/d，用至NC≥1×10^9/L，连用5～7d。

【用药监护】 ① 下列情况禁用：a. 对本品及对大肠埃希菌表达的其他制剂过敏者；b. 严重的肝、肾、心、肺功能障碍者；c. 骨髂中幼稚粒细胞未显著减少的骨髓性白血病患者或外周血中检出幼稚粒细胞的骨髓性白血病患者。

② 下列情况慎用：骨髓性白血病不伴有白细胞严重低下者、髓性细胞系统的恶性增殖（如AML）者、镰状红细胞性贫血者，以及儿童和老年人。

③ 新生儿、婴幼儿和孕妇应用本品的安全性尚未确定，建议不用。

④ 哺乳期妇女应用本品期间需停止哺乳。

⑤ 已知MDS伴芽球增加的病例，有转化为骨髓白血病的危险。因此，MDS患者使用本品时，应先采样细胞，确认并经过体

外试验证实未见有芽孢增多现象时，方可使用。

⑥ 对于AML患者（化疗和骨髓移植时），在应用本品前必须对采集细胞进行体外实验，以确认本品是否促进白血病细胞增多。同时，应定期进行血液学检查，发现幼稚细胞增多时应停药。

⑦ 由于本品的作用与 C_{max} 无关，而与达到有效血浓度的持续时间有关，加之本品静脉用药可能引起严重的变态反应，因此本品尽可能不做静脉注射。本品皮下注射的血药浓度维持时间较长，且用药方便，故推荐使用。

⑧ 本品日剂量相同时，一日2次用药比1次给药效果好。

⑨ 本品用量加大，不良反应的概率及程度也会加大，因此在保证有效的前提下，应尽量使用小剂量。

⑩ 本品用药时间太短基本无效，至少应连用5～7d，才能发挥刺激骨髓造血的作用，太短仅能刺激骨髓中的成熟粒细胞的释放，停药后又可降至低点，用药时须注意。

⑪ 长期应用本品的安全性及有效性尚未确定，曾有报道可见脾脏增大，且大多经影像学检查才可发现，长期使用时须注意监测。

⑫ 本品如与化疗药同时应用，可促进骨髓中的造血祖细胞加速增殖，这些细胞对细胞毒性化疗药物更为敏感。虽外周血白细胞数可达化疗所需指标，但是一旦很快给予化疗则易发生严重骨髓抑制，且不易恢复。因此，本品不应在化疗、放疗前后24h内使用，更不应与化疗、放疗同时应用，而应在化疗药物给药结束后24～48h开始使用，以尽量减少细胞毒性化疗药物对骨髓造血祖细胞的毒害。

⑬ 为避免造成中性粒细胞及单核细胞过多，用药过程中应定期监测血常规（2次/周），尤其注意观察中性粒细胞数目变化的情况。外周血WBC升至 2×10^9～5×10^9/L时可停药。如>10×10^9/L或外周血出现幼稚细胞（白血病患者则为幼稚细胞较用药前明显增多），应立即停药。

⑭ 本品静脉注射时，可与5%葡萄糖注射液或0.9%氯化钠注射液混合使用，但不宜与其他注射液混合注射。

⑮ 本品用灭菌注射用水溶解后，应避免振荡，以免起泡致部分药液黏附于瓶壁。如溶液已起泡，可静置数分钟后再抽取。本品静脉注射时，需用5%葡萄糖注射液稀释至≥15μg/ml，如浓度<15μg/ml，必须在加本品之前于5%葡萄糖注射液中先加入浓度为0.2%的人血白蛋白，以避免输液系统对药物的吸附。本品滴注不宜过快，每次至少持续1h，快速滴注可使药物作用降低。本品稀释后应于6h内用完。

⑯ 本品罕见过敏反应，可表现为皮疹、荨麻疹、面部浮肿、呼吸困难、心动过速及低血压，并可能迅速出现休克、ILD、ARDS等严重的不良反应，多在使用本品30min内发生。因此，用药前应详细询问有无过敏史，开始用药时应给予小剂量试用（建议预先用本品做皮试，尤其对过敏体质者），并密切观察。一旦出现过敏反应，必须立即停药，并迅速给予抗组胺药、糖皮质激素、支气管解痉药和（或）肾上腺素，必要时给氧，症状能很快消失。出现过敏反应者不可再次使用本品。

⑰ 本品的其他不良反应尚有：较常见骨痛、腰痛、胸痛、头痛、发热、关节肌肉酸痛，多出现于大剂量静脉用药或用药后白细胞升至接近正常水平时，其程度为轻至中度，大多无须临床处理而自行消退，对极个别严重者可用NSAID治疗。偶见急性发热性中性粒细胞增多性皮肤病（症状和处置见塞来昔布【用药监护】⑪）。少于1%的患者可出现可逆性AST、ALT、UUA、LDH、ALP及SCr增高，以及一过性低血压及SVT，停药后可恢复。有时可见恶心、呕吐、食欲减退、乏力、皮肤发红及皮疹等，多为轻度不影响治疗。长期应用可导致骨髓增生不良和肾功能损害，并有引起急性肾衰竭的个案报道，应定期监测。放化疗同步应用时使用本品，可引起严重的血小板减少，应特别注意。另外，已有报道指出，再生障碍性贫血及先天性中性粒细胞减少症患者，应用本品后有转化为MDS或AML的病例。再生障碍性贫血、MDS及先天性中性粒细胞减少症患者应用本品后，有的病例发生了染色体异常。本品在体外或体内实验中，对多种人膀胱癌及骨肉瘤细胞株具有促进增殖的倾向。用药期间及用药后数年内应定期检查，以防万一。

⑱ 本品过量可出现尿隐血及尿蛋白阳性、肝酶（AST、ALT、ALP）明显升高，但在5周恢复期后各项指标均可恢复正常。

沙格司亭[典] Sargramostim

（重组人粒细胞-巨噬细胞集落刺激因子，莫拉司亭；Recombinant Human Granulocyte Macrophage Colony-Stimulating Factor，rhGM-CSF）

【药理分类】 升白细胞药-细胞因子。

【适应证】 ①预防和治疗恶性肿瘤、白血病化疗或放疗引起的白细胞减少；②治疗骨髓造血功能障碍及 MDS 及各种严重感染并发的中性粒细胞减少；③治疗 AIDS 本身或因药物治疗引起的中性粒细胞减少；④预防白细胞减少可能潜在的感染并发症；⑤加快感染引起的中性粒细胞减少的恢复；⑥用于造血干/祖细胞移植后髓系造血功能受抑及延迟植活与移植排斥；⑦与 rhG-CSF 等造血生长因子联合或单独应用于外周血造血干/祖细胞移植前的干/祖细胞动员。

【用法用量】 剂量及疗程视适应证及病情而定，使 WBC 维持在所期望的水平。①皮下注射，1 次/d。a. 肿瘤放疗或化疗后：5～10μg/(kg·d)，于放疗或化疗停止 24h 后开始应用，连续 7～10d，停药 48h 后进行下一疗程的放疗或化疗。b. MDS 和再生障碍性贫血：3μg/(kg·d)，2～4d 白细胞开始升高，以后调节剂量，使白细胞维持在所期望的水平，通常＜10×10^9/L。c. 造血干/祖细胞移植及白血病化疗：5μg/(kg·d)，待 WBC 升至≥2×10^9/L 时即可停用。d. AIDS：1 次/d，皮下注射。一般需 2～4d 才能观察到 WBC 上升的最初效应。以后每隔 3～5 日调整 1 次剂量。②骨髓移植：5～10μg/(kg·d)，静脉滴注 4～6h，持续应用至连续 2d 中性粒细胞绝对计数(ANC)≥1×10^9/L。

【用药监护】 ① 对本品过敏者及自身免疫性血小板减少性紫癜者禁用。

② 孕妇及哺乳期妇女除非指征十分明确，且病情危重，否则不宜应用。哺乳期妇女必须应用时需停止哺乳。

③ 老年人及 18 岁以下患者应用本品的安全性尚未确定。

④ 对酵母制品或大肠埃希菌蛋白过敏的患者，应用本品可能出现交叉过敏反应。

⑤ 体外实验证实，本品对某些肿瘤细胞，尤其髓性白血病细胞有刺激增殖作用，故对 AML 或 CML 及 MDS 的 RAEB 及 RAEB-t 型不宜应用，通常首选 rhG-CSF。实体瘤及其他白血病应用本品过程中，也应严密监测并注意随访肿瘤病情，如肿瘤病情进展或外周血原始细胞增多，应及时停用。

⑥ 本品多次用药后，有时可产生中和抗体，发生率＜4%，重复应用时必须注意监测。

⑦ 由于迅速分化的造血细胞对放疗/化疗敏感，故本品不宜在化疗前后 24h 及放疗前后 12h 内应用，更不应与放疗/化疗同时应用，否则可影响本品的疗效。

⑧ 接受细胞毒性药物治疗的肿瘤患者，或使用抗病毒药物的 AIDS 患者，应用本品时可加重骨髓毒性，可能出现血小板减少，应注意监测血常规。本品可引起血浆 ALB 降低，如同时应用和血浆 ALB 具高结合力的药物，应注意调整剂量。

⑨ 本品静脉注射前，应先用灭菌注射用水溶解，然后再用 0.9%氯化钠注射液或 5%葡萄糖注射液稀释，使稀释液的浓度≥7μg/ml。如低于此浓度，应在将本品加入 0.9%氯化钠注射液之前先加入浓度为 0.1%的人血白蛋白，以避免输液系统对本品产生吸附。本品滴注宜慢，每次剂量最好持续滴注 4h，滴注过快可能导致严重的不良反应。稀释后的药物宜于 6h 内用完。

⑩ 少数患者在首次使用本品 30～90min 后可出现首剂反应，表现为面部潮红、出汗及血压下降、血氧饱和度降低（降低 20～30mmHg）。此时应使患者仰卧或给氧，症状可很快缓解。再次用药时，此症状通常不会再现。给药时患者取仰卧位可减少首剂反应的发生。

⑪ 本品有时可引起急性过敏反应，表现为过敏性休克、血管神经性水肿、支气管痉挛、肌痛、发热、皮疹和皮肤瘙痒等。因此，用药期间应注意观察，尤其在首次给药时和过敏体质者用药时。如发现过敏性休克的早期症状，应立即停药，并及时应急处置。出现过敏反应者不可再次使用本品。

⑫ 本品罕见毛细血管渗漏综合征（CLS），多表现为全身皮肤、黏膜进行性水肿，心包、胸腔和膜腔大量渗液，以致出现浮肿、肺水肿及多浆膜炎综合征，如胸膜炎、胸膜渗液、心包炎、心包渗液和体重增加，严重者可能进展为 ARDS，甚至发生多器官衰竭，这通常与超剂量用药有关。此征一旦出现，应立即停用本

品，并在严密监测下进行液体复苏，改善循环功能（注意限制入水量）、维持足够氧供，给予呼吸支持。液体一般选用红细胞悬液或羟乙基淀粉（贺斯或万纹），少用人血白蛋白，使用小剂量糖皮质激素和NSAID，控制炎症反应。渗漏期出现的少尿甚至无尿乃循环血量不足所致，不应使用利尿药。恢复期应警惕大量液体回渗引起的肺水肿，可适当利尿以减轻肺水肿程度。

⑬ 患者对本品的治疗反应和耐受性个体差异较大，必须在治疗前后及治疗过程中定期监测外周血WBC或NC、BPC的变化。外周血WBC一旦升至所需水平（一般为2×10^9/L～5×10^9/L），或出现幼稚细胞，或幼稚细胞较用药前明显增多时，应立即停药或采用维持剂量，以避免中性粒细胞及单核细胞过度增长。

⑭ 本品的其他不良反应尚有：最常见发热、头痛、寒战、恶心、呼吸困难（先前有肺病者易患）、腹痛、腹泻，多数患者在连续几次用药后可逐渐减轻或消失，个别严重者经一般的常规对症处理也可缓解。常见胸痛、骨痛及关节肌肉酸痛等，使用NSAID有效。不良反应多发生于静脉注射和快速滴注及剂量>32μg/(kg·d)时。偶见CPK、BIL、AST、ALT升高。对有肝或肾病史者，用药期间应每2周检查1次肝肾功能，异常者停药后可恢复。罕见心功能不全、室上性心动过速（多见于有心律失常病史者）、脑血管疾病、精神错乱、惊厥、晕厥、高血压或低血压、颅内高压等。用药期间应注意观察，并定期做相关检查，发现异常及时处置。

■ 第三节　抗血小板药

噻氯匹定[典]　Ticlopidine

（抵克立得，氯苄噻啶；Candaline，Ticlid）

【药理分类】 血小板聚集抑制药-ADP受体抑制药。

【适应证】 ①用于预防和治疗因血小板高聚集状态引起的脑血管、心血管及外周动脉硬化伴发的血栓栓塞性疾病，其中包括首发与再发脑卒中、TIA与单眼视觉缺失、冠心病及间歇性跛行等；②亦用于体外循环心外科手术以预防血小板丢失，慢性肾透析以增加透析器的功能。

【用法用量】 口服。每次250mg，2次/d，2周后减为250mg，1次/d，餐时服用。

【用药监护】 ① 下列情况禁用：对本品过敏、血友病或其他出血性疾病、凝血障碍及活动性病理性出血（如消化性溃疡、颅内出血等）、再生障碍性贫血，以及有血小板减少、白细胞减少或粒细胞减少病史者。

② 孕妇和哺乳期妇女避免应用。

③ 严重肝功能损害者，由于凝血因子合成障碍，往往增加出血的危险，不宜应用。

④ 严重肾功能损害者，由于CL_r降低，导致血药浓度升高，从而加重肾功能损害。因此，应用本品时须密切监测肾功能，必要时可减量。

⑤ 因本品的预防作用及不良反应均较阿司匹林强，故常用于对阿司匹林不能耐受或使用阿司匹林后仍出现血栓栓塞的患者。

⑥ 用药期间，应定期监测血常规，最初3个月内每2周1次，一旦出现白细胞或血小板下降，即应停药，并继续监测至恢复正常。

⑦ 为避免外科及口腔科择期手术（包括拔牙）中出血量增多，术前10～14d应停用本品。如术中出现紧急情况，可输新鲜血小板以帮助止血。静脉注射甲泼尼龙20mg可使BT在2h内恢复正常。接受本品治疗者需要急诊手术时，应检查BT及血小板功能，必要时替代性输注血小板。

⑧ 本品与其他任何血小板聚集抑制药、溶栓药及导致低凝血酶原血症或血小板减少的药物合用，均可加重出血的危险，必须合用时应密切观察并进行实验室监测。与茶碱合用，因可降低后者的CL而使其血药浓度升高，并有导致过量中毒的危险，故用药期间及之后应监测茶碱血药浓度，并调整茶碱用量。与地高辛合用，可使地高辛血药浓度轻度下降（约15%），但一般不会影响其临床疗效。本品可降低环孢素的血药浓度，合用时应定期监测环孢素的血药浓度。本品应避免与维生素K类、肝素、阿司匹林及其他NSAID合用。

⑨ 用药前，应告知患者：a. 本品宜于进餐时服用，因食物可提高其生物利用度，并可减少胃肠道不良反应。b. 用药期间，如受伤且有导致继发性出血的危险时，应暂停服用本品。c. 本品可使外科及口腔科手术（包括拔牙）中出血量增多，用药期间需行择期或急诊

手术时，应在术前将正在服用本品的情况告知医师，以便医师在术前采取应对措施。d. 本品可能增加出血倾向，用药期间如出现鼻出血、牙龈出血、皮肤淤血或瘀斑，应立即停药，并及时报告医师。

⑩ 本品最常见的不良反应为白细胞减少或粒细胞缺乏（2.4%），严重的粒细胞缺乏有致命的危险。偶见血小板减少（0.4%）和再生障碍性贫血。上述不良反应多出现于用药后3个月之内，也有在用药数年后出现。因此，用药期间应定期监测，一旦出现，应立即停药处置。此外，尚罕见瘀斑、黏膜皮肤出血倾向、牙龈出血，用药时须注意观察。

⑪ 本品的其他不良反应主要有：a. 偶见胃肠反应，多表现为恶心、呕吐、腹泻及胃肠功能紊乱，一般为轻度，不需要停药，1～2周多自行消失，仅极少数腹泻患者可合并肠炎而需停药。b. 偶见皮疹、荨麻疹，伴瘙痒，一般在用药3个月之内发生，停药后几日内可消失。c. 极少数患者出现血清氨基转移酶轻度升高、药物性肝炎和胆汁淤积黄疸，停药后一般可恢复。d. 个别患者发生免疫反应性改变，如脉管炎、狼疮样综合征等。用药期间应注意观察，一旦发现，立即停药。

⑫ 本品罕见致命性TTP-HUS，发生率波动于1/1600～1/5000，通常在用药1～16周后发病，80%在4周内出现，15%在2周内出现，也有用药数年后发病的报道。本品引起的TTP-HUS起病急，无明确的剂量相关性，发病机制可能与免疫机制有关，症状与处置参阅丝裂霉素【用药监护】⑬。

氯吡格雷【典】【基】 Clopidogrel

（波立维，氯吡多瑞；Plavix，Talcom）

【药理分类】 血小板聚集抑制药- ADP受体抑制药。

【适应证】 用于以下患者的预防动脉粥样硬化血栓形成事件：①近期心肌梗死患者（从几日到＜35d）、近期缺血性脑卒中患者（从7d到＜6个月）或确诊外周动脉性疾病的患者。②急性冠脉综合征（ACS）患者：a. 非ST段抬高型ACS（包括不稳定型心绞痛或非Q波心肌梗死），包括经皮冠状动脉介入术后置入支架的患者（与阿司匹林合用）；b. ST段抬高型ACS患者，与阿司匹林联用，可合并在溶栓治疗中使用。

【用法用量】 口服。与或不与食物同服。①近期心肌梗死、近期缺血性脑卒中和确诊的外周动脉病：75mg，1次/d。②非ST段抬高性ACS（包括不稳定型心绞痛或非Q波心肌梗死）：以单次负荷剂量300mg开始，然后75mg，1次/d，连续服药（合用阿司匹林75～325mg/d），推荐阿司匹林的剂量不应超过100mg。最佳疗程尚未正式确定。临床试验资料支持用药12个月。③ST段抬高性AMI：以负荷剂量300mg开始，然后75mg，1次/d，合用阿司匹林，可合用或不合用溶栓药。在症状出现后应尽早开始联合治疗，并至少用药4周。④经皮冠状动脉支架药物置入后，应持续服用，75mg，1次/d，不少于1年，并应与阿司匹林100mg/d联合应用。

【用药监护】 ① 下列情况禁用：对本品过敏、严重肝功能损害、活动性病理性出血（如消化性溃疡或颅内出血）、哺乳期妇女。

② 下列情况慎用：a. 由于外伤、外科手术或其他病理状态而导致出血危险增加时。b. 接受阿司匹林、NSAID、肝素、血小板膜糖蛋白（GP）Ⅱb/Ⅲa受体拮抗药或溶栓药治疗者。c. 肝或肾功能损害者。d. 出血性疾病（尤其胃肠及眼内出血性疾病）患者。

③ 妊娠期间避免应用。

④ 18岁以下患者应用本品的安全性及有效性尚未确定。

⑤ 因缺乏有关研究数据，伴有ST段抬高的AMI患者，在心肌梗死的最初几日不应开始本品治疗。急性缺血性脑卒中7d之内的患者不推荐应用本品。

⑥ 本品辅料中含有乳糖，患有罕见的遗传性疾病-半乳糖不耐受症、Lapp乳糖酶缺乏症或葡萄糖-半乳糖吸收障碍的患者不应使用本品。本品辅料中还含有氢化蓖麻油，其可能导致胃部不适和腹泻，并可能引起过敏反应，用药时应加注意。

⑦ 老年人及肾功能损害者应用本品无须调整剂量，但经验有限，应慎用。对于可能有出血倾向的中度肝病患者，经验亦有限，应慎用。

⑧ 对需要进行择期手术的患者，如果抗血小板治疗并非必须，则应在术前停用本品7d以上。

⑨ 用药期间，应监测血常规（尤其WBC、BPC）和异常的出血情况，并定期做大便及尿隐血试验。

⑩ 药物相互作用：a. 本品不改变肝素对凝血的作用，肝素也不影响本品对血小板聚集的抑制作用。阿司匹林不改变本品对由 ADP 诱导的血小板聚集的抑制作用，本品则可增强阿司匹林对胶原诱导的血小板聚集的抑制作用。然而，合用阿司匹林（500mg，2 次/d，使用 1d）并不显著增长本品引起的 BT 延长。但本品与肝素和阿司匹林之间可能存在药效学相互作用，使出血危险性增加。因此，本品与肝素或阿司匹林合用时应注意观察，并定期监测凝血指标。b. 本品不改变长期接受华法林治疗患者的 S-华法林的药代动力学或 INR，但由于各自独立抑制止血过程，因此本品与华法林联合应用会增加出血风险，故不提倡本品与华法林等口服抗凝药合用。c. 本品与血小板膜 GPⅡb/Ⅲa 受体拮抗药（如伊替非特、替罗非班等）或溶栓药合用，可能使出血危险性增加，必须合用时应密切随访患者，注意出血（包括隐性出血）的任何体征，尤其在治疗的最初几周和（或）心脏介入治疗，或创伤、外科手术后，或有出血倾向和使出血危险性增加的其他病理状态。d. 由于本品部分地由 CYP2C19 代谢为活性代谢产物，使用抑制此酶活性的药物将导致本品活性代谢产物水平降低，并降低临床有效性，故不推荐与强效或中度抑制 CYP2C19 的药物联用，这类药物包括奥美拉唑、埃索美拉唑、氟伏沙明、氟西汀、吗氯贝胺、伏立康唑、氟康唑、噻氯匹定、环丙沙星、西咪替丁、卡马西平、奥卡西平、氯霉素等。e. 本品与萘普生合用，可增加胃肠道出血的潜在危险性。由于缺少本品与其他 NSAID 相互作用的研究，是否同所有 NSAID 合用均会增加胃肠道出血的危险性事件尚不清楚。因此，NSAID（包括 COX-2 抑制药）与本品合用时须谨慎，并密切监测。f. 在 AMI 患者中，对本品与纤维蛋白特异性或非特异性的溶栓药和肝素联合用药的安全性进行了评价，临床出血发生率与溶栓药、肝素和阿司匹林联合用药者相似。g. 与抑酸药或抗酸药合用：奥美拉唑（80mg，1 次/d）与本品同服或间隔 12h 服用，均使本品活性代谢物的血药浓度下降 45%（负荷剂量）和 40%（维持剂量），这种血药浓度下可导致血小板聚集抑制率分别降低 39%（负荷剂量）和 21%（维持剂量）。埃索美拉唑与本品可能会产生类似的相互作用。因此，不推荐本品与奥美拉唑或埃索美拉唑联合应用。本品与泮托拉唑（80mg，1 次/d）合用，本品活性代谢物的血浆浓度分别下降了 20%（负荷剂量）和 14%（维持剂量），并分别伴有 15%和 11%的平均血小板聚集抑制率的下降，这些结果提示本品可以与泮托拉唑联合给药。没有证据显示其他抑制胃酸分泌药物，如 H_2 受体阻断药（不包括 CYP2C19 抑制药西咪替丁）或抗酸药干扰本品的抗血小板活性。h. 与其他药物合用：在临床研究中，本品曾与利尿药、β 受体阻断药、ACEI、钙通道阻断药、降脂药、冠状血管扩张药、抗糖尿病药（包括胰岛素）、抗癫痫药、激素替代治疗（HRT）药物等联合应用，在临床上未见到显著的药物不良相互作用的证据。本品与阿替洛尔、硝苯地平单药或同时合用时，未出现有临床意义的药效学相互作用。与苯巴比妥、西咪替丁、雌二醇合用，对本品的药效学活性无显著影响。本品不改变地高辛或茶碱的药代动力学。当归、红花能显著增强本品抗 ADP 诱导的大鼠血小板聚集和动-静脉旁路血栓的形成，并显著延长 BT。本品与丹参、银杏制剂、月见草油、姜黄素等合用，可增加出血的危险性。

⑪ 用药前，应告知患者：a. 服药期间不可擅自服用其他具有血小板聚集抑制作用的药物，以免引起出血倾向。b. 本品单用或与阿司匹林合用时止血时间可能比往常长，故服药期间应注意防止外伤。c. 遵医嘱按时按量服药，如在常规服药时间的 12h 内漏服，可立即补服一次标准剂量，并按常规服药时间服用下一次剂量；如超过常规服药时间的 12h 后漏服，不需要再补服，只需在下次常规服药时间服用标准剂量，无须剂量加倍。d. 本品可使外科及口腔科手术（包括拔牙）中出血量增多，故服药期间需行择期或急诊手术时，应在术前将正在服用本品的情况告知医师，以便医师在术前采取应对措施。e. 治疗中如出现紫癜、皮肤淤血、血尿、鼻出血、牙龈出血、眼出血、胃肠道出血，应立即停用本品，并及时就医。

⑫ 疗程中应避免中断治疗，如必须停药，需尽早恢复用药。过早停药可能导致心血管事件的风险增加。

⑬ 本品最严重的不良反应是致命性 TTP-HUS（1/200000），虽极为罕见，但如不及时采取有效救治措施，可迅速进展为脑卒中或心肺肾衰竭而危及生命，应予重视。本品引起的 TTP-HUS 起病快，一般在首次用药后 2 周内发生，且以用药 3～4d 后出现者为多，发病机制与患者

体内存在血管性血友病因子裂解酶（vWF-CP）缺陷及其抑制物有关，血浆置换是最有效的治疗方法（参阅丝裂霉素【用药监护】⑬。

⑭ 本品最常见的不良反应是出血，多发生在治疗开始1个月内。有些出血患者伴有致命性后果（特别是颅内、胃肠道和腹膜后出血）。本品引起严重皮肤出血（紫癜）、肌肉骨骼出血（关节积血、血肿）、眼睛出血（结膜、眼内、视网膜）、鼻出血、生殖泌尿道出血、呼吸道出血（咯血、肺出血）、血尿和手术伤口出血均已有报道。亦有本品与阿司匹林联用，或本品与阿司匹林及肝素联用引起严重出血的报道。因此，用药期间应注意随访患者的出血征象，并密切监测凝血功能四项指标，发现异常及时停药处置。

⑮ 本品的其他不良反应尚有：常见腹泻、腹痛和消化不良。偶见头痛、头晕、感觉异常、胃或十二指肠溃疡、胃炎、胃肠胀气、呕吐、恶心、便秘、BT延长、皮疹和瘙痒、EOS增多。罕见白细胞减少、中性粒细胞减少（发生率低于噻氯匹定）、眩晕。非常罕见严重的血小板减少症（BPC≤30×10^9/L）、粒细胞缺乏症、再生障碍性贫血/全血细胞减少症和贫血、过敏反应、血清病、意识混乱、幻觉、味觉紊乱、脉管炎、低血压、支气管痉挛、ILD、胰腺炎、结肠炎（包括溃疡性或淋巴细胞性结肠炎）、口腔炎、血管神经性水肿、多形性红斑、红斑疹、荨麻疹、关节痛、关节炎、肌痛、发热、肝功能异常、肝炎、急性肝衰竭、肾小球肾炎及SCr水平增加。用药期间，应注意观察，并定期做相关实验室检查，发现异常，及时处置。

⑯ 本品过量可能引起BT延长及出血并发症，无特殊解毒药。如果发现出血，应立即进行适当处理。如需迅速纠正延长的BT，输注血小板可逆转本品的作用。

奥扎格雷 Ozagrel

（奥泽格瑞，赐禾盈；Cataclot，Unblot）

【药理分类】 血小板聚集抑制药-选择性血栓素合成酶（TXS）抑制药。

【适应证】 用于治疗急性血栓性脑梗死和脑梗死所伴随的运动障碍，并改善蛛网膜下腔出血手术后的脑血管痉挛收缩和并发的脑缺血症状。

【用法用量】 静脉滴注。每次40～80mg，1～2次/d，溶于0.9%氯化钠注射液或5%葡萄糖注射液100～500ml中，连续静脉滴注，1～2周为1个疗程，可根据年龄、症状适当增减用量。

【用药监护】 ① 下列情况禁用：对本品过敏、出血性脑梗死或大面积脑梗死深度昏迷、有血液病或有出血倾向、严重高血压（收缩压≥200mmHg）者，以及有严重心肺功能不全（如严重心律不齐、心肌梗死）和严重的肝或肾功能损害者。

② 下列情况慎用：限钠者、儿童、老年人、妊娠或可能妊娠的妇女。

③ 本品与其他抗血小板聚集药、抗血栓药、抗凝药合用有协同作用，可增加出血倾向，与这些药物联用时应适当减少本品剂量。本品与含钙输液（如复方氯化钠注射液）存在配伍禁忌，两者应避免混合使用。

④ 本品的不良反应常见胃肠道反应（恶心、呕吐、腹泻、腹胀）和过敏反应（荨麻疹、皮疹等），但程度均较轻，经适当处理后可很快缓解。可见AST、ALT、BUN、ALP、LDH、BIL升高和血小板减少，以及颅内、消化道或皮下出血等。偶见室上性心律失常、血压下降、头痛、发热。用药期间，应注意观察，如出现过敏反应或出血倾向，应立即停药；如出现室上性心律失常、血压下降，应做减量或停药处置。

替罗非班 Tirofiban

（欣维宁；Aggrastat）

【药理分类】 血小板聚集抑制药-血小板膜GPⅡb/Ⅲa受体拮抗药。

【适应证】 本品与肝素联用，适用于不稳定型心绞痛或非Q波心肌梗死患者，预防心脏缺血事件，同时也适用于ACS患者进行冠脉血管成形术或冠脉内斑块切除术，以预防与经治冠脉突然闭塞有关的心脏缺血并发症。

【用法用量】 ①不稳定型心绞痛或非Q波心肌梗死：与肝素联用由静脉输注，起始30min滴注速率为0.4μg/(kg·min)，起始输注量完成后，继续以0.1μg/(kg·min)的速率维持滴注。与肝素联用滴注一般至少持续48h，并可达108h（平均接受71.3h）。当患者活化凝血时间（ACT）<180s或停用肝素后

2～6h应撤去动脉鞘管。②血管成形术/动脉内斑块切除术：开始，本品应与肝素联用，起始注射剂量为10μg/kg，在3min内注射完毕，而后以0.15μg/(kg·min）的速率维持滴注。本品维持剂量滴注应持续36h。之后停用肝素。如果患者ACT＜180s，应撤掉动脉鞘管。

【用药监护】 ①下列情况禁用：有活动性内出血史或颅内出血史、颅内肿瘤、动静脉畸形及动脉瘤的患者，以及对本品过敏和既往使用本品出现血小板减少者。

②下列情况慎用：a.近期（1年内）出血，包括胃肠道出血或有临床意义的泌尿生殖道出血。b.已知的凝血障碍、血小板异常或血小板减少病史。c. BPC＜150×10^9/L。d. 1年内的脑血管病史。e. 1个月内的大的外科手术或有严重躯体创伤史。f.近期硬膜外的手术。g.病史、症状或检查结果显示为壁间动脉瘤。h.严重的未控制的高血压［收缩压＞180mmHg和（或）舒张压＞110mmHg］。i.急性心包炎或出血性视网膜病。j.慢性血液透析或与其他影响止血的药物合用时。

③妊娠期用药的安全性尚未确定，孕妇应用本品时需权衡利弊。

④哺乳期妇女应用本品时需权衡利弊，以决定中断哺乳还是中断药物治疗。

⑤儿童应用本品的安全性及有效性尚未确定。

⑥老年人或女性患者不推荐调整剂量。

⑦轻中度肝功能损害者无须调整剂量。严重肾功能损害者（CL_{Cr}＜30ml/min），包括需要血液透析者，本品的剂量应减少50%。

⑧应用本品期间，不应进行手术治疗，除非患者发病为顽固性心肌缺血或新的心肌梗死。

⑨本品与肝素和阿司匹林联用时，比单独使用肝素和阿司匹林出血的发生率增加。本品与其他影响止血的药物（如华法林）合用时也须谨慎。本品与溶栓药联用的安全性尚未确定。在PRISM研究（血小板受体抑制药对缺血综合征的治疗）表明，醋丁洛尔、阿替洛尔、普萘洛尔、美托洛尔、对乙酰氨基酚、阿普唑仑、阿司匹林、地西泮、溴西泮、奥沙西泮、劳拉西泮、替马西泮、依那普利、卡托普利、地尔硫䓬、多库酯钠、地高辛、呋塞米、格列本脲、肝素、胰岛素、氨氯地平、硝苯地平、硝酸酯类（如硝酸甘油、硝酸异山梨酯、单硝酸异山梨酯及戊四硝酯等）、左甲状腺素、洛伐他汀、辛伐他汀、甲氧氯普胺、奥美拉唑、雷尼替丁、硫糖铝、氯化钾和吗啡等药物对本品的CL没有具临床意义的相互作用。本品可与阿托品、多巴酚丁胺、多巴胺、肾上腺素、呋塞米、利多卡因、咪达唑仑、吗啡、硝酸甘油、氯化钾、普萘洛尔及法莫替丁等药物在同一条静脉管路中使用。本品与地西泮有配伍禁忌。

⑩本品可轻度增加出血的发生率，尤其在股动脉鞘管穿刺部位。因此，进行血管穿刺时要注意确保只穿刺股动脉的前壁，避免用Seldinger（穿透）技术使鞘管进入。鞘管拔出后要注意正确止血，并密切观察。

⑪本品与肝素或阿司匹林联合治疗时，最常见的不良反应是出血，如颅内出血、腹膜后出血、心包积血、肺（肺泡）出血、脊柱硬膜外血肿、血尿、呕血或咯血，也可见尿和大便隐血增加。罕见致命性出血。女性和老年患者分别较男性和年轻患者发生出血并发症的比率较高。因此，在本品治疗前应测定APTT，在本品治疗期间则应密切监测APTT，并做尿和大便隐血检查。与肝素联用时，还应监测肝素的抗凝效应。根据检测结果，及时调整剂量。治疗期间，应密切观察患者有无出血或潜在的出血。当出血需要治疗时，应考虑停用本品，对严重出血应考虑输血治疗。

⑫本品偶见急性和（或）严重BPC减少、Hb和HCT下降，可伴有寒战、轻度发热或出血并发症，与肝素或阿司匹林联用更易发生，中断本品治疗后可逆转。血小板减少轻者可下降到＜90×10^9/L，重者可下降到＜50×10^9/L，极重者可下降到＜20×10^9/L。Hb可下降＞30g/L（伴有已知部位的出血、自发性肉眼血尿、呕血或咯血），甚至下降＞50g/L（伴或不伴有1个确定部位的出血、颅内出血或心脏压塞）。血小板下降见于无血小板减少症病史并再次使用血小板膜GPⅡb/Ⅲa受体拮抗的患者。因此，在本品治疗前、推注或负荷输注后6h内及治疗期间至少应每日监测1次BPC、Hb和HCT（如证实有显著下降，监测需更加频繁）。对于原先接受过血小板膜GPⅡb/Ⅲa受体拮抗药的患者，应尽早监测BPC。如患者的BPC下降到＜90×10^9/L，则需要再进行一次BPC检测，以排除假性血小板减少。如已证实有血小板减少，则须停用本品和肝素或阿司匹林，并进行适当监测和治疗。

⑬本品罕见过敏反应，主要为皮疹、荨麻疹及发热。有报道，在本品输注第1日、初

次治疗时及再次使用时均有过敏性病例发生，有些病例伴有严重的血小板减少症（BPC<10×10^9/L）。用药期间应注意观察和监测，一旦出现过敏反应，即采取应对措施。

⑭ 本品过量最常见的表现是出血，主要是轻度的黏膜皮肤出血和心导管部位的轻度出血。过量使用时，应根据患者的临床情况决定中断治疗或调整滴注剂量，必要时可通过血液透析清除。

第四节 止血药、抗纤溶药及内脏血管收缩药

维生素 K_1【典】【基】 Vitamin K_1

（维他命 K_1，叶绿醌；Hymeron，Kanvit）

【药理分类】 止血药。

【适应证】 ①用于维生素 K 缺乏引起的出血，如梗阻性黄疸、胆瘘、慢性腹泻等所致出血，香豆素类、水杨酸钠等所致的低凝血酶原血症；②用于预防和治疗新生儿出血；③用于肠道吸收不良和广谱抗生素或肠道灭菌药所致的维生素 K 缺乏；④亦用于抗凝血类灭鼠剂敌鼠钠、杀鼠灵等毒物的中毒。

【用法用量】 ①口服（限于有胆汁者）。止血，每次 10mg，3 次/d。②注射。a. 低凝血酶原血症：肌内或深部皮下注射，每次 10mg，1～2 次/d，24h 内总量不超过 40mg。b. 预防新生儿出血：可于分娩前 12～24h 给母亲肌内注射或缓慢静脉注射（用于重症患者，且注射速率不超过 1mg/min）2～5mg。也可在新生儿出生后肌内或皮下注射 0.5～1mg，8h 后可重复。③敌鼠钠、杀鼠灵中毒：轻者肌内注射，每次 10～20mg，3～4 次/d，病情好转后改为口服。严重者静脉注射，每次 40～60mg，100～300mg/d，待出血倾向基本停止或 PT 恢复正常后改为肌内注射，直至停药。

【用药监护】 ① 下列情况禁用：对本品过敏、肝脏疾患或肝功能损害者。

② G6PD 缺陷者，补给本品时应特别慎重，因有诱发溶血的可能。

③ 对临产孕妇须尽量避免应用。

④ 严重梗阻性黄疸及小肠吸收不良所致腹泻不宜应用。

⑤ 严重的凝血酶原减少并发严重出血时，本品的作用延迟，必须配伍用凝血因子或新鲜血浆以迅速止血。

⑥ 本品对肝素引起的出血倾向及 PT 延长无效。本品也不适用于外伤出血。

⑦ 本品为脂溶性，必须有胆汁或胆盐存在才能吸收，因此胆汁缺乏时不宜口服给药。必须口服时，应同时给予胆盐，以利吸收。

⑧ 用于纠正口服抗凝药引起的低凝血酶原血症时，应先使用最小有效量，通过 PT 测定再加以调整，过多的维生素 K 可影响以后抗凝治疗。

⑨ 用药期间，应定期测定 PT，以调整本品的用量和给药次数。

⑩ 本品注射剂为黄色至橙黄色黏稠的澄明液体，如有油滴析出或分层则不宜立即使用；如遇此情况，可在避光条件下水浴加热至 70～80℃，振摇并使其自然冷却，如油滴或分层消失，溶液恢复澄明，仍可继续使用。

⑪ 本品肌内注射时，局部可发生红肿、疼痛、硬结及荨麻疹样皮疹。因此，肌内注射时应选择臀部大肌群深注，并注意经常更换注射部位，进针后必须注意抽回血，以免误入静脉。注射后，应用消毒棉签按压针孔片刻，以免出现出血而致局部肿胀。

⑫ 由于本品静脉注射可引起呼吸循环意外，故只适用于紧急情况和不宜采用其他途径给药时。注射时应以 0.9％氯化钠注射液或 5％葡萄糖注射液或对半注射液（含葡萄糖 2.7％及氯化钠 0.45％的注射液）稀释后使用，不可用其他溶液稀释。稀释后应立即使用，不可久置，剩余药液应弃之。本品对光敏感，稀释药液和注射给药时须注意避光。

⑬ 由于本品需数小时才发挥疗效（口服后 6～12h 发挥作用；注射后 1～2h 起效，3～6h 止血效应明显，如肝功能基本正常，12～24h 后 PT 恢复正常），当患者因维生素 K 依赖凝血因子缺乏发生严重出血的紧急情况时，必须先静脉输注凝血酶原复合物、血浆或新鲜血，然后再静脉注射本品。

⑭ 本品静脉注射时，应控制注射速率，开始 10min 只输入 1mg，无明显反应时再缓慢加速，但注射速率不应超过 1mg/min。静脉注射过快可出现严重的不良反应，并有致死的报道。因此，注射过程中应密切监护患者的血压、心率及呼吸变化。如有异常，及时调整注射速率，必要时停止注射。

⑮ 口服抗凝药（如香豆素类）可干扰维

生素K代谢，两者合用时作用相互抵消。较大剂量水杨酸类药、奎宁、奎尼丁、硫糖铝、考来烯胺、放线菌素D等也可影响维生素K作用。本品与苯妥英钠、维生素C、维生素B_{12}、右旋糖酐、阿米卡星、卡那霉素、奈替米星、氧氟沙星、培氟沙星、庆大霉素、克林霉素、青霉素钠、氨苄西林、氨苄西林-舒巴坦钠、四环素、头孢噻肟、头孢替唑、头孢匹胺、磺胺嘧啶钠、多柔比星、两性霉素B、长春新碱、肝素钠、垂体后叶素、谷胱甘肽、华法林、美芬丁胺、硫酸镁、三磷酸腺苷、雷尼替丁、巴比妥类、硫喷妥钠、去甲肾上腺素、多巴酚丁胺、谷氨酸钠、氯化钾、鱼精蛋白等药物有配伍禁忌，不可混合在同一系统中给药。

⑯ 治疗新生儿出血性疾病时，如在给药6h内未见效，则应对新生儿出血重新诊断。

⑰ 用药前，应告知患者：正常人对维生素K的需要量很少［成人0.03μg/(kg·d)，婴儿10μg/(kg·d)］，正常人肠道细菌可合成维生素K，且很多食物中都富含维生素K，如芦笋、菜花、大豆、绿茶、菠菜、番茄、蛋类、猪肝、肉类等，足以满足人体的正常需要。因此，服用本品时，应严格遵医嘱用药，不可将其当作“维生素”营养药而自行加量或长期服用，否则可能引起严重的不良反应。

⑱ 大剂量注射本品时，可有暂时性抗维生素K作用，此时应重新使用抗凝药如肝素等。

⑲ 本品注射液偶可引起严重的不良反应，主要表现为：全身性损害（如过敏性休克、过敏样反应、出汗、发热、寒战等）、呼吸系统损害（如胸痛、胸闷或胸部紧束感、呼吸困难或支气管痉挛等）、心血管系统损害（如面色潮红、低血压、心动过速、紫绀、心血管性虚脱等），其中过敏性休克占严重病例报道的36.7%（328/893）。严重不良反应通常与注射速率过快相关，但对本品进行稀释和缓慢注射也可能引起严重的不良反应，典型的类似于超敏反应和过敏性反应，症状包括休克、心跳和（或）呼吸停止，静脉滴注风险比缓慢静脉注射风险更大。有些患者在接受本品后第1时间就出现反应。因此，在用药前应详细询问患者的过敏史，对维生素K_1及注射液所含成分过敏者禁用，过敏体质者慎用。在用药期间应密切观察，一旦出现过敏症状，立即停药并进行救治。同时，必须严格掌握适应证，充分权衡患者的治疗利弊，谨慎使用。使用时，应严格按药品说明书规定的用法用量给药，选择合理的给药途径（尽可能选择深部皮下注射），并严格控制给药速率。

⑳ 有些肝病患者（尤其女性患者），如反复注射，注射处可出现痒性红斑，开始局限，之后扩散，并与CT未能控制相符合。此现象一般出现在治疗开始后数日至数周，约12周消失，换用其他维生素K可避免复发。

㉑ 新生儿或早产儿由于酶系统不成熟，且排泄功能不良，剂量过大（10～20mg/d）时易引起高胆红素血症、黄疸和溶血性贫血、胆红素脑病（症状和处置参阅头孢唑林【用药监护】⑯、脑损伤，甚至致死）。因此，新生儿或早产儿用药时，尤其要严格控制用药剂量，尽可能采用深部皮下注射或肌内注射，并密切观察治疗反应，定期做相关实验室检查，发现异常及时处置。

鱼精蛋白[典] Protamine

（精蛋白；Protaminum）

【药理分类】 止血药-抗肝素药。

【适应证】 主要用于因注射肝素严重过量而致的出血症及自发性出血。

【用法用量】 静脉注射。抗肝素过量，用量与最后一次肝素使用量相当（本品1mg可中和肝素100U），但每次用量不超过50mg，缓慢推注。一次用药后，如临床需要，可重复给予。当肝素从皮下给药时，如所给的肝素总的再吸收尚未完成，本品的注射应每2～3小时重复进行。由于本品自身具有抗凝作用，因此2h内（即本品作用有效持续时间内）不宜超过100mg。除非另有确凿依据，不得加大剂量。

【用药监护】 ① 下列情况禁用：非肝素过量所致出血、对本品过敏或对本品有严重不良反应史者。

② 孕妇和哺乳期妇女应用本品必须有明确指征。

③ 本品由鱼成熟精子内提取，为一种经纯化的低分子量碱性蛋白，一般没有抗原性，但极个别对鱼类及海产品过敏者、过去曾用过本品或用过含有本品的胰岛素制剂（如中性鱼精蛋白胰岛素）者，易发生抗鱼精蛋白IgE介导的高敏或过敏反应。高敏反应的严重程度与抗体滴度有关，可有恶心、呕吐或倦怠。过敏

反应一般发生在第2次给药后，主要表现为荨麻疹、血管神经性水肿、局部疼痛等，个别严重者发生低血压、心血管衰竭等即刻反应，甚至出现致死病例。某些输精管切除者或男性不育症者用药后也可出现高敏反应。因此，上述患者用药时应十分谨慎，必须用药时应密切观察患者，如出现过敏反应，须立即停药，及时采取应急处置措施。在输精管切除者或男性不育症者用药前，给予肾上腺皮质激素或抗组胺药可防止过敏。

④ 本品的剂量取决于需要中和的肝素量及肝素的给药途径和时间。以1mg本品中和100U肝素计，本品1%溶液5ml（50mg）可中和5000U（约50mg）肝素。由于肝素在体内降解迅速，因此肝素注射后时间愈长，本品需要量愈小。例如，静脉滴注肝素后30～60min，按0.5～0.75mg本品中和100U肝素计算，2h后则按0.25～0.375mg本品中和100U肝素计算。静脉滴注肝素者，可在停止滴注后给予本品25～50mg。肝素深部皮下注射者，由于肝素吸收时间延长，可按1～1.5mg本品中和100U肝素计算。先给本品25～50mg，以10mg/ml溶液在1～3min内缓慢静脉注射，以后按预计肝素吸收时间做8～16h维持输注或根据实验室检测结果给药。体外循环后终止肝素时，可按1.5mg本品中和100U肝素计算，或测定CT后通过剂量效应曲线计算出体内肝素残留量。

⑤ 对血容量偏低患者，宜纠正后再用本品，以防外周血循环衰竭。

⑥ 本品禁与碱性药物混合使用，亦不得使用碱性注射容器给药。本品与青霉素类及头孢菌素类抗生素有配伍禁忌，切忌同时注射。

⑦ 本品有注射液和粉针剂两种制剂。注射液可直接静脉注射，无须稀释，贮存温度为2～8℃。粉针剂可于15～30℃处保存，不可冷冻；使用时，50mg应加5ml灭菌注射用水溶解，溶解后应立即使用，不可久置。

⑧ 本品静脉注射过快，可致血压骤降、心动过缓、胸闷、呼吸困难、面部潮红及全身热感，系药物直接作用于心肌或使外周血管扩张而引起，也有引起肺动脉高压或高血压的报道。因此，静脉注射时须注意：a. 对血容量偏低患者，宜纠正后再用本品，防止发生外周血循环衰竭。b. 注射应缓慢，一般以0.5ml/min的速率推注，在10min内注入量以不超过50mg为度。c. 注射后应每15～30分钟检测1次血压及脉搏，并至少应卧床监护2～3h，防止发生上述反应。

⑨ 由于本品的 $t_{1/2}$ 比肝素长，且本身也有抗凝血作用，因此在给予本品5～15min后，可测定APTT或TT以估计用量，特别是在大剂量应用肝素后。如果肝素的作用持续时间长于本品，可根据测定ACT结果再次给药。

⑩ 当反复给予本品拮抗大剂量肝素时，必须延长监护时间（由于本品过量可能引起再次出血），并监测ACT、APTT、TT，防止出现过量反应。

⑪ 本品能被血液所灭活，当用于中和大剂量肝素后8～9h（个别为18h），部分患者可发生“肝素反跳”和出血。此时仅做ACT测定有时难以鉴别肝素残留作用或血小板减少问题（尤其在心脏手术体外循环时），最好进行血栓弹力图（TEG）和Sonodot试验加以鉴别。如系肝素残余作用，可追加本品，但注意不可过量，过量也可能引起再次出血。

⑫ 本品注射后尚可见恶心、呕吐、面部潮红、潮热及倦怠，如作用短暂，无须治疗。心脏手术体外循环所致的血小板减少，可因注射本品而加重，用药时应加注意。

人凝血酶原复合物[典] Human Prothrombin Complex

（人血浆凝血因子；Thrombogen）

【药理分类】 止血药。

【适应证】 本品主要成分为凝血因子Ⅱ、Ⅶ、Ⅸ、Ⅹ，辅料为肝素钠、甘氨酸、精氨酸、L-赖氨酸盐。主要用于治疗先天性和获得性凝血因子Ⅱ、Ⅶ、Ⅸ、Ⅹ缺乏症（单独或联合缺乏），包括：①凝血因子Ⅸ缺乏症（乙型血友病），以及Ⅱ、Ⅶ、Ⅹ凝血因子缺乏症；②抗凝药过量、维生素K缺乏症；③肝病导致的出血患者需要纠正凝血功能障碍时；④各种原因所致的PT延长而拟做外科手术患者；但对凝血因子Ⅴ缺乏者可能无效；⑤治疗已产生因子Ⅷ抑制物的甲型血友病患者的出血症状；⑥逆转香豆素类及茚满二酮等抗凝药诱导的出血。

【用法用量】 静脉滴注。用量随因子缺乏程度而异，一般10～20血浆当量单位(PE)/(kg·d)，以后凝血因子Ⅶ缺乏者每隔6～8小时，凝血因子Ⅸ缺乏者每隔24小时，凝血因子Ⅱ和凝血因子Ⅹ缺乏者，每隔24～

48小时，可减少或酌情减少剂量，一般历时2～3d。PT延长患者如拟做脾切除者，应先于手术前用药，术中和术后则根据病情决定用药与否及用药剂量。

【用药监护】 ①重要警示：本品为人血液制品，尽管经过筛检及灭活病毒处理，仍不能完全排除含有病毒等未知病原体而引起血源性疾病传播的可能，因此必须严格控制适应证。

②对本品及其辅料过敏者禁用。

③下列情况慎用：婴幼儿（用药后易发生血栓性并发症）、孕妇和哺乳期妇女，以及冠心病、心肌梗死、严重肝病、外科手术等患者如有血栓形成或DIC倾向时。

④近期接受外科手术者及肝病者应用本品时需权衡利弊，谨慎使用。

⑤除肝病出血患者外，一般在用药前应确诊患者是缺乏凝血因子Ⅱ、Ⅶ、Ⅸ、Ⅹ方能对症下药。

⑥本品应单独使用，不可与其他药物合用。

⑦本品使用前，应先将灭菌注射用水或5%葡萄糖注射液预温至20～25℃，按瓶签标示量注入预温的灭菌注射用水或5%葡萄糖注射液，轻轻转动直至本品完全溶解，注意勿使产生很多泡沫。接着可用0.9%氯化钠注射液或5%葡萄糖注射液稀释至50～100ml，然后用带有滤网装置的输血器进行静脉滴注。滴注速率开始要缓慢（约15滴/min），15min后稍加快滴注速率（40～60滴/min），一般每瓶200PE在30～60min左右滴完。滴注时，随时注意观察使用情况，如发现DIC或血栓的临床症状和体征，应立即终止使用，并用肝素拮抗。

⑧本品应用前需进行仔细检查，如发现瓶子破裂或溶解后出现摇不散沉淀等情况，则不可使用。如发现药瓶内已失去真空度，亦勿使用。药瓶开启后，应立即使用（一般不得超过3h），剩余部分不可保留再用。

⑨本品含有凝血因子Ⅸ的一半效价的肝素，可降低血栓形成的危险性。但是，一旦发现任何可疑情况，即使患者病情不允许完全停用，也要大幅度减低用量。

⑩本品一般无不良反应，快速滴注时可出现发热、寒战、潮红、头痛、恶心、呕吐及气短等症状，减缓或停止滴注可消失。A、B或AB血型患者大量输注时，偶可发生溶血，应予注意。少数患者可出现面部潮红、眼睑水肿、皮疹、荨麻疹及呼吸急促等过敏反应，严重者甚至出现血压下降或过敏性休克，使用时应注意观察。如有发现，应立即停药，并及时处置。偶可伴发血栓形成，出现DIC、深静脉血栓（DVT）及肺栓塞，用药期间应定期进行APTT、PT、FIB及血小板监测，发现异常及时处置。本品过量有引起血栓的危险性，使用时应加注意。

人纤维蛋白原[典] Human Fibrinogen

（凝血因子Ⅰ;FIB）

【药理分类】 止血药。

【适应证】 ①先天性FIB减少或缺乏症；②获得性FIB减少症；③严重肝脏损伤、肝硬化、DIC；④产后大出血和因大手术、外伤或内出血等引起的FIB缺乏而造成的凝血障碍。

【用法用量】 本品专供静脉滴注。根据病情及临床检验结果，包括凝血试验指标、FIB水平及欲达到止血所需的FIB水平（＞1g/L）等决定用量，一般首次给予1～2g，必要时可加量，也可继续用药。大出血时，一次可给予4～8g。由于FIB $t_{1/2}$ 长达96～144h，故开始时每1～2日，以后每3～4日给药1次。

【用药监护】 ①对本品及其辅料（盐酸精氨酸、柠檬酸三钠等）过敏者禁用。

②下列情况慎用：已存在代谢紊乱者、孕妇及哺乳期妇女。

③儿童和老年人应用本品的安全性及有效性尚未确定。

④在治疗消耗性凝血疾病时，需注意只有在肝素的保护及抗凝血酶Ⅲ水平正常的前提下，凝血因子替代疗法才有效。

⑤本品按标示量复溶后，含有不超过4.5%的盐酸精氨酸作为稳定剂，大剂量应用时可能存在代谢性酸中毒的风险。因此，在使用前及使用期间应进行电解质监测，并根据结果调整剂量或停止使用。

⑥由于体外活性检测方法的局限性，不同厂家生产的FIB可能活性不完全相同，在相互替换时需要注意用量的调整。

⑦本品不可与其他药物同时应用。

⑧本品增加了100℃30min干热法处理新工艺步骤，可能导致免疫原性改变，少数过敏体质患者可出现皮疹、发热等过敏反应，甚至出现呼吸困难或过敏性休克等严重反应。因

此，用药期间应密切观察患者，尤其首次给药时，如发生过敏反应，必须立即停药处置。

⑨ 使用前，应先将本品及灭菌注射用水预温至30～37℃，然后按瓶签标示量注入预温的灭菌注射用水，置30～37℃水浴中，轻轻摇动使药物全部溶解（切忌剧烈振摇，以免蛋白变性）。如本品和溶解液的温度过低往往会造成溶解困难，并可导致药物变性。

⑩ 本品溶解后为澄清略带乳光的溶液，允许有少量细小的蛋白颗粒存在，为此用于输注的输血器应带有滤网装置，但如发现有大量或大块不溶物时，不可使用。配制时如发现药瓶内已失去真空度，亦不可使用。本品一旦溶解，应在2h内滴注完毕。滴注速率一般以60滴/min左右为宜。

⑪ 本品过量有引起血栓的危险性，使用时须注意控制剂量。

⑫ 其他同人凝血酶原复合物【用药监护】①。

血凝酶 Hemocoagulase

（巴曲亭、立芷雪，蛇凝血素酶；Batroxobin，Reptilase）

【药理分类】 止血药-蛇毒酶类。

【适应证】 ①用于需减少流血或止血的各种医疗情况，如外科、内科、妇产科、眼科、耳鼻喉科、口腔科等临床科室的出血及出血性疾病；②亦用于预防出血，如手术前用药，可减少出血倾向，避免或减少手术及手术后出血。

【用法用量】 静脉注射、肌内注射或皮下注射，也可局部使用。①一般出血：1～2KU（克氏单位，相当于0.3IU的凝血酶）；儿童，0.3～0.5KU。②紧急出血：立即静脉注射0.25～0.5KU，同时肌内注射1KU。③各类外科手术：术前1日晚肌内注射1KU，术前1h肌内注射1KU，术前15min静脉注射1KU；术后3日，1KU/d，肌内注射。④咯血：每12h皮下注射1KU；必要时，开始时再加静脉注射1KU，最好加入0.9%氯化钠注射液10ml中，混合注射。⑤异常出血：剂量加倍，间隔6h肌内注射1KU，至出血完全停止。⑥局部外用：可在内镜直视下对胃肠出血灶局部喷洒1～2KU，也可对清除血块后的创面局部（如烧伤创面）进行喷洒。喷洒时可直接用注射液，也可将0.9%氯化钠注射液稀释至10%溶液进行喷洒。⑦雾化吸入：对大、中、小量咯血患者，可将本品用生理盐水配成6、4、2KU/30ml的溶液进行雾化吸入，每8～12h 1次，疗程48h。此外，尚可浸润注射、鞘内注射、腔管内灌注、吞服或灌肠、局部湿敷，或以敷料浸湿后做局部压迫或填塞等。

【用药监护】 ① 下列情况禁用：对本品或同类药物过敏者和有血栓或栓塞史者。

② 下列情况不宜应用：DIC、血液病所致的出血及孕妇。

③ 血液中缺乏血小板或某些凝血因子（如凝血因子Ⅰ、Ⅱ、ⅩⅢ等）时，宜在补充血小板、凝血因子或输注新鲜血液的基础上应用本品，血液病患者、体外循环时间较长的心胸外科手术患者和肝癌、肝硬化患者尤应注意。

④ 在原发性纤溶系统亢进（如内分泌腺、癌症手术等）的情况下，宜与抗纤溶药合用。治疗新生儿出血，宜在补充维生素K后合用本品。

⑤ 正常人受创伤致动脉及大静脉破损的喷射性出血时，需进行加压包扎及手术处理，同时应用本品可减少出血量。

⑥ 本品使用次数视病情而定，一般用量不超过8KU/d，疗程不超过3d，使用时应加注意。

⑦ 用药期间，应注意监测患者的BT和CT，防止用药过量，否则其止血作用会降低。

⑧ 用于脑部、骨科、烧伤、泌尿外科等创面及五官科出血时，应根据创面情况将明胶海绵、棉球以及其他敷料用本品溶液（通常用生理盐水将本品溶解稀释至10～100倍即可）浸泡后使用。对骨科、烧伤、口腔等创面也可直接用本品干粉涂敷。

⑨ 在内镜直视下局部喷洒本品时须注意：a. 先用生理盐水灌洗，清除淤血残迹后，再将本品准确地喷洒于表面，稍等1～2min后再拔出内镜，以免将药物吸出而达不到止血效果；b. 出血部位应先用利多卡因充分麻醉，以免喷洒刺激支气管引起咳嗽，咳出药物。

⑩ 本品偶见过敏或过敏样反应，使用时应注意观察，一旦出现，即按一般抗过敏治疗处置，如给予抗组胺药或（和）糖皮质激素治疗，必要时使用肾上腺素。

⑪ 由B. atrox蛇毒中分离精制的巴曲酶具有促凝血作用，现命名为血凝酶Hemocoagulase；而由B. moojeni蛇毒中分离精制的巴曲

酶具有抗凝血作用，现命名为去纤酶 Defibrase，故使用时需特别注意，不得混淆。

氨甲环酸[典] Tranexamic Acid

(抗血纤溶环酸，止血环酸；Amikapron，Caprilon)

【药理分类】 抗纤溶药-氨基酸类。

【适应证】 主要用于急性或慢性、局限性或全身性原发性纤维蛋白溶解亢进所致的各种出血。包括：①前列腺、尿道、肺、脑、子宫、肾上腺、甲状腺等富有纤溶酶原激活物脏器的外伤或手术出血；②用作阿替普酶、链激酶及尿激酶的拮抗药；③人工流产、胎盘早期剥落、死胎和羊水栓塞引起的纤溶性出血，以及病理性宫腔内局部纤溶性增高的月经过多症；④中枢神经病变轻症出血，如蛛网膜下腔出血和颅内动脉瘤出血（本品的疗效优于其他抗纤溶药），但必须注意并发脑水肿或脑梗死的危险性；⑤治疗遗传性血管神经性水肿，可减少其发作次数和严重程度；⑥血友病患者发生活动性出血，可联合应用本品；⑦防止或减轻凝血因子Ⅷ或因子Ⅸ缺乏的血友病患者拔牙或口腔手术后的出血。

【用法用量】 口服。每次 1.0～1.5g，2～6g/d。静脉注射或静脉滴注。每次 0.25～0.5g，3～4 次/d。静脉注射以 25%葡萄糖注射液稀释，静脉滴注以 5%或 10%葡萄糖注射液、0.9%氯化钠注射液稀释。治疗原发性纤维蛋白溶解所致出血时，剂量可酌情加大。

【用药监护】 ① 下列情况禁用：对本品过敏、有血栓形成倾向（如 AMI）或有纤维蛋白沉积时。

② 下列情况慎用：血友病或肾盂实质病变发生大量血尿时、心功能不全、肝或肾功能损害，以及孕妇和哺乳期妇女。

③ 本品与其他凝血因子（如凝血因子Ⅸ）等合用，应警惕血栓形成。一般认为在凝血因子使用后 8h 再用本品较为妥当。

④ 本品一般不单独用于 DIC 所致的继发性纤溶性出血，以防进一步血栓形成，影响脏器功能，特别是急性肾衰竭时。如有必要，应在肝素化的基础上才应用本品。但是，在 DIC 晚期以纤溶亢进为主时，则可单独应用本品。

⑤ 慢性肾功能损害时，尿药浓度较高，用量应酌减。

⑥ 用于前列腺手术出血时，本品用量也应减少。

⑦ 宫内死胎所致的低纤维蛋白原血症出血，使用肝素治疗较本品更为安全。

⑧ 本品与青霉素或输注血液有配伍禁忌。与口服避孕药或雌激素合用，有增加血栓形成的危险。

⑨ 本品可进入脑脊液，注射后可有视物模糊、头痛、头晕、疲乏等中枢神经系统症状，与注射速率有关，但很少见。因此，注射应缓慢，对应用时间较长者应定期做视力、视觉、视野和眼底检查，发现异常时应停止用药。

⑩ 本品的其他不良反应主要有：可见腹泻、恶心及呕吐，较少见经期不适（经期血液凝固所致），一般不影响治疗，停药后可恢复正常。快速静脉推注可致直立性低血压、鼻塞、灼热感及多尿等反应，因此静脉注射时患者应取卧位，注射速度应缓慢，注射后应卧床观察片刻。血友病或肾盂实质病变患者使用时，易导致继发性肾盂肾炎和输尿管凝血块阻塞，用药时应严密观察，定期监测。过量可致颅内血栓形成和出血，须注意避免。

垂体后叶素 Pituitrin

(必安生，垂体素；Hypophysi，Hypophysine)

【药理分类】 内脏血管收缩药。

【适应证】 ①主要用于肺出血、食管、支气管及胃底静脉出血；②亦用于尿崩症和因子宫收缩不良所致的产后子宫出血。

【用法用量】 ①肺出血：10～20U，皮下注射，或用 5%葡萄糖注射液 20ml 稀释后缓慢静脉注射，极量 20U。大量咯血时，皮下或静脉注射 10U。②消化道出血：每次 6～12U，加入 5%葡萄糖注射液 500ml 中缓慢静脉滴注，给药次数依病情酌定。③产后出血：肌内注射或静脉滴注 5～10U，在胎儿和胎盘均已分娩出后再次注射 10U；如作预防性应用，可在胎儿前肩娩出后立即静脉注射 10U。④尿崩症，每次 5U，2 次/d，肌内注射。紧急情况下，也可将本品 5～10 U 加入 5%葡萄糖注射液 20ml 中，徐缓静脉推注。

【用药监护】 ① 下列情况禁用：a. 妊娠高血压、高血压、冠心病、心力衰竭、肺源性心脏病。b. 骨盆过于狭窄、胎位不正及产道阻碍者。c. 有异性蛋白过敏史者。

② 本品对子宫颈有较强的兴奋作用，不宜用于引产和催产。在胎儿未娩出前禁用静脉注射。

③ 本品不宜用于肾炎、心肌炎、血管硬化、双胎、羊水过多、子宫膨胀过度的患者。在子宫颈尚未完全扩大时亦不宜应用本品。

④ 有剖宫产史者慎用（可发生胎儿窒息或子宫破裂）。

⑤ 环丙烷等碳氢化合物吸入全麻时，使用缩宫素（本品含有缩宫素和抗利尿素）可导致产妇出现低血压，窦性心动过缓或（和）房室节律失常。恩氟烷浓度＞1.5％，氟烷浓度＞1.0％吸入全麻时，子宫对缩宫素的效应减弱。恩氟烷浓度＞3.0％可消除反应，并可导致子宫出血。其他宫缩药与本品同时应用，可使子宫张力过高，产生子宫破裂或（和）宫颈撕裂。本品与肾上腺素、吗啡等合用，可减弱子宫收缩作用。与氯磺丙脲、氯贝丁酯或卡马西平合用，能加强抗利尿素（加压素）的效应。本品不宜与以下药物配伍：青霉素、卡那霉素、氨茶碱、碳酸氢钠、地塞米松、维生素 K_3、乳酸钠、磺胺嘧啶钠、异烟肼、麦角新碱。

⑥ 用于治疗大咯血和肝硬化上消化道大出血时须注意：a. 同时补钠、钾，并密切观察病情，及时复查血电解质。b. 待病情稳定，及时减量和停用。c. 患者一旦出现神经精神症状，应考虑脑水肿及低钠性脑病，须立即采取相应急救措施。d. 救治过程中，由于停用本品及使用脱水、利尿药，可能出现尿量明显增多，此时应既要防止血钾骤降，又要防止血钠陡升，因后者同样也会损害脑细胞。

⑦ 静脉滴注时滴速应缓慢，一般以 20 滴/min 为宜，滴速过快易引起腹痛或腹泻，因此给药时应控制药物浓度和滴速。本品稀释后宜置于冷处储存，并避免冻结。

⑧ 本品的不良反应常见血压升高、尿量减少、心悸、胸闷、出汗、面色苍白、恶心、呕吐、腹痛等反应，严重者可引起冠状动脉收缩，导致心肌缺血、心肌收缩无力及心绞痛。因此，用药期间应密切观察患者，如出现面色苍白、出汗、心悸、胸闷、腹痛、心绞痛等症状，应立即停药处置，防止发生心血管意外。偶见血管神经性水肿、支气管哮喘、荨麻疹、过敏性休克，出现后应立即中断给药，并及时给予常规抗过敏或（和）抗休克治疗。

■ 第五节　抗凝血药及溶血栓药

肝素[典]　Heparin

（标准肝素，普通肝素；Regular Heparin）

【药理分类】 抗凝血药。

【适应证】 ①用于防治血栓形成或栓塞性疾病（如心肌梗死、血栓性静脉炎、肺栓塞等）；②亦用于各种原因引起的 DIC；输血、血液透析、腹膜透析、体外循环、导管术、微血管手术等操作中及某些血液标本或器械的抗凝处理。

【用法用量】 ①深部皮下注射。首次 5000～10000U，以后每 8 小时 8000～10000U 或每 12 小时 15000～20000U。每 24 小时总量约 30000～40000U。②静脉注射。首次 5000～10000U，之后按体重每 4 小时 100U/kg，用 0.9％氯化钠注射液稀释后使用。③静脉滴注。20000～40000U/d，加至 0.9％氯化钠注射液 1000ml 中持续滴注。静脉滴注前，可先静脉注射 5000U 作为起始剂量。

【用药监护】 ① 下列情况禁用：对本品过敏、有自发出血倾向者、血液凝固迟缓者（如血友病、紫癜、血小板减少）、外伤或术后渗血、先兆流产或产后出血、亚急性感染性心内膜炎、海绵窦细菌性血栓形成、溃疡病（如胃及十二指肠溃疡、溃疡性结肠炎）、严重的肝或肾功能损害、重症高血压、黄疸及胆囊疾病。

② 下列情况慎用：有过敏性疾病及哮喘病史、口腔手术等易致出血的操作、出血性器质性病变、视网膜血管疾病、肝或肾功能损害、孕妇和产后，以及月经量过多者和已口服足量的抗凝药者。

③ 下列情况不宜应用：内脏肿瘤、活动性肺结核、脑内出血或有脑内出血史者、胃肠道持续导管引流者和腰椎留置导管者。

④ 本品易致眶内及颅内出血，故眼科及神经科手术及有出血性疾病者，不宜作为预防用药。

⑤ 60 岁以上老年人，尤其老年妇女对本品较敏感，用药期间容易出血，应减量并加强用药随访。

⑥ 本品小剂量用于预防血栓形成，而大剂量则用于治疗血栓。

⑦ 使用前，应测定 ACT（试管法）或 APTT 或 KPTT、一期法 PT，并以此作为治疗的对照值。治疗期间，应监测 ACT（试管法）、APTT 或 KPTT，并依据监测结果调整本品的用量或给药间隔时间。一般要求 ACT 保持在治疗前的 1.5～3 倍，PT 为对照值的 1.5～2.5 倍，或 APTT 为治疗前的 1.5～2.5 倍或 60～80s。在治疗第 1 日，每次用药前都应进行测定，以后每日测定数次，维持治疗期也应定期监测，测定时间距前一次注射本品的时间不少于 3h，监测至少 1 次/d，并最好在同一时间测定。如 ACT＞30min，KPTT＞对照值的 2 倍或 60～80s，APTT＞100s，均表明用药过量。妇女、老年人、高血压患者以及肝或肾功能损害者对本品反应敏感，更应加强监测。如 ACT 过度延长或出现出血，应立即停药。

⑧ 用药前检测 BPC，用药期间应定期监测 HCT、BPC（每周至少 2 次）、大便隐血及尿隐血，并注意观察有无出血征象，发现异常及时处置。

⑨ 本品可延长一期法 PT，使 BSP 试验潴留时间延长而呈假阳性反应，导致 T_3、T_4 浓度增加，从而抑制 TSH 的释放。因此，必须在用药 4h 后重复该项试验。用量达 1.5 万～2 万 U 时，CHO 水平下降，用药时应加注意。

⑩ 长期应用本品可增加血中抗凝血酶Ⅲ（AT-Ⅲ）的消耗（肝功能损害者多见），引起 AT-Ⅲ水平下降，在停用本品 24～48h 后开始恢复正常。在此期间，患者发生血栓形成的可能性增加，故不可骤然停用。一般于停药前 3～5d 加用口服抗凝药预防，并逐渐减量直至停用。因此，长期应用时需定期测定 AT-Ⅲ水平，对 AT-Ⅲ水平明显降低者应输注血浆或 AT-Ⅲ，以免减弱本品疗效，甚至形成血栓。

⑪ 对于需要长期抗凝治疗者，可在应用本品的同时，加用香豆素类口服抗凝药，36～48h 后停用本品，而后单独用口服抗凝药维持治疗。

⑫ 本品为 CYP450 酶诱导药，可致 ALT、AST、LDH 升高，但 BIL 及 ALP 正常，静脉用药者发生率较高。因此，在使用本品的情况下，对与酶水平变化有关的疾病如肝炎、肺栓塞、AMI 等疾病的诊断需要慎重。

⑬ 以下疾病或情况可导致出血的危险性增加，必须使用本品时应注意临床观察，并监测凝血功能：亚急性感染性心内膜炎、重症高血压、外科手术期间及术后（如脊椎穿刺术或硬膜外麻醉术、外科大手术，尤其脑部脊髓和眼科手术）、凝血酶Ⅲ缺乏（使用 AT-Ⅲ期间，应减少本品用量）、伴有止血障碍的肝病或月经期间。

⑭ 用药期间，必须注意：a. 本品对蛇咬伤所致 DIC 无效。b. 硬膜外麻醉时，应尽可能暂停用药。c. 严密监测生命体征，如有血压下降、脉搏增快和呼吸急促等情况时，应及时对症处置。d. 避免对患者进行其他损伤性操作，如拔牙、肌内注射（可致注射部位血肿）、导尿等。e. 因本品能抑制醛固酮分泌，引起钾潴留，如连用多日，应注意监测血钾。f. 当用口服抗凝药替换本品时，应加强临床监测。g. 为控制口服抗凝药的疗效，应在给予本品之前采集血样。h. 本品有利尿作用，一般发生在治疗开始后 36～48h 内，直至停药后的 48h 内，应使患者多饮水，并记录出入量。i. 本品稀释液应在临用时配制，并避免冻存。j. 本品静脉滴注时应缓慢，最好使用微量输液泵恒速给予。

⑮ 甲巯咪唑、丙硫氧嘧啶等与本品有协同作用。抗组胺药、尼古丁、洋地黄制剂及四环素类可能部分对抗本品的抗凝作用。碳酸氢钠、乳酸钠等纠正酸中毒的药物可促进本品的抗凝作用。本品与玻璃酸酶混合注射，能减轻肌内注射疼痛，并可促进本品吸收，但本品可抑制玻璃酸酶活性，故两者应即配即用，不宜久置。本品可与胰岛素受体作用，从而改变胰岛素的结合和作用；已有本品致低血糖的报道。本品与下列药物合用，可加重出血危险：a. 香豆素及其衍生物，可导致严重的凝血因子Ⅸ缺乏而致出血；b. 阿司匹林及 NSAID 能抑制血小板功能，并可诱发胃肠道溃疡出血；c. 双嘧达莫、右旋糖酐等可能抑制血小板功能；d. 肾上腺皮质激素、ACTH 等易诱发胃肠道溃疡出血；e. 其他尚有依他尼酸、阿替普酶、尿激酶、链激酶等。下列药物与本品有配伍禁忌：阿米卡星、卡那霉素、妥布霉素、庆大霉素、头孢噻啶、头孢孟多、头孢哌酮、头孢噻吩、环丙沙星、乳糖酸红霉素、万古霉素、多黏菌素 B、氟哌利多、米托蒽醌、多柔比星、柔红霉素、氢化可的松琥珀酸钠、氯喹、氯丙嗪、异丙嗪、麻醉性镇痛药及多巴酚丁胺等。

⑯ 用药前，应告知患者：a. 本品常可引起自发性出血，可能发生在任何部位，治疗中如出现出血倾向或异常出血，如皮肤淤血或瘀斑、红棕色尿或血尿、呕吐物带红棕/黑色或呕血、牙龈或口腔黏渗血、鼻出血、黑便或血便、痰中带血或咯血、月经量增多或阴道异常出血等，应及时报告医师。b. 本品常可引起CT延长，治疗期间应注意尽量避免创伤。c. 本品可引起脱发现象，治疗结束后仍可持续数月，但之后可逐渐恢复，不必生惧。d. 长期应用本品，可引起骨质疏松和自发性骨折，生活中应注意防止发生扭腰、跌倒，尤其在冬季更应注意。e. 吸烟、饮酒可改变本品的反应性，治疗期间应禁止。f. 本品与阿司匹林及NSAID（如对乙酰氨基酚、吲哚美辛、布洛芬等）合用，可能诱发胃肠道溃疡出血，治疗期间不可擅自服用。g. 治疗中出现以下症状时也应及时报告，以便及时处置：过敏反应（寒战、发热、皮疹或荨麻疹等）或阴茎异常勃起、持续性头痛或眩晕、心前区紧迫感或呼吸短促等。

⑰ 本品做深部皮下注射时，应选择腹壁脐以下髂嵴以上脂肪层，脐周2～3cm以内为禁区。因一般浅层皮下注射易致血肿、疼痛，且作用时间短。注射时，应以结核菌素空针准确抽取本品用量，更换抽药针头，然后消毒皮肤（消毒时要轻，不可重按，以引起免皮下出血），在离开肚脐至少5cm及没有瘢痕的腹白线以外处，提起一块腹壁（但不可拧、捏），以90°角穿刺入脂肪层内，继续提稳腹壁，固定好针头，持稳注射器，缓慢推注（不要回抽看回血）。注射完毕后，迅速拔出针头，并在针孔处轻压约1min，不宜在注射处做搓揉、挤压和按摩。每次注射时均应更换注射部位，既可避免损伤皮下组织引起出血，又可延长药物的作用时间。

⑱ 本品偶可发生过敏反应，表现为发热、皮疹或荨麻疹、瘙痒、鼻炎、结膜炎、哮喘、心前区紧迫感及呼吸短促，甚至休克。因此，应用本品时必须注意观察，对过敏体质者更需提高警惕，尤其对猪肉牛肉或其他动物蛋白质过敏者，可先给予1000U作为试验量，30min后如无特殊反应，方可给予全量。无论在试验量或治疗量出现过敏反应，都应立即中止给药，并视症状情况及时对症处置，必要时紧急给予抗过敏和抗休克治疗。

⑲ 使用本品后不久或在本品抗凝治疗过程中，常可引起血小板减少症，主要表现为血小板减少、血小板激活，临床上称为肝素诱导的血小板减少症（HIT）。HIT如同时伴有血栓形成，则称为肝素诱导的血小板减少症伴血栓形成（HITT），亦称为白色血栓形成综合征（WTS）。HIT或HITT与肝素的剂量（治疗剂量的发生率高于预防剂量）、肝素分子量（肝素的发生率高于低分子量肝素）、注射的途径（静脉注射的发生率高于深部皮下注射）、肝素制剂的来源（从牛肺提取的肝素制剂比从猪小肠黏膜中提取的肝素易发生）及患者情况（外科患者的危险高于内科患者，老年和女性患者的危险高于其他患者）有关。

HIT具非免疫相关性，多发生在初次使用本品治疗后的2～4d，BPC常现短暂轻至中度减少，无血栓和出血并发症，即使继续使用，BPC也会逐渐上升，预后大多良好。

HITT具免疫相关性，由IgG抗体介导，当本品与血小板因子4（PF_4）形成H-PF_4复合物时，后者与体内肝素诱导的抗体（H-PF_4）结合，激活血小板，使血小板大量聚集而使血中血小板显著减少，并促使凝血酶生成增加，从而发生病理性（通常是不可逆的致命性的）血栓形成，故又称免疫性血小板减少症伴有血栓形成。HITT多发生在本品治疗后的3～15d（速发型可在使用本品24h内发生，迟发型可在使用本品3周以上发生），如继续用药可致严重的血栓栓塞性疾病，如皮肤坏死、因肢体坏疽导致的截肢、心肌梗死、肺栓塞、脑卒中，甚至死亡。因此，当患者出现HITT时，应立即停止用药，并按以下方法处置：a. 对肾功能正常的HITTS患者，可采用非肝素抗凝药来匹卢定、地西芦定或阿加曲班替代本品，此时不宜应用维生素K拮抗药（VKA，如华法林），否则可导致高凝状态，出现皮肤坏死和肢体坏疽。b. 对肾功能损害的HITT患者，可采用阿加曲班（经肝脏代谢）做抗凝替代治疗，如采用来匹卢定、地西芦定或达那帕罗替代可增加出血事件，因三者均经肾脏代谢。c. 如发生出血或者必须接受潜在出血高风险的有创操作，应输注血小板。d. 如必须继续本品治疗，应选用其他器官来源的肝素谨慎治疗，并密切监测。e. 当血小板平稳恢复到150×10^9/L后，再应用VKA，并从低剂量开始（华法林<5mg）。f. 在应用VKA超过5d且INR达到目标范围后，才可停用非肝素抗凝药。g. 对于在应用VKA过程中出现的

HITT 的患者，应采用 VKA 与替代抗凝药联合治疗 3 个月。h. 应根据病情，每 2～3 日（必要时 1～2d）检测 1 次 BPC，并依据检测结果调整治疗方案。i. 重症患者应给予激素治疗，用药原则是早期、大剂量、短疗程。

⑳ 本品尚偶见一过性脱发和腹泻，不影响治疗。罕见阴茎频繁或持久的异常勃起，如有发现，应停止用药。有引起醛固酮合成抑制（可引起钾潴留而致高钾血症）和反跳性高脂血症的报道，故应注意血钾和血脂的监测。

㉑ 本品过量的症状与处置：CT＞30min 或 APTT＞100s，均表明用药过量。早期过量的表现有黏膜和伤口出血、刷牙时牙龈渗血、皮肤淤血或瘀斑、鼻出血、月经量过多等。严重时有内出血征象，表现为腹痛、腹胀、背痛、麻痹性肠梗阻、咯血、呕血、血尿、血便及持续性头痛，甚至引起心脏停搏。处置：轻微过量停药即可。严重过量时需使用的本品拮抗药鱼精蛋白，通常 1mg 鱼精蛋白可中和 100U 的本品；如果本品注射已超过 30min，鱼精蛋白用量需要减半。具体方法见鱼精蛋白【用药监护】。

依诺肝素 Enoxaparin

（克赛，伊诺肝素；Clexane，Lovenox）

【药理分类】 抗凝血药-抗血栓药。

【适应证】 ①预防静脉血栓栓塞性疾病（特别是与骨科或普外手术有关的血栓形成）；②治疗已形成的 DVT（伴或不伴肺栓塞）；③治疗不稳定型心绞痛及非 Q 波心肌梗死（与阿司匹林同用）；④用于血液透析体外循环中，防止血栓形成；⑤与溶栓药联用或同时与 PCI 联用，治疗急性 ST 段抬高型心肌梗死。

【用法用量】 1ml 本品注射液含 10000 AxaIU，相当于本品 100mg。1mg（0.01ml）本品相当于 100AxaIU。预防及治疗目的使用本品时应采用深部皮下注射，用于血液透析体外循环时应血管内途径给药。①外科患者中预防静脉血栓栓塞性疾病（深部皮下注射）。a. 中度血栓形成危险时（如腹部手术）：2000AxaIU（0.2ml）或 4000AxaIU（0.4ml），1 次/d。b. 普外手术中，应于术前 2h 给予首次注射。c. 高度血栓形成倾向时（如矫形外科手术）：4000AxaIU（0.4ml），在术前 12h 开始给药，1 次/d。d. 治疗一般应持续 7～10d，必要时（如患者有静脉栓塞倾向时）可延长疗程至静脉血栓形成因素消除和患者不需要卧床为止。在矫形外科手术中，可连续应用 3 周（1 次/d）。②内科患者预防静脉血栓栓塞性疾病（深部皮下注射）。4000AxaIU（0.4ml），1 次/d。治疗最短应为 6d 直至患者不需要卧床为止，最长为 14d。③治疗伴有或不伴有肺栓塞的 DVT（深部皮下注射）。150AxaIU/kg，1 次/d 或 100AxaIU/kg，2 次/d。合并栓塞性疾病时，100AxaIU/kg，2 次/d。疗程一般为 10d。应在适当时开始口服抗凝药治疗，并应持续本品治疗直至达到抗凝治疗效果（INR：2～3）。④治疗不稳定型心绞痛及非 Q 波心肌梗死（深部皮下注射）。100AxaIU/kg，12h 1 次，应与阿司匹林同用（100～325mg，1 次/d，口服）。疗程最少为 2d，至临床症状稳定。一般疗程为 2～8d。⑤用于血液透析体外循环中，防止血栓形成。100AxaIU/kg。对于有高度出血倾向的血液透析患者，应减量至双侧血管通路给予本品 50AxaIU/kg 或单侧血管通路给予 75AxaIU/kg。应于血液透析开始时，在动脉血管通路给药。上述剂量的药物作用时间一般为 4h，但当透析装置出现纤维蛋白环时，应再给予 50～100AxaIU/kg 的剂量。

【用药监护】 ① 下列情况禁用：对本品及其他低分子肝素或肝素过敏、严重的凝血障碍、有低分子肝素或肝素诱导的血小板减少症史（以往有 BPC 明显下降）、活动性消化性溃疡或有出血倾向的器官损伤、急性感染性心内膜炎（心脏瓣膜置换术所致的感染除外）。本品禁止肌内注射。

② 下列情况慎用：止血障碍、肝或肾功能损害、有消化性溃疡史或有出血倾向的器官损伤史、近期出血性脑卒中、难以控制的严重动脉高压史、糖尿病视网膜病变、近期接受神经或眼科手术和蛛网膜下腔/硬膜外麻醉。

③ 下列情况不推荐应用：儿童、严重肾功能损害、出血性脑卒中、难以控制的严重动脉高压、与其他药物共用（见本品【用药监护】⑬）。

④ 孕妇应用本品需权衡利弊。

⑤ 哺乳期妇女应用本品期间需停止哺乳，并密切观察，防止乳房出血。

⑥ 只要肾功能仍在正常范围之内（如轻度减弱），老年人预防性用药时无须调整用量

或每日用药次数，但治疗性用药时应测定抗Ⅹa活性。

⑦ 在心脏瓣膜修复手术患者中，使用本品预防血栓形成的安全性及有效性尚未确定，不建议使用。

⑧ 在治疗不稳定型心绞痛使用动脉导管时，为了将出血的危险降低至最小，应保留鞘管至给药后6～8h。下一次治疗时间应在拔去鞘管后6～8h开始。

⑨ 已经上市的低分子肝素制剂有多种。由于各种制剂的制备方法、分子量、抗Ⅹa活性及使用剂量不同，因而各种制剂的临床应用、临床疗效及安全性有很大差异，故不同的低分子肝素不可相互替代使用，尤其不可在同一疗程中使用不同的产品，必须注意相应产品的各种参数、注意事项和使用方法。

⑩ 实验室研究显示，在预防剂量时，本品对BT及凝血实验没有明显影响，而且既不影响血小板聚集，也不影响FIB与血小板的结合。在高剂量时，可能增加APTT及ACT，故本品高剂量用药时应监测凝血功能。

⑪ 凡接受本品治疗者（包括任何适应证或剂量），均应在治疗前及治疗期间进行BPC监测，如出现显著下降（低于原值的30%～50%），应停用本品。

⑫ 深部皮下注射时须注意：a. 预装药液注射器可供直接使用。b. 在注射之前不需要排出注射器内的气泡。c. 患者应取平卧位，注射的理想部位为左右腹壁的前外侧或后外侧皮下组织，也可选择大腿上外侧或臂部上外象限皮下组织，注意左右两侧交替注射。d. 注射前，不可推或拉注射器活塞，以免剂量不准或注射部位血肿。e. 注射时，针头应垂直刺进皮肤而不应以任何斜角度刺入。f. 在整个注射过程中，用拇指和食指将皮肤捏起，并将针头全部扎入皮肤皱褶内之后再推注。g. 不可与其他注射剂或静脉输注液混合注射。

⑬ 不推荐本品与下列药物合用：用于解热镇痛剂量的阿司匹林及其衍生物、NSAID（全身用药）、酮咯酸氨丁三醇、右旋糖酐40（肠道外使用）。与下列药物合用时应注意监测：口服抗凝药、溶栓药、用于抗血小板凝集剂量的阿司匹林（用于治疗不稳定型心绞痛及非Q波心肌梗死）、糖皮质激素（全身用药）等。

⑭ 用药前，应告知患者：a. 本品常可引起自发性出血或出血倾向，表现为注射部位瘀点或瘀斑、牙龈或口腔黏膜渗血、鼻出血、月经量增多，严重者可出现血尿或消化道出血等，如有出现，应及时报告医师。b. 长期应用本品，可引起骨质疏松和自发性骨折，生活中应注意防止发生扭腰、跌倒，尤其在冬季。c. 应用本品期间，如需同时应用阿司匹林或其他NSAID、口服抗凝药、溶栓药、糖皮质激素，应先咨询医师或药师。

⑮ 本品与其他肝素一样，可引起HIT，在极少患者中也可发生HITT，使用时应加注意（参阅肝素【用药监护】⑲）。

⑯ 与其他抗凝药相同，在蛛网膜下腔/硬膜外麻醉的同时，使用本品可能导致椎管内出血，引起椎管内血肿，并造成不同程度的神经根损伤，甚至发生长期或永久性瘫痪。本品剂量＜4000AxaIU（1次/d）时，以上事件非常罕见。术后保留硬膜外导管时出现上述症状的危险性增大，外伤或反复穿刺也可增加以上事件的发生。因此，蛛网膜下腔/硬膜外麻醉患者使用本品时须注意：a. 应在使用剂量＜4000AxaIU（1次/d）10～12h后，或较高剂量（100AxaIU/kg，2次/d；或150AxaIU/kg，1次/d）24h后放置或拔除导管；b. 应于导管拔除2h后再次给药；c. 应进行严密的神经学监测，如紧急诊断神经性血肿，治疗应包括脊髓减压。

⑰ 本品尚偶见暂时性血清氨基转移酶及ALP升高，停用本品后可消失。罕见注射部位出现坚硬炎性结节、局部或全身过敏反应，数日后可缓解，不需要停止治疗。极罕见皮肤疱疹、紫癜（皮肤小范围出血）、红斑（红色炎性皮疹或伴有渗出及疼痛），甚至引起皮肤坏疽（包括不可逆性皮肤损伤），应停止本品治疗。极少见报道，使用本品引起腹膜后及颅内出血，用药期间应注意监测。

⑱ 本品大剂量皮下注射可导致出血症状，缓慢静脉注射鱼精蛋白可中和此反应（1mg鱼精蛋白可中和1mg本品产生的抗凝作用），但不能完全中和本品的抗Ⅹa活性（最大可中和60%），因此重在预防。

华法林[典] Warfarin

（苄丙酮香豆素，可密定；Coumadin，Warfilone）

【药理分类】 口服抗凝药-VKA。

【适应证】 ①预防及治疗血栓栓塞性疾病，防止血栓的形成及发展；②治疗手术后或创伤后的静脉血栓形成；③预防心肌梗死后、Vf、心瓣膜疾病或人工瓣膜置换术后引起的血栓栓塞并发症（脑卒中和体循环栓塞）；④对曾有血栓栓塞疾病患者及有术后血栓并发症危险者，可予预防性用药。

【用法用量】 口服。第1～3日，3～4mg/d（年老体弱及糖尿病患者半量即可），3d后可给维持剂量，2.5～5mg/d。

【用药监护】 ① 重要警示：本品可引起致命性的出血。出血多发生在用药的起始阶段和大剂量用药时（导致较高的INR）。引起出血的危险因素包括：高度的抗凝作用（INR>4.0）、有出血病史、年龄≥65岁、高度变化的INR、胃肠道出血、高血压、脑血管疾病、严重心脏病、贫血、恶性肿瘤、肝或肾功能损害、药物联用、有长期抗凝治疗史。因此，用药期间应定期监测PT及INR，并严密观察口腔黏膜、牙龈、鼻腔或皮下出血等出血征象，防止引起致命性的器官严重出血。

② 下列情况禁用：对本品严重过敏、严重肝肾疾病、未经治疗或不能控制的高血压、近期手术者、中枢神经系统或眼科手术、凝血功能障碍疾病（如血友病、血小板减少性紫癜、PV、白血病等）、各种原因的维生素K缺乏症、肝脏或泌尿生殖系出血、最近颅内出血、活动性溃疡、感染性心内膜炎、心包炎或心包积液、外伤及先兆流产者等。

③ 下列情况不宜应用：动脉瘤、脉管炎、多发性关节炎、内脏肉瘤、出血性肉芽肿、维生素C缺乏。

④ 下列情况慎用：肝或肾功能损害、恶病质、衰弱或发热、慢性乙醇中毒（如嗜酒）、活动性肺结核、CHF、精神病、老年人（且用量应适当减少并个体化）及妇女经期等。

⑤ 本品可致畸胎，并可能导致胎儿骨质及中枢神经系统异常。孕妇用药后，流产或死胎率均高达16%～17%。妊娠早期使用本品，可致“胎儿华法林综合征”，发生率可达5%～30%，表现为严重鼻发育不全、骨骺分离、视神经萎缩、头部畸形、智力迟钝，也可导致胎儿心、胃肠道或（和）脾脏及肝脏畸形等。妊娠晚期应用，可引起母体及胎儿出血、死胎。因此，妊娠早、晚期妇女禁用本品。遗传性易栓症妇女在妊娠中期（妊娠4～6个月）采用本品预防或治疗血栓复发时，必须在严密监测下用药。

⑥ 少量本品可由乳汁分泌，常规剂量对婴儿影响较小。但对于受乳儿，仍需小心观察有无出血症状。

⑦ 儿童应用本品应按个体所需调整剂量，用药期间应严密观察有无出血征象。

⑧ 体重<50kg患者、老年人（本品肝脏代谢率及凝血因子合成均有所下降）或肝功能损害者用量应适当减少，尤其应减少起始剂量，使INR控制在较低的有效水平（1.6～1.8）。

⑨ 本品为间接作用的抗凝药，$t_{1/2}$长（44～60h），起效慢，随剂量不同大约口服2～7d后出现抗凝作用，平均5～7d后疗效才可稳定。对需要快速抗凝［如静脉血栓栓塞症（VTE）急性期治疗］者，应先给予肝素或低分子肝素（LMWH）与本品重叠应用5～7d以上，即在给予肝素的第1日或第2日即给予本品，并调整剂量，当INR达到目标范围（人造心脏瓣膜患者预防血栓栓塞并发症，2.5～3.5；其他适应证，2.0～3.0）并持续2d以上时，停用肝素或LMWH，再以本品进行长期抗凝治疗。

⑩ 本品治疗窗窄，剂量变异性大，安全性和有效性与抗凝效应密切相关，剂量-效应关系在不同个体有很大差异，种族、年龄、体重、生理状态或伴随疾病、生活方式或环境状况、联用药物或摄入食物等诸多因素都可影响机体对本品的反应性。由于精确的剂量对取得良好疗效和降低不良反应十分重要，因此剂量必须个体化。治疗期间必须定期监测PT、INR，严密观察患者用药后的不良反应，并据此及时调整剂量或改变治疗方案，防止过量或剂量不足。

⑪ 影响本品药效或增加出血倾向的主要因素：a. 联用延长PT的药物或增强本品抗凝作用的药物（见本品【用药监护】⑭）而增加出血危险。b. 抗凝期增加出血倾向的因素：维生素K_1摄入减少、小肠菌群改变、吸收不良、坏血病、体重过低、体质衰弱、营养不良、恶病质、肝功能损害、中度以上的肾功能损害、高代谢状态（如发热、感染、肿瘤和甲状腺功能亢进）、胶原病、CHF、脑卒中、酗酒、合并用药（尤其抗血小板药物）、腹泻、胆道梗阻、月经期、月经紊乱、放疗、有出血病史和低凝血酶原血症初期等。c. 减弱本品抗凝作用或使PT缩短的因素：联用抑制本品

抗凝作用的药物（见本品【用药监护】⑭）、肠道摄入维生素K过多、本品肠道摄入减少、浮肿、糖尿病、高脂血症、甲状腺功能减低、内脏癌。d. 两种耐药状态也可改变机体对本品的反应性：一种是华法林-维生素K受体部位变异，呈家族性常染色体显性遗传，药物吸收利用及代谢均正常，但需用10～20倍超常规剂量才能获得抗凝效果，对维生素K拮抗作用仍然敏感；另一种耐药状态是由于药物代谢或排出加速。因此，应用本品时必须充分考虑到以上因素。

⑫ 本品的剂量和监测：a. 本品的抗凝强度：本品最佳抗凝强度为INR 2.0～3.0，此时出血和血栓栓塞的危险均最低。不建议采用低强度（INR＜2.0）的抗凝治疗，因为大规模的病例对照研究提示INR＜2.0时Af并发脑卒中的危险明显增加。除特殊说明，本品的强度均为INR目标范围2.0～3.0。b. 本品抗凝治疗的起始剂量。确定起始剂量时须注意：ⓐ为减少过度抗凝的情况，通常不给予负荷剂量。治疗不紧急（如慢性Af）而在门诊用药时，由于院外监测不方便，也不应给负荷剂量。ⓑ中国人的起始剂量为1～3mg，可在2～4周达目标范围。ⓒ某些患者，如老年人，肝功能损害、CHF和出血高风险患者，起始剂量可适当降低。ⓓ需综合考虑患者的体表面积、肝肾功能及合并用药等因素来选择合适的剂量。c. 本品抗凝治疗的剂量调整：治疗过程中剂量调整须谨慎，频繁调整剂量会使INR波动。因此，剂量调整时须注意：ⓐ如INR连续测得结果位于目标范围之外再开始调整剂量，一次升高或降低可不急于改变剂量而应寻找原因。ⓑ本品剂量调整幅度较小时，可采用计算每周剂量，比调整每日剂量更为精确。ⓒINR如超过目标范围，可升高或降低原剂量的5%～20%，调整剂量后注意加强监测。ⓓ如INR一直稳定，偶尔波动且幅度不超过INR目标范围上下0.5，可不必调整剂量，酌情复查INR（可数日或1～2周）。d. 本品治疗期间的INR监测频率：INR监测频率应该根据患者的出血风险和医疗条件决定。ⓐ住院患者，在口服本品2～3d后开始每日或隔日监测INR，直至INR达到治疗目标，并维持至少2d。此后，根据INR结果的稳定性，数日至1周监测1次，根据情况可延长，出院后可每4周监测1次。ⓑ门诊患者，在剂量稳定前应数日至每周监测1次。当INR达目标值并稳定后（连续2次在治疗的目标值范围），可每4周监测1次。如需要调整剂量，应重复前面所述的监测频率直至剂量再次稳定。ⓒ老年患者，因本品清除减少、合并其他疾病或合并用药较多，应适当增加监测频率。ⓓ长期用药患者，INR的监测频率受身体状况、用药依从性、合并用药及饮食调整等因素影响，应视具体情况决定。ⓔINR稳定的患者，可根据情况适当延长监测间隔时间，最长可每3个月监测1次INR。ⓕ如遇INR过高或过低，或由于某种原因改变了本品的剂量，应根据INR值和剂量调整情况确定下次监测INR的时间。剂量调整应以INR值为依据，每次增减的剂量为0.5～1mg/d，而且在每次调整剂量之前，应仔细寻找INR变化的原因，并应参考先前一段时间测定的INR值。如以往INR一直很稳定，偶尔出现增高的情况，只要不超过3.5～4.0，可暂时不调整剂量，3～7d后再查INR。ⓖINR监测也不宜过于频繁。许多因素，包括旅行、膳食、环境、身体状况、罹患其他疾病或联用其他药物等，都会使INR发生变化。当有影响抗凝作用的因素存在时（如感冒患者服用阿司匹林或对乙酰氨基酚、因故停用药物或者服药不规则时），应增加监测频率，以便及时调整药物剂量，使INR维持在治疗的目标范围内。

⑬ 本品治疗期间出现INR异常和（或）出血时的处置：INR升高超过治疗范围，根据升高程度及患者出血危险采用不同的方法。a. 出现轻微出血而INR在目标范围内时，不必立即停药或减量，应寻找原因，并加强监测。b. INR＞3.0但＜4.5（无出血并发症）：适当降低本品剂量（5%～20%）或停服1次，1～2d后复查INR。当INR回复到目标值以内后，再调整本品剂量并重新开始治疗。或加强监测INR，观察是否能恢复到治疗水平，同时寻找可能使INR升高的因素，如合并用药等。如患者没有特殊原因，INR异常升高但又没有出血时，可先做1次重复测定，再行处置，因为不规范的静脉采血和检验误差导致INR异常并不少见。c. INR＞4.5但＜10.0（无出血并发症）：停用本品，肌内注射维生素K_1（1.0～2.5mg），6～12h后复查INR。INR＜3.0后重新以小剂量本品开始治疗。d. INR≥10.0（无出血并发症）：肌内注射维生素K_1（5mg），6～12h后复查INR。INR＜3.0后重新以小剂量本品开始治疗，如患者具有高危因

素，可考虑输注新鲜冰冻血浆、凝血酶原浓缩物或重组凝血因子Ⅶa。e. 严重出血（无论INR水平如何）：停用本品，肌内注射维生素K_1（5mg），输注新鲜冰冻血浆、凝血酶原浓缩物或重组凝血因子Ⅶa。随时监测INR，病情稳定后重新评估本品治疗的必要性。f. 注意事项：ⓐ当患者发生出血并发症，但同时又必须行抗凝治疗预防栓塞（如机械性心脏瓣膜或有Af及其他危险因素者）时，长期治疗非常困难。可考虑以下两种方法：找出并治疗出血的原因，或降低抗凝强度。如能找到可逆性的出血原因，则可采用多种方法来治疗导致出血的病因（如积极的抗溃疡治疗），或在合适的患者改用抗血小板药物。ⓑ如出现与本品相关的严重出血，首先应立即停用药，接着输注凝血酶原复合物迅速逆转抗凝作用，同时需要静脉注射维生素K_1 5～10mg。ⓒ对于某些发生大出血，但又不能停用本品的患者，最好单独采用凝血因子替代性输注，不给予维生素K_1。ⓓ对于老年人出现的严重的颅内出血及其他危及生命的大出血，如用传统方法（如输新鲜血液和维生素K_1对抗等）纠正起效较慢，不能有效遏制血肿的扩大或不能迅速控制出血症状时，静脉推注重组凝血因子Ⅶa可安全迅速地对抗本品的抗凝活性。ⓔ使用维生素K_1时，应避免剂量过高，使其能迅速降低INR到安全范围而不低于治疗水平，既不会使重新应用本品时产生抵抗，也不会导致患者发生过敏反应。ⓕ维生素K_1可口服，也可静脉、肌内或深部皮下注射，静脉给予维生素K_1可能会发生过敏反应，而口服维生素K_1的起效较慢。当需要紧急逆转抗凝作用时，也可静脉内缓慢注射维生素K_1。ⓖ当INR范围在5.0～9.0时，维生素K_1剂量1.0～2.5mg有效，当INR在9.0以上时，则需用更大剂量的维生素K_1（5mg）；当应用大剂量维生素K_1后继续进行本品治疗时，可给予肝素直至维生素K_1的作用消失，患者可恢复对本品治疗的反应。ⓗ维生素K_3对治疗本品过量无效。

⑭ 本品与其他药物和食物的相互作用：a. 与本品合用能增强抗凝作用的药物及食物有：ⓐ与血浆蛋白的亲和力比本品强的药物，竞争血浆蛋白使游离的本品增多，如阿司匹林、保泰松、羟布宗（已停用）、甲芬那酸、水合氯醛、氯贝丁酯、磺胺类、丙磺舒、双硫仑、依他尼酸、奎尼丁、甲苯磺丁脲、苯溴马隆等。ⓑ抑制肝微粒体酶的药物，使本品代谢降低而增效，如氯霉素、大环内酯类（如红霉素、阿奇霉素等）、别嘌醇、甲硝唑、西咪替丁、MAO抑制药（如异卡波肼、吗氯贝胺、托洛沙酮、西莫沙酮、雷沙吉兰、左旋多巴、异烟肼、呋喃唑酮、利奈唑胺等）、水杨酸类、TCA（如丙米嗪、氯丙米嗪等）、沙奎那韦等。ⓒ罗非昔布和塞来昔布既可与本品结合竞争血浆蛋白，又可抑制本品的代谢，因而能增强本品的抗凝作用。ⓓ减少维生素K的吸收和影响凝血酶原合成的药物，如各种广谱抗生素及抗菌药、长期服用液状石蜡或考来烯胺、大量或长期应用对乙酰氨基酚等。ⓔ能促使本品与受体结合的药物，如奎尼丁、左甲状腺素、同化激素、苯乙双胍等。ⓕ干扰血小板功能，促使抗凝作用更明显的药物，如大剂量阿司匹林及其他水杨酸类药、PGSI（如布洛芬、吲哚美辛等）、氯丙嗪、苯海拉明等。ⓖ其他能增强抗凝作用的药物：如丙硫氧嘧啶、二氮嗪、丙吡胺、口服降糖药、磺吡酮、SSRI等，机制尚不明确。此外尚有酮康唑、氯胍、奎宁、苯扎贝特、非普拉宗、阿扎丙宗、可待因、右丙氧芬、地高辛、氟他胺、磺氯苯脲、三苯氧胺、替加氟、替尼酸、曲格列酮、扎鲁司特、大剂量的维生素A和维生素E等。ⓗ肾上腺皮质激素和苯妥英钠既可增加，也可减弱抗凝的作用，有导致胃肠道出血的危险，一般不合用。ⓘ不能与链激酶、尿激酶合用，否则易导致重危出血。与高血糖素合用，可增加出血的危险。ⓙ部分中草药和食物也可能增强本品的抗凝作用：如银杏制剂（抑制血小板激活因子）、当归（含有香豆素类衍生物）、丹参（抑制血小板聚集，并降低本品清除）、黄连和黄柏（所含小檗碱成分在体外能竞争结合血浆蛋白）、鱼油（抑制血小板聚集，降低血栓素A_2水平）、葡萄柚（含有香豆素类衍生物，并可抑制CYP3A4酶活性）、木瓜（作用机制不明，可能与其含有木瓜蛋白酶有关）等，其他尚有甘菊、小白菊、甘草、川芎、红花、桃仁、益母草、姜黄、莪术、水蛭、肉桂、乳香、延胡索、郁金、虎杖、荆三棱、鸡血藤、赤芍、王不留行、党参、芡实、蒲公英、白毛茛、西洋蓍草、苜蓿、艾、两面针、大茴香、阿魏、芒果、大蒜、生姜、山葵及西番莲等。

b. 与本品合用能减弱抗凝作用的药物及食物：ⓐ抑制口服抗凝药的吸收，包括抗酸药、轻泻药、灰黄霉素、利福平、格鲁米特、甲丙氨酯等。ⓑ维生素 K、口服避孕药和雌激素等，竞争有关酶蛋白，促进因子Ⅱ、Ⅶ、Ⅸ、Ⅹ的合成。ⓒCYP450 诱导药，如苯巴比妥、苯妥英钠、扑米酮、丙戊酸钠、卡马西平、氯噻酮、螺内酯、米托坦等，能加速本品的代谢，减弱其抗凝作用。ⓓ部分中草药也可能减弱本品的抗凝作用：如本品与人参或西洋参（可能是其含有的多种人参皂苷诱导肝药酶所致），其血药浓度和 INR 均显著下降。贯叶连翘（圣约翰草）提取物可诱导 CYP3A4 或 CYP2C9 的活性，使本品的代谢清除增加，故可降低本品的抗凝效应，而且诱导作用可在贯叶连翘提取物停用后维持 2 周之久，所以贯叶连翘提取物不应与本品同时服用；必须合用时，不仅两者联用时应定期检查 INR，在停用贯叶连翘提取物后亦应严密监测 INR，因 INR 还可能上升，可能需要调整剂量。此外，地榆、蒲黄、白及、血余炭、藕节、小蓟、侧柏、龙牙草、仙鹤草、棕榈、茜草、苎麻、白茅根、槐角、刺儿菜等也可能减弱本品的抗凝作用。ⓔ某些富含维生素 K 的食物可减弱本品的抗凝作用：如菠菜、生菜、苋菜、圆白菜、西兰花、花菜、绿芥菜、包心菜、甘蓝、佛手瓜、各种芽菜、韭菜、芫荽、莴苣、水芹或荷兰芹、芦笋、黄瓜皮、动物肝脏类、大豆油、棉籽油、橄榄油、菜籽油、鱼肝油、海藻类、鳄梨、奇异果、开心果、动物肝脏类、豆奶、乳酪等。因此，本品治疗期间的饮食结构的相对平衡，即尽量保持维生素 K 的进量稳定，避免大幅度变换富含维生素 K 食物的种类和数量，以维持本品的抗凝疗效。

c. 不能与本品配伍合用的药物：肾上腺素、阿米卡星、维生素 B_{12}、间羟胺、缩宫素、氯丙嗪、万古霉素等。

d. 另据报道（华法林抗凝治疗的中国专家共识．中华内科杂志，2013 年 1 月 52 卷第 1 期 76～82 页），常见药物、食物、膳食补充剂与本品的相互作用：ⓐ增强本品抗凝作用的有：高度可能的有环丙沙星、复方磺胺甲噁唑（复方新诺明）、红霉素、氟康唑、异烟肼（口服）、甲硝唑、咪康唑凝胶、咪康唑阴道栓、伏立康唑、胺碘酮、氯贝丁酯、地尔硫䓬、非诺贝特、普罗帕酮、普萘洛尔、磺吡酮（具先增强后抑制的双相作用）、保泰松、吡罗昔康、乙醇（如合并肝脏疾病）、西酞普兰、恩他卡朋、舍曲林、西咪替丁、奥美拉唑、合成代谢类固醇、齐留通、博尔多、葫芦巴、龟苓膏、鱼油、芒果；很可能的有阿莫西林-克拉维酸、阿奇霉素、克拉霉素、伊曲康唑、左氧氟沙星、利托那韦、四环素、阿司匹林（用作 NSAID 及抗血栓药时）、对乙酰氨基酚、塞来昔布、氟伐他汀、辛伐他汀、奎尼丁、罗匹尼罗、右丙氧芬、干扰素、曲马多、双硫仑、氟伏沙明、水合氯醛、苯妥英（具先增强后抑制的双相作用）、葡萄柚、丹参、当归、宁夏枸杞、左旋咪唑（除用作免疫调节药外时）、氟尿嘧啶、吉西他滨/氟尿嘧啶、紫杉醇、他莫昔芬、托特罗定；可能的有阿莫西林、阿莫西林-氨甲环酸洗剂、氯霉素、加替沙星、咪康唑外用凝胶、萘啶酸、诺氟沙星、氧氟沙星、沙奎那韦、特比萘芬、中毒量胺碘酮、丙吡酮、吉非罗齐、美托拉宗、塞来昔布、吲哚美辛、来氟米特、丙氧芬、罗非昔布、托美汀、外用水杨酸、舒林酸、非尔氨酯、奥利司他、丹参/甲基水杨酸、阿卡波糖、环磷酰胺/甲氨蝶呤/氟尿嘧啶、达托霉素、达那唑、异环磷酰胺、曲妥珠单抗；不可能的有头孢孟多、头孢唑林、磺胺甲噁唑、苯扎贝特、肝素、左旋咪唑（用作免疫抑制药时）、甲基泼、丁美酮、氟西汀、地西泮、喹硫平、依托泊苷/卡铂、左炔诺孕酮。ⓑ抑制本品抗凝作用的有：高度可能的有灰黄霉素、萘夫西林、利巴韦林、利福平、考来烯胺、美沙拉嗪、巴比妥类药、卡马西平、含大量维生素 K 的食物或肠道营养剂、进食大量鳄梨、巯嘌呤；很可能的有双氯西林、利托那韦、波生坦、硫唑嘌呤、氯氮䓬、硫糖铝、流感疫苗、复合维生素补充剂、雷洛昔芬、豆奶、人参制品、螯合疗法；可能的有特比萘芬、替米沙坦、柳氮磺吡啶、含有紫菜的寿司、环孢素、芳香维甲酸、泛葵利酮；不可能的有氯唑西林、萘夫西林/双氯西林、替考拉宁、呋塞米、丙泊酚、绿茶（注：以上仅对个别药名按通用名进行了订正）。

⑮ 用药前，应告知患者：a. 长期饮酒可增加本品清除，用药期间应避免饮酒，但饮用大量葡萄酒却对患者的 PT 几乎不产生影响。b. 用药期间应避免过度劳累，避免皮肤损伤及其他外科损伤，避免拔牙手术，也不可随便剔牙。如因其他疾病就医，尤其接受创伤性诊疗（如内镜检查、脏器穿刺或使用动/静脉留置针）或择期手术时应告知医师自己正接受抗凝治疗；如必须进行创伤性诊疗（如静脉采血、静脉给药或肌内注射），在拔针后应注意延长局部压迫时间。c. 本品可干扰骨蛋白的

合成，导致骨质疏松，易引起自发性骨折，生活中应注意防止发生扭腰、跌倒，尤其在冬季。d. 本品可能使月经量增多或时间延长，变化不大时不必中断治疗，有显著变化时应及时就医。e. 本品治疗期间应避孕，否则易致胎儿先天畸形或死胎。f. 用药期间出现以下症状时应及时就医：出血或出血倾向（如鼻出血、牙龈或口腔黏膜渗血、瘀斑、紫癜、血肿、痰中带血或吐血、血尿、便血或黑色大便等）；过敏反应或肿胀；肝炎症状或体征；胸痛、腹痛、腰痛、严重或持续的头痛；严重或持续的发热、呕吐或腹泻；脂肪集中部位（如腹、臀、乳房、大腿等部位）出现疼痛或皮肤红斑等。g. 可增加本品出血倾向（使 PT 延长）的身体和环境因素有：发热、呕吐、腹泻、营养不良、天气炎热、经常照射 X 线，应注意防止或防护。h. 可降低本品疗效（使 PT 缩短）的饮食因素有：高脂肪餐、突然大量增加富含维生素 K 的食物（如猪肝、牛肉、酸奶酪、优酪乳、大豆油、橄榄油、菜籽油、鱼油、坚果、佛手瓜、黄瓜皮、番茄、苋菜、菠菜、莴苣、西兰花、包心菜、各种芽菜、鳄梨、香蕉、柑橘、牛油果、奇异果等）。因此，治疗期间不要任意大幅度改变蔬菜的种类和数量，使饮食结构相对均衡，以保持较为稳定的维生素 K 摄入。如果饮食结构中维生素 K 摄入发生明显变化，应及时报告医师，以加强监测。i. 用药期间应做到：严格遵医嘱用药，不能自行增加或减少用药次数和剂量，也不能自行延长或缩短用药的时间和改变用法；尽量在每日同一时间服药，如错过用药时间，应尽快在同一日内补用，切勿一次使用双倍剂量；不得随意换用其他商品名产品，必须换用时应在医师严密监测下小心更换；不可擅自骤然停用，停药应在医师的指导下进行（一般应在3～4 周逐渐减量），也不可擅自加用其他药物，如因其他疾病需使用其他药物，在用药前应咨询医师或药师。j. 门诊患者应随身携带适量维生素 K 片，严格按医嘱使用，并定期来医院检测 PT、INR。

⑯ 应用本品时，尚需注意：a. 为减少或避免发生过度抗凝，治疗通常不给予负荷剂量，尤其门诊用药时。b. 尽量减少注射给予其他药物，必须注射给药时应在拔针后延长局部压迫时间。c. 尽量减少不必要的外科手术，择期手术者应停药 7d，急诊手术者须纠正 PT-INR 值≤1.6。d. 碱性尿患者服用期间尿色可呈红色至橘红色，将此尿液酸化至 pH4 以下红色消失，即可除外血尿。e. 植入人工瓣膜发生感染性心内膜炎的患者，应首先停用本品，随后评估患者是否需要进行外科手术干预，以及是否有中枢神经系统受累的症状，确认患者病情稳定、无禁忌证和神经系统并发症后，可重新开始本品治疗。

⑰ 长期服用本品的患者需要进行有创检查或者外科手术时，患者继续或中断抗凝治疗都有危险。因此，在围术期应综合评估患者的血栓和出血危险而做出如下处置：a. 术前：正在接受本品治疗的患者在外科手术前需暂时停药，并应用肝素或 LMWH 进行“桥接”（即在停用本品期间短期应用肝素或 LMWH 替代的抗凝疗法）。若非急诊手术，多数患者应在术前 5d 停用本品，并根据血栓栓塞的危险程度采用以下几种方法：ⓐ血栓栓塞风险较低的患者，可不采用“桥接”，停药后术前 INR 可恢复到接近正常范围（INR＜1.5）。ⓑ中度血栓栓塞风险的患者，术前皮下注射低剂量肝素 5000U 或 LMWH 预防剂量，术后再开始低剂量肝素（或 LMWH）与本品重叠。ⓒ高度血栓栓塞风险的患者，当 INR 下降时（术前 2d），开始全剂量肝素或 LMWH 治疗，至术前 6h（静脉内给药）或 24h（皮下注射）停用。ⓓ进行牙科操作的患者，可用氨甲环酸或氨基己酸溶液漱口，不需要停用抗凝药物或术前 2～3d 停本品。ⓔ若 INR＞1.5 但患者需要及早手术，可予口服小剂量（1～2mg）维生素 K，使 INR 尽快恢复正常。b. 术后：根据手术出血的情况，在术后 12～24h 重新开始肝素抗凝治疗；出血风险高的手术，可延迟到术后 48～72h 再重新开始抗凝治疗，并重新开始本品治疗。

⑱ 本品的主要不良反应是出血，可为轻微的皮肤黏膜瘀斑至器官严重出血，发生率因不同治疗人群而异，以老年 Af 患者为多见，发生率高达 10%。早期可有瘀斑、紫癜、牙龈出血、鼻出血、伤口出血经久不愈、月经过多等。出血可发生在任何部位，包括大脑、心包、肺、肾上腺或肝脏，特别是泌尿和消化道。肠壁血肿可致亚急性肠梗阻，也可见硬膜下和颅内血肿而危及生命。任何穿刺均可引起血肿，严重时局部压迫症状明显。本品引起的出血风险与抗凝强度有关，也与患者是初始用药还是长期抗凝和是否监测凝血有关。此外，与患者相关的最重要的出血危险因素为出血病

史、年龄、肿瘤、肝或肾功能损害、脑卒中、酗酒、合并用药（尤其抗血小板药物）等。因此，在接受本品治疗前应对患者的出血风险进行全面评估，并仔细确定相应的治疗方案。治疗过程中则应定期监测 INR（开始用药 2 周内，2 次/周，然后减少为 1 次/周，稳定后改为每月 1 次），并密切观察出血征象（尤其用药后 3 个月内），及时评估患者状态（包括抗凝强度或药物是否过量、有无隐性病灶或伴发疾病等），并根据不同情况小心调整抗凝方案，必要时停用本品。出血的处置方法参见本品【用药监护】⑬。

值得注意的是，出血风险增高者发生血栓栓塞事件的风险往往也增高，这些患者接受抗凝治疗的获益可能更大。因此，只要患者具备抗凝治疗适应证仍应进行抗凝治疗，而不应将出血危险因素视为抗凝治疗禁忌证。对于此类患者应注意筛查并纠正增加出血风险的可逆性因素，并需加强监测。服用本品的患者，应定期综合评估血栓栓塞的风险和出血风险。

⑲ 本品罕见皮肤坏死（$<0.1\%$），并可出现皮肤及皮下组织或其他组织栓塞性紫绀、脉管炎和局部血栓等，90%病例为妇女，通常发生在服药 2～10d 后，可能与蛋白 C（PC）和蛋白 S（PS）缺乏有关，反复家族性血栓或遗传性家族性 PC 及 PS 缺乏患者是易患人群。皮肤坏死的好发部位是皮下脂肪较多的部位，如臀部、腹部、大腿及乳房，其他部位如足、小腿、躯干和阴茎等也可发生。最初的症状大多为皮肤感觉异常或局部疼痛、红斑，并迅速进展成褐色出血性皮疹或疼痛性病变，24h 内可能出现瘀斑或紫绀、出血性大疱，之后出现全层皮肤坏死，并可累及软组织及肌肉，紫绀则可进展为缺血性梗死。大剂量口服甚至有双侧乳房坏死及大范围皮肤坏疽等报道，单剂量过大时尤其危险。因此，用药期间应密切观察（尤其对女性患者），患者脂肪较多的部位如出现皮肤感觉异常或局部疼痛、红斑，在首先除外其他疾病因素（如感染或过敏）后，应考虑为本品诱发之皮肤坏死的可能性。如患者已经进展为褐色出血性皮疹时，必须立即停药，并及时给予维生素 K_1 及肝素抗凝。反复家族性血栓或遗传性家族性 PC 或 PS 缺乏患者应用本品治疗时，需注意检查抗凝血酶Ⅲ（AT-Ⅲ）浓度、PC 活性和 PS 水平，而且本品的起始剂量宜小，不能超过 5mg，并同时应用肝素治疗 5～7d。虽然反复家族性血栓或遗传性家族性 PC 或 PS 缺乏患者是此症的高危人群，但其他患者也可发生此症。因此，凡接受本品治疗的所有患者，均应防止发生皮肤坏死。

⑳ 本品非常罕见紫色趾甲综合征（PTS），其易患人群多为男性及有动脉粥样化疾病的患者，且多发生于治疗 3～8 周后，表现为趾甲发黑（或浅紫色、边缘脱色，伴疼痛）及脚底紫皮肤损害或有灼痛，具对称性，但不引起坏疽。这可能由于动脉粥样斑块出血后释出 CHO 组成的微栓子栓塞所致。治疗中如有发生，应停用本品。停药后，一般会逐渐消失。

㉑ 本品的其他不良反应尚有：可见胃肠不适（如恶心、呕吐、腹泻）、白细胞减少、粒细胞增高、溶血性贫血、肾病、瘙痒性皮疹、过敏反应等，并可使 AST、ALT、ALP 及 BIL 升高等。偶见头痛、胸痛、腹痛、关节或其他部位的疼痛、呼吸急促、呼吸困难、吞咽困难、不能解释的水肿。罕见双侧乳房坏死、微血管病、偏瘫或休克等。此外，本品亦可干扰骨蛋白的合成，导致骨质疏松和血管钙化。用药期间应注意观察，并定期监测血常规、凝血功能、肝肾功能及其他相关实验室项目，老年人、嗜酒者及精神病患者可无主诉而出现不良反应，故应特别注意监护，发现异常及时处置。

㉒ 本品引起的抗药现象非常罕见，仅见极个别报道，须使用 5～20 倍剂量才能达到疗效。治疗中，如患者对本品治疗反应差，应排除其他可能的原因：如患者漏服或用量错误（误用小剂量）、药物或食物相互作用、实验室误差。

㉓ 本品过量的症状与处置：本品过量易致各种出血，早期表现可有瘀斑、紫癜、牙龈出血、鼻出血、伤口出血经久不愈、月经量过多等。出血可发生在任何部位，特别是泌尿道和消化道，也可见硬膜下和颅内血肿。处置：a. 对轻度早期症状，一般只需停止本品治疗至 INR 恢复到目标范围内。b. 患者服用剂量过大时，应避免洗胃以防大出血，可重复给予活性炭，防止药物被进一步吸收及肝肠再循环。c. 如已用活性炭，则必须静脉注射维生素 k_1；如出现严重出血并发症，给予维生素 k_1、凝血因子浓缩液或新鲜冰冻血浆，可逆转本品作用。d. 如之后仍需应用本品口服抗凝，则维生素 k_1 剂量不应超过 10mg，否则患者将会对本品抗药至 2 周。

尿激酶[典] Urokinase

（尿活素，雅激酶；Actosolv，Uronase）

【药理分类】 溶栓药-纤维蛋白溶解药。

【适应证】 ①用于血栓栓塞性疾病的溶栓治疗（包括急性广泛性肺栓塞、胸痛6～12h的冠状动脉栓塞和心肌梗死、症状短于3～6h的急性期脑血管栓塞、视网膜动脉栓塞及其他外周动脉栓塞症状严重的髂-股静脉血栓形成者）；②用于人工心瓣膜手术后预防血栓形成；③亦用于保持血管插管和胸腔及心包腔引流管的通畅。

【用法用量】 ①肺栓塞：初次剂量4400U/kg，以0.9%氯化钠注射液或5%葡萄糖注射液配制，以90ml/h速率10min内滴完；其后以4400U/h的给药速率，连续静脉滴注2h或12h。也可按15000U/kg，以0.9%氯化钠注射液配制后肺动脉内注入；必要时，可根据情况调整剂量，间隔24h重复1次，最多使用3次。②心肌梗死：以0.9%氯化钠注射液配制后，按6000U/min速率冠状动脉内连续滴注2h，滴注前应先行静脉给予肝素2500～10000U。也可将本品150万U配制后静脉滴注，30min滴完。③外周动脉血栓：以0.9%氯化钠注射液配制本品（浓度2500U/ml），以4000U/min速率经导管注入血凝块。每2小时夹闭导管1次；可调整滴入速率为1000U/min，直至血块溶解。④防治心脏瓣膜替换术后的血栓形成：本品4400U/kg，以0.9%氯化钠注射液配制后10～15min滴完。然后以4400U/(kg·h)静脉滴注维持。当瓣膜功能正常后即停止用药；如用药24h仍无效或发生严重出血倾向应停药。

【用药监护】 ①下列情况禁用：急性内脏出血、急性颅内出血、陈旧性脑梗死、近2个月内进行过颅内或脊髓内外科手术、颅内肿瘤、动静脉畸形或动脉瘤、血液凝固异常、严重难控制的高血压患者、主动脉夹层、创伤性CPR、不能压迫的血管穿刺、感染性心内膜炎、左房室瓣病变伴Af且高度怀疑左心腔内有血栓者。相对禁忌证包括延长的CPR（>10min）、严重高血压、近4周内的外伤、3周内手术或组织穿刺、分娩后10d、活动性消化性溃疡、重症肝脏疾病。

② 下列情况慎用：亚急性细菌性心内膜炎、脑血管病、继发于肝肾疾病而有出血倾向或凝血障碍者、哺乳期妇女及70岁以上老年人，以及近10d内分娩、进行过组织活检或静脉穿刺、做过大手术及出现过严重胃肠道出血患者。

③ 下列情况不宜应用：目前正在使用治疗剂量的抗凝药、对扩容和血管加压药无反应的休克、低纤维蛋白原血症、有严重的高血压病史或出血性脑卒中（包括一过性缺血发作）病史、严重的肝肾功能障碍及进展性疾病、糖尿病合并视网膜病、意识障碍和不能排除主动脉夹层动脉瘤者。

④ 孕妇仅在非常必要时使用。

⑤ 儿童应用本品的安全性及有效性尚未确定。

⑥ 用药前，应对患者进行HCT、BPC、TT、PT、APTT及优球蛋白溶解时间（ELT）测定。TT和APTT应在小于2倍延长的范围内。用药期间，应密切观察患者反应，如脉率、体温、呼吸频率和血压、出血倾向等，至少4h记录1次。

⑦ 影响血小板功能的药物（如阿司匹林、吲哚美辛、保泰松等）不宜与本品合用。肝素和口服抗凝药不宜与大剂量本品同时应用，以免出血危险增加。氨基己酸可对抗本品作用。

⑧ 静脉给药时必须谨慎熟练，要求一次穿刺成功，以避免局部出血或血肿。

⑨ 动脉穿刺给药时，给药结束时应在穿刺局部加压至少30min，并用无菌绷带和敷料加压包扎，以免出血。

⑩ 本品的溶栓疗效均需后继的肝素抗凝血加以维持，用肝素静脉输注时应注意监测APTT，防止肝素过量。

⑪ 本品应临用时配制，溶解时应将瓶体轻轻转动，切勿用力振摇，否则可减失活性或产生不溶物，制得的药液要求通过孔径为0.45μm终端过滤器，以去除不溶性颗粒，再按用法要求稀释后使用。溶解好的药液易失活，应立即使用，未用完的药液应丢弃，不宜保存再用。本品不得用酸性输液稀释，以免药效下降。所用的稀释液宜接近中性，用葡萄糖注射液稀释时应选择pH≥4.5的产品。

⑫ 本品静脉给药时，应先建立好静脉输液和抽取血标本的通道，用药后一般不宜再进行穿刺操作。如必须再次穿刺，应对穿刺血管进行压迫止血。开始输注本品后，禁止肌内注射任何药物，以免发生出血反应。

⑬ 冠状动脉给药时，宜缓慢，过快可发

生心律失常，应注意监测。特别是用于冠状动脉再通溶栓时，常伴随血管再通后出现房性或室性心律失常，发生率高达70%以上，因此必须进行严密的心电监护。

⑭ 用药期间，必须进行溶栓监测，尤其要注意观察TT变化。本品输注12h后，如测得TT自40～60s变成20～30s，则本品剂量应从4000U/(kg·h)增至5000U/(kg·h)，6h后重复测定TT。a. 如TT回升到40～60s，可继续用药。b. 如TT仍低于溶栓治疗范围，应停止给药，并改用肝素治疗。c. 如TT>5倍基线值，应停止治疗，并每2～4小时重复监测TT，待TT恢复到治疗范围后，应将本品减半治疗；之后每6小时监测TT，每4小时监测生命体征，同时注意观察治疗反应，并至少每4小时记录1次。

⑮ 肺栓塞的溶解常伴随血流动力学变化，因此在溶栓的同时除密切监测血压外，还需采取相应措施维持血压的稳定。

⑯ 使用本品进行溶栓治疗时可能出现的并发症及其处置：a. 出血：使用较大剂量时，少数患者可有出血现象。轻度出血有皮肤、黏膜、肉眼及显微镜下血尿、血痰、小量咯血、呕血等，严重出血有大量咯血、消化道大出血、腹膜后出血、颅内出血、脊髓出血、纵隔内或心包出血等。对轻度出血，采取相应措施，症状可缓解。若发生严重出血，应立即中止使用，失血严重时输全血（最好用新鲜全血，不宜用代血浆）能得到有效的控制。对凝血因子Ⅰ<100mg/dl伴出血倾向者，宜补充新鲜冷冻血浆或冷沉淀物。紧急状态下可考虑用氨基己酸、氨甲苯酸对抗本品的作用。此外，在本品溶栓的同时，亦可溶解已有的止血栓或机化的斑块，使陈旧性创伤也能产生隐性出血，用药期间应注意观察。为了防止出现出血并发症，治疗前应对患者过往病史及凝血功能做全面调查，治疗中应密切监测凝血状况，及时调整剂量，以防患于未然。b. 发热：约有2%～3%患者可见不同程度的发热。可用对乙酰氨基酚对症退热，但不可用阿司匹林或其他有抗血小板作用的退热药。c. 再栓塞：溶栓后，由于最初触发血栓的内皮暴露，未完全溶解的血栓残核可再致栓，加上溶栓治疗促发的血小板及FVa活化，以及导管引起的血管痉挛和血管损伤加重等因素，也可使溶栓成功的部位再次发生血栓。因此，溶栓后必须给予抗血小板药及抗凝药，以抑制潜在性血栓复发倾向。也可在开始溶栓治疗之初，将本品与低剂量阿司匹林（160mg）合用，待溶栓后，继续使用阿司匹林1个月，可降低急性期及15个月内的死亡率，但出血倾向会略加重，用药期间应注意观察。d. 栓子脱落：若发生未完全溶解的血栓脱落，应继续进行溶栓治疗。有报道，在给药前30min，先肌内注射异丙嗪25mg，静脉注射地塞米松2.5～5mg或氢化可的松25～50mg，可预防出血倾向、寒战、发热等不良反应。治疗结束时，输注适量低分子右旋糖酐作为过渡，可防止血栓再度形成。

⑰ 本品的其他不良反应尚有：可见头痛、头晕、发热、疲倦、恶心、呕吐、食欲减退、ALT及AST升高，停药后消退。极少数患者可引起过敏反应，一般表现较轻，如皮疹、支气管痉挛等，罕见过敏性休克。用药期间应注意观察，一旦出现，立即对症处置。

阿替普酶 Alteplase

（爱通立，栓体舒，重组人组织型纤溶酶原激活剂；Actiplas，Recombinant Human Tissue-Type Plasminogen Activator，rt-PA）

【药理分类】 溶栓药-纤维蛋白溶解药。

【适应证】 ①用于AMI、血流动力学不稳定的急性大面积肺栓塞、急性缺血性脑卒中的溶栓治疗；②亦用于颅内静脉窦血栓形成。本品应在症状发生后尽可能早期使用。

【用法用量】 静脉注射和静脉滴注。先用灭菌注射用水配制浓度为1mg/ml或2mg/ml，然后再用0.9%氯化钠注射液稀释至0.2mg/ml的最小浓度。①AMI：a. 发病6h内者：15mg静脉注射，继之30min内静脉滴注50mg，之后在60min内又静脉滴注35mg，总剂量100mg。体重<65kg者，先静脉注射15mg，之后30min内按0.75mg/kg静脉滴注，而后60min内按0.5mg/kg静脉输入。b. 发病6～12h内者：10mg静脉注射，继之1h持续静脉滴注50mg，剩余剂量每30min静脉滴注10mg，至3h滴完，最大剂量100mg。体重<65kg者，总剂量不超过1.5mg/kg，最大剂量100mg。国内TUCC试验推荐用量为50mg（先8mg静脉注射，然后在90min内静脉滴注42mg）。②肺栓塞：剂量为100mg，在2h内滴完。常用方法为10mg在1～2min内静

脉注射，90mg 在 2h 内静脉滴注。体重<65kg 者，总剂量不超过 1.5mg/kg。③急性缺血性脑卒中：经影像学检查排除颅内出血后，在急性缺血性脑卒中症状发生的 3h 内进行治疗。推荐剂量为 0.9mg/kg，最大剂量 90mg，总剂量的 10%先在 2～5min 内静脉注射，剩余剂量在随后的 60min 内持续静脉滴注。

【用药监护】 ① 下列情况禁用：a. 对本品的活性成分及任何其他组成成分过敏者。b. 有高危出血倾向者，如：出血体质；口服抗凝药（如华法林）；目前或近期（最近 6 个月内）有严重的或危险的出血疾病；已知有颅内出血史或疑有颅内出血；疑有蛛网膜下腔出血或处于因动脉瘤而导致蛛网膜下腔出血状态；有中枢神经系统病变史或创伤史（如肿瘤、动脉瘤、颅内或椎管内手术）；最近（10d 内）曾进行有创的心外按压、分娩或非压力性血管穿刺（如锁骨下或颈静脉穿刺）；严重的未得到控制的动脉高血压；主动脉夹层；感染性心内膜炎或心包炎；急性胰腺炎；最近 3 个月有胃肠溃疡史、食管静脉曲张、动脉瘤或动脉/静脉畸形史；出血倾向的肿瘤；严重肝病，包括肝衰竭、肝硬化、门静脉高压（食管静脉曲张）及活动性肝炎；最近 3 个月内有严重的创伤或大手术者。c. 治疗 AMI、急性肺栓塞时的补充禁忌证：出血性脑卒中病史或不明起因的卒中病史；过去 6 个月有缺血性脑卒中或 TIA 史，3h 内发生的缺血性脑卒中除外。d. 治疗缺血性脑卒中时的补充禁忌证：缺血性脑卒中症状发作已超过 3h 尚未开始静脉滴注治疗或无法确知症状发作时间；开始静脉滴注治疗前神经学指征不足或症状迅速改善；经临床（NIHSS 评分>25）和（或）影像学检查评定为严重脑卒中；脑卒中发作时伴随癫痫发作；CT 扫描显示有颅内出血迹象；尽管 CT 扫描未显示异常，仍怀疑蛛网膜下腔出血；48h 内曾使用肝素且 PT 高于实验室 ULN；有脑卒中史并伴有糖尿病；近 3 个月有脑卒中发作；BPC <100×10^9/ L；收缩压>185mmHg 或舒张压>110mmHg 或需要强力（静脉内用药）治疗手段以控制血压；血糖<2.8mmol/L（50mg/dl）或>22.2mmol/L（400mg/dl）。

② 本品不适用于 18 岁以下及 80 岁以上的急性脑卒中患者。

③ 孕妇和哺乳期妇女使用本品的经验非常有限，对于危及生命的适应证，应权衡治疗利弊。

④ 老年人应用本品，颅内出血的危险性增加，但老年人治疗效益亦增加，因此应仔细权衡治疗利弊。

⑤ 对肝功能损害者，应特别注意监测凝血常规。如发现显著下降，不得给予本品。

⑥ 用药前，应慎重权衡预期治疗收益和可能出现的危险，特别是对于较小的近期损伤（如活组织检查、主要血管的穿刺、肌内注射及复苏时采用的心脏按压）的患者。对于本品禁忌中未曾提及的出血倾向，应避免使用硬质导管。

⑦ 治疗 AMI 及急性肺栓塞时的补充注意事项：a. 本品的用量不应超过 100mg，否则颅内出血的发生率可能增高。b. 本品一般不引起过敏反应，如发生过敏样反应，应停止滴注本品，并给予相应的治疗。c. 应该慎重权衡预期治疗收益和可能出现的危险，特别是对于收缩压>160mmHg 的患者。d. 与血小板膜 GPⅡb/Ⅲa 受体拮抗药（如替罗非班、阿昔单抗、依替巴肽等）合用，可增加出血的危险。

⑧ 治疗缺血性脑卒中时的补充注意事项：与治疗其他适应证相比，本品用于急性缺血性脑卒中治疗时，颅内出血的风险明显增加（因为出血主要发生在梗死部位），必须特别注意以下情况：a. 本品所有禁忌证及所有可能增加出血风险的情况。b. 微小的尚无症状的脑动脉瘤。c. 预先经阿司匹林治疗的患者可能有更大的脑出血的风险，尤其对在症状发生后没有及时给予本品治疗者，本品的用量不得超过 0.9mg/kg（最大剂量 90mg）。d. 如症状发生已超过 3h，则患者不得再用本品治疗。因为一是随着时间推移，预期的阳性治疗效果会下降；二是死亡率增加，尤其预先经阿司匹林治疗者；三是症状性出血的风险增加。e. 在治疗过程中应进行血压监测，且需延长至 24h。如收缩压>180mmHg 或舒张压>105mmHg，应进行静脉内抗高血压治疗。f. 有脑卒中史或其糖尿病未得到控制的患者，本品治疗的获益降低，但仍然可以从治疗中受益。g. 对于非常轻度的脑卒中患者，治疗风险超过收益。h. 对于非常严重的脑卒中患者，其脑出血风险和死亡率均增高，不得使用本品治疗。i. 广泛性梗死的患者其预后不良的风险很高，包括可能出现严重出血和死亡，用药前应慎重权衡利弊。j. 与其他溶栓药联合用药时，本品应酌减用量。

⑨ 其他特殊注意事项：a. 缺血部位的再

灌注可诱发梗死区域的脑水肿。b. 由于可能导致出血风险增加，在本品溶栓后的24h内必须避免应用阿司匹林及其他抗血小板聚集药治疗，也应避免静脉给予肝素。如给予肝素以防治其他症状（如防止深静脉栓塞发生），则剂量不得超过1万U，并由皮下注射给药。

⑩ 在应用本品治疗前、治疗同时或治疗后24h内服用口服抗凝药、血小板聚集抑制药、肝素、低分子肝素和其他抑制凝血的药物，可增加出血危险；但在溶栓治疗中本品需要与阿司匹林和肝素联合应用（缺血性脑卒中除外），由于本品 $t_{1/2}$ 短，循环中FIB降低较少，与肝素联合应用可降低再梗死发生率，但也轻度增加出血的发生率，因此必须在严密监测APTT的情况下，调整肝素剂量。同时应用ACEI（如卡托普利、依那普利、福辛普利、奎那普利、雷米普利等），可能增加过敏样反应的危险。与硝酸甘油合用，因后者可增加肝脏的血流量，从而增加本品的CL，使本品的血药浓度降低，致使冠状动脉再灌注减少、再灌注时间延长、血管再闭塞的可能性增加。

⑪ 静脉给药时须注意：a. 应选择容易压迫止血的部位。b. 与其他溶栓药一样，本品注射前应先建立好静脉输液及抽血的通路，开始用药后不再进行不必要的静脉穿刺，并避免肌内注射。c. 配制本品溶液时应以灭菌注射用水溶解，配制成1mg/ml或2mg/ml溶液，溶解时避免振摇。d. 配制本品的溶液可用0.9%氯化钠注射液进一步稀释至0.2mg/ml的最小浓度，但不能继续使用灭菌注射用水或用糖类化合物注射液（如葡萄糖注射液）做进一步稀释，否则可导致溶液混浊。本品不能与其他药物混合在同一输液容器给药，也不能与其他药物共用同一输液管道（肝素亦不可以）。e. 溶液配制后应立即使用，不可久置。

⑫ 本品最常见的不良反应是出血，并可导致HCT和（或）Hb下降。很常见：血管损伤处出血（如血肿）、注射部位处出血（穿刺部位处出血、导管放置部位处血肿或出血）。常见：治疗急性缺血性脑卒中患者时发生的颅内出血（如脑出血、脑血肿、出血性脑卒中、脑卒中的出血性转变、颅内血肿、蛛网膜下腔出血），其中症状性颅内出血是主要的不良反应（可达10%，但不会引起整体死亡率和致残率的增加）。其他尚有呼吸道出血（如咽部出血、鼻衄、咯血）、消化道出血（如胃出血、胃溃疡出血、直肠出血、呕血、黑便、口部出血、牙龈出血）、瘀斑、泌尿生殖器出血（如血尿、泌尿道的出血）。不常见：治疗AMI和急性肺栓塞患者时发生的颅内出血（如脑出血、脑血肿、出血性脑卒中、脑卒中的出血性转变、颅内血肿、蛛网膜下腔出血）、心包积血、腹膜后出血（如腹膜后血肿）。罕见：实质脏器出血（如肝脏出血、肺出血）。非常罕见：眼出血。在某些脑卒中（包括颅内出血）和其他严重出血的患者中，可能引起死亡和永久残疾。如患者存在潜在的出血危险（尤其脑出血），则应停止本品治疗。出血的处置：因本品 $t_{1/2}$ 短，对凝血系统影响轻微，一般不必给予凝血因子。大多数出血患者，经中断溶栓和抗凝治疗，以及扩容、人工压迫损伤血管后，出血可被控制。如在出血发生的4h内已使用肝素，则应考虑使用鱼精蛋白。对少数保守疗法无效者，可输注血制品，包括冷沉淀物，新鲜冻干血浆和血小板，每次使用后应做临床及实验室的再次评估。FIB水平为1g/L时，可输注冷沉淀物。抗纤维蛋白溶解药可作为最后一种治疗选择。

⑬ 心脏系统异常是本品的又一严重不良反应，通常与同时发生的缺血性或出血性脑血管疾病相关。其中很常见再缺血/心绞痛、低血压和心力衰竭/肺水肿、再灌注后心律失常［如VPC、Af/AF、VT/Vf、一度至完全性房室传导阻滞、心动过缓或过速、室性心律不齐、电机械分离（EMD）］。常见心脏停搏、心源性休克和再梗死。不常见二尖瓣反流、室间隔缺损。这些事件可能有生命危险，甚至导致死亡。因此，治疗中应严密监测心功能和ECG，如发生异常，可使用常规的抗心律失常药物治疗，必要时停药救治。

⑭ 本品的其他不良反应尚有：偶见过敏反应（包括皮疹、荨麻疹、支气管痉挛、血管源性水肿、低血压、休克或其他与过敏反应有关的症状，但严重的过敏反应非常罕见）。非常罕见神经系统异常（如癫痫发作、惊厥、失语、言语异常、谵妄、急性脑综合征、激越、意识模糊、抑郁、精神病），通常与同时发生的缺血性或出血性脑血管疾病相关。不常见血栓栓塞，可导致相关脏器发生相应后果。很常见恶心、呕吐、血压下降和体温升高。这些反应也常是心肌梗死的伴随症状。罕见CHO晶体栓塞或形成血栓，可导致相关器官发生相应后果。因此，治疗中应注意观察，一旦出现，及时处置。

⑮ 2012年10月11日，英国NICE就本

品在急性缺血性脑卒中的应用发布了最终版指南：推荐在急性缺血性脑卒中初始症状出现后的4.5h内尽早启用本品进行溶栓治疗，即将本品的治疗时间窗从3h延长至4.5h，这意味着将有更多患者符合溶栓治疗的条件。目前在大多数欧盟国家获准应用于缺血性脑卒中症状发生后的4.5h之内。

第六节　血容量补充药

右旋糖酐40[典]　Dextran 40
（低分子右旋糖酐；lowmolecular dextran）

【药理分类】 血容量补充药-血浆代用品。

【适应证】 ①治疗失血、创伤、烧伤等各种原因引起的休克、中毒性休克和血栓性疾病（如脑血栓形成、心绞痛和心肌梗死、血栓闭塞性脉管炎、视网膜动静脉血栓、皮肤缺血性溃疡病等）；②预防因休克引起的DIC；③体外循环时，代替部分血液，预充人工心肺机，既节省血液又可改善循环；④预防肢体再植和血管外科手术的术后血栓形成，并改善血液循环，提高再植成功率。

【用法用量】 静脉滴注。用量视病情而定。通常每次250～500ml，最大剂量不超过20ml/（kg·d）。①用于抗休克：滴注速率为20～40ml/min，在15～30min滴注500ml，在使用前必须纠正脱水。②用于脑血栓：滴注速度宜缓慢，连续7～14次为1个疗程。③用于血管栓塞性疾病：每次250～500ml，静脉滴注2～4h，每日或隔日1次，7～10次为1个疗程。

【用药监护】 ① 下列情况禁用：CHF及其他血容量过多的患者、严重的血小板减少或有出血性疾病者、少尿或无尿者。

② 下列情况慎用：肝或肾功能损害、活动性肺结核及有过敏史者。

③ 伴有急性炎症性脉管炎者不宜应用本品，否则易致炎症扩散。

④ 本品不可在分娩时与止痛药或硬膜外麻醉同时应用，因产妇对本品过敏或发生类过敏性反应时可导致子宫张力过高而使胎儿缺氧，有致命性危险或造成婴儿神经系统严重的后果。

⑤ 脱水患者使用本品时，应同时纠正水电解质紊乱。

⑥ 本品能吸附于细胞表面，可与红细胞形成假凝集，从而干扰血型鉴定。因此，输血患者在使用本品前，应先检查血型或进行交叉配血试验，以确保输血安全。

⑦ 本品有含0.9%氯化钠注射液和5%葡萄糖注射液两种制剂，前者不宜用于肾病患者，后者不宜用于糖尿病患者。

⑧ 本品在30℃以下贮存时易析出结晶，须经适当加温溶解后方可使用。

⑨ 本品与庆大霉素、卡那霉素、巴龙霉素合用，可增加肾毒性。与肝素合用时，由于有协同作用而增加出血可能。本品不宜与维生素C、维生素B_{12}、维生素K、双嘧达莫、ACTH及肾上腺皮质激素类药物在同一溶液中混合使用。

⑩ 本品用于休克患者时，应密切监测血压、脉搏和呼吸，开始时每5～15分钟测量1次，好转以后可根据情况延长至每小时1次。同时，应注意观察有无循环超负荷症状，如呼吸短促、哮鸣、紫绀、脉率增快、胸部压迫感、咳嗽或咯血性泡沫样痰等。如有发现，应及时调整滴速，必要时停止输注。

⑪ 本品用于重度休克时，如需大量输注，应同时给予一定数量的全血，以维持血液携氧功能。如未同时输血，由于血液在短时间内过度稀释，则携氧功能降低，组织供氧不足，而且影响血液凝固，出现低蛋白血症。但本品不宜与全血混合输注。

⑫ 本品具有抗原性，少数人可能发生过敏反应，表现为皮肤瘙痒、荨麻疹或红色丘疹、恶心、呕吐、哮喘，重者口唇紫绀、虚脱、血压剧降、支气管痉挛，极少数出现过敏性休克，并有引起死亡的报道。过敏反应多发生于滴注初始几分钟内，可立即出现胸闷、面色苍白、血压下降等症状，如及时抢救可恢复。因此，为安全起见，应用前宜做皮肤敏感试验。方法：抽取药液0.1ml皮下注射，观察15min；或在首次输注本品时，开始几毫升缓慢静脉滴注，并在开始滴注后严密观察10～15min。如出现过敏反应，必须立即停药，并皮下注射肾上腺素和静脉注射升压药。

⑬ 少数患者用药后可出现发热反应，其中有的属热原反应，多发生于开始用药的第1～2次时，可出现寒战、高热。有些发热则发生于多次或长时间用药停药之后，少数伴有

淋巴结肿大和关节痛。因此，用药期间应注意观察，患者如出现周期性高热或持续性低热，均应及时对症处置，必要时停药。

⑭ 本品经肾排泄较快，严重的肾功能损害或尿量减少患者应用时可使尿液黏度增加，易发生少尿或肾衰竭。因此，治疗期间应密切观察尿量及尿比重，如患者出现尿少或无尿，应及时停药。使用本品后，尿比重应增高（正常为1.005～1.025)，如不增反降，提示肾功能损害，应立即停止用药。如出现组织脱水，必须及时纠正，同时注意纠正电解质失衡。

⑮ 本品用量过大可引起低蛋白血症，并可致贫血、出血、创面渗血、鼻出血、牙龈出血、皮肤黏膜出血、血尿、月经过多等。因此，每日用量不应超过1500ml，老年人、动脉粥样硬化或补液不足者应酌情减量。对于某些手术创面渗血较多的患者，用量也不应过多，以免加重渗血。

羟乙基淀粉 Hetastarch

（淀粉代血浆；Hydroxyethylamyl）

【药理分类】 血容量补充药-血浆代用品。

【适应证】 ①本品6%（200/0.5或130/0.4）注射液用于预防和治疗与手术、创伤、感染、烧伤有关的血容量不足或休克，并用于治疗血栓闭塞性疾病；也用于减少手术中对供血的需要，节约用血，如急性等容性血液稀释（ANH)。②本品10%（200/0.5）注射液用于治疗性血液稀释。

【用法用量】 静脉滴注。①羟乙基淀粉(130/0.4，平均分子量为130000Da，摩尔取代级0.4)：初始10～20ml，缓慢输入，并密切观察患者（防止可能发生的过敏性反应)。日剂量和滴注速率应根据患者的失血量、血流动力学参数的维持或恢复及血液稀释效果确定。心血管或肺功能正常的患者使用胶体扩容药时，HCT应不低于30%。最大剂量50ml/(kg·d)。根据患者的需要，本品可持续使用数日，具体持续时间取决于低血容量的时间和程度，以及血流动力学参数和血液稀释效果。②羟乙基淀粉（200/0.5，平均分子量为200000Da，摩尔取代级0.5)：a. 治疗和预防血容量不足（低血容量）及休克（容量代替治疗)：推荐剂量，6%注射液不超过33ml/(kg·d)，10%注射液不超过20ml/(kg·d)，最大滴注速率为20ml/(kg·h)。b. 减少外科手术中用血量（急性等容血液稀释，ANH)：手术之前即刻开展ANH，按1：1的比例，以本品替代自体血液。ANH后，其目标HCT应不低于30%。6%注射液的日剂量为1000～1500ml，放血量为1000～1500ml（自体血)。滴注和放血时间均为15～30min。ANH通常在手术之前做1次，如HCT正常，可重复使用。c. 治疗性血液稀释：治疗分等容稀释（放血）或高容量稀释（不放血)。剂量有低（250ml)、中（500ml）或高（1000ml）3种。滴注速率分别为0.5～2h内250ml、4～6h内500ml或8～24h内1000ml。疗程为10d。

【用药监护】 ① 下列情况禁用：液体负荷过重（如肺水肿）或液体严重缺失（脱水)、少尿或无尿的肾衰竭（SCr>2mg/dl）或接受透析治疗者、严重CHF、严重凝血功能障碍（对危及生命的急症病例仍可考虑使用，一旦得到血液制品即应将其替代)、颅内出血及其他严重出血性疾病、严重高钠或高氯血症、已知对本品和（或）本品中其他成分过敏者。

② 下列情况慎用：有出血性疾病史、慢性及严重肝病、严重凝血功能紊乱（如严重Willebrand病)、接受需预防颅内出血的神经外科手术者，以及运动员、儿童或孕妇（仅在利大于弊时方可应用）和哺乳期妇女。

③ 本品的扩容效能较强，作用时间亦长，给药时须注意滴注速率、剂量和患者的反应，并及时监测患者的容量状态，特别是心功能不全和严重肾功能损害者（液体负荷过重和肾功能进一步损害的危险性增加)，应注意随时调整剂量，避免引起心力衰竭和急性肾衰竭。

④ 使用本品时，为防止重度脱水，用药前应先给予充足的晶体溶液。

⑤ 本品主要通过肾脏排泄，在本品治疗早期应注意监测SCr水平。对SCr正常而尿检提示有肾功能损害者，应每日监测SCr水平。在整个治疗期间，应定期监测血电解质水平及液体出入量平衡；对代偿期肾功能损害者(SCr 1.2～2mg/dl或106～177μmol/L)，应每日监测液体平衡；SCr和尿检均正常，需持续数日使用本品治疗时，应监测液体平衡1～2次，并确保补充足够的液体（2～3L/d)。

⑥ 较大剂量应用本品时，可能引起血液成分如凝血因子（尤其因子Ⅷ)、HCT下降及

血浆蛋白稀释，因此应定期监测凝血功能、HCT和血浆蛋白浓度。有肝病史者在多次输注本品时，应注意监测肝功能。

⑦ 本品与双嘧达莫、维生素 B_{12} 混合时会发生配伍变化。与卡那霉素、庆大霉素、巴龙霉素等合用，可增加肾毒性。

⑧ 本品应避免与其他药物混合，在特别情况下需要与其他药物混合时，应注意相容性（无絮状和沉淀物）、无菌及均匀混合。本品输液瓶（或袋）启封后，应立即使用，不可久置。

⑨ 使用本品时SAMY水平可能会升高，甚至可引起短暂性高淀粉酶血症，在临床上虽无害处，但可干扰胰腺炎的诊断，在胰腺炎诊断时须加考虑。

⑩ 少数患者使用本品可出现过敏样反应，表现为眼睑水肿、荨麻疹及哮喘等，亦可出现心动过缓或心动过速、血压下降、眩晕、支气管痉挛，以及发热、寒战、乏力、头痛、全身酸痛等流感样症状。罕见过敏性休克。治疗中，如出现以上现象，应立即停药，必要时采取如下紧急救治措施：a. 出现皮肤反应时，给予抗组胺药。b. 出现心动过速、血压下降、眩晕、恶心、呕吐时，应使患者保持正确体位，并给予抗组胺药及糖皮质激素（如强的松龙120mg静脉注射）。c. 出现支气管痉挛、休克征象时，在使患者保持正确体位的同时，静脉注射肾上腺素0.05～0.1mg及强的松龙1～2g，并给予其他对症支持治疗。d. 出现严重或非常严重的过敏反应时，必须迅速静脉给予肾上腺素0.1～0.3mg，然后立即给氧，输注强的松龙30～40mg/kg，更换血浆代用品，保持呼吸畅通，必要时实施CPR。

⑪ 长期中、高剂量应用本品时，患者常出现难治性皮肤瘙痒，即使停药数周后，仍可能发生此现象，并可能持续数月。此时可给予适量镇静药及抗组胺药治疗，必要时使用糖皮质激素。另有报道，耳神经障碍患者（如突发性耳聋、耳鸣或听觉损伤）当使用本品时，发生皮肤瘙痒的可能性与剂量相关。因此，这类患者的最大剂量应为250ml/d，以减少皮肤瘙痒的发生率，但应同时补充足够的液体。

⑫ 本品的不良反应尚可见呕吐、颌下腺与腮腺肿大及下肢水肿等，如有出现，应停止本品治疗。极个别病例可能出现肾区疼痛，一旦出现该症状，必须立即停药，并补充足够的液体，同时密切监测SCr。

⑬ 与其他容量替代品一样，本品过量可能引起循环系统负荷过量症状（如肺水肿），应立即停药，必要时给予利尿药。

琥珀酰明胶 Succinylated Gelatin

（琥珀明胶，血定安；Gelafundin，Gelofusine）

【药理分类】 血容量补充药-血浆代用品。

【适应证】 ①用于低血容量性休克、手术创伤、烧伤及感染的血容量补充；②用于手术前后及手术期间的稳定血液循环、体外循环（血液透析、人工心肺机）血液稀释、脊髓及硬膜外麻醉后的低血压预防；③亦可用作输注胰岛素的载体（防止胰岛素被容器及管壁吸附而丢失）。

【用法用量】 静脉滴注。剂量和速率取决于患者的实际情况，如脉搏、血压、外周组织灌注量、尿量等，必要时可加压输注。快速输注时应加温液体，但不超过37°C。①血液或血浆丢失不严重，或术前或术中预防性治疗：一般1～3h内输注500～1000ml。②低血容量休克、容量补充和维持时：可在24h内输注10～15L（但HCT不应低于25%，年龄大者不应低于30%，同时避免血液稀释引起的凝血异常）。③严重急性失血致生命垂危时：可在5～10min内加压输注500ml，进一步输注量视缺乏程度而定。

【用药监护】 ① 下列情况禁用：对本品过敏者，以及有循环超负荷、水潴留、严重肾衰竭、出血素质、肺水肿情况者。

② 下列情况慎用：处于过敏状态（如哮喘）、肾衰竭、有出血倾向、钠或钾缺乏及水分过多者。

③ 孕妇和哺乳期妇女应用本品时需权衡利弊。

④ 老年人使用本品时，应将HCT控制在不低于30%，并防止循环超负荷。

⑤ 输注本品期间，下列检验值可能不稳定：血糖、血沉、尿比重、蛋白、双缩脲、FFA、CHO、果糖、山梨醇脱氢酶，在进行有关诊断时应加考虑。

⑥ 失血量超过总量25%时，应先输全血或红细胞，待病情趋于稳定后再使用本品。

⑦ 本品含钙、钾量低，可用于洋地黄化或肾功能损害患者。

⑧ 本品与含枸橼酸盐的全血或血液制品有良好的相容性。本品不可与脂肪乳剂配伍，

并尽量避免与其他药物混合输注。

⑨ 本品输注前应仔细检查，容器如有破裂或液体出现浑浊应弃之不用，瓶盖上的无菌封贴一经揭开，不宜再盖回，插入输液器前应常规消毒。

⑩ 本品一旦封口开启，应在4h内使用，未用完药液不可再用。

⑪ 心力衰竭可能伴有循环超负荷者，输注本品时应缓慢进行，并严密观察。

⑫ 本品偶见严重过敏反应，并可出现轻微荨麻疹。本品引起严重不良反应的发生率在1/6000和1/13000之间，由血管活性药释放引起，患者通常表现为变态反应。一旦出现过敏反应，应立即停止输注，并根据患者情况做相应处置：如更换容量替代液，垫高下肢，增加供氧，监测电解质，给予肾上腺素（1∶1000浓度0.5～1ml肌内注射，必要时每15min重复1次，或1∶10000浓度5～10ml缓慢静脉滴注）及大剂量糖皮质激素（如泼尼松龙250～1000mg）等。也可使用抗组胺药（如氯苯那敏10～20mg缓慢静脉滴注）及钙剂（小心患者服过强心苷），必要时可用利尿药，以加快液体排出。

人血白蛋白[典] Human Albumin

（白蛋白；Human Seroalbumin）

【药理分类】 血容量补充药-血液制品。

【适应证】 ①因失血、创伤及烧伤等引起的休克；②低蛋白血症的防治；③脑水肿及大脑损伤所致的颅内压增高；④新生儿高胆红素血症；⑤亦用于心肺分流术、烧伤的辅助治疗、血液透析的辅助治疗和ARDS。

【用法用量】 静脉滴注或静脉推注。用量视病情而定。一般因严重烧伤或失血等所致休克，可直接注射本品5～10g，隔4～6h重复1次。在治疗肾病及肝硬化等慢性白蛋白缺乏症时，可每日注射5～10g，直至水肿消失、血清ALB含量恢复正常为止。

【用药监护】 ① 下列情况禁用：对ALB严重过敏、严重贫血、肾功能损害、高血压、急性心脏病、急性肺水肿、正常血容量及高血容量的心力衰竭患者。

② 对妊娠或可能妊娠的妇女用药应慎重。必须用药时，应在严密观察下使用。

③ 有明显脱水者使用时，应同时补液。

④ 为防止大量注射时机体组织脱水，可采用5%葡萄糖注射液或0.9%氯化钠注射液适当稀释后做静脉滴注（宜用备有滤网装置的输血器）。滴注速率应以不超过2ml/min为宜，但在开始15min内，应特别注意缓慢，逐渐加速至上述速率。

⑤ 本品15%、20%和25%溶液为高渗液，过量注射可造成脱水、循环负荷增加、CHF和肺水肿，使用时应加注意。

⑥ 本品不宜与血管收缩药同时应用，也不宜与含有蛋白质水解物或乙醇的溶液混合输注（可致蛋白沉淀）。肾病患者不宜用0.9%氯化钠注射液稀释。

⑦ 本品出现混浊、沉淀、异物时不可使用。本品开启后，应一次输注完毕，不得分次或给第2人输用。

⑧ 用75%乙醇或其他消毒液消毒瓶塞时，应将瓶塞表面以消毒棉签拭干后才能将针头插入瓶中，以免将残余消毒液带入药液而引起蛋白质变性。

⑨ 使用本品时，应仔细观察病情，防止患者出现CVP升高，尤其对心功能不全或有其他心脏病患者更应注意，因为过快增加血容量会导致急性循环负荷增加或引起肺水肿。输注过程中，患者如出现寒战、恶心、心动过速或头痛、背痛等过敏反应时，应立即停止输注。

第十四章 激素与内分泌系统疾病用药

第一节 下丘脑垂体激素及其类似药物

绒促性素[典][基]
Chorionic Gonadotrophin

（绒毛膜促性腺激素，绒膜激素；HCG，Prolan）

【药理分类】 促性腺激素（Gn）。

【适应证】 ①青春期前隐睾症的诊断和治疗。②垂体功能低下所致的男性不育，可与尿促性素（HMG）合用；长期促性腺激素功能低下者，还应辅以睾酮治疗。③垂体促性腺激素不足所致的女性无排卵性不孕症，常在氯米芬治疗无效后，本品与HMG联合应用以促进排卵。④用于体外受精，以获取多个卵母细胞，需与HMG联合应用。⑤女性黄体功能不全的治疗。⑥功能性子宫出血、妊娠早期先兆流产、习惯性流产。

【用法用量】 肌内注射。①成人：a. 男性促性腺激素功能不足所致性腺功能低下：每次1000～4000 U，2～3次/周，持续数周至数月。为促发精子生成，治疗需持续6个月或更长，若精子数<500万/ml，需合并应用HMG 12个月左右。b. 促排卵，为女性无排卵性不孕或体外受精：于HMG末次给药后1d或氯米芬末次给药后5～7d，每次5000～10000U，连续治疗3～6周期，如无效须停药。c. 黄体功能不全：于经期15～17d排卵之日起隔日注射1次1500U，连用5次，剂量可根据患者的反应做调整。妊娠后，须维持原剂量直至7～10孕周。d. 功能性子宫出血：1000～3000U；习惯性流产、妊娠先兆流1000～5000U。②儿童：a. 发育性迟缓者睾丸功能测定：2000U，1次/d，连续3d。b. 青春期前隐睾症：每次1000～5000U，2～3次/周，出现良好效应后即停用，总注射次数不超过10次。

【用药监护】 ① 下列情况禁用：a. 怀疑有垂体增生或肿瘤、前列腺癌或其他与雄激素有关的肿瘤患者。b. 性早熟者、诊断未明的阴道流血、子宫肌瘤、卵巢囊肿或卵巢肿大、血栓性静脉炎、对Gn有过敏史者。c. 卵巢功能早衰、先天性性腺缺如或性腺切除术后。

② 下列情况慎用：前列腺肥大、哮喘、癫痫、心脏病、偏头痛、肾功能损害、高血压、运动员。

③ 有生殖系统炎性疾病时不宜应用。

④ 老年人用药应考虑潜在诱发与雄激素有关的肿痛的可能性，并注意适当减少剂量。

⑤ 下列情况在应用前须向患者说明，并征得同意：a. 用本品促进排卵，可增加多胎妊娠的可能性，并可能致新生儿发育不成熟或发生早产。b. 用于隐睾症时，偶可发生性早熟，而使骨端早期闭锁（骨骺提前闭合），致最终不能达到成人的高度。

⑥ 本品对男性原发性曲精小管发育不全等睾丸原发病变的无精、男性不育等无效。

⑦ 本品不作为促排卵首选药物。促排卵一般先用氯米芬治疗，无效时方可联合应用本品与HMG。有卵巢过度刺激综合征（OHSS）的表现时，应做盆腔、腹腔、卵巢检查和雌激素测定，如发现卵巢明显胀大或血清雌激素显著升高时，应停止治疗。注射本品18h后常可发生排卵，故须每日或隔日试行受孕。如用本品治疗3～6周仍未出现有排卵月经，应重新考虑治疗方案。

⑧ 除男性促性腺激素功能不足以促发精子生成以外，其他情况不宜长期连续使用本品。

⑨ 本品用于治疗黄体功能不全时，应于易受孕期开始注射，且必须持续应用，直至妊娠7～10周胎盘能产生足够孕激素时为止。

⑩ 对妊娠试验可出现假阳性，应在用药10d后进行检查。

⑪ 用药期间，必须注意做以下检查：a. 用于诱导排卵时：ⓐ用药前应做卵巢B超检查，以检查卵泡的数量、大小及卵泡发育情况。ⓑ雌激素浓度开始上升后，应每日复查B超，直至停用本品后2周，以减少OHSS的发生。ⓒ每日测量基础体温，如有排卵可出现双相体温。ⓓ在用HMG 1周后，须每日检测尿雌激素水平，在雌激素高峰出现后24h开始用本品触发排卵，测定雌激素也可检测卵巢过度刺激的情况。ⓔ测定孕酮和检查宫颈黏液，有助于了解卵泡成熟程度或是否已有排卵。b. 用于男性性腺功能低下症时：ⓐ测定血清睾酮含量，既可排除其他原因所致的性腺功能低下，也可用来评价疗效。ⓑ精子计数及精子活力的检测亦可用以评价疗效。c. 用于青春期前男性时，应定期监测骨骼成熟情况。

⑫ 本品与脑下垂体促性腺激素［如GH、促黄体激素（LH）、促卵泡素（FSH）、尿促性素（HMG）等］合并用药时，可能使不良反应增加，应慎用。

⑬ 本品水溶液不稳定，且不耐热，宜临用时以灭菌注射用水新鲜配制。

⑭ 本品用于诱导排卵时，较多见诱发卵巢囊肿或轻到中度的卵巢肿大，伴轻度胃胀、胃痛、盆腔痛，一般可在2～3周内消退。少见严重的OHSS，由于血管通透性显著提高而致体液在胸腔、腹腔和心包腔内迅速大量积聚而引起多种并发症，如血容量降低、电解质紊乱、血液浓缩、腹腔出血、血栓形成等。临床表现为腹部或盆腔部剧烈疼痛、消化不良、浮肿、尿量减少、恶心、呕吐或腹泻、气促、下肢肿胀等，一般发生在排卵后7～10d或治疗结束后，反应严重者可危及生命。因此，用药过程中应密切监测不良反应。如果患者24h尿雌激素达200μg以上，或B超检查发现≥16mm的中小卵泡达15个，或卵巢＞$5cm^3$，或出现胸腔积液、腹水及上述并发症，应立即停用本品。

⑮ 本品用于隐睾症时，患者如出现痤疮、阴茎与睾丸胀大、阴毛增多等性早熟或亢进症状及身高增长过快等现象，亦应停药。如经最初的治疗未见明显疗效，应考虑手术。

⑯ 本品的其他不良反应尚有：较少见乳房肿大、头痛、易激动、精神抑郁、易疲倦。偶见注射局部疼痛、过敏性皮疹等。用药期间应注意观察，一旦出现，及时处置。

尿促性素[典] Menotrophins

（促性腺素，高孕乐；HMG，Humegon）

【药理分类】 促性腺激素（Gn）。

【适应证】 与HCG合用，用于促性腺激素分泌不足所致的原发性或继发性闭经、无排卵所致的不孕症等。

【用法用量】 将本品单剂量溶于0.9%氯化钠注射液1～2ml中做肌内注射。起始（或周期第5日起）剂量75～150U，1次/d。7d后视患者雌激素水平和卵泡发育情况调整剂量。如卵巢无反应，则自第2周起，每隔7d增加75U，但1次剂量最多不超过225U。卵泡成熟后改用肌内注射HCG 10000U，诱导排卵。对注射3周后卵巢无反应者，则停止用药。

【用药监护】 ① 下列情况禁用：对本品过敏、原因不明的阴道出血、绝经、子宫肌瘤、卵巢囊肿或增大、肾上腺功能不全、甲状腺功能不全及原发性卵巢功能衰竭、血栓栓塞性疾病、前列腺癌或其他雄激素依赖性疾病、孕妇。

② 下列情况慎用：哮喘、心脏病、癫痫、偏头痛、肾功能损害、垂体肿瘤或肥大、运动员、甲状腺或肾上腺皮质功能减退者。

③ 本品不是治疗无排卵症的首选促排卵药，仅用于对其他促排卵药（包括氯米芬）治疗无效或促性腺功能低下引起的无排卵症，用量应按个人的临床反应而定。

④ 用药期间，须注意检查/监测：a. 全面进行盆腔检查，以了解卵巢大小，特别从雌激素浓度开始上升后，应每日检查1次，直至加用HCG后至少2周。b. 每日测量基础体温，有助于了解卵巢排卵期。c. 雌激素排泄测定，从用本品1周后，每日留尿或抽血检测1次雌激素，仅在雌激素峰值后24h开始用HCG，如雌激素水平过高，不宜给予大剂量HCG，以免对卵巢产生过度刺激。d. 宫颈黏液检查，有助于了解卵泡成熟程度或有否排卵。e. 查β-HCG，检测早孕。f. 对LH值高者，如多囊

卵巢综合征（PCOS），应使用仅含 FSH 75U 的促性腺激素。

⑤ 本品与 HCG 合用，可促使排卵功能恢复，但对原发性卵巢功能衰竭无效。与氯米芬合用，本品的用量可减少 50%，并可降低 OHSS 的发生率。本品有刺激卵巢的作用，故不应与戈那瑞林合用。

⑥ 在使用本品治疗中，如 B 超检查卵泡直径达 20mm 以上，雌激素含量 24h 达 100～150μg，可注射 HCG；如超过以上指标者，出现卵巢过度刺激症状，应立即停药。

⑦ 本品常见 OHSS，轻者胃部与盆腔出现胀满或疼痛感，常有卵巢轻度增大（增大至直径 5～7cm），可伴有轻度恶心及呕吐，一般不需要做特殊治疗，大多可在 7～10d 消除。中、重度 OHSS 则可出现腹水与胸腔积液，卵巢增大至直径 10cm 或以上、HCT 显著升高，并可出现胸闷、气急、胸腹部或盆腔剧痛（不宜用镇痛药）、血液浓缩、血容量改变、下肢肿胀、尿量减少、肝或肾功能损害、腹腔出血或凝血异常、血栓形成、肠腔或心包积液、ARDS 等严重的不良反应，甚至引起多器官损害和功能衰竭而死亡。因此，用药期间应密切观察患者，上述症状一旦出现，应立即停药，迅速治疗，主要措施：补充血容量（主要补充晶体溶液，如 0.9%氯化钠注射液或 5%葡萄糖注射液，但不可使用复方氯化钠注射液，因其中含有 K^+；必要时补充胶体溶液，如羟乙基淀粉、人血白蛋白或人冻干血浆，也可使用低分子右旋糖酐等），纠正血液浓缩，处置胸、腹水（行腹腔穿刺术），每日检测液体出入量、胸围及体重、血常规（尤其 WBC、Hb、HCT）、肾功能（SCr、CL_{Cr}、BUN、CRP）、血凝固屏蔽及 D-二聚体（血栓的早期诊断）等。每周检测肝肾功能、腹部 B 超及胸部 X 光照片（检查胸腹腔积液）、ECG 及心脏超声（检查有无心包积液）。患者如出现卵巢大量出血或发生卵巢扭转，需进行手术治疗。

⑧ 用于促排卵时，应告知患者：a. 本品可致多胎妊娠和早产，应有此心理准备。b. 本品常可引起 OHSS，并可增加发生动脉栓塞的危险性，治疗中如出现疑似 OHSS 症状，或发生动脉疼痛、皮肤苍白、动脉搏动减弱或消失、肢体发凉、肢端麻木和运动障碍，应及时报告医师。c. 治疗中出现卵巢明显增大时，应避免性事，以免减少卵巢囊肿破裂的发生率。

⑨ 本品从绝经后妇女尿中提取，近年用基因工程技术由哺乳动物细胞产生的重组纯 FSH 已逐渐取代了尿中提取的 HMG 用于辅助生育技术，其剂量、不良反应及用药监护等与本品相同。

重组人生长激素[典] Recombinant Human Growth Hormone

（安苏萌，生长素；Genotropin，rhGH）

【药理分类】 生长激素（GH）。

【适应证】 ①用于因内源性 GH 缺乏所引起的儿童生长缓慢；②儿童其他原因引起的矮小症，如性腺发育不全（特纳综合征）所致女孩的生长障碍、小于胎龄儿及慢性肾病导致的儿童生长迟缓等；③用于已明确的下丘脑-垂体疾病所致的 GH 缺乏症和经两种不同的 GH 刺激试验确诊的 GH 显著缺乏；④亦用于手术、创伤、烧伤后高代谢状态（负氮平衡）及脓毒败血症的治疗。

【用法用量】 ①注射用重组人生长激素或重组人生长激素注射液。a. 促儿童生长：剂量因人而异，推荐剂量 0.1～0.15U/(kg·d)，1 次/d，每晚睡前皮下注射，疗程 3 个月～3 年。b. 重度烧伤：0.2～0.4U/(kg·d)，1 次/d，皮下注射，疗程一般为 2 周左右。c. 成人替代疗法：剂量因人调整，推荐从低剂量开始，如 0.5U（0.17mg）/d 或最大 0.02U/(kg·d)，等于 0.007mg/kg，经过 1～2 个月的治疗，可将剂量逐步调整至 0.04U/kg，等于 0.013mg/kg。血清胰岛素样生长因子 1（IGF-1）水平可作为剂量参考。随年龄增长剂量降低。②重组人生长激素注射液笔芯。本品应与诺和针®配套使用，一般推荐每日晚上皮下注射。剂量用滴嗒数表示，每次注射的剂量范围是 1～29 个滴嗒数，每次注射时最小可调节剂量为 1 个滴嗒数。每 1 个滴嗒数相当于 0.0667mg（5mg/1.5ml）。剂量因人而异。一般推荐剂量如下：a. 儿童：GH 缺乏：25～35μg/(kg·d) 或 (0.07～0.1U)/(kg·d)，相当于 0.7～1.0mg/(m^2·d) 或 (2～3U)/(m^2·d)。慢性肾病或特纳综合征：50μg/(kg·d) 或 (0.14U)/(kg·d)，相当于 1.4mg/(m^2·d) 或 4.3U/(m^2·d)。b. 成人替代治疗：建议从低剂量 0.15～0.3mg/d［相当于（0.45～0.9U）/d］开始治疗，以后以月为间隔逐步增加剂量，以达到患者个体化治疗剂量。IGF-1可作为进行剂量调整的指标。剂量随年龄的增加而减少，维持剂量的个体差异很大，但很少超过1.0mg/d（相当于3U/d）。注射操作程序按NordiLet®注射笔使用说明。

【用药监护】 ① 下列情况禁用：对本品及本品中的任何成分过敏者、有任何活动性恶性肿瘤的患者、颅内肿瘤患者（除非已证实处于非活动期，并已完成抗肿瘤治疗）、严重全身性感染等危重患者在机体急性休克期内、骨骺已完全闭合的儿童（用于促生长治疗时）。

② 下列情况慎用：脑肿瘤引起的垂体性侏儒症、肾病或心脏病、糖尿病患者及运动员。

③ 有四环素过敏史者不得使用。

④ 孕妇和哺乳期妇女不宜应用。

⑤ 老年人使用尚无系统临床研究，尤其长期治疗的影响尚未明确。

⑥ 成人GH缺乏症需要终身治疗。在使用本品进行替代治疗时，应定期对患者进行严密监测和治疗评估。

⑦ 接受本品治疗的儿童，必须定期评价生长发育状况。患慢性肾病的儿童，经积极合理治疗达1年以上，同时观察其生长发育状况，确诊为患有生长障碍后，才可使用本品进行治疗。但是，此类患者在肾移植时应停止使用本品。

⑧ 尿毒症患者使用本品治疗期间应继续采用保守的尿毒症药物疗法，必要时继续进行透析治疗。慢性肾病患者肾功能下降是其自然病程的一部分。然而，在使用本品治疗期间作为预防措施，应监测肾功能是否有大幅下降或GFR的急剧增加（预示超滤过）。

⑨ 长期连续使用本品，在少数患者体内可引起抗体产生。当抗体结合力超过2mg/L时，可能影响疗效，应停药进行适当治疗。

⑩ 本品一次过量即可引起低血糖，继而出现高血糖，长期过量注射可能导致肢端肥大症及其他与本品过量有关的不良反应。因此，本品应严格按推荐剂量使用，切忌过量用药。

⑪ 用药前，应对患者做详细检查，尤其用于GH缺乏症治疗前必须做垂体功能检查，只有在明确诊断后才可应用。矮小儿童用药前应除外鞍区占位病变。

⑫ 用药期间，必须监测以下实验室指标：a. 定期监测血糖、尿糖、糖耐量（因本品有时可影响糖类化合物的代谢，可能导致过度胰岛素状态而出现糖耐量减低，部分患者可出现高糖血症状）、糖化血红蛋白（HbAIc），尤其对糖尿病患者，并注意观察血糖和糖耐量异常的迹象。b. 定期做甲状腺功能测定（本品可能导致甲状腺功能减退，以T_4水平降低为多见，甲状腺功能减退时可影响本品的促生长作用，故必要时应给予甲状腺激素替代治疗），尤其对原有轻度甲状腺功能减退者。c. 定期监测肝功能、血钾（极少数患者可出现肝功能异常或血钾降低）。d. 在促生长治疗时应定期监测和评估生长发育状况。

⑬ 糖皮质激素治疗可抑制生长，同时应用糖皮质激素也会抑制本品的促生长作用；因此，在本品治疗中糖皮质激素用量通常不得超过相当10～15mg氢化可的松/m^2。同时使用非雄激素类固醇可进一步增进生长速率。本品与蛋白同化激素、雄激素、雌激素或左甲状腺素合用，有加速骨骺提前闭合的危险。糖尿病患者应用本品时可能需要调整抗糖尿病药的剂量。同时应用皮质激素会抑制本品的促生长作用，因此对ACTH缺乏患者应适当调整其皮质激素的用量，以避免其对本品产生抑制作用。

⑭ 本品冻干粉针剂时，应于临用前将1ml灭菌注射用水沿瓶壁缓慢加入，轻微摇转使之全部溶解，切勿剧烈振摇，以免药物变性失效。本品注射液则无论何时都不可剧烈振摇。注射溶液如非无色澄清液，不可使用。如首次注射前，排空气次数超过6次，亦不可使用。

⑮ 本品应于冰箱中冷藏（2～8℃），不可受热，也不可冷冻。使用时，不应从冰箱取出即用，一则吸收率降低，二则易致注射部位疼痛、肿胀或皮下脂肪层萎缩，必须于注射前约30min从冰箱取出备用，或置37℃水浴中升至体温后再用。

⑯ 本品每次注射时，应变换注射部位，长期注射同一部位，会致局部脂肪萎缩、皮肤色素沉着。注射部位如出现疼痛、肿胀，可给予局部热敷。

⑰ 本品用于治疗儿童生长疾患时，应定期检查其身高情况，并及时调整治疗方案。如6个月内身高增长<2.5cm，且营养状况正常，没有出现抗GH抗体，无甲状腺功能减退症状，可增加1倍剂量再用6个月。如经6个月治疗无效，应停止治疗。

⑱ 本品较多见的不良反应有：鼻炎、发

热、头痛、喉炎、咳嗽、中耳炎、支气管炎或其他感染等，用药期间应注意观察，必要时给予对症治疗。

⑲ 本品偶可引起体液潴留，导致暂时性轻至中度外周组织水肿，特别在成人中可发生腕管综合征。这种症状通常是暂时性和剂量依赖性的。如有发生，必须减少本品用量。此外，尚可见轻微的肌痛、关节疼痛、感觉异常，可发生于成人，但常是自限性的，大多数出现在治疗早期，发生率随用药时间延长而降低，一般不影响治疗，对极个别严重反应者可做适当对症处置，必要时减少本品用量。

⑳ 患内分泌紊乱（包括 GH 缺乏症）的患者可能易发生股骨头骺板滑脱。幼年变形性骨软骨炎常发生于矮身材的患者。这些患者在本品治疗期如出现进行性跛行及髋或膝关节痛，应考虑这种可能性。

㉑ 对由脑瘤而造成 GH 缺乏的患者，或有颅内伤病史的 GH 缺乏患者，必须严密监测其原发疾病的进展和潜在疾病复发的可能性。

㉒ 有特纳综合征的患者，由于合并有抗甲状腺抗体，原发甲状腺功能减退恶化的危险增高，治疗中应注意监测，防止出现甲减性心脏病或黏液水肿性昏迷等严重并发症。

㉓ 最近资料表明，生长激素不会导致白血病。肿瘤和恶性疾病患者完全缓解后，本品治疗不会加速生长疾病复发。然而，恶性疾病患者完全康复后，应用本品治疗时，仍应严密随访。

㉔ 在使用本品治疗期间，由于外周 T_4 脱碘成 T_3 的反应增加，T_4 水平可能降低。有进展性垂体疾病的患者，在本品治疗过程中可能发生甲状腺功能减退。甲状腺功能减退时可影响本品的促生长作用，必须及时纠正，以免影响本品的疗效。因此，治疗中应密切观察，并定期监测甲状腺功能，必要时给予甲状腺 HRT。

㉕ 本品有拮抗胰岛素的作用，影响糖代谢，使糖耐量减低，并可引起一过性高血糖现象（通常随用药时间延长或停药后恢复正常）。治疗期间，如患者血糖＞10mmol/L，应给予胰岛素治疗，如胰岛素用量＞150U/d 仍不能有效控制血糖，则应停用本品。接受胰岛素治疗的患者在开始使用本品治疗后，可能需要调整胰岛素剂量。

㉖ 特纳综合征及小于胎龄儿等非 GH 缺乏的矮小儿童，用药后效果不及 GH 缺乏者，如治疗 6 个月生长速率增加不明显，应停止本品治疗。

㉗ 治疗中，患者如出现严重或复发的头痛、视觉障碍、恶心和（或）呕吐，应及时进行眼底检查，以确定有无视乳头水肿。如确诊为视乳头水肿，应考虑良性颅内高压。如果可能，应停止本品的治疗。颅内高压症状消失后，如重新开始本品治疗，必须适当减少本品的剂量，并严密监测颅内高压的症状，防止复发。如再次发生，应终止本品治疗。

㉘ 本品的其他不良反应尚有：罕见皮疹、瘙痒等过敏反应。极罕见惊厥。少数患者可出现注射部位疼痛、发麻、肿胀。极少数病例发生良性颅内高压的报道。用药期间应注意观察，一旦出现，及时对症处置。对个别反应严重者，可根据情况减少用量或停止本品治疗。

促皮质素 Adrenocorticotropine

（促皮质激素，促肾上腺皮质激素；ACTH，Cortrophin）

【药理分类】 促皮质激素。

【适应证】 ①用于活动性风湿病、类风湿性关节炎、红斑狼疮等结缔组织病；②亦用于严重支气管哮喘、严重皮炎等过敏性疾病及 AL、HL 等。

【用法用量】 ①肌内注射。每次 25U，2 次/d。②静脉滴注。临用前，用 5% 葡萄糖注射液溶解后应用。每次 12.5～25U，2 次/d。③ACTH 试验。本品 20～25U，用 5% 葡萄糖注射液 500ml 溶解，静脉持续滴注 8h，滴注前后采血测血浆皮质醇，观察其变化，或留滴注 ACTH 日尿液，以测定尿游离皮质醇或 17-羟皮质类固醇（17-OHCS），与前一日对照值相比。

【用药监护】 ① 对本品过敏者禁用。

② 下列情况慎用：高血压、糖尿病、结核病、化脓性或真菌感染、胃与十二指肠溃疡病及心力衰竭患者，以及孕妇和哺乳期妇女。

③ 儿童应用本品的安全性及有效性尚未确定。长期应用部分儿童生长停滞。

④ 由于本品能使肾上腺皮质增生，因此本品的停药较糖皮质激素容易，但由于本品能抑制垂体激素分泌，下丘脑-垂体-肾上腺皮质

轴（HPAA）对应激的反应能力降低，突然撤除可引起垂体功能减退，因而停药也应逐渐减量。

⑤ 静脉滴注时，本品不得与碱性或偏碱性的注射液（如谷氨酸钠、碳酸氢钠、氨茶碱等）配伍，以免发生混浊而失效。本品与排钾性利尿药（如依他尼酸、呋塞米及噻嗪类利尿药）合用，可加重失钾。长期应用时，与水杨酸类药、吲哚美辛等合用，可发生或加重消化性溃疡。本品可致血糖升高，与抗糖尿病药合用时应增加后者的用量。本品可增强机体的凝血功能，使口服抗凝药的作用降低，两者必须合用时应酌情增加口服抗凝药的剂量。使用本品粉针剂时，不可用 0.9%氯化钠注射液溶解，也不宜加入 0.9%氯化钠注射液中静脉滴注。

⑥ 长期应用本品可使皮肤色素沉着。有时产生变态反应，包括发热、皮疹、血管神经性水肿，偶可发生过敏性休克，这些反应在腺垂体功能减退与原发性肾上腺皮质功能减退者较易发生，尤其在静脉给药时。因而，对疑有原发性肾上腺皮质功能减退者进行 ACTH 试验时，宜口服地塞米松（1mg/d），以防止或减少变态反应的发生，并避免诱发肾上腺危象（主要表现为极度虚弱、恶心、呕吐、萎靡、嗜睡或躁狂、血压降低、心率快、脉细弱，有时腹痛、腹泻，常有高热及脱水征。生化检查可见低血钠、低血糖或血钾紊乱、酸中毒等。如不及时抢救，可很快进展为严重休克、昏迷，甚至引起死亡）。此外，制剂中含有的 ADH 可促进肾小管自由水回吸收加强而加重低钠血症，出现水中毒。用药后应注意监测，如有出现，轻症嘱患者限制摄入水量（<700～1000ml/d），重症者可用高渗氯化钠溶液或使用呋塞米。

⑦ 由于本品可促进肾上腺皮质分泌皮质醇，长期应用可产生糖皮质激素和盐皮质激素增多的相关反应，如出现医源性库欣综合征（主要症状见氢化可的松【用药监护】⑰）。因此，用药期间应密切观察患者，并定期监测血压、血糖和糖耐量、血电解质，必要时做血皮质醇测定。

⑧ 本品的致糖尿病作用、胃肠道反应、骨质疏松、股骨头坏死、精神症状及抑制儿童的生长等，均是通过糖皮质类固醇引起，但在应用本品时这些副作用的发生相对较轻。本品可刺激肾上腺皮质分泌雄激素，因而痤疮和多毛的发生率较使用糖皮质激素者为高。用药时应加注意。

亮丙瑞林　Leuprorelin

（亮脯瑞林，抑那通；Enanton，Lucrin）

【药理分类】　LHRH 类似物（或 GnRH 类似物）。

【适应证】　①子宫内膜异位症；②伴有月经过多、下腹痛、腰痛及贫血等的子宫肌瘤，可使肌瘤缩小和（或）症状改善；③绝经前乳腺癌，且雌激素受体阳性患者；④前列腺癌；⑤中枢性性早熟症；⑥亦用于辅助生育技术。

【用法用量】　皮下注射，1 次/4 周。①子宫内膜异位症：每次 3.75mg；当患者体重<50kg 时，每次 1.88mg。初次给药应从月经周期的第 1～5 日开始。②子宫肌瘤：每次 1.88mg；但对于体重过重或子宫明显肿大的患者，每次 3.75mg。初次给药应从月经周期的第 1～5 日开始。③前列腺癌、闭经前乳腺癌：每次 3.75mg。④中枢性性早熟症：每次 30μg/kg，根据症状可增量至 90μg/kg。

【用药监护】　①下列情况禁用：a. 对本品中任何成分过敏或对其他 LHRH 类似物有过敏史者；b. 妊娠或有可能妊娠的妇女（妊娠期用药可引起流产）、哺乳期妇女；c. 有性质不明的、异常的阴道出血者（有可能为恶性疾病）。

② 下列情况慎用：a. 对含有明胶的药物或含有明胶的食物有过敏史者，如休克、过敏性症状（荨麻疹、呼吸困难、口唇浮肿、喉头水肿等）；b. 已存在由脊髓压迫或尿潴留引起的肾功能损害者或有重新发作可能性的患者；c. 生理功能低下者。

③ 对早产儿、新生儿和婴儿的安全性尚未确定。

④ 老年人应用本品的安全性及有效性尚未确定，故老年人和高龄者慎用。

⑤ 女性患者在治疗前应确认没有妊娠，且于月经周期的第 1～5 日开始给药，并在治疗期间采用非激素性方法避孕。

⑥ 本品是通过降低性激素的分泌而产生治疗效应的，在本品治疗时给予性激素可降低本品的临床疗效，因此本品忌与性激素类药物合用。

⑦ 本品注射时须注意：a. 本品皮下注射宜选用 7 号或更粗的针头。b. 本品 3.75mg 溶于附加混悬液 2ml 中，充分混悬后使用，切勿剧烈振摇，以免产生泡沫。c. 药物配制后尽快使用，不得久置。d. 注射部位应选择上臂、

腹部或臀部。e. 每次给药均应变换注射部位，不得在同一部位重复注射。f. 注射时小心操作，避免针头刺入血管内。g. 嘱患者不得按摩或挤压注射部位。h. 告知患者乙醇可加重本品的不良反应，用药期间不得饮酒。

⑧ 本品用于治疗前列腺癌时，在首次用药的初期，由于本品对垂体-性腺系统的刺激作用，使血清睾酮水平的一过性升高，导致骨疼痛暂时加重，并可能发生尿潴留（泌尿道梗阻）或脊髓压迫症状（≥5%）。因此，在首次给药后的第 1 个月内应慎重给药并密切观察，如有此类症状发生，应给予对症治疗。

⑨ 本品用于治疗中枢性性早熟时，在首次给药的初期，由于本品对垂体-性腺系统的刺激作用引起血清中促性腺激素水平的一过性升高，导致临床症状的一过性加重。然而，此加重通常会在继续用药的过程中消失。应用本品的过程中应定期进行 LHRH 检测，当未达到抑制血中 LH 和 FSH 水平的作用时，应终止用药。

⑩ 雌激素降低可引起骨质的损失，故需长期给药或再次给药时，应尽可能检查骨密度，慎重用药。

⑪ 给药时须注意与类似疾患（恶性肿瘤等）鉴别，如果治疗中肿瘤增大或临床症状未见改善时，应终止给药。

⑫ 本品的其他不良反应主要有：a. 发热、面部潮红、发汗、发冷、体重增加或降低、引发或加重糖尿病症状、性欲减退、阳痿、男子乳腺发育、睾丸萎缩、阴道干燥、性事痛、阴道炎、白带增加、阴道不规则出血、OHSS，以及女性乳房胀满或萎缩、会阴部不适、更年期综合征样的精神抑郁状态（雌激素水平降低所致）等。b. 关节痛、关节强直、肌痛、骨痛、肩腰四肢疼痛、步行困难，以及血清磷升高或高钙血症。c. 排尿障碍、血尿、尿频、BUN 升高等。d. 疲倦、头痛、眩晕、失眠、困倦、焦虑、口唇或肢体发麻、腕管综合征、感觉或味觉异常、情绪不稳定、记忆力减退、注意力降低、视觉障碍、听力衰退、耳鸣等。e. ECG 异常、心胸比例增大等。f. 恶心、呕吐、食欲缺乏等。g. 皮疹、瘙痒等过敏反应。h. 注射局部疼痛、硬结、发红。i. 呼吸困难、TC、LDL-C 或 TG 升高、高钾血症、甲状腺功能异常、浮肿、胸部压迫感、ILD、头部多毛、贫血、红细胞增多、白细胞减少、血小板减少、APTT 延长，以及 BUA、LDH、AST、ALT、ALP 或 GGT、BIL 上升。j. 已有因使用本品引起脑梗死、血栓形成及肺栓塞的报道。用药期间，应密切观察用药后的不良反应，一旦出现上述症状，应给予适当对症治疗，症状严重者应停药处置。

曲普瑞林[典] Triptorelin

（达必佳，达菲林；Arvekap，Diphereline）

【药理分类】 LHRH 类似物（或 GnRH 类似物）。

【适应证】 ①转移性前列腺癌（对以前未接受过其他激素治疗的患者疗效更明显）；②儿童真性性早熟（<8 岁的女孩和<10 岁的男孩）；③生殖器内外的子宫内膜异位症（Ⅰ至Ⅳ期）；④女性不孕症：在体外受精－胚胎移植程序（IVF-ET）中，与促性腺激素（HMG、FSH 或 HCG）联合应用；⑤手术前子宫肌瘤的治疗。

【用法用量】 ①肌内注射（常规制剂）。a. 前列腺癌：每次 3.75mg，1 次/4 周。b. 性早熟：每次 50μg/kg，1 次/4 周。c. 子宫内膜异位症：从月经周期第 1～5 日开始使用，每次 3.75mg，1 次/4 周。原则上，1 个疗程至少 4 个月，至多 6 个月。d. 女性不孕症：每次 3.75mg，月经周期第 2 日开始使用。在使垂体脱敏后（血浆雌激素<50pg/ml），一般在注射本品后 15d，开始联合应用促性腺激素治疗。e. 手术前子宫肌瘤的治疗：从月经周期的前 5d 开始，每次 3.75mg，1 次/4 周，疗程 3 个月。②皮下注射（微球长效制剂）：a. 常用量为 500μg，1 次/d，连续 7d，然后以 100μg /d 剂量维持。b. 体外受精术：开始 500μg，1 次/ d，7～10d 后，用 100μg /d 剂量维持，直至给予 HCG。c. 性早熟：用量依体重定。一般体重>30kg 者，3.75mg，1 次/4 周，若疗效不佳，则 1 次/4 周。体重<20kg 者，给半量（1.875mg）；体重在 20～30kg 者，给予 2/3 剂量（2.5mg）。

【用药监护】 ① 下列情况禁用：对本品中任何成分过敏或对其他 LHRH 类似物过敏、儿童渐进性脑瘤、孕妇及非激素依赖性前列腺癌或前列腺切除手术后的患者。

② 哺乳期妇女不宜应用。

③ 育龄期妇女在治疗前应确认没有妊娠。

④ 儿童用药应排除其他性早熟，如假性性早熟和非激素依赖性性早熟。

⑤ 本品不能与升高催乳素浓度的药物同时应用，因为此类药物能降低垂体中的LHRH受体水平。

⑥ 前列腺癌患者接受本品治疗时，在用药初期可能出现血清睾酮水平一过性升高，致使极少数病例出现尿路梗阻、前列腺癌、骨转移造成的骨痛、椎骨转移造成的脊髓压迫等症状加重（尤以骨痛为著），这些症状在1～2周后可自行消失。治疗过程中，最常见的不良反应为潮热、性欲下降和阳痿，也与血清睾酮降低有关。此外，在治疗之初还可观察到酸性磷酸酶（ACP）一过性增高。因此，应用本品时须注意：a. 用药前，应先使用雄激素拮抗药氟他胺、比卡鲁胺或环丙孕酮（色普龙）10d，也可给予黄体酮，之后再加用本品，或至少两者同时开始使用。b. 用药期间，应定期检查血清睾酮水平，并使其控制在不高于1ng/ml水平。c. 治疗中应定期检查ACP水平，发现异常及时处置。

⑦ 本品用于治疗女性不孕症时，对于一些敏感的患者，尤其多囊卵巢疾病的患者，联合应用促性腺激素可刺激卵泡生长，引起卵泡增多，可能出现卵巢肥大、盆腔痛和（或）腹痛。本品与促性腺激素联合应用时，由于患者个体和生理周期差异，不同患者的卵巢对同一剂量的药物有不同的反应；同一患者在不同的生理周期，其卵巢对同一剂量的药物反应也不同。因此，诱导排卵应在严格的、定期的生物检测（如血浆雌激素快速定量和B超检查）和临床观察下进行，当卵巢反应过度时，应立即停止注射促性腺激素，以终止刺激周期。

⑧ 本品用于治疗子宫内膜异位症和手术前子宫肌瘤的治疗时，通常引起低促性腺素性闭经。治疗1个月后，出现子宫出血属于异常，需检测血浆雌二醇水平，如果＜50pg/ml，必须检查可能伴有的器质性病变。停止治疗后，卵巢功能恢复，最后一次注射后平均58d出现排卵，平均70d后出现第1次月经。因此，应嘱患者在最后一次用药的1.5个月之后注意采取有效避孕措施。治疗子宫肌瘤时，应定期做B超检查，以监测子宫和肌瘤的大小。如子宫缩小的速率与肌瘤缩小的速率不成比例，可引起出血及脓毒症，应注意观察。

⑨ 本品的其他不良反应尚有：a. 女性：在治疗过程中，最常见潮热、阴道干燥、性欲下降、性事困难，与垂体-卵巢轴阻断有关；罕见头痛、关节痛和肌痛。b. 男、女性：可见过敏反应，如荨麻疹、皮疹、瘙痒；罕见血管神经性水肿、恶心、呕吐、体重增加、高血压、情绪紊乱、发热、视觉异常、背痛和麻痹、注射处疼痛；长期应用LHRH类似物可引起骨质流失，有致骨质疏松的危险。c. 儿童：卵巢初始刺激可能导致女孩出现少量阴道出血，并偶见过敏反应（如荨麻疹、皮疹、瘙痒）；罕见血管神经性水肿发生；一些患儿出现腹痛、恶心、呕吐、头痛、潮热、体重增加、高血压、情绪紊乱、发热、视觉异常、注射处疼痛。因此，用药期间应注意观察，并加强监测，对症状严重者可给予对症治疗，必要时停止用药。

戈舍瑞林 Goserelin

（性瑞林，诺雷德；Goserelinum，Zoladex）

【药理分类】 LHRH类似物（或GnRH类似物）。

【适应证】 ①可用激素治疗的前列腺癌；②可用激素治疗的绝经前期及围绝经期妇女的乳腺癌；③子宫内膜异位症（缓解症状，包括减轻疼痛并减少子宫内膜损伤）。

【用法用量】 腹前壁皮下注射。每次3.6mg，每28日1次，必要时可使用局部麻醉。对肝或肾功能损害者及老年人无须调整剂量。治疗子宫内膜异位症时，疗程不宜超过6个月。

【用药监护】 ① 下列情况禁用：对本品所含成分或其他LHRH类似物有过敏史者，以及儿童、孕妇和哺乳期妇女。

② 下列情况慎用：代谢性骨骼疾病的女性患者和有发展为输尿管梗阻或脊髓压迫危险的男性患者。

③ 女性患者使用本品可能引起骨矿物质丢失，以致骨密度下降。有资料表明，使用本品6个月后，腰椎骨质密度平均下降4.6%。在停止本品治疗后6个月，可逐步恢复到与基线相比平均下降2.6%的数值。另有资料显示，早期乳腺癌患者治疗2年后，在股骨颈部和腰椎处骨密度分别平均下降6.2%和11.5%，而停止治疗1年后可部分恢复到只比基线值低3.4%和6.4%。本品用于治疗子宫内膜异位症时，加入激素替代疗法（连续给予雌激素和孕激素制剂），可减少骨矿物质丢失和血管舒缩症状（特征性症状为热潮红、出汗）。对已知有骨代谢异常的女性患者更应

引起注意。有研究报告，男性患者使用本品也可能引起骨矿物质丢失。因此，对接受本品治疗的所有患者均应定期进行骨密度监测，尤其对已知有骨代谢异常的女性患者，必要时可适当补钙和（或）维生素 D。新近研究发现，骨密度与心力衰竭风险呈负相关，因此用药期间应定期监测患者的心功能，防止发生心力衰竭。

④ 女性患者在本品治疗早期（通常为治疗的第 1 个月），可能出现不同持续时间和不同程度的阴道出血。这种出血可能是雌激素撤退性出血，一般无须特殊治疗，可自动停止，对个别严重者可做对症处置。

⑤ 男性患者接受本品治疗时可发生糖耐量降低。在糖尿病患者中，这可能表现为糖尿病或高血糖不能良好控制。因此，男性患者用药期间，应定期监测血糖。

⑥ 有发展为输尿管梗阻或脊髓压迫危险的男性患者必须使用本品时，在治疗的第 1 个月内应给予密切监护，并可考虑在开始本品治疗时使用抗雄激素药物（如在本品治疗开始 3d 前和治疗 3 周后每日使用氟他胺），因曾有报道此法可阻止血清睾酮升高所产生的后果。治疗中，如因输尿管梗阻而引起脊髓压迫或肾脏损伤或恶化，则应给予及时治疗。

⑦ 本品的其他不良反应尚有：a. 一般反应：罕见过敏反应、关节痛、非特异性感觉异常、皮疹、低血压或高血压，多为轻度，一般无须中断治疗即可消退，少数病例在停止治疗后即可恢复。注射部位有轻度淤血。b. 男女：可见潮红、多汗及性欲下降，少有必须中断治疗。c. 男性：偶见乳房肿胀和触痛，给药初期前列腺癌患者可能有骨骼疼痛暂时性加重，并有报道输尿管梗阻和脊髓压迫的个别病例。d. 女性：偶见头痛、情绪变化（如抑郁）、阴道干燥和性事困难、乳房大小变化；可能引起子宫颈阻力增加，导致扩张子宫颈较困难；乳腺癌患者在治疗初期可见症状加剧，应给予对症治疗；有子宫肌瘤者的肌瘤可能会变性；伴有骨转移的乳腺癌患者在治疗初期可发生高钙血症；极少数妇女在用本品治疗期间进入绝经期，停止治疗后月经不再恢复；出现卵泡和黄体卵巢囊肿，多数囊肿为无症状的、非功能性的，其大小不同且可自行消除，无须中止治疗。用药期间应注意观察，发现异常后视情况处置。

戈那瑞林 Gonadorelin

（促黄体激素释放因子，促性释放素；Crylocur，Pulstim）

【药理分类】 LHRH 类似物（或 GnRH 类似物）。

【适应证】 ①用于下丘脑异常所致无排卵性女性不孕、男性生精异常所致不育、多滤泡卵巢的不育症、下丘脑病变所致的青春期发育迟缓、激素依赖型前列腺癌和乳腺癌、子宫内膜异位症、原发性卵巢功能不足、隐睾症、雄激素过多、垂体肿瘤等；②亦用于垂体兴奋试验，以鉴别诊断男性或女性由于下丘脑或垂体功能低下所引起的生育障碍病因。

【用法用量】 ①静脉注射。a. 下丘脑异常所致无排卵性女性不孕：使用定时自动注射泵，于月经周期的第 2～4 日，每隔 90～120min 注入 5～15μg（1min 内注射完），昼夜不停，连续使用 14d。治疗期间，需检测卵泡发育情况，以便确定排卵时机，排卵后 2d 可改用肌内注射 HCG 1000U，2 次/周，共 3～4 次，以支持黄体功能。b. 男性生精异常所致不育：使用定时自动注射泵，每隔 90～120min 注入 5～15μg，昼夜不停，连续使用 14d。c. 垂体兴奋试验：临睡前将本品注射剂用 0.9%氯化钠注射液 2ml 溶解，女性每次 25μg、男性每次 100μg，静脉注射，分别于注射前、注射后 25min、45min、90min、180min 时各抽血 3ml，测定 LH 及 FSH 值。正常情况下，注射后 25～45min 时，LH 达峰值，为基线值的 3 倍以上。FSH 峰值出现较迟，为基线值的 2 倍以上。有垂体疾病时，反应减低。下丘脑异常时，反应正常或高亢。②皮下注射。前列腺癌，开始 7d，每次 0.5mg，1 次/d，以后每次 0.1mg，1 次/d。③静脉滴注。不孕不育，于月经周期的第 2～4 日，每次按 2～20μg/min 速率滴注，共给药 90min。如无排卵（测基础体温），可重新给药。排卵后肌内注射 HCG 1500U，3d 后再注射 1500U，一般 2～4 个周期后可受孕。④鼻腔喷用。隐睾症（最佳治疗时机为 1～2 岁间），每次 0.2mg，3 次/d，早、中、晚餐前喷用，连用 4 周为 1 个疗程，必要时可间隔 3 个月后重复使用。

【用药监护】 ① 下列情况禁用：对本

品过敏或对其他 LHRH 类似物过敏者、对苯甲醇过敏者（本品注射液可能含有苯甲醇），以及孕妇和无睾丸、无卵巢或多囊卵巢者。

② 女性用本品进行垂体兴奋试验时，宜选择在卵泡期及早给药。

③ 用本品进行垂体兴奋试验时，由于糖皮质激素、性激素、螺内酯、左旋多巴、地高辛、吩噻嗪类药及能升高催乳素水平的多巴胺拮抗药，可通过对垂体的负反馈作用而影响试验结果，故不能同时应用这些药物。本品与氯米芬合用，可致 OHSS。本品应避免与其他可刺激排卵的药物（如 HMG）或其他促性腺激素释放激素、垂体激素或性激素制剂同时应用，以免引起性腺激素合成减少，性腺重量减轻，生殖器功能衰退。

④ 闭经合并肥胖的患者，应在体重减轻后再行治疗。

⑤ 本品为 LHRH 类似物，在连续使用时有双相作用，在用药早期对垂体-性腺起兴奋作用，继续用药则起抑制作用。因此，在激素依赖型前列腺癌等肿瘤的治疗第 1 周内，可见肿瘤症状加剧，表现为骨痛加剧、血尿、下肢软弱无力或感觉异常、排尿困难或尿道梗阻加重，有脑转移者反应更为严重。为了防止肿瘤症状加剧，可在开始本品治疗的几周加用雄激素拮抗药氟他胺或环丙孕酮，以对抗用药早期睾酮浓度的增高。

⑥ 用药前，应告知患者：a. 本品用于促排卵时，可能导致多胎妊娠，应有此心理准备。b. 本品可致骨质疏松，用药期间应适当补钙，并防止跌伤，以免发生骨折。c. 在正常经期的卵泡期给药时，应做好避孕措施。d. 本品可能出现以下不良反应：全身性或局部性过敏（如支气管痉挛、皮疹、荨麻疹、面部潮红、瘙痒等）；性欲减退或阳痿、阴茎肥大、睾丸萎缩及男性乳房发育；骨痛加剧、血尿、排尿困难或尿道梗阻加重；较严重的腹痛或头痛等。这些症状一旦出现，应及时报告医师，以便及时处置。

⑦ 本品注射给药时，应严格无菌操作，并注意经常变换注射部位，给药后应注意观察患者注射局部情况，以减少和防止注射局部出现疼痛、肿胀、血肿、感染和血栓性静脉炎等局部反应。

⑧ 本品的其他不良反应尚有：可见恶心、腹部不适、头晕、失眠、月经过多、不规则阴道出血、阴道干燥、黄体解体、卵巢迅速肥大、精子生成受抑制、关节和肌肉疼痛、水肿、乏力、食欲减退、视物模糊等，大多可耐受，并能坚持治疗，停药后可很快消失。罕见卵巢癌，用药期间应注意观察，停药后应定期随访。

第二节　肾上腺皮质激素类药物

氢化可的松[典][基]　Hydrocortisone

（可的索，皮质醇；Cortisol，Cortril）

【药理分类】 短效糖皮质激素。

【适应证】 ①本品片剂主要用于原发性或继发性肾上腺皮质功能减退症的替代治疗及先天性肾上腺皮质功能增生症的治疗，也可用于类风湿性关节炎、风湿性发热、痛风、支气管哮喘、过敏性疾病，并可用于严重感染和抗休克治疗等；②本品注射剂用于抢救危重患者，如中毒性感染（结核性脑膜炎、胸膜炎、关节炎、腱鞘炎、急慢性挫伤、肌腱劳损）、过敏性休克、严重肾上腺皮质功能减退症、结缔组织病、严重支气管哮喘等过敏性疾病，并可用于预防和治疗移植物急性排斥反应。

【用法用量】 ①口服。肾上腺皮质功能减退症，20～30mg/d，清晨服 2/3，午餐后服 1/3。有应激情况时，应适当加量，可增至 80mg/d，分次服用。②静脉滴注。肾上腺皮质功能减退及腺垂体功能减退危象、严重过敏反应、哮喘持续状态及休克，每次 100mg（游离醇型）或 135mg（琥珀酸钠盐）静脉滴注，可用至 300mg/d，疗程超过 3～5d。

【用药监护】 ① 下列情况禁用：对本品及其他糖皮质激素（下简称糖皮质激素）过敏、严重精神病（过去或现在）、癫痫、活动性消化性溃疡、新近胃肠吻合术后、肾上腺皮质功能亢进症、严重骨质疏松、青光眼、白内障、严重糖尿病、严重高血压。未能用抗菌药物控制的病毒、细菌、真菌感染相对禁忌（爆发性或扩散性结核病除外）。

② 下列情况慎用：心脏病、急性心力衰竭、高脂蛋白血症、高血压、甲状腺功能减退（此时糖皮质激素作用增强）、重症肌无力、憩室炎、胃溃疡、胃炎或食管炎、情绪不稳定和有精神病倾向、肝功能损害、肾功能损害或肾

结石、骨质疏松、结核病、眼单纯性疱疹。

③ 下列情况一般不宜应用，特殊情况需权衡利弊应用，但须注意有病情恶化可能：创伤修复期、内脏手术、血栓症、电解质代谢异常、心肌梗死、骨折、较重的骨质疏松、角膜溃疡、有精神病史。

④ 糖皮质激素用于败血症休克疗效不确切，而且可能增加患者死亡率。

⑤ 糖皮质激素可通过胎盘，并可由乳汁中排泄，可对胎儿和婴儿造成不良影响。孕妇及哺乳期妇女应用需权衡利弊，尽可能避免应用。

⑥ 儿童或少年患者如长期应用糖皮质激素，必须十分慎重，因激素可抑制患儿的生长和发育，发生骨质疏松、股骨头缺血性坏死、青光眼、白内障的危险性也增加。必须长期应用时，需选择口服短效制剂（如本品或可的松）或中效制剂（如泼尼松，但必须采用隔日疗法，以减轻对生长的抑制作用），避免应用长效制剂（如地塞米松）。

儿童用量除一般的按年龄和体重而定外，更应按疾病的严重程度和患儿对治疗的反应而定。对于有肾上腺皮质功能减退及先天性肾上腺皮质功能增生症患儿的治疗，其用量应根据体表面积而定；如按体重而定，则易发生过量，尤其婴幼儿和矮小或肥胖的患儿。

⑦ 由于糖皮质激素可由乳汁中分泌，可对婴儿造成不良影响，如生长受抑制、肾上腺皮质功能受抑制等。因此，如哺乳期妇女接受高剂量的糖皮质激素，则不应哺乳。

⑧ 老年人应用糖皮质激素易产生高血压及糖尿病。老年人尤其更年期后的女性应用糖皮质激素易发生骨质疏松。因此，这些患者应用时须十分慎重。

⑨ 糖皮质激素在应用生理剂量替代治疗时无明显不良反应，不良反应多发生在应用药理剂量时，而且与疗程、剂量、用药种类、用法及给药途径等有密切关系，用药时应加注意。

⑩ 糖皮质激素的疗程：不同疾病的疗程不同，一般可分为以下几种情况：a. 冲击治疗：疗程大多＜5d。适用于危重症患者的抢救，如暴发型感染、中毒性休克、过敏性休克、严重哮喘持续状态、过敏性喉头水肿等。冲击治疗应配合其他有效治疗措施，可迅速停药。治疗无效时，不可在短时间内重复冲击治疗。b. 短程治疗：疗程＜1个月，包括应激性治疗。适用于感染或变态反应类疾病，如结核性脑膜炎及胸膜炎、剥脱性皮炎或器官移植急性排斥反应等。短程治疗也应配合其他有效治疗措施，但停药时必须逐渐减量停药。c. 中程治疗：疗程在3个月内。适用于病程较长且多器官受累性疾病，如风湿热等。生效后减至维持剂量，停药时也必须逐渐递减。d. 长程治疗：疗程＞3个月。适用于器官移植后排斥反应的预防和治疗及反复发作、多器官受累的慢性自身免疫病，如系统性红斑狼疮、类风湿关节炎、血小板减少性紫癜、溶血性贫血、肾病综合征、顽固性支气管哮喘等。维持治疗可采用每日或隔日给药，停药前则应先逐步过渡到隔日疗法，之后再逐渐停药。e. 终身替代治疗：适用于原发性或继发性肾上腺皮质功能不全，并在各种应激情况下适当增加剂量。

⑪ 糖皮质激素对诊断的干扰：a. 可使血糖、CHO 和 FFA、血钠水平升高，使血钙、血钾下降。b. 可使淋巴细胞、单核细胞、EOS 及 BASO 下降，使多核白细胞和血小板增加，后者也可下降。c. 长期大剂量服用，可使皮肤试验结果呈假阳性，如结核菌素试验、组织胞浆菌素试验和过敏反应皮试等。d. 可使甲状腺^{131}I 摄取率下降，减弱 TSH 对促甲状腺激素释放素（TRH）刺激的反应，使 TRH 兴奋试验呈假阳性。e. 使同位素脑和骨显像减弱或稀疏。f. 可干扰 LHRH 兴奋试验的结果。在临床治疗评估时应考虑到对上述检测结果的影响。

⑫ 对长期应用糖皮质激素者，应定期检查以下项目：a. 血糖、尿糖或糖耐量试验，尤其有糖尿病或糖尿病倾向者。b. 血电解质（尤其钾、钠）测定和大便隐血试验。c. 眼科检查，尤其要注意检查有无白内障、青光眼或眼部感染的发生。d. 血压和骨密度检查（尤其老年人）。e. 心率、血常规、胸部 X 线片、体重与皮肤情况。f. 小儿应定期监测生长和发育情况。

⑬ 长期应用糖皮质激素时的减量或停药方法：a. 指征：ⓐ病情已得到控制；ⓑ对激素治疗毫无反应；ⓒ出现严重的不良反应；ⓓ应用激素后出现的感染无法控制。b. 方法：根据不同情况（如激素的种类、剂量的大小、应用时间的长短等）和减量过程中出现的反应而定。常用的有：ⓐ最小有效维持剂量法，即根据病情，逐渐减至最小有效维持剂量；ⓑ隔日减量法，即隔日减量1次，直至完全停用；

ⓒ阶梯减药法，即减量呈阶梯式逐步进行，以使机体逐渐自行生成相应激素。如万一出现停药综合征，必须立即采取应急防治措施，具体方法为：尽快恢复原用剂量，待症状完全控制后，再缓慢减量，在几周内逐渐平稳停用。

⑭ 肾上腺皮质功能减退症患者，给予生理剂量的肾上腺皮质激素可提高患者对感染的抵抗力。非肾上腺皮质功能减退患者，接受药理剂量糖皮质激素后则易发生感染（包括原来已被控制的感染可能被激活而复发，最常见者为结核菌感染复发），且在发生感染后临床症状不明显，易于漏诊。但在某些感染时加用糖皮质激素，又可减轻组织的破坏、减少渗出、减轻感染中毒症状。因此，对于接受糖皮质激素治疗的非肾上腺皮质功能减退患者，必须同时给予有效的抗感染药物治疗，同时补钾限钠，并密切观察患者的病情变化，在短期用药后，即应迅速减量、停药。

⑮ 肾上腺皮质功能减退症患者，需终身服用生理替代剂量的肾上腺皮质激素。对未发生应激状态的患者，可服用本品 20～30mg/d，或可的松 25～37.5mg/d（由于泼尼松、泼尼松龙、甲泼尼龙和地塞米松等的水钠潴留作用较弱，一般不用作肾上腺皮质功能减退的替代治疗），根据患者的体重、工作强度做适当增减。一日量的 2/3 在清晨服用，另 1/3 在下午服用，必要时可加用少量盐皮质激素，注意不可过量，以免发生浮肿和高血压。对急性肾上腺皮质功能减退症或慢性患者，在发生严重应激状况（如感染、创伤、出血等）时需静脉滴注本品（约 200～300mg/d），同时采用相应的抗感染、抗休克等措施。

⑯ 糖皮质激素与水杨酸盐合用，可使后者的消除加快而降低血浆水杨酸盐的浓度，两者合用更易致消化性溃疡。与两性霉素 B 或 CAI 合用，可加重低钾血症，应注意血钾和心功能变化；长期与 CAI 合用，易发生低血钙和骨质疏松。与蛋白同化激素合用，可增加水肿的发生率，使痤疮加重。与噻嗪类利尿药合用，可促进排钾。与抗糖尿病药（胰岛素或口服降糖药）合用，因可使糖尿病患者血糖升高，应适当调整抗糖尿病药的剂量。与 CYP450 抑制药西咪替丁、大环内酯类抗生素、环孢素、酮康唑、雌激素及含雌激素的避孕药合用，可加强糖皮质激素的治疗作用和不良反应。与强心苷合用，可增加洋地黄毒性及心律失常的发生。与排钾利尿药合用，可致严重的低血钾，并由于水钠潴留而减弱利尿药的排钠利尿效应。与苯巴比妥、苯妥英钠、利福平等 CYP450 诱导药合用，可增强糖皮质激素的代谢清除，降低其疗效。与免疫抑制药合用，可增加感染的危险性，并可能诱发淋巴瘤或其他淋巴细胞增生性疾病。与生长激素合用，可抑制后者的促生长作用。与维生素 C 合用，可防治糖皮质激素引起的皮下出血反应。与维生素 A 合用，可消除糖皮质激素所致创面愈合迟延，但也影响糖皮质激素的抗炎作用；糖皮质激素还可拮抗维生素 A 中毒时的全身反应（如恶心、呕吐、嗜睡等）。与考来烯胺、考来替泊合用，糖皮质激素的吸收减少。与抗胆碱能药（如阿托品）长期合用，可致眼压增高。与麻黄碱合用，可增强其代谢清除。与 MAO 抑制药合用，可能诱发高血压危象。糖皮质激素（尤其强的松）可增加异烟肼在肝脏代谢和排泄，降低异烟肼的血药浓度和疗效。糖皮质激素可促进美西律在体内代谢，降低其血药浓度。糖皮质激素可降低奎宁的抗疟效力。糖皮质激素可降低抗凝药、神经肌肉阻滞药（包括有此作用的氨基糖苷类抗生素）的药理作用。TCA 可使糖皮质激素引起的精神症状加重。NSAID（如吲哚美辛、保泰松、布洛芬等）可加强糖皮质激素的致溃疡作用。甲状腺激素可使糖皮质激素代谢 CL 增加，故甲状腺激素或 ATD 与其合用，应适当调整后者的剂量。禁止对正在接受糖皮质激素免疫抑制剂量治疗的患者使用活疫苗或减毒活疫苗的患者。灭活疫苗可能可以用于正在接受糖皮质激素免疫抑制剂量治疗的患者，但是这种疫苗的反应可能会被减弱，这表明正在接受非糖皮质激素免疫抑制剂量治疗的患者可接受适用的免疫接种程序。

⑰ 中、长程应用糖皮质激素时的主要不良反应及其预防或处置：a. 医源性库欣综合征：主要表现为多种代谢异常，如满月脸、水牛背、向心性肥胖、腹部膨出、皮肤紫纹、出血倾向、糖耐量减退和糖尿病加重/继发性糖尿病、体重增加、下肢浮肿、痤疮、多毛、男性女性化、性欲减退或阳痿、女性男性化、高血压、月经紊乱或闭经、创口愈合不良、肌无力、肌萎缩、肱骨或股骨缺血性坏死、骨质疏松或骨折（包括脊椎压缩性骨折、长骨病理性骨折）、低血钙、低血钾等症状。隔日给药法可减少此征的发生，即使发生程度亦较轻。常规应用维生素 C，有助于控制和预防出血倾向

的发生。出现医源性库欣综合征表现后，一般不需要特殊治疗，停药后在数月内可逐渐自行消退，但肌无力恢复慢且不完全。低盐、低糖、高蛋白饮食及加用氯化钾等措施，有利于这些症状的恢复。b. 诱发和加重感染：以真菌、结核菌、葡萄球菌、变形杆菌、铜绿假单胞菌和各种疱疹病毒感染为主，多发生在中、长程疗法时，但亦可在短期大剂量后出现。因此，应用本类药物时须注意：ⓐ用于治疗感染时需权衡利弊，非明显指征不用，同时给予有效的病因治疗；ⓑ治疗中密切观察患者（尤其老年人和衰弱者）的病情进展和治疗反应，及时采取减量或停药措施；ⓒ对已存在的隐匿性感染或并发感染进行积极治疗，注意提高患者的机体免疫力；ⓓ定期对患者做详细全身检查，做到早期发现，及时控制感染，尤其注意防治潜在结核病灶；ⓔ不可骤然停用，停药应逐渐减量进行。c. 胃肠道刺激（恶心、呕吐）、胰腺炎、消化性溃疡或肠穿孔：用药期间应加强随访（尤其对有胃肠道溃疡史者），注意观察消化道症状，定期检查 SAMY 和大便隐血，发现异常及时处置。d. 儿童生长受抑制：长期用药时须注意：ⓐ治疗期间注意补充蛋白质、维生素（A、C、D）及矿物质（尤其钙剂）。ⓑ定期监测生长和发育情况，以便及时发现生长抑制现象。ⓒ其他见本品【用药监护】⑥。e. 诱发和加重青光眼、白内障：用药期间应注意观察，并定期做眼科检查，一旦确定眼病为本类药物所诱发，应即减少其用量或停用，一般在停药后症状可逐渐减轻或消失。眼压增高可用缩瞳药及 CAI，以降低眼内压。f. 出现神经精神症状：表现为欣快感、激动、失眠、不安、谵妄、定向力障碍，也可表现为抑郁、情感变异，甚至出现精神病症状或自杀倾向。慢性消耗性疾病患者及有精神异常史者尤易发生精神症状。上述症状一旦发现，应立即停药，并给予精神安定药治疗。此外，尚偶可引起 BIHS（症状与处置参阅四环素【用药监护】⑭）。g. 发生低钾、低钙、负氮平衡和垂体-肾上腺皮质轴功能抑制：应补充钾、钙，给予高蛋白质饮食，必要时配合蛋白同化激素等，并限制糖摄入，及早采取保护肾上腺皮质功能的措施，如隔日疗法和定期 ACTH 兴奋等。h. 动脉硬化症及血栓性静脉炎（肝硬化患者易于发生）：用药期间应密切临床观察，定期做相关检查。对血栓形成者，可用低分子右旋糖酐（分子量 2 万或 4 万）500ml 静脉滴注，1 次/d，连续 7～14d。也可谨慎地使用抗凝疗法。

⑱ 长程或短期大剂量应用糖皮质激素可引起以下停药后综合征：a. 下丘脑-垂体-肾上腺功能减退（HPAI）：可表现为乏力、软弱、食欲减退、恶心、呕吐、血压偏低，长程治疗后此轴心功能的恢复一般需要 9～12 个月。处置：及时进行 HRT，避免产生肾上腺危象（又称急性肾上腺皮质功能减退症或 Addison 危象，主要症状：呕吐、畏食、腹痛、腹泻、脱水、低钠、高钾、软弱、嗜睡、极度衰弱、血压下降、烦躁、谵妄、神志模糊、发热或低体温、低血糖昏迷或低血容量休克，甚至引起死亡），尤其患者处于严重应激状态或围术期时。b. 反跳现象：即停药后原来疾病已被控制的症状重新出现。为了避免肾上腺皮质功能减退的发生及原来疾病症状的复燃，在长程激素治疗后应缓慢地逐渐减量，并由原来的一日服用数次，改为每日上午服药 1 次，或隔日上午服药 1 次。如万一出现“反跳现象”，应及时恢复糖皮质激素治疗并常需加大剂量，待症状缓解后再逐渐减量停药。c. 糖皮质激素停药综合征（亦称“撤药反应”，常见于短期大剂量应用时）：有时患者在停药后出现头晕、晕厥倾向、腹痛或背痛、低热、食欲减退、恶心、呕吐、肌肉或关节疼痛、头痛、乏力、软弱，经检查排除肾上腺皮质功能减退和原来疾病的复燃，则可考虑此反应。为了避免发生此反应，停药应逐渐减量进行，如用药剂量较大时，早期撤药可稍快（每数日撤药 20%～50%），后期撤药应缓慢进行。静脉用药在撤药时应先减少用药剂量，然后改用口服给药，再逐渐减少口服剂量。

⑲ 糖皮质激素的不良反应尚有：a. 少见 CHO 和 FFA 升高、BPC 下降或增加、白细胞减少或增多，以及淋巴细胞、单核细胞、EOS、BASO 下降，用药期间应定期监测。b. 偶见呃逆、夏科氏关节病（无痛性关节病，主要表现为关节肿大和积液、无力、活动范围超常）、血栓栓塞，严重者停药，必要时对症治疗。c. 局部注射可见关节内注射后急性炎症，肌内及皮下注射后组织萎缩造成凹陷，以及皮肤色素沉着或色素减退、肌腱断裂。d. 外用偶见局部烧灼感、瘙痒、刺激及干燥感，如长期或大面积应用，可能导致皮肤萎缩（多见于高吸收区，如面、颈、腋窝、会阴、生殖器的表皮和真皮萎缩）、毛细血管扩张、皮肤条纹和

紫癜，甚至出现全身不良反应，老年人尤甚，应用时必须注意，必要时调整治疗方案。

⑳ 糖皮质激素罕见过敏反应，表现为皮疹、瘙痒、荨麻疹、气短、面部潮红、心悸、发热、寒战、胸闷、喘鸣、呼吸困难，以及面部、鼻黏膜和眼睑肿胀，静脉迅速给予大剂量时可能发生过敏性休克。因此，用药期间（尤其首次用药时）应注意观察，静脉大剂量给药时输注应缓慢，用药期间应密切观察患者，如出现过敏反应，须立即停止给药，并及时给予抗过敏治疗。

㉑ 已有报道，糖皮质激素可因引起低血钾而诱发肌病/RM，用量较大或疗程较长者应注意监测。

㉒ 本品注射剂（醇型）中含有50%乙醇，必须充分稀释至0.2mg/ml后供静脉滴注用。中枢神经系统抑制或肝功能损害者应慎用。需要大剂量应用时，必须选择氢化可的松琥珀酸钠。

泼尼松[典][基] Prednisone

（强的松，去氢可的松；Deltacortone，Meticorten）

【药理分类】 中效糖皮质激素。

【适应证】 ①片剂主要用于过敏性与自身免疫性炎症性疾病；②软膏或乳膏用于过敏性皮炎、湿疹；③滴眼液用于结膜炎、角膜炎和眼前段组织炎症。

【用法用量】 ①口服。一般每次5～10mg，2～3次/d，10～60mg/d。a. SLE、肾病综合征、溃疡性结肠炎、AIHA等自身免疫性疾病：40～60mg/d，病情稳定后逐渐减量。b. 药物性皮炎、荨麻疹、支气管哮喘等过敏性疾病：20～40mg/d，症状减轻后减量，每隔1～2日减少5mg。②外用。过敏性皮炎、湿疹，用量依病变大小和用药部位而定，1～2次/d。③滴眼。每次1～2滴，2～4次/d。

【用药监护】 ① 下列情况禁用：对本品及其他糖皮质激素过敏、癫痫、活动性消化性溃疡、新近胃肠吻合手术、骨折、活动性肺结核、严重精神疾病（过去或现在）、糖尿病、较重的骨质疏松症、创伤修复期、角膜溃疡、未能用抗感染药物控制的细菌、真菌和病毒感染、未进行抗感染治疗的急性化脓性眼部感染。

② 下列情况慎用：心脏病或急性心力衰竭、憩室炎、情绪不稳定和有精神病倾向、全身性真菌感染、肝功能损害、眼单纯性疱疹、高脂蛋白血症、甲状腺功能减退（此时糖皮质激素作用增强）、重症肌无力、骨质疏松、胃溃疡、胃炎或食管炎、肾功能损害或结石、结核病等。

③ 下列情况一般不宜应用，特殊情况需权衡利弊应用，但应注意病情恶化的可能：高血压、血栓症、胃与十二指肠溃疡、精神病、电解质代谢异常、心肌梗死、内脏手术、青光眼等患者。

④ 本品可增强对乙酰氨基酚的肝毒性。

⑤ 对长期应用本品者，在手术时及术后3～4d常需酌增用量，以防肾上腺皮质功能不足。一般外科患者应尽量不用，以免影响伤口的愈合。

⑥ 本品与抗菌药物并用于细菌感染性疾病时，须先应用抗菌药物，而停用则须在停用抗菌药物之前停药，以免掩盖症状，延误治疗。

⑦ 应用本类药物的滴眼液时须注意：a. 本类药物禁用于对本品任何成分过敏者、未行抗感染治疗的急性化脓性眼部感染，以及急性单纯疱疹病毒性角膜炎、牛痘、水痘及其他大多数的角结膜病毒感染。孕妇、哺乳期妇女、运动员、有单纯疱疹病毒性角膜炎病及病史者须慎用，必须应用时需经常在裂隙灯下观察病灶变化。b. 急性眼部化脓性感染时应用，可掩盖病或使病情恶化。长期应用可抑制眼部的免疫反应，从而增加眼部继发真菌或病毒感染的可能性。c. 本类药物无抗菌作用，故存在感染时应针对致病菌进行适当的抗菌治疗。d. 对眼部感染性炎症治疗，应与有效的抗生素联合应用，病情好转后逐渐减少用药次数，不可骤停，以减少复发。e. 有报道，在致角膜变薄的疾病中，眼局部应用可导致角膜穿孔。已认为多种不同的疾病及长期应用可引起角膜或巩膜变薄。在角膜或巩膜已变薄时，眼局部应用可能导致眼球穿孔。f. 长期或频繁应用可导致后囊膜下白内障形成，敏感患者可能出现急性眼前段葡萄膜炎。白内障术后应用可能使愈合延缓，并可增加滤泡的发生率。因此，应避免长期、频繁应用。g. 长期应用可诱发角膜真菌感染，因此应用后或正在使用时如出现任何难愈的角膜溃疡，应疑及真菌感染的可能。h. 某些患者眼部应用可引起眼内压

升高，可能导致青光眼而致视神经损害和视野缺损，用药期间应经常检测眼压，尤其青光眼患者或曾患青光眼的患者。i. 偶有报道，眼部应用可引起瞳孔散大、眼睛调节能力降低和上睑下垂，治疗中如有出现，应及时停药。j. 出现过敏反应或其他严重不良反应时，须立即停药处置。

⑧ 本品的不良反应较氢化可的松少而轻。但长期或大量应用，易引起糖尿病、消化性溃疡和医源性库欣综合征症状，对 HPAA 抑制作用也较强。滴眼可引起眼压升高，导致视神经损害、视野缺损、后囊膜白内障、继发性真菌或病毒感染等。

⑨ 其他参阅氢化可的松【用药监护】④～㉑。

泼尼松龙[典][基] Prednisolone

（强的松龙，氢化泼尼松；Cotolon，Sterane）

【药理分类】 中效糖皮质激素。

【适应证】 ①片剂和注射液用于各种急性严重细菌性感染、过敏性与自身免疫性及炎症性疾病、结缔组织病；②滴眼液用于睑球结膜炎、非疱疹性角膜炎和眼前段组织炎症。

【用法用量】 ①静脉注射或静脉滴注（泼尼松龙磷酸酯钠）。用于过敏性、自身免疫性及炎症疾病，每次 10～20mg。②肌内注射（泼尼松龙磷酸酯钠注射液或醋酸泼尼松龙注射液）。10～40mg/d，必要时可加量。③关节腔内注射（醋酸泼尼松龙注射液）。每次 5～25mg（用量依关节大小和用药部位而定），1 次/周。④口服。过敏性、炎症性疾病，10～40mg/d，必要时可用至 60mg/d 或 0.5～1mg/(kg·d)，发热患者分 3 次服用，体温正常者每日晨起 1 次顿服。病情稳定后逐渐减量，维持剂量 5～10mg/d。⑤滴眼。每次 1～2 滴，2～4 次/d。注意不宜过早停药。

【用药监护】 ① 下列情况禁用：肾上腺皮质功能亢进症、孕妇，其他同泼尼松。

② 急性化脓性关节炎者不宜进行关节内注射。

③ 局部注射时，应注意注射点情况，防止引起关节损伤、局部坏死等。

④ 其他参阅氢化可的松【用药监护】④～㉑，以及泼尼松【用药监护】②～⑧。

甲泼尼龙 Methylprednisolone

（甲基强的松龙，甲强龙；Medron，Urbason）

【药理分类】 中效糖皮质激素。

【适应证】 主要用于过敏性与自身免疫性炎症性疾病的急性期或危重期的急救用药和器官移植术前后。

【用法用量】 ①口服。初始 4～24mg，1～2 次/d。维持剂量 4～8mg，2 次/d。症状较轻者，通常给予较低剂量即可。某些患者则可能需要较高的起始剂量，临床上需要用较高剂量治疗的疾病包括多发性硬化症（200mg/d）、脑水肿（200～100mg/d）和器官移植［可达 7mg/(kg·d)］。②静脉注射（紧急情况时）、肌内注射或静脉滴注。a. 危重疾病急救用药：30mg/kg，静脉滴注时间不得少于 30min。此剂量可在 48h 内，每 4～6 小时重复 1 次。b. 风湿性疾病：1g/d，静脉注射 1～4d，或每月 1g，使用 6 个月。c. SLE：1g/d，静脉注射 3d。d. 多发性硬化症：1g/d，静脉注射 3d 或 5d。e. 肾盂性肾炎和狼疮性肾炎：30mg/kg，隔日静脉注射，连用 4d。f. 器官移植：40～80mg/d，1 次/d 或每天数次；肾移植可在 24～48h 给予 0.5～2g，并继续治疗，直至病情稳定，但一般不超过 48～72h。g. 其他适应证：起始剂量从 10～500mg 不等，依病情决定。病情危重时，可在短时间内用较大剂量。

【用药监护】 ① 下列情况禁用：a. 已知对本品或配方中的任何成分过敏者。b. 鞘内注射途径给药的使用。c. 其他同氢化可的松【用药监护】①。

② 婴儿和儿童可减量，但依据应是疾病的严重程度及患者的反应，而不是年龄和体型。

③ 本品的醋酸酯分解缓慢，作用持久，可用于肌内注射达到持久的全身效应，也可关节腔内注射；本品的琥珀酸钠盐水溶性强，可供肌内注射和静脉滴注。

④ 本品大剂量可用于短期内控制某些急性重症疾病，如支气管哮喘、血清病、荨麻疹样输血反应及多发性硬化症急性恶化期，但大剂量（>0.5g）快速注射或静脉滴注有可能引起心律失常，甚至循环衰竭和（或）心脏停搏。尚有报道，大剂量本品可引起心动过缓，

且与给药速率或滴注时间可能无关。因此，这种治疗方法仅限在医院内使用，以便在心电监护并能及时提供除颤器的情况下进行。

⑤ 长期治疗的患者应定期做相关检查，如尿常规、血糖（尤其 2h PPG）、血压和体重、胸部 X 线检查。有溃疡史或明显消化不良的患者还应做上消化道 X 线检查，中断长期治疗的患者也需要做医疗监护。

⑥ 药物相互作用：a. 本品与烷化剂、抗代谢类药物及长春碱类药物联合用于肿瘤疾病，如白血病及淋巴瘤。b. 有报道，本品与环孢素合用可引起惊厥。因为这两种药物会相互抑制对方的代谢，所以应用任一药物时引起的惊厥和其他不良反应在同时应用两种药物时更易发生。c. 其他同氢化可的松【用药监护】⑯。

⑦ 本品注射溶液的制备：临用前用适量灭菌注射用水或 5%葡萄糖注射液或 0.9%氯化钠注射液溶解，静脉给药时再用适量 5%葡萄糖注射液或 0.9%氯化钠注射液稀释，配制后的溶液应立即使用，并尽可能不与其他药物混合给药。

⑧ 用药期间出现下列情况时可能需要调整剂量：a. 病情减轻或加重导致临床表现改变；b. 患者对药物反应的个体差异或患者遇到与正在治疗的疾病无关的应激状况（此时可能需要根据患者的情况在一段时间内加大本品的剂量）。

⑨ 本品的水钠潴留的不良反应较氢化可的松弱。大量应用可导致心律失常，应注意监测。

⑩ 本品可经透析排出。

⑪ 其他参阅氢化可的松【用药监护】④～㉑及泼尼松【用药监护】②～⑦。

地塞米松[典][基]　Dexamethasone

（氟美松，利美达松；Dezone，Hexadrol）

【药理分类】 长效糖皮质激素。

【适应证】 ①主要用于过敏性、炎症性与自身免疫性疾病；②也用于某些严重感染及中毒、急性淋巴性白血病、恶性淋巴瘤的综合治疗；③尚可用于库欣综合征的诊断和鉴别诊断药物试验、糖皮质激素可治疗性醛固酮增多症的诊断试验；④滴眼液用于虹膜睫状体炎、虹膜炎、角膜炎、过敏性结膜炎、眼睑炎、泪囊炎等。

【用法用量】 ①口服。起始剂量每次 0.75～3mg，2～4 次/d；维持剂量约 0.75mg/d。②静脉给药。a. 危重疾病（如严重休克等）：静脉注射，每次 2～20mg；静脉滴注，以 5%葡萄糖注射液稀释，可 2～6h 重复给药至病情稳定，但大剂量连续给药一般不超过 72h。b. 缓解恶性肿瘤所致的脑水肿，首剂静脉推注 10mg，随后每 6 小时肌内注射 4mg，一般 12～24h 患者可有所好转，于 2～4d 后逐渐减量，5～7d 停药。③肌内注射。a. 过敏性疾病或过敏性休克：每次 2～6mg，严重者 2～6h 1 次。b. 恶性疟疾所致的脑水肿：每次 3～10mg，每 8 小时 1 次。④鞘内注射。每次 5mg，间隔 1～3 周注射 1 次。⑤关节腔内注射。一般每次 0.8～4mg，按关节腔大小而定。⑥滴眼：每次 1～2 滴，3～4 次/d，用前摇匀。

【用药监护】 ① 本品的抗炎、抗毒和抗过敏作用比泼尼松更为显著。

② 本品与抗酸药合用，可减少本品的吸收。氨鲁米特能抑制肾上腺皮质功能，并加速本品的代谢，使其 $t_{1/2}$ 缩短 2 倍；故应用氨鲁米特的患者需要联用糖皮质激素时宜选用氢化可的松。

③ 本品对 HPAA 抑制作用较强，但水钠潴留、血糖升高少见。静脉注射可引起肛门生殖区的感觉异常或激惹。用药期间应注意观察，一旦出现，及时处置。

④ 其他参阅氢化可的松【用药监护】①～㉑及泼尼松【用药监护】③、⑦、⑧。

■ 第三节　抗糖尿病药及相关药物

胰岛素　Insulin

（因苏林，胰激素）

【药理分类】 血糖调节药。

【适应证】 ①T1DM。②糖尿病合并下列情况：a. 急性代谢性紊乱，如 DKA、非酮症性高渗性昏迷或 MALA（此时应选用速效制剂）；b. 严重慢性并发症、肝或肾功能损害；c. 各种应激情况，如大中型手术的围手术期、外伤、严重感染，以及合并心、脑血管并发症、肾脏或视网膜病变等；d. 消耗性疾病，如肺结核、肝硬化、肿瘤、重度营养不良、极度消瘦。③糖尿病合并妊娠或妊娠期糖尿病。④某些继发性糖尿病，如坏死性胰腺炎后、全胰腺切除术后。⑤T2DM 下列情况时：a. 在诊断糖尿病时有重度高血糖，代谢紊乱表现明显；b. 经严格饮食控制、各种口服药充分治疗（包括联合用药）未能有效控制高血糖，或在某一时期虽然有效，但随着时间推移，口服药疗效逐渐减弱或消失；c. 因各种原因无法长期口服用药者（如过敏反应或其他严重不良反应等）；d. 具有口服降糖药禁忌时（如妊娠、哺乳等）；e. 成年或老年糖尿病患者发病急、体重显著减轻伴明显消瘦。⑥对严重营养不良、消瘦、顽固性妊娠呕吐、肝硬化初期可同时静脉滴注葡萄糖和小剂量胰岛素，以促进组织利用葡萄糖。⑦与葡萄糖同时输注，可促使 K^+ 从细胞外液进入组织细胞内，从而纠正高钾血症和细胞内缺钾。

【用法用量】 使用方法及用量应个体化。短效制剂普通胰岛素可用于皮下注射、胰岛素泵持续皮下输注（CSⅡ）、肌内注射或静脉滴注，急救时亦可静脉注射。中效或长效制剂用于皮下注射，一般在早、晚餐前或睡前注射。①皮下注射。一般 3 次/d，餐前 15～30min 注射，必要时睡前加注 1 次小量。剂量根据病情、血糖、尿糖由小剂量（视体重等因素每次 2～4U）开始，逐步调整。T1DM 患者需用总量一般为 0.5～1U/(kg・d)，根据血糖监测结果调整。T2DM 患者每日需用总量变化较大，在无急性并发症情况下，敏感者仅需 5～10U/d，一般约 20U/d，肥胖、对胰岛素敏感性较差者需要量可明显增加。在有急性并发症（感染、创伤、手术等）情况下，T1DM 及 T2DM 患者应每 4～6h 注射 1 次，剂量根据病情及血糖监测结果调整。②静脉给药（普通胰岛素）：主要用于 DKA、高血糖高渗性昏迷的治疗。成人 4～6U/(kg・h)，小儿 0.1U/(kg・h)，加入液体中静脉滴注。也可每小时静脉推注 1 次。通常多采用持续静脉滴注，可根据病情加用首次负荷剂量（又称点火剂量），静脉注射 10～20U，然后按上述速率静脉滴注。当血糖下降到 13.9mmol/L (250mg/ml) 以下时，应减少用量及注射频率或改为皮下注射。

【用药监护】 ① 对胰岛素过敏者及低血糖症者禁用。

② 对动物胰岛素制剂过敏者、儿童、妊娠或准备妊娠的妇女宜选用人胰岛素制剂。

③ 不同患者或同一患者的不同病期，对胰岛素敏感性不同，即使其血糖值相近，对胰岛素的需要量也不同，治疗中应充分考虑以下情况，并按病情需要检测血糖，随时调整其用量，实行个体化用药。a. 孕妇，尤其妊娠中、后期，对胰岛素需要量增加。但在分娩后，由于拮抗胰岛素的胎盘激素消失，产妇对胰岛素的需要量减少。妊娠期糖尿病患者分娩后，其体内葡萄糖稳定性也发生变化，某些个体血糖可恢复正常，因此应在分娩后 6 周以上复查，按标准重新分类。b. 不同年龄时对胰岛素敏感性也不一致，青春期前的儿童对胰岛素敏感性高，易发生低血糖，宜适当减少胰岛素剂量；进入青春期时，胰岛素需要量又稍增，在青春期后又降低，因此又必须适当减少剂量。由于青春期前至青春后期的血糖波动幅度较大，调整剂量应每次 0.5～1U，逐渐增加或减少，不宜骤减或陡增。老年人易发生低血糖，且频繁，严重者可致低血糖昏迷，易造成不可逆性脑损害，应特别注意饮食、体力活动与胰岛素用量的配合。c. 下列情况时，胰岛素需要量可能会减少：ⓐ严重肝功能损害；ⓑ肾功能损害时，胰岛素在肾脏的代谢和排泄减少，其需要量可减少，但在尿毒症时，由于出现胰岛素抵抗，其需要量随之变化，应监测血糖调整用量；ⓒ腺垂体功能减退症、肾上腺皮质功能减退症、甲状腺功能减退症；ⓓ腹泻、胃瘫、肠梗阻、呕吐及其他引起食物吸收延迟的因素等。d. 下列情况时，胰岛素需要量可能会增加：高热、甲状腺功能亢进症、肢端肥大症、库欣综合征、DKA、严重感染或外伤、大手术、较大的应激情况（如 AMI、脑卒中），同时应用拮抗胰岛素的药物。

④ 胰岛素用于糖尿病治疗时，为了控制血糖达标，必须在各个时点［如餐前、餐后（多在餐后 2h）及睡前］检测血糖，并定期检测 HbAIc 和糖化血清蛋白（GA），以便制定合理的治疗方案（单用或与口服降糖药联用及剂量调整等）。同时，为了防止或尽早发现各种并发症、伴发疾病或相关不良反应，用药期间应定期检查血压、体重（包括体重指数）、足背动脉搏动及尼龙丝试验等，必要时还需定期检查视力、眼底视网膜血管、血脂谱、肝肾

功能、尿常规及尿蛋白排泄率、ECG、神经传导速率等，以便及时发现微血管病变、大血管病变或神经病变等。

⑤ 采用强化胰岛素治疗方案后，有时早晨FPG仍然很高，其原因可能有：a. 夜间胰岛素不足；b. Somogyi现象，即在夜间曾发生过低血糖，因在睡眠中未被察觉，继而发生低血糖后的反应性高血糖；c. 黎明现象，即夜间血糖控制良好，也无低血糖发生，仅在黎明一段短时间出现高血糖，这可能是由于此段时间皮质醇、GH等拮抗激素分泌增多所致。夜间多次（0、2、4、6、8时）抽血测定血糖有助于鉴别其原因，然后针对具体原因给予适当处置。

⑥ 糖皮质激素、ACTH、高血糖素、雌激素、口服避孕药、肾上腺素、苯妥英钠、噻嗪类利尿药（如氢氯噻嗪、环戊噻嗪及氯噻酮等）、左甲状腺素等可不同程度地升高血糖水平，合用时应调整这些药物或胰岛素的剂量。口服降糖药与胰岛素有协同降血糖作用。MAO抑制药和NSAID可增强胰岛素的降血糖作用。甲氨蝶呤、抗凝药、磺胺类药及水杨酸类药等，可与胰岛素竞争性地与血浆蛋白结合，使血液中游离胰岛素水平增高。β受体阻断药如普萘洛尔可阻止肾上腺素升高血糖的反应，干扰机体调节血糖功能，与胰岛素合用可增加发生低血糖的危险，并可掩盖某些低血糖症状（交感神经兴奋表现，如心跳加快、VPC频发、T波异常、呼吸急促、血压升高、瞳孔散大，以及乏力、头晕、多汗、失眠等），延长低血糖时间，合用时应注意调整胰岛素剂量。中等至大量乙醇能增强胰岛素的低血糖的作用，可引起严重、持续的低血糖，在空腹或肝糖原贮备较少的情况下更易发生。氯喹、奎尼丁、奎宁等可延缓胰岛素的降解，使血胰岛素水平升高，从而加强其降血糖作用。钙通道阻断药、可乐定、达那唑、二氮嗪、重组人生长激素、肝素、H_2受体拮抗药、大麻、吗啡、尼古丁、磺吡酮等可影响糖代谢，使血糖升高；与上述药物合用时，胰岛素剂量应适当增加。ACEI、溴隐亭、氯贝丁酯、酮康唑、锂剂、甲苯咪唑、维生素B_6、茶碱、地西泮、四环素、胍乙啶、氟西汀等可通过不同方式直接或间接引起血糖降低；与上述药物合用时，胰岛素剂量应适当减少。奥曲肽可抑制GH、高血糖素及胰岛素的分泌，并可使胃排空延迟及胃肠道蠕动减缓，引起食物吸收延迟，从而降低PPG水平；在开始使用奥曲肽时，胰岛素剂量应适当减少，以后再按血糖调整剂量。吸烟可通过释放儿茶酚胺而拮抗胰岛素的降血糖作用，并可减少皮下组织对胰岛素的吸收；因此，正在使用胰岛素治疗的吸烟患者突然戒烟时，应注意监测血糖变化，必要时适当减少胰岛素剂量。

⑦ 使用胰岛素之前，应告知患者，用药期间须注意：a. 必须按医师的饮食建议进食，不可多吃或少吃，除早、中、晚3餐外，可于上午、下午、晚睡前少量加餐（每日总热量不增加），以减少血糖波动，并防止发生低血糖反应。b. 此病难以彻底痊愈，不可因一阶段的血糖平稳而放松治疗，以致造成病情失控或引起多种并发症。c. 不可暴饮暴食，尤其赴宴或宴客时应特别注意，每次进餐后可用血糖或尿糖试纸自行测试血糖或尿糖，并视情况调整药量。d. 不可随意使用其他药物，因有些药物能使尿糖呈假阳性（如维生素C、烟酸），有些药物含糖量很高，有些药物则可升高或降低血糖，故如因其他疾病而需使用其他药物时应先咨询医师或药师。e. 严格按医嘱和治疗方案用药，不可中断治疗。f. 不可随意用口服降糖药临时替代胰岛素，因为胰岛素和口服降糖药的作用机制完全不同，作用时间和效果也不同，随意替代会引起血糖波动或升高。g. 不可过劳，体育锻炼宜在餐后1h进行（此时血糖偏高，不易发生低血糖），并注意适度，不要达到出现不适、疲乏及饥饿的程度。h. 大量饮酒可致急性低血糖，吸烟也于病情有害，故治疗期间应戒烟酒，但正在使用本品的吸烟者突然戒烟时应报告医师，以便适当减少本品的用量。i. 胰岛素最适宜的贮存温度为2～8℃，至少应放在阴凉处。冷冻、日晒、高温、剧烈振动均可使其在相对短期失效，但也不必过于担心，因为在室温不超过25℃的情况下，贮存时间最长4～6周（NOVOLIN R，N，30R注射液为6周，其他注射液为4周），在此时间内即使不冷藏也不会失效，但随着贮存时间的延长，药物效价呈下降趋势，因此应减少药液开启后的保存时间。j. 由于低血糖或高血糖，或由此而造成的视觉障碍可能导致注意力和反应能力降低，因此使用本品治疗期间应尽量避免驾驶及危险性较大的机器操作或高空作业，尤其对低血糖先兆症状觉察力降低或不能觉察及低血糖发作频繁的患者，更要加倍小心。

⑧ 采用胰岛素治疗糖尿病时，通常由患者或其家属自己使用，因此应对患者或其家属进行如下使用知识培训：a. 胰岛素的正确使用，包括注射操作技术、正确的消毒方法和避免感染的指导、注射部位的选择及用药注意事项等；b. 药物的贮存方法；c. 药物质量的外观检查，如速效胰岛素和短效胰岛素的外观应澄明，其他胰岛素则应呈均匀的混悬状，出现异常时不得使用；d. 减轻注射疼痛的方法；e. 血糖与尿糖的正确测定方法，包括如何使用血糖仪、何时检测、检测频率和如何记录检测结果；f. 自我或家庭监护的基本方法，包括胰岛素注射与进食的时间关系、饮食控制方法、胰岛素过量和不足的症状和体征的观察、低血糖发生时的应急措施，以及胰岛素不良反应的自我处置，包括在什么情况下必须及时就医等。

⑨ 胰岛素一般要求在餐前注射，如患者在餐后才想起尚未用药，可采用以下方法补救：a. 对于使用“超短效胰岛素”（如诺和锐）治疗的患者，可在餐后即刻注射，对疗效影响不大；b. 对于早、晚餐前注射预混胰岛素（如诺和灵 30R）者，如早餐前忘记用药，可在餐后立即补用，其间要注意监测血糖，必要时中间加餐；如快到中午时才想起，应先检查午餐前血糖，当血糖超过 10mmol/L 时，可在午餐前临时注射 1 次短效胰岛素，切不能把早晚两次预混胰岛素用量加在一起在晚餐前注射。

⑩ 原用口服降糖药者，可按需要直接改用胰岛素，但应注意某些口降糖药（尤其长效磺酰脲类药，如氯磺丙脲等）在停药后其作用仍会持续一段时间。因此，换用药物后应密切监测血糖，及时调整胰岛素用量。

⑪ 对血糖控制不好，或有高糖血症或低血糖发作倾向的患者，在调整剂量之前，应考虑是否存在引起血糖异常的其他因素，如患者是否按预期的方案治疗、注射部位、正确的注射技术等。

⑫ 如因病情需要，必须将普通胰岛素与中效或长效胰岛素混合使用时，应注意先抽取普通胰岛素，后抽取中效或长效胰岛素（如中性低精蛋白锌胰岛素或长效精蛋白锌胰岛素），因为前者为酸性，其溶液不含酸碱缓冲液，先抽取普通胰岛素则可避免针头上的精蛋白锌胰岛素（尤其含有多余的鱼精蛋白或锌者）混入普通胰岛素（酸性）中瓶中，从而改变其速效的生物活性。普通胰岛素与中效或长效胰岛素混合后应立即使用，不可久置。酸性胰岛素（pH 3.5）不宜与中性胰岛素（pH 7.0）混合。

⑬ 胰岛素有多种制剂，规格不同，品牌（生产厂）和（或）生产方法不同，种类（动物胰岛素、人胰岛素、人胰岛素类似物）不同，含量不同，药效长短不同，使用方法也有所不同，任何一项的改变都可能导致使用剂量的改变。因此，使用前应仔细看清，尤其应看清楚所用制剂每毫升中含有多少胰岛素，以免因抽取剂量错误而发生事故。

⑭ 使用胰岛素时，不应从冰箱取出即用，否则不但影响药物的吸收率，而且易致注射部位疼痛及皮肤发红，甚至易造成局部硬结和局部脂肪萎缩，故应于注射前约 30min 从冰箱取出备用。如需急用，应将其握于手中至其温度近同体温后再用。普通胰岛素为澄明无色水溶液，如有沉淀、浑浊、变色，不可使用。消毒瓶塞时，应待消毒液挥干，或将消毒液拭干后再行穿刺，以免穿刺时针头将消毒液带入药液中引起胰岛素变性而出现沉淀。开封使用后的胰岛素不必放入冰箱冷藏，反复的骤冷骤热更易造成胰岛素的变性。静脉注射时不必稀释，可直接推注，但宜缓慢。

⑮ 胰岛素皮下注射时，为使剂量准确，抽取及注射时宜用 1ml 空针。抽取药液后，应吸进约 0.1ml 的小气泡，注射时将其推入，可避免针头及空针管腔中的药液无法推入血管而致剂量不准。注射时，应一手轻轻捏起注射部位 2～3cm 宽的皮肤，另一手将针头以 45°～90°角快速刺入脂肪层下，注意抽回血，不可误入血管中，否则将发生急性低血糖反应。药液注射后，应用消毒棉球压迫注射部位 5～6s，但不可按揉。注射部位以腹壁（距脐 3cm 以外区域）为最好，上臂外侧、大腿前侧及外侧、臀部及上背等也是注射的适合部位，体瘦者和儿童以 45°角进针注射，体胖者以 90°角注射。注射时，一定要注意将药液注入脂肪层下，注入后放松提起的皮肤。如注入太浅，可引起局部刺激反应。药物的吸收以腹壁注射最快，双上臂外侧次之，臀部及大腿外侧吸收较慢。因此，长期在大腿外侧注射胰岛素的患者，偶尔改在腹壁注射时可能发生低血糖反应。长期在同一部位注射胰岛素，可使局部皮肤吸收胰岛素的能力下降，并可使皮下脂肪营养不良的发生率增加，致使胰岛素吸收率更加

下降。因此，保持注射部位的皮肤健康及掌握正确的注射方法十分重要。由于局部运动可加快药物吸收，因此需要参加锻炼的患者应避免在上臂和大腿上注射，以免因肢体剧烈活动而加速胰岛素的吸收，导致运动后低血糖。患者进餐时间提前时，则应选腹壁注射；进餐时间推迟时，可选臀部注射。此外，胰岛素注射时，还应注意避开痣、瘢痕组织和皮肤增生处，以免影响吸收而导致疗效下降。

⑯ 注射部位轮换有利于胰岛素的吸收，也有助于防止异常细胞的生长和脂肪的沉积，从而避免皮下脂肪的萎缩或增厚。因此，长期应用者必须有计划地使用注射部位，可把每个注射部位分为面积约2cm×2cm的注射区，每次注射选择1个注射区，每个注射点之间应间隔3cm，每次注射时都应轮换注射部位，不应在同一注射区连续多次注射。用过的部位，应于8周后再用。注射部位的轮换应选左右对称的部位注射，并左右轮换，之后再选用另一个左右对称的部位。不同注射部位及同一注射部位内不同注射区的轮换应有规律地进行，以免混乱。

⑰ 胰岛素剂量偏大、注射后未及时进食（或进食量少）或过度体力活动，或从动物胰岛素改用人胰岛素制剂时，或联用增强胰岛素作用的药物，均易引起低血糖反应，严重者可导致昏迷。低血糖的临床表现可因血糖下降的速率和低血糖的程度不同而不同。通常，血糖下降快时，可出现以交感神经兴奋为主的症状，如无力、饥饿感、出冷汗、皮肤苍白、心悸、心动过速、兴奋、神经过敏、头痛、颤抖等；血糖下降缓慢或在上述基础上进一步下降且降低程度较重时，则可出现以神经性低血糖症为主的表现，如抑郁、注意力不集中、反应迟钝、感觉异常、缺乏判断和自制力、意识模糊、嗜睡、复视，严重者发生共济失调、偏瘫、惊厥、昏迷或出现病理反射等。部分患者，尤其已有糖尿病神经病变的老年人，可无自主神经变化症状而直接出现中枢神经损害表现，甚至直接出现昏迷（称为未察觉的低血糖）。频繁发生或严重的低血糖症如得不到及时治疗，可引起中枢神经系统不可逆性损害，甚或致残致死。因此，用药期间须注意：a. 开始治疗时，应从小剂量开始，并注意观察患者（尤其T1DM患者）对胰岛素的敏感性和治疗反应，然后根据患者对胰岛素反应调整剂量。在胰岛素剂量调整阶段，调整幅度不宜过大，调整速率不宜过快，必须在严密的血糖监测下小心稳妥地进行。凡FPG及PPG＜3.33mmol/L者，尽管尚未出现低血糖反应，也应酌情减量。b. 患者用药后应及时按规定进食，并避免剧烈运动或较重的体力劳动（肌肉摄取葡萄糖增加）。c. 出现先兆症状后，应立即口服葡萄糖溶液或含蔗糖食物，以便及时消除症状。d. 出现一般性神经低糖症反应时，可立即静脉注射50%葡萄糖注射液50ml，以免病情进展为胰岛素昏迷，然后再根据病情给服葡萄糖溶液或含蔗糖食物。e. 对已经发生胰岛素昏迷或出现共济失调、偏瘫、惊厥的严重神经低血糖症患者，可立即皮下或静脉注射高血糖素，有利于患者尽快恢复知觉，必要时静脉滴注5%或10%葡萄糖注射液维持血糖至症状缓解，同时每小时监测1次血糖、尿糖及酮体，好转后每2h测1次，同时进行血压监测。f. 为防止患者因血糖突然下降，来不及呼救而失去知觉，给及时救治带来不便，故应给患者随身携带一张具有明显标志并记载有患者病情（包括容易引起低血糖心脑并发症危险的冠状动脉和脑血管狭窄性疾病）及使用胰岛素情况的《胰岛素使用告知卡》。此卡的内容还应包括：患者姓名、家庭和（或）工作地址、亲属联系电话、药物过敏史等，以供急救用。g. 由于患者随时都有可能突然发生低血糖反应，故应嘱患者随身携带速溶蔗糖块或含蔗糖饼干等，每当感到心慌、饥饿状态时，立即食用，以免因低血糖突然发作而束手无策。胰岛素引起的低血糖反应只要及时发现、及时施救，一般预后良好，不会出现后遗症。

⑱ 胰岛素制剂偶可引起局部性或全身性过敏反应，主要由IgE引起，前者远多于后者。局部性过敏反应多由使用制剂不纯引起，一般发生于注射后几小时或数日内，有时也在用药1～3周后出现，表现为注射局部出现红斑、丘疹和硬结，症状可持续数小时至数日，大多在继续用药中消失。全身性过敏反应一般在注射后即刻发生，全身可出现荨麻疹、伴有或不伴有血管神经性水肿，也可出现紫癜、呼吸道症状（如哮喘、呼吸困难），严重者血压降低，并可致休克甚至死亡。这些反应与对胰岛素本身过敏有关，体内有高滴定度的IgE抗体。出现全身性过敏反应者，常有以下情况：a. 曾间歇使用胰岛素，过敏反应常发生于再次用药后的1～2周。b. 对其他药物（如青霉素）有过敏史。c. 有较高的对牛胰岛素抗体

滴定度（猪和人胰岛素较少引起过敏反应，生物合成或半合成的人胰岛素引起过敏反应则更为少见）。因而，首次用药时应使用小剂量，并密切观察随访患者的用药反应，尤其对过敏体质和上述易患人群更应注意，防止出现过敏反应。对于局部性过敏反应，轻者可给服抗组胺药继续观察性治疗，重者应停药并做对症抗过敏治疗，必要时换用口服降糖药。出现血管神经性水肿、全身性荨麻疹、紫癜、哮喘、呼吸困难等过敏症状时，应立即停药对症处置。出现过敏性休克时，必须立即注射给予肾上腺素及抗组胺药抢救。对那些必须使用胰岛素但又出现严重的局部性过敏反应或全身性过敏反应者，应进行脱敏性治疗。

⑲ 临床上有极少数患者发生胰岛素耐药性，即在无 DKA 也无拮抗胰岛素因素存在的情况下，每日胰岛素需要量超过 100U 或 200U。对已出现胰岛素耐药性的患者，可根据其不同的情况采用以下不同的方法处置：a. 对于原来用动物胰岛素引起胰岛素耐药性，可改用人胰岛素制剂（注意：先减少原用量的 20%，以后再按需调整）。b. 使用胰岛素增敏药罗格列酮或吡格列酮，或与 α 糖苷酶抑制药（阿卡波糖等）、双胍类（二甲双胍）等口服降糖药联合应用，以有效控制血糖。c. 对于伴有高血压的胰岛素耐药性患者，必须避免应用可能加重胰岛素耐药性的利尿药和 β 受体阻断药，而选择对糖代谢无不良影响的钙通道阻断药、α 受体阻断药、ARB 和 ACEI，以减轻伴有高血压的糖尿病患者的胰岛素耐药性。d. 纠正脂代谢紊乱、补充三价铬离子和微量元素钒有利于胰岛素耐药性的减轻。e. 加强运动，控制饮食，降低体重，也有助于减轻胰岛素耐药性。

⑳ 胰岛素尚可引起以下不良反应：a. 一些患者在胰岛素治疗初期可因钠潴留作用而发生轻度水肿，大多可自行缓解而无须停药。b. 部分患者注射胰岛素后可发生眼晶状体屈光失调而出现视物模糊，常于数周内自行恢复。c. 少见注射部位出现红肿、硬结、皮下脂肪萎缩（多见于年轻女性）等，多为胰岛素制剂不纯所致，停止在该部位注射后可缓慢自然恢复。使用高纯度或人胰岛素制剂，并经常更换注射部位可使其发生率大减。此外，少数患者还可出现皮下脂肪纤维性增生，可能与胰岛素具有促进局部脂肪组织生长作用有关，经常更换注射部位可减少或避免此反应。

㉑ 目前，胰岛素已被制成许多笔芯式注射剂，这种制剂携带、使用方便，能准确定量地注射，深受患者欢迎。使用笔芯式胰岛素时，应首先仔细检查剂型与含量，以防出错。然后仔细检查笔芯是否完整，如有损坏或者橡皮活塞宽度大于白色码带宽度时，不能使用。当笔芯尚未装入胰岛素专用注射器时，应将卡式瓶内的玻璃球由一端摇到另一端，如此反复数次，直至胰岛素呈白色均匀的混悬液止。注射前，必须检查笔芯内有否足够使用的药量。笔芯装进注射器后，应将注射笔握于手掌中滚搓或上下摇动 10 余次，以使其中的药液呈均匀雾状混悬液，如未达到均匀雾状混悬液则重复上述动作直至达到为止。不得剧烈振摇笔芯，否则产生的泡沫将影剂量的准确性。经再次滚搓或摇动后，如药液仍不能均匀混悬，则不可使用。药液混匀后，应立即注射。注射时，为保证注射剂量准确，应防止血液或其他体液回流至针头或笔芯中。针头和笔芯内在正常使用时可能会存留少量空气，为避免将空气注入体内，并保证注射剂量的准确，在每次注射前应采用以下方法排除针头和笔芯内的空气：a. 将剂量调节旋钮选择在 2U 处；b. 握住注射笔并使针尖向上，用手指轻弹笔杆数下；c. 在保持针尖向上的状态下，充分推压注射推键，此时应有 1 滴药液出现在针尖上（如无液滴出现，表明该注射笔已经损坏，不可继续使用）。注射后，针头必须在皮下停留 6s 以上，并继续按住推键，直至针头完全拔出为止，这样既可确保剂量内的胰岛素完全注入体内，又可阻止体液流入针头或笔芯内。每次注射必须使用 1 枚新的针头，用过的针头应废弃，不可再用。每次注射后，必须立即卸下针头；否则，由于温度变化，药液可从针头溢出，导致瓶内药液浓度发生改变。

使用胰岛素笔芯式注射剂时，应告知患者：a. 笔芯卡式瓶仅供个人专用，以防疾病交叉感染。b. 卡式笔芯的贮存应避免阳光直射及剧冷剧热，不用时应贮存于 2～8℃ 的冰箱内，但注意不要靠近冰箱内壁，以免胰岛素受冻而变性失活。c. 使用中的笔芯不能置入冰箱内冷藏，尤其装上笔芯的胰岛素笔，注射后反复从冰箱中放入取出，其中的胰岛素药液遇热胀冷缩就会吸入空气形成气泡，造成注射剂量不准。因此，胰岛素笔每次注射后，只需将针头取下（防止气温的变化导致药液从针头外溢）室温保存即可。d. 笔芯用完后应废弃，不可自行灌装后重新使用。e. 使用时，应仔细阅读使用指南。

㉒ 本品过量可致严重的持久或危及生命的低血糖症。处置方法：轻度低血糖症状发作，常口服糖类化合物治疗（如葡萄糖或其他糖制品），可能需要调整剂量、膳食结构或体力活动。伴有昏迷、癫痫发作或神经功能障碍的严重低血糖症状发作，需肌内或皮下注射高血糖素（0.5～1mg），或静脉注射高浓度葡萄糖治疗。如患者在注射高血糖素10～15min内仍然没有反应，也必须经静脉注射葡萄糖。低血糖症状明显恢复后，必须持续摄入糖类化合物并密切监护，以避免低血糖症状再次发生。

㉓ 常用胰岛素制剂简介

a. **普通胰岛素 Regular Insulin**（正规胰岛素，中性正规胰岛素）

• 本品为短效、速效猪胰岛素制剂；皮下注射后约0.5～1h起效，2～4h达最大效应，作用持续时间6～8h。静脉注射立即起效，作用持续时间0.5～1h。

• 本品皮下注射主要用于控制餐后高血糖，一般3次/d，于餐前15～30min注射，必要时睡前加用1次小量。根据病情、血糖、尿糖，由小剂量开始，视血糖变化每3～4日调整剂量1次。

• 本品静脉注射主要用于DKA、高血糖高渗性昏迷的患者，剂量可按0.1U/（h·kg）计算，加入液体中静脉滴注（通常先输注0.9%氯化钠注射液，并另建立输液途径）。也可每小时静脉推注1次。通常多采用持续静脉滴注，可根据病情加用首次负荷剂量10～20U，然后按上述速率将胰岛素加入液体中静脉滴注。当血糖下降至13.9mmol/L（250mg/dl）左右时，改为皮下注射。

b. **人普通胰岛素 Human Regular Insulin**（重组人胰岛素，中性人胰岛素；Human Insulin，Recombinant Human Insulin）

• 本品为单组分人胰岛素中性溶液，属短效、速效制剂；皮下注射后0.5h起效，1～3h达最大效应，作用持续时间大约8h；静脉注射10～30min起效，10～30min达最大效应，作用持续时间0.5～1h，在血液循环中 $t_{1/2}$ 为5～10min。

• 本品适用于以下情况：a. 儿童、准备妊娠者及孕妇；b. T2DM合并感染、创伤、手术的患者，以及口服降糖药失效的患者；c. 对动物胰岛素过敏、出现注射部位脂肪萎缩或出现抗体而疗效不佳者（本品的免疫原性较低，较少导致这些反应等）；d. DKA或高血糖高渗性昏迷的患者。

• 本品可引起低血糖反应，但较普通胰岛素出现晚，常出现于给药后8～12h，初次用药时尤应注意。

c. **精蛋白锌胰岛素 Protamine Zinc Insulin**（精锌胰岛素，中性精蛋白锌胰岛素；Insulin Zinc Protamine，Tripramin Zinc Insulin）

• 本品含有过量鱼精蛋白，为长效胰岛素。皮下注射后3～4h起效，4～24h达最大效应，作用持续时间24～36h。

• 本品适用于轻中度糖尿病，以减少胰岛素注射次数，控制夜间高血糖。

• 本品作用缓慢，不能用于治疗DKA或糖尿病高渗性昏迷患者的抢救。

• 本品使用方法应个体化，一般1次/d，以满足糖尿病患者的基础胰岛素需要量。剂量根据病情而定，可于每日早餐前30min皮下注射1次，起始剂量一般为4～8U，之后按血糖、尿糖等情况调整剂量，有时需要于晚餐前再注射1次，剂量根据病情而定，用量一般10～20U/d。

• 本品常与短效胰岛素配合使用。由于普通胰岛素与本品混合后，部分普通胰岛素的作用将转为长效胰岛素的作用，故开始时普通胰岛素与本品混合用的剂量比例可为2∶1，以后根据病情可调整为3∶1或更高。

• 本品与普通胰岛素混合使用时，应先抽取普通胰岛素。

• 本品静置后分为两层，使用前应轻轻摇动使药物混匀。

• 其他参阅人普通胰岛素。

d. **低精蛋白锌胰岛素 Isophane Insulin**（中效胰岛素，中性低精蛋白锌胰岛素；Protamine Hagedorn Insulin）

• 本品为含有鱼精蛋白与氯化锌的胰岛素（猪/牛）的中性无菌混悬液，pH6.9～7.5，属中效胰岛素。本品不可静脉注射，皮下注射后2～4h开始起效，8～12h达峰，作用持续时间18～24h。

• 本品适用于：ⓐ作为T1DM的常规治疗，每日早、晚餐前各注射1次，有时为加强控制餐后高血糖，可与普通胰岛素混合使用；ⓑT2DM应用口服降糖药效果欠佳（或继发失效）的患者（尤其体重不超重者），以及血胰岛素水平不高、血糖波动较大和血糖控制差的患者。

● 本品静置后可分为两层，皮下注射前应轻轻摇动使药物混匀。

● 本品不宜用于治疗 DKA 或高渗性综合征等急性并发症。

● 本品应于早餐前 30～60min 皮下注射 1 次，起始剂量一般为 4～8U，之后按血糖、尿糖变化调整剂量。有时需于晚餐前再注射 1 次，起始剂量开始可为早上剂量的 1/2，以后按需要调整。视病情需要有时在睡前注射 1 次中效胰岛素。需要时本品可与普通胰岛素混合使用，两者比例开始可为 2∶1，以后视血糖监测结果调整。

● 其他参阅人普通胰岛素。

e. **人低精蛋白锌胰岛素 Human Isophane Insulin**

● 本品为提纯的单组分人低精蛋白锌胰岛素混悬液，胰岛素与精蛋白锌比例相当，属中效胰岛素。本品不可静脉注射，皮下注射后 1～2h 开始起效，4～12h 达峰，作用持续时间 18～24h。

● 其他同低精蛋白锌胰岛素。

f. **70/30 混合人胰岛素 70/30 Mixture Human Insulin**（混合重组人胰岛素；Mixed Human Insulin）

● 本品为 70％中效人胰岛素混悬液与 30％人普通胰岛素的混合制剂，其作用相当于短效及中效胰岛素的叠加。皮下注射后 0.5h 起效，2～12h 达最大效应，作用持续时间 16～24h。

● 本品用于 T1DM 和 T2DM。

● 其他参阅低精蛋白锌胰岛素。

g. **50/50 混合人胰岛素 50/50 Mixture Human Insulin**

● 本品为 50％中效人胰岛素混悬液与 50％人普通胰岛素的混合制剂，其作用相当于短效及中效胰岛素的叠加。皮下注射后，30min 起效，2～12h 达最大效应，作用持续时间 16～24h。

● 本品用于：ⓐT1DM 的常规疗法；ⓑT2DM 对口服降糖药效果不佳或继发性失效，尤其 PPG 较高、体重不超重、血胰岛素水平不高患者。

● 本品应于早餐前 30min 皮下注射 1 次，起始剂量 0.1～0.2U/kg，之后根据血糖、尿糖调整剂量，每 3～4 日增加 2～4U；必要时晚餐前再注射 1 次，剂量约为早晨剂量的 1/2，以后按需调整。T1DM 及 T2DM 患者每日胰岛素总量参阅胰岛素【用法用量】所述，但剂量应较动物胰岛素适当减少。

● 其他参阅低精蛋白锌胰岛素。

h. **格拉胰岛素 Insulin Glargine**（Lantus）

● 本品系 DNA 重组产品，$t_{1/2}$ 12～14h，为长效胰岛素的类似物。皮下注射后，在组织中形成微沉淀物，然后小量缓慢释放，在 24h 内可维持血药浓度相对稳定，不会出现明显的峰值。

● 本品用于 T1DM 和 T2DM，不适用于 DKA 患者。

● 成人和＞6 岁的儿童均可于晚睡前给药 1 次。当以本品 1 次/d 替换其他同类产品 2 次/d 时，第 1 周应减少本品用量 20％，以免引起低血糖。

i. **赖脯胰岛素 Insulin Lispro**

● 本品为速效人胰岛素的类似物，皮下注射后 15～20min 起效，30～60min 达最大效应，作用持续时间 4～5h。可替代普通胰岛素，发挥速效降血糖作用；也可与精蛋白结合作为中效制剂。

● 本品尤其适用于下列情况：经常发生低血糖的 T1DM 患者，使用本品可能减少低血糖的发生率；生活不规律、外出活动较多的用胰岛素治疗的糖尿病患者，本品快速、短效的作用特点有助于及时调整胰岛素的用量。

● 本品建议使用年龄为 12 岁以上。不推荐用于孕妇。

● 本品治疗 T1DM 患者其低血糖的发生率低于人普通胰岛素。

● 由于本品皮下注射可迅速吸收，可在临餐前或餐后立即皮下注射。

● 本品在 3 餐餐前皮下注射各 1 次，剂量视病情而定，并按血糖变化调整剂量。如在治疗中改用本品，其剂量基本上同原来使用过的人普通胰岛素。有时为了控制晚上高血糖，可于早晨再加用 1 次中效胰岛素，但本品不能与 NPH 混合。为了控制晨起的高血糖，需在晚睡前加用 1 次中效胰岛素。

j. **谷赖胰岛素 Insulin Glulisine**

● 本品是一种新型速效重组人胰岛素类似物，无锌结构。与普通胰岛素相比，本品的吸收速率和 t_{max} 均约为普通胰岛素的 2 倍。当经皮下给药时，其降血糖作用在 10～20min 内开始起效；经静脉途径给药时，与普通人胰岛素在降糖活性上等效。$t_{1/2}$ 为 42min（其四分位数间距为 37～75min）。

●本品为无色澄明液体，使用前无须混匀。

●本品在餐前0～15min内或餐后立即给药（经皮下注射或持续皮下泵输注），既可按照与中效或长效胰岛素或基础胰岛素类似物联合应用的方案给药，也可联合口服降糖药应用。剂量需个体化调整。

k. 门冬胰岛素 Insulin Aspart

●本品为速效的人胰岛素类似物，适用于T1DM患者控制PPG。皮下注射后10～20min起效，1～3h达最大效应，作用持续时间3～5h。

●本品较人普通胰岛素起效快，应在餐前5～10min用药。必要时也可在餐后立即给药。注射本品后10min内须进食含糖类的食物。如果注射后不进食或进食时间延后将导致低血糖的发生，而且发生时间比普通胰岛素早。

●本品使用剂量不足或间断治疗，可能导致高血糖和DKA，尤其是T1DM患者，使用中应加注意。

●本品与其他胰岛素相互转用时，在首次给药或给药后的最初几周或数月内，应严密监测血糖、尿糖及血压，并根据监测结果调整注射次数或用量。

l. 门冬胰岛素30 Insulin Aspart30

●本品含30%可溶性门冬胰岛素和70%精蛋白门冬胰岛素，1U相当于6nmol，0.035mg不含盐的无水门冬胰岛素。适用于T1DM和T2DM。皮下注射后10～20min起效，t_{max} 60min，1～3h达最大效应，作用持续时间24h，$t_{1/2}$ 平均8～9h。

●本品不可静脉注射，也不宜用于治疗DKA或糖尿病高渗性昏迷等急性并发症。

●本品应于早餐前0～10min皮下注射1次，起始剂量4～8U，之后根据血糖变化调整剂量。有时需于晚餐前再注射1次，剂量约为早晨剂量的1/2或相当，以后按需调整。

m. 地特胰岛素 Insulin Detemir

●本品为长效胰岛素类似物，作用平稳且持续时间长。皮下注射后2h起效，6～8h后达到最大血药浓度，作用持续时间长达24h。

●本品不能用于胰岛素泵，也绝不能静脉注射。

●本品适用于口服降糖药联合长效胰岛素类似物治疗和基础-餐时胰岛素治疗两种模式，前者即在继续口服降糖药治疗基础上，联合长效胰岛素类似物睡前注射，后者治疗时长效胰岛素类似物作为基础胰岛素于睡前注射，两种治疗均根据患者FPG水平调整胰岛素用量。

●本品的用量因人而异，初始治疗方案为1次/d或2次/d，起始剂量为10U或0.1～0.2U/kg。

n. 甘精胰岛素 Glargine

●本品是一种重组长效人胰岛素类似物，皮下注射后可产生长达24h平稳无峰值的可预见的血药浓度。本品在第1次皮下注射后，2～4d血胰岛素水平达稳态。

●本品皮下注射，1次/d，一般为黄昏时注射，用量应因人而异。

●装式注射装置（OptiSet）仅供个人单独使用。首次使用前，必须将其置于室温中1～2h。注射前应排出其中的小气泡，然后安装新针头，并确保其固定，避免引起针头折断或注射液外溢而导致剂量不准。

●本品不宜用于治疗DKA，此类患者推荐静脉注射普通胰岛素。

●本品不得做静脉注射，否则可致严重的低血糖。

●使用本品的血糖控制明显改变时，由于晶体肿胀及折射系数的暂时性改变，可能发生一过性视觉障碍。长期改善血糖控制，可降低糖尿病性视网膜病变进展的危险。但如采用强化胰岛素治疗而使血糖控制迅速改善时，则可能使糖尿病视网膜病变暂时恶化。增殖性视网膜病变的患者，特别是尚未接受激光凝固治疗者，严重低血糖发作时可能发生一过性黑曚。因此，用药期间应密切监测血糖（包括FPG和2hPPG），并注意观察视力变化，防止出现视觉障碍。

●本品罕见引起水钠潴留和水肿，特别是采用强化胰岛素治疗改善不理想时的代谢控制时须谨慎。

o. 珠蛋白锌胰岛素 Globin Zinc Insulin（血球蛋白锌胰岛素）

●本品是胰岛素、珠蛋白（从牛血红蛋白中获得）和氯化锌结合而制成的灭菌澄明溶液；皮下注射后2～4h起效，6～10h达最大效应，作用持续时间12～18h。

●本品适应证及用法用量同人低精蛋白锌胰岛素。

p. 半慢胰岛素锌混悬液 Semilente Insulin Zinc Suspension（Rapitard MC Insulin）

●本品皮下注射后60min起效，4～6h达最大效应，作用持续时间12～16h。

● 本品适应证同胰岛素，尤其适用于胰岛素依赖型糖尿病，但不宜用于 DKA 及高糖高渗性昏迷。

● 本品应在餐前 30min 皮下注射，2 次/d（早、晚餐前），自小剂量开始，根据血糖和尿糖水平调整剂量。

● 本品混悬液呈中性，可与其他胰岛素锌混悬液任意混合，各保持其作用特点。

● 其他参阅人普通胰岛素。

q. **慢胰岛素锌混悬液 Lente Insulin Zinc Suspension**

● 本品为 30% 无定形的半慢胰岛素锌和 70% 结晶性极慢胰岛素锌粒子组成的混悬液，皮下注射后 2～3h 起效，8～12h 达最大效应，作用持续时间 18～24h。

● 本品适应证与低精蛋白锌胰岛素类同。

● 本品应于餐前 30min 皮下注射，1～2 次/d，自小剂量开始，根据血糖和尿糖水平调整剂量。用前摇匀。禁用于静脉注射。

r. **特慢胰岛素锌混悬液 Ultralente Insulin Zinc Suspension**（特慢胰岛素锌，超长胰岛素锌；Ultralente Insulin Zinc）

● 本品皮下注射后 5～7h 起效，16～18h 达最大效应，作用持续时间 30～36h。因作用出现慢，有时可加用普通胰岛素。

● 本品应于餐前 30min 皮下注射，1 次/d。

● 其他与低精蛋白锌胰岛素相同。

s. **胰岛素经鼻吸入粉剂 Insulin Insufflation**

● 本品经鼻吸入肺部后，由肺泡细胞吸收入血，故不需要注射。

● 本品应于餐前使用，吸入后约 15～20min 达峰值，2～3h 后从体内清除。可用于 T1DM 及对口服降糖药治疗效果不佳的 T2DM 患者，但不能取代胰岛素注射剂。

● 本品所致低血糖发生率较高，但程度较轻，并可见咳嗽、咽喉痛或者喉部刺激症状，使用时要警惕急性支气管痉挛的发生。哮喘、COPD 或者吸烟患者不推荐使用。

● 本品使用方便，顺应性和耐受性均较注射剂好。

● 其他参阅普通胰岛素有关项下。

格列吡嗪[典][基] Glipizide

（格列达嗪，美吡哒；Glucotrol，Minidiab）

【药理分类】 口服降糖药-磺酰脲类（SU）促胰岛素分泌药。

【适应证】 用于经饮食控制及体育锻炼 2～3 个月疗效不满意的轻中度 T2DM，但此类患者的胰岛 β 细胞需有一定的分泌胰岛素功能，且无急性并发症（如感染、创伤、DKA、高渗性昏迷等），不合并妊娠，无严重慢性并发症。

【用法用量】 口服。①控释片：起始剂量 5mg/d，与早餐同服；以后根据每周测定的血糖值或每 2 个月测得的 HbA1c 值调整剂量。多数患者 10mg/d 即可，部分患者需要 15mg/d，最大剂量 20mg/d。②普通片或胶囊：一般推荐剂量 2.5～20mg/d，早餐前 30min 服用；剂量超过 15mg/d 时，宜分成 2～3 次餐前服用。

【用药监护】 ① 下列情况禁用：对本品或磺胺药类药物过敏、T1DM、糖尿病低血糖昏迷或昏迷前期、T2DM 合并 DKA、晚期尿毒症、严重烧伤、感染、外伤和重大手术、肝或肾功能损害及白细胞减少者，以及孕妇和哺乳期妇女。

② 下列情况慎用：体质虚弱、高热、恶心、呕吐、有肾上腺皮质功能减退或腺垂体功能减退症者。

③ 有消化道狭窄、腹泻者不宜用本品控释片。

④ 老年人、体弱或营养不良者、肝或肾功能损害者的起始剂量均应从小剂量开始，逐渐调整剂量，以避免低血糖发生。

⑤ 用药期间，应定期监测血糖（包括 FPG 和 2hPPG）、尿糖、尿酮体、尿蛋白、HbA1c（一般 3～6 个月测定 1 次。既有利于确定患者用药的最小有效量，又可监测患者的治疗效果）、肝肾功能、WBC 和 BPC、血压、体重及视网膜变化。

⑥ 药物相互作用：a. SU 与下列药物合用，可增加低血糖的发生：ⓐ抑制 SU 由尿中排泄的药物，如治疗痛风的丙磺舒、别嘌醇等。ⓑ延缓 SU 代谢的药物，如乙醇、H_2 受体拮抗药（如西咪替丁、雷尼替丁等）、氯霉素、咪康唑、抗凝药。SU 与乙醇同服可引起腹痛、恶心、呕吐、头痛及面部潮红，且更易发生低血糖（尤以合用氯磺丙脲时为著）；与香豆素类抗凝药合用时，开始两者的血药浓度均升高，但随后均减少，故应按情况调整两者的用量。ⓒ促使与血浆蛋白结合的 SU 分离出来的药物，如水杨酸盐（如对氨基水杨酸钠、

水杨酸镁）、贝特类降脂药。ⓓ本身具有致低血糖作用的药物：如乙醇、水杨酸类药、胍乙啶、MAO 抑制药、奎尼丁。ⓔ合用其他降糖药：胰岛素、二甲双胍、阿卡波糖、胰岛素增敏药（如罗格列酮、吡格列酮）等。ⓕβ受体阻断药可干扰低血糖时机体的升血糖反应，阻碍肝糖酵解，同时又可掩盖低血糖的警觉症状，两者合用时须谨慎，并加强监测。ⓖ本品与保泰松、磺胺类、环磷酰胺合用，可增加其降血糖作用。b. 下列药物与 SU 合用可升高血糖，可能需要增加 SU 的剂量：糖皮质激素、雌激素、噻嗪类利尿药、苯妥英钠、利福平。β受体阻断药可拮抗 SU 的促胰岛素分泌的作用，可致高血糖，故两者合用时须谨慎。c. 缩短 SU 在胃肠道滞留时间的胃肠道疾病，可影响 SU 的药代动力学和药效。

⑦ 用药前，应告知患者：a. 饮食治疗是使用本品的前提，不控制饮食，药物不可能取得良好效果。b. 由于本品可能引起食欲增进，体重增加，以致病情难以满意控制。因此，肥胖者应按医师指导严格限制摄入总热量及脂肪，并进行体育活动，减轻体重，以利治疗。c. 本品在进餐前即刻服用效果较好，如有胃肠道反应，进餐时服用可减少反应。d. 在正常情况下，治疗最初几周内或剂量增加时，出现低血糖的危险性可能增大，应注意自己对药物的反应性，并定期监测血糖（包括 FPG 和 2hPPG）及尿糖。如感到头痛、出汗、心悸、乏力，或出现意识障碍、震颤、共济失调、心动过速，甚至昏迷等低血糖反应须立即采取应对措施；轻者可采用口服糖类（葡萄糖或蔗糖制品）治疗，重者必须及时就医。e. 用药期间应避免饮酒及含乙醇饮料，以免引起低血糖、类戒断反应，或发生其他不良反应。f. 本品偶可引起低血糖、视觉障碍或眩晕、嗜睡症状，可能导致患者的注意力和反应能力下降，因此用药期间应尽量避免驾驶及危险性较大的机器操作或高空作业，特别是在饮酒（尤其空腹饮酒后）或过量服用时，或饥饿状态时。g. 治疗中应定时进餐，不定时进餐或不进餐会引起低血糖。如漏服 1 次，应尽快补上，如已接近下次用药时间，则不要加倍用药。h. 用药期间，应定期检查血糖、尿糖，并按医师的指导调整剂量。未经医师检查，不要擅自增加或减少剂量，更不可擅自停药。i. 血糖未能有效控制（高血糖）的临床征象是：尿频加剧、口渴加重、口干和皮肤干燥，治疗期间如出现这些症状应及时检查血糖、尿糖，并及时调整剂量，必要时立即就医。j. 使用控释片时，应整片吞服，不可嚼碎或掰开服用。服药期间在粪便中可出现药片样物，此为正常现象，乃包裹片剂的不溶性外壳，勿疑虑。

⑧ 单用本品一段时间后，如疗效减弱，可合用其他类型口服降糖药或胰岛素。

⑨ 本品的不良反应较少。较常见肠胃道症状（如恶心、呕吐、上腹胀满或灼热感、食欲减退、腹泻、口中金属味等）、头痛，一般不严重且与剂量偏大有关，减少剂量即可缓解。另有部分患者可出现食欲增进、体重增加，应控制饮食，并适当增加体育活动。本品导致的低血糖比较罕见，但年老体弱者、活动过度者、不规则进食者、嗜酒或肝功能损害者，剂量偏大时可出现严重低血糖反应，因此上述患者使用时应格外注意。个别患者可见过敏反应，如皮疹。偶有发生剥脱性皮炎者，一旦出现，应停药处置。偶见黄疸和 ALT、AST、ALP、LDH、BUA、SCr 轻至中度升高，大多在继续用药中消退，极少数患者需停药处置。血液学异常少见，包括白细胞减少、粒细胞缺乏症、贫血、血小板减少症等，因此应定期监测血常规。

格列美脲　Glimepiride

（力贻苹，普唐苹；Amarel，Glimepride）

【药理分类】 口服降糖药-磺酰脲类促胰岛素分泌药。

【适应证】 用于食物、运动疗法及减轻体重均不能满意控制血糖的 T2DM。

【用法用量】 用量一般视血糖、尿糖水平而定。起始剂量 1mg，1 次/d，早餐前不久或者早餐中服用，若不吃早餐，则于第 1 次正餐前不久或餐中服用。如血糖控制不满意，可每隔 1～2 周逐步增加剂量至每日 2mg、3mg、4mg，最大推荐剂量 6mg/d。从其他口服降糖药改用本品时，一般需要考虑到先前使用药物的降糖强度和 $t_{1/2}$，尤其先前使用长 $t_{1/2}$ 的口服降糖药（如氯磺丙脲），应有数日的清洗期，以免药物累加引起低血糖反应的风险。

【用药监护】 ① 下列情况禁用：对本品过敏、对其他磺酰脲类药或磺胺类药及其赋形剂过敏、T1DM、糖尿病昏迷前期或糖尿病昏迷、DKA及高渗综合征、严重的肝或肾功能损害者（应改用胰岛素治疗），以及孕妇、分娩妇女和哺乳期妇女。

② 下列情况慎用：肝或肾功能损害者、体质虚弱者或营养不良者、老年人、高热患者、恶心或呕吐患者，以及肾上腺皮质功能或腺垂体功能减退者，尤其未经HRT者。

③ 儿童应用本品的安全性及有效性尚未确定。

④ 本品片剂、胶囊应整片整粒吞服，不应研末、嚼碎或掰开后服用，也不能以水溶化后服用，而应整片整粒以约150ml水送服。使用本品口腔崩解片时，可将药片含入口腔即可迅速崩解，不需或仅需少量水，也无须咀嚼。崩解后，借吞咽动作吞入消化道起效。

⑤ 药物相互作用：a. 本品与下列药物合用，可增加低血糖的发生：如阿扎丙宗、羟布宗、促蛋白合成类固醇及雄性激素、芬氟拉明、苯吡胺醇、环氯苯咪唑、ACEI、氟西汀、抗交感神经药、异环磷酰胺、丙吡胺、磺吡酮、四环素类、喹诺酮类、氟康唑、己酮可可碱（胃肠外高剂量给药）、曲托喹啉、氟伐他汀等。b. 本品与下列药物合用，可能会升高血糖水平，可能需要增加本品的剂量：如孕激素、甲状腺激素、吩噻嗪类及其衍生物、肾上腺素及其他拟交感神经药、烟酸（高剂量）及其衍生物、轻泻药（长期应用时）、二氮嗪、高血糖素、巴比妥类、乙酰唑胺。c. 本品与阿司匹林同服时，由于与血清蛋白竞争性结合而使本品的AUC和C_{max}分别降低34%和4%，但不改变血浆中葡萄糖和c肽的浓度。与其他高蛋白结合率的药物合用时也应注意监测。d. H_2受体拮抗药、β受体阻断药、可乐定和利舍平等可能会增强或减弱降血糖效果。e. 在抗交感神经药，如β受体阻断药、美卡拉明、哌唑嗪、拉贝洛尔、可乐定、胍乙啶和利舍平的作用下，低血糖的肾上腺素能反向调节征象可能会减弱，甚至消失。f. 本品可减弱患者对乙醇的耐受力，而乙醇亦可能加强本品的降血糖作用。有报道，饮酒可能增强或者减弱本品的降血糖作用，且不可预测。g. 普萘洛尔可使本品的C_{max}、AUC和$t_{1/2}$分别显著增加23%、22%和15%，并使CL/F减少18%。h. 有研究表明，本品可能增强或减弱香豆素衍生物的作用。其他与格列吡嗪【用药监护】⑥相同。

⑥ 本品具有降低血糖的作用，可引起低血糖（有时可致低血糖持续时间延长），尤其在年老体衰患者或营养不良者、治疗初期、饮食无规律或未及时进餐、体力消耗大或糖类化合物摄入不平衡、肝或肾功能损害、某些影响糖类化合物代谢的内分泌系统出现失代偿性的紊乱或低血糖的反向调节（如一些甲状腺功能紊乱、腺垂体或肾上腺皮质功能减退）、饮酒（尤其在空腹状态时）或过量服用、与某些可能降低血糖的药物合用时。本品引起的低血糖症状主要表现为头痛、极度饥饿感、恶心、呕吐、无力、嗜睡、睡眠障碍、烦躁不安、攻击行为、注意力不集中、反应性和警觉性受到损害、抑郁、意识模糊、语无伦次、失语症、视觉障碍、震颤、轻瘫、感觉紊乱、头晕、失去自我控制、谵妄、脑性惊厥及丧失知觉，甚至出现昏迷、呼吸浅及心动过缓等。此外，尚可出现肾上腺素能反向调节的体征（如大汗、皮肤潮湿、焦虑、心动过速、高血压、心悸、心绞痛和心律不齐），严重的低血糖症状可致脑卒中。当低血糖控制以后，上述低血糖症状几乎全部消失。低血糖反应的一般处置方法参阅胰岛素【用药监护】⑰。在创伤、手术、发热、感染等急性应激的情况下，如血糖的控制恶化，需要临时改用胰岛素治疗。

⑦ 使用本品时，如果1mg/d即出现低血糖反应，说明单纯饮食治疗即可能控制血糖。由于代谢控制的改善与对胰岛素的敏感性增加有关，治疗中本品的需要量可能下降。因此，为避免发生低血糖，必须考虑及时减小剂量或者停用本品。如果患者的体重、生活方式发生变化，或存在其他增加低血糖或高血糖危险的因素，也应考虑调整剂量。

⑧ 本品偶见有过敏或假性过敏反应，如瘙痒、荨麻疹或皮疹、对光过敏，严重者可导致呼吸困难、血压降低，有时可进展为休克，甚至危及生命。极个别病例可出现过敏性脉管炎。皮肤过敏反应一般在停药后数日至2周内自行消失，必要时也给予抗过敏治疗。对严重反应者（尤其出现过敏休克者），应立即给予抗过敏、抗休克及对症支持治疗。

⑨ 本品的其他不良反应尚有：偶见恶心、呕吐、胃内压迫感或饱胀感、腹痛、腹泻等胃肠道症状。极个别病例可出现肝酶升高、肝功能损害（如胆汁淤积和黄疸）及肝炎，可能导致肝衰竭。罕见有血小板减少，极个别病例可发生白细胞减少、溶血性贫血或红细胞减少、粒细胞缺乏症和全血细胞减少（由于骨髓抑制

引起的）。此外，由于血糖的改变，可能对视力产生暂时性影响，尤其在治疗开始阶段。因此，用药期间应定期监测血常规及肝肾功能，并定期进行眼科检查，发现异常及时处置，必要时改用其他抗糖尿病药治疗。

⑩ 本品过量服用可导致低血糖，一般在过量服用后的24h内出现，持续时间为12～72h，主要症状为恶心、呕吐、上腹部痛、头痛、头晕、血压下降、心动过速，重者常伴有不安、颤动、视觉紊乱、共济失调，甚至出现惊厥或昏迷。极个别患者过量后可能不出现一般性低血糖症状而突然发生低血糖昏迷。因此，本品过量服用后应对患者进行密切观察，项目包括血糖、血压、ECG及视觉功能，尤其要避免发生低血糖昏迷。过量服用的处置方法：先诱发呕吐，然后大量饮水，最好摄入带活性炭的柠檬水（吸附剂），再给服泻药硫酸钠。如误服量大，则应先洗胃，之后再口服活性炭和硫酸钠。严重过量者需尽快给服糖类（最好葡萄糖，人工甜味剂无效），伴有昏迷、癫痫发作的严重低血糖患者，必须立即静脉注射50%葡萄糖注射液50ml，然后静脉滴注10%葡萄糖注射液，以保持血糖水平>100mg/dl，并至少持续观察患者24～48h，同时严密监测血糖，因为临床症状恢复后低血糖反应可能会再次发生。治疗儿童误服本品引起的低血糖时，葡萄糖剂量必须小心控制，并注意严密监测血糖，避免发生高血糖危险。

⑪ 其他参阅格列吡嗪【用药监护】②、④、⑤、⑦、⑧。

二甲双胍[典][基] Metformin

（华格止，美迪康；Devian，Glucophage）

【药理分类】 口服降糖药-双胍类。

【适应证】 本品为治疗T2DM的一线首选和全程用药，具有良好的安全性和耐受性，低血糖发生率低，胃肠道反应多为一过性，不导致肾脏损害，长期应用不增加高乳酸血症或MALA风险，并具有明确的心血管保护作用，可减少新诊断及已发生心血管疾病的T2DM患者的心血管疾病发生风险，也是第1个被证明能预防糖尿病或延缓糖尿病发生的药物。目前主要用于：①单用治疗单纯饮食及体育活动不能有效控制的T2DM，且不受体重影响；②对需要用胰岛素治疗者，本品与胰岛素联合治疗可加强胰岛素的降血糖作用，减少胰岛素用量，并减少胰岛素治疗引起的体重增加和低血糖风险；③对单用本品或其他任何非胰岛素降糖药［如磺酰脲类、噻唑烷二酮类（TZD）、二肽基肽酶4（DPP-4）抑制药、格列奈类、α糖苷酶抑制药、胰高血糖素样肽-1（GLP-1）受体激动药等］血糖控制不佳的患者，本品与这些降糖药联合应用可进一步获得明显的血糖改善；④可与胰岛素联合治疗T1DM。

【用法用量】 口服。从小剂量开始服用，根据患者状况逐渐增加剂量。通常起始剂量0.5g，2次/d，或0.85g，1次/d，随餐服用；1～2周后加至最大有效剂量2g/d或最大耐受剂量，早晚餐时服用。成人最大推荐剂量2.55g/d（即每次0.85g，3次/d）。缓释制剂1次/d，晚餐时或餐后立即服用。

【用药监护】 ① 下列情况禁用：a. 已知对本品过敏者。b. 严重的肾衰竭或肾功能损害（CL_{Cr}<45ml/min）。c. 可造成组织缺氧的疾病（尤其急性疾病或慢性疾病的恶化），如失代偿性心力衰竭（DCHF）、呼吸衰竭、近期发作的心肌梗死、休克。d. 严重的感染和外伤、外科大手术、临床有低血压等。e. 急、慢性代谢性酸中毒，包括有或无昏迷的DKA（需要用胰岛素治疗）、高血糖高渗综合征（HHS）等。f. 酗酒者。g. 接受血管内注射碘化造影剂者（对于CL_{Cr}>60ml/min的患者，检查时停用本品即可；对于CL_{Cr}为45～60ml/min的患者，在注射造影剂48h前必须停止服用本品；所有患者在检查完成48h后且再次检查肾功能无恶化的情况下可恢复用药）。h. 维生素B_{12}、叶酸缺乏未纠正者。i. 孕妇和哺乳期妇女。

② 下列情况慎用：既往有MALA史的患者、低氧血症患者、乙醇性肝病及摄入过量乙醇的肝病患者。

③ 全身情况较差者（如营养不良、脱水）及糖尿病合并严重的慢性并发症（如糖尿病肾病或糖尿病眼底病变）者不宜应用。

④ 应用本品没有年龄限制，但对于65岁以上老年人，建议每隔3～6个月监测1次肾功能。80岁以上患者（CL_{Cr}<45ml/min除外）应掌握好适应证，从小剂量起始，在合理监测条件下应用。

⑤ 由于缺乏充分证据支持，不推荐本品用于10岁以下儿童。

⑥ 本品无肝毒性，肝功能正常者接受推荐剂量不会引起肝功能损害。但肝功能损害者使用本品时须谨慎，因为肝功能损害会明显限制其对乳酸盐的清除能力。血清氨基转移酶超过 ULN 3 倍或有严重肝功能损害者，应避免使用本品；血清氨基转移酶轻度偏高者，用药时应密切监测肝功能。有肝硬化的患者，尤其合并 HE 的患者，即使血清氨基转移酶正常也应避免应用。

⑦ 本品对肾功能没有影响，肾功能损害者需通过估算 CL_{Cr} 或 GFR 调整剂量：$CL_{Cr} \geqslant$ 60ml/min 时无须减量；中度肾功能损害者（CL_{Cr} 为 45～59ml/min）则须减量。

⑧ 目前尚无确切的证据证明本品与 MALA 有关。在掌握好禁忌证的前提下，长期应用本品不增加 MALA 风险。

⑨ 用药期间，应定期监测血糖（包括 FPG 和 2hPPG）、HbA1c（2～3 个月测 1 次）、尿糖、GSP 及尿酮体、肝肾功能及血乳酸浓度。对有维生素 B_{12} 或叶酸和铁摄入或吸收不足倾向者，每年至少监测 1～2 次血常规，每 2～3 年至少监测 1 次血清维生素 B_{12} 或叶酸和铁水平。

⑩ 在患者可以耐受的情况下，使用单药最佳剂量（2g/d）的本品治疗不但可使血糖控制尽早达标，且可使血糖得到更长时间的良好控制。如果出现可以耐受的不良反应时，可适当减量；如果不能耐受，应尽早更换为其他抗糖尿病药。

⑪ 对接受胰岛素短期治疗的新诊断 T2DM 患者，在高血糖症状得到改善后可考虑改成以本品为起始的口服降糖药治疗方案。

⑫ 本品与格列本脲合用，后者的 AUC 和 C_{max} 均降低，但本品的药代动力学不受影响。单剂量本品与呋塞米合用时，本品的 C_{max} 和 AUC 分别增加 22%和 15%，CL_r 未发生显著变化；而呋塞米的 AUC 和 C_{max} 则分别降低 12%和 31%，$t_{1/2}$ 缩短 32%，CL_r 没有显著改变；未见两药长期合用的相互作用数据。单剂量本品与硝苯地平合用，本品的 C_{max} 和 AUC 分别增加 20%和 9%，且经尿中排泄增加，但 t_{max} 和 $t_{1/2}$ 不受影响；本品对硝苯地平的药代动力学参数影响很小。经肾小管排泌的阳离子药物（如阿米洛利、地高辛、吗啡、普鲁卡因胺、奎尼丁、奎宁、雷尼替丁、氨苯蝶啶、甲氧苄啶和万古霉素等），会影响肾功能或本品分布，合用时应密切监测血糖，及时调整剂量。与某些可引起血糖升高的药物（如噻嗪类利尿药或其他利尿药、钙通道阻断药、吩噻嗪类或拟交感胺类神经药、甲状腺制剂、糖皮质激素、雌激素或口服避孕药、苯妥英、烟碱酸和异烟肼等）合用，可能导致血糖控制失调；因此，两者合用时应密切监测血糖；在这些药物停用后，应密切注意低血糖的发生。本品可增强口服抗凝药（如华法林等）的抗凝作用。本品不与血浆蛋白结合，因此与高血浆蛋白结合率的药物（如水杨酸类、氨苯磺胺、氯霉素、丙磺舒等）合用时，不易发生相互作用。除氯磺丙脲外，患者从其他口服降糖药转为本品治疗时，通常不需要转换期；服用氯磺丙脲的患者，在换用本品的最初 2 周内应密切监测血糖，因为氯磺丙脲在体内滞留较长，易导致药物作用过量而发生低血糖。树脂类药物（如苏合香、乳香、血竭等）与本品同服，可减少本品在胃肠道的吸收。西咪替丁可增加本品的生物利用度，并减少其 CL_r，两者合用时可增加乳酸/丙酮酸比值，故合用时应减少本品剂量。本品对西咪替丁的药代动力学没有影响。

⑬ 用药前，应告知患者：a. 本品普通片最好随餐服用，如有胃肠道反应，可在餐中或餐后服用，或者改用本品缓释制剂。b. 本品肠溶片、缓释片或缓释胶囊，应整片整粒以温开水吞服，不能用碱性溶液或饮料送服，也不能研末、嚼碎或掰开服用，或拆开胶囊以水溶化后服用，否则疗效减失。c. 本品偶可引起头晕或眩晕、嗜睡、疲倦等反应，用药期间应尽量避免驾驶及危险性较大的机器操作或高空作业。d. 乙醇可增强本品对乳酸代谢的影响，易导致 MALA，故服用本品期间应尽量避免饮酒。e. 出现皮疹等过敏反应时，应停药就医。

⑭ 在使用本品的患者中，有报道引起 MALA 的病例，可能与本品用量过大或伴有严重肾功能损害有关。MALA 是一种罕见而严重的代谢性并发症，起病较急，可表现出不明原因的深大呼吸、低血压、神志模糊、嗜睡、木僵及昏迷等症状，有时伴恶心、呕吐、腹痛。偶见腹泻和体温下降。因此，对服用本品的患者，应注意观察临床反应，如果出现上述症状，应及时检测血乳酸水平。如果血乳酸浓度 > 2mmol/L，血 pH $\leqslant$ 7.35，$HCO_3^- \leqslant$ 10mmol/L，而无其他酸中毒原因（如尿毒症、DKA 或水杨酸中毒）时，即可诊断为 MALA。处置方法：主要是补碱，轻者口服碳酸

氢钠，中、重者需静脉补充等渗碳酸氢钠溶液至血 pH 达 7.2。也可静脉给予二氯乙酸钠（为 LDH 激活药，一般用量为 35～50mg/kg，不超过 4g/d）。当 pH≥7.25 时，应停止补碱，以免发生碱中毒。治疗中，注意补液扩容，纠正脱水，治疗休克，改善组织灌注和心肺功能。如病情不危重，可用 5%葡萄糖注射液加胰岛素、碳酸氢钠和氯化钾联合静脉滴注，以减少糖类的无氧酵解，有利于血乳酸的消除，必要时可用不含乳酸根的透析液进行血液或腹膜透析，以促进乳酸的排出。

⑮ 本品的其他不良反应尚有：常见腹泻、恶心、呕吐、胃胀、腹痛、便秘、乏力、消化不良、胃部灼热、腹部不适、口中金属味及头痛。这些不良反应的发生往往见于药物治疗的早期（绝大多数发生于前 10 周），大多数患者可耐受。随着治疗时间的延长，上述不良反应可基本消失。小剂量开始，逐渐增加剂量是减少治疗初期不良反应发生的有效方法。如果增加剂量后发生严重胃肠道反应，可降至之前较低的剂量，耐受后可再尝试增大剂量。缓释制剂也可减少患者的胃肠道症状。极少见大便异常、低血糖、肌痛、头晕、指甲异常、皮疹、出汗增加、味觉异常、胸部不适、寒战、流感样症状、潮红、低血压、心悸、体重减轻等。长期服用本品可引起维生素 B_{12} 水平下降，使 Hb 减少，导致巨幼红细胞性贫血，也可引起吸收不良。用药期间，应注意观察，发现异常，及时处置。

⑯ 糖尿病患者的常规用药监护参阅胰岛素。

瑞格列奈[典] Repaglinide

（孚来迪，诺和龙；Novonorm，Repahlinide）

【药理分类】 口服降糖药-短效促胰岛素分泌药（亦称格列奈类）。

【适应证】 用于胰岛 β 细胞功能尚存、无急性并发症（DKA、高渗性高糖性昏迷等）、不合并妊娠、无严重肝肾功能损害的 T2DM 患者。本品可单独应用，也可与二甲双胍合用于单用效果欠佳者。

【用法用量】 口服。应在主餐前 15min（也可控制在餐前 0～30min 内）服用。起始剂量 0.5mg，以后需要时可每周或每 2 周调整 1 次。接受其他口服降糖药治疗的患者转用本品时，起始剂量 1mg，单次最大剂量 4mg，日最大剂量不应超过 16mg。

【用药监护】 ① 下列情况禁用：已知对本品及其中赋形剂过敏者、T1DM、伴或不伴昏迷的 DKA、严重的肾或肝功能损害者、孕妇或哺乳期妇女及 12 岁以下儿童。

② 本品尚未在 18 岁以下和 75 岁以上的患者中进行研究。

③ 肝功能损害者慎用，用药时应延长剂量调整的间期。

④ 肾功能损害者对胰岛素的敏感性增强，增加剂量时应谨慎。

⑤ 对衰弱者和营养不良者，起始和维持剂量应相对保守，并仔细调整剂量以避免低血糖的发生。

⑥ 药物相互作用：a. 下列药物可增强或延长本品的降血糖作用，并增加低血糖的危险性：吉非罗齐（CYP2C8 抑制药）、MAO 抑制药、非选择性 β 受体阻断药、ACEI、NSAID、水杨酸类药、奥曲肽及促合成代谢的激素。b. 下列药物可减弱本品的降血糖作用：口服避孕药、噻嗪类利尿药、肾上腺皮质激素、达那唑、甲状腺激素和拟交感神经药。c. CYP3A4 抑制药，如酮康唑、伊曲康唑、红霉素、克拉霉素、氟康唑、米比法地尔等可升高本品的血药水平，而 CYP3A4 诱导药利福平、苯巴比妥、苯妥英钠和卡马西平则可降低本品的血药水平，故这两类药物禁止与本品合用。d. 与二甲双胍合用有协同作用，但发生低血糖的危险会也可增加，合用时应减少本品剂量；如两药合用后仍发生持续高血糖，则不宜继续用口服降糖药控制血糖，而需改用胰岛素治疗。e. β 受体阻断药可能掩盖本品引起的低血糖症状。f. 乙醇可能会加重或延长本品引起的低血糖症状。g. 有研究表明，本品（单剂 0.25mg）与弱 CYP2C8 抑制药甲氧苄啶（2 次/d，每次 160mg）同服，可使本品的 AUC、C_{max} 和 $t_{1/2}$ 有轻微的增加（分别为 1.6 倍、1.4 倍和 1.2 倍），血糖水平增加无明显的统计学差异。由于尚无本品剂量高于 0.25mg 与甲氧苄啶剂量高于 320mg 的合用安全性数据，因此应避免两者合用，必须合用时应严密监测患者的血糖水平，并进行严密的临床观察。h. 本品与西咪替丁、硝苯地平或辛伐他汀、地高辛、茶碱和华法林合用，后者的药代动力学特性无影响，无须调整这些药物的剂量。

⑦ 用药前，应告知患者：a. 本品应在主餐前 30min 内至餐前即刻服用，不进餐不服药。b. 本品可致低血糖反应，用药后应尽量避免驾驶及机器操作或高处作业。c. 用药期间应戒酒，因乙醇可增强本品的降血糖作用，并加重或延长低血糖症状。d. 严格遵医嘱用药，本品治疗期间不可擅自服用其他药物，如确需使用其他药物，应先咨询医师或药师。

⑧ 本品偶见皮肤瘙痒、皮疹、荨麻疹等皮肤过敏反应。罕见低血糖、腹痛、恶心。非常罕见腹泻、呕吐和便秘、视觉异常（多在用药初期）、肝酶学（AST、ALT）暂时性升高。这些反应通常较轻微，一般不影响继续治疗。对个别较重者，如低血糖反应，可视情况给服糖类或输注葡萄糖。如出现过敏反应，必须立即停药，并施以对症治疗。胃肠道反应严重者也可暂停用药，必要时可给予对症治疗。

⑨ 患者在发生应激反应（如发热、外伤、感染或手术等）时，可能会出现血糖控制失败，此时必须停用本品而进行短期的胰岛素治疗。

那格列奈 Nateglinide

（唐力，唐瑞；Fastic，Starsis）

【药理分类】 口服降糖药-短效促胰岛素分泌药（亦称格列奈类）。

【适应证】 ①本品可单独用于经饮食和运动不能有效控制高血糖的 T2DM 患者；②也可与二甲双胍联合用于单用二甲双胍不能有效控制高血糖的 T2DM 患者，但不能替代二甲双胍；③本品不适用于对磺酰脲类降糖药治疗不理想的 T2DM 患者。

【用法用量】 口服。起始剂量 60mg，3 次/d，主餐前 15min 服用。常用量为 60～120mg，3 次/d，并根据 HbA1c 检测结果调整剂量。轻中度肝病患者和肾功能损害患者无须调整剂量。

【用药监护】 ① 下列情况禁用：已知对本品活性成分或任何赋形剂过敏、T1DM、DKA 患者，以及儿童、孕妇和哺乳期妇女。

② 下列情况慎用：重度感染、手术前后或有严重外伤、严重肝功能损害、缺血性心脏病。

③ 老年人与普通人群间在药物安全性及有效性方面没有差异。因此，老年人使用本品无须调整剂量。

④ 儿童应用本品的安全性及有效性尚未确定，不推荐应用。

⑤ 本品具有快速促进胰岛素分泌的作用，其作用点与磺酰脲类药相同。但本品与磺酰脲类药的相加、相乘的临床效果及安全性尚未被证实，因此不能与磺酰脲类药并用。

⑥ 用药期间，应定期检测血糖及 HbA1c，并仔细观察用药后的反应，长期治疗者应定期检测血常规和肝功能。如用药 2～3 个月后，PPG 仍然控制不佳时（抽取静脉血，2hPPG 不能控制在 11.1mmol/L 或 200mg/dl 以下等），必须改换其他治疗方法。

⑦ 药物相互作用：a. 体外研究表明，本品主要通过 CYP2C9（70%）代谢，部分通过 CYP3A4（30%）代谢。体外实验发现，本品可抑制甲苯磺丁脲（CYP2C9 底物）的代谢，据此判断本品在体内是 CYP2C9 的潜在抑制药。体外实验表明，本品对 CYP3A4 的代谢反应无抑制作用。以上发现说明，本品与其他药物间出现具有临床意义的药代动力学方面相互作用的潜在可能性较低。b. 本品对华法林（CYP3A4 和 CYP2C9 底物）、双氯芬酸（CYP2C9 底物）、曲格列酮（CYP3A4 诱导药）和地高辛等药物的药代动力学无影响，两者合用时均无须调整剂量。c. 本品与其他口服降糖药，如二甲双胍或格列本脲之间，不存在具有临床意义的药代动力学相互作用。d. 本品与磺吡酮（高效选择性 CYP2C9 抑制药）合用，本品的 AUC 增加 28%，但平均 C_{max} 及 $t_{1/2}$ 没有变化；当本品与其他 CYP2C9 抑制药合用时，药物作用时间延长和低血糖的危险不能排除。e. 本品与血浆蛋白的结合率较高（98%），主要是与 ALB 结合；呋塞米、普萘洛尔、卡托普利、尼卡地平、普伐他汀、格列苯脲、华法林、苯妥英钠、水杨酸类药、甲苯磺丁脲和二甲双胍等与蛋白结合率高的药物，对本品的蛋白结合率无影响。同样，本品对上述药物的蛋白结合率亦无影响。f. 本品与 NSAID、水杨酸类药、葡萄甘露聚糖、MAO 抑制药和非选择性 β 受体阻断药合用，可增强降血糖作用；与可的松、噻嗪类利尿药、肾上腺皮质激素类、甲状腺制剂和拟交感神经药合用，本品的降血糖作用减弱。因此，接受本品治疗者加用或停用上述药物时应严密观察血糖变化。g. 本品与其他口服降糖药合用，可增加发生低血糖的危险性，必须合用时应适当减

少两者的剂量，并仔细观察低血糖症状。

⑧ 用药前，应告知患者：a. 本品引起的低血糖可导致颤抖、倦怠、头晕或眩晕、暂时性视物模糊等反应，可影响驾驶和操作机械能力，亦不宜高空作业。因此，用药期间应避免驾驶及危险性较大的机器操作或高空作业，尤其在治疗开始或增加剂量时。b. 本品必须在餐前 15min 内服用；如在餐前 30min 以上服用，则可能在进餐前诱发低血糖，因为本品服用后 15min 即显效；但餐后服用吸收延迟，疗效减弱。不准备进食时不可服用本品，否则有发生低血糖的危险性。c. 如因故误餐，则不必给药；如餐后才发现漏服，不一定非得补上，只有在血糖超过 10mmol/L 时，才可临时使用 1 次“超短效”胰岛素（如诺和锐）。为减少低血糖发生的危险性，服用本品至就餐的时间不得超过 30min。d. 本品在脂肪餐前 10min 内服用，可使其血药浓度显著降低，疗效减弱，应加注意。e. 剧烈运动、饮酒、呕吐、腹泻、进食减少或合用其他抗糖尿病药时，出现低血糖的危险性增加。因此，用药期间应避免剧烈运动，避免饮酒，食量应基本恒定，及时治疗呕吐或腹泻，并不得擅自加用其他口服降糖药，以免增加发生低血糖的危险性。

⑨ 在本品治疗期间，可能出现下列情况：a. 有时不再需要用药。b. 有时需要减少剂量。c. 由于并发发热、感染等应激情况，导致药效减失。因此，在注意患者的饮食摄入量、体重变化、血糖检测值、有无发热或感染症等情况的同时，还应根据患者的其他情况，经常对是否需要继续用药，是否需要调整剂量或改换其他药物等进行评估。

⑩ 本品可引起低血糖现象，其发生频率与糖尿病严重程度、血糖控制水平及患者其他相关情况有关（有报道，服用本品者约有 2.4%患者的血糖低于 3.3mmol/L）。本品引起的低血糖症状包括出汗、颤抖、头晕或眩晕、食欲增加、心悸、恶心、疲倦和无力、暂时性视物模糊，一般较轻，且较易处置，必要时可进食糖类。老年人、营养不良者、伴有腺垂体或肾上腺皮质功能减退者，或严重肾功能损害的患者，对抗糖尿病药比较敏感，易发生低血糖。剧烈运动、饮酒、腹泻、呕吐、进食减少，或合用其他抗糖尿病药时，低血糖的危险性增加。伴有自主神经病变或合并使用β受体阻断药者，发生低血糖时的症状可能被掩盖。因此，遇到以上情况时，应仔细观察患者用药后的低血糖症状和其他不良反应。如发现低血糖征象或其他严重的不良反应，即应停止给药，及时处置。值得注意的是，本品与α葡糖苷酶抑制药（如阿卡波糖、伏格列波糖等）合用发生低血糖时，不可使用蔗糖，而必须用葡萄糖等纠正。

⑪ 当 T2DM 患者伴有发热、严重感染、创伤或需要接受大手术时，血糖可出现暂时性升高。此时应使用胰岛素代替本品。

⑫ 本品使用一段时期后，可发生继发性失效或药效降低，用药期间应注意观察疗效，及时调整治疗方案。

⑬ 本品的其他不良反应尚有：偶见胃肠道不适，如腹痛、腹泻及消化不良，一般不影响继续治疗，必要时对症处置。少见皮肤过敏反应，如皮疹、瘙痒和荨麻疹等，一旦出现，先给予抗过敏治疗，如未见减轻或反见加重，应停用本品而改用其他药物治疗。极少患者出现肝酶增高，其程度较轻，且为一过性，很少导致停药。国外已有报道，在服用本品的病例中有心肌梗死发作的情况，另见原因不明的猝死病例。因此，用药期间应仔细观察患者，发现异常立即停止给药，并采取紧急救治措施。

⑭ 本品过量可增强降血糖作用，出现低血糖症状。对不伴有意识丧失或神经症状的低血糖症状，可通过口服葡萄糖、调整药物剂量或（和）进食以纠正。出现昏迷、惊厥、癫痫发作或其他神经症状的低血糖反应，则必须静脉注射葡萄糖治疗。透析不能将本品从血液中清除。

阿卡波糖 Acarbose

（阿卡糖，拜唐苹；Glucobay，Glucoor）

【药理分类】 口服降糖药-α 糖苷酶抑制药。

【适应证】 ①配合饮食控制，用于 T2DM；②降低糖耐量减低者的 PPG。

【用法用量】 口服。于餐前即刻整片吞服或与前几口食物一起咀嚼服用，剂量因人而异。一般起始剂量为每次 50mg，3 次/d，以后逐渐增加至每次 100mg，3 次/d；个别情况下，可增加至每次 200mg，4 次/d。如患者在服药 4～8 周后疗效不明显，可增加剂量。如患者坚持严格的糖尿病饮食仍有不适时，则不宜再增加剂量，有时还需适当减少剂量。

【用药监护】 ① 下列情况禁用：对本品过敏者、有明显消化和吸收障碍的慢性胃肠功能紊乱者、患有因肠胀气而可能恶化的疾患（如胃心综合征及严重的疝、肠梗阻和肠溃疡）者、严重肾功能损害（$CL_{Cr}<25ml/min$ 或 SCr>2mg/dl）者，以及孕妇、哺乳期妇女和18岁以下患者。

② 65岁以上老年人无须改变服药的剂量和次数。

③ 本品使蔗糖分解为果糖和葡萄糖的速率较缓慢，因此发生急性低血糖时不宜应用蔗糖，而应使用葡萄糖纠正低血糖反应。

④ 用药期间，应定期监测血糖（包括FPG和2hPPG）、HbA1c，并注意观察有无低血糖症状，特别是与其他抗糖尿病药合用时。

⑤ 药物相互作用：a. 本品具有抗高血糖的作用，但其本身不会引起低血糖，如本品与磺酰脲类药、二甲双胍或胰岛素一起使用时，血糖可下降至低血糖的水平。因此，两者合用时应减少磺酰脲类药、二甲双胍或胰岛素的剂量，否则在个别病例可发生低血糖昏迷。b. 抗酸药、考来烯胺、肠道吸附剂和消化酶类制剂可减弱本品的降血糖作用，应避免同时服用。c. 本品与新霉素合用，可使PPG明显降低，并可使本品的胃肠反应更为加剧。d. 个别情况下，本品可影响地高辛的生物利用度，故两者合用时需调整地高辛的剂量。e. 本品不影响硝苯地平、普萘洛尔及雷尼替丁的药效。

⑥ 用药前，应告知患者：a. 本品服用时，应于餐前即刻吞服，或与前几口食物一起咀嚼服用。如服药后很长时间才进餐，效果较差，甚至无效。因本品必须与糖类同时存在于小肠时才能发挥药效。因此，对于这类口服降糖药，如万一餐后才想起没有服药，不一定非得补服。b. 本品分解蔗糖的速率较缓慢，与其他抗糖尿病药合用发生急性低血糖时，饮蔗糖水或进食纠正低血糖效果差，故平时应随身携带少许方块葡萄糖或葡萄糖粉，以备急用。

⑦ 个别患者，尤其在使用大剂量（每次200mg，3次/d）时，可发生无症状的肝酶升高，停药后可恢复正常。对于有肝病史或有血清氨基转移酶升高者，即便是使用常用量，在用药的头6～12个月也应定期监测肝酶的变化，并避免使用上述大剂量。

⑧ 本品的其他不良反应尚有：常见肠道胀气、腹胀、腹泻、肠鸣音亢进、腹痛等，严重者可出现类似肠梗阻症状。偶见红斑、皮疹、荨麻疹、皮肤瘙痒等过敏反应。个别可出现低血糖反应。罕见黄疸合并肝功能损害。用药期间，应注意观察，如出现肠梗阻症状、皮肤过敏反应、低血糖反应及肝功能损害，应及时停药处置。

⑨ 本品在空腹时服药过量，一般不会出现胃肠道反应，但当服药过量，同时又进食糖类化合物时，可导致严重的胃肠胀气和腹泻。因此，当服用本品过量时，在随后的4～6h内应避免进食糖类化合物。

罗格列酮 Rosiglitazone

（文迪雅，宜力喜；Avandia）

【药理分类】 口服降糖药- TZD（亦称胰岛素增敏药）。

【适应证】 ①本品仅适用于其他抗糖尿病药无法达到血糖控制目标的T2DM患者；②与二甲双胍或磺酰脲类药合用治疗单用时血糖控制不佳的T2DM患者，但本品不可替代原用抗糖尿病药，需在其基础上联合应用。

【用法用量】 口服。①单用：起始剂量4mg/d，单次或分2次服用，8～12周后如FPG下降不满意，可增至8mg/d（临床试验表明，8mg/d剂量降低FPG和HbA1c最明显），单次或分2次服用。②与二甲双胍合用：起始剂量4mg/d，单次或分2次服用，12周后如FPG下降不满意，可增至8mg/d，单次或分2次服用。③与磺酰脲类药合用：2mg/d或4mg/d，单次或分2次服用。

【用药监护】 ① 下列情况禁用：对本品过敏者、Ⅲ级和Ⅳ级（HYHA）心力衰竭者、有心力衰竭史或有心力衰竭危险因素者、有心脏病史（尤其有缺血性心脏病史）者、骨质疏松症或发生过非外伤性骨折病史者、严重血脂紊乱者、T1DM或DKA、T2DM伴有活动性肝病的临床表现或AST及ALT升高>ULN 2.5倍时，以及儿童和未满18岁的青少年、孕妇和哺乳期妇女。

② 下列情况慎用：心血管疾病（尤其高血压）患者、肝功能损害者和65岁以上老年人。

③ 老年人服用本品时无须因年龄而调整剂量。

④ 本品仅适用于其他降糖药无法达到血糖控制目标 T2DM 患者，对 T1DM 无效。

⑤ 在开始服用本品前，应诊治影响血糖控制的病症，如感染。

⑥ 肾功能损害者单用本品无须调整剂量。因肾功能损害者禁用二甲双胍，故此类患者服用本品时不可联用二甲双胍。

⑦ 本品可能增加缺血性心血管疾病（包括心肌梗死、心肌缺血、心力衰竭等）发病和死亡（尤其老年人）的风险，并可增加发生骨质疏松症发生率和老年女性患者发生骨质疏松性骨折的风险。本品尚可引起严重血脂紊乱，表现为 TC、LDL、HDL 明显升高，FFA 则显著降低，并随使用时间延长而下降。因此，应用本品时须注意：a. 对于新的糖尿病患者或 65 岁以上的患者，应首先考虑本品以外的抗糖尿病药。b. 对于无法使用其他抗糖尿病药或使用其他抗糖尿病药无法达到血糖控制目标，且没有上述危险因素的患者，才可考虑使用本品及其复方制剂（如本品与二甲双胍的复方制剂文达敏，或本品与格列美脲的复方制剂 Avandaryl）。c. 在使用本品或其复方制剂的治疗中，如出现疑似上述危险因素的症状，应停药做进一步检查，以评估是否存在发生心血管疾病的风险，在权衡用药利弊后，方可继续用药。d. 对治疗中发生缺血性心血管疾病、骨质疏松症、骨质疏松性骨折和严重血脂紊乱的患者，应立即终止本品或其复方制剂的治疗，并考虑在控制血糖的情况下调整用药方案。

⑧ 研究结果显示，长期应用本品可能增加发生膀胱癌的风险。因此，本品用于其他抗糖尿病药无法控制血糖的 T2DM 患者时，应尽量避免长期应用，有膀胱癌病史或伴有膀胱癌危险因素的患者更应注意。对必须长期用药者，应定期监测和随访，以防罹患膀胱癌。

⑨ 研究结果表明，妊娠期间血糖水平异常可增加新生儿先天性畸形的发生率、新生儿的发病率和死亡率，因此在妊娠期应使用胰岛素，以尽可能保持血糖正常。

⑩ 本品同其他 TZD 一样，可使绝经前期无排卵的胰岛素抵抗妇女恢复排卵功能。经本品治疗后，随着胰岛素敏感性的改善，育龄期妇女如不采取有效避孕措施，则有妊娠的可能。临床前研究发现，本品可致激素水平失调，治疗中需注意观察。患者一旦出现月经紊乱，则应权衡是否继续使用本品。

⑪ 本品及其他 TZD，在某些患者中可导致血容量增加，进而可因心脏前负荷增加而诱发心脏肥大，以致发生或加重 CHF 的危险性增加。因此，在开始使用本品和增加本品剂量时，应严密监测患者心力衰竭的症状和体征[包括体重异常快速增加、呼吸困难和（或）水肿等]。尤其对有心力衰竭危险的患者。患者如出现上述症状和体征，应按标准的心力衰竭治疗方案进行处置，而且必须停用本品或减少本品的剂量。尤其值得注意的是，对于 NYHA 标准心功能Ⅲ级和Ⅳ级的心力衰竭患者必须禁止使用本品。

⑫ 国外有报道，服用本品及其他 TZD（包括本品及吡格列酮），可发生或加重（糖尿病）黄斑水肿，并伴有视力下降，但发生频率非常罕见。TZD 引起黄斑水肿可能与体液超负荷相关，任何原因的液体超负荷均可能引发弥散性黄斑水肿。因此，用药期间应定期进行眼科检查，包括裂隙灯显微镜检查（结合三面镜、前置镜或 60/90D 透镜）及对周边眼底的评估，必要时做眼底荧光造影。早期发现，及时停药，常可逆转。此外，在治疗中如出现任何视觉异常症状，均应考虑是黄斑水肿可能性，必须立即做眼科检查，以便及时处置。

⑬ 本品与 CYP2C8 抑制药（如吉非罗齐）合用，可能升高本品的血药浓度，两者合用时需要减少本品的剂量。与 CYP2C8 诱导药（如利福平）合用，可能降低本品的血药浓度，合用时应密切监测血糖变化，调整糖尿病的治疗方案。与格列本脲、二甲双胍或阿卡波糖合用时，对这些药物的稳态药代动力学参数和临床疗效无影响。与二甲双胍合用，不增加后者胃肠道反应的发生率，也不增加血浆乳酸浓度。本品主要通过 CYP2C8 代谢（极少部分经 CYP2C9 代谢），对硝苯地平、尼莫地平和口服避孕药（如炔雌醇、炔诺酮）等主要经 CYP3A4 途径代谢的药物，无临床相互作用。本品不影响地高辛、华法林、乙醇（单次饮用中等量时）、雷尼替丁等在体内的代谢和临床疗效。

⑭ 用药前，应告知患者：a. 本品可空腹或进餐时服用。b. 单次服用时，服用时间应相对固定；分 2 次服用时，应早、晚各 1 次。c. 育龄期妇女服用本品期间应采取有效的避孕措施。d. 饮食控制是 T2DM 治疗的首选措施，限制热量、减轻体重和增加运动不仅是 T2DM 的基础治疗方法，也有助于提高胰岛素的敏感性，并可有效地保持本品的疗效。

e. 治疗期间，应定期测定 FPG 和 HbA1c 水平，尤其后者，因为用 HbA1c 评价本品的治疗反应比 FBC 更理想，所以在临床应用时，除非血糖控制变差或出现严重的不良反应，本品的治疗时间应长于 3 个月。f. 治疗期间，如出现发热、外伤、感染或外科手术等应激状况，本品的剂量可能需要调整，应及时咨询医师。g. 本品与胰岛素或磺酰脲类药合用时，有发生低血糖的风险，联合应用时需减少合用药物的剂量。h. 治疗期间，如出现骨折、视觉障碍（如视物异常、视大变小、视直如曲、高瞻昏渺、视力减退等）或视网膜出血、低血糖、泌尿系异常症状（如血尿、尿频、尿急、尿痛等）或心血管系统异常现象，应及时停药就医。i. 本品单片不可掰开服用。

⑮ 本品罕见肝功能异常，在用药前和开始用药的 1 年内应每 2 个月，在用药 1 年后至少每 6 个月检查 1 次肝功能，并注意观察随访肝功能损害的症状和体征。如 ALT 比用药前升高 2.5 倍以上，应立即停药。如出现不明原因的恶心、呕吐、腹痛、乏力、畏食或尿色加深，应立即就诊。

⑯ 本品偶可引起钠潴留致轻至中度水肿，老年人较 65 岁以下者为多见，发生率为 7.5%比 3.5%。本品引起的水肿一般不影响继续治疗，但出现后应适当减少本品剂量。对于伴有心力衰竭的糖尿病患者，水肿可使其心力衰竭加重，甚至可能诱发心肌梗死，此时应停用本品。

⑰ 本品单用或与其他抗糖尿病药合用时，可见 Hb 和 HCT 下降、轻度贫血或轻度 WBC 下降，大多发生于用药后 4～8 周，老年人较多见，可能与治疗后引起血容量增加有关，也可能与剂量相关。一般无须中断治疗，但治疗期间应定期检查血常规，患者一旦出现上述现象，应及时进行剂量调整。

⑱ 单用本品治疗时，很少引起低血糖（＜2%）。与胰岛素或磺酰脲类药合用时，发生低血糖症的风险增加。因此，服用本品期间应定期检查血糖（FPG、PPG）、尿糖及 HbA1c，尤其与以上药物合用更应加强监测。患者出现不安、疲倦、眼花、眩晕、出汗及苍白、心动过速及心悸、饥饿感等低血糖早期症状时，应立即暂停给药，并及时给予糖类纠正，之后再小心调整合用药物的剂量。

⑲ 本品的其他不良反应尚有：可见上呼吸道感染、外伤、高血糖、头痛、背痛、疲倦、鼻窦炎、恶心、呕吐、腹泻、CHF、血压下降、肺水肿和胸腔积液。罕见血管神经性水肿和荨麻疹。用药期间应注意观察，发现异常及时对症处置，必要时停药。

吡格列酮 Pioglitazone

（贝唐宁，卡司平；Actlns，Actos）

【药理分类】 口服降糖药-TZD（亦称胰岛素增敏药）。

【适应证】 用于 T2DM。可单独或与其他抗糖尿病药（磺酰脲类、二甲双胍或胰岛素）合用。

【用法用量】 口服。①单用：起始剂量 15mg 或 30mg，1 次/d，反应不佳时可加量至 45mg，1 次/d。②与磺酰脲类合用：起始剂量 15mg 或 30mg，1 次/d；当开始治疗时，磺酰脲类剂量可维持不变；当患者发生低血糖时，应减少磺酰脲类用量。③与二甲双胍合用：起始剂量 15mg 或 30mg，1 次/d；开始本品治疗时，二甲双胍剂量可维持不变；一般而言，两者合用时，二甲双胍无须降低剂量，也不会引起低血糖。④与胰岛素合用：为 15mg 或 30mg，1 次/d，开始本品治疗时，胰岛素剂量可维持不变；出现低血糖时，可降低胰岛素剂量，最大剂量不应超过 45mg，1 次/d；联合用药勿超过 30mg，1 次/d。

【用药监护】 ① 下列情况禁用：对本品或其他 TZD 过敏、心功能Ⅲ级或Ⅳ级（HYHA）的患者、T1DM、DKA、糖尿病性昏迷或昏迷前、严重肾功能损害、严重感染症、现有或既往有膀胱癌病史的患者、存在不明原因的肉眼血尿的患者、手术前后或严重创伤的患者、有活动性肝病的临床表现或 AST 及 ALT 升高＞ULN 2.5 倍时（本品主要在肝脏代谢，有可能引起蓄积）、儿童和未满 18 岁的青少年、妊娠或可能妊娠的妇女。

② 下列情况慎用：a. 心脏病，如心肌梗死、心绞痛、心肌病和高血压性心脏病等，可能引起心力衰竭。b. 肝或肾功能障碍及水肿患者。c. 腺垂体或肾上腺皮质功能减退。d. 营养不良状态、饥饿状态、不规律的饮食摄取、饮食摄取量不足或衰弱状态。e. 过量的饮酒及激烈的肌肉运动。f. 老年人及正在使用其他抗糖尿病药的患者。

③ 哺乳期妇女避免应用，必须应用时需

停止哺乳。

④ 老年人通常生理功能减退，应小心给药，开始用药的剂量宜小（每次 15mg，1 次/d），并严密观察用药反应。

⑤ 临床研究显示，服用本品的女性患者骨折的发生率增加。在平均为期 34.5 个月的随访过程中，女性患者骨折发生率为 5.1%（44/870），多发生在治疗开始 1 年后，并在整个研究过程中持续存在。女性患者发生的骨折为非椎骨骨折，包括下肢和远端上肢。男性患者使用本品治疗的骨折发生率为 1.7%（30/1735）。因此，对于使用本品治疗的患者，尤其女性患者，应考虑骨折的风险，并提醒患者或其家人注意维持其骨骼健康，尤其应注意防止摔伤、碰撞和跌倒。

⑥ 流行病学研究显示，本品可能增加膀胱癌的发生风险，使用期为 1 年或更长时间者的膀胱癌风险进一步升高。因此，应用本品时须注意：a. 现有或既往有膀胱癌病史者、存在不明原因的肉眼血尿者应禁用本品。b. 在接受本品治疗开始之前，应向患者或其家人充分解释膀胱癌风险。c. 应用本品时，应尽量使用低剂量。d. 对长期或高剂量应用本品治疗者，应定期做相关检查。e. 应用本品过程中，如出现血尿、尿频、尿急、排尿疼痛等症状，应立即做进一步检查。

⑦ 本品与磺酰脲类药或胰岛素合用，可能发生轻至中度低血糖。与葡萄甘露聚糖合用时，降血糖作用增强。体外试验表明，酮康唑可显著抑制本品的代谢，两者合用时应增加血糖监测的频率，加强血糖控制。与含乙炔雌二醇、炔诺酮的口服避孕药合用时，可使后者的血药浓度降低约 30%，这可能导致口服避孕药失效。与胡芦巴、人参合用时，可能导致低血糖。与苦瓜、车前草、胍胶（Guar Gum）、贯叶连翘（圣约翰草）等合用时，发生低血糖的风险增加。与薄荷、黄芩、缬草（Valerian）、金不换（主要成分为左旋延胡索乙素）等合用时，可导致血清氨基转移酶水平升高。本品需经 CYP3A4 代谢，与能抑制此酶的药物（如伊曲康唑、胺碘酮、硝苯地平、尼莫地平等）合用时须谨慎，必须合用时应密切监测血糖，必要时调整剂量。本品对格列吡嗪、地高辛或洋地黄毒苷、华法林和二甲双胍的药代动力学参数没有影响，可以合用。

⑧ 用药前，应告知患者：a. 本品每日服用 1 次，服药与进餐无关；如漏服，次日不应加倍服药。b. 治疗期间，如出现下列症状应及时停药就医：无法解释的恶心、呕吐、腹痛、疲倦、食欲缺乏、尿色加深，或出现黄疸等现象；水肿、体重突然增加；呼吸急促、心悸或脉搏增快、心区或胸部不适、面色苍白、大汗、四肢湿冷（本品可能增加血浆容量，从而诱发心力衰竭或加重）。c. 其他参阅罗格列酮【用药监护】⑭的 a～h。

⑨ 尽管本品的临床研究表明，只有 0.43%（11/2561）的患者出现 ALT≥ULN 3 倍，因肝功能异常退出临床试验的患者也不足 0.12%，而且所有患者的 ALT 升高都是可逆的。但是，本品与曲格列酮在结构上相似，而后者有体质特异性肝毒性，并曾有罕见病例出现肝衰竭、肝移植和死亡。因此，在开始本品治疗前，所有患者均应检测 ALT 水平。在治疗的第 1 年，应每 2 个月检查 1 次肝功能，之后定期检测（每 3 个月左右 1 次）。对原有轻度肝功能异常者，检查次数应增加。当患者出现提示肝功能异常的症状（如恶心、呕吐、腹痛、疲倦、食欲缺乏、尿色加深等）时，应及时复查肝功能。对肝酶轻度升高（ALT 水平在 ULN 1～2.5 倍内）的患者，在开始治疗和继续治疗时均须谨慎；继续治疗时应加强临床随访（包括更频繁的肝酶监测）和临床评估，以决定是否继续本品治疗或调整本品剂量。如血清氨基转移酶水平再次升高（ALT＞ULN 2.5 倍），应增加肝功能检查的频率，直至肝酶水平恢复正常或恢复到治疗前水平。如 ALT 水平＞ULN 3 倍，应尽快重复检验。重复检验后，如 ALT 水平仍然≥ULN 3 倍或患者出现黄疸，应立即中止本品治疗。服用曲格列酮时出现黄疸的患者不应使用本品。使用曲格列酮时肝酶正常的患者换用本品时，在开始本品治疗前，至少应有 1 周的清洗期。

⑩ 本品单药治疗时可发生轻至中度水肿（以下肢水肿为常见），发生率为 4.8%。当与胰岛素合用时，水肿的发生率可达 15.3%。资料表明，水肿的发生率在女性中为 11.2%（69/615 例），在男性中为 3.9%（24/610 例），在合并糖尿病性视网膜病变的患者中为 9.1%（34/373 例），在合并糖尿病性神经病变的患者中为 10.2%（31/304 例），在合并糖尿病性肾病的患者中为 10.0%（25/251 例）。资料还显示，本品的剂量增加，水肿的发生率增高。因此，在本品治疗期间（特别是与胰岛素合用时）应注意观察患者，尤其对女性和合

并糖尿病并发症的患者更应特别注意。患者一旦出现水肿现象，应适当减少本品剂量。对于伴有心力衰竭的患者，水肿可致心脏前负荷增加而使心力衰竭加重，甚至可能诱发心肌梗死，一旦发现水肿，必须立即中止本品治疗，必要时给予袢利尿药（呋塞米）等适当措施。

⑪ 本品单用时极少发生低血糖。与磺酰脲类药或胰岛素合用时，可出现轻至中度低血糖；其中与磺酰脲类药合用时，低血糖的发生率为 2%；与胰岛素合用时，本品剂量为 15mg 和 30mg 时，低血糖的发生率分别为 8% 和 15%。其他参阅罗格列酮【用药监护】⑱。

⑫ 本品可能会使 Hb 和 HCT 下降，其中 Hb 均值降低 2%～4%，并出现贫血。一般而言，此类变化出现在治疗最初的 4～12 周时，之后相对平稳。这些变化可能与本品引起血容量增加有关。因此，治疗期间应定期检查血常规，患者一旦出现贫血现象，应及时进行剂量调整。

⑬ 据报道，本品偶可引起肌痛，发生率为 5.4%，实验室检查可见 CPK 水平散发性、短暂性升高。有 7 位患者出现过 1 次单独的 CPK 水平明显升高（超过 ULN 10 倍，数值为 2150～8610），7 位患者中有 5 位继续接受本品治疗，另 2 位是在试验结束后出现 CPK 升高的。这些升高均得以恢复，且无明显临床后遗症。因此，接受本品治疗期间应定期检测 CPK 水平，治疗结束后应进行 CPK 复查。患者如出现肌痛症状和（或）CPK 明显升高，应调整用药剂量。

⑭ 本品的其他不良反应尚有：可见头痛（单用本品时发生率为 9.1%）、头晕、感觉异常、呼吸道感染、鼻窦炎和咽炎。偶见恶心、腹部不适、牙病等。罕见视网膜病变、皮疹和血管神经性水肿。这些不良反应大多属轻度，一般不需要停药，对少数反应较重者可给予对症治疗。本品可能引起 ECG 异常和心胸比增大，应定期监测，发现异常时应暂时停药或减少剂量。

⑮ 本品服用过量时，应根据患者临床症状、体征进行适当的支持治疗。

⑯ 其他参阅罗格列酮【用药监护】⑥～⑫及那格列奈【用药监护】⑨。

阿格列汀 Alogliptin

（尼欣那；Alogliptina，Nesina）

【药理分类】 口服降糖药-二肽基肽酶-4（DPP-4）抑制药。

【适应证】 作为单药治疗，或与二甲双胍联合使用，在控制饮食和运动的基础上，用于 T2DM 患者的血糖控制。

【用法用量】 推荐剂量 25mg，1 次/d，可与食物同时或分开服用。

【用药监护】 ① 下列情况禁用：对本品有严重过敏反应史者，包括发生过敏反应、血管神经性水肿或严重皮肤不良反应者。

② 本品对 T1DM 和 DKA 的安全性及有效性尚未确定，故不用于 T1DM 或 DKA 患者。

③ 本品尚未在孕妇中进行充分或严格的对照研究。除明确必须用药外，孕妇不应使用本品。

④ 儿童应用本品的安全性尚未确定。

⑤ 研究显示，在 65 岁或以上患者和较年轻患者间，未观察到总体安全性及有效性存在差异。临床经验也未能确定老年患者和较年轻患者的反应存在差异，但不能排除部分老年患者的敏感性可能更高，用药时须注意监测。

⑥ 肾功能损害者应用本品时应根据肾功能调整剂量，故推荐在开始治疗前评估肾功能，并定期复查。轻度肾功能损害者（$CL_{Cr} \geq$ 60ml/min）不需要调整剂量；中度肾功能损害者（$CL_{Cr} \geq 30$ 至 $<$ 60ml/min）12.25mg，1 次/d；重度肾功能损害者（$CL_{Cr} \geq 15$ 至 $<$ 30ml/min）或终末期肾衰患者（<15ml/min 或需要血液透析）6.25mg，1 次/d。使用本品时可不考虑透析时间。尚未在接受腹膜透析的患者中进行本品的用药研究。

⑦ 研究结果显示，T2DM 患者用本品治疗可明显减少 HbA1c 和 FPG，对体重无不良影响，发生低血糖事件也明显减少；与二甲双胍联合应用时能使更多的患者血糖达标，并不会增加低血糖风险。同时显示，本品不会增加 T2DM 患者的心血管疾病风险。

⑧ 本品与二甲双胍联合用药，具有机制互补和协同增效作用，已有两药组成的复方片 Inisync（阿格列汀 25mg -二甲双胍 500mg，1 次/d）上市。本品与其他已知可能引起低血糖的胰岛素和促胰岛素分泌药（如磺酰脲类）合并应用，可引起低血糖。因此，当本品与这些药物联合应用时，可能需要降低这些药物的剂量，以减少低血糖发生的风险。

⑨ 已有服用本品治疗的患者发生急性

胰腺炎的报道，发生率（0.2%）。在开始使用本品后，应对患者是否出现胰腺炎体征和症状（参阅哌拉西林-三唑巴坦【用药监护】⑤）进行仔细观察。如果怀疑发生急性胰腺炎，立即停用本品并采取适当的治疗措施。尚不清楚具有胰腺炎病史的患者在使用本品时发生胰腺炎的风险是否升高，用药时须注意观察。

⑩ 已有报道，服用本品的患者发生包括过敏反应（瘙痒、皮疹、荨麻疹等）、血管神经性水肿和严重皮肤不良反应（包括 SJS）的严重过敏反应。治疗中应注意观察，如果怀疑发生严重过敏反应，须立即停用本品，及时对症处置。在评估并排除其他原因后，应改换其他方法治疗糖尿病。使用其他 DPP-4 抑制药曾出现血管神经性水肿的患者应慎用本品，必须使用时应严密观察并准备应对治疗措施，以防不虞。

⑪ 服用本品可能引起肝功能异常，极少数患者出现 ALT 升高超过 ULN 3 倍，并有服用本品发生致死和非致死性肝衰竭的报道。因此，在开始本品治疗前应检测肝功能，并对检验结果进行评估。对肝功能结果异常的患者应慎用本品。治疗中，如果发生可能提示肝损害的症状或体征（包括疲劳、食欲减退、右上腹不适、尿色加深或黄疸等），应做肝功能检查。如果出现具有临床意义的肝酶升高，或肝功能异常结果持续或恶化，在寻找并排除其他原因后，应停用本品，以后不可再次使用。

⑫ 国外研究表明，在健康受试者和 T2DM 患者，分别单次服用本品 800mg 和 400mg，1 次/d，连续 14d（分别相当于推荐剂量 25mg 的 32 倍和 16 倍），未观察到严重的不良事件。如果发生过量事件，应根据患者的临床状况采取必要的临床监测和支持治疗，必要时可采用常规方法移除胃肠道中尚未吸收的药物。血液透析只能清除很少量的本品，无使用价值。尚不清楚本品可否被腹膜透析清除。

高血糖素 Glucagon

（升血糖素，胰高血糖素；Glucagen，Glukagon）

【药理分类】 血糖调节药-胰岛素拮抗药。

【适应证】 ①高血糖素刺激 c-肽试验，用于评估糖尿病患者胰岛 β 细胞的功能；②用于处理糖尿病患者发生的低血糖反应；③进行胃肠道检查时用于暂时抑制胃肠道蠕动。

【用法用量】 ①β 细胞分泌能力的评估：患者空腹时静脉注射 1mg，注射前和注射后 6min 测定血浆 c-肽水平。如 FPG 浓度＜7mmol/L，则试验结果难以评估。②糖尿病患者的低血糖治疗：a. 院外亲属救助注射：当发生重度低血糖反应且无法口服糖时，可由亲属进行救助注射。方法：立即皮下或大腿外上侧肌内注射，全量为 1ml（成人或＞25kg 儿童），半量为 0.5ml（＜25kg 或 6～8 岁儿童）。药物起效后，尽快给予口服糖类，以防低血糖复发。b. 院内医护人员注射：皮下、肌内或静脉注射 1mg（成人或＞25kg 儿童）或 0.5mg（＜25kg 或 6～8 岁儿童）。如患者在用药 10min 内无效，应静脉注射葡萄糖。如有效，应给予口服糖类，以恢复肝糖原的储备和预防低血糖的复发。③胃肠道检查：依据诊断技术和给药途径的不同，剂量范围为 0.2～2.0mg。

【用药监护】 ① 下列情况禁用：对本品或本品针剂其他成分过敏者、有肾上腺肿瘤（如嗜铬细胞瘤）者。

② 有释放高血糖素和胰岛素的肿瘤的患者慎用。

③ 因为本品不会通过人体的胎盘屏障，所以本品可以治疗妊娠期间出现的严重低血糖反应。

④ 哺乳期间用本品治疗严重低血糖不会危害婴儿。

⑤ 本品 $t_{1/2}$ 为 3～6min。静脉注射后 1min 起效，作用持续时间约为 5～20min 不等，视靶器官及剂量的不同而定。肌内注射后 5～15min 起效，作用持续时间为 10～40min 不等，视靶器官及剂量的不同而定。

⑥ 当肝糖原存在时，本品可以治疗低血糖。如为空腹、肾上腺素水平低下、慢性低血糖或饮酒过多而致的低血糖，则本品作用可很小，甚或无效。本品对磺酰脲类（如氯磺丙脲）引起的低血糖症无效。因为本品会减少糖原的储备量，因此在治疗起作用后或诊断结束后应尽快口服糖类，以预防低血糖的发生。

⑦ 由于本品与胰岛素作用相反，糖尿病患者或有心脏病的老年人，在内镜和造影检查中使用本品时应格外小心。

⑧ 当患者有嗜铬细胞瘤存在时，本品可

使嗜铬细胞瘤释放大量的儿茶酚胺，从而引起急性高血压反应。因此，嗜铬细胞瘤患者发生低血糖反应时禁止使用本品治疗。

⑨ 对危急病例，虽怀疑低血糖但尚未确定时，不宜用本品代替葡萄糖静脉注射。

⑩ 由于本品有刺激胰岛分泌胰岛素的作用，有时可能会加重低血糖，用药期间应密切观察。

⑪ 本品应保存于25℃以下，避免冷冻，注意避光。本品用于注射的药液浓度不得高于1mg/ml。药液配制后应立即使用，勿久贮。

⑫ 本品与普萘洛尔合用，本品的升血糖作用降低。与乙醇合用，可抑制本品引起的胰岛素分泌。本品可增强华法林的抗凝作用，两者合用时应适当减少后者用量。本品可抑制肝脏利用维生素K合成凝血因子，从而加强后者的抗凝作用。

⑬ 本品能增加肠中水及盐分的消失，可能引起水泻，尤其在胃泌素与血管活性肠肽（VIP）同时过量分泌的情况下反应更著。因此，治疗期间如出现水泻现象，应及时对症治疗，必要时补充水电解质，防止出现水泻-低血钾-无胃酸综合征（WDHA综合征）。

⑭ 本品罕见严重的不良反应。偶见恶心、呕吐，一般在注射本品2～3h后发生。剂量超过1mg或注射过快（<1min）时可能会出现心跳加速。少数患者可能会发生变态反应，表现为皮疹或皮肤损害（如多形性红斑），用药期间应注意观察，一旦出现，应及时停用，必要时给予对症治疗。本品长期应用，可引起低血钾，应定期监测血钾，防止出现低钾血症。本品久用停药可能发生低血糖，因此长期应用者停药必须缓慢逐渐减量，避免出现低血糖反应。

⑮ 为确保患者在发生低血糖时能够得到及时和正确的医疗救助，建议对患者、亲属进行低血糖急救知识宣教。当患者发生低血糖反应且无法口服糖类时，尤其出现低血糖昏迷时，亲属能够使用储备的药物进行紧急救治。

⑯ 本品过量，轻者可引起恶心、呕吐及腹泻，一般无须特殊治疗。重者可致极度虚弱、食欲丧失、心律不齐、肌肉痉挛或疼痛等，可给予对症和支持治疗，必要时补钾，以纠正低钾血症，同时密切监测电解质、血糖及血压等，严重呕吐时需补充液体，防止出现水电解质失衡。

依帕司他　Epalrestat

（唐林，依帕他特；Kinedak）

【药理分类】 可逆性醛糖还原酶（AR）抑制药。

【适应证】 用于糖尿病神经病变。

【用法用量】 口服。每次50mg，3次/d，餐前服用。

【用药监护】 ① 对本品过敏者禁用。

② 下列情况慎用：过敏体质者、糖尿病肾病患者、肾脏损害及肝病患者。

③ 孕妇应用本品的安全性尚未确定，应用时需权衡利弊。

④ 哺乳期妇女避免应用。

⑤ 儿童应用本品的安全性尚未确定。

⑥ 老年人如有因生理功能的改变，应用本品时需考虑适当减量。

⑦ 本品对不可逆的糖尿病性末梢神经障碍者疗效尚未确定。

⑧ 尚未观察到本品对T1DM或T2DM患者的血糖控制产生显著影响，不应作为降糖药使用。

⑨ 本品对较轻的神经病变及HbAIc水平为7.5%或更高的糖尿病神经病变患者及较轻的视网膜病变患者疗效更好。与增生性病相比，本品对非增生性病变更有效。

⑩ 连续应用本品治疗12周未见效者，应改用其他治疗方法。

⑪ 用药期间，应对患者进行如下检查：a. 对神经病变患者，应定期（如每2个月1次）进行神经学评估，包括运动和感觉神经传导速率、振动觉阈值、自主神经功能（即深呼吸时心率的变化、ECG上连续的RR间期变异系数的测定）。b. 对糖尿病视网膜病变患者，应定期（如每1～2个月1次）进行眼科检查，包括视网膜电图、眼底镜检查、荧光血管造影、视觉灵敏度检查。c. 对长期用药者，应定期进行肝肾功能检查。

⑫ 用药前，应告知患者：a. 本品服用后尿液可呈褐红色或黄褐色，属正常现象，不必疑虑，但这种现象会影响脸红素及酮体尿定性试验。b. 本品极少见头晕、眩晕、嗜睡、麻木感等反应，用药期间应尽量避免驾驶及危险性较大的机器操作或高空作业。

⑬ 本品偶见过敏反应，表现为红斑、水泡、皮疹、瘙痒。用药期间应注意观察，一旦出现过

敏反应，必须立即停药，并进行对症处置。

⑭ 本品的其他不良反应尚有：偶见 BIL、AST、ALT、GGT 及 SCr 升高，以及腹泻、恶心、呕吐、腹痛、食欲减退、腹部胀满感、胃部不适。极少见眩晕、头晕、颈痛、上肢或下肢疼痛、感觉异常、自主神经症状（如便秘或腹泻、吞咽困难、直立性低血压等）。用药期间应注意观察，发现异常及时处置。

阿柏西普 Aflibercept

（艾力雅；Eylea）

【药理分类】 VEGF 抑制药。

【适应证】 用于治疗视网膜病变引起的视力损害：包括成人糖尿病性黄斑水肿（DME）、新生血管性年龄相关性黄斑变性（湿性 AMD）、视网膜静脉阻塞（RVO，包括 BRVO 和 CRVO），以及病理性近视性脉络膜新生血管（myopic CNV）引发的视力损害。

【用法用量】 眼内注射（玻璃体内注射）。每次 2mg（0.05ml 或 50μl），初始 5 个月连续每 4 周（每月）注射 1 次，然后每 8 周（2 个月）检查并注射 1 次。患者治疗 12 个月后，可根据视力、解剖学结果延长治疗间隔。

【用药监护】 ① 下列情况禁用：已知对本品及其任何赋形剂过敏的患者、眼内或眼周感染患者、活动性眼内炎症患者。

② 本品的致突变性或致癌性潜能尚未进行研究。本品在妊娠兔中已观察到胚胎胎儿毒性。在孕妇中尚无适当和对照的良好研究。因此，孕妇只有潜在获益超过对胎儿潜在风险时才可使用本品。

③ 尚不清楚本品是否经人乳汁中分泌，不能排除对哺乳儿童的风险，故不建议在哺乳期间应用本品。必须根据患者情况决定是否中止哺乳或停止本品治疗。

④ 儿童应用本品的安全性及有效性尚未确定。

⑤ 尚未研究双眼同时应用本品治疗的安全性及有效性。

⑥ 任何接受本品治疗者（包括湿性 AMD、RVO 及 DME 患者）均不需要根据性别、年龄及肾功能调整剂量。

⑦ 本品不得与其他 VEGF 抑制药同时应用（全身或局部使用）。

⑧ 与所有治疗用蛋白质药物一样，本品有潜在的免疫原性。

⑨ 本品治疗前应根据患者的视力、黄斑水肿的状态、持续时间等进行个性化的评估，然后制定出个性化的治疗方案。

⑩ 本品玻璃体内注射后存在潜在的动脉血栓栓塞事件（ATE）的风险。ATE 被定义为非致命性脑卒中，非致命性心肌梗死，或血管死亡（包括未知原因的死亡）。研究结果表明，本品引起 ATE 的发生率为 1.8%（32/1824）。因此，对这些患者应用本品时，必须谨慎地评估治疗益处是否超过潜在的风险，尤其对既往有脑卒中或心肌梗死病史及 TIA 史的患者应更加谨慎。

⑪ 玻璃体内注射本品后 60min 内会引起眼压增加。也曾报道，用 VEGF 抑制药重复玻璃体内给药后眼内压持续增加。因此，注射本品后应注意监测眼压，尤其对伴有青光眼的患者。

⑫ 接受本品治疗湿性 AMD 之后，可能存在视网膜色素上皮撕裂的风险，其风险因素包括大面积的和（或）高度隆起的视网膜色素上皮脱离。在具有这些视网膜色素上皮撕裂风险因素的患者中开始本品治疗时须谨慎。

⑬ 用药前，应告知患者：a. 本品注射后，患者可能引起短暂的视觉障碍和（或）其他不良反应，这可能影响驾驶或机器操作的能力。因此，出现这些症状的患者在症状消退前不能驾驶和操作危险性较大的机器。b. 本品注射后数日内，患者处于发生眼内炎或视网膜脱落等不良反应风险期。因此，如出现任何提示有眼内炎的症状或其他任何眼科不良反应，如眼睛变红、对光敏感、异物感、疼痛或视力变化等，应不延迟地报告医师，以便及时处置。

⑭ 本品注射前应仔细目视观测药液。如有可见颗粒、云雾状，或变色现象，不可使用。注射后，对任何未用的药物及器具应予丢弃，不可保存再用。

⑮ 鉴于本品玻璃体内注射时曾发生与注射步骤相关的包括眼内炎、医源性创伤性白内障和眼内压增高等严重的不良反应（＜0.1%）。因此，本品玻璃体内注射时应严格按使用说明书规定的步骤和方法进行操作，尤其要注意以下几点：a. 在控制无菌条件下进行玻璃体内注射步骤，包括操作者的手消毒和使用无菌手套，无菌披戴和无菌眼睑窥器（或等同物）。b. 注射前应进行适当麻醉，并在注射前局部应用广谱杀菌剂。c. 注射后立即监测患者的眼内压是否升高，包括核查视神经盘灌

注核查和眼内压。如果需要，应采用无菌穿刺术。d. 玻璃体内注射后，应指导患者及时报告任何眼内炎或视网膜脱落的提示性症状，如眼疼痛、眼发红、畏光、视物模糊或视力降低等。e. 每个小瓶仅用于单眼治疗，并仅供单次注射。如果对侧眼需要治疗，应使用一只新小瓶和消毒野，以及新的无菌注射器、手套、消毒单、眼睑窥器、过滤针和注射针。但是，另一只眼的开始治疗时间至少应间隔7d，因为双眼同时接受治疗可能会使本品的全身暴露量升高，从而导致全身不良事件的风险升高，并可能会影响双眼的视力监测。f. 不可对相同眼在同一治疗期内进行重复给药。g. 注射后1周内应监测患者的治疗反应，以便早期发现感染并及时给予治疗。

⑯ 治疗中，如出现视网膜色素上皮脱落或3、4级黄斑裂孔，应中断本品治疗。如出现下述情况，则应暂停给药，且不得在下次计划给药时间之前恢复给药：a. 与上次的视力检查相比，最佳矫正视力（BCVA）的下降≥30字母；b. 眼内压≥30mmHg；c. 视网膜色素上皮撕裂；d. 涉及中心凹中央的视网膜下出血，或出血面积占病灶面积的50%或更多；e. 在给药前后的28d已接受或计划接受眼内手术。

⑰ 在本品治疗的湿性AMD研究中，最常见的不良反应（≥1%）为：结膜出血（25%）、眼痛（9%）、医源性创伤性白内障（7%）、玻璃体脱落（6%）、玻璃体飞蚊症（6%）和眼内压增加（5%）、结膜充血（4%）、角膜糜烂（4%）、视网膜色素上皮脱落（3%）、注射部位疼痛（3%）、眼内异物感（3%）、流泪增加（3%）、视物模糊（2%）、视网膜色素上皮撕裂（2%）、注射部位出血（1%）、眼睑水肿（1%）、角膜水肿（1%）。因此，治疗中应严格按药物说明书规定的步骤和方法小心操作，并严密观察患者的治疗反应，发现异常及时处置。

第四节　甲状腺激素及抗甲状腺药

左甲状腺素　Levothyroxine

（优甲乐，左旋甲状腺素；Eltroxin，LT_4）

【药理分类】 甲状腺激素。

【适应证】 ①用于各种病因引起的甲状腺功能减退症；②非毒性的甲状腺肿（甲状腺功能正常）；③甲状腺肿切除术后预防复发；④甲状腺癌手术后的抑制治疗；⑤抗甲状腺药物治疗甲状腺功能亢进症的辅助治疗；⑥甲状腺抑制试验。

【用法用量】 ①口服。可于早餐前0.5h，空腹时一次性给予一日剂量。补充或完全替代剂量为50～150μg/d，一般起始剂量为25～50μg/d，最大剂量不超过100μg/d，每隔2～4周增加25～50μg/d，直至维持正常代谢为止。一般维持剂量约75～125μg/d。老年人、冠心病和重度或长期甲状腺功能减退患者，起始剂量以12.5～25μg/d为宜，以后每4～8周递增25μg，一般75～100μg/d即可。甲状腺癌术后需要大剂量替代，约2.2μg/(kg·d)。甲状腺全切术后，150～300μg/d。②抗甲状腺功能亢进的辅助治疗，50～100μg/d，给药时间与ATD一致。③静脉注射。适用于黏液性水肿昏迷，首次剂量宜较大，200～400μg/d，以后50～100μg/d，直至患者清醒改为口服给药。

【用药监护】 ① 下列情况禁用：a. 对本品及其辅料过敏。b. 非甲状腺功能减退性心力衰竭。c. 快速性心律失常。d. 未经治疗的肾上腺功能不足、垂体功能不足和甲状腺毒症。e. 应用本品治疗不得从AMI期、急性心肌炎和急性全心炎时开始。f. 妊娠期间本品不宜将本品与ATD联合用于治疗甲状腺功能亢进症。

② 下列情况慎用：a. 伴有心血管疾病，包括心绞痛、动脉硬化、冠心病、高血压、心肌梗死等患者（必须采取积极有效措施，避免由本品引起的即便是轻度的甲状腺功能亢进症状）。b. 病程长、病情重的甲状腺功能减退或黏液性水肿患者（开始用小剂量，以后缓慢增至生理替代剂量）。

③ 患有遗传性的半乳糖不耐受症、Lapp乳糖酶缺乏症或葡萄糖-半乳糖吸收障碍的患者，不得服用本品。

④ 老年人对甲状腺激素较敏感，在剂量上必须十分慎重，超过60岁患者甲状腺HRT的需要量比年轻人约低25%，而且应从小剂量开始，剂量增加的间隔时间也应适当延长，并定期监测血中甲状腺激素水平。

⑤ 孕妇及哺乳期妇女应用本品时须注意：a. 在妊娠期及哺乳期应继续使用甲状腺激素

治疗。b. 妊娠期间本品的剂量可能需要增加，一般需要增加 30%～50%。c. 因甲状腺激素只有极少数可透过胎盘，由乳汁排泄亦甚微，故孕妇和哺乳期妇女适量应用本品对胎儿和婴儿并无不良影响。d. 与本品不同，有效剂量的 ATD 能通过胎盘，因此合用本品治疗需要更高剂量的 ATD，这样可能会导致胎儿甲状腺功能减退。因此，对于患有甲状腺功能亢进症的妊娠和哺乳期妇女，必须单独使用抗甲状腺药物进行治疗。e. 在甲状腺替代治疗期间，必须严密监测甲状腺功能，避免造成甲状腺功能过低或过高而对胎儿或婴儿造成不良影响。f. 准备妊娠或已经妊娠的妇女应定期检查甲状腺功能，并据此调整剂量，以使甲状腺功能持续达标。妊娠后应每月检查 1 次甲状腺功能。g. 孕妇禁止使用放射性物质，因此妊娠期间应避免做甲状腺抑制试验。

⑥ 本品除用于 ATD 治疗甲状腺功能亢进的辅助治疗外，不得单独用于甲状腺功能亢进。

⑦ 本品可从胃肠道吸收，但吸收不完全，吸收率不规则，特别是在与食物同服时，因此最好在空腹时服用。

⑧ 甲状腺功能正常时，本品在血中 $t_{1/2}$ 为 6～7d，甲状腺功能减退时延长至 9～10d，甲状腺功能亢进时 3～4d。由于 $t_{1/2}$ 长，口服后 1～2 周才能达到最高疗效，停药后作用可持续 1～3 周。在临床应用时应加注意。

⑨ 本品用量应高度个体化，正确掌握剂量，每日按时用药。治疗期间，应密切观察患者有否心率加快、心律失常、血压改变，并定期监测血中甲状腺激素水平，同时根据临床反应及实验室检查［包括 T_3、T_4 或游离 T_3（FT_3）、游离 T_4（FT_4）、超敏 TSH（老年人应每 3 个月检查 1 次）］结果调整剂量，使上述检查值维持在正常范围。

⑩ 成人一般应从低剂量开始，每 2～4 周逐渐加量，每次增加 25μg/d（最大 50μg/d），直至达到足量，切忌加量过大过快。值得注意的是，如给予患者的最终维持剂量低于最佳剂量，则不能完全纠正其 TSH 水平。对于体重较轻的患者及有大结节性甲状腺肿的患者，给予低剂量即可奏效。

⑪ 对于怀疑有自主性高功能性甲状腺腺瘤的患者，开始治疗前应进行 TRH 检查或得到其抑制闪烁扫描图。

⑫ 对于继发的甲状腺功能减退症，在用本品进行替代治疗之前必须确定其原因，必要时进行糖皮质激素的补充治疗。

⑬ 对于黏液性水肿昏迷患者，补充本品时应静脉给予氢化可的松，并进行心电监护，防止发生肾上腺危象和室性心律失常。

⑭ 对于良性的甲状腺肿，本品的治疗必须坚持 6 个月～2 年。为了避免甲状腺肿的复发，推荐在甲状腺肿缩小后使用低剂量的碘（100～200μg）进行预防。经上述治疗后如仍不能缓解，应考虑手术和放射性碘治疗。

⑮ 伴有心血管疾病的甲状腺功能减退患者，对补充的甲状腺激素耐受性较差，剂量增加过快或剂量过大，可致代谢亢进，增加心肌耗氧量，并可能引起心律失常、心肌缺血或心绞痛，甚或心肌梗死。因此，对老年人，只要使 T_4 恢复正常即可，不必使 TSH 降至正常，而且应防止剂量增加过快或用药过量，以免引起上述不良反应。

⑯ 伴有腺垂体功能减退或肾上腺皮质功能减退的患者，如需补充本品，应在使用本品前数日先行应用肾上腺皮质激素，待肾上腺皮质功能恢复正常后再用本品，防止用药后代谢增强而诱发急性肾上腺皮质功能减退。

⑰ 由于甲状腺功能减退可使甲状腺激素分泌异常，使骨代谢障碍、骨量减少，导致骨转化减慢，从而引起骨质疏松。因此，对于患有甲状腺功能减退症和骨质疏松症风险增加的绝经后妇女，接受本品治疗期间应密切监测其甲状腺功能，避免血清 LT_4 超出生理水平而增加骨质疏松症的风险。

⑱ 本品能增加基础代谢率，升高 LDH 水平，提高蛋白结合碘的能力，并可降低 BUA、CHO、TSH 及 ^{131}I 水平，用药期间应注意监测。

⑲ 某些特殊患者应用本品时须注意：a. 老年人和有心脏病者应加强 ECG 及血压监护，患者如出现胸闷、心律失常、血压和 ECG 异常及心血管疾病加重，应立即停药，以免出现心绞痛、心力衰竭和 AMI。b. 糖尿病患者应用时，应注意增加胰岛素或其他口服降糖药的用量。当减少本品用量时，应同时减少胰岛素用量，以免发生低血糖反应。同时，注意监测血糖和尿糖情况，并根据检测结果及时调整抗糖尿病药的用量，尤其在本品治疗的初级阶段及改变剂量时。c. 用于青少年患者时，应注意测量身高，以监测本品对其生长的影响，生长太快可使骨骺闭合过早。

⑳ 本品与口服抗凝药合用，后者的抗凝作用增强，可能引起出血；两者联合应用时，必须在开始本品治疗的1～4周内减少口服抗凝药的剂量，并定期监测凝血指标，密切观察有无出血倾向，必要时调整口服抗凝药剂量。与TCA（如丙米嗪、氯米帕明、洛非帕明等）合用，两者的作用和不良反应均增强，合用时应调整两者的剂量。与强心苷合用，必须相应调整强心苷用量。丙硫氧嘧啶、糖皮质激素、β受体阻断药（如普萘洛尔）、胺碘酮和含碘造影剂等药物能抑制外周组织 T_4 向 T_3 的转化，与本品合用时应予注意。与氯胺酮合用，可引起血压升高和心动过速。与升压药合用时，易诱发心律失常。本品可增强拟交感神经药的作用。本品可能降低抗糖尿病药（包括口服降糖药和胰岛素）的降血糖效应，两者合用时，尤其在本品治疗的初始阶段及改变剂量（包括停药）时，应注意监测血糖，并适当调整抗糖尿病药的剂量。考来烯胺或考来替泊等胆汁酸多价螯合剂及含钙、镁、铝、铁离子的药物（如抗酸药、硫糖铝、硫酸亚铁等）可减少本品的吸收，从而降低本品的疗效；因此，本品与胆汁酸多价螯合剂合用时，两者应间隔4～5h服用；与含钙、镁、铝、铁离子的药物合用时，本品应先于这些药物至少2h服用。服用含雌二醇口服避孕药的妇女或采用激素替代疗法的绝经妇女，对甲状腺素的需求量可能会增加［因血液中甲状腺素结合球蛋白（TBG）水平增加］；因此，处于上述情况的妇女，使用甲状腺激素时应适当增加剂量，以保证游离甲状腺激素的供给。抗惊厥药（如卡马西平和苯妥英钠等）可加快本品的代谢，并可将 T_4 从血浆蛋白中置换出来。本品也可增加苯妥英钠的血药水平。快速静脉注射苯妥英可能导致 FT_4 和 T_3 血浆浓度增加，个别情况可导致心律不齐。胺碘酮的含碘量很高，可引起甲状腺功能亢进或甲状腺功能减退，因此对可能有未知自律性的结节性甲状腺肿者必须特别注意。水杨酸盐类、双香豆素、大剂量呋塞米（250mg）、氯贝丁酯等药物可取代本品与血浆蛋白的结合，从而导致 FT_4 水平升高。舍曲林、氯喹/氯胍等药物可降低本品的作用，升高血清TSH的水平。巴比妥类药为CYP450诱导药，可增加本品的 CL_h，使其疗效下降。含有大豆的食品可能降低本品在肠道中的吸收量，因此可能需要调整本品的剂量，尤其在开始或停止摄入大豆食品补充营养时。

㉑ 用药前，应告知患者：a. 本品应于早餐前30min，空腹将一日剂量一次性以半杯白水送服，忌用茶水、咖啡和牛奶送服。b. 婴幼儿服用本品时，至少应在每日首餐前30min服用。服药前，应先将本品片剂研碎，用少量水制成混悬液，再以适量水送服。c. 每次服药前应自测脉搏，当脉搏＞100次/min，或有突然增快及其他异常改变时，应停药咨询医师。d. 用药期间不要食用碘盐或接触碘剂，尽量不在局部涂搽碘酊、碘甘油，也不可服用含碘药物（如西地碘、胺碘酮）或摄取含碘量高的食物（如海带、海蜇、紫菜、苔条及虾蟹等）。e. 如需要用含碘造影剂做造影检查时，事先应告知经治医师正在接受本品治疗，并需要先停用本品4～6周后，再行检查。f. 甲状腺功能减退症及甲状腺部分或全部切除术后患者，一般要终身替代治疗，一定要坚持按医嘱每日按时服药，不可时断时续；黏液性水肿患者也应终身用药，且每年至少去医院检查3次，以确定用药剂量，切不可自行改变剂量或停止用药。g. 服用本品时，应尽量避免与其他药物同时服用（包括中药），因可能干扰本品的作用，必须合用时应先咨询医师或药师。h. 如早餐前漏服，可在下次餐前30min或睡前补服，也可在第2日加倍服用。i. 环境、体重及活动量对药物剂量的需求有影响，应定期检查甲状腺功能，必要时调整剂量。j. 出现任何不良反应时，均应及时咨询医师。

㉒ 本品如用量适当，一般不会出现不良反应。如果超过个体的耐受剂量或过量服用，特别是由于治疗开始时剂量增加过快，可能出现下列基础代谢率升高或急剧升高的症状，即类似甲状腺功能亢进的症状，主要表现为心动过速、心悸、心律失常、体重减轻、头痛、兴奋、神经质、不安、失眠、潮红、发热、食欲改变、恶心、呕吐、腹泻或腹痉挛、骨骼肌痉挛、眼球突出、肌无力、震颤、多汗、月经紊乱、假性脑瘤、高血糖等，在老年和心脏病患者可能发生心绞痛、心肌梗死或CHF，过量症状出现后，应立即暂停用药，并及时检查 T_3 水平（T_3 水平的升高是判断药物过量的一个有效手段，比 T_4 或 FT_4 水平的升高更为可靠），轻者一般无须治疗，减少每日剂量或停药几日，即可逐渐恢复正常。对出现腹泻者，应立即给予对症治疗，并及时调整剂量，因脂肪痢或其他肠道疾病均可干扰肠肝循环，使药物从大便中大量流失，从而影响本品的疗效。

出现强烈的β拟交感神经效应（如心动过速、焦虑、激动和运动过度等）时，使用β受体阻断药可获缓解。极度药物过量时，可使用血浆除去法。甲状腺功能减退的青少年，治疗中可能产生明显的反应，如出现严重脱发、体重迅速减轻、身高快速增长等，一般无须减量，在继续治疗中可消失。长期用本品时，可出现肾上腺皮质功能不足，表现为脱水、低血压、低血糖、皮肤及黏膜色素沉着等，应及时给予补充。上述症状消失后，对必须继续甲状腺激素治疗者，应小心地从更小剂量重新开始治疗。对部分超敏患者，可能会出现过敏反应，必须给予对症治疗，之后再改换其他药物治疗。长期滥用本品的患者会出现心脏性猝死，应高度重视，并加预防。

㉓ 各种常用甲状腺激素制剂的等效剂量为：甲状腺粉（干片）60mg，本品 50～60μg，碘塞罗宁（T_3）20～25μg。甲状腺干片中的 T_3、T_4 含量不恒定，两者的比值也不定，其实际效应一般为其标定剂量的 90%～110%。甲状腺替代治疗一般用甲状腺干片或本品片剂；T_3 因其血药浓度不稳定，仅用于甲状腺激素抵抗综合征或外周甲状腺素代谢障碍者。替代治疗开始时应首选本品片剂，尤其高龄患者。

丙硫氧嘧啶[典][基] Propylthiouracil

（丙赛优，普洛德；Prothyran，Titil）

【药理分类】 ATD。

【适应证】 口服。①各种类型的甲状腺功能亢进症的内科治疗：a. 病情较轻，甲状腺轻至中度肿大患者；b. 年龄＜20 岁、妊娠期甲状腺功能亢进、年老体弱或合并严重心肝肾疾病不能耐受手术者；c. 不适宜手术或放射性^{131}I 治疗的甲状腺功能亢进、甲状腺手术后复发而不适于放射性^{131}I 治疗者；d. 作为^{131}I 放疗的辅助治疗。②甲状腺危象的治疗：作为辅助治疗以阻断 T_4 的合成。③甲状腺功能亢进手术前准备。

【用法用量】 口服。①甲状腺功能亢进：开始剂量一般为 100mg，3 次/d，最大剂量 600mg/d。病情控制后逐渐减量，每 2～4 周减量 1 次，减至最小有效量 50～100mg 时维持治疗，总疗程一般为 1.5～2 年。治疗过程中出现甲状腺功能减退或甲状腺明显增大时，可酌情加用左甲状腺素或甲状腺片。②甲状腺危象：400～800mg/d，分 3～4 次服用，疗程不超过 1 周。③手术前准备：每次 100mg，3～4 次/d，使甲状腺功能恢复到正常或接近正常，然后加服 2 周碘剂再进行手术。

【用药监护】 ① 下列情况禁用：对本品及其他硫脲类药物（包括甲巯咪唑的“前药”卡比马唑）过敏、严重的肝或肾功能损害、严重粒细胞缺乏、甲状腺癌、结节性甲状腺肿合并甲状腺功能亢进者。

② 外周血白细胞偏低、肝功能异常者慎用。

③ 哺乳期妇女应用本品期间需停止哺乳。

④ 本品可透过胎盘屏障，并引起胎儿甲状腺功能减退及甲状腺肿大，甚至在分娩时造成难产、窒息，因此对患甲状腺功能亢进症的孕妇宜使用最小有效量。

⑤ 小儿应用本品时需根据病情调整剂量，避免出现甲状腺功能减退，必要时可酌情加用甲状腺激素。

⑥ 老年人尤其肾功能损害者，用药量应减少，必要时可酌情加用甲状腺激素。

⑦ 本品用量应个体化，应根据病情、治疗反应及甲状腺功能检查结果及时调整剂量。用药过程中，如出现甲状腺功能减退表现及 TSH 水平升高，应减量或暂停用药。

⑧ 经本品治疗后，患者出现以下情况时应考虑停药，如甲状腺肿缩小、血管杂音消失、临床症状消退、甲状腺功能恢复正常，尤其应在 TSH 受体抗体转阴后停药，病情持续缓解的可能性大，反之则停药后易复发。

⑨ 本品可增强口服抗凝药的作用，合用后易致出血倾向。对氨基水杨酸、保泰松、酚妥拉明、妥拉唑林、维生素 B_{12}、磺胺类药、巴比妥类药、磺酰脲类药等都有抑制甲状腺功能和致甲状腺肿大的作用，与本品合用时应注意。此外，高碘食物或药物的摄入可使甲状腺功能亢进病情加重，使 ATD 的需要量增加或用药时间延长，故在服用本品前应避免服用碘剂，但用于甲状腺危象时可能需要合用碘剂。

⑩ 用药前，应告知患者：a. 本品一日剂量应分次口服（量小时也可顿服），间隔时间尽可能平均，并不得随意减量或加倍服用。b. 用药期间不要食用碘盐或接触碘剂，尽量不在局部涂搽碘酊、碘甘油，也不可服用含碘药物（如西地碘、胺碘酮）或摄取含碘量高的食物（如海带、海蜇、紫菜、苔条及虾蟹等）。

c. 在接受^{131}I治疗前2～4d，应停用本品，以减少对^{131}I摄取的干扰；治疗结束后3～7d方可遵医嘱恢复用药，以促使甲状腺功能恢复正常。d. 用药期间如需要用含碘造影剂做造影检查时，事先应告知经治医师正在接受本品治疗，并需要先停用本品4～6周后再行检查。e. 出现以下情况时，应暂停用药并及时就医：发热、头痛、食欲减退、恶心、呕吐、疲倦、瘙痒、腹部右上区疼痛或压痛、深色（茶色）尿、皮肤或眼白变黄、浅色肠道排泄物、肌肉关节疼痛、水肿等症状（肝功能损害）；咽痛、发热、畏寒、全身不适、肌痛、虚弱（粒细胞缺乏症）；皮疹、荨麻疹、瘙痒、红斑、剥脱性皮炎或其他皮损现象（过敏反应）；畏寒、乏力、表情呆滞、记忆力减退、反应迟钝、动作缓慢、少言懒语、声音低哑（甲状腺功能减退症）；下肢水肿、腰痛、排尿增多或减少（肾功能损害）；发热、干咳、气促、胸痛（ILD）等。

⑪ 治疗中，如出现皮疹、红斑、皮肤瘙痒或药物热时，应根据情况做出停药或减量处置，同时给予抗过敏药物，待症状消失后再改换另一种药物，或再重新由小剂量开始用药。如出现严重的皮疹或其他皮损现象（如脉管炎、剥脱性皮炎、狼疮样综合征、SJS）或颈淋巴结肿大等严重的不良反应，则一定要停药观察，并改用^{131}I治疗，或用碘剂准备后及时手术治疗。

⑫ 本品的血液系统的不良反应多为轻度粒细胞减少，少见严重粒细胞缺乏、血小板减少、凝血因子Ⅱ或凝血因子Ⅶ降低，罕见再生障碍性贫血、血小板减少性紫癜、溶血性贫血、DIC、白血病、白细胞减少和EOS增多等，老年患者发生血液系统不良反应的危险性增加。因此，用药期间应定期监测血常规和凝血功能，同时注意观察有无粒细胞缺乏或白细胞减少的临床症状和体征，以及瘀斑和不明原因的出血。出现轻度白细胞减少不必停药，如外周血WBC<4×10^9/L或NC<1.5×10^9/L时，应立即停药。如发生出血倾向、凝血障碍或出血现象，应及时停药，必要时进行DIC相关检查［如3P试验（血浆鱼精蛋白副凝试验）、优球蛋白溶解时间测定、FDP（纤维蛋白降解产物）絮状试验或放射免疫扩散检测等］，防止发生DIC。

⑬ 本品罕见肝功能损害，可出现AST、ALT、ALP、BIL升高，有发生黄疸、肝大、肝坏死、肝细胞损害和胆汁淤积性肝炎的报道。因此，治疗期间应定期检查肝功能，并注意观察肝损害的临床症状和体征，发现异常时及时停药处置。

⑭ 本品的其他不良反应尚有：常见头痛、眩晕，关节痛，唾液腺和淋巴结肿大和胃肠道反应。偶见甲状腺功能减退等。罕见间质性肺炎症状，免疫功能紊乱，以及下肢水肿、腰痛、排尿增多或减少等肾炎和累及肾脏的血管炎症状。这些症状一旦出现，应立即停药，及时给予对症治疗，并根据情况采取减量、停药或更换其他药物等处置措施。

⑮ 本品过量可出现甲状腺功能减退症状，一旦发现，应及时减量或加用甲状腺片。

卡比马唑［典］ Carbimazole

（卡马唑，新唛卡唑；Carbamazole，Neo-mercarzole）

【药理分类】【适应证】 同丙硫氧嘧啶。

【用法用量】 口服。开始剂量一般为30mg/d，可按病情轻重调节为15～40mg/d，最大剂量60mg/d，分次口服；病情控制后，逐渐减量，维持剂量按病情需要5～15mg/d，疗程一般18～24个月。

【用药监护】 ① 下列情况禁用：对本品或甲巯咪唑过敏者、哺乳期妇女。

② 下列情况慎用：孕妇、肝功能异常、外周血白细胞数偏低者。

③ 其他参阅丙硫氧嘧啶【用药监护】⑤～⑮。

■ 第五节 甲状旁腺疾病及骨质疏松症用药

鲑降钙素 Salmon Calcitonin

（固通宁，卡西蒙；Calcimar，Salcitonin）

【药理分类】 高钙血症治疗药或骨吸收抑制药。

【适应证】 ①高钙血症（如甲状旁腺功能亢进症及继发于乳腺癌、肺癌或肾癌、骨髓瘤和其他恶性肿瘤骨转移所致的高钙血症等）；

②Paget 病（变形性骨炎）；③骨质疏松症；④痛性骨病。

【用法用量】 ①皮下或肌内注射。a. 高钙血症，5～10U/(kg·d)。b. Paget 病，每次 50U，3 次/周，逐渐增至 100U/d。c. 骨质疏松症，每次 100U，每日或隔日 1 次，或 3 次/周。②喷鼻（鼻喷剂）。a. 慢性高钙血症的长期治疗：200～400U（4～8 喷）/d，单次最高剂量为 200U（4 喷），当需要更大剂量用药时，应分次给药。b. Paget 病：200U（4 喷）/d，1 次或分次给药，某些病例在治疗初期可能需要 400U（8 喷）/d，分次给药，至少应持续用药 3 个月或更长时间，剂量则视患者的需要进行调整。c. 骨质疏松症：根据患者的治疗情况，每日或隔日 100～200U（2～4 喷）单次或分次给药。

【用药监护】 ① 下列情况禁用：对降钙素过敏、孕妇及哺乳期妇女。

② 鼻炎可增强鼻喷剂的吸收，故慢性鼻炎患者慎用鼻喷剂。

③ 儿童应用本品注射剂的安全性尚未确定，故不推荐应用。由于缺乏在儿童中长期应用本品鼻喷剂的充分资料，除非有长期治疗的指征，儿童一般治疗时间不要超过数周。

④ 本品是由 32 个氨基酸组成的多肽，对蛋白质过敏者可能对本品过敏。因此，用药前应详细询问患者的药物过敏史，尤其要询问有无对蛋白质过敏史。对有蛋白质过敏史或过敏体质者，在用药前必须做皮试，其方法如下：准确抽取本品注射剂 0.2ml（50U/ml），用 0.9%氯化钠注射液稀释至 1ml，皮下注射 0.1ml（约 1U），观察 15min，注射部位不超过中度红色为阴性，超过中度红色为阳性。注意不同批号的本品致敏性可能不同。

⑤ 本品治疗期间，应定期检查血钙、ALP、血和尿中骨吸收指标［如空腹尿钙/SCr 比值、尿羟脯氨酸（HYP）、血浆抗酒石酸盐酸性磷酸酶（TRAP）、尿羟赖氨酸糖苷（HOLG）、尿胶原吡啶交联（PYD）等］，尤其变形性骨炎及有骨折史的慢性疾病患者，应根据血钙、尿钙、ALP 和 HYP 排出量等指标决定停药或继续治疗。对长期用药者，应定期检查血钠、肝功能，防止低钠血症及肝损害。长期卧床治疗的患者，每日需检查血液生化指标和肾功能。慢性鼻炎患者使用本品鼻喷剂时，应减量并加强监察。

⑥ 抗酸药和导泻药因常含钙或其他金属离子（如镁、铁）而影响本品吸收。本品与氨基糖苷类抗生素合用，可诱发低钙血症。

⑦ 本品注射给药时，玻璃和塑料会吸附本品而降低药效，因此应在临用前配制，并尽快使用。

⑧ 用药前，应告知患者：a. 本品可能引起眩晕、步态不稳、晕厥和视物模糊，用药期间应避免驾驶及危险性较大的机器操作或高空作业，尤其在治疗开始和增加剂量时。b. 慢性高钙血症需长期治疗的患者，应持续到对其原发疾病的特殊治疗见效为止。c. 已启封的鼻喷剂应保持直立，贮存于室温下，最长使用时间为 4 周。d. 睡前使用鼻喷剂，有助于减轻不良反应。e. 慢性鼻炎患者应定期做检查，因为鼻黏膜炎症时可增加机体对本品的吸收。f. 使用本品鼻喷剂时一定要仔细阅读药物说明书，并正确使用鼻喷剂，尤其要注意：ⓐ使用时，应先试喷 1～2 次，直到释放均匀细小的气雾时，才可使用；ⓑ喷雾时，喷嘴插入一侧鼻孔后，应确保瓶口与鼻腔成直线；ⓒ每次用完后盖好瓶盖；ⓓ一旦使用，喷雾瓶应贮藏在室温下，并且在 4 周内用完。g. 治疗中如出现以下症状，应立即停药：皮疹、荨麻疹、皮肤瘙痒等皮肤过敏反应，以及耳鸣、眩晕、胸闷、哮喘等休克前驱症状；指端麻木、手足搐搦、视物模糊症状；心动过速、低血压、晕厥、水肿及尿频等。

⑨ 对 Paget 病和其他一些骨高转换性慢性疾病，本品鼻喷剂的治疗至少应维持几个月至几年时间。治疗可使 ALP 显著下降，HYP 明显减少，且可恢复至正常水平，但极少数病例的上述指标在初期下降后可能再次升高。因此，必须根据临床表现做出判断是否应中止治疗和何时再恢复治疗。中止治疗后 1 或几个月后可能再次发生骨代谢紊乱，对此必须再重新开始本品的新疗程。

⑩ 有部分患者在用药中会出现抗体而对治疗产生抵抗性。治疗中，如出现继发性药物失效，可能与产生抗体有关，可换用人降钙素。但是，在长期治疗中，尤其在治疗高钙血症中，有时可出现“脱逸现象”，即血钙在这一度降低后又上升，可加用糖皮质激素（如泼尼松），能恢复其降血钙作用。这可能是由于

结合部位饱和所致，与抗体的产生无关。治疗中断后，患者对本品的反应也可逐渐恢复。

⑪ 本品的其他不良反应尚有：a. 常见面部潮红伴发热感（静脉注射比肌内注射或皮下注射给药更常见，鼻喷给药则比皮下注射更少见），面部、耳、手或足刺痛，腹泻、胃痛、恶心、呕吐，注射部位红肿胀痛。b. 较少见尿频、AST 及 ALT 上升、水肿、全身乏力。c. 极少见寒战、头晕、头痛、指端麻木、手足搐搦、步态不稳、视物模糊、胸闷、鼻塞、呼吸困难、低钠血症、血糖升高。d. 罕见过敏反应，包括注射部位的局部反应或全身性皮肤反应，个别的过敏反应可导致心动过速、低血压、晕厥或虚脱，甚至休克。因此，用药期间应注意观察，发现异常及时处置。

⑫ 本品大剂量用于短期治疗时，少数患者易引起继发性甲状旁腺功能低下，应给予对症支持治疗。

依降钙素 Elcatonin

（益盖宁，斯迪诺）

【药理分类】【适应证】 同鲑鱼降钙素。

【用法用量】 肌内注射。Paget 病，每次 40U，1 次/d。高钙血症，每次 40U，2 次/d。骨质疏松症，每次 10U，2 次/周。

【用药监护】 ① 本品在睡前使用或用药前给予抗呕吐药可减轻不良反应。

② 肌内注射时，注意避开神经走向部位及血管，若有剧痛或抽出血液，应迅速拔针换位注射。反复注射时，应注意左右交替，变换注射部位。

③ 本品不宜长期应用。

④ 本品可能引起眩晕、步态不稳、晕厥和视物模糊，故用药前应嘱患者：用药期间避免驾驶及危险性较大的机器操作或高空作业，尤其在治疗开始和增加剂量时。

⑤ 其他参阅鲑鱼降钙素【用药监护】①、③～⑦、⑩～⑫。

依替膦酸二钠 Etidronate Disodium

（邦得宁，羟乙膦酸钠；Calciux，Didrocal）

【药理分类】 高钙血症治疗药或骨吸收抑制药（双膦酸盐类）。

【适应证】 用于高钙血症、Paget 病、绝经后骨质疏松症和增龄性骨质疏松症、甲状旁腺功能亢进症。

【用法用量】 ①高钙血症：7.5mg/(kg·d)，静脉滴注，共 3d。如需要重复则应间隔 7d。血钙下降后可改为口服，20mg/(kg·d)，连用 30d，最长不超过 90d。②Paget 病：口服，5mg/(kg·d)，连用 3～6 个月。如需要重复治疗则至少应间隔 3 个月；严重病例 10～20mg/(kg·d)，不超过 3 个月。③骨质疏松症：口服，200mg，2 次/d，两餐间服用，连用 14d，然后停用本品，改为每日口服 500mg 元素钙，共 76d，3 个月为 1 周期。如此循环，总疗程 3 年。

【用药监护】 ① 下列情况禁用：对本品过敏、中至重度肾衰竭，骨软化症者。

② 下列情况慎用：肾功能损害者、儿童（可能影响骨骼成长）及哺乳期妇女（药物可进入母乳中，必须使用时需中止哺乳）。

③ 动物实验中发现，本品高剂量可引起胎儿骨骼异常，故孕妇和可能怀孕的妇女不宜应用。

④ 用药前，应告知患者：a. 用本品治疗骨质疏松时，需间歇、周期性服药，连用 2 周后需停药 11 周为 1 周期，然后又重新开始第 2 周期，每次停用本品期间必须遵医嘱补充钙剂及维生素 D_3 76d。b. 接受本品治疗时，如出现皮肤瘙痒、皮疹等过敏症状或其他严重不良反应，须停用本品。

⑤ 本品静脉滴注时，应将日剂量至少加 0.9%氯化钠注射液或 5%葡萄糖注射液 250ml 稀释，缓慢滴注 2h 以上。

⑥ 本品口服可出现恶心、腹部不适、腹泻、便软、呕吐、口炎、咽喉灼热感、头痛，一般不影响继续治疗，重者可给予对症治疗。静脉滴注过程中或滴注后可引起短暂味觉改变或丧失，与滴注速率有关。皮疹、瘙痒等过敏反应少见，出现时应停药。有症状性食管反流症或裂孔疝者，服药后易出现食管黏膜刺激征，应引起注意。体内钙和维生素 D 不足者，用药后可能引起低钙血症，此类患者在应用本品的同时应补充钙剂及维生素 D（在口服本品前后至少 2h 服用）。长期或大剂量应用［10～20mg/(kg·d)］可能引起骨矿化障碍，导致骨软化和骨折，故应尽量避免长期大剂量用药。

⑦ 其他参阅氯曲膦酸钠【用药监护】③、⑤、⑦～⑭。

阿仑膦酸钠 Alendronate Sodium

（阿屈膦酸钠，福善美；Alendronic，Fosamax）

【药理分类】【适应证】 同依替膦酸二钠。

【用法用量】 口服。①骨质疏松症：10mg/d，1 次/d；或每次 70mg，1 次/周。②Paget 病：40～80mg/d，3～6 个月为 1 个疗程。

【用药监护】 ① 下列情况禁用：对本品过敏、低钙血症、食管动力障碍者（如食管弛缓不能、食管狭窄者）。

② 下列情况慎用：有消化不良、吞咽困难及上消化道疾病的妇女，以及儿童及青少年（长期用药可能影响骨代谢）、轻至中度肾功能损害（CL_{Cr} 在 35～60ml/min）者。

③ 下列情况不宜应用：孕妇（安全性未明）、不能站立或不能坐直至少 30min 者。

④ 下列情况不推荐应用：严重肾功能损害（CL_{Cr}＜35ml/min）患者和男性骨质疏松症患者。

⑤ 患有活动性上消化道疾病，如食管疾病、胃炎、十二指肠炎、溃疡或近 1 年内有胃肠道病史［如消化性溃疡、活动性胃肠道出血或消化道手术（除外幽门成形术）］的患者，使用本品时须谨慎。低钙血症，其他影响矿物质代谢的异常（如维生素 D 缺乏），也应得到有效治疗。

⑥ 用药前应检测 SCr 及血钙浓度。用药期间，应定期监测血钙、血磷、血镁浓度。对长期用药者，应定期监测血常规、肝肾功能及尿常规，并定期做眼科检查。

⑦ 体内钙和维生素 D 不足者应用本品后可能引起低钙血症。因此，在开始本品治疗之前，必须先行纠正低钙血症。其他影响矿物质代谢的异常（如维生素 D 缺乏），也应得到有效治疗。由于本品可增加骨密度，因此可出现轻度的、无症状的血钙和磷酸盐下降，特别是使用糖皮质激素治疗的患者，可能会出现钙吸收减少。因此，使用糖皮质激素的患者服用本品时必须保证摄入足够的钙和维生素 D。

⑧ 本品与水杨酸类药（如阿司匹林、贝诺酯、三水杨酸胆碱镁、美沙拉嗪、奥沙拉嗪等）同服后胃肠道不良反应发生率增高。由于 NSAIDs 可引起胃肠道刺激，与本品合用时应该慎重。其他同氯曲膦酸钠【用药监护】⑤。

⑨ 用药前．应告知患者：a. 本品每周 1 次给药时，只能在每周固定的一天晨起时使用。b. 如漏服了一次每周剂量，应当在记起后的早晨服用 1 片（70mg），不可在同日服用 2 片（140mg），而应按其最初选择的日期计划，仍然每周服用 1 片。c. 其他同依替膦酸二钠【用药监护】④。

⑩ 本品可见腹痛、恶心、腹胀、腹泻、便秘、呕吐、消化不良，这些反应通常轻微，一般不需要停止治疗，个别严重者可做对症治疗。尚可见无症状性血钙降低、短暂血白细胞升高、尿红细胞或白细胞升高，以及皮疹（偶伴光过敏）、瘙痒、荨麻疹、红斑等，应根据具体情况做出适当处置。极罕见严重皮肤反应，如 SJS 和 Lyell 综合征，出现后应立即停药处置（参阅阿莫西林-克拉维酸钾【用药监护】⑩）。

⑪ 本品过量可能会导致低钙血症、低磷血症和上消化道不良事件，如胃部不适、胃灼热、食管炎或食管溃疡、胃炎、十二指肠炎或溃疡，偶见消化道出血。处置：a. 嘱患者保持直立位，并给服牛奶或抗酸药，以减少本品的吸收。b. 常规洗胃，清除未吸收的药物，但不应做诱导呕吐。c. 静脉补充钙、磷，并给予对症治疗。

⑫ 其他参阅氯曲膦酸钠【用药监护】⑦～⑭。

阿法骨化醇[典] Alfacalcidol

（阿法 D_3，活性胆骨化醇；Alfarol，Diseon）

【药理分类】 钙代谢调节药-维生素 D 类。

【适应证】 ①甲状旁腺功能减退症；②钙缺乏；③维生素 D 缺乏；④骨质疏松症；④佝偻病和骨软化症；⑤甲状旁腺功能亢进症（伴有骨病者）。

【用法用量】 口服。①低钙血症：0.25～1.0μg/d，分 2 次服。②甲状旁腺功能减退症及维生素 D 缺乏：每次 1.0～4.0μg，1 次/d。③骨质疏松症：每次 0.5μg，1 次/d。

【用药监护】 ① 下列情况禁用：对本品或维生素 D 及其衍生物过敏、高钙血症、高镁血症及有维生素D中毒征象者。

② 下列情况慎用：动脉硬化、心功能不全、高胆固醇血症、高磷血症（可引起钙质转移）、对维生素D及其衍生物高度敏感者和肾病患者（可产生肾毒性）。

③ 孕妇及哺乳期妇女应用本品的安全性尚未确定，不宜应用。

④ 高龄者的生理功能低下，可适当减少用量。

⑤ 青年患者只限用于青年特发性骨质疏松症及糖皮质激素过多引起的骨质疏松症。

⑥ 本品用以治疗低钙血症时，应定期复查血钙等有关指标；除非特别情况，须避免同时应用钙、磷和其他维生素D制剂。

⑦ 治疗低钙血症前，应先控制血磷的浓度。由于个体差异，本品用量应根据临床反应调整。有些婴儿对小量即很敏感，为了防止过量导致高钙血症，并继发高磷血症和高尿钙，用量应慎重酌定，血钙和磷浓度的乘积[Ca]×[P](mg/dl) 不得大于60。

⑧ 本品与钙剂合用，可能会引起血钙升高，合用时应监测血钙浓度。与降钙素合用，可抵消后者对高钙血症的疗效。与含镁的抗酸药或轻泻药合用，可导致高镁血症（尤其慢性肾衰竭患者），因而肾透析患者须谨慎应用。与大剂量磷剂合用，可诱发高磷血症。噻嗪类利尿药可促进肾脏对钙的吸收，合用时有发生高钙血症的危险。正在使用洋地黄制剂的患者应用本品出现高钙血症时，易诱发心律失常，因此这类患者应用本品须谨慎；必须应用时需严密监护患者，同时密切监测血钙浓度，防止出现高钙血症而诱发心律失常。巴比妥类药（尤以苯巴比妥为最）或其他酶诱导的抗惊厥药（如苯妥英钠、卡马西平、扑米酮等）抗惊厥药通过酶诱导作用而加速活性维生素D代谢物在肝内代谢，使其药效降低，两者合用时应适当加大本品的剂量，以防骨软化症。考来烯胺、考来替泊、液体石蜡、硫糖铝或含铝抗酸药可减少本品吸收，两者不宜同服，应间隔2h先后服药。由于本品是一种强效的维生素D衍生物，故应避免同时应用药理剂量的维生素D及其类似物，以免产生可能的加合作用及高钙血症。

⑨ 本品小剂量（<1.0g/d）单独使用一般无不良反应。由于本品可增加肠道钙磷吸收，长期大剂量用药或与钙剂合用可引起高钙血症和高钙尿症［女性尿钙>6.2mmol（250mg/24h 尿），男性尿钙>7.5mmol（300mg/24h 尿）］，并可能引起高磷血症（指血磷>1.45mmol/L时；可引起甲状旁腺功能亢进和代谢性骨病）和高镁血症（指血镁>1.05mmol/L），儿童和肾功能损害者尤然。超大剂量服药可能引起胃肠道系统、神经精神系统、循环系统、肝肾及骨关节等方面的不良反应，出现食欲减退、恶心、便秘、胃痛、呕吐、腹痛（有时为严重腹痛，易误诊为胰腺炎）、胃部不适、消化不良、口内异样感、口渴、失眠或嗜睡、头痛、眩晕、焦躁、倦怠无力、惊厥、麻木、记忆力减退、耳鸣、听力下降、背痛、肩痛、下肢重、胸痛、血压轻度升高、心悸、体重下降、肾结石（肾功能损害时）、骨痛、关节外周钙化（骨化形成）、声哑、浮肿、结膜出血、畏光、皮疹、皮肤瘙痒及热感，以及AST、ALT、LDH、GGT、BIL、ALP、BUN和SCr上升等，停药后即可恢复正常。因此，服用本品时应采取以下措施，以防止发生高钙血症、高钙尿症、高磷血症和高镁血症：a. 尽量避免长期或大剂量用药。b. 用药过程中，应注意监测BUN、SCr和CL_{Cr}、ALP、血磷、血钙、24h尿钙、尿钙、UCr，定期做骨X线检查等，并注意观察有无高钙血症或高钙尿症征象，防止出现高钙血症或高钙尿症。c. 当达到骨骼愈合的生化指标（如ALP浓度趋向正常）时，如不适当减少本品的用量，则可能发生高钙血症。d. 甲状旁腺功能低下者在服用本品时，同时应用噻嗪类利尿药可能造成高血钙，故两者不宜同用。e. 出现高血钙或高尿钙症状后，应及时停药，并给予对症处置，待血钙恢复正常后（大约需1周时间），再按末次剂服药量减半给药。f. 为防止高血钙的发生，应根据系列化指标调整本品剂量。治疗初期用小量，并每周测定1次血钙水平，之后按0.25～0.5μg/d的增量逐步增加，大多数成年患者的剂量可达1～3μg/d。当剂量稳定后，每2～4周测定1次血钙。g. 小儿服用本品时，应注意观察血钙浓度及尿钙/UCr比值等，同时慎重掌握服用剂量，注意小量起用，少量渐增，以免过量服用。h. 对于骨软化症患者，不能因为其血钙浓度没有迅速升高而加大本品的用量；其他疗效指标（如ALP浓度），可作为调整剂量更有用的指标。i. 对高磷血症易患者（如慢性肾衰竭，尤其接受肾透析者），可用碳酸铝或氢氧化铝凝胶控制血磷浓度，疗程中磷

的吸收增多时，铝制剂的用量可酌增。

⑩ 本品及其他维生素D类药物中毒引起的高钙血症，可导致全身性血管钙化、肾钙质沉淀及其他软组织钙化，引起高血压及肾衰竭，这些不良反应多发生于高钙血症伴有高磷血症时。儿童高钙血症可致生长停滞。本类药物中毒剂量可因个体差异而不同。短期内摄入超量或长期大量应用均可致严重的毒性反应。本类药物中毒可因肾、心血管功能衰竭而致死。因此，出现高钙血症后应立即停药，并予大量饮水，保持尿液酸性，同时给予对症支持治疗。在急性超量的早期，可立即采取洗胃和（或）服用液状石蜡措施，以减少钙的吸收，并促进随粪便排泄。患者如出现高钙血症危象（血钙>3.75mmol/L）时，应立即静脉注射0.9%氯化钠注射液，以增加尿钙排泄，必要时应用利尿药和糖皮质激素或降钙素，甚至做血液透析（对于进行高钙血症透析的患者，应考虑其透析液钙内流的可能性），并避免曝晒，直至血钙浓度降至正常时才改变治疗方案。

⑪ 高钙尿症是本品及其他维生素D类药物的又一主要不良反应，其特征是尿钙增多而血钙正常，多见于小儿，以女童为著。此症的临床表现最多见非肾小球性肉眼血尿或镜下血尿，其次为尿道刺激症状（尿频、尿急、尿痛），尚可见排尿困难综合征、蛋白尿、腹痛、腰痛及遗尿等症状。部分患者可致多种并发症，如尿钙性结石、反复泌尿道感染及尿道梗阻，少数患者可发展为慢性肾衰竭，也可继发小儿身材矮小、肌无力等。患者出现高钙尿症征象后，应立即停用本品，并嘱患者多饮水，限制钠盐、高钙及高草酸盐饮食（如番茄、菠菜、果汁、巧克力等），以免尿中生成草酸钙结晶而加重肾小管损伤出血，必要时给予低钙饮食。此症常用噻嗪类利尿药［如氢氯噻嗪1～2mg/(kg·d)］治疗，一般用药4～5周，可使症状消除，尿钙恢复正常。值得注意的是，治疗期间还需密切观察氢氯噻嗪的不良反应，如脱水、失钾、UA潴留、血糖增高及血清脂蛋白成分改变（包括TC明显升高、HDL轻度降低、LDL/HDL比值明显增高）等，因此氢氯噻嗪长期治疗须谨慎。当血尿合并高钙尿时，可能同时出现肾实质病变，因此对这些患者应进行仔细观察，必要时做肾活检，同时警惕病程中发展为肾结石。

第六节 雄激素及蛋白同化激素

甲睾酮 Methyltestosterone

（甲基睾丸素，美雄诺龙；Andoron，Mestanolone）

【药理分类】 雄激素。

【适应证】 ①原发性或继发性男性功能减退；②绝经后期女性晚期乳腺癌的姑息性治疗；③儿童阴茎短小的治疗及男性青春发育延迟的诱导青春期和第2性征发育；④与雌激素升高的有关妇科疾病，如月经过多、子宫肌瘤、子宫内膜异位症的治疗；⑤老年骨质疏松症及小儿再生障碍性贫血等。

【用法用量】 舌下含服（含片）或口服（普通片）。①男性性腺功能低下者HRT：每次5mg，2次/d。②绝经后期女性晚期乳腺癌的姑息性治疗：每次25mg，1～4次/d；如果对治疗有反应，2～4周后可减至2次/d，每次25mg。③月经过多或子宫肌瘤：每次5～10mg，2次/d，每月用量不可超过300mg。④子宫内膜异位症：每次5～10mg，2次/d，连续服用3～6个月。⑤老年骨质疏松症的治疗：10mg/d。⑥小儿再生障碍性贫血：1～2mg/(kg·d)，1～2次分服。⑦男性儿童青春期发育迟缓，5～10mg/d，疗程不超过4～6个月。

【用药监护】 ① 下列情况禁用：对本品过敏、疑有或有前列腺癌或乳腺癌的男性患者，以及孕妇和哺乳期妇女。

② 下列情况慎用：高血压、前列腺肥大、运动员，以及心、肝、肾功能不全者。

③ 老年男性患者在使用本品时，有发生前列腺增生及前列腺癌的高度危险。

④ 适应证之外的儿童长期应用可严重影响生长发育。

⑤ 乳腺癌患者服用本品时，由于刺激骨质溶解，可引起血钙过高，一旦发生须停药。

⑥ 药物相互作用：a. 本品可增强口服抗凝药（如华法林等）的疗效，使出血的危险性增加。b. 本品与环孢素合用，后者的血药浓度升高，肾毒性增加。c. 与肾上腺皮质激素，

尤其盐皮质激素合用，可增加水肿的危险性。合并用ACTH或糖皮质激素，可加速痤疮的产生。d. 与肝毒性药物合用，可加重对肝脏的损害。e. 与抗糖尿病药合用时，因雄激素可使血糖下降，故必须密切注意低血糖反应的发生，必要时应调整抗糖尿病药用量。f. 与氨苄西林、卡马西平、苯巴比妥、苯妥英钠、扑米酮、利福平等合用，可降低本品的疗效。g. 本品可减少血清甲状腺结合球蛋白的浓度，使甲状腺激素作用增强。

⑦ 使用本品含片时，应嘱患者切勿吞服，含服期间不要饮水、抽烟，也不要咀嚼槟榔或口香糖，含服后应以清水漱口，避免残留药物刺激口腔黏膜。

⑧ 本品为含有17α-烷基的雄激素，小剂量疗效欠佳，剂量大或长期服用极易发生肝功能损害、黄疸，长期大剂量服用易致胆汁淤积性肝炎，尤其用药时间长久时。因此，用药期间应定期检查肝功能，如有异常，应及时停药。女性患者用量过高时，可产生男性化现象，表现为闭经、月经紊乱、乳房及子宫萎缩、胡须增长、毛发增多、声音变粗、阴蒂肥大、痤疮等，治疗中如有发生，必须停止用药。男性患者用量过大时，可见睾丸萎缩、精子生成减少、精液减少等，一旦出现，也应停止用药。舌下给药可致口腔炎，表现为疼痛、流涎等症状，必要时可改为口服给药。此外，尚可见水钠潴留，尤其原有心、肾、肝疾病者，服用本品后可引起水肿，并可能出现CHF，须停药对症处置。

丙酸睾酮【典】【基】

Testosterone Propionate

（丙睾，丙酸睾酮；Andronate，Masenate）

【药理分类】 雄激素。

【适应证】 原发性或继发性男性性功能减低、男性青春期发育迟缓、绝经后女性晚期乳腺癌的姑息性治疗。

【用法用量】 深部肌内注射。①男性性腺功能低下者HRT：每次25～50mg，2～3次/周。②绝经后女性晚期乳腺癌：每次50～100mg，3次/周。③子宫功能性出血：配合黄体酮使用，每次25～50mg，1次/d，共3～4次。

【用药监护】 ① 下列情况禁用：对本品过敏、肝或肾功能损害、孕妇及前列腺癌患者。

② 下列情况慎用：心脏病、运动员及老年人。

③ 儿童长期应用可严重影响生长发育，用时须谨慎。

④ 本品不能做静脉注射。

⑤ 本品与其他睾酮制剂的作用时间不同，一般不可互换使用。

⑥ 用药期间，应定期监测肝功能、CHO、血电解质。男性用药应定期检查前列腺及血清睾酮水平。青春期前儿童使用时，应注意骨骺闭合、生长及性发育情况，并每隔6个月测定1次骨龄。

⑦ 本品与口服抗凝药合用，可增强后者的抗凝作用，甚至可引起出血。与胰岛素合用，对蛋白同化作用协同。与巴比妥类药合用，本品的代谢加快，疗效降低。其他药物相互作用与甲睾酮【用药监护】⑥的a～e相同。

⑧ 本品注射剂为油质，如空针内不干燥，抽药后可能出现浑浊，一般不影响药效。安瓿中如有结晶析出，可加温振摇溶解后再用。

⑨ 本品注射部位可出现疼痛、硬结、感染及荨麻疹。注射时，宜选大肌群，并将皮肤横向撑开，做深部肌内注射，否则药液不易被吸收而会溢出皮肤。长期用药应注意更换注射部位。

⑩ 用于乳腺癌治疗时，治疗3个月内应有效，如病情仍在进展，应立即停药。此外，治疗期间还应注意观察患者有无高血钙表现（如恶心、呕吐、便秘、昏睡、肌张力降低、多尿、脱水、血及尿中钙增高等），出现高血钙则提示已有骨转移，也应停用本品。

⑪ 卧床患者应用本品时，易出现高血钙及结石，故应嘱患者多下床活动，每日至少2次，并注意控制食物中的钙摄入量。

⑫ 本品的其他不良反应尚有：a. 可见恶心、呕吐、畏食、腹泻和头晕，也可出现面部潮红、出汗、阴道瘙痒或出血，一般不影响继续治疗，必要时给予对症治疗。b. 偶见黄疸、肝功能损害和皮疹。罕见性欲亢进（男女均可见，为早期毒性反应），一旦发现，立即停药。c. 大剂量可致女性男性化（表现为多毛、痤疮、闭经、阴蒂增大、嗓音变粗或低沉等）、男性睾丸萎缩、附睾炎、性功能减退、精子减少、阴茎异常勃起（持续及疼痛性勃起，常见于用药初期）及乳房增大，大剂量用药时需慎

重，必须应用时要注意观察，发现异常及时停药。

十一酸睾酮 Testosterone Undecanoate

（安迪欧，安特尔；Andriol，Pantestone）

【药理分类】 雄激素。

【适应证】 ①原发性或继发性性腺功能减退；②男性少年体质性青春期延迟；③乳腺癌转移的姑息性治疗；④中老年部分性雄激素缺乏综合征（PADAM）；⑤慢性再生障碍性贫血的辅助治疗。

【用法用量】 ①口服。开始剂量为120～160mg/d，连续2～3周，然后以40～120mg/d的剂量维持，早、晚于餐后服用，如每日服用的胶囊为单数，可在早上多服1粒。②肌内注射。每次250mg，1次/月，4～5个月为1个疗程，之后根据血清睾酮水平调整用药间隔时间，一般3～6周注射1次；用于治疗再生障碍性贫血时，首次1g，以后每半个月0.5g。

【用药监护】 ① 下列情况禁用：对本品过敏、前列腺癌或疑为前列腺癌者，以及孕妇和哺乳期妇女。

② 下列情况慎用：a. 肝功能损害。b. 有水肿倾向的心脏病和肾脏疾病、高血压、癫痫及三叉神经痛或有此类疾病史（偶可引起复发或加重）。c. 前列腺增生者、儿童（可致儿童性早熟骨、骨骼早闭，影响生长发育）、65岁以上老年人（易致前列腺增生及水钠潴留）和运动员（可能使兴奋药测试呈阳性）。

③ 用药期间，应定期进行前列腺及血清睾酮水平检查。用于治疗中老年部分性PADAM时，应定期检查PAS。

④ 酶诱导药可能增加或降低治疗对血清睾酮水平的影响，因此可能需要调整本品的剂量。与适量蛋白质、糖和维生素等合用，可提高本品的疗效。环丙孕酮可拮抗本品之药效。

⑤ 治疗中，患者如发生与雄激素相关的不良反应，必须暂时停药，待症状消失后再以较低的剂量继续服用。

⑥ 本品的不良反应常见多毛、痤疮、阴茎异常勃起和其他性刺激过度症状、精子减少、射精量减少和水钠潴留。偶见胃肠不适或过敏反应。在青春期前男孩中可见性早熟、勃起频率增加、阴茎增大和骨骺早闭。用药期间应注意观察，发现异常及时调整剂量，必要时停药治疗。

⑦ 本品口服的急性毒性非常低，由于本品胶丸中含有油性溶媒的原因，高剂量时可能会引起肠胃反应。一旦出现过量，可采用洗胃和支持疗法进行治疗。

达那唑[典] Danazol

（安宫唑，丹那唑；Bonzol，Danatrol）

【药理分类】 合成雄激素。

【适应证】 ①口服制剂：a. 子宫内膜异位症；b. 纤维囊性乳腺病、自发性血小板减少性紫癜、遗传性血管神经性水肿、SLE、男性乳房发育、青春期性早熟与不孕症。②栓剂：用于痛经症状明显，但体征较轻的子宫内膜异位症。

【用法用量】 ①口服。a. 子宫内膜异位症：400～800mg/d，分次服用，连服3～6个月，如停药后症状再出现，可再给药1个疗程（在肝功正常情况下）。b. 纤维囊性乳腺病：于月经开始后第1日服药，每次50～200mg，2次/d，如停药后1年内症状复发，可再给药。c. 遗传性血管神经性水肿：起始剂量每次200mg，2～3次/d，直到疗效出现，维持剂量一般是起始剂量的50%或更少，在1～3个月或更长一段的间隔时间递减，根据治疗前发病的频率而定。②阴道给药。栓剂，用于痛经症状明显，但体征较轻的子宫内膜异位症，每次50mg（1枚），1～2次/d，月经期停用3～4d，3～6个月为1个疗程。

【用药监护】 ① 下列情况禁用：血栓病、心功能不全、严重的肝或肾功能损害、异常生殖器出血、卟啉病、雄激素依赖性肿瘤。

② 下列情况慎用：癫痫、偏头痛、糖尿病。

③ 孕妇不宜应用本品。哺乳期妇女则不能服用本品。

④ 老年人应减量服用，如100～200mg/d。

⑤ 治疗期间，应注意观察患者有无生殖器官出血及心肝肾功能损害，并定期检查ECG和肝肾功能。

⑥ 男性用药时，必须每3～4个月检查1次睾丸大小、精液量及黏度、精子数和活动力，尤其青年患者。此外，治疗期间应每周测量1次体重，观察是否持续增重，有无外周性

水肿。药物所致水肿可能压迫正中神经而致腕管综合征，如患者诉腕痛，而且夜间加重、桡骨掌侧方面的手及指感觉异常，应立即停药处置。

⑦ 育龄期妇女用药时，应防止妊娠（宜采用非类固醇类激素的避孕法，而不能口服避孕药）。一旦发生妊娠，应立即停药并终止妊娠。

⑧ 本品对一些诊断性实验有影响。如糖耐量试验、甲状腺功能试验（血清总 T_4 可降低，血清 T_3 则可增加），在临床治疗评估时应加注意。

⑨ 本品可增加骨生长的刺激作用，用药期间和停药后 6 个月内至少应每 3 个月做 1 次 X 线检查。

⑩ 本品与胰岛素合用，易产生耐药性。与华法林等口服抗凝合用，抗凝血作用增强，容易发生出血。与环孢素、卡马西平合用，可使后者血药浓度增加，毒性加强。

⑪ 本品所致的无月经是可逆的，一般停药后 60～90d 内可恢复排卵周期及月经，如超出此时间仍无规律月经，应进行诊治。

⑫ 对于子宫内膜异位或纤维性乳腺病者，应在月经来潮的第 1 日开始给药，或在给药前先做妊娠试验，以排除患者妊娠的可能性。

⑬ 治疗纤维囊性乳腺病时，治疗前须除外乳腺癌；治疗时如发现乳腺结节存在或增大，亦应除外乳腺瘤。治疗 1 个月，乳房胀痛即可减轻。治疗 2～3 个月，症状消失。连续治疗 4～6 个月，乳房的结节消退。

⑭ 治疗子宫内膜异位症时，服药期间出现闭经是本品治疗的临床反应，无须停药，治疗应持续 3～6 个月，必要时可延长至 9 个月。

⑮ 患者在治疗过程中，如果以下反应持续出现，必须引起注意，并及时做进一步检诊，以免引起病情进展或出现并发症：a. 由于雌激素效能低下，可使妇女有阴道灼热、干枯及瘙痒，或阴道出血，发生真菌性阴道炎。b. 可出现皮肤发红、情绪或精神状态的改变、神经质或多汗。c. 有时可出现肌痉挛性疼痛，属于肌肉中毒症状。

⑯ 用药期间，应注意观察随访，患者如出现肝功能损害（包括巩膜或皮肤黄染）、白内障，或出现异常性生殖器出血或血尿、鼻或牙龈出血，或女性患者出现男性化体征，或男性患者出现睾丸缩小，均应停止治疗。如出现白细胞增多症、多发性神经炎、情绪或精神状态改变，应及时调整剂量，必要时暂停用药，待症状消失后再减量使用。如出现肌痉挛性疼痛，应改换其他药物。如发生严重头痛、视力减退、复视、呕吐症状，提示颅内压增高，应立即停药，并静脉滴注甘露醇，也可配合使用呋塞米，必要时静脉给予地塞米松或甲泼尼龙。

⑰ 本品的其他不良反应尚有：较多见闭经、突破性子宫出血和滴血，并可见乳房缩小、音哑、毛发增多；可出现痤疮、皮肤或毛发的油脂增多、下肢浮肿或体重增多，症状与剂量相关，是雄激素效应的表现。较少见血尿、鼻出血、牙龈出血、白内障（视力逐渐模糊）、肝功能异常、白细胞增多症、急性胰腺炎、多发性神经炎等。罕见女性阴蒂增大、男性睾丸缩小；肝功能损害严重时，男女均可出现巩膜或皮肤黄染。极罕见致命性 TTP-HUS 的报道，应高度重视，其症状与处置参阅丝裂霉素【用药监护】⑬。

苯丙酸诺龙[典] Nandrolone Phenylpropionate

（多乐宝，南诺龙；Durabolin，Superbolin）

【药理分类】 蛋白同化激素。

【适应证】 ①女性晚期乳腺癌姑息性治疗；②伴有蛋白分解的消耗性疾病的治疗。

【用法用量】 深部肌内注射。①女性转移性乳腺癌姑息性治疗：25～100mg/周。一般应持续至 12 周，如有必要，治疗结束 4 周后，可进行第 2 个疗程。②蛋白大量分解的严重消耗性疾病（如严重烧伤、慢性腹泻、大手术后等）：25～50mg/周。

【用药监护】 ① 下列情况禁用：高血压、前列腺癌及男性乳腺癌患者，以及孕妇和哺乳期妇女。

② 下列情况慎用：心、肝肾疾病、癌骨转移、糖尿病、前列腺增生患者，以及儿童和老年人（易引起水钠潴留及高钾血症）。

③ 本品可干扰 FPG、糖耐量及甲状腺功能试验，使凝血因子Ⅱ、Ⅴ、Ⅶ、Ⅹ增高，使尿 17-酮类固醇（17-KS）、血清氨基转移酶、BSP、BIL、CHO 等升高，用药时应加注意。

④ 由于本品的骨骺刺激反应在停药后 6 个月仍然存在，因此青少年（尤其儿童）在用药期间及停药后 6 个月内至少应每 3 个月做

1次X线检查，以免骨骺刺激过度而影响骨骼发育。

⑤ 本品具有一定的降血糖作用，与口服降糖药或胰岛素合用时，可使低血糖效应加强，必须合用时应密切监测血糖，并注意观察有无低血糖反应，必要时调整口服降糖药或胰岛素用量。因蛋白同化激素和雄激素可降低凝血因子前体的浓度，并可增加抗凝物质与受体的亲和力，使抗凝活性增强，因此本品与香豆素类药物或茚满二酮衍生物合用时需减少用量。本品与肾上腺皮质激素合用，可使血糖升高，并可增加水肿和痤疮的发生率。与保泰松或羟布宗合用，可使后者的血药浓度升高。与具肝毒性的药物合用，可加重肝损害，尤其长期应用或原有肝病的患者。巴比妥类药可降低本品的雄性化作用。

⑥ 用药前，应告知患者：a. 本品易发生痤疮，日常中需注意皮肤的卫生与保护。b. 女性患者用药时，应警惕男性化，声音嘶哑为早期症状，一旦发现，应立即停药，并及时报告医师，以免发展为不可逆性男性化体征。c. 用药期间，如出现足踝部水肿、体重异常增加或其他异常不良反应，须及时报告医师，以便及时处置。

⑦ 利用蛋白同化作用治疗伴有蛋白分解的消耗性疾病时，应使患者摄入充足的热量和蛋白质，必要时适当增加食量或少食多餐。

⑧ 用药期间，应定期检查肝功能、血电解质，冠心病和糖尿病患者还应分别检查CHO和血糖，同时注意观察临床可能出现的不良反应。患者如出现皮肤过敏反应、水钠潴留、黄疸及肝功能异常（如AST、ALT、LDH和ALP升高）、神经精神状态改变（如抑郁、谵妄、急性精神分裂症发作、躁狂症等），或女性出现男性化症状（如长胡须、粉刺增多、多毛症、声音变粗、阴蒂肥大、闭经或月经紊乱等反应），或乳腺癌患者骨转移（可产生剧烈的骨痛，甚至发生病理性骨折），或男性出现女性化表现（音调升高和乳房发育）、痤疮、精子或精液减少、排尿困难（见于老年人，因前列腺增生而引起），或青春期前男孩出现男性化体征过早形成，或糖尿病患者出现糖耐量改变等，均应立即停药。

⑨ 本品的其他不良反应尚有：可见恶心、呕吐、消化不良、腹泻、面部潮红，一般不影响治疗，极个别症状严重者可暂停用药，必要时给予对症治疗。极少数患者可出现高钙血症，表现为倦怠、畏食、恶心、呕吐、便秘、脱水、烦渴、多尿、无力、肌张力消失等，应及时停药处置。此外，尚有致前列腺癌的个案报道，以及大剂量应用时可见HDL浓度降低和LDL浓度升高，治疗中应引起注意。

司坦唑醇[典] Stanozolol

（康力龙，司坦唑；Anabol，Terabolin）

【药理分类】 蛋白同化激素。

【适应证】 ①遗传性血管神经性水肿的预防和治疗；②严重创伤、慢性感染、营养不良等消耗性疾病。

【用法用量】 口服。①成人和青少年。a. 预防和治疗遗传性血管神经性水肿：开始每次2mg，3次/d，女性可每次2mg，1次/d。如治疗效果明显，可每间隔1～3个月减量，直至2mg/d维持剂量。b. 用于慢性消耗性疾病、手术后体弱、创伤经久不愈等治疗：每次2～4mg，3次/d，女性酌减。②小儿。用于遗传性血管神经性水肿。6岁以下，1mg/d；6～12岁，2mg/d；均仅在发作时应用。

【用药监护】 ① 下列情况禁用：严重肝病、肾病、心脏病、高血压患者，以及孕妇和前列腺癌患者。

② 下列情况慎用：卟啉病、前列腺增生、糖尿病患者，以及儿童和老年人（易引起水钠潴留、高钾血症）。

③ 用药期间，应定期检查凝血功能、血脂、血铁、铁结合力、Hb、BIL及肝功能。对于女性乳腺癌患者，应监测血钙和尿钙。对于青春期男性患者，应定期检查睾丸大小及精子数量。对于青春期前男性，需每6个月做1次X线骨龄检查。

④ 本品可降低环孢素的代谢速率，两者合用时可增加后者的毒性（如肾功能障碍、胆汁淤积、感觉异常）。本品与羟布宗合用，后者的代谢速率降低，血药浓度升高，毒性反应增加。与香豆素类（如华法林、双香豆素等）或茚满二酮衍生物（如茴茚二酮）等口服抗凝药合用，可增加出血的危险性。与格列本脲合用，可能降低后者的血药浓度，合用时应监测血糖，必要时调整后者的用量。

⑤ 本品的不良反应主要有：a. 女性长期应用，可能出现男性化反应，表现为声音

嘶哑或低沉、痤疮、多毛、阴蒂肥大、闭经或月经紊乱等，尤其出现声音异常及痤疮时，应及时停药，以免出现不可逆性男性化体征。b. 男性长期应用可能出现痤疮、精子减少、精液减少，如有出现，应及时调整剂量。c. 少数患者可出现水钠潴留或水肿、体重异常增加，应及时调整剂量，必要时给予利尿药或停用本品。d. 偶见恶心、呕吐、消化不良、腹泻、皮疹和面部潮红，一般症状轻，随着继续用药而自行消失，必要时可做对症治疗。

第七节 雌激素、孕激素及相关药物

雌二醇[典] Estradiol

（求偶二醇，求偶素；Climara，Enstrldine）

【药理分类】 雌激素。

【适应证】 ①补充雌激素不足：常用于治疗女性性腺功能不良、双侧卵巢切除术后、萎缩性阴道炎、外阴干燥、绝经期综合征（如潮热、出汗、精神及神经症状）等；②治疗晚期转移性乳腺癌，缓解症状；③治疗晚期前列腺癌，缓解症状；④用于停经早期预防由于雌激素缺乏引起的骨质快速丢失；⑤治疗痤疮，在男性可用于较重的病例，在女性可选择雌激素-孕激素复合制剂；⑥用于恶性肿瘤经化疗或放疗引起的白细胞减少；⑦用作事后避孕药；⑧退乳。

【用法用量】 ①口服。片剂，每次1mg，1次/d；对有子宫的患者，应加用孕激素。②肌内注射：a. 功能性子宫出血，4～6mg/d，止血后逐渐减量至1mg/d，持续21d后停用，在第14日开始加黄体酮注射，10mg/d。b. 人工月经周期，于出血第5日起，1mg/d，共20d；自注射第11日起，加用黄体酮，10mg/d，肌内注射，两药同时用完，下次出血第5日再重复疗程，一般需要用2～3个周期。③外用。a. 凝胶剂：每次1.25～2.5g（含雌二醇0.75～1.5mg），1次/d，涂抹于下腹部、臀部、上臂、大腿等处皮肤。b. 控释贴片：贴于清洁干燥、无外伤的下腹或臀部皮肤上，一般选择部位为下腹或臀部。每片平均渗透量为50μg/d。周效片（含雌二醇2.5mg），每次1片，1次/周，1周（7d）换1次贴片，并更换贴片部位，不重复在相同皮肤部位贴片。3～4d片（含雌二醇4mg），每次1片，2次/周（每3.5日换用1片）。连用3周，停药1周。每个疗程于使用贴片的最后5d加用醋酸甲羟孕酮。每次4～5mg，1次/d，连用5d。

【用药监护】 ① 下列情况禁用：a. 已知对本品过敏者、已知或疑有乳腺癌或有乳腺癌病史者（用以治疗晚期转移性乳腺癌时例外）、已知或疑有子宫或乳房激素依赖性肿瘤、卟啉病、严重肝功能异常、黄疸、严重肾病、有妊娠期间持续瘙痒史、Dubin-Johnson综合征、Rotor综合征、曾患或正患肝脏肿瘤、曾患或正患血栓栓塞性疾病（如脑卒中、心肌梗死）、镰刀状红细胞性贫血症、子宫内膜异位症、严重糖尿病、脂肪代谢的先天性异常、耳硬化症或有耳硬化症史、SLE、原因不明的生殖道异常出血，以及孕妇和哺乳期妇女。b. 活动性血栓性静脉炎、有因服用雌激素而致血栓性静脉炎或血栓形成等病史的患者禁用本品控释贴片。DVT或有静脉血栓史者禁用本品凝胶。

② 下列情况慎用：哮喘、心功能不全、癫痫、MDD、偏头痛、手足抽搐症、小舞蹈症、垂体肿瘤（下丘脑肿瘤）、良性乳房疾病（如乳腺增生、乳腺结节、乳腺囊性纤维症及乳房X线检查异常等）或有乳腺癌家族史、轻中度肾功能损害、肝功能异常、糖尿病、脑血管疾病、冠心病、子宫肌瘤、胆囊疾病或有胆囊疾病史（尤其胆结石）、高血压、血钙过高并伴有肿瘤或代谢性骨质疾病、妊娠时黄疸或有黄疸史、有静脉炎病史、甲状腺疾病、子宫肌瘤、凝血危险性增大时（如凝血异常、长期卧床、静脉曲张及某些恶性疾病及某些心脏病）、体液潴留、多发性硬化症、高催乳素血症、有高脂蛋白血症家族史，以及急性、间歇性或复杂性肝紫质症。

③ 患有皮肤病和皮肤过敏者不宜应用本品控释贴片。

④ 儿童应用本品易引起性早熟，不推荐应用。

⑤ 对于有子宫的患者，雌激素应与孕激素联合应用，以对抗单纯雌激素引起的子宫内膜过度增生而导致腺癌。联合应用的方法有周期序贯法和连续联合法等两种：a. 周期序贯法为：使用雌激素3周（1～21d），停1周

(22～28d)，在第14～16日起加用孕激素，模拟自然周期中的激素水平。b. 连续联合法为：每日同时服雌激素、孕激素而不间断，起始剂量1mg/d，之后视治疗反应做必要的调整。绝经时间较短者可用前种方法；绝经时间较长者可用后种方法，以减少前种方法引起的子宫周期性出血。人工周期疗法一般需连续使用3个周期，但不宜长期连续使用，以免导致下丘脑-垂体-卵巢性周期轴的过度抑制，不利于卵巢功能的恢复。对于男性或子宫切除的女性患者，通常采用上述周期治疗，但无须加用孕激素。

⑥ 子宫内膜完整仍有生育能力的妇女，在使用本品和孕激素治疗期间，应采用非激素类药物避孕。

⑦ 本品能促进钙磷代谢，用于促进性征发育时，应在骨龄＞13岁以后开始用药，以免引起骨骺早闭。

⑧ 用药期间，患者如出现以下情况，应立即停药：a. 第1次发生偏头痛或频繁发作少见的严重头痛。b. 突发性感觉障碍（如视觉或听觉异常）。c. 血栓性静脉炎或血栓栓塞的前发指征（如异常的腿痛或腿肿）。d. 不明原因的呼吸或咳嗽时刺痛感。e. 胸部疼痛及紧缩感。f. 癫痫发作次数增加。g. 血压显著增高。h. 肝炎、黄疸或全身瘙痒。i. 择期手术前（提前6周）及肢体固定术前（如事故后），以减少血栓发生的危险性，并防止卧床时间延长。

⑨ 雌激素可降低抗凝药、抗糖尿病药、抗高血压药和他莫昔芬的疗效，必须合用时应调整后者用量。CYP450诱导药（如巴比妥类、苯妥英钠、利福平、卡马西平或扑米酮等）可增加雌激素的代谢，从而降低本品的疗效，必须合用时应调整本品用量。大剂量雌激素可加重TCA的不良反应，同时降低其疗效。本品可增加钙剂的吸收。

⑩ 用药前，应详细询问病史，并做全面体检，包括血压、乳腺、腹腔及盆腔器官及宫颈细胞学检查。长期用药者，应定期间监测血压（尤其伴有高血压或有高血压家族史者）、肝功能、血雌激素水平、阴道脱落细胞、全面体检（每6～12个月1次，尤其对于子宫内膜的厚度和乳腺的检查）、宫颈细胞学检查（1年至少1次），并定期检测血糖和尿糖，必要时做眼科检查。

⑪ 研究表明，HRT可能会增加凝血的危险性（尤其在治疗的第1年，主要通过凝血因子Ⅲ发挥作用），并可增加肺栓塞的危险性（主要通过凝血因子Ⅱ起作用）。因此，用药期间应注意监测凝血功能，防止发生血栓栓塞性疾病。

⑫ 长期或大量摄入雌激素可增加子宫内膜癌的危险，除加用孕激素外，还应注意选用最小有效量，疗程也应尽可能缩短。在治疗期间或治疗停止后短期内，患者如出现异常或不规律流血，应做诊断性吸宫或刮宫活检，以排除恶性子宫肿瘤的可能性。对于子宫切除患者虽无此顾虑，但定期检查乳房仍必不可少。

⑬ 有证据显示，HRT可使绝经期和绝经后妇女发生乳腺癌的危险性相对增加。如持续治疗5年以上，需权衡利弊，并定期做乳腺检查。

⑭ 个别良性或恶性肝脏肿瘤患者，服用激素类药物（包括雌激素）后，可能发生危及生命的腹腔内出血。因此，用药期间应注意观察随访，患者如出现异常的上腹部症状，且短时间内不自行消失，应及时做相关检查（包括体查及实验室检查），以免发生上述危险。

⑮ 使用雌激素时的其他注意事项：a. 注意药物的特异性或非特异性事叉反应。b. 长期用雌激素预防骨矿物质丢失，仅限用于骨折危险增加的妇女，不可滥用。c. 雌激素可增加静脉血栓栓塞和胆道疾病的危险性，并有一定的水钠潴留作用，可引起某些与此有关的不良反应，如哮喘、癫痫、偏头痛、心功能不全或肾功能损害等，应注意观察。d. 患者如出现乳房胀痛、水潴留、恶心和阴道突破性出血，可能是剂量过高的表现，此时必须相应减少剂量。e. 某些妇女即便用药剂量不大或用药时间不长，也可能出现雌激素过度刺激表现（如子宫出血、乳房增大等），治疗中应引起注意。

⑯ 应用本品片剂时，应嘱患者：a. 严格遵医嘱服药，不可擅自增减剂量，也不可自行加用其他雌激素。b. 长期或大剂量应用本品时，不可擅自骤然中断治疗，也不可自行陡减用量，停药或减量应在医师的指导下逐步进行。

⑰ 使用本品控释贴片时，应嘱患者：a. 先清洁贴用部位，再揭去贴片上的保护膜，将贴片直接贴在清洁干燥、无外伤的皮肤上，

一般选择部位为下腹部、腰部或臀部等皮肤无皱褶处，不可贴在乳房及其附近。b. 贴用后应轻揉贴片片刻，贴用期间应防止贴片脱落，注意不要在热水盆浴中浸泡时间过长，淋浴时间也不宜过久，并避免直接搓擦贴片部位的皮肤。c. 贴片脱落后应更换新片，更换时应注意贴用时间与脱落时间一致，并按原定日期换片。d. 本品贴片可致局部皮肤瘙痒、充血、潮红、皮疹或水疱，严重时可引起脱皮，不在相同部位重复贴片，经常改换贴用部位可减少发生频率。

⑱ 使用本品凝胶时，应嘱患者：a. 最好在每日早晨或晚间沐浴后使用，皮肤清洁后将凝胶均匀涂抹面部、颈部、肩部、上肢、下腹部、臀部、大腿等处皮肤上，最佳部位为乳房区以外的躯干部、上肢及大腿内侧，涂药后稍等片刻，待药物干后再穿内衣。b. 注意不可涂于乳房、外阴及阴道黏膜处。c. 涂药后应避免使用强烈的皮肤清洁剂（如溴苄烷铵或氯苄烷铵）、乙醇含量高的洁肤品（收敛剂、防晒油）和角质层分离剂（如水杨酸、乳酸），并避免使用任何影响皮肤的药物（如细胞毒性药物），也不宜在热水盆浴中长时间浸泡，或者热水淋浴时间过久。d. 用本品治疗 1 个周期无效时应停用。

⑲ 本品不常见或罕见不良反应有：a. 不规则阴道流血或点滴出血、突破性出血、长期出血不止或闭经。b. 困倦、抑郁、严重的或突发的头痛、行为突然失去协调或不自主的急动作（舞蹈症）。c. 突然语言或发音不清。d. 胸、上腹、腹股沟或腿痛，尤其腓肠肌痛，臂或腿无力或麻木。e. 视力突然改变（眼底出血或血块）、眼结膜或皮肤黄染（注意肝炎或胆道梗阻）。f. 突然发生呼吸急促，原因不明。g. TTP-HUS（症状与处置参阅丝裂霉素【用药监护】⑬）。h. 尿频或尿痛。i. 阴道念珠菌病（阴道出现黏稠的白色凝乳状分泌物）。j. 乳腺小肿块或血压升高。以上不良反应虽不常见或罕见，但应引起注意，一旦出现，即应及时做相关检查，必要时减少剂量或停止用药，或给予对症治疗。

⑳ 本品较常发生的不良反应有：a. 腹部绞痛或胀气、食欲缺乏、恶心。b. 足踝部水肿。c. 乳房胀痛和（或）肿胀、体重增加或减少。这些不良反应虽然较常发生，但常在继续用药后减少，一般不影响继续治疗，对极个别症状严重者应适当减少剂量。

尼尔雌醇[典] Niestriol

（维尼安，戊炔雌醇；Nylestriol，Weinial）

【药理分类】 雌激素。

【适应证】 ①用于雌激素缺乏引起的绝经期或更年期综合征；②亦用于治疗低雌激素症，如先天性卵巢发育不全或早衰等。

【用法用量】 口服。每次 5mg，1 次/月；或每次 2mg，1 次/2 周。症状改善后维持剂量为每次 1～2mg，2 次/月，3 个月为 1 个疗程。

【用药监护】 ① 下列情况禁用：有雌激素依赖性疾病（如乳腺癌、子宫内膜癌、宫颈癌、较大子宫肌瘤等）病史、血栓病、高血压病患者，以及儿童、孕妇和哺乳期妇女。

② 肝功能损害者慎用。

③ 本品的雌激素活性虽较低，但仍有使子宫内膜增生的危险，故应每 2 个月给予孕激素 10d，以抑制雌激素的内膜增生作用。一般孕激素停用后，可产生撤药性子宫出血。如使用者已切除子宫，则不需要加用孕激素。

④ 本品的不良反应主要为轻度胃肠道反应（表现为恶心、呕吐、腹胀）、头痛、头晕、突破性出血、乳房胀痛、白带增多及高血压等。偶有肝功能损害。除突破性出血过多时需要停药外，一般不需要停药。

⑤ 其他参阅雌二醇【用药监护】⑤～⑯。

戊酸雌二醇[典] Estradiol Valerate

（补佳乐；Progynova）

【药理分类】 雌激素。

【适应证】 ①补充雌激素不足，如萎缩性阴道炎、女性性腺功能不全、外阴干燥症、绝经期血管舒缩症状、卵巢切除、卵巢功能早衰，以及非癌性疾病放射性去势后的雌激素不足的症状；②晚期前列腺癌；③缓解膀胱易激惹、皮肤及黏膜（尤其泌尿生殖道黏膜）退化的表现；④回乳及预防骨质疏松症。

【用法用量】 ①口服。剂量根据个体调整。一般每次 1mg，1 次/d，餐后服。按周期序贯疗法，每经过 21d 的治疗后，至少应停药 1 周。②肌内注射。a. 补充雌激素不足：每次 5mg，1 次/4 周。b. 前列腺癌：每次 30mg，

1次/1～2周，按需调整剂量。

【用药监护】 ① 下列情况禁用：严重肝功能损害、黄疸、有妊娠期间持续瘙痒史或妊娠耳硬化症史、Dubin-Johnson综合征、Rotro综合征，曾患或正患肝脏肿瘤，曾患或正患血栓栓塞性疾病（如脑卒中、心肌梗死）、镰刀细胞性贫血症，患有或疑有子宫或乳房的激素依赖性肿瘤、子宫内膜异位症、伴有血管病变的严重糖尿病、脂肪代谢的先天性异常，以及孕妇和哺乳期妇女。

② 下列情况慎用：糖尿病、高血压、静脉曲张、耳硬化症、多发性硬化、癫痫、卟啉病、手足抽搐、小舞蹈症及有静脉炎病史者。

③ 围绝经期的长期非对抗性雌激素治疗，可能会增加子宫内膜癌的发病率。因此，对子宫内膜增生患者应避免行非对抗性雌激素治疗，而应另外给予孕激素类药物。

④ 本品的用量应根据临床个体情况调整。一般而言，出现乳房发胀、易激惹的感觉时表明剂量太高。如选择的剂量不能缓解雌激素缺乏症状时，必须增加剂量。

⑤ 保泰松及氨苄西林可能干扰本品的作用。

⑥ 本品少见乳房胀感、胃部不适、恶心、头痛、体重增加、性欲改变及不规则阴道出血。一般不影响继治疗，对症状严重者可适当减少剂量，出现不规则阴道出血时应停药检查。

⑦ 其他参阅雌二醇【用药监护】①、④～⑯。

己烯雌酚[典] Diethylstilbestrol

（乙底酚，乙烯雌酚；Antigestil，Stilbol）

【药理分类】 非类固醇雌激素。

【适应证】 ①补充体内雌激素不足，如萎缩性阴道炎、女性性腺发育不良、绝经期综合征、老年性外阴干枯症及阴道炎、卵巢切除后、原发性卵巢缺如；②乳腺癌、绝经后及男性晚期乳腺癌，不能进行手术治疗者；③前列腺癌，不能行手术治疗的晚期患者；④预防产后泌乳。

【用法用量】 ①口服。a. 补充体内雌激素不足，0.25～0.5mg/d，21d后停药1周，周期性服用，一般可用3个周期（自月经第5日开始服药）。b. 乳腺癌，15mg/d，6周内无改善则停药。c. 前列腺癌，起始剂量1～3mg/d，依据病情递增而后递减；维持剂量1mg/d，连用2～3个月。d. 预防产后泌乳、退乳，每次5mg，3次/d，连服3d。②肌内注射。每次0.5～1mg，0.5～6mg/d。③阴道内给药。老年性阴道炎，每晚塞入1～2片（每片0.2mg），连用7d。

【用药监护】 ① 下列情况禁用：有血栓性静脉炎和肺栓塞性疾病史、与雌激素有关的肿瘤及未确诊的阴道不规则流血、高血压、孕妇及哺乳期妇女。

② 下列情况慎用：心功能不全、癫痫、糖尿病、肝或肾功能障碍、精神抑郁及老年人（易引起钠潴留和高钾血症）等。

③ 本品可促进哌替啶的代谢灭活。在服用本品期间吸烟，可增加心血管系统不良反应发生的危险性，且危险性与吸烟量和吸烟者年龄呈正相关性，因此应嘱患者用药期间戒烟。

④ 女性患者服药前，应告知：a. 严格按医嘱服药，尽量避免漏服现象，且不可擅自中途停药，以避免导致子宫出血。b. 用药可能出现阴道突然出血或间断出血，如发生此现象，应立即报告医师，以便及时调整用药剂量。

⑤ 对阴道内用药者，用前应告知：a. 放置药物前应洗手，放置药物时应戴一次性指套，放置药物后至少应卧床1h。b. 如阴道有分泌物外流，不可填塞异物，使用卫生巾即可。c. 如发生全身反应，或局部有红、肿、表皮脱落或阴道分泌物异常等，应立即停药，及时就医。

⑥ 乳腺癌患者用药期间，应定期检查血钙，并注意有无高钙血症征象，如肌张力降低、骨及腰深处痛、多尿、极渴、胃肠道反应、嗜睡、精神错乱、心律失常等。一旦发现，立即停药。

⑦ 本品阴道给药吸收好，其作用及疗效与注射或口服相近。因此，阴道给药也应注意随访用药后的不良反应（尤其过量反应，如子宫出血、水肿、乳腺痛、子宫内膜异位复发等），特别是黏膜有炎症或破损时，局部用药亦可致全身吸收，使用时更应注意。

⑧ 本品的不良反应主要有：可见不规则的阴道流血、子宫肥大、尿频或尿痛、消化道症状（如恶心、呕吐、畏食、腹痛、腹胀等）。有时可引发血栓症及心功能不全、肝功能异常、高脂血症、钠潴留。少见或罕见头痛、头晕、抑郁、困倦、共济失调、不自主运动（舞

蹈症）、突发语言障碍、腹股沟或腿痛（尤其腓肠肌）、肢体麻木等神经精神症状，以及男性性欲异常或乳房女性化（停药后可消失）、黄疸或突然视力下降（眼底出血或血块）。治疗过程中应注意观察。

⑨ 使用本品时，患者如出现下列症状，应及时停药诊治：乳房肿痛、急性下腹部疼痛、阴道分泌物增多并呈白色凝胶状或有异味（继发性念珠菌感染）、阴道持续出血、尿频或尿痛、黄疸或突发性视觉障碍、怀疑或确定患者出现血管栓塞性疾病及心功能不全、中至重度神经精神症状或病变恶化等。

⑩ 其他参阅雌二醇【用药监护】④～⑯。

黄体酮[典][基] Progesterone

（黄体素，孕酮；Agolutin，Corlutone）

【药理分类】 孕激素。

【适应证】 ①先兆流产和习惯性流产、经前期紧张综合征、无排卵性功血和无排卵性闭经；②与雌激素联合应用治疗更年期综合征；③亦用作宫内节育器缓释孕激素药物。

【用法用量】 ①肌内注射。a. 先兆流产，每次 10～20mg，用至疼痛及出血停止。b. 有习惯性流产史的患者，自妊娠开始，每次 10～20mg，2～3 次/周。c. 功能性子宫出血，用于撤退性出血 HGB＜7mg 时，每次 10mg，1 次/d，连用 5d；或每次 10～20mg，连续 3～4d。d. 闭经，在预计月经来潮前 8～10d 给药，10mg/d，共 5d；或 20mg/d，连用 3～4d。e. 经前期紧张综合征，于预计月经前 12d 开始注射，每次 10～20mg，1 次/d，连用 10d。②阴道给药。每次 25mg（1 粒），1～2 次/d，放入阴道后穹隆处，卧床 15～30min，疗程根据不同适应证及病情酌定。③口服。a. 先兆流产和习惯性流产、经前期紧张综合征、无排卵性功血和无排卵性闭经，每次 100～150mg，2 次/d，空腹时服用。b. 更年期综合征，与雌激素（如结合雌激素）联合应用。结合雌激素，每次 1.25mg，1 次/d，连用 22d；在服用结合雌激素的第 13 日起服用本品，每次 200mg，2 次/d，共 10d。

【用药监护】 ① 下列情况禁用：对本品及花生油（注射液）过敏、阴道不明原因出血或阴道急性炎症（栓剂）、严重肝功能损害、乳腺肿瘤或生殖器肿瘤、血栓性静脉炎、血管栓塞、脑卒中或有既往病史者（晚期癌瘤治疗除外）。

② 下列情况慎用：肾病、心脏病水肿、高血压、有精神抑郁史、妊娠 4 个月内（可能致后代生殖道畸形）。

③ 肝或肾功能损害、糖尿病、癫痫、哮喘、偏头痛及胆囊疾病患者不宜应用。

④ 哺乳期妇女仅在确有必要时使用。

⑤ 本品不宜用作早孕试验。

⑥ 目前常用天然黄体酮治疗先兆流产和习惯性流产，人工合成的孕酮因有胎儿致畸问题，不能用作保胎药。

⑦ 对先兆流产以外的患者，用药前应进行全面检查，确定为黄体功能不全时再使用。

⑧ 用药前，应进行乳房、盆腔检查。用药期间，应每 6～12 个月做 1 次盆腔及乳房检查，并定期检查肝功能、体重、血压及脉搏，必要时进行眼科检查。

⑨ 酮康唑或其他 CYP450 抑制药可增加本品的血药浓度，而 CYP450 诱导药（如苯巴比妥、苯妥英钠、利福平等）则可削弱本品的药效。本品与食物同服，生物利用度提高。

⑩ 本品注射液有刺激性，易致注射局部疼痛、红肿或硬结，注射时宜深忌浅，并注意每次更换注射部位。

⑪ 本品可掩盖更年期综合征，更年期患者用药时应加注意。

⑫ 用药前，应告知患者：a. 本品的口服制剂宜空腹时服用。b. 本品服用后可引起短暂的眩晕、嗜睡或突发性视觉障碍，用药期间应避免驾驶及危险性较大的机器操作或高空作业，尤其在治疗初期或大剂量应用时更须注意。c. 用药后出现眩晕及嗜睡现象时，改为睡前服药可避免。d. 本品偶可引起光毒性（一般类似日晒伤，也可见急性湿疹样或荨麻疹样反应），多发生在日晒后 15～18h，最长可为 36～72h。因此，用药期间应避免人工紫外线照射，烈日下外出要注意遮阳防晒。e. 宫内或阴道用药时，如出现发热、急性盆腔压痛、不规则出血或严重腹痛，提示有感染可能，应立即停药，及时就医。f. 女性患者长期用药时不宜吸烟。

⑬ 本品可能会导致不同程度的体液潴留，对癫痫、偏头痛、哮喘、心功能不全或肾功能损害等患者需进行密切观察，防止病情加重或恶化。

⑭ 本品可使某些易感者发生急性间歇性

卟啉病，其主要表现为严重腹绞痛（疼痛部位可以是局限的或波及整个腹部，也可放射至背部、腰部或外生殖器）、顽固性便秘、神经精神症状（常见四肢神经痛、痛觉减退或麻木感；也可出现肌无力、垂腕、垂足、肌痛；严重者可出现眼肌麻痹、吞咽困难，甚至惊厥、昏迷、呼吸麻痹或呼吸停止）及水电解质紊乱，常伴有恶心、呕吐、腹胀等。发作时间自数小时至数日或数周不等，一次或多次不规则发作。不少患者在急性发作之前，常出现精神紧张、烦躁不安、激动，甚至幻觉、狂躁、语无伦次等症状。个别患者初次发作即病势凶险，甚至导致死亡。因此，用药期间应加强监护，发现征兆，及时停药处置。处置方法：纠正水电解质紊乱，限制水摄入量，适当补充钠盐，并可给予吩噻嗪类药（如氯丙嗪 25mg，4 次/d），必要时使用吗啡或哌替啶。对 24h 内症状无改善者可用正铁血红蛋白治疗。

⑮ 本品的其他不良反应尚有：a. 突破性出血、阴道点状出血、体重增加或减少、宫颈鳞柱交界改变、宫颈分泌物性状改变、乳房肿胀或疼痛。b. 恶心、头晕、头痛、倦怠感、发热、失眠。c. 过敏伴或不伴瘙痒的皮疹、黑斑病、黄褐斑、痤疮或光毒性反应。d. 阻塞性黄疸、肝功能异常。e. 胃肠道反应、食欲缺乏。f. 头痛及胸、臀、腿特别是腓肠肌处疼痛。g. 四肢无力、麻木或疼痛；h. 突然或原因不明的呼吸短促、突然言语或发音不清、突然视力改变或复视等；i. 长期应用可见缺血性心脏病发生率上升，也可引起子宫内膜萎缩、月经量减少或闭经，并易发生阴道真菌感染。

⑯ 治疗期间，应注意观察随访，患者如出现下列情况，必须立即停药，并及时对症处置：a. 血栓性疾病（如血栓性静脉炎、脑血管病、肺栓塞、视网膜血栓形成）的临床表现；b. 原有病症加重或抑郁重新发作；c. 突发性部分视力丧失或突发性失明、复视或偏头痛；d. 突然出现严重的头痛或呕吐、眩晕或晕厥；e. 四肢麻木、腓肠肌处疼痛或伴有红肿热胀；f. 急性胸痛或严重臀痛；g. 突然的或原因不明的呼吸短促；h. 严重的乳房胀痛、持续的阴道出血或下腹部疼痛、阴道真菌感染；i. 阻塞性黄疸或肝功能明显异常；j. 皮肤过敏反应、严重痤疮或光毒性反应。此外，患者月经来潮时亦应停止用药。

甲羟孕酮【典】【基】 Medroxyprogesterone

（安宫黄体酮，甲孕酮；Carretab，Farlutal）

【药理分类】 孕激素。

【适应证】 用于月经不调、子宫功能性出血及子宫内膜异位症等，并用于不能手术、复发性或转移性激素依赖性肿瘤的姑息治疗或辅助治疗，如晚期乳腺癌、前列腺癌、肾癌及子宫内膜癌等。

【用法用量】 ①口服。a. 功能性闭经：每次 4～8mg，1 次/d，连服 5～10d。b. 子宫内膜癌：每次 100mg，3 次/d；或每次 500mg，1～2 次/d，作为肌内注射后的维持剂量。c. 各种癌症患者恶病质及疼痛的姑息治疗，每次 500mg，1～2 次/d。②肌内注射：a. 乳腺癌：起始剂量 0.5～1 g，1 次/d，持续 28d，然后每次 500mg，2 次/周，直至缓解。b. 子宫内膜癌或肾癌：起始剂量 0.4～1g，1 周后可重复 1 次，待病情改善和稳定后，剂量改为每次 400mg，1 次/月。c. 子宫内膜异位症：每次 50mg，1 次/周；或每次 100mg，1 次/2 周；连用 6 个月。

【用药监护】 ① 下列情况禁用：对本品过敏、各种血栓栓塞性疾病（如血栓性静脉炎、肺栓塞、脑卒中、心肌梗死等）及有相关疾病史、严重肝功能损害、因骨转移引起的高钙血症、流产、血尿及月经过多、原因不明的阴道出血、不明原因的乳腺疾病患者，以及孕妇和哺乳期妇女。

② 下列情况慎用：心功能不全、肾功能损害、癫痫、糖尿病、偏头痛、哮喘及有 MDD 病史者。

③ 本品有增强凝血功能的作用，治疗中应注意观察患者，并定期监测凝血功能。患者如出现血栓栓塞性疾病或血栓形成征象（如偏头痛、突发性部分或完全失明、复视），或出现视神经盘水肿、视网膜血管损害等症状，应立即停药检查，并对是否继续本品治疗进行再评估。如出现不明原因的阴道出血或发生突破性出血，应进行仔细检查，以除外器质性疾病，并及时处置。突破性出血可根据出血量加服炔雌醇 0.05～0.1mg，连服 3d，即可止血。

④ 连续大剂量治疗时，须注意有无高血压、水钠潴留、高钙血症倾向等。如果出现这些症状，应调整用药剂量。

⑤ 本品与化疗药物合用，可增强其抗癌

作用效果。与肾上腺皮质激素合用，可促进血栓症。与抗糖尿病药合用，应调整抗糖尿病药用量，并加强对血糖和尿糖的监测。与CYP450诱导药，如巴比妥类、灰黄霉素、利福喷汀、利福平及苯妥英钠等合用，本品的作用降低。本品可抑制环孢素的代谢，致其血药浆浓度增加。本品可显著降低氨鲁米特的生物利用度。

⑥ 片剂大剂量（500mg以上）服用时，应嘱患者取坐位或立位，并饮足量水。必要时，可将片剂分为两半服用。

⑦ 注射剂使用前应充分振摇，以保证药液混悬均匀。注射宜深忌浅，每次注射时应更换注射部位，不宜在同一部位反复注射，并不得与其他药物混合使用。

⑧ 本品用于治疗肿瘤时，治疗剂量大或用药时间长可出现类库欣综合征（主要症状见氢化可的松【用药监护】⑰），并偶见视物模糊及眼球疼痛。因此，用药期间应注意观察，一旦发现，及时停药。

⑨ 对某些癌症患者应用大剂量治疗（≥500mg）时，必须注意监测治疗可能导致的肾上腺功能抑制。

⑩ 治疗期间，某些患者可能会出现类似经期前的情绪抑郁症状。因此，有精神抑郁病史的患者慎用，必须应用时须注意观察，如出现精神抑郁症状或MDD复发/加重，应停止用药。

⑪ 有临床研究显示，育龄期妇女使用本品避孕（每3个月肌内注射150mg），5年后腰椎骨密度平均下降5.4%，在停药后2年内至少有部分骨丢失得以恢复。另一项类似临床试验也表明，青春期女性使用本品避孕（每3个月肌内注射150mg），也出现类似的骨密度降低，并且在用药的最初2年更为明显，停药后骨密度也至少有部分恢复。由于本品引起的血雌激素水平下降可能导致绝经前女性骨密度降低，并可能增加以后患骨质疏松的风险。因此，应用本品时必须同时给予足量的钙剂和维生素D，长期应用本品的患者还需定期进行骨密度评估，防止发生骨质疏松症。

⑫ 某些患者在应用本品时会出现糖耐量减低，其机制不明。因此，长期或大剂量应用时需严密监测血糖，尤其对糖尿病患者。

⑬ 本品的其他不良反应尚有：a. 乳房痛、溢乳、经期不规则、子宫不规则出血、子宫颈柱状上皮异位或子宫颈分泌改变、痛经、盆腔疼痛、男子乳腺发育；b. 神经质、失眠、嗜睡、疲乏、头晕；c. 皮肤瘙痒、荨麻疹、血管神经性水肿、全身性皮疹及脱发；d. 恶心、胃肠道不适、消化不良、体重增加、阻塞性黄疸，以及类似肾上腺皮质激素反应和高血钙反应。因此，用药期间应注意观察，一旦出现，及时处置。

⑭ 其他参阅黄体酮【用药监护】⑦、⑫、⑮。

地屈孕酮 Dydrogesteron

（达芙通，去氢黄体酮；Biphaston，Dufaston）

【药理分类】 孕激素。

【适应证】 用于治疗内源性孕酮不足引起的疾病，如痛经、子宫内膜异位症、继发性闭经、月经周期不规则、功能失调性子宫出血、经前期综合征、孕激素缺乏所致先兆性流产或习惯性流产、黄体不足所致不孕症。

【用法用量】 口服。①痛经：从月经周期的第5～25日，每次10mg，2次/d。②子宫内膜异位症：从月经周期的第5～25日，每次10mg，2～3次/d。③功能性出血：每次10mg，2次/d，连续5～7d。④预防功能性出血：从月经周期的第11～25日，每次10mg，2次/d。⑤闭经：从月经周期的第1～25日，每次口服雌二醇，1次/d。从月经周期的第11～25日，联用本品，每次10mg，2次/d。⑥经前期综合征及月经不规则：从月经周期的第11～25日，每次10mg，2次/d。⑦先兆性流产：起始剂量为每次40mg，随后每8小时服10mg，至症状消失。⑧习惯性流产：每次10mg，2次/d，至怀孕20周。

【用药监护】 ① 下列情况禁用：对本品过敏及其辅料过敏、已知或疑有孕激素依赖性肿瘤、不明原因的阴道出血、严重肝功能障碍（如肝脏肿瘤或有既往史、Dubin Johnson综合征、Potor综合征、黄疸等）、妊娠期或应用性激素时产生或加重的疾病或症状（如严重瘙痒症、阻塞性黄疸、妊娠期疱疹、卟啉病和耳硬化症等）。

② 儿童及18岁以下青少年应用本品的安全性及有效性尚未确定，不推荐应用。

③ 用于治疗65岁以上女性患者的资料尚不充分。

④ 本品可在乳汁中分泌，哺乳期妇女应

用本品期间需停止哺乳。

⑤ 患有罕见遗传性半乳糖不耐受症、Lapp乳糖酶缺乏症或葡萄糖-半乳糖吸收障碍，不可使用本品。

⑥ 与雌激素联合应用进行HRT时，应注意雌激素的禁忌和注意事项。

⑦ 对于长期采用孕激素和雌激素联合用药者，应每年定期进行全面体检，包括妇科及乳房X线检查。

⑧ 治疗中，如出现不正常的阴道出血，应暂停用药，并做进一步的检查。

⑨ 用于习惯性流产或先兆性流产时，应先确定胎儿是否存活。治疗过程中，也应经常检查妊娠是否继续和（或）胎儿是否存活。

⑩ 由于以孕激素为主要成分的口服避孕药可能会增加MDD的机会，因此有MDD病史的患者在接受本品治疗的过程中，应注意观察。

⑪ 孕激素治疗可掩盖更年期的发生（不规则月经周期），治疗中应加注意。

⑫ 本品与雌激素联合应用时，如发生肝功能异常、血栓栓塞或血压大幅度升高时，应停药并对症处置。

⑬ 极少数患者使用本品后可出现突破性出血，一般增加剂量即可防止。本品也可能发生其他发生在孕激素治疗中的不良反应，如轻微阴道出血、经期血量改变、闭经、不适、呕吐、腹痛、肝功能改变、黄疸（少见）、乳房疼痛、瘙痒、皮肤过敏、荨麻疹、抑郁、头痛、偏头痛、精神紧张、水肿、性欲改变等。用药期间应注意观察，上述症状一旦出现，应根据具体情况采取适当治疗措施。

⑭ 本品毒性极小，过量可出现恶心、呕吐、嗜睡和眩晕等症状。如发生过量毒性反应，须在2～3h内洗胃，并给予对症治疗。

氯米芬[典] Clomifene

（氯菧酚，克罗米芬；Clomid，Fertilan）

【药理分类】 选择性雌激素受体调节药-促排卵药。

【适应证】 ①治疗无排卵的女性不育症，适用于体内有一定雌激素水平者；②治疗黄体功能不足；③测试卵巢功能；④探测男性下丘脑-垂体-性腺轴（HPGA）的功能异常；⑤治疗因精子过少的男性不育。

【用法用量】 口服。每次50mg，1次/d，连用5d。自月经周期的第5日开始服药。若患者系闭经，则应先用黄体酮撤退性出血的第5日始服用。治疗后有排卵但未受孕者可重复原治疗的疗程，直至受孕，或重复3～4个疗程。如患者在治疗后无排卵，在下一疗程中剂量可增加至100mg/d，共5d。个别患者药量达150mg/d时才能排卵。

【用药监护】 ① 下列情况禁用：原因不明的不规则阴道出血、子宫内膜异位症、子宫肌瘤、卵巢囊肿、肝功能损害、精神抑郁、血栓性静脉炎、甲状腺或肾上腺功能异常、颅内器质性病变（如垂体瘤）患者，以及孕妇和男性无精子患者（除睾丸活检证实尚有精子产生者外）。

② PCOS患者慎用。

③ 用药期间，应定期检查/测定：a. 治疗前需测定肝功能，并检查甲状腺、肾上腺及垂体功能是否正常；b. 每个疗程开始前均应做盆腔检查，并正确估计卵巢大小；c. 每日测量基础体温，以监测患者的排卵与受孕，一旦受孕立即停药；d. 必要时测定血清雌激素及孕酮水平；e. 黄体期子宫内膜组织学检查；f. 检测尿内孕二醇含量，判断有无排卵；g. 患者如出现视觉障碍，须立即停药并进行眼科检查，一般在停药后数日或数周，视力应恢复正常；h. 对治疗1年以上者，即使没有出现视觉障碍，也须做包括眼底及裂隙灯检查在内的眼科检查。

④ 用药期间，应根据需要进行下列测定/试验：a. FSH及LH；b. 长期用药者测定血浆内24-去氢胆固醇含量，查明用药对CHO合成有无影响；c. 血浆皮质激素结合球蛋白（CBG）含量；d. 性激素结合球蛋白（SHBG）含量；e. 血清T_4及TBG含量（可能增多）；f. 靛青绿（ICG）试验或BSP肝功能试验。

⑤ 治疗男性不育症时，用药前应进行精液、内分泌及睾丸活检，以确定不育原因主要为精子数量减少。用药期间，应定期检查精液常规、血清睾酮和女方FSH水平。

⑥ 本品的治疗方案应因人因病而异。例如，对垂体促性腺激素敏感者，宜采用短疗程、小剂量；对于男性不育症，则应采用低剂量、长疗程，因为此症一般需服药2～3个月后才能生效，高剂量用药会抑制精子的发生。

⑦ 本品治疗期间应采用B超监测卵泡发育情况。当卵泡发育达20mm左右时，可

注射 HCG 5000～10000U，以利于刺激月经中期排卵前的 LH 释放达峰值。

⑧ 用药前，应告知患者：a. 本品必须在月经周期的第 5 日开始服用，并连续服用 5d，而且最好在每日的同一时间服用，既可维持血药水平恒定，又可防止遗忘。万一漏服，应尽快补服，如已接近下次服药时间，此次药量应加倍。b. 治疗期间应避免驾驶及危险性较大的机器操作或高空作业，尤其在长期或大剂量应用时。c. 本品治疗男性不育症时的显效时间缓慢（一般需连续治疗 2～3 个月后），应坚持按医嘱治疗，不可自行中断治疗。d. 治疗女性不孕症时，必须从经期的第 1 日起测量基础体温，测量应在每日清晨起床前进行，测量时不可做任何活动，以测知有无排卵。通过测知的排卵期，确定有利受孕期，然后从可能排卵的前 3～4d 至排卵后 2～3d，每隔 1 日同房 1 次，使精子活跃时间与卵子受精时间相吻合，以利受孕。e. 用于治疗不孕症时，一旦受孕，应立即停药。

⑨ 育龄期妇女的排卵一般出现在第 1 个疗程末次用药后 6～10d 内。如服用本品后基础体温呈双相，并在体温升高后 15～16d 未见月经来潮，第 2 个疗程应推迟，以了解是否妊娠，只有在确定患者未妊娠后，方可开始下一疗程。

⑩ 对于因雌激素不足而致月经周期延长者，应先给予雌激素补充治疗，使子宫内膜发育良好，为受精卵着床创造条件。但在开始本品治疗时，必须及时停止雌激素治疗。

⑪ 治疗期间，应注意监测卵巢变化，如发现卵巢增大或囊肿形成（可出现下腹或盆腔内疼痛），必须立即停药，直至卵巢恢复到治疗前大小。在下一疗程中，本品的用量须减少。

⑫ 对长期或大剂量应用者，须注意观察有无 OHSS 的早期症状（体重增加、口渴、腹部不适、下腹肿胀、恶心及呕吐、卵巢增大或有腹腔积液等）。一旦发现，应立即停药，及时处置，以控制病情，防止恶化。

⑬ 如果经本品大剂量治疗 3～4 个周期后仍无排卵，或治疗已停止 3～6 个月，患者尚未妊娠，应重新考虑诊断。

⑭ 在推荐的用量范围内，本品的不良反应少见。用量过大或用药时间过长时，严重的不良反应常有发生，但停药后可逐渐消失。较常见的有：肿胀、胃痛、盆腔或下腹部痛（卵巢增大或囊肿形成或卵巢纤维瘤增大、较明显的卵巢增大，一般发生在停药后数日）。较少见的有：视物模糊、复视、眼前感到闪光、眼睛对光敏感、视力减退、皮肤和巩膜黄染。治疗中，患者如出现盆腔或下腹部痛、腹腔或胸腔积液、视觉障碍、皮肤或巩膜黄染，应立即停药。本品用于诱导排卵时，多胎妊娠的发生率增加。

⑮ 用药期间，如果下列反应持续存在时，应引起重视，必要时停药对症处置：潮热、乳房不适、食欲增加、体重增加或减轻、便秘或腹泻、头晕或晕眩、头痛、月经量增多或不规则出血、毛发脱落、精神抑郁、精神紧张、好动、失眠、疲倦、恶心、呕吐、皮肤红疹或风疹、过敏性皮炎、尿频，以及罕见的乳腺癌和睾丸癌。

雷洛昔芬 Raloxifene

（贝邦，易维特；Bonmax，Evista）

【药理分类】 选择性雌激素受体调节药。

【适应证】 主要用于预防和治疗绝经后妇女的骨质疏松症，降低椎骨骨折率。

【用法用量】 口服。每次 60mg，1 次/d，可在一日中的任何时候服用，且不受进餐的限制。

【用药监护】 ① 下列情况禁用：对本品及其赋形剂过敏、可能妊娠的妇女、正在或既往患有静脉血栓栓塞性疾病者（包括 DVT、肺栓塞和视网膜静脉血栓者）、肝功能损害（包括胆汁淤积）、严重肾功能损害、原因不明的子宫出血患者。

② 本品不适用于儿童和成年男性患者。

③ 本品可能影响婴儿的发育，哺乳期妇女不推荐应用。

④ 老年人无须调整剂量。

⑤ 不推荐同时全身使用激素替代疗法，但如有阴道萎缩症状，可适量局部使用。

⑥ 本品需要长期服用，并必须同时补充钙剂和维生素 D。

⑦ 本品仅用于绝经后妇女的骨质疏松症，其他骨质疏松症患者宜选用其他药物治疗。

⑧ 对于以往因使用雌激素而致 TG 水平上升者，不宜再用本品，以免引起 TG 水平的进一步上升。

⑨ 本品不宜用于有子宫内膜癌症状和体征者，因为对这类患者的安全性尚未充分研究。

⑩ 对于本品在乳腺癌患者中的安全性尚无足够的研究。目前尚未见关于本品单用或联合治疗早期或晚期乳腺癌的临床资料，因此只有当患者已完成针对其乳腺癌的治疗（包括辅助治疗）后再应用本品进行骨质疏松的预防及治疗。

⑪ 本品在肝功能损害的妇女中的安全性及有效性尚未确定，不推荐用。治疗中，如发现 TBIL、GGT、ALP、ALT 和 AST 升高，应进行严密监测，必要时减少剂量或停止本品治疗。

⑫ 本品对减少血管扩张（潮热）无作用，对其他与雌激素有关的绝经期症状也无效。

⑬ 妊娠期妇女摄入本品可能引起胎儿损害。如果在服用本品期间妊娠或妊娠期妇女误服，应向患者说明对胎儿的可能损害。

⑭ 本品与华法林同时服用不改变两者的药代动力学，但可轻度减少 PT；因此，接受华法林或其他香豆素类衍生物治疗者，在加入或停用本品治疗时应严密监测 PT 或 INR；联合治疗期间，应定期对凝血参数进行再评估，并根据所期望的抗凝水平调整口服抗凝药的剂量。对已经接受香豆素类抗凝药物者，本品对 PT 的作用可能在开始本品治疗后几周内出现，因此在此期间仍应注意监测 PT 或 INR。本品可降低左甲状腺素的疗效。本品与考来烯胺（或其他阴离子交换树脂）合用，本品的吸收和肠肝循环下降 60%，从而导致本品的疗效下降，故两者不宜合用；如必须合用，两者的给药间隔时间应尽量延长（应间隔 2h 以上）。因为缺乏本品与全身雌激素合用的经验，不推荐同时应用。本品可轻度增加激素结合球蛋白的浓度，包括 SHBG、TBG 和 CBG，使相应的总的激素浓度增高，但并不影响自由激素的浓度。

⑮ 本品本身不引起子宫内膜增生，如现子宫出血，应立即停药做全面检查，并及时查明原因，一般最常见的子宫出血的原因是内膜萎缩和良性内膜息肉所致。

⑯ 本品可增加 VTE 的危险性，开始治疗的 4 个月的危险性最大，因此对任何原因可能造成 VTE 的患者均需考虑危险-益处的平衡。对于一些因疾病或其他情况（如手术）而需要长时间制动的患者，必须在出现这些疾病或情况时立即或在需要制动的前 3d 停止用药，以避免发生。直至上述情况被解决或患者可以完全活动时，才能再次开始本品的治疗。

⑰ 本品的其他不良反应主要为潮热、小腿痛性痉挛及 BPC 轻度减少。偶可引起恶心、呕吐、腹痛和消化不良、流感综合征、皮疹、血压升高及包括偏头痛在内的头痛，以及与剂量相关的外周性水肿。极少病例出现 AST 和（或）ALT 轻度增加。不良反应多数出现在开始治疗的 6 个月，在以后则极少出现，而且绝大多数的不良反应通常无须停止治疗。

替勃龙 Tibolone

（更佳宁，利维爱；Livial，Tibolonum）

【药理分类】 组织选择性雌激素活性调节药。

【适应证】 用于自然绝经和手术绝经所引起的低雌激素症状。

【用法用量】 口服。每次 1.25～2.5mg，1 次/d，至少连续治疗 3 个月。

【用药监护】 ① 下列情况禁用：a. 已知对本品或片剂中其他成分过敏。b. 急性肝病，或有肝病史，肝功能实验室检查未恢复正常者。c. 活动的或近期的动脉血栓性疾病（如心绞痛、心肌梗死、脑卒中或 TIA）。d. 不明原因的阴道出血或未治疗的子宫内膜增生。e. 先天的或新近的静脉血栓（DVT、肺栓塞）。f. 原已确诊或疑有乳腺癌（可能增加乳腺癌复发的风险）。g. 已确诊或疑有激素依赖性肿瘤（如子宫内膜癌）。h. 卟啉病。i. 儿童、孕妇和哺乳期妇女。

② 罕见的遗传性半乳糖不耐受症的患者，乳糖酶缺乏者或葡萄糖-乳糖吸收障碍的患者均不能服用本品。

③ 老年人不必调整剂量。但对于 60 岁以上者应考虑脑卒中的风险。

④ 本品不可作为避孕药使用。

⑤ 只有在绝经后症状严重影响生活质量时才开始使用本品治疗，并且每年至少评价 1 次风险和利益，只要利益大于风险就应坚持治疗。

⑥ 治疗前，应仔细评估受治者患脑卒中或乳腺癌、子宫内膜癌的风险，并根据受治者的个体风险因素、癌症和脑卒中的疾病特点、频次，结合其对治疗的反应性、发病率和死亡

率定期进行评价。

⑦ 在开始或重新开始 HRT 时，应询问个人和家族病史，并根据使用禁忌进行体检（包括盆腔和乳房）。

⑧ 自然绝经的妇女应在末次月经至少 12 个月后开始本品治疗。如为手术绝经，则可立即开始本品治疗。在继续或停用 HRT 期间，出现任何不明原因的不规则阴道出血均应查明原因，排除恶性肿瘤后，再开始本品治疗。

⑨ 如果从 HRT 制剂序贯联合治疗转换为本品治疗，应从完成先前治疗方案后一日开始治疗。如果从连续联合 HRT 制剂转换，则随时可开始本品治疗。

⑩ 治疗期间，应根据受治者情况进行不同频率和类型的定期检查，包括盆腔、乳房和子宫内膜增生情况（如内膜超过 5mm 或有异常出血时，应取内膜活检）。

⑪ 用药期间，患者如有下述情况发生，或以前已发生，和/或在妊娠或既往激素治疗期间加重，应密切监护患者，并应考虑在本品治疗期间可能再次发生或加重。a. 平滑肌瘤（子宫纤维瘤）或子宫内膜异位症。b. 有血栓栓塞性紊乱病史或风险因素。c. 有雌激素依赖性肿瘤风险因素，如一级亲属患有乳腺癌。d. 胆石症或肝脏疾患（如肝腺瘤）。e. 伴或不伴有血管并发症的糖尿病。f. 肾病或心功能不全、癫痫、偏头痛或（严重）头痛及有这些疾病史者（雌激素可能导致水潴留而诱发或加重病情）。g. 子宫内膜增生病史。h. 高血压或哮喘。i. SLE 或耳硬化症。

⑫ 药物相互作用：a. 肝药酶诱导药，如巴比妥类药（以苯巴比妥为最）、卡马西平、扑米酮、苯妥英和利福平等可加速本品代谢，从而降低其活性。b. 由于本品能增强纤维蛋白溶解活性（FIB 水平降低，抗凝血酶Ⅲ、纤维蛋白溶解酶原和纤维蛋白溶解活性值升高），故可能增强抗凝药的作用；这种效果已通过与华法林合用证实，因此本品与华法林同时使用应监测凝血象，尤其在开始或停止合用时应根据检测结果调整华法林剂量。c. 体内研究表明，同时使用本品会中等程度影响 CYP 3A4 底物咪达唑仑的药代动力学。基于此种结果，估计本品与其他 CYP3A4 底物有相互作用，但临床相关性则取决于合用底物的药理和药代动力学性质。

⑬ 用药前，应告知患者：a. 本品味苦，应整片以水送服，勿咀嚼或掰开服用。b. 漏服会使出血和点滴出血的可能性升高，故尽量避免漏服，而且最好能固定每日在同一时间服用；如果万一漏服，在未超过 12h 时应尽快补服；如已超过 12h，则可忽略漏服剂量，只需正常服用下一剂量。c. 用药后一般在数周内症状可得到改善，至少连续治疗 3 个月方能获得最好疗效，因此必须按医嘱坚持服药，除外严重的不良反应，否则不可自行停止用药。d. 治疗期间，如出现乳房异常变化或男性化体征、阴道出血或血栓栓塞症状（如腿部疼痛的肿块、突发胸痛、呼吸困难），应及时报告医师。

⑭ 治疗中，发现禁忌证和出现以下情形应停用本品：VTE 征象、黄疸或肝功能减退、血压显著升高、偏头痛开始发作。

⑮ 在本品治疗的最初几个月可能出现阴道出血（突破性出血或点滴出血），如果治疗 6 个月后或更长时间开始出现突破性出血或点滴出血，或治疗停止后仍继续出血，应及时做妇科检查，以排除子宫内膜癌变。

⑯ 采用本品治疗可使 HDL-C 呈明显的剂量依赖性降低（治疗 2 年后，服用 1.25mg 剂量的降低 16.7%，服用 2.5mg 剂量的降低 21.8%）。TG 和脂蛋白总量同时也降低。TC 和 VLDL-C 浓度的降低不呈现剂量依赖性。另有少数患者使用雌激素治疗后 TG 大幅升高导致胰腺炎的报道。治疗期间应定期监测，尤其对原有血脂紊乱者。

⑰ 本品的其他不良反应尚有：偶见体重变化、头晕或眩晕、脂溢性皮炎、皮疹、瘙痒、偏头痛、视觉障碍（包括视物模糊）、抑郁、水肿、肠胃不适、关节痛或肌痛、肝功能指标变化等，一般不影响治疗，必要时可做对症处置。本品尚可致子宫内膜厚度增加，并可能增加发生缺血性脑卒中（尤其较为年长者）、乳腺癌、子宫内膜癌的风险。

⑱ 雌激素或雌激素-孕激素联合的 HRT 与相对较高的 VTE 的发生率有关，如下肢 DVT 或盆腔静脉血栓和肺栓塞。一项随机对照试验和流行病学研究表明，使用 HRT 者与不使用者相比，发生 VTE 的风险性高 2～3 倍，且更多发生在 HRT 的第 1 年。本品是否有同样水平的风险性尚不明确。此外，尚见有心肌梗死、胆囊疾病、黄褐斑、多形性红斑、结节性红斑、血管性紫癜及可能的痴呆的报道。用药期间应注意监测。

⑲ 本品急性毒性极低，过量不会发生急性中毒症状。过量服药，可能出现恶心、呕吐和阴道出血，严重者可给予对症治疗。

第十五章 抗过敏药

■ 第一节 抗组胺药

氯苯那敏【典】【基】 **Chlorphenamine**

（氯屈米通，扑尔敏；

Chlortrimeton，Chlorspan）

【药理分类】 烷基胺类抗组胺药-H_1受体拮抗药。

【适应证】 ①皮肤过敏症，如荨麻疹、湿疹、皮炎、药疹、皮肤瘙痒症、神经性皮炎、虫咬症、日光性皮炎等；②过敏性鼻炎；③药物及食物过敏；④与解热镇痛药配合，治疗感冒。

【用法用量】 ①口服。每次 4mg，1～3 次/d。②肌内注射。每次 5～20mg，1～2 次/d。

【用药监护】 ① 下列情况禁用：对本品过敏、癫痫、正在接受 MAO 抑制药治疗者，以及高空作业者、车辆驾驶人员、机器操作人员工作时。

② 下列情况慎用：过敏体质、青光眼或有青光眼倾向者、膀胱颈部或幽门十二指肠梗阻、消化性溃疡所致幽门狭窄、甲状腺功能亢进症、心血管疾病（如高血压或低血压等，尤其注射给药时）、前列腺肥大症、肝功能损害及孕妇。

③ 新生儿、早产儿及哺乳期妇女不宜应用。

④ 老年人和低血压者对常用量的反应较敏感，易出现头晕、头痛症状，应适当减量。

⑤ 对其他抗组胺药或下列药物过敏者，也可能对本品过敏，如麻黄碱、伪麻黄碱、肾上腺素、异丙肾上腺素、间羟异丙肾上腺素、去甲肾上腺素等拟交感神经药。对碘过敏者对本品也可能过敏。

⑥ 对轻症或晚间发作者，白天宜减少用量，晚睡前再使用常用量。

⑦ 对长期用药者，应定期检查血常规。注射给药时，应注意监测血压及心率。

⑧ 用药前，应告知患者：a. 本品与食物或牛奶同服，可减少对胃的刺激。b. 本品可能引起口渴、咽喉不适，少量多次饮水可改善。c. 本品偶可引起嗜睡、倦怠、视物模糊等反应，用药期间应避免驾驶及危险性较大的机器操作或高空作业。d. 服用本品期间勿饮酒，并不可擅自服用催眠药、镇静药、安定药或其他抗过敏药物，以免出现过度镇静反应。e. 服用复方抗感冒药时，如需服用本品，应先咨询医师或药师，因许多复方抗感冒药中含有本品或与本品作用相同或类似的药物，以免因重复用药而引起严重的不良反应。f. 用药期间，如出现视物模糊、复视、便秘、尿潴留、排尿困难等严重抗胆碱反应，应暂停用药，并及时就医。

⑨ 本品与中枢镇静药、催眠药、安定药合用或同时饮酒，可加强本品的抗组胺及中枢抑制作用。本品可加强金刚烷胺、TCA、氟哌啶醇、吩噻嗪类药及拟交感神经药的作用，不宜合用。本品能增强抑制肝微粒体酶，引起苯妥英蓄积中毒，两者合用时应监测苯妥英的血药浓度，如出现毒性反应，需减少苯妥英的剂量或停用本品。本品可增强氯喹的吸收和药效，可用于对氯喹耐药的病例。本品与普萘洛尔有拮抗作用。与奎尼丁、哌替啶及抗胆碱药（如阿托品、颠茄制剂等）合用，抗胆碱效应增强，不宜同时应用。与解热镇痛药配伍，可

增强其镇痛和缓解感冒症状的作用。与氨茶碱或其他碱性药物混合注射，可出现沉淀。

⑩ 本品最常见的不良反应为嗜睡，尤其是开始用药的几日，以后可逐渐耐受。其他可见疲倦、口渴、多尿、咽喉痛、虚弱感。少见心悸、胸闷、皮肤瘀斑及出血倾向、视物模糊、复视和药疹。个别患者有烦躁、失眠等中枢兴奋症状，甚至可能诱发癫痫。罕见血常规改变者。用药时须注意观察，出现严重不良反应时须停药，并对症处置。

⑪ 本品过量可致排尿困难或疼痛（尤其老年人）、头晕、头痛、口腔及鼻咽部干燥、食欲减退、恶心、上腹部不适感或胃痛、皮疹。儿童中毒时，多呈中枢兴奋状态，易出现烦躁、焦虑、入睡困难或神经过敏。成人中毒时，一般先出现中枢抑制症状，继而出现中枢兴奋症状（甚至抽搐、惊厥等），然后进入抑制状态，并危及呼吸及循环功能。出现过量中毒反应时，应及时催吐、洗胃、导泻，以加速药物排出。如出现呼吸循环衰竭，应做人工呼吸、吸氧，但忌用中枢神经兴奋药。如出现惊厥，可使用硫喷妥钠予以控制。如出现血压过低，必要时可静脉滴注去甲肾上腺素维持血压，但不宜用肾上腺素。抢救中，切忌使用组胺作为解毒药。

异丙嗪[典][基] Promethazine

（非那根，普罗米近；Phencen，Phenergan）

【药理分类】 吩噻嗪类抗组胺药- H_1受体拮抗药。

【适应证】 ①皮肤黏膜过敏：适用于常年性或季节性过敏性鼻炎、血管运动性鼻炎、过敏性结膜炎、荨麻疹、血管神经性水肿、食物过敏及皮肤划痕症。②晕动症：晕车、晕船、晕飞机。③用于麻醉和手术的辅助治疗，包括镇静、催眠、镇痛、止吐。④用于防治放射病性或药源性恶心、呕吐。

【用法用量】 ①口服。a. 抗过敏，每次 6.25～12.5mg，1～3 次/d。b. 防晕动病，于乘坐车船前 1h 服 12.5mg，必要时 2～3 次/d。②肌内注射。a. 抗过敏，每次 25mg，必要时 2h 后重复；严重过敏时可用 25～50mg，最大剂量不得超过 100mg。b. 止吐，12.5～25mg，必要时每 4 小时重复 1 次。c. 镇静、催眠，每次 25～50mg。

【用药监护】 ① 下列情况禁用：对吩噻嗪类药过敏、孕妇临产前 1～2 周（易诱发婴儿黄疸和 EPS），以及新生儿、早产儿和婴儿。

② 下列情况慎用：肾衰竭、急性哮喘、膀胱颈部梗阻、骨髓抑制、心血管疾病、昏迷、闭角型青光眼、肝功能损害和各种肝病、黄疸、高血压、胃溃疡、幽门或十二指肠梗阻、RS（本品所致的 EPS 易与 RS 混淆）、呼吸系统疾病（尤其儿童，服用本品后痰液黏稠，影响排痰，并可抑制咳嗽反射）、前列腺肥大症状明显者、癫痫患者（注射给药时可增加抽搐的严重程度）。

③ 哺乳期妇女应用本品时需权衡利弊。

④ 对吩噻嗪类药高度过敏者对本品也过敏。

⑤ 小于 3 个月的婴儿、新生儿或早产儿、患急性病或脱水的小儿及患急性感染的儿童均不宜应用本品。此外，儿童应用本品还可能容易引起肾功能损害和 EPS，故应用须谨慎，必须应用时需密切监测。

⑥ 老年人用本品易发生头晕、呆滞、精神错乱和低血压，也容易发生 EPS，特别是震颤麻痹、静坐不能和持续性运动障碍，用量大或胃肠外给药更易发生。因此，老年人用药须谨慎，必须应用时需减量，并加强临床观察。

⑦ 特异性皮肤试验、抗原吸入或口服激发试验、特异性或非特异性气道反应性试验前 24h 内避免用本品，因为用药后可能使反应的敏感性下降。

⑧ 严重哮喘患者不宜长期应用。

⑨ 患者脱水和少尿时，本品用量应减少，以免出现毒性反应。

⑩ 本品如连续使用 1 个月以上时，应考虑更换其他抗组胺药，以免出现耐药性及药物作用蓄积。

⑪ 本品片剂偶可引起皮肤过敏反应（表现为皮疹、瘙痒等），注射液则有引起过敏性休克甚至导致死亡的报道。因此，用药期间应密切观察，尤其初次使用时，一旦出现过敏反应，须及时停药并对症处置。如需继续治疗，可选用第二或第三代抗组胺药，如氯雷他定、西替利嗪或非索非那定或左西替利嗪等。

⑫ 本品大剂量应用时，应注意监测血压及心率，防止出现血压和心率变化（血压升高或降低、心率加快或减慢）。长时间使用本品时，应定期检查血常规、肝功能及视觉变化，

尤其要注意观察患者有无抗胆碱能反应（如视物模糊、口鼻喉发干、尿潴留、便秘，甚至发生肠梗阻）、过敏反应、药物过量或药物中毒症状，一旦发现，立即停药处置。

⑬ 本品与溴苄胺、异奎胍或胍乙啶合用，后者的降压作用增强。与中枢神经抑制药，特别是麻醉药、巴比妥类药、安定药、镇痛药、解热镇痛药、MAO 抑制药或 TCA 合用，可相互加强效应，合用时须调整剂量。与抗胆碱类药物（尤其阿托品类）合用，两者的抗胆碱作用互相增强。与铂类抗肿瘤药、巴龙霉素、氨基糖苷类、水杨酸类、万古霉素等耳毒性药物合用，可掩盖后者的耳毒性症状。与肾上腺素合用，后者的α作用可被阻断而使β作用占优势。本品为 CYP450 诱导药，可促进卡巴克洛、肝素及香豆素类抗凝药（如华法林、醋硝香豆素）的代谢，合用时后者的疗效降低。本品可通过酶促作用而加速雌激素、雄激素的代谢，与类固醇类口服避孕药合用，易导致避孕失败。本品可拮抗 ChE 抑制药（如毒扁豆碱、新斯的明、地美溴铵、吡斯的安、安贝氯铵、催醒安、依可碘酯等）的缩瞳作用，故合用可降低其治疗青光眼的疗效。乙醇可增强本品的中枢抑制作用。碳酸氢钠等碱性药物能降低本品的排泄，使其血药浓度升高，可导致本品的作用增强，毒性增大。氯化铵等酸性药物能加速本品的排泄。静脉给予多黏菌素 B 治疗的患者，同时应用本品后，有可能发生严重窒息。本品注射液与茶碱及其他生物碱类药物混合有配伍禁忌。与青霉素混合使用，可产生沉淀。

⑭ 用药前，应告知患者：a. 本品与食物或牛奶同服，可减少对胃的刺激。b. 用于抗过敏，一般应于餐前、入睡或休息前服药；如用于预防晕动症，则应在乘坐车船前 1h 服用。c. 本品偶可引起嗜睡、眩晕、视物模糊、色盲、幻觉等反应，用药期间应避免驾驶及危险性较大的机器操作或高空作业。d. 使用本品期间勿饮酒，并不可擅自服用催眠药、镇静药、安定药或其他抗过敏药物，以免出现过度镇静反应。e. 用药期间，如出现视物模糊、复视、便秘、尿潴留、排尿困难等严重抗胆碱反应，必须暂停用药，并及时就医。

⑮ 本品肌内注射时，应做肌内深部注射，并注意抽回血，如不慎注入动脉，可致动脉痉挛引起局部坏疽。静脉注射时，应注意避免药液渗漏出血管外，同时要防止注射过快而致血压下降。

⑯ 本品的其他不良反应尚有：常见嗜睡（初次用药者尤其明显）、眩晕、口苦、耳鸣、胃痛或胃部不适感、反应迟钝（儿童多见）、畏食、恶心或呕吐，甚至出现黄疸。可见多噩梦、易兴奋、易激动、幻觉、中毒性谵妄、明显的困倦感（多于服药后 24～48h 内出现，且乏力、注意力不集中），并可增加皮肤的光敏性。少见白细胞减少、粒细胞减少症及再生障碍性贫血。已有本品引起 RM（症状与处置参阅法罗培南【用药监护】⑨）的报道。用药期间应注意观察，如出现异常，应根据病情采取减量观察或停药对症处置等治疗措施。

⑰ 本品过量的表现有：手脚动作笨拙或行为古怪，严重时出现嗜睡或面色潮红、发热、气促或呼吸困难、心率加快（抗毒蕈碱样效应）、肌肉痉挛（尤其好发于颈部和背部的肌肉）、坐卧不宁、步履艰难、头面部肌肉痉挛性抽动或双手震颤（后者属 EPS）。处置方法：立即停药，并缓慢静脉注射适量地西泮和毒扁豆碱。患者出现中枢神经抑制而昏迷不醒时，应采取催吐、1%苏打水洗胃、给氧、静脉输液等对症支持治疗措施，以维持呼吸和循环功能，严重中毒患者可做血液透析或腹膜透析。

地氯雷他定 Desloratadine

（地洛他定，恩理思；Aerius，Desloradine）

【药理分类】 哌啶类抗组胺药-选择性 H_1 受体拮抗药。

【适应证】 常年性过敏性鼻炎、过敏性结膜炎、慢性特发性荨麻疹。

【用法用量】 口服。成人及 12 岁或 12 岁以上的青少年，每次 5mg，1 次/d。

【用药监护】 ① 下列情况禁用：对本品或氯雷他定过敏者、严重高血压、严重冠心病、甲状腺功能亢进者及哺乳期妇女（服药期间应停止哺乳）。

② 下列情况慎用：肝功能损害、膀胱颈阻塞或尿潴留、尿道张力过强、前列腺肥大、青光眼患者。

③ 妊娠期内使用本品的安全性尚未确定，除非潜在的益处超过可能的风险，因此不建议妊娠期内使用本品。

④ 12 岁以下儿童应用本品的安全性及有效性尚未确定。

⑤ 尚缺乏老年人用药的研究资料。

⑥ 由于抗组胺药能消除或减轻皮肤对所有变应原的阳性反应，因此在进行皮试前 48h 应停止使用本品。

⑦ 本品与有中枢神经系统镇静作用的药物合用会增强睡眠。本品与 CYP450 抑制药（如伊曲康唑、酮康唑、红霉素、阿奇霉素、氟西汀、TCA、环孢素、氯霉素和西咪替丁等）合用，血药浓度未出现有临床相关意义的改变；然而，本品的代谢酶尚未确定，与其他药物的相互作用尚不能完全排除，必须合用时应密切观察。进食（包括高脂肪、高热量早餐）与饮用葡萄柚汁对本品的代谢没有影响。本品不会增强乙醇对人认知能力和行为能力的损害作用。

⑧ 本品的主要不良反应为恶心、头晕、头痛、困倦、口干、乏力。偶见嗜睡、健忘及晨起面部、肢端水肿。罕见过敏性反应（如皮疹、荨麻疹或原过敏症状加重）、心动过速、心悸、肝酶升高及 BIL 增加。用药期间应注意观察，对症状严重者应停用本品，并及时对症处置。

⑨ 本品过量中毒时，如患者清醒，可采取常规措施去除未吸收的活性成分，并进行对症及支持治疗。本品不能通过血液透析清除。

西替利嗪[典] Cetirizine

（比特力，仙特明；Cetrine，Cetrizet）

【药理分类】 哌嗪类抗组胺药-选择性 H_1 受体拮抗药。

【适应证】 用于季节性或常年性过敏性鼻炎、由过敏引起的荨麻疹及皮肤瘙痒。

【用法用量】 口服。成人 12 岁及 12 岁以上儿童：每次 10mg，1 次/d。如出现不良反应，可改为早、晚各 5mg。2～6 岁儿童，5mg/d，分 1～2 次服用；6～12 岁，10mg/d，分 1～2 次服用。

【用药监护】 ① 下列情况禁用：对本品或其他哌嗪类衍生物（如羟嗪、去氯羟嗪、布可利嗪等）过敏、酒后、严重肾功能损害者，以及孕妇和哺乳期妇女。

② 下列情况慎用：过敏体质者、肾功能损害者（用则减半）、老年人、运动员和驾驶员、操作机器或高空作业人员，以及经常饮酒者和经常服用安眠药的患者。

③ 2 岁以下儿童服用本品的安全性及有效性尚未确定。

④ 在特异性皮肤试验、各种特异性变应原激发试验或气道反应性试验前 24h 内避免用本品。

⑤ 本品与中枢神经抑制药（如巴比妥类药及 BZP、肌松药、麻醉药、止痛药、吩噻嗪类镇静药等）、TCA 或乙醇合用，镇静作用增强，可引起严重嗜睡。与茶碱合用，本品的 CL 下降，血药浓度升高，不良反应增加。

⑥ 用药前，应嘱患者：a. 严格按医嘱服药，不可因疗效不满意而擅自增量。b. 服药时间可按症状出现规律而定，如症状出现于晚间，可于晚睡前服用；如症状出现于白天，可于晨间服药。c. 用药期间勿饮酒，并避免驾驶及危险性较大的机器操作或高空作业，尤其在治疗开始。d. 不可擅自服用镇静、安定药，必须服用时应先咨询医师或药师。

⑦ 对于用药时间较长者，应定期检查肝功能。用药 1 个月后，应更换药物，防止因长期应用本品而引起耐受性。

⑧ 本品的不良反应轻微，且为一过性，主要有困倦、嗜睡、头痛、眩晕、激动、口干及胃肠道不适等。偶见 AST 及 ALT 轻度升高。罕见皮疹、皮肤瘙痒等过敏反应。停药后可逐渐恢复，过敏反应严重者给予对症治疗有利于症状消退。

⑨ 本品无特效拮抗药，服药过量可出现嗜睡（成人）或激动（儿童），严重超量者可发生致命性心律失常。因此，对严重超量患者应立即催吐、洗胃，并采用支持疗法，同时加强生命体征监护，严密观察病情变化，绝对禁止用组胺作为解毒药。

左西替利嗪 Levocetirizine

（安施达，西可新；Cetrine，Cetrizet）

【药理分类】 哌嗪类抗组胺药-选择性 H_1 受体拮抗药。

【适应证】 季节性或常年性过敏性鼻炎、慢性特发性荨麻疹、过敏性结膜炎、血管神经性水肿、接触性皮炎、虫咬性皮炎等皮肤黏膜的过敏性疾病，并用于减轻感冒时的过敏症状。

【用法用量】 口服。①成人及 6 岁以上儿童（分散片），每次 5mg，1 次/d。用少量水分散溶解后口服或直接吞服。空腹或餐中或餐后均可服用。②肾功能损害者，CL_{Cr}≥50ml/min时，不需要调整剂量；CL_{Cr}为30～49ml/min时，每2日5mg；CL_{Cr}＜30ml/min时，每3日5mg。

【用药监护】 ①下列情况禁用：对本品或哌嗪类衍生物（如西替利嗪、羟嗪、去氯羟嗪等）过敏者、CL_{Cr}＜10ml/min的肾病晚期患者及伴有特殊遗传性疾病（患有罕见的半乳糖不耐受症、原发性肠乳糖酶缺乏症或葡萄糖-乳糖吸收障碍）的患者及哺乳期妇女。

②下列情况慎用：老年人（服用时需监测肾功能）、需要驾驶或从事有潜在危险性的活动及操作机器等警觉性工作者。

③孕妇避免应用。

④2岁以下儿童应用本品的安全性尚未确定。2～6岁儿童不建议服用本品分散片，但可服用本品口服溶液。

⑤仅有肝功能损害者不需要调整剂量，肝功能损害伴肾功能损害者的剂量调整同肾功能损害者。

⑥本品与乙醇或中枢神经抑制药合用，可能导致其警戒性降低和操作能力削弱，因此两者不宜同时应用。

⑦用药前，应嘱患者：服药期间应避免饮酒，尤其要注意避免酒后用药，同时避免驾驶及危险性较大的机器操作或高空作业。

⑧本品耐受良好，不良反应轻微，且为一过性，大多停药后可自愈，常见头痛、嗜睡、口干、疲倦、衰弱、腹痛。少见乏力。偶见恶心、体重增加、AST及ALT轻度升高。罕见皮疹、皮肤瘙痒、呼吸困难、血管神经性水肿、荨麻疹等过敏反应。用药期间应注意观察，如出现过敏反应或严重嗜睡、头痛、腹痛症状，应立即停药，并及时对症处置。

⑨本品过量的表现：成人可致嗜睡，儿童则起初兴奋，随后嗜睡。处置：无特效解毒药，可采用对症治疗及支持性治疗。如服用时间不长，可考虑洗胃。血液透析对去除本品无效。

非索非那定 Fexofenadine

（阿特拉，太菲；Altiva，Telfast）

【药理分类】 哌啶类抗组胺药-选择性外周H_1受体拮抗药。

【适应证】 ①用于缓解成人和6岁及6岁以上儿童的季节性过敏性鼻炎症状；②治疗成人和6岁及6岁以上儿童的慢性特发性荨麻疹的皮肤症状（能够显著减轻瘙痒和风团的数量）。

【用法用量】 口服。①季节性过敏性鼻炎：成人、12岁及12岁以上儿童，每次60mg，2次/d，或180mg，1次/d。6～11岁儿童，每次30mg，2次/d。②慢性特发性荨麻疹：成人、12岁及12岁以上儿童，每次60mg，2次/d。6～11岁儿童，每次30mg，2次/d。

【用药监护】 ①对本品过敏者禁用。

②哺乳期妇女慎用。

③孕妇应用本品时需权衡利弊。

④6岁以下儿童应用本品的安全性及有效性尚未确定。

⑤本品经肾脏充分排泄，肾功能损害者发生药物毒性反应的危险性可能增加，而老年人的肾功能很可能下降，因此老年人在选择剂量时须谨慎，必要时需监测肾功能。

⑥本品不经过肝脏的生物转化，因此它与依赖于肝脏代谢的药物之间不存在相互作用。在15min内给予本品120mg和含有铝和镁的抗酸药Maalox（美乐事），可使本品的AUC和C_{max}分别降低41%和43%，以致本品的疗效降低，其机制可能与本品的生物利用度降低有关，因此两者合用时至少应间隔2h。与红霉素或酮康唑合用，本品的生物利用度增加，血药浓度升高2～3倍，但对红霉素或酮康唑的药代动力学没有影响，也不增加其不良反应（包括QT间期延长）的发生率。本品与氟哌利多合用，两者的心脏毒性相加，出现QT间期延长、TDP及心脏停搏的危险性增加。进食高脂饮食时服药，可使本品的C_{max}及AUC降低、t_{max}延长。饮用橙汁、苹果汁、葡萄柚汁时服药，可使本品的疗效降低，可能与前者抑制了多肽OATP对有机阴离子的转运，从而导致本品吸收减少有关。

⑦用药前，应告知患者：a.本品应以适量白开水送服，不宜在饮用橙汁、苹果汁、葡萄柚汁或进食高脂饮食时服药。b.本品偶可引起嗜睡、眩晕、疲乏等反应，用药期间尽量避免驾驶及危险性较大的机器操作或高空作业。c.服用本品时，如需服用含有铝和镁的抗酸药时，两者的服用时间至少应间隔2h。

⑧本品的不良反应较少，偶见口干、恶心、消化不良、痛经、背痛、鼻窦炎、上呼吸道感染，与剂量无相关性，停药可逐渐恢复正常。6～11岁儿童发生的不良反应有头痛、意

外损伤、咳嗽、发热、疼痛、中耳炎。用药期间应注意观察，尤其对儿童患者更应加强监护，防止出现意外。

⑨ 发生药物过量时，可考虑采用标准方法除去未吸收的药物，并给予对症和支持治疗。血液透析不能有效清除本品。

阿伐斯汀 Acrivastine

（阿化斯丁；Semprex）

【药理分类】 烷基胺类抗组胺药-H_1受体拮抗药。

【适应证】 过敏性鼻炎、花粉病、慢性自发性荨麻疹、慢性荨麻疹、皮肤划痕症、胆碱能性荨麻疹、特发性获得性寒冷性荨麻疹、瘙痒性湿疹、异位皮炎及其他皮肤过敏症。

【用法用量】 口服。成人和12岁以上儿童，每次8mg，2～3次/d。

【用药监护】 ① 对本品或曲普利啶过敏禁用。

② 下列情况慎用：重度高血压及严重CAD、肝功能损害者、老年人和同时应用MAO抑制药者。

③ 孕妇和哺乳期妇女不宜应用。

④ 12岁以下儿童及有明显肾功能损害者（CL_{Cr}<50ml/min及SCr>150μg/L）不推荐应用。

⑤ 本品与中枢神经抑制药合用，可增加后者的不良反应，须避免合用。同时服用含乙醇饮料或药剂，可增加中枢抑制作用，应避免合用。

⑥ 用药前，应告知患者：用药期间避免服用含乙醇的饮料或药剂、镇静药或安定药、MAO抑制药，并避免驾驶及危险性较大的机器操作或高空作业。

⑦ 本品偶见嗜睡、乏力、头痛、皮疹、恶心及腹泻，一般不影响治疗，必要时做对症处置。罕见其他过敏症状，一旦出现，及时停药。

⑧ 本品过量，可见轻微的胃肠道紊乱、头痛和嗜睡，可给予催吐或洗胃及对症支持治疗。

依巴斯汀 Ebastine

（开思亭；Kestine）

【药理分类】 哌啶类抗组胺药-选择性H_1受体拮抗药。

【适应证】 荨麻疹、过敏性鼻炎、湿疹、皮炎、皮肤瘙痒症等。

【用法用量】 口服。每次10mg，1次/d。

【用药监护】 ① 对本品过敏者禁用。

② 下列情况慎用：有肝功能障碍者或障碍史者、妊娠期和可能妊娠的妇女，以及驾驶或操纵机器期间。

③ 哺乳期妇女应用本品期间需避免哺乳。

④ 2岁以下儿童和孕妇应用本品的安全性尚未确定。

⑤ 老年人应从小剂量（5mg，1次/d）开始服药。

⑥ 酮康唑、红霉素可抑制本品的代谢，导致本品的血药浓度升高，可能导致患者QT间期延长。本品可加重氟哌利多、左醋美沙朵的心脏毒性（QT间期延长、TDP、心脏停搏），应避免合用。

⑦ 用药前，应嘱患者在用药期间注意：a. 避免驾驶及危险性较大的机器操作或高空作业。b. 如需做皮试，应告知医师自己正在服用本品，并在停药3～5d后再接受皮试，以免出现假阴性。c. 如出现皮疹、水肿等过敏反应，应及时停药就医。

⑧ 本品的其他不良反应尚有：偶见困倦、头痛、头晕、口干、胃不适（恶心、胃痛、消化不良）、肝功能异常（如ALT及ALP升高）、EOS增多。罕见心动过速及过敏反应。用药期间，应注意监测，对过敏反应及其他严重反应者可停药处置。

⑨ 本品过量尚无特殊的解救措施，可给予洗胃及其他对症治疗，同时监测ECG。

氯马斯汀[典] Clemastine

（克立马丁；Fumartis）

【药理分类】 乙醇胺类抗组胺药-H_1受体拮抗药。

【适应证】 过敏性鼻炎、荨麻疹、湿疹及其他过敏性瘙痒性皮肤病。

【用法用量】 口服。每次1.34mg，2次/d。

【用药监护】 ① 下列情况禁用：对本品及辅料过敏者、新生儿、早产儿。

② 下列情况慎用：下呼吸道感染或哮喘患者、孕妇、哺乳期妇女。

③ 老年人对成人常用剂量较敏感，易引起低血压、精神错乱、呆滞和头晕，故应酌情

减量，并加强监护。

④ 本品能增强乙醇、中枢神经抑制药（如催眠药、镇静药、安定药）、抗胆碱药（如阿托品、东莨菪碱、颠茄或颠茄类生物碱等）的作用。MAO抑制药则可延长和增强抗组胺药的抗胆碱能作用。

⑤ 用药前，应嘱患者在用药期间注意：a. 如出现视物模糊、抽搐、震颤、尿频、排尿困难、皮肤过敏反应等不良反应，须停药，并及时就医。b. 其他同依巴斯汀【用药监护】⑦的a和b。

⑥ 本品偶可引起过敏性休克，对首次用药者（尤其过敏体质者）应注意观察，并备好急救用药，以防不虞。

⑦ 本品可能引起血小板及粒细胞减少，并可致溶血性贫血。因此，对用药时间较长者，应注意定期监测血常规。

⑧ 本品的其他不良反应尚有：偶见有轻度嗜睡、眩晕、食欲减退、恶心、呕吐、口干、低血压、心悸、心动过速、疲乏、神经质、不安、震颤、失眠、欣快、视物模糊、抽搐、尿频、排尿困难、月经提前、痰液黏稠、鼻塞、胸闷、皮肤瘙痒及荨麻疹等。用药期间应注意观察，如出现上述反应，须根据情况采取减少剂量、停药观察或中止用药等处置等措施。

⑨ 本品过量的症状及处置：过量常见口干、瞳孔散大、面部潮红、发热，可能引起精神错乱、抽搐、震颤、呼吸困难、低血压，也可出现嗜睡至昏迷程度不等的中枢神经系统抑制或兴奋。儿童最初主要表现为一系列中枢神经系统兴奋综合征，包括激动、幻觉、共济失调、肌肉抽搐、手指多动症、高热、惊厥、反射亢进及随后出现的反射抑制，甚至发生心脏、呼吸骤停。如服用中毒量，可用生理盐水洗胃，并导泻，必要时给予活性炭吸附；对于抽搐和惊厥，可静脉注射地西泮控制；低血压者可使用血管收缩药对症治疗；高热可给予退热药或物理降温，其他包括给氧和静脉输液及支持疗法。

■ 第二节 肥大细胞膜稳定药

色甘酸钠[典] Sodium Cromoglicate

（色甘酸二钠，咽泰；Cromolyn，Intal）

【药理分类】 过敏介质阻释药。

【适应证】 ①气雾剂用于支气管哮喘，可预防各型哮喘发作。②滴鼻液及滴眼液可分别用于季节性及常年过敏性鼻炎、过敏性结膜炎或角膜炎。

【用法用量】 ①支气管哮喘：a. 干粉喷雾吸入：每次20mg，3～4次/d；症状减轻后，40～60mg/d；维持剂量，20mg/d。b. 气雾剂吸入：每次3.5～7mg，3～4次/d。②过敏性鼻炎：a. 干粉鼻腔吸入（或吹入）：每次每个鼻孔10mg，4～6次/d。b. 滴鼻液：每次5～6滴，滴入鼻内，5～6次/d。③过敏性结膜炎或角膜炎（滴眼液）：滴入结膜囊，每次每眼1滴，4～6次/d。

【用药监护】 ① 对本品及赋形剂过敏者禁用。

② 下列情况慎用：肝或肾功能损害者、孕妇及哺乳期妇女。

③ 本品的疗效与用药方法的正确与否关系极大。无论气雾吸入、粉雾吸入或局部喷布，务必使药物尽量到达病变组织，喷布时间必须与患者呼吸协调一致。

④ 本品用于支气管哮喘时，其作用机制非直接扩张支气管，只能起预防作用，因此急性哮喘不宜选用本品，必须先用解痉药或皮质激素控制症状。预防季节性、外源性过敏原引起的支气管哮喘时，应在哮喘易发病季节或好发期前1～3周用药。对于运动性哮喘患者则可在运动前15min给药。

⑤ 使用本品干粉鼻腔吸入前，应先询问患者对乳糖是否能耐受，因喷雾胶囊是以乳糖作载体的，对乳糖不能耐受者不宜应用，否则可能产生严重的不良反应。

⑥ 本品起效较慢，需连用数日甚至数周后才起作用。使用本品获明显疗效后，可减少给药次数。使用本品时间较长的患者，停药时应逐步减量进行，切记不可骤然停用，尤其在以下两种情况时更须注意：一是同时应用肾上腺皮质激素或其他平喘药时，骤然停用可能发生严重咳嗽、呼吸困难加重或哮喘复发；二是突然中断本品治疗而改用肾上腺皮质激素或其他平喘药，同样也会出现上述“反跳”症状。因此，以上两种情况均应在继续使用原药至少1周或至症状明显改善后，才能逐渐减量停用原用药物，不可骤然停用或突然换用其他药物。

⑦ 使用本品时，如需继续使用支气管扩张药、止咳药、抗生素或皮质激素，应减少这些药物的用量。

⑧ 本品与异丙肾上腺素或糖皮质激素合用，可增强治疗支气管哮喘的疗效。与氨茶碱合用，可减少茶碱用量，并提高止喘疗效。

⑨ 本品吸入用胶囊极易潮解，一旦吸湿即黏附成团，不能均匀喷洒，贮存和使用时必须注意防潮。使用本品气雾剂时，应在喷吸前先轻轻摇动瓶体，使瓶内液体混合均匀，但不可剧烈振摇，以免发生意外。

⑩ 干粉口腔喷雾吸入时，应告知患者：a. 吸入前应先以清水漱口，然后将装有药物的喷雾器的喷头置于唇间，头向后斜倚，接着做1次快速稳定的深呼吸，移开喷头，停止呼吸片刻后再呼气，如此反复直至将药吸完。b. 吸入时，注意不要对着喷头呼气，以免使之潮湿而影响喷出效果。c. 本品经口腔呼吸道吸入后应以清水漱口，如出现局部刺激症状，应频频少量饮水或吮糖块，以减轻刺激反应。d. 吸入用胶囊只能用于喷吸，吞服无效。e. 喷吸器具必须专人专用，用后及时清洗，及时盖好瓶盖，避免瓶口污染。同时，注意保持器具干燥，防止滋生细菌。f. 干粉鼻腔吸入时，应先以湿润棉签清洁鼻腔，然后再喷吸本品。

⑪ 使用本品时，应注意有无局部刺激症状，特别是使用滴眼液时必须注意观察用药局部有无刺痛、红肿、流泪、烧灼感等反应。如有发现，应及时调整剂量，必要时停药。

⑫ 少数患者在干粉喷雾吸入或气雾剂吸入后，咽部及气管有刺痛感，并可出现支气管痉挛或哮喘加重、恶心、气急、咳嗽、胸闷等症状。为避免发生这些不良反应，可在使用本品的同时给予小剂量（0.1mg）异丙肾上腺素，或者在给予本品前先使用少许沙丁胺醇气雾剂。

⑬ 极少数患者吸入本品后可见恶心或畏食、头晕、严重或持续性头痛、关节疼痛或肿胀、肌痛或肌无力。罕见尿急、尿频、尿痛或排尿困难。上述症状多发生在用药初期和用量过大时，症状出现后，应及时调整吸入药量或吸入次数，必要时暂停用药，待症状消失后再减量治疗。

酮替芬[典] Ketotifen

（萨地酮，司敏乐；Smanlle，Zaditen）

【药理分类】 过敏介质阻释药。

【适应证】 用于预防和治疗支气管哮喘（尤其适用于过敏性哮喘），过敏性结膜炎、过敏性鼻炎。

【用法用量】 ①片剂或胶囊：每次1mg，2次/d，早晚服用，极量4mg/d。②滴眼液：治疗过敏性结膜炎，每次1～2滴，4次/d（早、中、晚及睡前）。③鼻腔喷雾剂（或滴鼻液）：治疗过敏性鼻炎，每次每侧鼻孔1～2揿（滴），2～3次/d。

【用药监护】 ① 下列情况禁用：对本品过敏者、驾驶员或机器操作者及高空作业者（尤其在用药初期）、6个月以下小儿。

② 下列情况慎用：过敏体质者、孕妇及哺乳期妇女。

③ 本品起效缓慢，不能用于哮喘急性发作及哮喘持续状态。支气管哮喘时一般需要连续用药2～4周才能出现缓解作用。

④ 本品可增强阿托品类药的阿托品样不良反应。本品与口服降糖药合用，可增加糖尿病患者发生血小板减少的可能性，应避免合用。与中枢神经抑制药或乙醇合用，可增强中枢抑制作用。与抗组胺药合用有一定协同作用。与激素合用可减少激素的用量。

⑤ 用药前，应告知患者：a. 本品可能引起嗜睡、倦怠、头晕、迟钝等不良反应，用药期间应避免驾驶及危险性较大的机器操作或高空作业，并避免饮酒。b. 本品用于治疗支气管哮喘时起效缓慢，一般需要连续用药2～4周才能见效。因此，治疗期间应按遵医嘱坚持用药，不可因短时治疗未见疗效而自行中断治疗。c. 使用鼻腔喷雾剂时，应先轻摇瓶体，使之混悬均匀，然后以湿润棉签清洁鼻腔，再将喷头对准鼻腔孔倒喷，在吸气时揿喷1次，喷时须将另一鼻孔用手捂住。d. 使用滴眼液时，有时会出现结膜充血、眼睑炎、眼睑皮肤炎，有极少患者可出现角膜糜烂等现象，当出现这些症状时应中止用药并就医。

⑥ 本品的不良反应常见嗜睡、倦怠、口干、恶心等胃肠道反应。偶见头痛、头晕、迟钝及体重增加。少数患者使用滴眼液时，可出现一过性刺痛感。以上反应一般不影响使用，对极个别症状严重者可暂将剂量减半，待不良反应消失后再恢复原剂量。

⑦ 本品过量服用，可引起昏睡、恶心等反应，必要时洗胃或催吐，并给予对症支持治疗。

曲尼司特[典] Tranilast

（利喘贝，曲可伸；Rizaben，Tranilastum）

【药理分类】 过敏介质阻释药。

【适应证】 ①用于预防支气管哮喘和过敏性鼻炎发作；②对荨麻疹、血管神经性水肿及其他过敏性瘙痒性皮肤疾病有一定疗效。

【用法用量】 口服。每次0.1g，3次/d。

【用药监护】 ① 对本品过敏者及孕妇禁用。

② 下列情况慎用：肝或肾功能异常、哺乳期妇女和准备怀孕的妇女，以及驾驶员或机器操作者和高空作业者。

③ 本品不同于支气管扩张药及肾上腺皮质激素，对已经发作的症状不能迅速起效，故应在哮喘好发季节前2周开始服用。但在哮喘大发作时，本品与支气管扩张药或肾上腺皮质激素联合应用1～4周，亦可获得较好疗效。

④ 本品与其他平喘药合用时，应以本品作为基础药，有规则地连续服用，可长期控制哮喘发作。

⑤ 激素依赖性患者使用本品时，激素用量应缓慢减少，不可骤然停用，而且不能完全替代皮质激素，否则易出现哮喘“反跳”。

⑥ 用药前，应告知患者：服用本品可引起嗜睡、头晕等反应，用药期间应避免驾驶及危险性较大的机器操作或高空作业。

⑦ 本品可见红细胞和Hb下降，并偶可引起肝功能异常，治疗过程中应定期监测血常规及肝功能，发现异常时应及时采取减量或停药等措施。

⑧ 本品的其他不良反应尚有：可见食欲减退、恶心、呕吐、腹痛、腹胀、便秘、腹泻、胃部不适。偶见消化不良、头痛、头重、失眠、全身疲倦感、心悸、浮肿、面部红晕、鼻出血、口腔炎等症状，以及过敏反应（皮疹、全身瘙痒等）和膀胱刺激症状（如尿急、尿痛和血尿）。上述不良反应一般不影响治疗，必要时可做减量或对症治疗，但如出现鼻出血、过敏反应及膀胱刺激症状等严重反应，则须停药处置。

第十六章

免疫系统疾病用药

第一节　免疫抑制药

环孢素[典][基]　Ciclosporin

（环孢素 A,赛斯平;Gengraf,Sandimmune）

【药理分类】 免疫抑制药-钙调磷酸酶抑制药（CNI）。

【适应证】 ①预防同种异体肾、肝、心、骨髓等器官或组织移植所发生的排斥反应，也适用于预防及治疗骨髓移植时发生的移植物抗宿主反应（GVHD）；②难治性狼疮肾炎、活动性红斑狼疮、难治性肾病综合征、难治性弥散性结缔组织病、炎性肠病、难治性内源性葡萄膜炎、难治性银屑病、难治性类风湿关节炎、难治性异位性皮炎，以及天疱疮、大疱性类天疱疮等自身免疫性疾病；③滴眼液用于预防和治疗眼角膜移植术后的免疫排斥反应，并用于治疗干眼症。

【用法用量】 ①器官移植：单用时，于术前 12h 开始，8～10mg/(kg·d)，维持至术后 1～2 周，以后根据血药浓度逐渐减量至 2～6mg/(kg·d)，分 2 次口服。②骨髓移植：预防 GVHD 时，于移植前一日起，先用本品注射液，2.5mg/(kg·d)，分 2 次静脉滴注，待胃肠反应消失后（15～30d），改用本品口服制剂，起始剂量 6mg/(kg·d)，分 2 次口服，1 个月后缓慢减量，总疗程半年左右。治疗 GVHD 时，单独或在原用糖皮质激素基础上加用本品，2～3mg/(kg·d)，分 2 次服用，待病情稳定后缓慢减量，总疗程半年以上。③狼疮肾炎、难治性肾病综合征：起始剂量 4～5mg/(kg·d)，分 2～3 次口服，出现明显疗效后缓慢减量至 2～3mg/(kg·d)，疗程 3～6 个月以上。④类风湿性关节炎：3mg/(kg·d)，连用 6 周；如疗效不显著，可逐渐增加剂量，但不应超过 5mg/(kg·d)，一般需 12 周才能获得足够疗效；维持剂量按患者的耐受性而定。⑤内源性葡萄膜炎：起始剂量 5mg/(kg·d)，直至炎症减轻和视力改善；如疗效不显著，可将剂量增至 7mg/(kg·d)；症状改善后逐渐减至最小有效量，在缓解期内剂量不超过 5mg/(kg·d)。

【用药监护】 ① 下列情况禁用：对本品及其任何赋形剂过敏、严重的肝或肾功能损害、未控制的高血压及感染（包括病毒感染，如水痘、带状疱疹等）、恶性肿瘤、免疫缺陷、心肺严重病变、血常规指标低下、3 个月内接受过环磷酰胺等免疫抑制药治疗、嗜睡及吸毒者，以及孕妇和哺乳期妇女。

② 下列情况慎用：肝或肾功能损害、高钾血症、已控制的高血压及感染、肠道吸收不良、正使用抗癫痫药物、3 个月前接受过环磷酰胺等免疫抑制药治疗者，以及 65 岁以上老年人和对本品不能耐受者。

③ 儿童对本品的清除率较快，其口服用量可按或稍大于成人剂量计算（按每日公斤体重计算）。

④ 本品静脉注射液每 1ml 含本品 0.05g、聚氧乙基化蓖麻油 0.65g，溶剂为 33% 乙醇。对这两种附加剂不能耐受或过敏者禁用。

⑤ 本品的治疗必须在有相应监测实验设备和人员的条件下进行，并且只有在有经验的免疫抑制治疗医师和移植专家才可处方本品和改变免疫抑制治疗方案。

⑥ 在治疗剂量下，本品生物利用度的个体差异较大，即药物被机体吸收进入循环的相对量和速率存在个体差异。此外，本品的生物

利用度与其制剂的工艺，甚至不同生产厂家密切相关。由于本品的生物利用度变异性较大，且变化程度与患者以前使用制剂的吸收程度也密切相关，不同制剂间相互转换使用可能使患者体内的血药浓度出现很大波动，即使变化不大，甚至变化很小，也可能影响药物的疗效，导致器官的排斥或产生毒性反应。因此，治疗期间须注意：a. 同一患者应固定使用同一种商品名称的制剂，并按商品名称处方。b. 不同剂型和不同商品名称的产品在未受到密切治疗监测的情况下，不得替换使用。c. 如需更换不同剂型或不同商品名称的产品，应密切监测患者的血药浓度、血压、不良反应和移植器官的功能，并定期体检、定期监测肝肾功能（尤其 SCr）及其他相关的实验室指标。

⑦ 本品的微乳化制剂是根据微乳剂能降低药代动力学变异性的原理而设计的一种新配方，产品有新山地明软胶囊及口服液、新赛斯平软胶囊及口服液、田可软胶囊及口服液等。与本品的非微乳化制剂山地明或赛斯平口服液相比，本品的微乳化制剂具有更稳定的吸收图形及更好的药物暴露（AUC_0）和剂量的线性关系，并很少受同时进餐及昼夜节律的影响，从而降低了本品的药代动力学的个体差异，使本品的全血 C_{min} 成为安全性及有效性更稳定和更可靠的指标。因此，除了某些情况需静脉滴注本品的浓缩液外，对大部分病例，推荐口服本品微乳化制剂。

⑧ 本品的毒副反应大（尤其用于移植患者时），尤其用于移植患者时，治疗窗窄，低于有效浓度易引起排斥或诱发自身免疫性疾病，高于有效浓度则易引起感染或肝肾及中枢神经系统损害，加之其药代动力学参数个体差异大，而且血药浓度易受生理、病理、食物和合并用药等多种因素的影响，故本品的剂量会因治疗的疾病和个体而有所差异。因此，在临床应用中必须定期监测患者的血药浓度，尤其要注意监测全血 C_{min}，并根据血药浓度及时调整用药剂量，使血药浓度维持在既能发挥免疫抑制作用而又不致产生严重不良反应的剂量范围。有报道，肾移植术后本品的免疫抑制治疗的推荐治疗浓度范围如下：术后＜30d 时：250～450ng/ml；30～90d 时：250～400ng/ml；90～180d 时：180～400ng/ml；180～360d 时：150～300ng/ml；1 年以上时：100～250ng/ml。本品的血药浓度调整到以上范围内时的中毒反应发生率为 14.5%，移植排斥反应发生率为 4%，可达到较为理想的治疗效果。

⑨ 本品的血药浓度的测定：测定本品的全血浓度时，建议采用特异性单克隆抗体（尤其移植受者、内源性葡萄膜炎和肾病综合征患者）或高效液相色谱法测定。如测定血浆或血清中的药物浓度，则应采用一种标准的分离（时间和温度）方法。测定肝移植病例的早期血药浓度时，应单独采用特异性单克隆抗体，或者同时采用特异性和非特异性单克隆抗体平行测定法，以确保所用试剂具有适当的免疫抑制作用。对移植患者，血药浓度测定（尤其全血 C_{min} 的测定）对临床用药具有十分重要的指导意义，特别是在采用或停用合并用药时，必须根据患者的血药浓度调整本品的剂量。对非移植患者，本品的全血、血浆或血清浓度仅是影响患者临床情况的诸多因素中的一个单项指标，其他临床和生化指标（尤其肾功能）在临床治疗中具有更加重要的意义，故在治疗期间应予仔细观察和定期测定。

⑩ 本品有肾毒性，发生率为 10%～40%，与剂量相关。随剂量的增大，可引起 GFR 下降、SCr 及 BUN 增高，停药后大部分患者可逐渐恢复。长期大剂量用药者，有可能发生肾结构的改变，出现不可逆性肾小管萎缩、肾间质纤维化或微动脉损伤，如果发生在肾移植受者中，必须与慢性排斥反应引起的变化相区别。肾毒性多出现在疗程的最初 4 个月时，原有潜在性肾功能损害者更容易发生。慢性、进行性肾中毒则多在治疗后约 12 个月发生。因此，用药前必须测定肾功能（尤其 SCr）若干次，以明确基线水平，再根据测得的 SCr 分别计算出相应的 CL_{Cr}，其值均应在正常范围内。用药开始后的 4 周内，应每周测定 1 次 SCr，以后每月测定 1 次。如果提高本品剂量，则应增加测定次数。如果患者的 SCr 超过基线值的 30%，即使该值仍属正常范围，亦应将剂量降低 25%～50%。减量 1 个月后，如果仍不降低或持续上升，则必须停用本品。对于短时间超过基线值的 20%～30%者，应做反复测定，以排除暂时性非肾源性 SCr 增高的可能。停用本品后，必须等 SCr 恢复到原基线水平或不高于原基线水平的 10%时，方可继续本品治疗。继续治疗期间，仍须继续监测肾功能。如果本品已引起肾功能损害或存在持续负氮平衡，应立即减量或停药。

⑪ 使用本品者，约有 1/3 的病例可引起高血压。因此，在用药前必须在 3 个不同时间

测定血压，以了解患者的基础血压水平。用药期间，应每日监测血压。对血压有上升趋势者，应密切监测电解质，尤其必须注意观察血钾和血镁的变化。如果血压明显超过基线值，应给予降压治疗。如无法控制，则应停用本品。

⑫ 本品可能导致以下血生化及血细胞实验值异常，并可能引起以下相关不良反应：a. ALT、AST、ALP、BIL 及 SAMY 升高，并可能引起胆汁淤积或高胆红素血症；b. 血钾、BUA 升高，可能加重或引起高钾血症和高尿酸血症；c. 血脂升高，可致轻度可逆性高脂血症，尤其合并使用糖皮质激素时；d. 血镁水平降低，易出现低镁血症（这与本品的肾毒性有关），并可引起抽搐、惊厥、肌无力、表情淡漠及意识障碍等神经精神症状；e. 血糖升高，引起高血糖或糖尿病；f. 血小板或白细胞减少，并可能引起溶血性贫血。因此，用药期间应定期做血生化及血常规检查（尤其在治疗的前 1 个月内），正确评估以上实验值，并视情况减少用药剂量或停止用药。在本品治疗剂量内引起的上述改变多是可逆的，减量或停药后一般可逐渐恢复，但严重病例也可能很难恢复，故应及早发现，及时调整剂量或停止用药。

⑬ 本品不同制剂的转换：除了本品（山地明）静脉滴注需尽可能快地转换为口服本品微乳化制剂治疗外，一般不推荐本品不同制剂转换使用，但在临床上由于各种原因，仍然会进行不同制剂的转换。由于本品非微乳化制剂转换成微乳化制剂可使本品的吸收加快，药物暴露增加，故转换时应遵守下列原则：a. 用于移植时：ⓐ由非微乳化制剂转换为微乳化制剂：治疗开始时应以 1∶1 的比例转换，在转换后的 4～7d 内应开始监测本品的全血 C_{min}，在转换后 2 个月内需监测 SCr 和血压等临床安全性指标。ⓑ一旦开始本品微乳化口服制剂治疗，如果试图转换至本品非微乳化口服制剂，由于两类制剂的生物利用度相差极大，故在转换前必须进行血药浓度、SCr 及血压测定。ⓒ由微乳化制剂软胶囊转换至同一厂家生产的微乳化制剂口服液，则不必做此类测定，反之亦然，因为同一厂家生产的这两种制剂的生物利用度是相等的。如果这两种制剂为不同厂家生产，建议进行上述监测，因为不同厂家的产品在生物利用度上可能存在差异。ⓓ如果本品的全血 C_{min} 处于治疗剂量范围以外和（或）临床安全性指标发生变化，则必须对剂量做出相应调整。b. 非移植适应证：ⓐ由本品非微乳化口服制剂转换为微乳化口服制剂时，后者的起始剂量应与之前应用的非微乳化制剂相同。ⓑ转换后，如果发生不良反应，须相应做出剂量调整。ⓒ对于可以接受短暂的疗效降低的某些病例（如皮肤学上的适应证），本品微乳化制剂的起始剂量应为 2.5mg/(kg·d)，之后再根据疗效和监测的临床安全性指标进行剂量调整。ⓓ在转换开始后的 1 个月内，应每周测定 1 次血压和 SCr，以后每隔 1 个月测定 1 次。如果不止一次地测得血压明显超过转换前的数值，或 SCr 超过转换前的 30%，应减少剂量。如果某些患者的 SCr 超过基线值的 20%～30%，应反复测定以排除暂时性非肾源性 SCr 增高的可能。ⓔ同一厂家生产的不同剂型的口服微乳化制剂（如软胶囊和口服液）相互转换时，不必监测上述指标。如果转换的口服微乳化制剂不是同一厂家的产品，则以上监测仍建议进行。ⓕ为防止本品的意外中毒或药物治疗无效，应监测本品的全血 C_{min}。

⑭ 药物相互作用：a. 与下列药物合用，本品的血药浓度增加，有增加肝肾毒性的危险性：雌激素、雄激素、口服避孕药、H_2 受体拮抗药（如西咪替丁、法莫替丁、雷尼替丁等）、胃动力药（如西沙必利、甲氧氯普胺、多潘立酮等）、PPI（如奥美拉唑、兰索拉唑等）、大环内酯类（如红霉素、阿奇霉素、克拉霉素和醋竹桃霉素等）、链阳性菌素类（如普那霉素、共杀素等）、四环素类（如多西环素及四环素等）、唑类抗真菌药（如酮康唑、伊曲康唑、氟康唑、伏立康唑等）、某些钙通道阻断药（如地尔硫䓬、尼卡地平、非洛地平、维拉帕米等）、别嘌醇、胺碘酮、普罗帕酮、某些抗抑郁药（如奈法唑酮、氟伏沙明、氟西汀等）、甲泼尼龙（高剂量）、乙酰唑胺、达那唑、格列吡嗪、格列本脲、伊马替尼、氯喹、小檗碱、汉防己甲素、地拉韦定、胆酸及其衍生物（如鹅去氧胆酸、熊去氧胆酸等）、HIV 蛋白酶抑制药（如茚地那韦、利托那韦、安普那韦、沙奎那韦等）。因此，接受本品治疗者应避免与以上药物合用，必须合用时须注意：ⓐ在器官移植受者中，应经常测定本品的血药浓度，特别是在联合用药的开始和结束时，并根据血药浓度和临床反应及时调整本品的剂量。ⓑ在非移植性适应证患者中，由于本品的量效关系尚未被确证，故本品的血药浓度

测定并非必需，而较频繁地监测肝肾功能（特别是SCr）和密切观察本品的不良反应，比测定本品的血药浓度更为重要。如发生明显的肝或肾功能损害，应停止合并用药。近年来，有学者利用这一药物相互作用，从药物经济学方面进行了药物费用/效益的分析研究，在减少本品剂量和降低用药费用方面取得了一些成果，但必须谨慎而行。b. 与下列药物合用，本品的血药浓度降低，免疫抑制作用减弱：巴比妥类药（尤其苯巴比妥）、抗癫痫药（如苯妥英、卡马西平、扑米酮及甲琥胺等）、利福平、苯唑西林、灰黄霉素、奈韦拉平、萘夫西林、奥曲肽、普罗布考、奥利司他、贯叶连翘（圣约翰草）提取物、安乃近、联苯双酯、曲格列酮、阿卡波糖、华法林、噻氯匹定、磺吡酮、特比萘芬、波生坦、抗结核药（使本品的有效血药浓度降低）、磺胺二甲嘧啶钠静脉注射剂、磺胺甲基异噁唑静脉注射剂等。因此，与以上药物合用时应慎重，必须合用时应严密监测本品的血药浓度，必要时对本品的剂量做适当调整。c. 与下列药物合用，肾毒性增加，可能导致可逆性肾功能损害，甚至可能引起肾衰竭：两性霉素B、多黏菌素B、万古霉素、林可霉素、氨基糖苷类（如庆大霉素、妥布霉素、新霉素B等）、氟喹诺酮类（如环丙沙星、诺氟沙星、左氧氟沙星等）、头孢菌素类（头孢噻肟、头孢替安、头孢呋辛、头孢唑肟等）、磺胺类及甲氧苄啶、贝特类降脂药（如苯扎贝特、非诺贝特）、NSAID（包括双氯芬酸、吲哚美辛、萘普生和舒林酸等）、保钾利尿药（如螺内酯、氨苯蝶啶、阿米洛利等）、呋塞米、甘露醇、阿昔洛韦（静脉给药）、美法仑、氮芥、顺铂、奈达铂、甲氨蝶呤、造影剂、他克莫司及其他能引起肾毒性的药物。因此，本品应避免与以上药物合用，必须合用时应调整两者的剂量，并密切监测肾功能（特别是SCr。如出现肾功能损害，应及时改变治疗方案（或减少用药剂量或改用其他药物，或考虑交替用药）。d. 与下列药物合用，可使这些药物的CL降低，血药浓度升高，肌毒性（包括肌痛、无力、肌炎和RM）和肾毒性增加：洛伐他汀、辛伐他汀、阿托伐他汀、普伐他汀及氟伐他汀等他汀类药。当本品与这些药物合用时，应降低后者的剂量。有肌痛体征和症状的患者或有严重肾功能损害（继发于RM，包括肾衰竭）风险的患者，需要暂时降低或中止他汀类药治疗。本品与秋水仙碱合用，亦可能引起肌病和肾病，两者合用时必须仔细地进行临床监测，以便及早发现这些毒性反应的早期症状，及时降低剂量或停止用药。e. 与下列药物合用，肝毒性增加，可能导致肝损伤，出现AST、ALT、SAMY、ALP、BIL异常升高：异烟肼、硫唑嘌呤、甲氨蝶呤、吩噻嗪类（如氯丙嗪、硫利达嗪等）、四环素类及NSAID（如保泰松、吡罗昔康、复方阿司匹林等），以及其他肝毒性药物。因此，本品应避免与以上药物合用，必须合用时应密切监测肝功能，并仔细观察肝毒性的症状与体征，发现异常及时调整剂量，必要时停止合并用药。f. 与保钾利尿药、含高钾的药物、ACEI及ARB合用，或在使用本品时输注贮存超过10d的库存血，可使血钾升高，严重者可致高钾血症。因此，本品应避免与以上药物合用，必须合用时应密切监测血钾，及时调整剂量，必要时停止合并用药。g. 其他相关的药物相互作用：与乐卡地平合用，后者的AUC增加3倍，本品的AUC增加21%。与肾上腺皮质激素、硫唑嘌呤、环磷酰胺、苯丁酸氮芥、抗淋巴细胞球蛋白等免疫抑制药合用，可能产生过度的免疫抑制而增加感染和罹患淋巴瘤或淋巴细胞增生性疾病的危险性；但也有对移植受者联合应用硫唑嘌呤和肾上腺皮质激素，或其他免疫抑制药（均为小剂量），以期减少对肾功能或肾组织的不良作用；如两者联合应用，须切记此法有导致免疫抑制过度的可能性，必须谨慎应用。与柳氮唑酮合用，本品的毒性增加。与更昔洛韦合用，本品的 C_{max} 平均升高27%，K_e、$t_{1/2}$、t_{max} 明显缩短，SCr、BUN水平降低，ALT、TBIL水平明显升高，表明更昔洛韦可使本品吸收加快、消除减慢，并具有减少肾毒性、增加肝毒性的潜在趋势。与硝苯地平合用，发生牙龈增生的可能性增加；因此，服用本品期间应避免使用硝苯地平。与地高辛合用，后者的CL降低，可导致洋地黄中毒。与泼尼松龙合用，后者的CL减少，血药浓度升高，药物作用增强，不良反应增加，长期应用可诱发库欣综合征及消化性溃疡。与依维莫司或雷帕霉素合用，可显著增加这两种药物的血药浓度，并可使SCr水平升高（这种作用在降低本品剂量后通常可恢复）。与呋塞米或噻嗪类利尿药（如氢氯噻嗪、苄噻嗪、泊利噻嗪等）合用，可使肾小管重吸收UA增加，使BUA升高，易诱发痛风。本品治疗期间，疫苗接种的效果可能减弱，故应避免接种减毒活疫苗。与葡萄柚汁同时服用可增加本品的生物利用度。

⑮ 应用本品口服制剂前，应告知患者，用药期间须注意：a. 每日应在同一时间服用，以保持稳定的血药水平。b. 服药必须按医嘱进行，未经主管医师同意，不得擅自增减剂量。c. 本品偶可引起高钾血症或加重原已存在的高钾血症，故应避免高钾饮食（如玉米面、白蘑菇、黄豆、菠菜、紫菜、海带、马铃薯、山药，以及香蕉、草莓、葡萄等），并避免同时应用含钾药物或可引起钾潴留的利尿药（如螺内酯、氨苯蝶啶、阿米洛利等）。d. 口服制剂有不同的剂型（如口服液、胶囊、软胶囊）、同一种剂型有不同厂家的产品，并有不同的商品名（如赛斯平、新赛斯平、山地明、新山地明、丽珠环明、田可、因普兰他等），各种产品在同一患者体内的生物利用度可能不尽相同，不得擅自替换使用。必须改换不同剂型、不同厂家的药物时，一定要在医师的密切监测和指导下服用，以免出现排斥反应或导致药物中毒。e. 与食物同用可减轻胃肠道反应。f. 避免皮肤长时间暴露于阳光或人工紫外线下，并避免同时进行 UVB 和 PUVA 治疗，尤其正在接受本品治疗的银屑病和异位性皮炎的患者，因为接受本品治疗的这些患者存在皮肤癌变的潜在风险，而过度紫外线照射则可能增加这种风险。g. 控制脂肪摄入，发现血脂升高时应摄取低脂饮食，并在医师的指导下适当减少服药剂量。h. 应用本品后，可能出现牙龈增生和多毛症，如有出现，无须紧张，停药后可逐渐恢复。

⑯ 应用本品口服液时，应告知患者：a. 应将全日剂量分 2 次（早、晚各 1 次）定时服用。b. 用专配吸管准确吸取每次所需药量，加入盛有适量橘汁或苹果汁的玻璃杯中（不可用吸附性纸质杯或塑料杯，以免药物被吸附而致剂量减少），搅拌均匀后立即服用（也可根据个人的口味用软饮料如上稀释后服用，但不可用葡萄柚汁稀释，因其可能增加本品的血药浓度而加重不良反应），再用少量上述稀释用饮料荡洗玻璃杯中的残留药液后一并服下，以确保剂量的准确性。c. 凉开水的矫味效果不佳，不推荐用以稀释药液。d. 不可将药液直接滴入口腔服用，否则易导致口腔溃疡。e. 吸管用过后一定要用清洁干毛巾擦干，不可用水或其他溶液清洗，以免造成药液浑浊。f. 药瓶开启后，应在瓶签上注明开启日期，并在 2 个月内用完，超过期限后，不可再用。g. 口服液应在 30℃以下遮光保存，并避免冷冻。h. 用药期间，应注意口腔卫生，餐后及服药后必须用清水反复漱口。如出现牙龈肿胀、出血、疼痛，及时报告医师。

⑰ 本品注射液只能用于静脉滴注，使用时须注意：a. 由于静脉给药存在过敏的风险，故仅用于不能口服（如刚刚术后）或胃肠吸收受损的患者，而且应尽早转为本品微乳化口服制剂（如新赛斯平、新山地明、田可等）治疗。b. 最好使用玻璃输注瓶，塑料瓶必须符合欧洲药典关于血液制品用塑料容器规定，且不含 PVC，因输注用浓缩液中含有的聚氧乙烯化蓖麻油（Cremophor EL）能导致 PVC 中的邻苯二甲酸酯剥离。瓶子和瓶塞应不含硅油和任何脂类物质。c. 静脉输注浓缩液中含有的 Cremophor EL 已报告可导致类过敏性反应，如面红、胸廓上移、合并呼吸困难和喘息的急性呼吸窘迫、血压改变和心动过速。因此，对于曾经接受含 Cremophor EL 或其类似物（如 Cremophor RH）过敏的患者，或易发生高敏感性反应的患者，应用本品注射液时必须特别小心。d. 所有接受本品静脉输注的患者，均应在输注后持续观察至少 30min，之后应定期观察，以免发生过敏反应。一旦出现过敏反应，应中断输注，并立即静脉给予肾上腺素 1mg 和氧气。e. 在输注本品前预防性地应用抗组胺药（H_1 和 H_2 阻断药），有可能防止过敏性反应的发生。f. 注射液应于临用前稀释：每 1ml 加 0.9%氯化钠注射液或 5%葡萄糖注射液 20～100ml，滴注应缓慢（可根据患者的耐受情况，控制在 2～6h 滴完），滴速过快可引起急性肾毒性，轻者可出现面部潮红、呕吐、头痛、头晕及血压下降现象，重者导致急性肾衰竭。g. 药液一经稀释，溶液必须于 24h 内使用完。h. 对准备做移植手术的患者，可于移植前 4～12h 给药。

⑱ 应用本品滴眼液时须注意：a. 孕妇及哺乳期妇女避免应用，哺乳期妇女必须应用时应停止哺乳。b. 本品滴眼液尚无 18 岁以下和 65 岁以上人群应用经验。c. 因本品滴眼液为油溶液，使用时旋开瓶盖，将滴眼瓶与眼部垂直，轻轻挤压滴眼瓶，使药液滴入眼内，避免药液挂流瓶口造成污染，用完后立即盖好瓶盖。d. 本品滴眼液低温贮存时，有凝固倾向，可出现轻微凝固状或有轻微烟雾状或见少量絮状物。如出现这些情况，应将药物置于室温 25～30℃下，并轻加振摇，直至其变成溶液状

后方可滴用。e. 本品滴眼液与糖皮质激素联合应用时，必须注意逐渐调整后者的剂量，不可陡增骤减。f. 本品滴眼液不具有抗感染功效，如发生感染，应立即用抗生素治疗。g. 角膜移植术后，如发生植片排斥反应，可视排斥反应的轻重不同，适当增加滴用次数。h. 用药期间可能出现眼部轻微刺激征或结膜轻度充血，偶见睫毛脱落、角膜上皮缺损、眼周皮炎、过敏症及角膜上皮点状病变等不良反应，但停药后可自愈。

⑲ 与其他免疫抑制药一样，在应用本品的过程中，可能出现病毒感染（尤其CMV、疱疹病毒感染），发生真菌、细菌及寄生虫等机会性感染的危险性也增加。由于这种感染已证明常为致命的，故治疗过程中须采取相应的预防和治疗措施，并加强临床观察，及早发现感染征兆，以便及时处置，这在几种免疫抑制药合并长期应用的时候尤为重要。一旦发生与本品治疗有关的机会性感染，应及时减量或停用，并立即进行抗感染治疗。

⑳ 本品可能引起致命性TTP-HUS，发生率约为3%，常见于肾脏或其他实体脏器移植后，其发病机制可能与本品对内皮细胞的直接损伤有关，也可能与血小板聚集功能增强、凝血酶调节蛋白合成增多、血管性血友病因子（vWF）水平增高等有关。TTP-HUS的症状与处置参阅丝裂霉素【用药监护】⑬。

㉑ 肾移植者应用本品最初几日至几周内，BUN及SCr可升高，这并不一定表明是肾脏移植的排斥反应，必须根据患者的具体情况仔细区别。如确定为肾移植排斥反应引起，本品剂量应加大。如系非排斥反应所致，则应减少本品用量。

㉒ 在治疗自身免疫疾病时，如本品的最大剂量达到5mg/(kg·d)已3个月而疗效仍不明显时，应停止本品治疗。

㉓ 本品的其他不良反应主要有：a. 常见胃肠道功能紊乱（畏食、恶心、呕吐、胃炎、腹痛、腹泻等）、高血压、牙龈增生伴出血（一般可在停药6个月后消失）等。b. 可见多毛症、头痛、头晕、四肢感觉异常（常见于治疗的第1周）、下肢痛性痉挛等。c. 少见消化性溃疡、水肿、痤疮、皮疹（可能与变态反应有关）、体重增加、可逆性痛经或闭经、淋巴增生紊乱（尤其以良性淋巴细胞浸润和B细胞淋巴瘤多见，及时停药可逐渐消失）。d. 罕见缺血性心脏病、胰腺炎、结肠炎、发热、红斑、瘙痒、男性乳房过度发育、脑部症状（如痉挛、精神错乱、定向力障碍、反应力受损、激越、失眠、听觉或视觉障碍、皮质盲、昏迷、麻痹和共济失调）、视神经盘水肿（包括伴随有继发于良性颅内高压的可能视觉损害）、肌痉挛、肌痛、RM、运动性多发性神经病、雷诺综合征及血尿等。e. 个别内源性葡萄膜炎患者发生眼和其他部位出血。f. 在肾病综合征病例中，曾有恶性肿瘤（包括HL）发生。g. 类风湿性关节炎患者曾见发生恶性淋巴瘤的个案。各种严重不良反应大多与使用剂量过大有关，预防的方法是经常监测本品的血药浓度，调节本品的全血浓度，使之维持在临床能起免疫抑制作用而不致有严重不良反应的范围内。有报道认为，如在下次服药前测得本品的全血 C_{min} 约为100～200ng/ml，则可达上述效应。如发生不良反应，应立即给相应的治疗，并减少本品的用量或停用。

㉔ 本品过量可引起呕吐、嗜睡、头痛、心动过速，极少数病例伴有可逆性的中度肾功能损害，学龄前儿童经非肠道用药过量曾发生严重中毒现象。处置方法：主要采用对症治疗和常规支持疗法。在口服后的最初几小时内，催吐和洗胃可能有益，透析、活性炭吸附、血液灌流均不能有效地清除本品。

他克莫司 Tacrolimus

（普乐可复，他克洛林；FK506，Prograf）

【药理分类】 大环内酯类免疫抑制药-CNI。

【适应证】 ①胶囊及注射液用于：a. 预防肝脏或肾脏移植术后的移植物排斥反应；b. 治疗肝脏或肾脏移植术后应用其他免疫抑制药无法控制的移植物排斥反应。②软膏用于因潜在危险而不宜应用传统疗法，或对传统疗法反应不充分，或无法耐受传统疗法的中至重度特应性皮炎患者，作为短期或间歇性长期治疗。

【用法用量】 ①口服。a. 胶囊，2次/d（早、晚各1次），于空腹或至少在餐前1h或餐后2～3h以水送服。如有必要可将胶囊内容物悬浮于水，经鼻饲管给药。建议剂量只有起始剂量，然后在治疗过程中应根据临床情况及血药浓度监测结果进行剂量调整。ⓐ肝移植患者：起始剂量 0.1～0.2mg/(kg·d)，分 2 次口服，术后 6 h 开始用药。ⓑ肾移植患者：起始剂量 0.15～0.3mg/(kg·d)，分 2 次口服，术后 24h 开始用药。ⓒ对传统免疫抑制药治疗无效的排斥反应：首次剂量与初始免疫抑制治疗方案的剂量相同。维持剂量主要依据临床上对排斥的估计和患者的耐受性决定。b. 缓释胶囊：1 次/d，清晨服用，于空腹或至少在餐前 1h 或餐后 2～3h 以水送服。ⓐ肝移植维持期患者：起始剂量 0.03～1.1mg/(kg·d)，全血 C_{min} 维持范围为 2～10ng/(kg·d)。ⓑ肾移植患者：预防排斥，起始剂量 0.15～0.3 mg/(kg·d)，于术后 24h 内开始用药；维持期，起始剂量 0.06～0.16mg/(kg·d)，全血 C_{min} 维持范围为 5～10ng/(kg·d)。②静脉滴注（仅用于不适于口服给药者）。a. 肝移植患者，起始剂量 0.01～0.05mg/(kg·d)，24h 持续滴注，术后约 6h 开始使用。b. 肾移植患者，起始剂量 0.05～0.1mg/(kg·d)，24h 持续滴注，情况允许时即改为口服给药。③外用（软膏剂）。在患处皮肤涂上一薄层软膏，轻轻擦匀，并完全覆盖，2 次/d，持续至特应性皮炎症状和体征消失后 1 周。

【用药监护】 ① 下列情况禁用：对本品或其他大环内酯类药物过敏者、孕妇及哺乳期妇女。

② 下列情况慎用：肝或肾功能损害、糖尿病、高钾血症、心室肥大及有神经毒性表现者。

③ 本品胶囊辅料中含有乳糖，因此患有半乳糖不耐受症、Lapp 乳糖酶缺乏症或葡萄糖-半乳糖吸收障碍等罕见遗传疾病者须避免应用。

④ 本品注射液含有聚乙烯氢化蓖麻油（HCO-60）及无水乙醇，因此已知对 HCO-60 及其类似结构化合物或无水乙醇过敏者须避免应用。

⑤ 对于严重肝损伤患者可能需要降低剂量，以维持全血 C_{min} 在推荐的目标范围内。

⑥ 本品的药代动力学不受肾功能影响，肾功能损害者不需要进行剂量调整。然而由于本品具有潜在的肾毒性，用药期间仍需严密监测患者的肾功能，包括连续的 SCr 浓度、CL_{Cr} 计算和尿量监测。

⑦ 本品属于治疗窗狭窄的药物，治疗剂量和中毒剂量相当接近，且个体间和个体内差异大。因此，移植术后必须进行全血 C_{min} 监测。口服给药时，应在给药后 12h 左右，即在下次给药前测定全血 C_{min}。血药浓度的监测频率应根据临床需要而定，理想的监测时间为：a. 肝移植患者，开始服药后的第 2 日或第 3 日，抽血时间应为服药前 5～10min。移植后第 1、第 2 周，平均 3 次/周；第 3、第 4 周，2 次/周；第 5、第 6 周，1 次/周；第 7～12 周，1 次/2 周；维持治疗期应定期监测。b. 肾移植患者，移植术后第 1～2 周，平均 1～2 次/周；第 3～4 周，1 次/周；第 5～12 周，1 次/2 周；维持治疗期应定期监测。特殊情况下，如肝功能改变、出现移植物排斥反应或严重不良反应、与其他可能改变本品全血 C_{min} 的药物联合应用时，必须增加监测频率。调整本品剂量后，或免疫抑制方案改变（包从其他免疫抑制药转换为本品）后，应监测本品的全血 C_{min}。目前本品目标全血 C_{min} 的国内共识为：a. 肝移植术后第 1 个月内，目标全血 C_{min} 为 10～15ng/L，第 2、第 3 个月为 7～11ng/L，3 个月以后为 5.0～8.0ng/L，并维持在该水平。b. 肾移植术后 1 个月内，目标全血 C_{min} 为 6～15ng/ml，第 2～3 个月为 8～15ng/ml，第 4～6 个月为 7～12ng/ml，6 个月后为 5～10ng/ml，并维持在该水平。如果全血 C_{min} 低于限量且患者临床状况良好，则无须调整剂量。

⑧ 由于本品 $t_{1/2}$ 长，剂量调整后需几日血药浓度才能有变化，在此期间不可急于进行剂量再调整，应待血药浓度达稳态后方可根据情况进行再调整。

⑨ 与使用环孢素一样，本品的治疗必须在有相应监测实验设备和人员的条件下进行，并且只有在有经验的免疫抑制治疗医师和移植专家才可处方本品和改变免疫抑制治疗方案。使用本品时，不可随意改变日给药方案，本品的不同剂型之间也不可随意转换使用，包括本品胶囊和缓释胶囊之间的转换使用。必须转换时应根据两者的药代动力学特点谨慎地实施，并密切监测转换前后本品的血药浓度和临床治疗反应，同时根据监测结果小心地调整用药剂量，以保证本品的全身暴露前后一致，否则可能导致移植物排斥或增加不良反应发生，包括由于本品全身暴露的临床相关差异而导致的免疫抑制不足或过度。用药剂量主要基于对每位患者排斥反应和耐受性的临床评估。

⑩ 患者由环孢素转换成本品时，通常在

停止给予环孢素后12～24h才开始使用本品。如果环孢素的血药浓度过高，则应进一步延缓给药间隔时间。

⑪ 用药期间，必须严密监测和管理患者，尤其在移植术后的最初几个月内，必须常规监测血压、ECG、视听功能、神经精神状态、血糖浓度、尿量（尤其在移植术后的前几日内）、血钾及其他电解质浓度、血液学参数、凝集试验及肝肾功能。如上述参数发生了临床有意义的变化，应考虑调整本品的治疗方案。

⑫ 本品的药物相互作用及影响本品血药浓度的其他因素：a. 与下列药物合用，可增加本品的血药浓度：ⓐCYP3A4抑制药，如唑类抗真菌药（如氟康唑、伊曲康唑、泊沙康唑和伏立康唑等）、大环内酯类（如红霉素、醋竹桃霉素、克拉霉素、氟红霉素、罗红霉素等）及泰利霉素、HIV蛋白酶抑制药（如利托那韦、阿他那韦、茚地那韦、沙奎那韦等）、硝基咪唑类（如甲硝唑、替硝唑等，此类药物对P-gp也有抑制作用）、溴隐亭、可的松、氨苯砜、麦角胺、利多卡因、美芬妥英、甲地孕酮、孕二烯酮、炔诺酮、炔雌醇、咪达唑仑、奥美拉唑、兰索拉唑、西咪替丁、奎尼丁、他莫昔芬、达那唑、环孢素、奈法唑酮等可抑制本品代谢，增加本品的血药浓度和毒性。ⓑ之前报道，具有CYP3A4抑制作用的钙通道阻断药（如硝苯地平、尼卡地平、尼鲁地平、尼伐地平、地尔硫䓬、维拉帕米等），也可抑制本品的代谢，增加本品的血药浓度和毒性。但新近研究发现，这类药物通过抑制本品在肝脏的代谢而使其血药浓度明显升高，同时也可减少本品的肾毒性。这一现象，对接受本品治疗导致高血压的移植患者十分有益。其可能作用机制为这类药物在抑制经CYP3A4酶的代谢过程中，同时通过扩张肾血管，降低SCr，促进肾功能改善。因此，两者合用时适当减少本类药物的剂量，既可发挥其降血压作用，又可减少本品引起的肾毒性。ⓒCYP2C抑制药氯霉素可使本品的消除减慢，全血 C_{min} 升高，$t_{1/2}$ 延长，AUC显著增大，毒性也增加。b. 与下列药物合用，可降低本品的血药浓度：ⓐCYP3A4诱导药，如巴比妥类（尤其苯巴比妥）、苯妥英、利福平、卡马西平、安乃近、异烟肼、卡泊芬净、奈韦拉平、利福布汀等，可能增加本品的代谢，使本品的血药浓度降低。因此，两者合用时必须监测本品的血药浓度。ⓑ利纳西普能加速本品的代谢，降低其血药浓度，故两者合用时需监测本品的血药浓度，必要时做相应剂量调整。ⓒ免疫抑制药硫唑嘌呤可使本品的血药浓度降低到治疗范围以下，还有可能导致过度的免疫抑制，两者合用时应密切监测。ⓓ联苯双脂对CYP450酶具有明显的诱导作用，可使本品的代谢加速，$t_{1/2}$ 缩短，血药浓度下降。ⓔ碳酸氢钠、氧化镁等抗酸药可抑制本品的吸收，使其血药浓度减少，应避免同时服用，必须联用时至少应间隔2h。c. 与下列药物合用，肾毒性增强：氨基糖苷类、两性霉素B、旋转酶抑制药（如左氧氟沙星）、万古霉素、复方新诺明（磺胺甲噁唑-甲氧苄啶）、NSAID（如布洛芬）、保钾利尿药（如螺内酯、氨苯蝶啶、阿米洛利等）、更昔洛韦、顺铂、核苷酸逆转录酶抑制药（如泰诺福韦）和HIV蛋白酶抑制药（如利托那韦、茚地那韦等）、多黏菌素B等具有潜在肾毒性的药物，以及上述能抑制本品代谢、增加本品血药浓度的药物。当本品与这些药物合用时，可能会增加肾毒性，必须合用时应调整两者的剂量，并密切监测肾功能。d. 与具有潜在神经毒性的药物（如阿昔洛韦或更昔洛韦等）合用，可能会增强这些药物的神经毒性。e. 本品可能导致高钾血症或加重原有的高钾血症，因此接受本品治疗期间应避免摄入大量钾或使用保钾利尿药、ACEI、ARB及含高钾的药物，并避免输注贮存超过10d的库存血。f. 本品可使下列药物的血药浓度升高，作用增强：ⓐ与吗替麦考酚酯合用，可使后者活性代谢产物麦考酚酸（MPA）的血药浓度升高，免疫抑制作用增强，合用时后者的剂量应适当减少，并进行血药浓度监测。ⓑ本品抑制可的松和睾丸酮的代谢，合用时可使这些药物的血药浓度升高，药效增强，不良反应增加，必须合用时后者的剂量应减少。ⓒ本品具有CYP3A4抑制作用，与西罗莫司或HIV蛋白酶抑制药合用时，可使后两者的血药浓度升高，合用时应减少使用剂量。ⓓ本品能增加苯妥英的血药浓度，合用时应监测其血药浓度。g. 其他相关的药物相互作用：ⓐ本品可抑制环孢素的代谢，延长环孢素的 $t_{1/2}$，并产生协同/累加的肾毒性，故不宜与环孢素合用，患者由环孢素转换为本品治疗时应特别注意，在转换前后均须监测环孢素的血药浓度。ⓑ本品能干扰口服避孕药的代谢，从而影响口服避孕药的效果，故应用本品

期间应改用其他方式避孕。ⓒ有报道，类固醇激素常与本品合用于器官移植术后抗排斥反应，由于前者能诱导CYP3A4和P-gp的活性，而本品是CYP3A4酶和P-gp的底物，以致类固醇激素用量越高，本品达到目标全血C_{min}所需要的剂量也就越高。停用类固醇激素后，本品的血药浓度显著升高，以致SCr显著升高，从而导致肾毒性。另有报道，高剂量泼尼松龙或甲基泼尼松龙，可潜在地增加或降低本品的血药浓度。体外研究则显示，甲泼尼龙与本品合用，对人淋巴细胞增殖的抑制具有协同作用。因此，类固醇激素与本品合用时、停用类固醇激素或改变类固醇激素剂量后，应注意监测本品的血药浓度，防止出现移植物排斥反应和肾毒性。ⓓ本品与血浆蛋白广泛结合，因此可能与血浆蛋白结合率高的药物发生相互作用（如口服抗凝药、口服降糖药等）。ⓔ特那唑嗪、西罗莫司对本品的血药浓度可能有影响，合用时应注意监测。ⓕ动物试验表明，本品可潜在地降低苯巴比妥和安替比林的清除率，并延长其$t_{1/2}$，联用时应加注意。ⓖ本品注射液在碱性条件下不稳定，故应避免与混合后可产生明显碱性溶液的药物（如阿昔洛韦和更昔洛韦）合用。h. 影响本品的血药浓度的植物药及植物药成分：ⓐ复方甘草酸苷具有较强的CYP3A4抑制作用，可致本品的血药浓度增高。ⓑ桑黄对CYP450酶有抑制作用，与本品联合应用时，可致本品的血药浓度升高。ⓒ五酯胶囊（主要成分为五味子甲素）可提高本品的血药浓度，但同时又可明显改善肝细胞代谢，具有保肝作用，联用时既可减少本品剂量，又可改善肝功能，还可减轻患者的经济负担。ⓓ黄连（主要成分为小檗碱）对肝微粒体药物代谢酶系有明显抑制作用，可明显延长环孢素$t_{1/2}$，还可通过抑制肠道CYP3A4酶和P糖蛋白，提高环孢素的生物利用度，使其血药浓度升高。由于本品与环孢素均为CYP3A4、CYP3A5酶及P-gp的底物，且代谢途径相似，因此推测移植患者使用小檗碱也会导致本品的血药浓度升高。ⓔ大黄，其主要成分为大黄蒽醌类衍生物，具有抑制CYP450酶的作用，可提高环孢素的血药浓度，而本品与环孢素代谢途径相似，也是经CYP450酶系代谢。因此，本品与含有大黄成分的植物药合用，也可能导致本品的血药浓度升高。ⓕ贯叶连翘可通过诱导CYP3A4酶和增加P-gp药物运转体功能而降低本品的血药浓度，应避免与本品同服。ⓖ紫锥花能增强及刺激人体免疫系统，可直接降低本品的免疫抑制作用，从而降低本品的抗排斥效应，因此两者不可合用。ⓗ免疫抑制药粟精胺与本品合用，可产生协同作用，合用时应减少本品的剂量，以减轻其毒性反应。ⓘ青藤碱与本品合用，可产生抗细胞增殖的协同作用。i. 影响本品血药浓度的食物及饮料：ⓐ葡萄柚汁的主要成分为黄酮类的柚皮苷和柚皮素和呋喃香豆素类衍生物佛手柑内酯及香柠素，能选择性抑制肝脏和肠道的CYP3A4，可明显增加本品的血药浓度，故服用本品期间应避免食用葡萄柚或饮用葡萄柚汁。ⓑ据报道，石榴汁对CYP450酶有显著的体外抑制作用，应避免与本品同时服用。ⓒ与含有中等脂肪饮食一起服用会显著降低其生物利用度和口服吸收率，因此必须空腹服用或至少在餐前1h或餐后2～3h服用。ⓓ绿茶中含有儿茶酚和没食子儿茶素-3-没食子酸酯，可能影响CYP3A4或P-gp的活性，大量饮用可能导致本品的血药浓度异常升高。j. 其他：ⓐ使用本品期间接种疫苗，可减弱疫苗的效能，因此应避免接种减毒活疫苗，包括（但不限于）鼻内流感疫苗、麻疹疫苗、流行性腮腺炎疫苗、风疹疫苗、口服脊髓灰质炎疫苗、卡介苗、黄热病疫苗、水痘和伤寒Ty21a疫苗等。ⓑ腹泻能显著地改变本品的血药浓度，在腹泻阶段应进行血药浓度监测。

⑬ 在治疗过程中，本品的药代动力学可能会发生改变，因此应根据患者对于排斥反应及耐受性的临床评估而减少用量。如出现病情变化（如发生排斥反应），必须考虑改换免疫抑制疗法，根据患者具体情况可采用增加类固醇激素或改为单一的类固醇激素疗法、使用短期的单株/多株抗体或增加本品剂量的方法控制排斥反应。如出现中毒征兆（如明显的不良反应），则必须减少本品剂量。

⑭ 静脉滴注时，须注意以下几点：a. 本品注射液（1ml：5mg）不能直接用于静脉推注，只能稀释后静脉滴注。b. 在临用前将其用5%葡萄糖注射液或0.9%氯化钠注射液稀释成0.004～0.100mg/ml溶液。c. 由于PVC塑料能吸附本品，因此配制本品稀释液的容器、注射器及给药的导管均不能含有PVC，否则可减失本品的药效，导致移植物产生排斥反应。d. 本品稀释时，不能与其他药物混合。e. 稀释后溶液也不能用于快速静脉推注，只能缓慢持续滴注，24h总注液量应在

20～250ml 范围内。f. 静脉给药疗法不应连续超过 7d；患者情况允许时，应尽快改为口服。g. 本品注射液含有 HCO-60 及无水乙醇，能引起过敏反应，主要表现有面部及上胸部潮红、急性呼吸困难及哮喘、血压改变及心跳过速等。因此，已知对 HCO-60 及其类似结构化合物或无水乙醇过敏者应避免使用，必须使用时应先给予抗组胺药，以降低过敏性反应的危险。h. 输注前，应备好肾上腺素和氧气源，以防不虞。i. 在开始输注后的前 30min 内应对患者进行连续观察，之后应频繁观察。如发生过敏症状或体征，应立即停止输注，并及时给予抗过敏治疗。j. 单一剂量的静脉给药后，进入尿里的药物＜1%，肾衰竭患者或肾透析患者并不需要调整剂量，但如是本品引起的肾功能异常，则需要调整剂量。

⑮ 使用本品胶囊前，应告知患者：a. 本品胶囊须空腹或至少在餐前 1h 或餐后 2～3h 服用，以使药物最大吸收。b. 将胶囊从泡罩中取出后，应立即用温水送服。c. 本品胶囊的剂型有胶囊和缓释胶囊两种，两者不得擅自替换使用；必须改换不同剂型的药物时，一定要在医师的密切监测和指导下服用，以免出现排斥反应或导致药物中毒。d. 本品能干扰口服避孕药的代谢，应改用其他方式避孕。e. 本品可致视觉和神经系统紊乱，与乙醇同时服用时此种干扰作用会被加强，更易引起视觉或神经系统功能障碍，用药期间应避免从事驾驶、危险性较大的机器操作或高空作业，并避免饮酒。f. 治疗中，应避免皮肤长时间暴露于阳光或人工紫外线下，并避免同时进行 UVB 和 PUVA 治疗，因为接受本品治疗者存在皮肤癌变的潜在风险，而过度紫外线照射则可能增加这种风险。g. 应用本品后，如出现异常感染、血压或血糖明显升高、心区明显不适、视觉或神经系统功能障碍，以及尿量减少或肝功能损害症状等不良反应，需及时报告经治医师。h. 本品可与许多药物发生相互作用，用药期间不应擅自使用其他药物，用药必须经主治医师处方。i. 其他同环孢素【用药监护】⑮的ⓐ～ⓒ。

⑯ 使用本品软膏剂（普特彼）的注意事项：a. 成人可使用 0.03%和 0.1%浓度的软膏，2 岁及以上的儿童则只能使用 0.03%浓度软膏。b. 本品在临床上对感染性特应性皮炎的安全性及有效性未进行过评价。c. 在开始使用本品治疗前，应首先清除治疗部位的感染灶。d. 特应性皮炎患者易患浅表皮肤感染，包括疱疹性湿疹（卡波济水痘样疹），使用本品治疗可能会增加 HZV 感染（水痘或带状疱疹）、HSV 感染或疱疹性湿疹发生的风险。因此，患者如存在这些感染，应对本品治疗的利益与风险的平衡进行评估。e. 接受免疫抑制药治疗（包括全身性使用本品胶囊及注射液）的器官移植患者发生淋巴瘤的危险性增加，因此接受本品治疗并出现淋巴结病的患者应进行病因调查。如没有明确找到淋巴结病的病因，或患者同时患有急性传染性单核细胞增多症，应考虑中断使用本品。f. 紫外线可能潜在性地增加本品致皮肤肿瘤的危险性，接受本品治疗者应尽量减少或避免阳光或人工紫外线照射。g. 封包疗法可能促进全身性吸收，其安全性未进行过评价，故不应采用封包敷料外用。h. 本品可能会引起局部症状，如皮肤烧灼感（灼热感、刺痛、疼痛）或瘙痒，局部症状最常见于使用本品的最初几日，通常会随着特应性皮炎受累皮肤好转而消失。i. 治疗过程中，如出现水痘或带状疱疹、皮肤溃疡或皮肤癌样病变、眼痛或视力异常、过敏样反应或光敏反应，或其他全身严重不适，应及时停用。

⑰ 本品可引起广泛的神经毒性，尤其高剂量应用时，最严重的神经毒性包括 PRES、谵妄和昏迷。本品所致 PRES 的临床症状包括头痛、恶心、精神状态改变（如意识障碍）、癫痫发作、视觉障碍（严重者可失明）、高血压及可逆性脑水肿等，可通过放射影像学（MRI 或 CT 扫描）检查确诊。如疑似或确诊为 PRES，应维持血压控制，并立即减少本品剂量，在减少剂量或停止使用后症状立即恢复。PRES 常继发于先兆子痫、子痫、高血压危症、肾衰竭、多脏器功能障碍综合征（MODS）、血栓性微血管病（TMA）、化疗后、免疫抑制治疗后、器官移植后、输血治疗后，以及一些自身免疫性疾病，如韦格纳肉芽肿、结节性动脉炎、SLE（尤其狼疮肾炎，是 PRES 最重要的危险因素之一）。因此，对于接受本品治疗的上述患者，更应加强临床观察和血药浓度监测，防止出现 PRES。除 PRES 外，本品常可引起震颤、头痛、失眠、感觉异常、书写障碍、外周神经病，大多数为中等程度，不影响继续治疗。其他尚偶见抑郁、惊厥、肌阵挛、神经病变、

眩晕、嗜睡、多梦及思维异常、神经过敏、焦虑和情绪不稳、激动、紧张、健忘、局部疼痛（如关节痛、神经痛、腹痛、胸痛、腰痛、背痛等）。罕见非 PRES 癫痫发作（成人和儿童患者均有见）、昏迷和谵妄、意识错乱和定向力障碍、偏头痛、抽搐、迟钝、反应性降低、精神异常、味觉丧失、听觉障碍（如耳鸣、听觉迟钝、耳聋等）、言语失常（如失语症、发音障碍等）、肌张力亢进、肌无力、肌痛等。也有报道，可见严重震颤、脑梗死、幻觉、躁狂、麻痹。神经毒性反应大多因本品剂量较大、血药浓度过高而引起，伴肝功能损害者出现重度神经症状的危险性增高，感染和合用潜在的神经毒性药物均可导致这些症状。因此，肝功能损害者用药时应减少本品的剂量，并注意预防感染、避免使用潜在的神经毒药物。神经毒性反应发生后，应立即调整本品剂量，必要时停药处置，一般预后良好。

⑱ 在本品治疗者中，常见缺血性 CAD、高血压及心动过速。偶见心室肥大或室隔膜增厚，ECHO 显示左心室后壁和室间隔厚度同心增加。罕见心动过缓、心律失常、Af/Vf、心绞痛、心悸、渗液（如包积液、胸膜积液）、心包炎、心脏扩大、ECG 改变（如 QT 间期延长）、血管性低血压、外周浮肿、心力衰竭、心肌梗死、心脏停搏等病例。上述不良反应多发生在本品的血药浓度过高的儿童患者（大多＜5 岁），成人也有报道，心脏病、皮质类固醇的使用或停用、高血压、肾或肝功能障碍、感染、高血容量及水肿患者发生的危险性增加，通常在降低剂量或停止用药后缓解。因此，对接收本品治疗的高风险患者，在移植前和移植后应定期进行血压、ECHO 或 ECG 监测，尤其在治疗的最初 3 个月和第 9～12 个月。如出现异常情况，应降低本品剂量，或考虑改换其他免疫抑制药治疗。

⑲ 本品与其他免疫抑制药一样，偶可引起 EBV 相关性的移植后淋巴细胞增生症（PTLD），2 岁以下儿童及 EBV 血清学阴性的儿童患者发生 PTLD 的风险最高，与其他免疫抑制药（如抗淋巴细胞抗体）同时应用，发生 PTLD 的风险也增加。临床研究还发现，使用本品的患者发生细菌、病毒（尤其 CMV）、真菌和原虫感染和多瘤病毒（BKV 和 JCV）感染等机会性感染的风险增加。已有的感染可能会加重，也可能发生全身感染或局部感染（如脓肿、肺炎）。与其他免疫抑制药联合治疗可增加感染的易感性。在应用本品的患者中，已报道有 BKV 相关性肾病（PVAN）和 JCV 相关性多病灶脑白质病（PML）的病例，前者主要表现为肾功能障碍，偶见输尿管梗阻、肾盂积水、膀胱炎或病毒尿症；后者常出现轻偏瘫、冷漠、意识模糊、认知缺陷和运动失调。这些感染可能产生严重后果，包括肾功能恶化或肾移植物失败，甚至导致死亡。因此，应用本品时须注意：a. 对 2 岁以下的儿童患者，在使用本品前应进行有关 ENV 血清学方面的检查。b. 对正在接受本品治疗的移植患者则须进行仔细的临床监测。c. 与其他免疫抑制药同时应用须谨慎。d. 对于患 CMV 血症和（或）CMV 疾病的患者，应降低本品剂量。e. 对于出现 PTLD、PVAN 或 PML 征象的患者，应考虑减少本品剂量或转换免疫抑制方案；对症状明显的患者，还可给予抗病毒治疗和对症支持疗法，以控制和缓解病情，防止出现并发症。

⑳ 本品可引起急性或慢性肾毒性，尤其高剂量应用时。急性肾毒性大多与肾入球小动脉血管收缩有关，特征为 SCr 升高、BUN 升高、高钾血症和（或）尿量减少。罕见肾衰竭、中毒性肾病、无尿、膀胱和尿道症状、肾小管坏死、肾小球病（肾小球炎、肾炎）等，多在用药后第 1 个月发生，这种毒性一般可逆。本品引起的慢性肾毒性通常伴随 SCr 升高，肾移植物寿命缩短，肾活检时可见特征性的组织学变化，多发生于长期用药时，一般呈进展性。因此，本品治疗过程中须注意：a. 儿童、老年人和肾功能损害者应用时，剂量选择须十分谨慎。b. 整个治疗期间，应定期监测肾功能。c. 避免与其他具有潜在肾毒性药物联合应用。d. 由于在整个治疗期间都可出现肾脏不良反应，因此必须注意与肾移植排斥反应的症状区分。e. 出现肾毒性症状或体征时，应及时减少本品剂量。f. 对于调整剂量没反应而 SCr 持续性升高的患者，应考虑改换另一种免疫抑制药治疗。

㉑ 本品可致血液学变化。可见溶血性贫血、凝血性疾病、血小板减少或增多、白细胞减少或增多、红细胞分析异常。少见全血细胞减少症、中性粒细胞减少、EOS 增多。罕见骨髓抑制、再生障碍性贫血、凝血因子分析异常、低凝血酶原血症、淋巴细胞增生性疾病（淋巴瘤和淋巴结病）和脾肿大。治疗过程中，

应定期进行血液学分析（包括 CBC 及 DC）及凝血四项检查，尤其在开始治疗的前 1 个月内，必要时减少用量或停止用药。在本品治疗剂量内引起的上述异常多是可逆的，减量或停药后一般可逐渐恢复，但严重者也可能引起并发症，故应及早发现，及时处置。

已有报道，几例接受本品治疗的患者发生纯红细胞再生障碍性贫血（PRCA）。此病以骨髓红系造血障碍而粒系和巨核系正常为特征的严重贫血性疾病，常见伴随症状有头晕、乏力、心悸、气短等；外周血呈正细胞正色素性贫血，RC 显著减少或消失，WBC 及 DC、BPC 一般正常；骨髓红系细胞显著减少或消失，而粒系及巨核系正常。因此，患者接受本品治疗期间应定期进行血常规及骨髓象检查，防止发生 PRCA。除本品外，器官移植后发生 PRCA 的主要病因是术后病毒感染，其中绝大多数为微小病毒 B19 感染 。患者出现 PRCA 后，在排除其他致病因素的前提下，应将本品剂量减小或换用环孢素治疗，并使用糖皮质激素（如强的松或甲泼尼龙），也可使用静脉注射用人免疫球蛋白，严重者需输注红细胞或进行血浆置换。环孢素也是一种治疗 PRCA 的有效药物。减少本品用量虽可减轻 PRCA 的症状，但面临着增加排斥反应的风险，须谨慎采用。除本品外，重组人促红细胞生成素、氟达拉滨、利妥昔单抗、拉米夫定、利福平、利奈唑胺、甲基多巴、氯霉素、异烟肼、苯妥英钠、对乙酰氨基酚，以及除环孢素外的其他免疫抑制药，应注意鉴别。患者出现 PRCA 后，在排除其他致病因素的前提下，应将本品剂量减小或换用环孢素治疗，也可使用静脉注射用人免疫球蛋白，以清除病毒，纠正贫血。另外，减少移植患者的本品使用量虽可增强机体清除病毒的能力，但面临着增加排斥反应的风险，须谨慎采用。

㉒ 本品偶见致命性 TTP-HUS，发生率约为 1%，可出现于移植后任何时间，但通常在接受本品治疗后 1 年内出现，其症状与处置参阅丝裂霉素【用药监护】⑬。

㉓ 实体器官移植的临床试验表明，本品常可引起高血糖、糖尿病，减量或停用后一般可逆。此外，尚常见高血钾、高血钙、低血磷。偶见低血钾、高尿酸血症（包括痛风）、代谢性酸中毒、血量过多症、SAMY 增加。罕见血中蛋白质、钠离子浓度降低及其他电解质异常，以及脱水、高脂血症。可见高血镁和 CPK 增加，并有碱中毒和 DKA 的个案报道。因此，用药期间应注意监测，并及时纠正。

㉔ 本品的其他不良反应尚有：常见食欲减退、便秘、腹泻、恶心、胃痛或腹痛、视觉异常（如白内障、弱视）。可见胃肠炎、胃肠道溃疡或穿孔、胃肠道出血、口腔炎或溃疡、腹水、消化不良、胃胀气、便溏。偶见麻痹性肠梗阻、腹膜炎、急性和慢性胰腺炎、SAMY 升高、胃食管反流、胃排空异常、呼吸衰竭、呼吸道异常、哮喘、肺实质异常、肝功能异常（如 ALT、AST、ALP、LDH 升高）、胆汁淤积和黄疸、胆管炎、痛经和子宫出血、外周血管异常、血栓和血栓性静脉炎、体重改变、炎性症状、呕吐、吞咽困难、胃肠道功能紊乱（如消化不良）、水肿、无力、发热、呼吸困难、流感样症状。罕见肠梗阻、胰腺假性囊肿、肝硬化或肝坏死、肝大、胆管变形、胰腺炎、吐血、腹水、PF、肌病变、RM、大小便失禁、前列腺异常、甲状腺及甲状旁腺异常、胸部紧束感、骨质疏松、脱发、多汗、多毛症、过敏反应（如瘙痒、皮疹、荨麻疹、光过敏）、红斑（如结节红斑）、痤疮、脉管炎、Lyell 综合征，以及畏光、青光眼、视网膜病变、皮质性眼盲等。非常罕见 SJS、ARDS、脂肪组织增加、多器官衰竭、肝衰竭、胆道狭窄、听力损伤。使用本品发生淋巴瘤和其他恶性肿瘤，尤其皮肤癌的风险增加。用药期间应注意监测，必要时减量或停药处置，大多可逐渐恢复正常。用药后数年内，应定期全面体检，防止罹患癌症。

㉕ 本品过量的症状包括震颤、头痛、恶心、呕吐、感染、风疹、昏睡、高血压或心肌病、糖耐量异常、尿量减少及电解质紊乱（高钾血症），以及 BUN、SCr 和 ALT 升高。本品尚无特定的解毒药，亦不能由血液透析清除。如出现过量症状，应采用对症支持疗法。对于口服中毒者，在服药后短时间内洗胃和使用活性炭可能减轻毒性反应。对于个别血药浓度极高者，血液滤过或渗滤可有效降低血药浓度。

西罗莫司 Sirolimus

（雷帕霉素，雷帕鸣；Rapamune，Rapmycin）

【药理分类】 大环内酯类免疫抑制药-CNI。

【适应证】 ①与环孢素和糖皮质激素联合应用，预防肾移植后的器官排斥反应；②涂有本品的血管内支架广泛用于冠心病介入治疗。

【用法用量】 口服。①本品应在术后72h之内和环孢素及糖皮质激素一起应用，1次/d。对于接受移植的患者，首次应给予维持剂量3倍的负荷剂量，在肾移植患者推荐的维持剂量为2mg/d，负荷剂量为6mg/d。应定期根据全血 C_{min} 调整剂量。根据国内临床试验结果，建议本品全血 C_{min} 术后0～3个月控制在5～10ng/ml；4～6个月控制在3～8ng/ml。②肝功能受损者，维持剂量应减少1/3，而负荷剂量则不变。肾功能异常者无须调整剂量。

【用药监护】 ①下列情况禁用：对本品及其衍生物或本品口服溶液中任何成分过敏的患者、严重肝功能损害者，以及孕妇和哺乳期妇女。

② 13岁以下儿童患者应用本品的安全性及有效性疗效尚未确定，必须应用时需密切监测本品的全血 C_{min}。

③ 65岁以上的老年患者不需要依据年龄调整剂量，但应用本品时需加强临床观察。

④ 本品用于肝移植患者的安全性及有效性尚未确定，不推荐应用。

⑤ 应用本品时，大多数患者不需要进行常规的血药浓度监测，但下列患者必须密切监测血药浓度：儿童、可能改变药物代谢者、体重不超过40kg而年龄不小于13岁者、肝功能损害者，以及同时服用强效的CYP3A4诱导药和抑制药者、联合应用的环孢素或糖皮质激素剂量显著减少或停用者。

⑥ 本品与其他免疫抑制药一样，可增加对病毒（以CMV和HSV为多见）、细菌及真菌的易感性，并增加发生败血症及致命性感染的风险，尤其可增加卡氏肺囊虫性肺炎等机会性感染的发生率。因此，本品仅限于有经验的医师在免疫抑制治疗和器官移植患者中使用，并在治疗中注意：a. 在器官移植后应进行为期1年的预防卡氏肺囊虫性肺炎的抗微生物治疗。b. 在移植后应进行3个月的CMV预防治疗，尤其对该病毒易感者。c. 控制本品使用剂量，注意观察临床反应，定期进行相关实验室检查和血药浓度监测，最大限度地减少上述并发症的发生。

⑦ 研究证明，接受本品治疗者发生高脂血症的风险明显增高，TG和CHO的升高与本品的剂量有关。因此，在开始本品治疗前，对已有高脂血症的患者应仔细地权衡利弊。在接受本品治疗期间，应加强血脂监测，一旦发生高血脂，应采用相应的干预治疗，如节食、锻炼和服用降脂药。对于合并服用他汀类药（他汀类药物）和（或）贝特类降脂药的患者，应注意监测降脂药的不良反应，特别是肌病和（或）RM的症状和体征，防止发生不良反应（参阅辛伐他汀【用药监护】⑫）。

⑧ 由于本品是CYP3A4和P-gp的作用底物，因此与下列CYP3A4抑制药或诱导药、影响P-gp活性的药物合用时，可发生有临床意义的相互作用：a. 与下列CYP3A4抑制药合用，本品的血药浓度升高，不良反应增加或加重：钙通道阻断药（如尼卡地平、维拉帕米、地尔硫䓬等）、唑类抗真菌药（如氟康唑、伊曲康唑、伏立康唑、酮康唑等）、大环内酯类抗生素（如克拉霉素、红霉素、醋竹桃霉素等）及泰利霉素、胃肠动力调节药（如西沙必利、甲氧氯普胺等）、HIV蛋白酶抑制药（如利托那韦、茚地那韦、安普那韦等）、溴隐亭、西咪替丁、达那唑等。b. 与下列CYP3A4诱导药合用，本品的血药浓度下降，疗效降低：抗惊厥药（如卡马西平、苯巴比妥、苯妥英等）、利福布汀、利福喷汀、利福平、贯叶连翘提取物等。c. 与其他CYP3A4抑制药或诱导药、影响P-gp活性的其他药物同时服用时也应格外小心。此外，本品可能影响疫苗接种的反应，使其效应减小，因此在本品治疗期间应避免接种减毒活疫苗。本品和环孢素同时服用，可使本品的血药浓度增加，因此本品应在环孢素给药后4h服用。高脂饮食可导致本品的 t_{max} 延长3.5倍，C_{max} 降低34%，AUC增加35%。葡萄柚汁可增加本品的血药浓度，加重本品的不良反应（如贫血、白细胞减少、血小板减少、低钾血症、腹泻等）。本品与下列药物同时应用，无须调整剂量：阿昔洛韦、地高辛、格列本脲、硝苯地平、炔诺孕酮/炔雌醇、泼尼松龙、磺胺甲噁唑-甲氧苄啶等。

⑨ 用药前，应告知患者服药方法和注意事项：a. 服药时，应使用配置的口服给药器，按处方量从药瓶中准确地吸取药液并注入一装有至少60ml水或橘汁的玻璃或塑料容器中，不可用其他饮料或溶液（尤其葡萄柚汁）稀释。充分搅拌，立即服用。随后，另取水或橘汁至少120ml，加至同一容器内冲洗，一饮而

尽。b. 稀释或服用时，如不慎与皮肤或黏膜直接接触，应用肥皂和水彻底清洗；如溅入眼内，应立即用清洁水冲洗。c. 开启瓶盖时，紧握安全帽上的凸起，逆时针转动，打开安全帽。首次使用时，将接合装置（带开口塞的塑料管）紧紧地插入瓶中，直至与瓶口相平。接合装置一旦插入，不要再从药瓶中取出。每次使用时，将给药器（针芯已全部推到底）紧紧地插入接合装置开口处。d. 抽取药液应准确。抽取时，先缓缓抽出针芯，直至针芯黑线的底部与给药器上的相应标记相平，并一直将药瓶保持垂直放置。如给药器内溶液有气泡，应将溶液排至瓶中，然后重复上述步骤。e. 如必须携带装满药物的给药器，应将配置的盖帽用力盖在给药器上，然后将加帽的给药器放入密闭的携带盒中。置于给药器的药物应在 24h 内一次性用完，用毕即弃之。f. 本品口服溶液应避光保存于 2～8℃的冰箱内。药瓶一旦开启，应在 1 个月内用完。如有必要，可将药瓶置于室温下（最高为 25℃）短期贮存，但最长不超过 30d。g. 本品的瓶装口服溶液在冷藏时可能会产生轻度浑浊。如有浑浊出现，可将其置于室温中，轻轻振摇直至浑浊消失。出现浑浊不影响本品的疗效。h. 为了使本品在体内的浓度更加恒定，用药期间应固定服药与进食的关系，或每次均空腹服用，或每次均与食物同服。i. 本品可增加发生淋巴瘤和其他恶性肿瘤（尤其皮肤癌）的易患性，因此应尽量减少皮肤与阳光或人工紫外线接触，必要时可使用防晒用品。j. 本品不良反应较多，治疗中如发现或感觉异常，应及时报告医师，以便及时处置。

⑩ 接受本品的患者会发生无明确感染原的间质性肺病，包括局限性肺炎、闭塞性毛细支气管炎肺炎（BOOP）和 PF（后两种较少发生），严重者可致命，发生率则随本品全血 C_{min} 的增加而升高。停药或减少本品剂量可消除这些疾病。

⑪ 本品具有肾毒性，可致 SCr、BUN 升高，并可能引起血尿、蛋白尿、少尿、脓尿、尿频、夜尿增加、尿失禁、尿潴留、排尿困难、肾痛、膀胱痛、肾盂积水、肾盂肾炎、肾小管坏死或尿毒症。其发生率和严重程度与剂量相关，与其他肾毒性药物合用时肾毒性增加。因此，用药期间应定期检测肾功能（尤其与环孢素进行免疫抑制维持治疗期间），在 SCr 升高的患者中应对免疫抑制方案做适当的调整。与其他具有肾毒性药物（如两性霉素 B 和氨基糖苷类抗生素等）合用时，应密切关注肾功能的变化。

⑫ 本品的其他不良反应尚有：常见皮疹、高血压、贫血、关节痛、痤疮、腹泻、低钾血症和血小板减少、血小板和 Hb 的减少与本品剂量有关，维持剂量＜2mg/d 的患者不良反应发生率显著降低。可见腹胀、寒战、面部水肿、流感样综合征、头晕、焦虑、抑郁、神经错乱、失眠、神经痛、骨盆痛、感觉迟钝、血容量过多、血糖升高、尿糖阳性、低血压、心悸、外周血管病、晕厥、直立性低血压、心动过速、血栓性静脉炎、血管舒张、畏食、吞咽困难、食管炎、肠胃炎、牙龈增生、CPK 升高、肝功能异常（ALT、AST、ALP 和 LDH 升高）、口腔炎、口腔溃疡、口腔念珠菌感染等。偶见高磷血症、低钙血症或高钙血症、低血糖、低镁血症、低钠血症、酸中毒、鼻出血、白细胞和红细胞增多、Af、CHF、肠梗阻、腹膜炎、腹水、血栓形成、哮喘、肺不张、肺气肿、胸腔积液、骨质疏松、手足抽搐、脱水、视觉异常、白内障、结膜炎、中耳炎、耳痛、耳鸣、耳聋、皮肤溃疡、皮肤癌、淋巴瘤、真菌性皮炎、多毛、瘙痒等。罕见致命性 TTP-HUS（症状与处置参阅丝裂霉素【用药监护】⑬）、库欣综合征、致命性肝坏死、胰腺炎、蜂窝织炎、脓毒症、骨坏死、阳痿、阴囊肿大、睾丸疾病及移植术后伤口愈合异常等。用药期间应注意观察，并定期进行相关实验室监测，发现异常及时处置。

硫唑嘌呤【典】【基】 Azathioprine

（硫唑呤，依木兰；Azanin，Imuran）

【药理分类】 免疫抑制药-嘌呤拮抗药。

【适应证】 ① 用于器官移植时抑制排斥反应，如肾移植、心脏移植及肝移植；②亦用于多系统的自身免疫性疾病，如 SLE、皮肌炎、多肌炎、系统性脉管炎、类风湿关节炎、贝赫切特综合征、AIHA、难治性特发性血小板减少性紫癜、慢性活动性肝炎、溃疡性结肠炎（UC）、重度或顽固性 CD、重症肌无力、天疱疮及类天疱疮等。

【用法用量】 口服。①器官移植：起始剂量 2～5mg/(kg·d)，1 次/d；维持剂量 0.5～3mg/(kg·d)，1 次/d。②自身免疫性疾病：

起始剂量 1～3mg/(kg·d)，1 次/d，疗效明显时应减至最小有效维持剂量，如 3 个月内病情无改善应停用。③难治性特发性血小板减少性紫癜：1～3mg/(kg·d)，1 次或分次服用，有效后酌减。

【用药监护】 ① 下列情况禁用：对本品及巯嘌呤过敏或有过敏史者、孕妇。

② 下列情况慎用：肾功能损害、莱施-奈恩综合征（Lesch-Nyhan syndrome）、同时接受或近期内刚完成细胞生长抑制药/骨髓抑制药治疗的患者和青年未育男女患者（本品对精子、卵子有一定的损伤作用）。

③ 下列情况不宜应用：肝功能损害者（可致肝功能损害）、准备妊娠的妇女及哺乳期妇女。

④ 老年人的起始剂量宜取推荐剂量范围的下限量，维持剂量则应取最低临床有效剂量，并在治疗中密切监测血液学指标。

⑤ 伴有肝和（或）肾功能损害者，应使用推荐剂量范围的下限量，当出现肝脏或血液学毒性时，应进一步降低本品剂量。

⑥ 本品可增加去极化型肌松药（如琥珀胆碱）的神经肌肉阻滞作用，并可减弱非去极化型肌松药（如氯化筒箭毒碱、泮库溴铵、阿库氯铵、法扎溴铵等）的神经肌肉阻滞作用；如需进行神经肌肉阻滞，应避免本品与非去极化型肌松药同时应用，也应避免在使用非去极化型肌松药之后不久应用，如必须与之同时应用，则非去极化型肌松药的用量应增加。本品可能增强西咪替丁和吲哚美辛的骨髓抑制作用，应避免合用。本品可减弱华法林的抗凝血作用。本品可降低环孢素的血药浓度。本品与糖皮质激素合用治疗多发性肌炎、皮肌炎、韦氏肉芽肿病时，能减少糖皮质激素的用量和不良反应，但继发感染的发生率亦增加。与泼尼松合用，可改善毛细血管功能、减轻免疫抑制药的不良反应，使慢性血小板减少性紫癜改善，但易致消化道出血。与氯霉素、氯喹合用，可致骨髓毒性加重。与别嘌醇、奥昔嘌醇或巯嘌呤合用能增加本品的疗效与毒性，故本品剂量应减至原剂量的 1/4。与磺胺甲噁唑-甲氧苄啶（复方磺胺甲噁唑）合用，可增加肾移植患者的血液学毒性，并可增强本品的骨髓抑制作用，使血小板及中性粒细胞减少的发生率明显增加，尤其在长期合用时。与卡托普利合用，白细胞减少作用明显增强，采用不减少白细胞的 ACEI（如依那普利、赖那普利等）代替卡托普利，可能避免此反应。使用本品时，应尽量避免与细胞生长抑制药和骨髓抑制药（如青霉胺）合用。多柔比星可增强本品的肝毒性，本品则可使多柔比星的排泄延迟，从而造成严重的骨髓抑制，必须合用时应注意监测肝功能和骨髓功能。有报道，本品与曲莫沙明合用，可致血液系统异常。本品的免疫抑制作用对活疫苗能够引起一种非特异的潜在性损害；因此，接受本品治疗者在理论上禁用活疫苗，但本品对多价肺炎球菌疫苗的活性无影响。本品可能减弱无活性疫苗的作用。硒对本品的肝损伤有防护作用。体外试验资料显示，氨基水杨酸衍生物（如奥沙拉嗪、美沙拉嗪和柳氮磺吡啶等）对硫嘌呤甲基转移酶（TPMT）有抑制作用，故当患者正在接受本品治疗时应慎用上述药物。有体外试验表明，呋塞米可破坏人体肝细胞对本品的代谢作用，但其临床意义尚不明确。本品能与巯基化合物（如谷胱甘肽）起反应，在组织中缓缓释出巯嘌呤而起到前体药物的作用。

⑦ 用药前，应告知患者：a. 本品为薄膜衣片，应整片以足量水送服，不可掰开或研碎服用。b. 少数患者在首次服用可出现恶心和呕吐，餐后服药能减轻或避免此反应。c. 接受本品治疗时，应避免皮肤过度暴露于烈日或人工紫外线下，并避免同时进行中 UVB 和 PUVA 治疗，尤其用于某些自身免疫性皮肤疾病治疗时，否则可能增加皮肤癌变的潜在风险。d. 本品可能致畸胎，治疗期间应采取有效的避孕措施。e. 个别患者用药后出现脱发现象，大多数情况下无须停药可自行缓解。f. 治疗中，如出现任何感染、炎性皮损、肤色发白、意外损伤、瘀斑、出血或其他骨髓抑制表现时，立即报告医师。

⑧ 本品有骨髓抑制作用，最常见白细胞减少，有时有贫血或血小板减少，罕见粒细胞缺乏、巨幼红细胞性骨髓改变、严重巨幼红细胞性贫血、红细胞发育不全及免疫相关性全血细胞减少，大剂量及用药过久可有严重骨髓抑制，甚至出现急性骨髓性白血病、再生障碍性贫血，一般在用药后 5～10d 出现。上述现象多数发生在预先有骨髓中毒倾向的患者中，如硫代嘌呤甲基转移酶（TPMP）缺乏、肝或肾功能损害及同时接受别嘌醇治疗而本品减量失败的患者。本品引起的平均红细胞容量（MCV）和平均红细胞血红蛋白量（MCH）增加具可逆转性，并与用药剂量有相关性。为

监测本品对血液系统的影响，在治疗的前8周内，至少应每周进行1次包括血小板在内的外周血CBC检查，大剂量给药或患者肝和（或）肾功能损害时，应增加CBC检查的频率。此后，检查次数可以减少，但仍建议每月检查1次，或至少每3个月检查1次。一旦发现骨髓抑制征象，应立即停用本品。

⑨ 本品消化道严重的不良反应主要有肝毒性和胰腺炎。肝损害的发生率很高，有报道达71.4%，用药后患者可见肝中心及小叶静脉消失，出现黄疸、肝大、腹痛、腹水、HE（参阅拉米夫定【用药监护】⑫）、胆汁淤积、AST及ALT升高、紫癜性肝炎、肝结节状再生性增生、肝实质细胞坏死、肝细胞纤维化、肝硬化等，肝毒性可能随肾功能损害而增强。胰腺炎偶见，多发生于伴有肠炎的肾移植患者。因此，用药期间应注意观察肝毒性和胰腺炎的症状及体征，并定期监测肝肾功能及SAMY，尤其在接受大剂量药物治疗，或有肝和（或）肾功能异常的患者，检查的频率应增加，一般在治疗的最初3个月内，应每15日～1个月检查1次肝肾功能。如出现肝或肾功能损害或原有的肝和（或）肾功能异常加重，应减少本品的剂量，必要时停止用药。如出现疑似胰腺炎症状（如上腹部突发持续性剧痛，且疼痛向背部放射，进食加剧，弯腰起坐或前倾时减轻等），应暂停用药，并做相关检查，一旦确诊，应中止本品治疗，对症处置。

⑩ 本品可能导致发生MHL和其他恶性肿瘤，尤其皮肤癌（黑色素瘤和非黑色素瘤，移植患者的发病率较高）、肉瘤（卡波西肉瘤和非卡波西肉瘤）及原位子宫颈癌的危险性增加，特别是接受本品冲击性治疗的移植患者。长期用药还可增加风湿病患者发生肿瘤的危险性。因此，本品不宜采用大剂量疗法，治疗应维持在最低的有效剂量水平，治疗中应注意监测，治疗结束后应做追踪观察，并定期体检，以防止发生上述癌性病症。

⑪ 本品偶见数种过敏反应综合征，主要表现为全身不适、头晕、恶心、呕吐、腹泻、发热、寒战、皮疹、脉管炎、肌痛、关节痛、低血压、肝和肾功能异常及胆汁淤积。大多数不良反应在立即停用本品并给予适当的支持性循环治疗后消失，亦有报道极个别病例因明显病变而导致死亡。此外，尚极罕见SJS和Lyell综合征。因此，治疗期间应注意观察，如出现上述过敏病症，应立即停药，并及时对症处置。症状消退后，应根据患者的个体情况慎重考虑继续使用本品治疗的必要性。必须使用时，起始剂量应适当减少，并小心观察，也可同时应用适量抗组胺药或地塞米松预防。如上述反应重现，应中止本品治疗。

⑫ 有报道，接受本品治疗的器官移植患者曾出现严重并发症（如结肠炎、憩室炎及肠穿孔），但其病原学仍未确立，同时也不排除此反应与使用大剂量的皮质类固醇有关。曾有报道指出，肠炎患者使用本品后，可导致严重腹泻，重复用药后，腹泻重复发生。因此，以上患者使用本品时，应切记上述并发症可能与本品治疗有关。

⑬ 本品的其他不良反应尚有：常见畏食、恶心、呕吐等胃肠道反应，一般为轻中度，餐后给药可减轻此反应，故不影响治疗，个别反应严重者可给予对症治疗。少数患者可见继发感染、黏膜溃疡、皮肤淤血、腹膜出血、视网膜出血、肺水肿等，用药期间应注意观察。这些不良反应一旦发生，必须立即停用本品，并及时对症处置。此外，尚偶见肌肉萎缩，停药后可逐渐恢复。

⑭ 本品过量的症状主要有原因不明的感染、喉部溃疡、紫癜和出血，多见于用药9～14d后，多因骨髓抑制所致，在慢性过量用药时比一次过量用药更易出现。目前尚无特效解毒药。如出现过量，应及时洗胃，并做对症处置，同时进行包括血液学在内的临床监测，防止症状进一步加重或恶化。透析对本品过量的疗效不明确。

⑮ 其他参阅环孢素【用药监护】⑲。

■ 第二节 免疫增强药

重组人白介素-2[典]

Recombinant Human Interleukin-2

（阿地白介素，白介素-2；Aldesleukin，IL-2）

【药理分类】 免疫增强药-细胞因子。

【适应证】 ①用于肾母细胞瘤、黑色素瘤、乳腺癌、膀胱癌、肝癌、直肠癌、淋巴癌、肺癌等恶性肿瘤的治疗，以及癌性胸腹水的控制和淋巴因子激活的杀伤细胞的培养；②用于手术、放疗及化疗后的肿瘤患者的治疗，可增强机体免疫功能；③用于先天或后天免疫缺陷病的治疗，提高患者细胞免疫功能和抗感染能力；④用于各种自身免疫病的治疗，如类风湿性关节炎、SLE、干燥综合征（舍格伦综合征）等；⑤用于某些病毒性疾病、细菌性疾病、胞内寄生菌感染性疾病，如乙型肝炎、麻风病、肺结核、白色念珠菌感染的辅助治疗。

【用法用量】 注射前用灭菌注射用水或0.9%氯化钠注射液溶解，具体剂量与疗程因病而异，一般采用下述方法。①皮下注射。每次60万～100万U/m^2，用2ml溶解液溶解，皮下注射3次/周，6周为1个疗程。②静脉注射。每次40万～80万U/m^2，溶于0.9%氯化钠注射液500ml中，滴注时间不少于4h。3次/周，4～6周为1个疗程。③胸腔注入。用于癌性胸腔积液，每次100万～200万U/m^2，尽量抽去腔内积液，1～2次/周，2～4周（或积液消失）为1个疗程。

【用药监护】 ①下列情况禁用：a. 对本品过敏者。b. 高热、严重心脏病、低血压、严重心肾功能不全、肺功能异常或进行过器官移植者。c. 本品既往用药史中出现过与之相关的毒性反应：包括持续性VT、未控制的心律失常、胸痛并伴有ECG改变、心绞痛或心肌梗死、心压塞、肾衰竭需透析＞72h、昏迷或中毒性精神病＞48h、顽固性或难治性癫痫、肠局部缺血或穿孔、消化道出血需外科手术。

②下列情况慎用：儿童、有严重心脑肾等并发症的老年人，以及孕妇和哺乳期妇女。

③药瓶有裂缝、破损者不能使用。本品加0.9%氯化钠注射液溶解后为透明液体，如遇有浑浊、沉淀等现象，不宜应用。药瓶开启后，应一次使用完，不得多次使用。

④使用本品应从小剂量开始，逐渐增大剂量，并严格掌握安全剂量。使用本品低剂量、长疗程可降低毒性，并且可维持抗肿瘤活性。

⑤用药期间，可预防性使用对葡萄球菌敏感的抗生素，以预防感染发生。

⑥本品常见发热、寒战，而且与用药剂量有关，一般是一过性发热（38℃左右），亦可有寒战、高热，停药后3～4h体温多可自行恢复正常。部分患者可出现恶心、呕吐、类感冒症状或肌肉酸痛、黄疸或血清氨基转移酶升高。偶见行为变化、认知障碍、血钙和血磷下降、内分泌功能紊乱、少尿、水钠潴留、氮质血症、胸腔积液、皮疹、瘙痒等。静脉注射可出现白细胞及中性粒细胞上升、淋巴细胞及单核细胞下降，部分患者可见红细胞下降，33%的患者出现凝血功能障碍。皮下注射者局部可出现红肿、硬结、疼痛，所有副反应停药后均可自行恢复。使用较大剂量时，本品可能会引起CLS，表现为低血压、末梢水肿、暂时性肾功能损害等。使用本品应严格掌握安全剂量，出现上述反应可对症治疗。为减轻寒战和高热，可于用药前1h肌内注射异丙嗪25mg，或口服对乙酰氨基酚0.5g或吲哚美辛25mg，最多每日可服用3次；呕吐可用止吐药对症治疗；严重低血压可用多巴胺等升压药；凝血功能障碍可用维生素K；皮疹和瘙痒可用抗组胺药治疗；体液潴留和少尿可用利尿药；重度精神症状可用镇静药。注射局部红肿、硬结、疼痛，可给予冷敷、变换皮下注射部位及注射深度。

重组人白介素-11【典】

Recombinant Human Interleukin-11

（吉巨芬，迈格尔；Oprelvekin）

【药理分类】 免疫增强药-细胞因子。

【适应证】 用于实体瘤、非髓性白血病化疗后Ⅲ、Ⅳ度血小板减少症（BPC≤5×10^9/L）的治疗，以减少患者因血小板减少引起的出血和对血小板输注的依赖性。

【用法用量】 皮下注射。每次25～50μg/kg，1次/d，溶于灭菌注射用水2ml，于化疗结束后24～48h开始或发生血小板减少症后注射，疗程一般10～14d，于BPC恢复后应及时停药。

【用药监护】 ①对本品及本品中的其他成分过敏者禁用。

②下列情况慎用：a. 器质性心脏病患者，如冠心病、不稳定型心绞痛，尤其CHF及有Af或AF病史的患者。b. 高血压、高凝状态和严重脑血管疾病患者。c. 孕妇和哺乳期妇女。d. 对血液制品和大肠埃希菌表达的其他生物制剂有过敏史者。

③下列情况应用时须加强监测：a. 低钾血症和长期接受利尿药或异环磷酰胺治疗者（因易引起严重的低钾血症）。b. 曾接受多柔比星治疗者。c. 有视神经盘水肿史或肿瘤累及中枢神经系统者。d. 胸腔积液或腹水患者。

e. 肝或肾功能损害者。

④ 儿童应用本品的安全性及有效性尚未确定。

⑤ 肿瘤化疗患者应在化疗后使用，不宜在化疗前或化疗中使用。

⑥ 对于慢性心力衰竭者、心功能不全较易发展为急性心力衰竭者、有心力衰竭病史且目前正接受治疗或心功能代偿良好者，应用本品时必须密切监测 ECG、血压及心功能。对在治疗中出现心悸、心律失常等症状的患者，应注意进行心肌损伤指标的生化检测分析，如 AST、LDH、肌酸激酶同工酶（CPK-MB）、Mb、肌钙蛋白（cTn）、肌钙蛋白 T（cTnT）、肌钙蛋白 I（cTnI）、脑钠肽（BNP）等。对于长期接受利尿药或异环磷酰胺治疗者，应密切监测体液及血电解质。用药期间，应定期检查血常规（一般隔日 1 次），注意观察血小板的变化，在 BPC 升至 100×10^9/L 时应及时停药。由于本品主要经肾脏排泄，老年人的肾功能常有所减退，用药期间应注意监测肾功能。

⑦ 本品不能与其他任何药物混合注射。

⑧ 本品常见乏力、恶心、呕吐、消化不良、腹痛、头痛、肌痛、关节痛、骨痛、寒战、发热、面部和四肢水肿、心悸、气短、结膜充血、视物模糊等。可见过敏、皮炎、咽炎、声音嘶哑、腹泻、腹胀、头晕、面部潮红、干咳、咯血、精神恍惚等。偶见口腔念珠菌感染、呼吸困难、晕厥、心动过速、Af 及 AF。一般不需要做特殊治疗，减量或停药后可自行缓解。

⑨ 本品罕见 CLS，主要表现为体重增加、血压降低、水肿（全身皮肤和黏膜进行性水肿）、少尿、浆膜腔积液，可出现低氧血症和低蛋白血症，严重者可致多器官衰竭。因此，使用期间应注意监测，上述症状一旦出现，应立即停用本品，并给予羟乙基淀粉（如贺斯或万汶），同时应用小剂量糖皮质激素或 PGE1，必要时进行血液超滤治疗，以增加血容量、改善微循环、减轻炎性反应、防止并发症。

重组人干扰素 α1b【典】

Recombinant Human Interferonα1b

（干扰素 α1b，赛诺金；Interferonα1b，Sinogen）

【药理分类】 免疫增强药-细胞因子。

【适应证】 ①注射剂用于治疗病毒性疾病和某些恶性肿瘤：a. 主要用于治疗慢性乙型肝炎、丙型肝炎和毛细胞白血病等；b. 对带状疱疹、尖锐湿疣、慢性宫颈炎、疱疹性角膜炎、流行性出血热和小儿 RSV 肺炎等病毒性疾病均有效；c. 对其他病毒性疾病和恶性肿瘤，如 CML、黑色素瘤、淋巴瘤等也有良好疗效。②滴眼液可用于眼部病毒性疾病。

【用法用量】 使用前，每支制品用灭菌注射用水 1ml 溶解。①慢性乙型肝炎：每次 30～50μg，隔日 1 次，皮下或肌内注射，疗程 4～6 个月，可根据病情延长疗程至 1 年。可进行诱导治疗，即在治疗开始时，1 次/d，15～30d 后改为 3 次/周，至疗程结束。②慢性丙型肝炎：每次 30～50μg，隔日 1 次，皮下或肌内注射，疗程 4～6 个月，无效者停用。有效则继续治疗至 12 个月。根据病情需要，可延长至 18 个月。在治疗的第 1 个月，1 次/d。治疗结束后随访 6～12 个月。③CML：每次 30～50μg，1 次/d，皮下或肌内注射，连续用药 6 个月以上。可根据病情适当调整，缓解后改为隔日注射。④毛细胞白血病：每次 30～50μg，1 次/d，皮下或肌内注射，连续用药 6 个月以上。可根据病情适当调整，缓解后可改为隔日注射。⑤尖锐湿疣：每次 10～50μg，均匀注射于患处基底部，隔日 1 次，连用 3～6 周。不能采用此法者，可行肌内注射。可根据病情延长或重复疗程。⑥肿瘤：视病情可延长或重复疗程。每次 30～50μg，每日或隔日注射 1 次，如患者未出现病情迅速恶化或严重的不良反应，可在适当剂量下继续用药。⑦眼部病毒性疾病：每次 1 滴，急性炎症期 4～6 次/d，病情好转后逐渐减为 2～3 次/d，基本治愈后改为 1 次/d，继续用药 1 周后停药。

【用药监护】 ①下列情况禁用：已知对干扰素制品过敏、有心绞痛或心肌梗死病史及其他严重心血管疾病史、有其他严重疾病不能耐受本品的不良反应者、癫痫和其他中枢神经系统功能紊乱者、有间质性肺炎病史者。

② 下列情况慎用：过敏体质（尤其对抗生素过敏者）、孕妇及哺乳期妇女。

③ 本品治疗儿童病毒性疾病是可行的，但应在儿科医师严密观察下使用，并推荐采用渐进式治疗，从小剂量逐步过渡到常规治疗剂量，近期不良反应可明显减少或减轻。

④ 对年老体衰耐受性差者，应用本品时须十分谨慎，而且必须在严密观察下使用。当应用较大剂量时尤其要慎重，必要时可先用小剂量，然后逐渐加大剂量，以减少不良反应。

⑤ 过敏体质者必须使用本品时，应先做皮试（取本品 1∶100 稀释液，皮内注射），反应阴性者方可使用。在使用过程中，如发现严重过敏反应，必须立即停止用药，并及时给予抗过敏治疗。

⑥ 使用本品时应慎用安眠药及镇静药。

⑦ 本品不含防腐剂，因此任何已开启的药瓶或注射器均应一次性用完，不得分次使用。

⑧ 本品滴眼液患者自用时，应嘱其注意不要使药液及药瓶触及眼部，以防污染药物。

⑨ 本品的不良反应温和，最常见的是发热、疲倦等反应，常在用药初期出现，多为一次性和可逆性反应。其他可能存在的不良反应有头痛、肌痛、关节痛、食欲减退、恶心等。少数患者可能出现粒细胞减少、血小板减少等异常，停药后可恢复。如出现上述患者不能耐受的严重不良反应时，应减量或停药，并给予必要的对症治疗。此外，本品尚可能引起 ILD，用药期间应注意监测，一旦出现，及时处置（方法参阅头孢克洛【用药监护】⑪）。

⑩ 其他参阅重组人干扰素 α2a【用药监护】⑥～⑪。

重组人干扰素 α2a[典]

Recombinant Human Interferonα2a

（罗扰素；Roferon A）

【药理分类】 免疫增强药-细胞因子。

【适应证】 ①用于病毒性疾病：伴有 HBV-DNA、DNA 多聚酶阳性或 HBeAg 阳性等病毒复制标志的成年慢性活动性乙型肝炎、伴有 HCV 抗体阳性和 ALT 增高，但不伴有肝功能代偿失调的成年急慢性丙型肝炎、尖锐湿疣、带状疱疹、小儿病毒性肺炎和上呼吸道感染、慢性宫颈炎、丁型肝炎等；②用于某些恶性肿瘤：毛细胞白血病、多发性骨髓瘤、NHL、慢性白血病、卡波西肉瘤、肾癌、喉乳头状瘤、黑色素瘤、蕈样肉芽肿、膀胱癌、基底细胞癌等。

【用法用量】 ①慢性活动性乙型肝炎：每次 500 万 U，3 次/周，皮下注射，共用 6 个月。如用药 1 个月后病毒复制标志或 HBeAg 无下降，则可逐渐加大剂量至患者能耐受的水平，如治疗 3～4 个月后没有改善，应停止治疗。②急慢性丙型肝炎：起始剂量，每次 300 万～500 万 U，3 次/周，皮下或肌内注射，诱导治疗期为 3 个月。维持剂量，每次 300 万 U，3 次/周，注射 3 个月作为完全缓解的巩固治疗。患者 ALT 仍未恢复正常者必须停止本品治疗。③CML：18 岁或以上的患者。第 1～3 日，300 万 U/d；第 4～6 日，600 万 U/d；第 7～84 日，900 万 U/d；皮下或肌内注射，8～12 周为 1 个疗程，然后根据患者情况决定是否继续用药或对未见任何改善者终止用药。对疗效良好者应继续用药，直至取得完全的血液学缓解，或者一直用药最多到 18 个月。对达到完全血液学缓解的患者，均应继续以 900 万 U/d（最佳剂量），或以 900 万 U，3 次/周（最低剂量）进行治疗，以使其在尽可能短的时间内取得细胞遗传学缓解。④毛细胞白血病：起始剂量，300 万 U/d，皮下或肌内注射，16～24 周为 1 个疗程。如耐受性差，可减少至 150 万 U/d，或改为 3 次/周。疗程约 6 个月，疗效良好者可继续用药，疗效不佳者终止用药。对血小板减少症患者（BPC＜50×10^9/L）或有出血危险者，应采用皮下注射。⑤尖锐湿疣：注射剂，每次 100 万～300 万 U，3 次/周，皮下或肌内注射，共 1～2 个月。于患处基底部隔日注射 100 万 U，连续 3 周。凝胶剂，2～4 次/d，局部涂抹，2 周为 1 个疗程，可连续使用 2～3 个疗程。疣体清除后，为预防复发，可连续使用 2～8 周。⑥宫颈糜烂（栓剂）：非月经期睡前将 1 枚栓剂置于阴道后穹窿，隔日 1 次，6～10 次为 1 个疗程。必要时可重复 1 个疗程。

【用药监护】 ① 下列情况禁用：对干扰素制剂及所含任何成分有过敏史、严重心脏病或有心脏病史、严重的肝或肾功能损害、严重骨髓功能异常、癫痫及中枢神经系统功能损伤、伴有晚期失代偿性肝病或肝硬化的肝炎患者，以及正在接受或近期内接受免疫抑制药治疗的慢性肝炎患者（短期“去激素”治疗者除外）和即将接受同种异体骨髓移植的 HLA 抗体识别相关的 CML 患者。

② 过敏体质，特别是对抗生素过敏者，应慎用。在使用过程中如发生过敏反应，必须立即停药，并给予抗过敏治疗。

③ 儿童应用本品的安全性及有效性尚未确定，不推荐应用。

④ 对孕妇，只有当用药对母体的益处大于对胎儿的潜在危险时方可使用。

⑤ 对哺乳期妇女，应根据母体的重要程度决定是否终止哺乳或终止用药。

⑥ 对有心脏病或癌症晚期的老年患者，在接受本品治疗前及治疗期间应做ECG检查，并根据需要做剂量调整或停止用药。

⑦ 本品对慢性乙型肝炎合并感染HIV的患者疗效尚无定论。

⑧ 用于治疗已有严重骨髓抑制患者时，应极为谨慎，因为本品有骨髓抑制作用，可致骨髓功能低下，使白细胞，特别是粒细胞、血小板减少，其次是Hb的降低，从而增加感染及出血的危险。因此，在治疗前及治疗中的适当时期对这些项目进行密切监测，并定期进行CBC检查。如出现ANC<0.5×10^9/L或BPC<25×10^9/L时，应停用本品。

⑨ 育龄期妇女在用药期间应采取有效避孕措施。

⑩ 对所有接受本品治疗者，应定期进行仔细的神经精神学监测，因为有极少数接受本品治疗者可发生自杀行为，治疗期间患者如出现精神异常，应给予密切监护。对出现自杀倾向者，应立即停止治疗。

⑪ 本品冻干制剂为白色疏松体，以灭菌注射用水溶解时应沿瓶壁注入，以免产生气泡，溶解后为无色透明液体，如遇有浑浊、沉淀或絮状物等异常现象，则不得使用。溶解后的药液宜于当日用完，不得放置保存，以免生物活性下降或造成污染。

⑫ 本品注射液含有赋形剂苯甲醇，在对生产或剖宫产以前给予时可能对早产儿有不良反应的危险，因此不宜用于此类患者。此外，使用这种制剂时，可能会影响患者的反应速率，而使诸如驾车、操作机器等能力减退，故使用前应嘱患者用药期间避免驾车及操作机器。

⑬ 许多患者使用本品后可出现发热、寒战、头痛、乏力、肌痛、畏食等流感样症状，多在注射本品48h后消失，本品较干扰素α2b发生率稍低，皮下注射较肌内给药发生率相对低并与剂量有关，但随着用药时间延长，发生率会降低。在注射前3～4h口服解热镇痛药或在临睡前注射，可减轻或易于适应由此引起的不适。

⑭ 本品偶见轻至中度肝或肾功能低下，可引起ALT、ALP、LDH及BIL增高，极少数患者可出现严重的肝功能障碍症和肝衰竭。尚可引起蛋白尿和BUN、SCr、BUA升高，并有发生肾衰竭病例的报道。因此，治疗期间应密切监测肝肾功能，发现异常及时处置。

⑮ 本品可抑制CYP450的活性，使双香豆素活性增强，使苯巴比妥血药浓度增加。本品可使茶碱的体内CL平均降低50%，合用时可导致茶碱中毒，出现恶心、呕吐、便秘，甚至癫痫发作。本品与卡托普利、依那普利等合用，可导致粒细胞减少、血小板减少等血液学改变。与齐多夫定合用，可增加贫血、粒细胞减少等血液学毒性。与阿糖腺苷合用，有协同抗病毒作用。与苯丁酸氮芥、环磷酰胺、长春新碱等合用，可提高抗肿瘤疗效。与柔红霉素合用，可增强抗白血病作用。与安定药或镇静药合用，可增强本品对中枢神经系统的毒性，故合用时须谨慎。乙醇可能加重本品的中枢神经抑制症状，故患者用药期间应避免饮酒。与其他具有中枢作用的药物合并使用时，也可产生相互作用。使用本品期间接种活疫苗，被活疫苗感染的风险增加。

⑯ 应用本品栓剂时，应嘱患者用药期间禁止坐浴和性生活，经期应停止用药。如使用时环境温度过高，栓体变软（不影响疗效），须先置于4℃冰箱或冷水中3～5min，再取出使用。

⑰ 本品凝胶剂为无菌制剂，使用时应及时拧上瓶盖，以免污染。在涂抹时不必涂抹过多，以减少刺激。

⑱ 本品的其他不良反应尚有：偶见畏食、恶心、呕吐、腹泻、脱发、血压升高或降低、神经系统紊乱（头晕、眩晕、耳鸣、视觉障碍、抑郁、嗜睡或失眠、焦虑、神经过敏等），一般为轻至中度，与剂量相关，减少剂量或停止用药可逐渐恢复。极少数患者使用后可出现血糖升高或糖尿病加重，应定期检查血糖。极少出现自身免疫现象（如脉管炎、关节炎、溶血性贫血、甲状腺功能障碍和SLE），治疗中注意监测。阴道局部用药可有烧灼感，一般无须处理。使用凝胶剂偶见局部刺激、瘙痒、糜烂和红肿，发生率较低，停药后消失。

重组人干扰素α2b[典]

Recombinant Human Interferonα2b

（干扰能，干扰素α2b；InterferonAlfa 2b，Jaferon）

【药理分类】【适应证】 同重组人干扰素α2a。

【用法用量】 ①注射剂。a. 慢性乙型肝炎和急、慢性丙型肝炎：皮下或肌内注射，300万～600万U/d，连用4周后改为3次/周，连用16周以上。b. 丁型肝炎：皮下或肌内注射，400万～500万U/d，连用4周后改为3次/周，连用16周以上。c. 带状疱疹：肌内注射，100万U/d，连用6d。d. 尖锐湿疣：可单独应用，肌内注射，100万～300万U/d，连用4周；与激光或电灼等合用时，一般采用疣体基底部注射，100万U/次。e. CML：300万～500万U/（m^2·d），肌内注射，连用至少3个月。f. 毛细胞白血病：200万～800万U/（m^2·d），肌内注射，连用至少3个月。g. 多发性骨髓瘤和NHL：作为诱导或维持治疗，300万～500万U/m^2，肌内注射，3次/周。h. 卵巢癌：500万～800万U，肌内注射，3次/周。②凝胶剂。a. 宫颈糜烂：在经期后第3日开始用药，隔日1次，每次1g，6～10次为1个疗程。晚睡前使用，清洁外阴后，以专用的一次性推进器送入阴道穹窿部。b. 病毒性皮肤病：涂患处，4次/d。每次涂药后按摩患处2～3min，以促进药物吸收。尖锐湿疣连续用药6周，带状疱疹连续用药10d，口唇疱疹及生殖器疱疹连续用药1周。③栓剂。用于病毒感染引起（或同时存在）的宫颈糜烂，用时直接将本品放置于阴道后穹隆接近宫颈口处，睡前使用。每次1枚，隔日1次，6～9枚为1个疗程。

【用药监护】 ① 本品可能会改变某些酶的活性，尤其可减低CYP450的活性，因此西咪替丁、华法林、茶碱、地西泮、普萘洛尔等药物代谢受到影响。本品与齐多夫定合用，可增加血液学毒性（贫血、中性粒细胞减少）。与白介素2合用，可增加发生超敏反应（红斑、瘙痒、低血压）的风险。乙醇可能加重本品的中枢神经抑制症状，故患者用药期间应避免饮酒。与其他具有中枢作用的药物合并应用时，也可产生相互作用。使用本品期间接种活疫苗（如轮状病毒疫苗），被活疫苗感染的风险增加。

② 本品已有引起致命性TTP-HUS的报道，虽极为罕见，但应予高度重视。治疗中，患者如出现下列表现，应立即停药，并及时采取有效措施：a. 血小板减少伴不同程度紫癜及其他出血倾向；b. Hb迅速下降，BIL和LDH水平升高，外周血涂片见破碎的红细胞；c. 血尿、蛋白尿、尿中有白细胞和管型，SCr和BUN升高；d. 发热；e. 神经精神异常。处置方法参阅丝裂霉素【用药监护】⑬。

③ 其他同重组人干扰素α2a【用药监护】①～⑭、⑯～⑱。

重组人干扰素γ[典]

Recombinant Human Interferonγ

（γ干扰素，克隆伽玛；γInterferon）

【药理分类】 免疫增强药-细胞因子。

【适应证】 ①类风湿关节炎、肝纤维化。②用于MDS、异位性皮炎和尖锐湿疣、转移性肾癌、创伤、肉芽肿。

【用法用量】 皮下或肌内注射。①类风湿关节炎：起始剂量50万U/d，连续3～4d，无明显不良反应后增至100万U/d，第2个月开始改为隔日注射150万～200万U/d，总疗程3～6个月。②肝纤维化：最初3个月，100万U/d；后6个月，隔日注射100万U/d，总疗程9个月。

【用药监护】 ① 下列情况禁用：已知对干扰素制品或大肠埃希菌来源的制品过敏、有心绞痛或心肌梗死史及其他严重心血管疾病史、有间质性肺炎病史、癫痫或其他中枢神经系统功能紊乱，以及有其他严重疾病而不能耐受本品可能有的不良反应者。

② 凡有明显过敏体质，特别是对抗生素有过敏史者，应慎用本品，必须使用时应先用本品做皮试（5000U皮内注射），阴性者方可使用。在使用过程中如发生过敏反应，应立即停药，并给予抗过敏治疗。

③ 儿童（特别是幼龄儿童）、孕妇及哺乳期妇女和年老体弱者应在严密观察下谨慎使用。必要时可先用小剂量，然后逐渐加大剂量可减少不良反应。

④ 本品粉针剂在加入灭菌注射用水后可稍加振摇，制品应溶解良好，如有不能溶解的

块状或絮状物，不可使用。每瓶制品应用灭菌注射用水1ml溶解，溶解后应一次用完，不得分次使用。

⑤ 骨髓抑制是本品可能引起的严重不良反应，故不能与其他抑制骨髓造血功能的药物同时应用。用药期间，应定期检查血常规，密切监察骨髓抑制的症状与体征。如发现异常，应立即减量，必要时停药，并给予对症治疗。

⑥ 常见的不良反应是发热，常在注射后数小时出现，持续数小时自行消退，多数为低热（38℃以下），但也有少数发热较高，发热时患者有头痛、肌痛、关节痛等流感样症状。一般用药3～5d后即不再有发热反应。其他不良反应有疲倦、食欲减退、恶心等。常见的化验异常有白细胞或血小板减少、ALT升高，一般为一过性，能自行恢复。如出现上述不能耐受的严重不良反应，须减量或停药，并给予必要的对症治疗。偶可发生注射部位疼痛和红斑，缓慢推注、经常改换注射部位可减少或减轻反应。

胸腺法新　Thymalfasin

（胸腺素 α_1，胸腺肽 α_1；Alpha-1，Thymosinα_1）

【药理分类】　免疫增强药-细胞因子。

【适应证】　①慢性乙型肝炎；②作为免疫损害患者的疫苗增强剂。

【用法用量】　本品不应做肌内注射或静脉注射，应使用随盒的1.0ml无菌注射用水溶解后立即皮下注射。①治疗慢性乙型肝炎：每次1.6mg，2次/周，两次间隔3～4d，连续给药6个月（52针）不中断。②作为免疫损害患者的病毒性疫苗增强剂，每次1.6mg，2次/周，两次间隔3～4d，连续给药4周（8针），首剂应在接种疫苗后立即给予。

【用药监护】　① 下列情况禁用：对本品或注射液内任何成分（如甘露醇、磷酸钠）有过敏史者及正在接受免疫抑制治疗者（如器官移植者）。

② 下列情况慎用：对其他胸腺制剂过敏、正在使用皮质激素类药物者和哺乳期妇女（尚不清楚本品是否经由乳汁排泄）。

③ 目前尚不知道本品是否对孕妇的胚胎有伤害，或是否影响生育能力，孕妇只能在十分必要时使用。

④ 老年人不需要减量。

⑤ 18岁以下患者应用本品的安全性及有效性尚未确定。

⑥ 对于过敏体质者，注射前或治疗中止后再次注射时需做皮试（配成25μg/ml的溶液，皮内注射0.1ml），阳性反应者禁用。

⑦ 临床试验提示，本品与α干扰素联用可能比单用α干扰素或单用本品效果为好（可提高免疫应答）。如联用α干扰素，应参考α干扰素的使用注意事项。当两药在同日使用时，一般本品在上午给药而α干扰素在晚上给药。本品与其他免疫药物联合应用时须谨慎。本品不得与任何药物混合注射。

⑧ 用于治疗慢性乙型肝炎时，应定期检测和评估肝功能，包括ALT、BIL和ALB，治疗完毕后应检测乙肝e抗原（HBeAg）、乙型肝炎表面抗原（HBsAg）、乙肝病毒基因（HBV-DNA）和ALT，亦应在治疗完毕后2、4和6个月检测，因为患者可能在治疗完毕后随访期内出现应答。

⑨ 本品的耐受性良好。部分患者可见注射部位疼痛、红肿、短暂性肌肉萎缩、多关节痛伴水肿、皮疹、荨麻疹、发热、头晕，大多不影响继续治疗，必要时给予对症处置。慢性乙肝患者接受本品治疗时，ALT水平可能出现一过性上升至基线值的2倍（ALT波动）以上，当ALT波动发生时通常不影响本品的继续使用，除非出现肝衰竭的征兆。

胸腺喷丁　Thymopentin

（胸腺五肽，胸腺增生素，Pentapeptide，Timopentin）

【药理分类】　免疫增强药-细胞因子。

【适应证】　①18岁以上的慢性乙型肝炎；②各种原发性或继发性T细胞缺陷病，如儿童先天性免疫缺陷病；③某些自身免疫性疾病，如类风湿性关节炎、SLE等；④各种细胞免疫功能低下的疾病，如严重免疫缺陷、HIV患者、极度免疫低下或先天性胸腺功能不全或无胸腺等；⑤改善恶性肿瘤患者因放疗、化疗所致的免疫功能低下；⑥外科手术及严重感染手术的患者。

【用法用量】　①皮下注射。a. 原发性免疫缺陷病：起始剂量0.5～1mg/(kg·d)，连续2周；维持剂量每次0.5～1mg/kg，2～3

次/周；b. 继发性免疫缺陷病：每次 50mg，3 次/周，连续 3～6 周。②肌内注射。a. 原发性免疫缺陷病：同皮下注射；b. 改善恶性肿瘤患者因放疗、化疗所致的免疫功能低下：每次 1mg，1～2 次/d 或每次 10mg，1～2 次/周，15～30d 为 1 个疗程；也可溶于 0.9%氯化钠注射液 250ml 中缓慢滴注。

【用药监护】 ① 下列情况禁用：对本品过敏者和器官移植初期需免疫抑制者。

② 下列情况慎用：儿童及青少年、哺乳期妇女及正在接受免疫抑制治疗的患者（如器官移植受者）。

③ 孕妇只能在十分必要时才可使用。

④ 慢性乙型肝炎患者治疗期间应定期检查肝功能。

⑤ 高 IgE 综合征（HIES，高免疫球蛋白 E 综合征）者不可皮下注射。

⑥ 本品与许多常用药物合并使用，未发现明确的相互作用，其中包括消炎药、抗生素、激素、镇痛药、降压药、利尿药、治疗心血管疾病的药物、中枢神经系统药物及口服避孕药等。与干扰素合用，对于改善免疫功能有协同作用。本品不应与其他任何药物混合注射。

⑦ 本品给药时，应注意更换注射部位，以减轻注射部位疼痛，避免注射部位硬结。

⑧ 本品耐受性良好，个别可见恶心、发热、头晕、胸闷、无力等不良反应，少数患者偶有嗜睡感。慢性乙型肝炎患者使用时，可能引起 ALT 水平短暂上升，如无肝衰竭预兆出现，仍可继续使用本品。也可能出现 WBC 明显下降，注意监测。

■ 第三节　免疫球蛋白

人免疫球蛋白[典]

Human Immunoglobulin

（丙种球蛋白，人血丙种球蛋白；Cammaraas，Humanγ-Globulin）

【药理分类】 免疫球蛋白。

【适应证】 主要用于预防麻疹和甲型肝炎。

【用法用量】 本品只限肌内注射，不得用于静脉输注。①预防麻疹：为预防发病或减轻症状，可在与麻疹患者接触 7d 内按体重注射 0.05～0.15ml/kg，5 岁以下儿童注射 1.5～3.0ml，6 岁以上儿童及成人不超过 6ml，预防效果 1 个月。②预防甲型肝炎：0.05～0.1ml /kg，或成人每次注射 3ml，儿童 1.5～3ml，预防效果 1 个月。

【用药监护】 ① 下列情况禁用：对人免疫球蛋白过敏或有其他严重过敏史者、有抗 IgA 抗体的选择性 IgA 缺乏者。

② 在孕妇及哺乳期妇女用药安全性方面本品尚无临床研究资料，仅在权衡利弊后应用。

③ 本品必须严格单独注射，不得与其他任何药物混合使用。为了避免被动接受本品中特种抗体的干扰，注射本品 3 个月后才能接种某些减毒活疫苗，如脊髓灰质炎、麻疹、风疹、腮腺炎以及水痘病毒疫苗等。基于同样的考虑，在非紧急状态下，已经接种了这类疫苗的患者至少在接种后 3～4 周才能注射本品。如在接种后 3～4 周内使用了本品，则应在最后一次注射本品后 3 个月重新接种。

④ 本品应为无色或淡黄色可带乳光澄清液体，久存可能出现微量沉淀，但一经摇动应立即消散，如有摇不散的沉淀或异物不得使用。

⑤ 本品一旦开启，应立即一次性用完，未用完部分应废弃，不得留作下次使用。

⑥ 本品一般无不良反应，少数人会出现注射部位红肿、疼痛反应，无须特殊处理，可自行恢复。偶见过敏反应，如荨麻疹、喉头水肿、发热，严重者出现过敏性休克。因此，用药过程中应注意观察，上述反应一旦出现，应给予抗过敏治疗。剂量大或注射过快时，可见头痛、心悸、恶心和暂时性体温升高，减少剂量或减慢给药速率可缓解。

⑦ 本品注射可能会在注射部位产生疼痛或硬结，因此应避免过量使用。

静脉注射用人免疫球蛋白[典]

Human Immunoglobulin for Intravenous Injection

（静丙；IVIG）

【药理分类】 免疫球蛋白。

【适应证】 ①原发性免疫球蛋白缺乏症，如 X 联锁低免疫球蛋白血症、常见变异性免疫缺陷病、免疫球蛋白 G 亚型缺陷病等；②继发性免疫球蛋白缺陷病，如重症感染、新生儿败血症和 AIDS 等；③自身免疫性疾病，如原发性血小板减少性紫癜、川崎病、重症 SLE、重症肌无力或多发性肌炎急性期；④防治传染性肝炎、麻疹、水痘、腮腺炎、带状疱疹、风疹等病毒性感染和细菌性感染（如慢性淋巴细胞白血病患者预防感染）；⑤哮喘、过敏性鼻炎、湿疹等内源性过敏性疾病；⑥原发和继发性抗磷脂综合征。

【用法用量】 静脉滴注。①原发性免疫球蛋白缺乏或低下症，首次剂量 400mg/(kg·d)；维持剂量 200～400mg/(kg·d)，给药间隔视患者血清 IgG 水平和病情而定，一般每月 1 次。②原发性血小板减少性紫癜，400mg/(kg·d)，连续 5d。维持剂量每次 400mg/(kg·d)，间隔时间视 BPC 和病情而定，一般 1 次/周。③重症感染，200～300mg/(kg·d)，连续 2～3d。④川崎病，发病 10d 内应用，儿童治疗剂量 2.0g/kg，一次输注。⑤重症肌无力：400mg/(kg·d)，连续 5d 为 1 个疗程。

【用药监护】 ① 重要警示：因本品原料来自人血，虽然对原料血浆进行了相关病原体的筛查，并在生产工艺中加入了去除和灭活病毒的措施，但理论上仍存在传播某些已知和未知病原体的潜在风险，临床使用时应权衡利弊。

② 下列情况禁用：对人免疫球蛋白过敏或有其他严重过敏史者、有抗 IgA 抗体的选择性 IgA 缺乏者。

③ 有严重酸碱代谢紊乱的患者慎用。

④ 65 岁以上老年人一般情况下，不超过推荐剂量，并缓慢输注。

⑤ 急性肾衰竭患者应用本品时可能导致病情加重，应用时须监测肾功能。

⑥ 本品专供静脉输注用，且应单独使用，不得与其他药物混合输注。

⑦ 本品冻干制剂应采用严格的无菌操作，按规定量加入灭菌注射用水，轻轻旋摇（避免出现大量泡沫）使完全溶解。如需要，可用 5%葡萄糖注射液稀释 1～2 倍供用，但糖尿病患者应慎用。使用时，用带有滤网的输液器进行输注。输注速率：首次使用本品开始要慢，成人 1ml（10～20 滴）/min；15min 后，若无不良反应，可增加至 2ml（15～30 滴）/min；30min 后，可增加至 3～5ml（40～50 滴）/min。儿童输注速率酌情减慢。

⑧ 使用前应仔细检查，药液如呈现浑浊，有沉淀、异物或絮状物，不得使用。药瓶开启后，应一次输注完毕，不得分次使用。

⑨ 本品偶见过敏反应，如皮疹、瘙痒、荨麻疹、喉头水肿、发热、呼吸困难及血压下降，严重者出现过敏性休克。因此，在输注过程中应注意观察患者的血压、脉搏、呼吸及其他症状和体征。上述反应一旦出现，应立即减缓输注速率或暂停输注，并及时给予抗过敏治疗。对出现过敏反应但又必须使用本品者，在用药前 30min 给予适量地塞米松和异丙嗪可预防或减轻反应。

⑩ 患者在输注过程中可能出现一过性头痛、寒战、发热、疼痛、乏力、背痛、肌痛、关节痛、胸部不适、恶心、呕吐、腹痛、腹泻、高血压或低血压、输液部位反应（发红、肿胀或疼痛）、心悸和心动过速等不良反应，可能与输注过快或个体差异有关。上述反应大多轻微且常发生在输液开始 1h 内。因此，在输注的全过程应定期观察患者的一般情况和生命体征，必要时减慢输注或减少剂量，或者暂停输注，一般无须特殊处理即可自行恢复。个别患者在输注结束后发生上述反应，大多在 24h 内均可自行恢复。对出现明显寒战、发热者，在减慢或暂停输注后加用异丙嗪或糖皮质激素可加快症状缓解。对输液部位反应，给予局部热敷或局部使用喜辽妥有利症状消退，多次输注时应注意更换输液部位。

⑪ 输注本品可使大多数患者的血黏滞性增加。对于伴有心血管或肾脏疾病的老年人，输注时应特别注意减慢输注速率，保证溶液量充足，防止发生脑卒中、肺栓塞或心肌梗死。

⑫ 个别患者输注本品可能发生无菌性脑膜炎综合征，特别是在高剂量或快速输注时，常伴有脑脊液细胞增多，多发生在输注本品后 48～72h 内。症状一般可自行缓解，应用强止痛药有效。

⑬ 极少数患者可能发生溶血性贫血和血栓性事件，并有治疗免疫性血小板减少性紫癜时出现血管内溶血（IVH）及并发症（包括死亡病例）的报道。用药时应谨慎并加以监测。

第十七章

电解质与酸碱平衡调节药

氯化钾[典][基] Potassium Chloride

【药理分类】 电解质调节药。

【适应证】 ①预防和治疗低钾血症；②治疗洋地黄中毒引起的频发性、多源性室性期外收缩或快速心律失常。

【用法用量】 每1g氯化钾的含钾量为13.4mmol。①口服。控释片，每次0.5～1g(6.7～13.4mmol)，2～4次/d，餐后服用，一般最大剂量6g(80mmol)/d。对口服片剂出现胃肠道反应者可改用口服溶液，稀释于冷开水或饮料中内服。②静脉滴注。见本品【用药监护】⑱。

【用药监护】 ①下列情况禁用：高钾血症患者、尿量很少和尿闭患者。

② 下列情况慎用：a. 代谢性酸中毒伴有少尿或肾前性少尿时。b. 肾上腺皮质功能减弱。c. 慢性肾衰竭。d. 急性脱水，因严重时可致尿量减少，尿 K^+ 排泄减少。e. 家族性周期性麻痹；低钾性麻痹应给予补钾，但需鉴别高钾性或正常血钾性周期性麻痹。f. 接受保钾利尿药者。g. 慢性或严重腹泻可致低钾血症，但同时可致脱水和低钠血症，引起肾前性少尿。h. 传导阻滞性心律失常，尤其当应用洋地黄制剂时。i. 大面积烧伤、肌肉创伤、严重感染、大手术后24h和严重溶血等可引起高钾血症的情况。j. 肾上腺性征异常综合征伴盐皮质激素分泌不足。

③ 下列情况不宜口服补钾：胃肠道梗阻、慢性胃炎、溃疡病、食管狭窄、憩室、肠张力缺乏、溃疡性肠炎者，因此时钾对胃肠道的刺激增加，可加重病情。

④ 老年人肾脏清除 K^+ 能力下降，应用本品较易发生高钾血症，用药时应适当减量，并定期监测血钾。

⑤ 缺钾伴酸中毒或无低氯血症者，不宜应用本品，可用31.5%谷氨酸钾注射液20ml，加入5%葡萄糖注射液中缓慢静脉滴注。

⑥ 急性肾衰竭者，应先改善肾脏排泄功能至尿量达30ml/h以上时再行补钾。

⑦ 用药期间，需做以下随访检查：血镁、血钠、血钙、ECG、酸碱平衡指标及肾功能和尿量，尤其应注意定期检查血钾水平。如出现高钾血症（血钾＞5.5mmol/L时），必须立即停药处置，因为有些高钾血症患者可以无任何明显临床症状而发生猝死。因此，输注本品时应特别注意。

⑧ 正常成人血钾浓度为3.5～5mmol/L，新生儿较高可达7mmol/L。血钾浓度在某些情况下不能代表真正的体内钾含量。如在碱中毒和慢性酸中毒时，由于钾的排泄增多和钾进入细胞内，血钾下降。而在急性酸中毒时，细胞内钾释出，血钾升高。

⑨ 肾功能损害者易发生高钾血症，故补钾时应了解肾功能情况，并密切观察尿量。

⑩ 在体内缺钾或钾丢失情况未得到纠正，尤其应用洋地黄制剂治疗时，不应骤然停止补充钾盐。

⑪ 静脉补钾同时滴注钠盐和高浓度葡萄糖会降低钾的作用，故需迅速纠正低钾血症时应以5%葡萄糖注射液稀释。

⑫ 细胞外液中的钾进入细胞内较为缓慢，静脉滴注补钾后一般需要15h才能与细胞内液达到平衡。口服补钾一般需要4～6d，严重缺钾者需要10～20d才能使细胞缺钾逐渐纠正。在临床用药时应予考虑。

⑬ 低钾血症合并碱中毒伴低镁血症时，当纠正碱中毒并补镁后，低血钾可获迅速

纠正。

⑭ 低钾血症合并低钙血症时，低血钙的症状常不明显，补钾后有可能出现手足抽搐，此时须注意补钙。

⑮ 肾上腺糖皮质激素（尤其具有较明显盐皮质激素作用者）、肾上腺盐皮质激素和ACTH，因能促进尿钾排泄，与本品合用时可降低本品疗效。抗胆碱药、NSAID可加重口服本品的胃肠道反应。合用库存血（库存10d以下含钾30mmol/L，库存10d以上含钾65mmol/L）、正服用含钾药物和保钾利尿药时，发生高钾血症的机会增多，尤其有肾功能损害时。ACEI和环孢素能抑制醛固酮分泌，尿钾排泄减少，与本品合用时易发生高钾血症。肝素能抑制醛固酮的合成，使尿钾排泄减少，与本品合用易致高钾血症，并可使胃肠道出血机会也增多。缓释型钾盐能抑制肠道对维生素 B_{12} 的吸收。

⑯ 口服本品溶液（一般浓度为10%）时，最好加水稀释后于餐后服用。本品控释片则应在餐后以适量水送服，切勿直接吞服，亦不可在口中含化、咀嚼或干咽。否则，将会对口腔、食管及胃肠道造成刺激，形成溃疡，甚至引起组织坏死。

⑰ 本品控释片在胃肠道中缓慢均匀地释放药物，被吸收后可保持稳定的血钾浓度。肾功能正常且尿量正常者，口服常用量不会引起高钾血症，而且血钾浓度可持续保持在较高水平至12h后才下降。每日2次给药可有效防治长期利尿所致的低血钾，特别适合重症或长期服用者。但是，服用时应注意整片以水吞服，不可嚼碎或溶化后服用，否则会影响疗效。再则，由于控释型钾盐能抑制肠道对维生素 B_{12} 的吸收，故长期服用本品控释片时应适量补充维生素 B_{12}。

⑱ 本品注射液适用于严重低钾血症或不能口服者，但忌静脉注射和直接静脉滴注。因为静脉给药的钾浓度过高，可刺激静脉内膜而引起疼痛和静脉炎，并可能引起严重的心律失常或房室传导阻滞，甚至可导致心脏停搏。一般用法为将本品注射液（10%）10～15ml加入5%葡萄糖注射液500ml缓慢滴注。补钾剂量、浓度和速率应根据临床病情和血钾浓度及ECG缺钾图形改善等而定。一般补钾浓度不超过3.4g/L(45mmol/L)，速率不超过0.75g/h(10mmol/h)，补钾量为3～4.5g(40～60mmol)/d。在体内缺钾引起严重快速室性异位心律失常时，如TDP、短阵及反复发作的多形性室性心动过速（PVT）、VF等严重心律失常时，钾盐浓度要高（0.5%，个别1%），滴速也应增至1.5g/h（20mmol/h），补钾总量可达10g/d或以上。如病情危急，补钾浓度和速率可超过上述规定，但需要严密动态观察血钾及ECG等，防止高钾血症发生。小儿按0.22g/(kg·d)[3.0mmol/(kg·d)]或按3.0g/(m^2·d)计算。

⑲ 本品静脉滴注时，应选择较粗静脉，按推荐方法稀释，并缓慢滴注，因浓度较高，滴注较快或静脉较细时，易刺激静脉引起疼痛。穿刺操作时应小心，要尽量避免刺穿血管使药液外渗而引起渗漏局部组织疼痛。滴注过程中，应进行临床心电监护，注意观察有无高钾血症的症状与体征，并保持液体的通畅。如出现心律失常，应减慢滴速，必要时暂停滴注。如发现局部血管痉挛、液体输入受阻，可采用热敷使血管扩张。如出现注射局部隆起、疼痛、发凉、无回血、滴速极慢或不滴时，应立即拔针，另选血管重新注射。如出现渗漏，应立即做局部冰敷（渗出范围小时可直接冰敷，渗漏量多时应先以抽吸术吸出渗漏药液后再冰敷），也可根据情况用1%普鲁卡因注射液加玻璃酸酶100～250U（或0.5%利多卡因注射液加地塞米松注射液5mg）做局部封闭，必要时采用50%硫酸镁冷湿敷。好转后再做温敷，以促进局部血液循环，但不可做热敷，以免烫伤、起疱。

⑳ 高钾血症是本品的严重不良反应，使用过量、滴注较快、同时应用保钾利尿药或原有肾功能损害时易发生，表现为软弱、乏力、淡漠、感觉异常、手足口唇麻木、不明原因的焦虑、意识模糊、呼吸困难、心率减慢、心律失常、四肢湿冷、紫绀、低血压、传导阻滞，甚至出现心动过缓、心律失常或心脏停搏。ECG表现为高而尖的T波，并逐渐出现PR间期延长、P波消失、QRS波变宽、出现正弦波。也有部分患者发生严重的神经肌肉系统反应，出现全身无力、肌肉酸痛、肌腱反射迟钝或消失、肌无力，甚至出现下肢弛缓性瘫痪，之后沿躯干向上肢延伸，少数病例可累及呼吸肌，引起呼吸麻痹。一旦出现高钾血症，应立即做以下处置：a. 立即停止补钾、避免使用含钾饮食、药物及保钾利尿药。b. 静脉滴注高浓度葡萄糖和胰岛素，以促进 K^+ 进入细胞内（可每小时使用10%或25%葡萄糖注

射液300～500ml，每20克葡萄糖加普通胰岛素10U）。c. 如存在代谢性酸中毒，应立即使用5%碳酸氢钠注射液，无酸中毒者可使用11.2%乳酸钠注射液，特别是QRS波增宽者。d. 应用钙剂对抗K^+的心脏毒性，当ECG提示P波缺乏、QRS波变宽、心律失常，而不应用洋地黄类药物时，可给予10%葡萄糖酸钙注射液10ml静脉滴注2min，必要时间隔2min重复使用。e. 口服聚磺苯乙烯（降钾树脂），以阻滞肠道K^+的吸收，促进肠道K^+的排泄。f. 伴有肾衰竭的严重高钾血症，可行血液透析或腹膜透析，而以血液透析清除K^+效果好，速率快。g. 应用袢利尿药，必要时同时补充0.9%氯化钠注射液。

㉑ 本品口服偶可有胃肠道刺激症状，如恶心、呕吐、咽部不适、胸痛（食管刺激）、腹痛、腹泻，甚至消化性溃疡及出血。在空腹、剂量较大及原有胃肠道疾病者更易发生。出现上述症状时应及时调整服药时间或减少用药剂量，必要时给予对症治疗。对反应严重者，可改为静脉滴注。

氯化钠[典][基] Sodium Chloride

【药理分类】 电解质调节药。

【适应证】 ①用于各种原因所致的低渗性、等渗性和高渗性失水、高渗性非酮症昏迷及低氯性代谢性碱中毒，并用作许多注射用粉针剂的溶剂；②浓氯化钠注射液主要用于各种原因所致的水中毒及严重的低钠血症。

【用法用量】 静脉滴注。① 高渗性失水：所需补液总量（L）=[血钠浓度（mmol/L)－142]/血钠浓度（mmol/L)×0.6×体重(kg)，一般第1日补给半量，余量在以后2～3d补给，并根据心肺肾功能酌情调节。在治疗开始的48h内，血钠浓度每小时下降不超过0.5mmol/L。若患者存在休克，应先予0.9%氯化钠注射液，并酌情补充胶体，待休克纠正，血钠>155mmol/L，血浆渗透浓度>350mOsm/L，可予低渗氯化钠注射液。待血浆渗透浓度<330mOsm/L，改用0.9%氯化钠注射液。

② 高渗性非酮症糖尿病昏迷（HNDC；又称高渗性昏迷或高血糖脱水综合征）：开始治疗时用0.45%氯化钠注射液，以后可改用等渗溶液。

③ 等渗性失水：原则上给予等渗溶液，如0.9%氯化钠注射液或复方氯化钠注射液。但上述溶液氯浓度明显高于血浆，单独大量使用可致高氯血症。因此，可将0.9%氯化钠注射液和1.25%碳酸氢钠注射液或1.86%(1/6M)乳酸钠注射液以7∶3的比例配制后补给。后者氯浓度为107mmol/L，并可纠正代谢性酸中毒。补液量可按体重或HCT计算，作为参考。a. 按体重计算：补液量（L）=[体重下降(kg)×142]/154；b. 按HCT计算：补液量（L）=[实际HCT－正常HCT×体重(kg)×0.2]/正常HCT。正常HCT男性为48%，女性为42%。

④ 低渗性失水：一般认为，当血钠<120mmol/L或出现中枢神经系统症状时，给予3%～5%氯化钠注射液缓慢滴注，在6h内将血钠浓度提高至120mmol/L以上。补钠量(mmol/L)=[142－实际血钠浓度(9mmol/L)]×体重(kg)×0.2。待血钠回升至120～125mmol/L以上，可改用等渗溶液或等渗溶液中酌情加入高渗葡萄糖注射液或10%氯化钠注射液。

⑤ 低氯性碱中毒：给予0.9%氯化钠注射液或复方氯化钠注射液（林格注射液）500～1000ml，以后根据碱中毒情况决定用量。

【用药监护】 ① 妊娠高血压及肺水肿患者禁用。

② 下列情况慎用：a. 水肿性疾病，如肾病综合征、肝硬化、腹水、CHF、急性左心衰竭、脑水肿及特发性水肿等。b. 急性肾衰竭少尿期、慢性肾衰竭尿量减少而对利尿药反应不佳者。c. 高血压。d. 低钾血症。e. 高钠血症或高氯血症。f. 代谢性酸中毒或血容量过多。g. 可能引起钠潴留、液体过剩和水肿的病症。h. 正在接受可能会增加钠潴留和液体潴留的药物治疗（如皮质激素）的患者。

③ 老年人和小儿补液的数量和速率应严格控制。

④ 对失氯引起的低氯性碱中毒，在静脉注射本品的同时应补钾。

⑤ 治疗失水时，应根据其失水程度、类型等，决定补液的数量、种类、途径和速率。

⑥ 浓氯化钠注射液不可直接静脉注射或滴注，应加入液体稀释后使用。

⑦ 根据临床需要，随访检查：血清钠、

钾、氯离子浓度，以及血液中酸碱浓度平衡指标、肾功能、血压和心肺功能。

⑧ 作为药物溶剂或稀释剂时，应注意药物之间的配伍禁忌。

⑨ 输液容量过多和滴速过快，可致水钠潴留，引起水肿、血压升高、心率加快、胸闷、呼吸困难，甚至急性左心衰竭。不适当地给予高渗氯化钠可致高钠血症。过多、过快给予低渗氯化钠可致溶血、脑水肿等。用药期间应加注意。

氯化钙[典] Calcium Chloride

【药理分类】 电解质调节药。

【适应证】 ①治疗钙缺乏、急性血钙过低（如急性产后缺钙）、碱中毒及甲状旁腺功能低下所致的手足搐搦症、甲状旁腺功能亢进症手术后的“骨饥饿综合征”（骨的再矿化）、维生素D缺乏症等；②过敏性疾病（如虫咬性皮炎、药物过敏）；③镁中毒或氟中毒时的解救；④心脏复苏时应用，如高血钾、低血钙，或因钙通道阻断引起的心功能异常的解救。

【用法用量】 ①低钙血症或电解质补充：每次500～1000mg（含Ca^{2+}136～272mg），稀释后缓慢静脉注射，每分钟不超过0.5～1ml/min（即含Ca^{2+}13.6～27.2mg），根据患者情况和血钙浓度，必要时1～3d后重复。②心脏复苏：每次500～1000mg，稀释后静脉滴注，每分钟不超过1ml；心室内注射，0.2～0.8g（含Ca^{2+}54.4～217.6mg），单剂使用，应避免注入心肌内。③高钾血症：在ECG监护下用药，并根据病情决定剂量，一般可先应用500～1000mg，缓慢静脉注射，以后酌情用药。④高镁血症：先静脉注射500mg，缓慢静脉注射（速率不超过100mg/min）。以后根据患者反应决定是否重复使用。

【用药监护】 ① 下列情况禁用：高钙血症、高钙尿症、含钙肾结石或有肾结石史、类肉瘤病（可加重高钙血症）。洋地黄中毒时禁止静脉注射。

② 下列情况慎用：脱水或低钾血症（应先纠正低钾，再纠正低钙，以免增加心肌应激性）、慢性肾功能损害（肾脏对钙排泄减少，注意高钙血症）、呼吸性酸中毒、Vf。

③ 下列情况不宜应用：停用强心苷后7d内、有肾功能损害的低钙血症患者及呼吸性酸中毒衰竭患者。

④ 一般情况下本品不用于小儿，因刺激性大。

⑤ 本品可使SAMY增高，血清H-羟皮质固醇浓度短暂升高。长期或大量应用本品，血清磷酸盐浓度降低。在进行实验值评估时应予考虑。

⑥ 使用本品期间，应定期监测血钙浓度、尿钙排泄量及其他电解质（血钾、血镁、血磷）水平，以及血压和ECG。

⑦ 本品的不良反应易发生于大剂量（>2000～2500mg/d）或长期应用时，或患者存在肾功能损害时。因此，应用本品时需严格掌握剂量，尤其肾功能损害者应用时须谨慎，并从严控制剂量，密切监测血钙浓度，防止发生高钙血症。

⑧ 本品与硫酸镁同时静脉应用时，会形成硫酸钙沉淀，并使后者的疗效降低。与含钾药物合用时，可因钾潴留而导致心律失常。与钙通道阻断药合用时，血钙可明显升高至正常值以上（维拉帕米等除外）。与降钙素合用，后者的降钙作用减弱；但在应用降钙素治疗骨质疏松症和Paget's病时，应常规服用钙剂，以免发生低钙血症。与其他含钙或含镁药物合用时，易发生高钙血症或高镁血症，尤其肾功能损害时。与硫酸纤维素合用，可降低后者预防高钙血症的作用。本品可降低肌松药的作用（琥珀胆碱除外）。噻嗪类利尿药可增加肾脏对钙的重吸收，易发生高钙血症。苯妥英或氟化物可与本品结合成不吸收的化合物，两者吸收均减少。本品不能与碳酸氢盐、碳酸盐、磷酸盐、酒石酸盐配伍。

⑨ 本品有强烈刺激性，常可引起注射局部疼痛、红肿和硬结，并有可能导致静脉血栓形成，因此不宜做皮下或肌内注射，亦不可直接静脉注射，只能以等量10%～25%葡萄糖注射液稀释后缓慢静脉注射（速度不超过50mg/min），或将本品稀释于0.9%氯化钠注射液或右旋糖酐注射液100～250ml中缓慢静脉滴注（0.5～1mg/min，最高2mg/min）。除非紧急情况，否则注射前应加温至37℃。静脉给药时应小心操作，注意药液不可漏于血管外，否则可致注射部位皮肤发红、皮疹和疼痛，随后可出现脱皮和组织坏死。如发现药液渗出血管外，应立即停止注射，先尽量抽吸外渗药液，再用0.9%氯化钠注射液稀释局部，

继而用1%利多卡因加氢化可的松做局部封闭，并用玻璃酸酶做皮下环形注射，然后抬高患肢及热敷。根据情况可局部涂抹多磺酸黏多糖乳膏或用50%硫酸镁湿敷。

⑩ 本品注射后，应嘱患者平卧片刻，切勿给药完毕即猛然起立，以免引起头晕。

⑪ 本品静脉用药常见全身发热，尤其推注较快时，可出现皮肤发红、恶心、呕吐、头晕、低血压、出汗、皮肤刺麻感、心律失常，推注过快可导致意识消失，甚至心脏停搏。少见的不良反应有高钙血症和肾结石。高钙血症的早期表现有严重便秘、进行性口干、持续头痛、食欲减退、烦躁、精神抑郁、口中金属味、肌肉软弱无力。高钙血症的后期表现有嗜睡、意识模糊、高血压、眼睛和皮肤对光的敏感性增高（尤其血液透析患者）、心律失常、恶心、呕吐，并常有尿量增多和排尿次数增多。严重的高钙血症可见QT间期缩短。因此，静脉注射时宜缓慢进行，不超过50mg/min，并注意观察患者的临床反应和血钙浓度，密切监测ECG。患者如出现不适或明显ECG异常时，应立即停止注射，待临床症状好转或ECG异常消失后再缓慢注射。如出现严重便秘、进行性口干、持续头痛、食欲减退等高钙血症早期症状时，应及时处置，以免症状加重。

⑫ 钙剂过量的处置：轻度高钙血症只需停用钙剂和其他含钙药物，减少饮食中钙含量，当血钙浓度超过2.9mmol/L时，需立即采取下列措施：a. 输注0.9%氯化钠注射液，并应用强利尿药如呋塞米、布美他尼等，以迅速增加尿钙排泄。b. 纠正低血钾和低血镁。c. 监测ECG，并可使用β受体阻断药，以防止严重的心律失常。d. 必要时进行血液透析及使用降钙素和肾上腺皮质激素治疗。e. 密切监测血钙浓度。

葡萄糖酸钙[典]

Calcium Gluconate

【药理分类】【适应证】 同氯化钙。

【用法用量】 每1g葡萄糖酸钙含钙量为90mg。用等量10%葡萄糖注射液稀释后缓慢静脉注射（不超过5ml/min）。①急性低钙血症和过敏性疾病：首先应用1g，必要时重复。②高钾血症和高镁血症：首先应用1～2g，必要时重复，最大剂量不超过10g/d。③氟中毒解救：首次1g，1h后重复，如有搐搦可注射3g；如有皮肤组织氟化物损伤，按受损面积50mg/cm² 给予，用量不超过15g/d。

【用药监护】 在婴儿，除非在紧急情况，本品不做肌内注射，而应静脉注射，因可致组织坏死。其他参阅氯化钙【用药监护】①～⑫。

门冬氨酸钾镁

Potassium Magnesium Aspartate

（潘南金，天冬钾镁；Aparagin，Panangin）

【药理分类】 电解质调节药。

【适应证】 用于低钾血症、低钾及洋地黄中毒引起的心律失常（主要是室性心律失常）、心肌炎后遗症、CHF、心肌梗死的辅助治疗。

【用法用量】 ①口服。本品片剂每片含门冬氨酸252mg、钾36.41mg、镁11.8mg。每次2～3片，3次/d。②静脉滴注。本品注射液，每10ml含门冬氨酸850mg、钾114mg、镁42mg。10～20ml/d，用5%或10%葡萄糖注射液250～500ml稀释后缓慢滴入。

【用药监护】 ① 下列情况禁用：对本品及所含成分过敏、高钾血症、急性和慢性肾衰竭、Addison病、三度房室传导阻滞、心源性休克（收缩压<90mmHg）。

② 下列情况慎用：过敏体质、肾功能损害、房室传导阻滞（除洋地黄中毒者外）、老年人、孕妇和哺乳期妇女。

③ 本品能抑制四环素、铁盐、氯化钠的吸收。与保钾性利尿药和（或）ACEI合用，可能会发生高钾血症。

④ 本品不可肌内或静脉注射，未经稀释不得进行静脉滴注。滴注太快时，可能出现恶心、呕吐、血管疼痛、面色潮红、血压下降等症状，故滴注时宜缓慢，并注意监测血压。

⑤ 用药期间，应定期监测血钾、血镁浓度。

⑥ 本品注射剂偶可引起的严重过敏反应，主要表现为过敏性休克、过敏样反应、呼吸困难等。因此，用药期间应密切观察患者，一旦出现过敏症状，应立即停药并及时救治。

⑦ 服用片剂时偶有轻度腹泻或胃部不适，餐后服用可减轻胃肠道反应。

⑧ 极少数患者用药后可出现心率减慢，减慢滴速或停药后即可恢复。

⑨ 本品过量可致高钾血症、高镁血症，可用氯化钙、葡萄糖酸钙拮抗，必要时用利尿药，严重者可做血液透析。

复合磷酸氢钾 Composite Potassium Hydrogen Phosphate

（复方磷酸氢钾；Composite Potassium Phosphate）

【药理分类】 电解质调节药。

【适应证】 ①主要用于完全胃肠外营养疗法中作为磷的补充剂，如中等以上手术或其他创伤需禁食 5d 以上患者的磷的补充剂；②亦用于某些疾病所致的低磷血症。

【用法用量】 对长期不能进食的患者，应根据病情及检测结果决定用量。将本品稀释 200 倍以上，供静脉滴注。一般在完全胃肠外营养疗法中，每 1000 大卡热量加入本品 2.5ml（相当 $[PO_4]^{3-}$ 8mmol），并控制滴注速率。

【用药监护】 ① 下列情况禁用：对本品过敏者、严重肾功能损害、休克和脱水患者。本品严禁直接注射。

② 限钾患者和肾功能损害者慎用。

③ 本品仅限于不能进食的患者使用。

④ 本品与含钙注射液配伍时易析出沉淀，不宜混合使用。

⑤ 本品每 2ml 含钾 346mg，长期用药时应定期监测血钾水平。

⑥ 本品过量使用可出现高磷血症、低钙血症、肌肉颤搐、痉挛、胃肠道不适等，出现上述中毒症状时应立即停药。

碳酸氢钠[典][基] Sodium Bicarbonate

（小苏打；Baking Soda）

【药理分类】 酸碱平衡调节药-抗酸药。

【适应证】 ①口服用于胃酸过多症和轻中度代谢性酸中毒；②作为尿液碱化药，预防尿酸盐性结石、减少磺胺类药的肾毒性及防止急性溶血时 Hb 沉积在肾小管；③静脉滴注用于重度代谢性酸中毒和解救巴比妥类药、水杨酸类药及甲醇等中毒；④4%溶液用于冲洗阴道或坐浴，治疗真菌性阴道炎；⑤5%溶液滴耳用于软化耵聍等。

【用法用量】 ①轻中度代谢性酸中毒：口服，每次 0.5～2g，3 次/d。②重度代谢性酸中毒（如严重肾病、循环衰竭、CPR、体外循环及严重的原发性 MALA、DKA 等）：静脉滴注，所需剂量按下式计算：补碱量（mmol）＝（－2.3－实际测得的 BE 值）×0.25×体重（kg），或补碱量（mmol）＝［正常的 CO_2CP－实际测得的 CO_2CP(mmol)］×0.25×体重（kg）。除非体内丢失碳酸氢盐，一般先给计算剂量的 1/3～1/2，4～8h 内滴注完毕。CPR 抢救时，因存在致命的酸中毒，应快速静脉滴注，首次 1mmol/kg，以后根据血气分析结果调整剂量（每 1g 碳酸氢钠相当于 12mmol HCO_3^-）。③碱化尿液（用于尿酸性肾结石的预防，减少磺胺类药的肾毒性，及急性溶血防止 HGB 沉积在肾小管）：口服，首次 4g，以后每 4h 1～2g。静脉滴注，2～5mmol/kg，4～8h 内滴注完。④抗酸（治疗胃酸过多引起的症状）：口服，每次 0.5～1.0g，3 次/d。

【用药监护】 ① 本品禁用于吞食强酸中毒时的洗胃，因本品与强酸反应可产生大量 CO_2，导致急性胃扩张甚至胃破裂。

② 下列情况慎用：a. 少尿或无尿，因能增加钠负荷；b. 钠潴留并有水肿时，如肝硬化、CHF、肾功能损害、妊娠高血压综合征；c. 原发性高血压，因钠负荷增加可能加重病情；d. 阑尾炎或有类似症状而未确诊者及消化道出血原因不明者，不宜口服，因本品所致腹胀、腹痛会影响对疾病的诊断；e. 孕妇（长期或大剂量应用可致代谢性碱中毒，并且钠负荷过高引起水肿等）。

③ 下列情况不做静脉内用药：a. 代谢性或呼吸性碱中毒；b. 因呕吐或持续胃肠负压吸引导致大量氯丢失，而极有可能发生代谢性碱中毒；c. 低钙血症时，因本品引起碱中毒可加重低钙血症表现。

④ 6 岁以下小儿一般不用作抗酸药。因小儿对腹部症状不易叙述清楚，而易将本品所致的腹胀、腹痛等与其他腹部疾病相混淆。

⑤ 本品不宜做长期治疗，否则可导致代谢性碱中毒、钠负荷过高，并引起水肿。

⑥ 本品对胃酸分泌试验或血、尿 pH 测定结果有明显影响，在对相关实验室结果评估时应予考虑。

⑦ 口服本品后1～2h内不宜服用任何药物。本品与肾上腺皮质激素（尤其具有较强盐皮质激素作用者）、ACTH、雄激素合用时，易发生高钠血症和水肿。与口服抗凝药（如华法林）和M受体阻断药等合用，后者吸收减少。与含钙药物、乳及乳制品合用，可致乳-碱综合征。与西咪替丁、雷尼替丁等H_2受体拮抗药合用，后者的吸收减少。与排钾利尿药合用，发生低氯性碱中毒的危险性增加。与水杨酸类药（如阿司匹林）、巴比妥类酸性药合用，后两者经肾脏排泄增多。与苯丙胺、奎尼丁等碱性药物合用，后两者经肾脏排泄减少，易出现毒性反应。本品可减少口服铁剂的吸收，两者服用时间应间隔2h以上。本品可使尿液碱化，影响肾对麻黄碱的排泄，故合用时麻黄碱剂量应减小。钠负荷增加可使肾脏排泄锂增多，故与锂剂合用时，锂剂的用量应酌情调整。碱化尿液能抑制乌洛托品转化成甲醛，从而抑制后者的治疗作用，故不主张两者合用。本品可增加左旋多巴的口服吸收。本品忌与四环素同时服用，因后者在碱性环境中溶解度降低，吸收减少。本品口服可降低胃蛋白酶、维生素E的疗效。本品可促进萘啶酸的排泄，提高对泌尿系统感染的疗效。本品不宜与维生素C、卡莫司汀、顺铂、多巴酚丁胺、多巴胺、肾上腺素、去甲肾上腺素、异丙肾上腺素、吗啡、氢吗啡酮、左啡诺、哌替啶、美沙酮、胰岛素、硫酸镁、甲氧氯普胺、链霉素、四环素、土霉素、亚胺培南-西司他丁钠、万古霉素、喷他佐辛、苯巴比妥、司可巴比妥、普鲁卡因、琥珀胆碱、硫喷妥钠、氨力农、拉贝洛尔、维拉帕米等药物配伍。

⑧ 静脉滴注期间，应定期监测动脉血气分析、血HCO_3^-浓度、肾功能及尿pH。

⑨ 静脉用药时，须注意下列问题：a. 静脉应用的浓度范围为1.5%（等渗）～8.4%。b. 应从小剂量开始，根据血pH、HCO_3^-浓度变化决定追加剂量。c. 短时期大量静脉输注可致严重碱中毒、低钾血症和低钙血症。d. 当用量>10ml/min高渗溶液时，可导致高钠血症、脑脊液压力下降，甚至颅内出血，此时新生儿及2岁以下小儿更易发生。因此，使用本品5%溶液输注时，速率不能超过8mmol钠/min。但在CPR时，因存在致命的酸中毒，必须快速静脉输注。e. 本品碱性较强，药液（尤其高渗药液）外渗可致严重的组织损伤（红肿疼痛起泡，甚至组织坏死），故操作时应小心。如药液渗漏出血管外，应立即停止输注，抽吸外渗药液，用1%普鲁卡因注射液（或酚妥拉明注射液5～10mg加适量0.9%氯化钠注射液稀释）做局部封闭，然后抬高患肢并用50%硫酸镁或山莨菪碱冷湿敷。f. 严重酸中毒和缺钾时应用本品，应随时监测血钾水平，并注意补钾。g. 患者如发生水钠潴留而引起肺水肿，应给予利尿药、吸氧，进行有效换气，并加强对心肺功能的监护。h. 心力衰竭时，本品可加剧水钠潴留，降低强心苷的疗效。此种情况下如加大强心苷的剂量，易致强心苷中毒，应予注意。

⑩ 口服用药须注意：a. 本品抗酸作用迅速而强烈，但作用短暂。b. 成人最大剂量，60岁以下者为16.6g（200mmol钠）/d，60岁以上者为8.3g（100mmol钠）/d。c. 用作抗酸药时，一般应于餐后1～2h服用，或者在不适时即服；部分患者在夜间会感觉胃有灼热疼痛感，亦可在睡前服用。d. 由于本品可在胃内产生大量CO_2，故患有严重胃溃疡者有引起胃穿孔的危险。因此，治疗溃疡病时，常与其他碱性药物和胃黏膜保护药组成复方使用，也常与解痉药合用。e. 本品连续使用一般不得超过7d，除非确有必要并在严密监护下使用。

⑪ 本品大量注射时，可出现心律失常、肌肉痉挛、疼痛、异常疲倦虚弱等，主要由于代谢性碱中毒引起低钾血症所致。剂量偏大或存在肾功能损害时，可出现水肿、精神症状、肌肉疼痛或抽搐、呼吸减慢、口内异味、异常疲倦虚弱等，主要由代谢性碱中毒所致。长期应用时，可引起尿频、尿急、持续性头痛、食欲减退、恶心、呕吐、异常疲倦虚弱等，主要由于高钙血症伴轻度代谢性碱中毒所致。口服用药时，由于在胃内产生大量CO_2，可引起呃逆、胃肠胀气等。较少见的有胃痉挛、口渴（细胞外Na^+浓度过高引起细胞脱水）。大剂量服用本品，可引起嗳气、腹胀，重者可引起溃疡穿孔或碱中毒。用药期间应注意监测，发现异常及时处置。

乳酸钠[典] Sodium Lactate

(Laclin)

【药理分类】 酸碱平衡调节药。

【适应证】 ①用于纠正代谢性酸中毒；

②用作腹膜透析液中的缓冲剂；③用于伴严重心律失常、QRS波增宽的高钾血症；④用于碱化尿液，预防和治疗尿酸结石、婴儿肠炎等。

【用法用量】 静脉滴注。①代谢性酸中毒：应根据患者碱缺失情况计算给药量，所需乳酸钠1mol/L的体积(ml)＝碱缺失（mmol/L)×0.3×体重（kg)。②高钾血症：首次可给予11.2%注射液40～60ml，以后酌情给药。严重高钾血症患者（尤其QRS波增宽时）应在ECG监护下给药，有时用量须高达200ml方可显效，此时应注意监测，防止发生血钠过高及心力衰竭。

【用药监护】 ① 下列情况禁用：心力衰竭及急性肺水肿、脑水肿、MALA已显著时、重症肝功能损害、严重肾衰竭（少尿或无尿时）。

② 下列情况慎用：a. 服用双胍类药物（尤其苯乙双胍）的糖尿病或DKA患者；b. 水肿患者伴有钠潴留倾向时；c. 高血压患者；d. 心功能不全；e. 肝功能损害者；f. 缺氧及休克患者；g. 酗酒、水杨酸中毒、Ⅰ型糖原沉积病患者（有发生乳酸性酸中毒倾向，不宜再用本品纠正酸碱平衡）；h. 轻中度肾功能损害者；i. 脚气病患者；j. 老年人（常有隐匿性心肾功能损害）。

③ 轻中度代谢性酸中毒一般予以碳酸氢钠口服即可，无须静脉输注本品。

④ 用药前后及用药期间，应根据临床需要检查或监测：a. 血气分析或CO_2CP；b. 血清钠、钾、钙、氯浓度；c. 肾功能；d. 血压；e. 心肺功能，必要时做静脉压或CVP测定；f. 监测肝功能，并注意观察肝功能损害的症状和体征。

⑤ 本品制剂为11.2%高渗溶液，临床应用时可根据需要配制成不同渗透压浓度；等渗液浓度为1.86%。

⑥ 本品与新生霉素钠、四环素、生物碱、大环内酯类、磺胺类等药物呈配伍禁忌。

⑦ 应用本品如遇有析出物时可加热溶解后使用。

⑧ 本品给药不宜过快，以免发生碱中毒、低钾及低钙血症。

⑨ 本品不良反应：a. 有低钙血症者（如尿毒症），在纠正酸中毒后常出现手足发麻、疼痛、搐搦、呼吸困难等症状；b. 可出现心力衰竭和肺水肿的表现，如心率加速、胸闷、气急等；c. 血压升高；d. 体重增加、水肿；e. 血钾浓度下降，有时出现低钾血症表现；f. 过量时出现碱中毒。用药期间，应注意监测，发现异常及时调整剂量，必要时停止给药。

第十八章 解毒药

第一节 金属及类金属中毒解毒药

二巯丁二钠[典] Sodium Dimercaptosuccinate

（二巯琥珀酸钠；Dimercaptosuccinate Sodium）

【药理分类】 金属及类金属中毒解毒药-巯基络合剂。

【适应证】 ①用于治疗锑、汞、砷、铅、铜等金属中毒；②亦用于治疗肝豆状核变性（Wilson病）。

【用法用量】 静脉注射。临用时，将本品1g用0.9%氯化钠注射液或5%葡萄糖注射液10～15ml溶解后供缓慢静脉注射，注射时间10～15min。①急性金属中毒：首次2g，以后每次1g，1次/h，连续用药4～5次。②亚急性金属中毒：每次1g，2～3次/d，连用3～5d。③慢性金属中毒：1g/d，连用5～7d，停药5～7d；或1g/d，连用3d，停药4d为1个疗程，按病情可用2～4个疗程。④肝豆状核变性：每次1～2g，1次/d，5d为1个疗程，需间歇重复用药。

【用药监护】 ① 严重肝功能障碍者禁用。

② 有肝病患者慎用。

③ 本品水溶液呈无色或略带微红色，极不稳定，久置后现混浊或土黄色，可减少药效和出现毒性，故出现混浊或变色后不可使用。

④ 本品不可做静脉滴注。

⑤ 少数患者应用本品后可出现短暂性ALT和AST增高，因此在应用本品前和用药过程中，应每1～2周检查1次肝功能，防止发生严重肝损害。

⑥ 用药前，应嘱患者：治疗过程中应饮足量水，以利于毒物排泄。

⑦ 约有50%患者在静脉注射本品过程中出现轻度头晕、头痛、四肢无力、口臭、恶心、腹痛等症状。少数患者出现皮疹（呈红色丘疹）和瘙痒（以面、额、胸前处为多见）。另见咽喉干燥、胸闷、胃纳减退等。不良反应大多与静脉注射速率有关，停用本品后可自行消失。

二巯丙磺钠 Sodium Dimercaptopropane Sulfonate

（乌尼基尔；Unithiol）

【药理分类】 金属及类金属中毒解毒药-巯基络合剂。

【适应证】 ①常用于汞中毒、砷中毒，为首选解毒药物；②对其他金属、类金属化合物（包括酒石酸锑钾）和有机汞等中毒均有效；③可用于毒蕈（即野生毒蘑菇毒素毒肽、毒伞肽）中毒；④亦用于沙蚕毒素类农药中毒。

【用法用量】 肌内注射。①金属中毒：a. 急性中毒：每次250mg，第1日3～4次；第2日2～3次；以后视病情酌减至1～2次/d，连用7d为1个疗程；b. 慢性中毒：每次125～250mg，1～2次/d，连用3d，停药4d为1个疗程；一般需要2～3个疗程。②毒蕈中毒：每次250mg，2次/d，连用5～7d。③沙蚕毒素类农药中毒：a. 轻中度中毒：每次 250mg，6h 1 次，用 1d 即可；b. 重度中毒：首剂静脉注射，剂量不变，其他仍肌内注射，第 2 日如病情需要再肌内注射，每次 250mg，用 2～3 次即可，间隔时间可延长至 8～12h。

【用药监护】 ① 对本品过敏或对巯基化合物有过敏史者禁用。

② 高敏体质者应慎用或禁用，必要时在脱敏治疗后密切观察下小剂量使用。

③ 本品一般做肌内注射。如需静脉注射，应将本品 250mg 用 10%葡萄糖注射液稀释后使用。静脉注射要慢，应在 5min 以上注射完，否则可引起恶心、心动过速、头晕及口唇发麻等症状，一般 10～15min 即可消失。

④ 由于本品与金属形成的络合物仍有一定程度的解离，如排泄慢，解离出来的二巯基化合物可很快被氧化，则游离的金属仍能产生中毒现象，故本品用于治疗金属中毒时应尽早用药，并注意反复给予足量的药物。

⑤ 本品偶见过敏反应，如皮疹、寒战、发热，甚至发生过敏性休克、剥脱性皮炎等。一旦发生过敏反应，须立即停药，并给予对症治疗。轻症者可用抗组胺药，严重者应使用肾上腺素或肾上腺皮质激素。

去铁胺 Desferrioxamine messylate

（得斯芬，去铁敏；DFO，Desferrin）

【药理分类】 金属中毒解毒药-羟肟酸络合剂。

【适应证】 ①用于治疗：a. 急性铁中毒；b. 慢性铁负荷过量，如重症地中海贫血、铁粒幼细胞性贫血、自身免疫性溶血性贫血、再生障碍性贫血及其他慢性贫血因反复输血引起的继发性铁质沉着病；c. 特发性（原发性）血色病患者因伴随疾病（如严重贫血、心脏病、低蛋白血症）而不能进行静脉切开放血术时；d. 迟发性皮肤卟啉病引起的铁负荷过量；e. 慢性肾衰竭（持续透析）患者伴有铝负荷过量引起的骨病和（或）脑病和（或）贫血。②用于诊断铁或铝负荷过量（即 DFO 试验）。

【用法用量】 肌内注射、皮下注射：将本品 0.5～1g，用灭菌注射水 2ml 溶解后使用。静脉滴注：用 0.9%氯化钠注射液、复方氯化钠注射液或 5%葡萄糖注射液 250～500ml 溶解后滴注，滴注时间 1～2h，滴注速率不超过 15mg/(kg·h)，24h 总量不超过 90mg/kg。①急性铁中毒：肌内注射，首次 1g，以后每 4h 0.5g，共 2 次；然后根据病情可继续每 4～12h 给予 1 次 0.5g，但 24h 总量不应超过 6g。静脉滴注，剂量同肌内注射。②慢性铁负荷过量（如输血性铁质沉着病）：肌内注射、皮下注射或静脉滴注。开始 0.5g/d，逐渐增加剂量至铁排出量达到平台为止，平均剂量为 20～60mg/(kg·d)；SF 水平＜2000ng/ml 时，剂量为 25mg/(kg·d)；2000～3000ng/ml 时，为 35mg/(kg·d)；剂量一般不超过 50mg/(kg·d)；SF 水平较高的成人患者，最大剂量可达到 55mg/(kg·d)。轻症 3～5 次/周，重症 5～7 次/周。③慢性肾衰竭伴铝负荷过量：每次 20mg/kg，1～2 次/周，在透析之初 2h 通过动脉导管滴注，总量一般不超过 6g/周。④铁负荷试验（用于肾功能正常的铁负荷过量患者）：肌内注射 0.5g。注射前排空膀胱内剩余尿，注射后收集 6h 尿送验铁含量。尿铁超过 1mg，提示有过量铁负荷；超过 1.5mg，对机体可引起病理性损害。⑤铝负荷试验（在血铝水平超过 60ng/ml 伴 SF 水平超过 100ng/ml 的晚期肾衰竭患者中进行）：在血液透析前取血样测定基线血铝水平，然后在血液透析最后 60min，按 5mg/kg 缓慢滴注本品。在下一次血液透析开始时（即滴注本品 44h 后），再次取血样测定血铝水平。如此次血铝超过基线水平 150ng/ml，则认为试验阳性，但阴性结果并不绝对排除铝负荷过量。

【用药监护】 ① 下列情况禁用：a. 对本品过敏者，除非有可能进行脱敏。b. 无尿或严重肾功能损害者。

② 肾盂肾炎患者及哺乳期妇女慎用。

③ 动物实验证明本品有致畸胎作用，故孕妇不宜应用，尤其对妊娠早期的妇女，只有在不得已时才用药。

④ 铁负荷过量或大剂量摄入本品可导致儿童生长发育迟缓。3 岁以下小儿一般不用本品，这是因为地中海贫血患儿体内铁负荷剂量不多，同时本品对小儿也容易引起眼和耳的损害。小儿必须应用本品时，在用药前应监测生长发育指标，平均剂量不能超过 40mg/(kg·d)。高于此剂量可能会影响其成年身高。因此，使用本品的患儿应每 3 个月监测 1 次体重和身高。

⑤ 老年人选择剂量时须谨慎，应从最低剂量开始给药，并严密监测血清铁水平。

⑥ 由于本品吸收迅速，肌内注射也可引起虚脱，因此用量不应超过推荐剂量。

⑦ 治疗急性铁中毒时须注意：a. 一般在急性铁中毒出现下列情况时应用。ⓐ出现轻微症状或多次一过性发作症状（如1次以上的呕吐发作或排软便）。ⓑ出现嗜睡、剧烈腹痛、低血容量或酸中毒。ⓒ腹部X光照片显示多发性放射阴影（大多病情会继续加重出现铁中毒症状）。ⓓ无论总铁结合力大小，任何血清铁水平＞500μg/dl者或血清铁水平＞300～350μg/dl的有症状的患者。ⓔ血清铁水平不详，但有急性铁中毒的症状与体征者。b. 治疗方法。ⓐ在常规洗胃后，将本品5～10g溶于50～100ml水中，经胃管灌入胃中，至少停留30min，以螯合残留于胃内的铁。ⓑ为清除已吸收的铁，一般采用肌内注射。如患者有低血压、休克或其他严重中毒症状，则宜采用持续静脉滴注，最大滴注速率为15mg/(kg·h)，通常在用药4～6h后，条件允许时应减慢滴速，使24h静脉用药总量不超过80mg/kg。一旦症状得到控制，即改为肌内注射，以避免静脉滴注引起的不良反应。ⓒ给药前2～6h和用药后应测定血清铁、总铁结合力、SF和尿铁胺（呈橘红色）。如给药后2h尿色恢复正常，且患者无其他中毒症状，提示体内铁负荷无过量，无须继续给药，但要警惕有些严重中毒患者的尿色在用药后不一定改变。ⓓ治疗应持续至血清铁水平＜总铁结合力（TIBC）。c. 患者必须满足以下所有指征时才能停药：ⓐ全身性铁中毒的症状或体征消失（如无酸中毒、无恶化的肝中毒）。ⓑ一般情况下，血清铁的水平应该正常或偏低（＜100μg/dl）。然而，由于在本品存在情况下血清铁不能精确检测，故在其他所有指征都符合且血清铁水平未见升高时可以停药。ⓒ多发性放射阴影是持续性铁吸收的标志，故对一开始就出现多发性放射阴影的患者应该复查腹部X光片，这些阴影消失后才可以停药。ⓓ治疗前期出现粉玫瑰色尿患者的尿色恢复正常。但不能单独以此作为停药的依据。d. 由于本品的疗效取决于足够的尿量，故应嘱患者治疗期间多饮水，以促进铁螯合铁草氨菌素的有效清除。e. 患者出现少尿或无尿时，应进行腹膜透析、血液透析或血液滤过，以清除铁胺。f. 对于无症状的、血清铁水平在300～500μg/dl范围内的患者，以及有自限性、非血性呕吐或腹泻，但没有出现其他症状的患者，可采用保守治疗，不推荐应用本品。g. 急性铁中毒患者即便无中毒症状，也应观察至少24～48h。

⑧ 治疗慢性铁负荷过量时须注意：a. 对年轻患者，主要目的是达到铁平衡，并防止引起继发性铁质沉着病；而老年患者则以达到铁的负平衡为宜，这样可缓慢降低已升高的铁储存，并预防其毒性作用。b. 对儿童和成年患者，应在最初10～20次输血后或SF水平达1000ng/ml时开始治疗。c. 给药途径及方法：ⓐ皮下注射比肌内注射的效果好（比肌内注射效果强2～3倍），但不宜皮下冲击式注射，应以微型泵作为动力，在腹壁做缓慢皮下输注8～12h，如果同剂量输注24h则排铁量增加。输注时，注射针头不能离真皮层太近。皮下注射时，本品的浓度通常不能超过10%，否则易引起局部刺激，必须使用较高浓度时，可采用肌内注射。ⓑ肌内注射仅在不适合皮下注射时采用，推注时应缓慢，否则可引起虚脱。ⓒ静脉滴注较皮下注射更为有效，但因副作用较大，一般仅用于不能进行连续皮下输注或因铁负荷过量而继发心脏病的患者。静脉滴注通常采用输液泵进行连续输注。ⓓ本品禁止快速静脉滴注，否则可能会引起低血压或出现休克症状（如潮红、心动过速、虚脱和风疹。如一旦发生，应及时给予抗组胺药或抗休克药物，使反应缓解），尤其当输液管出现堵塞而需冲洗输液管时一定要小心，并避免快速冲入，因快速输注可导致急性心力衰竭。ⓔ输血期间静脉滴注本品时，不能将本品溶液直接加入血袋中，但可通过靠近注射部位的"Y"型连接器加入输血管。ⓕ进行强化螯合作用时，可采用植入式静脉输注系统缓慢给药。ⓖ无论选择哪一种用药途径，剂量都必须个体化确定，都必须定期测量24h尿铁排出量，并根据患者病情和铁排出率调整剂量。d. 为评价螯合治疗的反应，开始剂量为0.5g/d，并每日监测24h尿铁排出量，以确定需增加的剂量。一旦确定了合适剂量，以后可每隔数周检测1次尿铁排出量。e. 平均日剂量则可根据SF水平调整，以维持治疗指数＜0.025［即本品平均日剂量(mg/kg)除以SF浓度（μg/L）的结果应小于0.025］。f. 如果SF＜1000ng/ml，会有增加本品毒性的危险。因此密切观察患者非常重要，可能需要考虑降低本品的每周总剂量。g. 只有在反复每日高剂量治疗带来的益处超过可能带来的风险时，才考虑给予较大剂量治疗。

⑨ 治疗晚期肾衰竭伴慢性铝负荷过量时须注意：a. 本品与铁或铝形成的螯合物（铁

胺或铝胺）可经透析清除，故肾衰竭患者可用透析增加螯合物的清除。b. 对于铝负荷过量伴相应症状或器官功能障碍的患者，或虽无症状但血铝水平持续高于 60ng/ml，或铝负荷试验阳性，均应接受本品治疗（方法见本品【用法用量】），尤其骨活检证实存在铝骨病的患者。经过 3 个月的治疗及随后 4 周的清除期后，应做 1 次铝负荷试验。如果间隔 1 个月的两次铝负荷试验的血铝水平超出基线值＜50ng/ml，则不再继续使用本品。c. 对于 CAPD 或持续性周期性腹膜透析（CCPD）的患者，本品应在最后一次换透析液之前给药（5mg/kg，溶解后加入透析液中做腹腔注射，1 次/周），但也可采用肌内注射、皮下输注或缓慢静脉输注。d. 有与铝相关性脑病的患者，使用高剂量本品可加重神经系统功能紊乱（如抽搐），并可能引起透析性痴呆的发作，在治疗前先给予适量氯硝西泮可以预防。

⑩ 铁负荷过量患者通常会出现维生素 C 缺乏（可能是铁氧化了维生素 C 所致），而维生素 C 缺乏又可影响本品的治疗效果。因此，维生素 C 可用作螯合治疗的辅助用药，以预防维生素 C 缺乏，并增强本品的作用（维生素 C 使铁更易被螯合）。但本品与维生素 C 同时应用时须注意：a. 维生素 C 可增加本品与铁离子的结合作用和去铁胺的排泄，但同时也会增加组织的铁毒性，尤其可影响心脏的代偿功能，导致心功能损害。b. 维生素 C 与本品合用时，应密切监测心功能。c. 伴有心力衰竭的患者不能合用维生素 C。d. 老年人应用本品时，不宜同时加用大剂量维生素 C，否则容易导致心脏失去代偿功能。e. 维生素 C 仅给定期使用本品的患者服用，而且最好在设置好输液泵后即刻服用。f. 维生素 C 口服剂量不要超过 200mg/d，分次服用，并应在进行本品正规治疗 1 个月以后开始服用。g. 一般地说，10 岁以下儿童服用维生素 C 50mg/d 已足够，10 岁以上儿童则需 100mg/d，再高剂量的维生素 C 并不能增加铁螯合物的排出。h. 在严重铁过量患者中已有报道本品与维生素 C（＞500mg/d）合用造成心脏功能损害，停用维生素 C 后心脏功能恢复。

⑪ 本品与吩噻嗪类衍生物甲哌氯丙嗪合用，可引起暂时性意识障碍，锥体功能障碍和昏迷，应避免合用；与吩噻嗪类药合用，亦须谨慎并密切监测 EPS。由于螯合在本品上的镓-67 会迅速经尿排出，可导致镓-67 成像失真，因此采用闪烁法检查前 48h 应停用本品。

⑫ 用药前，应告知患者：a. 本品可能引起头晕、眩晕或其他中枢神经障碍，也可能导致视力/听力损害，治疗中如出现上述症状应避免驾驶及危险性较大的机器操作或高空作业。b. 本品可使尿液呈现棕红色，此乃铁螯合物经尿液排出所致，是治疗中的正常现象，勿疑虑。c. 治疗中出现以下症状时应及时报告医师，以便及时采取应对措施：视力或听力障碍；皮疹或瘙痒、心动过速或心区不适；头晕或眩晕、感觉异常；哮喘或呼吸困难；腹痛、腹泻等肠炎症状；排尿困难、蛋白尿和/或血尿；骨痛或腿部肌肉痉挛等。

⑬ 铁负荷过量患者易诱发感染。已有报道本品可能促进感染（包括败血症）的发生，尤其耶雪尼肠结肠菌（YE 菌）引起的肠道感染（耶雪尼结肠炎，亦称耶尔森结肠炎）和假结核病菌感染。如患者在使用本品治疗中引起发热，并伴有急性肠炎/结肠炎、弥散性腹痛或咽炎，应暂时停止治疗，同时根据细菌学实验结果及时给予相应的抗菌治疗，清除感染后再继续本品治疗。已有报道，在本品治疗铝和（或）铁负荷过量的患者，有少数病例发生毛霉菌病，这是一种严重的真菌感染。治疗中，患者如出现任何可疑体征或症状，均应立即停用本品，同时进行真菌学实验，并根据实验结果采用相应的抗真菌治疗。毛霉菌病也可能发生在未使用本品的患者，这表明其他决定因素（如透析、糖尿病、酸碱平衡紊乱、恶性血液病、免疫抑制治疗或其他削弱免疫系统的因素）也可能与这种感染的发生有关，治疗中应注意鉴别。

⑭ 长期或高剂量应用本品，尤其所用剂量超过推荐剂量和（或）其剂量未按 SF 或血铝浓度调整，可导致视物模糊、视力减退或丧失、视野缩小或缺损、盲点、视觉敏感度降低、辨色和夜视困难、视网膜色素异常、视神经炎、白内障或角膜浊斑等。耳鸣和听力减退可在视力受影响时同时出现，亦可急性起病。少见高频听力丧失。SF 水平低的患者易引起视力和（或）听力障碍，接受维持透析且 SF 水平低的肾衰竭患者则更易发生上述不良反应，已有仅单次用药即引起视觉障碍的报道。也有在使用本品诊断性试验剂量时发生视觉障碍的病例，虽极为罕见，但应引起足够重视。本品引起的视力和（或）听力障碍在停药后可有部分或完全恢复。因此，在使用本品治疗前

及治疗期间，每3个月应做1次视力和听力的检查，尤其对SF水平低的患者。治疗期间，应加强临床观察，患者如出现视力和（或）听力障碍，应立即停用本品，以争取逆转的最大机会。症状消失后，如需继续使用本品，应减少用量，并密切监测患者的视力和听力变化，防止再次发生上述不良反应。SF水平低的患者使用本品高剂量时须谨慎，尤其对于接受维持透析且SF水平低的肾衰竭患者，必须使用本品时宜采用最小有效量（低剂量可降低不良反应的危险），并密切监测视听功能，发现异常时应立即停药。

⑮ 已有报道，过高剂量静脉输注本品治疗急性铁中毒患者和地中海贫血患者发生急性呼吸衰竭，因此治疗期间须严格控制剂量，一般不应超过推荐剂量，只有在高剂量治疗带来的益处超过可能带来的风险时，才考虑给予较高剂量治疗。

⑯ 本品的其他不良反应尚有：a. 很常见输注或注射部位疼痛、肿胀、渗出、红斑、瘙痒、焦痂、硬结、关节痛/肌痛，以及注射局部水肿、出血和烧灼感。b. 常见头痛、急性小肠炎/小肠结肠炎、肠痉挛、风疹/斑丘疹。c. 偶见发热、寒战、不适、哮喘、心动过速、心律失常、排尿困难、肝或肾功能损害，以及骨痛、椎体和干骺端变形。d. 罕见血液异常（如血小板减少、粒细胞减少或缺乏）、全身性皮疹或荨麻疹、伴有/不伴有休克的血管神经性水肿、ARDS（伴有呼吸困难、紫绀和间质性肺浸润）、感觉异常、头晕、眩晕、惊厥，以及外周感觉、运动或混合性神经病变。此外，本品尚可激发和加重隐匿性肾盂肾炎。用于治疗铝负荷过量时可能导致血钙下降和甲状旁腺功能亢进加重。口服给药常可引起胃肠道症状（恶心、呕吐、腹痛、腹泻）。用药期间注意观察患者用药后的不良反应，尤其要加强对呼吸系统、神经系统及过敏反应等不良反应的监测，长期用药过程中应定期检查ECG、血常规、肝肾功能及SF水平。

⑰ 本品过量使用或输注过快，或输入有未溶解的药物时，可发生心动过速、低血压和胃肠道症状，还可能发生急性短暂的视觉丧失、失语、焦虑、头痛、恶心、心动过缓及低血压。处置：无特殊解毒药。出现上述症状后应停药，并对症治疗。减量后可减轻症状，透析可清除本品。

■ 第二节　亚硝酸盐及氰化物中毒解毒药

亚甲蓝[典][基]

Methylthioninium Chloride

（美蓝；Desmoid）

【药理分类】 亚硝酸盐中毒解毒药。

【适应证】 ①小剂量（1～2mg/kg）治疗高铁血红蛋白血症，对亚硝酸盐、硝酸盐、苯胺的氨基及硝基化合物、苯肼、醌类、氯酸盐、产生芳香胺的药物（如乙酰苯胺、对乙酰氨基酚、非那西丁、苯佐卡因等）中毒引起的高铁血红蛋白血症有效；②大剂量（5～10mg/kg）治疗氰化物中毒。

【用法用量】 ①静脉注射：a. 亚硝酸盐等化合物中毒引起的高铁血红蛋白血症：1%溶液5～10ml（1～2mg/kg）加入25%葡萄糖注射液20～40ml中，缓慢静脉注射，注射时间10～12min，如注射后30～60min后皮肤黏膜青紫不消退，可按原量重复注射1次，以后可视病情每3～4h重复注射半量，直至皮肤黏膜青紫明显好转或高铁血红蛋白降至10%左右。轻度中毒可口服本品150～250mg。b. 氰化物中毒：1%溶液50～100ml（5～10mg/kg），加入5%～25%葡萄糖注射液20～40ml中，缓慢静脉注射，然后再注射25%硫代硫酸钠注射液40ml。②动脉注射。闭塞性脉管炎：每隔3～4日1次，每次25～50mg，3次为1个疗程。

【用药监护】 ① 肾功能损害者慎用。

② 本品对异常血红蛋白M伴有高铁血红蛋白血症无效。对先天性还原型辅酶Ⅱ（NADPH）及高铁血红蛋白还原酶缺乏引起的高铁血红蛋白血症效果较差，口服本品时剂量可增至300mg/d，并给予大剂量维生素C。

③ G6PD缺乏患者和小儿应用本品剂量过大可引起溶血。

④ 本品皮下及肌内注射可引起注射局部组织坏死，椎管内注射可引起中枢神经系统器质性损害，故不能用作皮下、肌内或椎管内注

射。静脉给药应防止药液外漏，以免引起组织坏死。

⑤ 本品是一种氧化还原剂，根据其在体内的不同浓度，对 Hb 有双重作用。小剂量（1～2mg/kg）低浓度时，可使高铁血红蛋白还原成 Hb，所以可用于治疗亚硝酸盐、硝酸盐等多种化合物或药物中毒引起的高铁血红蛋白血症。大剂量（10mg/kg）高浓度时，又可将 Hb 氧化成高铁血红蛋白而起到治疗氰化物中毒的作用。因此，本品小剂量低浓度用于治疗高铁血红蛋白血症，而大剂量高浓度则用于治疗氰化物中毒。也就是说，静脉注射大剂量（500mg 以上）和给予小剂量的效果相反。使用时应高度注意。

⑥ 用于治疗高铁血红蛋白血症时，本品用量约 120mg/d 即可，重者可用 2～3d，不需要大量反复应用。因本品完全排泄需 3～5d，大量反复使用可导致体内蓄积而产生不良反应。

⑦ 用于治疗氰化物中毒时，本品应与硫代硫酸钠交替使用，否则氰化物中毒仍会复发。

⑧ 本品与氢氧化钠、氧化剂、还原剂、碘化物及氯化汞等有配伍禁忌，不能混合应用。治疗高铁血红蛋白血症时，与维生素 C 和葡萄糖合并使用疗效更为显著。

⑨ 本品静脉注射过快，可引起头晕、恶心、呕吐、胸闷、腹痛等。剂量过大，除上述症状加剧外，还出现头痛、呼吸困难、血压降低、心前区痛、心率增快伴心律失常、大汗淋漓、意识障碍，严重时可致心肌损害（出现 T 波低平或倒置）。因此，静脉注射应匀速而缓慢，不要过快，也不要时快时慢，稀释后溶液的注射速率应控制在 2ml/min 左右（用于治疗氰化物中毒时，最好使用注射泵），同时定期监测血压和 ECG，如有异常，应减慢注射速率，必要时减少用药剂量。本品有时可引起尿路刺激症状，如尿道灼痛等，多饮水可减轻反应。此外，用药后尿液呈蓝绿色，治疗前应告知患者，以免产生疑虑。

硫代硫酸钠[典][基] Sodium Thiosulfate

（次亚硫酸钠，大苏打，海波；Amotox，Hypo）

【药理分类】 氰化物中毒解毒药。

【适应证】 ①治疗氰化物中毒，与高铁血红蛋白形成剂联合应用；②治疗降压药硝普钠过量中毒；③治疗可溶性钡盐（如硝酸钡）中毒；④治疗皮肤瘙痒症、慢性荨麻疹、药疹等。

【用法用量】 静脉注射。①氰化物解毒，在注射高铁血红蛋白形成剂后，立即缓慢静脉注射本品 25％溶液 40～60ml，注射速率 2.5～5ml/min。必要时，1h 后再与高铁血红蛋白形成剂联合重复使用半量或全量。②硝普钠过量中毒，单独使用本品 25％溶液 20～40ml 缓慢静脉注射。③可溶性钡盐中毒，缓慢静脉注射 25％溶液 20～40ml。④过敏性疾病，静脉注射，每次 0.5～1.0g，1 次/d，10～14d 为 1 个疗程。

【用药监护】 ① 静脉注射量大时，应注意不良反应，注射不宜过快，以免引起血压下降。

② 本品用于治疗氰化物中毒时，常与亚硝酸钠等高铁血红蛋白形成剂联合应用，以提高疗效。但两者不能混合注射，应先静脉注射亚硝酸钠，而后立即由原针头注射本品（亚硝酸钠-硫代硫酸钠疗法）。口服中毒者，还需用本品 5％溶液洗胃，并保留适量于胃中，以减少肠道内氰化物的吸收。

③ 本品不能与其他药物混合注射，否则会发生沉淀或降低疗效。

④ 本品偶见头晕、乏力、恶心和呕吐，必要时可对症治疗。静脉注射过快时可引起血压下降。因此，治疗中应注意监测血压和心率的变化。如有异常，应减慢注射速率，必要时暂时停药。

亚硝酸钠[典] Sodium Nitrite

【药理分类】 氰化物中毒解毒药。

【适应证】 用于氰化物及硫化氢中毒。

【用法用量】 静脉注射。本品为 3％水溶液，仅供静脉使用，每次 10～20ml（即 6～12mg/kg），注射速率 2～3ml（0.06～0.09g）/min；或将本品 0.3～0.45g 用 0.9％氯化钠注射液稀释至 100ml 后缓慢静脉注射，注射时间 5～20min。常用量：每次 0.3～0.6g 或 3％溶液 10～15ml。本品注射完毕后，随即用同一针头及相同速率静脉注射 25％硫代硫酸钠注射液 40ml（硫化氢中毒则不需要），必要时在 0.5～1h 后可重复本品和硫代硫酸钠半量或全量。

【用药监护】 ① 休克患者禁用。

② 老年人心脏和肾脏潜在代偿功能差，本品可使血管扩张，导致低血压，影响心脏冠状动脉灌注和肾血流量，应慎用。

③ 患者出现休克症状时，应充分抗休克后再使用本品。

④ 儿童使用本品时应特别注意用量，如用量过大，极易因形成的高铁血红蛋白过多而致死。因此，儿童使用本品时应注意监测Hb，并根据Hb调整本品的用量。Hb测得值为70、80、90、100、110、120、130及140(g/L)时，本品3%溶液的用量分别为0.19、0.22、0.25、0.27、0.30、0.33、0.36及0.39（ml/kg）。治疗中一旦发生过量征象，应立即进行抗休克治疗，必要时在开始使用本品时即同时做抗休克治疗。

⑤ 本品不得与硫代硫酸钠混合注射，否则将加重不良反应，导致血压明显下降。

⑥ 本品对氰化物中毒仅起暂时性的延迟其毒性。因此，必须在应用本品后立即通过原静脉注射针头注射硫代硫酸钠，使其与 CN^- 结合变成毒性较小的硫氰酸盐由尿排出。

⑦ 本品必须在中毒早期应用，而且愈早效果愈好，中毒时间长则无解毒作用。

⑧ 本品用量过大，可导致形成过多的高铁血红蛋白而出现严重紫绀、呼吸困难等症状，此时可静脉注射1%亚甲蓝注射液5～10ml（0.1～0.2ml/kg），以促进高铁血红蛋白还原为Hb。

⑨ 本品有扩张血管作用，可致血压下降，并影响心脏冠状动脉灌注和肾血流量，引起心动过速、头痛、冷汗，甚至发生晕厥、休克、抽搐。因此，静脉注射应缓慢，注射速率以2～3ml/min为宜，以免引起上述不良反应，尤其用于老年人、伴有心血管病变或动脉硬化的患者时更应引起注意。

第三节 有机磷毒物中毒解毒药及其他解毒药

碘解磷定[典][基] Pralidoxime Iodide

（解磷定，派姆；PAM，Pyraloxime Iodide）

【药理分类】 有机磷毒物中毒解毒药（ChE复能药）。

【适应证】 治疗有机磷毒物中毒。但单独应用疗效差，应与抗胆碱药联合应用。

【用法用量】 静脉注射。①轻度中毒：0.4～0.8g缓慢静脉注射，必要时1h后重复1次。②中度中毒：首次0.8～1.6g，缓慢静脉注射，以后每1h重复0.4～0.8g，肌颤缓解或ChE活性恢复至正常的60%以上后酌情减量或停药。③重度中毒：首次1.6～2.4g，缓慢静脉注射，以后每1h重复0.8～1.6g，肌颤缓解或ChE活性恢复至正常的60%以上后酌情减量或停药。

【用药监护】 ① 对本品及碘过敏者禁用（应改用氯解磷定）。

② 老年人应适当减少用量和减慢静脉注射速率。

③ 本品具有以下特点，使用时应加注意：a. 本品对中毒时间不长的患者疗效较好，对被有机磷毒物（杀虫剂）抑制超过36h已“老化”的ChE的复能作用效果甚差。因此，应用本品治疗有机磷毒物中毒时，用药越早越好。对慢性有机磷杀虫剂中毒抑制的ChE无复活作用。b. 本品对不同品种有机磷毒物中毒的疗效不同，一般认为对沙林、对硫磷、内吸磷、硫特普、马拉硫磷、乙硫磷的疗效较好；对塔崩、敌敌畏、美曲膦酯的效果差；对索曼无效；对乐果、氧化乐果尚有争议。c. 本品虽能迅速消除肌颤、肌无力等外周性烟碱样症状，但不能直接对抗乙酰胆碱的大部分效应，即不能消除中枢症状、毒蕈碱样症状及其他烟碱样症状。因此，用于中、重度急性有机磷毒物中毒时，必须与抗胆碱药（如阿托品）联合应用。d. 本品不易透过血-脑脊液屏障进入中枢神经系统，对中枢的中毒酶没有明显的重活化作用，故对中毒的中枢症状无明显效果。e. 本品生物半衰期短，不宜静脉滴注，特别是首次给药忌用静脉滴注。由于其作用维持时间短，在肝脏迅速代谢，因此必须根据病情反复给药。

④ 使用本品时，应根据病情掌握剂量及间隔时间。用药期间，应密切观察病情变化及测定ChE活性，以作为用药指标。急性中毒患者的ChE水平与临床症状有关，故应密切观察临床表现，以便及时重复应用本品。

⑤ 对皮肤吸收引起中毒的患者，在应用本品的同时须脱去被污染的衣服，并用肥皂清洗头发和皮肤；眼部则需用2.5%碳酸氢钠溶

液和生理盐水溶液反复冲洗。对口服中毒时间不长的患者，须同时用2.5%碳酸氢钠溶液彻底洗胃，以清除胃肠道中尚未吸收的残留毒物。由于有机磷可在下消化道吸收及排泄较慢，因此这类患者应用本品至少应维持48～72h，以防引起延迟吸收后加重中毒，甚至致死。停药指征以烟碱样症状（肌颤、肌无力）消失为主，ChE活性应维持在50%～60%或以上。

⑥ 本品为ChE复能药，可间接减少乙酰胆碱的积聚，对骨骼肌神经肌肉接头处作用明显；阿托品则有直接拮抗积聚乙酰胆碱的作用，对自主神经的作用较强，两者联合应用临床效果显著。本品可增强阿托品的生物效应，故两药同时应用时需适当减少阿托品剂量。阿托品首次剂量，一般中毒为2～4mg，每10min 1次；严重中毒为4～6mg，每5～10min 1次，肌内或静脉注射，直到出现阿托品化。阿托品化要维持48h，以后逐渐减少阿托品剂量或延长注射时间。

⑦ 维生素B_1能抑制肾小管对本品的排泄，使其$t_{1/2}$延长，血药浓度增加。本品在碱性溶液中容易水解，故不能与碱性药物配伍使用。

⑧ 本品注射液可直接缓慢静脉注射。粉针剂则应在临用前用0.9%氯化钠注射液或5%～10%葡萄糖注射液20～40ml溶解，不易溶解时可振摇或加温至40～50℃使溶。本品有刺激性，注射时应防止药液漏至皮下，以免引起局部剧痛及周围皮肤发麻。

⑨ 本品剂量过大或注射过快，可引起眩晕、视物模糊、复视、动作不协调，甚至会引起血压明显波动、呼吸抑制和癫痫发作，此时应减少用药剂量或减慢注射速率，必要时给予对症治疗，但应特别注意与急性有机磷中毒的某些临床表现相区别，因为急性有机磷中毒也可出现上述类似症状。

⑩ 本品注射后可引起恶心、呕吐、心率增快、EGC出现暂时性ST段压低和QT间期延长，偶见咽痛及腮腺肿大等碘过敏症状。用药过程中应注意监测血压、脉搏、EGC。

纳洛酮[典][基] Naloxone

（丙烯吗啡酮；Nalone）

【药理分类】 阿片受体拮抗药。

【适应证】 ①用于阿片类药复合麻醉术后，拮抗该类药物所致的呼吸抑制，促使患者苏醒；②用于阿片类药过量，完全或部分逆转阿片类药引起的呼吸抑制；③解救急性乙醇中毒；④用于急性阿片类药过量的诊断（纳洛酮激发试验）。

【用法用量】 本品注射剂可静脉滴注、静脉注射、肌内注射或皮下注射给药。静脉注射起效最快，适合在急诊时使用。静脉滴注时，可将本品2mg加入0.9%氯化钠注射液或5%葡萄糖注射液500ml中，使浓度达到0.004mg/ml，混合液应在24h内使用，超过24h未使用的余液须弃之。滴注时，必须根据患者反应控制滴注速率。当患者处于灌注不良或不易建立静脉通道时，可肌内注射或皮下注射，也可舌下含服（舌下含片）或气管内给药。①阿片类药过量：首次可静脉注射本品0.4mg～2mg，如未获得理想的疗效，可隔2～3min重复给药。如给10mg后仍未见反应，即应考虑诊断问题。②部分纠正在手术中使用阿片类药物后的阿片抑制效应：通常较小剂量即有效。首次纠正呼吸抑制时，应每隔2～3min静脉注射0.1～0.2mg，直至产生理想的效果。③在1～2h间隔时间内需要重复给予本品的量取决于最后一次使用阿片类药的剂量、给药类型（短作用型还是长作用型）与间隔时间。④重度乙醇中毒0.8～1.2mg，1h后重复给予0.4～0.8mg。

【用药监护】 ① 对本品过敏者禁用。

② 下列情况慎用：a. 已知或可疑的阿片类药躯体依赖患者，包括其母亲为阿片类药依赖者的新生儿（对这种病例，突然或完全逆转阿片作用可能会引起急性戒断综合征）。b. 有心血管疾病史、高血压、低血压、心律不齐及心功能障碍者，或接受其他有严重心血管不良反应（低血压、VT或Vf、肺水肿）药物治疗的患者。c. 伴有肝病、肾功能损害的患者（应用本品的安全性及有效性尚未确定）。d. 哺乳期妇女。

③ 母亲依赖常伴有胎儿依赖，因此在对已知或可疑的阿片依赖孕妇使用本品之前应考虑对胎儿的危险。本品可透过胎盘，可诱发母亲和胎儿出现戒断症状，因此孕妇只有在确实需要时才能使用。轻至中度高血压患者在临产时使用本品应密切监护，以免发生严重高血压。在临产时使用本品不会对母亲和新生儿产生不良作用。

④ 阿片类药中毒患儿对本品的反应很强，

因此需要对其进行至少24h的密切监护，直至本品完全代谢。

⑤ 老年人应从小剂量开始用药。

⑥ 本品不应给予有明显戒断症状和体征的患者，或者尿中含有阿片的患者。

⑦ 本品舌下含片口服无效。

⑧ 用于急性乙醇中毒，限于出现步态稳定、话多不连贯、欣快、共济失调、感知迟钝、困倦、嗜睡，但不伴有昏迷及生命体征改变的急性乙醇中毒的酩酊状态。

⑨ 本品对非阿片类药引起的呼吸抑制和左丙氧芬引起的急性毒性的控制无效。只能部分逆转部分性激动药或混合激动药/拮抗药（如丁丙诺啡和喷他佐辛）引起的呼吸抑制，或需要加大本品的用量。如果不能完全有效，在临床上需要用机械辅助治疗呼吸抑制。

⑩ 本品舌下含服后10min即可产生作用，静脉注射1～2min、肌内注射或皮下注射15min后即可起效。由于本品的 $t_{1/2}$ 和作用持续时间均较短（$t_{1/2}$ 为60～90min，作用时间1～4h），用药起作用后，一旦其作用消失，可使患者再度陷入昏睡和呼吸抑制。因此，应用本品时必须注意维持药效。

⑪ 对应用本品有效的患者，必须进行持续医疗监护，因为某些阿片类药的作用持续时间可能长于本品，必要时应重复给予本品。

⑫ 丁丙诺啡与阿片受体的结合率低、分离慢决定了其作用时间长（6～8h），因此本品用于拮抗丁丙诺啡的作用时应使用大剂量，而且对丁丙诺啡的拮抗作用需要逐渐增强逆转效果，以缩短呼吸抑制的时间。美索比妥可阻断本品诱发阿片成瘾者出现的急性戒断症状。本品可减弱可乐定的降血压作用和减慢心率作用。有报道，本品可拮抗卡托普利的降血压效应。本品能促进乙醇自胃肠道吸收，所以口服本品后不得再饮用含乙醇的饮料。本品与含有硫酸氢钠、亚硫酸氢钠、长链高分子阴离子或任何碱性的制剂混合，可能出现配伍禁忌。

⑬ 在对抗急性阿片类药过量时，除应用本品外，还应采取维持气道通畅、人工呼吸、给予升压药等其他复苏措施。

⑭ 应用本品拮抗大剂量麻醉镇痛药后，由于痛觉恢复，可产生高度兴奋，表现为血压升高、心率增快、心律失常，甚至肺水肿和Vf，用药时必须注意。

⑮ 已知或可疑的阿片类药躯体依赖患者应用本品时，因突然或完全逆转阿片作用可能会引起急性戒断综合征而表现出以下不同程度的症状：a. 轻度：哈欠、喷嚏、竖毛、流涕、出汗、无力。b. 中度：神经过敏、入睡困难、恶心、呕吐、腹泻、躯体疼痛、心悸、血压升高、原因不明的低热。c. 重度：不安或易激惹、寒战或发抖、震颤、胃肠痉挛、肌肉疼痛或抽搐、瞳孔扩大、心动过速、极度疲乏、渴求使用，甚至虚脱等。母亲对阿片类药有依赖性的新生儿应用本品时，可能发生原因不明的低热、寒战或发抖、惊厥、过度哭泣、反射性活动过多等症状。因此，用药前应注意了解患者的病史及用药史，用药期间应密切观察患者的治疗反应，并及时调整剂量，实时维持药效。用药过程中，患者如出现以上戒断症状，应根据病情给予对症治疗，必要时施以支持疗法（如补液、纠正电解质紊乱等），口服参附脱毒胶囊也有助于症状缓解。

⑯ 本品的其他不良反应主要有：a. 对阿片类药产生躯体依赖的患者突然逆转其阿片作用可能会引起急性戒断综合征，包括但不局限于下述症状和体征：躯体疼痛、发热、出汗、流鼻涕、喷嚏、竖毛、打哈欠、无力、寒战或发抖、神经过敏、不安或易激惹、痢疾、恶心或呕吐、腹部痛性痉挛、血压升高、心悸亢进。b. 突然逆转阿片类药抑制可能会引起：恶心、呕吐、出汗、心悸亢进、血压升高、发抖、癫痫发作、VT和Vf、肺水肿以及心脏停搏，甚至可能导致昏迷、脑病和死亡 。c. 术后使用本品和减药时可引起：ⓐ心脏及血管病症：高血压、低血压、热潮红或发红、心脏停搏或衰竭、心悸亢进、Vf和VT。据报道，由此引起的后遗症有死亡、昏迷和脑病。ⓑ消化道：口干、呕吐、恶心、食欲缺乏，并有喉痉挛的报告。ⓒ神经精神系统：惊厥、感觉异常、癫痫大发作惊厥、激动、幻觉、发抖。大剂量可引起行为方面的改变，也可以出现四肢麻木和针刺感、头晕。ⓓ呼吸道、胸和膈：肺水肿、呼吸困难、呼吸抑制、低氧症。ⓔ皮肤：非特异性注射点反应、出汗。因此，用药后应密切观察治疗反应，尤其生命体征的变化，如有异常，应及时采取相应措施。由于本品可能诱发VT、Vf及呼吸抑制，故给药前应备好抗心律失常药和呼吸兴奋药，以及氧气、呼吸机、除颤监护仪等抢救器材，以备不时之需。

乙酰胺[典][基] Acetamide

（解氟灵；Acetamidum）

【药理分类】 氟化物中毒解毒药。

【适应证】 用于氟乙酰胺（有机氟农药）、氟乙酸钠（杀鼠剂）和甘氟（鼠甘伏）等有机氟化合物中毒。

【用法用量】 肌内注射。每次2.5～5.0g，2～4次/d；或0.1～0.3g/(kg·d)，分2～4次肌内注射，一般连用5～7d；严重中毒者，每次5～10g。

【用药监护】 ① 所有有机氟化合物中毒患者，包括可疑中毒者均应尽早使用，以免延误治疗时机。早期应给予足量。

② 对有机氟化合物中毒患者，不论病程早晚，给予本品后都有一定作用。早期用药可挽救生命；晚期用药可减少后遗症，迟至中毒后5～7d给药仍有一定效果。

③ 本品pH低，局部注射有一定刺激性，故可在单剂量中加入2%普鲁卡因注射液或4%利多卡因注射液1～2ml混合注射，可减轻局部刺激症状，也可防治有机氟可能引起的心律失常。

④ 本品与解痉药、半胱氨酸合用，疗效较好。

⑤ 本品使用剂量过大或长期用药，可引起血尿。治疗中一旦出现血尿，应暂时停用本品，并给予适量糖皮质激素和维生素K。

氟马西尼[典][基] Flumazenil

（氟马尼，氟马泽尼；Flumazepil，Mazicon）

【药理分类】 BZP拮抗药。

【适应证】 ①终止用BZP诱导及维持的全麻；②作为BZP过量时中枢作用的特效逆转剂；③用于鉴别诊断BZP、其他药物或脑损伤所致的不明原因的昏迷。

【用法用量】 可用5%葡萄糖注射液、乳酸钠林格注射液或0.9%氯化钠注射液稀释后静脉注射，稀释后应在24h内使用。①终止用BZP诱导及维持的全麻：起始剂量为15s内静脉注射本品0.2mg。如首次注射后60s内清醒程度未达标，则可追加0.1mg，必要时可间隔60s后再追加1次，总量1mg，通常剂量为0.3～0.6mg。②作为BZP过量时中枢作用的特效逆转药：首次静脉注射剂量为0.3mg。如在60s内清醒程度未达标，可重复使用直至患者清醒，或达总量2mg。如再度出现昏睡，可每小时静脉滴注0.1～0.4mg，滴速应根据所要求的清醒程度进行个体调整。在重症监护情况下，对大剂量和（或）长时间使用BZP的患者只要缓慢给药并根据个体情况调整剂量并不会引起戒断症状。如果出现意外的过度兴奋体征，可静脉注射5mg地西泮或5mg咪达唑仑，并根据患者的反应小心调整剂量。③用于鉴别诊断BZP、其他药物或脑损伤所致的不明原因的昏迷：如重复使用本品后，清醒程度及呼吸功能尚未显著改善，必须考虑到BZP以外的其他原因。

【用药监护】 ① 下列情况禁用：对本品及BZP过敏者、有严重抗抑郁药中毒者、麻醉后肌松药作用未消失者、对使用BZP以控制对生命构成威胁的情况（如用于控制严重头部损伤后的颅内压或癫痫持续状态）。

② 下列情况慎用：头部损伤者（可诱发癫痫发作或脑血流量改变）、混合性药物中毒（可能引起惊厥和心律失常）、有惊恐障碍史者（可能引起惊恐发作）、有药物或乙醇依赖的患者和哺乳期妇女。

③ 妊娠早期不得使用本品。

④ 不推荐用于长期接受BZP治疗的癫痫患者。

⑤ 不推荐用于BZP的依赖性治疗和长期的BZP戒断综合征的治疗。

⑥ 术后，在神经肌肉阻滞药的作用消失之前，不应注射本品。

⑦ 本品静脉注射后作用迅速，$t_{1/2}$平均为0.85h，消除较快，单次注射作用时间为15～140min，视中毒药物种类与剂量而异。然而，几乎所有的BZP的作用时间均较长，在用本品抢救BZP过量时，BZP的镇静、呼吸抑制及其他不良反应常再出现，因此在注射本品后必须对患者进行严密的监控，监控的时间应根据BZ的用量和作用时间确定，必要时应重复使用本品。

⑧ 对于1周内大剂量应用过BZP，以及/或较长时间使用BZP者，应避免快速注射本品，否则将引起戒断症状，如兴奋、焦虑、情绪不稳、轻微混乱和感觉失真。

⑨ 因患者所摄入的BZP的作用有可能重新出现，因此应嘱患者在使用本品最初24h内，应卧床静息，更不宜从事驾驶、危险性较

大的机器操作或高空作业。

⑩ 本品可阻断经由苯二氮䓬受体作用的NBZP（如佐匹克隆、扎来普隆和唑吡坦）的作用。本品可能缩短硫喷妥钠麻醉效应的持续时间。本品不影响苯二氮䓬受体激动药的药代动力学，反之亦然。本品与乙醇无相互作用。

⑪ 少数患者在麻醉时用药会出现面色潮红、恶心和（或）呕吐，在快速输注本品后偶尔会有焦虑、心悸、恐惧等不适感，一般不需要特殊处理。有癫痫病史、严重肝功能损害或BZ长期用药史的患者，使用本品可能引起癫痫发作。这些患者用药时须注意监测，以便及时处置。

⑫ 在用本品解救BZ过量中毒时，应同时注意监测呼吸和心血管功能，保持呼吸道通畅，维持血容量及心功能，并输液促进药物经尿排泄。

抗蛇毒血清
Snake Antivenins

【药理分类】 蛇毒中毒解毒药。

【适应证】 用于毒蛇咬伤中毒。

【用法用量】 稀释后静脉注射或静脉滴注，也可肌内或皮下注射。用量根据被蛇咬伤者受毒量及血清效价而定。以下为中和一条蛇毒的剂量：

① 抗蝮蛇毒血清【典】：主要用于蝮蛇咬伤的治疗，对竹叶青和烙铁头蛇毒也有交叉中和作用。每次用6000～16000U，以0.9%氯化钠注射液或25%葡萄糖注射液稀释1倍，缓慢静脉注射。

② 抗五步蛇毒血清【典】：主要用于五步蛇咬伤的治疗，对蝮蛇毒也有一定交叉中和作用。每次用8000U，以0.9%氯化钠注射液稀释1倍，缓慢静脉注射。

③ 抗银环蛇毒血清【典】：主要用于银环蛇咬伤的治疗。每次用10000U，缓慢静脉注射。

④ 抗眼镜蛇毒血清【典】：主要用于眼镜蛇咬伤的治疗，对其他科的毒蛇蛇毒也有交叉中和作用。每次用2500～10000U，缓慢静脉注射。

【用药监护】 ① 使用本品前，应详细了解咬伤的毒蛇种类，或根据症状确诊是何种毒蛇咬伤，然后选用相应的单价抗蛇毒血清，立即迅速注射，愈早愈好，最好在4h内静脉给药。儿童与成人等量。对于未知的毒蛇咬伤，则给予多价抗蛇毒血清。

② 静脉给药前，应询问患者是否有马血清制品注射史及过敏史，并按以下方法进行皮试。a. 试验方法：取本品0.1ml加0.9%氯化钠注射液1.9ml，混匀后取0.1ml在前臂掌侧皮内注射，经20～30min判定结果。对可疑阳性者，应预先注射氯苯那敏10mg或地塞米松5mg（儿童酌减），15min后再注射本品。b. 皮试阴性者，可缓慢静脉注射本品，但不排除发生严重过敏反应的可能性。如注射过程中发生过敏反应，须立即停止注射，并按过敏反应处置原则治疗，如注射肾上腺素、输液、静脉滴注地塞米松5mg（或氢化可的松100mg，或氢化可的松琥珀酸钠135mg）等。c. 皮试阳性者，应权衡利弊，并做风险与效益分析。对严重毒蛇咬伤中毒、有生命危险者，应做脱敏注射法。脱敏注射法为：将本品以0.9%氯化钠注射液稀释20倍，分次皮下注射，每次观察20～30min；第1日注射0.4ml，如无反应酌情增量，3次以上无异常反应者，即可静脉、肌内或皮下注射。注射前应使本品的温度接近体温，缓慢注射，开始不超过1ml/min，以后不超过4ml/min。注射时，如反应异常，应立即停止注射，并及时处置。

③ 本品的不良反应包括过敏性休克和血清病。a. 过敏性休克可在注射中或注射后数分钟内突然发生。患者突然表现沉郁或烦躁、脸色苍白或潮红、胸闷或气喘、出冷汗、恶心或腹痛、脉搏细速，重者可出现抽搐、血压下降、神志昏迷或虚脱。如不及时抢救，可迅速死亡。轻者注射肾上腺素后可缓解；重者需输液输氧，给予升压药维持血压，并使用抗过敏药物及肾上腺皮质激素等进行抢救。b. 血清病主要症状为荨麻疹、发热、淋巴结肿大、局部浮肿，偶有蛋白尿、呕吐、关节痛，注射部位可出现红斑、瘙痒及水肿。一般在注射后7～14d发病，称为延缓型；亦有在注射后2～4d发病，称为加速型。对血清病应采用对症疗法，可使用钙剂或抗组胺药，一般数日至十数日即可痊愈，严重者可使用肾上腺皮质激素。

④ 本品稀释后，如有混浊或摇之不散的沉淀、异物，或安瓿有裂纹、标签不清者均不能使用。安瓿打开后应一次用完。

⑤ 对伤口有污染者，应同时注射破伤风抗毒素1500～3000U，防止发生破伤风。

⑥ 门诊患者注射本品后，须观察至少30min方可离开。

第十九章 抗寄生虫药

■ 第一节　抗疟原虫药

青蒿素[典]　Artemisinin

（黄蒿素；Qinghaosu）

【药理分类】 抗疟原虫药。

【适应证】 ①主要用于间日疟、恶性疟的症状控制，以及耐氯喹虫株的治疗；②也可用于治疗凶险型恶性疟，如脑型黄疸型等；③尚用于系统性红斑狼疮与盘状红斑狼疮的治疗。

【用量用法】 ①口服。先服1g，6～8h后再服0.5g，第2、第3日各服0.5g，疗程3d，总量为2.5g。②深部肌内注射。第1日200mg，6～8h后再给100mg，第2、第3日各肌内注射100mg，总剂量500mg（个别重症第4日再给100mg），或连用3d，300mg/d，总量900mg。③直肠给药：首次0.6g，4h后0.6g，第2、3日各0.4g。

【用药监护】 ① 对本品过敏者禁用。

② 不推荐用于妊娠早期妇女。

③ 本品与伯氨喹合用可根治间日疟。与甲氧苄啶合用有增效作用，并可减少近期复燃或复发。

④ 注射部位较浅时，易引起局部疼痛和硬块，故肌内注射宜深，并注意更换注射部位。

⑤ 采用栓剂时，如肛塞后2h内排便，应再补用1次。

⑥ 个别患者可出现一过性ALT、ALS升高及轻度皮疹。

⑦ 少数患者有轻度恶心、呕吐、腹泻等不良反应，不加治疗亦可很快恢复正常。

⑧ 本品治疗SLE及DLE均可获不同程度的缓解。但治疗初期病情可能有所加重，全身出现蚁走感，半个月逐渐减轻，月余后一般情况改善。因此，治疗前应将此治疗反应告知患者，以免患者在治疗初期出现上述反应而自行中断治疗。

氯喹[典]　Chloroquine

（氯喹啉；Chlorochin）

【药理分类】 抗疟原虫药。

【适应证】 ①用于治疗对本品敏感的恶性疟、间日疟及三日疟；②可用于疟疾症状的抑制性预防；③也可用于治疗肠外阿米巴病、结缔组织病、光敏性疾病（如日晒红斑）等。

【用法用量】 ①口服。a. 间日疟：首剂1g，第2、第3日各0.75g。b. 抑制性预防疟疾：1次/周，每次0.5g。c. 肠外阿米巴病：1g/d，连服2d后改为0.5g/d，总疗程为3周。②静脉滴注。脑型疟：第1日18～24mg/kg（体重超过60kg者按60kg计算），第2日12mg/kg，第3日10mg/kg。静脉滴注时，本品0.5g加入10%葡萄糖注射液或葡萄糖氯化钠注射液500ml中，滴注速率为12～20滴/min。

【用药监护】 ① 孕妇（可造成胎儿脑积水、四肢畸形及小儿先天性耳聋、智力迟钝等）和对本品过敏者禁用。

② 下列情况慎用：肝或肾功能损害、SJS、心脏病、银屑病、卟啉病及其他血液病患者，以及精神病患者和哺乳期妇女。老年人和儿童慎用静脉滴注。

③ 本品用于婴幼儿时，用量难以掌握，且易致严重的不良反应，故尽量不用，更不能

长期服用。

④ 本品注射液禁止做静脉注射，也不宜做肌内注射，尤其儿童，肌内注射易致心肌抑制。

⑤ 长期应用本品可产生耐药性（多见于恶性疟）。如用量不足，恶性疟常在2～4周内复燃，且易产生耐药性。治疗中，患者如出现病情加重或复发，应考虑对本品耐药，可改用奎宁静脉滴注。

⑥ 本品对角膜和视网膜有损害，可致视网膜轻度水肿和色素聚集，出现畏光、暗点、色素受损、视野缩小、角膜及视网膜变性、视力下降等症状，严重时可致失明，常为不可逆性。因此，在长期口服本品前，应先做眼部详细检查，排除原有病变，治疗中应定期检查，尤其60岁以上患者宜勤检查，以防视力损害。长期维持剂量以不超过0.25g/d为宜，疗程不超过1年。

⑦ 本品与伯氨喹合用，可根治间日疟，但部分患者可产生严重的心血管系统不良反应，如改为序贯服用，疗效不减而不良反应降低。与甲氨蝶呤、环磷酰胺、环孢素有协同作用，并可减轻本品的毒性。与吲哚美辛联用于抗类风湿性关节炎有协同作用，但毒性亦相加，合用时应监测血常规和肝功能。与骨髓抑制药（如氯霉素、抗肿瘤药等）合用，可加剧对骨髓的抑制。与甲硝唑合用，可发生急性肌张力障碍。与氯丙嗪合用，可加重肝损害。与肝素合用，可增加出血的机会。与保泰松合用，易引起过敏皮炎，应避免合用。与氯胍合用，可增加口腔溃疡的发生率。与甲氯喹合用，可增加惊厥危险。与氯化铵合用，可加速本品排泄而降低血药浓度。洋地黄化后应用本品，易引起心脏传导阻滞。苯丙胺、甲状腺素类药物可加重本品的毒副作用，应避免联用。西咪替丁可减缓本品的代谢与排泄，雷尼替丁则无此作用。青霉胺在抗风湿治疗中，与本品有拮抗作用。本品对神经肌肉接头有直接抑制作用，链霉素可加重此不良反应；其他氨基糖苷类抗生素也不宜与本品合用。抗酸药或白陶土可减少本品的吸收，与本品合用时至少应间隔4h。本品可减少氨苄西林的胃肠道吸收。

⑧ 用药前，应告知患者：a. 餐时或餐后给药可减轻胃肠道反应。b. 每周服药1次时，应定在每周同一时间，如每周一上午8：00服药，则必须按此时间服用。c. 服药期间尿液可变为锈黄或棕色，无碍，不必疑虑。d. 本品可能引起头晕或眩晕、眼花及其他视觉障碍，用药期间应避免驾驶及危险性较大的机器操作或高空作业。e. 乙醇和咖啡可加重本品的毒副作用，用药期间应避免饮酒或咖啡。f. 本品可致眼损害，即使停药后眼底病变仍可继续进展，且损害具有不可逆性，故应定期进行眼科检查，包括裂隙灯、眼底、视野的检查，出现异常症状时应及时就医。g. 治疗中如出现肌软弱、平衡失调、全身乏力、疲倦、发热、口或咽喉疼痛、出血倾向、听力减弱、皮肤反应（皮疹、皮炎、瘙痒、紫癜）等，应及时报告，以便及时处置。

⑨ 服用本品后可有食欲减退、恶心、呕吐、腹泻、腹痛等不良反应，还可出现头重、头痛、头晕、眩晕、倦怠、睡眠障碍、皮疹、皮炎、皮肤瘙痒、光敏性皮炎或剥脱性皮炎、烦躁、耳鸣、听力损害等症状，反应大多较轻，停药后多可自行消失。本品尚可导致药物性精神病、银屑病、紫癜、毛发变白、脱毛、神经肌肉痛及RM。有时可有白细胞减少，如减至＜4×10^9/L应停药。少数患者用药后可引起窦房结抑制，导致心律失常、休克，严重者可致ASS（症状与处置见奈达铂【用药监护】⑨），如不及时抢救，可能导致死亡。罕见溶血性贫血、再生障碍性贫血、可逆性粒细胞缺乏症、血小板减少等。因此，长期用药者应定期监测血常规、ECG、听力，并定期检查肌强度和深反射等，如有异常，应立即处置。

⑩ 本品过量中毒通常是致命性的，其致死量可低至50mg（基质）/kg，可迅速出现恶心、呕吐、困倦，继之言语不清、激动、视觉障碍，由于肺水肿而呼吸困难，甚至呼吸停止。也有出现心律失常、抽搐及昏迷。处置：立即洗胃、催吐、服用活性炭，静脉输注5%或10%葡萄糖注射液，并口服10%氯化铵溶液10ml（3次/d）酸化尿液，加速排泄。也可根据病情使用超短效巴比妥类药及升压药等，并注意维持心肺功能，必要时行气管切开或插管，床边监护至少6h。病情缓解后应嘱患者多饮水，继续服用氯化铵，8g/d，连用数日，直至尿液pH达4.5左右。

伯氨喹[典][基]　Primaquine

（派马喹，伯喹；Primachin）

【药理分类】 抗疟原虫药。

【适应证】 用于根治间日疟和控制疟疾传播。

【用法用量】 口服。剂量按伯氨喹计。①根治间日疟：每次 13.2mg，3 次/d，连服 7d。②用于杀灭恶性疟原虫配子体时：剂量相同，连服 3d。

【用药监护】 ① 下列情况禁用：孕妇、有 G6PD 缺乏及烟酸胺腺嘌呤二核苷酸还原酶（NADH）缺乏或溶血性贫血等病史、正在使用具有溶血副作用或能抑制骨髓造血功能药物的患者，以及 SLE 和类风湿性关节炎患者。

② 下列情况慎用：a. 肝、肾、血液系统疾病。b. 急性细菌和病毒感染。c. 糖尿病患者及哺乳期妇女。

③ 用药前，应仔细询问有无蚕豆病及其他溶血性贫血病史及家族史、有无 G6PD 缺乏及 NADH 缺乏等病史。

④ 用药期间，应定期检查 RBC 及 Hb。

⑤ 米帕林及氯胍可抑制本品的代谢，故本品与这两种药物同用后，其血药浓度明显提高，维持时间延长，毒性亦增强，但疗效未见增加。本品与氯喹合用，可根治间日疟。

⑥ 本品餐时给药或加服抗酸药，可预防或减轻对胃的刺激。

⑦ 本品的不良反应较其他抗疟药高。当用量超过 30mg（基质）/d 时，易发生疲倦、头晕、恶心、呕吐、腹痛等不良反应；少数人可出现指甲和嘴唇紫绀、药物热、粒细胞缺乏等，停药后即可恢复。G6PD 缺乏者服用本品后可发生急性溶血性贫血和高铁血红蛋白血症，前者可见寒战、发热、恶心、呕吐、腹背及腰部疼痛、呼吸困难、酱色尿、黄疸，并可见贫血，甚至发生休克和急性肾衰竭；后者可引起头痛、头晕、恶心、呕吐、腹痛、腹泻、心悸、胸闷、无力、皮肤黏膜紫绀，严重者出现呼吸困难及明显的神经系统症状（如严重头痛、抑郁、精神错乱等），甚至引起死亡。出现急性溶血性贫血时，应立即停药，经给予地塞米松或泼尼松及静脉滴注葡萄糖氯化钠注射液后可缓解；对溶血严重者，可给予输血。发生高铁血红蛋白血症时，应立即静脉注射亚甲蓝 1～2mg/kg 及适量辅酶 A 和维生素 B_{12}，同时将维生素 C 1g 加入 50％葡萄糖注射液 60～100ml 中静脉推注，可迅速改善症状。

乙胺嘧啶[典] Pyrimethamine

（息疟定；Maloprim）

【药理分类】 抗疟原虫药。

【适应证】 用于预防疟疾，也可用于治疗弓形虫病。

【用法用量】 口服。①预防用药：进入疫区前 1～2 周开始服用，一般宜服至离开疫区后 6～8 周，25mg/周。②耐氯喹虫株所致的恶性疟：12.5mg/d，分 2 次服，疗程 3d。③治疗弓形虫病：50～100mg/d 顿服，共 1～3d（视耐受力而定），然后 25mg/d，疗程 4～6 周。

【用药监护】 ① 下列情况禁用：对本品过敏者、孕妇及哺乳期妇女。

② 下列情况慎用：a. 意识障碍，大剂量治疗弓形虫病时可引起中枢神经系统毒性反应，并可干扰叶酸代谢。b. G6PD 缺乏者，服用本品可能引起溶血性贫血。c. 巨幼红细胞性贫血患者，服用本品可影响叶酸代谢。

③ 儿童用药过量易引起急性中毒。

④ 本品大剂量治疗时，应每周检测 2 次 WBC 和 BPC。

⑤ 本品与金硫葡糖合用，可增加发生血液病的危险性。与磺胺多辛合用，可增强治疗耐氯喹恶性疟的疗效，并减少耐药性。与环氯胍有交叉耐药性，不宜交替使用。与劳拉西泮合用，可致肝功能损害。磺胺类或砜类药物（如醋氨苯砜、氨苯砜或二甲酰氨苯砜等）为二氢叶酸合成酶（DHFS）抑制药，甲氧苄啶为 DHFR 抑制药，本品与这些药物合用，在叶酸代谢的两个环节上起双重抑制作用，可增强预防效果，并延缓耐药性的发生，但也可能导致巨幼红细胞性贫血或全血细胞减少。叶酸与本品有拮抗作用，合用时可降低本品的疗效。

⑥ 用药前，应告知患者：a. 本品可致胃肠不适，与食物同用可减轻。b. 每周服 1 次时，应在每周同一时间服用。c. 用药过程中，如出现发热、腹泻、口舌溃疡、出血、皮肤红疹及贫血症状（软弱、苍白）等，应立即报告医师，以便及时处置。

⑦ 本品一般抗疟治疗量时，毒性很低，较为安全。大剂量应用时，如 25mg/d，连续服 1 个月以上，可出现叶酸缺乏现象。主要影响生长繁殖特别迅速的组织，如骨髓、消化道黏膜，引起造血功能及消化道症状，如味觉改变或丧失、

舌红肿疼痛、烧灼感或针刺感、口腔溃疡、白斑等，以及食管炎所致的吞咽困难、恶心、呕吐、腹痛、腹泻等。较严重的是巨幼红细胞性贫血、白细胞减少等，如及早停药或服用亚叶酸钙可恢复。重症可肌内注射亚叶酸钙，3～9mg/d，共用3次或用至血常规指标恢复正常。此外，由过敏所致的皮肤红斑则较少见，停药后可逐渐消退，必要时给予抗过敏治疗。

⑧ 本品过量可引起中毒症状，儿童更易发生，误服过量后1～2h内可出现恶心、呕吐、胃部烧灼感、口渴、心悸、烦躁不安等，重者出现眩晕、视物模糊、阵发性抽搐、惊厥、昏迷，甚至引起死亡，此乃药物对中枢神经系统的直接毒性作用所致。急救方法：立即洗胃催吐、大量饮用10%蔗糖水或萝卜汁，并给予葡萄糖输液及利尿药，痉挛、抽搐者可注射硫喷妥钠。

第二节 抗滴虫药、抗阿米巴药及抗利什曼原虫药

噻克硝唑[典] Secnidazole

（可立赛克；Deprozol）

【药理分类】 抗滴虫药。

【适应证】 用于治疗阴道毛滴虫引起的尿道炎和阴道炎、肠阿米巴病、肝阿米巴病、贾第鞭毛虫病。

【用法用量】 口服。①阴道毛滴虫引起的尿道炎和阴道炎：2g，单次服用。②肠阿米巴病：a. 有症状的急性阿米巴病：2g，单次服用；儿童，30mg/kg，单次服用。b. 无症状的急性阿米巴病：2g，1次/d，连服3d；儿童，30mg/kg，1次/d，连服3d。③肝阿米巴病：1.5g，1次或分次口服，连服5d；儿童，30mg/kg，1次或分次口服，连服5d。④贾第鞭毛虫病：儿童，30mg/kg，单次服用。

【用药监护】 ① 下列情况禁用：对本品或其他硝基咪唑类药过敏者、有血液疾病史者，以及孕妇和哺乳期妇女。

② 下列情况慎用：有血液异常既往史者、12岁以下儿童及65岁以上老年人。

③ 本品与双硫仑同服，可引起谵妄或精神错乱等双硫仑样反应。本品能抑制华法林的抗凝作用，合用时可引起低凝血酶原反应，必须合用时应监测PT，有血常规指标异常既往史者不宜联用。

④ 用药前，应告知患者：a. 本品应在餐前服用。b. 用于治疗阴道毛滴虫引起的尿道炎和阴道炎时，配偶应同时服用。c. 服药期间或至少服药后1d内禁止饮酒及含乙醇饮料。d. 本品可能引起眩晕、头晕、头痛及中度的神经功能紊乱（如感觉异常、共济失调等），治疗期间避免驾驶及危险性较大的机器操作或高空作业。

⑤ 本品的其他不良反应尚有：常见口腔金属异味。偶见消化道紊乱（如恶心、呕吐、腹泻、腹痛）、皮肤过敏反应（如皮疹、荨麻疹、瘙痒）、深色尿、白细胞减少（停药后恢复正常）等，用药期间应注意监测，一旦出现，及时处置。

依米丁 Emetine

（吐根碱，吐根素；Emetoplix，Hemometine）

【药理分类】 抗阿米巴药。

【适应证】 用于治疗阿米巴痢疾和肠外阿米巴病（如阿米巴肝脓肿等），主要用于甲硝唑或氯喹无效的患者。

【用法用量】 深部皮下注射或肌内注射。1mg/(kg·d)，最大剂量不超过60mg/d，1次/d，疗程为4～6d，如需第2个疗程时必须间隔6周。儿童，1mg/kg，可分2次注射，疗程不超过5d。

【用药监护】 ① 下列情况禁用：对本品过敏、肾病及心脏病、孕妇和婴幼儿。

② 本品排泄缓慢，易蓄积中毒，不宜长期连续使用。

③ 重症、过度衰弱及老年人剂量宜减半。

④ 应用本品治疗后仍需服用杀灭肠腔内虫体的药物，如双碘喹啉等。

⑤ 患者在用药期间，应尽量卧床休息，尤其在注射本品前后2h必须卧床休息，注射前应测血压和脉搏，血压过低或心率超过110次/min时，应暂停注射。治疗过程中，如出现以上ECG改变或传导阻滞、异位节律时要立即停药，否则可引发急性心肌炎而危及生命。

⑥ 本品常见恶心、呕吐、腹痛、腹泻、肌痛和肌无力（特别是四肢和颈部），有时可因全身无力而出现呼吸困难。偶见外周神经炎，注射

前静脉注射10%葡萄糖酸钙注射液10ml，可避免和减轻外周神经炎的发生。本品对心肌的损害可表现为血压下降、心前区疼痛、脉细弱、心动过速和心律不齐，心力衰竭等，严重时可出现ASS而死亡。ECG改变，特别是T波低平或倒置、QT间期延长，则是心肌早期中毒的征象。心脏毒性反应可为其他易引起心律异常的药物所加强，用药时必须注意。因此，用药期间应注意监测血压、心率、呼吸及ECG，发现异常及时处置。此外，注射部位可出现疼痛，有时可发生坏死、脓肿及蜂窝织炎，注射时应注意更换注射部位。

二氯尼特 Diloxanide

（安特酰胺，地洛奈特；Amebamide，Entamide）

【药理分类】 抗阿米巴药。

【适应证】 ①直接杀死阿米巴原虫，对肠内外阿米巴均有效，可与依米丁或氯喹合用；②为治疗无症状带阿米巴包囊者的首选药。

【用法用量】 口服。每次0.5g，3次/d，10d为1个疗程。儿童，30mg/(kg·d)，分3次给药，连续10d为1个疗程。

【用药监护】 ① 孕妇和2岁以下儿童不宜服用。

② 肝功能损害者应酌情减量。

③ 对中、重度肠阿米巴病或肠外阿米巴病常与其他药物联合应用，如阿米巴肝脓肿时本品常与甲硝唑合用。

④ 单独使用本品治疗肠外阿米巴病则无疗效。

⑤ 本品常见腹胀。偶见恶心、呕吐、腹痛、食管炎、持续性腹泻、皮肤瘙痒、荨麻疹、蛋白尿和含糊的麻刺激感觉，治疗完成后而消失。个别病例可见白细胞减少，用药期间注意监测血常规。

葡萄糖酸锑钠[典] Sodium Stibogluconate

（斯锑黑克；Stihek）

【药理分类】 抗利什曼原虫药。

【适应证】 用于治疗利什曼原虫病（黑热病）。

【用法用量】 肌内或静脉注射。每次1.9g（6ml），1次/d，连用6～10d；或总剂量90～130mg/kg（以50kg为限），等分6～10次，1次/d。儿童，总剂量150～200mg/kg（以50kg为限），分为6次，1次/d。对敏感性较差的虫株感染，可重复1～2个疗程，间隔10～14d。对全身情况较差者，可2次/周，疗程3周或更长。对新近曾接受锑剂治疗者，可减少剂量。

【用药监护】 ① 下列情况禁用：对本品过敏、肺炎、活动性肺结核患者，以及严重的心、肝、肾疾病患者。

② 心脏病及肝功能损害者慎用。

③ 孕妇及哺乳期妇女应用本品的安全性尚未确定。

④ 伴有肺炎、急性传染病、活动性结核病者应先治疗并发症。

⑤ 本品超过有效期后又变成三价锑的可能，故不宜应用。

⑥ 治疗过程中出现出血倾向、体温突然上升或粒细胞减少、呼吸加速、剧烈咳嗽、浮肿、腹水时，应暂停注射。

⑦ 本品的不良反应较少而轻，大多数患者可以耐受。偶可出现恶心、呕吐、腹痛、腹泻、头痛、发热、咳嗽等现象。偶见白细胞减少、鼻出血、肝或肾功能损害。肌内注射可见局部痛、肌痛和关节僵直。后期可出现ECG改变，如T波低平或倒置、QT间期延长等，具可逆性，但可能是严重心律失常的先兆。罕见休克和突然死亡。用药期间，应定期监测体温、血常规、肝功能和ECG。发现异常暂停注射，并及时处置。

第三节 抗蠕虫药

哌嗪 Piperazine

（哌哔嗪，驱蛔灵；Antenan）

【药理分类】 驱蛔虫药。

【适应证】 用于蛔虫和蛲虫感染。

【用法用量】 口服。①驱蛔虫。a. 枸橼酸哌嗪片：3.0～3.5g，晚睡前顿服，连用2d。儿童0.15g/kg，最大剂量不超过3g/d。b. 磷酸哌嗪片：2.5～3.0g，晚睡前顿服，连服2d。儿童80～130mg/kg，晚睡前顿服，最大剂量不超过 3g/d，连服 2d。② 驱蛲虫：a. 枸橼酸哌嗪片：2.5～3.0g/d，分 2 次服，连服 7～10d。儿童 60mg/(kg·d)，分 2 次服，最大剂量不超过 2g/d，连服 7～10d。b. 磷酸哌嗪片：1.5～2.0g/d，分 2 次服，连服 7～10d。儿童 50mg/(kg·d)，分 2 次服，最大剂量不超过 2g/d，连服 7～10d。

【用药监护】 ① 下列情况禁用：对本品有过敏史、肝或肾功能损害、有神经系统疾病或癫痫史者。

② 孕妇、哺乳期妇女应用本品的安全性尚未确定。

③ 本品对儿童具有潜在的神经肌肉毒性，应避免长期或过量服用。

④ 营养不良或贫血者应先予纠正，然后再服用。

⑤ 用药前，应告知患者或患儿家长：a. 本品与食物同服可减轻胃肠道反应。b. 除便秘者外，服用本品无须导泻。c. 本品偶可引起眩晕、嗜睡、共济失调、眼调节困难、幻觉及惊厥症状，故成年患者在用药期间应避免驾驶及危险性较大的机器操作或高空作业。d. 本品用量过大可出现中枢神经系统中毒症状，故不可擅自加大剂量或增加服药次数，以免发生中毒反应。e. 如服用过量或出现严重的不良反应，必须立即就医。

⑥ 本品与氯丙嗪合用，可能引起震颤、抽搐和强直性痉挛，甚至发生失语反应，故应避免合用。与其他吩噻嗪类药合用，出现毒性反应的危险性增加。与噻嘧啶合用，有拮抗作用。

⑦ 本品偶可引起恶心、呕吐、腹泻、腹痛、头痛、感觉异常等，停药后可很快消失。过敏者可发生流泪、流涕、咳嗽、眩晕、嗜睡、哮喘或荨麻疹等。严重反应多与用药过量（超过 6g/d）或排泄障碍有关，可发生眼球震颤、共济失调、乏力、健忘、肌阵挛性收缩、舞蹈样运动或 EPS、黄视、幻觉、惊厥、抽搐、反射消失、呼吸抑制、肢体麻痹，甚至可引起死亡。偶见病毒性肝炎样表现、瞳孔缩小、眼调节障碍、麻痹性斜视等。罕见白内障形成、溶血性贫血（见于 G6PD 缺乏者）等。用药期间应注意观察随访，长疗程者应进行相关实验室监测，发现异常及时停药处置。

⑧ 本品无特效解毒药，用药过量时，应立即催吐或洗胃，并给予对症支持治疗。

左旋咪唑[典] Levamisole

（肠虫净；Levasole）

【药理分类】 广谱驱虫药（或免疫增强药）。

【适应证】 ①用于驱虫：对蛔虫、钩虫、蛲虫和粪类圆线虫病有较好疗效。由于本品单剂量有效率较高，故适于集体治疗；对班氏丝虫、马来丝虫和盘尾丝虫成虫及微丝蚴的活性较乙胺嗪为高，但远期疗效较差。②用作免疫增强药：主要用于反复上呼吸道感染、哮喘、过敏性鼻炎、慢性乙型病毒肝炎、HBV 携带者、复发性口腔黏膜溃疡、恶性肿瘤，类风湿性关节炎及人类乳头瘤病毒（HPV）等引起的疣类皮肤病的免疫治疗。

【用法用量】 ①口服。a. 驱蛔虫：1.5～2.5mg/kg，空腹或晚睡前顿服，小儿为 2～3mg/kg。b. 驱钩虫：每次 1.5～2.5mg/kg，每晚 1 次，连服 3d。c. 治疗丝虫病：4～6mg/(kg·d)，分 3 次服，连服 3d。②直肠给药。a. 治疗蛲虫、蛔虫病：3 岁内用 75mg，5 岁内用 100mg，10 岁内用 150mg，1 次/d，连用 3d 为 1 个疗程。b. 治钩虫病：1～4 岁用 25mg，5～12 岁用 50mg，13～15 岁用 100mg，1 次/d，连用 3d 为 1 个疗程。

【用药监护】 ① 下列情况禁用：肝或肾功能损害、肝炎活动期、原有血吸虫病、过敏体质、有过敏史及家族过敏史者，以及妊娠早期妇女和 2 岁以下儿童。

② 干燥综合征患者慎用。

③ 类风湿关节炎患者服用本品后易诱发粒细胞缺乏症，因此不主张服用本品。

④ 孕妇和哺乳期妇女应用本品的安全性尚未确定。

⑤ 本品用于驱虫药时不良反应较多，甚至可能发生严重的不良反应，故给药时应严格掌握适应证和禁忌证，一般驱虫治疗时最好选用其他药物。

⑥ 本品与噻嘧啶合用，可治疗严重的钩虫感染，并可提高驱除美洲钩虫的效果。与甲苯达唑合用，可增强驱虫效果，并避免蛔虫游走。与乙胺嗪先后序贯应用可治疗丝虫感染。本品不宜与四氯化碳、四氯乙烯等脂溶性驱虫药同服，以免增加其毒性。

⑦ 用药前，应告知患者：a. 本品可能引起头晕、头痛、定向力差、神志混乱、共济失

调、感觉异常或视物模糊等神经系统症状，用药期间应避免驾驶、危险性较大的机器操作或高处作业。b. 本品可能引起光敏性皮炎，用药期间应避免人工紫外线照射和烈日直晒。c. 使用搽剂时须注意：用药前应清洗涂药部位皮肤，有利于透皮吸收；开启药瓶封口后，轻轻挤压药液，边滴边涂于双腿或腹部皮肤，涂药面积越大越利于吸收，剩余药液旋紧瓶盖可下次再用；涂药后，涂药处保持 24h 不洗水；药物长时间在皮肤上保留易刺激皮肤，建议涂药后 48h 内必须清洁涂药部位皮肤；用后如出现局部皮肤发痒等药物性皮炎时，即停药，并用皮炎平霜止痒，即可自行消退。

⑧ 用本品进行较大规模集体驱肠道线虫时，驱虫前应对参与医务人员进行培训，宣讲不良反应和禁忌证，驱虫过程中应加强监测，防止发生群体性癔症事件。

⑨ 本品可引起脑炎综合征，发生率为 4.58/万，多为迟发反应，诱导期为 4～60d，多数为 2～5 周，病初先出现头晕、头痛、嗜睡等一般症状，继之出现肢体无力、表情呆滞、双眼发直、计算不能、定向力差、步态不稳、反应迟钝、语速缓慢、巴氏征阳性、肌张力亢进、意识或精神障碍等脑炎样症状。部分可发生颅内压升高（此时应给予脱水利尿药，防止发生脑疝）。重者可出现抽搐、惊厥、癫痫发作、偏瘫、大小便失禁、昏迷等神经系统严重不良反应。EEG 检查多为中、重度异常（以慢波表现为主），脑脊液检查可见 IgG 增高，严重者的影像学（包括头颅 CT 扫描和 MRI）检查常显示弥散性、多灶性脑实质性损害，以脑白质损害为多见，有潜在致残、致死的危险。本品引起的中枢神经系统自身免疫反应与服药量无关，与个人过敏体质有关。此征虽为罕见，但应引起足够的重视，在给药时应严格掌握适应证和禁忌证，一般驱虫治疗时最好选用其他药物，尤其对儿童和老年人，治疗中应加强临床观察。如出现上述症状，应立即停药检查，确诊后必须尽早静脉给予地塞米松或甲泼尼龙等糖皮质激素，同时应用神经细胞营养药和神经细胞活化药，并辅以对症支持及高压氧治疗。必要时，进行血浆置换，去除血液中可能存在的免疫因子。

⑩ 本品的其他不良反应一般轻微。常见恶心、呕吐、腹痛、腹泻等。少数可出现味觉障碍、疲乏、头晕、头痛、关节酸痛、神志混乱、失眠、发热、流感样综合征、血压降低、脉管炎、皮疹、瘙痒、光敏性皮炎等。偶见蛋白尿、食欲减退、溃疡加重。个别人可见粒细胞减少、血小板减少，少数人甚至发生粒细胞缺乏症，多为可逆性，常发生于风湿病或肿瘤患者。另尚可引起即发型和 Arthus 过敏反应，可能是通过刺激 T 细胞而引起的特应性反应。个别病例可出现共济失调、感觉异常或视物模糊、剥脱性皮炎及肝功能损伤。因此，用药期间应注意观察，长疗程者应定期监测血常规、血压、尿常规和肝功能。发现异常及时处置。

⑪ 其他参阅哌嗪【用药监护】⑧。

甲苯咪唑[典]　Mebendazole

（安乐士，甲苯达唑；Antiox，Vermox）

【药理分类】 广谱驱线虫药。

【适应证】 用于蛲虫病、蛔虫病、钩虫病、鞭虫病、粪类圆线虫病、绦虫病的治疗。

【用法用量】 口服。①蛔虫、蛲虫病：200mg 顿服。②钩虫、鞭虫病：每次 200mg，2 次/d，连服 3d；第 1 日治疗鞭虫及钩虫病未见效者、第 1 个疗程未完全治愈者，3～4 周后可服用第 2 个疗程。③粪类圆线虫病：每次 200mg，2 次/d，连服 3d。④绦虫病：每次 300mg，2 次/d，连服 3d。小儿或儿童：4 岁以上儿童用上述成人剂量；4 岁以下小儿减半。

【用药监护】 ① 下列情况禁用：过敏体质、对本品有过敏史及家族过敏史，以及孕妇和 2 岁以下幼儿。

② 下列情况慎用：老年人、肝或肾功能损害者。

③ 哺乳期妇女应用本品期间需停止哺乳。

④ 卡马西平、磷苯妥英或苯妥英钠可加速本品的代谢，减低其效力。西咪替丁可减慢本品的代谢，增加其血药浓度（尤其在疗程较长时），因此在长疗程治疗中应根据血药浓度调整本品的剂量。本品与西咪替丁合用时，可能会抑制本品的肝脏代谢，使本品的血药浓度升高（尤其在疗程较长时），药物作用增强，不良反应也增加，建议在长疗程治疗中，依据血药浓度调整本品用量。本品与甲硝唑合用，可能引起 SJS，故应避免合用。食物（尤其脂肪性食物）可促进本品的吸收。

⑤ 用药前，应告知患者或监护者：a. 儿童必须在成人监护下使用，并将本品放在儿童

够不着的地方。b. 食物（尤其脂肪性食物）可促进本品的吸收，使本品的药效和毒性均增加，故接受本品治疗期间应摄取均衡膳食。c. 除习惯性便秘者外，无须服泻药。d. 用药期间，如出现皮疹或其他皮肤损害、肌肉酸痛、视觉障碍、抽搐或惊厥、记忆力障碍、计算不能、行走无力、步态不稳等不良反应，须立即停药，及时就医，以免病情加重。

⑥ 腹泻者因虫体与药物接触少，故治愈率低，应在腹泻停止后服药。

⑦ 本品可引起脑炎综合征（参阅左旋咪唑【用药监护】⑨），发生率较左旋咪唑低，多为迟发性反应，治疗中应加注意。

⑧ 少数病例特别是蛔虫感染较严重的患者，服药后可引起蛔虫游走，造成腹痛或口吐蛔虫，甚至引起窒息。此时应加用左旋咪唑等驱蛔虫药，以防止发生这种现象。

⑨ 因本品在肠道内吸收少、排泄快，因此在治疗剂量内不良反应较少。极少数患者有胃肠刺激症状，如恶心、腹部不适、腹痛、腹泻等，尚可出现乏力及皮疹。偶见剥脱性皮炎、全身性脱毛症、粒细胞或血小板减少，多可自行恢复正常。罕见过敏及类过敏反应，如荨麻疹、血管神经性水肿，以及 Lyell 综合征、SJS 等。罕见中性粒细胞减少症、肝炎和肝功能检查异常（ALT、AST 及 BUN 增高）、肾小球肾炎（长期超量服用时）。用药期间应注意观察，长疗程者应进行血常规和肝肾功能监测，发现异常及时停药处置。

⑩ 其他参阅哌嗪和左旋咪唑【用药监护】⑧。

阿苯达唑[典][基] Albendazole

（丙硫咪唑，肠虫清；Abentel，Zentel）

【药理分类】 广谱驱线虫药。

【适应证】 ①用于治疗钩虫、蛔虫、鞭虫、蛲虫、旋毛虫等线虫病；②可用于治疗囊虫和包虫病；③亦用于绦虫病、吸虫病。

【用法用量】 口服。①成人。a. 蛔虫及蛲虫病：400mg 顿服。b. 钩虫及鞭虫病：每次 400mg，2 次/d，连服 3d。c. 旋毛虫病：每次 400mg，2 次/d，疗程 1 周。d. 囊虫病：20mg/(kg·d)，分 3 次口服，10d 为 1 个疗程，一般需 1～3 个疗程，疗程间隔视病情而定。e. 包虫病：20mg/(kg·d)，分 2 次口服，疗程 1～2 个月，一般需 6 个疗程以上，疗程间隔 7～10d。f. 绦虫病，400～800mg/d，分 2 次服用，连服 3d；g. 华支睾吸虫病，400mg/d，顿服或分 2 次服，7d 为 1 个疗程。②儿童。12 岁以下小儿用量减半。

【用药监护】 ① 下列情况禁用：a. 过敏体质、对本品有过敏史及家族过敏史者。b. 严重的肝或肾功能损害、严重心功能不全及活动性溃疡病患者。c. 有蛋白尿、化脓性皮炎及各种急性疾病患者。d. 2 岁以下儿童、孕妇和哺乳期妇女。e. 眼囊虫病手术摘除虫体前。

② 有癫痫史者慎用。

③ 临床上对不同虫种所采用的剂量、疗程等相差悬殊，使用时应加注意。

④ 蛲虫病易自身重复感染，故在治疗 2 周后应重复治疗 1 次。

⑤ 脑囊虫病患者必须住院治疗，以免发生意外。

⑥ 合并眼囊虫病时，须先行手术摘除虫体，而后再使用本品。

⑦ 本品杀灭旋毛虫的肠内成虫与脱囊期、移行期幼虫的作用，优于成囊期幼虫，故应早期治疗。

⑧ 本品与西咪替丁、地塞米松或吡喹酮合用，可增加本品不良反应的发生率。与噻嘧啶合用，可消除因虫体移动造成的不良反应（如呕吐、腹痛、胆道蛔虫、口吐蛔虫等），同时也可增强驱虫效果。本品可抑制茶碱的代谢，使茶碱的毒性反应增加。

⑨ 用药前，应告知患者或监护者：a. 儿童必须在成人监护下使用，并将本品放在儿童够不着的地方。b. 富含脂肪的食物可增加本品的生物利用度，使本品的药效和毒性均增加，故接受本品治疗期间应摄取均衡膳食。c. 服药前不需要空服或清肠，普通片剂可吞服或研碎后与食物同服。d. 少数人服药后，可能在 3～10d 才开始出现驱虫效果。e. 用药期间，如出现皮疹或其他皮肤损害、肌肉酸痛、视觉障碍、记忆力障碍、计算不能、行走无力、步态不稳、抽搐或惊厥等不良反应，必须立即停药，及时就医，以免病情加重。

⑩ 治疗囊虫病特别是脑囊虫病时，多于服药后 2～7d 出现头痛、发热、皮疹、肌肉酸痛、视觉障碍、癫痫发作等症状，严重者可能发生脑疝而死亡。这些症状与囊虫死亡释放异性蛋白有关。因此，用药期间应加强临床监测，患者如出现上述症状，应立即停药，并及

时给予肾上腺素皮质激素、降颅压和抗癫痫治疗。

⑪ 治疗囊虫病和包虫病，因用药剂量较大，疗程较长，可出现 AST、ALT 升高，多于停药后 1～2 周内消失。因此，用药期间应定期监测肝功能，发现异常及时停药。

⑫ 治疗旋毛虫病时，除少数患者出现消化道反应外，部分患者出现体温升高、腹痛、水肿加重等症状，但均可逐渐减轻或消失，一般不影响继续治疗。

⑬ 本品的其他不良反应尚有：a. 少数病例有口干、乏力、嗜睡、头晕、头痛、恶心及上腹部不适等症状，但均较轻微，不需要停药，可自行缓解。b. 少数患者可出现药疹、剥脱性皮炎等皮肤损害。c. 尚可引起白细胞（特别是粒细胞）减少和血小板减少。d. 约 1/3 的患者在用药初期可见血细胞减少，5～6 个月后大多恢复正常。e. 免疫缺陷者应用本品时偶见致命性 TTP-HUS（症状与处置参阅丝裂霉素【用药监护】⑬），此类患者应用本品时须格外小心。用药期间，应注意监测，发现异常，及时处置。

⑭ 其他参阅甲苯咪唑【用药监护】⑦、⑧及哌嗪和左旋咪唑【用药监护】⑧。

乙胺嗪[典] Diethylcarbamazine

（海群生；Hetrazan）

【药理分类】 抗丝虫药。

【适应证】 用于各种丝虫感染、盘尾丝虫病及热带 EOS 增多症。

【用法用量】 口服。①班氏丝虫病及重度感染马来丝虫病：总量 4.2g，7 日疗法，即 0.6g/d，分 2～3 次服，7d 为 1 个疗程；间隔 1～2 个月，可应用 2～3 个疗程。②马来丝虫病：可用大剂量短疗程法，即 1～1.5g，夜间顿服，也可间歇服用 2～3 个疗程。③罗阿丝虫病：宜用小剂量，每次 2mg/kg，3 次/d，连服 2～3 周，必要时间隔 3～4 周可复治。④盘尾丝虫病：初期剂量宜小，不超过 0.5mg/kg，第 1 日 1 次，第 2 日 2 次，第 3 日增至 1mg/kg，3 次/d，如无严重反应，增至 2mg/kg，3 次/d，总疗程 14d。如初治全身反应严重，可暂停用或减少剂量，必要时可给以糖皮质激素。

【用药监护】 ① 对本品过敏者禁用。

② 下列情况应暂缓本品治疗：活动性肺结核、严重心脏病、肝病、肾病、急性传染病患者，以及孕妇和哺乳期妇女。

③ 用于治疗盘尾丝虫和罗阿丝虫感染时，前者初期剂量宜小，后者宜用小剂量，以减少因虫体破坏而引起的副作用。重度感染的盘尾丝虫病患者，在接受单剂本品后，可出现急性炎症反应综合征（Mazzotti 反应），表现为发热、心动过速、低血压、淋巴结炎和眼部炎症反应，多由微丝蚴死亡引起。因此，用药期间应加强临床观察，并注意监测体温、心率和血压。患者如发生此反应，须立即停用本品，并给予糖皮质激素及对症治疗。临床上使用“血必净”注射液收到较好疗效。

④ 重度罗阿丝虫感染者使用本品治疗可能发生脑病（症状及处置方法：参阅左旋咪唑【用药监护】⑨）和视网膜出血等。预先给糖皮质激素可减少不良反应。

⑤ 对合并蛔虫感染的患者，尤其儿童患者，在给予本品前应先行驱蛔，以免引起胆道蛔虫病。对合并消化性溃疡者，应采用小剂量、长疗程治疗。

⑥ 本品治疗盘尾丝虫病时，偶可出现视物模糊或下降，甚至引起失明。因此，治疗期间应定期对患者进行眼科检查（包括裂隙灯检查）。如发现视力下降、角膜或晶状体混浊现象，应立即停用本品，并给予对症治疗。

⑦ 用药前，应告知患者：a. 本品日间用药时应于餐后服用，以减轻胃肠道症状。b. 治疗中如出现视物模糊或下降、眼部痒感或充血，应及时就医。

⑧ 本品本身的毒性甚低，偶可引起食欲减退、恶心、呕吐、头晕、头痛、乏力、失眠等。治疗期间可有畏寒、发热、哮喘、头痛、肌肉关节酸痛、皮疹、瘙痒等反应，多由于大量微丝蚴和成虫杀灭后释放异性蛋白所致。偶见过敏性喉头水肿、支气管痉挛、暂时性蛋白尿、血尿、肝大和压痛等。成虫在淋巴结及淋巴管中的死亡，可引起局部红肿、疼痛等炎症反应，甚至发生淋巴管炎、淋巴结炎、精索炎、附睾炎等，并出现结节。马来丝虫病患者出现的反应常较班氏丝虫病者为重，血中微丝蚴数多者反应也较重。盘尾丝虫病患者反应亦较严重。用药期间，应注意监测，患者如出现严重的不良反应，必须立即停用本品，并按以下方法对症处置：a. 对个别出现过敏性喉头水肿、支气管痉挛者，应及时抢救，防止发生窒息。抢救方法为：皮下注射肾上腺素 0.5ml

及地塞米松5mg，必要时给予吸氧。b. 出现发热、关节痛和肌肉酸痛者，可给予复方阿司匹林片。c. 发生淋巴管炎、淋巴结炎者，可采用0.02%呋喃西林溶液湿温敷；如已形成脓肿，应在麻醉下切开引流；有全身症状时，应加用抗菌药物（首选青霉素或苯唑西林，或根据细菌敏感试验结果调整药物）；全身症状严重，高热不退者，可加用糖皮质激素。d. 眼部炎症反应可使用糖皮质激素滴眼液。

⑨ 其他参阅哌嗪和左旋咪唑【用药监护】⑧。

吡喹酮[典][基] Praziquantel

(Biltricide, Droncit)

【药理分类】 广谱抗吸虫和绦虫药物。

【适应证】 用于各种血吸虫病、华支睾吸虫病、肺吸虫病、姜片虫病、绦虫病及囊虫病。

【用法用量】 口服。①治疗吸虫病。a. 血吸虫病：各种慢性血吸虫病，采用总剂量60mg/kg的1～2日疗法，一日量分2～3次餐间服。急性血吸虫病总剂量为120mg/kg，一日量分2～3次服，连服4d。体重超过60kg者按60kg计算。b. 华支睾吸虫病：总剂量210mg/kg，3次/d，连服3d。c. 肺吸虫病：25mg/kg，3次/d，连服3d。d. 姜片虫病：15mg/kg，顿服。②治疗绦虫病。a. 牛肉和猪肉绦虫病：20mg/kg，清晨顿服，1h后服用硫酸镁。b. 短膜壳绦虫和阔节裂头绦虫病：25mg/kg，顿服。③ 治疗囊虫病。总剂量120～180mg/kg，分3～5d服，一日量分2～3次服。

【用药监护】 ① 对本品过敏者及眼猪囊尾蚴病者禁用（因眼内囊虫被杀死后，可引起危险的炎症反应）。

② 下列情况慎用：严重的心、肝、肾病患者及有精神病史者。

③ 哺乳期妇女应用本品期间，直至停药后72h内不宜哺乳。

④ 4～12岁儿童用药应适当减量。4岁以下儿童应用本品的安全性尚未确定。

⑤ 重症脑囊虫病患者需住院治疗，并辅以防治脑水肿和降低高颅压（应用地塞米松和脱水药）或防治癫痫持续状态的治疗措施，以避免治疗后发生癫痫持续状态，或出现的颅内压增高和急性脑水肿而引起脑疝死亡。

⑥ 治疗寄生于组织内的寄生虫（如血吸虫、并殖吸虫、猪囊尾蚴等），由于虫体被杀死后释放出大量的抗原物质，可引起发热、EOS增多、皮疹等，偶可引起过敏性休克，应注意观察。

⑦ 合并眼猪囊尾蚴病时，须先手术摘除虫体，而后进行药物治疗。

⑧ 本品应吞服，不宜嚼碎。

⑨ 有明显头晕、嗜睡等神经系统反应者，治疗期间与停药后24h内应避免驾驶及危险性较大的机器操作或高空作业。

⑩本品常见的不良反应有头晕、头痛、恶心、腹痛、腹泻、乏力、四肢酸痛等，一般程度较轻，持续时间较短，不影响治疗，不需要处理。少数患者出现心悸、胸闷等症状，ECG显示T波改变和期前收缩，偶见VT、Af。少数病例可见AST及ALT升高。偶可诱发精神失常及消化道出血等。治疗期间应注意观察，并定期监测ECG及肝功能，发现异常及时处置。

第二十章 妇产科用药

缩宫素[典][基] Oxytocin

（催产素；Atomin）

【药理分类】 子宫收缩药。

【适应证】 ①引产、催产、产后及流产后因宫缩无力或缩复不良而引起的子宫出血；②了解胎盘储备功能（缩宫素激惹试验）；③滴鼻可促使排乳。

【用法用量】 ①催产或引产。静脉滴注，每次2.5～5U。滴注开始时不超过0.001～0.002U/min，每15～30min增加0.001～0.002U，至达到宫缩与正常分娩期相似，最快不超过0.02U/min，通常为0.002～0.005U/min。②控制产后出血。静脉滴注，0.02～0.04U/min；胎盘排出后可肌内注射5～10U。用于肌内注射时本品可直接使用；用于静脉滴注时，在临用前将本品2.5～5U用0.9%氯化钠注射液稀释成0.01U/ml溶液后缓慢滴注。③催乳。在哺乳前2～3min，用本品滴鼻液，每次3滴，滴入一侧或两侧鼻孔内。

【用药监护】 ① 下列情况禁用：对本品过敏、骨盆过窄、产道受阻、明显头盆不称及胎位异常、有剖宫产史、有子宫肌瘤剔除术史、脐带先露或脱垂、完全性前置胎盘、前置血管、胎儿窘迫、宫缩过强、需要立即手术的产科急症或子宫收缩乏力并反复用药无效、产前出血（包括胎盘早剥）、多胎妊娠（易发生子宫破裂）、子宫过大（包括羊水过多）、严重的妊娠高血压综合征。

② 下列情况慎用：用高渗盐水终止妊娠的流产、心脏病、临界性头盆不称、子宫过大、有宫腔内感染史、有受过损伤的难产史、部分性前置胎盘、早产、胎头未衔接、胎位或胎儿的先露部位不正常、宫颈癌、有子宫或宫颈手术史及孕龄已超过35岁者（用药时须注意胎儿异常及子宫破裂的可能）。

③ 用于催产时必须明确指征，并在密切监测下进行，以免产妇和胎儿发生危险。

④ 本品肌内注射易出现过敏反应，使用时应加注意。

⑤ 骶管阻滞时使用本品，可发生严重的高血压，甚至脑血管破裂，必须使用时应严密监测血压。

⑥ 对于伴有心脏病、肾病或高血压的产妇，本品的用量应减少。

⑦ 用药前及用药时需检查及监护：a. 子宫收缩的频率、持续时间及强度；b. 孕妇脉搏及血压；c. 胎儿心率；d. 静止期间子宫肌张力；e. 胎儿成熟度；f. 骨盆大小及胎先露下降情况；g. 出入液量的平衡，尤其长时间使用本品时。

⑧ 本品用于引产或催产时，不可做肌内注射，因肌内注射用量难以调节，易造成子宫收缩过强及胎儿窘迫。

⑨ 不能同时多途径给药，也不能同时并用多种宫缩药。

⑩ 本品与麻黄碱、甲氧明或其他升压药合用，可致严重的高血压。与肾上腺素、吗啡、硫喷妥钠合用，可减弱本品的子宫收缩作用。环丙烷等碳氢化合物吸入全麻时，使用本品可导致产妇出现低血压，窦性心动过缓或（和）房室节律失常。恩氟烷浓度＞1.5%，氟烷浓度＞1.0%吸入全麻时，子宫对缩宫素的效应减弱。恩氟烷浓度＞3.0%可消除反应，并可导致子宫出血。其他宫缩药与本品同时应用，可使子宫张力过高，产生子宫破裂或（和）宫颈撕裂。本品不可与去甲肾上腺素、丙氯拉嗪、水解蛋白、纤维蛋白溶酶或华法林

等混合使用。

⑪ 静脉滴注时，宜缓慢，最好使用输液泵，以准确控制进药速率，因静脉滴注速率过快易致子宫强直性收缩，可造成胎儿死亡、胎盘早期剥离或子宫破裂等。滴注过程中，应密切监测产妇及胎儿，并根据具体情况及时调节滴速，决定滴注时间及是否停药。当出现胎儿心率明显减慢时，表示子宫胎盘储备不足，应结束分娩；如有子宫收缩乏力，滴注时间不宜超过 6～8h；出现宫缩过强或胎儿窘迫时，必须停药；如胎心音减弱或心率增高至 150 次/min 或更多，无论宫缩情况如何，都应立即采取助产措施；如产妇出现呼吸困难、心前区疼痛、心血管痉挛、虚脱等过敏症状，应立即停药处置。

⑫ 本品的不良反应可见恶心、呕吐、头痛、发热、寒战、心率加快或心律失常，一般反应较轻，对个别反应较重者可给予对症治疗。偶见皮疹、瘙痒、呼吸困难及过敏性休克等。大剂量应用时可引起高血压或水潴留。使用后因宫缩过强可引起相关并发症，如子宫破裂、胎儿窘迫等。用药期间应密切观察患者，如出现呼吸困难、过敏性休克及宫缩过强并发症时，必须立即停药，及时处置，防止发生意外。

⑬ 本品过量可使产妇引起高血压、子宫强烈收缩、子宫破裂、子宫胎盘灌注不足，并可导致胎儿心率减慢、缺氧，甚至死亡。长期大剂量给药可引起水中毒伴抽搐。处置方法：对症支持治疗。

卡贝缩宫素　Carbetocin

（卡比托辛，巧特欣）

【药理分类】 子宫收缩药。

【适应证】 用于选择性硬膜外或腰麻下剖宫产术后，以预防子宫收缩乏力和产后出血。

【用法用量】 单剂量静脉注射 100μg (1ml)，只有在硬膜外或腰麻下剖宫产术完成婴儿娩出后，缓慢地在 1min 内一次性给予。本品可在胎盘娩出前或娩出后给予。

【用药监护】 ① 下列情况禁用：妊娠期和婴儿娩出前、对本品或缩宫素过敏者。

② 本品不能用于有血管疾病的患者，特别是 CAD，必须应用时需十分小心。

③ 本品不能用于儿童。

④ 本品不推荐在老年人中应用。

⑤ 相对于缩宫素，本品的作用时间长，由此而产生的子宫收缩不能通过终止给药而很快停止。因此，在婴儿娩出前，不论任何原因都不能给予本品，包括选择性或药物诱导的生产。

⑥ 单剂量注射本品后，在一些患者可能没有产生足够的子宫收缩。对于这些患者，不能重复给予本品，但可用附加剂量的其他子宫收缩药如缩宫素或麦角新碱做进一步的治疗。对持续出血的病例，需要排除胎盘碎片滞留、凝血疾病或产道损伤。尽管还没有胎盘部分滞留或胎盘截留的病例报道，但如在胎盘娩出前给予本品，从理论上讲，上述情况仍有可能发生，故应引起高度注意。

⑦ 在妊娠期间不恰当地使用本品，理论上可出现类似缩宫素过量时的症状，包括子宫过度刺激后出现强的（高张）和持续的（强直性）收缩、分娩过程骚乱、子宫破裂、宫颈和阴道的撕裂、产后出血、子宫-胎盘血流灌注降低和各种胎心减慢、胎儿供氧不足、高碳酸血症，甚至死亡。因此，用药时应特别注意，防止过量。

⑧ 本品的结构与缩宫素非常相近，因此类似药物的某些相互作用有可能发生。已报道，在骶管阻滞麻醉的同时预防性给予血管收缩药后 3～4h 给予缩宫素，有严重的高血压发生。麻醉药环丙烷可以修饰缩宫素的心血管效应，因此可能产生不能预料的结果，比如低血压。已有缩宫素与麻醉药环丙烷同时应用时，母亲发生了伴有异常房室节律的窦性心动过缓，两者合用时必须注意监测。

⑨ 本品应置冰箱内（2～8℃）贮存，不能冻存。一旦安瓿被打开，必须立即使用。

⑩ 本品的不良反应发生的形式和频率都与硬膜外或腰麻下进行剖宫产术后给予缩宫素时观察到的相同。静脉注射本品后常发生（10%～40%）的有：恶心、腹痛、瘙痒、面红、呕吐、热感、低血压、头痛和震颤。不常发生（1%～5%）的有：背痛、头晕、口中金属味、贫血、出汗、胸痛、呼吸困难、寒战、心动过速和焦虑。用药期间应注意观察患者，必要时给予对症治疗或改用其他药物。

⑪ 本品过量会导致子宫活动过强和疼痛，治疗主要是对症和支持处理。

麦角新碱[典][基] Ergometrine

(地施利尔;Ergitrate)

【药理分类】 子宫收缩药-麦角碱类。

【适应证】 ①主要用于产后或流产后预防和治疗由于子宫收缩无力或缩复不良所致的子宫出血；②用于产后子宫复旧不全，加速子宫复原；③月经过多等。

【用法用量】 ①口服或舌下含服。每次0.2～0.4mg，2～4次/d，至子宫收缩满意和流血明显减少。②肌内注射或静脉注射。每次0.2mg，必要时2～4h后重复1次，最多5次，极量1mg/d。静脉注射时需要稀释后缓慢注入，注射时间至少1min。③子宫颈注射。每次0.2mg，注射于子宫颈的左右两侧。

【用药监护】 ① 下列情况禁用：对本品过敏、有妊娠高血压疾病、冠心病（血管痉挛时可造成心绞痛或心肌梗死）、胎儿及胎盘未娩出前（以免发生子宫破裂、胎儿窘迫、死胎）。

② 下列情况慎用：肝或肾功能损害、低血钙、闭塞性外周血管病（可能使之加重）、严重高血压、脓毒症。

③ 对其他麦角碱类药过敏者，也可能对本品过敏。

④ 本品可随乳汁分泌，使婴儿出现麦角样毒性反应，同时还可能抑制泌乳，因此哺乳期妇女应用本品时需权衡利弊。

⑤ 本品一次剂量不应超过0.5mg，且不宜以静脉注射作为常规使用。

⑥ 本品用量不宜过大，用药时间不宜过长，超量时可发生麦角样中毒及麦角性坏疽。

⑦ 本品与升压药合用，有出现严重高血压，甚至脑血管破裂的危险。烟碱可使本品的血管收缩作用加剧，故用药期间不得吸烟。

⑧ 对低钙血症者，本品的效应减弱，必须谨慎静脉注射钙盐，以恢复宫缩。

⑨ 本品不得与其他麦角碱类药、血管收缩药（包括局麻药液中含有者）和洋地黄制剂同用。

⑩ 由于产后或流产后子宫出血的用药时间较短，本品的某些不良反应较其他麦角碱类药少见。静脉给药时，可出现头痛、头晕、耳鸣、恶心、呕吐、腹痛、胸痛、呼吸困难、心悸、心动过缓，甚至突发性严重高血压。用药后如出现突发性严重高血压，使用氯丙嗪可使之改善，甚至消失。如用量过大，疗程过长，可能发生麦角样中毒，表现为持久腹泻、手和下肢皮肤苍白发冷、心搏弱、持续呕吐、惊厥等。如出现上述现象，应及时减量，必要时停药处置。

⑪ 其他参阅双氢麦角毒碱【用药监护】①。

甲麦角新碱 Methylergometrine

(美飞占;Elamidon)

【药理分类】 子宫收缩药-麦角碱类。

【适应证】 用于预防和治疗产后或流产后子宫收缩无力或缩复不良所致的子宫出血。

【用法用量】 ①口服。每次0.2～0.4mg，2～4次/d，直至宫缩无力纠正和流血明显减少，一般48h为1个疗程。②肌内注射。每次0.2mg，必要时每2～4h 1次，最多5次。③静脉注射。用于子宫大出血时，剂量同肌内注射，稀释后缓慢注射，推注时间至少1min。

【用药监护】 ① 下列情况禁用：对本品过敏、胎儿及胎盘娩出前（以免发生子宫破裂、胎儿宫内窒息死亡及胎盘嵌留宫腔内）、妊娠期间。

② 下列情况慎用：冠心病（血管痉挛时可造成心绞痛或心肌梗死）、肝或肾功能损害、低血钙、闭塞性外周血管病、高血压及存在感染时（感染可增强本品的敏感性）。

③ 其他参阅麦角新碱【用药监护】③～⑪。

地诺前列酮 Dinoprostone

(地诺前列,前列腺素E_2;PGE_2,Prostenon)

【药理分类】 子宫收缩药-PG类似物。

【适应证】 ①主要用于妊娠足月（孕38周后）时促宫颈开始成熟和（或）继续成熟，其宫颈Bishop评分<6分，单胎头先露有引产指征且无母婴禁忌证者，以及中期妊娠引产和治疗性流产；②亦用于妊娠高血压疾病、妊娠合并心肾疾病、过期妊娠、死胎、葡萄胎、胎膜早破、高龄初产妇及胎儿宫内发育迟缓等。

【用法用量】 阴道给药（栓剂）。每次1枚（10mg），置入阴道后穹窿处，通常使用1枚即足以达到宫颈成熟。如8～12h内未达充分的宫颈成熟，应取出，可用第 2 枚代替。第 2 枚亦应在不超过 12h 取出。在 1 个疗程中不应使用超过 2 枚。

【用药监护】 ① 下列情况禁用：a. 已开始临产、已破膜时、正在使用缩宫素时；b. 不能有持续强而长的宫缩时，如有子宫大手术史（例如剖宫产、子宫肌瘤切除术等）、有宫颈手术史、严重头盆不称、胎先露异常、胎儿窘迫或可疑胎儿窘迫、有难产或创伤性生产史、3 次以上足月产；c. 患盆腔炎或有盆腔炎史；d. 瘢痕子宫妊娠或多胎妊娠；e. 哮喘、青光眼、严重的肝或肾功能损害；f. Bishop 评分≥7 分；g. 前置胎盘或不明原因出血；h. 妊娠＞38 周臀位、横位；i. 对本品及其他 PG 过敏者。

② 下列情况慎用：a. 有贫血或糖尿病史者；b. 活动性心脏病、有高血压史或其他心血管疾病史者；c. 宫颈硬化、子宫纤维瘤、宫颈炎或阴道炎患者；d. 有癫痫病或肝肾疾病史者；e. 有哮喘史或活动性肺部疾病者；f. 有子宫收缩过强史者；g. 正在使用排钾利尿药者（因本品可降低血钾）。

③ 下情况不得应用，需咨询上级医师：a. 无法确定胎位；b. 胎位异常；c. 怀疑头盆不称；d. 异常或可疑连续 CTG（心脏分娩力描记或胎心宫缩描记）；e. 自发胎膜破裂；f. 自发宫缩开始；g. 人员或监护设备不足；h. 妊娠期间不明阴道出血；i. 既往有宫颈手术史。

④ 年龄≥35 岁、合并有妊娠并发症的孕妇，例如妊娠糖尿病、动脉性高血压、甲状腺功能减退症及孕周超过 40 周者，产后出现 DIC 的风险较高。在应用药物诱导分娩的孕妇中，这些因素会进一步增加产后 DIC 的风险。因此，上述患者均应慎用本品。对于应用本品者，在产后即刻应仔细观察 DIC 的早期征兆（如纤维蛋白溶解），发现异常及时处置。

⑤ 本品仅适用于需要引产的足月妊娠者促宫颈成熟或使宫颈继续成熟，不适用于妊娠早期或其他阶段或哺乳期。

⑥ 用药前应停用 NSAID，包括阿司匹林。

⑦ 本品能通过胎盘屏障使新生儿心率改变和出现低血糖，应用时必须注意。

⑧ 用本品栓剂终止妊娠失败后必须改用其他方法终止妊娠。

⑨ 已经接受静脉注射催产药的患者，仅在特殊情况下并谨慎应用本品，因为 PG 可增强催产药的药效，使宫缩过强或张力过大，可发生子宫破裂或宫颈撕裂，尤其子宫颈扩张不全时更易发生。如两种药物同时应用或连续使用，应仔细监测患者的子宫活动，防止子宫收缩过度的发生。不建议使用催产药的患者同时应用本品。本品与糖皮质激素合用，可出现肺水肿，极严重者可导致死亡。

⑩ 本品应贮藏在封闭的铝箔包装中，平时应放置在温度－10～－20℃之间的冰箱内，取出后应立即使用，无须升至室温或解冻。

⑪ 在用药前或同时服用止吐和止泻药，可降低本品的胃肠道反应。

⑫ 放置本品前，应做以下检查：a. B 超检查：了解胎儿大小、胎位及羊水量等指标。b. 放置前 30min 做无应激试验（NST）检查，结果为 EFM 三级评价的Ⅰ类，无规律宫缩，且有上述适应证，无禁忌证即可用药。c. 复查骨盆：除外头盆不称。d. OCT（催产素激惹试验）：怀疑胎盘功能不良者，或 NST 结果为可疑或无反应者，需做此检查。结果为阴性者，在试验停止 30min 后可放置本品。e. 阴道检查：ⓐ宫颈 Bishop 评分［依据“妊娠晚期促宫颈成熟与引产指南”（中华妇产科杂志 2008 年 1 月第 43 卷第 1 期），Bishop 评分＜6 分可以应用本品］。ⓑ阴道状况：分泌物过少时，用少量生理盐水将栓剂浸泡一下放置；分泌物过多时，可适当擦拭，以免分泌物包裹栓剂，影响药物释放。此外，还应检查阴道有无急性炎症，有则暂缓放置。

⑬ 放置本品时须注意：a. 最好在上午 10：00 以前置药，以利于临床监护及产程处置。b. 放置前，应告知产妇，用药后如出现下列情况，应及时报告，以便及时处置：ⓐ出现规律宫缩（每 5 分钟 1 次或更频繁）；ⓑ因明显宫缩感到不适、恶心、呕吐等；ⓒ阴道出血或羊水流出；ⓓ栓剂脱出或位置下降（可根据阴道外部的终止带长度判断）；ⓔ有排便感。c. 放置时应戴指套或手套，避免用手直接接触无包装的栓剂，以免通过皮肤吸收。d. 切勿将栓剂自回复性装置中取出。e. 应将栓剂放在后穹窿处，并可使用少量水质润滑剂以助放置，但注意不要使药物过度接触和被覆润滑剂，以免影响栓剂的良好膨胀及药物的释放。f. 为确保栓剂位置适宜，应将其旋转 90 度使其横置在穹窿处。g. 终止带不要拉得过直，要留有余地，以免手撤出时栓剂外移。h. 放置后应将终止带剪短，在阴道外留有 2～3cm，以方便取出（切勿将终止带塞入阴道，否则不

易取出)。i. 本品在宫腔内羊膜腔外放置可导致羊膜炎及胎膜早破等。

⑭ 放置后的临床观察和监测：置药后30min内，孕妇应卧床。30min后若无脱落，则可自由活动。同时告知患者，出现宫缩后及时告知护士或医师。置药后的观察和监测要点：a. 尚未出现宫缩时，每2小时监测并记录1次（胎膜早破产妇放置后应每小时监测1次），监测内容包括母体的生命体征、自觉症状、宫缩（有无宫缩、宫缩频率、宫缩持续时间及宫缩强度）、胎心（胎心率）、不良反应（如恶心、呕吐、腹泻、发热等）。b. 出现宫缩时：宫缩发动后，尤其出现见红增多或排便感时须即行阴道检查，包括宫颈软硬度、宫颈管消失及宫口开大情况等；此后每2小时检查1次；可根据宫缩情况酌情增加检查次数；做Bishop评分。c. CTG监护：在放置2h后每4小时进行CTG监护20～30min（即CTG时间点为放置后4h、8h、12h、16h、20h和24h），如CTG提示正常，产妇可自由活动，等待临产。d. 胎心听诊：在放置4～24h期间，每4小时听诊胎心1次。在此期间一旦出现宫缩，即行CTG。

⑮ 置药期间产妇出现各种异常情况的处置：a. 宫缩。ⓐ细小宫缩：属于药物性宫缩，放置后4h内常见，产妇通常没有疼痛感。如胎心正常，将本品栓剂留在原位，并加强胎心监护和临床观察，或酌情应用宫缩抑制药。ⓑ疑为过强宫缩或子宫过度刺激：继续进行持续CTG监护，并密切观察产妇的生命体征和自觉症状。ⓒ宫缩过频、宫缩过强或过度刺激：报告上级医师，持续CTG监护，左侧卧位，取出药物，如可疑CTG或持续过度刺激，5～10min内不能自行恢复，可使用宫缩抑制药如特布他林（0.25mg加入0.9%氯化钠注射液100ml中缓慢静脉滴注），或硫酸镁（4g，5～10min内静脉推注）、利托君（50mg加入5%葡萄糖注射液或0.9%氯化钠注射液250ml中缓慢静脉滴注）等，移至产房，备血，准备手术。（备注：a. 宫缩过频定义：10min内宫缩≥5次，20min CTG提示胎心正常。b. 宫缩过强定义：疼痛宫缩持续时间≥90s，CTG提示胎心正常。c. 子宫过度刺激定义：宫缩过频或过强，且CTG异常。）ⓓ宫颈条件成熟，但没有出现规律宫缩时：可选用人工破膜、静脉滴注缩宫素等引产方法诱导宫缩。如需要使用缩宫素，应在本品撤出至少30min之后使用。b. 胎心。如出现胎心异常，如晚期减速、中重度可变减速、延长减速等，应立即撤药，并根据恢复情况做适当处置或在短时间内分娩。c. 血压。发现血压升高或低血压应增加测量血压次数，必要时给予相应处置。d. 排尿及排便情况。每2～4h排尿1次。排尿困难者必要时予以导尿；腹泻严重者可给予对症治疗。e. 破膜与否。一旦破膜，应立即使产妇平卧，听诊胎心，监测宫缩，观察羊水的形状、颜色和流出量；若为头先露，羊水呈黄绿色混有胎粪，提示有可能胎儿窘迫，应及时处置；破膜超过12h胎儿尚未娩出者，应常规应用抗生素预防感染。f. 不良反应。注意观察有无恶心、呕吐、腹泻、发热、低血压和心率过速等，必要时给予对症治疗。

⑯ 当宫颈完全成熟或出现下列情况时应及时取出栓剂，不可为加速产程而延长放置时间，以免发生强直宫缩：a. 出现规律宫缩并同时伴随有宫颈成熟度的改善（定义为每3min 1次的规律性疼痛的宫缩）。b. 有宫缩、宫颈Bishop评分≥7分，宫颈评分有进行性改善。c. 宫口扩张和胎先露下降。（注：如特殊病例虽为不规律宫缩但伴有宫颈展平、宫口扩张趋势也视为临产。）d. 自然破膜伴宫缩或人工破膜。e. 子宫收缩过频或过强（如宫缩过强且时间太长，应考虑子宫张力过高和子宫破裂的可能性，应立即取出栓剂）。f. 置药24h。g. 胎儿宫内不良状况证据：胎动减少或消失、胎动过频、胎心电子监护结果为EFM评价的Ⅱ类或Ⅲ类。h. 出现不能用其他原因解释的母体不良反应，如恶心、呕吐、腹泻、发热、低血压、母体心动过速或者阴道流血增多。i. 取出栓剂后，至少30min后方可继续滴注缩宫素。j. 破膜前预期生产时欲行硬膜外麻醉，取出栓剂是谨慎的做法。

⑰ 流产或分娩后应常规检查宫颈，及时发现宫颈裂伤，及时予以修补，以免出现产后大出血。

⑱ 使用本品24h终止妊娠失败（宫颈未成熟，Bishop评分<7分）后，应再次评估产妇及胎儿状况。若良好，必须改用其他引产方式或行剖宫产终止妊娠。

⑲ 本品的其他不良反应尚有：常见恶心、呕吐、腹泻、发热、低血压等，多在用药后15～45min出现，停药或取出栓剂后2～6h恢复正常。少见畏寒、头痛、发抖。约10%用药者的舒张压可降低20mmHg，也有患者突

然发生血压升高，用药期间应注意监测血压。本品尚可引起心悸、胸闷、胸痛和心律失常等反应，严重者应中断治疗。罕见生殖器水肿。尚未发现对婴儿的体格发育和精神运动的成长的不良反应。动物试验中显示，大剂量的前列腺素 E 和 F 系列可导致骨质增生。本品用量过大或过度敏感，或同时应用催产药，可能导致子宫肌肉的过度刺激，从而引起子宫痉挛或张力过高，甚至挛缩，因而造成宫颈撕裂、宫颈后方穿孔、子宫破裂或（和）大出血，也可能直接导致胎儿窘迫。因此，用药期间应严密监测，如出现子宫张力过高、子宫强直性收缩或胎心异常，应立即取出再用栓剂，及时输氧，并静脉给予宫缩抑制药特布他林、硫酸镁或利托君。如仍不奏效，应立即实施剖宫产术。

卡前列甲酯[典] Carboprost Methylate

（卡孕；Caprost）

【药理分类】 子宫收缩药-PG 类似物。

【适应证】 ①与米非司酮序贯合并应用，用于终止早期或中期妊娠，特别适合高危妊娠者，如多次人流史、子宫畸形、剖宫产后及哺乳期妊娠者；②亦用于早期人工流产和终止 12～14 周妊娠钳刮术前扩张宫颈，以及预防和治疗宫缩迟缓所引起的产后出血。

【用法用量】 ①抗早孕：与米非司酮合用，停经≤49d 的健康早孕妇女，空腹或进食 2h 后，首剂口服米非司酮 200mg，然后禁食 2h，在第 3 日早晨将本品栓剂 2 枚（1mg）置于阴道后穹窿，或首剂口服米非司酮 50mg，当晚再服 25mg，以后每隔 12 小时服 25mg，连续 2～3d，总量 150mg；第 3 日早晨服米非司酮 25mg 后 1h，将本品栓剂 2 枚（1mg）置于阴道后穹窿。卧床休息 2h，门诊观察 6h，注意用药后出血情况，有无妊娠物排出和副反应。②中期引产：每次 2 枚（1mg），每 2～3 小时重复 1 次，直至流产，平均用量约 6mg。③扩宫颈：于负压吸引前，将本品栓剂 1 枚（0.5mg）放置于阴道后穹窿。④产后出血：每次 2 枚（1mg），贴附于阴道前壁下 1/3 处，约 2min。

【用药监护】 ① 下列情况禁用：前置胎盘及宫外孕、急性盆腔感染、胃溃疡，以及哮喘、严重过敏体质、心血管疾病、青光眼等有使用 PG 类似物禁忌的患者。

② 下列情况慎用：糖尿病、高血压及严重的心功能不全和肝或肾功能损害者。

③ 本品不能单独用于终止早期妊娠，须与米非司酮序贯合并应用。

④ 本品不能用作足月妊娠引产。

⑤ 置栓剂入阴道时应时必须戴无菌手套，以免发生继发感染。

⑥ 患者放置栓剂后应卧床休息 20～30min，俟药物吸收后再下床活动。

⑦ 用药过程中，如发现不可耐受性呕吐、腹痛或阴道大出血，应立即停用。

⑧ 用药后 8～15d，必须进行复查，以确定流产效果，必要时配合 B 超检查和 HCG 测定。如确诊为流产不全或继续妊娠者，应及时处置。

⑨ 用本品流产失败者必须做人工流产终止妊娠。

⑩ 本品的不良反应主要为腹泻、恶心或呕吐、腹痛等，采用复方地芬诺酯（复方苯乙哌啶）片后，不良反应显著减少，停药后上述反应即可消失。少数孕妇可出现宫缩强、宫口扩张不良，可导致宫颈阴道部裂伤，应及时处置。少见面部潮红，但很快消失。一般不良反应包括心血管系统症状等。

卡前列素氨丁三醇 Carboprost Tromethamine

（卡前列素，欣母沛；Carboprost，Hemabate）

【药理分类】 子宫收缩药-PG 类似物。

【适应证】 ①用于妊娠期为 13～20 周的流产（此妊娠期从正常末次月经的第 1 日算起）。②用于下述与中期引产有关的情况：a. 其他方法不能将胎儿排出；b. 采用宫内方法时，由于胎膜早破导致药物流失，子宫收缩乏力；c. 需要进行宫内反复药物滴注的流产，以使胎儿排出；d. 尚无生存活力的胎儿出现意外的或自发性胎膜早破，但无力将胎儿排出。③用于常规处理方法无效的宫缩乏力引起的产后出血。

【用法用量】 肌内注射。①难治性产后子宫出血：首次 250μg，做深部肌内注射。如疗效不满意时，可间隔 15～90min 多次注射，注射次数和间隔时间应根据病情决定，24h 总剂量不得超过 2mg。②其他适应证：起始剂量 250μg，用结核菌素注射器做深部肌内注射，此后依子宫反应，间隔 1.5～3.5h 再次注射 250μg 的剂量。首次可使用的试验剂量为 100μg（0.4ml）。多次注射 250μg 剂量后子宫收缩力仍不足时，剂量可增至 500μg（2ml）。总剂量不得超过 12mg，且不宜连续应用超过 2d 以上。

【用药监护】 ① 下列情况禁用：对本品过敏者、急性盆腔炎及有活动性心肺肾肝疾病者。

② 下列情况慎用：有哮喘病、低血压、高血压、心血管疾病、肝肾病变、贫血、黄疸、糖尿病或癫痫病史者，以及青光眼或有眼压升高史者和有子宫瘢痕者。

③ 本品应用后 8～15d 必须复查，以确定胚胎组织是否完全流出，必要时配合 B 超检查及 HCG 测定。尽管本品引起宫颈损伤的发生率极低，流产后仍需及时仔细检查宫颈。因可能发生白细胞增多，应监测 WBC。肺心病患者用药时，应监测动脉血氧含量（CaO_2）。

④ 在持续数周高剂量应用后，前列腺素 E 和 F 系列可导致骨质增生。虽无证据显示短期应用本品会引起类似的骨质增生现象，但在临床应用时必须注意监测。

⑤ 本品可能会加强其他宫缩药的活性，故不宜与其他宫缩药合用。本品与 NSAID 合用有拮抗作用，一般不宜合用。与丙酸睾酮或孕三烯酮合用，可提高抗早孕成功率。在用药前或同时给予止吐药和止泻药，可使 PG 类似物的胃肠道不良反应（如恶心、呕吐、腹泻等）大为降低。右旋糖酐可抑制本品的过敏反应。

⑥ 对不完全流产引起大出血或绒毛球排出阴道流血时间长者，应进行刮宫术和做必要的对症治疗。

⑦ 用本品流产失败者必须做人工流产终止妊娠。

⑧ 本品大剂量应用可致子宫破裂，必须严格遵循推荐剂量应用。

⑨ 本品的不良反应一般为暂时性的，治疗结束后可恢复。常见呕吐、腹泻、恶心，还可出现潮红和体温升高等，大多在治疗结束后恢复正常。用于流产时，最常见的并发症为子宫内膜炎、胎盘部分残留、子宫大量出血，用药期间及停药后应注意监测，如有发生，应及时处置。

米非司酮[典] Mifepristone

（抗孕酮，息百虑；Lunarette，Mifegyne）

【药理分类】 孕激素受体水平拮抗药。

【适应证】 与 PG 类似物序贯合并使用，可用于终止停经 49d 内的妊娠。

【用法用量】 口服。停经 49d 内的健康早孕妇女，空腹或进食 2h 后服用。每次 25～50mg，2 次/d，连服 2～3d，总量 150mg，每次服药后禁食 2h，第 3～4 日清晨于阴道后穹窿放置卡前列甲酯栓 1 枚（1mg），或使用其他同类 PG 药物。使服药者卧床休息 1～2h，门诊观察 6h。注意用药后出血情况，以及有无妊娠产物和不良反应。

【用药监护】 ① 下列情况禁用：a. 对本品过敏者及非终止早孕之妇女；b. 心、肝、肾疾病患者及肾上腺皮质功能不全者；c. 有使用 PG 类药物禁忌者，如青光眼、哮喘等；d. 带宫内节育器妊娠和怀疑宫外孕者、年龄超过 35 岁的吸烟妇女；e. 长期服用类固醇激素者；f. 凝血功能障碍或进行抗凝治疗者。

② 过敏体质者及早孕反应严重（如恶心、呕吐频繁）者不宜应用。

③ 确认为早孕者，停经天数不应超过 49d，孕期越短，效果越好。

④ 本品必须在具有急诊、刮宫手术和输液、输血条件下使用。

⑤ 服药前，必须向服药者详细告知治疗效果及可能出现的副反应。治疗或随诊过程中，如出现大量出血或其他异常情况，应及时就医。

⑥ 服用本品 1 周内，应避免服用阿司匹林及其他 NSAID。与 PG 类似物合并应用后，流产过程中的 BT 及失血量均比单独应用时少。本品在体内主要由肝脏的 CYP3A4 酶代谢，酮康唑、伊曲康唑、红霉素等药物可减弱肝药酶的活性，从而升高本品的血药水平；而利福平、灰黄霉素、巴比妥类药（以苯巴比妥为最）、肾上腺皮质激素及某些抗惊厥药（如卡马西平、奥卡西平、扑米酮、苯妥英等）则可诱导肝药酶的活性，从而降低本品的血药水平，故本品不能与上述药物同用。葡萄柚汁可抑制本品的代谢。

⑦ 服药后，一般会较早出现少量阴道出血，部分妇女流产后 BT 较长。少数早孕妇女服用本品后，即可自然流产。约 80%

的孕妇在使用PG类似物后，6h内排出绒毛胎囊，约10%孕妇在服药后1周内排出妊娠物。

⑧ 对服用本品者，应嘱其在服药后8～15d复诊，以确定流产效果，必要时做B超检查或血HCG测定。如确诊为流产不全或继续妊娠，应做负压吸宫术，以终止妊娠或清理宫腔。

⑨ 使用本品终止早孕失败者，必须进行人工流产终止妊娠。

⑩ 本品可见轻度恶心、呕吐、眩晕、乏力、下腹痛、肛门坠胀感和子宫出血，不影响继续治疗。偶见一过性肝功能异常、皮疹、大出血、子宫内膜炎或盆腔炎的继发感染。加用PG类似物后，部分孕妇可出现呕吐、腹痛、腹泻，少数有潮红、手足心瘙痒和发麻现象。出现大出血时，应采取止血、输血等紧急措施。BT长者，应给予抗生素（预防感染）和宫缩药。出现剧烈腹痛或高热等异常情况者，则应立即停药，并给予对症治疗。

利托君 Ritodrine

（雷托君，羟苄羟麻黄碱；Materlae，Yutopar）

【药理分类】 子宫松弛药-β_2受体激动药。

【适应证】 预防妊娠20周以后的早产，并治疗先兆早产。

【用法用量】 最初用静脉滴注，随后口服维持治疗。①静脉滴注。将本品100mg用5%葡萄糖注射液或0.9%氯化钠注射液500ml稀释成浓度为0.2mg/ml的溶液，缓慢静脉滴注。初始时应控制滴速为0.05mg/min（5滴/min，20滴/ml），以后每10分钟增加0.05mg/min（增加5滴/min），直至达到预期效果，通常保持在0.15～0.35mg/min（15～35滴/min），待宫缩停止，继续输注至少12～18h，随后改为口服维持治疗。②口服（维持治疗，于静脉滴注结束前30min开始）：最初24h内，每2小时10mg；此后每次10～20mg，每4～6小时1次；常用维持剂量80～120mg/d，平均分次给药，总量不应超过120mg/d。如有必要延长妊娠时间，可继续口服用药维持治疗。维持治疗应于静脉滴注结束前30min开始。

【用药监护】 ① 下列情况禁用：已知对本品过敏者、妊娠不足20周和分娩进行期的孕妇、延长妊娠对孕妇和胎儿构成危险的下列情况：a. 分娩前任何原因的大出血，特别是前置胎盘及胎盘剥落；b. 子痫及严重先兆子痫；c. 胎死宫内；d. 绒毛膜羊膜炎；e. 孕妇有心脏病及危及心功能的情况（如心律不齐伴有心动过速或洋地黄中毒等）；f. 肺性高血压及重度高血压；g. 孕妇甲状腺功能亢进；h. 未控制之糖尿病及嗜铬细胞瘤患者；i. 支气管哮喘和尿崩症。

② 糖尿病患者及正在使用排钾利尿药的患者慎用。

③ 本品应避免用于心脏病或潜在心脏病患者。

④ 本品用于子宫颈开口＞4cm或开全80%以上时的安全性及有效性尚未确立。

⑤ 妊娠20周以后，用药越早，抑制宫缩的成功率越高。因此，对于妊娠＞20周需应用本品的孕妇，一旦诊断确立，除禁忌证外，应立即使用。

⑥ 本品可通过乳汁分泌，在分娩之前用药者应避免分娩后立即哺乳。

⑦ 对于紧急入院的患者，应对子宫颈口的开大、展平及出血情况进行综合评价，制定安全的给药方案后，在严密监护下给药，并避免不必要的用药。

⑧ 当使用本品预防早产、延缓分娩是因为绒毛膜羊膜未成熟而提早破裂的情况时，要考虑是否会有绒毛膜羊膜炎的发生，故用药须谨慎。

⑨ 胎儿酸中毒时，应继续监测患者，少数严重酸中毒（pH＜7.15）的情况，不宜应用。

⑩ 诊断早产应与胎儿宫内发育迟缓鉴别，特别是对孕龄有疑问时。连续使用本品时，应借助超声检查与羊水穿刺评估胎儿成熟度。

⑪ β受体激动药可增加心排血量，有时还可增加正常心脏的心肌耗氧量，发生心律失常，包括APC及VPC、VT、心绞痛伴或不伴ECG变化，静脉给药时更为常见，因此治疗前应检测基础ECG，治疗期间应密切监测ECG，防止发生心血管反应。

⑫ 本品应避免与β受体激动药和阻断药同时使用。本品与糖皮质激素同时使用，易发生肺水肿，极严重者可致死。与下列药物同时应用，可加重对心血管的影响，特别是心律失常和/或低血压，如硫酸镁、二氮嗪、哌替啶、

强效全麻醉药。与阿托品等副交感神经阻滞药同用，可导致高血压。与其他拟交感神经药同时使用时，对心血管影响加强；必须同时使用时，两者应有足够的时间间隔，因为本品在给药 24h 内有 90%可排出体外。β受体阻断药可抑制本品作用，故应避免同时应用。

⑬ 静脉滴注时，为预防由腔静脉综合征引起的低血压，应使患者保持左侧卧位，以减少高血压危险。滴注过程中应密切监测孕妇的血压、脉搏、胎心音及胎心率，特别是用于急性胎儿窘迫时，如果胎儿情况恶化，需立即停药。胎儿心跳可能增加 25 次/min 以上，但通常很少见。

为密切观察和准确调节静脉滴注速率，应使用可控制的输注装置或调整分钟滴数。如用药过程中需要静脉给予其他药物，则应通过“三通”给予，不能影响本品的滴注速率。当滴注速率超过 0.2mg/min 或剂量超过 30mg/d 时，可能增加不良反应，必须加强监护。

药物稀释后，应仔细检查药液。如药液变色，或出现沉淀，或产生颗粒，则不能用于静脉滴注。药物制备后，应立即使用，放置时间不得超过 48h。

⑭ 服用本品缓释胶囊时，应嘱患者不得拆囊溶化服用，应整粒以水吞服。

⑮ 用药前，应告知患者：使用本品期间，如出现任何不良事件和/或不良反应，需及时报告医师，以便及时处置。用药过程中，应严密监测宫缩情况、孕妇脉搏及血压、胎儿心率。孕妇如持续心动过速或舒张压降低，或诉胸闷、胸痛或心口发紧，应立即停药，并做 ECG 检查，同时注意水电解质平衡。

⑯ 本品治疗后曾有孕妇发生肺水肿的报道，极个别因肺水肿死亡。引发肺水肿的原因包括患有心脏病、持续性心动过速（＞140 次/min）、子痫、与皮质类固醇并用等，因此应严密监测患者的水分出入量，避免摄入液体过多。静脉滴注时应尽量避免用含氯化钠的液体稀释药物，以减少发生肺水肿的危险。如持续心动过速（＞140 次/min），可能为肺水肿的前兆，不可大意。一旦发生肺水肿，应立即停止用药，并及时给予对症治疗。

⑰ 在延长输液期间，应密切监测伴有糖尿病或服用排钾利尿药的患者之生化指标变化，因本品可升高血糖及降低血钾。如发现血糖明显升高或出现低钾血症，应暂停用药，一般在停药后 24h 内恢复正常。

⑱ 本品偶可引起白细胞减少、粒细胞减少或粒细胞缺乏症，并罕见血小板减少，故持续滴注时应定期进行血液学检查。

⑲ 本品的不良反应与β交感神经作用有关，通常可通过调整剂量来控制。a. 静脉滴注常出现孕妇和胎儿心跳速率增加（分别平均为 130 次/min 和 164 次/min）、孕妇血压升高（收缩压平均增高 12mmHg，舒张压平均下降 23mmHg），对健康孕妇心率宜避免超过 140 次/min，适当减少剂量或停止输注会很快恢复正常。b. 严重不良反应。ⓐ偶见：肺水肿、肺水肿合并心功能不全，极个别因肺水肿死亡；心律不齐，并有多胎妊娠者在给予麻醉药后立即从心律不齐转为心脏停搏的报道；因 β_2 受体激动药所致的血钾低下；新生儿肠闭塞、新生儿心室中隔肥大；ⓑ罕见：白细胞减少和/或粒细胞减少或粒细胞缺乏症；RM（肌痛、无力感、CPK 升高、血和尿中的 Mb 升高）；过敏性休克及 SJS。c. 其他不良反应。ⓐ心血管系统：可见 SVT、心悸、心动过速，有时出现面色潮红、胸痛或胸部发紧；罕见 ECG 异常（ST-T 异常）、面部疼痛，以及胎儿心动过速和心律不齐。ⓑ呼吸系统：偶见呼吸困难、换气过度。ⓒ肝脏系统：有时出现肝功能损害（ALT、AST 等升高）、黄疸或溶血性黄疸。ⓓ神经精神系统：有时出现紧张不安、情绪沮丧、烦躁、焦虑或全身不适、震颤、麻木感、头痛、四肢末端发热感、无力感、出汗、嗜睡和衰弱感、眩晕。ⓔ消化系统：有时有恶心感、呕吐、便秘、腹泻、肠绞痛、腹胀、上腹部压迫感、伴 SAMY 升高的唾液腺肿胀。ⓕ过敏症：有时出现皮疹、瘙痒；罕见红斑、肿胀。ⓖ给药部位：有时会有血管痛、静脉炎出现。ⓗ其他：可见一过性血糖升高、CPK 升高，有时出现尿糖变化、发热；罕见血小板减少和出冷汗。ⓘ用过β受体激动药的孕妇，其婴儿有低血钙、低血糖、肠梗阻的症状。用药期间应注意观察，并进行相关实验室监测，如发现异常，应及时处置。

⑳ 本品过量的症状是过度的β受体兴奋作用，包括药理作用加强，最突出的是心动过速（孕妇和胎儿）、心悸、心律不齐、高血压、呼吸困难、神经过敏、颤抖、恶心和呕吐。出现过量症状时，应停止给药，并可选择适当的β受体阻断药作为解毒药。本品可经透析清除。人体产生过量症状所需药物剂量有个体差异，用药时须注意。

溴隐亭 Bromocriptine

（麦角溴胺，溴麦亭；Bromergon，Parlodol）

【药理分类】 退乳药-抗帕金森病药或DA受体激动药。

【适应证】 ①月经周期紊乱及女性不孕症和催乳素依赖性闭经、月经过少、黄体功能不足、药物诱导的高催乳素血症；②垂体催乳素瘤及其所致的女性闭经和（或）溢乳、男性性功能减退，为垂体催乳素微腺瘤及大腺瘤（包括有视觉障碍者）的首选用药，也可作为大腺瘤手术前用药和无法手术而行放疗的大腺瘤的辅助用药；③经前期综合征及良性乳腺疾病［如乳房疼痛、良性囊肿和（或）结节，特别是纤维囊性乳房疾病］；④高催乳素血症所致的男性性功能减退及男、女性不育或不孕症；⑤抑制泌乳，预防分娩后和早产后的泌乳；⑥原发性帕金森病或脑炎后帕金森综合征和肢端肥大症的辅助治疗。

【用法用量】 口服。①垂体催乳素瘤及高催乳素血症：起始剂量每次1.25mg，2～3次/d，数周后剂量可逐渐调整至10～15mg/d，分数次服用；维持剂量2.5～5mg，2～3次/d，不宜超过20mg/d。②产后回乳：如为预防性用药，于分娩后4h开始服用2.5mg，以后改为2次/d，每次2.5mg，连用14d。如已有乳汁分泌，则2.5mg/d，2～3d后改为2次/d，每次2.5mg，连用14d。③经前期综合征：起始剂量1.25mg/d，经期前14d开始服，每日增加1.25mg，最大剂量2.5mg，2次/d，用至月经来潮止。④良性乳房疾病：每次1.25mg，2～3次/d，逐渐增至2.5～3.75mg/d，分数次服用。⑤男性性功能减退：每次1.25mg，2～3次/d，逐渐增至2.5～5mg/d，分数次服用。⑥帕金森病：起始剂量0.625～1.25mg，1～2次/d；如用单剂量，可于睡前或进食时服用。以后每隔14～28d增加剂量2.5mg。多与左旋多巴或其复方制剂合用。

【用药监护】 ①下列情况禁用：对本品或其他麦角碱类衍生物过敏、严重心脏病（包括已有瓣膜病者）、外周血管性疾病（如肢体末梢缺血）、严重精神病、肢端肥大症伴有溃疡病或出血史、未控制的高血压、妊娠毒血症、自发性及家族性震颤、动脉阻塞性疾病、雷诺现象（遇冷时指趾出现刺痛和疼痛感）、有尼古丁成瘾病史者，以及孕妇和哺乳期妇女。

② 下列情况慎用：近期或正在服用可影响血压的药物（如血管收缩药或麦角碱类衍生物）、肝功能损害、有高血压或高血压史、妊娠高血压综合征或有妊娠高血压史、消化性溃疡及有胃肠出血史、精神病或有精神病史者。

③ 15岁以下儿童限制使用。

④ 尚无老年人应用本品的安全性及有效性研究资料。临床观察发现，老年人应用本品易发生中枢神经系统不良反应，因此对必须应用本品的老年人需适当减少用量，并加强用药监护。

⑤ 对其他麦角碱类衍生物过敏者对本品也可能过敏。

⑥ 本品治疗可能会恢复生育能力，不愿生育的育龄期妇女服用本品期间应采取可靠的避孕措施。

⑦ 本品最大剂量为30mg/d。长期（数年）服用高于30mg/d剂量时，可见腹膜后或胸膜纤维化现象。

⑧ 本品与大环内酯类抗生素（如红霉素、克拉霉素、醋竹桃霉素、交沙霉素等）或唑类抗真菌药（如酮康唑、伊曲康唑等）及灰黄霉素合用，可提高本品的血药浓度，使本品的毒性增加，故必须合用时须谨慎。与左旋多巴合用治疗帕金森病时，能增强药效，故应适当减少后者剂量（应用本品10mg，须减少左旋多巴剂量12.5%），否则会增加不良反应发生率。与降血压药合用，可加强降压效果，降压药的用量应酌减，因此应尽量减少合并用药。与甲基麦角新碱或其他麦角碱合用，可能使不良反应增加，应避免合用。与平滑肌解痉药异美汀合用，可增加本品的毒性。与奥曲肽合用可提高本品的血药浓度，增加不良反应发生的危险性，应避免与其合用。与他莫昔芬合用，本品的一些不良反应可减轻。口服雌激素类避孕药可致闭经或溢乳，干扰本品的效应，并可能使垂体增大，故不宜同时应用。甲基多巴、MAO抑制药（包括呋喃唑酮、丙卡巴肼及司来吉兰等）、甲氧氯普胺、利舍平、H_2受体拮抗药（如西咪替丁）、阿片制剂（如吗啡、美沙酮等），以及洛沙平、苯丙甲酮、吩噻嗪类、丁酰苯类（如氟哌啶醇、氟哌利多等）和硫杂蒽类（如氟哌噻吨、氯哌噻吨、氯普噻吨等）等抗精神病药（高催乳素拮抗药）能升高血催乳素浓度，干扰本品的效能，必须合用时应适当调整本品剂量。乙醇可降低患者对本品的耐

受性而产生偏头痛，并增加胃肠道反应。

⑨ 用药前，应告知患者：a. 本品可能引起嗜睡、幻觉、精神运动性兴奋、运动障碍、视觉障碍（如视物模糊或暂时性失明、视野缺损、复视等）、眩晕、晕厥等现象，用药期间应避免驾驶及危险性较大的机器操作或高空作业。b. 本品应在睡前、进食时或餐后服用，以减轻不良反应症状。c. 由于本品可能引起直立性低血压而发生晕厥反应，故用药期间（尤其在用药初期和增加剂量时）应注意预防，比如每次服药后至少应卧床休息1h，避免强力劳作或过度活动；由蹲或卧位直立时，宜扶持，应缓慢；不宜热水浸浴，热水淋浴时间也不宜过长，老年人、体弱者及疲倦和饥饿状态时尤然。d. 服药期间饮酒或含乙醇饮料，可能引起双硫仑样反应，而且乙醇还可降低患者对本品的耐受性，因此服药期间及停药后5d内应禁止饮酒或含乙醇饮料，也不可接受含乙醇的药剂。e. 本品的不良反应较多，治疗中如出现异常症状，应及时咨询医师，以免病情加重。

⑩ 非高催乳素血症的妇女应用本品时，必须给予最小有效量，以避免发生因催乳素水平过低而引起黄体功能障碍。高催乳素血症患者应用本品，骤然停用后可出现反跳现象，使血中催乳素水平再度升高，因此这类患者停药必须逐渐减量进行。

⑪ 本品大剂量应用时，可使唾液分泌减少，易发生龋齿、牙周炎及口腔念珠菌感染，用药期间应定期做口腔检查，并给予必要的口腔护理。

⑫ 已有报道，少数分娩后和产褥期妇女接受本品抑制泌乳治疗时出现高血压、心肌梗死、癫痫、脑卒中及精神障碍等严重反应，其中一些患者在严重头痛或短暂视觉障碍后发生癫痫或脑卒中。因此，对上述患者及接受本品治疗其他适应证的患者必须定期监测血压。一旦出现高血压，或严重的、持续的或逐渐加重的头痛（伴或不伴视觉障碍）或中枢神经系统毒性表现，均应立即终止治疗，并即刻对患者病情进行判定。对近期或正在服用可影响血压的药物［如血管收缩药（如拟交感神经药）或麦角碱类衍生物（包括麦角新碱或甲基麦角新碱等）］的患者，应用本品时须特别谨慎，不推荐分娩后和产褥期的妇女联合应用。

⑬ 垂体催乳素大腺瘤患者应用本品，常可引起肿瘤局部压迫症状，最常见的局部压迫症状是头痛、视野缺损（最常见双颞侧偏盲、视野不完整）。若肿瘤向两侧生长，则可引起眼睑下垂、瞳孔对光反射消失、复视、眼球运动障碍、面部疼痛等。因此，治疗期间应注意观察患者的视野变化，以便及早发现，及时处置；同时，定期监测肿瘤大小，如肿瘤进展，应考虑外科治疗。

⑭ 本品用于治疗闭经或溢乳时，可产生短期疗效，但不宜久用。治疗期间可以妊娠，但妊娠后应立即停药，并密切观察。在妊娠期间，催乳素分泌性腺瘤可能会增长，必要时应行外科手术。治疗不育症时，应先排除垂体肿瘤。

⑮ 患者在接受本品治疗的过程中，一旦出现以下情况，应立即终止本品治疗：a. 血管痉挛或血栓形成的症状。b. 持续头痛或其他中枢神经系统毒性表现（包括癫痫发作及精神障碍）。c. 胃肠道出血和胃溃疡。d. 无法解释的胸膜与肺部症状。e. 腹膜后纤维化现象（表现为持续剧烈的腹部或胃部疼痛、恶心、呕吐、排尿次数增多、背下部疼痛及疲乏等）。f. 严重的低血压或晕厥。g. 心肌梗死（严重胸痛、晕厥、心动过速、多汗、连续或严重的恶心呕吐、神经质、不能解释的呼吸短促、无力等）。h. 视觉或听力障碍。i. 过敏反应。

⑯ 产后用本品抑制乳汁分泌易发生低血压，因此本品应在产后4h以上，且心率、血压和呼吸等均平稳后才能应用，否则可发生严重的低血压或晕厥。此外，停用本品之后，偶有少量乳汁分泌2～3d，以同样剂量继续服用数日即可停止。

⑰ 用药期间，应对患者进行下列检查：a. 对所有高催乳素血症患者在治疗前均应做蝶鞍X线摄片、CT扫描或MRI检查，以了解有无垂体肿瘤。如有垂体瘤，则应在治疗期间定期（如每年1次）随访检查，以明了垂体瘤的变化。治疗2～3年后，无症状患者的检查间隔时间可适当延长。此外，还应进行血催乳素检查，治疗初期每月1次，长期治疗每年2次，以评估本品的疗效。b. 用于产后抑制乳腺分泌时，应注意监测血压变化，因此时易出现低血压。c. 用于治疗闭经时，应定期进行妊娠试验，尤其对月经恢复后又停经的妇女，更应注意是否妊娠。d. 治疗女性不孕症时，治疗前应检查腺垂体功能（以

作全面评估）及血催乳素基线水平（供以后评估疗效用）；治疗期间每日测量1次基础体温，每月测定1次FSH、LH、尿雌激素及尿孕二醇水平，以监测是否排卵或妊娠；定期测定血催乳素的浓度，结合其他检验以评估疗效。e. 治疗男性不育症时，除外定期测定FSH、LH、催乳素水平（每隔4～6周测定1次，直至正常为止，以后每隔3～6个月测定1次），还应定期测定血清睾酮浓度（治疗前先测定血清浓度的基线水平，以排除其他原因的不育症，以后每隔3～6个月测定1次），并从治疗3个月后开始定期检测精子数和精子活力。f. 垂体大腺瘤肿大的患者应用本品治疗后，应视临床需要择时进行视野检查。g. 治疗肢端肥大症时，应定期测定血清GH或类胰岛素样生长因子1（IGF-1）的浓度，并注意有关体征的变化。h. 对于有活动性溃疡病或溃疡病史的患者，接受本品治疗过程中时应严密临床监测，并定期检测大便隐血。i. 用于帕金森病时，应常规检查肝肾功能、造血功能及血管功能，发现异常及时减量或停药。

⑱ 本品常见的不良反应为恶心、呕吐、头晕等，多发生于治疗开始阶段。在服用本品前1h口服某些止吐药如茶苯海明、硫乙拉嗪、甲氧氯普胺等可预防。由小剂量开始逐渐加量的给药方法则可减少不良反应。持续用药产生的不良反应则与药物的用量有关，减少剂量或停止用药后症状可消失。其他不良反应主要有：a. 较常见低血压，有症状的低血压发生率为1%～5%，产后用药的发生率则可达8%，尤其在由卧位、坐位改为立位时易发生，故应告诉患者注意预防。b. 偶见白细胞和血小板减少、感觉神经性耳聋、视物模糊、复视、性欲减退、月经失调、焦虑、泌尿道感染、女性患者尿失禁、呼吸道感染，以及荨麻疹、瘙痒、皮疹和血管神经性水肿等过敏反应。c. 偶有发生动脉痉挛、坏疽、心绞痛加重、心动过缓、短暂的心律失常（束支传导阻滞）、高血压、心肌梗死、抽搐、癫痫发作、脑卒中及精神障碍的报道。d. 大剂量用药时的不良反应有：常见外周冷反应（发生率约30%）、小腿痉挛（发生率10%）、红斑性肢痛（发生率约不到10%）、低血压（发生率5%）；可见精神障碍、异动症（如面部、舌、臂、手、头及身体下部的不自主运动）、幻觉、妄想等精神异常；治疗帕金森病时，这些不良反应在使用较小剂量时也可发生，停药后仍可持续1周或更久。偶见肝功能损害和消化道出血、消化性溃疡和后腹膜纤维化。治疗帕金森病或肢端肥大症时，可出现腹痛、便秘或腹泻、口干、食欲减退、胃痛及呕吐等症状，以及抑郁、夜间腿部痉挛、鼻塞和雷诺现象；治疗垂体大腺瘤时，可能出现脑脊液鼻漏。e. 长期治疗期间，少数患者出现感觉障碍、外周动脉循环障碍（如肢体末梢缺血），以及由寒冷引起的手指、脚趾可逆性苍白，特别是雷诺病患者。f. 国外已有应用DA受体激动药治疗帕金森病后出现病理性赌博、性欲增高和性欲亢进的病例报道，尤其在高剂量时，在降低治疗剂量或停药后一般可逆转。用药期间应注意观察，并定期做相关实验室检测及临床检查，发现异常及时处置。

⑲ 本品为半合成的麦角生物碱衍生物——多肽麦角类生物碱。国外已有麦角碱类衍生物制剂引起肺间质、心肌、心脏瓣膜和腹膜后纤维化以及麦角中毒症状的报道，用药期间应注意监测，尤其对长期用药者。一旦发现，应终止用药。

⑳ 本品过量可出现恶心、呕吐、眩晕、出汗、嗜睡，也可能发生精神错乱、幻觉和低血压等。处置方法：一般是去除尚未吸收的药物，必要时保持血压正常。急性过量可胃肠外给予甲氧氯普胺，并给予其他对症治疗。

聚甲酚磺醛　Policresulen

（爱宝疗，的克瑞索；Abothyl，Lotagen）

【药理分类】 子宫颈局部用药。

【适应证】 ①妇科。a. 用于治疗宫颈糜烂、宫颈炎、各类阴道感染（如细菌、滴虫和真菌引起的白带增多）、外阴瘙痒、使用子宫托造成的压迫性溃疡、宫颈息肉切除或切片检查后的止血、尖锐湿疣及加速电凝治疗后的伤口愈合；b. 亦用于乳腺炎的预防（乳头皲裂的烧灼感）。②外科与皮肤科：a. 用于皮肤伤口与病变的局部治疗（如烧伤、肢体溃疡、褥疮、慢性炎症等），能够加速坏死组织的脱落、止血和促进愈合过程；b. 亦用于尖锐湿疣的治疗。③口腔科：用于治疗口腔黏膜和牙龈的炎症、口腔溃疡及扁桃体切除后的止血。

【用法用量】 ①妇科：a. 本品溶液：用于阴道冲洗时，按1∶5的比例以水稀释，通常烧灼每周进行 1～2 次，治疗前先彻底清洁宫颈及宫颈管[可将本品溶液用水按(1∶80)～(1∶100)稀释后冲洗]，去除分泌物，为此可将浸有本品溶液的棉签插入宫颈管，转动数次取出，然后再将浸有药液的纱布块轻轻敷贴于病变组织，持续 1～3min。用于治疗尖锐湿疣时，将浸有本品溶液（无须稀释）的棉片直接贴于疣体，一般敷贴 5～10min，至疣体变白，最后在根部做加压涂擦，1 次/d，直至疣体完全脱落。用于止血时，用浸有本品溶液（无须稀释）的药棉压于出血部位 1～2min 即可止血。b. 本品栓剂：用于治疗宫颈糜烂、宫颈炎、各类阴道感染、外阴瘙痒、使用子宫托造成的压迫性溃疡时，每 2 日将 1 枚栓剂置入阴道。如采用本品溶液病灶烧灼，则应在两次烧灼的间隔日置入 1 枚栓剂。放置时，患者最好取仰卧位，先将栓剂用水浸湿，然后置入阴道深部。通常以晚间睡前用药为宜，配合使用卫生带，防止污染衣物和被褥。②外科、皮肤科及口腔科：用于止血时，可将浸有本品溶液的纱布按压在出血部位 1～2min，止血后最好擦干残留药液。治疗局部烧伤、褥疮和肢体溃疡也可采用同样方法，以使其坏死组织易于脱落。

【用药监护】 ① 下列情况禁用：对本品过敏者、孕妇及哺乳期妇女。

② 老年人慎用。

③ 本品为外用药，禁止内服。同时避免接触眼睛，如误入眼内，应立即冲洗。

④ 儿童应用本品的安全性及有效性尚未确定。

⑤ 应用本品治疗宫颈糜烂前，应进行宫颈细胞学涂片，以排除癌变。

⑥ 治疗期间避免使用刺激性肥皂清洗患处，同时避免在同一部位应用其他药物。

⑦ 月经期间应停药，用药期间避免性事。

⑧ 本品可加速和增强伤口的修复过程，用药后可出现大片坏死组织脱落，此为药物的正常反应，但应注意及时清除脱落物，以免引起刺激。

⑨ 因本品溶液为高酸性，与棉织物及皮革接触后，必须在制剂未干前立即用水洗净。用药器具使用后应立即用水洗净，然后浸泡于水或 2%～3% 碳酸氢钠溶液中。

⑩ 本品栓剂上的斑点是其基质产生的自然现象，不影响药物的使用，也不影响疗效及耐受性。

⑪ 口腔黏膜与牙龈的病变时，使用后必须用清水彻底漱口，防止本品的高酸性损伤牙釉质。

第二十一章 眼科与耳鼻喉科用药

第一节 降眼压药与散瞳药

卡替洛尔[典] Carteolol

(喹诺酮心安,美开朗;Arteolol,Carbonolol)

【药理分类】 降眼压药-非选择性β受体阻断药。

【适应证】 用于原发性开角型青光眼和高眼压症，也可用于手术后眼压未完全控制的闭角型青光眼。

【用法用量】 滴眼。先用1%溶液，每次1滴，2次/d，滴于结膜囊。效果不明显时，改用2%溶液，每次1滴，2次/d。

【用药监护】 ①下列情况禁用：a. 对本品过敏者；b. 支气管哮喘者或有支气管哮喘史者、严重COPD；c. 窦性心动过缓、二度或三度房室传导阻滞、明显心力衰竭、心源性休克。

② 下列情况慎用：a. 对β受体阻断药有禁忌（包括异常心动过缓，一度以上房室传导阻滞）及过敏者。b. 肺功能低下者。c. 自发性低血糖患者及接受胰岛素或口服降糖药治疗的患者。d. 儿童、老年人、孕妇及哺乳期妇女（在确有应用指征时，权衡利弊后决定是否使用）。e. 泪腺功能低下者（有引起干眼综合征的危险）及运动员。

③ 本品不宜单独用于治疗闭角型青光眼。

④ 有明显心脏病者应用本品时必须监测心率。

⑤ 本品可拮抗阿布他明引起的心率加快、心肌收缩力增强和血压升高。正在服用儿茶酚胺耗竭药（如利舍平）者使用本品，因引起低血压和明显的心动过缓，合用时应严密观察。本品眼部用药会导致全身吸收，可与其他口服β受体阻断药产生协同作用，但两者联用时可能使不良反应增加，故联用须谨慎；不主张两种局部β受体阻断药同时应用（不会增加降眼压效果，反而会增加不良反应的发生），对正在使用β受体阻断药口服治疗的患者应慎用本品。吩噻嗪类药与β受体阻断药合用，可相互抑制代谢途径，增强β受体阻断药的降血压作用。术前长期应用β受体阻断药治疗的患者，与阿芬太尼合用可增加心动过缓的发生率。本品与芬太尼合用，可导致严重的低血压。与毛果芸香碱合用，降眼压作用增强。与拉坦前列腺素联用，可加强降眼压效果。与胺碘酮合用，可导致低血压、心搏徐缓或心脏停搏。与芐普地尔合用，可能导致低血压、心搏徐缓和心脏传导阻滞。与奥洛福林合用，可引起低血压或高血压，并伴心动过缓。与肾上腺素合用，可引起高血压、反射性心动过缓及瞳孔扩大。与可乐定合用，可加剧可乐定的撤药反应。与抗糖尿病药合用，可使糖代谢改变，引起低血糖症或高糖血症。与钙通道阻断药合用，可引起房室传导阻滞、左心室衰竭及低血压，合用时应慎重；对心功能受损的患者，应避免这两种药物合用。与利福布汀合用，理论上可降低本品的疗效。与洋地黄制剂合用，可进一步延长房室传导时间。正在使用β受体阻断药的患者，会加大对α受体阻断药的首剂反应（血压大幅下降）；除哌唑嗪外，其他α受体阻断药虽较少出现，但与本品合用时仍需注意。醋甲胆碱可加剧或延长支气管的收缩，故应用β受体阻断药时应避免吸入醋甲胆碱。甲巯咪唑可增加β受体阻断药的CL。地尔硫䓬可增强β受体阻断药的疗效，对心功能正常的患者有利，但也可导致低血脂、房室传导紊乱

及左心室衰竭，尤其对于老年人、左心室受损、主动脉狭窄及两种药物用量均较大的患者。NSAID、育亨宾、麻黄碱可减弱β受体阻断药的降压作用。当归提取物可能抑制本品经CYP450酶的代谢。

⑥ 用药前，应告知患者：a. 本品含有的防腐剂（苯扎氯铵）可能会在角膜接触镜上沉淀，因而佩戴角膜接触镜者在滴用本品前应先取出镜片，而且在用药后至少15min后方可重新佩戴。b. 本品使用前应摇匀，滴用时应避免容器尖端接触眼睛或眼部周围组织，以防止滴眼液被致病菌污染。使用污染的眼药会引起眼部感染或严重损伤。c. 每次滴药后，须立即用手指按压内眦角泪囊部3～5min，以免药液流入鼻腔经鼻黏膜吸收入血液循环，引起全身性反应。d. 本品与其他滴眼液联合应用时，每种药物的滴用时间至少应间隔10min。e. 本品滴用后可能出现头晕及某些眼局部反应（如暂时性视物模糊，或畏光、眼烧灼、眼刺痛等），故用药期间应避免驾驶及危险性较大的机器操作或高空作业。f. 治疗中如出现头痛、头晕、晕厥、心率减慢、血压下降、呼吸急促或呼吸困难、过敏反应或过敏样反应，必须停用本品，并报告医师或及时就医。g. 长期用药时不可擅自骤然停药，应在医师的指导下在1～2周内逐渐减量进行。

⑦ 本品的不良反应主要有：a. 眼部：偶有暂时性视物模糊、畏光、上睑下垂、结膜炎、角膜着色及中度角膜麻醉、眼烧灼或刺痛、痒感、干涩感、流泪、结膜充血水肿等。长期连续用于无晶状体眼或有眼底病变的患者，偶可发生黄斑部水肿、混浊。b. 全身：偶见头痛、头晕、恶心、倦怠、失眠、鼻窦炎、心率减慢及血压下降、呼吸困难。罕见心律失常、晕厥、心传导阻滞、脑卒中、脑缺血、心力衰竭、心悸、抑郁、脱发、支气管痉挛、呼吸衰竭及过敏反应（包括局部和全身皮疹）。用药期间应定期进行视力、眼压和眼底检查，并根据眼压和眼底变化调整用药方案。如出现结膜充血水肿、视物模糊、睑结膜炎，应停药对症处置。同时，注意观察可能发生的全身性反应，如出现呼吸困难、心动过缓及过敏症状，应立即停药。此外，本品尚可掩盖糖尿病患者应用胰岛素或口服降糖药后的低血糖症状，糖尿病患者应用本品须谨慎，必须联用时应进行严密观察。

噻吗洛尔[典][基] Timolol

（噻吗心安，噻吗西安；Blocardren，Timoptic）

【药理分类】 降眼压药-非选择性β受体阻断药。

【适应证】 ①用于治疗原发性开角型青光眼；②对于某些继发性青光眼、高眼压症、部分原发性闭角型青光眼和其他药物及手术无效的青光眼，加用本品滴眼可进一步增强降眼压效果。

【用法用量】 滴眼。每次1滴，1～2次/d，如眼压已控制，可改为1次/d。

【用药监护】 ① 下列情况禁用：支气管哮喘或有支气管哮喘病史、严重COPD、窦性心动过缓、二度或三度房室传导阻滞、难治性心功能不全、心源性休克、对本品过敏者及婴儿。

② 下列情况慎用：a. 自发性低血糖患者及接受胰岛素或口服降糖药治疗的患者；b. 心脑血管供血不足；c. 轻中度COPD；d. 支气管痉挛或有支气管痉挛病史者；e. 肝或肾功能损害者（尤其有明显肾衰竭者）；f. 儿童、老年人（在确有应用指征时，权衡利弊后决定是否使用。因老年人对本品特别敏感，发生不良反应的机会增加）。

③ 孕妇应用本品的安全性尚未确定。

④ 本品滴眼后可分泌入乳汁，对授乳婴儿具有多种潜在不良反应，故须根据滴用本品的重要性决定终止哺乳或终止用药。

⑤ CAD、糖尿病（本品可掩盖急性低血糖的症状及体征）、甲状腺功能亢进（本品可掩盖甲状腺功能亢进的一些临床体征，如心动过速）、重症肌无力（本品可加重重症肌无力的症状）患者及正在服用儿茶酚胺耗竭药（如利舍平）者，应用本品时须严密观察。

⑥ 本品滴眼前，应先数脉搏和观察呼吸。如脉搏缓慢或节律不整，或呼吸急促，应暂时不用。如原用其他药物改用本品治疗时，原药物不宜骤然停用，应自滴用本品的第2日起逐渐停用。

⑦ 本品与奎尼丁合用，能引起心率减慢等全身β受体阻断药的副作用，其原因可能是奎尼丁可抑制CYP450酶和CYP2D6对本品的代谢作用。与某些抗青光眼药（如毛果芸香碱、多佐胺、拉坦前列素、阿可乐定等）合

用，有相加的降眼压作用。与异丙肾上腺素或恩丙茶碱合用，可使两者疗效减弱。与NSAID合用，可使本品的效应减弱。与氯丙嗪合用，可使两者的血药浓度均增高。与肾上腺素、去氧肾上腺素或其他拟交感神经药合用，可引起显著高血压、心率过慢，也可引起房室传导阻滞，故须严密观察心功能；与肾上腺素合用，可引起瞳孔扩大。与洋地黄制剂合用，可导致房室传导阻滞而致心率过慢，合用时须严密观察心功能。与钙通道阻断药（尤其维拉帕米静脉给药）合用，可引起房室传导阻滞、左心室衰竭及低血压，合用时须慎重，心功能受损患者则应避免合用。本品可影响血糖水平，与抗糖尿病药合用须密切监测血糖，并调整后者的剂量。本品可使非去极化肌松药如氯化筒箭毒碱、戈拉碘胺等增效，并可延长其时效。本品眼部用药会导致全身吸收，可与其他口服β受体阻断药产生协同作用，但两者联用时可能使不良反应增加，故联用须谨慎；不主张两种局部β受体阻断药同时应用（不会增加降眼压效果，反而会增加不良反应的发生）。安替比林、利多卡因、茶碱制剂可使本品的CL减慢。苯妥英钠、苯巴比妥、利福平可加速本品的清除。正在服用儿茶酚胺耗竭药（如利舍平）者使用本品，因引起低血压和明显的心动过缓，合用时应严密观察。

⑧ 本品在睡眠中无降眼压作用，因此每日2次给药时应安排在早晨和傍晚，而不要在睡前滴用。

⑨ 有些患者滴用本品后3～4周眼压平稳下降。长期连续滴用后停药，仍有持续降低眼压效应，即眼压在停药2周后才开始上升。有些患者用药后有短期“脱逸”现象，即在开始用药数日内，降眼压效果减弱，但眼压仍然低于治疗前水平，到1～3周后才恢复降眼压效力。有些患者则发生长期“漂移”现象，即在用药3～12个月，降眼压效果逐渐减弱，眼压有所上升，在停药一段时间后，方恢复对本品的敏感性。因此，用药期间应定期检测眼压，并根据眼压变化调整治疗方案，以保证药物的持续疗效。因而有人采用β受体阻断药与α_2受体激动药（如氨基可乐定或溴莫尼定）交替使用的方法，即使用β受体阻断药6个月后改用α_2受体激动药2个月，以此维持受体数目再平衡和保持降压效果，取得较好的疗效。

⑩ 治疗中，患者出现以下症状时应停止使用：呼吸急促、脉搏明显减慢、过敏反应、脑供血不足或心力衰竭等严重症状。

⑪ 其他参阅卡替洛尔【用药监护】③、④、⑥、⑦。

阿可乐定 Apraclonidine

（爱必定，安普乐定；Apractonidine，Iopidine）

【药理分类】 降眼压药-相对选择性α_2受体激动药。

【适应证】 ①0.5%滴眼液用于其他药物不能将眼压降到预定目标的某些青光眼患者；②1%滴眼液主要用于某些手术（如激光小梁成形术、激光虹膜切除术、Nd：YAG激光后囊切开术等）的前后，防止手术诱发的急性眼内压升高。

【用法用量】 滴眼。①治疗青光眼：0.5%滴眼液，每次1滴，2～3次/d。②防止激光手术前后的眼内压升高：1%滴眼液，术前1h滴用1滴，术后立即再滴1滴。

【用药监护】 ① 下列情况禁用：对本品或可乐定过敏、严重心血管疾病、正在使用MAO抑制药者。

② 下列情况慎用：肝肾疾病、MDD、心血管疾病和高血压、脑血管病、慢性肾衰竭、雷诺现象、闭塞血栓性脉管炎者、从事危险工作而须保持头脑机敏者，以及激光手术期间有血管迷走神经反应既往史的患者。

③ 小儿和妊娠期使用本品的安全性尚未确定，孕妇使用本品需权衡利弊。

④ 哺乳期妇女在眼科手术前后滴用本品1%溶液时需停止哺乳。

⑤ 本品的降眼内压效果随时间而下降，治疗期间应定期监测眼内压和视野的变化，并根据监测结果调整给药方案。

⑥ 有精神压力所致的情绪紧张导致的苍白、恶心、出汗、心动徐缓、突发或严重疲倦和虚弱等血管迷走神经症状发作史的患者，使用本品时可能引起这些症状复发。因此，这类患者使用本品时须谨慎，必须使用时应密切观察，一旦复发，立即停药。

⑦ 本品与MAO抑制药（如司来吉兰、异丙烟肼、吗氯酮、帕吉林、苯乙肼、丙卡巴肼、托洛沙酮、吗氯贝铵、异卡波肼、尼亚拉胺等）合用，可增强后者的抑制作用，应禁止合用。本品与β受体阻断药、抗高血压药及强心苷类药物合用，可降低血压。

⑧ 本品的不良反应主要有：a. 眼部：ⓐ结膜血管收缩引起的结膜苍白。ⓑ由 Muller 肌的 α_1 受体兴奋引起的上睑退缩。ⓒ轻度瞳孔散大。ⓓ部分患者有过敏样反应（如充血、瘙痒、不适、疼痛、烧灼感、流泪、眼睑及结膜水肿、眼干、异物感、眼睑炎、角膜炎等）、畏光、视物模糊、视力异常、泪多、眼睑和结膜水肿、角膜炎、角膜染色或浸润等，大多可耐受，少数患者因此而停药。ⓔ有些患者可能发生眼内压急剧下降。ⓕ长期应用可出现过敏性睑结膜炎及过敏性皮炎，与用药剂量有关，停药 3～5d 后症状消失，无须治疗，减少用药剂量可减少眼部过敏的发作。b. 全身：ⓐ最常见症状为口鼻干燥，发生率与剂量有关，滴药时压迫泪囊部可减轻症状。ⓑ本品滴眼后全身吸收比可乐定少，但仍然有一些全身副作用发生，如疲倦、嗜睡、头痛、失眠、头晕、抑郁、共济失调、胸闷气短、呼吸急促、味觉和嗅觉异常、胃部不适、恶心、呕吐、腹痛、腹泻等。对全身的血压、心率和眼后节的血流影响较轻，偶见心悸、心动过缓或心律失常、血管迷走神经反应、直立性低血压、血压降低等。用药期间，应注意观察患者，对难以耐受的症状可根据情况给予对症治疗，必要时停药。

⑨ 滴药后按压内眦角泪囊部 1～2min。其他参阅卡替洛尔【用药监护】⑥的 b～f。

拉坦前列素　Latanoprost

（拉他前列素；Xaltan）

【药理分类】 降眼压药-PG 类似物。

【适应证】 用于开角型青光眼和高眼压症患者降低眼内压，包括对其他降眼内压药物不能耐受或疗效不佳（多次测量达不到目标眼压降低标准）的患者。

【用法用量】 滴眼。每次 1 滴，每晚 1 次。

【用药监护】 ①重要警示：a. 本品可能会增加虹膜棕色色素的数量而逐渐引起眼睛颜色改变。因此，在决定本品治疗前，应告知患者：用本品治疗有发生眼睛颜色改变的可能性。单侧治疗可导致永久性的眼睛不对称。b. 眼睛颜色改变主要在虹膜混合颜色（如蓝-棕、灰-棕、黄-棕和绿-棕混合色）的患者中观察到。颜色改变通常在治疗的头 8 个月内开始发生，但少数患者也可稍后发生。研究表明，在治疗期超过 4 年的患者 30％可发生此作用。c. 多数病患者膜颜色改变轻微，通常在临床上观察不到。虹膜混合色患者颜色改变的发生率从 7％到 85％不等，其中黄-棕混合色发生率最高。d. 纯蓝色眼睛未观察到颜色改变，纯灰、绿或棕色眼睛仅观察到极少患者颜色改变。e. 颜色改变是因为虹膜基底的黑素细胞中黑色素含量增加，而非黑素细胞数量本身增加。典型特征为瞳孔周围棕色色素沉着呈向心性向四周分布，但整个虹膜或部分虹膜呈更深的棕色。一旦停药，虹膜棕色色素不会再进一步加深，但已出现的色素沉着不能逆转。到目前为止，在临床研究中，这种改变不伴有其他任何症状或病理改变。f. 长期用药经验显示，虹膜色素沉着无任何不良的临床作用或影响，有虹膜色素沉着的患者从治疗学角度仍可继续使用本品，但用药期间应定期进行眼科检查，如果患者需要可停止本品治疗。

② 下列情况禁用：对本品及其制剂所含任何成分（如防腐剂苯扎氯铵）过敏、严重哮喘或眼睛发炎充血期间、角膜接触镜佩戴者，以及孕妇和哺乳期妇女。

③ 下列情况慎用：有眼内感染史、白内障手术围术期、哮喘、无晶状体眼、伴有晶体后囊膜撕裂的人工晶体眼或前房型人工晶体眼、具有发生葡萄膜炎或黄斑囊样水肿危险因素的患者。

④ 本品不适用于治疗闭角型或先天性青光眼，色素沉着性青光眼及假晶状体症的开角型青光眼。

⑤ 儿童应用本品的安全性及有效性尚未确定，不推荐应用。

⑥ 本品与噻吗洛尔、毛果芸香碱、地匹福林、CAI（包括口服乙酰唑胺或用多佐胺滴眼）联合应用，有协同降眼压作用。已有同时使用两种 PG 类似物滴眼液出现眼内压升高的报道，因此不推荐联合使用两种或多种 PG、PG 类似物或 PG 衍生物。有报道显示，使用此类药物不可超过每日 1 次，用药次数增加可能会降低本品的降眼压效果，甚或引起反常的眼压升高。

⑦ 用药前，应告知患者：a. 本品晚间使用效果最好。b. 本品使用频率不可超过每日 1 次，因为用药次数增加可使本品的降眼压效果减弱。c. 如忘记用药，应在想起来时马上补用，下次用药时仍按常规用药，不要滴用双倍

剂量。d. 治疗中如出现眼部异常症状，尤其结膜炎和眼睑反应，须及时报告医师。e. 滴药后应按压内眦角泪囊部 1～2min。其他同卡替洛尔【用药监护】⑥的 a～e。

⑧ 本品开封前应置于 2～8℃冰箱冷藏，开封后应在低于 25℃室温保存，4 周内用完。

⑨ 本品的其他不良反应主要有：a. 眼部：ⓐ很常见（>10%）眼睛刺激［以疼痛、烧灼感、刺激、异物感、视物模糊、瘙痒、发红、全眼不适和（或）干燥为特点］、睫毛变化（变黑、增粗、增长、数量增加）；ⓑ常见轻至中度结膜充血、短时点状角膜炎（大多无症状）、睑炎、眼痛；ⓒ可见眶周皮肤颜色改变（但颜色改变不是永久性的，部分患者继续治疗后可消失）；ⓓ偶见眼睑水肿或红斑、流泪过多、睑缘结痂、畏光、复视、眼分泌物增加、房水闪光；ⓔ罕见虹膜炎/葡萄膜炎（这类患者多伴有发生这些疾病的危险因素）、树枝样上皮病、无症状的角膜水肿和侵蚀、眶周水肿、眼睑皮肤变深、眼睑局部皮肤反应、倒睫毛偶然引起的眼睛刺激、眼皮多毛症、单纯性疱疹角膜炎复发、脉络膜剥离、睫状体脉络膜炎；ⓕ本品治疗期间发生黄斑水肿很罕见，且主要是无晶状体、后房人工晶体囊袋撕裂的患者，或植入前房人工晶体的患者和已知有发生黄斑囊样水肿危险因素的患者（如糖尿病性视网膜病和视网膜静脉闭塞）。本品与不能解释的黄斑水肿间的相关性不能排除。用药期间，应定期检查眼科，出现不能耐受的不良反应时，须停止使用本品，并给予对症治疗。b. 全身：ⓐ少数患者出现呼吸道感染；ⓑ偶见皮疹；ⓒ罕见哮喘或哮喘症状加重、呼吸困难、头痛、高血压，以及身体多个部位疼痛；ⓓ极罕见胸痛及咽炎。治疗中出现上述反应时，应进行对症治疗，必要时停药。

⑩ 本品过量滴用，除眼睛刺激和结膜充血外，尚未发现其他眼部副作用。如若发生药物过量，可行对症治疗。

曲伏前列素 Travoprost

（速为坦；Travatan）

【药理分类】 降眼压药-PG 类似物。

【适应证】 用于降低开角型青光眼或高眼压症患者升高的眼压。

【用法用量】 滴眼。每晚 1 次，每次 1 滴。剂量不能超过每日 1 次，因为频繁使用会降低药物的降眼压效应。本品的降眼压作用大约在用药 2h 后开始出现，在 12h 达到最大。

【用药监护】 ① 重要警示：a. 据报道，本品可引起色素组织的变化。这些变化可增加虹膜和眼眶周围组织（眼睑）的色素沉着并增加睫毛的颜色和生长，这些改变可能是永久的。b. 本品滴眼液（0.004%）能逐步改变眼睛颜色，通过增加黑色素细胞中黑素体（色素颗粒）的数量增加虹膜棕色素数量。通常棕色素从受影响眼的瞳孔周围向外周呈向心性分布，但整个虹膜或部分虹膜颜色会变深。对黑色素细胞和对黑色素细胞的潜在损伤结果及/或色素颗粒沉积于眼部其他区域的长期效应目前还不确切了解。虹膜颜色的改变发展很慢，甚至几个月或几年都不易察觉，因此应告知患者虹膜色素变化的可能性。应用本品有眼睑皮肤变黑的报道。c. 本品可能逐步改变治疗眼的睫毛，这些改变包括：睫毛变长，变密，色素和/或睫毛数量增加。对单眼接受治疗的患者，应告知患者可能在治疗眼出现虹膜、眶周和/或眼睑组织和睫毛的棕色素增加，因此双眼会出现色彩差异。也应当告知患者双眼的睫毛长度、密度，和/或数量的不同。d. 治疗中（尤其长程治疗时），应注意观察患者，如果色素沉着发生，应停用本品。

② 下列情况禁用：对本品及其防腐剂苯扎氯铵过敏者、角膜接触镜佩戴者及急性眼部感染者。

③ 下列情况慎用：有因使用拉坦前列素或其他 PG 衍生物所致严重不良反应或过敏史的患者、具有眼部感染史（如虹膜炎/葡萄膜炎）的患者、无晶状体患者、晶体后囊膜破裂的人工晶体患者或有黄斑水肿危险因素的患者。

④ 动物实验显示，本品有致畸性，但人类临床试验尚不明确，故孕妇应用本品时需权衡利弊。

⑤ 本品在动物实验显示可泌入人乳汁，但人类临床试验尚不明确，故哺乳期妇女应用本品时须特别谨慎。

⑥ 尚未对本品治疗闭角型、炎症性或新生血管性青光眼进行评价。

⑦ 本品应于 2～25℃保存，开封后 6 周应弃之。

⑧ 本品其他最常见眼部不良反应是眼充血，发生率 35%～50%，通常较微，约 3%的患者因结膜充血停止用药。5%～10%的眼部

不良反应包括视力下降、眼部不适、异物感、疼痛、瘙痒。1%～4%的眼部不良反应包括视力异常、眼睑炎、视物模糊、白内障、前房炎性细胞、结膜炎、干眼、眼部不适、房水闪光、虹膜异色、角膜炎、睑缘结痂、畏光、结膜下出血和流泪。非眼部不良反应占1%～5%，包括外伤、心绞痛、焦虑、关节炎、背痛、心动过缓、气管炎、胸痛、感冒综合征、抑郁、消化不良、胃肠功能紊乱、头痛、高胆固醇血症、高血压或低血压、感染、疼痛、前列腺功能紊乱、鼻窦炎、尿失禁和尿道感染等。用药期间应定期进行Goldmann压平眼压（眼内压）测定（角膜异常者避免测定），并定期进行虹膜色素及其他相关检查，尤其要防止发生眼部严重感染，发现异常时应及时处置。

⑨ 滴药后应按压内眦角泪囊部1～2min。其他参阅拉坦前列素【用药监护】⑤及⑦的a～e。

毛果芸香碱[典][基] Pilocarpine

（匹鲁卡品，匹罗卡品；Ocusert，Pilogel）

【药理分类】 降眼压药-节后拟胆碱药（又称胆碱能受体激动药或缩瞳药）。

【适应证】 ①用于原发性开角型（慢性单纯性）青光眼、原发性闭角型青光眼及某些继发性青光眼；②亦可用于激光虹膜切除术之前的缩瞳；③手术后或检眼镜检查后，用本品滴眼以抵消睫状肌麻痹药或散瞳药的作用。

【用法用量】 滴入结膜囊。①慢性青光眼：0.5%～2%溶液，每次1滴，1～4次/d。②急性闭角型青光眼急性发作期：1%～2%溶液，每次1滴，每5～10min 1次，3～6次后改为每1～3h 1次，直至眼压下降（注意：对侧眼每6～8小时滴眼1次，以防对侧眼闭角型青光眼发作）。③缩瞳：a. 对抗抗胆碱药的散瞳作用，1%溶液，每次1滴；b. 手术前缩瞳，2%溶液，每次1滴，每4～6h 1次，一般1～2次；c. 虹膜切除术前，2%溶液，每次1滴，共4次。

【用药监护】 ① 下列情况禁用：对本品及其防腐剂过敏、新生血管性和葡萄膜炎性青光眼（本品能破坏血-房水屏障，使葡萄膜充血和毛细血管通透性增加，甚至引起纤维性虹膜炎）、引起出血并加重炎症，甚至引起纤维性虹膜炎、可疑视网膜脱离或有视网膜脱离病史（本品可能引起视网膜脱离）、无晶状体眼及人工晶状体眼的青光眼患者，以及急性结膜炎、角膜炎或其他活动性眼内炎症等所有不宜使用缩瞳药的眼病患者、瞳孔阻滞或睫状环阻滞性青光眼等。

② 下列情况慎用：哮喘或有哮喘病史、儿童（易过量引起全身中毒）、孕妇及哺乳期妇女。

③ 在急性期，如为单眼患者，对侧健康眼也应用药，以预防双侧病变。

④ 长期滴用本品，可发生晶状体混浊、慢性滤泡性结膜炎、白内障、近视程度加深、虹膜后粘连、虹膜囊肿，也可能引起虹膜括约肌纤维化和虹膜开大肌功能丧失而导致永久性瞳孔缩小。因此，长期应用须谨慎。

⑤ 多数开角型青光眼患者滴用本品1滴，在15min后即可引起房角狭窄、前房变浅、晶状体前移和变厚，1h内达到最大反应，一般在2h后消失。但有少部分（约15%）病例，可引起前房加深、晶状体变扁平。对正常眼没有明显影响。这种双向性睫状肌作用原因不明。治疗中应加注意。

⑥ 用药期间，应定期检查眼压。患者如出现视物模糊或近、远视力改变，应及时进行视力、视野、眼压描记、前房角镜等项目检查，并根据病情变化调整治疗方案。

⑦ 本品可与其他缩瞳药、β受体阻断药、CAI、α和β受体激动药或高渗脱水药联合用于治疗青光眼。本品与拉坦前列素合用，可降低葡萄膜巩膜途径房水流出的量，减低降眼压作用。与局部抗胆碱药合用，可干扰本品的降眼压作用。与适量的全身抗胆碱药合用，因全身用药到达眼部的浓度很低，通常不影响本品的降眼压作用。本品溶液勿与碱性药物、鞣质、碘及阳离子表面活性剂配伍。

⑧ 本品用于治疗急性闭角型青光眼时，应该先用β受体阻断药、阿可乐定和高渗脱水药等将眼压降到50mmHg（6.67kPa）以下时，再滴用本品。因为青光眼急性发作时，眼压常高达60mmHg（8.00kPa）以上，引起瞳孔括约肌缺血，对本品缺乏反应。此外，高渗脱水药可缩小玻璃体容积，有助于防止本品引起的晶状体前移。

⑨ 用药前，应告知患者：a. 滴用本品后可致瞳孔缩小，常引起暗适应困难，需在夜间开车或从事照明不好的危险职业的患者应特别小心。b. 频繁滴眼可因过量吸收而引起全身

毒性反应，故一般情况下应避免频繁滴用，如1～2h滴药1次或更频繁地使用。c. 滴药后应按压内眦角泪囊部1～2min。其他同卡替洛尔【用药监护】⑥的b～f。

⑩ 治疗中，患者如出现流涎、流泪、恶心、呕吐、腹痛、腹泻、大量出汗、呼吸困难及心悸等症状时，提示患者对本品高度敏感或本品全身吸收过量，应立即停止用药，严重者给予阿托品类抗胆碱药拮抗和对症支持治疗。

⑪ 本品的不良反应主要有：a. 偶见眼睫状肌痉挛，可持续2～3h，表现为暂时性近视、视物模糊、头痛、眼眶痛和眉弓部疼痛等，有些患者常难以忍受。b. 可致瞳孔缩小，进入眼内的光线减弱，视物发暗，致使有晶状体核硬化和后囊下浑浊者视力下降。c. 对于伴有进行性白内障合并房角狭窄的开角型青光眼患者，可引起晶状体虹膜隔前移、瞳孔阻滞、房角进行性粘连和关闭，最后发展为急性、亚急性或慢性闭角型青光眼。d. 偶可致黄斑裂孔形成、视网膜脱落、玻璃体积血。e. 偶可引起过敏性睑结膜炎及眼刺痛、烧灼感、结膜充血等刺激症状，常在滴药数日后或数周内消退。f. 长期使用可出现晶状体混浊。g. 罕见对本品高度敏感的患者在常规滴用后出现全身毒副反应，表现出流涎、流泪、出汗、胃肠道反应、支气管痉挛、心动过缓、血压下降等症状，并有引起死亡的报道。因此，用药期间应注意观察随访，并定期进行眼科检查，发现异常及时处置。

⑫ 本品滴用过量时，可用温水反复冲洗眼部，必要时用阿托品滴眼液对抗。

卡巴胆碱[典] Carbachol

（氨甲酰胆碱，卡米可林；Carbach，Carbacholine）

【药理分类】 降眼压药-拟胆碱药（又称胆碱能受体激动药或缩瞳药）。

【适应证】 ①滴眼液用于治疗青光眼；②注射液用于人工晶体植入、白内障摘除、角膜移植等需要缩瞳的眼科手术。

【用法用量】 ①滴眼液用于治疗青光眼：每次1滴，1～3次/d。②注射液用于眼科手术：每次0.2～0.5ml，前房内注射。

【用药监护】 ① 下列情况禁用：对本品过敏、严重心血管疾病（包括心律不齐、心动过缓、低血压）、迷走神经兴奋、癫痫、甲状腺功能亢进、帕金森病、支气管哮喘、消化性溃疡和尿路梗阻。

② 下列情况慎用：有视网膜剥离史或角膜擦伤者、孕妇、哺乳期妇女（或暂停哺乳）。

③ 本品不能用于口服、肌内注射和静脉注射。

④ 儿童用量应减少。

⑤ 本品为灭菌水溶液，开启后应一次使用，不得再次使用，以免污染。

⑥ 本品不宜和以下药物同时应用：阿司匹林、局部NSAIDs（如氟联苯丙酸、环氟拉嗪和酮咯酸氨丁三醇）。眼局部同时应用NSAIDs时，使用本品无效。与润湿药物合用，可加强穿透力。

⑦ 本品用于滴眼时，应告知患者：a. 滴眼后瞳孔缩小，在夜晚或暗光下视力下降。因此，在夜晚或暗光下驾驶或操作机器有危险，要特别注意。b. 滴药后应按压内眦角泪囊部1～2min。其他同卡替洛尔【用药监护】⑥的a～f。

⑧ 本品的不良反应主要有：a. 眼部：可见视物模糊、暂时性刺痛的烧灼感、头痛、眼睑颤搐、部分视野出现纱幕样感觉。罕见快速形成白内障。b. 全身：呼吸困难、胸闷、脸红、尿失禁、出汗、虚弱、恶心、呕吐、心律不齐、流涎、肌肉震颤等。用药期间应注意观察随访，并定期做眼科检查，发现异常，及时处置。

⑨ 本品过量可引起皮肤潮红、出汗、恶心、呕吐、流涎、腹部不适、哮喘发作、胸骨下压迫感或疼痛、心律不齐，重者可发生心肌缺血、短暂性晕厥和心跳暂停、传导阻滞、呼吸困难、低血压、不自主排便和尿急等。处置：皮下或静脉注射阿托品0.5～1mg。如发生严重的心血管反应或支气管收缩反应，也可皮下或肌内注射肾上腺素0.3～1mg。

溴莫尼定 Brimonidine

（阿法根，布莫尼定；Alphagan）

【药理分类】 降眼压药-选择性α_2受体激动药。

【适应证】 用于降低开角型青光眼及高眼压症。

【用法用量】 滴眼。每次1滴，2次/

d。对眼压在下午达高峰的患者或需要额外控制眼压者，下午可增加1滴。

【用药监护】 ① 下列情况禁用：a. 对本品及其辅料过敏者。b. 正在使用MAO抑制药（如异卡波肼、苯乙肼、丙卡巴肼等）治疗者。c. 严重心血管疾病、肝病、精神抑郁、大或冠状动脉功能不全、血栓闭塞性脉管炎、肢端动脉痉挛综合征（雷诺综合征）、直立性低血压，以及同时应用β受体阻断药（眼局部用或全身用）、抗高血压药和（或）强心苷类药物者。d. 孕妇和哺乳期妇女。

② 下列情况慎用：肝或肾功能损害者及正在服用能影响循环中胺类的代谢或摄取的TCA者。

③ 本品可泌入乳汁，故哺乳期妇女不宜使用，或暂停哺乳。

④ 儿童应用本品的安全性及有效性尚未确定。已有报道婴儿使用本品出现心搏徐缓、血压过低、降低体温、张力减弱及呼吸暂停的症状。

⑤ 部分患者长期应用本品时，其降低眼压作用可逐渐减弱。作用减弱出现的时间因人而异，因此应密切监测眼压，发现异常后及时调整给药方案。

⑥ 药物相互作用：a. 本品与MAO抑制药合用，可发生高血压急症或危症，禁止联合应用。b. 本品与中枢神经抑制药（巴比妥类、阿片类、镇静药或麻醉药）合用，可能产生叠加作用，合用时须谨慎。c. 临床研究中并未发现本品对脉搏或血压有明显影响，但由于α受体激动药也有使脉搏减慢或使血压降低的可能。因此在同时应用β受体阻断药（眼局部用或全身用）、抗高血压药和（或）强心苷类药物时，应注意监测脉搏与血压。

⑦ 使用本品时，应告知患者：a. 首次使用本品前，应仔细检查滴眼瓶瓶口，如发现瓶口的密封膜被破坏，此瓶药物不可再用。b. 本品开启28d后不可再用。c. 本品与乙醇合用，可能产生叠加作用，用药期间应避免饮酒。d. 滴药后应按压内眦角泪囊部1～2min。其他同卡替洛尔【用药监护】⑥的a～f。

⑧ 本品的不良反应主要有：a. 眼部症状：可见结膜充血、灼烧感、刺痛、瘙痒、过敏、结膜滤泡增生、视觉障碍、睑缘炎、流泪、角膜糜烂、浅层点状角膜炎、眼痛、眼干、分泌物、眼部刺激、眼睑炎症、结膜炎、畏光等，大多可耐受。b. 全身症状：可见高血压、头痛、抑郁、口干、疲倦、困倦。较少见味觉障碍、心悸、头晕、晕厥、鼻炎、鼻干。用药期间，应注意随访，并定期进行眼科及其他相关检查。如发现不可耐受的症状，应及时处置。

乙酰唑胺[典][基] Acetazolamide

（醋氮酰胺，醋唑磺胺；Albox，Diamox）

【药理分类】 降眼压药-CAI。

【适应证】 ①用于治疗各种类型的青光眼，对青光眼急性发作时的短期控制是一种有效的降低眼压的辅助药物；②内眼手术前后可用本品降低眼压；③与其他利尿药合用于轻度心源性水肿和脑水肿。

【用法用量】 ①口服。开角型青光眼，首剂250mg，1～3次/d，维持剂量应根据患者对药物的反应决定，尽量使用较小的剂量使眼压得到控制；一般2次/d，每次250mg。继发性青光眼和手术前降眼压，每次250mg，每4～8h 1次，一般2～3次/d。急性病例，首剂500mg，以后用维持剂量125～250mg，2～3次/d。②肌内注射或静脉注射。将500mg本品溶于5～10ml灭菌注射用水中静脉注射，或溶于2.5ml灭菌注射用水中肌内注射；也可肌内注射或静脉注射250mg，在2～4h内可重复使用，但继续治疗应根据患者反应改为口服。

【用药监护】 ① 下列情况禁用：对本品和磺胺类药或其他磺胺衍生物过敏或不能耐受者；肝或肾功能损害所致低钠血症、低钾血症、高氯性酸中毒者；肝硬化和HE者；严重糖尿病患者（本品可增高血糖及尿糖浓度）；肾上腺功能衰竭及原发性肾上腺皮质功能减退者；有尿路结石、菌尿和膀胱手术史者。

② 下列情况慎用：肺功能障碍、糖尿病、肝或肾功能损害、前眼房积血引起的继发性青光眼患者，以及孕妇、小儿和老年人。

③ 哺乳期妇女不宜应用，或用药期间暂停哺乳。

④ 一般不推荐长期应用。如需长期应用，须监控血细胞数和血电解质浓度。

⑤ 本品可干扰以下检验值测定，应用时须注意：a. 尿17-OHCS测定：因干扰Glenn-Nelson法的吸收，可产生假阳性。b. 尿蛋白测定：由于尿碱化，可造成如溴酚蓝试验等一些假阳性。c. 血氨、BIL、URO浓度均可增

高。d. 血糖、尿糖浓度均可增高，但非糖尿病者不受影响。e. 血氯化物浓度可增高，而血钾浓度则可降低。

⑥ 用药期间，应进行以下检查：a. 大剂量或长期（6周以上）使用本品时，应定期检查血常规、尿常规、肝肾及视听功能、水电解质平衡状态。b. 急性青光眼及青光眼急性发作时，每日应测眼压；慢性期应定期测量眼压，并定期检查视力、视野。c. 眼压控制后，应根据青光眼类型、前房角改变及眼压描记情况，调整用药剂量及选择适宜的抗青光眼手术。d. 需延期施行抗青光眼手术的患者，较长期应用本品，除应加服钾盐外，在治疗前还需有24h有眼压、视力、视野、血压、血常规及尿常规等记录，以便在治疗过程中评价疗效及发现可能产生的不良反应，根据病情调整药量。

⑦ 口服本品和拉坦前列腺素滴眼有相加作用。在口服本品的同时服用等量或2倍量的碳酸氢钠能够减轻患者的感觉异常和胃肠道症状，还能缓冲电解质失衡，减轻酸中毒和低钾血症的发生。本品和枸橼酸钾合用，不仅能控制眼压，而且能防止尿路结石的发生和复发。与甘露醇或尿素合用，在增强降低眼压作用的同时，可增加尿量。与ACTH、糖皮质激素，尤其与盐皮质激素联合应用，可致严重低血钾，在联合用药时须注意监护血钾浓度及心功能，亦应估计到长期同时应用有增加低血钙的危险，可造成骨质疏松，因为这些药物均能增加钙的排泄。与苯丙胺、抗M-胆碱药，尤其与阿托品、奎尼丁联合应用时，由于形成碱性尿，本品的排泄减少，会使不良反应加重或延长。与苯巴比妥、卡马西平或苯妥英等联合应用，可引起骨软化发病率上升。与洋地黄苷制剂合用，可提高洋地黄的毒性，并可发生低钾血症。与氯化铵合用，本品作用降低。钙、碘及抗生素可增强碳酸酐酶（CA）的活性而减弱本品的作用。由于本品可致血糖升高和出现尿糖，故与抗糖尿病药（如胰岛素）合用时应调整后者剂量。本品不宜与酸性药物（如维生素C）合用，以免增加副作用的发生。本品可减少钾盐在近曲小管的重吸收，降低钾的血浓度。本品不宜与排钾利尿药（如噻嗪类）合用，以免增加低钾血症的发生。

⑧ 本品与食物同服可减少胃肠道反应。

⑨ 用药前，应详细询问患者是否有磺胺过敏史，不能耐受磺胺类药物或其他磺胺衍生物者，也不能耐受本品。

⑩ 本品注射液可直接推注，每500mg加5ml灭菌注射用水，推注1min以上。稀释后的溶液必须在24h内用完。

⑪ 本品长期应用可引起电解质紊乱及代谢性酸中毒症状，并可加重低钾血症、低钠血症。因此，用药前应嘱患者：a. 治疗期间如出现全身不适、疲倦、肌软弱、小腿抽搐、脉搏快而不规则、呕吐、腹胀气、多尿等低钾症状，以及全身不适、头痛、软弱、腹痛、恶心、呕吐、呼吸困难、脱水等代谢性酸中毒症状，应及时报告医师，以便及时处置。b. 大剂量或长期用药时，应增加含钾量高的食物（如香蕉、柑橘、梨、土豆、菜花等）的摄取。

⑫ 本品可引起肾脏并发症，如多尿、夜尿、血尿、结晶尿、肾结石、尿路结石、肾毒性反应（肾绞痛、肾病综合征、肾衰竭）等。为预防其发生，除遵循磺胺类药物不良反应的预防原则外，尚需加服钾盐（如10%氯化钾溶液10ml，2～3次/d)、镁盐等，尤其长期应用本品者。对高钙尿患者，应嘱其进低钙饮食。

⑬ 本品可诱发或加重含钙为主的肾结石患者的病情。因此，治疗中如出现腹部绞痛和血尿症状，应立即停用本品。

⑭ 慢性闭角型青光眼患者不宜长期应用本品，以免造成眼压已经被控制的假象而延误最佳手术时机。

⑮ 本品可致血糖增高，尤以糖尿病或糖尿病前期时多见。因此，用药期间应注意监测，必要时调整食谱或用药方案。

⑯ 某些不能耐受本品不良反应或久服无效者，可改用其他CAI，如双氯非那胺。

⑰ 本品的其他不良反应尚有：a. 眼部：偶见暂时性近视、睫状体水肿引起晶状体-虹膜隔前移所致的晶状体前移和前房变浅。b. 全身：ⓐ感觉异常：常见口周、手指和足趾等神经末梢部位的麻木及刺痛感。有些患者出现味觉异常，如金属样味觉。ⓑ一般症状：疲倦、全身不适、恶心、呕吐、腹泻、食欲缺乏、消化不良、面部潮红、头痛、眩晕、困倦、嗜睡、体重减轻、性欲降低、皲裂等。ⓒ呼吸系统：严重COPD患者应用本品，可致急性呼吸衰竭。ⓓ肝脏：可见肝功能损害；肝硬化患者可致血氨浓度增加，并加重HE（参阅拉米夫定【用药监护】之⑫）的发展。

ⓔ血液系统：偶见急性溶血性贫血、粒细胞减少症、血小板减少症、EOS增多症，严重者发生再生障碍性贫血。ⓕ中枢神经系统：可见易激动、抑郁、精神错乱。大量长期服用本品，可引起耳鸣、听力减退、惊厥、定向力障碍、意识模糊及迟缓性瘫痪等症状。ⓖ过敏反应：皮疹（包括磺胺样皮疹、多形性红斑和Lyell综合征）及荨麻疹、剥脱性皮炎、光过敏和过敏性肾炎，并有过敏性休克的报道。用药期间应注意监测，发现异常及时处置。

⑨ 本品散瞳作用可被毛果芸香碱拮抗。与羟基苯丙胺合用，有协同作用。

⑩ 本品0.5%溶液滴眼1～2次/d，每次1滴，不良反应罕见。1%溶液可能产生暂时的刺激性症状，一般不影响继续用药。因本品为类似阿托品药物，故可使开角型青光眼眼压急剧升高，也可能激发未被诊断的闭角型青光眼，因此用药期间应监测眼压，如出现眼压升高应停用。此外，瞳孔散大后约有5～10h的畏光及近距离阅读困难的现象，用药前应告知患者。

托吡卡胺[典] Tropicamide

（美多丽满，托品卡胺；Mydriacyl，Mydrin-M）

【药理分类】 散瞳药-抗M胆碱药。

【适应证】 用于散瞳和调节麻痹。

【用法用量】 滴眼。每次1滴，间隔5min滴第2次。

【用药监护】 ① 下列情况禁用：a. 对本品过敏者和闭角型青光眼患者；b. 婴幼儿有脑损伤、痉挛性麻痹及先天愚型综合征（对本品反应强烈）的患者。

② 下列情况慎用：a. 有眼压升高因素的前房角狭窄、浅前房者；b. 高血压、动脉硬化、冠状动脉供血不足、糖尿病、甲状腺功能亢进者；c. 运动员。

③ 婴幼儿对本品的不良反应极为敏感，药物吸收后可引起眼局部皮肤潮红、口干等症状。

④ 本品不适于12岁以下的少年儿童做散瞳验光检查。

⑤ 为避免药物经鼻黏膜吸收，滴眼后应压迫泪囊部2～3min。

⑥ 老年人容易产生类阿托品样毒性反应，也有可能诱发未经诊断的闭角型青光眼。用药时须注意观察随访，一经发现，立即停药。

⑦ 滴用后，如出现便秘、排尿困难、心跳加快、口干、面部潮红等阿托品样毒性反应，须立即停用，必要时予拟胆碱类药物解毒。

⑧ 本品罕见过敏性休克，首次给药时应高度警惕，并事先准备好抢救的药品和器材。

后马托品[典] Homatropine

（Homat，Homatricel）

【药理分类】 散瞳药-抗M胆碱药。

【适应证】 用于12岁以上40岁以下患者的睫状肌麻痹下验光和眼底检查。

【用法用量】 滴眼。每次1滴，每10分钟1次，连用1h。

【用药监护】 ① 下列情况禁用：对本品过敏者、青光眼及青光眼可疑者。

② 下列情况慎用：婴儿、儿童、孕妇、哺乳期妇女、前列腺肥大者和40岁以上患者。

③ 本品可引起眼压升高，老年人使用前应检测眼压，以除外青光眼，防止青光眼加重。

④ 本品滴眼液中含有防腐剂苯扎氯铵，故应告知患者：使用时不要佩戴角膜接触镜。

⑤ 用本品滴眼时，特别是小儿用药时，应压迫内眦部，以免药物经泪道流入鼻腔引起吸收中毒。

⑥ 对于病情较轻的虹膜睫状体炎，可利用本品作用时间短的特点，使瞳孔处于不断活动状态，避免虹膜后粘连的发生。

⑦ 本品的不良反应主要有：a. 眼部：可引起眼部烧灼感和刺痛、视物模糊、畏光、眼睑肿胀。b. 全身：有过敏反应引起的呼吸困难、咽喉闭锁、眼睑或面部肿胀或皮疹、心跳加快或不规则、口腔和皮肤干燥、头痛、面部潮红、嗜睡、共济失调、兴奋不安、幻觉和反常行为（特别是儿童）等。婴儿可出现胃部扩张。其余不良反应和注意事项同阿托品。

第二节 糖皮质激素、干眼治疗药及眼科其他用药

氯替泼诺 Loteprednol

（露达舒）

【药理分类】 糖皮质激素。

【适应证】 ①0.2%滴眼液用于季节性过敏性结膜炎。②0.5%滴眼液用于眼睑和球结膜炎、葡萄膜炎、角膜和眼前节对糖皮质激素敏感性的炎症的治疗，如季节性过敏性结膜炎、泡性角膜炎、浅层点状角膜炎、带状疱疹性角膜炎、虹膜炎、睫状体炎、选择性感染性角结膜炎、红斑痤疮性角膜炎、特异反应性角结膜炎等。③本品也适用于眼科手术后炎症的治疗。

【用法用量】 ①0.2%（Alrex）：滴眼，每次1滴，4次/d。②0.5%（Lote-max）：滴眼，每次1滴，4次/d；治疗的第1周，滴药次数可增加，必要时可增加到每小时1次。用于手术后炎症控制时，滴入术眼的结膜囊内，每次1滴，4次/d，在术后24h开始使用，并持续使用至术后2周。

【用药监护】 ①下列情况禁用：结膜或角膜的病毒、真菌或支原体感染，包括上皮单纯疱疹病毒性角膜炎、牛痘、水痘及眼部支原体感染和眼部真菌性疾病，以及对本品及其辅料和其他糖皮质激素过敏者。

② 孕妇、哺乳期妇女慎用。

③ 儿童应用本品的安全性及有效性尚未确定。

④ 本品只能用于眼部。初次处方和用药超过14d的患者，应经眼科放大设备（如裂隙灯）和合适的荧光染色技术检查后方可使用。

⑤ 白内障手术后使用糖皮质激素可能会延缓伤口愈合，并增加囊泡形成的发生率，因此本品不推荐用于此类患者。

⑥ 未经抗菌治疗的眼部急性化脓性感染，应用糖皮质激素可能掩盖感染病情或使感染恶化，因此眼部急性化脓性感染患者使用本品应先行抗菌治疗。

⑦ 长期局部使用糖皮质激素，特别容易发生角膜真菌感染。当使用过或正在使用糖皮质激素时，对任何顽固的角膜溃疡都必须考虑到真菌的侵入，必要时进行真菌培养。

⑧ 长期应用糖皮质激素可能会抑制宿主反应，因此增加眼部继发感染的危险。当眼部有急性化脓性感染时，糖皮质激素可能掩盖感染或加重已存在的感染。已知多种眼部疾病及局部长期应用糖皮质激素可能致角膜和巩膜变薄，因此在角膜和巩膜组织较薄的患者应用本品时，可能引起眼球穿孔。这些在本品治疗期间都应引起高度注意。

⑨ 眼部使用糖皮质激素可能会延长许多眼部病毒感染（包括HSV）的病期，并可能加重其严重程度，因此有HSV感染史的患者在使用本品时须特别谨慎。

⑩ 眼部长期应用糖皮质激素可致眼压升高，并可能会导致损害视神经的青光眼，影响视力和视野缺损，也可能引起晶状体后囊下白内障的形成。因此，长期使用本品时应定期测量眼压，并定期做包括白内障检查在内的眼科相关检查。

⑪ 使用本品2d后，如症状和体征没有改善，应对患者进行重新检查。

⑫ 如本品使用时间达到10d或者更长时间，对于儿童和依从性差的患者，应注意监测眼压，以免出现眼压过高。

⑬ 对长期应用本品者，如需停用，应采用逐步减少给药次数的方法停药，不可骤然停用，以免出现病情反复。

⑭ 用药前，应告知患者：a. 滴药后应按压内眦角泪囊部1～2min。b. 其他同卡替洛尔【用药监护】⑥的a～e。

⑮ 本品的其他不良反应尚有：a. 眼局部症状：少数（5%～15%）患者可出现视力异常/视物模糊、烧灼感、球结膜水肿、分泌物、干眼、溢泪、异物感、瘙痒、刺痛和畏光等。极少数（5%以下）病例出现结膜炎、角膜异常、眼睑发红、角膜炎、眼部刺激/疼痛/不适、巨乳头性结膜炎和葡萄膜炎等。b. 眼外症状：少数（15%以下）患者出现头痛、鼻炎、咽炎等症状。用药期间应注意观察，发现异常及时处置。

氟米龙 Fluorometholone

（氟甲松龙，氟美童；Flare，Flumeoholon）

【药理分类】 糖皮质激素。

【适应证】 用于治疗对糖皮质激素敏感的外眼、眼前段组织的炎症，如睑结膜炎、球结膜炎、角膜炎等。

【用法用量】 滴眼。每次1～2滴，2～4次/d。开始治疗的24～48h，可酌情增至2滴/h，或根据患者年龄、病情适当增减。

【用药监护】 ① 下列情况禁用：对本品及其辅料过敏者、急性单纯疱疹病毒性角膜炎、结核性眼病、真菌性眼病或化脓性眼病、角膜上皮剥离或角膜溃疡，以及牛痘、水痘及大多数其他病毒性角膜或结膜感染者。

② 有单纯疱疹病毒感染病史者慎用。

③ 2岁以下儿童应用本品的安全性及有效性尚未确定。

④ 对妊娠或可能妊娠的妇女应避免长期或频繁用药。

⑤ 本品的不良反应与氯替泼诺相似，但程度较轻。其他参阅氯替泼诺【用药监护】⑤～⑮。

玻璃酸钠 Sodium Hyaluronate

（透明质酸钠;Connettivina）

【药理分类】 干眼治疗药及软骨保护药。

【适应证】 ①滴眼液：a. 用于伴随下述疾患的角结膜上皮损伤：干眼综合征、干燥综合征、SJS等内因性疾患；b. 用于眼科手术后药物、外伤、光线对眼造成的刺激及佩戴角膜接触镜等引起的外因性疾病。②眼用注射液：用作白内障手术、人工晶体植入术、青光眼手术、角膜移植术和视网膜手术中的房水和玻璃体的代用品。③关节内注射液：可作软骨保护药，用于骨性关节炎、膝关节炎、肩周炎、髋及踝关节炎等。

【用法用量】 ①滴眼液。滴眼，每次1滴，5～6次/d，可根据症状适当增减，多者一般不宜超过10次/d。一般用0.1%的制剂，在病症严重等效果不好的情况下使用0.3%的制剂。②眼用注射液：前房内注射，根据手术方式选择用量，一般每次0.2ml（2mg）、0.5ml（5mg）或0.75ml（7.5mg）。③关节内注射液：用于膝关节炎时，做膝关节腔内注射。用于肩周炎时，做肩关节腔或肩峰、滑膜内注射。每次20mg(2ml）或25mg(2.5ml)，1次/周，连用3～6次。因产品不同而疗程有差异。(Hyruan，一般连用5次，可视病情做适当调整；施沛特，连用4～6次，小关节酌减；欣维可，连用3次）。

【用药监护】 ① 对本品或类似物过敏者禁用。腿静脉和淋巴回流障碍患者、膝关节感染或炎症患者禁用于关节内给药。

② 下列情况慎用：肝功能障碍者或有肝病史者、孕妇及哺乳期妇女。

③ 用于滴眼时须注意：a. 每次使用前应仔细检查药液，如出现浑浊，不可滴用。b. 滴眼瓶开封后，应将最初的1～2滴舍弃，以去除开封时可能产生的容器碎片。c. 本品不含防腐剂。开封后，在滴眼瓶瓶口部未与眼接触，即没有造成污染的条件下，可供1d使用。如果滴眼瓶瓶口部与眼发生接触，则本品仅供一次使用。但也有厂家的产品注明开封后使用不超过1个月，故使用前须仔细阅读说明书。d. 滴用后，患者如出现难以忍受的瘙痒或刺激感，应停止滴用。e. 用后立即拧紧瓶盖，置2～8℃冰箱内保存。f. 本品不能和其他眼科用药同时使用。如果使用任何其他滴眼液，应在30min后再使用本品。眼膏则应在使用本品之后使用。g. 其他同卡替洛尔【用药监护】⑥的b、c、e。

④用于前房内注射时须注意：a. 本品注射液应保存在4℃避光环境中，并避免冻结。b. 在使用前，药物必须先与室温平衡；注射过程应严格按无菌技术操作。c. 避免向眼内注射过量本品（以充盈前房为度），并防止带进气泡。d. 手术结束后，本品如残留在眼内与血液或晶体残余混合，可导致吸收延迟并诱发炎症，在手术结束时应将残留在眼内的药物清除，之后用平衡盐溶液取代。如果术后眼压升高，可短期用噻吗洛尔滴眼和口服乙酰唑胺。e. 本品必须一次性使用。f. 术前和术后72h，应注意检测眼压。g. 本品勿与含苯扎氯铵药物接触，以免产生浑浊。

⑤ 用于关节腔内注射时须注意：a. 注射前宜拍X线片协助诊断，以抽取关节液为鉴别诊断方法。b. 由于本品注射液非常黏稠，故应使用18～20G针头。c. 注射前，如出现了关节液滞留现象，可使用抽吸法抽出多余的关节液，然后再注射药物。d. 注射时应小心操作，勿将药液注入滑膜和韧带内，以免增加疼痛；勿过深刺入，防止损伤关节软骨；勿将药物注射到血管中，避免引起严重的不良反应。e. 注射过程应严格按无菌技术操作，去除针帽时尤需小心。f. 注射器内的药物只能

使用1次，剩余药物不可留作下次再用，亦不可用于另一侧关节腔内。g. 注射后应嘱患者屈伸膝关节十余次，使药物均匀、充分地涂布于软骨和滑膜表面，然后信步来回走动数分钟；并注意当日不宜过劳，避免慢跑、快步疾行、长途旅行、球类运动等费力或需要长时间承受重力的活动。h. 各关节腔内注药应几乎没有阻力，如遇阻力可能未穿入关节腔，应仔细检查，再行穿刺。i. 对于重度关节炎患者，应在消除炎症以后再用本品治疗。j. 1个疗程后，如症状没有得到改善，应终止治疗，不应继续用药。

⑥ 用于眼科治疗时，可出现以下不良反应：a. 暂时性眼压升高。b. 有时可能出现眼睑炎、眼睑皮肤炎等，个别患者可出现皮疹、瘙痒等。c. 极罕见休克、荨麻疹等。d. 滴眼可能引起暂时性视物模糊、畏光、眼烧灼、瘙痒感、眼刺激或异物感、充血、弥散性表层角膜炎等角膜障碍。出现上述症状时应停药。

⑦ 用于骨性关节炎时，罕见皮疹、荨麻疹、瘙痒等症状发生，一旦出现这些症状，必须停止使用本品，并给予对症治疗。此外，注射的关节部位偶有一过性的疼痛，并罕见水肿、发热及压迫感。一般不影响治疗，必要时给予局部对症处理。

⑧ 本品因厂家和产品不同用法有差异，应用时必须注意。喜朗（Healon）、喜朗GV（Healon GV）用于前房注射；爱丽（Hialid）、海露和信润明用于滴眼；优视灵（Ophthalin）既有用于前房注射的注射剂，又有用于滴眼的滴眼剂；阿尔治（Artz）、施沛特（Sofast）、海尔根（Hyalgan）、Hyruan Plus及欣维可（Synvisc）用于关节腔注射，但不适用于关节腔感染性炎症的急性期、膝关节感染或炎症，以及腿部静脉和淋巴回流障碍者。

卡波姆　Carbomer

（立宝舒，唯地息）

【药理分类】 干眼治疗药。

【适应证】 ①用于干眼症、泪液分泌减少的替代治疗；②亦用作眼科检查（如三面镜、房角镜检查等）的润滑剂。

【用法用量】 滴眼。每次1滴，每日3～5次或更多次，症状严重可增加次数。睡前滴用时，在入睡前约30min时使用。

【用药监护】 ① 对本品防腐剂西曲溴铵过敏者禁用。

② 孕妇和哺乳期妇女慎用。

③ 儿童应用本品的安全性尚未确定。

④ 本品滴用后可有暂时性视物模糊现象，在驾车或操作机器时慎用。

⑤ 佩戴角膜接触镜时不宜应用。应用本品前必须将角膜接触镜摘除，滴入本品至少30min后才可佩戴。

⑥ 本品与其他局部眼用制剂同时应用时，本品应后使用，而且必须与前者间隔至少5min。

⑦ 药瓶开启1个月后不可再用。

⑧ 本品滴用后应按压内眦角泪囊部1～2min。其他同卡替洛尔【用药监护】⑥的b、c。

重组牛碱性成纤维细胞生长因子[典]
Recombinant Bovine Basic Fibroblast Growth Factor

（rb-bFGF）

【药理分类】 细胞因子。

【适应证】 ①滴眼液及凝胶剂用于各种原因引起的角膜上皮缺损和点状角膜病变、复发性浅层点状角膜病变和轻中度干眼症、角膜擦伤、轻中度化学烧伤、角膜手术及术后愈合不良、地图状（或营养性）单疱性角膜溃疡和大泡性角膜病变等；②外用溶液用于烧伤创面（包括浅Ⅱ度、深Ⅱ度、肉芽创面）、慢性创面（包括体表慢性溃疡等）和新鲜创面（包括外伤、供皮区创面、手术伤等）。

【用法用量】 ①滴眼液。滴眼，每次1滴，4～6次/d。②凝胶剂。涂入结膜囊，2次/d，早晚各1次。③外用溶液。外用，直接用于伤患处或在伤患处覆以适当大小的消毒纱布，充分均匀喷湿纱布（以药液不溢出为度），适当包扎即可。推荐剂量，每次150U/cm²，1次/d。

【用药监护】 ① 对蛋白质过敏者禁用。

② 本品应于2～8℃冷藏保存，勿置于高温或冷冻环境中。

③ 对感染性或急性炎症期角膜病患者，须同时局部或全身使用抗生素或抗炎药，以控制感染和炎症。

④ 对某些角膜病，应针对病因进行治疗。

如联合应用维生素及激素类等药物。

⑤ 本品用于滴眼时，应告知患者：a. 滴眼液从冰箱取出后，不应立即滴用，应置于室温中约 30min，待药液温度升至室温后再用，以免因药液温度过低而刺激眼睛。b. 使用前，应仔细检查药液，如药液有浑浊、絮凝现象，不得使用。c. 滴眼液开启后，应在 2 周内使用，过期弃之。d. 本品滴用后应按压内眦角泪囊部 1～2min。其他同卡替洛尔【用药监护】⑥的 b～d。

⑥ 使用本品冻干粉时，应将所附溶剂加入小瓶中，轻加摇动，充分溶解后再直接用于伤患处。溶解时，注意不要剧烈振摇，以免药液变性失效。使用时，应先常规清创。由于高浓度碘酊、乙醇、过氧化氢溶液、重金属等蛋白变性剂会影响本品活性，因此常规清创消毒后须应用灭菌生理盐水冲洗，然后再使用本品。本品外用溶液与蛋白水解酶类外用药物同时应用也会影响药效。

⑦ 本品外用溶液为无菌包装，用后应立即盖上喷盖。操作过程中，应尽量避免污染。

⑧ 使用本品仅个别患者可能会出现轻微刺痛感，不影响治疗。

重组人表皮生长因子 Recombinant Human Epidermal Growth Factor

（rhEGF）

【药理分类】 细胞因子。

【适应证】 ①滴眼液用于各种原因引起的角膜上皮缺损，包括角膜机械性损伤、各种角膜手术后、轻度干眼症伴浅层点状角膜病变、轻度化学烧伤等；②凝胶剂及外用溶液用于皮肤烧烫伤创面（浅Ⅱ度至深Ⅱ度烧烫伤创面）、残余创面、供皮区创面及慢性溃疡创面等的治疗。

【用法用量】 ①滴眼。每次 1～2 滴，4 次/d。②外用。a. 凝胶剂：常规清创后，用灭菌生理盐水清洗创面，取本品适量，均匀涂于患处。需要包扎者，同时将本品均匀涂于适当大小的内层消毒纱布，覆盖于创面，常规包扎，1 次/d。推荐剂量为每 $100cm^2$ 创面使用本品凝胶 10g。b. 外用溶液。常规清创后，用灭菌生理盐水溶解本品，配制成浓度约为 5000IU/ml 药液，每 1ml 药液湿透约 $10cm^2$ 的双层干纱布，敷于清创后的创面上，并按常规包扎，1 次/d。

【用药监护】 ① 对天然和 rhEGF、甘油、甘露醇过敏者禁用。

② 滴眼剂开启后，应在 7d 内使用，余液应弃。

③ 使用凝胶剂和外用溶液时须注意：a. 对于感染性创面，在用药的同时应外敷 1% 磺胺嘧啶银霜纱布或与其他合适的抗感染药物配合使用。b. 对于供皮区创面，在用药的同时应外敷凡士林油纱。c. 对于各种慢性创面，如溃疡、褥疮等，在使用本品前应先行彻底清创去除坏死组织，以利于本品与创面肉芽组织充分接触，使疗效提高。d. 配制好的外用溶液应在当日用完。

④ 其他参阅重组牛碱性成纤维细胞生长因子【用药监护】②～⑥。

普拉洛芬 Pranoprofen

（吡喃洛芬，普南扑灵；Pranoflog，Pranopulin）

【药理分类】 NSAID。

【适应证】 用于眼睑炎、结膜炎、角膜炎、巩膜炎、浅层巩膜炎、虹膜睫状体炎、术后炎症等外眼及眼前节炎症的对症治疗。

【用法用量】 滴眼。每次 1～2 滴，4 次/d。根据症状可适当增减次数。

【用药监护】 ① 下列情况禁用：对本品及其辅料有过敏史者；服用阿司匹林或其他 NSAID 后诱发哮喘、荨麻疹或过敏症状者。

② 本品可掩盖眼部感染，对于感染引起的炎症使用本品时，一定要仔细观察，慎重使用。

③ 本品只用于对症治疗而不是对因治疗。

④ 妊娠期及哺乳期妇女应用本品的安全性尚未确定。大鼠实验发现，本品有延迟分娩的现象，并可导致胎仔动脉导管狭窄。妊娠或可能妊娠的妇女及哺乳期妇女应用本品时需权衡利弊。

⑤ 对早产儿、新生儿和婴儿应用本品的安全性尚未确定，不推荐应用。

⑥ 本品的主要不良反应为眼刺激感、结膜充血、瘙痒感、眼睑发红/肿胀、眼睑炎、分泌物、流泪、弥散性表层角膜炎、异物感、结膜水肿。用药期间应注意观察，出现眼睛刺痛、症状加重或炎症恶化时应停用本品。

⑦ 本品滴用后应按压内眦角泪囊部 1～

2min。其他同卡替洛尔【用药监护】⑥的a～d。

洛度沙胺 Lodoxamide

(阿乐迈,洛多酰胺;Alomide,Lodoxamidum)

【药理分类】 抗过敏药-肥大细胞稳定药。

【适应证】 ①用于各种过敏性眼病，如春季卡他性角结膜炎、卡他性结膜炎、巨大乳头性睑结膜炎、过敏性或特异反应性角结膜炎，包括那些病因不明，但一般由空气传播的抗原及角膜接触镜引起的过敏反应；②用于由Ⅰ型速发性变态反应（或肥大细胞）引起的炎症性眼病。

【用法用量】 滴眼。每次1～2滴，4次/d。

【用药监护】 ① 对本品过敏者和妊娠早期妇女禁用。

② 妊娠中晚期妇女和哺乳期妇女慎用。

③ 目前尚缺乏2岁以下儿童用药的详细研究资料。

④ 用药后症状改善（如不适、痒感、异物感、畏光、刺痛、流泪、发红及肿胀等）通常需数日，有时需持续治疗达4周。用药后如症状减轻，应坚持用药至过敏期结束，必要时可与糖皮质激素同用。

⑤ 用药前，应告知患者：a. 本品滴眼液含有氨苄烷胺，用药时不应佩戴角膜接触镜，滴用后须等数小时后方可佩戴。b. 应按照规定的用药次数使用，不可擅自增加滴药次数。c. 开瓶1个月后，药液不应再用。d. 滴药后应按压内眦角泪囊部1～2min。其他同卡替洛尔【用药监护】⑥的b～d。

⑥ 本品的耐受性一般良好，少数人（约8.7%）滴药后有短暂轻微不适感，如灼热、刺痛、瘙痒和流泪，通常不影响继续治疗。

那他霉素 Natamycin

(纳塔霉素,匹马霉素;Pimaricin)

【药理分类】 抗真菌药。

【适应证】 用于对本品敏感的微生物引起的真菌性睑炎、结膜炎和角膜炎，包括腐皮镰刀菌角膜炎。

【用法用量】 滴眼。滴用前应充分摇匀，并定时将药液滴于眼穹窿部。a. 真菌性角膜炎：初始每次1滴，每1～2h 1次。3～4d后改为每次1滴，6～8次/d。连用14～21d，或一直持续到活动性真菌性角膜炎消退。b. 真菌性睑炎和结膜炎：初始每次1滴，4～6次/d，连用14～21d，或一直持续到活动性真菌性睑炎和结膜炎消退。

【用药监护】 ① 对本品有过敏史者禁用。

② 孕妇和哺乳期妇女慎用，在确有应用指征时，应权衡利弊后决定是否使用。哺乳期妇女应用本品期间需停止哺乳。

③ 儿童应用本品的安全性及有效性尚未完全确定。

④ 单独应用本品治疗真菌性眼内炎的有效性尚未确定。

⑤ 使用7～10d后，如角膜炎没有好转，则提示引起感染的微生物对本品不敏感，应根据临床情况和其他实验室检查结果决定是否继续治疗。

⑥ 对于化脓性角膜炎，应根据临床诊断、涂片、角膜刮片培养等实验室检查和对本品的敏感性来确定真菌性角膜炎开始及持续治疗时间。如有条件，可先在体外确定本品抗有关真菌的活性。

⑦ 本品滴用后有可能引起过敏反应，导致球结膜水肿和充血。由于使用本品的病例有限，可能出现目前尚未观察到的不良反应。因此，用药期间应注意监测，每周至少对患者做2次眼科检查。如发生可疑的毒性反应，应立即停止使用。

⑧ 滴药后应按压内眦角泪囊部1～2min。其他同卡替洛尔【用药监护】⑥的b～d。

普罗碘胺[典] Prolonium Iodide

(安妥碘;Entoiodine)

【药理分类】 促进吸收药。

【适应证】 ①用于晚期肉芽肿或非肉芽肿性虹膜睫状体炎、视网膜脉络膜炎、眼底出血、玻璃体混浊、半陈旧性角膜白斑、斑翳；②亦用于视神经炎的辅助治疗。

【用法用量】 ①结膜下注射。每次0.1～0.2g，2～3日1次，5～7次为1个疗程。②肌内注射。每次0.4g，每日或隔日1

次，10次为1个疗程，每疗程间隔7～14d，一般用2～3个疗程。

【用药监护】 ① 下列情况禁用：对碘过敏者、严重的肝或肾功能损害者、活动性肺结核者、消化性溃疡隐性出血者。

② 下列情况慎用：甲状腺肿大及有甲状腺功能亢进家族史者。

③ 因本品能刺激组织水肿，一般不用于病变早期。

④ 本品不得与甘汞制剂合并使用，以防生成碘化高汞毒性物。

⑤ 本品使用期限1年，如期满物理性状无变化，游离碘检查合格，可继续使用。

⑥ 久用可偶见轻度碘中毒症状，如恶心、发痒、皮肤红疹等。出现症状时可暂停使用或少用。

⑦ 结膜下注射时，必须严格进行无菌操作，并避免将药物注入血管内。

玻璃酸酶 Hyaluronidase

（玻糖酸酶，玻璃酸酶；Alidase，Ronidase）

【药理分类】 促进吸收药-酶类制剂。

【适应证】 ①用于促使眼局部积贮的药液、渗出液或血液的扩散，促使玻璃体混浊的吸收、预防结膜化学烧伤后睑球粘连，并消除有关的炎症反应；②亦用于骨性关节炎的治疗。

【用法用量】 本品以适量0.9%氯化钠注射液溶解，制成150U/ml或适宜浓度的溶液。①促进局部组织中药液、渗出液或血液的扩散：以上述药液注射于肿胀或其周围部位，用量视需要而定，但一次用量不超过1500U。②促进皮下输液的扩散：皮下输注，每1000ml中添加本品150U，可根据输液品种的不同（黏度和刺激性等）适当增加。③骨性关节炎：关节腔内注射，每次2ml，1次/周，连续3～5周。④促进玻璃体混浊及出血的吸收：球后注射，每次100～300U/ml，1次/d。⑤促使结膜下出血或球后血肿的吸收：结膜下注射，每次50～150U/0.5ml，每日或隔日1次。

【用药监护】 ① 下列情况禁用：恶性肿瘤、心力衰竭或休克患者。

② 本品有导致感染扩散的危险，不得注射于感染炎症区及其周围组织。其他部位有感染者及哺乳期妇女慎用。

③ 孕妇应用本品的安全性尚未确定。除非十分必要，不用于孕妇。

④ 本品不可做静脉注射。

⑤ 本品不能直接应用于角膜。

⑥ 本品不能用于被蚊虫叮咬引起的肿胀。

⑦ 本品使用前应做皮试，方法如下：取150U/ml浓度药液，皮内注射约0.02ml。如5min内出现具有伪足的疹块，持续20～30min，并有瘙痒感，示为阳性。但注射局部出现的一过性红斑，则是由于血管扩张所引起的，并非阳性反应。

⑧ 本品水溶液极不稳定，宜临用前配制。剩余溶液可在30℃以下保存2周，但如有变色或沉淀则不可再用。

⑨ 将本品150U溶于25～50ml局麻药中，再加入肾上腺素，可加速麻醉，减少麻醉药的用量，使麻醉起效加快，局部肿胀减轻，同时也可加速局麻药的吸收，缩短麻醉时间，并可引起意外的全身反应。在使用本品时，如联用其他药物，应考虑到所联用药物的吸收加速而致作用加强。水杨酸类药可抑制本品的扩散作用，不宜同时应用。在胰岛素休克疗法中，用本品100～150U能促使胰岛素吸收量增加，注射较小量即可达血中有效浓度，因而减少其危险性，并可防止注射局部浓度过高而出现脂肪组织萎缩。

⑩ 用药期间，应注意观察注射局部情况，以及心率和血压变化。如有局部水肿、红斑、恶心、呕吐、头晕、心跳加速和血压下降，提示本品过量，应立即停药，并采用支持性治疗。急救可用肾上腺素、皮质激素及抗组胺药等。如有瘙痒、荨麻疹及其他较严重过敏反应，也应立即停药处置。

维替泊芬 Verteporfin

（维速达尔）

【药理分类】 眼用抑制新生血管药。

【适应证】 用于继发与年龄相关性黄斑变性、病理性近视或可疑眼组织胞浆菌病、以典型性为主型中心凹下脉络膜新生血管形成的患者。

【用法用量】 静脉滴注。临用前，将本品15mg用灭菌注射用水7ml溶解，制成7.5ml浓度为2mg/ml的溶液；然后按体表面积 6mg/m^2 的剂量，取上述溶液，用 5%葡萄糖注射液适量稀释成 30ml 的溶液，用合适的注射泵和 1.2μm 的过滤器，以 3ml/min 的速率在 10min 静脉输注完毕。在滴注开始后 15min 用波长（689±3）nm、剂量 50J/cm^2、强度 600mW/cm^2 的激光照射病灶局部，照射时间 83s。

【用药监护】 ① 下列情况禁用：卟啉病及已知对本品制剂中任何成分过敏的患者。

② 严重肝功能损害及胆道梗阻者避免应用。

③ 中度肝功能损害者及哺乳期妇女慎用。

④ 儿童应用本品的安全性及有效性尚未确定。

⑤ 目前本品尚无对孕妇的充分、良好对照的研究。只有当用药可能的益处远高于给胎儿带来的风险时，才考虑在妊娠期使用。

⑥ 目前尚无在麻醉患者使用本品治疗的相关临床资料。

⑦ 对于隐匿性中心凹下脉络膜新生血管（CNV）为主的患者，尚无充分证据支持本品治疗。

⑧ 钙通道阻断药、多黏菌素 B 或放疗会增加血管内皮细胞摄取本品。本品与其他光敏感药（如四环素类、氟喹诺酮类、磺胺类、吩噻嗪类、磺酰脲类口服降糖药、噻嗪类利尿药和灰黄霉素等）合用，可增加皮肤的光敏感性。可消除活性氧类或清除自由基的复合物（如二甲亚砜、β胡萝卜素、乙醇、甲酸盐和甘露醇等），可能会降低本品的活性。减少凝血、血管收缩和血小板聚集的药物（如 TXA_2 抑制药利多格雷、奥扎格雷、匹可托安、达唑氧苯等），也可降低本品的疗效。

⑨ 本品配制好的溶液为深绿色透明液体，如出现沉淀和变色则不应使用。药物配制后必须避光保存，并在 4h 内用完。

⑩ 用药期间，应每隔 3 个月对患者做 1 次眼底荧光血管造影检查，如出现 CNV 渗漏，即应重复治疗。

⑪ 同一患者接受本品治疗时一般一次只治疗 1 只眼。如患者双眼病灶都适合治疗，应权衡双眼同时治疗的利弊，而且治疗应严格遵循以下原则：a. 如患者以往有本品单眼治疗史，治疗的安全性已经得到证实，可同时对双眼做本品治疗。b. 在注射开始后 15min，应首先治疗病情进展较快的眼。c. 在第 1 只眼光照后应立即调整第 2 只眼治疗的激光参数，并采用同第 1 只眼相同的激光剂量和强度，在输注开始后不晚于 20min 开始治疗。d. 如患者首次出现双眼可以治疗的病灶，以往无本品治疗史，最好先治疗病情进展较快的眼。e. 如第 1 只眼治疗后 1 周，未出现明显的安全性问题，可以采用第 1 只眼的治疗方案，再输注本品进行第 2 只眼治疗。f. 大约 3 个月后检查双眼，如双眼病灶都出现渗漏，必须重新输注本品进行治疗。

⑫ 激光治疗时须注意：a. 激光的剂量和强度、检眼镜的放大率和焦距的设置等是合理激光治疗和形成理想的激光斑的重要参数，其具体的设置和操作应严格执行治疗规范。b. 必须使用与本品相匹配的激光系统［必须能产生波长在（689±3)nm，能量恒定的光］、激光控制台及适配器。如不能提供本品光活化所需的条件，可能会由于本品不完全活化，引起治疗不完全，或本品过度活化引起治疗过量或周围正常组织损伤。c. 治疗前，应根据治疗规范先行确定患者病灶和光斑大小，明确患者 CNV 的属性（典型性或隐匿性），检查有无视网膜出血和（或）荧光遮挡、有无视网膜色素上皮浆液性脱离现象等。

⑬ 本品治疗后 1 周内，患者的视力如出现严重下降 4 行或以上，则不能做重复治疗，至少应在视力完全恢复到术前水平，或在充分权衡重复治疗的利弊后再进行。

⑭ 输注本品时，应避免药液外渗，注意事项包括但不局限于以下几点：a. 在本品开始输注前应先建立静脉通道，并注意保持通道的通畅性。b. 某些老年人的静脉壁脆性较大，应尽量选择手臂大静脉（如肘前静脉）输注，避免选用手背小静脉。c. 一旦在输注过程中出现药液外渗，必须立即停止输注，同时使外渗的局部完全避光，并尽快做局部冷敷，直到局部肿胀和变色完全消失，否则会出现严重的局部灼伤。

⑮ 接受本品治疗的患者，在输注后会出现一过性的光过敏现象。因此，治疗前应告知患者：a. 在治疗的 5d 内，应适当采取防护措施，应佩戴袖带，未防护的皮肤、眼或其他器官应避免阳光或强的室内光源直射，以免发生光敏反应。b. 强光源包括强烈日光、大功率卤素灯光、人工紫外线照射、手术室及其他生活、医疗和公共场所的强光。c. 在治疗的 5d 内，还应避免做某些能发射持续光的医学仪器检查（如脉搏氧饱和度仪）。d. 在治疗后最初

5d，如必须在白天去户外，一定要注意保护皮肤和眼睛，避免引起光敏反应。e. 紫外线防护剂不能有效防止光敏反应，因为皮肤残留药物能够通过可见光活化。f. 治疗期间不应完全处于黑暗状态，应将皮肤暴露于周围的室内光线，这样可通过光漂白过程使皮肤残留药物失活。g. 如治疗后 48h 内需行急症手术，应告知手术医师正在接受本品治疗，以便使大多数体内组织尽可能避免接受强光照射。

⑯ 本品的其他不良反应尚有：常见头痛、注射局部反应（包括药液外渗和皮疹）和视觉障碍（视物模糊、视敏度下降、视野缺损），发生率约 10%～30%。可见睑缘炎、白内障、结膜炎/结膜充血、干眼、眼痒、伴或不伴视网膜下或玻璃体积血的严重视力丧失、衰弱、背痛、发热、流感样综合征、光敏反应、心房颤动、高血压、外周血管异常、静脉曲张、湿疹、便秘、胃肠癌、恶心、贫血、WBC 减少或增加、肝功能指标异常、蛋白尿、SCr 升高、关节痛、关节病、肌无力、感觉减退、睡眠障碍、眩晕、咳嗽、咽炎、肺炎、白内障、听力障碍、复视、流泪障碍、前列腺障碍等，发生率约 1%～10%。罕见视网膜脱离（非孔源性）、视网膜或脉络膜血管无灌注、过敏反应（包括胸痛、晕厥、出汗、潮红、血压、心率改变、呼吸困难，症状可以很严重）。已报道 1%～5%的患者在治疗后 7d 内出现严重的视力下降，某些患者的视力能部分恢复。光敏反应（表现为皮肤灼伤）通常出现在治疗后皮肤暴露于日光下。注射局部可出现疼痛、水肿、发炎、出血、变色等。用药前，应嘱患者：接受本品治疗期间应避免驾驶及危险性较大的机器操作或高空作业。用药期间应注意观察，如发生上述不良反应，须根据反应情况及时给予对症治疗，必要时暂停或中止用药。

⑰ 本品过量和（或）激光过量可引起正常视网膜血管无灌注，引起持续严重的视力下降。此外，本品过量尚可延长患者对强光过敏的时间。因此，用药期间应严格掌握剂量，一旦发生过量，需根据患者过量的程度，成比例地延长避光时间。

丙美卡因 Proparacaine

（爱尔卡因，丙对卡因；Alcaine，Diocaime）

【药理分类】 眼用酯类表面麻醉药。

【适应证】 用于眼科表面麻醉，如眼压计测量眼内压、手术缝合及取异物、结膜及角膜刮片、前房角膜检查、三面镜检查及其他需表面麻醉的操作。

【用法用量】 ①短时间麻醉。操作前滴用 1～2 滴，必要时可追加 1 滴。②取异物或缝线拆除等小手术。1～2 滴/5～10min，滴用 1～3 次。③长时间麻醉。如白内障摘除术等：1～2 滴/5～10min，滴用 3～5 次。

【用药监护】 ① 对本品过敏者禁用。

② 癫痫、心脏病、甲状腺功能亢进或有呼吸障碍的患者使用本品应特别慎重。

③ 血浆中乙酰胆碱酯酶（AChE）量少的患者，以及正在接受 ChE 抑制药治疗的患者，局部使用酯类麻醉药时引起全身副作用的风险增加。

④ 儿童应用本品的安全性和有效性尚未确定。

⑤ 表面麻醉：不宜长期应用。长期应用可能引起角膜损伤、视力减退或伤口愈合延迟，甚至可能引起继发角膜感染和（或）永久性角膜混浊或视觉缺失。

⑥ 使用本品时应防止异物进入眼内，并禁止揉擦眼睛。

⑦ 本品与去氧肾上腺素合用，可致瞳孔散大。与托吡卡胺合用，后者的散瞳及睫状肌麻痹作用延长。玻璃酸酶可增强本品的全身毒性反应。

⑧ 本品为无色至黄色澄明液体，溶液变色后不可再用。本品应于 2～8℃处保存。首次开封 4 周后应弃之。

⑨ 本品的不良反应主要有：a. 眼部反应：可出现短暂的刺激感、灼烧感、结膜发红及流泪，并偶见严重的角膜过敏反应，此症以弥散性表皮角膜炎为特征，伴纤维化或大面积表皮细胞脱落、弥散性基质肿大、角膜后弹性层炎及虹膜炎。极少数患者出现瞳孔散大和睫状肌麻痹。b. 全身反应：可能出现中枢神经系统刺激引起的抑郁。有引起非典型性接触皮炎及迟发性超敏反应的报道。因此，应用本品时必须注意观察，如出现症状恶化或发生严重的角膜过敏反应，须停用本品。

⑩ 本品滴用后应按压内眦角泪囊部 1～2min。其他同卡替洛尔【用药监护】⑥的 a～c。

第三节　耳鼻喉科用药

酚甘油　Phenol Glycerine

（苯酚甘油）

【药理分类】 消毒防腐药。

【适应证】 用于鼓膜未穿孔的急性中耳炎、外耳道炎。

【用法用量】 滴耳。每次 2～3 滴，3 次/d。儿童滴数酌减。

【用药监护】 ① 对本品过敏者、鼓膜穿孔且流脓者禁用。

② 本品忌与铁器接触，否则酚与铁生成蓝黑色络合物而失效。

③ 滴耳前，应使药液温度与体温接近，过冷、过热均可能引起眩晕。

④ 本品一般只用 3～5d，不宜久用，久用可使鼓膜增厚，导致听力下降。

⑤ 本品有 1%～3%多种浓度的制剂，使用时应看清后再用。对于儿童及老年人，应选择浓度为 1%的制剂。尤其应值得注意的是，本品不能用水稀释，否则将增加其刺激性，需要稀释时应选用甘油。

⑥ 本品遇光易变为棕红色而降低疗效，故贮存和使用时应注意避光。

⑦ 本品有较强的刺激性和腐蚀性，鼓膜穿孔时药液进入鼓室可腐蚀、破坏鼓室黏膜，故鼓膜穿孔者不得使用本品。

羟甲唑啉　Oxymetazoline

（羟间唑啉，间羟唑啉；Duration，Nafrine）

【药理分类】 鼻黏膜血管收缩药-α 受体激动药。

【适应证】 ①主要用于急慢性鼻炎、鼻窦炎、过敏性鼻炎、肥厚性鼻炎；②亦用于气压损伤性病变（如航空性鼻窦炎、航空性中耳炎），以及鼻出血、鼻阻塞打鼾和其他鼻阻塞疾病。

【用法用量】 每揿定量为 0.065ml。鼻腔喷雾：成人和 6 岁以上儿童每次每侧鼻孔 1～3 喷，早上和晚睡前各 1 次，连续使用不得超过 7d。

【用药监护】 ① 下列情况禁用：对本品过敏者和接受 MAO 抑制药治疗者，以及孕妇、哺乳期妇女和 2 岁以下小儿。

② 下列情况慎用：冠心病、高血压、甲状腺功能亢进、糖尿病，以及 6 岁以下儿童和老年人。

③ 本品不适用于萎缩性鼻炎及干燥性鼻炎。

④ 使用本品时不能同时应用其他鼻黏膜血管收缩药。

⑤ 本品不能用作慢性鼻炎的常规治疗药，仅在慢性鼻炎急性加重时或需临时解除鼻塞症状时使用。使用本品时应严格按推荐用量使用，连续使用不得超过 7d。长期应用本品可致嗅觉异常，并可致药物性鼻炎，应注意。

⑥ 本品每次不宜滴入过多，每日使用次数也不宜过多，过多易致反跳性鼻充血。对于需要长期应用者，疗程之间需间隔 2～3d，并同时配合病因治疗。

⑦ 停用本品时，应先停用一侧鼻孔，另一侧继续给药，待反跳症状消失后，再完全停药。停药期间，可使用生理盐水喷雾剂或以棉签蘸取生理盐水涂抹作替代药使用，或者在鼻内使用吸收量较小的糖皮质激素类药物（如氟尼缩松、丙酸氯倍米松、地塞米松等）。有严重充血或对以上方法无反应者，可服用口服血管收缩药或糖皮质激素。

⑧ 本品罕见过敏反应，亦可能引起头痛、头晕、心率加快症状，一旦发生，应自行停药。

⑨ 少数患者可能有轻微的烧灼感、针刺感、鼻黏膜干燥等，一般不影响治疗，个别症状严重者应停止用药。

赛洛唑啉　Xylometazoline

（丁苄唑啉，欧太林；Nasengel，Otrivine）

【药理分类】 鼻黏膜血管收缩药-α 受体激动药。

【适应证】 用于减轻急慢性鼻炎、鼻窦炎、过敏性及肥厚性鼻炎等引起的鼻塞症状。

【用法用量】 滴鼻。0.1%溶液，每次 2～3 滴，2 次/d。6～12 岁儿童用 0.05%溶液，每次 2～3 滴，2 次/d。

【用药监护】 ① 下列情况禁用：对本品过敏者、正在接受 MAO 抑制药（如异卡波肼、苯乙肼、异烟肼等）或 TCA 治疗者、萎缩性鼻炎及鼻腔干燥者、2岁以下儿童。

② 下列情况慎用：冠心病、高血压、甲状腺功能亢进、糖尿病及闭角型青光眼患者，以及孕妇、老年人和6岁以下儿童。

③ 其他参阅羟甲唑啉【用药监护】④～⑨。

氮䓬斯汀[典] Azelastine

（爱赛平，氮䓬斯丁；Azep，Azeptin）

【药理分类】 抗过敏药-H_1受体拮抗药。

【适应证】 用于治疗季节性过敏性鼻炎和常年性过敏性鼻炎。

【用法用量】 ①鼻腔喷雾。每次使用时，每鼻孔各140μg（2喷），2次/d（早、晚各1次，相当于560μg/d），连续使用不超过6个月。②口服。每次1～2mg，2次/d，于早餐后和晚睡前服用。

【用药监护】 ① 对本品过敏者、哺乳期妇女禁用。

② 孕妇、5岁及5岁以下儿童不推荐使用。

③ 本品与乙醇或其他中枢神经系统抑制药物同时服用，会加重中枢神经系统抑制，故应避免同时服用。口服本品（4mg，2次/d），同时口服西咪替丁（400mg，2次/d）可使本品的生物利用度提高65%。

④ 用药前，应告知患者：a. 喷雾前，应先清洁鼻孔，使鼻孔通畅。b. 首次喷药或喷药后贮存超过3d后再次使用时应连续按压几次，直至有均匀的雾状喷出。c. 喷雾时，应先摇动药瓶，然后将喷头伸入鼻孔（约1cm），头向前倾，以使雾状药物直达鼻后部。d. 喷雾结束后，应仰头并轻轻吸气数秒钟，防止药液流出。e. 喷药后，应及时装上安全夹，盖好瓶盖，并在15min内不得擤鼻涕。f. 使用本品易产生嗜睡、眩晕等不良反应，用药后应避免驾驶及危险性较大的机器操作或高空作业。g. 用药期间应避免同时服用其他抗组胺药，必须服用时应先咨询医师或药师。h. 饮酒或服用其他神经中枢系统抑制药物时须避免应用本品。

⑤ 本品的其他不良反应较少，偶可引起头痛、口干、口苦、多梦、咳嗽、腹痛、恶心、乏力、鼻黏膜刺激感（灼热或疼痛）、鼻出血、突发性喷嚏、体重增加等，一般不影响治疗，多可自行缓解，不需要特别处理。

地喹氯铵 Dequalinium Chloride

（克菌定，利林；Delin，Dequadin）

【药理分类】 广谱抗菌药-阳离子表面活性剂。

【适应证】 用于急慢性咽喉炎、口腔黏膜溃疡、牙龈炎。

【用法用量】 含服：每次0.25～0.5mg（1～2片），每2～3h 1次，必要时可重复用药。

【用药监护】 ① 对本品过敏者禁用。

② 本品应逐渐含化，勿嚼碎口服。不要嚼碎或人为促溶，更不要吞服，以便药物在口腔中发挥局部效用。

③ 本品仅用于体表面或开放体腔，不宜用作体内给药。

④ 本品含片遇光易变质，故应避光保存。

⑤ 本品的不良反应少。偶见恶心、胃部不适，一般不需要停药治疗。罕见皮疹等过敏反应，一旦发生即应中止用药。

第二十二章 皮肤科用药

二硫化硒[典] Selenium Sulfide

（硫化硒，希尔生；Selenol，Selsorin）

【药理分类】 皮肤抗感染药。

【适应证】 去头屑、皮脂溢出、头皮脂溢性皮炎、花斑糠疹。

【用法用量】 ①治疗头皮屑多和头皮脂溢性皮炎：a. 先用肥皂清洗头发和头皮。b. 取5～10ml药液于湿发及头皮上，轻揉至出泡沫。c. 待3～5min后，用温水洗净，必要时可重复1次。d. 2次/周，2～4周为1个疗程，必要时可重复1个或2个疗程。②治疗花斑癣：a. 洗净患处。b. 根据病患面积取适量药液局部涂抹（一般10～30ml）。c. 保留10～30min后用温水洗净。d. 2次/周，必要时可重复1个或2个疗程。

【用药监护】 ① 下列情况禁用：a. 对本品过敏者；b. 皮肤有急性炎症、水疱或糜烂时、渗出部位；c. 外生殖器部位。

② 用药前，应告知患者：a. 本品有毒，切勿入口。b. 本品对黏膜有刺激作用，应用本品时须避免接触眼睛、正常皮肤黏膜及皱褶部位。如不慎接触，应立即用清水洗净。c. 染发和烫发后2d内不得使用本品。d. 本品应避免与金属物品接触。在使用本品时，应取下所有可能与药物接触的金属物品（如银金首饰、发夹等）。e. 使用前应充分摇匀，如天冷药液变稠，可温热后使用。f. 头皮用药后应完全冲洗干净，以避免和减少头发脱落或脱色。g. 使用本品后，用后应塞紧瓶盖，并仔细洗手。h. 用药后如出现过敏反应，须立即停药。i. 治疗2个或3个疗程后，如病症仍未见好转，应停药就医。

③ 大面积或长期应用者，如出现呼吸有蒜味、畏食、呕吐、贫血等中毒症状，应立即停药。

④ 本品偶可引起接触性皮炎、头发或头皮干燥或油腻、头发脱色。对反应严重者应停止用药。

吡美莫司 Pimecrolimus

（爱宁达；Elidel）

【药理分类】 钙调神经磷酸酶（CaN）抑制药。

【适应证】 用于无免疫受损的2岁及2岁以上轻度至中度异位性皮炎（湿疹）患者，作为短期或间歇长期治疗。

【用法用量】 本品乳膏或软膏局部涂抹患处。每次适量，2次/d，直至皮疹消退。停药后若症状和体征再现，须立即重新开始应用本品，以预防病情加重。

【用药监护】 ① 下列情况禁用：对本品及其赋形剂或其他巨内酰胺类药物过敏者、2岁以下小儿。

② 儿童（2～11岁）和青春期患者（12～17岁）的用药剂量和方法与成人相同，但对儿童不应大面积、长时间使用。

③ 孕妇不应使用本品。

④ 哺乳期妇女可以使用本品，但不能用于乳房部位，以避免新生儿经口摄入。

⑤ 本品一般不作为异位性皮炎的首选治疗药，仅作为二线治疗药使用。

⑥ 本品不能用于急性皮肤病毒感染部位（单纯疱疹、水痘），也不宜用于皮肤细菌或真菌感染部位。异位性皮炎患者在接受本品治疗前，用药部位如有急性皮肤病毒感染、皮肤细菌或真菌感染，必须先进行抗感染治疗。在感

染得到充分控制之前，不应使用本品。

⑦ 尚未见本品与其他外用抗炎制剂（包括糖皮质激素）联合应用的研究报告，因此本品不应与这些外用制剂合用。

⑧ 本品可用于全身皮肤的任何皮肤部位，包括头面部、颈部和擦破的部位，但不能用于黏膜处。患处涂抹本品后不宜封包。

⑨ 本品不能大面积长期应用。对必须应用者，须在疗程结束后暂时停用一段时间，然后再继续治疗。

⑩ 治疗期间，应避免皮肤过多光暴露，包括日光、PUVA、UVA 或 UVB 治疗及其他人工紫外线照射。

⑪ 用药前，应告知患者：a. 治疗中应避免药物接触眼睛和黏膜。如不慎接触到这些部位，应彻底拭除，或用水冲洗。b. 用药期间应避免人工紫外线照射，并采取适当的防晒措施，如避免烈日暴晒，尽可能减少日晒时间。c. 涂抹本品后，可立即使用润肤剂。d. 如需长期治疗，应在医师的指导下进行间隙治疗。e. 长期应用时，必须在症状和体征出现时立即应用，以预防病情加剧。f. 使用本品后，如用药局部反应严重，或出现症状加重，或发生感染，或治疗 6 周后病情仍无改善，应停用就医。

⑫ 本品最常见的不良反应为用药局部反应，表现为发热和（或）烧灼感、瘙痒、红斑、皮疹、疼痛、麻木、脱屑、干燥、水肿等。通常发生在治疗早期，一般为轻度或中度，持续时间短。其他常见的不良反应还包括皮肤感染，如毛囊炎。不常见的有：病情和皮肤感染加重，如出现疖、脓疱性皮炎、单纯疱疹、带状疱疹、单纯疱疹性皮炎（疱疹样湿疹）、传染性软疣、皮肤乳头状瘤等。罕见淋巴结病。对细菌或病毒感染，应暂时停止用药并给予对症治疗，待症状消失后再恢复治疗。如出现没有明确病因的淋巴结病或急性单核细胞增多症，应停用本品。局部反应一般不影响继续用药，对少数反应严重者应重新评价治疗的危险/受益比，必要时停止本品治疗。

克罗米通[典] Crotamiton

（克罗他米通，克鲁塔米通；Crotamitone，Cutisan）

【药理分类】 皮肤抗感染药-疥疮治疗药。

【适应证】 疥疮及皮肤瘙痒。

【用法用量】 ①用于疥疮时：治疗前洗澡，擦干，将本品自颈以下涂搽全身皮肤，特别是皱褶处、手足指趾间、腋下和腹股沟；24h 后涂第 2 次，再隔 48h 后洗澡将药物洗去，穿上干净衣服，更换被褥等；配偶及家中患者应同时治疗。1 周后可重复 1 次。②用于止痒时：局部涂于患处，3 次/d。

【用药监护】 ① 下列情况禁用：对本品过敏者、急性炎症性和糜烂性或渗出性皮肤损害，以及面部和头皮处。

② 婴儿及过敏体质者慎用。

③ 本品不能大面积用于婴儿及低龄儿童的皮肤。

④ 用药前，应告知患者：a. 使用时应小心操作，以避免药物接触眼及黏膜（如口、鼻部黏膜）。b. 本品可能引起接触性皮炎，并偶见过敏反应。一旦发生，应及时停药。c. 用药部位如有烧灼感、红肿等现象，应停药并将局部药物洗净，必要时就医。

他扎罗汀[典] Tazarotene

（他扎洛替；Tazorac）

【药理分类】 银屑病治疗药-视黄醛类药。

【适应证】 用于治疗寻常性斑块型银屑病。

【用法用量】 外用，每晚临睡前半小时将适量本品涂于患处，涂抹面积不应超过体表面积的 20%。药物均匀涂于皮损上后，轻加揉搽，以促进药物吸收。

【用药监护】 ① 下列情况禁用：对本品或其他维 A 酸类药过敏者、孕妇、哺乳期妇女及近期有生育愿望的妇女。

② 本品不能用于擦烂区、头皮毛发覆盖处、湿疹化皮肤，亦不能用于急性皮炎湿疹类皮肤病。

③ 18 岁以下的银屑病患者及 12 岁以下的痤疮患者应用本品的安全性及有效性资料尚未确定。

④ 育龄期妇女在开始本品凝胶治疗前 2 周内，必须进行血清或尿液妊娠试验，确认为妊娠试验阴性后，在下次正常月经周期的第 2 日或第 3 日开始治疗。

⑤ 本品与其他光敏感药（如四环素类、

氟喹诺酮类、吩噻嗪类、磺胺类、磺酰脲类药、噻嗪类利尿药和灰黄霉素等）合用，可增加光敏性。因此，正在服用上述药物的患者应慎用本品。

⑥ 用药前，应告知患者：a. 在治疗前，治疗期间和停止治疗后一段时间内，必须使用有效的避孕方法。b. 治疗期间，如发生妊娠，应及时与医师联系，以便共同讨论对胎儿的危险性及是否继续妊娠等。c. 使用本品时，应避免药物与眼睛、口腔和黏膜接触，并尽量避免药物与正常皮肤接触。万一与眼接触，应用水彻底冲洗。d. 本品使用后应立即洗净手上残留的药物。e. 用药同时不应使用可致皮肤干燥的药物或化妆品。f. 如出现瘙痒等皮肤刺激作用，尽量不要搔抓，可涂少量润肤剂；瘙痒严重时，应停用本品或改为隔日使用 1 次。g. 治疗期间，应避免皮肤过度暴露于紫外线，包括阳光或日光灯、PUVA 或 UVB 治疗、其他人工紫外线。h. 过量使用本品不但不会加快皮损好转，反而会产生皮肤发红、脱皮及其他不适，因此不要过量使用。

⑦ 本品主要不良反应为皮肤反应，表现为瘙痒、灼热、刺痛、红斑、刺激感、皮肤疼痛、湿疹、脱屑、皮炎、开裂、浮肿、脱色、出血和干燥等。如不能耐受则应及时停药。

他卡西醇　Tacalcitol

（他骨化醇，萌尔夫；Bonalfa）

【药理分类】 银屑病治疗药-活性维生素 D_3 衍生物。

【适应证】 寻常性银屑病。

【用法用量】 适量涂抹在患处，通常 2 次/d。

【用药监护】 ① 对本品及其辅料过敏者及有钙代谢性疾病者禁用。

② 本品为活性维生素 D_3 制剂，与类似药物如活性型维生素 D_3 外用制剂合用，或大量涂抹时有血钙值上升的可能性。另外，本品还有引起伴随高钙血症的肾功能低下的可能性。因此，在与类似制剂合用或大剂量给药时须注意观察血钙浓度及尿钙含量和肾功能状况，如 SCr、BUN 等。

③ 本品不宜全身大面积、长期使用，并不能使用于眼角膜及眼结膜。

④ 孕妇应用本品的安全性尚未确定，故妊娠或可能妊娠的妇女应避免大量或长期大面积的使用。

⑤ 哺乳期妇女慎用。

⑥ 出生时低体重儿、新生儿、乳儿、幼儿或小儿的安全性尚未确定，使用本品应十分谨慎。

⑦ 一般来说，高龄者因生理功能降低，不应过量使用。

⑧ 本品与噻嗪类利尿药、钙剂、维生素 D 及其衍生物（α 骨化醇、骨化二醇、骨化三醇、马沙骨化醇等）合用，可能导致血钙上升。

⑨ 本品偶见用药局部刺激症状（如瘙痒、红斑、刺激感、微痛感等）及 AST、ALT、ALP 上升等。罕见头痛、接触性皮炎、皮肤肿胀。上述症状加重时应停止使用。

阿维 A[典]　Acitretin

（阿维 A 酸，艾维甲酸；Etretin，Soriatane）

【药理分类】 银屑病治疗药-视黄醛类药。

【适应证】 ①严重银屑病，包括红皮病型银屑病、脓疱型银屑病；②其他角化性皮肤病，如毛发红糠疹、毛囊角化病等。

【用法用量】 本品个体差异较大，剂量需要个体化。① 开始治疗：起始剂量 25～30mg/d，作为 1 个单独剂量与主餐一起服用。如经过 4 周治疗效果不满意，又没有毒性反应，可逐渐增至 75mg/d。②维持治疗：治疗开始有效后，可给予 25～50mg/d 的维持剂量。必要时可增至 75mg/d。皮损消退后即可停止治疗。复发可按开始治疗的方法再治疗。③其他角化性疾病：维持剂量为 10mg/d，最大剂量为 50mg/d。

【用药监护】 ① 下列情况禁用：a. 孕妇、哺乳期妇女及 2 年内有生育愿望的妇女。b. 对本品或其他维 A 酸类药过敏者。c. 严重的肝或肾功能损害者、高脂血症患者，维生素 A 过多症或对维生素 A 及其代谢物过敏的患者。

② 儿童应用本品的安全性及有效性尚未确定，因而在儿童仅用于患有严重角化性疾病，且无有效替代疗法治疗者。

③ 育龄期妇女在开始应用本品治疗前 2

周内，必须进行血液或尿液妊娠试验，确认妊娠试验为阴性后，在下次正常月经周期的第2日或第3日开始接受本品治疗。在开始治疗前、治疗期间和停止治疗后至少2年内，必须采取有效的避孕措施。治疗期间，应定期进行妊娠试验，如妊娠试验为阳性，应立即与医师联系，共同讨论对胎儿的危险性及是否继续妊娠等。

④ 在本品治疗期间或治疗后2个月内，应避免饮用含乙醇的饮料，尤其应忌酒。

⑤ 在服用本品前和治疗期间，应定期检查肝功能。患者如出现肝功能异常，应每周检查1次。如肝功能未恢复正常或进一步恶化，必须停止治疗，并继续监测肝功能至少3个月。对有脂代谢障碍、糖尿病、肥胖症、乙醇中毒的高危患者和长期服用本品者，必须定期检查CHO和TG。对长期服用本品者，还应定期检查有无骨质异常。

⑥ 正在服用维A酸类药治疗及停药后2年内，患者不得献血。

⑦ 治疗期间，不要使用含维生素A的制剂或保健食品，并避免在阳光下过多暴露。

⑧ 本品不能与四环素、甲氨蝶呤、维生素A及其他维A酸类药并用，以避免增加或加重毒副反应。本品可能降低苯妥英的蛋白结合率，从而有升高苯妥英游离血药浓度及增加毒副作用的风险，因此两者应避免合用；必须合用时，需监测苯妥英的游离血药浓度，并注意控制癫痫发作的情况和苯妥英的毒性体征。本品可干扰口服避孕药的避孕效果，育龄期妇女使用本品时应采取其他有效避孕措施。

⑨ 本品餐时服用可显著提高生物利用度，并可减轻胃肠道反应。

⑩ 本品主要和常见的不良反应为维生素A过多综合征样反应，主要表现为：a. 皮肤：瘙痒、感觉过敏、光过敏、红斑、干燥、鳞屑、甲沟炎等。b. 黏膜：唇炎、鼻炎、口干等。c. 眼：眼干燥、结膜炎等。d. 肌肉骨骼：肌痛、背痛、关节痛、骨增生等。e. 神经系统：头痛、步态异常、颅内压升高、耳鸣、耳痛等。f. 其他：疲倦、畏食、食欲改变、恶心、腹痛等。g. 实验室异常：可见AST、ALP、TG、BIL、UA、RC等短暂性轻度升高；也可见HDL、WBC下降，以及血中磷钾等电解质减少。继续治疗或停止用药，改变可恢复。治疗中，应密切监护患者，并注意观察随访药物不良反应，对一些比较严重的药物不良反应及时给予对症和安抚治疗。如发生过量服用，应立即停药，采取将本品从体内排出的措施，并密切监视颅内压升高的体征。

阿达帕林　Adapalene

（达芙文；Differin）

【药理分类】　痤疮治疗药-维A酸类药物。

【适应证】　用于以粉刺、丘疹和脓疱为主要表现的寻常痤疮。

【用法用量】　每晚睡前将本品涂抹于患处，用量视皮损大小定。

【用药监护】　① 下列情况禁用：a. 对本品或凝胶赋形剂中的任何组分过敏者。b. 孕妇。

② 哺乳期妇女慎用。如必须使用时，不得涂抹于胸部。

③ 12岁以下儿童应用本品的安全性有效性尚未确定。

④ 本品应避免接触眼、唇、口腔、内眦、鼻黏膜和其他黏膜组织，并不得用于皮肤破损处（如划伤、擦伤或刀伤、湿疹）或晒伤皮肤，也不得用于十分严重的痤疮患者，或患有湿疹样的皮肤创面。

⑤ 当使用其他维生素A类药或使用“蜡质”脱毛方法时，应避免使用本品进行治疗。

⑥ 本品不宜与其他有相似作用机制的维A酸类药或其他药物同时应用（包括内服），用药部位也不宜同时应用其他痤疮治疗药。在部分患者中，本品可能产生局部的刺激，在与其他潜在的局部刺激物（药用或日用皂、剃须霜、洗剂或清洁剂、有较强的干燥或收缩作用的美容用品，以及含有乙醇、收敛剂、调味剂或石灰质类产品）合用时，可增加局部刺激，合用时须谨慎。含有硫、过氧苯甲酰、间苯二酚或水杨酸的制剂与本品合并应用时也须特别注意，尽量避免同时应用；如已用这些制剂，应在这些制剂在皮肤上的作用完全消退后才能开始使用本品。

⑦ 用药前，应告知患者：a. 使用本品前，需用刺激性小的或无皂性清洁剂清洗治疗部位，俟干后在该部位涂抹上一层薄薄的药物，使完全覆盖患处。b. 使用本品时应避免本品进入眼睛、鼻腔、嘴唇、口腔黏膜或其他部位

的黏膜，如本品接触到以上黏膜，应立即用温水冲洗。c. 使用本品期间，应避免饮酒或含乙醇的饮料，并避免食用辛、辣、麻、酸等有刺激性的食物，也不能在用药部位同时应用含乙醇的药剂、香水或可导致粉刺产生和收缩性的化妆品。d. 使用本品期间，应避免过度日晒和人工紫外线照射；当在阳光下是不可避免时，应对治疗区域采取有效的防晒措施。e. 治疗过程中，如用药部位轻度发红，可适当减少用药量或用药次数；如感觉皮肤干燥，有细屑，可使用适量中性润肤剂。f. 过量使用本品，不会获得更快或更好的疗效，反可致皮肤显著发红，并引起鳞屑或皮肤不适，故应严格按医嘱使用。g. 用药期间，如发生过敏或严重的刺激反应，须停止用药，并及时就医。

⑧ 在治疗的最初几周里，可能会发生痤疮加重现象，这是由于本品对先前未发现的损伤的作用，不应视为停药指征。在治疗 2 周以后，方可显现治疗效果，但要获得满意疗效，至少需要 8～12 周的治疗。

⑨对于必须减少用药次数或暂停用药的患者，当证实患者已恢复对本品的耐受时可恢复用药次数。

⑩ 本品在最初治疗的 2～4 周内，最常见的不良反应为红斑、干燥、鳞屑、瘙痒、灼伤或刺痛，在程度上多为轻中度。较少发生的不良反应有晒伤、皮肤刺激、皮肤不适的烧灼和刺痛。极少发生的不良反应包括痤疮红肿、皮炎和接触性皮炎、眼浮肿、结膜炎、皮肤变色及湿疹等。如果不良反应严重，应减少用药次数或暂时停用，必要时终止用药。

异维 A 酸[典] Isotretinoin

（异维甲酸，异维生素 A；Accutane，Isotrex）

【药理分类】 痤疮治疗药-维 A 酸类药。

【适应证】 ①口服用于重度难治性结节性痤疮（结节性痤疮，即直径≥5mm 的炎性损害，结节可能化脓或出血）；亦用于聚合性痤疮、重症酒渣鼻、毛发红糠疹、掌跖角化症等角化异常性皮肤病。②外用适于粉刺、寻常痤疮的治疗。

【用法用量】 ①口服。剂量应因人而异，从 0.1～1mg/(kg·d) 不等，一般开始剂量为 0.5mg/(kg·d)，分 2 次与食物同时服用。治疗 2～4 周后，可根据临床反应酌情调整剂量。6～8 周为 1 个疗程。如需进行第 2 个疗程治疗，则 2 个疗程之间应间隔 8 周以上。②外用。取少量涂于患处。1～2 次/d，6～8 周为 1 个疗程。

【用药监护】 ① 重要警示：a. 本品可致出生缺陷，服药期间万勿妊娠。ⓐ本品禁止用于妊娠或即将妊娠的妇女。ⓑ在服用本品任一剂量期间发生妊娠，即使只是短期服用，都有极高的风险导致严重的出生缺陷。ⓒ已证实的外部缺陷包括：颅骨畸形、耳畸形（如无耳、小耳、外耳道细小或缺失）、眼畸形（如小眼畸形）、面部畸形、腭裂。ⓓ已证实的内部缺陷包括：中枢神经系统发育异常（如大脑畸形、小脑畸形、脑水肿、小头畸形、脑神经缺失）、心血管发育异常、胸腺发育异常、甲状旁腺发育异常等。ⓔ妊娠期间服用本品都可能影响胎儿发育，但尚无确切的方法用以判断暴露于本品的胎儿是否受到影响。ⓕ已有伴或不伴有其他异常的智商评分低于 85 分的病例的报道。已有自然流产及早产风险增高的报道。部分死亡病例也提前确认存在发育异常。ⓖ育龄期妇女及其配偶服药前 3 个月内与服药期间应采取有效避孕措施，并告知在治疗结束半年后才能妊娠。ⓗ如果女性患者在服药期间发生了妊娠，应立即停药并建议其终止妊娠。ⓘ由于本品的致畸性，为尽量将胎儿的暴露风险减到最小，本品只能由具有丰富用药经验的专科医师进行处方使用。b. 本品可能引发精神异常，出现情绪抑郁、自杀念头或自杀倾向。停药后或进行精神治疗可使症状减轻，再次用药可使症状出现或加重。因此，用药期间应警惕出现精神抑郁的可能性。对于已有明确精神抑郁的患者应避免使用本品治疗。

② 下列情况禁用：a. 口服：对本品及其赋形剂过敏者、肝或肾功能损害者、维生素 A 过量及高脂血症患者、儿童、哺乳期妇女。b. 外用：对本品及其赋形剂过敏者、有皮肤上皮细胞肿瘤（皮肤癌）史或家族史者、皮肤破损处、湿疹样皮损处及日光灼伤皮肤，以及儿童、孕妇和哺乳期妇女。

③ 下列情况慎用：a. 口服：糖尿病、肥胖症、酗酒及脂质代谢紊乱者。b. 外用：皮肤的敏感部位如颈部。

④ 长期应用本品可引起骨肥大、肌腱韧带钙化、骨质疏松、骨骺闭锁，其中以骨肥大、肌腱韧带钙化最为常见，其发生率与剂量和用药时间有关。以 1～2mg/(kg·d) 剂量和

疗程4～5个月治疗痤疮时，约有10%的患者可检出骨肥大。因此，应用本品时须注意：a. 青少年（尤其当已知其合并有代谢或骨骼方面疾病时）及骨质疏松易患人群（如老年人或既往有骨质疏松、骨软化及其他骨代谢异常者）应慎用本品。b. 伴有神经性畏食症及在合并应用其他可导致药物性骨质疏松、骨软化和（或）影响维生素D代谢药物的患者应用本品时需加强监测。c. 避免本品与糖皮质激素和其他维A酸类药（包括维生素A）同用。d. 本品的疗程不宜太长，病情明显好转时即需应用维持剂量或改用其他不良反应少的药物巩固治疗。e. 长期应用本品的患者应定期做X线检查。f. 对骨质疏松患者应给予补钙治疗。

⑤ 本品胶囊或胶丸每日1次给药的安全性尚未确定，故不推荐每日1次用药。

⑥ 服用本品期间及停用后3个月内不得献血。

⑦ 本品为脂溶性，进餐时服药可促进吸收，故应与食物同服。由于未与食物同服可显著降低药物吸收，故在上调剂量前应详细询问患者服药时与食物同服的依从性。

⑧ 服药期间和停药后，应常规监测血常规、血脂、血糖、CPK和肝功能，服药期间应每周或每2周检查1次。大剂量应用者还须监测骨密度，以观察骨骼变化。

⑨ 育龄期妇女在服药前、服药期间、停药后应做妊娠试验。具体方法为：a. 在处方本品前，必须进行两次确认尿或血清妊娠试验为阴性（最低敏感浓度25mIU/ml），第1日测试（筛选检查）由处方者在确定是否对符合要求的患者使用本品时进行；第2次测试（确证检查）必须在质控合格的实验室进行，两次测试时间间隔不少于19d。b. 月经规律的患者，在开始服用本品前采取两种有效避孕措施1个月，必须在月经期的最初5d内进行第2次妊娠试验。c. 闭经、月经不规律或使用避孕方法可停止月经来潮的患者，必须在开始服用本品前采取两种有效避孕措施1个月，并进行第2次妊娠试验。d. 治疗期间，每个月都必须进行尿液或血清学妊娠试验，以排除妊娠。女性患者每次处方前应每月在质控合格的实验室进行妊娠试验检查。

⑩ 尚未对长期应用本品（即使小剂量应用）进行过研究，不推荐长期应用。本品长期应用对于骨流失的影响尚不清楚。

⑪ 用药期间，应避免在强日光（包括日光灯）及人工紫外线下长时间照射，特别是凝胶剂涂抹的暴露部位更应注意，如照射不可避免，应涂防晒药品或采取有效的遮蔽措施。

⑫ 本品凝胶剂应避免用于嘴唇、口、眼睛或其他黏膜部位及鼻角处。

⑬ 本品与四环素类抗生素合用，可引起BIHS，临床症状为伴有头痛的高血压、眩晕和视觉障碍，以及恶心、呕吐症状。与阿维A、维胺酯或维A酸共用，可增加不良反应的发生率及严重程度。与光敏感药（如氟喹诺酮类、四环素类、吩噻嗪类、磺胺类、抗组胺药、格列本脲、格列吡嗪、胺碘酮、奎尼丁、硝苯地平、灰黄霉素和伏立康唑、氯喹、氯氮䓬、氢氯噻嗪、呋塞米、阿司匹林、去痛片、布洛芬、酮洛芬、长春新碱）等药物共用，光敏反应的发生率及严重程度增加。与维生素A同时应用，本品的毒性可能增加，且可出现与维生素A超剂量时相似的症状。与卡马西平同时应用，可导致卡马西平的血药浓度下降。与华法林同时应用，可增强华法林的治疗效果。与甲氨蝶呤同时应用，可因甲氨蝶呤的血药浓度增加而增加对肝脏的损害。有研究显示，本品不改变苯妥英的药动学，但后者已知可致软骨病，故两者合用时须谨慎。已知系统性应用皮质激素可导致骨质疏松，但尚无正式的临床试验研究本品与系统性皮质激素在骨质流失方面是否有相互作用，故两者合用时须谨慎。使用本品凝胶治疗期间，与其他局部治疗粉刺的药物合用时须谨慎，特别是含有表皮剥脱剂（如过氧化苯甲酰）或其他具有剥脱作用的药物或角质分离剂。

⑭ 治疗初期痤疮症状或许有短暂性加重现象，如无其他异常情况，可在严密观察下继续用药。必要时可用温和的外用药做辅助性治疗。

⑮ 国外临床研究显示，多数重度难治性结节性痤疮患者，在使用本品治疗15～20周能完全清除或缓解症状，故其推荐疗程为15～20周，且说明在15～20周疗程结束前，如痤疮结节总数减少超过70%则可停药。因患者间存在个体差异，故上述相关信息可作为临床个体化治疗的参考。

⑯ 本品外用时，可能出现烧灼感或轻中度刺激感，也可能出现皮肤发红或脱皮、皮肤黏膜干燥和光敏反应，涂抹后可适当外用润肤剂，并注意避免强日光或人工紫外线长时间照

射，即可减轻反应。对少数症状严重者可视情况采取减量或停药措施，必要时给予对症治疗。

⑰ 本品口服时，出现的大部分不良反应与维生素A过量的症状相似（主要为皮肤黏膜干燥，如唇、鼻腔和眼等）。本品与剂量相关的不良反应有：唇炎和高三酰甘油血症，常与剂量呈相关性，临床试验报道的多数不良反应为可逆性，停药后逐渐恢复，但部分在停药后仍会持续。在临床试验及上市后监测到的其他不良反应有：a. 全身性损害：过敏反应（包括脉管炎、全身过敏反应）、水肿、疲乏、淋巴结病、体重下降。b. 心血管系统：心悸、心动过速、血栓形成、脑卒中。c. 消化系统及内分泌/代谢系统：炎症性肠病、肝炎、胰腺炎、牙龈出血、牙龈炎、结肠炎、食管炎/食管溃疡、回肠炎、恶心及其他非特异性胃肠道症状，以及高三酰甘油血症和血糖波动。d. 血液系统：贫血、BPC减少、中性粒细胞减少症，罕见有粒细胞缺乏症的报道。e. 肌肉骨骼系统：骨质增生、肌腱及韧带的钙化、骨骺闭合过早、骨密度降低，肌肉骨骼症状（部分为重度）包括背痛、肌痛、关节痛、一过性胸痛、关节炎、肌腱炎及其他骨异常、CPK升高或罕见RM的报道等。f. 神经精神系统：BIHS、头晕、困倦、头痛、失眠、嗜睡、不适、神经过敏、感觉异常、癫痫发作、脑卒中、晕厥、无力，以及耳鸣和听觉损害；自杀意念、自杀倾向、自杀、抑郁、精神错乱、攻击行为、暴力行为。在抑郁的相关报告中，部分患者停药后MDD症状减轻，但再次用药后会重新出现抑郁。g. 生殖泌尿系统：月经紊乱、肾小球肾炎、非特异性泌尿系统感染。h. 呼吸系统：支气管痉挛（有或无哮喘史）、呼吸道感染、声音改变。i. 皮肤及皮肤附属器：痤疮暴发、脱发（部分患者停药后持续存在）、瘀斑、唇炎、口干、鼻干、皮肤干燥、鼻出血、多形性红斑、面部潮红、皮肤脆性增加、多毛症、色素沉着及色素减退、感染（包括弥散性单纯疱疹）、甲营养不良、掌跖脱皮、甲沟炎、光敏反应、SJS及Lyell综合征、瘙痒、化脓性肉芽肿、皮疹（包括面部红斑、脂溢性皮炎和湿疹）、荨麻疹、脉管炎（包括Wegener′s肉芽肿病）、伤口愈合延迟。j. 眼部：角膜混浊、停药后可能持续的夜间视力下降、白内障、色盲、结膜炎、眼干、眼睑炎、角膜炎、视神经炎、畏光、视觉障碍等。此外，尚可见以下实验值异常：TG、CHO、ALP、ALT、AST、GGT或LDH、CPK、BUA及FPG升高；HDL和RBC降低；WBC下降，包括严重的中性粒细胞减少症及罕见的粒细胞缺乏症；血沉加快、BPC升高或减少；血尿、蛋白尿及尿中出现白细胞。在儿童患者中，除背痛、关节痛及肌痛发生率较成人增高外，其他不良反应与成人相当。因此，治疗期间应密切观察患者，定期做相关检查。对轻度不良反应，可不停药或减量继续治疗。对出现抑郁、躁动、精神异常或攻击性行为的情况或其他重度不良反应者，必须及时停药对症治疗。

⑱ 本品过量服用可出现呕吐、面部发红、唇干裂、腹痛、头痛、头晕及共济失调，停药后这些症状能迅速消失而没有明显的后遗影响。

甲氧沙林 Methoxsalen

（8-甲氧补骨脂素，敏柏宁；8-MOP）

【药理分类】 白癜风治疗药-光敏药。

【适应证】 ①口服或外用后与长波紫外线（UVA）合用（PUVA疗法），治疗白癜风、银屑病、蕈样肉芽肿；②亦用于掌跖脓疱病、湿疹、特应性皮炎、扁平苔藓等的治疗。

【用法用量】 ①口服（每次0.5mg/kg）或外用（白癜风用0.1%～0.2%溶液，银屑病用1%溶液），然后照射UVA，每日或隔日1次。用药后1.5～2h接受UVA照射。照射光距为10～30cm，照射30min左右。治疗前应测试最小光毒量（MPD），首次照射用MPD或稍小的剂量照射，如未测试，应从较小剂量（0.5～1.0J/cm^2）开始，以后根据反应情况增减量，一般每隔1～2次增加0.2～0.5J/cm^2。1个疗程一般为1个月。治愈后，每周或隔周照射1次，以巩固治疗。如未治愈，应继续治疗。但如果在2个疗程结束后，皮损仍无明显消退，则应停止治疗。治愈后如有复发，重新治疗仍然有效。②局限性白癜风或初起的白癜风患者，一般外用即可，但外用后应照射紫外线，具体方法同上。③全身性或弥散性患者用药方法同上，但还需做黑光机照射治疗。④本品外用与内服配合使用可提高疗效。

【用药监护】 ① 重要警示：a. 本品的

PUVA 疗法有致烧伤风险。因此，照射治疗后应清洗患处并遮盖治疗部位，以避免过度阳光或紫外线照射，防止发生烧伤。b. 本品是强力光敏药物，故应告知患者：只能在医师的指导下使用。c. 长期 PUVA 疗法可引起皮肤老化，皮肤呈深红色或起水泡时应停药数日，直到以上症状消失。d. 搽剂治疗接近眼部时，应避免药液进入眼内，并注意在白天佩戴眼罩或能完全遮蔽紫外线的太阳眼镜，以避免晶体受损而发生白内障。e. 育龄期女性在治疗期间应采用有效的避孕方法。f. 本品应防止儿童接触，尤其是搽剂。

② 下列情况禁用：12 岁以下儿童、年老体弱者、孕妇及哺乳期妇女、严重肝病、白内障或其他晶体疾病、光敏性疾病（如红斑狼疮、皮肌炎、卟啉病、多形性日光疹、着色性干皮病等）、对本品过敏者。

③ 下列情况慎用：有皮肤癌病史、有日光敏感家族史、慢性感染、胃肠道疾病，以及新近接受放射线或细胞毒性药物、砷剂和中波紫外线（UVB）治疗者。

④ 严重心血管疾病、白化病、夏令水疱病及糖尿病患者避免应用。

⑤ 口腔、眼、黏膜周围及皮肤破溃处不宜应用。

⑥ PUVA 疗法的照射剂量或时间应在专科医师指导下逐渐增加。外用时，表皮中的本品浓度较口服时为多，故通常采用的 UVA 剂量应较口服时为低。

⑦ 口服可能需要 6～8 周才起作用，其间不要随意增加药物剂量或 UVA 照射时间。

⑧ 由于外用比口服更易引起难以预料的光敏反应，故局部外用仅适用于 $<10cm^2$ 的皮损。在照射 UVA 后，应将所涂本品去除，以除去残留药物的作用。若用作增加对日光耐受性，治疗应限制在 14d 内。

⑨ 治疗中，不应将本品软胶囊与硬胶囊互换，因前者具有较大生物有效性，发生光敏反应也较后者早。

⑩ 对长期用药者，应定期检查 ANA、血常规、肝肾功能，并注意有无白内障、黑色素瘤或皮肤癌的发生。

⑪ 治疗期间不得服用其他光敏感药。本品与吩噻嗪类药合用，可加剧对眼脉络膜、视网膜和晶体的光化学损伤。与咖啡因合用，能有效抑制咖啡因代谢，降低咖啡因 CL，使咖啡因的 $t_{1/2}$ 从 5.6h 增至 57h，而 C_{max} 和 t_{max} 不受影响。苯妥英会降低本品的作用，在使用苯妥英的患者中，应适当加大本品的剂量，如仍无效可改用其他抗癫痫药。

⑫ 用药前，应告知患者：a. 本品口服时，餐时服用或以牛奶送服可减少胃肠道的刺激。b. 本品外用时，仅限用于病变部位，尽量避免涂搽于正常皮肤。c. 照射紫外线后，至少 8h 内应戴墨镜，并避免日晒。d. 治疗期间应尽量避免食用含有呋喃香豆素的食物，如酸橙、无花果、香菜、芥菜、胡萝卜、芹菜等。e. 治疗期间应戒酒，不宜吃过于辛辣食物。f. PUVA 治疗前 24h 和治疗后 12h，以避免日晒。g. 治疗银屑病需要 8～10 次治疗后才出现较明显疗效，治疗白癜风则疗效出现更慢，应坚持治疗，不要半途而废。

⑬ 照射紫外线时应戴墨镜，并用黑布覆盖正常皮肤，防止发生白内障和光敏反应/皮肤早衰。

⑭ 本品内服后最常见的反应是上消化道不适如恶心，有的患者可出现食欲减退、反胃、呕吐。也有患者发生头晕、头痛、失眠、神经质和及精神抑郁症状，偶见肝功能损害。配合长波紫外线照射后常见的不良反应是红斑，常在照射 24～28h 出现；尚可见皮肤色素沉着、瘙痒。如照射剂量过大或时间过长，照射部位皮肤上可出现红肿、水疱、疼痛、脱屑。因此，治疗期间应注意监测，如有红肿、水疱等可暂时停用，待恢复后再用；如出现神经精神症状或肝功能损害，应减少本品剂量或停止治疗。

⑮ 本品过量时，可在 2～3h 内导引呕吐，此时应将患者移至暗室至少 24h；如在 24h 内出现显著红斑而无水肿，提示出现潜在的严重烧伤征象，因对 PUVA 的红斑反应峰通常约发生在口服本品 48h 后，故应根据发生的范围和严重程度进行烧伤的对症治疗。

丙酸倍氯米松[典]

Beclometasone Dipropionate

（倍可松，倍氯松；Aldecin，Becloforte）

【药理分类】 外用糖皮质激素。

【适应证】 本品乳膏/软膏适用于对糖皮质激素有效的非感染性、炎症性及瘙痒性皮肤病，如亚急性和慢性湿疹、脂溢性皮炎、特应性皮炎、接触性皮炎、神经性皮炎、扁平苔藓、DLE、掌跖脓疱病、寻常型银屑病等。

【用法用量】 外用。2～3 次/d，涂搽患处，必要时予以封包（仅适用于掌跖及肥厚的皮损）。

【用药监护】 ① 下列情况禁用：a. 对本品及其基质成分或其他糖皮质激素有过敏史者。b. 细菌性、真菌性及病毒性皮肤病，如脓疱病、体癣、股癣、单纯疱疹等。

② 孕妇慎用，并避免长期大量用药。

③ 婴儿慎用，并避免长期大量封包给药。

④ 老年人避免长期大量封包给药。

⑤ 本品不宜用于溃疡、Ⅱ度以上烫伤、冻伤、湿疹性外耳道炎和皮肤感染等。对伴有皮肤感染的患者，必须同时应用抗感染药物。

⑥ 本品属于强效糖皮质激素外用制剂，如长期、大面积应用，由于全身性吸收作用，可造成可逆性 PHAA 的抑制，部分患者可出现库欣综合征、高血糖及尿糖等。因此，本品不能长期大面积应用，大面积使用不能超过 2 周，而且不宜采用封包治疗。

⑦ 本品不可用于眼部。

⑧ 用于治疗顽固、斑块状银屑病时，如用药面积仅占体表面积的 5%～10%，则可连续应用 4 周，用量均不能超过 50g/周。

⑨ 本品可引起以下不良反应：a. 用药部位可有烧灼感、刺痛、痂皮、暂时性瘙痒，偶可引起接触性皮炎。b. 长期外用，局部可出现毛细血管扩张、多毛、皮肤萎缩、创伤愈合障碍，并使皮肤容易发生继发感染，如毛囊炎、真菌感染等，封包治疗时更为多见。c. 长期用于面部，可出现痤疮样疹、酒渣样皮炎、面部红斑、口周皮炎等。d. 长期用于皮肤皱褶部位（如股内侧），可出现萎缩纹，尤其在青少年容易发生。e. 长期大面积使用、皮肤破损或封包治疗，可由于全身性吸收作用而致库欣综合征和血糖升高等。用药期间，应注意观察，尤其长期用药时，如出现上述反应，需及时停药处置。

丙酸氯倍他索[典]

Clobetasol Propionate

（丙酸氯氟美松，氯氟美松；Dermovate，Dermoxin）

【药理分类】 外用糖皮质激素。

【适应证】 用于慢性湿疹、银屑病、扁平苔藓、DLE、神经性皮炎、掌跖脓疱病等糖皮质激素外用治疗有效的瘙痒性及非感染性炎症性皮肤病。

【用法用量】 外用，薄薄一层均匀涂于患处，2 次/d。

【用药监护】 ① 下列情况禁用：a. 对本品及其基质成分和其他糖皮质激素过敏者；b. 原发性细菌性、真菌性及病毒性等感染性皮肤病，如脓疱病、体癣、股癣、单纯疱疹等。

② 婴儿及儿童不宜应用。

③ 孕妇及哺乳期妇女需权衡利弊后慎用。孕妇不能长期、大面积或大量使用。

④ 本品不能应用于面部、腋部及腹股沟等皮肤褶皱部位，因为即便短期应用也可造成皮肤萎缩、毛细血管扩张等不良反应。

⑤ 使用本品的患者如伴有皮肤感染，必须同时应用抗感染药物。如同时应用后，感染的症状没有及时改善，应停用本品直至感染得到控制。

⑥ 其他参阅丙酸倍氯米松【用药监护】①、⑥～⑨。

缩略语中文对照

17-OHCS 17-羟皮质类固醇
2hPPG 餐后 2h 血糖
5-HT 5-羟色胺
β_2MG β_2 微球蛋白

A

AAC 抗生素相关性肠炎
AAE 抗生素相关性脑病
ACEI 血管紧张素转化酶抑制药
ACP 酸性磷酸酶
ACS 急性冠脉综合征
ACT 活化凝血时间
ACTH 促皮质素
AD 阿尔茨海默病
ADH 抗利尿激素
ADHD 注意缺陷多动障碍
ADP 腺苷二磷酸
AF 心房扑动
Af 心房颤动
AGC 绝对粒细胞计数（粒细胞绝对计数）
AI 芳香化酶抑制药
AIDS 艾滋病（获得性免疫缺陷综合征）
AIHA 自身免疫性溶血性贫血
AL 急性白血病
ALB 白蛋白（清蛋白）
ALC 绝对淋巴细胞计数（淋巴细胞绝对计数）
ALL 急性淋巴细胞性白血病
ALP 碱性磷酸酶
ALT 丙氨酸氨基转移酶
AMI 急性心肌梗死
AML 急性粒细胞性白血病（或急性骨髓性白血病）
ANC 绝对中性粒细胞计数（中性粒细胞绝对计数）
ANLL 急性非淋巴细胞性白血病
ANA 抗核抗体
APL 急性早幼粒细胞性白血病
APTT 活化部分凝血活酶原时间
ARB 血管紧张素Ⅱ受体阻断药
ARDS 急性（成人）呼吸窘迫综合征
ASS 阿斯综合征（心源性晕厥或心源性脑缺血综合征）
AST 天冬氨酸血氨基转移酶
AUC 曲线下面积

B

BASO 嗜碱粒细胞
BIHS 良性颅内压增高综合征（假性脑瘤综合征）
BIL 胆红素
BPC 血小板计数
BPH 良性前列腺增生症
BSP 磺溴酞钠
BT 出血时间
BUA 血尿酸
BUN 血尿素氮
BZP 苯二氮䓬类药

C

CAD 冠状动脉疾病
CAI 碳酸酐酶抑制药
CAP 社区获得性肺炎
CAPD 非卧床持续性腹膜透析
CBC 全血细胞计数
CBG 皮质激素结合球蛋白
CD 克罗恩病
CDAD 难辨梭菌性腹泻
CHF 充血性心力衰竭
CHO 胆固醇
ChE 胆碱酯酶
CL 清除率
CL_{Cr} 血肌酐清除率
CLL 慢性淋巴细胞性白血病
CL_r 肾清除率
CLS 毛细血管渗漏综合征
CL_t 总清除率
C_{max} 峰浓度
CML 慢性粒细胞性白血病（或慢性骨髓性白血病）
C_{min} 谷浓度
CMV 巨细胞病毒
CNI 钙调磷酸酶抑制药
COMT 儿茶酚-*O*-甲基转移酶
CO_2CP 二氧化碳结合率
COPD 慢性阻塞性肺疾病

COX　环氧酶
CPK　肌酸磷酸激酶
CPR　心肺复苏
CRP　C 反应蛋白
C_{ss}　稳态血药浓度
CT　凝血时间
CVP　中心静脉压
CYP450　细胞色素 P450

D

DA　多巴胺
DBIL　直接胆红素
DC　分类计数
DDC　多巴脱羧酶
DHFR　二氢叶酸还原酶
DIC　弥散性血管内凝血
DKA　糖尿病酮症酸中毒
DLE　盘状红斑狼疮
DRESS 综合征　伴EOS 增多和系统症状的药疹（药物超敏综合征或药物引起的迟发性多器官超敏综合征）
DVT　深静脉血栓形成

E

EBV　非淋巴细胞瘤病毒
EC　嗜酸粒细胞计数
ECG　心电图
ECHO　超声心动图
ECT　电休克治疗
EEG　脑电图
EF　射血分数
EGFR　表皮生长因子受体
EPS　锥体外系反应
EOS　嗜酸粒细胞

F

FFA　游离脂肪酸
FPG　空腹血糖
FIB　纤维蛋白原
FSH　促卵泡素
FU　粪胆原

G

G6PD　葡萄糖-6-磷酸脱氢酶
GC　粒细胞计数
GFR　肾小球滤过率
GGT　γ-谷氨酰转肽酶
GH　生长激素
GLO　亮氨酸氨基肽酶
GSP　糖化血清蛋白

H

HAP　医院获得性肺炎
HBV　乙型肝炎病毒
HbA1c　糖化血红蛋白
HCT　血细胞比容
HCV　丙型肝炎病毒
HDL　高度密度脂蛋白
HDL-C　高密度脂蛋白胆固醇
HDV　丁型肝炎病毒
HE　肝性脑病
HeFH　杂合子家族性高胆固醇血症
HFS　手足综合征
HFSR　手足皮肤反应
Hb　血红蛋白
HIT　肝素诱导的血小板减少症
HIV　人类免疫缺陷病毒
HITT　肝素诱导的血小板减少伴血栓形成
HL　霍奇金淋巴瘤（霍奇金病）
HMG-CoA　羟甲基戊二酰辅酶 A
HoFH　纯合子家族性高胆固醇血症
Hp　幽门螺杆菌
HPAA　下丘脑-垂体-肾上腺皮质轴
HRT　激素替代治疗
HSV　单纯疱疹病毒
HUS　溶血性尿毒症综合征
HZV　带状疱疹病毒

I

IBIL　间接胆红素（游离胆红素）
IBS　肠易激综合征
IDDM　胰岛素依赖型糖尿病
INR　国际标准化比值

K

KPTT　白陶土部分凝血活酶时间

L

LAP　亮氨酸氨基转肽酶
LDH　乳酸脱氢酶
LDL　低密度脂蛋白
LDL-C　低密度脂蛋白胆固醇
LH　黄体生成素

LHRH　黄体生成素释放激素［促性腺素释放素（GnRH）］
LPS　血清脂肪酶
LT　白三烯
LVEF　左室射血分数
Lyell综合征　莱尔综合征，中毒性表皮坏死溶解症或非金黄色葡萄球菌性烫伤样皮肤综合征

M

MALA　乳酸性酸中毒
MAO　单胺氧化酶
MAO-A　单胺氧化酶A
MAO-B　单胺氧化酶B
MAP　平均动脉压
Mb　肌红蛋白
MDD　抑郁症
MDS　骨髓增生异常综合征
MHS　恶性高热综合征
MRI　核磁共振成像
MRS　耐甲氧西林葡萄球菌
MRSA　耐甲氧西林金黄色葡萄球菌
MRSE　耐甲氧西林表皮葡萄球菌
MSSA　对甲氧西林敏感的金黄色葡萄球菌
MUGA　多门核素血管造影术

N

NA　去甲肾上腺素
NC　中性粒细胞计数
NHL　非霍奇金淋巴瘤
NMS　神经安定药恶性综合征（恶性综合征）
NMTT　*N*-甲硫四氮唑
NNRTI　非核苷类逆转录酶抑制药
NPN　非蛋白氮
NSAID　非甾体消炎药
NSSA　去甲肾上腺素能及特异性5-HT能抗抑郁药

O

OCD　强迫症
OHSS　卵巢过度刺激综合征

P

PA　原发性醛固酮增多症
PABA　对氨基苯甲酸
$P(A-a)DO_2$　肺泡-动脉氧分压差
PaO_2　动脉血氧分压
PChE　假性胆碱酯酶
PCI　冠状动脉支架植入
PCOS　多囊卵巢综合征
PCWP　肺毛细血管楔压
PDE_5　5型磷酸二酯酶
PEP　射血前期
PF　肺纤维化
PG　前列腺素
P-gp　P-糖蛋白
PGSI　前列腺素合成酶抑制药
PIE综合征　EOS增多性肺浸润综合征
PMN　多形核中性粒细胞
PPG　餐后血糖
PPIs　质子泵抑制药
PRES　可逆性后部脑病综合征
PSA　血清前列腺特异性抗原
PSVT　阵发性室上性心动过速
PT　凝血酶原时间
PTT　部分凝血激酶时间
PV　真性红细胞增多症

R

RAAS　肾素-血管紧张素-醛固酮系统
RBC　红细胞计数
RC　网织红细胞计数
RPLS　可逆性后脑白质病变综合征
RM　横纹肌溶解症
RS　瑞氏综合征
RSV　呼吸道合胞病毒

S

SAMY　血淀粉酶
SARI　5-HT受体拮抗药/再摄取抑制药
SCr　血清肌酐
SF　血清铁蛋白
SFC　脑脊液细胞计数
SHBG　性激素结合球蛋
SJS　斯约综合征（或重症多形性红斑、恶性大疱性多形性红斑，或皮肤黏膜眼综合征）
SIADH　抗利尿激素分泌失调综合征
SLE　系统性红斑狼疮
SNRI　选择性去甲肾上腺素再摄取抑制药
SNaRI　5-HT及去甲肾上腺素再摄取抑制药
SSRI　选择性5-HT再摄取抑制药
SSS　病态窦房结综合征
SSSS　金黄色葡萄球菌性烫伤样皮肤综合征

STP　血清总蛋白
SVT　室上性心动过速

T

T1DM　1型糖尿病
T2DM　2型糖尿病
$t_{1/2}$　消除半衰期
T_3　三碘甲状腺原氨酸
T_4　甲状腺素
TBG　甲状腺素结合球蛋白
TBIL　总胆红素
TC　总胆固醇
TCA　三环类抗抑郁药
TD　迟发性运动障碍
TDP　尖端扭转型室性心动过速
TG　三酰甘油
TIA　短暂性脑缺血发作
TKI　酪氨酸激酶抑制药
TLS　肿瘤溶解综合征
t_{max}　达峰时间
TRH　促甲状腺激素释放素
TS　抽动秽语综合征
TSH　促甲状腺激素
TT　凝血酶时间
TTP　血栓性血小板减少性紫癜
TZD　噻唑烷二酮类药物

U

UA　尿酸
UAMY　尿淀粉酶
UBIL　尿胆红素
UBT　^{13}C-尿素呼气试验
UCr　尿肌酐
ULN　正常值上限
URO　尿胆原
UUA　尿尿酸

V

V_d　表观分布容积
VEGF　血管内皮生长因子
VF　心室扑动
Vf　心室颤动
VKA　维生素K拮抗药
VLDL-C　极低密度脂蛋白胆固醇
VPC　室性期外收缩
VRE　耐万古霉素肠球菌
VT　室性心动过速
VTE　静脉血栓栓塞症

W

WBC　白细胞计数

中文索引

W

X

Y

Z

英文索引

D

E

F

G

P

Q

R

S

临床用药监护指南